MASTER TECHNIQUES IN OTOLARYNGOLOGY

Head and Neck Surgery

CIRURGIA PLÁSTICA FACIAL

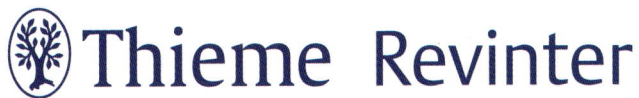

MASTER TECHNIQUES IN OTOLARYNGOLOGY

Head and Neck Surgery

CIRURGIA PLÁSTICA FACIAL

Editor da Série
Eugene N. Myers, MD, FACS, FRCS Edin (Hon)
Distinguished Professor and Chairman Emeritus
Department of Otolaryngology
University of Pittsburgh School of Medicine
Professor
Department of Maxillofacial Surgery
University of Pittsburgh School of Dental Medicine
Pittsburgh, Pennsylvania

Editores
Wayne F. Larrabee Jr, MD, MSH, FACS
Director
Larrabee Center for Plastic Surgery
Clinical Professor
University of Washington
Seattle, Washington

James M. Ridgway, MD, FACS
Director
Facial Plastic and Reconstructive Surgery
Newvue Plastic Surgery
Bellevue, Washington

Sapna A. Patel, MD
Assistant
Larrabee Center for Plastic Surgery
Clinical Assistant Professor
Department of Otolaryngology—Head and Neck Surgery
University of Washington
Surgery Service
Department of Veterans Affairs Medical Center
Seattle, Washington

Thieme
Rio de Janeiro • Stuttgart • New York • Delhi

> **Dados Internacionais de Catalogação na Publicação (CIP)**
>
> L333c
>
> Larrabee Jr, Wayne F.
> Cirurgia Plástica Facial / Wayne F. Larrabee Jr, James M. Ridgway, Sapna A. Patel; tradução de Ângela Nishikaku, Mônica Regina Brito & Isabella Nogueira – 1. Ed. – Rio de Janeiro – RJ: Thieme Revinter Publicações, 2019.
>
> 680 p.: il; 21 x 28 cm; (Master Techniques in Otolaryngology – Head and Neck Surgery).
> Título Original: *Facial plastic surgery*
> Inclui Leituras Sugeridas e Índice Remissivo
> ISBN 978-85-5465-187-9
>
> 1. Cirurgia Facial. 2. Procedimentos Cirúrgicos Reconstrutivos – métodos. I. Larrabee Jr, Wayne F. II. Ridgway, James M. III. Patel, Sapna A. IV. Título.
>
> CDD: 617.95
> CDU: 616-089.844

Nota: O conhecimento médico está em constante evolução. À medida que a pesquisa e a experiência clínica ampliam o nosso saber, pode ser necessário alterar os métodos de tratamento e medicação. Os autores e editores deste material consultaram fontes tidas como confiáveis, a fim de fornecer informações completas e de acordo com os padrões aceitos no momento da publicação. No entanto, em vista da possibilidade de erro humano por parte dos autores, dos editores ou da casa editorial que traz à luz este trabalho, ou ainda de alterações no conhecimento médico, nem os autores, nem os editores, nem a casa editorial, nem qualquer outra parte que se tenha envolvido na elaboração deste material garantem que as informações aqui contidas sejam totalmente precisas ou completas; tampouco se responsabilizam por quaisquer erros ou omissões ou pelos resultados obtidos em consequência do uso de tais informações. É aconselhável que os leitores confirmem em outras fontes as informações aqui contidas. Sugere-se, por exemplo, que verifiquem a bula de cada medicamento que pretendam administrar, a fim de certificar-se de que as informações contidas nesta publicação são precisas e de que não houve mudanças na dose recomendada ou nas contraindicações. Esta recomendação é especialmente importante no caso de medicamentos novos ou pouco utilizados. Alguns dos nomes de produtos, patentes e design a que nos referimos neste livro são, na verdade, marcas registradas ou nomes protegidos pela legislação referente à propriedade intelectual, ainda que nem sempre o texto faça menção específica a esse fato. Portanto, a ocorrência de um nome sem a designação de sua propriedade não deve ser interpretada como uma indicação, por parte da editora, de que ele se encontra em domínio público.

Tradução:
ÂNGELA NISHIKAKU (CAPS. 1 A 10)
Tradutora Especializada na Área da Saúde, SP

MÔNICA REGINA BRITO (CAPS. 11 A 20)
Tradutora Especializada na Área da Saúde, SP

ISABELLA NOGUEIRA (CAPS. 21 A 30)
Tradutora Especializada na Área da Saúde, RJ

SORAYA IMON (CAPS. 31 A 40)
Tradutora Especializada na Área da Saúde, SP

SILVIA SPADA (CAPS. 41 A 53)
Tradutora Especializada na Área da Saúde, SP

Revisão Técnica:
ANTONIO JULIANO TRUFINO
Membro Titular da Sociedade Brasileira de Cirurgia Plástica (SBCP)
Membro da American Society of Plastic Surgeons (ASPS)
Membro da International Confederation for Plastic Reconstructive and Aesthetic Surgery (IPRAS)
Mestre em Medicina pela Universidade do Porto, Portugal
Graduado em Medicina pela Universidade Estadual de Londrina (UEL)
Residência Médica em Cirurgia Geral pela Universidade Estadual de Londrina (UEL)
Residência Médica em Cirurgia Plástica pelo Hospital Fluminense – Serviço do Prof. Ronaldo Pontes (MEC e SBCP)
Cirurgião Plástico do Hospital Fluminense – Serviço do Prof. Ronaldo Pontes, Rio de Janeiro, RJ
Diretor da Clínica Trufino – Londrina, PR

Título original:
Master Tecniques in Otolaryngology – Head and Neck Surgery: Facial Plastic Surgery
Copyright © 2018 Wolters Kluwer
ISBN 978-14-5117-370-3

© 2019 Thieme Revinter Publicações Ltda.
Rua do Matoso, 170, Tijuca
20270-135, Rio de Janeiro – RJ, Brasil
http://www.ThiemeRevinter.com.br

Thieme Medical Publishers
http://www.thieme.com

Impresso no Brasil por ARFernandez Gráfica Ltda.
5 4 3 2 1
ISBN 978-85-5465-187-9

Todos os direitos reservados. Nenhuma parte desta publicação poderá ser reproduzida ou transmitida por nenhum meio, impresso, eletrônico ou mecânico, incluindo fotocópia, gravação ou qualquer outro tipo de sistema de armazenamento e transmissão de informação, sem prévia autorização por escrito.

Tenho a honra de dedicar *Cirurgia Plástica Facial* a um verdadeiro mestre de nossa especialidade, Claus D. Walter, MD. Claus Walter foi um cirurgião imensamente talentoso e inovador, um professor dedicado e um mentor para mim, assim como Rich Holt, Ritchie Younger e inúmeros outros. Sua vida foi uma celebração de todos os aspectos da plástica facial e cirurgia de reconstrução. Ele faleceu em 11 de setembro de 2016 e vamos sentir muito a sua falta.

Colaboradores

Kofi Boahene, MD
Associate Professor
Department of Otolaryngology–Head and Neck Surgery
Johns Hopkins University School of Medicine
Baltimore, Maryland

Jacob O. Boeckmann, MD
Clinical Assistant Professor
Department of Otolaryngology–Head and Neck Surgery
University of California Medical Center
Orange, California

Jonathan W. Boyd, MD
Assistant Clinical Professor
Department of Otolaryngology–Head and Neck Surgery
University of California, Irvine
Orange, California
Chief
Department of Otolaryngology–Head and Neck Surgery
VA Long Beach Healthcare System
Long Beach, California

Patrick Byrne, MD, MBA
Professor and Director
Division of Facial Plastic and Reconstructive Surgery
The Johns Hopkins School of Medicine
Baltimore, Maryland

Michael A. Carron, MD
Associate Professor
Department of Otolaryngology
Wayne State University
Detroit, Michigan

Edward W. Chang, MD, FACS
Adjunct Professor
Department of Surgery
Touro University
Vallejo, California
Senior Physician
Department of Cosmetic Services
Kaiser Permanente
Santa Rosa, California

William P. Chen, MD, FACS
Clinical Professor of Ophthalmology
Department of Ophthalmology
UCLA School of Medicine
Los Angeles, California
Senior Surgical Attending
Eye Plastic Surgery Service
Harbor-UCLA Medical Center
Torrance, California

Christian P. Conderman, MD
Assistant Professor
Division of Facial Plastic & Reconstructive Surgery
Department of Otorhinolaryngology–Head and Neck Surgery
University of Texas–McGovern Medical School
Houston, Texas

Minas Constantinides, MD, FACS
Plastic Surgeon
Westlake Dermatology
Austin, Texas

Paul J. Donald, MD, FACS, FRCS(C)
Professor Emeritus
Department of Otolaryngology–Head and Neck Surgery
University of California, Davis
Surgeon
Department of Otolaryngology–Head and Neck Surgery
University of California Davis Medical Center
Sacramento, California

Charles East, FRCS
Consultant Surgeon
University College London Hospitals
Rhinoplasty London
London, United Kingdom

Jeffrey S. Epstein, MD, FACS
Assistant Volunteer Professor
Department of Otolaryngology
University of Miami, College of Medicine
Miami, Florida

Edward H. Farrior, MD
Associate Clinical Professor
Department of Otolaryngology
University of South Florida
Tampa, Florida

Hossam M.T. Foda, MD
Professor and Chief of Facial Plastic Surgery Division
Department of Otolaryngology
Faculty of Medicine, Alexandria Medical School
Alexandria, Egypt

John L. Frodel Jr, MD
Director, Facial Plastic Surgery
Department of Otolaryngology–Head and Neck Surgery
Geisinger Medical Center
Danville, Pennsylvania

Richard A. Gangnes, MD
Professor of Surgery
Department of Otolaryngology–Head and Neck Surgery
University of California, Irvine
Irvine, California; Orange, California
Attending Surgeon
Saddleback Memorial Hospital
Laguna Hills, California

Marc H. Hohman, MD
Assistant Professor
Department of Surgery
Uniformed Services University of the Health Sciences
Bethesda, Maryland
Facial Plastic and Reconstructive Surgeon
Residency Program Director
Department of Otolaryngology–Head and Neck Surgery
Madigan Army Medical Center
Tacoma, Washington

John B. Holds, MD, FACS
Clinical Professor
Department of Ophthalmology and Otolaryngology–Head and Neck Surgery
Saint Louis University School of Medicine
St. Louis, Missouri

G. Richard Holt, MD, MSE, MPH, MABE, DBioethics
Professor
Department of Otolaryngology–Head and Neck Surgery
The University of Texas Health Science Center
San Antonio, Texas

Yong Ju Jang, MD, PhD
Professor
Department of Otolaryngology
Asan Medical Center, University of Ulsan
Seoul, Korea

Gregory S. Keller, MD
Clinical Professor and Attending
Department of Head and Neck Surgery
University of California, Los Angeles
Los Angeles, California

Robert M. Kellman, MD
Professor and Chair
Otolaryngology and Communication Sciences
SUNY Upstate Medical University
Syracuse, New York

Jason H. Kim, MD, FACS
Otolaryngologist
St. Joseph Hospital
Fullerton, California

Russell W.H. Kridel, MD, FACS
Clinical Professor
Division of Facial Plastic Surgery
Department of Otorhinolaryngology–Head and Neck Surgery
University of Texas Health Science Center
Houston, Texas

Keith A. LaFerriere, MD, FACS
Adjunct Professor
Department of Otolaryngology–Head and Neck Surgery
University of Missouri
Columbia, Missouri

Richard D. Lisman, MD, FACS
Professor
Department of Ophthalmology and Ophthalmic Plastic Surgery
New York University School of Medicine
Director of Ophthalmic Plastic Surgery
NYU Medical Center
Institute of Reconstructive Plastic Surgery
Manhattan Eye, Ear and Throat Hospital–Lenox Hill
New York, New York

Corey S. Maas, MD, FACS
Founder and Director
The Maas Clinic
San Francisco, California

Devinder S. Mangat, MD, FACS
Surgical Director
Mangat Plastic Surgery
Vail, Colorado

E. Gaylon McCollough, MD, FACS
CEO, Founder
Department of Plastic Surgery
The McCullough Institute for Appearance and Health
Gulf Shores, Alabama

Dirk Jan Menger, MD, PhD
Rhinologist–Facial Plastic Surgeon
Department of Otorhinolaryngology
University Medical Center Utrecht
Utrecht, The Netherlands

Frederick J. Menick, MD
Private Practice
Plastic Surgery
St. Joseph's Hospital
Tucson, Arizona

Harry Mittelman, MD
Facial Plastic Surgeon
Mittelman Plastic Surgery
Los Altos, California

Mary Lynn Moran, MD
Private Practice
Franklin, Tennessee

Andrew H. Murr, MD, FACS
Professor and Chairman
Department of Otolaryngology–Head and Neck Surgery
University of California, San Francisco School of Medicine
San Francisco, California

Pietro Palma, MD, FACS
Clinical Professor
Department Otorhinolaryngology–Head and Neck Surgery
University of Insubria
Varese, Italy
Chief
YOUnique Rhinoplasty
Clinica del Viso–Milan Face Clinic
Milano, Italy

Ira Papel, MD
Professor
Division of Facial Plastic Surgery
Department of Otolaryngology–Head and Neck Surgery
The Johns Hopkins School of Medicine
Facial Plastic Surgicenter, Ltd.
Baltimore, Maryland

Stephen S. Park, MD
Professor
Department of Otolaryngology and Head and Neck Surgery
University of Virginia
Charlottesville, Virginia

Stephen W. Perkins, MD
Clinical Associate Professor
Department of Otolaryngology–Head and Neck Surgery
Indiana University, School of Medicine
Indianapolis, Indiana

Allen M. Putterman, MD
Professor of Ophthalmology and Co-director Oculofacial Plastic Surgery
Department of Ophthalmology
University of Illinois, College of Medicine
Attending Physician
Department of Ophthalmology
St. Joseph Hospital
Chicago, Illinois

Daniel E. Rousso, MD, FACS
Facial Plastic Surgeon
Rousso Facial Plastic Surgery and Aesthetic Medical Spa
Birmingham, Alabama

Julian M. Rowe-Jones, FRCS (ORL)
Director and Consultant Facial Plastic Surgeon
The Nose Clinic
Guildford, United Kingdom

James D. Sidman, MD
Professor
Department of Otolaryngology and Pediatrics
University of Minnesota
Director of Research and Academic Strategy
Children's ENT and Facial Plastic Surgery
Children's Minnesota
Minneapolis, Minnesota

Kathleen C.Y. Sie, MD
Professor
Department of Otolaryngology–Head and Neck Surgery
University of Washington
Division Chief
Pediatric Otolaryngology
Seattle Children's Hospital
Seattle, Washington

Bryan Sires, MD, PhD
Clinical Professor
Department of Ophthalmology
University of Washington
Seattle, Washington
Medical Director
Oculofacial Plastic Surgery
Allure Facial Laser Center
Kirkland, Washington

Colaboradores

Jonathan M. Sykes, MD, FACS
Professor and Director
Division of Facial Plastic and
  Reconstructive Surgery
Department of Otolaryngology—Head and
  Neck Surgery
University of California, Davis
Sacramento, California

Edward O. Terino, MD, FACS
Medical Director
Plastic Surgery Institute of Southern
  California
Agoura Hills, California

J. Regan Thomas, MD
Mansueto Professor and Chairman
Department of Otolaryngology—Head
  and Neck Surgery
University of Illinois at Chicago
Chicago, Illinois

Travis T. Tollefson, MD, MPH, FACS
Professor and Director
Facial Plastic and Reconstructive Surgery
Department of Otolaryngology—Head
  and Neck Surgery
University of California, Davis
Sacramento, California

Dean M. Toriumi, MD
Professor
Division of Facial Plastic and
  Reconstructive Surgery
Department of Otolaryngology—Head and
  Neck Surgery
University of Illinois at Chicago
Chicago, Illinois

Claus Walter, MD*
Clinical Professor
Department of Otolaryngology—Head and
  Neck Surgery
The University of Texas Health Science
  Center at San Antonio
San Antonio, Texas

Tom D. Wang, MD
Professor
Department of Otolaryngology—Head
  and Neck Surgery
Oregon Health and Science University
Portland, Oregon

Edwin F. Williams, MD
Clinical Professor of Surgery
Department of Surgery—ENT
Albany Medical College
Albany, New York

Ritchie A.L. Younger, MD, FRCSC
Professor
Department of Surgery
University of British Columbia
Department of Otolaryngology
Vancouver Hospital
Vancouver, British Columbia, Canada

John A. Zitelli, MD
Adjunct Clinical Associate Professor
Department of Dermatology,
  Otolaryngology, and Plastic Surgery
University of Pittsburgh Medical Center
Pittsburgh, Pennsylvania

---

*Falecido

Prefácio

Eu gostaria de agradecer aos editores da Wolters Kluwer por realizar este projeto imensamente complexo. Eu agradeço a Eugene N. Meyers, MD, pela oportunidade de editar este suplemento desafiador e recompensador à série *Master*. Acima de tudo, eu gostaria de agradecer aos autores. Cada um concordou em reservar um tempo de suas práticas clínicas e vidas pessoais atarefadas para compartilhar sua sabedoria com colegas e cirurgiões parceiros. Cada autor escreveu seu próprio capítulo para fornecer aos nossos leitores as descrições clínicas mais precisas de seus procedimentos.

Selecionamos os autores por um simples critério: identificar um cirurgião que seja um verdadeiro mestre de seu procedimento — independentemente de sua especialidade ou origem geográfica. Portanto, temos especialistas de cirurgia plástica facial, cirurgia oculoplástica, cirurgia plástica e cirurgia dermatológica. Também temos autores de todo o mundo, membros de nossa família global de cirurgia plástica facial. Fomos incapazes de incluir cada procedimento da especialidade, mas nos empenhamos para selecionar aqueles que consideramos mais importantes na cirurgia reconstrutiva, trauma, cirurgia oculoplástica, rinoplastia e cirurgia estética para incluir a cirurgia voltada ao envelhecimento facial. Algumas áreas importantes, como a cirurgia a *laser* e vários tratamentos não ablativos, não são representadas simplesmente em decorrência das tecnologias em rápida transformação e específicas de cada empresa. Existem muitos cirurgiões talentosos e procedimentos interessantes que lamentamos não sermos capazes de incluir nesta edição.

Agradeço à equipe editorial, Dr. Myers, meus editores associados e as famílias sempre pacientes, por suas excelentes contribuições para Cirurgia Plástica Facial.

Wayne F. Larrabee Jr, MD, MSH, FACS
Director, Larrabee Center for Plastic Surgery
Clinical Professor, University of Washington
Director, Global Surgical Outreach

Prefacio

Sumário

PARTE I: PERIÓRBITA   1

1. **Blefaroplastia Superior e Reparo da Ptose Aponeurótica   1**
   John B. Holds

2. **Procedimento de Ressecção da Conjuntiva – Músculo de Müller para Ptose Combinado à Blefaroplastia Superior   10**
   Allen M. Putterman

3. **Blefaroplastia da Pálpebra Inferior: Abordagem Transcutânea   23**
   E. Gaylon McCollough

4. **Técnicas de Blefaroplastia da Pálpebra Inferior   33**
   Bryan Sires

5. **Cantoplastia com Faixa Tarsal (*Tarsal Strip*)   46**
   Richard D. Lisman

6. **Blefaroplastia em Pacientes Orientais   54**
   William P. Chen

PARTE II: FRONTE E SUPERCÍLIO   61

7. **Frontoplastia Endoscópica   61**
   Marc H. Hohman

8. **Elevação Direta do Supercílio   75**
   Tom D. Wang

9. **Frontoplastia Tricofítica   80**
   Daniel E. Rousso

10. **Ritidoplastia (Cirurgia da Face) do SMAS   92**
    Stephen W. Perkins

11. **Ritidoplastia Estendida do Sistema Musculoaponeurótico Superficial (SMAS) e Platismoplastia em Espartilho   106**
    Keith A. LaFerriere

12. ***Lifting* do Terço Médio da Face   119**
    Edwin F. Williams

13. **Rejuvenescimento do Pescoço   129**
    Gregory S. Keller

PARTE III: CIRURGIA FUNCIONAL E ESTÉTICA DO NARIZ   143

14. **Deficiência da Válvula Nasal: uma Nova Proposta para Classificar Deformidade e Aplicar Reparo Cirúrgico Baseado em Quatro Planos Anatômicos   143**
    Charles East

15. **Rinoplastia: Tratamento do Nariz Torto   151**
    Julian M. Rowe-Jones

16. **Manejo do Perfil na Rinoplastia: o Nariz de Tensão   162**
    Edward H. Farrior

17. **Rinoplastia: Reconstrução da Deformidade do Nariz em Sela Usando Extração de Cartilagem Costal   194**
    Dean M. Toriumi

18. **Rinoplastia: Técnicas de Sutura   217**
    Ira Papel

19. **Ptose da Ponta Nasal (Ponta Caída)   228**
    Stephen S. Park

20. **Técnicas de Sobreposição Crural Medial e Lateral   237**
    Hossam M.T. Foda

21. **Manejo da Base Alar   246**
    Minas Constantinides

22. **Rinoplastia Pediátrica   259**
    Dirk Jan Menger

- **23 Rinoplastia: Estratégias Endonasais 269**
  Pietro Palma

- **24 Fechamento da Perfuração Septal 286**
  Russell W.H. Kridel

- **25 Rinoplastia Asiática 296**
  Yong Ju Jang

- **26 Enxerto de Costela 311**
  Christian P. Conderman

PARTE IV: ESTÉTICA ADJUNTA NÃO INVASIVA 325

- **27 Botox (Testa e Rugas Periorbitais e Elevação Química da Sobrancelha) 325**
  Corey S. Maas

- **28 Preenchimentos Injetáveis e Restauração Facial 333**
  Mary Lynn Moran

- **29 Enxerto Autólogo de Tecido Adiposo 345**
  Richard A. Gangnes

- **30 *Peelings* Químicos: Avaliação e Tratamento Abrangente 364**
  Devinder S. Mangat

- **31 Lesões Vasculares Tratadas com Terapia a *Laser* 374**
  Jonathan W. Boyd

- **32 Restauração Capilar Cirúrgica: Tratamento da Perda de Cabelo 385**
  Jeffrey S. Epstein

PARTE V: IMPLANTES E AUMENTO 397

- **33 Aumento do Volume Tridimensional Aloplástico do Terço Médio da Face 397**
  Edward O. Terino

- **34 Mentoplastia 423**
  Harry Mittelman

- **35 Genioplastia Deslizante 437**
  Edward W. Chang

PARTE VI: CIRURGIA PLÁSTICA FACIAL CONGÊNITA/PEDIÁTRICA 445

- **36 Fendas Labial e Palatina 445**
  Travis T. Tollefson

- **37 Rinoplastia de Fenda Labial 465**
  Jonathan M. Sykes

- **38 Otoplastia 478**
  James D. Sidman

- **39 Reconstrução Costocondral Autóloga de Microtia 485**
  Kathleen C.Y. Sie

PARTE VII: RECONSTRUÇÃO LOCAL E REANIMAÇÃO 499

- **40 Revisão da Cicatriz e Dermoabrasão 499**
  J. Regan Thomas

- **41 Retalhos Bilobados 512**
  John A. Zitelli

- **42 Retalho Frontal 521**
  Frederick J. Menick

- **43 O Retalho Melolabial 540**
  Ritchie A.L. Younger

- **44 Técnicas para Enxertos Compostos na Reconstrução de Defeitos Faciais 553**
  G. Richard Holt

45 Enxertos de Osso da Calvária 563
John L. Frodel Jr

46 Transposição do Tendão do Músculo Temporal para Paralisia Facial 571
Kofi Boahene

47 Transferência do Tendão Temporal 579
Patrick Byrne

PARTE VIII: TRAUMA 587

48 A Técnica de Champy para ORIF das Fraturas da Mandíbula 587
Andrew H. Murr

49 Abordagem Percutânea às Fraturas do Ângulo Mandibular 598
Michael A. Carron

50 Fraturas do Complexo Zigomaticomaxilar 614
Jason H. Kim

51 Fraturas Le Fort I e Le Fort II 627
Jacob O. Boeckmann

52 Fraturas Nasoetmoidais e Le Fort III Faciais 636
Robert M. Kellman

53 Tratamento de Fraturas do Seio Frontal 647
Paul J. Donald

Índice 657

PARTE I: PERIÓRBITA

BLEFAROPLASTIA SUPERIOR E REPARO DA PTOSE APONEURÓTICA

John B. Holds

INTRODUÇÃO

A técnica cirúrgica de blefaroplastia é o componente central de qualquer restauração ou rejuvenescimento do terço médio facial. O procedimento é frequentemente combinado com a cirurgia de elevação da sobrancelha ou supercílio, reparo da ptose ou outros procedimentos estéticos faciais para melhorar ou alcançar um resultado estético apropriado. A blefaroplastia da pálpebra superior também é realizada por motivos estéticos, a fim de reduzir e mobilizar a pele em excesso, redefinir o sulco palpebral e a plataforma supratarsal e, diminuir a plenitude geral. Em comparação, o reparo da ptose é um procedimento cirúrgico desafiador e mais minucioso que requer o diagnóstico correto, planejamento cuidadoso, técnica cirúrgica impecável, experiência e compreensão detalhada da anatomia da pálpebra. A história clínica, cirúrgica, e ocular do paciente ajudam a determinar se o reparo cirúrgico da ptose é adequado para o indivíduo.

  A ptose ou blefaroptose é uma flacidez anormal da margem superior da pálpebra. A grande maioria dos casos de ptose adquirida ocorre em virtude de uma deiscência da aponeurose do músculo levantador. Entretanto, as causas de ptose adquirida são diversas e é útil na avaliação e tratamento para classificar a ptose adquirida nos seguintes casos: aponeurogênica, por alterações involucionais ou outras alterações de desinserção na aponeurose do levantador; miogênica, associada à função reduzida do músculo levantador, como observada na miastenia grave (MG) ou oftalmoplegia externa progressiva congênita (CPEO); neurogênica, como vista na paralisia do terceiro nervo ou síndrome de Horner; e mecânica, associada às massas palpebrais ou cicatrização das lamelas palpebrais. A ptose traumática, às vezes considerada uma categoria distinta, é mais adequadamente uma subcategoria de cada uma das categorias anteriormente mencionadas.

  A ptose que causa uma perda significativa do campo visual superior ou dificuldade na leitura é considerada ser um problema funcional e a correção desse defeito melhora com frequência a capacidade do paciente para realizar as atividades diárias. A ptose é considerada um problema cosmético por causar uma aparência cansada ou sonolenta na ausência de déficit significativo da função visual. É particularmente importante no perívodo pré-operatório que o cirurgião converse com o paciente para comunicar as alternativas, riscos potenciais e benefícios da cirurgia.

HISTÓRIA

Durante a avaliação do paciente para análise de blefaroplastia superior e/ou reparo da ptose, é importante considerar os objetivos e anseios do paciente. Um paciente idoso com sintomas de obstrução visual e sem desejos estéticos é um paciente muito distinto daquele que deseja realizar uma blefaroplastia estética. Tanto a blefaroplastia superior quanto o reparo da ptose são às vezes considerados "clinicamente necessários" como um serviço coberto por seguradoras de saúde para diminuir a pele excedente e melhorar os campos visuais superiores. Pacientes buscando a cirurgia de blefaroplastia devem relatar sua percepção dos problemas, incluindo pele excedente, prolapso de tecido adiposo e outros problemas estéticos da face. Todos os pacientes submetidos à cirurgia das pálpebras devem ser questionados sobre o seu estado de coagulação. Outras questões históricas pertinentes devem incluir a presença de doença ocular tireoidiana, cirurgia prévia dos olhos ou pálpebras e trauma periorbital anterior. Queixas relacionadas à secura ocular raramente apresentam contraindicação absoluta para cirurgia da pálpebra superior, mas necessitam de avaliação adicional, orientação e modificação da técnica cirúrgica. Todos os pacientes devem ser consultados em relação aos sintomas de olho seco, assim como outros históricos e queixas de problemas oculares.

No paciente com ptose, deve-se iniciar com um histórico cuidadoso, com atenção à duração e progressão da ptose, variação diária na gravidade da ptose, uso de lentes de contato e qualquer história de secura ocular. A história do paciente geralmente distingue a ptose congênita da adquirida. Pacientes com blefaroptose congênita ou adquirida devem estar cientes da história familiar da condição. A variabilidade acentuada no grau de ptose durante o dia e queixas de diplopia devem desencadear uma avaliação de MG ocular.

EXAME FÍSICO

A posição da sobrancelha é muito importante, visto que a maioria dos pacientes prospectivos que consideram a blefaroplastia superior apresentam algum grau de ptose na sobrancelha e poderiam se beneficiar da elevação da sobrancelha. A ptose do supercílio geralmente piora ligeiramente após a cirurgia de blefaroplastia. Busca-se definir como a blefaroplastia e/ou elevação da sobrancelha aparecerão no pós-operatório e darão prosseguimento com o conhecimento do paciente sobre o desfecho esperado. A blefaroptose ou ptose é comum em pacientes que buscam uma blefaroplastia e frequentemente necessita de reparo concomitante.

A orientação pré-operatória deve informar de forma prática o paciente sobre a capacidade da cirurgia para modificar todos esses aspectos, assim como o risco de complicações mais comuns. A avaliação do paciente que será submetido à cirurgia da pálpebra deve, se possível, incluir um exame com lâmpada de fenda. Uma análise cuidadosa de sintomas oculares e de secura ocular juntamente com anotações considerando a posição e função da pálpebra são condições mínimas básicas. O teste de secreção básica de Schirmer (após anestesia) é simples de realizar e pode ser vantajoso documentar. No exame e orientação pré-operatória, é útil demonstrar ao paciente com um espelho, o grau ao qual o cirurgião acredita que a pele excedente será melhorada com a cirurgia de blefaroplastia (ou agravada com o reparo de ptose sem cirurgia de blefaroplastia) e para anotar e indicar os coxins de tecido adiposo que podem ser reduzidos. Os limites da blefaroplastia superior são salientados, principalmente em relação à redundância de pele medial e lateral, que é frequentemente observada no pós-operatório e que comumente requer a elevação da sobrancelha para melhores resultados. Pacientes submetidos à cirurgia por indicações médicas necessitam de documentação específica das queixas visuais, um desejo de cirurgia e perda de campo visual superior reversível na perimetria padronizada. Todos os pacientes devem ter a fotografia facial com múltiplas perspectivas.

O exame físico do paciente com ptose inclui cinco medidas clínicas. Embora seja ideal registrar esses números em todos os pacientes que consideram o procedimento de blefaroplastia, estes valores são medidas essenciais na avaliação do paciente com ptose:

- Distância margem-reflexo.
- Altura da fissura palpebral vertical.
- Posição do sulco palpebral superior.
- Função de elevação (excursão da pálpebra superior).
- Presença de lagoftalmo.

O médico pode registrar esses dados utilizando um desenho mostrando a córnea, o tamanho da pupila e a posição das pálpebras superiores e inferiores em relação a essas estruturas (Fig. 1.1). A distância margem-reflexo (MRD1) é a distância da margem palpebral superior até o reflexo da luz na córnea de uma lanterna de bolso mantida no nível do olho do examinador sobre o qual o paciente está fixando na posição primária. A MRD1 é a única medida mais importante na descrição da quantidade ou gravidade de uma ptose. Na ptose grave, o reflexo de luz pode ser obstruído pela pálpebra e, portanto, tem um valor negativo ou igual a zero. A retração da pálpebra inferior (esclera aparente) deve ser observada separadamente como a distância margem-reflexo 2 (MRD2). A MRD2 é a distância do reflexo de luz na córnea até a margem da pálpebra inferior. A soma de MRD1 e MRD2 deve se igualar à altura vertical da fissura interpalpebral.

A distância do sulco palpebral superior até a margem palpebral é mensurada. Uma vez que a inserção das fibras do músculo levantador na pele contribui para a formação do sulco palpebral superior, a presença de sulcos elevados,

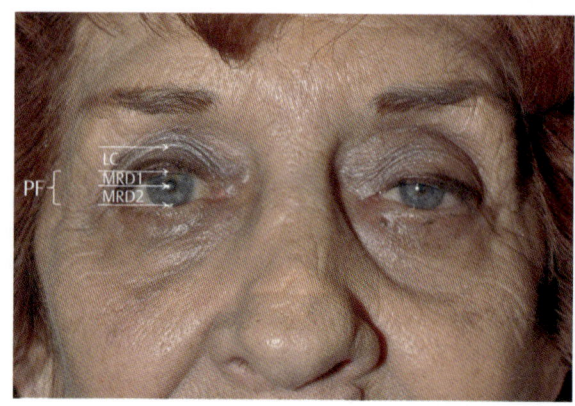

FIGURA 1.1
Medidas importantes na cirurgia da ptose: MRD1, distância margem-reflexo 1 do reflexo de luz papilar até a margem palpebral superior; MRD2, distância margem-reflexo 2 do reflexo de luz papilar até a margem palpebral inferior; PF, fissura palpebral, soma de MRD1 e MRD2; LC, sulco palpebral, frequentemente mensurado no olhar para baixo, uma vez que a pele palpebral superior excedente pode cobrir o sulco palpebral verdadeiro.

duplicados ou assimétricos pode indicar uma posição anormal da aponeurose do músculo levantador. Na pálpebra caucasiana característica, o sulco palpebral superior apresenta de 8 a 9 mm em homens e 9 a 11 mm em mulheres. O sulco geralmente é elevado em pacientes com ptose involucional e é frequentemente superficial ou ausente em pacientes com ptose congênita. O sulco palpebral superior é inferior ou atenuado na pálpebra asiática, com ou sem ptose. A função do músculo levantador é estimada pela medida da excursão da pálpebra superior do olhar para baixo ao olhar para cima com a função do músculo frontal anulada. Finalmente, o paciente deve ser avaliado quanto à presença de lagoftalmo.

Os aspectos clínicos de um paciente com desinserção adquirida da aponeurose consistem em boa função do levantador, maior do que o sulco palpebral normal e uma pálpebra ptótica que assume uma posição inferior no olhar para baixo. Se o histórico clínico é consistente com MG, os testes de fatigabilidade, assim como o teste com edrofônio (Tensilon® ou Enlon®) devem ser realizados. O examinador deve ser conhecedor da frequência de ptose bilateral que é mais evidente em um lado. Por causa da inervação equivalente em ambos os músculos levantadores, a correção realizada apenas em uma pálpebra superior pode resultar em piora na aparência da ptose no lado oposto. Este fenômeno segue a lei de Hering e é particularmente frequente na ptose aponeurogênica.

INDICAÇÕES

Indicações de blefaroplastia palpebral superior

- Reduzir a pele excedente causando obstrução visual ou problema estético.
- Definir a prega supratarsal e o sulco palpebral.
- Contorno suave e redução do prolapso do tecido adiposo.

Ptose palpebral, secundária ao comprometimento da aponeurose.

- Elevação da margem palpebral para uma posição visualmente funcional.
- Correção da assimetria da altura palpebral.
- Melhora da assimetria do sulco palpebral e prega supratarsal.

Se a blefaroplastia ou reparo da ptose está sendo realizado por indicações funcionais, é essencial documentar a gravidade da ptose com medições e registros realizados na consulta, fotografias faciais e teste formal do campo visual, demonstrando a constrição do campo visual superior produzida pela ptose. Também é útil obter fotografias e dados disponíveis para referência durante a cirurgia. Após o trauma, é prudente aguardar 6 meses antes da cirurgia da pálpebra, uma vez que a função pode melhorar durante esse período. Na MG ou qualquer condição médica ou neurológica que pode sofrer remissão com a terapia, é recomendável adiar a cirurgia até que a condição seja estável e controlada de forma ideal.

CONTRAINDICAÇÕES

As contraindicações cirúrgicas na cirurgia da pálpebra superior incluem expectativas inapropriadas do paciente, pacientes clinicamente instáveis, incluindo pacientes com implante recente (no período de 6 meses) de um *stent* no coração, cujo uso de anticoagulantes não possa ser descontinuado por qualquer período de tempo e cirurgias prévias ou condições oftalmológicas ou clínicas coexistentes que criam risco cirúrgico desnecessário e inaceitável. A síndrome do olho seco ou o paciente predisposto à queratopatia por exposição em decorrência de mecanismos protetores deficientes, devem ser observados como contraindicações relativas ou absolutas à blefaroplastia e/ou reparo da ptose, dependendo da gravidade dos achados clínicos e a indicação de cirurgia.

PLANEJAMENTO PRÉ-OPERATÓRIO

Os pacientes devem descontinuar o uso de aspirina e outros anticoagulantes, medicamentos fitoterápicos e agentes antiplaquetários 3 a 7 dias no pré-operatório. Isso é realizado de forma mais adequada na consulta do paciente com o clínico de cuidados primários e oferece uma excelente oportunidade para assegurar que nenhuma condição médica aguda ou crônica represente um problema na cirurgia. A grande maioria dos pacientes submetidos à blefaroplastia ou cirurgia de ptose pode realizar esses procedimentos sob anestesia local ou anestesia local com sedação. Blefaroplastia das quatro pálpebras ou outros procedimentos, tais como elevação do supercílio ou da face, podem necessitar de anestesia geral.

TÉCNICA CIRÚRGICA

Blefaroplastia Superior

Com o paciente sentado ereto, assinalar a incisão com um marcador cirúrgico de ponta fina antes de entrar na sala de operação. O sulco palpebral é primeiramente marcado, estendendo-se medialmente e lateralmente. Uma quantidade adequada de pele para a excisão é então assinalada. A assimetria na quantidade de pele excedente ou a quantidade

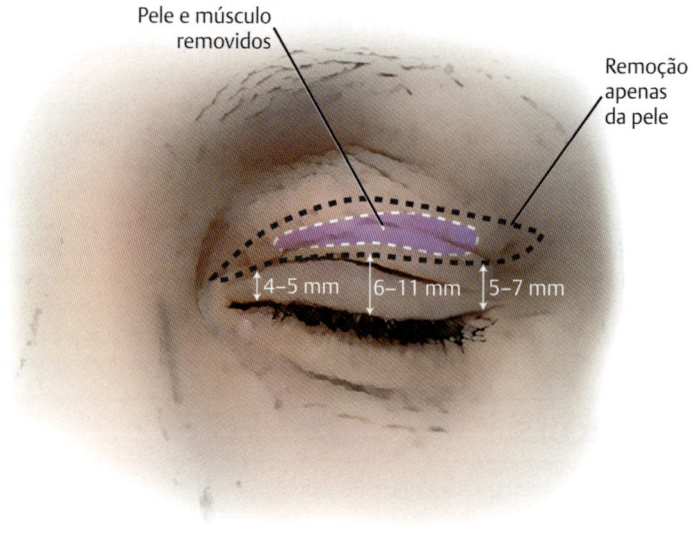

FIGURA 1.2
Marcação do sulco palpebral e excisão de pele proposta. A área tracejada mostra a porção da excisão sobre a qual apenas a pele é removida, *versus* pele e músculo.

total de pele palpebral superior é mais evidente com o paciente ereto e pode ser compensada com a excisão assimétrica. Se a cirurgia de elevação da fronte for realizada, deve-se realizar primeiramente a elevação da sobrancelha e em seguida, reavaliar a excisão da blefaroplastia no período intraoperatório após a elevação da sobrancelha para assegurar que uma excisão excessiva não seja realizada. Utilizar o sulco palpebral natural do paciente para orientar o posicionamento da incisão no sulco palpebral. O ponto mais alto na pálpebra central geralmente possui de 8 a 11 mm de altura próximo ao aspecto nasal da pupila (Fig. 1.2). Os desejos do paciente também orientam o posicionamento do sulco palpebral, sendo o sulco em mulheres geralmente 1 a 2 mm mais elevado do que o sulco em homens. Após marcar o ponto mais elevado no sulco palpebral centralmente, uma curva descendente suave é feita a 4–5 mm acima do ponto superior medialmente e 5 a 7 mm acima do ângulo cantal lateral. Em posição medial à marca medial, uma curva ascendente suave pode ser feita, nunca estendendo-se em posição medial ao ângulo cantal. Lateralmente, a incisão nunca se estende além da borda orbital na qual a pele aumenta em espessura de 12 a 16 mm lateral ao ângulo cantal. As quantidades de pele para excisão variam de alguns mm até 2 cm verticalmente. Na tentativa de maximizar o efeito da blefaroplastia, uma boa orientação é assegurar que pelo menos 20 mm de pele (somando-se a extensão vertical abaixo da sobrancelha com a pré-tarsal) permaneça no pós-operatório entre os cílios e o aspecto inferior da sobrancelha. Marcas podem ser feitas de 10 a 15 mm inferior ao aspecto inferior do supercílio lateralmente, afilando suavemente em direção às extremidades medial e lateral da incisão no sulco palpebral. É razoável utilizar uma pinça lisa para pressionar ligeiramente em união à pele indicada para a excisão. Um discreto grau de lagoftalmo induzido e a eversão dos cílios ao pinçar suavemente a pele palpebral em conjunto, geralmente são desejáveis e um grau significativo de lagoftalmo sugere uma excisão exageradamente agressiva.

Na sala de operação, é útil injetar a pálpebra com 1 mL/pálpebra de lidocaína a 2% com adrenalina 1:100.000 que é diluída 1:5 com salina normal (a concentração final de adrenalina é de 1:600.000) antes do preparo e colocação dos campos cirúrgicos. Administrada lentamente, essa injeção é indolor, exceto pela picada de agulha inicial, e fornecerá anestesia completa com excelente vasoconstrição enquanto a preparação do paciente é feita de forma estéril. Após cuidadosamente colocar os campos cirúrgicos e assegurar-se que eles não estejam induzindo uma má posição da sobrancelha distorcendo o efeito cirúrgico, a incisão é reinfiltrada com lidocaína a 2% com adrenalina a 1:100.000. A instilação do anestésico tópico e a colocação de protetores metálicos dos olhos que cobrem completamente o globo anterior protegem os olhos de lesão e irão prevenir o desconforto do paciente sedado com as luzes cirúrgicas intensas.

Uma lâmina Bard-Parker número 15C é utilizada para realizar a incisão da pele. Apenas pele é removida em região temporal ao canto lateral. A pele e o músculo são removidos sobre a pálpebra central utilizando as tesouras de Westcott ou Kaye (Fig. 1.2). Somente a pele também é removida nos 5 a 6 mm mediais da incisão. Uma excisão realizada unicamente na pele em posição lateral ao canto lateral e medial ao ponto superior minimiza a cauterização necessária, limitando a formação de cicatriz na extensão medial e lateral da incisão, que são mais perceptíveis no pós-operatório. Sobre a pálpebra central, uma faixa de músculo orbicular é removida, expondo o septo orbital. Pacientes idosos ou aqueles com olho seco são beneficiados da preservação do músculo orbicular e não necessitam da ressecção de nenhum músculo ou apenas uma pequena faixa central de músculo precisa ser removida.

Após cauterização para a hemostasia, o anestésico local é injetado abaixo do septo orbital centralmente (se é para ser aberto) e diretamente no coxim de tecido adiposo medial. As indicações cirúrgicas e as preferências e variações individuais determinarão se o septo é deixado intacto ou o tecido adiposo é removido quase alinhado com a borda orbital. A pressão leve no globo promove a saliência do tecido adiposo pré-aponeurótico, facilitando a abertura medial e central do septo orbital. A liberação do tecido adiposo do septo orbital e a aponeurose do músculo levantador que a limita, auxilia no prolapso do tecido adiposo. A base do tecido adiposo a ser removida é então cauterizada, em paralelo à incisão, deixando uma bainha de tecido adiposo inalterada anterior à borda orbital (Fig. 1.3). A cauteri-

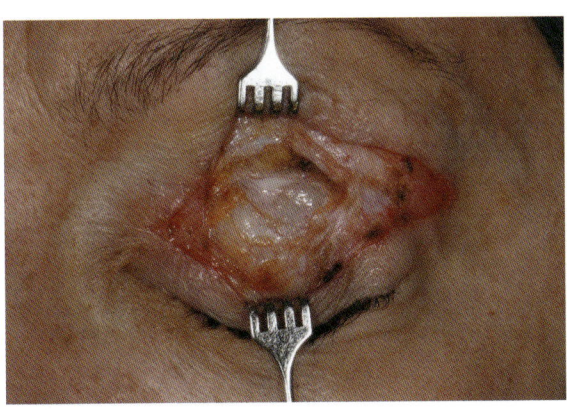

FIGURA 1.3
Pálpebra superior após excisão de uma porção de tecido adiposo central.

zação bipolar ou o laser de CO_2 causam mínimo desconforto, já a cauterização monopolar (Bovie) necessita de sedação. O tecido adiposo é removido em toda a largura da pálpebra com atenção aos aspectos medial e lateral, poupando a excisão de tecido adiposo excessivo centralmente, onde é mais acessível. Lateralmente, evitar a glândula lacrimal. O coxim de tecido adiposo medial requer exposição cuidadosa, uma vez que está em posição inferior e medial ao tecido adiposo central (pré-aponeurótico). Com a retração da pele e do músculo, a pressão é aplicada e a incisão da cápsula do coxim de tecido adiposo medial é realizada para evitar os vasos sanguíneos circundantes na base do tecido adiposo (Fig. 1.4). A pressão é aplicada com a cauterização e a excisão graduada do tecido adiposo. Na área lateral inferior do supercílio, a redução da cauterização ou uma excisão modesta do tecido adiposo na região mais inferior do supercílio pode aliviar a porção lateral do supercílio, melhorando o resultado do procedimento.

A incisão é fechada após atingir a hemostasia cuidadosa. Um fechamento cutâneo contínuo simples com a sutura de polipropileno 7-0 é eficiente. É útil nas excisões maiores, colocar uma sutura suspensa lateralmente, na qual a incisão do sulco palpebral forma um ângulo ascendente acima do canto lateral. Centralmente, a fixação supra-tarsal da pele pré-tarsal e o sulco palpebral podem ser úteis (Fig. 1.5). Isso é realizado com suturas descontínuas ou como parte da sutura contínua para assegurar a posição final do sulco palpebral. A cirurgia concomitante da ptose aponeurótica ou a excisão agressiva do músculo orbicular desestabiliza o músculo orbicular pré-tarsal, tornando a fixação do sulco palpebral importante para prevenir uma posição imprevisível do sulco palpebral. As suturas são estreitamente mais espaçadas lateralmente, onde a pele mais espessa está sob maior tensão e tende à abertura.

Abordagem Alternativa

A redundância excessiva de pele na porção medial ao longo da incisão superior pode necessitar de uma excisão em W-plastia de um triângulo adicional do tecido a um ângulo de 60 graus superior à extremidade medial da excisão. É possível realizar a elevação interna da sobrancelha por meio da incisão na blefaroplastia. Tanto a sutura quanto a fixação com Endotine® (MicroAire®, Charlottesville, VA) são realizadas. A maioria dos cirurgiões considera que os resultados dessas técnicas de elevação interna do supercílio são temporários e incertos. A blefaroplastia superior em asiáticos é descrita no Capítulo 6.

Reparo da Ptose

Com poucas exceções, a ptose adquirida pode ser tratada por ressecção ou reparo aponeurótico. Uma abordagem aponeurótica externa trata diretamente a causa mais comum de ptose adquirida, rarefação aponeurótica ou desinserção. A cirurgia aponeurótica também é a abordagem preferida na ptose miogênica ou neurogênica com função adequada do músculo levantador. Apenas a abordagem aponeurótica para a ptose será tratada neste texto. As abordagens aponeuróticas para o reparo da ptose são realizadas de forma ideal em combinação com a cirurgia de blefaroplastia. O procedimento de Müllerectomia descrito por Urist e Putterman fornece a correção de ptose com base

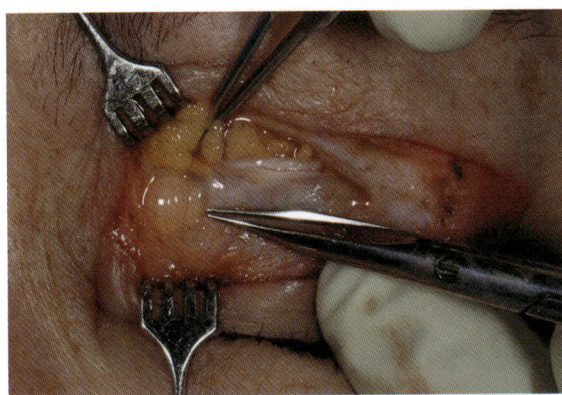

FIGURA 1.4
Coxim de tecido adiposo medial mais branco observado na porção inferomedial ao tecido adiposo central.

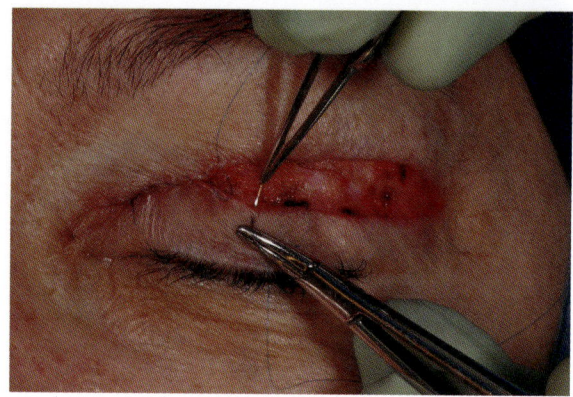

FIGURA 1.5
Fechamento contínuo com pegada supratarsal na borda da aponeurose do levantador. Três dessas pegadas centrais na altura do sulco palpebral fixam e estabilizam a altura do sulco.

na resposta a um teste de fenilefrina na pálpebra ptótica. A simplicidade desse procedimento e a capacidade para realizar a cirurgia formulada prevista por um teste farmacológico torna essa técnica popular, sendo bem descrita em Leituras Sugeridas.

O sulco palpebral geralmente é marcado ao longo da pálpebra inteira para corresponder ao sulco palpebral da pálpebra superior oposta. Em pacientes submetidos à cirurgia bilateral ou reparo de ptose em combinação com a blefaroplastia, uma posição natural para o sulco palpebral é criada como descrito anteriormente em Blefaroplastia Superior. Em pacientes adultos com boa função do músculo levantador e que não necessitam de blefaroplastia, o reparo da ptose pode ser realizado por uma incisão central no sulco palpebral de 8 a 12 mm. A anestesia é obtida por infiltração subcutânea, ao longo da marcação feita na pele previamente, com um volume inferior ou igual a 1,0 mL de lidocaína a 2% com adrenalina diluída a 1:100.000. É importante não injetar em maior profundidade do que a pele, uma vez que isso pode influenciar os ajustes intraoperatórios de altura do sulco. A tetracaína ou proparacaína tópica é instilada no olho.

A incisão na pele é realizada e se a blefaroplastia for efetuada, é feita neste ponto. Na blefaroplastia, evitar qualquer injeção de anestésico local sob a aponeurose do levantador ou em profundidade no tecido adiposo. A borda superior da incisão é retraída para cima com um gancho na pele e a borda desinserida da aponeurose do levantador é frequentemente identificada pela fáscia pós-orbicular translúcida. Durante a retração da borda superior da incisão com um gancho cutâneo ou retrator de Desmarres, aplica-se uma leve pressão no globo. Com a pressão orbital retrógrada, o coxim de tecido adiposo pré-aponeurótico se projeta para frente abaulando o septo orbital. Abre-se um pequeno orifício no septo orbital centralmente e acima de sua fusão com a aponeurose. A incisão deve ser direcionada superiormente para o tecido adiposo. Isso permite a herniação do tecido adiposo pré-aponeurótico (Fig. 1.6). Completa-se então a abertura do septo orbital pela colocação de uma das lâminas da tesoura atrás do septo orbital e estendendo a incisão medialmente e lateralmente. Essa manobra é importante para identificar o coxim de tecido adiposo pré-aponeurótico e a aponeurose do levantador. A pele e o músculo orbicular são retraídos com uma pinça. O coxim de tecido adiposo pré-aponeurótico é uma referência anatômica nessa cirurgia, visto que a aponeurose do levantador está localizada imediatamente abaixo dessa estrutura. O músculo de Müeller situa-se imediatamente sob a aponeurose do levantador. Em casos de repetição da operação, trauma ou em pálpebras infiltradas por tumor, tais como o neurofibroma, o coxim de tecido adiposo pré-aponeurótico pode ser a única estrutura identificada.

A borda desinserida da aponeurose do músculo levantador pode ser apreendida com uma pinça, sendo solicitado ao paciente que olhe para cima. O cirurgião pode então sentir a força gerada contra a pinça, confirmando que a estrutura é a aponeurose. O ligamento de Whitnall é frequentemente observado no limite superior da aponeurose.

A tesoura de Westcott é utilizada para remover uma faixa central da aponeurose do músculo levantador afinada (Fig. 1.7), sobre o tarso central superior, preservando a superfície anterior da placa tarsal (Fig. 1.8). Se a aponeurose do levantador está intacta, a quantidade apropriada de aponeurose é ressecada. Se o adelgaçamento da aponeurose está presente, remover a área mais fina para expor a borda aponeurótica distinta para estabilização na placa tarsal.

A aponeurose do levantador é recolocada na placa tarsal central com uma sutura de poliglactina 910 5-0 (Vicryl®) sobre uma agulha-espátula (Fig. 1.9). A pálpebra deve ser sempre evertida para confirmar que uma passada de espessura total não tenha ocorrido. A primeira sutura é colocada em posição imediatamente medial à pupila, que é o ponto mais elevado da pálpebra normal a 1,5 a 2 mm abaixo da borda superior do tarso. Um laço temporário com um nó borboleta permitirá um certo afrouxamento da sutura, se houver hipercorreção da altura da pálpebra. Caso a aponeurose seja avançada muito inferiormente na placa tarsal, a margem palpebral pode sofrer eversão. Após a sutura central ser colocada adequadamente, uma a duas suturas são posicionadas medialmente e lateralmente para ajustar a altura e o contorno da pálpebra (Fig. 1.10). A altura palpebral deve ser hipercorrigida aproximadamente a 1 a 1,5 mm na cirurgia para compensar a paralisia anestésica do músculo orbicular e para contrapor uma leve queda pós-operatória. Quando a anestesia local é utilizada, a altura e o contorno palpebral devem ser avaliados enquanto o paciente senta ereto na mesa de operação.

Em casos unilaterais, é frequentemente necessário remover o excesso de pele e músculo orbicular como uma pequena blefaroplastia. No entanto, é preciso ser conservador com a remoção da pele, a menos que a blefaroplastia seja realizada também na pálpebra contralateral. A incisão da pele é fechada com uma sutura contínua monofilamentar de 6-0 ou 7-0 ou suturas absorvíveis simples de 6-0. A pomada antibiótica é colocada na incisão e no olho, além da aplicação de uma compressa de gelo para reduzir o inchaço.

CAPÍTULO 1 Blefaroplastia Superior e Reparo da Ptose Aponeurótica

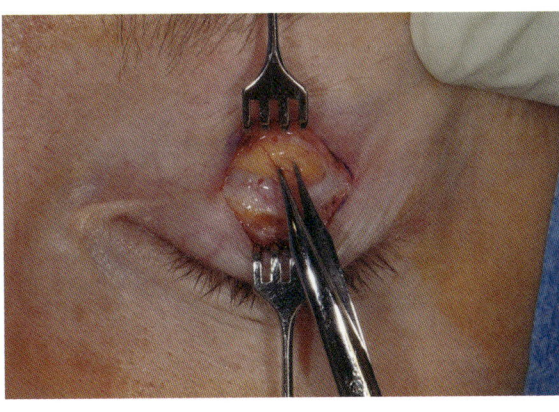

FIGURA 1.6
O septo orbital é exposto e perfurado centralmente, expondo a aponeurose do músculo levantador.

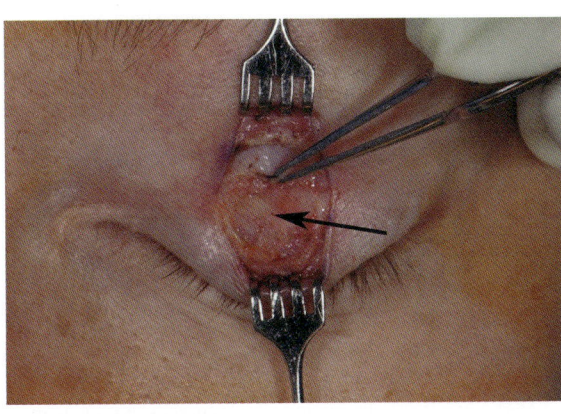

FIGURA 1.7
Aponeurose do levantador exposto com a borda distinta agarrada pela pinça. O tecido adiposo pré-aponeurótico é retraído expondo o ligamento de Whitnall na aponeurose do músculo levantador superior.

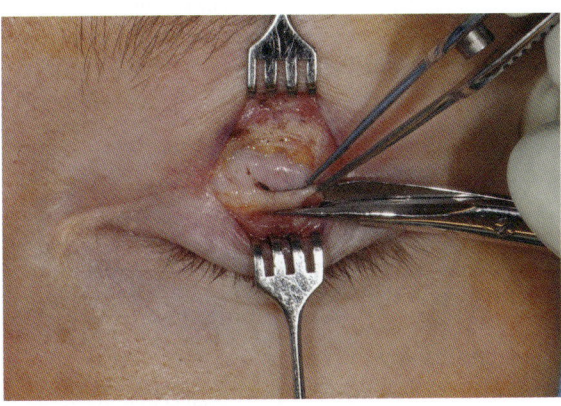

FIGURA 1.8
Uma tesoura de Westcott é utilizada para remover tecidos adelgaçados expondo a placa tarsal central e criando uma margem de corte distinta da aponeurose do levantador.

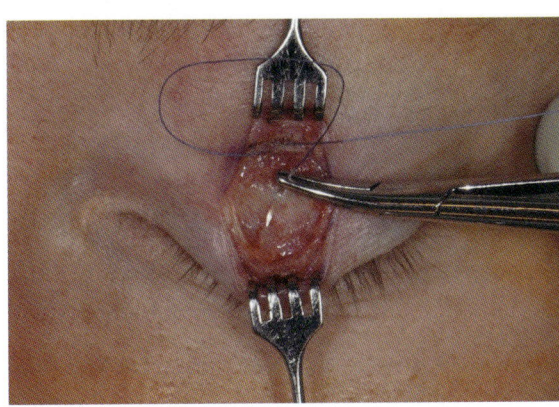

FIGURA 1.9
A aponeurose do levantador é suturada no tarso superior com uma sutura de poliglactina 910 5-0 (Vicryl®). A passada inicial da sutura é alinhada em posição com o pico normal da altura palpebral.

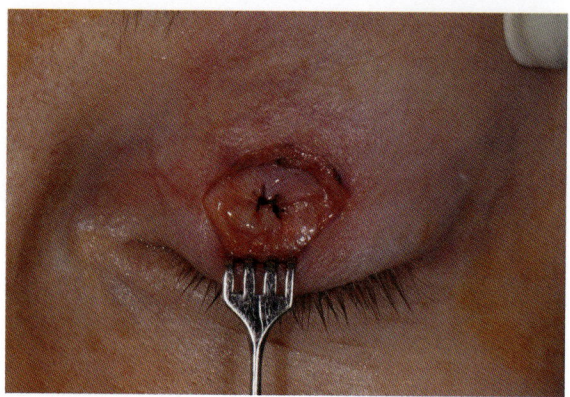

FIGURA 1.10
Suturas adicionais são colocadas em posição medial e/ou lateral à primeira sutura aponeurótica. Duas ou três dessas suturas geralmente são suficientes para o reparo da ptose involucional.

CUIDADO PÓS-OPERATÓRIO

A elevação da cabeça e o gelo aplicado nos olhos por 24 a 48 horas limita a equimose e o desconforto pós-operatório. Um analgésico leve é útil nas primeiras horas ou dias do pós-operatório.

A maioria dos pacientes submetidos apenas à blefaroplastia ou ao reparo da ptose podem dirigir um veículo novamente e também realizar outras funções muito bem no período de 24 a 48 horas. A pomada antibiótica aplicada nas incisões na hora de dormir é mantida por 7 a 14 dias e as suturas geralmente são removidas em 6 a 10 dias. O progresso é avaliado nas visitas de seguimento, com os pacientes normalmente capazes de retomar todas as atividades pré-operatórias em 2 semanas após a cirurgia.

COMPLICAÇÕES

Os problemas mais comuns após a blefaroplastia superior e o reparo de ptose são pequenas assimetrias e preocupações iniciais relacionadas ao edema, cicatrização hipertrófica leve e uma anestesia relativa dos cílios e da pele pré-tarsal. Pequenas assimetrias, frequentemente relacionadas à assimetria do supercílio e, com a cirurgia planejada adequadamente, são normalmente menos graves do que nas fotografias pré-operatórias. Uma discussão sobre a assimetria no pré-operatório é conveniente, principalmente relacionada à posição do supercílio e referência pós-operatória às fotografias. A cicatrização normal de feridas induz uma hipertrofia e contratura leve das feridas cirúrgicas, geralmente mais evidente 4 a 6 semanas do pós-operatório. Como isso se resolve em semanas a meses, a tranquilização e temporização geralmente são curativas. A injeção de 0,05 a 0,2 mL de acetonida de triancinolona diluída (Kenalog® 10) ao longo da incisão acelera a resolução desse espessamento. Uma anestesia leve da pele pré-tarsal e nos cílios é perceptível na aplicação do delineador ou rímel. Isso é normal e será resolvido em poucos meses. As queixas de olho seco geralmente são leves em pacientes em bom controle pré-operatório e que respondem bem a colírios tópicos e tampões pontuais ou a outros tratamentos, quando necessários. A blefaroplastia gravemente exagerada pode necessitar de enxerto de pele na pálpebra ou enxerto de tecido adiposo ou dermoadiposo no sulco superior ou pálpebras inferiores. A orientação pré-operatória cuidadosa e a atenção à técnica cirúrgica são essenciais no tratamento desses casos. A ptose é uma complicação incomum da cirurgia de blefaroplastia e geralmente se resolve ao longo de semanas a meses. A revisão das fotografias pré-operatórias pode revelar uma ptose não detectada no exame pré-operatório, que agora é aparente com a margem palpebral visível.

Durante as primeiras 3 semanas após cirurgia da ptose, se a hipercorreção ou hipocorreção é evidente de modo que não é relacionada ao edema palpebral, um ajuste pode ser realizado. A incisão do sulco palpebral é anestesiada, aberta de forma romba e a altura palpebral ajustada pela progressão ou retração da aponeurose do músculo levantador.

RESULTADOS

A blefaroplastia superior e o reparo da ptose são comuns e muitas vezes associados aos procedimentos para o tratamento de queixas comuns na pálpebra superior. Um paciente com ptose do supercílio, dermatocalasia e ptose leve à direita é mostrado na Figura 1.11. Parece improvável que a excelente simetria e melhora nas pálpebras superiores observadas no pós-operatório seriam alcançadas sem um reparo cuidadoso da ptose e a blefaroplastia criteriosa.

DICAS

- A blefaroplastia superior e o reparo da ptose necessitam da avaliação apropriada e planejamento cirúrgico do paciente. A adequação desses procedimentos no quadro geral de reabilitação cirúrgica do paciente é importante.
- Avaliar as necessidades do paciente quanto ao aspecto estético. A educação do paciente considerando a aparência pós-operatória e possíveis complicações é essencial.

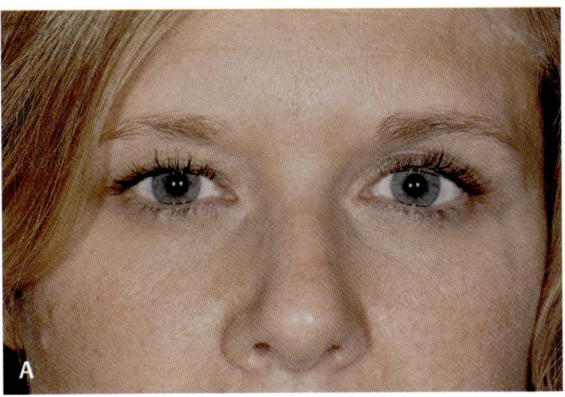 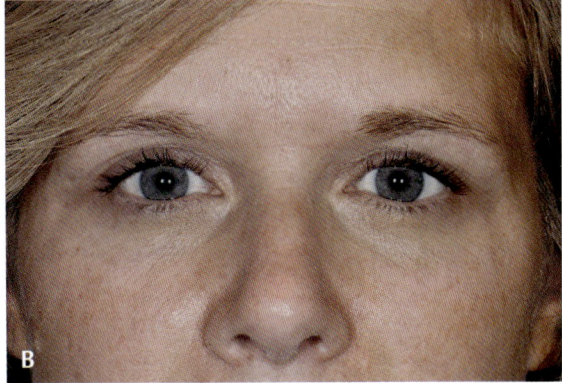

FIGURA 1.11 A, B: Imagens pré- e pós-operatória.

- Marcar a blefaroplastia superior com o paciente na posição ereta antes da infiltração do anestésico local, reavaliando no período intraoperatório se a elevação da sobrancelha é realizada em primeiro lugar.
- Realizar o reparo da ptose quando necessário após avaliação adequada.
- O reparo aponeurótico da ptose é feito com o máximo de cuidado em um paciente levemente sedado que pode dar informações na mesa de operação durante o ajuste das suturas aponeuróticas.
- Evitar pacientes de alto risco com secura ocular grave e mecanismos protetores deficientes.
- Fornecer instruções para a lubrificação pós-operatória de forma que o paciente possa prevenir complicações.

DIFICULDADES

- A cirurgia concomitante de ptose aponeurótica ou excisão agressiva do músculo orbicular desestabiliza o músculo orbicular pré-tarsal, podendo causar a fixação do sulco palpebral e posicionamento imprevisível.
- Se o procedimento de elevação do supercílio é realizado inicialmente, a presença de inchaço considerável dos tecidos palpebrais superiores será observada e pode complicar a acurácia da blefaroplastia e do reparo de ptose.
- A remoção hiperagressiva do tecido é muito mais difícil de corrigir do que o procedimento mais conservador.
- A eversão indesejada da margem palpebral pode ocorrer se a aponeurose é avançada em posição muito inferior na placa tarsal.
- A lesão da aponeurose do levantador é sempre precedida pela falha em identificar o coxim de tecido adiposo pré-aponeurótico.
- A altura da pálpebra deve ser hipercorrigida aproximadamente 1 a 1,5 mm na cirurgia para compensar a paralisia anestésica.

INSTRUMENTOS QUE DEVEM ESTAR DISPONÍVEIS

- Bandeja cirúrgica de oculoplastia padrão.
- Tesouras de tenotomia de Stevens.
- Fórceps de Castroviejo 0,5.

LEITURAS SUGERIDAS

Dresner SC. Further modifications of the Müller's muscle-conjunctival resection procedure for blepharoptosis. *Ophthal Plast Reconstr Surg* 1991;7(2):114-122.

Fagien S. *Putterman's cosmetic oculoplastic surgery with DVD*, 4th ed. New York: Elsevier, 2007.

Holds JB. Blepharoplasty. In: Levine MR, ed. *Manual of oculoplastic surgery, Chapter 10*, 4th ed. Thorofare, NJ: Slack Inc., 2010:75-82.

Holds JB, Anderson RL. Blepharoptosis. In: Tse DT, ed. *Color atlas of oculoplastic surgery, Chapter 9*, 2nd ed. Philadelphia, PA: Wolters Kluwer/Lippincott Williams & Wilkins, 2011:82-101.

Putterman AM, Urist MJ. Müller muscle-conjunctiva resection. Technique for treatment of blepharoptosis. *Arch Ophthalmol* 1975;93(8):619-623.

2 PROCEDIMENTO DE RESSECÇÃO DA CONJUNTIVA–MÚSCULO DE MÜLLER PARA PTOSE COMBINADO À BLEFAROPLASTIA SUPERIOR

Allen M. Putterman

INTRODUÇÃO

Com frequência, pacientes que buscam o rejuvenescimento estético da periórbita superior são observados no exame físico, apresentando dermatocalasia e ptose palpebral superior. Nessas condições, é possível e aconselhável combinar a blefaroplastia superior com a cirurgia de ptose. Embora essa técnica seja comumente realizada por uma abordagem externa com o avanço ou ressecção da aponeurose do levantador, muitos cirurgiões plásticos não apreciam a possibilidade de combinar a ressecção interna da conjuntiva–músculo de Müller com uma blefaroplastia superior externa, principalmente quando a pele e o músculo óculo-orbicular são removidos e um sulco palpebral é reconstruído.

O procedimento de ressecção da conjuntiva–músculo de Müller para ptose é uma técnica na qual o músculo de Müller na pálpebra superior é parcialmente ressecado e avançado. O mecanismo pelo qual a correção da ptose é obtida, provavelmente, é resultado do número de efeitos que incluem a ressecção e o avanço do músculo de Müller, assim como os efeitos secundários do avanço da aponeurose do músculo levantador à borda superior do tarso. A abordagem clássica no tratamento de uma variedade de manifestações de ptose envolve sobretudo variações de uma abordagem externa (incisão pele-músculo) pelo sulco palpebral superior, por meio do qual o "defeito" anatômico é visualizado e presumivelmente reparado. Essa abordagem, contudo, muitas vezes requer a cooperação do paciente durante o procedimento cirúrgico e indica diversos fatores potenciais que incluem, porém não são limitados a eles, os efeitos dos sedativos, efeitos dos anestésicos locais, edema e ansiedade pelo desempenho por parte do paciente e do cirurgião. Por outro lado, a ressecção conjuntival–músculo de Müller pode ser realizada com a sedação IV contínua ou mesmo a anestesia geral, uma vez que não requer a cooperação intraoperatória do paciente. O procedimento é utilizado para tratar uma variedade da ptose palpebral superior e pode ser combinado a uma blefaroplastia superior, com ou sem reconstrução do sulco, por meio de um retalho cutâneo ou abordagem do retalho pele-músculo. Essa técnica tem muitas vantagens em relação a outros procedimentos de ptose palpebral por "abordagem posterior" e as abordagens externas, que incluem a preservação do tarso palpebral superior (criando menos risco de ceratopatia ou queratopatia induzida pela sutura e teoricamente preservando os aspectos estruturais e funcionais da pálpebra superior), o reposicionamento do sulco palpebral elevado (involucional) a um nível mais jovial e em posição inferior, e pode melhorar de forma previsível o contorno e a posição da pálpebra superior (distância margem-reflexo, MRD). Além disso, a excisão de pele-músculo e de tecido adiposo que é realizada por uma série de motivos, incluindo exposição adequada da aponeurose do levantador (podendo reduzir o volume da pálpebra superior), pode ser evitada, se desejável. Esse procedimento pode ser aplicado em grande parte dos tipos de manifestações de ptose e raramente existe qualquer necessidade de cirurgia adicional para tratar a ptose residual ou hipercorreções.

Em poucas palavras, eu observei que esse procedimento combinado produz resultados superiores comparados ao procedimento de aponeurose do levantador com a blefaroplastia superior, principalmente em pacientes que desejam um sulco palpebral superior posicionado inferiormente e/ou cujas pálpebras superiores elevam-se a níveis normais após administração de fenilefrina.

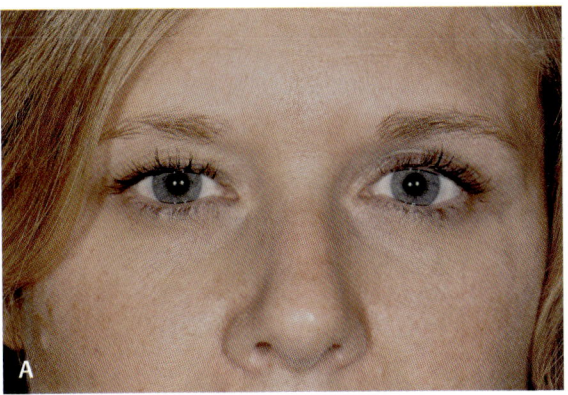 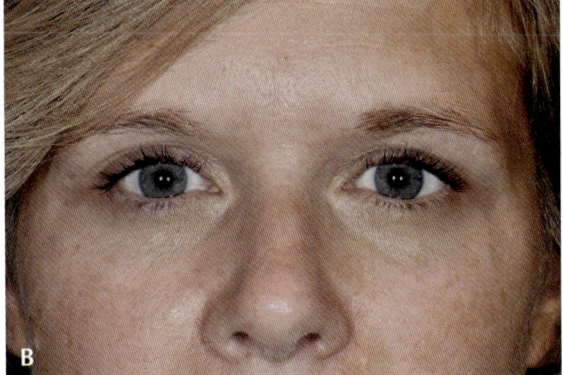

HISTÓRIA

O cirurgião deve questionar o paciente sobre doenças, medicamentos, alergias e edema. Ênfase é dada para excluir condições patológicas, como doença tireoidiana, insuficiência cardíaca, hipertensão, tendências para hemorragia, glaucoma e inchaço incomum. Pacientes com doença tireoidiana podem ser examinados se eles necessitam de cirurgia estética, mas o tratamento é frequentemente médico — não cirúrgico. Os efeitos adversos, como o infarto do miocárdio e a hipertensão, foram relatados em raras ocasiões após instilação de gotas de fenilefrenina. Portanto, é importante determinar a presença de quaisquer fatores de risco cardíaco significativos. Se tais elementos são consideravelmente preocupantes, o médico de cuidados primários ou cardiologista do paciente deve ser consultado, uma vez que esses problemas irão reaparecer durante a consulta para a cirurgia. Além disso, se houver histórico de glaucoma, pode ser prudente entrar em contato com o oftalmologista, considerando quaisquer preocupações de dilatação pupilar antes do teste de fenilefrina.

Uma história focada no que se refere à presença de ptose palpebral é de considerável importância. Vários modelos de classificação desenvolveram-se em relação às origens adquiridas, neurogênicas, mecânicas e congênitas. Cada um pode organizar sua própria abordagem em uma avaliação. Com todos os pacientes, eu investigo sobre a história de qualquer trauma, cirurgias prévias, condições oculares crônicas, uso de lentes de contato e fadiga palpebral.

Pacientes também devem ser questionados sobre a ingestão de medicamentos, em particular aspirina ou medicamentos anti-inflamatórios, como ibuprofeno, vitamina E, anticoagulantes e fitoterápicos. Esses medicamentos devem ser descontinuados por várias semanas no pré-operatório para evitar a possibilidade de complicações de sangramento durante e após a cirurgia.

EXAME FÍSICO

No exame físico, vários elementos anatômicos devem ser considerados na avaliação para assegurar o rejuvenescimento ocular e a restauração funcional. O cirurgião consciente deve avaliar a presença de ptose do supercílio ou sobrancelha, pele palpebral superior excessiva, tecido adiposo orbital herniado, sulcos anormais, retração do supercílio, ptose e herniação da glândula lacrimal em cada paciente submetido à avaliação para cirurgia. Além disso, as assimetrias dos supercílios, pálpebras e possível distopia devem ser revisadas com o paciente, enquanto ele está segurando um espelho.

A avaliação da ptose do supercílio é importante, uma vez que essa condição é responsável por pregas palpebrais excessivas, criadas pela queda do supercílio na região infraorbital. Com frequência, os pacientes apresentam queixas de pele palpebral em excesso que está prejudicando o campo visual ou criando uma aparência envelhecida. A ptose do supercílio deve ser excluída quando a excisão cirúrgica da pele palpebral superior melhora apenas minimamente a aparência da pálpebra e os campos visuais.

O exame da pálpebra superior e a quantidade de pele e tecido adiposo em excesso é uma parte sutil, mas muito importante, do exame clínico. É fundamental não apenas determinar a quantidade excessiva de pele palpebral, mas também analisar quais regiões têm maior redundância. A redundância de pele não costuma ser uniforme no envelhecimento do complexo periocular. Além disso, a avaliação de tecido adiposo herniado também é realizada, neste período, com anotações sobre a plenitude palpebral superior. A confirmação de herniação do tecido adiposo é realizada com a elevação manual do supercílio e pressão sobre a pálpebra inferior. A herniação do tecido adiposo piora com essa manobra, enquanto o edema palpebral permanece inalterado.

A avaliação do sulco palpebral é realizada pela elevação do complexo superciliar com o paciente olhando para baixo. Nesse ponto, o cirurgião avalia a distância do sulco observado no ponto central da pálpebra até a margem palpebral/ciliar. Essa distância do sulco à margem (MCD) é de 9 a 11 mm em um paciente normal. As medidas de maior dimensão devem levantar a suspeita de desinserção da aponeurose do levantador e ptose palpebral concomitante. Isso é diferente da retração da pálpebra superior, comumente observada na oftalmopatia tireoidiana, em que a MRD1 é excessiva (ver Planejamento Pré-operatório).

Se a plenitude é descoberta ao longo do aspecto lateral da pálpebra superior, o examinador deve considerar a possibilidade de uma glândula lacrimal com prolapso, uma vez que não há gordura orbital evidente que ocupe a região temporal das pálpebras superiores. Como no exame de herniação do tecido adiposo, a elevação do supercílio e a pressão sobre a pálpebra inferior auxiliam a determinar a presença dessa condição e ajudam no planejamento cirúrgico.

INDICAÇÕES

Esse procedimento é principalmente utilizado para tratar a blefaroptose em pacientes cujas pálpebras superiores se elevam após a administração de fenilefrina. Os candidatos comumente têm contribuição congênita mínima para a ptose, podem manifestar diversos graus de ptose unilateral ou bilateral adquirida e podem ter história de uma abordagem externa prévia para corrigir cirurgicamente sua ptose palpebral. O procedimento é útil principalmente em indivíduos que fizeram a blefaroplastia superior, em que a correção da ptose foi malsucedida ou não tratada, e onde a cirurgia de abordagem externa adicional pode ser tanto difícil e/ou arriscada. Em situações raras, esse procedimento pode ser executado com bons resultados naquelas pessoas que respondem de forma desfavorável à fenilefrina.

CONTRAINDICAÇÕES

Do ponto de vista cirúrgico, esse procedimento é contraindicado em pacientes cujas pálpebras superiores não se elevam a um nível próximo do normal com o teste da fenilefrina e em pacientes submetidos previamente à ressecção do levantador. De forma holística, o cirurgião também deve tentar descobrir por qual motivo o paciente quer realizar a cirurgia neste momento. Dessa forma, o cirurgião pode diferenciar os pacientes que possuem motivos realistas e maduros para solicitar a cirurgia daqueles que não têm.

PLANEJAMENTO PRÉ-OPERATÓRIO

Dois testes são realizados, no pré-operatório, para determinar candidatos ideais para o procedimento de ressecção da conjuntiva–músculo de Müller:

- Medida da distância margem-reflexo 1 (MRD1).
- Teste da fenilefrina.

Teste de MRD1

A medida de MRD1 é utilizada para avaliar os níveis palpebrais superiores (Fig. 2.1). Deve ser realizada antes e durante o teste da fenilefrina. A diferença na MRD1, entre os lados normal e ptótico, indica o grau de ptose. A MRD1 normal varia de aproximadamente 3,0 a 4,5 mm e esse valor é utilizado como referência em casos bilaterais. A medida de MRD1 tem a vantagem de ser capaz de quantificar a ptose unicamente sem a largura da fissura palpebral. Isso é preferível, pois o músculo de Müller encontrado na pálpebra inferior pode responder também à fenilefrina. A medida da largura da fissura palpebral resultaria em uma interpretação errônea do nível de pálpebra superior após a instilação de fenilefrina.

Teste da Fenilefrina

Em pacientes com ptose menor ou igual a 2 mm, o teste da fenilefrina é uma ferramenta importante na avaliação da presença de um músculo de Müller ativo. A MRD1 é mensurada antes e após a instilação de gotas de fenilefrina a 2,5% ou 10%. O paciente pode ser reclinado parcialmente e sua cabeça é inclinada para trás, a pálpebra superior é elevada e o paciente é instruído a olhar para baixo. Várias gotas de fenilefrina são aplicadas entre a pálpebra superior e o globo. Para minimizar a entrada de fenilefrina na cavidade nasal, o examinador pode comprimir digitalmente os canalículos por 10 segundos. O anestésico tópico é frequentemente útil para reduzir ou evitar a sensação de queimação que pode ocorrer com a aplicação de neosinefrina. Esta etapa pode ser repetida imediatamente mais duas vezes. Três a cinco minutos após a instilação de fenilefrina, a MRD1 é mensurada. Se a MRD1 aumenta em 1,5 mm ou mais, um músculo de Müller ativo (teste positivo) está presente e o paciente é um candidato para o procedimento de ressecção da conjuntiva–músculo de Müller para ptose. Durante esse processo, o olho contralateral deve ser avaliado também em pacientes com ptose unilateral. O desenvolvimento de ptose no olho não testado está normalmente relacionado à presença de ptose bilateral e uma confirmação clínica da lei de Herring.

Pacientes devem ser avisados sobre a dilatação pupilar após esse teste, que pode produzir fotofobia transitória e turvação visual. Também é comum para os pacientes experimentarem irritação ocular transitória que poderia estar relacionada aos sintomas de ressecamento ou exposição e indicar ao cirurgião a possibilidade de sintomas de secura ocular após a cirurgia.

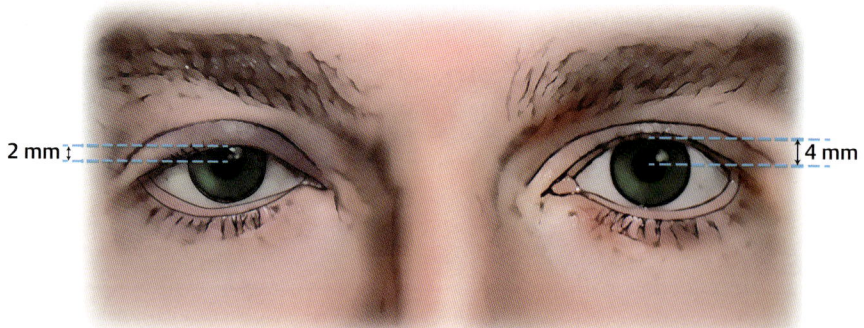

FIGURA 2.1 A distância margem-reflexo 1 (MRD1) é útil para determinar a quantidade de ptose. Essa é a distância do reflexo de luz na córnea do paciente até a pálpebra superior central, enquanto o paciente olha fixo na posição primária. A diferença na MRD1 entre a pálpebra normal e ptótica determina a quantidade de ptose.

TÉCNICA CIRÚRGICA

Anestesia

A anestesia local é preferível em adultos. A pele palpebral superior a ser removida é marcada. Uma linha é desenhada com uma caneta marcadora com azul de metileno, começando no canto lateral e estendendo-se na direção horizontal em aproximadamente 1 cm. Essa linha marca o sítio da incisão cantal lateral inferior. O sítio do sulco palpebral pré-determinado é então marcado. Quando o cirurgião está desenhando as marcas do sulco palpebral, o supercílio deve ser elevado para reduzir o excesso de prega cutânea da pálpebra superior e para tornar a pele palpebral superior esticada e os cílios levemente evertidos. Se esse procedimento não for realizado, o sulco resultante pode ser muito mais alto do que o desejado, pois a pele geralmente é frouxa antes de ser marcada.

Os sítios do sulco temporal, central e nasal são marcados ao colocar uma regra milimetrada, de forma que a linha zero está na margem palpebral. As distâncias acima da margem palpebral podem então ser visualizadas e marcadas com um instrumento de marcação especialmente projetado. Em mulheres, a marca temporal geralmente é colocada a 10 mm acima da margem palpebral superior; a marca central, 11 mm acima da margem; e a marca nasal, 9 mm acima da margem. Em homens, as marcas geralmente são de 9 mm temporalmente, 10 mm centralmente e 8 mm nasalmente. As marcas temporal, central e nasal são então conectadas e estendidas com uma linha, que começa no ponto lacrimal e termina no canto lateral. A linha desliza lateralmente em torno de 1 cm temporalmente ao canto lateral, em uma direção levemente ascendente. Deve existir, pelo menos, 5 mm de pele entre essa linha e a linha colocada na incisão lateral inferior.

Uma pinça lisa é utilizada para segurar a linha do sulco no centro da pálpebra com uma lâmina. A outra lâmina é utilizada para apertar a pele palpebral superior em várias posições até que, quando a pinça for fechada, toda a pele palpebral superior redundante seja eliminada e não haja eversão dos cílios e nem elevação da pálpebra de sua aposição à margem palpebral inferior. Uma vez que essa posição é determinada, um ponto é feito com uma caneta marcadora na extremidade da lâmina da pinça. Marcas similares são realizadas nasalmente e temporalmente após determinação de quantidades de pele extra nessas posições. Os três pontos superiores são conectados e unidos com as extremidades nasais e temporais da linha do sulco palpebral. A pálpebra oposta é marcada da mesma maneira. Para assegurar a simetria, o cirurgião então compara as medidas do sulco palpebral e a quantidade de pele a ser removida temporalmente, nasalmente e centralmente nas duas pálpebras (Fig. 2.2A).

O bloqueio do nervo frontal é utilizado com a anestesia local para evitar o inchaço e equimoses da pálpebra superior por infiltração local, que tornaria a operação mais difícil e imprecisa. Após marcação da pálpebra superior para a blefaroplastia e a administração do sedativo escolhido, uma agulha retrobulbar de calibre 23 é inserida na órbita superior, entrando logo abaixo da borda orbital superior média em posição lateral à incisura supraorbital (Fig. 2.2B). A agulha acompanha o teto da órbita durante a inserção até alcançar uma profundidade de até 4 cm; em seguida, 1,5 mL de lidocaína a 2% (xilocaína) com adrenalina é injetada. Alternativamente, a bupivacaína (Marcaine®) pode ser utilizada para prolongar o efeito anestésico. Um volume adicional de 0,5 mL da solução anestésica é injetado no subcutâneo da pálpebra superior central logo acima da margem palpebral (onde a sutura de tração de seda 4-0 é colocada) e uma pequena quantidade pode ser injetada abaixo das linhas marcadas na pálpebra superior.

Marcação de Áreas de Excisão e Ressecção

Uma incisão superficial é realizada sobre as demarcações da blefaroplastia superior assinalada. Uma sutura de tração de seda preta 4-0 é inserida na pele, músculo orbicular e tarso superficial 2 mm acima dos cílios no centro da pálpebra superior. Deve-se tomar cuidado para evitar uma penetração de espessura total com essa manobra e lesão na superfície da córnea. Um retrator palpebral de Desmarres de tamanho médio ou grande é utilizado para everter a pálpebra superior e para expor a conjuntiva palpebral da borda tarsal superior para o fórnice superior. As gotas de tetracaína tópica podem ser aplicadas na conjuntiva palpebral superior principalmente com a administração de luz ou nenhuma sedação.

Um compasso ajustado na quantidade determinada de ressecção (p. ex., 8,5 mm em um reparo unilateral naqueles cujo teste da neosinefrina restaurou a pálpebra superior à posição desejada), com um braço na borda tarsal superior, facilita a inserção de uma sutura com fio de seda preta 6-0 pela conjuntiva a 8,5 mm acima da borda tarsal superior (Fig. 2.2C). Um ponto de sutura central e dois outros a aproximadamente 7 mm nasal e temporal ao centro marcam o local. A colocação preferida da sutura de marcação com fio de seda preta 6-0 é 8,5 mm acima da borda tarsal superior (naqueles indivíduos com ptose unilateral cujo teste de neosinefrina leva a uma posição simétrica e satisfatória), mas a sutura pode ser colocada 6,0 a 9,5 mm acima da borda, se a resposta do nível palpebral superior ao teste de fenilefrina for levemente maior ou menor do que a desejada. As ressecções menores (faixa de 6,0 a 6,5 mm) são geralmente mais difíceis tecnicamente de administrar utilizando a pinça prescrita, descrita a seguir. Essa sutura de marcação deve incluir apenas a conjuntiva porque a penetração no músculo de Müller ou através dele pode causar hemorragia significativa.

Separação do Músculo de Müller da Aponeurose do Músculo Levantador

Uma pinça com dentes é utilizada para segurar a conjuntiva e o músculo de Müller entre a borda tarsal superior e a sutura de marcação, e para separar o músculo de Müller de sua ligação frouxa à aponeurose do levantador. Essa manobra é possível, pois o músculo de Müller é firmemente ligado à conjuntiva, mas somente fixado frouxamente à aponeurose do levantador.

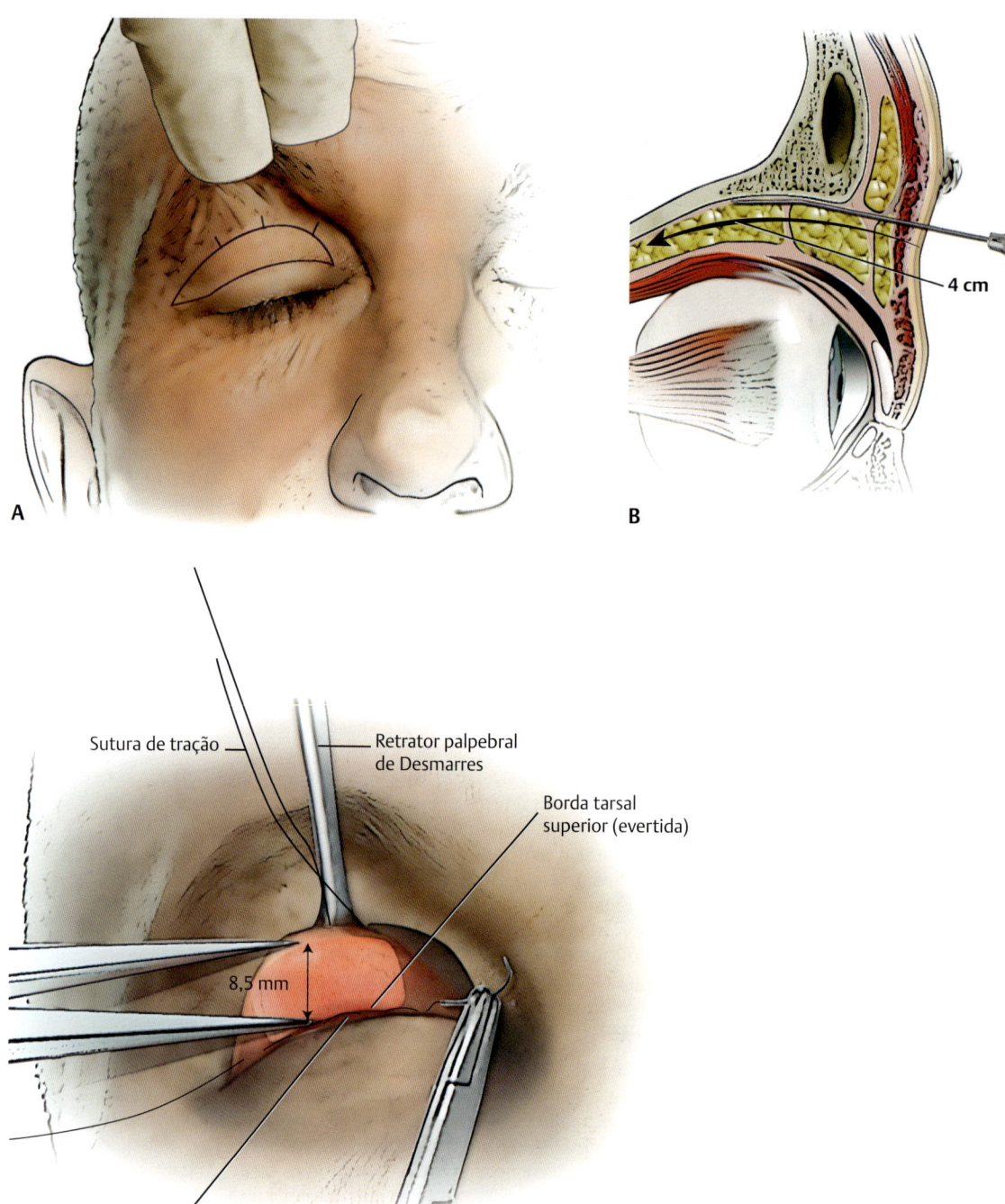

FIGURA 2.2 A: Marcação da pele ou pele e músculo óculo-orbicular a serem removidos. **B:** Administração da anestesia antes da ressecção da conjuntiva–músculo de Müller. Uma agulha retrobulbar de calibre 23 é inserida a 4 cm ao longo do teto central da órbita em seu comprimento total. Uma injeção de 1,5 mL de lidocaína a 2% com adrenalina atinge o bloqueio do nervo frontal e evita a infiltração da pálpebra. **C:** A pálpebra superior é evertida sobre o retrator de Desmarres e uma sutura de marcação com fio de seda preta 6-0 é colocada na conjuntiva 6 a 9,5 mm acima da borda tarsal superior. Uma passada da sutura é realizada centralmente e, então, passa-se um ponto a 7 mm em sentido nasal e outro a 7 mm em sentido temporal em relação à passada central.

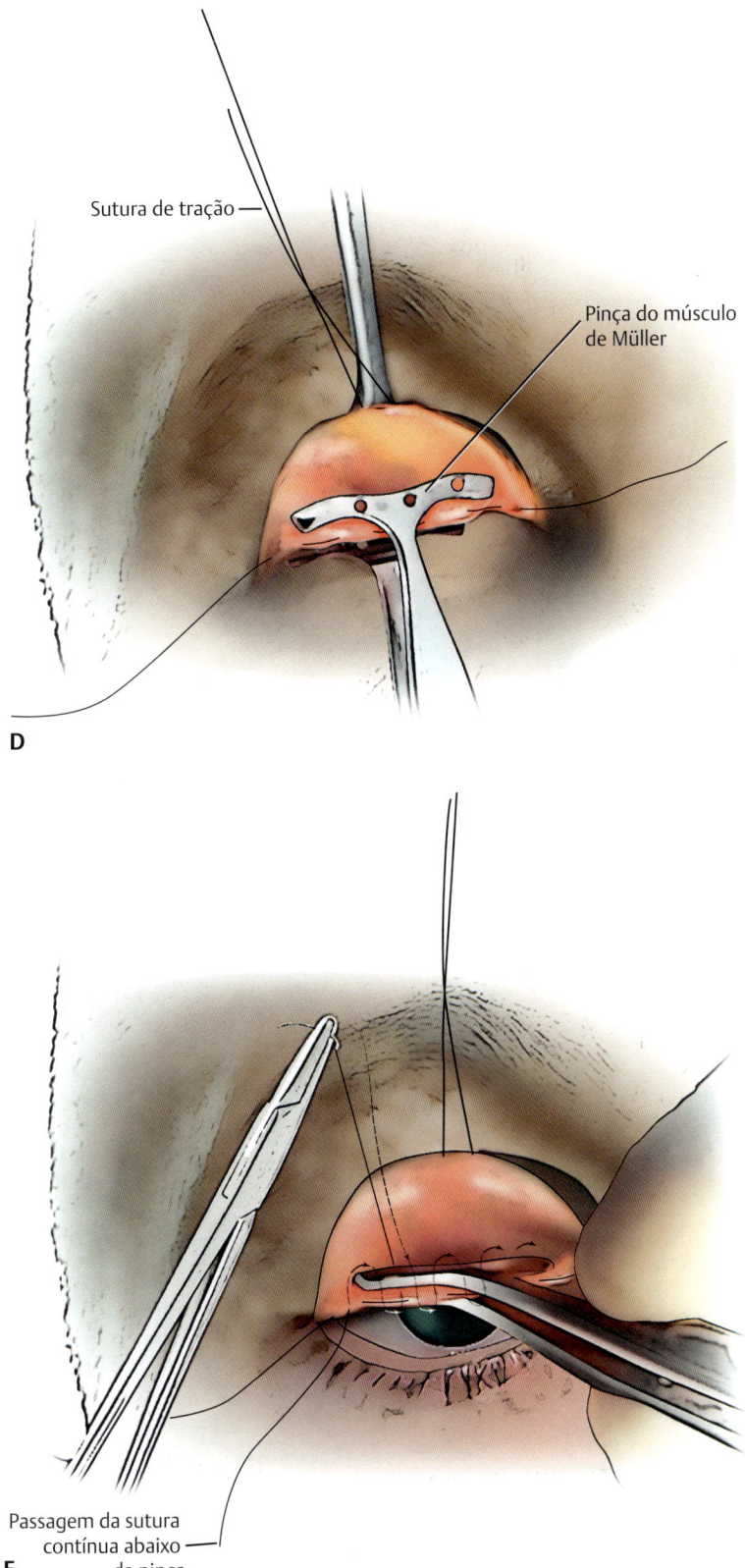

FIGURA 2.2 (*Continuação*) **D:** Uma pinça é posicionada de forma que cada dente de uma lâmina envolva cada sítio da sutura de marcação; a outra lâmina está acima da borda tarsal superior. **E:** Conforme o retrator de Desmarres é gradualmente liberado pela rotação, a outra lâmina da pinça desliza sobre o tarso, enquanto seu dente envolve a conjuntiva e o músculo de Müller acima da borda tarsal superior.

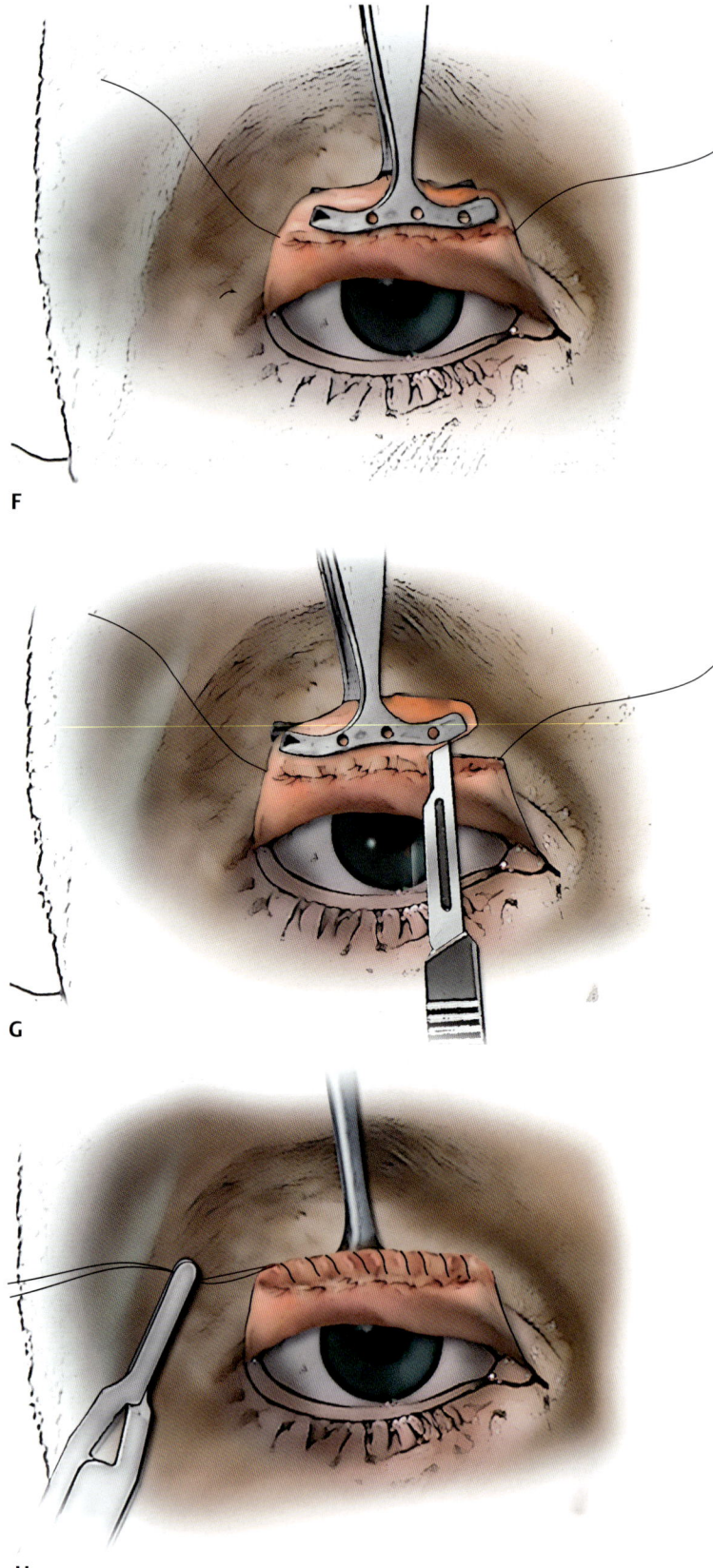

FIGURA 2.2 (*Continuação*) **F:** Uma sutura de colchoeiro com *catgut* simples 5-0 corre em direção temporal a nasal, aproximadamente, 1,5 mm distal à pinça; cada passada da sutura inclui o tarso superior, o músculo de Müller e a conjuntiva. **G:** O músculo de Müller–conjuntiva é removido ao passar uma lâmina cirúrgica de número 15 contra a borda da pinça. **H:** O fio da sutura nasal corre continuamente em direção nasal para temporal pelas margens da conjuntiva, músculo de Müller e tarso. Cada fio da sutura passa pela conjuntiva e músculo de Müller e sai pela incisão temporal; os fios da sutura são atados.

CAPÍTULO 2 Procedimento de Ressecção da Conjuntiva–Músculo de Müller Para Ptose Combinado... 17

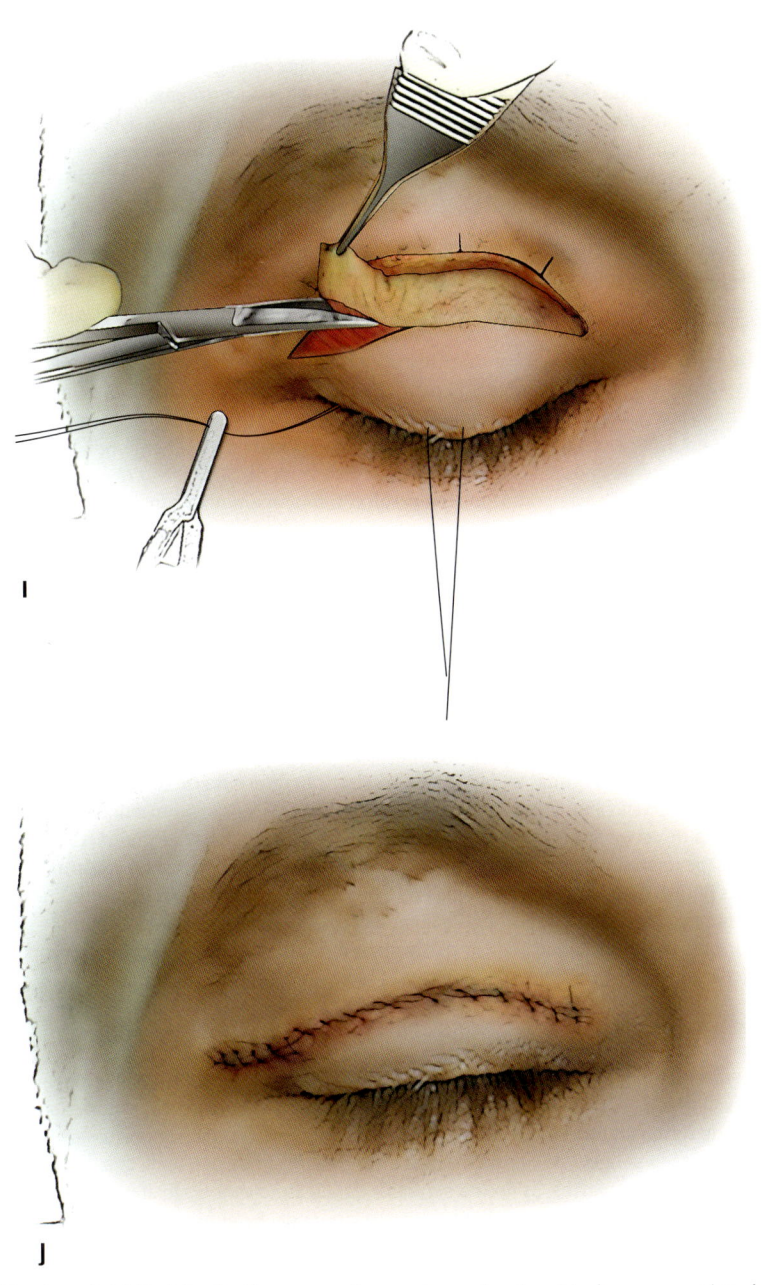

FIGURA 2.2 (*Continuação*) **I:** Excisão da elipse marcada na pele e músculo orbicular com cautério descartável. **J:** Colocação de três suturas de poliglactina 6-0 (Vicryl®) unindo a pele e a aponeurose do levantador. Uma sutura de seda contínua 6-0 fecha a pele.

Aplicação da Pinça

Embora esse procedimento possa ser realizado com uma variedade de pinças e outros instrumentos, é muito mais fácil e precisamente realizado com um instrumento particular feito para esse procedimento. Uma lâmina dessa pinça, especialmente desenvolvida para o procedimento de ressecção da conjuntiva–músculo de Müller na condição de ptose (Bausch & Lomb, Storz Company, Manchester, MO), deve ser colocada no nível da sutura de marcação. Cada dente dessa lâmina envolve cada ponto da sutura que passa pela conjuntiva palpebral (Fig. 2.2D). O retrator de Desmarres é então liberado lentamente (com o cabo do retrator trazido da posição cefálica em repouso para a posição caudal), uma vez que a outra lâmina da pinça envolve a conjuntiva e o músculo de Müller adjacente à borda tarsal superior (Fig. 2.2E). Qualquer tarso retido é então liberado da pinça com o dedo do cirurgião. A pinça é comprimida e a alça é fechada. Isso leva à incorporação da conjuntiva e do músculo de Müller entre a borda tarsal superior e a sutura de marcação.

A pele palpebral superior é puxada em uma direção, enquanto a pinça é puxada simultaneamente na direção oposta. Durante essa manobra, o cirurgião pode ter a sensação de ligação entre a pele e a pinça. Se isso ocorrer, uma quantidade maior da aponeurose do levantador pode ter sido retida inadvertidamente na pinça. Nessa situação, a pinça deve ser liberada e reaplicada em sua posição adequada. Essa manobra é possível, porque a aponeurose do levantador envia as extensões ao músculo orbicular e à pele para formar o sulco palpebral.

Sutura e Ressecção da Conjuntiva e Músculo de Müller

Com a pinça mantida em linha reta/verticalmente, uma sutura dupla do tipo colchoeiro com *catgut* simples 5-0 corre a 1,5 mm abaixo da pinça ao longo de sua largura total em uma direção temporal a nasal, em padrão colchoeiro horizontal, através da margem superior do tarso, de um lado, e através do músculo de Müller e conjuntiva, do outro lado, e vice-versa (Fig. 2.2F). As suturas ficam dispostas a uma distância de aproximadamente 2 a 3 mm, uma em relação a outra. O cirurgião utiliza uma lâmina cirúrgica de bisturi número 15 para remover os tecidos mantidos na pinça, incisando entre as suturas e a pinça. A lâmina do bisturi é ligeiramente rotacionada, com sua borda afiada rente à pinça (Fig. 2.2G). Conforme os tecidos são removidos e separados da pinça, o cirurgião e o assistente ficam atentos para assegurar que as suturas de *catgut* simples de cada lado não sejam acidentalmente cortadas por essa manobra. É provável que haja sangramento após essa incisão e este quase sempre cessa, uma vez que a conjuntiva é fechada. O uso inadequado da cauterização, neste ponto, poderia resultar também em uma ruptura acidental da sutura *catgut* simples e, dessa forma, deve ser evitado.

O retrator de Desmarres é utilizado novamente para everter a pálpebra, enquanto aplica-se uma leve tração à sutura centralizadora de fio de seda preta 4-0. A extremidade nasal da sutura então corre continuamente em direção temporal; a passagem da sutura deve ter uma distância de cerca de 2 mm e deve ser feita através da margem da borda tarsal superior, músculo de Müller e conjuntiva (Fig. 2.2H). Geralmente, essa sutura apenas conecta as bordas da conjuntiva. Durante o fechamento contínuo com a sutura *catgut* simples 5-0, o cirurgião deve ser cuidadoso para evitar o corte da sutura de colchoeiro original. Isso é facilitado pelo cirurgião, utilizando uma pequena agulha de sutura (S-14 Spatula, Ethicon), além de observar a posição da sutura de colchoeiro em cada passada da sutura durante o fechamento da conjuntiva. O assistente deve aplicar sucção contínua ou secar com um aplicador com ponta de algodão (cotonete) ao longo das bordas da incisão. Se a colocação da sutura de colchoeiro horizontal original for muito próxima à borda da pinça (a uma distância de 1,5 mm ou menos), então o procedimento será mais difícil. As extremidades da sutura de *catgut* simples 5-0 passam em cada lado da conjuntiva e do músculo de Müller antes de saírem pela extremidade temporal da incisão (Fig. 2.2H). Uma vez que cada fio da sutura alcança a extremidade temporal da pálpebra, as pontas da sutura são conectadas com uma pinça serra fina, para garantir que a sutura não seja cortada acidentalmente com o retalho pele-músculo do procedimento de blefaroplastia superior a seguir, e, se assim for, possa ser identificado com mais facilidade. Alternativamente, se uma blefaroplastia superior com retalho cutâneo (sem excisão muscular) é realizada, a sutura pode ser atada (descrita a seguir) neste momento.

Blefaroplastia Superior

Vários mililitros da mesma solução de anestésico são injetados subcutaneamente sobre as pálpebras superiores. Em seguida, uma blefaroplastia palpebral superior é realizada com as etapas de ressecção cutânea ou de músculo orbicular e pele, excisão de tecido adiposo e conclusão da hemostasia (Fig. 2.2I). Mais uma vez, favor notar que a cauterização deve ser minimizada para evitar o corte da sutura simples. Se ainda não realizada, a pálpebra é novamente evertida com um retrator de Desmarres, os fios da sutura de *catgut* simples 5-0 são atados por quatro a cinco nós e as extremidades são cortadas próximas ao nó. Desse modo, o laço pode ser enterrado na subconjuntiva, diminuindo a ceratopatia pós-operatória e a irritação da superfície. Depois dessa etapa, são feitas as suturas do sulco e a pele é fechada (Fig. 2.2J). Se o sulco não precisa ser reconstruído, a pele é suturada nesse período.

CONDUTA PÓS-OPERATÓRIA

Pacientes são observados no pós-operatório, como na blefaroplastia em geral, para garantir que não haja sangramento excessivo ou possibilidade de hemorragia retrobulbar, que tem o potencial de causar cegueira. O paciente aplica compressas de gelo nas pálpebras nas primeiras 24 horas do pós-operatório. Um antibiótico de uso tópico como a gentamicina (Garamicina®), ou uma combinação de pomada oftálmica de antibiótico/corticosteroide (Tobra-Dex®), nos olhos, pode ser utilizado 1 ou 2 vezes ao dia durante 1 a 2 semanas. O paciente também pode utilizar um colírio estéril aplicado com bolas de algodão para limpar as pálpebras duas vezes ao dia, por 2 semanas, após a cirurgia. Nas primeiras 2 semanas após a cirurgia, os pacientes são instruídos a tomarem banho apenas do pescoço para baixo e a lavarem seus cabelos de modo que seja evitado um contato abundante de sabonete e água com os olhos.

COMPLICAÇÕES

Como em qualquer cirurgia, há uma vasta gama de complicações que variam de subótima a catastrófica. Em cada uma dessas circunstâncias, é importante para o clínico permanecer atento a quaisquer sintomas ou sinais que indiquem os estágios iniciais de uma condição mais avançada.

- Sangramento: O sangramento pode variar por um espectro de equimose simples a uma hemorragia retrobulbar.
  - Equimose do tecido mole: Um evento comum e, em circunstâncias normais, é muito limitado. A orientação de apoio ao paciente e as compressas quentes são úteis para resolver esse problema.
  - Hematoma palpebral: É um evento raro e, muitas vezes, indica algum grau de coagulopatia. Se o sangramento é contínuo, apesar de uma terapia de pressão leve (muito rara), a ferida deve ser aberta, o hematoma removido e a hemostasia obtida.
  - Hematoma retrobulbar: É uma emergência médica verdadeira com um risco significativo de perda da visão por causa do desenvolvimento de uma síndrome do compartimento orbital. Todos os pacientes que se queixam de dor ocular (dor não incisional), acuidade visual reduzida, proptose e diferença acentuada na compressibilidade do globo devem ser imediatamente avaliados. Em condições agudas, a cantotomia lateral e a católise inferior podem recuperar a visão ao liberar o compartimento orbital. A exploração cirúrgica será necessária para a eliminação do coágulo e reparo do canto.
- Lesão ocular:
  - Abrasão da córnea: As causas são inúmeras e os sintomas são frequentemente manifestados pelo paciente em recuperação após o término da anestesia e relacionados à sensação de corpo estranho. Medidas de suporte são oferecidas com a administração de gotas e pomadas de eritromicina. A consulta com um oftalmologista também é prudente.
  - Trauma do globo: A lesão no globo pode ocorrer em praticamente qualquer cirurgia e em qualquer estágio. A primeira medida é a prevenção. Também é uma emergência oftálmica verdadeira e requer atenção imediata por um especialista.
- Assimetria: É comumente observada no período pós-operatório e, em algum grau, é esperada. A análise real de assimetrias persistentes deve ser realizada após resolução de todo inchaço e equimoses presentes.
- Lagoftalmo: O fechamento incompleto das pálpebras pode ocorrer quando uma quantidade apropriada de tecidos moles foi removida. Tal condição se resolve com o tempo. No entanto, a ressecção agressiva de tecidos moles ou posicionamento da sutura no septo orbital pode limitar o movimento palpebral. Se medidas conservadoras de massagem e terapia com emolientes não são bem-sucedidas, pode ser necessário explorar cirurgicamente o sítio com a remoção subsequente de qualquer sutura ou cicatrização restritiva. Na pior das circunstâncias, o enxerto de pele pode ser necessário.
- Olhos secos: Pacientes com olhos secos podem comunicar uma história de irritação ocular contínua e até mesmo dolorosa. O tratamento envolve hidratação ocular com pomada e colírios lubrificantes. Os tampões pontuais podem ser necessários em pacientes com sintomatologia persistente.
- Cicatrização: Em qualquer procedimento cirúrgico, existe o risco de cicatrização desfavorável. Os riscos de cicatrização desfavorável na blefaroplastia incluem infecção, história de hipertrofia ou queloide, deiscência de feridas, retenção de sutura e tensão. As cicatrizes na região palpebral frequentemente curam de forma excelente, desde que as incisões cirúrgicas sejam apropriadamente colocadas. Tratamentos conservadores, envolvendo massagem, injeções de esteroides e oclusão com esparadrapo, são bastante úteis.
- Hipercorreção da ptose: Ocasionalmente, a pálpebra superior fica muito alta (hipercorreção). Se essa elevação ocorrer, o paciente massageia a pálpebra superior para baixo, enquanto fixa simultaneamente o supercílio 2 a 4 vezes ao dia por 1 a 4 semanas. Se uma hipercorreção extensa é observada nos primeiros 7 a 10 dias, a sutura simples pode ser simplesmente cortada ou ser cortada e removida após massagem até alcançar a posição satisfatória da pálpebra. Se a massagem é, por fim, ineficaz ou não leva a pálpebra superior a um nível ideal, uma recessão externa do levantador pode ser realizada.

RESULTADOS

O seguimento médio é de 3,3 meses, mas varia de 2 semanas a 7 anos. O seguimento geralmente continua até que as pálpebras do paciente deixem de mudar. A MRD1, na estabilização dos níveis palpebrais, é considerada o resultado final.

Em grande parte dos pacientes com ptose adquirida (90% de acordo com a minha experiência), o nível final da pálpebra, após o tratamento, fica dentro de 2 mm da pálpebra oposta. Em 88% dessas pálpebras tratadas, uma MRD1 de 1,5 a 5 mm é alcançada (Figs. 2.3 e 2.4). Pacientes com ptose congênita têm um nível palpebral final, após o tratamento, em torno de 1,5 mm da pálpebra oposta. Em 84% das pálpebras tratadas, uma MRD1 de 2,5 a 5 mm é atingida.

Raramente, em menos de 2% dos pacientes, outra cirurgia pode ser necessária para tratar a ptose residual. Isso é, com frequência, alcançado com um procedimento da aponeurose do levantador. Entretanto, em situações raras, uma ressecção com abordagem interna pode ser repetida.

DICAS

- Uma pinça com dente é utilizada para segurar a conjuntiva e o músculo de Müller, a fim de separar esse músculo de sua fixação frouxa à aponeurose do levantador.
- Se há uma sensação de ligação entre a pele e a pinça, a aponeurose do levantador pode ter sido retida acidentalmente e necessita ser liberada.
- A saída de cada ramo do fio de sutura pela ferida temporal permite o deslizamento subconjuntival do nó da sutura e evita a ceratopatia da mesma.

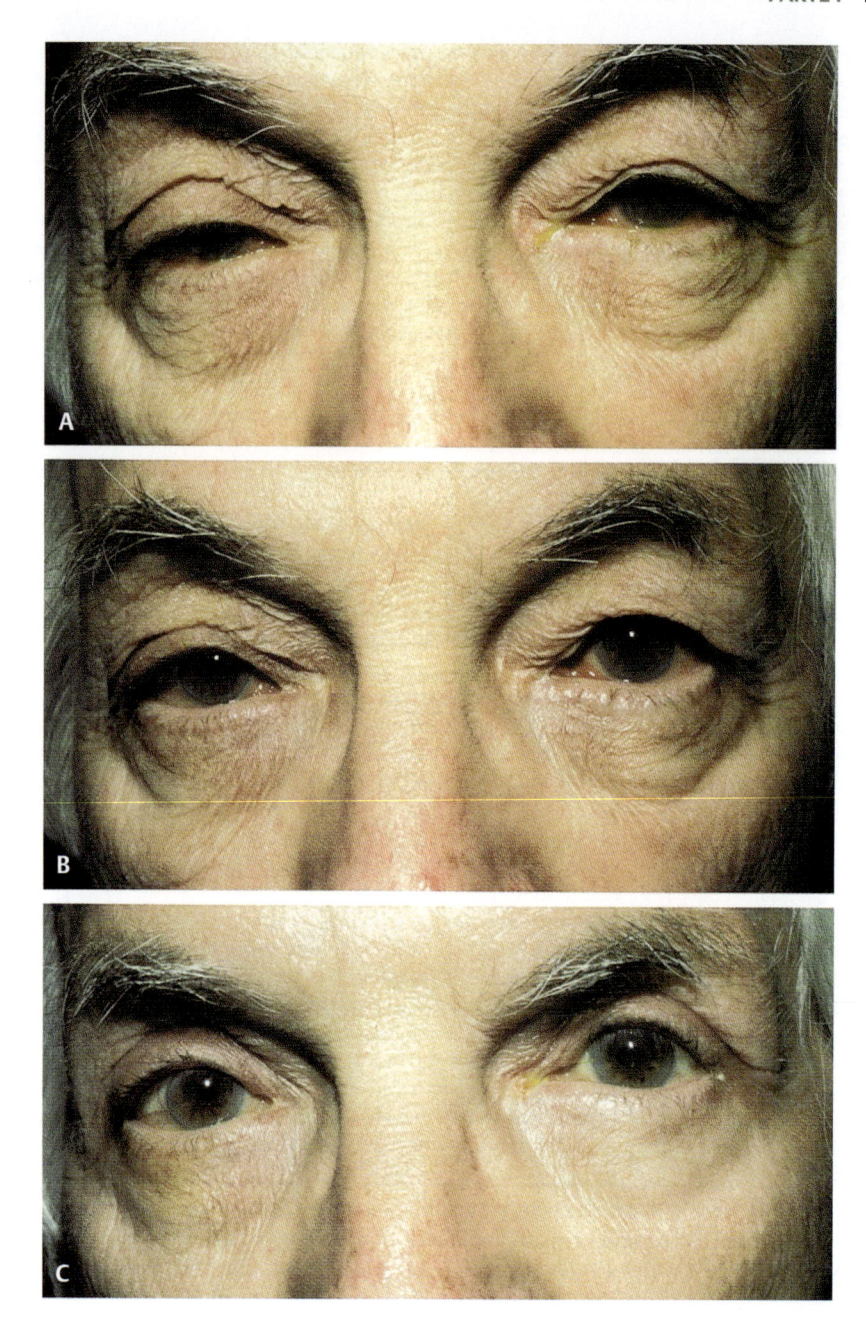

FIGURA 2.3 A: Aparência pré-operatória de um paciente com ptose palpebral superior bilateral associada à dermatocalasia (pele excessiva) e tecido adiposo herniado em todas as quatro pálpebras. **B:** Após instilação de fenilefrina em ambos os fórnices superiores com elevação das duas pálpebras superiores. **C:** Após o procedimento de ressecção bilateral da conjuntiva–músculo de Müller para ptose e excisão de pele, músculo orbicular e tecido adiposo orbital em ambas as pálpebras superiores com reconstrução do sulco palpebral.

DIFICULDADES

- A lesão acidental do músculo de Müller com a sutura de marcação poderia resultar em uma hemorragia subconjuntival. Isso pode distorcer a interface musculoconjuntiva e levar apenas à ressecção conjuntival.
- Envolver o dente da pinça no músculo de Müller em cada um dos sítios de sutura de marcação evita que a pinça não envolva o músculo de Müller.
- Manter a sutura de colchoeiro simples 5-0 a 1,5 mm da extremidade distal da pinça evita o corte acidental da sutura
- Posicionar os bloqueios do nervo frontal no centro do teto da órbita. Isso evita atingir a artéria supraorbital, que poderia causar a hemorragia retrobulbar.

CAPÍTULO 2 Procedimento de Ressecção da Conjuntiva–Músculo de Müller Para Ptose Combinado...

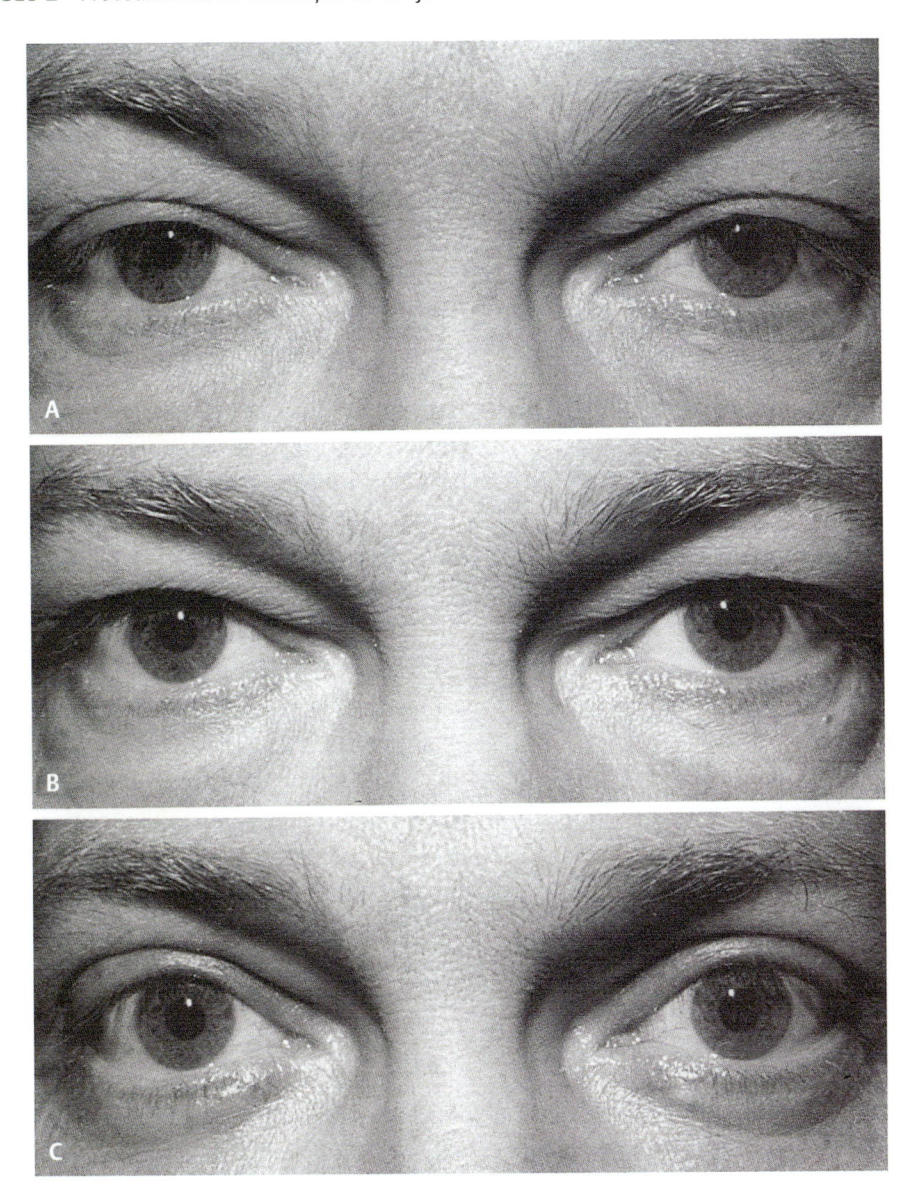

FIGURA 2.4 A: Aparência pré-operatória de um paciente com ptose palpebral superior associada à dermatocalasia e herniação do tecido adiposo da órbita em todas as quatro pálpebras. **B:** Após instilação de fenilefrina em ambos os fórnices superiores com elevação das pálpebras a níveis normais. **C:** Após o procedimento de ressecção bilateral da conjuntiva–músculo de Müller para ptose com excisão da pele, músculo óculo-orbicular e tecido adiposo da órbita das pálpebras superiores e reconstrução do sulco palpebral. Uma blefaroplastia externa palpebral inferior, utilizando uma abordagem de retalho pele-músculo, foi realizada simultaneamente.

INSTRUMENTOS QUE DEVEM ESTAR DISPONÍVEIS

- Pinça para Ressecção Conjuntival e Músculo de Müller na Ptose pela técnica de Putterman (Bausch & Lomb Storz Company, Manchester, MO).
- Compasso.
- Retrator grande de Desmarres.
- Pinça com dente.
- Bisturi e lâmina Bard-Parker número 15.
- Porta-agulhas.
- Tesoura de Westcott.
- Cautério descartável.

AGRADECIMENTOS

O material apresentado neste Capítulo é uma revisão do Capítulo 11 do livro de Putterman's Cosmetic Oculoplastic Surgery 4th Edition titled "Müller's Muscle–Conjunctival Resection–Ptosis Procedure Combined with Upper Blepharoplasty" Putterman, A., Fagien, S., p. 123-133, Ed. Fagien, S., Elsevier, 2008 and is published with permission from Elsevier Publishing Co.

LEITURAS SUGERIDAS

Fraunfelder FT, Scafidi A. Possible adverse effect from topical ocular 10% phenylephrine. *Am J Ophthalmol* 1978;85:447–453.

Glatt HJ, Fett DR, Putterman AM. Comparison of 2.5% and 10% phenylephrine in the elevation of upper eyelids with ptosis. *Ophthalmic Surg* 1990;21:173:447–453.

Putterman AM. Basic oculoplastic surgery. In: Peyman GA, Saunders DR, Goldberg MF, eds. *Principles and practice of ophthalmology*. Philadelphia, PA: WB Saunders Co., 1980.

Putterman AM, Fett DR. Müller's muscle in the treatment of upper eyelid ptosis: a ten-year study. *Ophthalmic Surg* 1986;17:354–356.

Putterman AM, Urist MJ. Müller's muscle–conjunctival resection: technique for treatment of blepharoptosis. *Arch Ophthalmol* 1975;93:619–623.

3 BLEFAROPLASTIA DA PÁLPEBRA INFERIOR: ABORDAGEM TRANSCUTÂNEA

E. Gaylon McCollough

INTRODUÇÃO

O objetivo da cirurgia plástica estética é muito simples: corrigir as condições indesejáveis para as quais o cirurgião foi consultado e evitar os sinais indicadores de cirurgia. Este objetivo é mais bem alcançado pela identificação acurada de uma combinação de aspectos que são responsáveis pela aparência envelhecida das pálpebras. Além disso, o cirurgião deve utilizar a combinação correta de procedimentos rejuvenescedores para criar pálpebras com aspecto mais jovial. Em um artigo de coautoria do Dr. James English em 1988, eu descrevi diversas medidas protetoras que tendem a preservar o aspecto natural dos olhos após blefaroplastia da pálpebra inferior. Essas questões são cruciais para assegurar o sucesso com essa abordagem.

HISTÓRIA

Durante a consulta, se o cirurgião suspeita ou identifica condições patológicas dos olhos, um aconselhamento pré-operatório com um Oftalmologista deve ser considerado. É importante obter qualquer história de olhos secos, alterações visuais ou lacrimejamento.

EXAME FÍSICO

O olho deve ser avaliado pela simetria e a posição das pálpebras inferiores em relação ao limbo. A acuidade visual basal deve ser documentada, de preferência, por um exame completo realizado por um Oftalmologista. O teste de Schirmer e os tempos de quebra do filme lacrimal podem ser empregados, quando necessários, na presença ou suspeita de sintomas de secura dos olhos.

A força da rede suspensória da pálpebra inferior pode ser determinada pelo "teste de distração", ou seja, distanciando a pálpebra do globo. Uma distração maior que 10 mm indica a frouxidão palpebral. Outro método para determinar o tônus da pálpebra inferior é o "teste de tração inferior" (*snap test*) para puxar vigorosamente a pálpebra para baixo e liberá-la. Em ambos os testes, uma pálpebra com uma boa "rede" encaixará de volta para a posição.

Por outro lado, uma pálpebra que flutua de volta ou permanece em uma posição anormal geralmente necessitará de manobras cirúrgicas adicionais. De outro modo, a possibilidade de um olho arredondado e/ou ectrópio torna-se mais provável. A avaliação do grau e localização de qualquer protusão do tecido adiposo orbital deve ser feita e documentada.

INDICAÇÕES

As técnicas de retalho cutâneo-muscular são frequentemente recomendadas, quando houver também a remoção de saliência de tecido adiposo e pele/músculo. O tecido adiposo saliente pode ser adequadamente removido e/ou reposicionado e a flacidez cutânea leve a moderada pode ser adequadamente abordada. Em mãos experientes, o procedimento de renovação cutânea (*peeling* a *laser* ou químico) pode ser realizado, ao mesmo tempo, para tratar linhas finas, mas apenas se uma camada de músculo permanece ligada à camada inferior da pele palpebral (como é o caso das técnicas de retalho cutâneo-muscular ou transconjuntivais).

A redundância significativa de pele palpebral inferior é mais bem corrigida com um retalho cutâneo. Quando uma técnica de retalho cutâneo é utilizada em uma pálpebra com atonia de seu suporte tarsofascial, pode ocorrer uma tração descendente da pálpebra inferior, durante a cicatrização, se uma camada de cicatriz em contração desenvolve-se sob o retalho previamente dissecado.

CONTRAINDICAÇÕES

As contraindicações absolutas e relativas incluem ptose acentuada dos supercílios, condições sistêmicas, como sangramento excessivo, oftalmopatia tireoidiana ativa, blefarocalasia, blefarospasmo e sintomas de "olhos secos". Um paciente que tem expectativas pouco realistas sobre o resultado estético também deve ser excluído.

PLANEJAMENTO PRÉ-OPERATÓRIO

Durante a consulta pré-operatória, o cirurgião tem a oportunidade de identificar condições que podem indicar um potencial problema pós-operatório. A força da rede palpebral inferior e qualquer esclera aparente no pré-operatório devem ser registradas e mostradas para o paciente. A documentação fotográfica do estado pré-operatório também é essencial.

De modo geral, a blefaroplastia tende a melhorar as concavidades e protuberâncias, mas não remove as rugas na pele ao redor dos olhos. Se o enrugamento da pele é observado durante a consulta, o cirurgião deve aconselhar o paciente do potencial de um procedimento de renovação cutânea (esfoliação química ou renovação a *laser*) para fornecer uma melhoria adicional. Na maioria dos casos, a renovação da pele é realizada de 8 a 12 semanas após a blefaroplastia. Quando a remoção do tecido adiposo transconjuntival é realizada ou quando a técnica cutâneo-muscular é empregada, a renovação da pele pode ser executada durante a blefaroplastia. Pacientes devem ser devidamente informados dos riscos potenciais de combinar esses procedimentos.

As duas abordagens principais para remover o excesso de tecidos na pálpebra inferior são a técnica do retalho cutâneo e a técnica do retalho cutâneo-muscular. Quando o tecido adiposo infraorbital saliente necessita ser abordado — sem a presença de pele redundante —, uma abordagem transconjuntival pode ser considerada. O diagnóstico correto determina qual técnica a ser utilizada em cada paciente individual.

A presença de uma pálpebra inferior atônica ou hipotônica deve ser observada e isso requer a realização de uma ressecção de espessura total da pálpebra inferior em cunha pentagonal. Para melhores resultados, o cirurgião deve colocar a porção mais central do pentágono (e cicatriz resultante) na margem lateral do limbo.

TÉCNICA CIRÚRGICA

Na sala de espera pré-operatória, as incisões cutâneas apropriadas realizadas na blefaroplastia são desenhadas com uma caneta para a marcação da pele. Uma vez que o paciente chega à sala de cirurgia — e após instituição da anestesia com sedação consciente —, a lidocaína (1%) com adrenalina (1:100.000) é injetada nas áreas cirúrgicas, cuidando para que não cause lesões nas estruturas subjacentes.

Se realizada em conjunto com a blefaroplastia palpebral inferior, a pálpebra superior é corrigida primeiramente. Após excisão da pele palpebral superior excessiva e a remoção necessária de quaisquer coxins de tecido adiposo, um ponto de sutura é colocado em um local que coincide com o canto lateral para ancorar a borda inferior do defeito palpebral superior à borda superior. Essa manobra tende a estabilizar a região do canto lateral em sua nova posição. Uma vez que a blefaroplastia palpebral superior está completa, a incisão da pele palpebral inferior é feita com uma lâmina número 15. Essa incisão deve ser posicionada, com tração sobre a pálpebra inferior, no primeiro sulco cutâneo da pálpebra inferior (aproximadamente 4 a 6 mm abaixo da borda livre da margem do cílio) (Fig. 3.1). A incisão, que é realizada apenas na pele, começa poucos milímetros lateralmente ao ponto lacrimal medial e segue lateralmente até ultrapassar um pouco uma linha vertical que desce do canto lateral. Neste ponto, a incisão encurva inferior e lateralmente por 4 a 6 mm, seguindo uma linha de tensão cutânea relaxada naturalmente existente (Fig. 3.2). Isso resulta em uma cicatrização pós-operatória esteticamente mais agradável.

Em um procedimento de retalho cutâneo, o descolamento é realizado inferiormente à margem do rebordo infraorbital. O acesso aos coxins de tecido adiposo é alcançado pela divisão das fibras do músculo óculo-orbicular cerca de 5-6 mm cefalicamente ao rebordo.

Em procedimentos de retalho cutâneo-muscular, uma pequena Tesoura Íris curva é utilizada para divulsionar e penetrar o músculo óculo-orbicular lateralmente (Fig. 3.3). Uma tesoura romba é então utilizada para descolar o retalho cutâneo-muscular a um ponto logo em posição cefálica à borda infraorbital (Fig. 3.4). Uma vez que a face interna do músculo óculo-orbicular é liberada do septo orbital, uma lâmina da tesoura é inserida na cavidade criada previamente sob o músculo. A outra lâmina da tesoura é colocada externamente ao longo da incisão cutânea inicial. Uma incisão biselada pelo músculo óculo-orbicular e tecido subcutâneo é concluída com as lâminas das tesouras (Fig. 3.5). Visto que o retalho cutâneo-muscular é selecionado em pacientes com redundância mínima de pele, o retalho é refletido permitindo a visualização do septo orbital (Fig. 3.6).

A saliência dos coxins de tecido adiposo pode ser removida de forma mais acurada pela incisão do septo orbital sobrejacente ao colocar-se uma leve pressão digital no globo (Fig. 3.7). Essa manobra promove a saliência do tecido

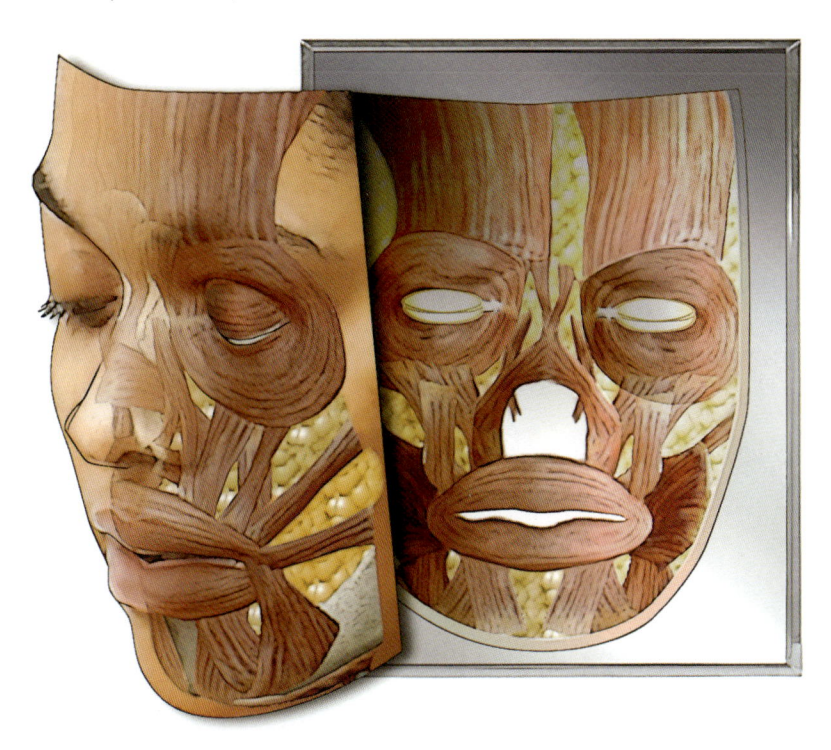

CAPÍTULO 3   Blefaroplastia da Pálpebra Inferior: Abordagem Transcutânea

FIGURA 3.1 Notar as relações anatômicas da placa tarsal e o músculo óculo-orbicular pré-tarsal. O sítio ideal de incisão está localizado na borda inferior da placa tarsal com o intuito de preservar as fibras pré-tarsais do músculo.

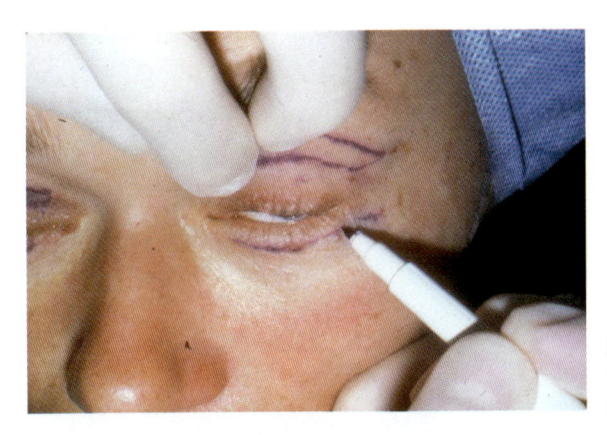

FIGURA 3.2
Marcação da posição da incisão com a caneta própria.

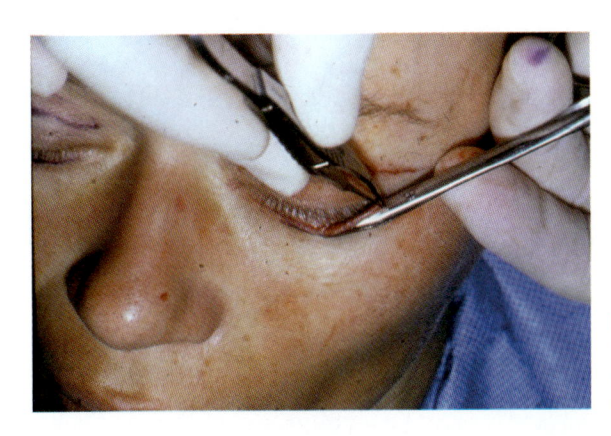

FIGURA 3.3
Após realização da incisão cutânea, a dissecção submuscular é iniciada com tesouras pontiagudas.

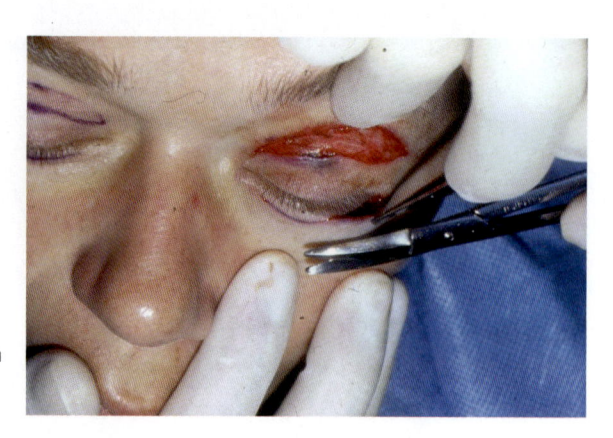

FIGURA 3.4
Após a criação de uma cavidade submuscular, uma tesoura de ponta romba é utilizada para dissecção sob o músculo.

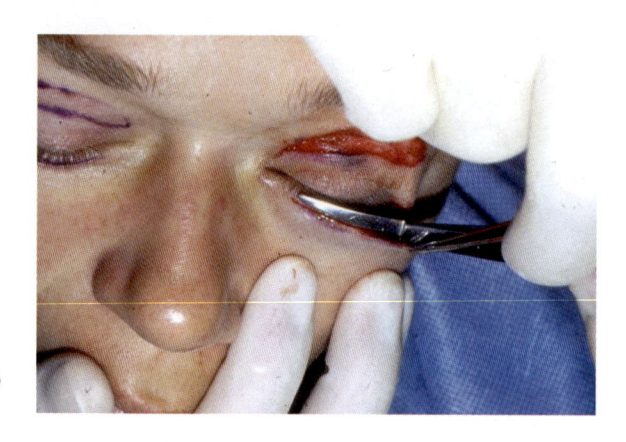

FIGURA 3.5
Um retalho cutâneo-muscular biselado é criado utilizando uma tesoura de ponta romba.

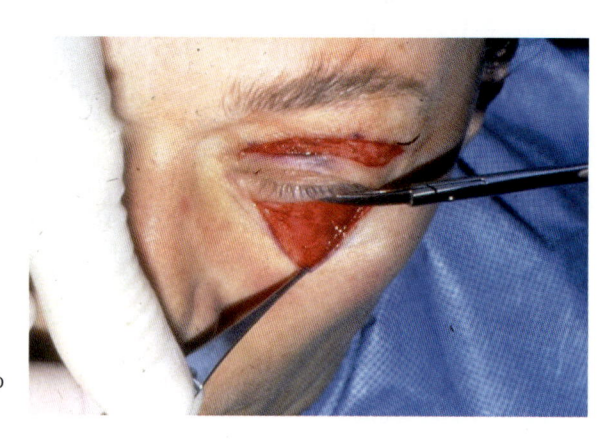

FIGURA 3.6
O retalho cutâneo-muscular é retraído expondo o septo orbital.

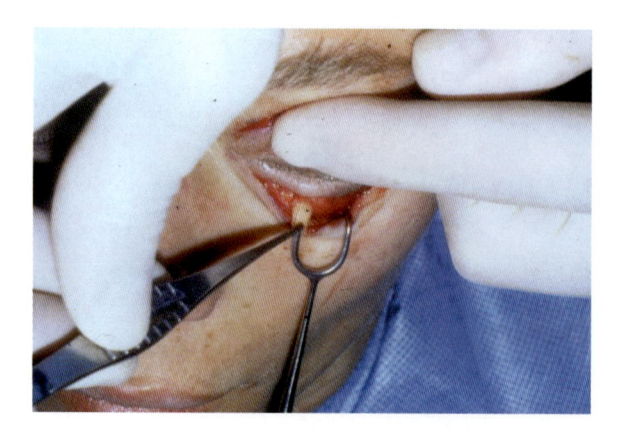

FIGURA 3.7
Uma incisão é feita no septo orbital para expor os coxins adiposos projetados em cada compartimento.

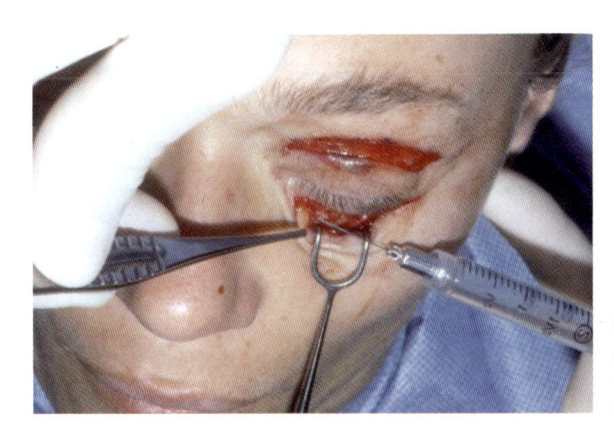

FIGURA 3.8
A injeção de lidocaína a 1% sem adrenalina, na base de cada coxim adiposo, previne a dor durante a cauterização.

adiposo excessivo pelo septo orbital para facilitar a amputação. A menos que os pacientes estejam sob anestesia geral, antes da incisão, a base da haste do tecido adiposo é injetada com anestésico local (sem adrenalina) (Fig. 3.8). A haste é, então, normalmente cauterizada com o cautério bipolar (Fig. 3.9). Apenas as porções do tecido adiposo que se projetam facilmente pelo defeito no septo orbital são removidas (Fig. 3.10).

Assim que cada compartimento de tecido adiposo tenha sido adequadamente tratado, o tecido palpebral redundante é removido. Se um retalho cutâneo com divisão horizontal do músculo orbicular foi utilizado, as fibras musculares são reaproximadas inicialmente e fixadas com duas a três suturas absorvíveis de categute 6-0.

O retalho é então avançado superiormente e lateralmente, com seu excesso sobrepondo-se sobre a linha de incisão. Pequenas incisões verticais são agora realizadas nas porções sobrepostas, dividindo o tecido que será removido em três ou quatro segmentos. Esta manobra acrescenta uma medida de segurança e tende a prevenir remoção de pele excessiva.

Quando ambas as incisões de pele e de músculo são colocadas na margem inferior do tarso ou além dela, não é necessário remover a faixa de músculo da face inferior de um retalho cutâneo-muscular. Uma vez que o excesso de pele e músculo sobreposto tenha sido removido, as bordas da ferida são precisamente fechadas com uma sutura monofilamentar 7-0 (Fig. 3.11). É frequente se observar edema quando a cirurgia é concluída (Fig. 3.12).

Se pequenos festões infraorbitais (*festoons*) estão presentes, uma técnica de retalho cutâneo ampliado pode ser suficiente. Por outro lado, se os festões são extensos, uma excisão direta do defeito pode ser indicada. Com as técnicas de excisão direta, a saliência do tecido adiposo, que está situada em posição superior à borda orbital, pode ser avaliada pela divisão do músculo óculo-orbicular de forma horizontal, de 3 a 4 mm acima da borda infraorbital. Após o tratamento das saliências dos coxins de tecido adiposo, as margens do músculo óculo-orbicular são reaproximadas com duas a três suturas interrompidas com fio categute 6-0.

Com os retalhos cutâneo-musculares, a incisão de pele é posicionada de 4 a 6 mm abaixo da linha do cílio. Assim, preserva-se um grande número de fibras musculares óculo-orbiculares inervadas na face anterior da placa tarsal. Além disso, por meio da inclinação da porção lateral da incisão em sentido inferior depois do canto lateral, poucas fibras musculares orbiculares são afetadas lateralmente. Em suma, o delineamento da incisão cutânea, aqui descrito, preserva mais do mecanismo de apoio circunferencial do músculo óculo-orbicular e minimiza a possibilidade de distorções pós-operatórias.

A cicatrização cirúrgica resultante da incisão que eu defendo é mais do que aceitável e — se suturada com cuidado e precisão — geralmente é imperceptível (Figs. 3.13 e 3.14). Em pacientes que retornam anos depois para cirurgia adicional, é difícil — se não impossível — localizar o sítio de incisão prévia (Figs. 3.15 a 3.17).

De acordo com o ditado: a prevenção é melhor do que a cura, se as medidas de segurança aqui descritas são adotadas e levadas para a sala de cirurgia, a incidência de alteração da posição e distorções da margem palpebral inferior, no pós-operatório, podem ser significativamente reduzidas e — na maioria dos casos — completamente evitadas (Figs. 3.18 e 3.19).

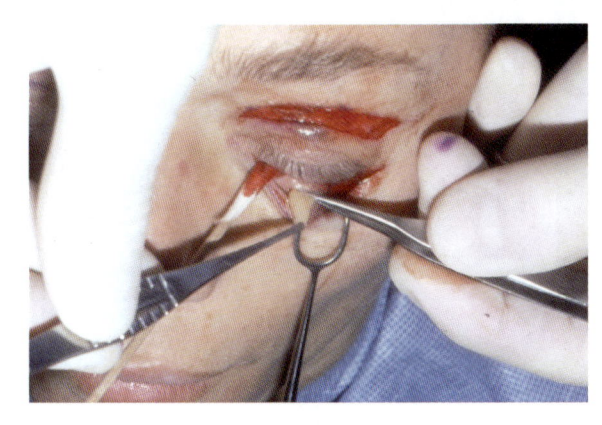

FIGURA 3.9
A cauterização bipolar do pedículo de coxim adiposo previne a hemorragia.

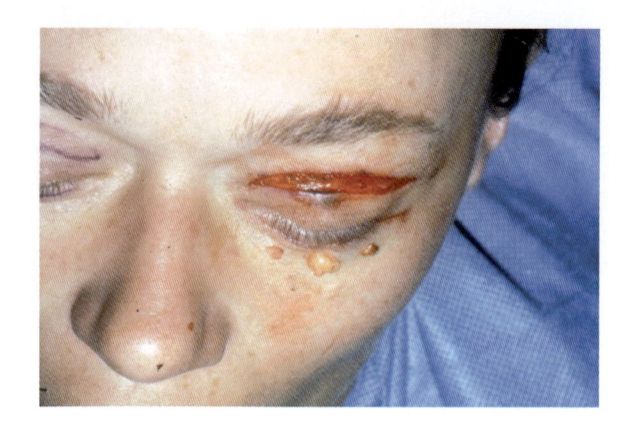

FIGURA 3.10 O tecido adiposo é removido de forma conservadora dos três compartimentos.

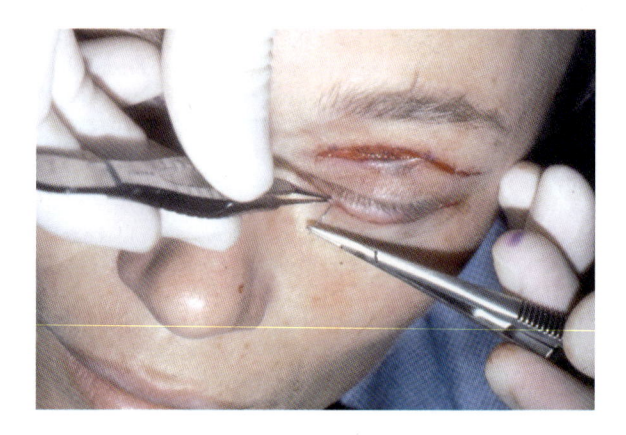

FIGURA 3.11
Uma sutura contínua monofilamentar 7-0 é utilizada no fechamento das incisões.

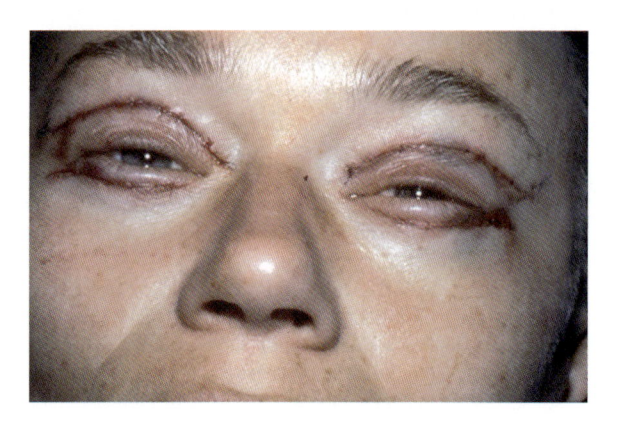

FIGURA 3.12
Vista pós-operatória imediata das blefaroplastias (pele-músculo) bilaterais superiores e inferiores.

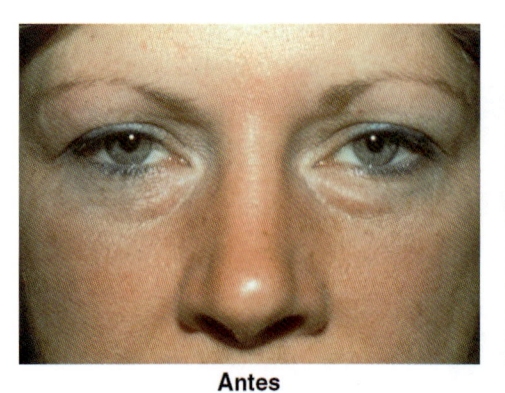

Antes   **Depois**

FIGURA 3.13 Paciente submetida à blefaroplastia transcutânea da pálpebra inferior, envolvendo pele-músculo, com incisões realizadas na margem inferior do tarso. As cicatrizes são imperceptíveis.

CAPÍTULO 3   Blefaroplastia da Pálpebra Inferior: Abordagem Transcutânea

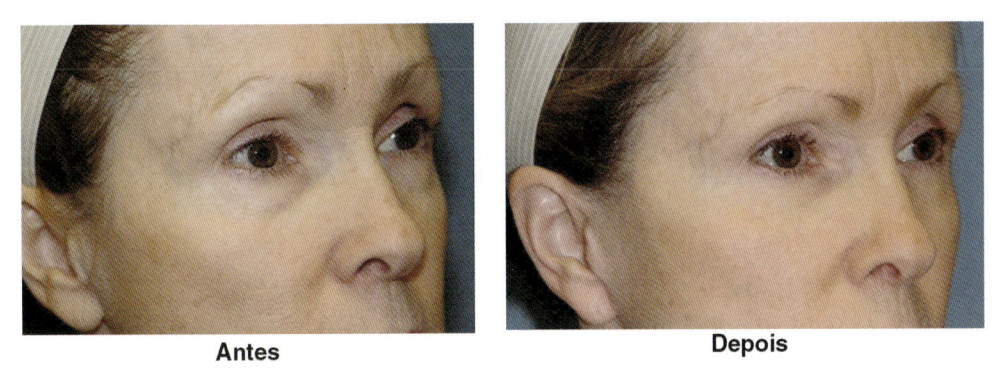

Antes   Depois

FIGURA 3.14 Paciente submetida à blefaroplastia transcutânea da pálpebra inferior com excisão do tecido adiposo.

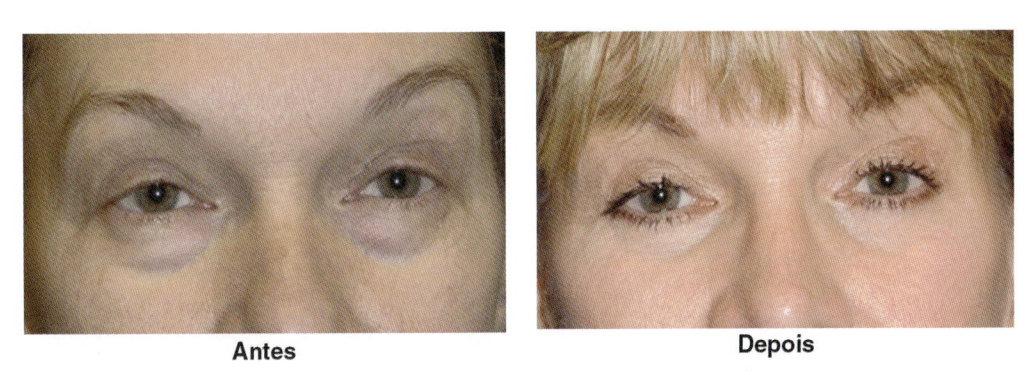

Antes   Depois

FIGURA 3.15 Paciente submetida à blefaroplastia transcutânea com retalho cutâneo-muscular como descrita aqui. Notar a ausência de sequelas pós-operatórias e cicatrizes invisíveis.

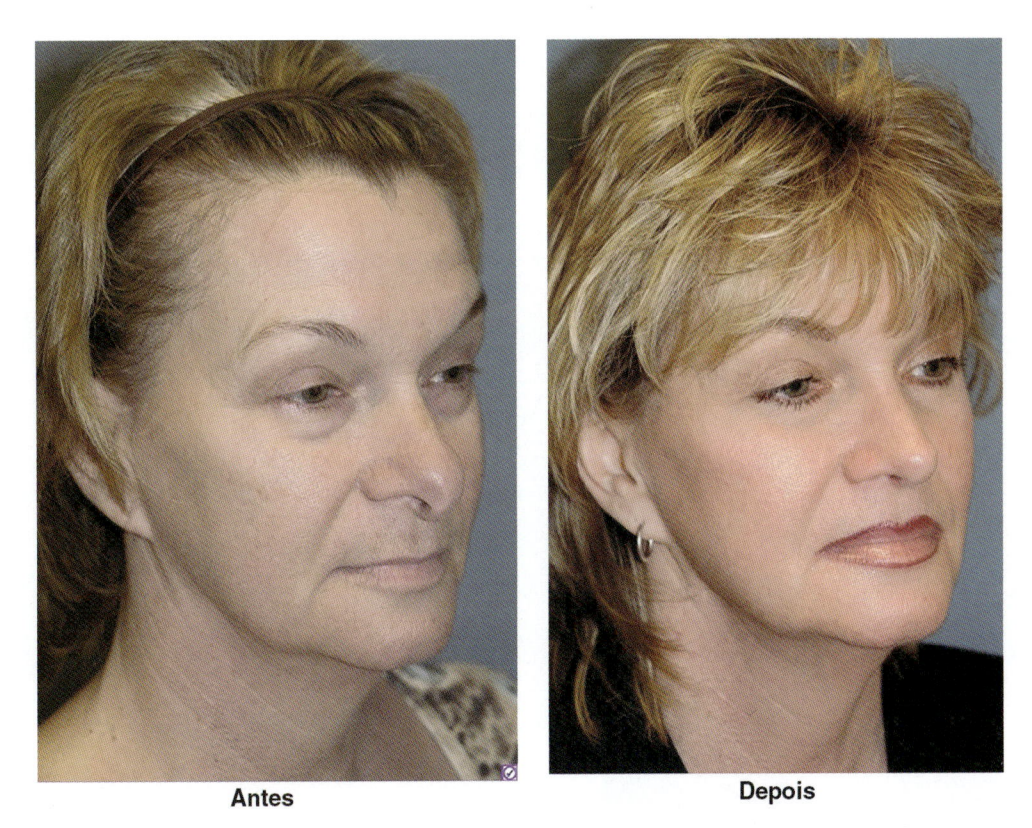

Antes   Depois

FIGURA 3.16 Outra vista da mesma paciente. Notar a ausência da deformidade do sulco nasolacrimal após excisão conservadora do tecido adiposo.

Antes — **Depois**

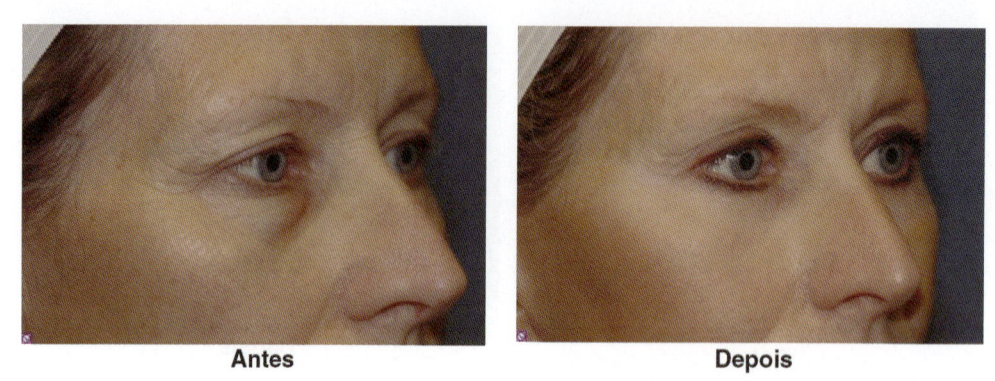

FIGURA 3.17 Blefaroplastia transcutânea com retalho cutâneo-muscular por incisão na borda inferior do tarso.

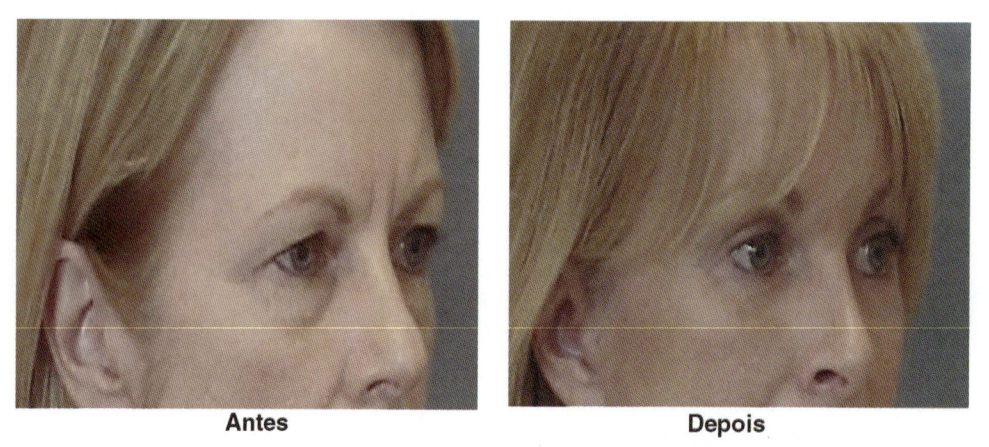

Antes — **Depois**

FIGURA 3.18 Blefaroplastia cutâneo-muscular da pálpebra inferior com excisão do tecido adiposo e elevação temporal do supercílio/bochecha.

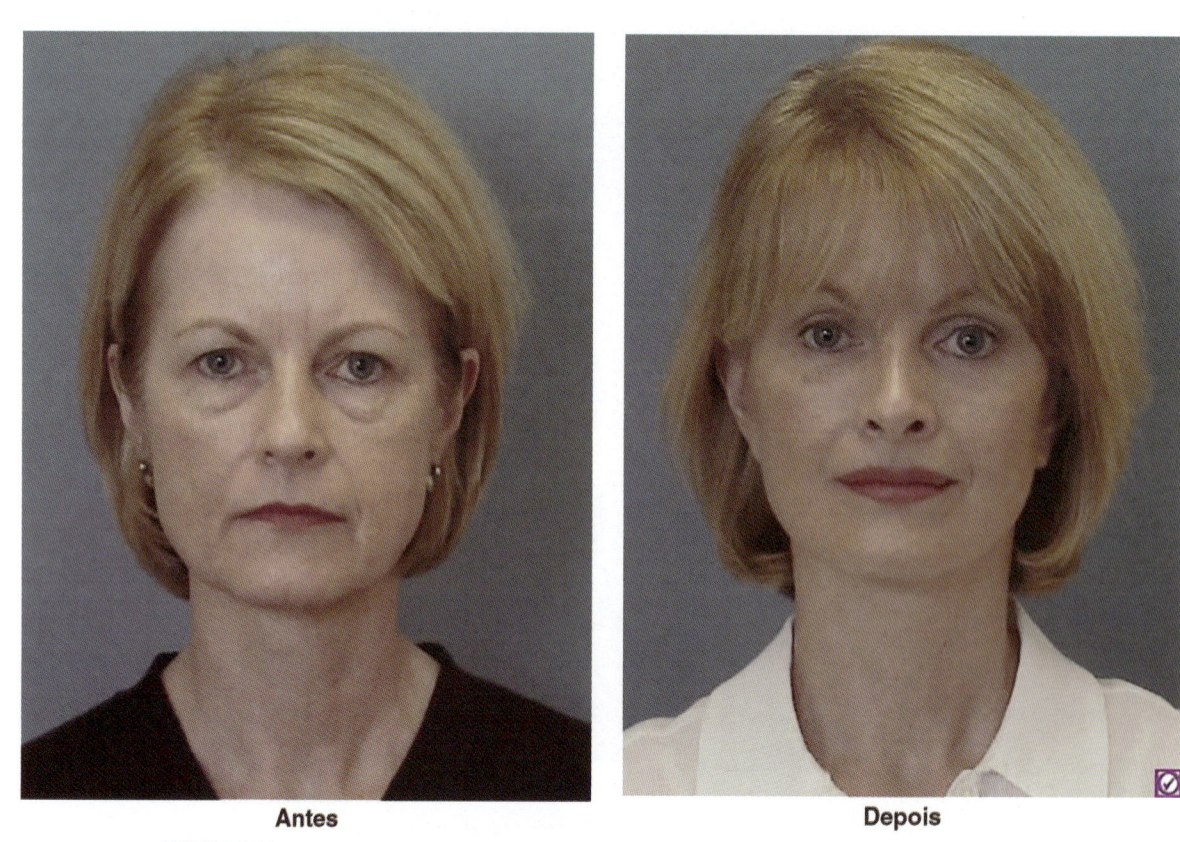

Antes — **Depois**

FIGURA 3.19 Outra vista da mesma paciente. Aumento do lábio superior e inferior realizado ao mesmo tempo.

COMPLICAÇÕES

A sequela permanente mais comum, após blefaroplastia convencional da pálpebra inferior, é a retração inferior da pálpebra, ou seja, esclera aparente e arredondamento do canto lateral (o olho redondo). A condição é prontamente identificada por um aumento na quantidade de esclera de cor branca, visível entre o limbo e a margem inferior do cílio, com o paciente olhando à frente.

A avaliação mais rigorosa dos "olhos redondos", no período pós-cirurgia, irá revelar o deslocamento inferomedial da comissura lateral, inclinação aumentada do terço lateral de cada pálpebra, um componente pré-tarsal achatado, inanimado, e *um* sulco infraciliar artificial produzido pela resolução da cicatriz incisional. Esses achados são quase um ectrópio; portanto, os métodos descritos neste capítulo devem ajudar a reduzir a incidência de cada uma dessas sequelas desfavoráveis da blefaroplastia palpebral inferior.

Diversos fatores contribuem para o posicionamento incorreto da pálpebra inferior, incluindo atonia associada ao envelhecimento avançado, ruptura iatrogênica – e enfraquecimento cirúrgico – da faixa tarsofascial da pálpebra inferior (rede). A tensão vertical (descendente) na faixa, como resultado da remoção excessiva de pele e/ou das forças de cicatrização pós-operatórias, pode contribuir também para a retração palpebral inferior.

Muitas das sequelas pós-operatórias já mencionadas podem ser evitadas por uma simples modificação do posicionamento da incisão palpebral inferior durante a cirurgia. Se a incisão da pele é feita no primeiro sulco cutâneo (aproximadamente 4 mm abaixo da borda livre da pálpebra) em vez da linha infraciliar imediata, como descrito por Castanares e Rees, a rede anatômica acima mencionada é inalterada.

CUIDADO PÓS-OPERATÓRIO

O cuidado pós-operatório da ferida consiste em aplicação suave de peróxido de hidrogênio com *swab* de algodão e pomada *Tears Renewed* (Akorn, Inc., Buffalo Groove, IL) nas linhas de incisão. Isso é repetido quatro a cinco vezes por dia, durante as horas de vigília, para manter a umidade das suturas e auxiliar na sua desintegração. Quaisquer suturas remanescentes são removidas em uma semana com a visualização ampliada, com auxílio de uma lâmpada de Wood, permitindo que a sutura residual brilhe no escuro.

RESULTADOS

As distorções pós-operatórias da pálpebra são sequelas conhecidas da blefaroplastia inferior. Em minha experiência, a recolocação da incisão convencional da pálpebra inferior a uma posição mais fisiológica provou ser uma variação mais eficaz e segura da técnica clássica. Evitar a lesão nos tecidos moles pré-tarsais e a "rede" anatômica tarsofascial durante a cirurgia pode reduzir a ocorrência de arredondamento pós-operatório e ectrópio da pálpebra inferior. A cicatrização resultante da incisão da pálpebra inferior posicionada mais inferiormente é esteticamente aceitável e, na maioria dos casos, indetectável. Geralmente pode ser camuflada com maquiagem uma semana depois da cirurgia.

DICAS

- Em geral, eu não defendo o reposicionamento dos coxins de tecido adiposo. A remoção do tecido adiposo não deve produzir uma depressão da pálpebra inferior, se não for excessiva.
- Deve-se tomar cuidado para não perturbar o periósteo sobrejacente ao osso, visto que isso pode permitir a cicatrização do músculo óculo-orbicular diretamente no osso durante o período pós-operatório. Isso cria uma tração descendente excessiva na pálpebra inferior e pode produzir posicionamentos incorretos da pálpebra.
- Nas pálpebras inferiores com pele excessiva acentuada, é recomendável deixar um milímetro ou mais de pele que poderia ser removido no momento da cirurgia.
- O primeiro sulco na pele palpebral inferior deve ser utilizado como a incisão. Isso geralmente corresponde à borda inferior do tarso, que permite a manutenção do complexo tendíneo pele-orbicular-tarsal-cantal (rede), que resiste melhor à tração inferomedial de qualquer cicatriz contraída e/ou remoção de pele em excesso.
- A cantopexia torna-se desnecessária na grande maioria dos casos por simplesmente colocar a incisão de pele mais distante inferiormente da margem palpebral, assim preservando a faixa tarsofacial.

DIFICULDADES

- A cauterização excessiva da pele e do músculo durante a cirurgia pode resultar em fibrose pós-cirúrgica nos tecidos periorbitais.
- A contração da camada de cicatriz subcutânea (que ocorre em qualquer área com deslocamento) está ausente com a técnica de retalho cutâneo-muscular. Porém, a fibrose permanece como um fator, principalmente no septo, que deve ser considerado no planejamento operatório pelo cirurgião.

- A remoção do músculo orbicular pré-tarsal pode enfraquecer seu sistema de suporte resultando em uma aparência achatada anormal.
- Evitar o rompimento da rede pré-tarsal, composta por pele, músculo orbicular, tarso fibroso e a porção mais superior das fibras horizontais do septo orbital, tenderá à resistência dessas forças de contração, contanto que a remoção de pele (e/ou músculo) não seja excessiva.

INSTRUMENTOS QUE DEVEM ESTAR DISPONÍVEIS

- Lâmina número 15.
- Gancho de pele duplo bifurcado.
- 4 ganchos de pele bifurcados.
- Retrator palpebral de Desmarres.
- Pinça de Castroviejo.
- Porta-agulhas Halsey.
- Compasso.
- Pinça hemostática mosquito.
- Tesoura de fio.
- Tesouras de tecido.
- Pinça de Greene.
- Aplicadores com ponta de algodão.

LEITURAS SUGERIDAS

Castenares S. Blepharoplasty for herniated intraorbital fat: anatomical basis for a new approach. *Plast Reconstr Surg* 1951;8:46–58.

Garcia RE, McCollough EG. Transcutaneous lower eyelid blepharoplasty with fat excision: a shift-resisting paradigm. *Facial Plast Surg* 2006;8:374–380.

McCollough EG, Cortez EA. Blepharoplasty in the allergic patient. In: Spencer JT, ed. *Allergy problems: current therapy*. Miami, FL: MEDED Publishers, 1981:213–218.

McCollough EG, English JL. Blepharoplasty. Avoiding plastic eyelids. *Arch Otolaryngol Head Neck Surg* 1988;114:645–648.

McCollough EG, Ha CD. The McCollough Facial Rejuvenation System: expanding the scope of a condition-specific algorithm. *Facial Plast Surg* 2012;28(1):102–115.

McCollough EG, Langsdon PR. *Dermabrasion and chemical peel: a guide for facial plastic surgeons*. New York, NY: Thieme Medical Publishers, 1988.

Webster RC. A flap suspension technique in blepharoplasty on lower lids. *J Dermatol Surg Oncol* 1978;4:159–165.

Webster RC. Suspending sutures in blepharoplasty. *Arch Otolaryngol Head Neck Surg* 1979;105:601–604.

4 TÉCNICAS DE BLEFAROPLASTIA DA PÁLPEBRA INFERIOR

Bryan Sires

INTRODUÇÃO

Alterações na pálpebra inferior com o envelhecimento foram mais bem definidas na última década como resultado do aumento da compreensão da anatomia. Isso levou a uma abordagem em crescente desenvolvimento para o rejuvenescimento da pálpebra inferior. Dois principais fatores fazem parte dessa evolução, incluindo o reconhecimento de que a pálpebra inferior apresenta uma relação anatômica com a região da bochecha adjacente. Há uma continuidade de uma área em relação a outra e o que afeta uma afetará a outra, havendo uma relação simbiótica entre elas. Uma região não pode ser avaliada de forma adequada a menos que ambas as regiões sejam consideradas no plano de tratamento. O tecido adiposo suborbicular do olho (SOOF) abundante abrange ambas as estruturas na juventude, mas, com a idade, ocorre a atrofia e queda (Fig. 4.1). O segundo fator é que, com o envelhecimento, não há apenas queda, redundância e prolapso do tecido com o tempo, mas também deflação de regiões faciais e periorbitais. Isso levou a procedimentos teciduais complementares na pálpebra inferior em vez de somente técnicas subtrativas ou de reposicionamento tecidual. Além disso, tem ocorrido o reconhecimento de que as estruturas de sustentação existem na face (Fig. 4.2). Com o tempo, esses ligamentos sofrem estiramento. Para reabilitar a face e a pálpebra, os ligamentos precisam ser liberados para permitir o deslizamento da estrutura de tecido mole sobre o tecido ósseo rígido e a ancoragem em uma posição elevada e sustentada, que secundariamente sustentam a pálpebra inferior.

Até a metade da década de 1970, a blefaroplastia da pálpebra inferior era geralmente realizada por incisão da pele na linha infraciliar. A dissecção era realizada através do músculo orbicular do olho e do septo orbital, se a excisão do tecido adiposo fosse necessária. A pele e/ou músculo então eram reposicionados e reduzidos, removendo, assim, o excesso de tecido. Em 1950, a abordagem transconjuntival ou interna foi reconhecida, mas limitada em seu uso. Isso foi devido a ideia de que o excesso de pele não poderia ser tratado por essa abordagem. No entanto, a combinação de remoção transconjuntival do tecido adiposo e tratamento do excesso de pele leve a moderado com *peelings* químicos ou a *laser* permitiu o uso aumentado da abordagem transconjuntival. As duas técnicas de *peeling* químico e de renovação cutânea a *laser* que levam à contração da pele estão além do escopo deste capítulo. Em casos de quantidades acentuadas de pele em excesso, a excisão transcutânea permanece o procedimento de escolha.

Com o tempo, observa-se a perda de volume facial que pode criar uma aparência esquelética e envelhecida. Tentativas iniciais na volumização facial foram limitadas pelos recursos tecnológicos, materiais e, até mesmo, conceituais disponíveis que atualmente dominamos. Somente após os anos 1980, quando as técnicas de lipoaspiração tumescente foram descritas, o uso difundido do tecido adiposo e suas várias aplicações começaram a ser utilizados. Com o avanço contínuo das técnicas de lipoaspiração, a coleta e produção de "pérolas de gordura", que podem passar por cânulas estreitas até o sítio de interesse, foram obtidas. Esses avanços, juntamente com a compreensão mais complexa do volume facial, convergiram para o que é considerado rejuvenescimento facial moderno.

O racional por trás do uso de tecido adiposo para volumização da face é que você tem um tecido autólogo vivo que poderia potencialmente fornecer um efeito duradouro sem injeções repetitivas. Se o tecido adiposo sobrevive à transferência, então você tem a base para um tratamento de longa duração. O tecido adiposo também é prontamente aceito pelo corpo já que é um tecido autólogo do próprio paciente. Geralmente, existe um amplo suprimento de tecido adiposo. É incerto quais células sobrevivem e quais condições são ideais. É conhecido que ambos pré-adipócitos e adipócitos são transferidos. Ambos podem sobreviver, mas a transferência de pré-adipócitos supõe que a regeneração de novas células tem importante função. Está se tornando aparente que o efeito do volume a longo prazo é mais provável resultar da regeneração de tecido adiposo em vez da transferência tecidual. Isso é ocasionado pela

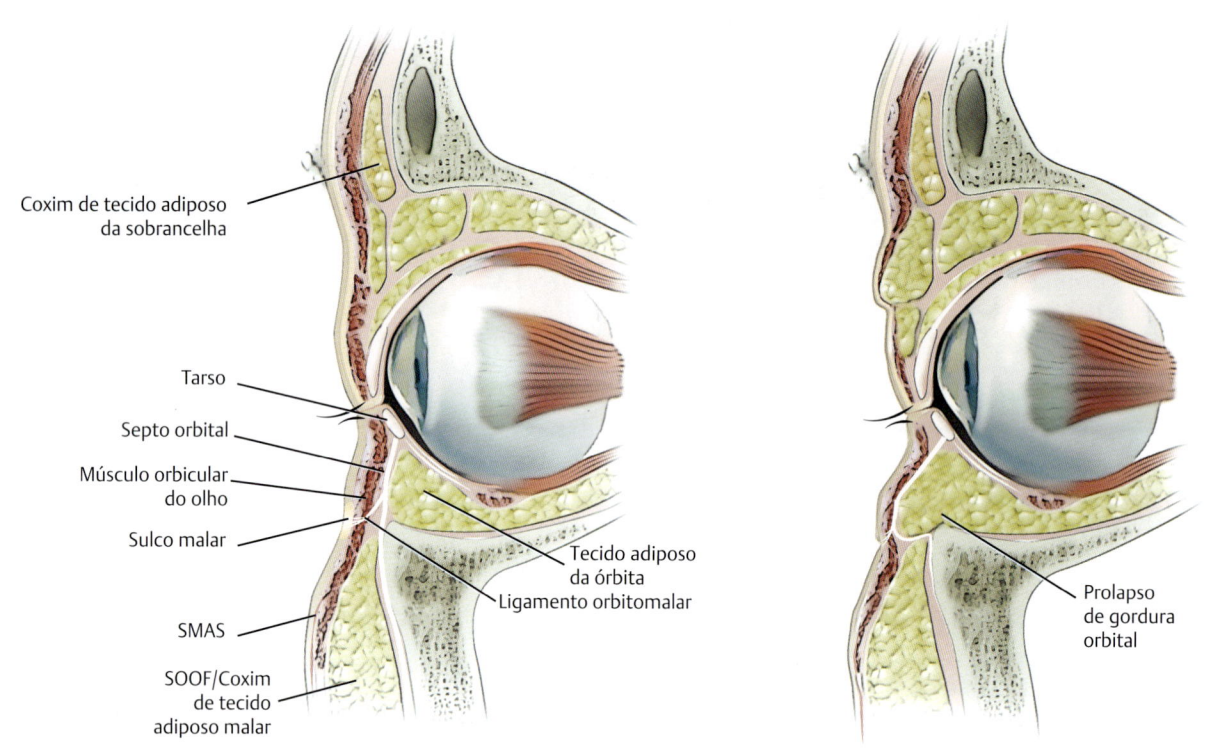

FIGURA 4.1 Anatomia da junção pálpebra inferior-bochecha durante a juventude e com o envelhecimento. A queda de SOOF é evidente juntamente com o prolapso de tecido adiposo orbital e o afilamento do tecido subcutâneo.

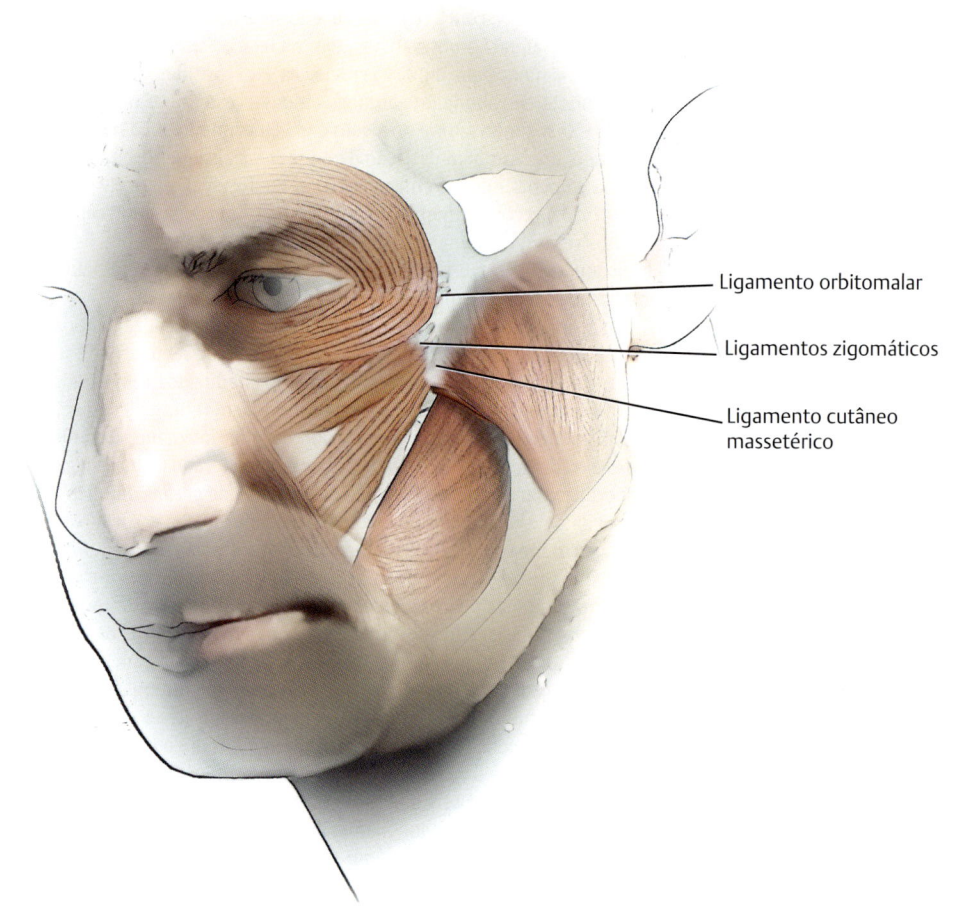

FIGURA 4.2 Localização das estruturas de sustentação da face, incluindo os ligamentos orbitomalares (OL) e ligamentos zigomáticos (ZL).

transferência e diferenciação de células-tronco ou pré-adipócitos. Demonstrou-se que a retenção de volume frequentemente diminui nos primeiros 3 a 4 meses, com a resolução do edema e quando ocorre a vascularização. Segue-se a retomada e aumento dos volumes faciais depois de 1 ano ou mais. O efeito volumétrico tardio é secundário tanto pela captação de ácidos graxos para dentro do citoplasma dos adipócitos sobreviventes ou pela diferenciação das células-tronco em células do tecido adiposo que amadurecem e crescem. Também é incerta qual a porcentagem de células transferidas sobreviventes. É importante decidir a quantidade de tecido adiposo a ser colocada, considerando a perda esperada. O acesso das "pérolas de gordura" ao suprimento sanguíneo circundante também possui um importante papel. A maioria dos cirurgiões realiza a hipercorreção em virtude da perda esperada. Um volume máximo crítico existe, mas ainda é desconhecido, e volumes adicionais de "pérolas de gordura" acima dele não receberão um suprimento sanguíneo adequado. Isso conduzirá à morte e atrofia celular em razão da oxigenação e nutrição inadequadas. Para assegurar o aporte sanguíneo adequado, uma camada de tecido adiposo não superior a 1,5 mm deve ser injetada em qualquer plano. A injeção de volumes totais ótimos de tecido adiposo em vez de preencher demasiadamente para alcançar o efeito desejado é, também, crucial para a sobrevida do tecido adiposo. O objetivo é colocar um total de 30 a 50 mL de tecido adiposo nas regiões faciais comparado com 100 a 150 mL que alguns autores defendem. Cinco a seis mililitros de tecido adiposo por interface de pálpebra inferior/bochecha é considerado ideal. Isso também auxilia a retenção e evita problemas de contorno. Se pesquisas futuras puderem aumentar a sobrevida da "pérola de gordura", então a hipercorreção se tornará menos importante.

A aplicação da transferência de tecido adiposo para a junção de pálpebra inferior e bochecha é importante porque existem pacientes que perdem o volume subcutâneo nessa região. Essa perda de volume ocorre no SOOF e coxins de tecido adiposo na região malar. Ao mesmo tempo, o tecido adiposo orbital de alguns pacientes torna-se mais evidente, deixando a impressão de prolapso do tecido adiposo. Não é claro se o tecido adiposo apresenta prolapso ou torna-se evidente quando há queda e esvaziamento do tecido adiposo da bochecha. De qualquer forma, a remoção do tecido adiposo levaria ao aprofundamento da área e exacerbaria a deformidade do sulco nasolacrimal (*tear trough deformity*). A adição do tecido adiposo nessa região restaura o volume perdido devido ao envelhecimento com efeitos clínicos que podem durar anos.

HISTÓRIA

A história completa é o padrão na avaliação de qualquer paciente que considera realizar a cirurgia. Uma história clínica prévia detalhada, com questões sobre eventos cirúrgicos, oftalmológicos e médicos gerais, é importante. Uma história direcionada com relação às particularidades da cirurgia facial, trauma, anormalidades congênitas, doença autoimune, distúrbios tireoidianos, olhos secos, edema palpebral, facilidades em desenvolver hematomas ou condições dermatológicas é essencial. Eu peço aos pacientes para listar todos os medicamentos que eles estão tomando, incluindo fitoterápicos e medicamentos sem prescrição médica, para avaliar quaisquer riscos de sangramento aumentado durante e após a cirurgia. Eu também avalio o consumo de álcool, cafeína e de cigarro. Além disso, eu pergunto sobre qualquer implantação de neuromoduladores (*p. ex.*, Botox®, Dysport®, Xeomin®), assim como os preenchedores de tecido mole nas regiões de interesse.

EXAME FÍSICO

Exame Facial e da Pálpebra

A compreensão dos objetivos e expectativas imparciais dos pacientes quanto ao procedimento é a primeira etapa do exame. Isso deve estar alinhado às alterações anatômicas observadas no exame físico e, dessa forma, um plano de tratamento personalizado pode ser formulado. A fotografia padronizada deve ser utilizada, incluindo a vista lateral, oblíqua e AP da face inteira, quando relaxada, assim como em posições de expressão facial, t como sorrir e fazer caretas. O paciente deve ter uma boa compreensão sobre o compromisso financeiro e sobre o processo de recuperação. O processo de recuperação pode levar mais tempo do que alguns pacientes estão dispostos a tolerar, em decorrência do período para a resolução do edema. Isso deve ser enfatizado durante a avaliação e discussão no pré-operatório.

A pálpebra inferior deve ser avaliada quanto ao excesso de pele ou dermatocalaze, prolapso do tecido adiposo, frouxidão palpebral e alterações na relação entre a pálpebra inferior e a bochecha. A dermatocalaze pode ser determinada pela distensão suave da pele lateralmente para estabelecer a quantidade excessiva e se a pele deve ser removida. Rugas finas devem ser distinguidas do excesso de tecido e devem ser tratadas com o uso de retinoide, *peeling* químico ou técnicas a *laser* em vez da excisão verdadeira de pele. O prolapso do tecido adiposo é determinado ao se observar a proeminência das bolsas de tecido adiposo. Isso pode ser acentuado quando se pede que o paciente olhe para cima ou pela retropulsão suave do olho e ao registrar o movimento para frente das bolsas de tecido adiposo. É solicitado ao paciente deitar em posição supina para que o tecido adiposo retorne para a órbita. Isso proporcionará ao cirurgião e ao paciente uma ideia do resultado, se for determinado que o tecido adiposo deve ser removido. Isso também ajudará o cirurgião a determinar se existe realmente queda e perda de SOOF e de volume do tecido adiposo malar. Se for o caso, então um procedimento de adição, em vez de um procedimento subtrativo, deve ser considerado.

A frouxidão palpebral é determinada utilizando os testes de tração inferior (*snap test*) e de distração. O teste de tração inferior é realizado enquanto é solicitado ao paciente para não piscar os olhos, e a pálpebra inferior é puxada para baixo e liberada. A pálpebra deve retornar para sua posição anatômica normal em 2 segundos ou menos. O teste de distração mede a distância da pálpebra até o olho quando a pálpebra é afastada do olho até o seu ponto final. Isso

Olho jovem · Olho com o avanço da idade

8-12 mm · 7-15 mm · Junção pálpebra/bochecha

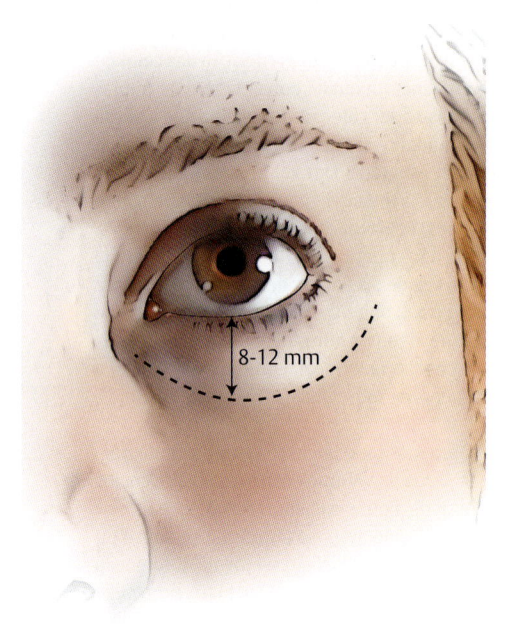

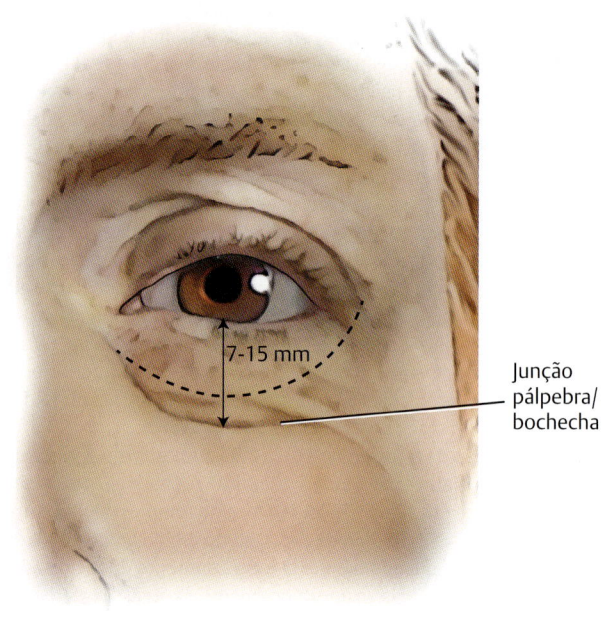

FIGURA 4.3 Demonstração da topografia do envelhecimento da junção pálpebra inferior-bochecha.

deve ter uma distância de 7 mm ou menos. Os testes de tração inferior e de distração ajudam a determinar se a pálpebra inferior deve ser apertada para evitar o ectrópio ou retração pós-operatória.

Sinais adicionais de envelhecimento da região palpebral-bochecha inferior foram descritos, consistindo em quatro estágios básicos formados por dois componentes. Os dois componentes do envelhecimento incluem o ângulo da linha que parte dos ângulos cantais laterais até os mediais e a posição da junção pálpebra-bochecha. O canto lateral geralmente é 2 mm mais alto do que o canto medial. Isso fornece o deslizamento gravitacional natural das lágrimas para que sejam direcionadas para a drenagem nasolacrimal. Com o envelhecimento, o canto lateral pode, de fato, cair e ficar posicionado abaixo do ângulo cantal medial. Muitos pacientes apresentam lacrimejamento nesse quadro. Juntamente com a queda do canto lateral, ele também se move medialmente devido ao seu alongamento, o que leva à blefarofimose adquirida ou estreitamento da fissura palpebral horizontal. Os pacientes irão descrever essa característica como a perda do olho "em forma de amêndoa".

A junção pálpebra-bochecha normalmente está situada 8 a 12 mm abaixo da margem palpebral inferior em um adulto jovem. No olho de um indivíduo mais velho, a junção pálpebra-bochecha tem uma queda a uma distância de 15 a 18 mm e pode dar lugar a uma deformidade do sulco nasolacrimal, uma bolsa malar e o aprofundamento do sulco nasojugal (Fig. 4.3). Vista de lado, a transição jovial da pálpebra para a bochecha é lisa, contínua e convexa. No entanto, com a idade, ocorre o desenvolvimento de uma deformidade biconvexa. A elevação na pálpebra é tecido adiposo orbital. Em posição inferior está localizada a depressão ou a deformidade do sulco nasolacrimal. Por fim, abaixo deste, está presente o monte da bochecha/bolsa malar. Se esses achados estão presentes, então a região da bochecha, assim como da pálpebra, necessita ser abordada.

INDICAÇÕES

As indicações para a blefaroplastia da pálpebra inferior são relacionadas em grande parte às alterações estéticas com o avançar da idade, observadas nessa região. Entretanto, em casos graves, o seguro cobrirá os custos da blefaroplastia da pálpebra inferior, se houver interferência com a funcionalidade da visão na posição de leitura. Isso geralmente ocorre quando o excesso de tecido está situado no segmento de leitura dos óculos e obstrui a capacidade de leitura do paciente.

Os sinais de envelhecimento que seriam resolvidos pela blefaroplastia da pálpebra inferior são as bolsas/tecido adiposo com prolapso, excesso de pele/dermatocalaze, queda da junção pálpebra-bochecha, aprofundamento do sulco nasojugal/deformidade do sulco nasolacrimal e distopia cantal lateral.

O objetivo da cirurgia é o reposicionamento do canto lateral e da bochecha, além do preenchimento da deformidade do sulco nasolacrimal. A transferência do tecido adiposo é um procedimento adicional que possui longevidade superior comparada a materiais de origem industrial, como ácido hialurônico ou hidroxiapatita. Deve ser utilizada em pacientes com deflação e aprofundamento da deformidade do sulco nasolacrimal. A chave para planejar o local da injeção das "pérolas de gordura" é baseada na compreensão detalhada das expectativas do paciente juntamente com os achados no exame físico e, então, a avaliação das fotografias para a decisão final.

CAPÍTULO 4 Técnicas de Blefaroplastia da Pálpebra Inferior

Uma alternativa para o preenchimento do sulco nasolacrimal com a "pérola de gordura" transferida é a transposição do tecido adiposo orbital com prolapso já suspeito. Isso prova ser tecnicamente mais desafiador e invasivo; muitos cirurgiões abandonaram essa técnica em favor da transferência de tecido adiposo.

CONTRAINDICAÇÕES

Pacientes com um histórico médico anterior significativo não devem ser considerados para a blefaroplastia da pálpebra inferior. Isso pode incluir pacientes com doenças reumatológicas ou diabetes grave e aqueles em uso de anticoagulantes para doença cardiovascular/vascular. O cirurgião deve decidir quando é necessária a autorização do clínico responsável pelo paciente. Também, pacientes com síndrome dismórfica corporal devem ser triados e excluídos da cirurgia.

PLANEJAMENTO PRÉ-OPERATÓRIO

O principal objetivo é personalizar a decisão a respeito de qual procedimento aditivo, subtrativo ou combinado deve ser empregado para cada paciente individualmente. Isso é decidido pela gravidade dos achados. Foram desenvolvidas orientações gerais e elas podem ser utilizadas como ponto de partida na tomada de decisões (Quadro 4.1).

TÉCNICA CIRÚRGICA

Subtrativa/Envoltório

A blefaroplastia da pálpebra inferior estética bilateral é descrita a seguir. Uma incisão transconjuntival é feita 2 mm abaixo da borda tarsal inferior. A dissecção é realizada através dos retratores e do septo até o tecido adiposo da pálpebra inferior. Quantidades iguais de tecido adiposo são removidas em ambos os lados. Sobre a porção medial da pálpebra, a dissecção é realizada inferiormente à borda orbital inferior onde o aspecto medial do ligamento orbitomalar é liberado em um plano supraperiosteal. A hemostasia é obtida utilizando um dispositivo de cautério com ponta de agulha. Em seguida, realiza-se uma incisão sobre uma distância de aproximadamente 8 mm na rafe lateral. Um túnel é dissecado abaixo do periósteo sobre a parede lateral da órbita com um cautério em ponta de agulha em modo *blend* (Fig. 4.4A).

Em seguida, a elevação de SOOF é realizada. Iniciando no túnel sobre a parede orbital lateral, uma dissecção supraperiosteal é realizada inferiormente e medialmente (Fig. 4.4B e C), seguindo pela borda orbital inferior para liberar o ligamento orbitomalar de modo cortante. Atenção especial é dada à liberação do componente cantal lateral desse ligamento.

QUADRO 4.1 Orientações para Uso dos Procedimentos Subtrativo, Aditivo ou Combinado durante a Cirurgia de Blefaroplastia da Pálpebra Inferior

Achados	Procedimento	
Prolapso leve do tecido adiposo	Blefaroplastia transconjuntival	Subtrativo (Fig. 4.9)
Prolapso leve do tecido adiposo + rugas finas	Blefaroplastia transconjuntival + *laser/peeling*	
Pele/tecido adiposo moderado	Blefaroplastia transconjuntival (tecido adiposo) + blefaroplastia transcutânea (pele) +/− *laser/peeling*	
Pele/tecido adiposo grave	Blefaroplastia transcutânea	
Pele/tecido adiposo moderado ou grave com envelhecimento no terço médio	Blefaroplastia transcutânea + reposicionamento de SOOF	
Prolapso leve do tecido adiposo com sulco nasolacrimal +/− rugas	Transferência do tecido adiposo +/− *laser/peeling*	Aditivo (Fig. 4.10)
Pele/tecido adiposo moderado + sulco nasolacrimal	Blefaroplastia transconjuntival (tecido adiposo) + blefaroplastia transcutânea (pele) + transferência de tecido adiposo +/− reposicionamento de SOOF	Combinação (Fig. 4.11)
Pele/tecido adiposo grave/sulco nasolacrimal	Blefaroplastia transcutânea + transferência de tecido adiposo +/−	
Pele/tecido adiposo moderado/grave + sulco nasolacrimal + envelhecimento no terço médio	Blefaroplastia transcutânea +/− reposicionamento de SOOF +/− transferência de tecido adiposo	

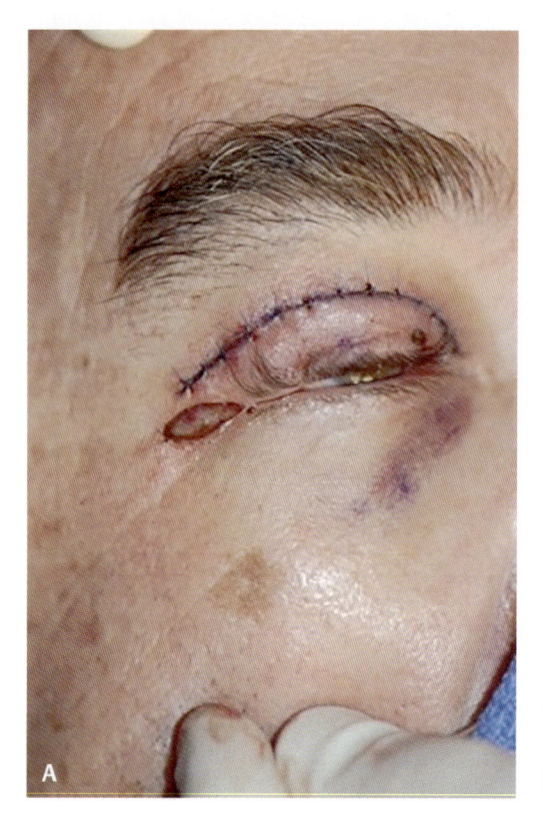

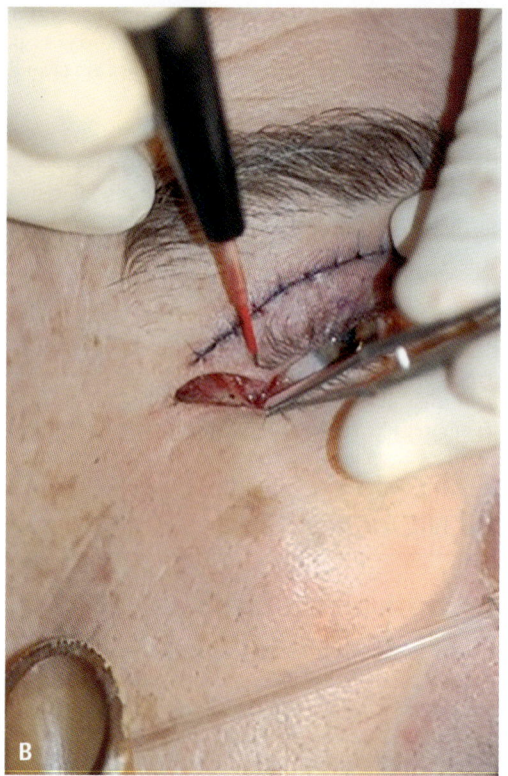

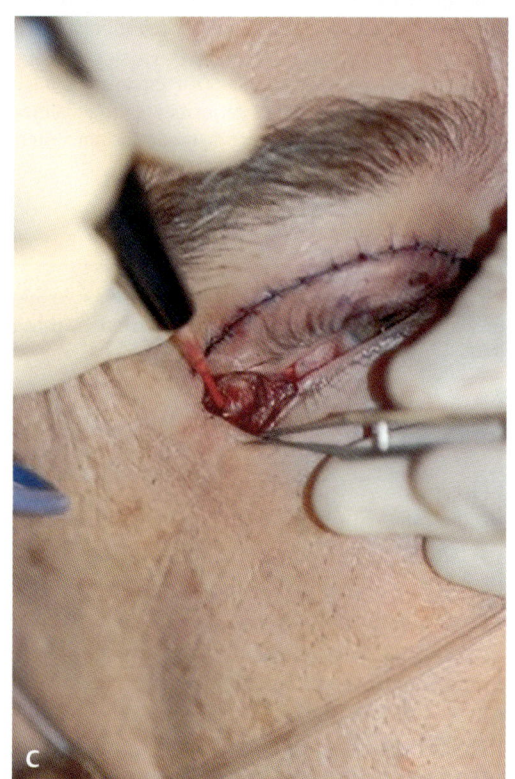

FIGURA 4.4
A: Fotografia ilustrando a incisão na rafe lateral e dissecção abaixo do periósteo. **B:** A borda inferior da incisão é tracionada da face e colocada em tensão.
C: A dissecção é realizada no plano supraperiosteal com liberação dos ligamentos orbitomalares.

Uma vez que o ligamento orbitomalar é liberado, a dissecção romba é realizada inferiormente em um ponto logo superior ao sulco bucal (Fig. 4.5A). Isso permite que o músculo orbicular do olho e o SOOF deslizem superiormente e lateralmente (Fig. 4.5B e C). É tomado cuidado especial na região do nervo infraorbital para que não haja ruptura do mesmo.

Em seguida, com o emprego de tesouras de ponta fina para dissecção, uma incisão é realizada na linha infraciliar. Isso é realizado aproximadamente a um terço da pálpebra inferior lateral. A pele é dissecada do músculo orbicular do olho sobrejacente nessa região. Utilizando uma sutura Vicryl® 5-0, o ângulo do ligamento cantal lateral é sus-

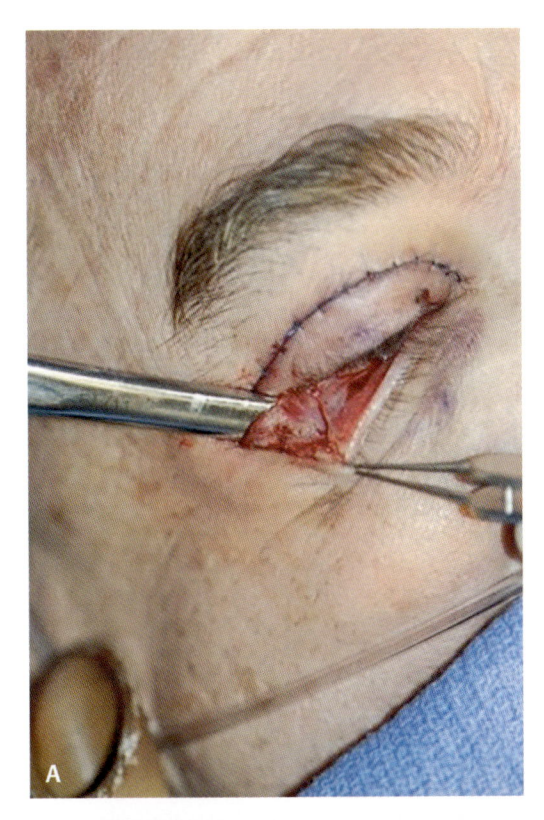

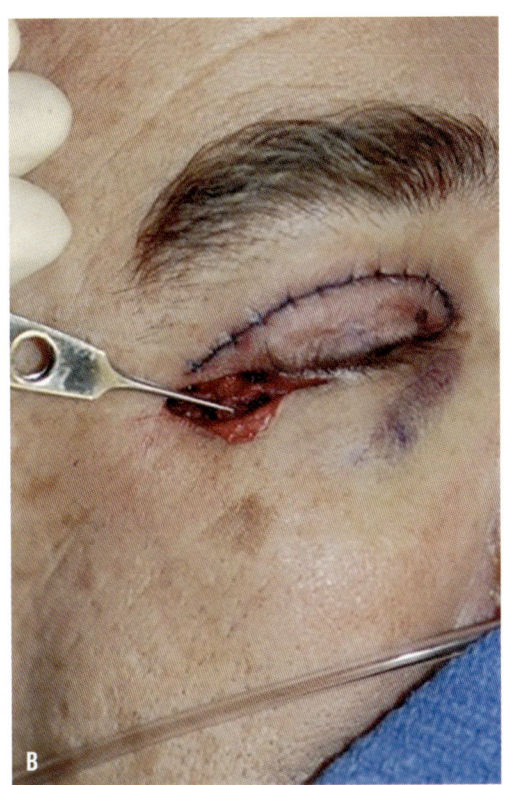

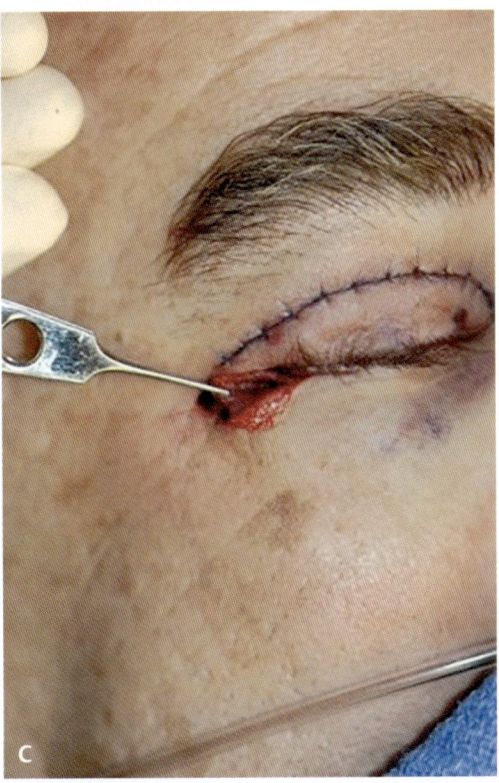

CAPÍTULO 4 Técnicas de Blefaroplastia da Pálpebra Inferior

FIGURA 4.5
A: A dissecção romba é realizada utilizando um elevador de Sayre para liberar o complexo pálpebra inferior-bochecha. **B:** O músculo orbicular do olho e o retalho de SOOF são apreendidos com a pinça. **C:** Tracionar o músculo orbicular do olho e o retalho de SOOF lateralmente e superiormente resulta em suavização da junção pálpebra inferior–bochecha.

tentado no periósteo do tubérculo orbital. A seguir, o SOOF e o músculo orbicular do olho são suturados no periósteo da parede lateral da órbita. O músculo é completamente reparado com a sutura Vicryl® 5-0. Finalmente, uma técnica de sobreposição é utilizada para determinar a quantidade de pele que deve ser removida. Dois triângulos são removidos — um triângulo ao longo da rafe e o outro ao longo da linha infraciliar. A pele é então fechada com múltiplos pontos simples de categute simples 6-0. Pontos alternados incluem o músculo subjacente na sutura para limitar o espaço morto. O procedimento é realizado de modo simétrico no lado oposto.

Aditivo

A face e o abdome do paciente são preparados e posicionados de modo estéril habitual. A porção superior do umbigo é infiltrada com anestésico local. Uma incisão perfurante com uma lâmina 11 é realizada. A dissecção romba com tesouras de dissecção em ponta fina é feita e, depois, uma cânula de Byron e uma cânula de Half Monte são empregadas para infiltração com a anestesia tumescente. Isso pode ser feito tanto com uma bomba ou manualmente com uma seringa de 60 cc. Deve-se aguardar 20 a 30 minutos para que a infiltração faça efeito.

Em seguida, o tecido adiposo é colhido do abdome ou dos culotes com uma cânula Capistrano de calibre 14 e 16 conectada a uma seringa de 10 cc (mL). Um instrumento de punção aspirativa com agulha fina é utilizado para fornecer aumentos ergonômicos lentos contínuos na sucção com 1 a 2 cc (mL) de cada vez. Cada seringa é colocada em um suporte e permitido que decante por 12 minutos (Fig. 4.6). A camada inferior contendo o anestésico tumescente e o sangue é desprezada da seringa. A camada média contendo o tecido adiposo limpo é, em seguida, introduzida em seringas de 1 cc, utilizando um adaptador fêmea-fêmea. Uma camada superior oleosa também está presente, mas não deve ser injetada na face. Outras alternativas para separar o tecido adiposo incluem a centrifugação ou lavagem. Nossa técnica de sedimentação demonstrou produzir células adiposas mais viáveis do que as obtidas em outros métodos. As etapas de preparação e limpeza também são simplificadas.

Os bloqueios regionais da face são realizados com uma mistura 1:1 de lidocaína a 1% com adrenalina e Marcaína a 0,5%. As áreas incluem os nervos infraorbitais, zigomaticofaciais e zigomaticotemporais, assim como o espaço transconjuntival central da pálpebra. No máximo são injetados 0,5 cc em cada sítio para evitar a distorção volumétrica. O tecido adiposo é então injetado na região periocular de modo simétrico. Isso é realizado em três camadas (profunda, intermediária e superficial) utilizando cânulas do tipo tulipa de 1,2 a 1,4 mm. As cânulas maiores são empregadas para as injeções mais profundas. A maioria das injeções ao longo da interface pálpebra inferior-bochecha é realizada de um ponto correspondendo à intersecção das linhas imaginárias orientadas, horizontalmente, pela asa do nariz e, verticalmente, pelo limbo lateral. Uma quantidade menor de tecido adiposo é injetada por um segundo ponto de entrada encontrado na porção lateral da rafe lateral. Os pontos de entrada para esses sítios de injeção são realizados com uma agulha de calibre número 18 (Fig. 4.7). Um total de 6 cc de tecido adiposo é injetado de modo simétrico em ambos os lados. Uma técnica executada em duas mãos é utilizada para evitar o preenchimento excessivo e a formação de grumos visíveis de tecido adiposo (Fig. 4.8). No máximo é injetado 0,1 cc de tecido adiposo em cada passagem. Uma vez atingida a simetria, a face do paciente é limpa e seca. A pomada com antibiótico é colocada sobre os dois pontos de entrada. O esparadrapo é colocado sobre a face para ajudar a sustentar a posição do tecido adiposo, assim como para lembrar ao paciente para não manipular a face. A pomada com antibiótico, gaze e um curativo de compressão leve são colocados sobre a(s) área(s) doadora(s).

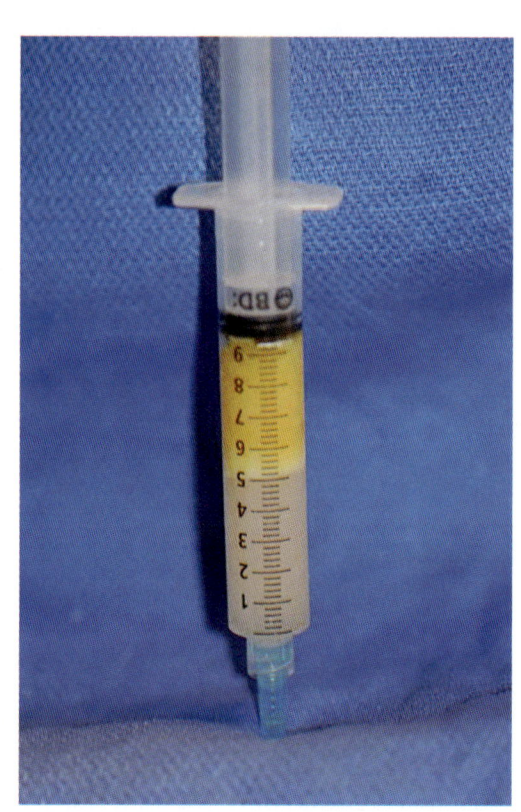

FIGURA 4.6
Fotografia mostrando a separação entre o tecido adiposo e a mistura mais densa de solução tumescente/sangue. Uma camada oleosa, fina repousa na parte superior do tecido adiposo, que é difícil de visualizar nesta imagem.

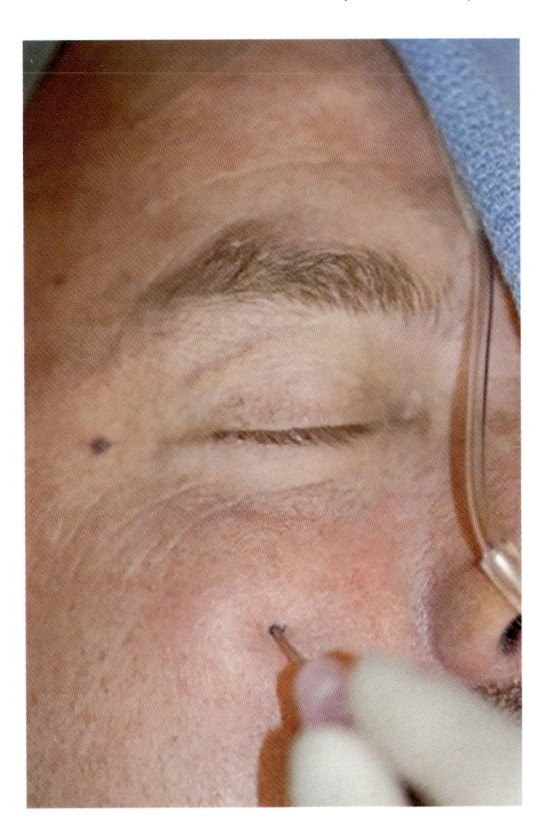

FIGURA 4.7
Os dois sítios de injeção são marcados com uma caneta cirúrgica. Uma agulha de calibre 18 é utilizada para criar os pontos de entrada.

CONDUTA PÓS-OPERATÓRIA

Uma série de instruções é fornecida aos pacientes para ajudar a orientá-los em sua recuperação pós-operatória durante as visitas pré-operatórias. Pontos relevantes incluem os listados a seguir:

- As equimoses e o edema irão atingir um pico entre 48 e 72 horas.
- Manter a cabeça e os ombros elevados em ângulo de 45 graus ou mais sempre que deitar, utilizando dois travesseiros por 10 dias.
- Compressas geladas podem ser aplicadas às pálpebras por 20 a 30 minutos, a cada hora, durante 3 dias após a cirurgia. O gelo nunca é aplicado diretamente.
- A pomada oftálmica com bacitracina é aplicada nas incisões quatro vezes ao dia até que as suturas sejam removidas.
- Os pacientes podem tomar banho um dia depois da cirurgia, mas não devem lavar sua face.
- Atividades extenuantes devem ser evitadas por 14 dias.
- As lentes de contato não são utilizadas por uma semana.
- Se os olhos estão secos, o paciente pode utilizar colírios, como "Refresh Tears®", quando necessário.
- Os pacientes são aconselhados a evitar o uso de aspirina, ibuprofeno, naproxeno, vitamina E, óleo de peixe e fitoterápicos por duas semanas após a cirurgia.

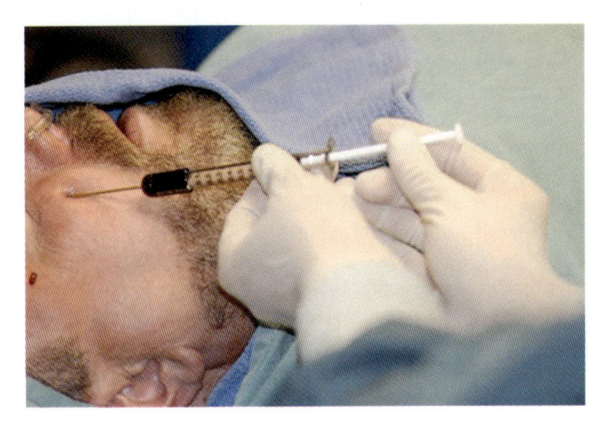

FIGURA 4.8
A técnica em duas mãos é demonstrada e utilizada para distribuir, de maneira controlada, os pequenos cordões de pérolas de gordura.

COMPLICAÇÕES

As complicações da blefaroplastia da pálpebra inferior geralmente envolvem tanto a hipercorreção quanto a hipocorreção. Um bom guia é programar a quantidade de remoção de tecido, tendendo em favor da hipocorreção. Mais tecido pode ser removido posteriormente, na condição de hipocorreção. A tentativa de colocar o tecido de volta quando hipercorrigido é mais complexa, com resultados menos desejáveis. Infelizmente, uma ocorrência comum de hipercorreção na blefaroplastia da pálpebra inferior produz arredondamento da região cantal lateral e retração da pálpebra com esclera aparente. Isso pode ser tratado com a liberação da cicatriz, colocação de um enxerto espaçador do palato duro, elevação do terço médio e uma sutura de Frost. No entanto, a melhor maneira de lidar com esses problemas é evitá-los. Isso é feito ao limitar o trauma no tecido, evitar a dissecção em múltiplos planos, realizar o tensionamento cantal e reduzir a manipulação da gordura orbital, favorecendo o uso de enxerto de tecido adiposo no sulco nasolacrimal (*tear trough*).

Outra complicação pós-operatória comum é a quemose. Isso ocorre em decorrência da drenagem linfática reduzida, que acontece pelo choque e/ou ruptura do músculo orbicular do olho e/ou dos canais linfáticos. A cada piscada, o músculo orbicular do olho auxilia na massagem dos canais linfáticos e eliminação do edema. Com a recuperação muscular, a quemose geralmente melhora. Se não houver melhora, então o uso de esteroides tópicos ou orais pode ajudar. Outros tratamentos incluem o reparo por pressão com ou sem dissecção conjuntival sub-bulbar. Um período de 6 meses é geralmente aguardado antes que qualquer intervenção invasiva seja concebida. A medida preventiva mais adequada para diminuir o risco de ocorrência de quemose como um todo é evitar a ruptura do músculo orbicular do olho, que pode ser realizada limitando-se as incisões transcutânea em, no máximo, 50% do comprimento horizontal total da pálpebra inferior.

Durante a operação da pálpebra inferior, também é importante compreender a anatomia dos coxins de tecido adiposo da pálpebra inferior e sua relação com o músculo oblíquo inferior. Conhecer essa anatomia é essencial para que seja possível diminuir as chances de lesão muscular, que pode levar à diplopia de difícil tratamento.

Complicações da transferência de tecido adiposo variam de perda grave de função até situações facilmente tratadas. A antecipação desses problemas permitirá que o cirurgião trate rapidamente a situação presente. As complicações mais devastadoras são a morte e a cegueira após injeção. Isso provavelmente ocorre pela injeção de tecido adiposo no sistema vascular, semelhante à embolia do tecido adiposo. O tecido adiposo provavelmente atravessa o sistema carotídeo externo e causa oclusão do sistema cerebrovascular, levando ao acidente vascular cerebral ou obstrução da artéria central da retina e à cegueira. O tratamento padrão para oclusão da artéria central da retina deve ser considerado, que inclui a redução da pressão ocular com gotas, medicamentos orais e massagens, juntamente com a inalação de carbogênio e paracentese da câmara anterior. A embolia de tecido adiposo também pode levar possivelmente à isquemia e necrose regional da pele facial. Isso já foi visto com o uso de preenchedores industriais nos sulcos glabelares e nasolabiais próximos da asa do nariz. O tratamento de isquemia e necrose deve incluir aspirina, aplicação de creme de nitroglicerina e compressas mornas na área afetada. O oxigênio hiperbárico também pode ter um papel benéfico. Todos os tratamentos descritos anteriormente funcionam no fluxo de restabelecimento da área afetada e aumento da oxigenação.

Complicações que são facilmente tratadas estão relacionadas à colocação irregular, inadequada ou excessiva de tecido adiposo durante a transferência, que incluem nódulos, protuberâncias, hiper ou hipocorreção e depressão no local da injeção. O edema persistente também pode ser problemático. É particularmente verdadeiro na área da bolsa malar. Investigar cuidadosamente os pacientes para determinar se podem estar predispostos a essa manifestação e, em caso positivo, deve-se ter uma discussão informada com eles. Um nódulo de tecido adiposo geralmente ocorre na região periorbital inferior onde a pele é delgada e existe pouco tecido subcutâneo. A aplicação excessiva de tecido adiposo ou a colocação muito superficial é a etiologia de um nódulo. O tratamento pode consistir tanto em injeção local de esteroides ou excisão efetiva do excesso de tecido adiposo. A melhor maneira de evitar a formação de um nódulo ao longo da borda orbital inferior é realizar a injeção a partir da área malar, superiormente, de modo perpendicular. Evitar injetar paralelamente à borda orbital inferior a partir da região cantal lateral. Uma protuberância é uma área maior de elevação de uma área receptora. As três causas incluem fibrose, edema ou excesso de tecido adiposo. O endurecimento da área pode ser determinado com a palpação. Se endurecido devido à fibrose, os esteroides intralesionais podem ser utilizados. Sugere-se o uso de esteroide diluído, de baixa dose, para evitar a atrofia do tecido circundante e a hipopigmentação da pele sobrejacente.

A hipercorreção excessiva com tecido adiposo precisa ser diferenciada do edema. O tecido adiposo em excesso pode ser removido com lipoaspiração, após decorrido um período mínimo de 6 meses, a fim de assegurar que o edema não esteja mais presente. A redução da hipercorreção é realizada com uma cânula de lipoaspiração de pequeno calibre. A hipocorreção é simplesmente tratada com a adição de mais tecido adiposo. Além disso, esteja ciente de que os fumantes e praticantes ávidos de exercícios podem desenvolver mais atrofia. Alguns cirurgiões armazenam o tecido adiposo congelado para esse propósito, mas isso não é sugerido de acordo com as agências de certificação ou de acreditação dos centros cirúrgicos ambulatoriais ou consultórios médicos. A estocagem de tecido adiposo resulta na pequena possibilidade de misturar o tecido adiposo colhido do paciente e colocá-lo no indivíduo errado. A melhor temperatura e condições de criopreservação para armazená-lo, mantendo a viabilidade, não foram determinadas. É mais fácil simplesmente coletar o tecido adiposo fresco e preencher novamente as áreas hipocorrigidas, o que provavelmente fornecerá os melhores resultados.

Os procedimentos de elevação e reposicionamento tendem a apresentar o objetivo de hipercorreção leve na tentativa de superar os efeitos da gravidade com a resolução do edema. Por outro lado, a transferência do tecido adiposo tem o objetivo de realizar a correção adequada ou tender para a hipocorreção. A adição de mais tecido adiposo é mais simples do que tentar remover o tecido adiposo dessa região facial anatômica complexa por técnicas de lipoaspiração.

RESULTADOS

A chave para avaliar os resultados pós-operatórios de forma confiável é correlacionar a resposta subjetiva do paciente aos achados do exame físico, fotografia e uma medida quantitativa do volume ou topografia. Até o momento, poucos trabalhos foram realizados na quantificação dos resultados, mas os cirurgiões estão se tornando mais críticos em seus resultados e estão introduzindo técnicas de avaliação objetivas. Os seres humanos apresentam capacidades visuais inerentes para identificar o que é um bom resultado e como ele melhorou a aparência de alguém. A acuidade de Fournier (visual) é útil neste aspecto. É fácil visualizar e descrever com os olhos, mas isto não permite medir quantitativamente as diferenças antes e depois do tratamento. Não permite a comparação rigorosa para propósitos de pesquisa. Até a execução da padronização dos resultados, não haverá base para estudar as diversas questões pendentes sobre a otimização da blefaroplastia da pálpebra inferior. Felizmente, estão sendo realizados estudos para mensurar os resultados da transferência de tecido adiposo ao longo do tempo. Isso inclui o uso de MRI e imagem tridimensional. Ambas as modalidades de imagem demonstram cerca de 50% e aproximadamente 33% de retenção volumétrica em 1 e 1,5 anos, respectivamente (Figs. 4.9 a 4.11).

DICAS

- O cirurgião deve ter uma clara compreensão do ligamento orbitomalar, assim como outros ligamentos de suporte da face. A liberação completa dessas estruturas permite a elevação adequada do músculo orbicular do olho e elevação do SOOF.
- A suspensão do músculo orbicular do olho sozinha é como uma técnica de reposicionamento mini-SOOF.
- O tecido adiposo por si próprio não tem a capacidade de sustentação, mas pode ser utilizado para elevar os tecidos moles da bochecha sobre a proeminência malar, preenchimento na deformidade do sulco nasolacrimal, suporte da pálpebra inferior e elevação do canto lateral em relação ao canto medial.
- A elevação e o tensionamento do canto lateral são etapas essenciais na blefaroplastia da pálpebra inferior.
- É importante realizar o teste de tração inferior e o teste de distração para determinar a gravidade da frouxidão da pálpebra inferior.
- A elevação do terço médio também auxilia na sustentação do canto lateral.

DIFICULDADES

- Durante os procedimentos subtrativos, é melhor pecar pela hipocorreção.
- Se a transferência de tecido adiposo está sendo feita em conjunto com outras cirurgias faciais, é melhor realizar primeiramente a transferência do tecido adiposo, seguida pela cirurgia de incisão. Se a transferência de tecido adiposo for feita após a cirurgia incisional, o tecido adiposo durante a injeção pode acumular-se de forma excessiva no plano de dissecção, pois seguirá o caminho da menor resistência.

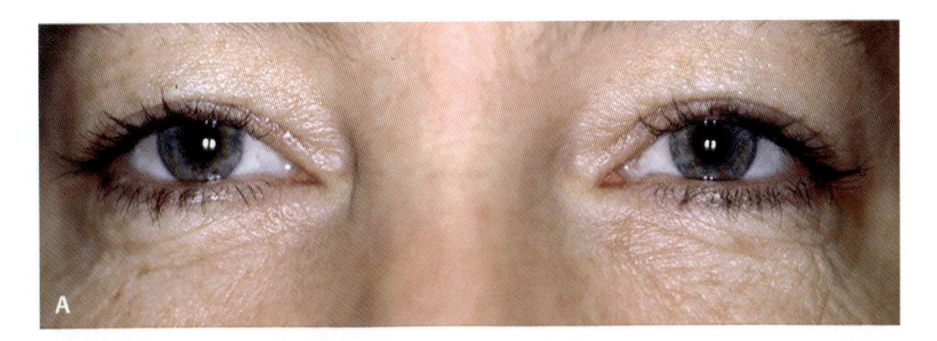

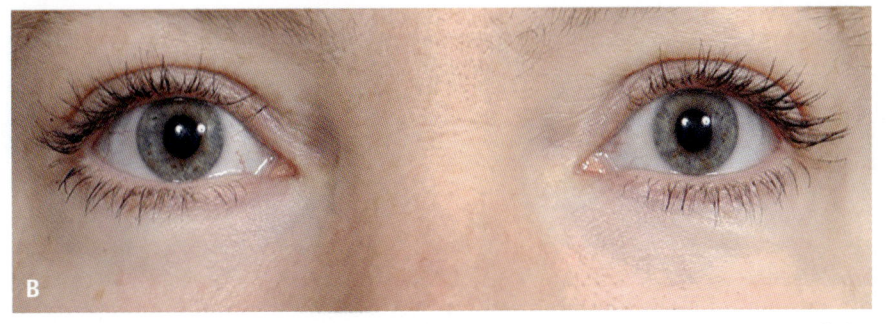

FIGURA 4.9 Fotografias, realizadas antes **(A)** e depois **(B)**, mostrando uma paciente que foi submetida à blefaroplastia transconjuntival bilateral da pálpebra inferior associada à renovação da pele com *laser* de CO_2.

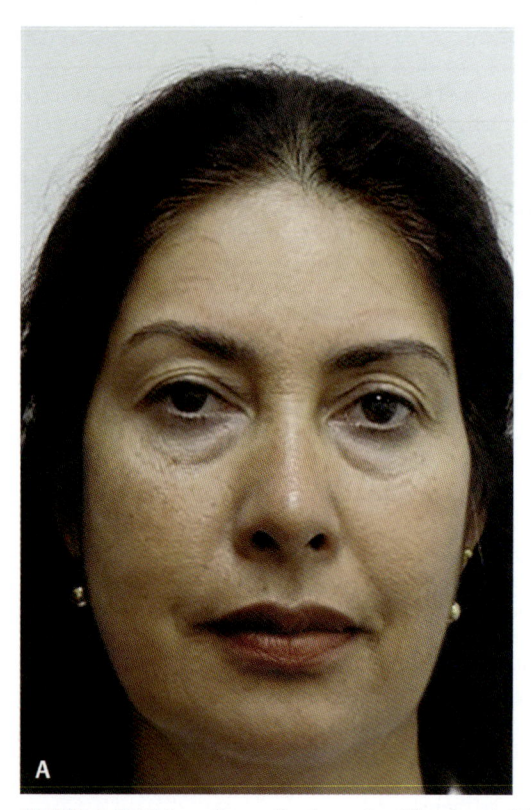

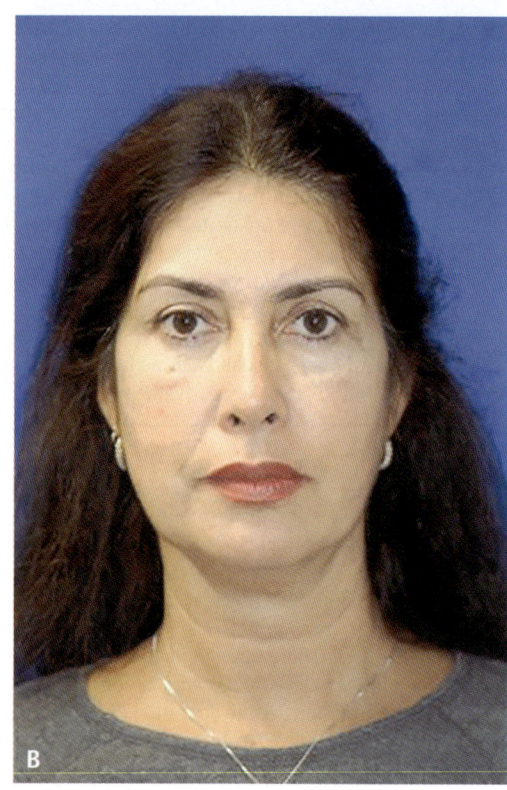

FIGURA 4.10 Fotografias realizadas, antes **(A)** e depois **(B),** mostrando uma paciente que foi submetida à transferência bilateral de tecido adiposo do seu abdome para a pálpebra inferior.

- O tecido adiposo também pode migrar para fora de uma ferida cirúrgica, realizada anteriormente, que pode ter efeitos prejudiciais na cicatrização da incisão cirúrgica. Portanto, iniciar o procedimento com a realização da transferência de tecido adiposo resulta em risco reduzido de migração de gordura, chance aumentada de viabilidade e de cicatrização previsível.

INSTRUMENTOS QUE DEVEM ESTAR DISPONÍVEIS

- Bandeja de cirurgia plástica padrão.
- Protetores para córnea.
- Compasso.
- Porta-agulhas Webster.
- Retrator de Desmarres.
- Tesouras Westcott.
- Pinça Castroviejo 0,5.
- Tesouras de tenotomia de Stevens.
- Cânulas de Capistrano de calibre 14 e 16.
- Cânula de Byron.
- Cânula de Half Monte.

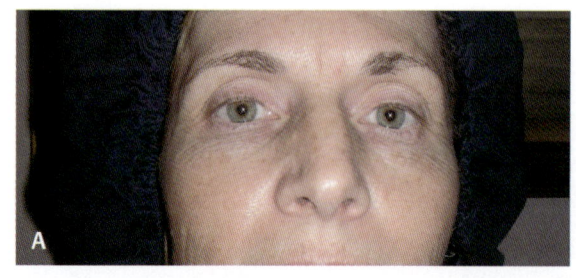

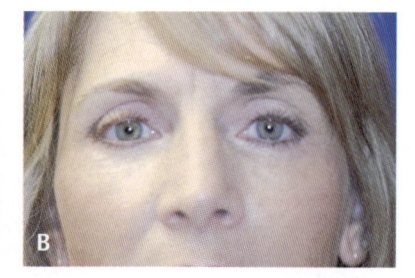

FIGURA 4.11 Fotografias realizadas, antes **(A)** e depois **(B),** com resultados de uma paciente submetida à blefaroplastia da pálpebra inferior bilateral com elevação de SOOF. Observar a melhora da aparência da junção pálpebra inferior–bochecha.

AGRADECIMENTO

Gostaria de agradecer meu colega, Henry Lee, MD, pela assistência na edição e redação final deste capítulo.

LEITURAS SUGERIDAS

Donath AS, Glasgold RA, Glasgold MJ. Volume loss versus gravity: new concepts in facial aging. *Curr Opin Otolayngol Head Neck Surg* 2007;15:238-243.

Hester TR, Codner MA, McCord CD, et al. Evolution of technique of the direct transblepharoplasty approach for the correction of lower lid and midfacial aging: maximizing results and minimizing complication in a 5-year experience. *Plast Reconstr Surg* 2000;105:393-406.

Meier JD, Glasgold RA, Glasgold MJ. Autologous Fat Grafting. *Arch Facial Plast* 2009;11:24-28.

Stallworth CL, Wang TD. Fat grafting of the midface. *Facial Plast Surg* 2010;26:369-375.

Trepsat F. Periorbital rejuvenation combining fat grafting and blepharoplasties. *Aesth Plast Surg* 2003;27:243-253.

5 CANTOPLASTIA COM FAIXA TARSAL (*TARSAL STRIP*)

Richard D. Lisman

INTRODUÇÃO

A suspensão tarsal da pálpebra inferior foi originalmente descrita em 1911 por Lexer e Eden e, desde então, várias modificações foram realizadas, especialmente por Tenzel, Anderson e Gordy. A alteração no contorno e posição da pálpebra inferior foi descrita por vários nomes, como procedimento da faixa tarsal, *sling* cantal lateral, cantoplastia lateral, cantopexia, língua tarsal, faixa de periósteo, encurtamento horizontal e suspensão tarsal. A cantoplastia com faixa tarsal (*tarsal strip*) é utilizada no tratamento funcional da frouxidão da pálpebra inferior e posicionamentos incorretos (*p. ex.*, ectrópios e entrópios) e também na cirurgia estética da pálpebra inferior.

As pálpebras superiores e inferiores servem para distribuir as lágrimas hidratantes sobre a superfície do olho e proteger os tecidos delicados da superfície ocular. O comprometimento da função palpebral pode ter repercussões significativas em relação à irritação ocular e dor, assim como o potencial para perda visual. Anormalidades na posição da pálpebra inferior podem ser tanto congênitas ou adquiridas e frequentemente relacionadas às alterações ao longo do canto lateral. As contribuições anatômicas do corno lateral da aponeurose do músculo levantador, ligamento de Lockwood, orbicular lateral do olho e ligamento acessório a partir do músculo reto lateral compreendem o que é coletivamente descrito como retináculo lateral e comumente conhecido como canto lateral. O tratamento direto e efetivo do posicionamento incorreto da pálpebra inferior geralmente envolve a realização de uma cantoplastia com faixa tarsal, que é o enfoque deste capítulo.

HISTÓRIA

É importante obter a história ocular e médica geral prévia, com atenção particular para a identificação de cirurgia plástica feita anteriormente na pálpebra, olhos ou face, trauma, paralisia facial, história de rosácea, blefarite, outras doenças cicatriciais e doença ocular tireoidiana. Uma revisão dos medicamentos e suplementos que podem aumentar o sangramento também é importante.

EXAME FÍSICO

- Verificar a acuidade visual em ambos os olhos.
- Examinar a posição e o contorno da pálpebra inferior. A pálpebra está posicionada incorretamente? Se o ectrópio estiver presente, qual é a etiologia? É um resultado de frouxidão palpebral ou o paciente apresenta encurtamento lamelar anterior associado sugerindo um ectrópio cicatricial?
- Mensurar a distância da margem da pálpebra inferior até o centro do reflexo de luz na linha média pupilar (MRD2). Identificar se existe qualquer esclera inferior aparente.
- Avaliar a frouxidão da pálpebra inferior pelo teste de tração inferior e o teste de distração. O teste de tração inferior da pálpebra é realizado pela eversão da pálpebra inferior, inferiormente em direção à borda orbital. A tração inferior normal ocorre espontaneamente. A frouxidão palpebral anormal pode ser quantificada pelo número de piscadas necessárias para que a pálpebra retorne para a posição normal. O teste de distração palpebral é uma estimativa da distância da pálpebra inferior que pode ser puxada diretamente para fora do globo.

CAPÍTULO 5 Cantoplastia com Faixa Tarsal (*Tarsal Strip*)

- Avaliar a córnea para qualquer queratopatia, analisando o lagoftalmo durante o fechamento leve das pálpebras. A coloração da córnea com fluoresceína e o exame microscópico com lâmpada de fenda podem identificar as alterações corneais pontuais em casos de queratopatia.

INDICAÇÕES

A cantoplastia com faixa lateral é um procedimento altamente eficaz para a ressuspensão da pálpebra inferior. É um procedimento benéfico para aqueles:

- Que apresentam posicionamento incorreto da pálpebra inferior como resultado do entrópio ou ectrópio.
- Com retração da pálpebra inferior (*p. ex.*, esclera inferior aparente), que necessitam de ressuspensão lateral para ajudar a melhorar a posição da pálpebra inferior.
- Que desejam alterar o ângulo lateral a uma posição esteticamente agradável.
- Que são submetidos à cirurgia estética ou reconstrutiva da pálpebra inferior e aqueles que necessitam da técnica de ressuspensão para auxiliar no suporte e redução da incidência de retração pós-operatória da pálpebra inferior.

CONTRAINDICAÇÕES

- Infecção ativa, surto herpético ou rosácea.
- Procedimento de via única no tratamento do encurtamento lamelar anterior, posterior ou combinado.
- Expectativas pouco realistas do paciente.

PLANEJAMENTO PRÉ-OPERATÓRIO

É importante avaliar o paciente no pré-operatório e identificar a causa do posicionamento incorreto da pálpebra inferior. O paciente apresenta frouxidão da pálpebra inferior com ou sem encurtamento por retração palpebral inferior e lamelar anterior? Em casos de frouxidão isolada da pálpebra inferior, uma cantoplastia da faixa tarsal lateral realizada sozinha pode ser suficiente para fornecer um resultado estético apropriado. Quando o encurtamento da lamela anterior está presente, o recrutamento da lamela anterior por meio da ressuspensão do terço médio pode ser necessário. Casos muito graves de encurtamento da lamela anterior podem necessitar de enxerto cutâneo. Pacientes com retração da pálpebra inferior também podem precisar de enxerto lamelar posterior, além de uma cantoplastia com faixa tarsal lateral. Vários substratos podem ser utilizados, mas os autores geralmente preferem o enxerto autólogo do palato duro em casos moderados a graves. Os aloenxertos, como o enxerto com Alloderm®, podem ser suficientes para casos de retração leve a moderada da pálpebra inferior.

Além disso, é importante examinar o paciente para:

- Posição do ângulo cantal lateral.
- Posição da pálpebra inferior (MRD2).
- Alterações na posição da pálpebra que ocorreram com a idade. É sempre válido avaliar as fotografias do paciente antes da condição patológica para evitar a hipercorreção pós-operatória do ângulo cantal lateral.

TÉCNICA CIRÚRGICA

Técnica cirúrgica: técnica de suspensão tarsal para reparo do posicionamento incorreto da pálpebra inferior

As etapas gerais da técnica de suspensão tarsal lateral são incluídas a seguir:

- Anestesia local.
- Cantotomia lateral.
- Cantólise inferior.
- Liberação do septo orbital.
- Desenvolvimento da faixa.
- Abertura de uma fenda periosteal.
- Reinserção da faixa.
- Ressustentação da faixa.
- Reparo do ângulo cantal lateral.
- Fechamento da incisão cutânea lateral.

Uma lâmina de número 15 é utilizada para criar uma incisão cantal lateral de aproximadamente 1 cm em uma prega cutânea esteticamente satisfatória (Fig. 5.1). Com a tração ascendente no aspecto lateral da pálpebra inferior, o

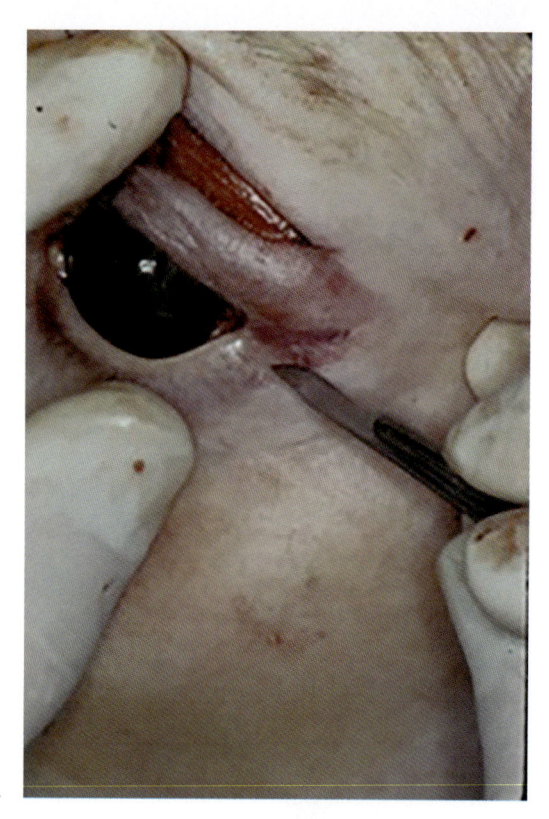

FIGURA 5.1
Incisão cantal lateral.

ramo inferior do tendão cantal é seccionado com uma tesoura de Stevens (Fig. 5.2). A tesoura é direcionada postero-medialmente e o septo orbital é liberado com a dissecção cortante (Fig. 5.3).

Em seguida, a faixa tarsal é preparada pela divisão da pálpebra lateral ao longo da linha cinza, tomando-se cuidado para evitar o corte no tarso (Fig. 5.4). A seguir, uma incisão horizontal é feita ao longo da borda inferior da placa tarsal para separar os retratores da pálpebra inferior e conjuntiva. A conjuntiva na junção mucocutânea é removida por raspagem com uma lâmina 15 (Fig. 5.5). O raciocínio é que é difícil visualizar onde a pele queratinizada começa e termina. A conjuntiva é um epitélio não queratinizado e não necessita de remoção da superfície posterior da pálpebra. A superfície queratinizante na junção mucocutânea, se enterrada no ângulo cantal, pode produzir desconforto pela presença de corpo estranho; portanto, é removida.

Para determinar o comprimento da faixa, a borda terminal da faixa tarsal é pinçada e puxada lateral e ligeiramente na posição superior em direção ao tubérculo de Whitnall até que a altura, tensão e contorno adequados sejam alcançados. Deve-se prestar atenção para confirmar a posição correta do ponto lacrimal. Com um olho saliente, um vetor negativo ou uma órbita rasa a pálpebra pode causar uma depressão linear ou "rede" sob o globo, se a faixa for colocada muito baixa na borda orbital temporal superior. Nessas circunstâncias, a suspensão tarsal é colocada em posição mais elevada do que o usual para evitar a formação dessa depressão linear sob o globo.

Uma fenda periosteal é indiretamente aberta na face interna da borda orbital lateral com uma lâmina de número 15 (Fig. 5.6). Os tecidos moles são empurrados com um *swab* para sentir, de forma indireta, a borda orbital lateral. Isso cria uma adesão em "chave-fechadura", de modo que a faixa se encaixa no sulco dentro da abertura do periósteo.

A faixa tarsal é então fixada ao periósteo no aspecto interno da borda orbital lateral com uma sutura Polydek® 4-0, com agulhas ME-2, de braço duplo. Embora o cirurgião possa utilizar outra sutura para a fixação periosteal da

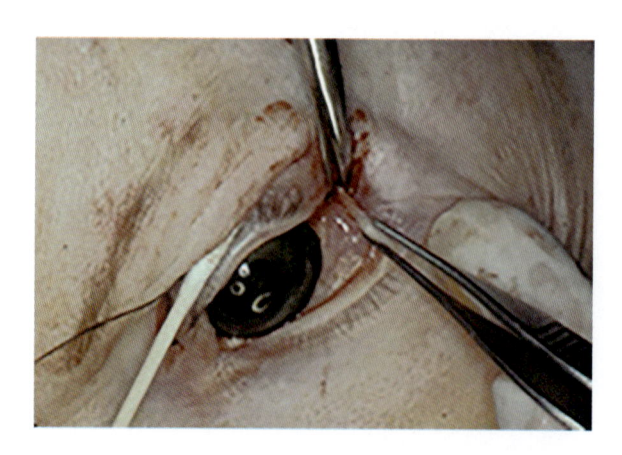

FIGURA 5.2
Cantólise inferior.

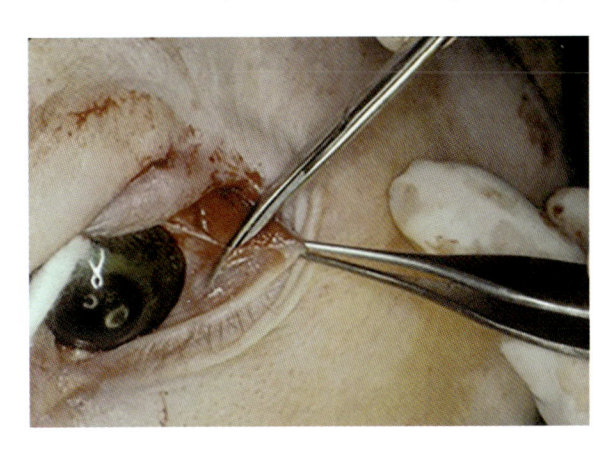

CAPÍTULO 5 Cantoplastia com Faixa Tarsal (*Tarsal Strip*)

FIGURA 5.3
Liberação do septo orbital. Observar a capacidade de afastar totalmente a pálpebra inferior do globo secundária à liberação completa do ramo inferior do tendão cantal e do septo orbital.

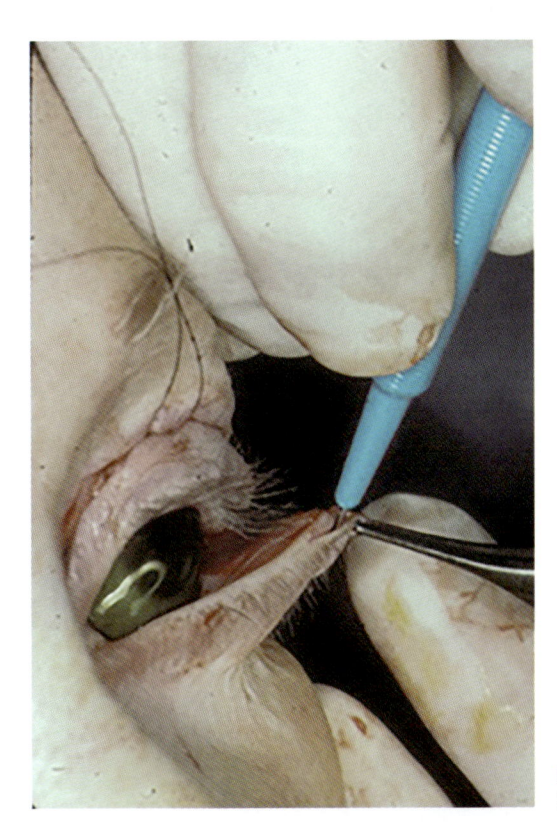

FIGURA 5.4
Separação da lamela anterior e da lamela posterior.

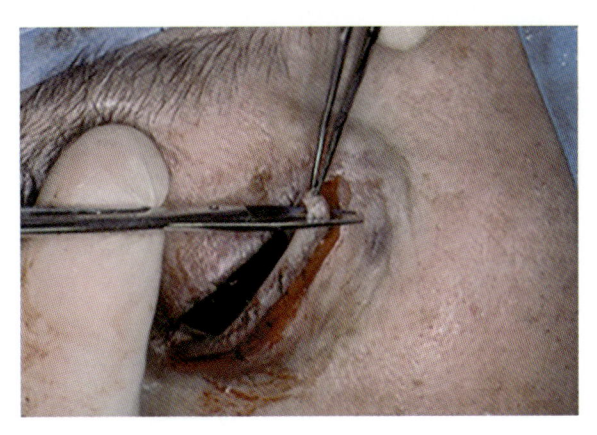

FIGURA 5.5
Realização da faixa tarsal lateral.

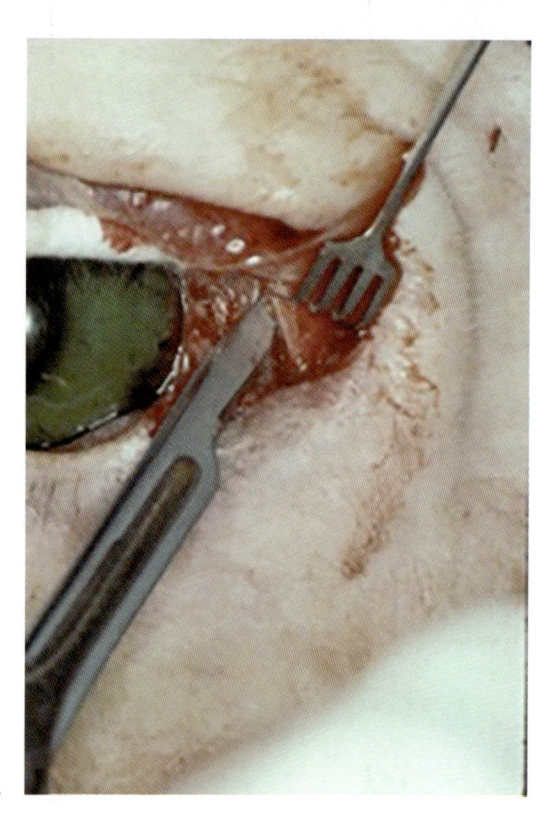

FIGURA 5.6
Abertura da fenda periosteal.

faixa tarsal, recomenda-se uma sutura que tenha uma agulha semicircular de braço duplo (*p. ex.*, ME-2 ou P2) para a fixação adequada do periósteo dentro da borda orbital. A primeira agulha sutura a porção superior da faixa tarsal, enquanto a segunda agulha é colocada pelo tarso inferior. A sutura superior é primeiramente fixada e utilizada para envolver o periósteo no aspecto interno da borda no interior do sulco. A altura e o contorno da pálpebra são avaliados, puxando-se a sutura superior. Se necessário, a sutura pode ser retornada e repassada para melhorar o contorno ou altura. Uma hipercorreção leve na tensão e altura é desejável para permitir o relaxamento discreto do tecido no período inicial de pós-operatório. A sutura tarsal inferior é então passada de modo similar, aproximadamente 2 a 3 mm abaixo do braço superior da sutura (Fig. 5.7).

A sutura Polydek® deve ser cortada próxima do nó. Qualquer Polydek® exposta é propensa à externalização e criação de cistos de inclusão ou mesmo uma fístula posteriormente direcionada à fixação periosteal. Uma segunda sutura (sutura absorvível, como a agulha P3 de polidioxanona-PDS 4-0) é então utilizada para proteger mais a fita

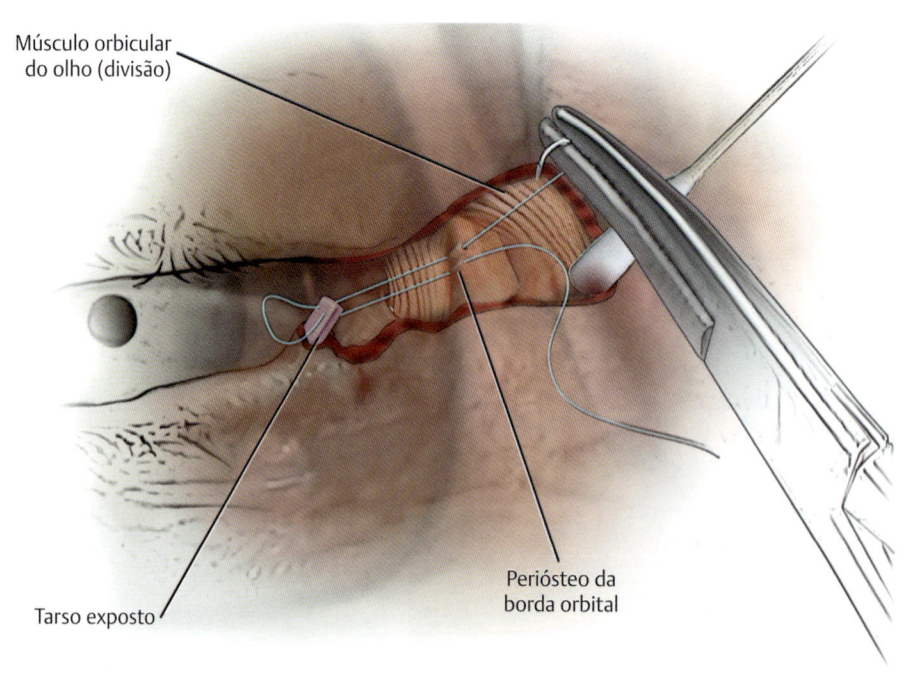

FIGURA 5.7 Fixação da faixa no periósteo.

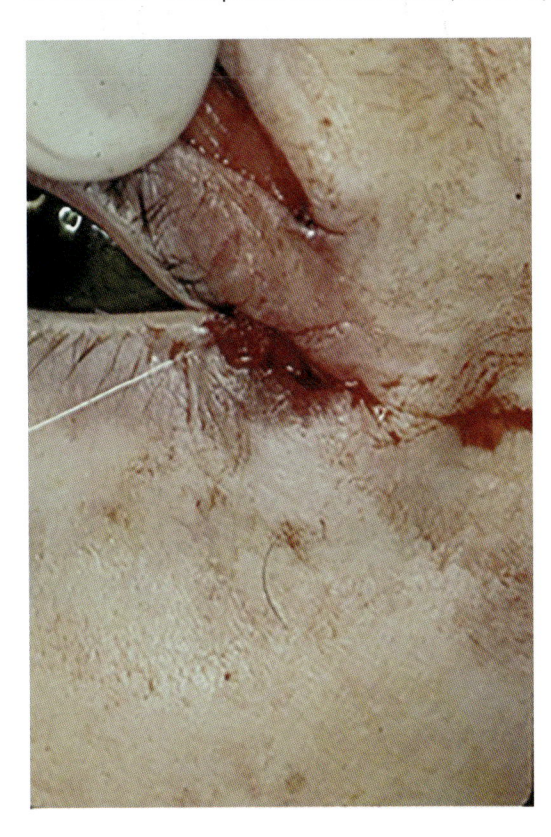

FIGURA 5.8
Refixação da faixa. Observar que a sutura Polydek® não é visível após a colocação da sutura de polidioxanona.

tarsal (técnica de "cinta e suspensório") e para sepultar a sutura Polydek® subjacente (Fig. 5.8). Esta segunda sutura permite mais refinamento da curva ascendente da pálpebra lateral pelo movimento ou deslocamento da segunda sutura superiormente ou inferiormente ao longo da borda orbital.

Uma vez que a faixa lateral é suspensa apropriadamente, deve-se dar atenção à porção lateral da pálpebra inferior para identificar qualquer prolapso de tecido adiposo orbital ou dobramento do músculo orbicular que pode ter sido criado com o retroposicionamento do globo em decorrência da tensão na pálpebra inferior recém-posicionada. O tecido adiposo orbital herniado ou o músculo orbicular pregueado pode ser reduzido, utilizando-se um gancho de pele para a retração. Isso deve ser feito cuidadosamente para que as suturas do canto lateral não sejam rompidas.

O fechamento começa com o reparo de um ângulo agudo cantal lateral. A comissura lateral é realinhada ao longo da margem palpebral utilizando sutura crômica 6-0 (Fig. 5.9). A pele lateral é então fechada tanto com a sutura de seda 6-0 ou crômica 6-0.

CONDUTA PÓS-OPERATÓRIA

O cuidado pós-operatório imediato geralmente é mínimo. Compressas de gelo são aplicadas frequentemente nas primeiras 48 a 72 horas. As suturas na pele são removidas até o sétimo dia de pós-operatório. O ponto único de seda no ângulo cantal lateral deve ser mantido por 8 a 9 dias, já que o tarso não adere antes desse período. Pacientes devem evitar levantamento de peso, sobrecarga ou atividade física por duas semanas após cirurgia. Todos os pacientes devem evitar puxar mecanicamente para baixo sua pálpebra ou tentar esfregá-la em direção descendente ao instilar colírios ou colocar lentes de contato.

COMPLICAÇÕES

O sangramento e a infecção são complicações raras da cantoplastia com faixa lateral. Deve-se tomar cuidado para obter a hemostasia intraoperatória, e a pálpebra bem vascularizada ajuda a reduzir a taxa de infecção pós-operatória. A colocação cuidadosa de lentes protetoras da córnea no intraoperatório previne o dano ao globo ocular e a abrasão da córnea durante a cirurgia. Se o dano ao globo é suspeito, recomenda-se a avaliação imediata por um oftalmologista.

Apresentar dor pós-operatória ou desconforto na área da fixação periosteal tarsal é normal; isso geralmente se resolve ao longo de semanas a meses. Os granulomas induzidos por fios de sutura são incomuns e podem tanto ser tratados com injeções de esteroides intralesionais ou excisão. A assimetria da pálpebra inferior ou anormalidades no contorno podem ocorrer e a prevenção pode ser otimizada por avaliação pré-operatória e intraoperatória cuidadosa.

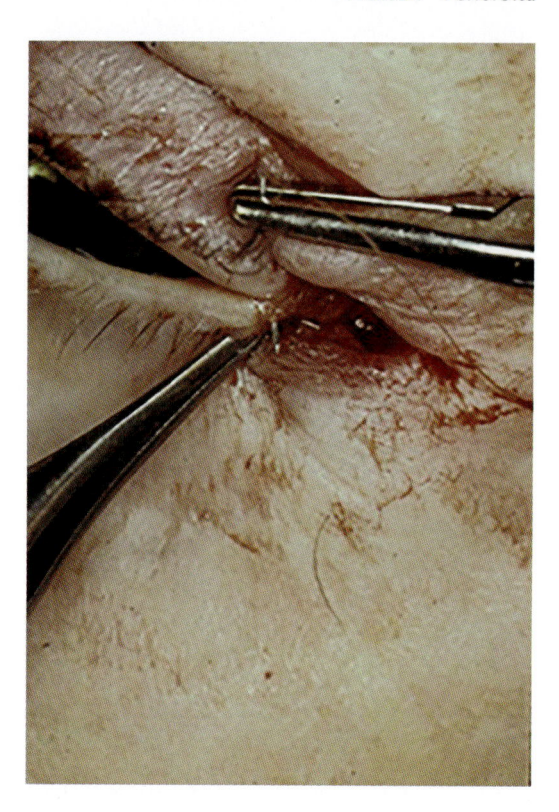

FIGURA 5.9
Reparo do ângulo cantal lateral.

O exame intraoperatório deve avaliar a simetria nos contornos da pálpebra inferior e a tensão. Em casos de assimetria pós-operatória, a pálpebra com a posição cantal lateral mais elevada pode ser massageada gentilmente ou esticada para baixo, se necessário.

DICAS

- É importante identificar a causa do posicionamento incorreto das pálpebras inferiores no pré-operatório. Casos de frouxidão das pálpebras inferiores respondem bem à cantoplastia com faixa tarsal lateral; por outro lado, alterações cicatriciais necessitam de recrutamento da lamela anterior adicional. A retração cicatricial da pálpebra inferior ou ectrópio, como observada em alguns pacientes em pós-operatório de blefaroplastia, frequentemente se agrava com um vetor negativo. Pacientes com retração da pálpebra inferior ou ectrópio também podem necessitar de enxerto lamelar posterior para auxiliar na retração da pálpebra.
- Durante o intraoperatório, a lise do ramo inferior do ângulo cantal lateral é realizada de forma mais adequada pelo tato. A tração é colocada na pálpebra inferior para permitir que o cirurgião sinta a liberação do ramo inferior, quando é "palpado" com a tesoura, para identificar suas inserções tendinosas firmes no periósteo orbital. A cada corte pelo ramo inferior, o cirurgião deve sentir a liberação da pálpebra inferior. Em casos de cirurgia prévia, também pode ser necessário liberar o tecido cicatricial ao redor do tendão para permitir uma mobilização adequada.
- Muitas vezes, uma técnica de cantoplastia com faixa lateral agravará a herniação dos compartimentos de tecido adiposo da pálpebra inferior, especialmente o compartimento de tecido adiposo lateral. Com o intuito de permitir um resultado estético ideal, o cirurgião deve identificar tal herniação e tentar remover cuidadosamente a bolsa de tecido adiposo pela incisão transconjuntival, lateralmente, já realizada para a cantoplastia.
- A fim de otimizar a cicatrização pós-operatória da incisão, o ângulo cantal lateral deve ser fechado primeiramente pela porção lateral em uma abordagem dirigida medialmente em direção ao ângulo cantal lateral. O excesso de tecido pode ser "ordenhado" em direção ao ângulo cantal e, como resultado, a fibrose ou excesso de tecido pode ser dirigido em direção ao canto.
- O paciente deve parecer discretamente hipercorrigido imediatamente no pós-operatório. Ao longo das fases da cicatrização, espera-se que o ângulo da pálpebra inferior tenha uma queda para uma posição mais "natural".

DIFICULDADES

- É importante evitar múltiplas tentativas de passar a sutura pela faixa tarsal. Diversas tentativas podem resultar na redução da integridade da faixa tarsal e "cisalhamento" da sutura.
- A fixação adequada da faixa tarsal no periósteo é essencial. A fixação do periósteo é confirmada quando o cirurgião avalia a sutura e sua capacidade de não ceder a uma firme tração a partir da borda orbital. Recomenda-se repassar a sutura no periósteo, se for observado que existe qualquer fraqueza nela.

- Se a faixa tarsal não está fixada no interior da borda orbital, mas sim colocada anteriormente (ao longo da borda), a pálpebra lateral pode se tornar incorretamente posicionada e resultar em ectrópio. O cirurgião deve certificar-se de visualizar a fixação da sutura no aspecto interno da borda orbital. Notar que a fixação correta do tendão cantal lateral é profunda em relação à borda em aproximadamente 5 mm.
- O fechamento cantal lateral adequado permite a formação do ângulo cantal lateral ideal e previne a pálpebra superior da sobreposição no período pós-operatório.

INSTRUMENTOS QUE DEVEM ESTAR DISPONÍVEIS

- Bandeja cirúrgica oculoplástica padrão.
- Tesouras de tenotomia de Steven.
- Pinça de Castroviejo 0,5.

AGRADECIMENTO

O autor gostaria de reconhecer Christopher I. Zoumalam, MD, por suas contribuições excepcionais na escrita deste capítulo. Seu trabalho na redação, edição e criação das figuras deste capítulo é imensamente apreciado, e, sem o mesmo, este capítulo não teria sido possível.

LEITURAS SUGERIDAS

Anderson RL, Gordy DD. The tarsal strip procedure. *Arch Ophthalmol* 1979;97:2192–2196.
Lisman RD, Lelli GJ Jr. Tarsal strip canthoplasty. In: Aston SJ, Steinbrech DS, Walden JL, eds. *Aesthetic plastic surgery*. London: Elsevier, 2009.
Lisman RD, Rees T, Baker D, et al. Experience with tarsal suspension as a factor in lower lid blepharoplasty. *Plast Reconstr Surg* 1987;94(6):671–681.
Ortiz-Monasterio F, Rodriquez A. Lateral canthoplasty to change the eye slant. *Plast Reconstr Surg* 1985;75(1):1–10.
Tenzel RR. Treatment of lagophthalmos of the lower lid. *Arch Ophthalmol* 1969;81:366–368.
Whitaker LA. Selective alteration of the palpebral fissure form by lateral canthopexy. *Plast Reconstr Surg* 1984;74(5):611–619.

6 BLEFAROPLASTIA EM PACIENTES ORIENTAIS

William P. Chen

INTRODUÇÃO

O termo cirurgia da pálpebra dupla é utilizado para descrever o procedimento que adiciona um sulco palpebral superior a uma pálpebra na qual o sulco está ausente. É um procedimento estético muito popular em mulheres asiáticas de todas as idades. Eu criei primeiramente a expressão "Blefaroplastia em pacientes orientais", em 1987, na tentativa de definir as habilidades necessárias e as dificuldades observadas para realizar a cirurgia primária e de revisão em pacientes orientais. Ao longo do caminho, várias terminologias, que são mais precisas na área de oftalmologia, foram desenvolvidas. Eu descreverei minha técnica, que é uma abordagem com incisão externa.

HISTÓRIA

A percepção comum de que todos os asiáticos ou orientais apresentam pálpebra única sem um sulco é incorreta. Há uma incidência de aproximadamente 50% dos asiáticos de etnia Han que apresentam o sulco palpebral (chineses, coreanos, japoneses). O sulco, quando presente, tende a ser localizado aproximadamente entre 6,5 a 7,5 mm dos cílios superiores. A visão anatômica atual dos aspectos de diferenciação de uma pálpebra superior com sulco *versus* uma pálpebra sem sulco, em orientais, parece ser a presença ou ausência de interdigitações terminais das fibras aponeuróticas do músculo levantador nas fibras e nos septos intermusculares do orbicular pré-tarsal do olho, localizadas em uma área ligeiramente abaixo ou ao longo da borda superior da placa tarsal (borda tarsal superior).

EXAME FÍSICO

Existem duas variantes principais do sulco asiático:

- O sulco nasal afunilado (Fig. 6.1) é um sulco de implantação baixa que corre paralelamente à margem ciliar sobre a porção central e lateral da pálpebra superior, enquanto que, ao longo do terço médio, converge para dentro em direção ao canto medial, muitas vezes misturando-**se** em uma pequena prega cantal medial étnica da pele palpebral superior.
- O sulco paralelo (Fig. 6.2) corre paralelamente à borda ciliar ao longo de sua extensão total e, em sua seção medial, simplesmente corre independentemente e acima de qualquer prega cantal medial residual.

    A maioria dos indivíduos observados em nossa prática deseja a colocação **permanente** de um sulco palpebral de **aparência asiática, natural**. Os achados característicos a seguir são aqueles que eles podem apresentar, embora não necessariamente tendo todos os aspectos listados abaixo:

- Um excesso leve a moderado de pele na pálpebra superior manifestando-se como olhar encoberto.
- A plenitude da pálpebra superior, principalmente ao longo da porção pré-septal da pálpebra; provavelmente em decorrência do excesso relativo de posicionamento inferior de tecido adiposo pré-aponeurótico (e às vezes, em menor grau, o tecido adiposo pré-septal, assim como a plenitude pré-tarsal).

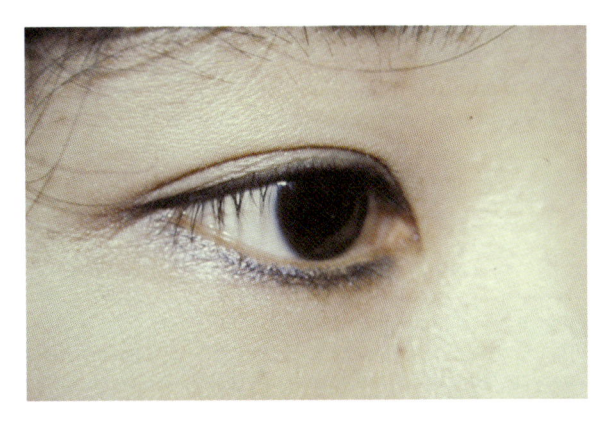

FIGURA 6.1
Prega afunilada na porção nasal.

- Uma ausência de sulco ou uma mistura de sulco parcial ou incompleto, com assimetria entre as duas pálpebras.
- Podem apresentar um sulco cantal medial da pele palpebral superior.
- Direção inferior secundária dos cílios da pálpebra superior.
- Podem manifestar ptose latente não diagnosticada clinicamente em um ou ambos os lados.
- Pseudoesotropia (desvio para o centro ou leve cruzamento para dentro dos olhos).

INDICAÇÕES

Um bom candidato é um indivíduo orientado, motivado, que apresenta alguns dos achados descritos anteriormente e que deseja adicionar um sulco, por um motivo válido. Geralmente, meus pacientes fazem alguma pesquisa quanto as suas próprias necessidades e devem ser capazes de expressar claramente o que desejam. Isto é preferível quando comparado com um indivíduo que deseja que o médico tome as decisões por ele. Os pacientes devem compreender que os resultados cirúrgicos individuais podem não ser precisos e não são completamente previsíveis ou garantidos.

CONTRAINDICAÇÕES

- Pacientes com expectativas irreais.
- Pacientes que esperam cicatrização instantânea.
- Pacientes com ideias variáveis.
- Pacientes que não parecem compreender a orientação pré-operatória em relação aos cuidados pós-operatórios necessários.
- Pacientes que são fortemente influenciados por outros em relação às suas decisões, incluindo membros da família, seja qual for a idade.
- Pacientes com história significativa de formação de queloide ao redor de áreas perioculares, bem como doenças dermatológicas que apresentam uma incidência elevada de imprevisibilidade na formação da prega.

PLANEJAMENTO PRÉ-OPERATÓRIO

- Histórico e exame detalhado do paciente no consultório médico, com observação dos tamanhos da fissura palpebral, quaisquer achados oftálmicos incomuns, como ptose, função lacrimal e olhos secos ou uso de lentes de contato.
- Discussão sobre os objetivos e expectativas.

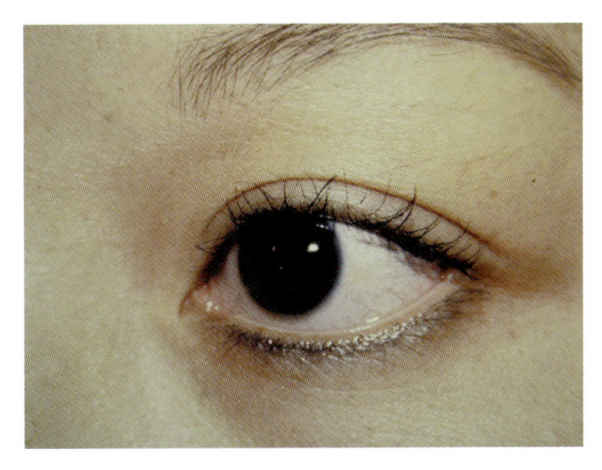

FIGURA 6.2
Prega paralela.

- Discussão sobre a altura e forma do sulco; formular um plano mutuamente acordado. Documentar isso na ficha clínica.
- Assinatura do consentimento informado para blefaroplastia primária em pacientes asiáticos, ou tentativas de revisão (na blefaroplastia de revisão em orientais, é necessário listar exatamente o que está envolvido).
- Fotos pré-operatórias de achados primários, assim como cicatrizes palpebrais anteriores, se for uma cirurgia de revisão.
- Examinar novamente logo antes da cirurgia.

TÉCNICA CIRÚRGICA

- Os analgésicos orais adequados utilizados como pré-medicação (um comprimido de Vicodin® e sedativo; 5 a 10 mg de Valium®) são administrados 1 hora antes da cirurgia. O acesso intravenoso é iniciado. A pele da pálpebra superior é infiltrada com xilocaína a 2%, contendo adrenalina em diluição 1:100.000, ao longo da linha de incisão. (Uma agulha com calibre #30 é utilizada e o volume injetado é raramente acima de 0,5 a 0,75 mL em cada pálpebra). Após um período de 5 minutos para a dispersão da solução anestésica, a face superior e as pálpebras são limpas, preparadas e cobertas. O paciente é colocado em posição supina e monitores cardíacos, além de sensores de oximetria de pulso, são aplicados.
- Marcação — Atenção é centrada no olho direito. Um escudo protetor corneal preto para o olho é aplicado sobre o globo direito. A placa tarsal da pálpebra superior é evertida (Fig. 6.3) e um compasso é utilizado para medir a altura vertical da porção central da placa tarsal (geralmente entre 6,5 e 8 mm). A pálpebra é devolvida para a sua posição normal e o corante azul de metileno é utilizado para marcar o ponto central da incisão no sulco, geralmente em torno de 7 mm dos cílios. Se a forma do sulco escolhido era um sulco nasal afunilado, a marcação do sulco é unida em direção ao canto medial. Para um desenho da forma do sulco paralelo, o cirurgião deve fazer um esforço consciente para manter-se paralelo à linha do cílio conforme se aproxima do canto medial.
- Incisão cutânea — Em geral, um segmento de pele medindo cerca de 2 mm centralmente, 2,5 mm lateralmente e 1 mm medialmente é incluído nas linhas de incisão. Isso irá variar dependendo dos achados clínicos. A incisão com a profundidade da pele é feita utilizando uma lâmina Bard-Parker número 15 (Fig. 6.4). Atenção a precisão e posicionamento repetitivo do tecido palpebral é garantida.
- Transecção através do músculo orbicular — Quando o músculo orbicular é observado, o controle da exsudação capilar é realizado utilizando o cautério bipolar. As camadas musculares são, então, cuidadosamente atravessadas por uma lâmina cirúrgica ou cautério monopolar de corte em configuração de baixa energia (que é a minha preferência). A ponta do cautério é intencionalmente biselada superiormente ao longo do orbicular, de forma que o septo orbital seja alcançado em um nível ligeiramente mais elevado a partir da borda tarsal superior. É mais provável que a ponta do cautério atinja o coxim de tecido adiposo pré-aponeurótico primeiramente em vez de lesionar a aponeurose do músculo levantador com essa manobra, e permita que se identifique prontamente o espaço pré-aponeurótico (Fig. 6.5).
- Abertura do septo orbital — Quando o tecido adiposo pré-aponeurótico é visualizado, geralmente ele é flutuante, e, quando atingido, facilmente apresenta prolapso em pequenas fendas no septo orbital (isso pode não ser tão facilmente visto em idosos). O septo é aberto horizontalmente com uma tesoura romba (de Westcott), evitando-se os vasos sanguíneos nos coxins de tecido adiposo ou a aponeurose do músculo levantador logo abaixo (Fig. 6.6).
- Tratamento do coxim de tecido adiposo — A faixa de pele-músculo ligada a duas incisões cutâneas é retraída inferiormente utilizando um retrator de Blair. Se o tecido adiposo pré-aponeurótico está sobreposto ao longo da borda tarsal superior, onde a construção do sulco será feita, ele pode ser parcialmente removido (não mais do que 20%) (Fig. 6.7). Se o tecido adiposo não é abundante, é melhor preservá-lo, liberando-o e permitindo que seja reposicionado superiormente no sulco. Essa manobra frequentemente parece facilitar consideravelmente o mecanismo de deslizamento (plano de deslizamento) do levantador em relação à lamela anterior da pele, permitindo que o sulco palpebral se invagine dinamicamente contra uma camada de pele-músculo pré-septal passivamente relaxada que forma a prega palpebral.

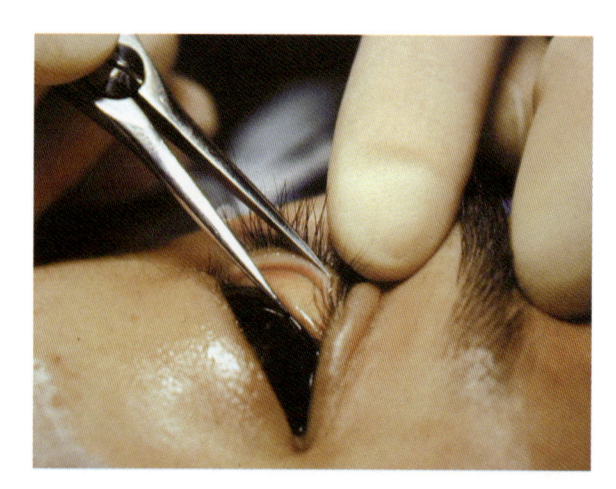

FIGURA 6.3
Eversão da pálpebra superior e medida da placa tarsal com um compasso.

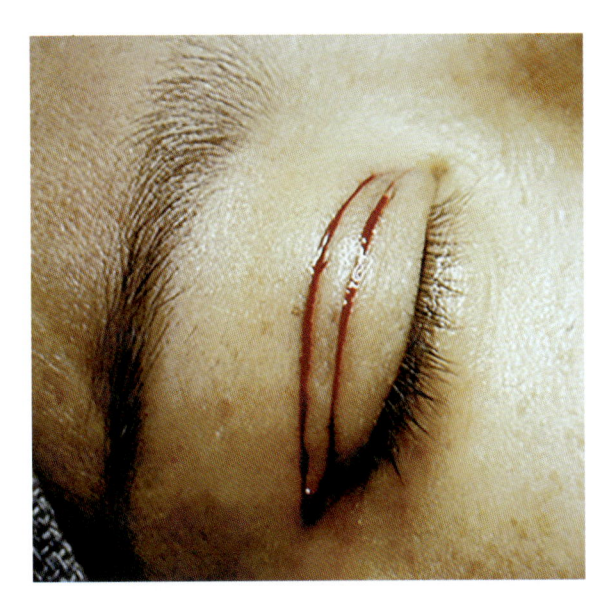

FIGURA 6.4
Incisão apenas na pele. Aumento nas medidas de 1 a 2 até 2,5 mm em direção medial a lateral.

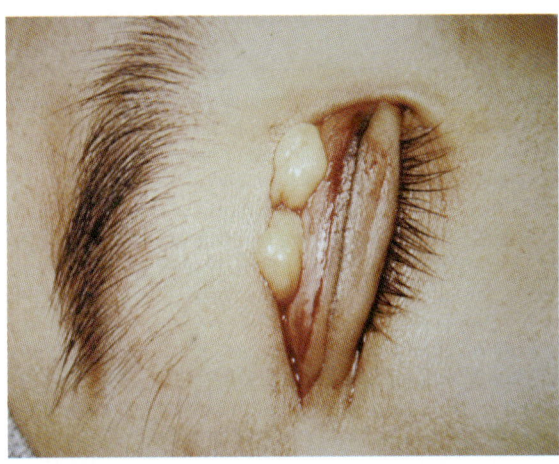

FIGURA 6.5
Transecção pelo orbicular do olho e visualização direta dos coxins de tecido adiposo pré-aponeuróticos.

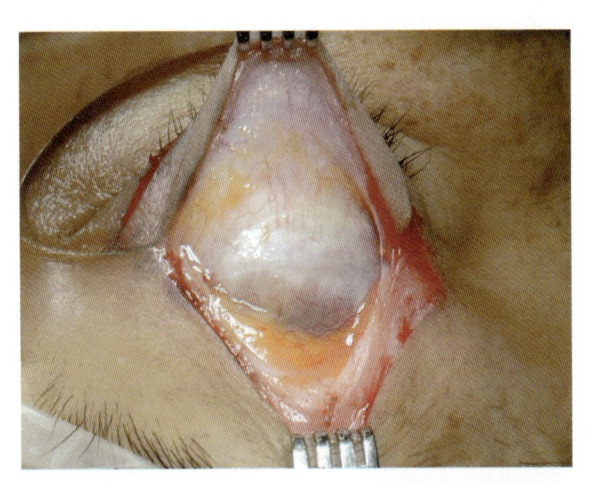

FIGURA 6.6
Abertura horizontal do septo orbital.

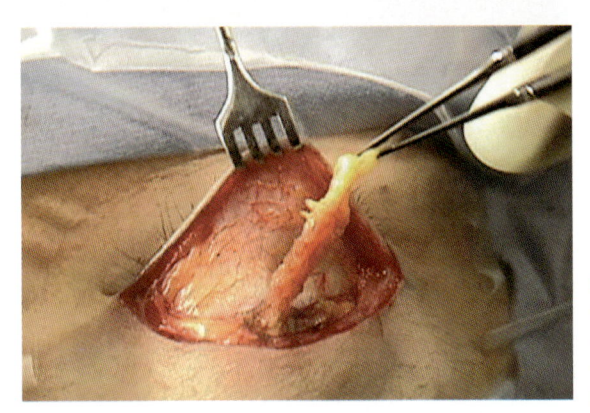

FIGURA 6.7
Remoção parcial do coxim de tecido adiposo pré-aponeurótico que está sobreposto à placa tarsal e prejudica a colocação das futuras suturas de pele-levantador-pele.

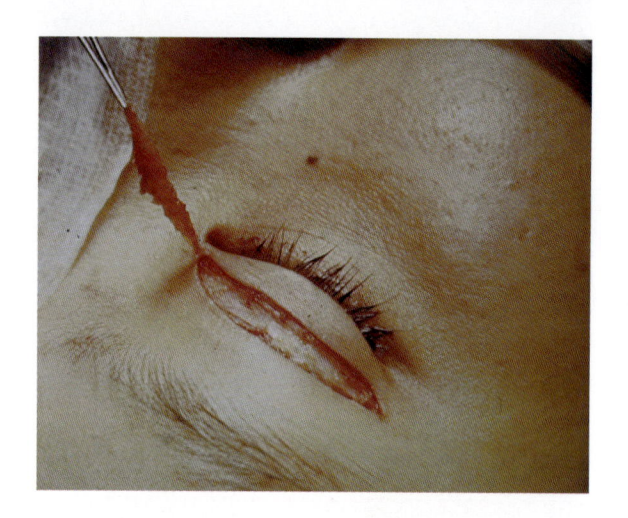

FIGURA 6.8
Excisão da pele e fragmento trapezoidal do orbicular do olho e um fragmento do septo orbital.

- Retirada da faixa de pele-músculo — A pequena faixa de pele pré-septal e músculo orbicular do olho (2 mm de pele mais um fragmento ligeiramente maior de músculo pré-septal logo acima do tarso superior) é removida utilizando o cautério para corte (Fig. 6.8). É uma manobra eficiente e precisa. Com a incisão da pele no sulco palpebral e apenas duas etapas adicionais (primeiro vetor biselado superiormente através do orbicular e do septo, segundo vetor através do orbicular ao longo da borda tarsal superior), é possível completar uma excisão uniforme e em forma de bisel dessas camadas: a pele e o orbicular do olho como um fragmento trapezoidal e o fragmento do septo orbital suprajacente aos 4 a 5 mm distais da aponeurose do músculo levantador.
- Reposicionamento do plano tecidual — Esta é a etapa mais subvalorizada na blefaroplastia superior em geral. Depois das etapas anteriores, é essencial liberar os campos cirúrgicos da fronte e reposicionar as camadas anteriores de pele-músculo adequadamente em relação à aponeurose subjacente. Isso evita a definição de uma altura exagerada para o sulco, a indução de ptose secundária, um lagoftalmo no olhar para baixo e uma sobrancelha arqueada para cima secundária como uma reação compensatória. Em casos de revisão, esse reajuste permite algum recrutamento de pele e introduz tecidos moles adicionais para preencher parcialmente qualquer sulco profundo causado pela excisão de tecido adiposo, associada à blefaroplastia agressiva prévia.
- Fechamento da ferida e construção do sulco — Eu utilizo suturas de seda 6-0 que aplico a partir da margem cutânea inferior, realizando uma pequena passada pela aponeurose ao longo da borda tarsal superior, seguida pela borda cutânea superior e depois amarrada. Seis a sete pontos separados geralmente são empregados. O restante do espaço de pele é fechado com o fio Prolene® 7-0, *nylon* ou seda (Fig. 6.9). O escudo ocular para proteção da córnea é removido do olho direito e aplicado no olho esquerdo, onde o procedimento é repetido. Cada olho é irrigado com solução salina normal. O cirurgião verifica a simetria no sulco e faz qualquer ajuste necessário.

CONDUTA PÓS-OPERATÓRIA

O paciente aplica compressas geladas nas pálpebras superiores e é instruído para continuar colocando-as, assim como ficar em repouso na cama por um dia. O paciente pode tomar banho e sentar para fazer suas refeições no primeiro dia; aconselha-se que restrinjam os esforços físicos na primeira semana. A aplicação de pomada tópica com gentamicina-esteroide (Pred-G®, da Allergan) é realizada quatro vezes por dia durante uma semana. A remoção da sutura geralmente ocorre em uma semana. A Figura 6.10 mostra uma jovem paciente asiática antes e depois de dois meses do procedimento.

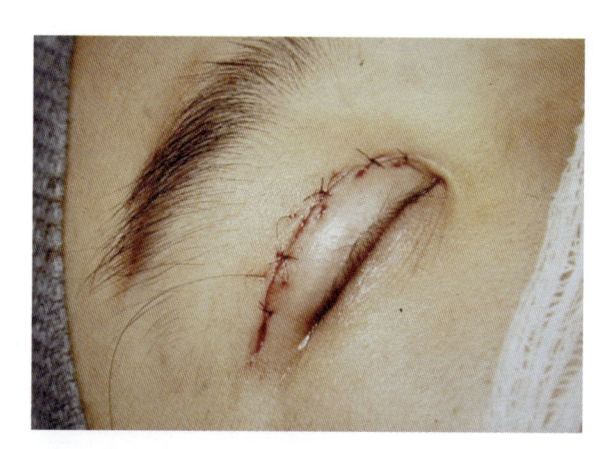

FIGURA 6.9
Colocação de pontos separados com fio de seda 6-0 no modo pele-levantador-pele. Fechamento adicional com fio de *nylon* 7-0.

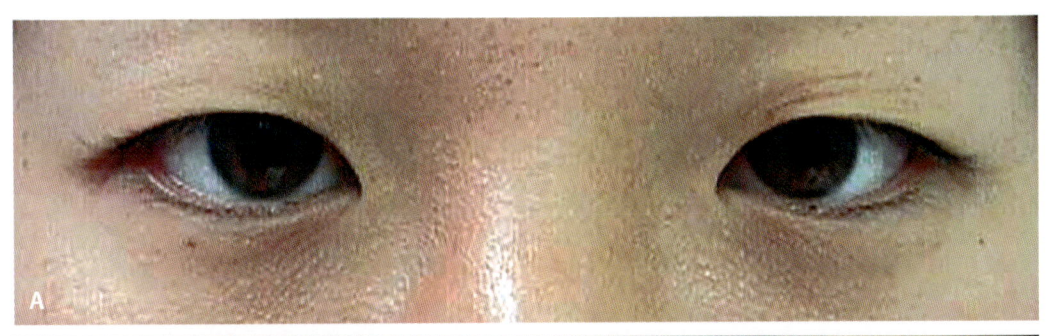

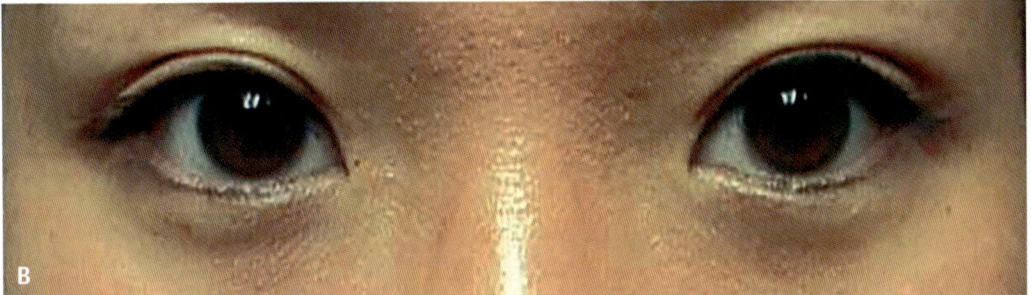

FIGURA 6.10 Imagens pré- e pós-operatórias (A, B).

COMPLICAÇÕES

Existem muitas situações em que os pacientes podem considerar seus resultados como subótimos ou, pior ainda, como complicações. Os resultados subótimos, na maioria das vezes, envolvem assimetrias e isso pode ser decorrente da formação insuficiente do sulco em um ou ambos os lados, formação de sulco parcial e discrepância na altura ou forma do sulco. Complicações envolvem a remoção excessivamente agressiva de pele, músculo, tecido adiposo ou ancoragem alta da indentação do sulco. A última é mais comum entre os praticantes mais antigos dessa arte.

Eu não abordei os métodos de sutura (métodos de ligação da sutura). Embora a maioria concorde que essas variações da cirurgia das pálpebras duplas sejam mais simples de realizar, elas apresentam seus próprios conjuntos de resultados subótimos, incluindo a queixa mais comum de desaparecimento do sulco após vários anos (ou meses), sensação de corpo estranho por suturas permanentes encobertas, que podem permanecer no lado posterior das pálpebras (anterior na superfície da córnea), ou de natureza médio lamelar e o aspecto estático no olhar para baixo. Do ponto de vista estético, esses resultados são considerados inaceitáveis.

RESULTADOS

Entre os cirurgiões, o consenso geral é que aproximadamente 15% a 20% dos casos primários realizados com métodos de incisão externa podem necessitar de revisão para retoque. Isso provavelmente está de acordo com a maioria dos procedimentos estéticos, embora os números possam ser bem menores em mãos experientes. Acredito que, quando uma marca de referência de alto grau é definida para recriar um sulco **permanente e natural (forma e altura)**, a técnica atual fornece o melhor controle desses parâmetros com incidência reduzida de complicações.

DICAS

- Definição pré-operatória acurada da altura e forma desejada do sulco.
- Um tratamento seletivo e em etapas de cada pálpebra.
- A dissecção sem trauma, a hemostasia precisa e a prevenção de lesão tecidual podem reduzir a distorção do tecido mole intraoperatório e permitir resultados mais confiáveis. Isso estabelece a orientação mais adequada e a geometria espacial da pele pré-tarsal semirrígida e do tarso (lamela posterior, com vetor pelo músculo levantador) em relação à pele pré-septal mais passiva e o orbicular (lamela anterior), quando as pálpebras estão abertas.
- A preservação do tecido adiposo pré-aponeurótico é a chave para preservar uma aparência asiática na pálpebra superior e prevenir um sulco superior afundado.

- O reposicionamento da pele da pálpebra e das estruturas da fronte em relação à lamela posterior previne a distorção do fechamento de pele-levantador-pele e do sulco resultante que é formado.
- A anastomose exata da aponeurose do levantador à incisão do sulco palpebral ao longo da borda tarsal superior assegura um sulco natural que é dinâmico e desaparece no olhar para baixo, ao contrário da técnica de pele-tarso-pele (sulco palpebral estático).

DIFICULDADES

- Um sulco palpebral alto (9 a 12 mm) ocorre se um cirurgião empiricamente aplica uma altura de sulco palpebral sem considerar a etnicidade.
- O sulco semilunar (em caucasianos) é raro em asiáticos e é o resultado mais comum e indesejado da cirurgia nos Estados Unidos.

INSTRUMENTOS QUE DEVEM ESTAR DISPONÍVEIS

- Bandeja cirúrgica de oculoplastia padrão.
- Tesouras Westcott com mola e ponta afiada.
- Tesouras Westcott com mola e ponta romba.
- Porta-agulhas de Castroviejo (reto).
- Pinça de 0,12, 0,30 e 0,50.

LEITURAS SUGERIDAS

Chen WPD. Concept of triangular, trapezoidal and rectangular debulking of eyelid tissues: application in Asian blepharoplasty. *Plast Reconstr Surg* 1996;97(1):212–218.

Chen WPD. The concept of a glide zone as it relates to upper lid crease, lid fold, and application in upper blepharoplasty. *Plast Reconstr Surg* 2007;119(1):379–386.

Chen WPD. Beveled approach for revisional surgery in Asian blepharoplasty. *Plast Reconstr Surg* 2007;120(2):545–552.

Chen WPD. Chapter 7 (Primary Asian blepharoplasty) and Chapter 15 (Revisional Asian blepharoplasty). In: Chen K, ed. *Color atlas of cosmetic oculofacial surgery, second edition, with DVD*. Butterworth-Heinemann/Elsevier Science, Ltd., 2010. ISBN: 07506-74229.

Chen WPD, Chen K. *The eyelid crease and double eyelid surgery*, 2013. An iBooks textbook, available through Apple's iTunes Store as a download file, readable on all Macintosh computer running the latest operating system Maverick, current iPad, iPhone and iTouch devices.

PARTE II: FRONTE E SUPERCÍLIO

7 FRONTOPLASTIA ENDOSCÓPICA

Marc H. Hohman

INTRODUÇÃO

A área periorbital é essencial para a expressão e comunicação facial não verbal, além do envolvimento crítico a social. Com o avanço da idade, os supercílios (sobrancelhas) caem em decorrência das forças gravitacionais, perda de elasticidade do couro cabeludo e do tecido da fronte (testa), além de contração muscular repetitiva. Essas alterações, combinadas com o desenvolvimento de rítides verticais e horizontais da fronte central e glabela, resultam em uma aparência cansada, pesada, sobrecarregada ou mesmo "zangada". Em pacientes com redundância lateral significativa, as deficiências no campo visual são frequentes. A perda de volume também ocorre, transformando uma face jovial, ovalada em uma mais retangular ou murcha.

Para rejuvenescer o terço superior da face de maneira eficaz, o cirurgião deve colocar o supercílio em uma posição ideal e até mesmo restaurar o volume perdido, quando indicado, enquanto mantém a harmonia com as pálpebras superiores e minimiza a formação de cicatrizes e a distorção da linha capilar.

A frontoplastia endoscópica com elevação dos supercílios tornou-se uma técnica bem estabelecida no rejuvenescimento facial superior. Primeiramente descrita por Isse em 1992, é preferida por pacientes e cirurgiões em decorrência de diminuição do comprimento da incisão, menos fibrose, risco reduzido de dormência, menos sangramento e uma recuperação mais rápida em comparação com as abordagens tricofíticas ou coronais tradicionais.

HISTÓRIA

Antes de realizar qualquer procedimento estético ou funcional, a motivação do paciente para a cirurgia, assim como suas expectativas, deve ser discutida. Com o paciente olhando para um espelho, a descrição das mudanças específicas que ele ou ela gostaria de efetuar possibilita que o cirurgião determine os objetivos do paciente e direcione um plano cirúrgico adequado.

Pacientes com ptose dos supercílios frequentemente apresentam problemas de aparência cansada, pesada ou zangada. Podem relatar insatisfação com as rítides profundas na glabela ou testa. Se a redundância lateral grave ou ptose palpebral está presente, o paciente provavelmente se queixará da restrição de campo visual. Muitas vezes, os pacientes solicitam apenas a blefaroplastia superior e deixam de reconhecer a contribuição da ptose dos supercílios na face envelhecida.

O cirurgião deve perguntar sobre tratamentos cirúrgicos, traumáticos ou minimamente invasivos realizados previamente, como uso de neuromoduladores ou preenchedores injetáveis, que podem afetar o exame clínico. Todas as cirurgias periorbitais e orbitais prévias devem ser documentadas, principalmente a blefaroplastia, que pode predispor o paciente ao lagoftalmo pós-operatório, caso a frontoplastia agressiva seja realizada.

Doenças sistêmicas que predispõem o paciente a resultados adversos devem ser identificadas durante a consulta inicial. Atenção especial deve ser dada às doenças de base tireoidianas, sintomas de alergia ou episódios recorrentes de edema palpebral sugestivos de blefarocalásia. Deve-se notar também a presença de doenças autoimunes, como artrite reumatoide, Sjögren ou miastenia grave. Talvez o mais importante seja a identificação de qualquer história de xeroftalmia, pois o planejamento cirúrgico pode precisar ser alterado para evitar a exacerbação do problema.

EXAME FÍSICO

Com o intuito de realizar uma frontoplastia endoscópica bem-sucedida, é essencial para o cirurgião ter uma compreensão precisa da anatomia facial e da estética da fronte e supercílios e da relação entre elas durante o exame clínico. O supercílio é uma estrutura que consiste em pele espessa com pelos, situada logo acima da pele fina da pálpebra superior. Em termos gerais, o supercílio masculino ideal está localizado na borda óssea supraorbital. O supercílio feminino ideal, como apresentado classicamente por Westmore, começa com o supercílio medial na linha do plano vertical da junção alar-facial e termina lateralmente em uma linha oblíqua delineada de ponto alar lateral até o canto lateral (Fig. 7.1). As extremidades lateral e medial do supercílio estão quase niveladas no plano horizontal, mas existe um grau variável de arco estético entre elas. A localização da porção mais alta do supercílio varia de acima do limbo lateral até acima do canto lateral com os ideais atuais localizados em algum lugar entre esses dois pontos. Existe uma variação nos ideais estéticos entre os grupos étnicos, mas as diferenças gerais entre as posições do supercílio feminino e masculino permanecem bastante consistentes. O supercílio é uma área naturalmente com pelos e as variações na preferência estética também podem afetar a quantidade e localização dos pelos nessa região. Entretanto, o sítio anatômico do supercílio é determinado unicamente pela posição do tecido mole espesso e não pela presença ou padrão de pelo. Isso é importante porque a forma da sobrancelha tem maior valor na determinação da estética do que sua elevação em relação à borda orbital.

O paciente deve ser examinado com a cabeça alinhada no plano horizontal de Frankfort e os olhos em posição primária do olhar. A ptose dos supercílios aparece quando o tecido mole pende por sobre a borda orbital, geralmente mais acentuada lateralmente. Isso faz com que os olhos pareçam cansados e com aspecto envelhecido. O examinador deve notar a textura e cor da pele e a posição dos supercílios. Muitos pacientes com dermatocalaze ou ptose dos supercílios compensam pela elevação dos supercílios e da fronte, o que resulta em rugas transversais acentuadas na testa (Fig. 7.2).

As rugas transversais assimétricas da testa podem indicar ptose ou supercílios assimétricos. Para determinar a posição natural dos supercílios, o paciente (ou a paciente) deve fechar seus olhos e relaxar completamente a testa. O examinador deve, nesse caso, aplicar uma tração descendente sutil no supercílio para simular o efeito da gravidade, liberando o supercílio e então instruindo o paciente a reabrir seus olhos lentamente e sem levantar os supercílios. Muitas vezes, para aqueles pacientes com hiperatividade do músculo frontal, o examinador pode precisar colocar a mão sobre a testa do paciente para manter o supercílio em uma posição neutra. Essa manobra frequentemente expõe a ptose dos supercílios e a dermatocalásia da pálpebra superior, bem como a ptose da pálpebra superior, se presentes. A palpação da borda supraorbital é útil para a determinação do grau de ptose do supercílio presente. É importante lembrar que muitas pacientes do sexo feminino alteram a quantidade ou padrão de pelo dos supercílios, mas isso não afeta a posição anatômica do supercílio. O cirurgião experiente determina onde o supercílio verdadeiro é posicionado durante a avaliação pré-operatória. A mobilidade da testa pode ser avaliada com o teste de deslizamento, no qual o examinador manualmente eleva o supercílio para a posição desejada; o ponto de elevação máxima é então planejado de acordo com as necessidades do paciente, geralmente no limbo lateral ou lateralmente a ele. Por fim, a concavidade temporal deve ser observada em caso de necessidade de aumento do volume realizado simultaneamente.

O cirurgião deve observar a posição da linha capilar utilizando o sistema de classificação de Norwood ou Ludwig. A distância da borda superior do supercílio até a linha capilar anterior deve ser de aproximadamente 5 cm e a distância do centro da pupila até a borda inferior do supercílio deve ser em torno de 25 mm. A distância entre as porções médias dos supercílios deve se aproximar da distância entre os cantos mediais. Assimetrias devem ser docu-

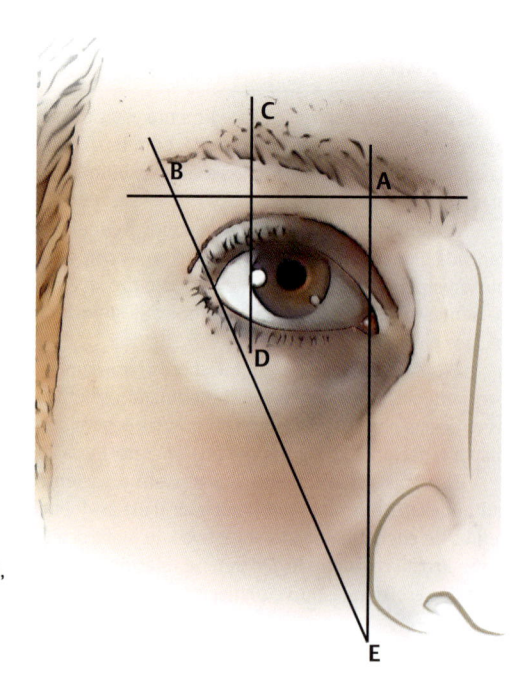

FIGURA 7.1
Pontos de referência principais para análise estética da fronte e supercílio incluem a curva do supercílio medial (A), a extremidade do supercílio lateral (B), a parte mais alta do arco do supercílio (C), o limbo lateral da córnea (D) e a junção alar-facial (E).

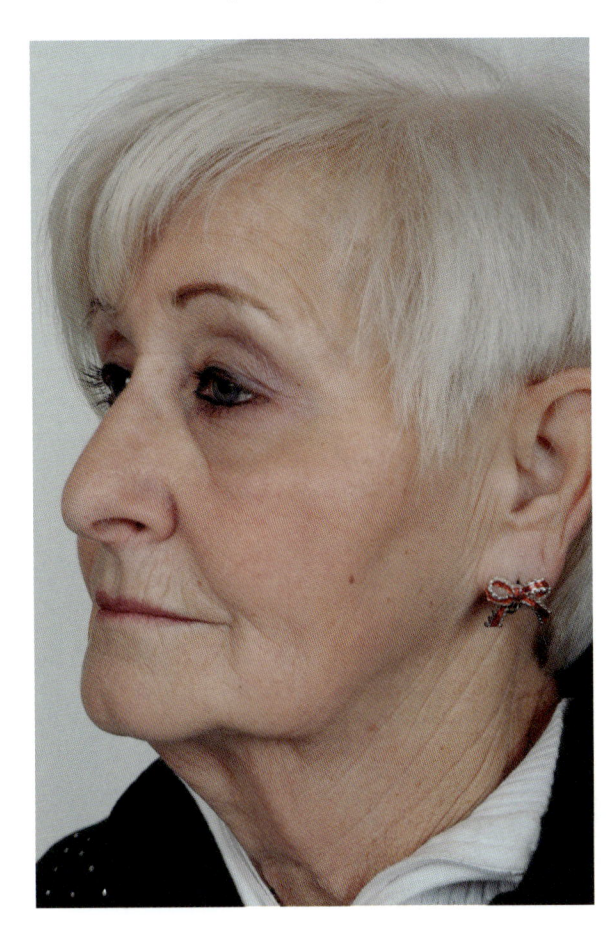

FIGURA 7.2
Músculo frontal hiperativo resultando em rítides transversais proeminentes na testa.

mentadas e demonstradas ao paciente no pré-operatório. A falha para reconhecer a assimetria antes da cirurgia pode resultar em correção inadequada e insatisfação do paciente.

A textura e qualidade da pele palpebral devem ser examinadas. A presença de pregas, cicatrizes e lesões deve ser observada, além da avaliação do excesso de pele, músculo, tecido adiposo ou glândulas lacrimais ptóticas. A análise acurada das pálpebras superiores e inferiores deve ser realizada com o supercílio em posição neutra. O ângulo cantal lateral deve ser agudo, com o canto lateral posicionado aproximadamente a 2 mm acima do canto medial. O sulco palpebral superior deve estar localizado 9 a 12 mm da margem central da pálpebra em mulheres e 8 a 10 mm em homens. Pacientes com ptose dos supercílios, muitas vezes, apresentam também excesso de pele palpebral, que pode ser facilmente abordado com blefaroplastias da pálpebra superior imediatamente após a frontoplastia endoscópica.

O reconhecimento da assimetria palpebral é fundamental quando se identificam pacientes com ptose. Existem muitas causas de ptose palpebral, mas frequentemente resulta da deiscência da aponeurose do levantador e manifesta-se com uma distância margem-reflexo 1 (MRD1) superior diminuída. A MRD1 é a distância do reflexo de luz na córnea até a margem palpebral superior e geralmente possui entre 3 e 4,5 mm. A desinserção da aponeurose do levantador também resulta em um sulco palpebral mais alto e mais profundo. Pacientes geralmente apresentam posições assimétricas dos supercílios com rítides transversais profundas no lado afetado como resultado da atividade excessiva do músculo frontal. Com uma MRD1 inferior a 2 mm, a obstrução do campo visual geralmente está presente e o reparo de ptose deve ser considerado e discutido com o paciente.

A pálpebra inferior deve ser investigada para entrópio, ectrópio e frouxidão excessiva. A posição do globo deve ser avaliada, pois o globo pró-ptótico pode provocar o aspecto de pele palpebral retraída e predispor o paciente ao lagoftalmo. Um globo retraído pode resultar em pseudoptose. Sempre que a posição incorreta do globo é observada, a intervenção cirúrgica deve ser adiada até que a etiologia apropriada seja identificada e tratada.

A avaliação de olhos secos é importante em todos os pacientes submetidos à cirurgia dos supercílios ou das pálpebras. Uma maneira simples de examinar a presença de olhos secos é perguntar se o paciente utiliza colírios hidratantes. Se os sintomas de olhos secos estão presentes, a produção de lágrimas deve ser analisada com o teste de Schirmer. Se a deficiência de filme lacrimal aquoso é encontrada, os sintomas de olhos secos podem necessitar de avaliação adicional e tratamento anterior à cirurgia. Pacientes com sintomas ou achados oculares significativos devem ser submetidos à avaliação formal por um oftalmologista antes de qualquer procedimento periorbital eletivo.

A avaliação dos nervos cranianos deve ser realizada com atenção particular aos ramos frontais e zigomáticos do nervo facial e o estado sensorial do primeiro ramo do nervo trigêmeo. Na condição em que a disfunção do nervo facial é identificada, consideração deve ser dada à realização tanto de elevação unilateral do supercílio no lado afetado ou uma elevação assimétrica do supercílio. O objetivo deve ser trazer o supercílio parético para dentro de 3 a 4 mm da altura do lado normal, se possível, dividindo a diferença entre posições de repouso e de elevação, o que minimizará a aparência da assimetria.

Na conclusão do exame físico, a fotografia pré-operatória deve ser realizada, tanto para o planejamento cirúrgico quanto para a documentação médico-legal. A revisão das fotografias antes da cirurgia revelará frequentemente achados sutis, como assimetria na posição, espessura ou forma do supercílio, que não foi aparente no exame físico inicial. As seguintes incidências são fotografadas, aproximadas na região periorbital e afastadas para enquadrar a face inteira: vista frontal em repouso, vista frontal com os olhos fechados levemente, vista frontal olhando para cima e vista frontal com supercílios elevados; as mesmas vistas devem ser documentadas em perfil. Todas as fotografias devem ser tiradas no plano horizontal de Frankfort para garantir a consistência da perspectiva.

INDICAÇÕES

- Ptose dos supercílios.
- Redundância da pálpebra lateral secundária à ptose do supercílio.
- Rugas na testa e na glabela.
- Deficiências no campo visual.

CONTRAINDICAÇÕES

- Aqueles pacientes com doença ocular não controlada ou problemas de saúde sistêmicos com predisposição ao risco anestésico não devem ser submetidos à cirurgia.
- Aqueles pacientes com expectativas irreais ou que esperam ganhos secundários não são bons candidatos para cirurgia estética.
- Aconselha-se cautela naqueles pacientes que apresentam história de trauma na testa ou reconstrução prévia da mesma.

PLANEJAMENTO PRÉ-OPERATÓRIO

O planejamento pré-operatório deve ser claramente documentado e a fotografia apropriada deve ser obtida antes da cirurgia. A fotografia pré-operatória padrão é descrita anteriormente. Essas fotos podem ser exibidas na sala de operação para referência.

O aconselhamento pré-operatório do paciente deve incluir uma conversa sobre os riscos e benefícios do procedimento, assim como os problemas previstos que podem surgir no pós-operatório. Embora a operação não seja particularmente dolorosa, haverá edema leve e, potencialmente, alguma equimose periorbital. Apesar de todas as cinco incisões feitas no couro cabeludo, o risco de infecção é baixo. Ocasionalmente, pode haver perda de cabelos nos sítios de incisão ou a linha capilar pode se elevar discretamente. A lesão do nervo, sensorial ou motora, temporária ou permanente, é descrita, mas o risco é baixo. Muitos pacientes, contudo, notam desconforto persistente nos locais de colocação do implante, se estes são utilizados para suspensão. Eu aconselho os pacientes a evitarem a palpação dos implantes, o que geralmente permite a diminuição da sensibilidade. A insatisfação com o procedimento em decorrência da assimetria ou outras queixas é rara.

Anatomia Cirúrgica

Os tecidos moles da testa podem ser divididos em cinco subunidades estéticas: a região central da testa, as unidades temporais laterais e os supercílios. Os pontos ósseos de referência dos arcos zigomáticos, bordas orbitais e raiz nasal representam os limites anatômicos inferiores, enquanto uma linha capilar natural representa o limite superior. A linha temporal divide a área frontal lateral das regiões temporais e a borda orbital serve como um marcador consistente na avaliação da ptose dos supercílios.

A compreensão da inter-relação das subunidades é essencial para o planejamento conceitual, assim como para o resultado cirúrgico. A região central da testa é uma extensão direta do couro cabeludo e é formada por camadas, de superficial a profunda, com pele, tecido conjuntivo, aponeurose epicraniana (gálea), tecido areolar frouxo e periósteo. As primeiras três camadas da região central da testa são firmemente mantidas unidas, ao contrário da pele e fáscia frouxamente ligadas da região temporal. No interior dos tecidos moles que recobrem as bordas supraorbitais, situa-se uma confluência de inserções musculares, que incluem o músculo frontal pareado, o músculo orbicular do olho, o músculo corrugador dos supercílios, o prócero e o músculo depressor dos supercílios. A interação desses músculos é responsável pela grande variedade de expressões da fronte e supercílio, assim como as alterações associadas observadas com o envelhecimento.

A aponeurose epicraniana (gálea) separa-se ao longo da origem superior do músculo frontal para formar os planos galeais superficiais e profundos. Esses planos envelopam os músculos ao longo de suas superfícies anteriores e posteriores e estendem-se na região inferior da testa. Ao longo da região do supercílio, vários septos fibrosos derivados dos músculos frontais penetram a gálea superficial fina e interdigitam no orbicular do olho, do prócero e da derme sobrejacente. O músculo frontal é o elevador primário do supercílio e a contração desse músculo produz as rítides transversais da testa.

Existem inúmeros depressores do supercílio: o orbicular do olho, o depressor dos supercílios, o prócero e o corrugador dos supercílios, todos superficiais ao músculo frontal. O músculo orbicular do olho serve como um depressor lateral poderoso do supercílio devido à falta de um elevador muscular correspondente como oposição. Localiza-se logo na porção profunda da pele, tornando-o um músculo muito superficial, particularmente a porção palpebral, que sustenta a pele mais fina do corpo. A contração repetida do músculo orbicular resulta em rítides laterais finas, que são frequentemente referidas como "pés de galinha". Mais medialmente, um músculo menor – que alguns consideram ser parte do orbicular do olho – é o depressor do supercílio, frequentemente o alvo de desnervação química para fornecer uma "elevação química do supercílio". A glabela está situada em posição profunda em relação ao orbicular do olho, o músculo prócero origina-se dos ossos nasais e das cartilagens laterais superiores e apresenta fibras orientadas verticalmente que se inserem na derme. O prócero causa deslocamento inferior e medial do supercílio medial com rítides horizontais resultantes na glabela e radix nasal superior. Os corrugadores do supercílio são músculos pareados que se originam das bordas orbitais superomediais e que estão situados logo profundamente no prócero. Suas fibras são orientadas obliquamente e inserem-se na porção média da derme do supercílio. Eles puxam o supercílio medialmente e inferiormente, resultando nas rítides glabelares verticais e oblíquas comumente denominadas "linhas do olhar de bravo". Em profundidade aos corrugadores estão as fibras terminais do frontal, que se sobrepõem ao pericrânio. A periórbita e o pericrânio unem-se para formar o septo orbital, que tem origem a partir de um anel fibroso ao redor da periferia da órbita, conhecido como o arco marginal. Essa estrutura ligamentar serve para ancorar os tecidos moles periorbitais ao osso subjacente, limitando sua mobilidade quando sofrem a ação de músculos, tais como o frontal.

Continuando lateralmente em direção ao músculo temporal, a gálea aponeurótica une-se com a fáscia temporal superficial, também conhecida como a fáscia temporoparietal (TPF), no tendão conjunto, onde esse plano é aderente ao pericrânio subjacente e à borda da fáscia do músculo temporal. A TPF é contínua com o sistema musculoaponeurótico superficial (SMAS) da face inferior. Sob a TPF e diretamente ligada ao músculo temporal está a fáscia temporal, também conhecida como a fáscia temporal profunda, que é originada do pericrânio. Essa fáscia divide-se em camadas superficial e profunda no nível da borda supraorbital com o coxim de tecido adiposo temporal superficial localizado entre essas camadas. As camadas superficial e profunda da fáscia temporal profunda ligam-se à margem superior do arco zigomático em suas localizações laterais e mediais, respectivamente. Medialmente à fáscia temporal profunda localiza-se o coxim de tecido adiposo temporal profundo, que é contíguo ao coxim de tecido adiposo bucal. Deve-se ter cautela para evitar a lesão dessa estrutura, visto que pode ocorrer o desenvolvimento de esvaziamento temporal.

Nervos Motores e Sensoriais

Os músculos da face superior são inervados a partir da superfície profunda pelo ramo frontal do nervo facial. Este é o nervo mais importante a ser preservado durante uma frontoplastia endoscópica, pois é responsável pelo movimento dos supercílios e da testa. Embora existam múltiplos ramos pequenos, de localização variável, que constituem o ramo frontal, uma boa aproximação da localização do nervo é a linha de Pitanguy, que corre de um ponto a 5 mm abaixo do trago para aproximadamente 15 mm acima do aspecto lateral do supercílio. Na área temporal, o ramo frontal do nervo facial corre ao longo da superfície profunda da TPF ou no interior de suas camadas mais profundas.

Outro ponto de referência do ramo frontal é a veia zigomático-temporal medial ou "sentinela", que cruza o espaço potencial entre a TPF e a fáscia temporal. O ramo frontal está localizado na região superficial e superior a essa veia, dentro de 2 a 10 mm de raio (Fig. 7.3), conforme ele corre da região lateral para a medial. Inferiormente, o ramo frontal sai da borda superior da glândula parótida e, então, cruza por cima do arco zigomático, onde corre através da condensação da fáscia parotídea, SMAS e periósteo do arco zigomático, que o coloca em risco de lesão neste local. Por causa disso, os planos mais seguros para elevação sobre o arco zigomático são o subperiosteal e subcutâneo.

A sensibilidade do supercílio e da testa é fornecida por ramos do nervo trigêmeo. O nervo supratroclear sai da órbita e perfura o corrugador medial do supercílio para fornecer a sensibilidade à região medial da testa. O nervo supraorbital sai da órbita através de um forame ao longo da borda orbital em quase 90% dos pacientes, mas também pode sair da órbita por um forame localizado até 15 mm acima da margem orbital. Acima da margem orbital, o nervo supraorbital ramifica-se em duas divisões: superficial e profunda. A divisão superficial percorre em um plano supramuscular sobre o frontal, fornecendo sensibilidade à porção lateral da testa, couro cabeludo e pálpebra superior lateral, enquanto a divisão profunda percorre lateralmente entre a gálea aponeurótica e o pericrânio para inervar o couro cabeludo frontoparietal. O nervo supratroclear sai aproximadamente a 10 mm medialmente ao nervo supraorbital ao longo da borda orbital superior e fornece sensibilidade à glabela, porção medial da testa e pálpebra superior medial.

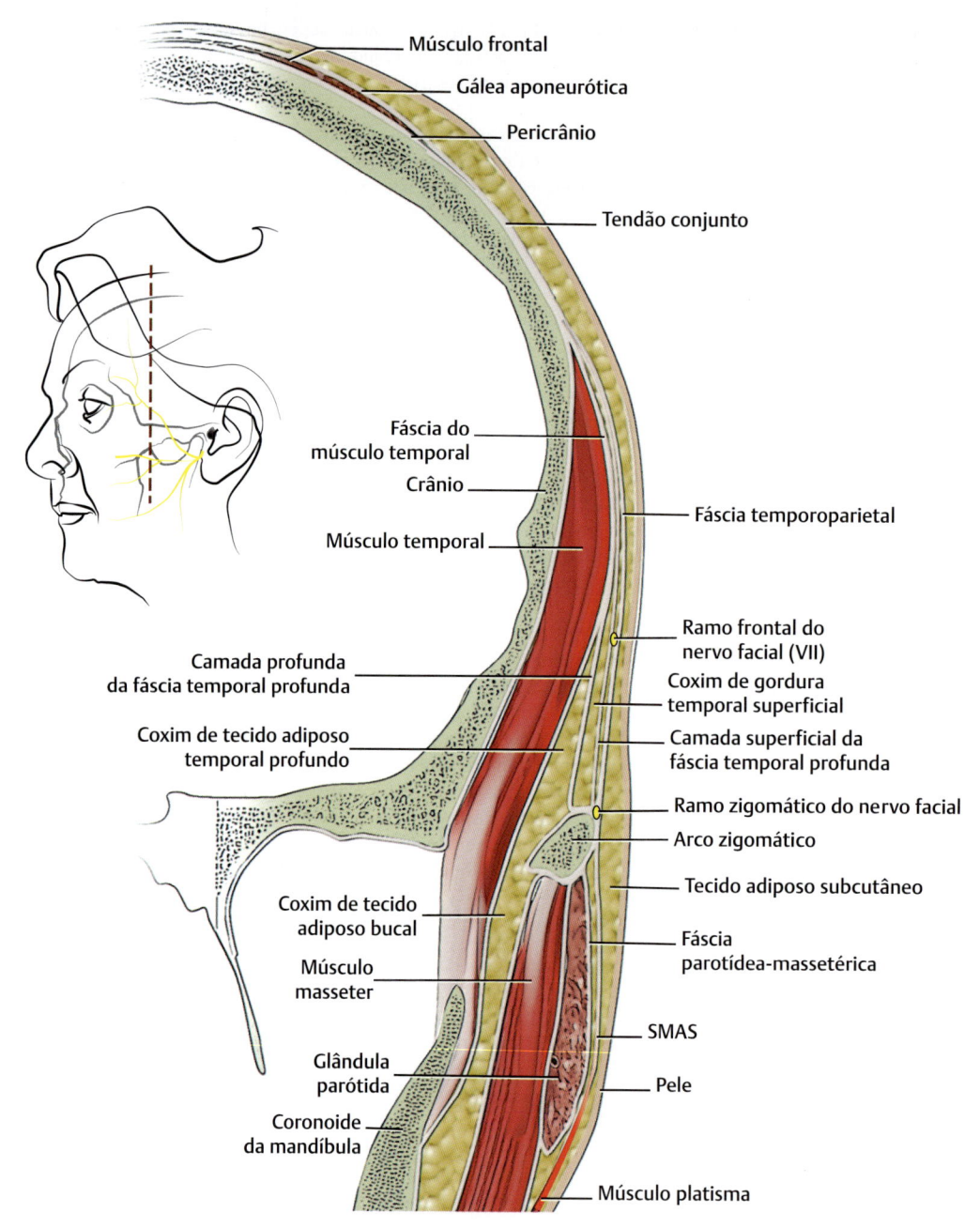

FIGURA 7.3 Camadas anatômicas relevantes para a frontoplastia endoscópica e localização do ramo temporal/frontal do nervo facial.

TÉCNICA CIRÚRGICA

Dissecção

O instrumental padrão inclui um endoscópio de 4 mm e 30 graus com uma cânula, câmera e tela de vídeo, uma fonte de luz, vários elevadores de periósteo, pinças endoscópicas, pinças de cautério bipolar protegido ou cautério monopolar de sucção e retratores de pele (Fig. 7.4).

    O procedimento pode ser realizado sob sedação intravenosa ou anestesia geral. Eu prefiro realizar a cirurgia com anestesia geral para o maior conforto do paciente, principalmente quando a elevação da testa é realizada em conjunto com outros procedimentos de rejuvenescimento. Se a blefaroplastia superior for realizada simultaneamente, é feita após a elevação do supercílio para evitar a remoção inadvertida de excesso de pele da pálpebra superior, que poderia predispor o paciente ao lagoftalmo pós-operatório. O posicionamento ideal do paciente é o Trendelenburg reverso com a vídeoendoscopia colocada no pé do paciente, para que possa ser facilmente visualizado pelo cirurgião. A mar-

CAPÍTULO 7 Frontoplastia Endoscópica

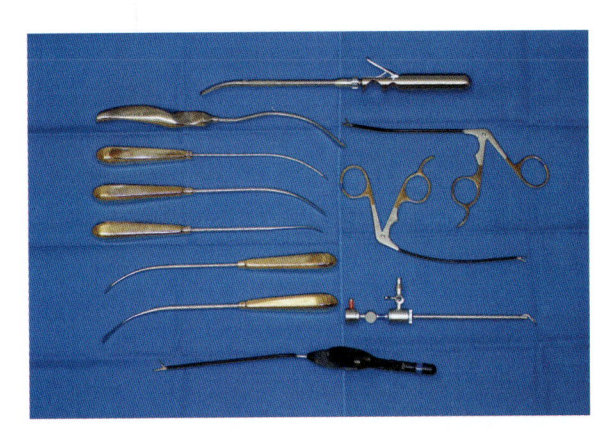

FIGURA 7.4
Instrumental padrão para frontoplastia endoscópica.

cação é realizada nos sítios de incisão na linha média, paramediana e temporal. O cabelo é cuidadosamente amarrado e preso com elásticos. O cirurgião fica sentado próximo à cabeça do paciente e o assistente senta-se ao lado do cirurgião, em local oposto ao lado da tela de vídeo.

Colocação da Incisão

Três incisões no couro cabeludo orientadas no plano sagital (2 cm) e duas incisões temporais coronais (3,5 cm) são realizadas. A incisão na linha média e duas incisões paramedianas, ambas realizadas no couro cabeludo, são marcadas de 1 a 2 cm posterior à linha capilar (Fig. 7.5A, B). As incisões laterais no couro cabeludo são posicionadas em uma linha vertical no vetor desejado de elevação máxima do supercílio. Isso geralmente corresponde ao limbo lateral em mulheres e é mais medial em homens. As incisões temporais são marcadas a 2 cm posteriormente e paralelamente à linha capilar para fornecer elevação e reposicionamento temporal adequados, geralmente centradas em uma linha desenhada da asa nasal lateral passando pelo canto lateral ou ligeiramente acima dele. Essas incisões temporais podem ser incorporadas nas incisões de ritidectomia, se necessário. Após a marcação, o cirurgião então injeta os sítios de incisão, a testa, os feixes neurovasculares supraorbitais e supratrocleares, além do arco marginal, utilizando lidocaína a 1% com adrenalina diluída 1:100.000. O paciente é, em seguida, preparado e coberto no modo padrão.

Dissecção

Uma lâmina de número 15 é empregada para fazer as incisões, evitando a cauterização excessiva nas bordas cutâneas para prevenir dano aos folículos pilosos. A incisão é feita diretamente na pele, tecido adiposo subcutâneo e periósteo simultaneamente para as vias de acesso central e paramediano; a incisão é levada apenas até a fáscia temporal nas vias laterais. O assistente abre as incisões centrais e paramedianas com ganchos bifurcados na pele, enquanto um elevador de Freer é utilizado para abrir o plano subperiosteal. Um elevador endofrontal Daniel curvo 1/4 é, então, colocado na incisão central para criar uma cavidade óptica subperiosteal. O plano subperiosteal é relativamente avascular e seguro até que se aproxima da borda supraorbital. A dissecção cega é realizada centralmente até 1 a 2 cm acima da borda supraorbital e alguns centímetros cefalicamente para auxiliar com o reposicionamento após o avanço do couro cabeludo. Um elevador meio curvo pode ser útil próximo ao supercílio. Lateralmente, a dissecção estende-se até o tendão conjunto.

Após elevação central da testa, a fáscia do músculo temporal é exposta nos acessos laterais, pela divisão da TPF, que é feita pela divulsão e corte com tesouras longas de tenotomia, enquanto o assistente abre a incisão com ganchos

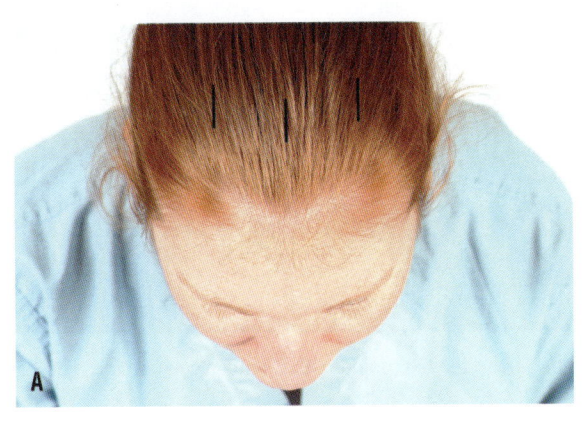

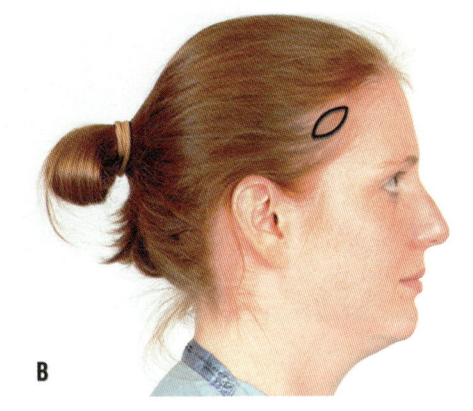

FIGURA 7.5 A: Incisões medianas e paramedianas para frontoplastia endoscópica. **B:** Incisão temporal para frontoplastia endoscópica.

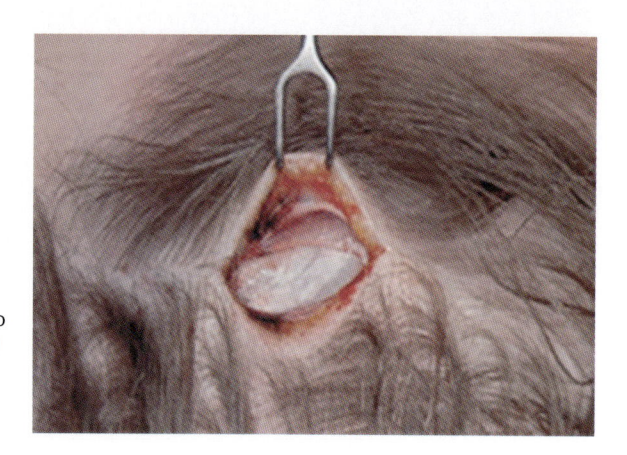

FIGURA 7.6
Vista cirúrgica da incisão temporal com dissecção através da TPF e exposição da camada superficial da fáscia temporal profunda (*branca*) que também é conhecida como fáscia do músculo temporal.

de pele bifurcados (Fig. 7.6). Um elevador de Freer é utilizado para perfurar o tendão conjunto, de lateral para medial, passando para dentro da cavidade óptica central da testa. Um movimento de varredura ao longo da calvária superiormente e inferiormente libera o tendão conjunto, criando continuidade entre os compartimentos de dissecção lateral e central e facilitando a elevação do supercílio como uma unidade (Fig. 7.7); isso pode ser realizado às cegas por um cirurgião experiente. Com a visualização endoscópica, geralmente pela via de acesso paramediana, a dissecção segue diretamente na fáscia temporal inferiormente e ao longo da borda orbital lateral, liberando o arco marginal superior ao canto lateral (Fig. 7.8). Conforme a dissecção se aproxima da borda orbital lateral, a veia sentinela é encontrada aproximadamente em nível da sutura frontozigomática (Fig. 7.9). Se possível, ela é deixada intocada, visto que há relatos de varizes temporais no pós-operatório com seu sacrifício. No entanto, quando essa veia ou outros vasos adjacentes dificultam a dissecção, o cautério bipolar deve ser aplicado na base do vaso, na superfície da fáscia temporal profunda. Isso assegura a máxima proteção dos ramos do nervo facial em caso de lesão térmica transferida. Uma vez que a veia sentinela foi localizada, a dissecção pode prosseguir inferiormente sem receio de lesão no nervo facial; essa elevação pode ser realizada às cegas, se o cirurgião está confortável com a técnica.

Após completada a liberação do arco marginal lateral, a dissecção mais técnica na borda orbital central é realizada. O endoscópio é introduzido na incisão central do couro cabeludo e os feixes neurovasculares supraorbitais e supratrocleares são isolados com o dissector de nervo endofrontal de Daniel (Fig. 7.10). O restante do arco marginal é então liberado com o separador periosteal de Ramirez. O periósteo pode ser preservado medialmente ao feixe supratroclear para evitar a elevação medial excessiva do supercílio, que pode dar ao paciente um olhar "surpreso" ou "de operado". É essencial que a borda orbital lateral e o arco marginal sejam adequadamente liberados para que o tecido mole da testa e a pálpebra superior sejam reposicionados superiormente sem tensão. Isso pode ser confirmado ao elevar manualmente a testa para avaliação acurada da mobilidade, embora o supercílio geralmente se eleve espontaneamente após a finalização da dissecção da testa e liberação do arco marginal.

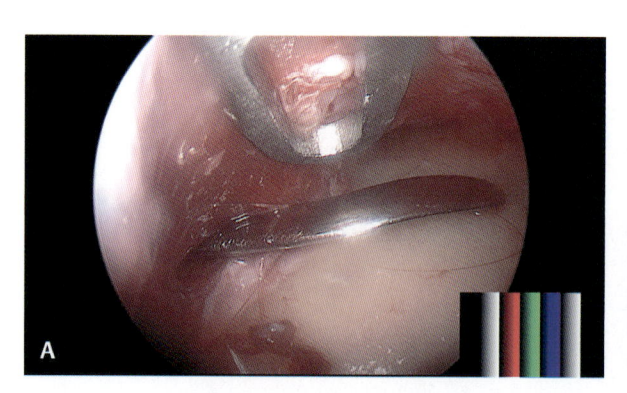

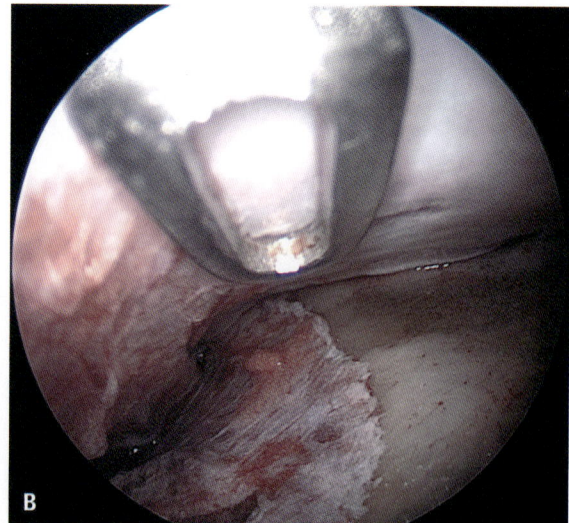

FIGURA 7.7 **A:** Um elevador de Freer é utilizado para perfurar o tendão conjunto. **B:** O tendão conjunto dividido fornece uma visão da linha temporal.

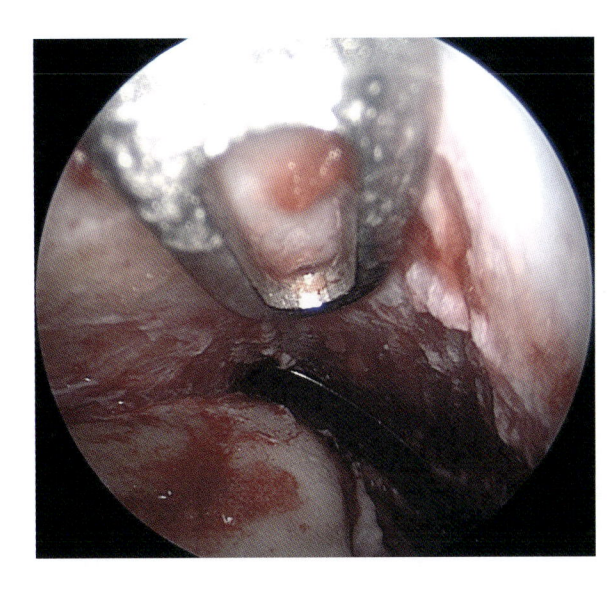

FIGURA 7.8
A liberação do arco marginal ao longo da borda orbital lateral permite a elevação do supercílio lateral.

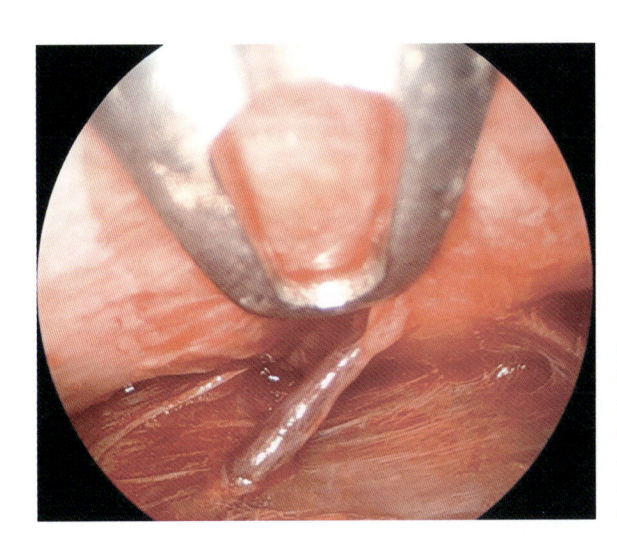

FIGURA 7.9
Vista endoscópica da veia sentinela. A fáscia temporal é profunda e a TPF é superficial. O ramo frontal do nervo facial corre na TPF. Ele é encontrado em posição superior e superficial à veia sentinela e dentro de um raio de 10 mm dela.

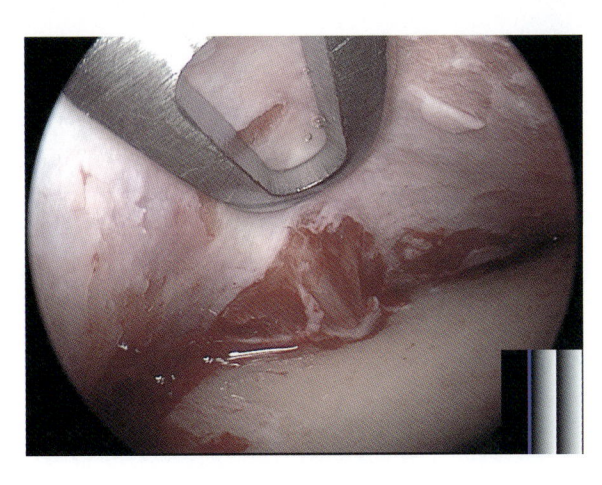

FIGURA 7.10
Identificação e dissecção do feixe neurovascular supraorbital. Observar a liberação periosteal em ambos os lados.

Liberação do Músculo

Os músculos corrugador e prócero são então identificados em região medial aos feixes neurovasculares supraorbitais e expostos com a dissecção cuidadosa. O músculo corrugador é encontrado primeiramente, visto que é localizado profundamente em relação ao prócero. As fibras do corrugador correm em direção inferomedial, enquanto as fibras musculares do prócero correm verticalmente. Essas fibras musculares são cuidadosamente separadas com um elevador ou dissector de nervo e cortadas com um eletrocautério. Alguns cirurgiões deixam o músculo corrugador medial inalterado para proteger o nervo supratroclear. Outros sugerem a dissecção do nervo antes da liberação medial. A liberação simétrica do músculo corrugador é importante para prevenir as irregularidades do contorno pós-operatório. A ressecção muscular muito agressiva na região glabelar pode causar lateralização excessiva dos supercílios mediais, potencialmente resultando em uma aparência de operado.

A fáscia temporal pode ser coletada pela incisão temporal e colocada na região glabelar, onde a ressecção muscular foi realizada, para melhorar o contorno pós-operatório e para minimizar o retorno da função muscular. A quantidade coletada corresponde àquela da ressecção do músculo corrugador e prócero. A fáscia coletada é fixada com uma sutura de polidioxanona 3-0, que é passada por via transcutânea, utilizando um porta-agulhas endoscópico pela glabela para posicioná-la no sítio de liberação do corrugador. A sutura é amarrada na pele e deixada no local por 3 dias antes da remoção para fornecer o tempo adequado para minimizar a migração da fáscia. Alternativamente, é possível utilizar o tecido adiposo nessa área, se fornecido de um procedimento concomitante.

Fixação

A estabilidade de longo prazo da fronte e supercílio é dependente da readerência do periósteo no nível da fixação. Várias técnicas distintas são descritas para a fixação da fronte e supercílio, incluindo os selantes teciduais, fixação da sutura, túneis ósseos corticais, parafusos permanentes, fio de Kirschner e fixação com parafusos absorvíveis, estando o método ideal ainda em debate.

Independentemente da técnica escolhida, o cirurgião deve assegurar a fixação apropriada com a readerência completa e adequada do periósteo. Inúmeros estudos examinaram o tempo de readerência do periósteo em modelos com coelhos. A maioria dos estudos relata 6 a 8 semanas de fixação necessária para a readerência completa, mas pesquisas recentes demonstram que a refixação do periósteo pode ser completa a partir de 12 dias. Eu prefiro o dispositivo de Endotine® para fixação (MicroAire Surgical Instruments, LLC, Charlottesville, VA), que são fixadores do periósteo reabsorvíveis, contendo polímero de ácido poliglicólico-ácido poliláctico. Os sítios receptores dos implantes são perfurados no córtex externo do crânio (Fig. 7.11), geralmente centrados sobre os limbos laterais.

Não é realizada nenhuma fixação medial. Pelo contrário, a elevação medial do supercílio é resultado da elevação passiva do complexo de fronte e supercílio por atividade frontal sem oposição, em decorrência da liberação dos músculos corrugador e prócero. Alguns cirurgiões colocam um pequeno dreno na testa, mas eu não faço isso rotineiramente. As incisões cutâneas podem ser fechadas com suturas ou grampos. Eu prefiro suturas de poliglecaprona 4-0 na derme profunda e categute simples contínuo 5-0 ao longo do couro cabeludo superficial. Atenção então é direcionada às incisões temporais.

A pele temporal lateral é fixada à fáscia temporal profunda após elevação da fronte e supercílio para a posição desejada, e a pele temporal é reposicionada em direção superolateral (Fig. 7.12). O excesso de pele é removido (geralmente 1 cm) com uma lâmina número 15, biselando-se as bordas para promover o crescimento de cabelo pela linha de incisão, e uma sutura de poliglactina 3-0 é utilizada para fixar a fáscia temporal superficial na fáscia temporal profunda, utilizando várias suturas enterradas para a fixação profunda. Aplica-se um curativo na cabeça na conclusão do procedimento.

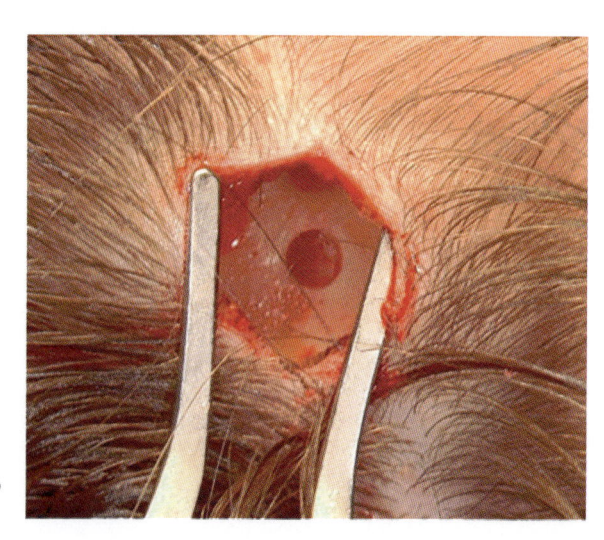

FIGURA 7.11
Imagem intraoperatória do sítio receptor da suspensão da fronte e supercílios após perfuração do córtex externo.

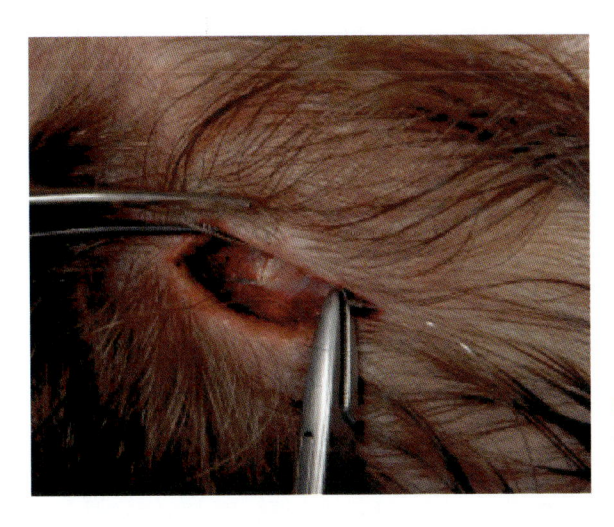

FIGURA 7.12
A pele temporal lateral é fixada na fáscia temporal profunda, reposicionando a pele em direção superolateral.

CONDUTA PÓS-OPERATÓRIA

Um analgésico narcótico é prescrito para todos os pacientes no período pós-operatório imediato. Drenos e o curativo na cabeça são rotineiramente removidos no dia 1 do pós-operatório e a lavagem do cabelo é permitida depois disso. O paciente é instruído a manter a cabeceira da cama elevada em 30 a 45 graus nos primeiros três dias e evitar atividade intensa por duas semanas após a cirurgia. A documentação fotográfica é realizada em cada visita do paciente para comparação e arquivamento de registro. Exemplos de resultados pós-operatórios são ilustrados na Figura 7.13A e B. A Figura 7.14 fornece um esquema dos vetores utilizados em uma frontoplastia endoscópica.

COMPLICAÇÕES

A frontoplastia endoscópica permanece como um procedimento relativamente seguro e com baixa taxa de complicações (Quadro 7.1). Mesmo com uma abordagem minimamente invasiva, até 22% dos pacientes relatam sentimentos de restrição social após o procedimento, em decorrência de dor, edema ou hematoma. Essas queixas geralmente são transitórias e são resolvidas nas primeiras quatro semanas após a cirurgia.

- A *alopecia* que ocorre ao longo das linhas de incisão é relatada como a complicação mais comum. Atenção cuidadosa no manuseio do tecido e uso mínimo de eletrocautério limitam o dano aos folículos pilosos circundantes. Toda a tensão no fechamento deve ser na gálea, com tensão mínima ao longo das bordas cutâneas. Se a alopecia é significativa, esta pode ser tratada com excisão do segmento envolvido do couro cabeludo ou com técnicas de implante de cabelo.

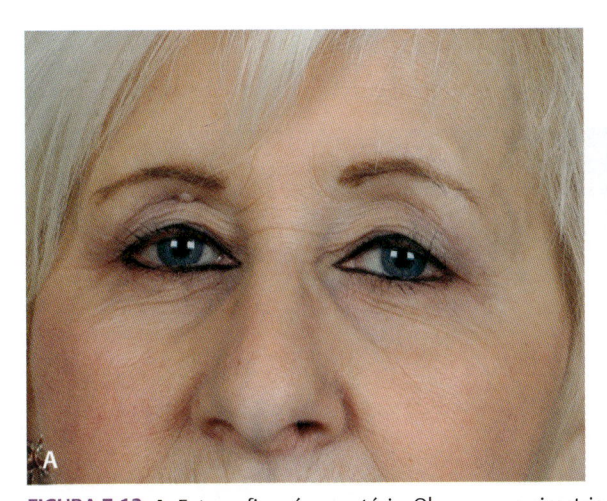

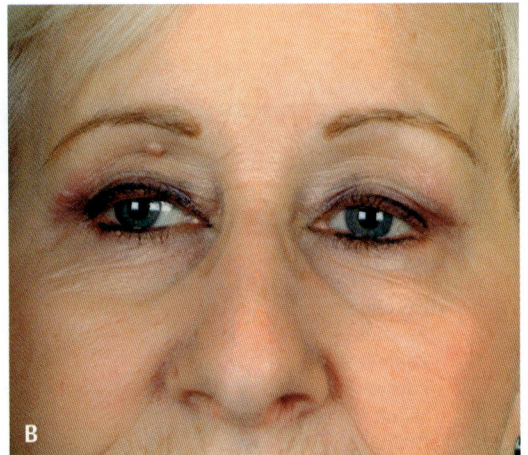

FIGURA 7.13 A: Fotografia pré-operatória. Observar a assimetria dos supercílios, com ambos os supercílios mediais localizados inferiormente à borda supraorbital óssea. As pálpebras superiores também apresentam dermatocalaze significativa com redundância de pele lateral. **B:** Fotografia pós-operatória, 9 meses depois da frontoplastia endoscópica com blefaroplastia superior. Observar a simetria dos supercílios, com posição logo acima da borda supraorbital óssea, e redução significativa de dermatocalaze e de redundância da pálpebra superior lateral. Uma blefaroplastia superior conservadora foi realizada em virtude do histórico de xeroftalmia.

Sem correção **Com correção**

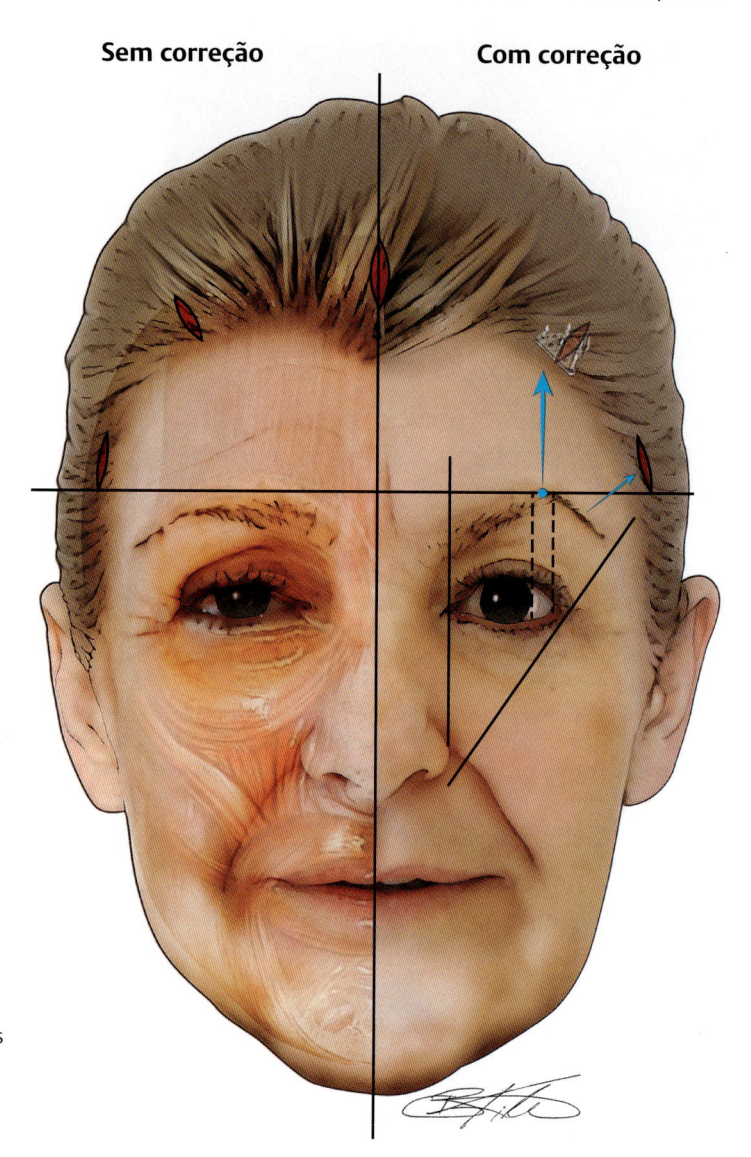

FIGURA 7.14
Ilustração composta mostrando a estética da fronte e supercílios (linhas de referência ao redor do olho esquerdo), pontos de acesso cirúrgico (*linhas vermelhas*), vetores de suspensão do supercílio (olho esquerdo) e implante (calvária esquerda) nas condições pré-operatórias e pós-operatórias.

QUADRO 7.1 Sumário de Complicações Relatadas após Frontoplastias Abertas e Frontoplastias Endoscópicas

Complicação	Aberta (n = 3.534) (%)	Endoscópica (n = 3.417) (%)
Alopecia	4,0	2,9
Insatisfação	0,8	1,8
Fibrose	0,8	< 0,1
Assimetria	0,8	1,2
Perda sensorial	0,1	0,6
Infecção	< 0,1	< 0,1
Lagoftalmo	< 0,1	< 0,1
Deficiência motora	< 0,1	< 0,1
Contorno anormal	< 0,1	< 0,1
Hematoma	< 0,1	< 0,1

De Elkwood A, Matarasso A, Rankin M et al. National Plastic Surgery Survey: Brow Lifting Techniques and Complications. *Plast Reconstr Surg* 2001;108(7):2143-2150.

- A *assimetria* pode resultar do erro cirúrgico, falência de fixação antes da readerência periosteal ou persistência de assimetria pré-operatória. Se significativa, a cirurgia de revisão pode ser necessária. A ptose recorrente ou elevação insuficiente do supercílio é frequentemente atribuída à liberação inadequada do arco marginal.

    Para assimetria ou ptose leve, injeções de toxina botulínica podem beneficiar o paciente e ajudam a evitar a necessidade de outra cirurgia; contudo, a extensão da elevação com desnervação química permanece imprevisível.

- *Posicionamento incorreto da região medial do supercílio* é um achado desagradável após ressecção acentuadamente agressiva da musculatura do prócero e do corrugador. A região medial do supercílio torna-se elevada e a distância entre as cabeças mediais é aumentada. Uma face com expressão de surpresa é observada quando o supercílio é uniformemente elevado com a ressecção excessiva, e uma aparência deprimida ocorre quando o arco marginal é inadequadamente liberado e a musculatura central é submetida à ressecção exagerada. O tratamento inicial é de suporte, mas, muitas vezes, a cirurgia de revisão é necessária para a reversão da elevação. Tais procedimentos são complexos e mais bem evitados com o tratamento muscular conservador durante o procedimento de frontoplastia.
- A *dormência do couro cabeludo* é frequentemente relatada após procedimentos de frontoplastia em decorrência da tração nos feixes neurovasculares. A dissecção cuidadosa dos corrugadores e a cauterização bipolar seletiva minimizam a avulsão e a lesão térmica nos feixes neurovasculares. É importante que o paciente compreenda, no pré-operatório, a natureza comum, mas temporária, dessa complicação, visto que, na maioria dos casos, ela se resolve em semanas a meses depois da cirurgia.
- *Anormalidades no contorno* são relatadas naqueles pacientes com liberação irregular do corrugador e do prócero. Isso pode ser resolvido, no intraoperatório, com a colocação de tecido adiposo ou fáscia autóloga, ou, no pós-operatório, com tecido adiposo autólogo ou preenchedores.
- O *lagoftalmo* pode ocorrer em pacientes com história prévia de blefaroplastia ou com frontoplastia agressiva combinada com blefaroplastia superior. É frequentemente preferível realizar a elevação dos supercílios antes da blefaroplastia superior para evitar ressecção cutânea excessiva. Para aqueles pacientes com cirurgia palpebral superior prévia, a frontoplastia conservadora é recomendada para minimizar o risco de lagoftalmo.
- *Lesão no nervo facial:* A complicação mais grave é a lesão do ramo frontal do nervo facial. Felizmente, tal evento é raro e ele pode ser evitado por dissecção minuciosa nos planos cirúrgicos apropriados, manipulação leve do tecido e atenção para os pontos de referência centrais (*p. ex.*, veia sentinela), já discutidos. No entanto, se a neuropraxia é observada, a espera cuidadosa é recomendada e sugiro leve massagem do músculo frontal no lado da lesão. O nervo regenera aproximadamente 1 mm por dia e as lesões mediais ao canto lateral devem se recuperar em um intervalo de tempo de 90 dias. Se a lesão é persistente, a denervação química contralateral pode melhorar a simetria dos supercílios.

RESULTADOS

A técnica endoscópica permanece como um método eficaz para reduzir a ptose do supercílio, melhorar a simetria dessa região e reduzir as rítides glabelares e da testa com relativamente poucas complicações. Em comparação com as técnicas abertas, oferece ao paciente menor cicatriz, menos parestesia, recuperação mais rápida e maior aceitação. De modo geral, o procedimento de elevação parece persistir bem, com até 65% dos pacientes relatando uma melhora contínua na aparência depois de 5 anos de cirurgia.

DICAS

Definir os objetivos do procedimento para cada paciente individualmente (posição ideal dos supercílios, simetria, estabelecimento de fixação estável, redução das rítides) é essencial na criação de resultados com aparência natural.

O conhecimento dos ideais estéticos da fronte e supercílio e região periorbital em homens e mulheres é fundamental, visto que muitos procedimentos cirúrgicos estéticos podem feminizar a face.

Muitas técnicas estão disponíveis para a fixação da fronte e supercílios. Explorar cada opção e escolher aquela que mais se adequa a sua abordagem cirúrgica. Alguns implantes são palpáveis até que sejam reabsorvidos.

Um único endoscópio de 30 graus atenderá as suas necessidades cirúrgicas.

O uso moderado de cautério bipolar previne a perda de tecido e cabelo.

O edema facial e a posição supina podem levar a uma aparência mais elevada da fronte e supercílios do que aquela obtida após a recuperação.

O envelhecimento é um processo panfacial; portanto, os supercílios e as pálpebras superiores devem ser frequentemente tratados em conjunto.

DIFICULDADES

- Assimetrias faciais necessitam ser revisadas com o paciente durante o pré-operatório e abordadas na cirurgia. Em muitas circunstâncias, uma cirurgia assimétrica é realizada para criar um resultado simétrico. No entanto, isso não acontecerá, se a assimetria pré-operatória segue despercebida.

- A assimetria dos supercílios e as rítides assimétricas da testa podem ser resultantes da ptose palpebral e devem ser reconhecidas no pré-operatório, se presentes.
- A falha técnica mais comum durante a frontoplastia é o fracasso em liberar o arco marginal completamente. Se o supercílio não foi elevado após liberação, mas antes da fixação, então ele não foi liberado adequadamente e, dessa forma, necessita de atenção adicional.
- A ressecção muscular agressiva e a elevação medial excessiva são parceiras importantes na criação de uma "aparência operada".
- O uso do cautério ao longo da face inferior do retalho elevado pode levar à lesão do ramo frontal do nervo facial.
- Aconselha-se cautela em pacientes que foram submetidos à blefaroplastia prévia, visto que bandas de tensão podem se tornar aparentes depois da frontoplastia.
- Realizar a blefaroplastia superior antes da frontoplastia pode resultar em lagoftalmo.

INSTRUMENTOS QUE DEVEM ESTAR DISPONÍVEIS

- Cabo de bisturi Bard-Parker número 3.
- Gancho de pele bifurcado de Joseph de 10 mm × 2.
- Elevador de Freer.
- Elevador endofrontal de Daniel curvo 1/4.
- Elevador endofrontal de Daniel meio curvo.
- Dissector do nervo endofrontal de Daniel.
- Cânula endofrontal de Daniel, torneira única.
- Seringa de 10 cc.
- Separador periosteal endofrontal de Ramirez.
- Pinça de Adson-Brown.
- Tesouras de Reynolds de tenotomia.
- Porta-agulhas de Halsey ou Webster de 5 polegadas.
- Tesouras íris curvas para fio.
- Cautério de sucção.
- Pinça bipolar de baioneta protegida.
- Endoscópio rígido de 30 graus e câmera.
- Broca TPS com peça de Endotine®.
- Suporte e próteses de Endotine®.

AGRADECIMENTO

O autor gostaria de agradecer Patricia S. McAdams, MD, por suas contribuições para este capítulo. Seu trabalho na redação, edição e criação das figuras é imensamente apreciado.

LEITURAS SUGERIDAS

Chiu ES, Baker DC. Endoscopic brow lift: a retrospective review of 628 consecutive cases over 5 years. *Plast Reconstr Surg* 2003;112(2):628–633.

Hohman MH, Kim SW, Heller ES, et al. Determining the threshold for asymmetry detection in facial expressions. *Laryngoscope* 2014;124(4):860–865.

Isse NG. Endoscopic facial rejuvenation: endoforehead, the functional lift. Case reports. *Aesthetic Plast Surg* 1994;18(1):21–29.

Ridgway JM, Larrabee WF. Anatomy for blepharoplasty and brow-lift. *Facial Plast Surg* 2010;26(3):177–185.

Terella AM, Wang TD. Technical considerations in endoscopic brow lift. *Clin Plast Surg* 2013;40(1):105–115.

8 ELEVAÇÃO DIRETA DO SUPERCÍLIO

Tom D. Wang

INTRODUÇÃO

A elevação direta do supercílio é um dos vários métodos eficazes para o reposicionamento cirúrgico do supercílio e para o rejuvenescimento da face superior. É uma das abordagens cirúrgicas mais simples para o manejo da ptose do supercílio devido ao envelhecimento ou à paresia do nervo facial. O envelhecimento resulta em perda de elasticidade da pele, volume reduzido de tecido subcutâneo e reabsorção do osso craniano. Em conjunto, esses fatores contribuem para o desenvolvimento de ptose da região frontal (testa) e dos supercílios. Essas alterações, em geral, são observadas primeiramente na região do supercílio lateral. Isso é devido, em parte, à relação agonista/antagonista entre o elevador do supercílio (músculo frontal) e os depressores do supercílio (músculos corrugadores, depressor dos supercílios, prócero e orbicular). As fixações do músculo frontal não se estendem lateralmente além da linha temporal. Portanto, os depressores têm uma ação sem oposição lateralmente a essa área, e o supercílio lateral desce a um maior grau do que o restante do supercílio.

A ptose do supercílio também é uma sequela comum da paralisia facial e, nessa condição, pode causar redundância palpebral superior significativa e prejuízo do campo visual superior. Para um observador, essas alterações na posição do supercílio, independentemente da causa, conduzem à concepção de fadiga, cansaço e letargia, apesar de bom repouso, energia e saúde. No envelhecimento facial, a elevação do supercílio tem o objetivo de restaurar uma aparência mais jovial, enquanto transmite uma imagem mais descansada e vigorosa. No paciente com paresia facial, a elevação do supercílio serve para restaurar a posição e simetria do supercílio; esses componentes são importantes tanto para o reconhecimento facial quanto para atenuar o possível bloqueio dos campos visuais.

O rejuvenescimento eficaz da face superior ou paresia requer uma compreensão detalhada da estética da testa e do supercílio. A fronte jovial de um indivíduo do sexo feminino geralmente é lisa e sem rítides significativas (rugas). A fronte de um indivíduo do sexo masculino pode apresentar sulcos glabelares superficiais e rítides horizontais delicadas, embora ainda tenha aparência jovial. Embora a estética do supercílio ideal seja motivo de debates, não existe regra universalmente aceita. Entretanto, é geralmente aceito que, em mulheres, o supercílio deve ser arqueado superolateralmente, com a parte mais elevada alinhada com o limbo lateral ou com o canto lateral. A extensão medial do supercílio deve se limitar a uma linha verticalmente tangente à asa nasal lateral e a extensão lateral deve se aproximar a uma linha oblíqua desenhada a partir da asa nasal que passa pelo canto lateral do olho. Em mulheres, o supercílio jovial deve ser arqueado e situado logo acima da borda supraorbital. Em homens, a posição e o contorno do supercílio jovial são mais planos, sem o aspecto lateral de arqueamento elevado, e deve localizar-se na borda supraorbital.

A seguir estão descritas algumas das *vantagens* da elevação direta dos supercílios:

- Fácil de realizar.
- Controle relativamente direto da posição do supercílio.
- Risco limitado de lesão do nervo supraorbital, supratroclear e facial.
- Baixo risco de hematoma.
- Elevação duradoura por suspensão do orbicular do olho.

A seguir estão descritas algumas das *desvantagens* da elevação direta dos supercílios:

- Presença de cicatriz acentuada evidente na testa.
- Incapacidade de tratar as rítides glabelares e da testa.
- Dificuldade de alcançar a elevação e contorno da porção medial do supercílio.
- Dificuldade na colocação das suturas de suspensão em uma posição superior no periósteo.

HISTÓRIA

Como em qualquer procedimento cirúrgico estético ou funcional, a motivação e as expectativas do paciente para a cirurgia devem ser compreendidas. Deve-se obter a história oftalmológica detalhada, incluindo sintomas de olhos secos e blefaroplastia prévia ou doença de Graves. História de formação de cicatriz hipertrófica é importante. Se conveniente, a causa e o tempo da paralisia facial devem ser elucidados. Considerações médicas gerais, incluindo diabetes, doença autoimune, cardiopatias e uso prévio de anticoagulantes, têm valor clínico.

EXAME FÍSICO

A avaliação deve continuar com uma visão geral da face, supercílio e olhos, particularmente na tentativa de identificar assimetrias faciais, posição do supercílio, rítides naturais, ptose palpebral, frouxidão palpebral e espessamento da pele. A linha capilar deve ser documentada utilizando a classificação de Norwood. Em seguida, a relação do supercílio até a borda supraorbital é avaliada. A ptose do supercílio, criando redundância de pele, deve ser diferenciada da dermatocalaze.

A predisposição à cicatrização hipertrófica pode direcionar a escolha da abordagem cirúrgica a uma técnica menos invasiva. No quadro de paralisia facial, é importante notar e registrar o tônus facial mimético utilizando a escala de House-Brackman. Por fim, as fotografias pré-operatórias são obtidas. As vistas fotográficas padronizadas são importantes para as avaliações pré-operatórias e pós-operatórias. Devem incluir uma série de imagens em cinco posições da cabeça, juntamente com imagens aproximadas dos olhos fechados/abertos/olhar para cima. Outros cirurgiões podem adicionar uma foto com os supercílios elevados.

INDICAÇÕES

- Qualquer grau de ptose do supercílio produzindo redundância palpebral lateral e déficits no campo visual.
- Mulheres que não são candidatas a outras abordagens.
- Ptose ou assimetria do supercílio na condição de paresia facial.

CONTRAINDICAÇÕES

- Tendência para formar cicatriz hipertrófica ou inestética
- Indicação estética de elevação de supercílios em pacientes do sexo masculino – a perda dos pelos velos, que circundam o supercílio superior, pode causar uma aparência feminizada ou "depilada" dos supercílios.
- Necessidade de abordar as rítides glabelares e da testa.

PLANEJAMENTO PRÉ-OPERATÓRIO

O sítio de excisão da pele está localizado diretamente acima do supercílio. Uma incisão em forma de S suave é planejada ao longo da borda superior do supercílio. O ponto mais alto de elevação do supercílio geralmente está acima do limbo lateral ou canto lateral e a máxima largura de pele removida é de 8 a 10 mm, dependendo do grau de elevação desejada (Fig. 8.1). Alguns cirurgiões defendem a marcação do paciente enquanto ele está de pé, onde a gravidade está contribuindo para a ptose.

TÉCNICA CIRÚRGICA

A elevação direta do supercílio geralmente é realizada com o uso de anestesia local ou anestesia com cuidado anestésico monitorado (MAC).

- A preparação estéril da testa é realizada.
- Ambos os olhos são expostos no campo cirúrgico.
- O sítio de operação é infiltrado com uma solução de lidocaína a 1% e bupivacaína a 0,5% com adrenalina diluída a 1:100.000.

CAPÍTULO 8   Elevação Direta do Supercílio

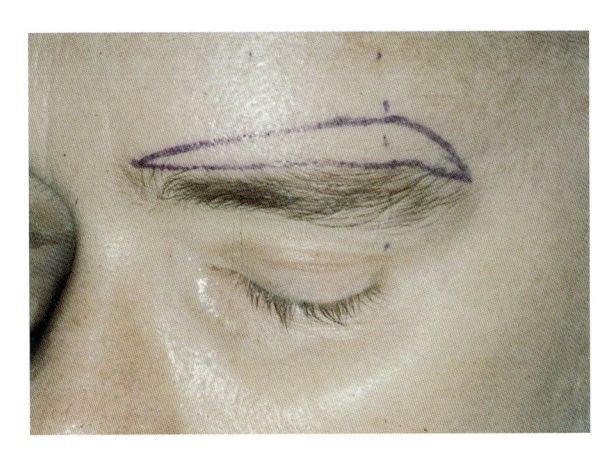

FIGURA 8.1
A excisão de pele é planejada ao longo da borda superior do supercílio. O ponto mais alto de elevação do supercílio é marcado acima do canto lateral ou limbo lateral.

- A excisão de pele é realizada no plano subdérmico imediato; o biselamento da incisão é realizado para a eversão favorável da borda da ferida.
- O tecido subcutâneo não é removido e fica aderido ao músculo frontal (Fig. 8.2).
- Deve-se ter cuidado para preservar os nervos sensoriais que correm na fáscia supramuscular.
- Realiza-se um pequeno descolamento inferiormente.
- Duas suturas de Vicryl® 2-0 sepultadas são empregadas para fixar o aspecto profundo do orbicular do olho (que é dividido pela incisão) ao pericrânio no nível desejado (Fig. 8.3).
- A pele é fechada com uma sutura contínua com fio de categute de absorção rápida 6-0. Deve-se tomar cuidado para alinhar adequadamente as bordas da pele (Fig. 8.4).

CONDUTA PÓS-OPERATÓRIA

Uma pequena quantidade de pomada contendo bacitracina é aplicada nas linhas de incisão. O curativo de cabeça não é rotineiramente colocado.

COMPLICAÇÕES

Uma desvantagem na abordagem direta é a possibilidade de uma cicatriz visível na face. A cicatrização proeminente pode ser decorrente de muitos fatores, mas, comumente, ocorre pela ruptura de pelos velos, finos que circundam o supercílio superiormente. Isso resulta em uma margem superior do supercílio com aparência artificial, claramente definida e "depilada". Em segundo lugar, após excisão da pele, as espessuras cutâneas acima e abaixo da excisão são muito diferentes.

Outras complicações potenciais incluem a lesão no nervo motor, lagoftalmos, sangramento ou hematoma e parestesia em decorrência de lesão no nervo supraorbital. Ueda *et al.* em uma revisão de 40 pacientes, que foram submetidos à elevação direta do supercílio para paralisia do nervo facial, relataram uma incidência de 27,5% de parestesia pós-operatória, mas não afirmaram se isso foi transitório ou permanente. Houveram raros relatos de recorrência precoce da ptose quando foi utilizado material de sutura absorvível.

RESULTADOS

O resultado de uma elevação de supercílio efetivamente realizada é a melhora da ptose do supercílio e dos defeitos do campo visual, assim como uma face superior de aspecto mais vivo, mais jovial e rejuvenescido (Fig. 8.5).

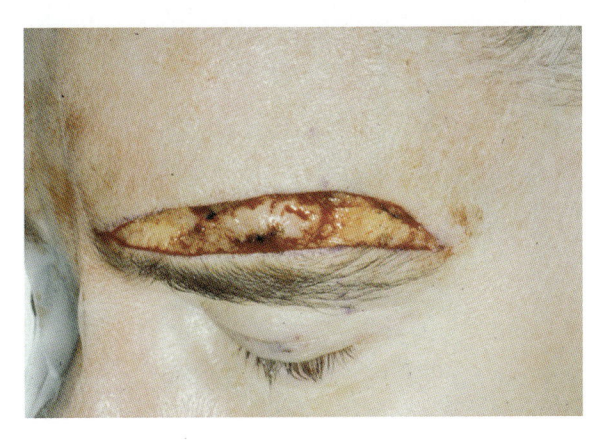

FIGURA 8.2
Com o intuito de preservar os nervos sensoriais, que correm na fáscia supramuscular, a dissecção é finalizada na camada subcutânea.

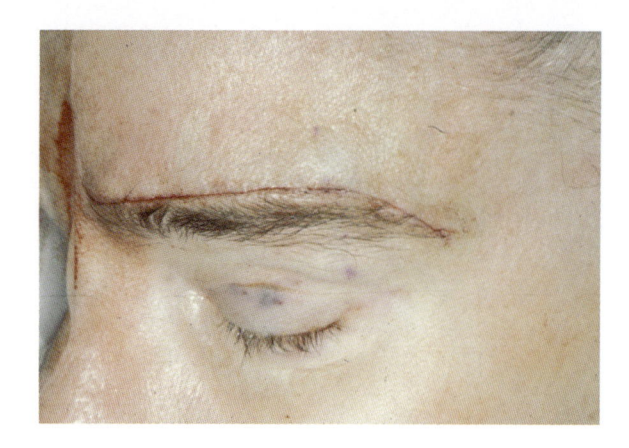

FIGURA 8.3
Duas suturas de Vicryl® sepultadas fixam o aspecto profundo do orbicular do olho ao pericrânio no nível desejado.

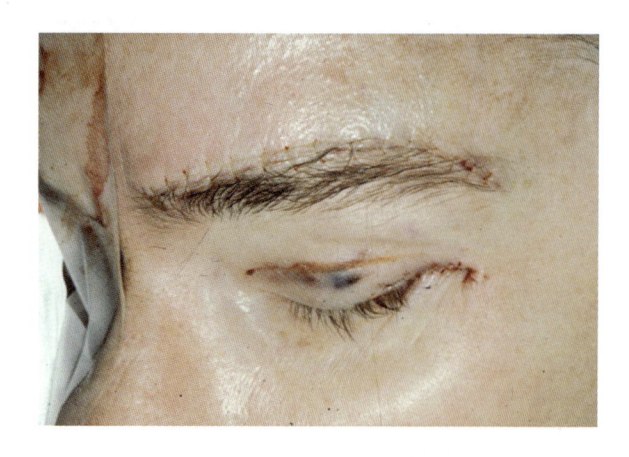

FIGURA 8.4
A pele é fechada com um fio de sutura categute de absorção rápida 6-0. As bordas da pele são cuidadosamente alinhadas para limitar uma cicatriz evidente.

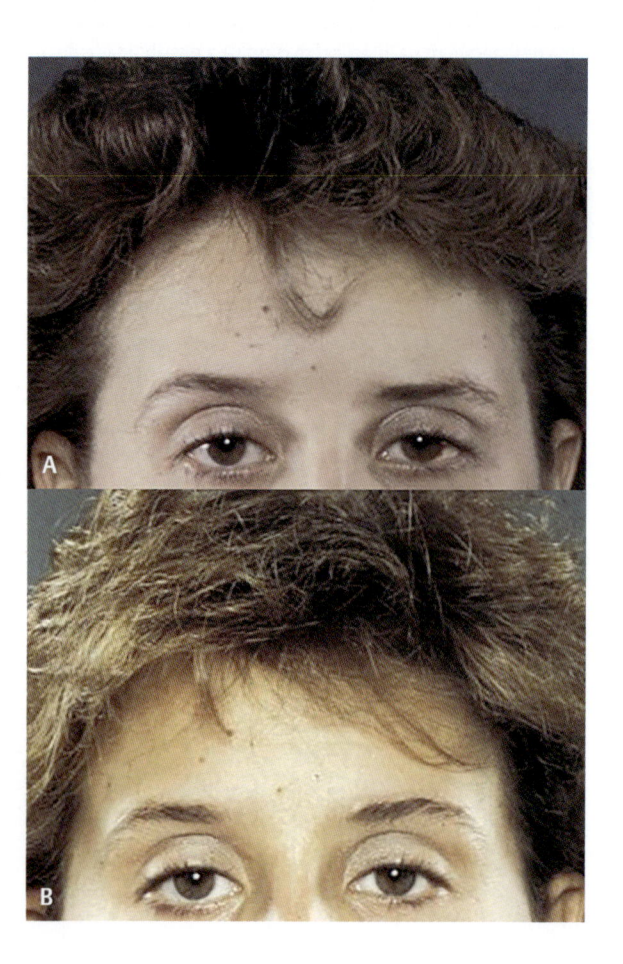

FIGURA 8.5
Elevação direta do supercílio no lado esquerdo, imagens pré- e pós-operatórias **(A, B)**.

Em uma avaliação pós-operatória de 40 pacientes com paralisia facial, mais de 3 anos após a elevação direta do supercílio, aproximadamente 65% dos pacientes apresentaram simetria dos supercílios.

DICAS

- Incisões em forma de bisel paralelas à haste do pelo para minimizar a perda de pelo ao longo da linha de incisão.
- Excisão de pele superiormente interrompe a transição abrupta da espessura da pele que ocorre conforme o supercílio ascende acima da borda supraorbital.
- Para preservar os nervos sensoriais, manter a dissecção no plano subdérmico imediato, deixando o tecido subcutâneo para trás, aderido ao músculo frontal.

DIFICULDADES

- Cicatrização pode ser evidente e pode não ser uma técnica ideal para todos os pacientes.
- Pode ocorrer parestesia superiormente à incisão.
- Desequilíbrio da espessura do tecido mole após excisão pode acentuar potencialmente a proeminência frontal do osso craniano.

INSTRUMENTOS QUE DEVEM ESTAR DISPONÍVEIS

- Bandeja de cirurgia plástica padrão.
- Pinça de Bishop-Harmon.
- Fios de sutura de polidioxanona (PDS) 4-0 para suspensão.
- Fios de sutura de pele de categute de absorção rápida 6-0.

AGRADECIMENTO

O autor gostaria de reconhecer Adam M. Terella, MD, por suas contribuições excepcionais na redação deste capítulo. Seu trabalho na redação, edição e criação das figuras é imensamente apreciado, sem o qual este capítulo não seria possível.

LEITURAS SUGERIDAS

Adamson PA, Brunner E, Pearson DC. The aging forehead, Chap. 179. In: *Bailey's head and neck surgery—otolaryngology*, 4th ed. Philadelphia, PA: Lippincott Williams & Wilkins, 2006:2663–2683.
Angelos PC, Stallworth CL, Wang TD. Forehead lifting: state of the art. *Facial Plast Surg* 2011;27(1):50–57.
Cook TA, Brownrigg PJ, Wang TD, Quatela VC. The versatile midforehead browlift. *Arch Otolaryngol Head Neck Surg* 1989;115(2):163–168.
Stallworth CL, Wang TD. Endoscopic and forehead rejuvenation. In: Massry GG, Murphy MR, Azizzadeh B, eds. *Master techniques in blepharoplasty and periorbital rejuvenation*. New York: Springer Science+Business Media, LLC, 2011.
Ueda K, Harii K, Yamada A. Long-term follow-up study of browlift for treatment of facial paralysis. *Ann Plast Surg* 1994;32(2):166–170.

9 FRONTOPLASTIA TRICOFÍTICA

Daniel E. Rousso

INTRODUÇÃO

Se os olhos são considerados as janelas da alma, então o supercílio (sobrancelha) é a linha de frente do padrão estético no qual cada janela reside. Cada supercílio transmite uma diversidade de expressões faciais, ao mesmo tempo influenciando diretamente a percepção da harmonia facial. Como resultado, esforço considerável é investido no tratamento cirúrgico da posição e forma dos supercílios. Em 1919, Passot descreveu, inicialmente, as excisões elípticas para levantar o complexo formado por fronte e supercílio. Hunt, subsequentemente, descreveu as técnicas de frontoplastia coronal, da linha capilar anterior e de elevação direta do supercílio em 1926. No entanto, o tratamento do complexo de fronte/supercílio recebeu considerável atenção e foco nas três últimas décadas. Nesse período, uma constelação de técnicas foi descrita, algumas mais bem-sucedidas do que outras.

A importância de avaliar o supercílio ptótico, em conjunto com ou previamente à excisão de tecido palpebral superior redundante, agora se tornou o foco da operação. Com o avanço das técnicas, os cirurgiões têm procurado melhores métodos para camuflagem das cicatrizes. Uma dessas melhorias, a técnica de incisão tricofítica, permite o tratamento da ptose do supercílio e testa, ao mesmo tempo que preserva os foliculos pilosos ao longo do sítio de incisão. A cicatriz resultante é penetrada pelo cabelo natural do paciente permitindo excelente camuflagem e, geralmente, é muito bem tolerada pelos pacientes. Em pacientes adequadamente selecionados, a frontoplastia tricofítica é uma técnica eficaz para o rejuvenescimento do terço superior da face.

HISTÓRIA

Uma história completa deve ser colhida em conjunto com a consulta médica. Isso é geralmente facilitado, em parte, por formulários fornecidos ao paciente antes da visita. A condição geral de saúde do paciente deve ser considerada para decidir se ele ou ela é candidato(a) à cirurgia eletiva, que inclui estado de anticoagulação, tabagismo, doença autoimune, fatores de risco relacionados à anestesia e capacidade geral para cicatrização de feridas. Em seguida, o cirurgião procura entender os problemas e desejos específicos do paciente sobre os quais são baseadas as recomendações cirúrgicas. História de trauma prévio, intervenções cirúrgicas, lesão do nervo facial e déficits do campo visual contribuem para o desenvolvimento geral de um plano operatório.

EXAME FÍSICO

O exame pré-operatório completo é realizado pelo cirurgião durante o qual os princípios anatômicos e estéticos são aplicados. A análise da testa e supercílio requer consideração de vários fatores e princípios estéticos. A região frontal ideal estende-se da linha capilar até a glabela e deve apresentar comprimento equivalente ao terço médio da face, da glabela até a base nasal, e o terço inferior da face, da base nasal até o mento. A distância característica do supercílio até a linha capilar é de 5 a 6,5 cm em mulheres e de 7 a 8 cm em homens. Uma estimativa alternativa é de aproximadamente quatro dedos de largura acima dos supercílios. O supercílio ideal deve começar medialmente ao longo de uma linha vertical desenhada a partir da margem alar lateral do nariz. Deve se estender lateralmente até uma linha oblíqua, que começa na margem alar lateral, e estende-se pelo canto lateral (Fig. 9.1).

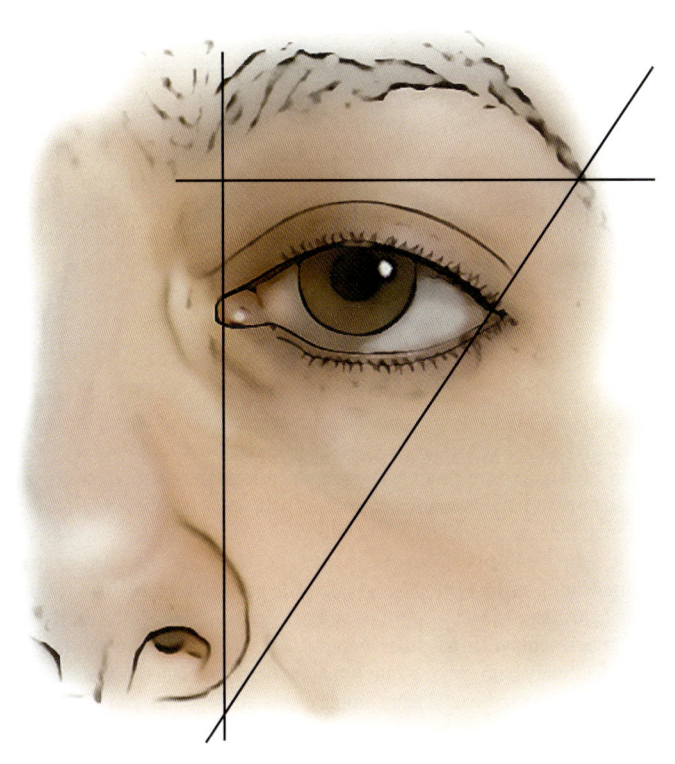

FIGURA 9.1
Estética ideal do supercílio.

A forma e a posição dos supercílios diferem entre homens e mulheres. Em ambos os sexos, a posição das extremidades laterais e mediais dos supercílios deve ser bem semelhante. No entanto, a extensão lateral do supercílio ideal em mulheres é mais elevada. Uma posição baixa da porção medial do supercílio confere uma expressão de raiva ou insatisfação, enquanto uma posição relativamente baixa da porção lateral do supercílio expressa a aparência de tristeza ou fadiga. Comparativamente, o supercílio masculino tem uma forma plana/horizontal e está localizado na borda orbital ou imediatamente acima dela. A forma feminina ideal é observada como um arco sutil que possui a parte mais elevada entre o limbo lateral e o canto lateral. O aspecto medial deve ter forma de taco com um afunilamento elegante lateralmente. A posição está acima da borda orbital, com a porção mais alta atingindo 1 cm acima da borda. A visão estética do cirurgião deve ser empregada para desenhar a forma mais agradável para cada face.

Consideração cuidadosa é dada em relação a qual das diferentes técnicas de frontoplastia é a mais adequada para cada paciente. Todas as técnicas têm suas vantagens e desvantagens inerentes e cada uma indicada para um grupo específico de achados. A altura da testa e a posição da linha capilar devem ser notadas durante o exame inicial. Essa distância terá um papel significativo na determinação da abordagem de elevação apropriada. É importante observar se o paciente tem a expressão natural e a tendência em repouso de elevar espontaneamente os supercílios pela contração frontal inadvertida. Essa elevação deve ser notada durante a avaliação inicial e o paciente deve ser alertado para que preste atenção a ela, visto que isso contribui para uma posição alterada do supercílio. Alguns autores descrevem uma manobra na qual é solicitado que o paciente feche os olhos e relaxe os supercílios, depois disso o cirurgião estabiliza a posição do supercílio. O paciente então abre os olhos e visualiza a posição verdadeira do supercílio. Outros simplesmente pedem ao paciente que feche os olhos por 20 segundos e depois abram. Nós não empregamos rotineiramente essas manobras, mas damos ênfase na avaliação da posição dos supercílios falsamente elevados a cada consulta. Independentemente do método empregado, o cirurgião é bem orientado a avaliar a posição verdadeira do complexo formado por fronte e supercílio antes do planejamento cirúrgico.

INDICAÇÕES

- Supercílios ptóticos.
- Linha capilar elevada.
- Cabelo adequado para camuflagem da cicatriz.

CONTRAINDICAÇÕES

- Linha capilar baixa.
- Frontoplastia coronal prévia.
- Gênero masculino (relativo).

PLANEJAMENTO PRÉ-OPERATÓRIO

Existem várias técnicas populares de frontoplastia, cada uma com suas próprias indicações (Fig. 9.2). Os vários prós e contras das técnicas abertas e endoscópicas são discutidos na literatura, mas pode haver pouca diferença nos resultados de longo prazo entre essas abordagens. Puig e LaFerriere não observaram diferenças estatísticas significantes na posição do supercílio entre as técnicas de frontoplastia endoscópica, tricofítica e coronal em uma série de 35 a 56 meses de seguimento. Guillot e Rousso demonstraram uma diferença significativamente estatística na sensibilidade do couro cabeludo no período pós-operatório entre as técnicas abertas e endoscópicas. Essa diferença, contudo, foi insignificante após um período de 18 meses. Por fim, existem várias técnicas que alcançaram resultados duradouros e morbidades similares em longo prazo. A chave é, em última instância, escolher a melhor técnica para cada paciente individual.

Frontoplastia Endoscópica

Descrita em 1992, por Vasconez, a técnica endoscópica rapidamente ganhou popularidade. Como uma abordagem "minimamente invasiva", a técnica endoscópica previne que a incisão se estenda pelo comprimento total do couro cabeludo. As incisões normalmente apresentam 1,5 cm de comprimento e estão encobertas por cabelo ao longo do couro cabeludo frontal e temporal em aproximadamente 1 a 1,5 cm atrás do contorno da linha do cabelo. Muitas técnicas de suspensão diferentes foram descritas, incluindo as suturas de colchoeiro, túneis corticais, parafusos ósseos, dispositivos de suspensão absorvíveis, fixação de reforço e cola de fibrina. Eu prefiro uma técnica de sutura suspensória que evita implantes de custo elevado ou complicados, assim como a necessidade de perfuração do osso. A técnica endoscópica é muito eficaz em pacientes com cabelo adequado para cobrir os sítios de incisão e uma linha capilar de posição de normal a baixa. Uma linha capilar alta apresenta duas questões técnicas. Em primeiro lugar, a abordagem endoscópica pode tender a trazer a linha do cabelo mais para cima, o que funciona bem em pacientes com linhas capilares normais a baixas, mas não é ideal em um paciente com uma testa ampla e alta. Em seguida, uma linha capilar alta requer uma disposição mais posterior das incisões para escondê-las no cabelo. Esse posicionamento pode orientar as incisões atrás da curvatura do crânio frontal, tornando difícil a visualização das estruturas supraorbitais com o endoscópio rígido, linear. A abordagem endoscópica tem uma vantagem evidente na camuflagem da cicatriz e produz resultados duradouros. Atualmente, muitos cirurgiões aplicam essa técnica como o método de escolha em candidatos apropriados.

Frontoplastia Coronal

A técnica de frontoplastia coronal está em uso por quase um século desde que foi descrita por Hunt em 1926. A incisão é desenhada de modo curvilíneo aproximadamente 4 a 6 cm atrás da linha capilar. A elevação foi descrita em vários planos diferentes, mas, geralmente, eu prefiro um plano subgaleal. A frontoplastia coronal levantará a linha capilar e, dessa forma, deve ser reservada para pacientes que apresentam uma linha capilar baixa. As rítides na testa geralmente são mais bem tratadas com a técnica coronal em vez da endoscópica, principalmente em comparação com as técnicas endoscópicas com dissecção no plano subperiosteal. A abordagem coronal pode fornecer alguma vantagem em relação à abordagem endoscópica considerando a correção de assimetria, mas a elevação direta do supercílio é a melhor escolha para correção confiável de assimetria significativa do supercílio. Pacientes submetidos à frontoplastia coronal tendem a se queixar de dormência prolongada do couro cabeludo em comparação com a técnica endoscópica, embora a diferença duradoura na sensibilidade do couro cabeludo seja questionável. O levantamento coronal deve ser realizado com consideração cuidadosa em indivíduos do sexo masculino. Homens predispostos à

FIGURA 9.2
Posicionamento de várias incisões para a frontoplastia.

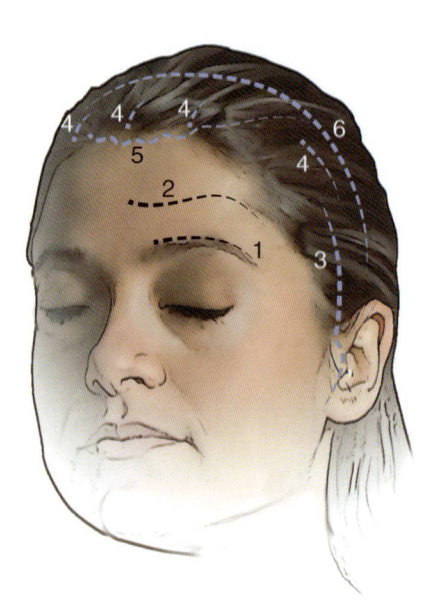

Incisões para frontoplastia
1. Direta
2. Médiofrontal
3. Temporal/bochecha
4. Endoscópica
5. Tricofítica
6. Coronal

CAPÍTULO 9 Frontoplastia Tricofítica

calvície masculina podem, em última análise, perder cabelo suficiente para expor a cicatriz operatória, que seria desagradável e muito difícil de esconder.

Elevação Direta do Supercílio

A elevação direta do supercílio é realizada imediatamente acima do supercílio ou em uma rítide profunda acima do supercílio (elevação mediofrontal). Um plano subcutâneo é desenvolvido e a excisão de pele é delineada para corrigir a ptose do supercílio. A excisão de pele pode ser ajustada para remover tecidos mais lateralmente ou medialmente e, por fim, fornecer mais elevação onde for necessário. Essa é uma abordagem muito eficaz para correção da assimetria do supercílio. O músculo orbicular é geralmente suspenso ao periósteo e a pele é fechada cuidadosamente em camadas. A principal desvantagem da elevação direta do supercílio e da elevação mediofrontal é a posição da cicatriz. Quando planejadas apropriadamente, ambas as técnicas cicatrizam com resultados aceitáveis, mas geralmente não são tão bem camufladas como o são com as outras abordagens. Homens normalmente são considerados melhores candidatos para incisões na região média da testa, que evita uma cicatriz ao longo do comprimento do couro cabeludo. As rítides mais profundas em homens tendem a esconder as incisões em um grau maior comparado às mulheres. A cicatriz acima do complexo formado pelos supercílios é igualmente difícil de esconder em ambos os gêneros.

Frontoplastia Tricofítica

O paciente ideal para frontoplastia tricofítica é aquele que apresenta uma linha capilar alta que necessita ser abaixada ou mesmo aquele com uma linha capilar bem posicionada que não necessita de alteração. A incisão é colocada imediatamente no interior da linha capilar e biselada, de tal modo que os folículos pilosos projetem os cabelos pela cicatriz, assim fornecendo a camuflagem (Fig. 9.3A, B).

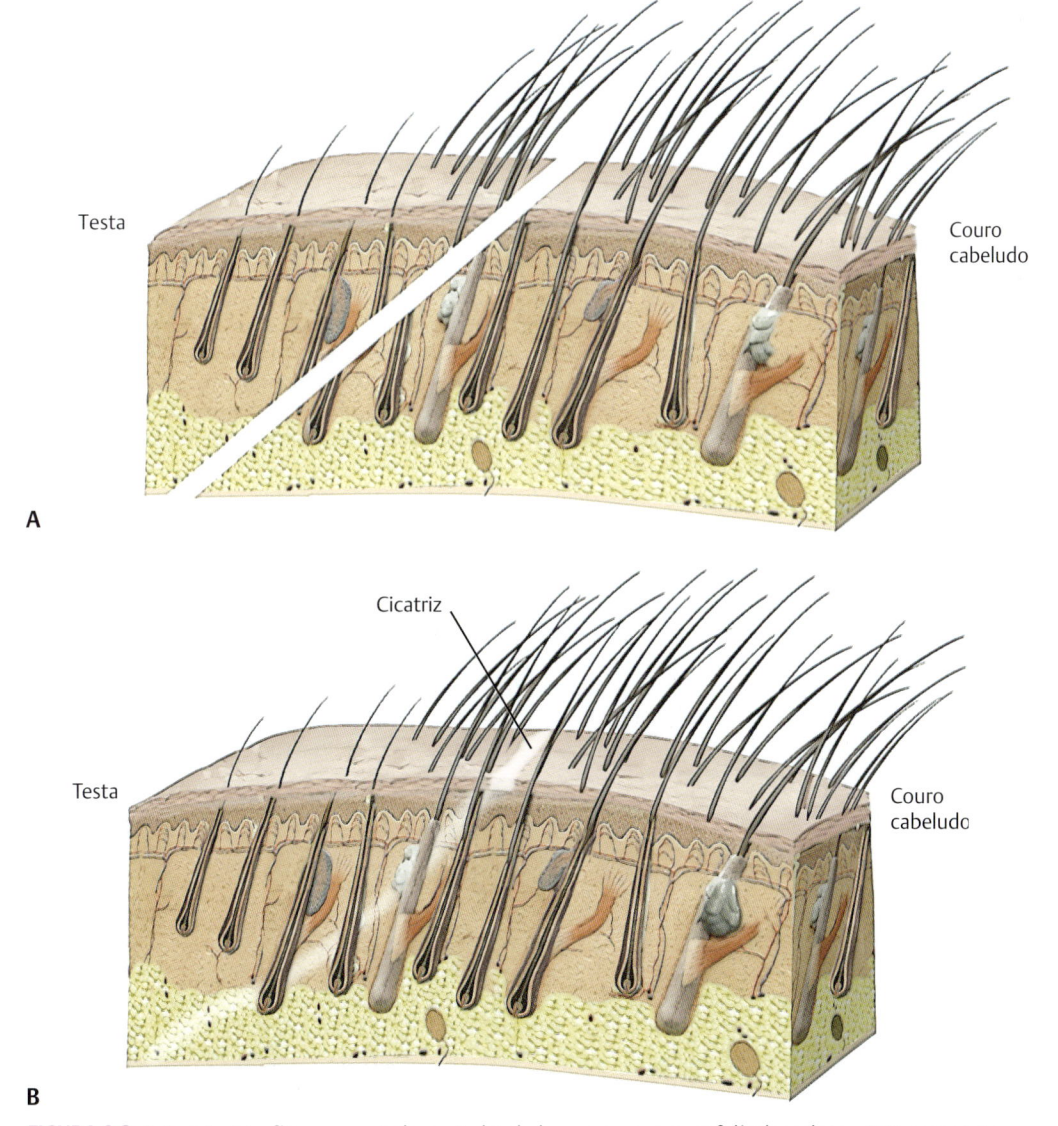

FIGURA 9.3 **A:** Incisão tricofítica apropriadamente biselada para preservar os folículos pilosos. **B:** Crescimento capilar pela incisão tricofítica fornecendo camuflagem da cicatriz.

Embora vários planos de dissecção tenham sido descritos, incluindo subgaleal, subperiosteal e subcutâneo, eu prefiro um plano de dissecção subgaleal, como mencionado. A vantagem distinta da incisão tricofítica é a capacidade de avançar uma linha capilar elevada ou manter uma linha capilar na posição desejada. Outras vantagens e desvantagens são bastante similares à abordagem coronal em relação ao tratamento de rítides na testa, correção de assimetria dos supercílios e dormência prolongada. Essa incisão geralmente é reservada para mulheres em virtude da imprevisibilidade da linha capilar frontal em homens. Alguns cirurgiões acreditam que a frontoplastia tricofítica é mais eficaz do que a frontoplastia coronal, visto que a incisão é localizada mais próxima do supercílio, porém não há evidência clara apoiada pela literatura. Quando adequadamente realizada, a incisão tricofítica é bem escondida na linha capilar. Considerando nossa compreensão atual sobre as incisões tricofíticas, a incisão pré-triquial nunca é essencialmente aconselhada.

TÉCNICA CIRÚRGICA

Os pacientes devem chegar ao local da cirurgia na manhã do procedimento cirúrgico, sem ter ingerido nada por via oral por, pelo menos, 8 horas. São instruídos a lavar a face e os cabelos com sabonete de clorexidina na noite anterior e na manhã da cirurgia. Na área pré-operatória, as incisões são marcadas e uma revisão final do caso é realizada. Antes de prosseguir para a sala de cirurgia, o paciente recebe uma dose de diazepam com base no peso e idade. É nossa preferência realizar esse procedimento por sedação intravenosa (combinação de midazolam e propofol) com anestesia local (lidocaína com adrenalina).

A incisão é colocada de forma irregular, espelhando a linha natural do cabelo, 2 mm para dentro do couro cabeludo (Fig. 9.4). Atenção rigorosa ao biselamento apropriado da incisão ao longo da linha capilar é absolutamente essencial. Não é incomum que se precise utilizar mais do que uma lâmina cirúrgica para essa parte do procedimento. O desenho da porção lateral da incisão que se estende ao cabelo temporal depende de diversos fatores. Quando realizado em conjunto com um levantamento da têmpora-bochecha-pescoço, a porção lateral da incisão na testa continua diretamente na incisão da têmpora (Fig. 9.5). De outro modo, a incisão curva-se para dentro do cabelo temporal com o intuito de aumentar a elevação lateral do supercílio, ao mesmo tempo que esconde a incisão na região temporal do cabelo. Ao longo da linha capilar anterior, a incisão é criada com um ângulo agudo em sentido posterior a anterior (ou superior a inferior) (Fig. 9.6). Conforme a incisão se estende lateralmente em direção à região temporal do cabelo, o ângulo torna-se mais perpendicular para que ela fique mais paralela aos folículos pilosos dessa área.

A incisão é realizada até o nível do periósteo ao longo da região frontal e até a fáscia temporal profunda, sobrepondo o músculo temporal, lateralmente. A dissecção cortante é empregada para elevar o tecido da região frontal do crânio em um plano subgaleal. A dissecção romba e cortante é utilizada para elevar os tecidos lateralmente ao longo da superfície da fáscia temporal profunda (Fig. 9.7). A decussação fascial ao longo da linha temporal pode ser dividida tanto com dissecção cortante quanto romba. É minha preferência inserir meu polegar atrás da linha temporal e levantar anteriormente com o intuito de conectar as dissecções frontais e as temporais. Neste ponto, uma dissecção cuidadosa é direcionada para a área inferior do supercílio (Fig. 9.8). Os feixes neurovasculares supraorbitais e supratrocleares são identificados, assim como o músculo corrugador. Os corrugadores são reduzidos para diminuir a aparência das rítides glabelares verticais (Fig. 9.9A-D). Parte do músculo é deixada no local com o intuito de preservar a integridade dos ramos do nervo supratroclear. Uma vez que os feixes neurovasculares são identificados, o arco marginal é liberado ao longo da borda orbital superior, bilateralmente. Minha dissecção geralmente é interrompida lateralmente logo abaixo da veia sentinela. De modo geral, não considero vantajoso levar a dissecção até o arco zigomático. Embora a dissecção agressiva até o zigoma possa facilitar a maior mobilidade do supercílio lateral, eu considero que essa manobra não se justifica na maioria dos nossos pacientes. Assim que cada complexo formado por supercílio e testa estejam completamente mobilizados, o retalho de tecido mole completo é colocado em posição e os supercílios são avaliados. O retalho é manobrado de modo que a posição ideal do supercílio seja observada. São criadas incisões verticais ao longo da borda do retalho na linha média, na linha mediopupilar e no aspecto lateral do supercílio, e, em cada um destes pontos, um grampo é colocado para aproximar o retalho com o couro cabeludo (Fig. 9.10A, B). Neste ponto, o excesso de tecido mole é removido. Nas áreas sem cabelos, o bisel espelha aquele da região da incisão inicial de forma que as bordas da pele se aproximam precisamente (Fig. 9.11). Nas áreas com cabelo, o bisel é revertido com o intuito de proteger as unidades foliculares no retalho.

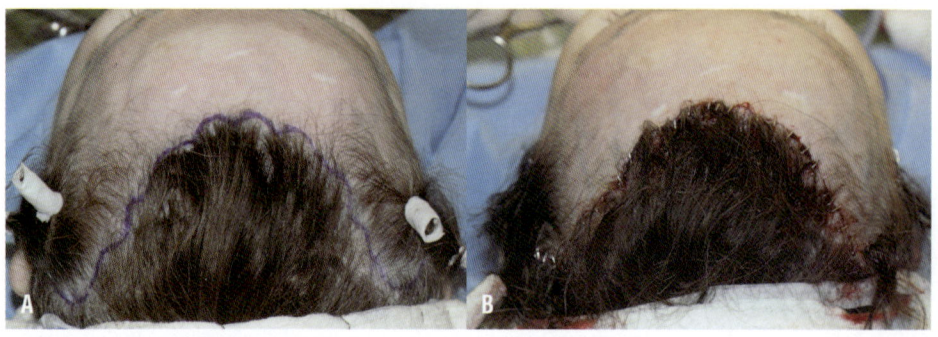

FIGURA 9.4 Desenho da incisão e a incisão final fechada.

CAPÍTULO 9   Frontoplastia Tricofítica

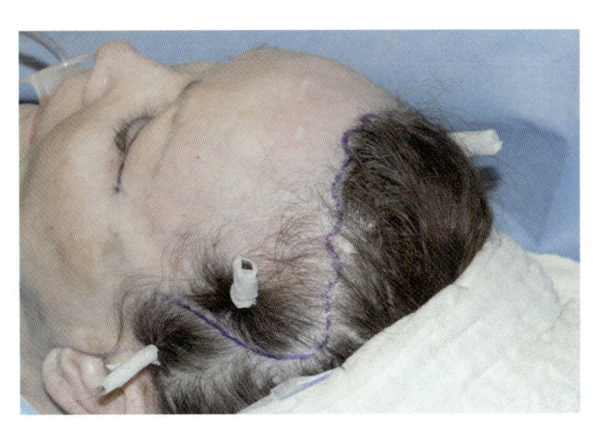

FIGURA 9.5
Extensão da incisão na têmpora.

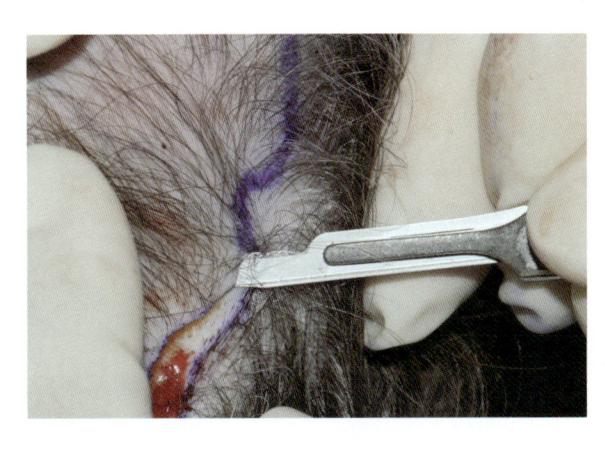

FIGURA 9.6
A lâmina é biselada agudamente para preservar os folículos pilosos no couro cabeludo.

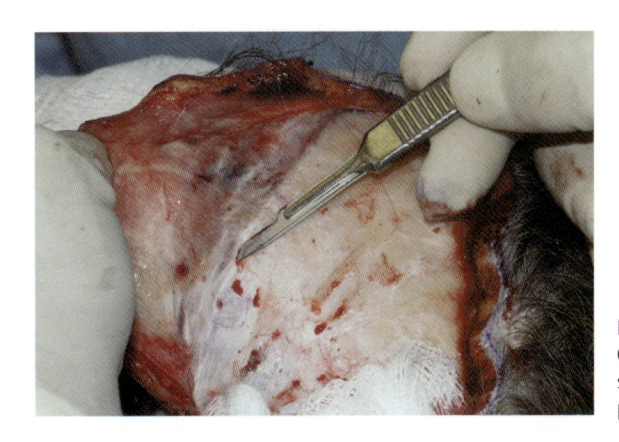

FIGURA 9.7
O retalho é elevado em um plano subgaleal, superficialmente ao periósteo e à fáscia temporal profunda.

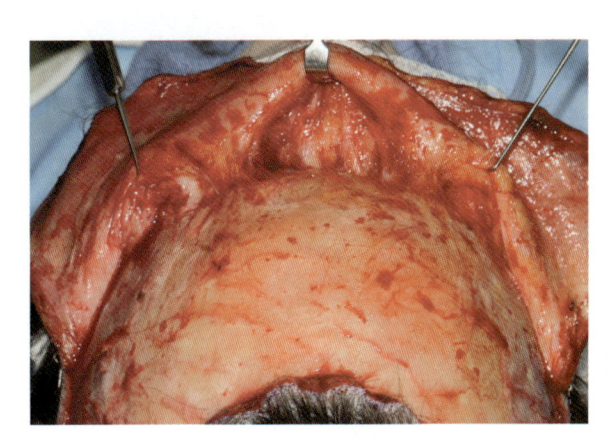

FIGURA 9.8
O retalho é elevado. Os músculos corrugadores e os feixes neurovasculares são visíveis.

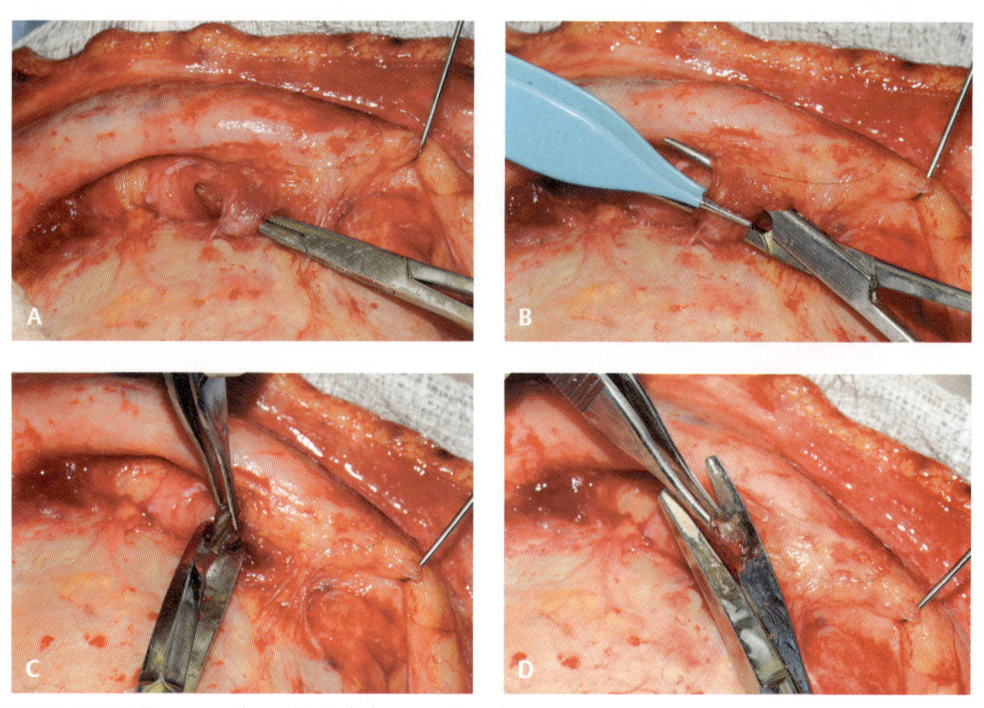

FIGURA 9.9 A-D: Os corrugadores são isolados e seccionados.

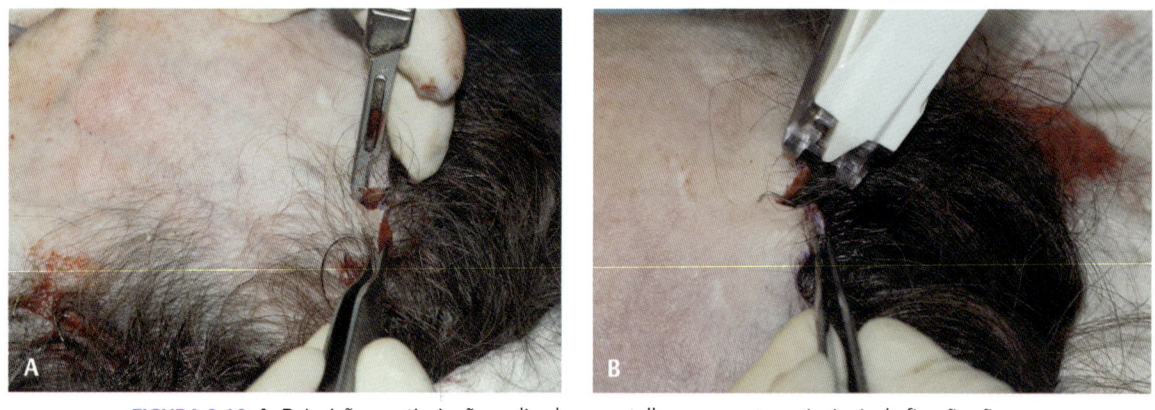

FIGURA 9.10 A, B: Incisões verticais são realizadas no retalho e os pontos principais de fixação são presos com grampos.

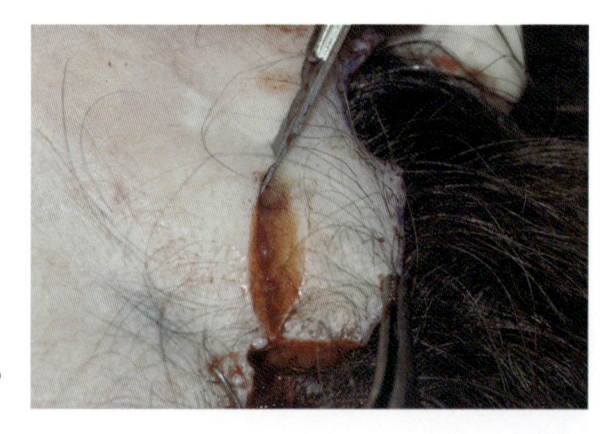

FIGURA 9.11
O excesso de tecido é removido do retalho.

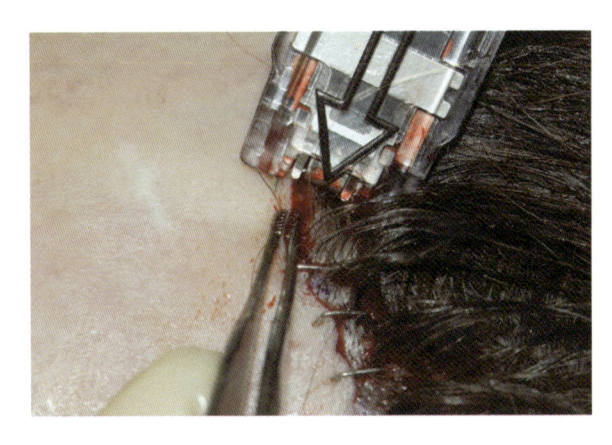

FIGURA 9.12
Os grampos são colocados cuidadosamente para everter as bordas cutâneas.

Os grampos são cuidadosamente colocados para aproximar as margens da pele com a maior parte do grampo posicionada no lado do couro cabeludo da incisão e somente uma pequena quantidade do grampo estendendo-se através da incisão para fixar o retalho (Fig. 9.12). A aproximação e eversão cuidadosa do tecido são cruciais para a obtenção de melhores resultados (Fig. 9.13).

CONDUTA PÓS-OPERATÓRIA

Um curativo compressivo consistindo em gaze Xeroform®, Kerlix® e Coban® é cuidadosamente colocado no retalho da testa. Deve-se tomar cuidado para não envolver a testa com curativo muito apertado. O paciente é levado para a área de recuperação e observado até que o período de anestesia esteja completo. O paciente é assistido durante a noite por um cuidador treinado e acompanhado de volta à clínica 24 horas depois para remoção do curativo, exame da ferida e uma revisão das instruções pós-operatórias. É permitido aos pacientes que façam atividades restritas por duas semanas e durmam com sua cabeça elevada. Os grampos são removidos em uma semana. A fotografia pré- e pós-operatória padronizada é indispensável.

COMPLICAÇÕES

- Alopecia — Ocasionalmente, os pacientes podem apresentar perda de cabelo ao redor do sítio de incisão. Isso normalmente representa o eflúvio telógeno e resolverá com o tempo. Se a perda de cabelo não se resolve, é facilmente remediada com transplantes capilares.
- Hipoestesia prolongada — A dormência que dura por mais de 18 meses pode ser permanente e representa a lesão no nervo supraorbital ou supratroclear. Em tais casos, o paciente deve ser avisado que a sensibilidade no couro cabeludo pode nunca retornar à condição pré-operatória. Infelizmente, não há terapia recomendável para recuperação da sensibilidade, se um dos principais nervos sensoriais é danificado.
- Hematoma — A formação de hematoma é rara em minha experiência. No quadro de hematoma pós-operatório, a coleção deve ser drenada na identificação.
- Necrose do retalho — Outra complicação extremamente rara quando a dissecção é confinada ao plano subgaleal. Se o cirurgião prefere, em vez disso, elevar o retalho no plano subcutâneo, existe um risco ligeiramente aumentado. Geralmente a necrose no retalho é tratada de modo conservador com o cuidado local da ferida e, às vezes, pode cicatrizar sem prejuízo estético significativo.
- Fraqueza ou lesão do nervo facial. Minha técnica aplicada ao nervo facial expõe o nervo a um risco muito pequeno. A dissecção no plano subgaleal, a colocação apropriada da incisão temporal e a prevenção da dissecção para baixo do nível do arco zigomático são métodos empregados para proteger o nervo. Se houver fraqueza, provavelmente

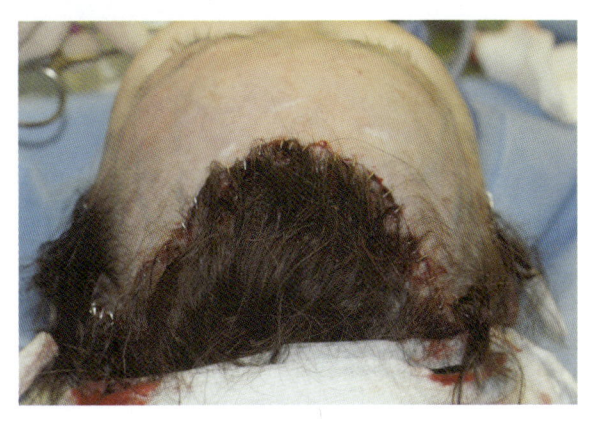

FIGURA 9.13
Fechamento final.

será temporária e ocasionada por tração ou pressão. A simetria pode ser restaurada na testa com o uso de toxina botulínica aplicada nos depressores do supercílio ipsilateral, assim como o enfraquecimento dos elevadores ao longo do supercílio contralateral. Se a função não retornou em 12 meses, a lesão do nervo é considerada permanente.
- Cicatrização inadequada — Uma cicatriz aumentada geralmente é uma indicação de tensão excessiva na ferida durante o fechamento. O cirurgião deve aguardar, no mínimo, seis meses antes de tentar a revisão da cicatriz. É possível realizar a excisão da cicatriz e o fechamento da ferida com a eversão apropriada.

RESULTADOS

Resultados excelentes de curto e longo prazo são alcançados com a frontoplastia tricofítica corretamente executada. Pacientes devem ser avisados que algum grau de dormência do couro cabeludo é uma sequela esperada, geralmente com resolução em 6 a 12 meses. A cicatriz é inicialmente rósea e desaparece ao longo de 6 a 12 semanas. Fotografias ilustrativas demonstram cicatrizes facilmente escondidas no período pós-operatório imediato, assim como resultados duradouros com o seguimento de longo prazo (Figs. 9.14 a 9.17).

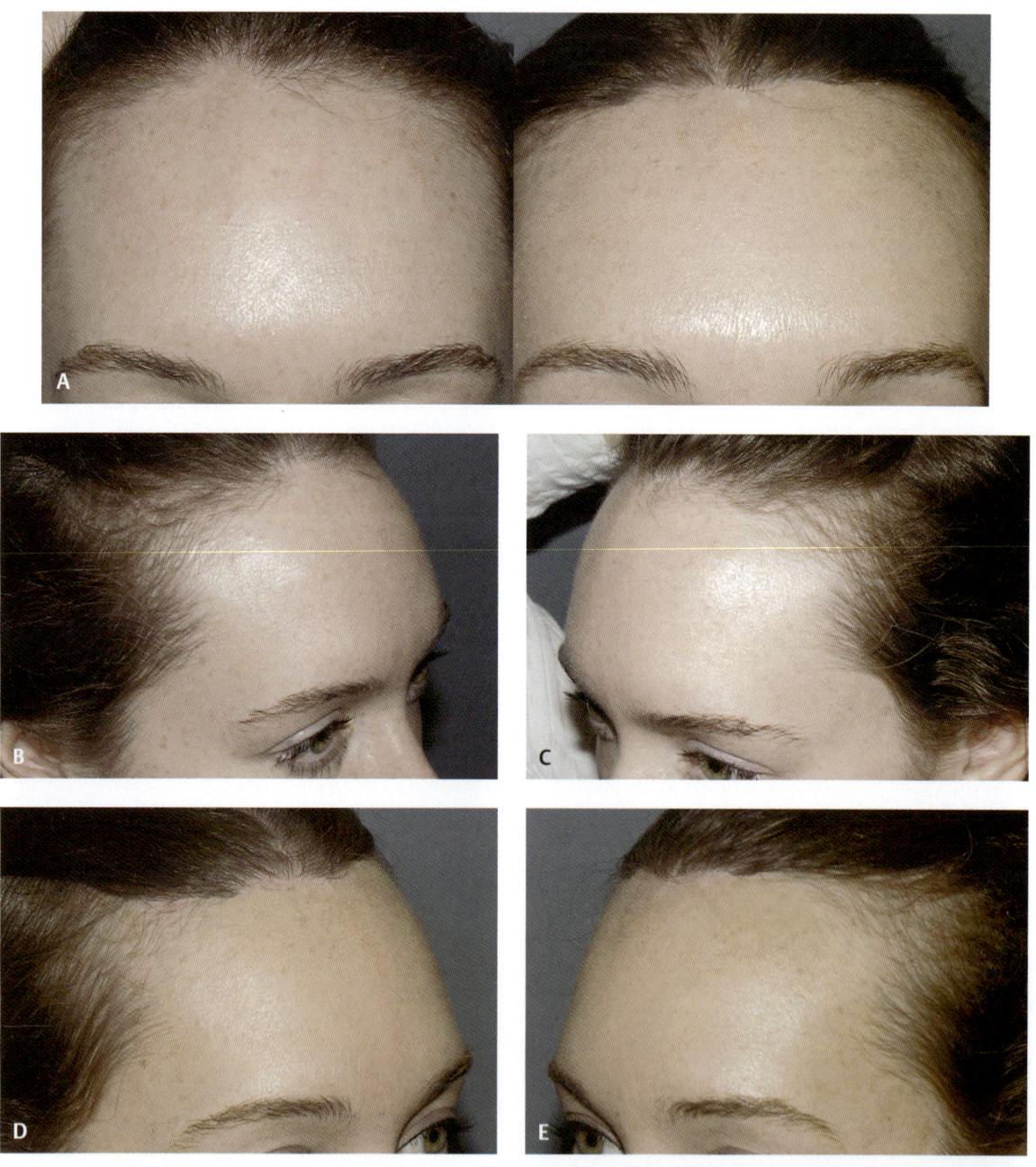

FIGURA 9.14 A: Mulher de 33 anos de idade submetida à frontoplastia tricofítica: antes e depois de 12 meses de seguimento. **B:** Pré-operatório oblíquo. **C:** Pré-operatório oblíquo. **D:** Pós-operatório oblíquo, 12 meses. **E:** Pós-operatório oblíquo, 12 meses.

CAPÍTULO 9   Frontoplastia Tricofítica

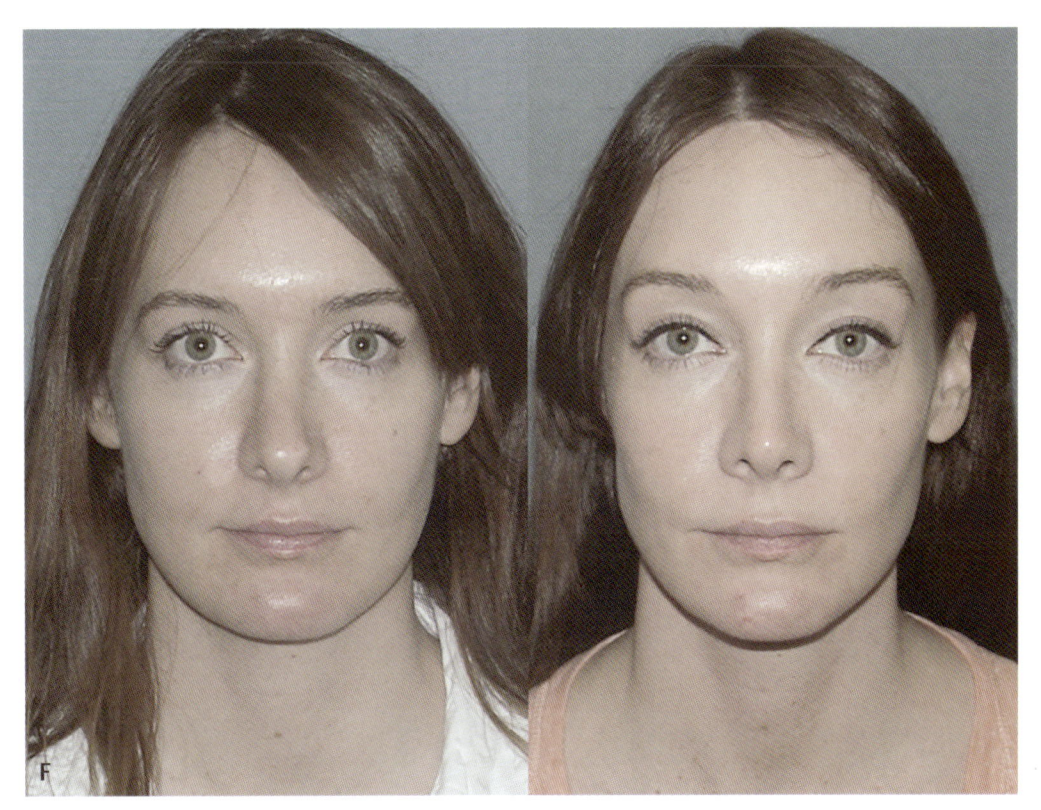

FIGURA 9.14   *(Continuação)* **F:** Resultado geral em 12 meses.

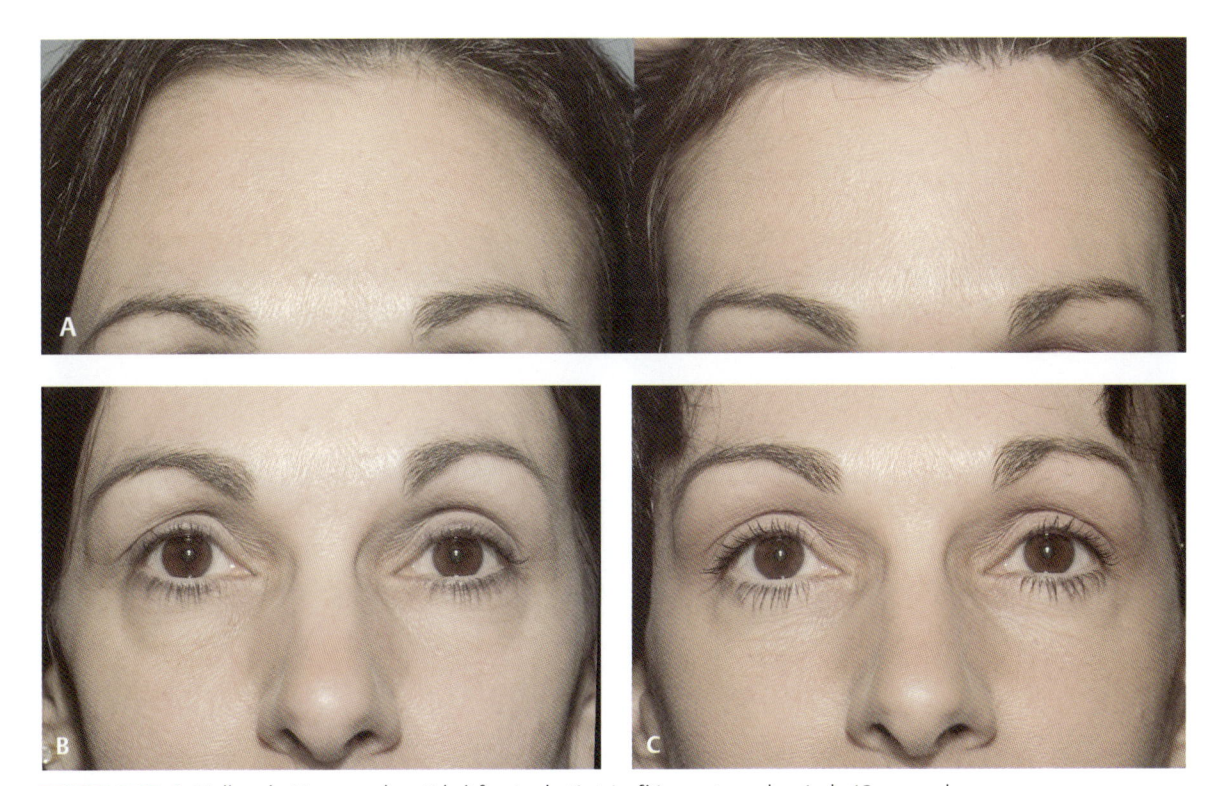

FIGURA 9.15 A: Mulher de 51 anos submetida à frontoplastia tricofítica: antes e depois de 12 meses de seguimento. **B:** Pré-operatório. **C:** 12 meses de seguimento.

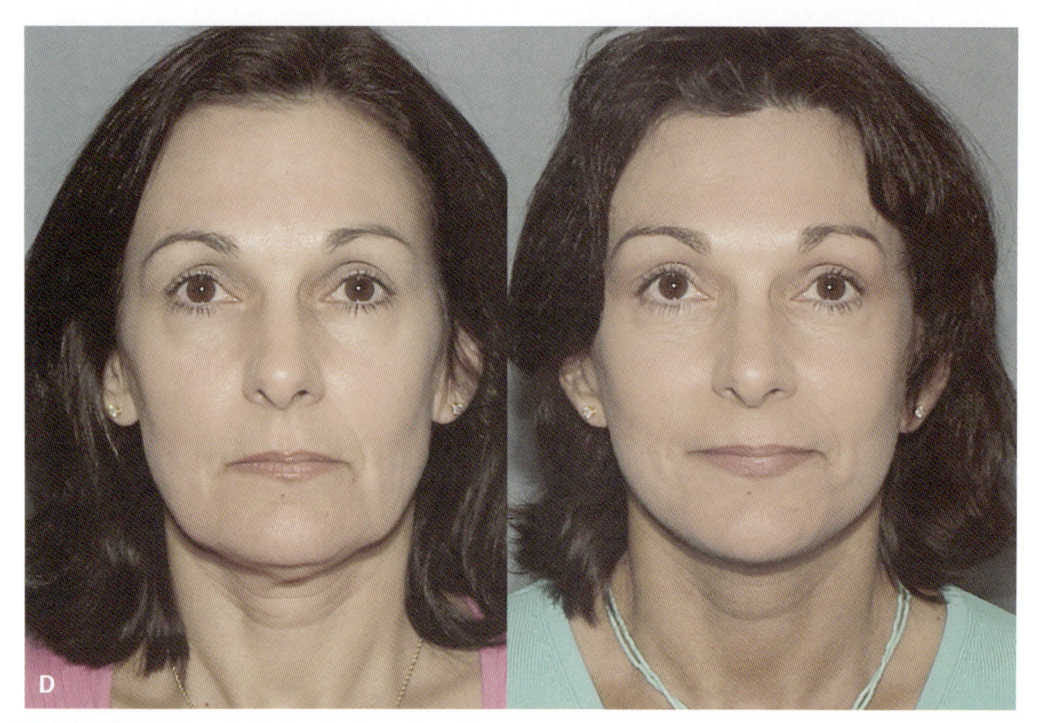

FIGURA 9.15 *(Continuação)* **D:** Resultado geral em 12 meses.

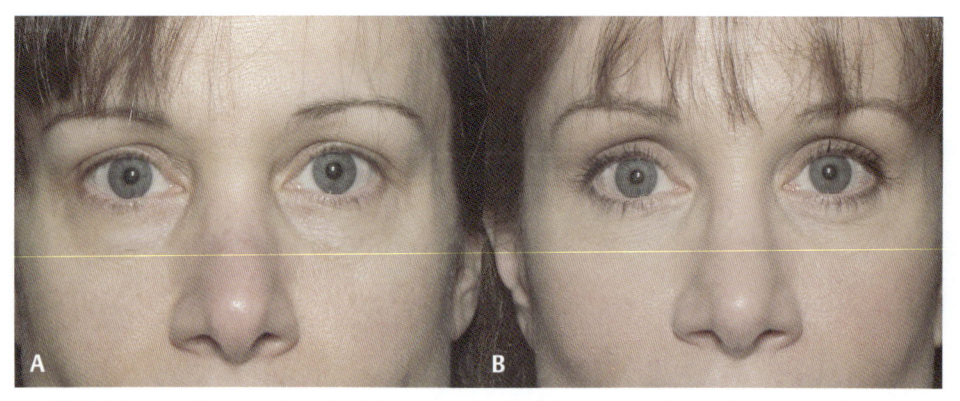

FIGURA 9.16 Mulher de 48 anos submetida à frontoplastia tricofítica: antes e depois de 24 meses de seguimento.

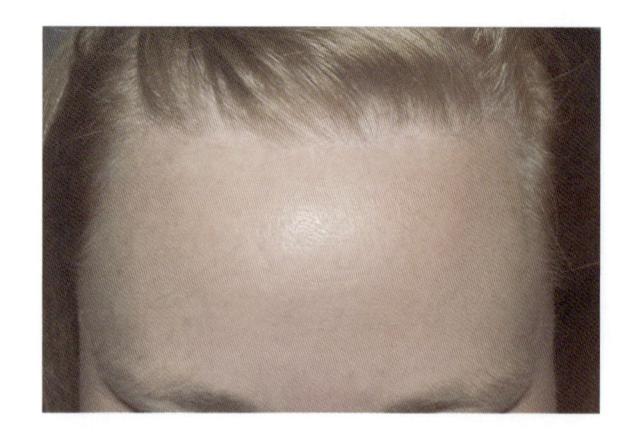

FIGURA 9.17
Mulher de 47 anos submetida à frontoplastia tricofítica: 48 meses de seguimento de incisão bem cicatrizada.

DICAS

- A abordagem tricofítica é idealmente adequada para pacientes com uma linha capilar alta que pode ser abaixada para uma posição mais esteticamente agradável.
- A incisão deve ser biselada ao longo das hastes capilares na testa, ao longo da linha capilar e em paralelo à haste do cabelo na região temporal.
- O biselamento durante a excisão de pele deve espelhar a incisão inicial de forma que as margens da pele sejam alinhadas com aproximação.
- Evitar a excisão muito agressiva no couro cabeludo de forma a minimizar a tensão de fechamento da ferida.
- A eversão e a aproximação são essenciais para a cicatrização adequada de feridas.

DIFICULDADES

- A alopecia pode ocorrer se os tecidos moles não são bem mobilizados ou na presença de tensão excessiva durante o fechamento.
- O comprometimento da sensibilidade do couro cabeludo, no pós-operatório, pode levar ao trauma involuntário que passa despercebido pelo paciente (p. ex., queimadura com modelador de cachos).
- Pacientes que penteiam ou prendem o cabelo para trás têm o potencial de ficar com a cicatriz visível.
- Tecidos moles da testa podem se tornar fixados ao crânio com lesão/comprometimento do periósteo.

INSTRUMENTOS QUE DEVEM ESTAR DISPONÍVEIS

- Bandeja de cirurgia plástica padrão.

AGRADECIMENTO

Eu agradeço as contribuições do Dr. W. Henry Barber para este capítulo.

LEITURAS SUGERIDAS

Freidman O. Changes associated with the aging face. *Facial Plast Surg Clin North Am* 2005;13(3):371–380.
Guillot JM, Rousso DE, Relogle W. Forehead and scalp sensation after brow lift. *Arch Facial Plast Surg* 2011;13(2):109–116.
Henderson JL, Larrabee WF. Analysis of the upper face and selection of rejuvenation techniques. *Facial Plast Surg Clin North Am* 2006;14(3):153–158.
Hunt HL. *Plastic surgery of the head, face, and neck*. Philadelphia, PA: Lea & Febiger, 1926.
Morgan JM, Farrior E. Rejuvenation of the aging forehead. *Facial Plast Surg Clin North Am* 2006;14(3):167–173.

10 RITIDOPLASTIA (CIRURGIA DA FACE) DO SMAS

Stephen W. Perkins

INTRODUÇÃO

Os estigmas de envelhecimento facial incluem, mas não são limitados, a ptose de pele facial, ptose de tecidos lateralmente ao queixo e sobre a linha da mandíbula (*jowl*), rítides, lipoptose e bandas platismais. Essas alterações podem drasticamente afetar a autoimagem do indivíduo, assim como os estados emocionais e energéticos percebidos pelos outros. Frequentemente, uma combinação de fatores leva esses pacientes a buscar o rejuvenescimento facial. Em geral, o objetivo dos pacientes não é uma alteração drástica em suas aparências, mas simplesmente parecer tão jovens quanto se sentem. Com expectativas realistas, a ritidoplastia (cirurgia da face) pode fornecer a melhora desejada na aparência e sensação de bem-estar. Antes de qualquer intervenção, uma história detalhada, exame focado, comunicação de resultados esperados com a assistência da simulação digital pré-operatória e discussão de instruções perioperatórias são de extrema importância. Embora muitas técnicas tenham sido descritas, a ritidectomia modificada, estendida em plano profundo do sistema musculoaponeurótico superficial (SMAS) com submentoplastia apresenta, de forma confiável, uma melhora significativa com resultados duradouros.

HISTÓRIA

Uma história médica e cirúrgica completa é obtida de cada paciente, considerando a cirurgia. Atenção é dada aos distúrbios psiquiátricos, diabetes, doenças reumatológicas e autoimunes. História relacionada ao tabagismo é obtida, visto que complicações consideráveis no tecido mole podem surgir em decorrência do comprometimento circulatório. Detalhes de intervenções cirúrgicas prévias são discutidos e os registros médicos são solicitados, em todas as circunstâncias, para complementar a história transmitida do paciente.

Determinar as preocupações estéticas é uma parte importante da história do paciente, visto que se relaciona à experiência de vida e ao sentido de identidade. Pacientes que solicitam a "cirurgia de face" podem especificamente requisitar a correção de flacidez/ptose da pele facial e da ptose de tecidos lateralmente ao queixo e sobre a linha da mandíbula (*jowl*). Outros pacientes, porém, podem desejar principalmente a melhora na aparência de seu pescoço com redução de lipoptose submentoniana, relaxamento de bandas platismais e melhor definição de um ângulo cervicomentoniano oblíquo. Este último grupo também pode, apropriadamente, pedir uma "cirurgia de face" (levantamento da face) com diferentes objetivos ou requisitar apenas uma "cirurgia do pescoço" (levantamento do pescoço). Eles até podem dizer, "eu não quero a cirurgia da face, tudo que eu quero é uma cirurgia do pescoço". Na realidade, as cirurgias de rejuvenescimento do pescoço e do terço inferior da face são realizadas em conjunto. Por outro lado, o enfoque do paciente nos sulcos da bochecha-lábio, rítides periorais ou tecido ptótico na porção média da face é mais adequadamente tratado por preenchedores injetáveis, renovação celular facial (*resurface*) e técnicas de levantamento do terço médio da face, respectivamente. Após uma discussão cuidadosa sobre as modalidades de tratamento apropriado para o problema anatômico de interesse, o plano pode ser depois refinado durante o exame clínico.

EXAME FÍSICO

A avaliação começa com um exame global da saúde geral do paciente, aspectos faciais e simetria. Itens fundamentais na análise dos pacientes submetidos à ritidectomia incluem aqueles listados no Quadro 10.1. Embora todos os fato-

CAPÍTULO 10 Ritidoplastia (Cirurgia da Face) do SMAS

QUADRO 10.1 CRITÉRIOS PARA O EXAME

Flacidez da pele, espessura, elasticidade e rítides estáticas

Banda platismal

Lipoptose (submentoniana, submandibular e *jowls*)

Ptose da glândula submandibular

Força e posição esquelética (mandíbula, maxila e hioide)

Volume de tecido mole (sulco pré-*jowls*/linhas de marionete, sulcos nasolabiais)

res sejam importantes, aqueles diretamente relacionados ao pescoço são mais críticos e, em última análise, levam ao sucesso da ritidectomia de subSMAS estendido. Em conjunto, esses fatores são utilizados para avaliar o paciente no pré-operatório em uma das três categorias: um paciente de ritidoplastia tipo I demonstra boa elasticidade da pele, pouca ptose de tecidos lateralmente ao queixo e sobre a linha da mandíbula (*jowl*), lipoptose mínima ou ausente, frouxidão inicial da pele do pescoço e da bochecha e pouca flacidez ou banda platismal (Fig. 10.1). O mais comum é o paciente de ritidoplastia tipo II. Esse indivíduo apresenta ptose moderada da pele facial e do pescoço, ptose evidente de tecidos lateralmente ao queixo e sobre a linha da mandíbula (*jowl*), lipoptose moderada e banda platismal mais intensa com um ângulo cervicomentoniano obtuso (Fig. 10.2). O paciente de ritidoplastia do tipo III, incluindo a maioria dos homens (Fig. 10.3), apresenta bochechas abundantes, ptose de tecidos lateralmente ao queixo e sobre a linha da mandíbula (*jowl*) acentuada com sulcos pré-*jowls* frequentes, perda de definição mandibular, bandas platismais significativas com grandes quantidades de lipoptose e ângulo cervicomentoniano ausente ou convexidade do pescoço (Fig. 10.4). Essa classificação é diretamente relacionada à quantidade esperada de trabalho cirúrgico e intervenção na criação de um contorno duradouro, agradável do pescoço. Além disso, a estrutura esquelética subjacente deve ser observada, visto que uma posição hioide baixa prenuncia a dificuldade, criando um ângulo cervicomentoniano agudo. Além disso, um implante no queixo ou pré-mandibular pode melhorar a estrutura e o resultado geral em casos selecionados (Figs. 10.5 e 10.6). Por fim, o terço médio da face, região periorbital, perioral e supercílio devem ser avaliados para procedimentos adjuvantes durante a ritidectomia.

INDICAÇÕES

A ritidectomia do SMAS em conjunto com a submentoplastia é justificada para pacientes motivados com expectativas realistas. Rítides da pele facial e do pescoço com ptose, relacionadas à idade, formação de ptose de tecidos lateralmente ao queixo e sobre a linha da mandíbula (*jowl*), banda platisma e lipoptose são indicações para essa intervenção cirúrgica.

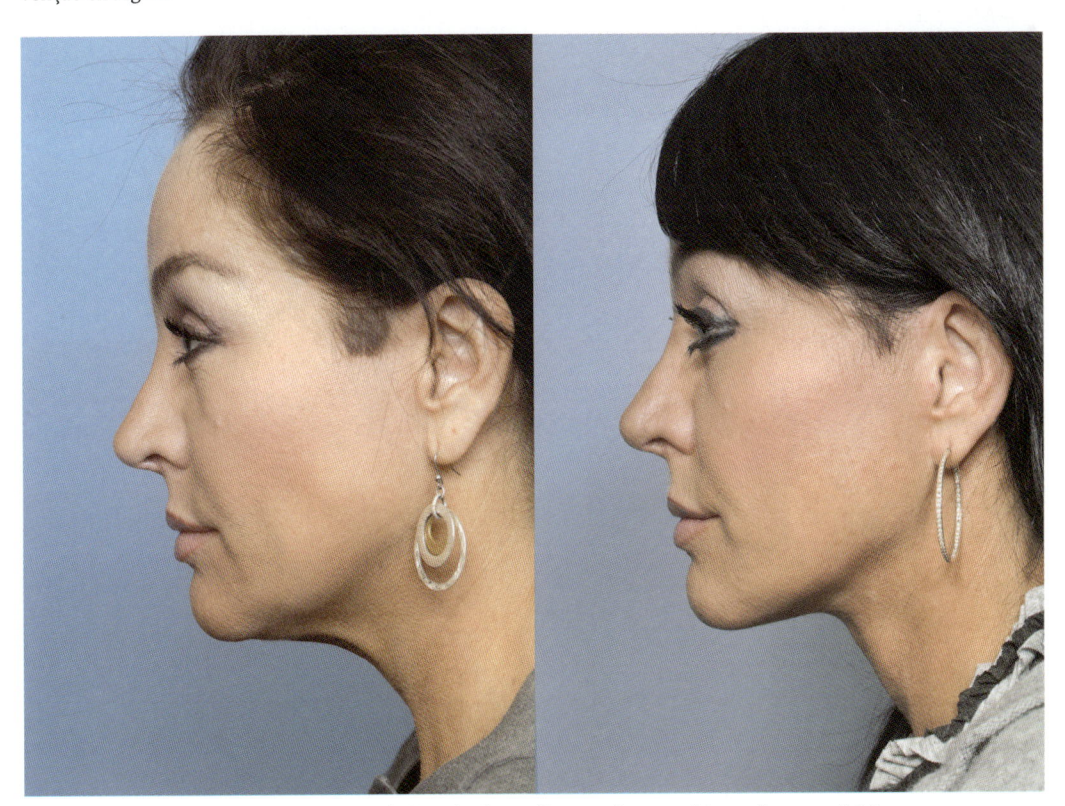

FIGURA 10.1 Paciente do tipo I submetida à ritidoplastia (fotos pré-operatória e pós-operatória).

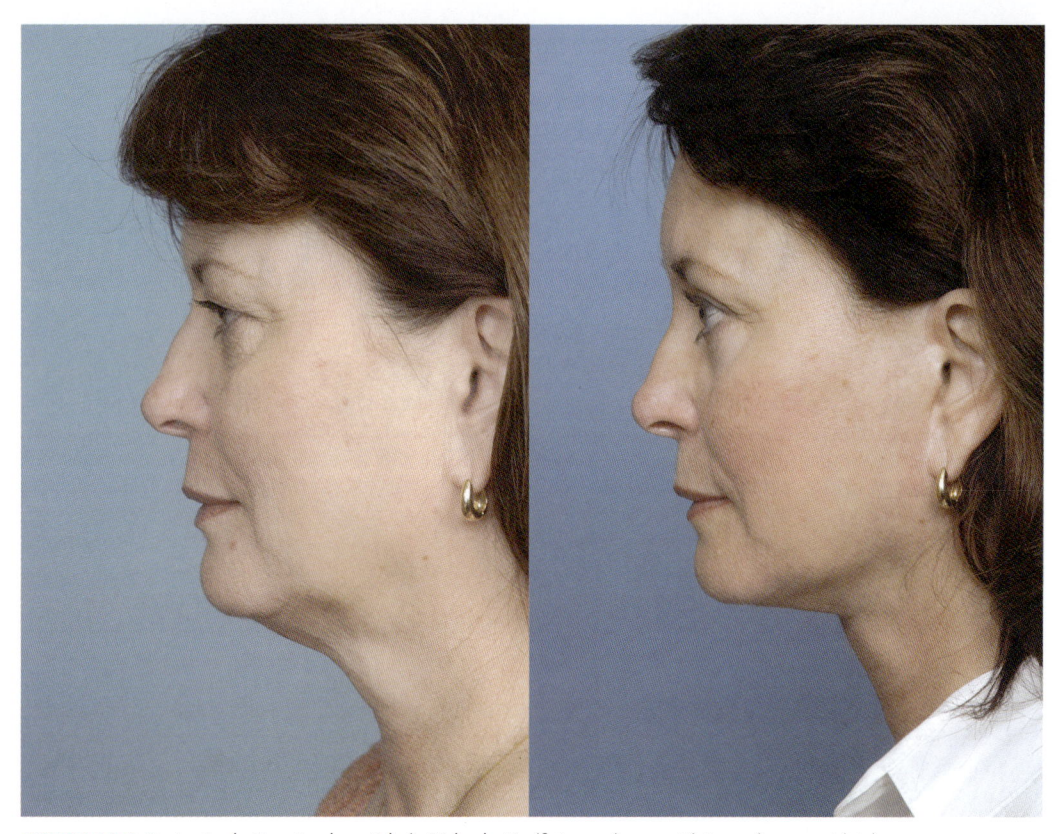

FIGURA 10.2 Paciente do tipo II submetida à ritidoplastia (fotos pré-operatória e pós-operatória).

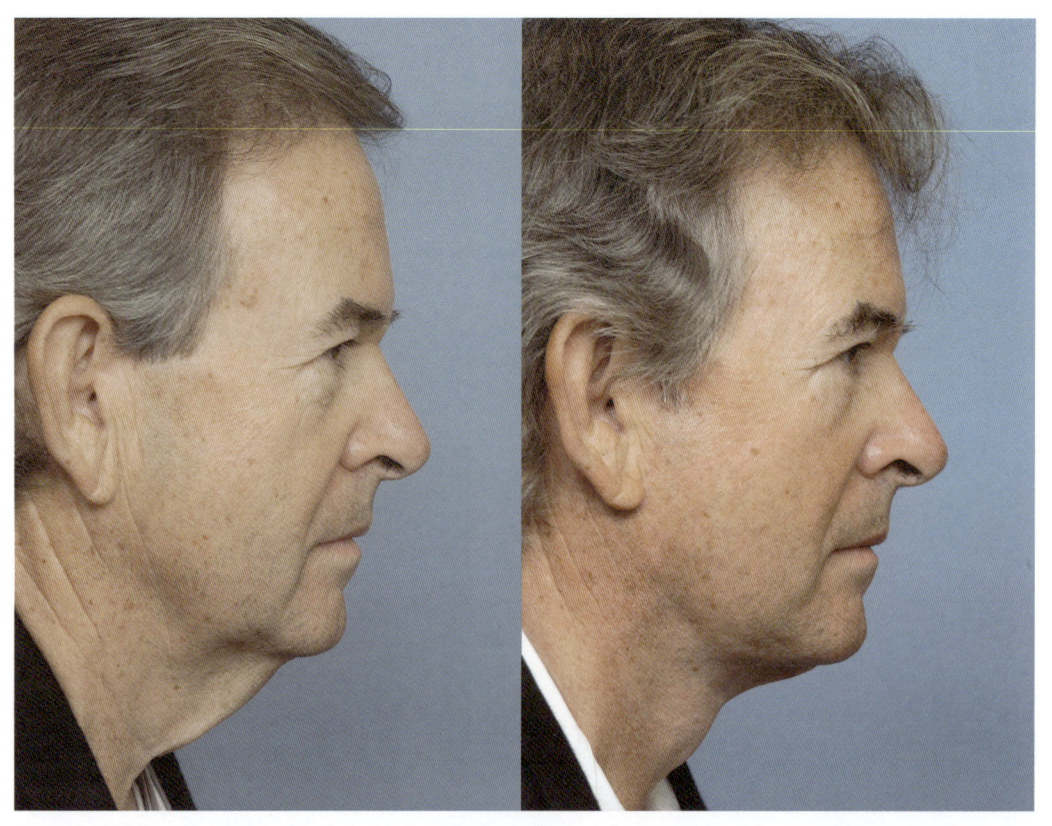

FIGURA 10.3 Paciente do tipo III submetido à ritidoplastia (fotos pré-operatória e pós-operatória).

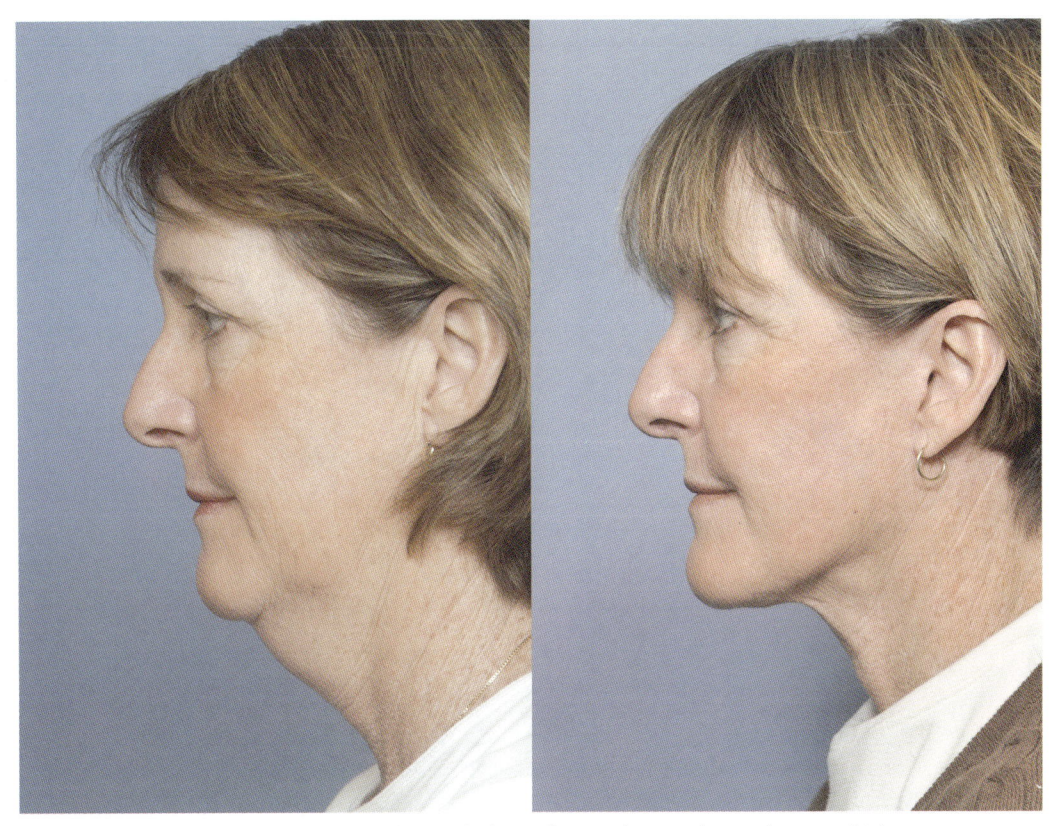

FIGURA 10.4 Paciente do tipo III submetida à ritidoplastia (fotos pré-operatória e pós-operatória).

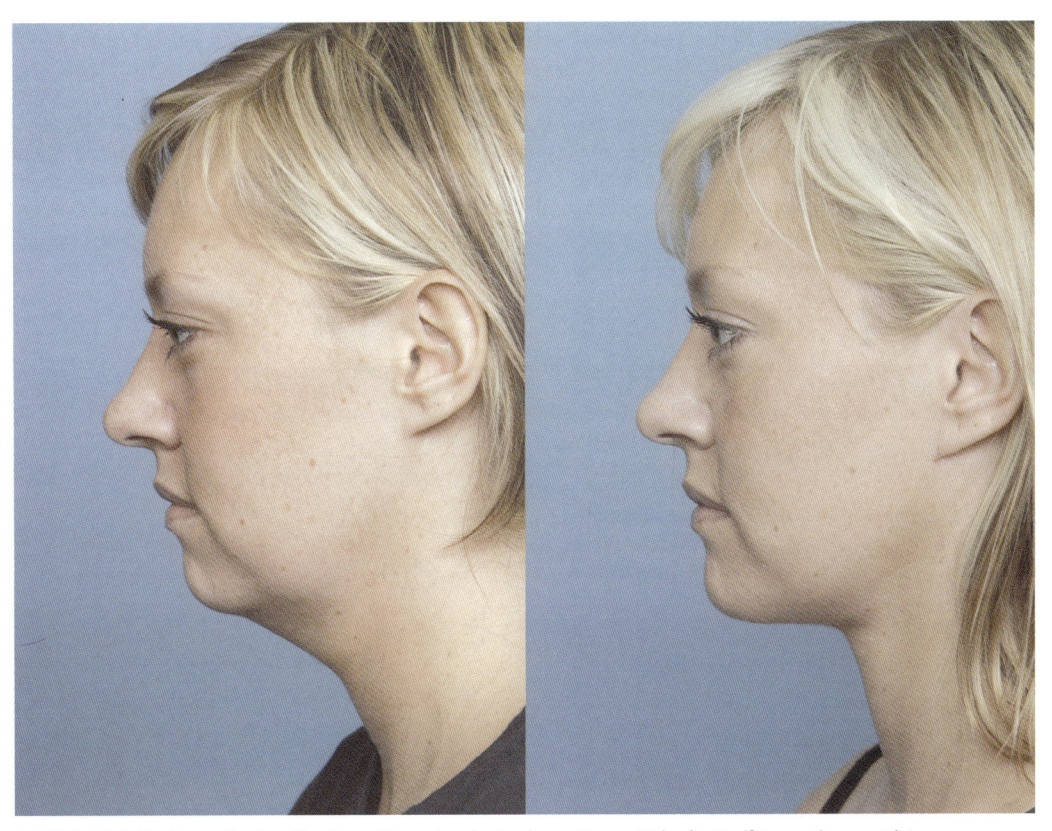

FIGURA 10.5 Paciente do tipo III submetida ao implante de queixo e ritidoplastia (fotos pré-operatória e pós-operatória).

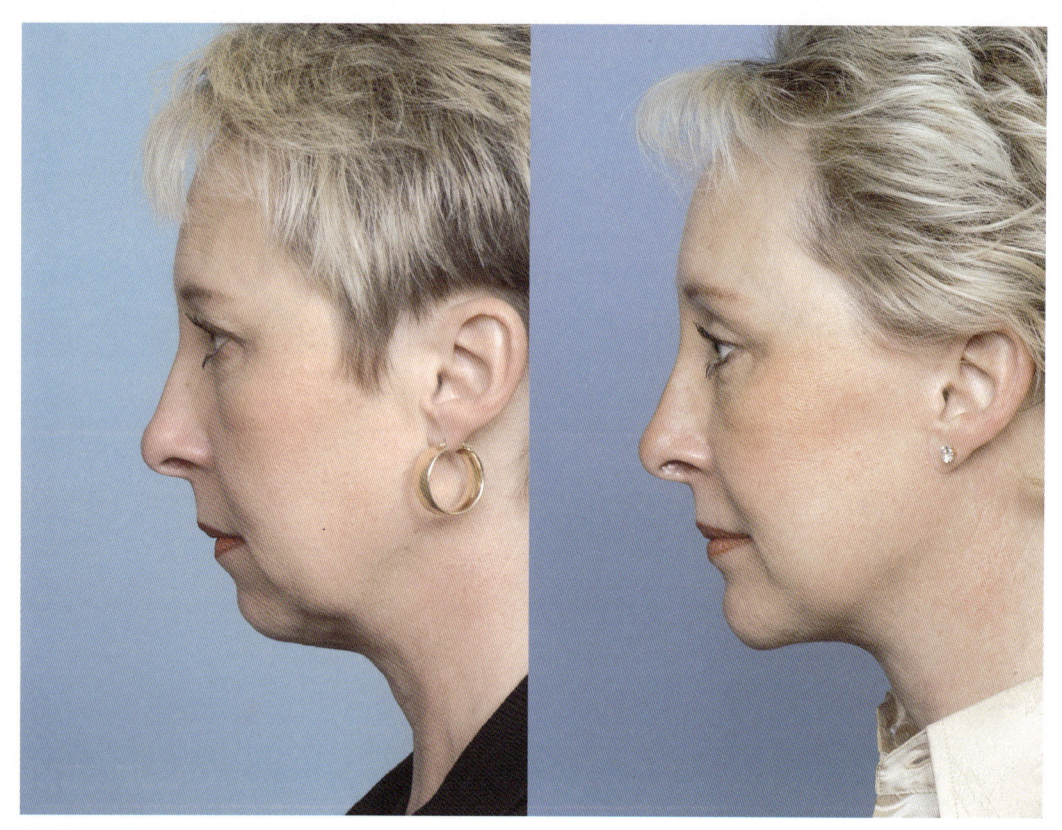

FIGURA 10.6 Paciente do tipo II submetida ao implante do queixo e ritidoplastia (fotos pré-operatória e pós-operatória).

CONTRAINDICAÇÕES

A maioria das contraindicações absolutas da ritidectomia engloba fatores que comprometem a cicatrização de feridas do retalho de pele facial extenso (Quadro 10.2). Por outro lado, contraindicações relativas incluem características que podem levar a um paciente menos satisfeito. Em particular, uma posição baixa do hioide limita a capacidade de recriar uma linha acentuada do pescoço em decorrência de faixas musculares, supra-hioides, subjacentes, obstruindo a colocação de uma platismoplastia alta, e com tensão adequada. Uma mandíbula fraca transforma a melhora da transição entre a face e o pescoço em um desafio, mesmo com a lipoaspiração e a tração da pesada pele sobrejacente. De modo similar, as glândulas submandibulares ptóticas podem ser confundidas com a lipoptose persistente no pescoço e depreciar um contorno suave da porção lateral do pescoço. Um paciente com bochechas salientes, que aumentam os sulcos nasolabiais, pode esperar muito menos do que a correção branda observada nessa área em uma

QUADRO 10.2 Contraindicações Absolutas para Ritidoplastia (Cirurgia da Face)
Contraindicações Absolutas
Doença autoimune ativa da vascularização facial
Quimioterapia ativa/imunossupressão
Tabagismo ativo
Vasculite ativa
Exposição à radiação facial de longa duração
Peso altamente flutuante
Clinicamente inadequado para anestesia
Inadequado/não preparado psicologicamente
Hipertensão não controlada
Expectativas não realistas

ritidectomia típica. Se presente, cada um desses achados deve ser comunicado ao paciente para que as expectativas possam ser tratadas apropriadamente. Por fim, um paciente, vivenciando no momento um período de elevada tensão ou um evento de grande desafio na vida, pode estar impulsionado à intervenção cirúrgica por razões erradas. Isso pode levar a um paciente infeliz quando o rejuvenescimento facial não atende seus objetivos.

PLANEJAMENTO PRÉ-OPERATÓRIO

Com os desejos do paciente conhecidos e o exame físico completo, o planejamento final começa para a ritidectomia do SMAS estendido com submentoplastia. Procedimentos adjuvantes incluindo neurotoxinas, preenchedores faciais, aumento do esqueleto, reposicionamento da pele e manejo da testa, porção média da face e olhos vão ser discutidos nesse momento. Em seguida, as fotografias digitais são capturadas para documentar a condição pré-operatória do paciente e utilizadas como um meio para a simulação digital. Isso é rotineiramente utilizado como ferramenta para comunicar ainda mais uma representação realista do resultado esperado. Com frequência, é uma "ferramenta" poderosa para demonstrar ao paciente a melhora considerável que pode ser esperada na linha do pescoço e mandíbula/queixo. O paciente raramente compreende e aprecia o grau de mudanças relacionadas ao envelhecimento visíveis pelo perfil. Isso ajuda consideravelmente o paciente a visualizar e preparar-se para a modificação pós-operatória. Se o paciente está satisfeito, uma data é marcada, os testes laboratoriais de rotina são solicitados e os exames cardiológicos apropriados e de imagem são obtidos. Rotineiramente, prescrições de antibióticos, analgésicos, antieméticos, ansiolíticos e medicamentos para dormir são fornecidas neste período. Qualquer produto à base de plantas ou medicamentos que aumentam o risco de hemorragia do paciente é descontinuado em tempo hábil antes da cirurgia. Finalmente, instruções verbais e escritas para o período perioperatório são fornecidas ao paciente.

TÉCNICA CIRÚRGICA

Na área de espera pré-operatória, as marcações (Fig. 10.7) são feitas com uma caneta cirúrgica para a ritidectomia, assim como para qualquer outro procedimento adicional. A marcação pré-auricular é cuidadosamente planejada para que não haja distorção dos tufos capilares temporais, visto que rotineiramente é interrompida na extensão inferior do tufo ou não superior à inserção helicoidal anterior superior. Também incorpora um percurso pós-tragal, continuando inferiormente em todas as mulheres e em alguns homens. A marcação então prossegue ao redor do lóbulo da orelha e é colocada acima do sulco pós-auricular na superfície posterior da concha. Quando a marcação atinge o nível da inserção helicoidal, é direcionada posteriormente com uma curva discreta ao longo e para dentro da linha capilar. Por fim, uma marcação de 3 cm para a submentoplastia é feita no sulco submentoniano e o cabelo é enrolado e amarrado para removê-lo do campo operatório.

Após atingir um nível apropriado de anestesia, os sítios de incisão da face e pescoço são infiltrados com lidocaína a 1% com adrenalina diluída 1:50.000. As áreas de descolamento também são infiltradas com uma combinação de lidocaína a 1% com adrenalina 1:100.000 e lidocaína a 0,5% com adrenalina 1:100.000. Se neurotoxina, ou preenchedor, for injetada, é realizado nesse momento. O paciente é então preparado e coberto de modo estéril usual, enquanto a vasoconstrição e a analgesia pelo anestésico local tomam efeito.

A submentoplastia é então iniciada ao fazer a incisão na pele submentoniana com uma lâmina de bisturi número 15 (Vídeo 10.1). Um retalho curto é então elevado com a tesoura de Metzenbaum e a hemostasia é obtida com o cautério bipolar. Por meio dessa incisão, tanto o implante no queixo como na região pré-mandibular pode ser colocado sem dificuldade. Normalmente, uma cânula de lipoaspiração de Fournier de 3 mm é utilizada, sem sucção, para fazer túneis radiais pelo pescoço anterior no plano subcutâneo. Uma vez que os túneis iniciais são criados, 1 atm de sucção é aplicado na mesma cânula, que é utilizada para remover o excesso de tecido adiposo pré-platismal.

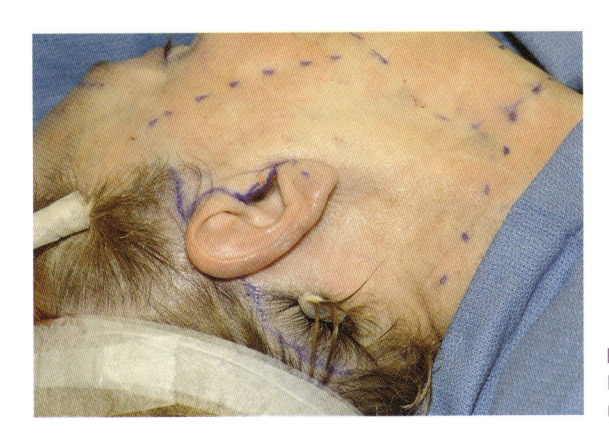

FIGURA 10.7
Planejamento da incisão para ritidectomia e marcações cirúrgicas.

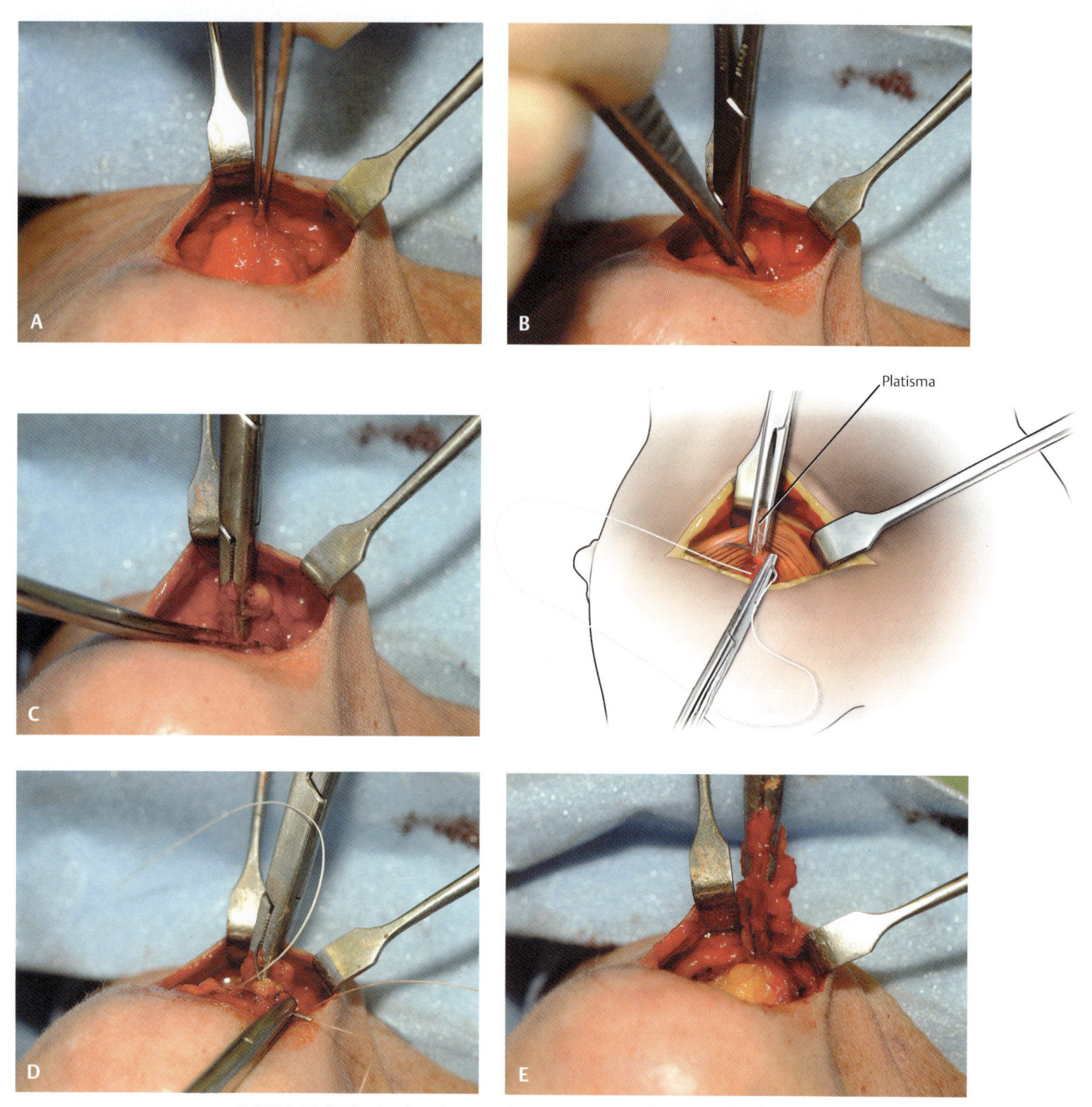

FIGURA 10.8 Técnica de submentoplastia com pinça Kelly. **A:** Tecido adiposo frouxo em excesso e platisma em área submentoniana após lipoaspiração antes da fixação com a pinça Kelly. **B:** Cauterização do tecido fixado. **C:** Divisão do tecido cauterizado. **D:** Imbricação seriada das bordas platismais mediais livres. **E:** Remoção do tecido fixado excisado.

A mão não dominante levanta e guia a cânula com seus orifícios sempre direcionados para o lado oposto da derme sobrejacente. Atenção particular é dada para evitar a lipoaspiração excessivamente cuidadosa e a pequena depressão subsequente nas regiões dos *jowls*. Em alguns pacientes, o uso de uma cânula espátula de 5 mm é necessário para tratar a área submentoniana. Uma vez completo, o retalho total do pescoço, estendendo-se de uma borda do músculo esternocleidomastoideo (SCM) até a outra, é elevado com tesoura de Metzenbaum. A hemostasia cuidadosa é então alcançada com um cautério bipolar do estilo baioneta protegido. Em seguida, utilizando uma pinça Kelly curva com 6 polegadas (15,24 cm) de comprimento (Fig. 10.8), o tecido submentoniano redundante na linha média é facilmente apreendido e fixado. Isso pode incluir o tecido adiposo superficial, bandas platismais anteriores frouxas e tecido adiposo subplatismal que se estendem para baixo do nível do osso hioide. Uma vez fixada, a redundância é cauterizada e cortada sequencialmente, enquanto as margens livres são aproximadas com uma sutura de Vicryl® 3-0 (Ethicon, Somerville, NJ). Com a remoção da porção do tecido fixada pela pinça de Kelly, uma cinta firmemente imbricada de plastima é criada para sustentar a área submentoniana. Reduções adicionais na junção cervicomentoniana melhoram ainda mais o ângulo e ajudam a evitar a persistência da banda no pós-operatório. Uma vez que o pescoço foi adequadamente tratado, atenção é dirigida para a face.

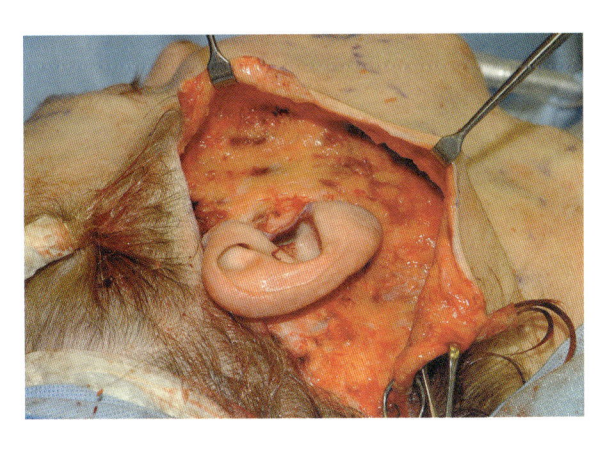

FIGURA 10.9 Elevação completa do retalho de pele facial.

A ritidectomia é iniciada pela incisão nas marcações pós-auriculares com uma lâmina de bisturi número 15 do lóbulo para o couro cabeludo (Vídeo 10.2). No couro cabeludo, a incisão é biselada para prevenir a lesão nos foliculos pilosos adjacentes, e a subsequente elevação do retalho permanece profunda aos foliculos para evitar a alopecia pós-operatória na região com cabelo. A elevação do retalho é auxiliada pelo uso de pinças de campo não penetrantes para a tração e realizada com um bisturi dissecando em região imediatamente superficial à fáscia do SCM. Uma vez que esse segmento curto é elevado, a hemostasia completa é novamente obtida com o cautério bipolar. A incisão anterior é feita, como previamente marcada e apropriadamente biselada, quando adjacente ao tufo capilar temporal. Novamente, as pinças de campo não penetrantes são colocadas na porção temporal do retalho para a tração, e uma pequena área é elevada na região pré-auricular com o bisturi. Segue-se com a hemostasia cuidadosa com o cautério bipolar.

Utilizando a tesoura de dissecção para ritidoplastia de Kahn modificada, o retalho de pele posterior remanescente é elevado. A tração é fornecida pela fixação das pinças de campo com a mão não dominante, enquanto a contratração é mantida na bochecha e pescoço pelos dedos treinados do assistente. As tesouras, que são ligeiramente rombas e têm um bisel para fora, são utilizadas em um movimento de avanço e divulsão para alcançar a elevação do retalho. Pontes intervenientes, finas, de tecido adiposo e tecido conjuntivo dérmico são então liberadas de forma cortante com a tesoura parcialmente aberta. Uma vez que a elevação posterior é concluída e está em continuidade com o retalho do pescoço previamente descolado, os retratores são colocados e a hemostasia é obtida.

O retalho de pele anterior é então elevado de modo similar no plano subcutâneo. A extensão anterior dessa dissecção é determinada pela anatomia do paciente, mas não se estende medialmente ao sulco nasolabial. Após a elevação, os retalhos anteriores, posteriores e do pescoço estão em continuidade (Fig. 10.9). A hemostasia cuidadosa é novamente obtida antes da realização do retalho de SMAS estendido.

Utilizando o arco zigomático como um ponto de referência, a incisão no SMAS é realizada com uma lâmina de bisturi número 15, de modo semilunar do arco, para a borda anterior do SCM. O retalho é então elevado medialmente com uma combinação de dissecção cortante e romba, estendendo-se em sentido anterior à glândula parótida. Com a continuidade da dissecção, o músculo masseter, o músculo zigomático principal e os ramos distais do nervo facial são frequentemente visualizados (Fig. 10.10). A hemostasia completa é necessária para a dissecção segura e deve-se ter cuidado para evitar a lesão no nervo facial.

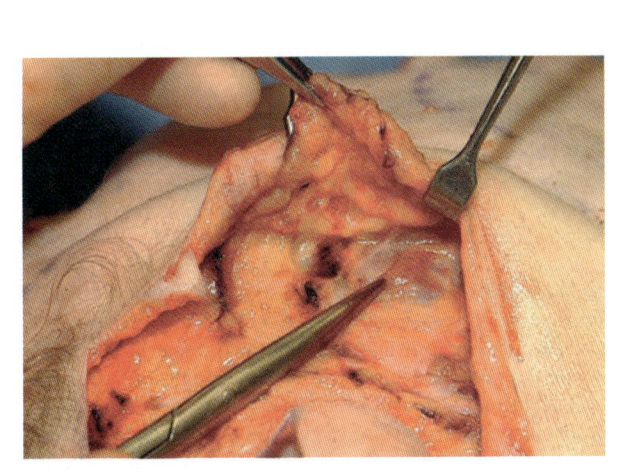

FIGURA 10.10 Elevação completa do retalho de SMAS.

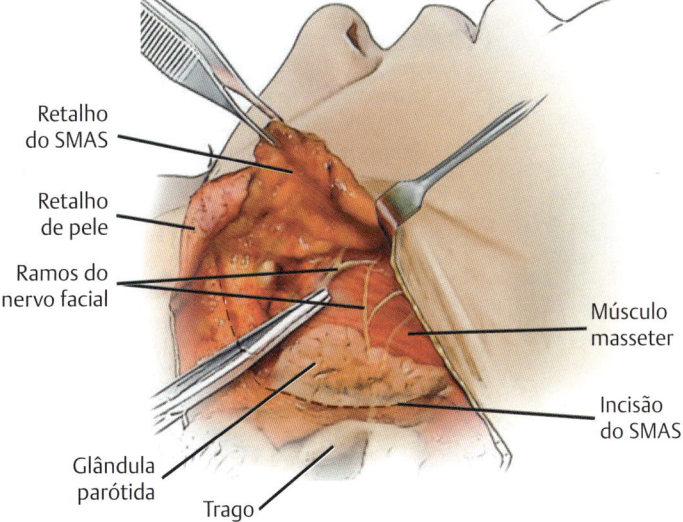

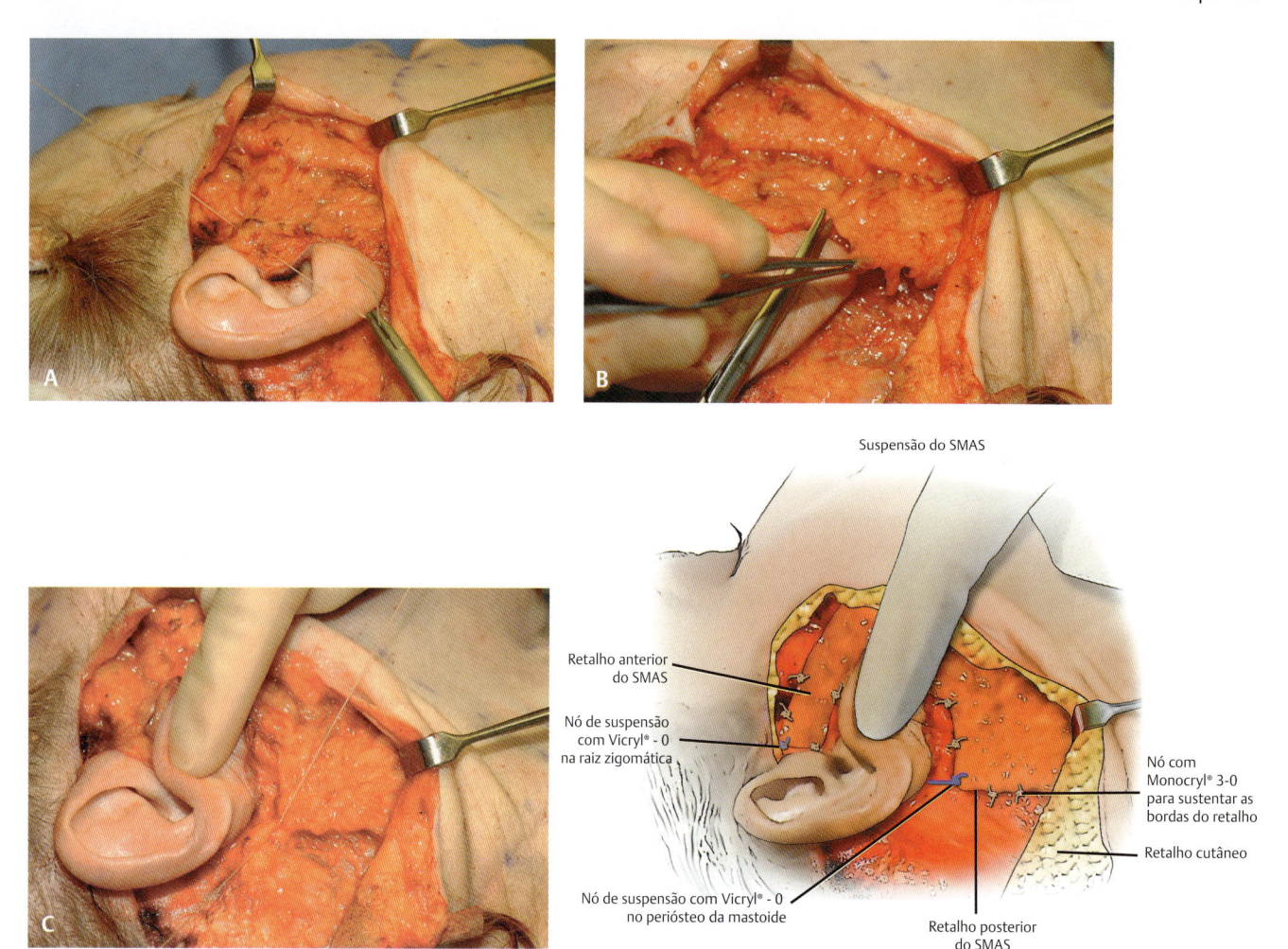

FIGURA 10.11 Alça do SMAS em dois vetores. **A:** Suspensão do retalho anterior do SMAS. **B:** Divisão parcial do retalho do SMAS. **C:** Suspensão do retalho posterior do SMAS.

A extensão da elevação do subSMAS é adequada quando a tração firme no retalho de SMAS proporciona a quantidade desejada de correção. Não existe distância absoluta, visto que isso varia, dependendo dos tecidos de cada paciente e a estabilidade do SMAS. Uma vez obtida a tração adequada, o SMAS é então fixado para manter esse resultado.

A imbricação do SMAS começa com a suspensão pré-auricular ao longo do vetor posterior-superior (Fig. 10.11), que é então fixado próximo à raiz zigomática com uma sutura de Vicryl 0 sepultada. Uma vez posicionado, o SMAS é parcialmente dividido para um vetor secundário de suspensão. A porção inferior é então ancorada posteriormente com outra sutura de Vicryl® 0 no periósteo mastoideo, logo atrás de cada lóbulo. O SMAS não é removido, mas é avançado sobre os tecidos da fáscia superior e posterior e é utilizado como uma alça de suspensão. O único SMAS que é removido é uma pequena porção na região pré-auricular imediata. Além disso, suturas de Monocryl® 3-0 (Ethicon, Somerville, NJ) são utilizadas para sustentar ainda mais o retalho de SMAS e alisar suas bordas. Ocasionalmente, as suturas Tevdek® 3-0 (Deknatel, Queens Village, NY) são necessárias para suspender os retalhos mais pesados. Uma vez que o SMAS é fixado em sua nova localização, toda a tensão do fechamento repousa neste tecido mais profundo e permite que a pele seja fechada sem tensão nas bordas da ferida. Isso evita o alargamento da cicatriz e a formação de traço da sutura que ocorreria de outra forma.

Para reposicionar o retalho de pele pré-auricular, ele é, em primeiro lugar, avançado posterior e levemente em sentido superior. Em seguida, o retalho posterior é elevado posteriormente, rotacionado superiormente e os grampos de suspensão são colocados com atenção particular para alinhar a linha capilar posterior de modo adequado. É então fixado na área pré-auricular com os grampos de suspensão colocados nas posições fundamentais. Depois, a redundância posterior do retalho é removida e o couro cabeludo é fechado imediatamente com grampos cirúrgicos. O retalho de pele é então modelado para contornar o lóbulo da orelha de maneira livre de tensão. É uma etapa essencial para evitar uma deformidade da orelha pós-operatória de duende ou de sátira. A borda do retalho de pele anterior é, em seguida, aparada de modo a espelhar tanto o lóbulo anterior e como a inserção helicoidal. Antes do fechamento, um dreno de sucção fechado de 7 mm é colocado em posição dependente e trazido para uma incisão perfurante distinta posteriormente.

Após obtenção de hemostasia, várias suturas de Monocryl® 5-0 são utilizadas para reaproximar o retalho contornado e duas suturas de Ethilon® 6-0 (Ethicon, Somerville, NJ) são colocadas no lóbulo para manter a posição dobrada. A seguir, a porção distal do retalho tragal é reduzida do tecido subcutâneo e deixada ligeiramente redundante para auxiliar na prevenção de embotamento ou deslocamento anterior da cartilagem subjacente. O fechamento é depois completado com a remoção dos grampos de suspensão e colocação de uma sutura categute simples 5-0 com fechamento contínuo.

O procedimento é então realizado no lado contralateral de modo idêntico. Assim que ambos os lados tenham sido tratados e estejam fechados, a incisão no submento tem o excesso de pele aparado e é fechada, de modo similar, com uma sutura de categute simples 5-0 com fechamento contínuo. Uma vez concluído, os procedimentos de renovação celular (*resurface*), se indicados, são realizados. Embora o procedimento de renovação celular nunca seja realizado diretamente na porção com descolamento da pele pré-auricular ou do pescoço em virtude da possibilidade de comprometimento vascular, a área perioral e rítides labiais mais profundas são frequentemente tratadas. Por fim, um curativo de pressão leve é aplicado e os drenos são ligados ao bulbo de sucção fechado.

CONDUTA PÓS-OPERATÓRIA

Durante a noite, o curativo de pressão leve e os drenos de sucção fechados permanecem. A elevação da cabeceira da cama e a aplicação frequente de compressas frias são recomendadas. O paciente deve repousar na primeira noite e começar a caminhar no dia seguinte. A dieta do paciente pode ser avançada quando tolerada. Antibióticos, analgésicos, ansiolíticos, antieméticos e medicamentos para dormir são administrados conforme instrução médica para manter o conforto e minimizar o risco de infecção. No dia 1 de pós-operatório, o paciente é reavaliado, com a remoção do curativo e dos drenos. O cuidado de feridas é realizado e demonstrado até que os pacientes tenham compreensão total das instruções pós-operatórias. Um curativo menor, mais leve é aplicado no pescoço nas próximas 24 horas. No segundo dia do pós-operatório, o paciente não necessita continuar com o curativo e começa a lavar os cabelos diariamente. Atividades leves, elevação contínua da cabeça e compressas frias frequentes são recomendadas. No dia 7 do pós-operatório, o paciente retorna para remoção de todos os pontos, exceto as suturas do lóbulo, e para reavaliação dos resultados. No dia 10 do pós-operatório, as suturas do lóbulo são removidas e uma maquiagem e sessão de cuidado da pele são realizadas por esteticistas médicos. Em três semanas, as atividades normais podem ser retomadas. O paciente retorna depois para consultas de seguimento em 1 semana, 3 meses, 6 meses e 1 ano ou mais, para avaliar os resultados e confirmar a satisfação do paciente.

COMPLICAÇÕES

Um hematoma pós-cirúrgico em expansão é uma emergência cirúrgica e requer reconhecimento precoce e retorno à sala de cirurgia com anestesia para eliminação do hematoma e hemostasia (Fig. 10.12). Felizmente, essas complicações raramente ocorrem, e, em minha experiência, se tratadas apropriadamente, não levam a resultados adversos. Com frequência, seromas e hematomas pequenos, não expansivos podem ser facilmente tratados com punção aspirativa com agulha, cobertura contínua com antibióticos, curativo rígido e observação atenta. Raramente, uma pequena abertura com inserção de um dreno de Penrose é necessária para seromas extensos persistentes.

As infecções são pouco prováveis a menos que a perfusão do retalho seja comprometida ou uma coleção de fluidos esteja presente. O cuidado de suporte com tratamento da etiologia de base e conduta intensiva com antibióticos são necessários. A abertura ou lavagem das feridas é raramente solicitada.

A perda de pele por qualquer uma das condições listadas anteriormente ou outros fatores do paciente, tais como tabagismo contínuo, pode ser problemática. A baixa perfusão pós-operatória precoce pode ser melhorada com compressas mornas, massagem e/ou pomada com nitroglicerina, além de tratamento da causa subjacente, se possível. Por fim, a epidermólise leve geralmente será resolvida rapidamente, enquanto a perda de espessura total pode permanecer desagradável por muitos meses e levar à cicatrização de significado variável. Isso quase exclusivamente ocorre em pacientes que fumam no período pós-operatório ou que nunca realmente pararam, conforme instruções médicas. Em defeitos de pele de espessura total, deve-se permitir que a escara seja desprendida espontaneamente durante a contração da ferida, e a tentativa de remoção deve ser evitada.

O edema persistente e irregularidades brandas são relativamente comuns e podem ser bem tratados com injeções locais de triancinolona quando necessário. Ocasionalmente, a hipervascularização branda é vista após a ritidectomia ou depois de injeções de esteroides, mas, com o tempo adequado, geralmente haverá resolução espontânea. De modo alternativo, assimetrias ou áreas tratadas inadequadamente podem necessitar de um procedimento de retoque, se um período de espera atenta não resolve o problema.

A perda sensorial temporária é esperada e cada paciente é instruído sobre as sequelas pós-operatórias normais. Em quase todos os casos, o retorno completo da sensibilidade ocorre, mas pode levar um período variável de tempo de semanas a quase 1 ano. Lesões permanentes no nervo também são possíveis e devem ser tratadas como em qualquer outra lesão neural. Isso geralmente envolve o nervo auricular maior. Em cada uma dessas condições, um pouco de empatia, suporte e tranquilização podem ser necessários, e, com manejo adequado e reaproximação do nervo lesionado, o retorno completo da sensibilidade naquele lado pode ser esperado. A lesão no nervo facial é relatada em várias séries, mas não ocorreu em minha experiência.

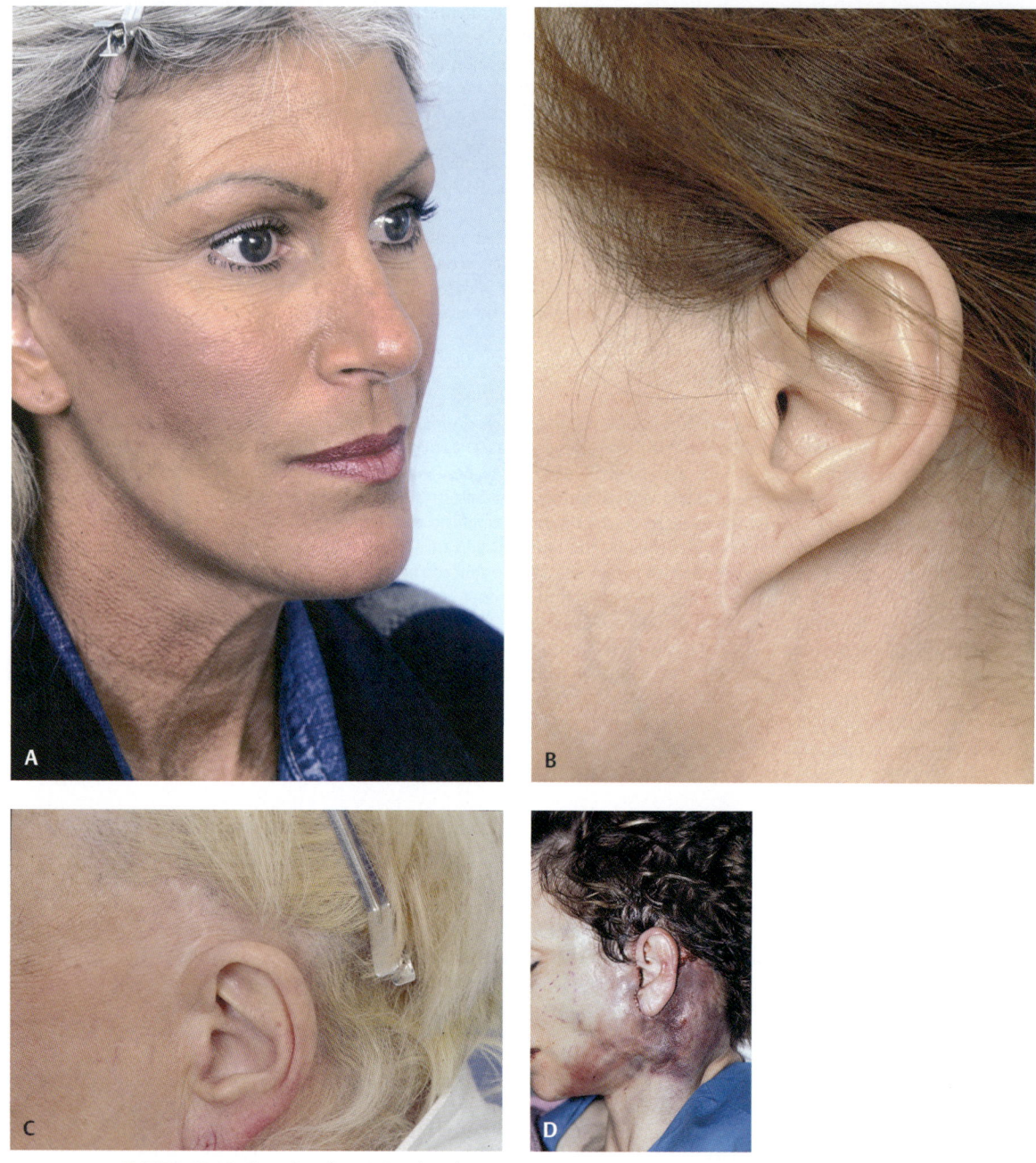

FIGURA 10.12 Complicações. **A:** Bandas platismais persistentes. **B:** Cicatrização pré-tragal com orelha de duende e traços da sutura. **C:** Perda do tufo capilar na região temporal. **D:** Hematoma em expansão.

RESULTADOS

Minha técnica fundamental foi alterada muito pouco nos últimos 15 a 20 anos e fornece resultados excelentes, naturais, duradouros e de satisfação geral para os pacientes (Figs. 10.13 a 10.16). Note o uso da simulação digital no planejamento dos procedimentos e quão perto o resultado final está chegando ao desfecho planejado.

DICAS

- A chave para a melhora substancial, duradoura na ritidectomia é o manejo adequado do pescoço.
- A imbricação platismal com pinça Kelly é a base para um ângulo cervicomentoniano melhorado.
- O aumento do esqueleto e os procedimentos adjuvantes podem melhorar ainda mais o resultado geral.

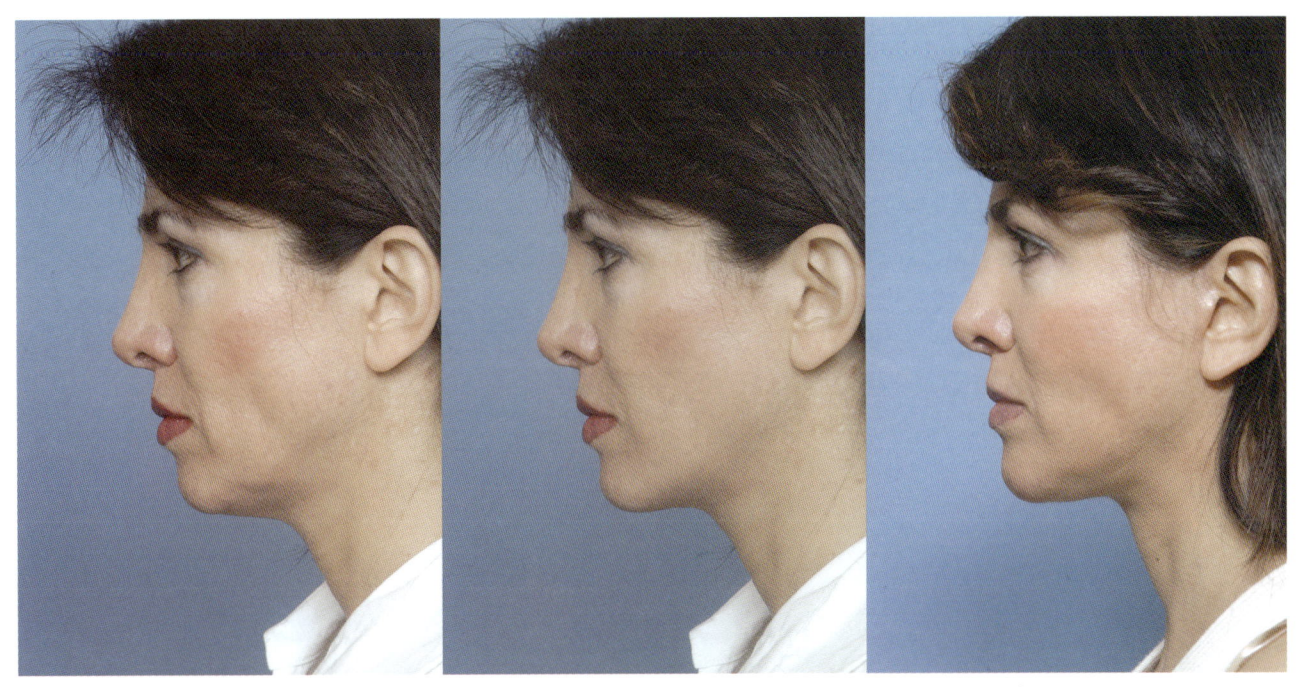

CAPÍTULO 10 Ritidoplastia (Cirurgia da Face) do SMAS

FIGURA 10.13 Paciente do tipo I submetida a implante de queixo e ritidoplastia com resultados de seguimento de 7 meses (foto pré-operatória, simulação digital e foto pós-operatória).

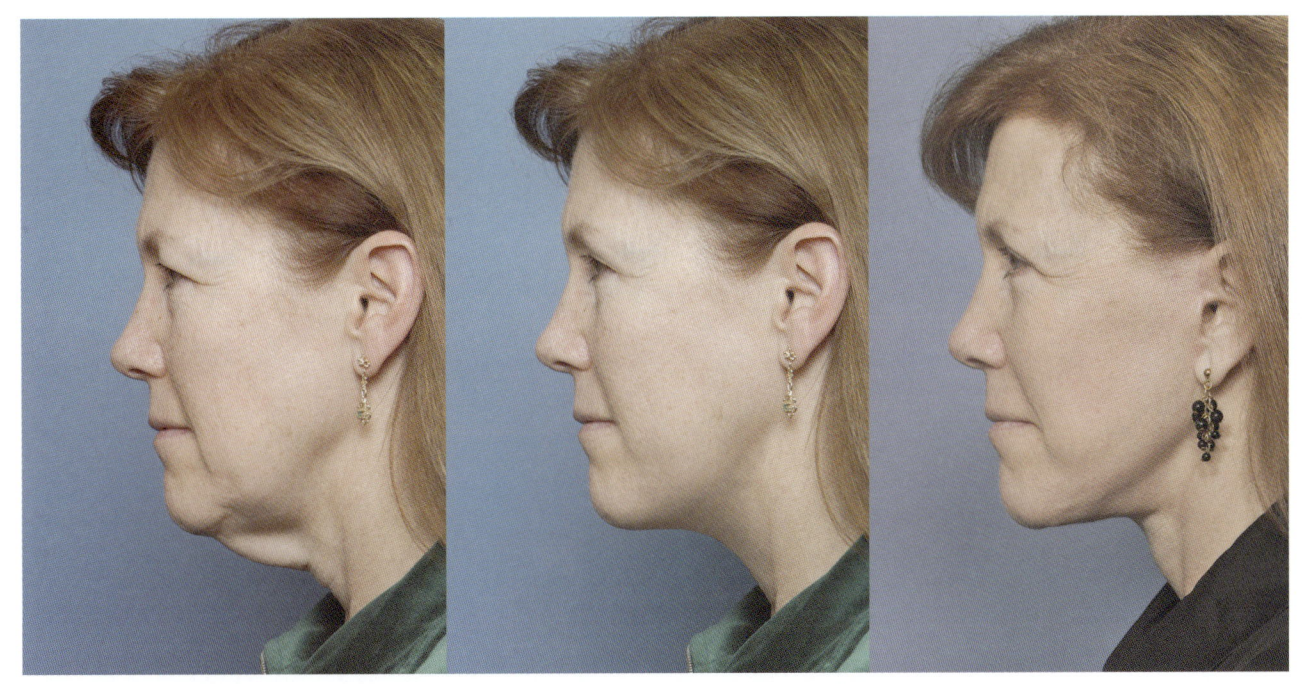

FIGURA 10.14 Paciente do tipo II submetida à ritidoplastia com resultados do seguimento de 8 meses (foto pré-operatória, simulação digital e foto pós-operatória).

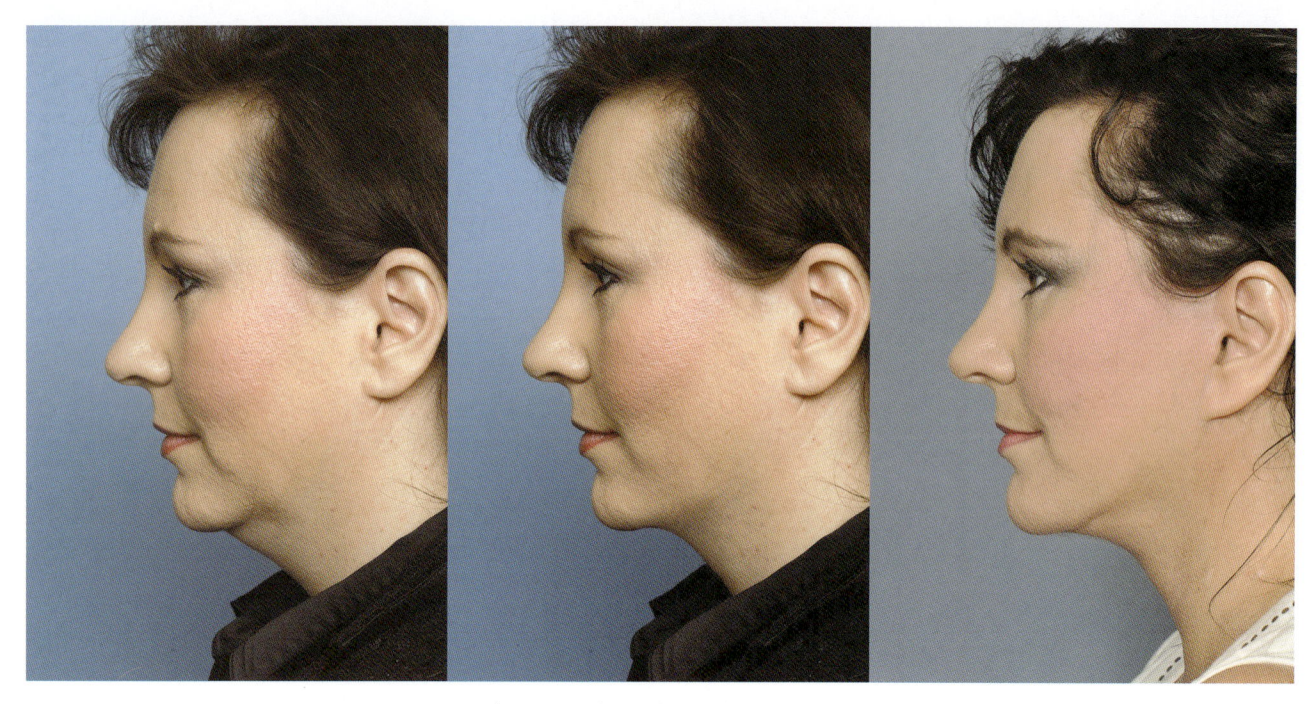

FIGURA 10.15 Paciente do tipo III submetida à ritidoplastia com resultados do seguimento de 12 meses (foto pré-operatória, simulação digital e foto pós-operatória).

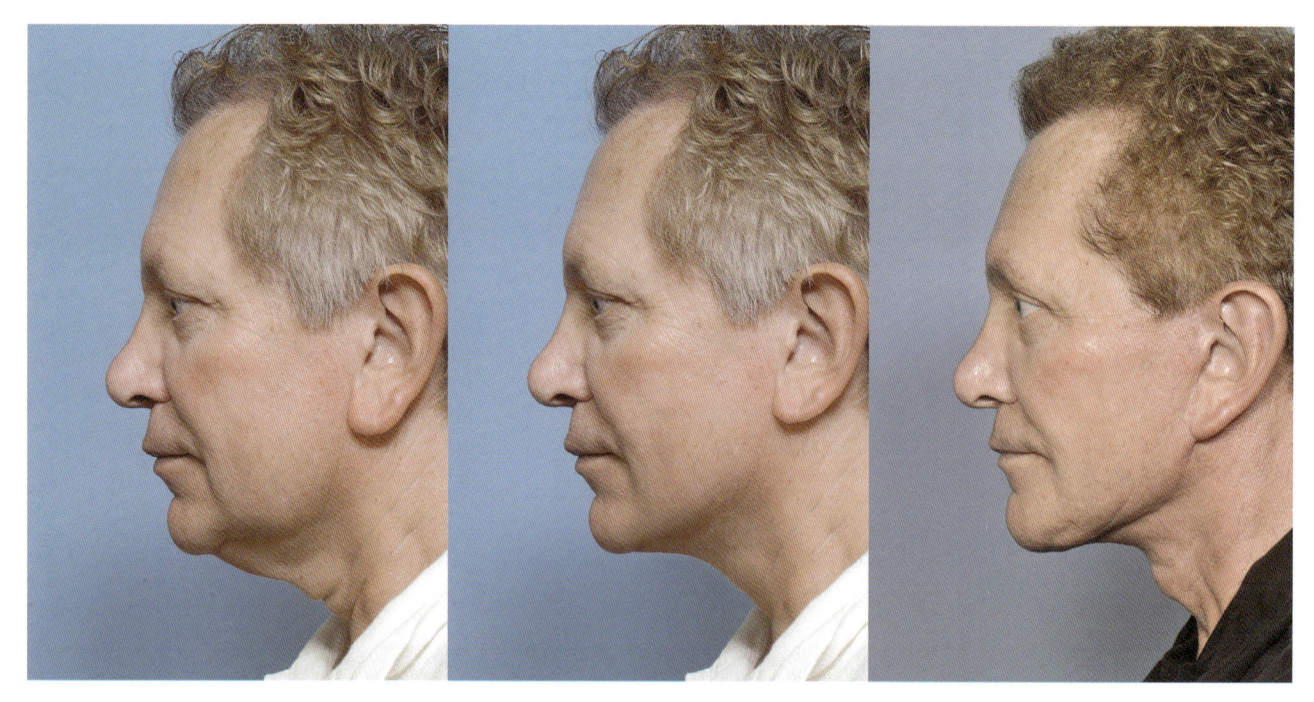

FIGURA 10.16 Paciente do tipo III submetido à ritidoplastia com resultados do seguimento de 12 meses (foto pré-operatória, simulação digital e foto pós-operatória).

DIFICULDADES

- O planejamento deficiente da incisão com cicatrizes evidentes e uma linha capilar alterada não são facilmente camuflados e representam um "sinal indicador" de uma ritidoplastia.
- Uma aparência de "pele puxada" resulta da tensão excessiva colocada sobre o retalho de pele e da dissecção medial ao sulco nasolabial.
- A lipoaspiração muito agressiva pode levar à formação de banda na derme e glândulas submandibulares visíveis.

INSTRUMENTOS QUE DEVEM ESTAR DISPONÍVEIS

- Bandeja cirúrgica plástica padrão.
- Cânula de lipoaspiração de Fournier de 3 mm.
- Cânulas de lipoaspiração tipo espátula 5/6 mm.
- Retrator de cirurgia de face com fibra óptica iluminada.
- Retratores de Meyerding de dedos.
- Porta-agulhas de Bumgardner.
- Porta-agulhas de Halsey.
- Porta-agulhas de Castroviejo.
- Pinça de Griffiths-Brown.
- Pinça Kelly de 6 polegadas (15,24 cm).
- Tesoura de Kahn para cirurgia da face.
- Pinças de campo Lorna não penetrantes.

AGRADECIMENTOS

O autor gostaria de reconhecer Robert W. Brobst Jr, MD, pelas excepcionais contribuições na redação deste capítulo. Seu trabalho na redação, edição e criação de figuras é imensamente apreciado, sem o qual este capítulo não seria possível.

LEITURAS SUGERIDAS

Baker SR. Tri-plane rhytidectomy. *Arch Otolaryngol Head Neck Surg* 1997;123:1167–1172.
Hamra ST. The deep plane rhytidectomy. *Plast Reconstr Surg* 1990;86:53–61.
Kamer FM. One hundred consecutive deep plane face lifts. *Arch Otolaryngol Head Neck Surg* 1996;122:17–22.
Koch BB, Perkins SW. Simultaneous rhytidectomy and full-face carbon dioxide laser resurfacing: a case series and meta-analysis. *Arch Facial Plast Surg* 2002;4:227–233.
McCollough EG, Perkins SW, Langsdon PR. SMAS suspension rhytidectomy, rationale and long term experience. *Arch Otolaryngol Head Neck Surg* 1989;115:228–234.

11 RITIDOPLASTIA ESTENDIDA DO SISTEMA MUSCULOAPONEURÓTICO SUPERFICIAL (SMAS) E PLATISMOPLASTIA EM ESPARTILHO

Keith A. LaFerriere

INTRODUÇÃO

As técnicas do *lifting* facial, ou ritidoplastia, evoluíram de muitas maneiras, ao longo dos últimos 50 anos, de uma cirurgia predominantemente cutânea para a maior confiança na suspensão do sistema musculoaponeurótico superficial (SMAS) mais profundo no fornecimento de um maior *lifting* do rosto e pescoço flácido no rejuvenescimento facial. Os primeiros trabalhos de Skoog, bem como os de Mitz e Peyronie, definiram grande parte da base para o desenvolvimento de nosso atual entendimento sobre a importância do SMAS. No entanto, foi a publicação referência de Deep Plane Facelift, por Hamra, em 1990, que inspirou mais de 100 artigos na literatura de cirurgia plástica e teve grande influência na abordagem que muitos cirurgiões plásticos faciais usam nas suas técnicas de *lifting* facial, incluindo as técnicas apresentadas aqui.

O SMAS

O SMAS é relevante em um *lifting* facial, independente da técnica usada. A plicatura do SMAS, derivada da palavra grega *plica*, que significa "dobrar", consiste em suturar ou dobrar o SMAS sobre ele mesmo, quer uma tira do SMAS seja removida ou não. A imbricação do SMAS, derivada da palavra *imbricate*, significa "dispor em camadas, como em telhas para telhados." Nesse caso, o SMAS é descolado na forma de um retalho e sobreposto em uma ou mais direções superiores ou superolaterais. Muitos estudos foram publicados referentes às várias técnicas de manuseio do SMAS, e a predominância de opiniões sugere que não há uma vantagem clara do plano profundo *versus* outras técnicas de manuseio do SMAS.

 O *lifting* facial de plano profundo clássico de Hamra geralmente é mal compreendido no que se refere ao SMAS. Por definição, o SMAS cobre os músculos miméticos da face e do pescoço, e sempre que a dissecção é abaixo dos músculos miméticos da face, é considerada subSMAS. Com esta definição anatômica, o procedimento original do plano profundo é superficial ao SMAS no pescoço, abaixo do SMAS na região inferior da face (visto ser uma dissecção estendida abaixo do platisma) e acima do SMAS na região superior da face (visto que a dissecção é acima dos músculos zigomáticos maior e menor e do músculo orbicular do olho inferior). O ponto de transição na face entre o subSMAS na face inferior e a dissecção subcutânea profunda na face superior é a borda inferior do zigoma, onde os nervos para os músculos zigomáticos emergem. Essencialmente, o termo "plano profundo" se refere à dissecção da face inferior no plano subSMAS e da face superior, a qual é, na verdade, apenas uma dissecção subcutânea profunda.

 Em pacientes com um grau mais avançado de envelhecimento, ainda utilizo a imbricação estendida do SMAS na face inferior, similar àquela descrita por Hamra, mas com interrupção da dissecção do subSMAS ao nível da borda inferior do zigoma. Eu não trabalho o "plano profundo" na face superior, mas sim descolo a pele para liberar os ligamentos de retenção zigomáticos e plicar o tecido adiposo malar em uma direção superolateral (▶ Vídeo 11.1). Realizo o descolamento cutâneo mais anteriormente do que no *lifting* fácil de plano profundo clássico, pois isso possibilita um vetor cutâneo diferente do retalho SMAS. Os ligamentos de retenção mandibular também são liberados durante o descolamento da pele. Em pacientes mais jovens com rosto menos envelhecido, frequentemente, elevo um retalho mais curto e realizo excisão do SMAS com plicatura.

O Pescoço

Durante muitos anos, abordei o pescoço esculpindo o tecido adiposo subcutâneo, removendo uma pequena porção do platisma e do tecido adiposo subplatismal inferiormente até o nível do hioide ou ligeiramente inferior, e com plicatura do músculo platisma inferiormente até o nível do hioide, muitas vezes realizando secção horizontal da superfície anterior do platisma por alguns centímetros, na região imediatamente inferior ao nível da plicatura. Geralmente, essa era a minha primeira etapa na sequência de *lifting* facial. Em seguida, quando o SMAS era descolado na face, o descolamento era continuado abaixo da borda posterior do platisma no pescoço, e uma tração posterior era aplicada sobre o músculo. Em essência, a linha média era fixada com a plicatura do platisma, e a tração posterior sobre o platisma tensionava o pescoço. Quando estudei os resultados com essa técnica, a frequência de recorrência de bandas platismais e a quantidade de definição alcançada em longo prazo foram decepcionantes. Bandas platismais recorreram em um ano ou menos, e no pescoço difícil, a definição era menor do que a desejada.

A Mudança de Paradigma

Cerca de 5 anos atrás, após analisar meus resultados, mudei radicalmente a abordagem no pescoço. Feldman foi o pioneiro de uma técnica que ele chamava de "platismoplastia em espartilho", que, à primeira vista, não fazia muito sentido, pois todo o trabalho era realizado anteriormente, sem tração posterior significativa no platisma. O bom senso iria sugerir que o envelhecimento é influenciado pela gravidade e pela perda da elasticidade, e que uma tração posterossuperior contra a gravidade faria mais sentido. Apesar disso, tentei essa técnica e fiquei imediatamente impressionado com os resultados (Vídeo 11.1). A pele do pescoço é descolada por meio de uma incisão submental, e as bordas mediais do platisma são descoladas lateralmente por vários centímetros até o nível da cricoide. Isso libera parte dos ligamentos de retenção platismais, expondo o tecido adiposo subplatismal e o ventre anterior dos músculos digástricos. Geralmente, a porção inferior das glândulas submandibulares pode ser vista. Quase sempre, o tecido adiposo subplatismal é completamente removido, normalmente incluindo também o tecido adiposo pré-laríngeo. Ocasionalmente, o abaulamento do ventre anterior dos músculos digástricos pode precisar de redução. Eu não reduzi as glândulas submandibulares com esta abordagem em razão das potenciais complicações, mas acredito que os resultados em alguns pacientes seriam melhores se isso fosse realizado. Uma platismoplastia em espartilho completa é realizada começando ao nível da incisão submental, descendo até o nível da cricoide com uma sutura contínua que inverte as bordas mediais dos músculos platismais. Usando-se a mesma sutura contínua, a linha de sutura original é invertida por meio da sutura do platisma nele mesmo, desde a cricoide até a incisão submental, com excursões lateralmente, conforme necessário, em ambos os lados da linha média para tensionamento adicional de qualquer protrusão do músculo que for identificada. Isso cria um verdadeiro espartilho, com pregas laterais, para que assim o platisma se adapte completamente à anatomia subjacente. É a segunda linha de inversão, criada conforme se faz a sutura em sentido superior, que realmente define o pescoço, e isso é claramente observado quando se volta ao nível do hioide e, então, ao nível da incisão submental. A única tração posterior no platisma no pescoço, durante o trabalho na superfície lateral do *lifting* facial, ocorre na área do ângulo da mandíbula, para aumentar a definição.

Desde que comecei a estender o descolamento cutâneo e usar retalhos de SMAS com imbricação combinados com a verdadeira platismoplastia em espartilho descrita anteriormente, os resultados melhoraram e são decididamente mais prolongados na face e no pescoço. Esse é o foco e propósito primário deste capítulo. Se estiver presente um envelhecimento extenso do terço médio da face, a adição de um *lifting* do terço médio da face transtemporal ou de uma transblefaroplastia também melhora o resultado e aumenta sua longevidade.

HISTÓRIA

Ao avaliar um paciente para um provável procedimento antienvelhecimento facial, é importante obter uma anamnese precisa e um exame clínico. Isso inclui a identificação e a abordagem das preocupações do paciente em relação às mudanças do envelhecimento, bem como descobrir seus objetivos e expectativas com relação a qualquer procedimento corretivo. Durante esta consulta inicial, são discutidos os objetivos e as expectativas realistas de um procedimento de *lifting* facial.

Embora um *lifting* facial seja um procedimento eletivo, uma história médica detalhada deve ser obtida, focando em problemas (cardíacos, vasculares, pulmonares e endócrinos) que possam aumentar o risco de um evento adverso em um procedimento de 4 horas de duração sob anestesia geral. Uma autorização médica deve ser adquirida, quando indicada. Uma revisão abrangente dos medicamentos tomados também é realizada para identificar aqueles que podem aumentar o risco de sangramento ou prevenir uma cicatrização adequada da ferida. O uso de suplementos à base de ervas também é apurado, pois muitas delas têm propriedades anticoagulantes. O estado geral de saúde de um paciente é mais importante do que a idade.

EXAME FÍSICO

Juntamente com um exame físico detalhado, deve-se dar atenção especial à região das bochechas, à mandíbula e ao contorno do pescoço. O exame físico dessas três áreas ajuda a determinar se o paciente é um candidato a uma ritidoplastia estendida do SMAS, com ou sem platismoplastia em espartilho, em comparação com um procedimento de *lifting* facial menos extenso. Além disso, deve ser verificada a extensão de envelhecimento do terço médio facial, observada na distância entre a margem palpebral e a área malar ou as bochechas. A ritidoplastia estendida do SMAS foca na melhora das alterações associadas ao tempo, observadas apenas na face inferior. A descida dos coxins gordurosos malares, com o tempo, resulta em sua redundância e na projeção contra os sulcos nasolabiais. Técnicas de *lifting* facial podem melhorar a superfície mais lateral dos sulcos nasolabiais, mas uma correção completa em longo prazo é inatingível. Essas limitações técnicas do *lifting* facial são discutidas com o paciente. Quaisquer assimetrias da face, de expressão facial, irregularidades cutâneas, cicatrizes ou proeminências de tecido mole são anotadas durante o exame e destacadas ao paciente. Também é importante identificar a posição anatômica do osso hioide no pescoço, visto que uma localização baixa e anterior limita a capacidade de contornar o pescoço. Além disso, microgenia pode evitar o alcance de uma quantidade máxima de melhora no contorno do pescoço sem reforço. A ptose do mento, quando presente, precisa de correção para um contorno adequado do pescoço.

INDICAÇÕES

Essencialmente, qualquer paciente saudável com objetivos e expectativas realistas, que tenha um envelhecimento significativo da face inferior e do pescoço, é um candidato a uma ritidoplastia estendida do SMAS, com ou sem uma platismoplastia em espartilho. A platismoplastia em espartilho é usada em conjunto com a ritidoplastia como uma técnica reservada para tratar o pescoço mais difícil com contorno deficiente, bandas platismais significativas, ou ambos. Uma abordagem abrangente à face envelhecida é importante, e o tratamento de aspectos fora da face inferior, como pálpebras, sobrancelhas, terço médio facial, perda de volume e alterações cutâneas, irá maximizar os resultados e a satisfação do paciente.

CONTRAINDICAÇÕES

As contraindicações absolutas incluem as seguintes:

- Pacientes com enfermidades cardíacas, pulmonares ou outras enfermidades sistêmicas graves, que seriam incapazes de obter autorização médica de seus clínicos gerais, médicos especialistas ou do anestesiologista.
- Pacientes que estão sendo submetidos ativamente a tratamentos quimioterápicos para diversas malignidades ou outras doenças sistêmicas.
- Pacientes com condições psiquiátricas significativas, que seriam incapazes de obter autorização de seus psiquiatras.
- AVC ou outras condições que não permitam a interrupção temporária de medicamentos anticoagulantes.

As contraindicações relativas incluem as seguintes:

- Uso de nicotina em qualquer forma. Se o paciente não estiver disposto a descontinuar o uso de nicotina por, pelo menos, 4 semanas antes e após a cirurgia, ele não é um candidato para qualquer tipo de *lifting* facial com extenso descolamento. Todos os usuários de nicotina, independentemente de terem concordado ou não em se abster do uso de nicotina, visualizam fotos de necrose cutânea e assinam uma carta de confirmação antes que qualquer procedimento de *lifting* facial seja realizado.
- Divórcio ou outros eventos estressores significativos. Com o tempo, esses pacientes podem ser candidatos ideais, mas, durante a fase aguda, recomenda-se esperar e reavaliar o paciente uma vez que sua vida tenha se estabilizado.
- Expectativas irrealistas. Se o motivo principal para a realização de um *lifting* facial for algo que provavelmente não possa ser corrigido para a satisfação do paciente, é melhor reconhecer isso e partir para outra.
- Pacientes que são grosseiros com seus funcionários. Não importa o quão gentil eles sejam com o cirurgião, se os funcionários identificam sinais de alerta significativos, tenha cautela em proceder a qualquer cirurgia.
- Pacientes com transtorno dismórfico corporal geralmente têm expectativas irrealistas e podem estar condenando o cirurgião a ter um "paciente para a vida inteira". Se isso puder ser diagnosticado durante a fase pré-operatória, é possível evitar futuros problemas.
- Candidatos obesos que planejam perder peso. Uma boa regra prática é a realização do *lifting* facial quando o paciente estiver dentro do limite de 5 quilos do peso que ele ou ela gostaria realisticamente de manter.
- Pacientes que falam mal de outros médicos. Certamente, se a queixa for legítima, é aceitável fazer o procedimento, mas lembre-se que o cirurgião poderá ser o próximo médico a ser difamado.
- Pacientes que não aceitam as recomendações do cirurgião e desejam procedimentos menores, que não irão corrigir o problema subjacente.
- O paciente cronicamente infeliz, que acha que um *lifting* facial irá resolver seus problemas. Esses pacientes podem desviar suas infelicidades para o cirurgião no período pós-operatório.
- Pacientes que exijam exceções às regras-padrão para atividade pós-operatória, como cuidador ou distância do consultório. Isso pode resultar em complicações indesejadas e em resultado de qualidade inferior.

PLANEJAMENTO PRÉ-OPERATÓRIO

Fotografias pré-operatórias padrões são obtidas no plano horizontal de Frankfort, incluindo, mas não limitadas, as incidências frontal (sorrindo e não sorrindo), oblíqua direita e esquerda e lateral direita e esquerda. Autorização médica, exames laboratoriais e exames por imagem necessários para otimização antes da anestesia devem ser obtidos e revisados.

CAPÍTULO 11 Ritidoplastia Estendida do Sistema Musculoaponeurótico Superficial (SMAS)...

O fornecimento de instruções de cuidados pós-operatórios na fase pré-operatória é útil na preparação dos pacientes para o procedimento e para que eles se acostumem com os requisitos durante a fase de cicatrização.

TÉCNICA CIRÚRGICA

As incisões bilaterais do *lifting* facial e os limites previstos de dissecção do pescoço e da face inferior são marcados, na área pré-operatória, de modo usual para uma ritidoplastia estendida do SMAS com uma platismoplastia em espartilho, com as incisões percorrendo a extensão da linha pós-auricular de implantação capilar para maximizar a remoção cutânea (Fig. 11.1). A extensão da dissecção na área zigomática descendo até a margem da mandíbula é marcada no pré-operatório movendo-se o tecido do terço médio facial da forma o mais posterolateral possível, observando-se o ponto em que é obtido o máximo movimento ("X" superior na Fig. 11.1). Se for necessária uma remoção cutânea menor, a incisão será situada para dentro da linha pós-auricular de implantação capilar. O paciente é levado em seguida para a sala de cirurgia para indução da sedação ou anestesia geral.

Em seguida, volta-se a atenção para o pescoço e para a imbricação estendida do SMAS. A incisão submental é injetada com uma solução 50:50 de lidocaína 2%, com epinefrina 1:100.000 e bupivacaína 0,5% com epinefrina 1:200.000. A área submental é infiltrada, então, com injeção tumescente de epinefrina 1:400.000. Tarsorrafia bilateral é realizada, se as pálpebras não estiverem completamente fechadas sob anestesia.

Uma incisão é realizada na área submental. A pele e o tecido adiposo da região anterior do pescoço são dissecados do músculo platisma até o nível da cricoide e lateralmente por vários centímetros, garantindo a remoção de todo o tecido adiposo residual da superfície do platisma. As bordas mediais dos músculos platismais são separadas na linha média submental, e o platisma é descolado bilateralmente por vários centímetros até o nível da cricoide para liberar os ligamentos de retenção. Na linha média anterior, o tecido adiposo subplatismal é completamente removido dos ventres anteriores dos músculos digástricos e do músculo milo-hióideo bilateralmente com ressecção estendida inferiormente até o nível do osso hioide. A remoção do tecido adiposo subplatismal resulta em adicional aprimoramento do contorno do ângulo mentocervical anterior e permite a invaginação do músculo platisma. Uma platismoplastia em espartilho é concluída de modo usual, realizando-se uma sutura contínua com fio PDS 3-0 na direção superior para inferior, invertendo as bordas do músculo platisma, suturando até aproximadamente o nível da cartilagem cricoide. As bordas do músculo platisma são suturadas em uma segunda camada, à medida que a sutura contínua retorna sendo passada superiormente. A certificação de que nenhum tecido adiposo permanece nos músculos platismais minimiza as saliências pós-operatórias. Antes de dar o nó da sutura do espartilho, são realizadas suturas laterais plissadas para tensão adicional e contorno do pescoço. A sutura é realizada, então, superiormente na direção contrária e atada onde originalmente começou (Vídeo 11.1).

As linhas de incisão periauriculares do lado direito são injetadas com uma solução 50:50 de lidocaína 2% com epinefrina 1:100.000 e bupivacaína 0,5% com epinefrina 1:200.000. O lado direito da face é, então, infiltrado com

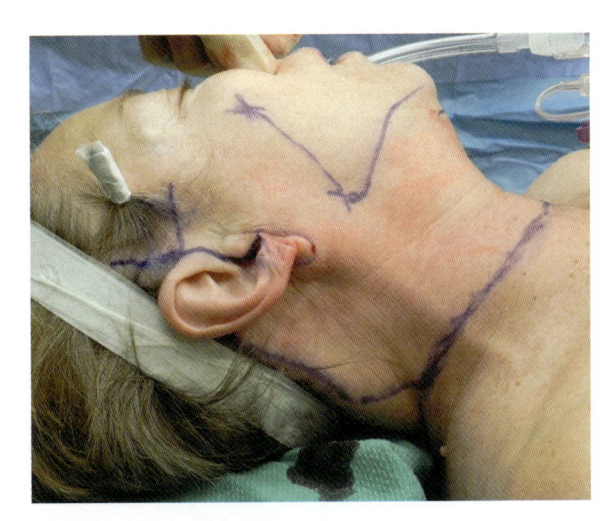

FIGURA 11.1 Esta figura ilustra as marcações pré-operatórias da ritidoplastia estendida do SMAS com platismoplastia em espartilho. A incisão se estende superiormente para dentro da linha de implantação capilar temporal. A incisão horizontal ao nível da raiz helical previne a pele não pilosa de elevar o pé do cabelo. A incisão pós-tragal é delineada; observe que o trágus e o lóbulo são demarcados por uma pequena incisão de ângulo reto, aumentando a separação entre essas duas estruturas. A incisão pós-auricular é ligeiramente introduzida na cartilagem conchal, de modo que a incisão final ficará situada no sulco pós-auricular (incisão pós-auricular não demonstrada). Esta paciente tem uma extensão da incisão ao longo da linha de implantação capilar posterior. A extensão da dissecção da área zigomática ("X" superior) até o ângulo da mandíbula ("X" inferior) é vista na marcação pré-operatória, movendo-se o tecido do terço médio facial o mais posterolateralmente possível, indicando o ponto em que o máximo movimento é obtido. A extensão inferior da dissecção para a platismoplastia em espartilho é marcada na cricoide, e a marca no pescoço inferior representa a extensão do descolamento para esta porção do procedimento.

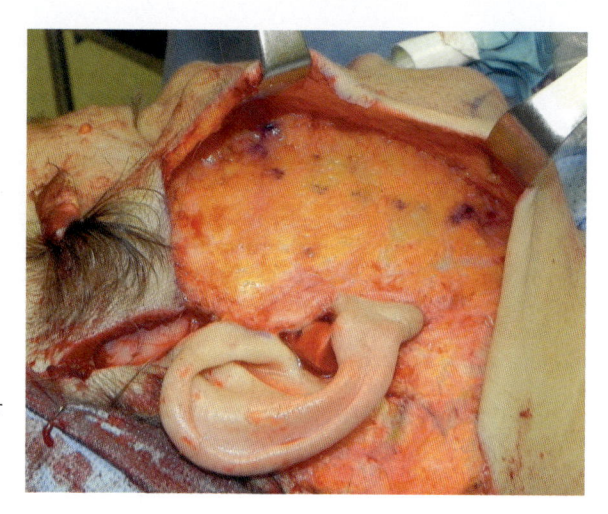

FIGURA 11.2
Esta figura ilustra o *design* do retalho na ritidoplastia estendida do SMAS. A marca superior é colocada imediatamente inferior ao arco zigomático anteriormente, e a marca inferior é colocada ao longo do ângulo da mandíbula.

injeção tumescente de epinefrina 1:400.000. As incisões direitas do *lifting* facial são realizadas em seguida, com extensão da incisão superiormente até a região temporal do couro cabeludo.

Realiza-se uma dissecção anteroinferiormente na fáscia temporal profunda, ultrapassando a localização do ramo frontal à medida que atravessa o arco zigomático. Em seguida, o retalho cutâneo é elevado no plano subcutâneo, estendendo-se anteriormente até as marcações pré-operatórias no terço médio facial e inferiormente sobre o músculo platisma, criando um túnel de conexão para a região de dissecção submental na linha média. Atenção especial deve ser dada para a remoção da máxima quantidade possível de tecido adiposo do platisma, ao mesmo tempo em que uma fina camada fascial é preservada sobre o músculo platisma. Ao longo da margem inferior da mandíbula, a dissecção é realizada medialmente sobre os *jowls*, com cuidado para manter o coxim gorduroso dos *jowls* abaixo da dissecção em ambos os lados e liberar os ligamentos de retenção mandibular. É importante monitorar visualmente o nervo facial durante as porções facial e cervical superior do procedimento para sinais de estimulação do ramo do nervo facial.

Uma imbricação estendida do SMAS é realizada, então. O retalho do SMAS é marcado, e faz-se uma incisão ao longo de uma linha que vai da borda inferior do zigoma até o ângulo da mandíbula (Fig. 11.2 e Vídeo 11.1). Uma vez incisado, o músculo platisma é identificado na porção média do retalho. A dissecção é, então, continuada através do músculo platisma e sobre a fáscia parotideomassetérica anteriormente, a fim de mobilizar o SMAS facial inferior (Figs. 11.3 a 11.5 e Vídeo 11.1). A dissecção é realizada anteriormente até o nível dos vasos faciais. Os ramos do nervo facial estão seguramente situados abaixo da fáscia parotideomassetérica, e é importante que essa fáscia não seja violada, a fim de proteger o nervo facial. Após a criação adequada do retalho do SMAS, os tecidos moles sobrepostos à área pré-auricular são desbastados para reduzir o volume quando o retalho do SMAS for sobreposto (imbricado). Antes de ancorar o retalho do SMAS, um fio de sutura PDS 3-0 é passado pela fáscia temporal (a qual foi previamente exposta), através do tecido mole malar, para criar um movimento máximo dessa área (Vídeo 11.1). A sutura é primeiramente passada a partir da fáscia temporal profunda, através do tecido mole malar anteriormente à linha de Pitanguy, para proteger os ramos do nervo facial. Em seguida, é passada múltiplas vezes anteriormente através do tecido mole do terço médio facial até a extensão mais anterior da elevação do retalho cutâneo, agarrando a área de máxima mobilidade do tecido mole que foi marcada no pré-operatório. As linhas de sutura terminam superiormente ao retalho do SMAS elevado (Vídeo 11.1). A sutura é, então, invertida e passada posteriormente múltiplas vezes através do tecido mole do terço médio facial e, então, retornando à fáscia temporal profunda e atada, ancorando o tecido mole do terço médio facial em sua devida posição. É preciso ter cautela para não apertar a sutura demasiadamente. Uma passagem adicional é realizada na fáscia temporal depois que o primeiro nó é atado, a fim de fornecer resistência adicional à sutura de ancoragem (Vídeo 11.1)

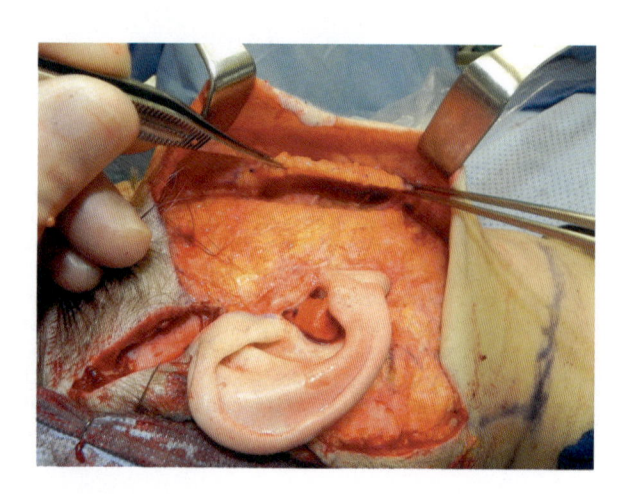

FIGURA 11.3
Esta figura ilustra o retalho do SMAS dissecado acima da fáscia parotideomassetérica.

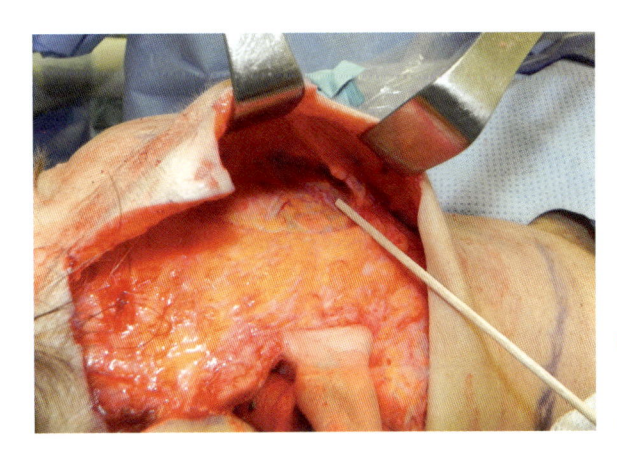

FIGURA 11.4
Esta figura ilustra o retalho do SMAS dissecado e a presença de um ramo do nervo facial (ponteiro).

O retalho do SMAS é, então, sobreposto (imbricado) em uma direção superolateral com suturas interrompidas PDS 2-0. A primeira sutura é colocada na área pré-auricular inferior, e uma segunda sutura é colocada através do ápice do retalho do SMAS superiormente até o nível do arco zigomático. Uma terceira sutura, geralmente, é colocada entre as duas primeiras para estabilização adicional (Vídeo 11.1). O lóbulo da orelha é liberado do tecido mole subjacente, expondo o ligamento auricular. Uma sutura é, então, feita da superfície inferior do retalho do SMAS ao nível do ângulo da mandíbula até o ligamento auricular, abaixo do lóbulo da orelha, delineando o ângulo da mandíbula. Uma segunda sutura pode ser colocada mais inferiormente, mas nenhuma tração posterior adicional é colocada sobre o platisma.

Hemostasia absoluta é mantida com eletrocautério bipolar, enquanto o nervo facial é cuidadosamente monitorado. Um dreno é colocado através de uma incisão separada na região pós-auricular do couro cabeludo, posterior à incisão e fixado com um fio para sutura de seda 2-0. A pele primeiramente é reposicionada em uma direção predominantemente superior, levando a porção do retalho pós-auricular recortada do lóbulo da orelha até o sulco pós-auricular superior e ancorando-a com um grampo. Deve-se ter cuidado para garantir que a linha pós-auricular de implantação capilar seja realinhada quando o retalho for ancorado. Um segundo ponto de ancoragem é colocado ao nível da junção da raiz da hélice com a face, puxando o retalho em uma direção posterossuperior perpendicular ao sulco nasolabial (melolabial), e fixado com uma sutura de Vicryl 3-0. Esse ponto fixa tanto os tecidos subcutâneos da raiz da hélice quanto o retalho cutâneo pré-auricular à camada superficial da fáscia temporal profunda (Vídeo 11.1). É preciso cautela para posicionar o retalho abaixo do lóbulo, a fim de evitar uma posterior migração inferior ou formação de orelha de "duende". A incisão pós-auricular em área pilosa é aparada e aproximada com uma sutura contínua ancorada com fio de Prolene 5-0. A porção pós-auricular da incisão em área não pilosa é aproximada com uma sutura cromada contínua 5-0. O excesso de pele é removido na área pré-auricular. O retalho tragal é desbastado e ajustado para melhorar seu contorno. O tecido adiposo subcutâneo é removido da área pré-auricular, a fim de permitir uma depressão pré-auricular de aspecto natural. Isso é criado suturando-se o retalho tragal aos tecidos pré-tragais com uma única sutura com fio Monocryl 5-0, a fim de alcançar um sulco pré-tragal de aparência natural. A incisão temporal em área pilosa é aproximada com o uso de grampos cirúrgicos, e o excesso de pele é removido para manter um nível natural da linha do pé do cabelo, e fechada com sutura contínua com fio Prolene 5-0. A incisão pré-auricular é fechada com fios de sutura Prolene 6-0. A incisão submental é fechada na camada subcutânea com Monocryl 5-0, e a pele, com uma sutura contínua ancorada com fio catgute 6-0 de rápida absorção.

O lado esquerdo do *lifting* facial é realizado de forma idêntica ao do direito. Os retalhos da bochecha e do pescoço são verificados para garantir a ausência de hematoma. Os campos operatórios são removidos. A pele facial e cervical do paciente é limpa, e um curativo é aplicado. A incisão submental é coberta com Mastisol e coberta com esparadrapo cor da pele. O paciente é acordado e levado à área de recuperação.

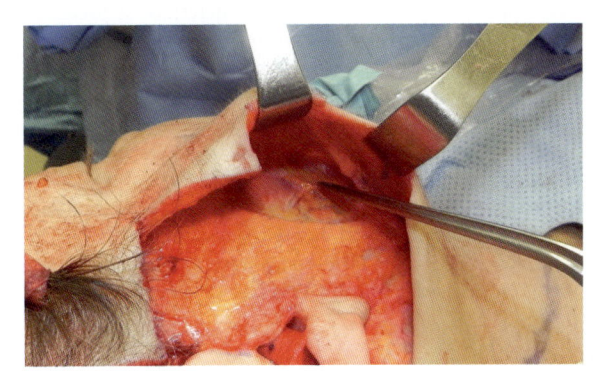

FIGURA 11.5
Esta figura mostra a camada da fáscia parotideomassetérica presente sobre o músculo masseter e os ramos do nervo facial.

CONDUTA PÓS-OPERATÓRIA

A cirurgia de *lifting* facial é considerada uma cirurgia ambulatorial, e o tempo de recuperação pode variar, especialmente com relação às equimoses e ao inchaço. A maioria dos pacientes requer de 1 a 2 semanas de período de recuperação imediato e, após esse período, está pronta para voltar ao trabalho. Cicatrização contínua e resultados finais podem necessitar de 6 meses a 1 ano. Geralmente, após a cirurgia, os pacientes vão para casa com um curativo padrão de *lifting* facial com drenos, os quais são removidos no dia seguinte. Dormir com a cabeça elevada é muito importante durante a fase de cicatrização, e deve ser evitado exercício por 4 semanas. Suturas e grampos cirúrgicos são removidos aproximadamente 1 semana após o procedimento.

COMPLICAÇÕES

As complicações da ritidoplastia estendida do SMAS com platismoplastia em espartilho são similares, quando comparadas a outros procedimentos de ritidectomia. Quando o procedimento é realizado cuidadosamente, e com avaliação pré-operatória e hemostasia intraoperatória adequadas, estas complicações são raras, incluindo as seguintes:

- Hematoma: Hematoma pós-operatório é a complicação mais comum, com uma incidência de 2% a 3% em mulheres e de até 8% em homens. O controle da pressão sanguínea pode reduzir a taxa em homens para 4%. Hematomas expansivos geralmente ocorrem nas primeiras 24 horas e requerem drenagem imediata. O uso de drenos fechados pode ser útil, mas raramente irá prevenir a formação de um hematoma expansivo. Embora a literatura afirme a incidência mencionada, com esta técnica constatei uma incidência de hematoma significativa em minha população de pacientes de aproximadamente 1% em mulheres e 2% em homens.
- Sofrimento da pele: Tabagismo é o principal fator que pode contribuir com esta complicação. Outras causas incluem dissecção de retalho excessivamente fino, tensão excessiva, hematoma e curativos oclusivos. Com o uso de técnicas corretas e dissecção cuidadosa, esta raramente é uma complicação no não fumante.
- Infecção: Esta é uma complicação extremamente rara, com uma incidência de aproximadamente 1%. Antibióticos direcionados por cultura e cuidados locais são a base do tratamento.
- Lesão do nervo facial: Pode estar relacionada no período pós-operatório imediato aos efeitos do anestésico local. No entanto, a lesão verdadeira do nervo facial pode estar associada a tração, cauterização, suturas ou (raramente) ruptura cirúrgica. Ramos bucais são os ramos mais comumente lesionados, mas, pela arborização desses ramos nervosos, as sequelas clínicas são mínimas. Os ramos frontal e marginal mandibular são os nervos motores afetados que mais comumente criam uma debilitação clínica evidente. Em minha experiência com este procedimento por mais de 20 anos, nunca tive uma lesão do nervo facial durante a porção de dissecção estendida do SMAS de um *lifting* facial inferior. Entretanto, o risco de paresia temporária do ramo marginal mandibular do nervo facial ocorre em menos de 5% das vezes quando a platismoplastia em espartilho é realizada.
- Lesão de nervo sensorial: O nervo auricular magno é o nervo mais comumente lesionado na cirurgia de *lifting* facial. Inervação sensorial para a pele é sempre interrompida, e deve-se explicar aos pacientes que o tempo de recuperação para esse problema pode ser de 6 a 12 meses.
- Problemas incisionais: Complicações envolvem alargamento da cicatriz, alopecia e cicatrizes hipertróficas. Revisão tardia da cicatriz pode ser realizada para alopecia e cicatrizes de má aparência. Injeções de esteroides podem ser usadas para cicatrizes hipertróficas. Planejamento apropriado da linha de incisão e minimização da tensão é a chave para prevenir todos esses problemas incisionais. Se forem usadas técnicas adequadas, esse evento será uma ocorrência rara.
- Deformidades do lóbulo da orelha: Deformidade de orelha de "duende" pode estar associada à tensão excessiva no lóbulo da orelha durante a fase de cicatrização. Reposicionar a pele, colocando-a abaixo do lóbulo da orelha, permite que essa deformidade seja facilmente evitada ou tratada.
- Enfermidade psiquiátrica: Após um procedimento de *lifting* facial, muitos pacientes podem exibir depressão, bem como dificuldade em dormir. Isso geralmente se resolve em um curto período. Tranquilização é a ferramenta-chave nesses casos.

RESULTADOS

Com a realização de uma avaliação pré-operatória minuciosa e o uso de técnicas como as descritas, os pacientes submetidos à ritidoplastia estendida do SMAS com platismoplastia em espartilho podem obter resultados muito satisfatórios, com melhora significativa das mudanças da face inferior causadas pelo envelhecimento. Os resultados típicos com a realização deste procedimento podem ser vistos na Figura 11.6. Além disso, a importância em reconhecer microgenia durante a avaliação pré-operatória e realizar mentoplastia de aumento como procedimento adicional pode ajudar a maximizar os resultados na região do pescoço (Fig. 11.7). A correção da ptose do mento junto com o procedimento possibilita um contorno e uma transição uniformes do mento até o pescoço (Fig. 11.8).

Não acredito que qualquer técnica de *lifting* facial tenha sido "provada" como a mais duradoura. Faz sentido que, quanto mais extenso o procedimento, mais tempo o resultado irá durar. Em geral, esta tem sido a minha experiência. Antigamente, quando eu realizava *liftings* com retalhos pequenos/excisão de SMAS com plicatura, o número de procedimentos de "retoque" necessários após um ou dois anos era relativamente alto. Essa taxa de revisão era grande,

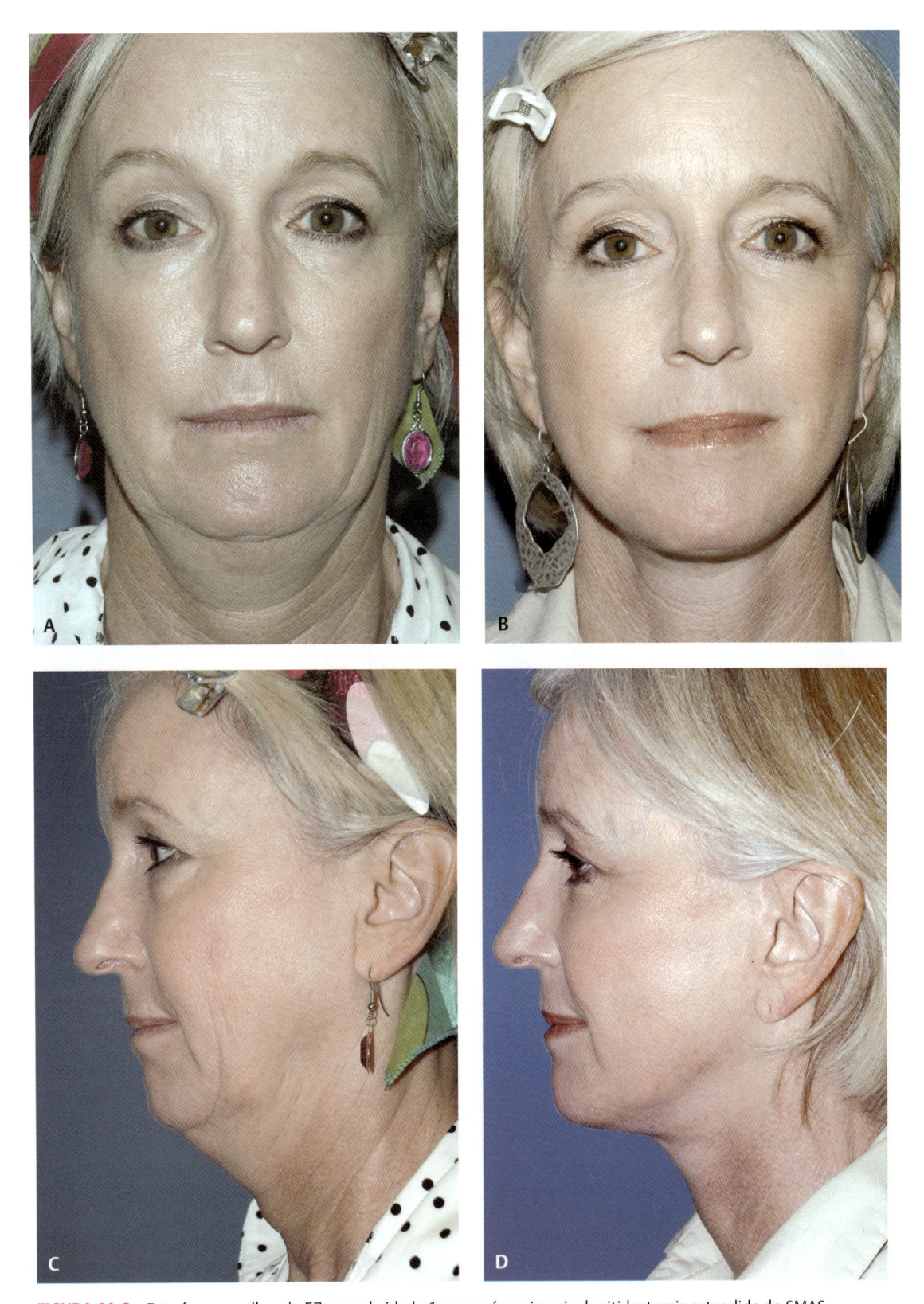

FIGURA 11.6 Esta é uma mulher de 57 anos de idade 1 ano após a cirurgia de ritidectomia estendida do SMAS com platismoplastia em espartilho e blefaroplastia inferior transconjuntival com reposicionamento do tecido adiposo. Fotos pré-operatórias frontal **(A)** e lateral **(C)**. Fotos pós-operatórias frontal **(B)** e lateral **(D)**.

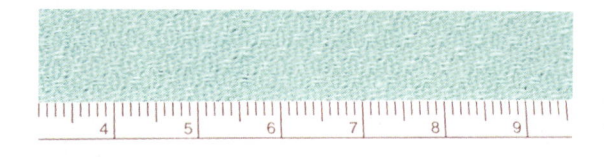

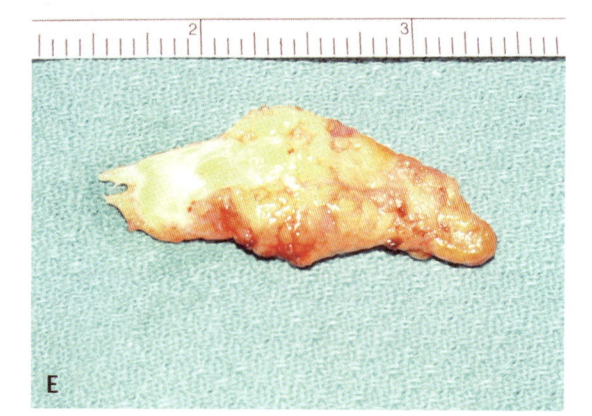

FIGURA 11.6 *(Continuação)* Tecido adiposo subplatismal removido durante o procedimento **(E)**. Note a quantidade de definição do pescoço alcançada com a platismoplastia em espartilho completa e a excisão do tecido adiposo subplatismal.

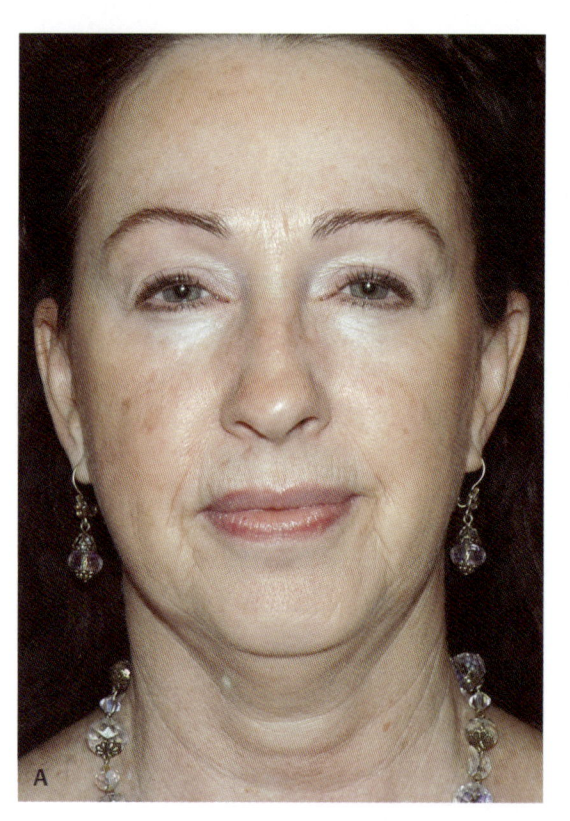

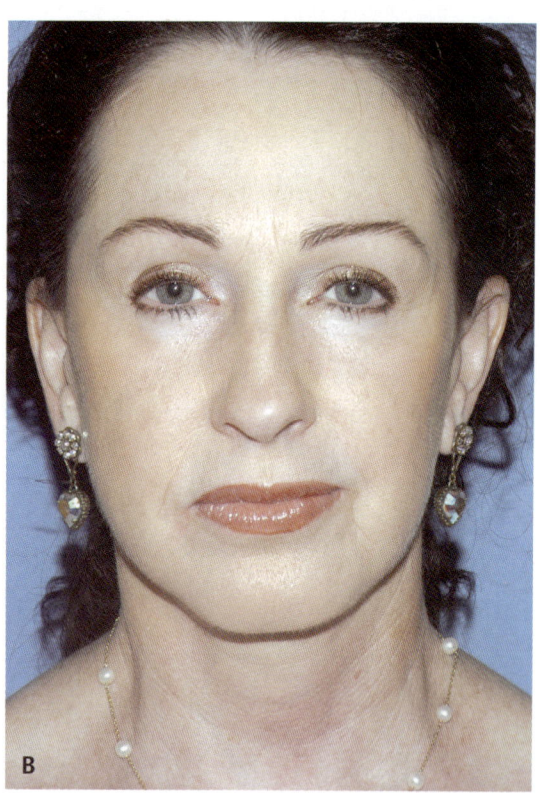

FIGURA 11.7 Esta é uma mulher de 56 anos de idade 1 ano após a cirurgia de ritidectomia estendida do SMAS com platismoplastia em espartilho, mentoplastia de aumento, blefaroplastia superior e rejuvenescimento perioral com *laser*. Fotos pré-operatórias frontal **(A)** e lateral **(C)**. Fotos pós-operatórias frontal **(B)** e lateral **(D)**.

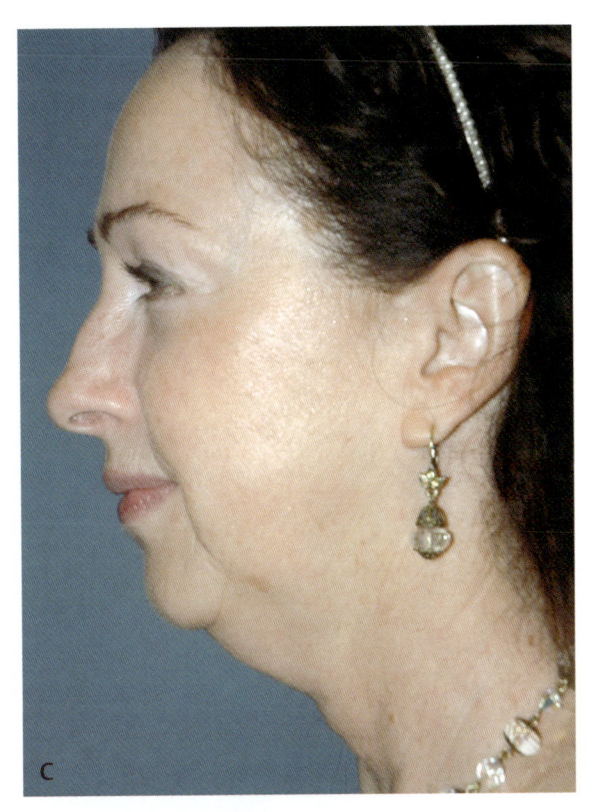

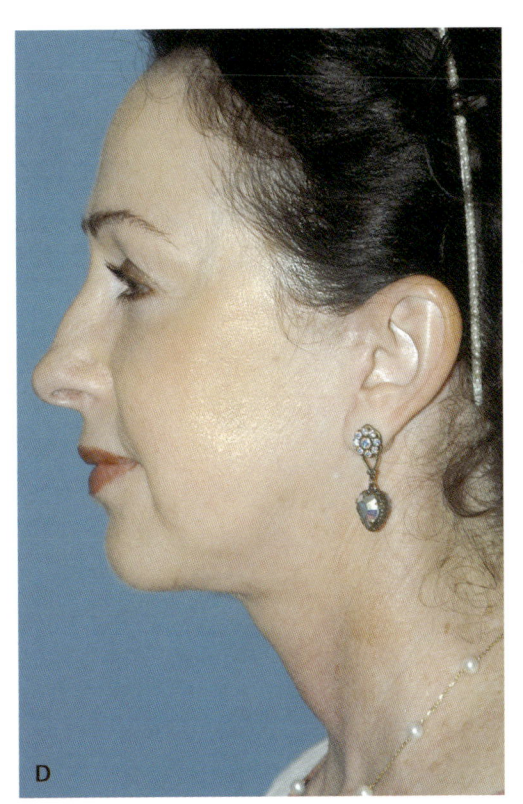

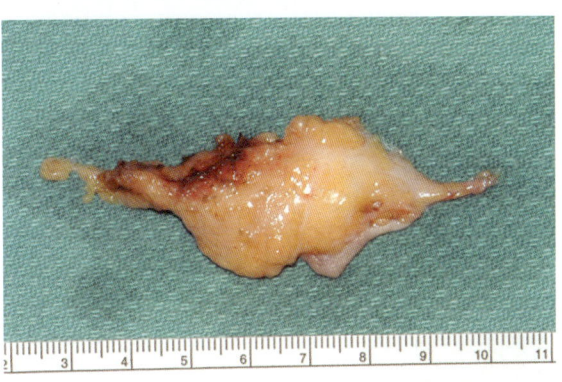

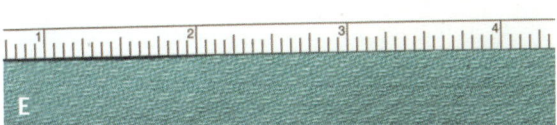

FIGURA 11.7 (*Continuação*)
Tecido adiposo subplatismal removido durante o procedimento (**E**). A mentoplastia de aumento complementa a definição do pescoço obtida com a platismoplastia em espartilho completa e a excisão do tecido adiposo subplatismal.

em parte, pelo uso desta técnica em pacientes mais velhos. Os retalhos pequenos/excisão de SMAS com plicatura ainda são procedimentos adequados em pacientes mais jovens com envelhecimento precoce.

Por mais que desejássemos afirmar que as técnicas que evoluíram em nossa prática fornecem um resultado duradouro, a realidade é que a genética e o estilo de vida do paciente exercem um papel significativo na longevidade deste. Ao revisar meus próprios pacientes com técnicas similares 5 anos após a cirurgia, há uma gama relativamente vasta de achados. Alguns sustentam bem o resultado, com apenas mínimos sinais de aumento no envelhecimento, e outros têm uma recidiva notável.

DICAS

- A técnica descrita é reservada para pescoços mais difíceis, com contorno deficiente e/ou bandas platismais significativas. Técnicas menos ambiciosas são opções viáveis para pacientes que não precisam ou querem mudanças tão transformadoras.
- A definição de expectativas é essencial para instruir o paciente sobre o que é ou não possível.
- Todos os pacientes que usam produtos de tabaco, estejam eles comprometidos a largá-los ou não, são obrigados a assinar um consentimento específico com uma imagem de sofrimento da pele no consentimento.

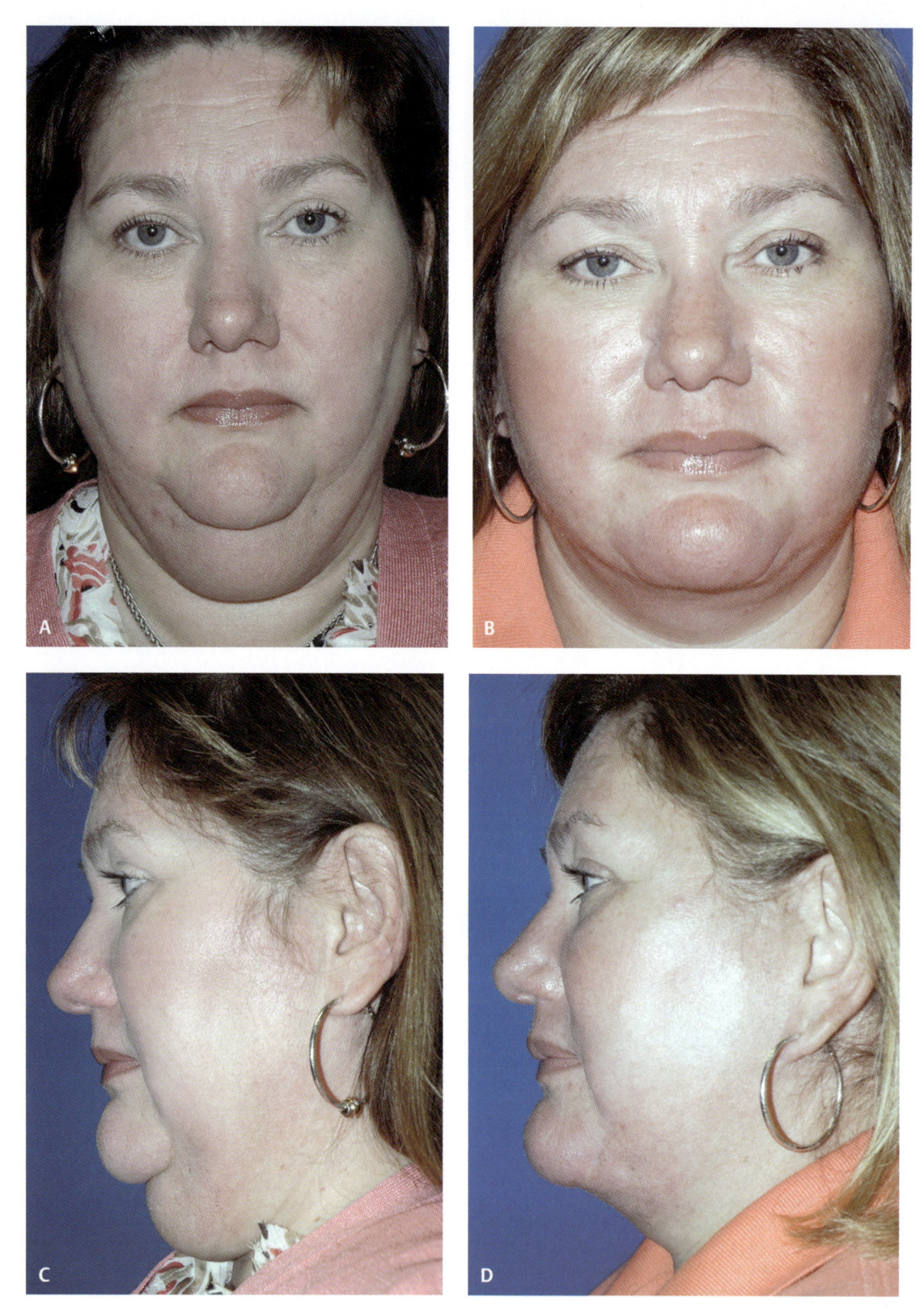

FIGURA 11.8 Esta é uma mulher de 49 anos de idade 1 ano após a cirurgia de ritidectomia estendida do SMAS com platismoplastia em espartilho e correção da ptose do mento. Fotos pré-operatórias frontal **(A)** e lateral **(C)**. Fotos pós-operatórias frontal **(B)** e lateral **(D)**.

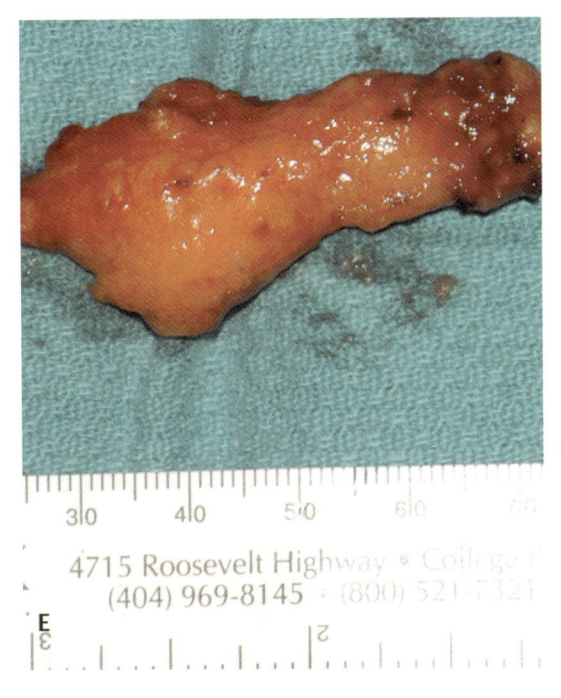

FIGURA 11.8 (*Continuação*)
Tecido adiposo subplatismal removido durante o procedimento **(E)**. Note como a correção da ptose do mento possibilitou uma transição uniforme do mento até o pescoço e como um hioide posicionado baixo e anterior limita a profundidade da correção no pescoço. Remoção do tecido adiposo subplatismal também é essencial para se obter a maior definição possível do pescoço.

- Tirar fotos pré-operatórias e pós-operatórias de todos os pacientes.
- Hemostasia meticulosa com cauterização bipolar é fundamental para prevenir um hematoma.
- Fixação do retalho cutâneo abaixo da orelha é fundamental para esconder a cicatriz e prevenir uma orelha de "duende".
- A única tração posterior no platisma no pescoço, durante o *lifting* facial na abordagem lateral, é na área do ângulo da mandíbula, para aumentar a definição.
- Se você permanecer aberto e crítico aos seus resultados cirúrgicos, sua técnica irá melhorar, e seus pacientes ficarão agradecidos.

DIFICULDADES

- Em pacientes com estruturas laríngeas muito proeminentes, esta abordagem é contraindicada, pois irá masculinizar um pescoço feminino e acentuará a laringe em um homem.
- As incisões cutâneas nunca devem ser colocadas sob alta tensão. Tais técnicas criam "problemas incisionais" como os descritos na seção Complicações.
- Nunca opere um paciente do qual você não goste ou um paciente que não goste de você.
- O mento é muito importante na definição do pescoço. Ignorar um mento fraco ou ptótico irá diminuir acentuadamente o resultado cirúrgico final.
- O descolamento completo do retalho cutâneo no pescoço é essencial para o reposicionamento da pele nas estruturas subjacentes do pescoço e a redistribuição uniforme do tecido mole.
- É frequente a necessidade de um descolamento extremo inferiormente para se alcançar um contorno uniforme do pescoço.
- Sempre precisa haver uma camada de tecido adiposo uniforme na superfície interna do retalho cutâneo, a fim de se evitar irregularidades.
- O tecido adiposo subplatismal na área submental deve ser desbastado, ou haverá uma plenitude residual e um resultado menos que perfeito.
- O paciente nunca deve estar paralisado durante o curso da cirurgia, visto que não será observada estimulação nervosa, e o risco de lesão nervosa motora aumenta.

INSTRUMENTOS QUE DEVEM ESTAR DISPONÍVEIS

- Conjunto padrão de *lifting* facial.
- Marcador de retalho cutâneo (marcador de retalho Snowden-Pencer Marten).
- Porta-agulha Castro X2.
- Tesoura Kaye Curva.
- Afastador preto (afastador nasal de Maliniac anodizado).
- Pinças de Adson.
- Descolador de fronte (descolador endoscópico da testa de Daniel, com curvatura de 1/4).

AGRADECIMENTOS

Agradeço a Young S. Paik, MD, e Amit Bhrany, MD. Seu trabalho na escrita, na edição e na criação de figuras para este capítulo é muito apreciado, e, sem essa ajuda, este capítulo não teria sido possível.

LEITURAS SUGERIDAS

Chang S, Pusic A, Rohrich R. A systematic review of comparison of efficacy and complication rates among face-lift techniques. *Plast Reconstr Surg* 2011;127:423–433.

Hamra ST. The deep-plane rhytidectomy. *Plast Reconstr Surg* 1990;86:53–61.

Mitz V, Peyronie M. The superficial musculoaponeurotic system (SMAS) in the parotid and cheek area. *Plast Reconstr Surg* 1976;58:80–88.

Skoog T. *Plastic surgery: new methods*. Philadelphia, PA: Saunders, 1974.

Warren R, Aston S, Mendelson B. Face lift. *Plast Reconstr Surg* 2011;128:747e–764e.

12 LIFTING DO TERÇO MÉDIO DA FACE

Edwin F. Williams

INTRODUÇÃO

Antes da década de 1990, a maioria das técnicas cirúrgicas e não cirúrgicas abordava exclusivamente as sobrancelhas, os olhos, o pescoço e a mandíbula. O terço médio da face era essencialmente ignorado até que Hamra e colegas, que notaram pela primeira vez a aparência "túnel de vento" dos pacientes cuja face inferior era tratada enquanto o terço médio da face era ignorado, discutiram pela primeira vez a importância anatômica e estética dessa área. A região média da face é delimitada superiormente pelo rebordo orbitário inferior, medialmente pelo canto medial, lateralmente pelo canto lateral e inferiormente pela comissura oral lateral. Alterações relacionadas ao envelhecimento dessa região resultam em ptose sobrejacente do tecido mole, bem como em alterações volumétricas nos tecidos adiposo e mole.

Em meados e no fim da década de 1990, várias técnicas foram desenvolvidas para fornecer rejuvenescimento e *lifting* do terço médio da face. Muitos desses procedimentos descreveram a elevação de um retalho cutâneo-muscular através da pálpebra inferior, enquanto que publicações adicionais descreveram técnicas endoscópicas usando uma incisão orbital lateral, uma abordagem transtemporal, e até mesmo procedimentos que ganhavam acesso através do sulco gengivolabial da cavidade oral. Com o passar do tempo e o ganho de experiência, muitas das complicações que surgiam com as abordagens mais agressivas se tornaram mais aparentes.

No início do século XXI, a ênfase na área média facial mudou para o tratamento de perda volumétrica, além da descida dos tecidos moles do terço médio da face. Foi nessa época que os preenchedores de tecidos moles foram desenvolvidos e aprovados pela FDA. O ressurgimento e o aperfeiçoamento na lipoenxertia autóloga também forneceram um tratamento auxiliar biológico compatível com o rejuvenescimento volumétrico do terço médio da face.

O *lifting* do terço médio da face foi adequadamente descrito por vários autores. Minha abordagem de escolha inclui um *lifting* subperiosteal do terço médio da face, o qual é usado em conjunto com o *lifting* endoscópico de sobrancelhas. Por mais de 15 anos, essa abordagem mostrou-se segura e eficaz para nossa população de pacientes. As seções seguintes tentarão descrever as sutilezas e nuances de minha abordagem de escolha no rejuvenescimento do terço médio da face.

HISTÓRIA

Obtenho a história médica completa de todos os pacientes cirúrgicos, que inclui quaisquer comorbidades atuais, história médica prévia, história cirúrgica prévia, medicamentos, particularmente anticoagulantes e medicinas alternativas, alergias, uso de substâncias, história familiar e história social. São feitas perguntas com relação a uso de tabaco, diabetes, transtornos do tecido conjuntivo e distúrbios hemorrágicos, visto que esses elementos podem comprometer a cicatrização da ferida e os resultados cirúrgicos gerais. Atenção adicional é dada à região do terço médio da face no que diz respeito a aparência anterior, intervenções prévias e atuais resultados desejados. A avaliação das expectativas atuais do paciente durante a anamnese é importante, pois ajuda a revelar ramificações sociais apropriadas ou irrealistas para e como resultado da cirurgia.

EXAME FÍSICO

O exame físico requer uma inspeção completa da região do terço médio da face. Tipicamente, descrevo o terço médio da face como previamente apresentado, mas existe controvérsia com relação aos limites superiores da unidade média facial. Alguém poderia propor que o terço médio da face seria contínuo com a pálpebra inferior. Uma melhor definição seria que o limite inferior da pálpebra inferior é tipicamente definido por uma sombra manifestada conforme a pálpebra inferior se transforma no terço médio da face. A dimensão dessa interface muda com a idade. A pálpebra inferior começa como uma região mais curta e mais cheia que, subsequentemente, alonga-se com o tempo, com a perda de volume e a descida do terço médio da face. Como resultado, a pálpebra inferior parece se alongar, enquanto que a interface sombreada do tecido mole desce inferiormente até a região média facial. É importante observar que a sombra que se desenvolve ao longo do rebordo orbitário é criada pela interface de tecido mole anteriormente mencionada e pela presença da ligação do ligamento de retenção orbital à pele sobrejacente. O ligamento zigomaticocutâneo também se estende do rebordo orbitário lateralmente e inferiormente em direção ao arco zigomático para criar uma sombra oblíqua no tecido mole, geralmente descrita em seu limite superior como uma elevação ou bolsa malar. Essa sombra começa a mostrar sua presença, na maioria dos pacientes, no fim da terceira década de vida e torna-se mais proeminente na quarta e quinta décadas de vida. Além de ptose do terço médio da face, também tento avaliar o grau de perda do volume facial global (Fig. 12.1).

INDICAÇÕES

Minhas indicações para *lifting* do terço médio da face podem ser diferentes das de outros cirurgiões, e tentarei detalhar minha lógica deste ponto em diante. Escolhi realizar um *lifting* subperiosteal do terço médio da face em todos os pacientes sendo submetidos ao *lifting* endoscópico de sobrancelhas. Minha lógica é que a sobrancelha e a área temporal são contínuas com o terço médio da face. É difícil compartimentalizar a anatomia em um processo de rejuvenescimento, especialmente quando a sobrancelha e a têmpora estão sendo elevadas. Além disso, geralmente realizo a dissecção até o arco zigomático em um *lifting* endoscópico de sobrancelhas. Estender essa dissecção até o terço médio da face, em um plano subperiosteal, não apresenta esforços ou riscos significativos que não sejam contrabalanceados pelo rejuvenescimento favorável do terço médio da face. No entanto, não considero favorável a abordagem do terço médio facial, através da pálpebra inferior, e, portanto, quase nunca realizo um *lifting* do terço médio da face isolado. É difícil justificar a elevação do terço médio da face até a região temporal sem abordar o tecido mole da têmpora e das sobrancelhas, pois há potencial para:

- Subtratamento da área temporal.
- Produção de desarmonia e aglomeração de tecidos moles na junção do terço médio facial e na área temporal com um *lifting* do terço médio da face eficaz.

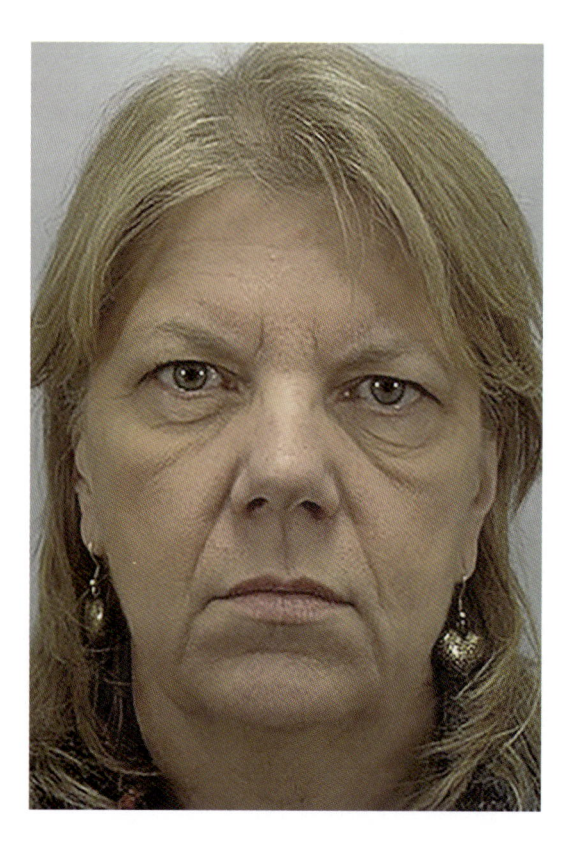

FIGURA 12.1 O envelhecimento é um processo panfacial com a perda de volume facial e do suporte esquelético, somando-se à flacidez dos tecidos moles. Isso é bem observado na região média da face com a perda de volume e a ptose de tecidos moles.

Em minhas mãos, as indicações para um *lifting* subperiosteal do terço médio da face incluem as seguintes:

- Essencialmente, todos os pacientes sendo submetidos a um procedimento subperiosteal de *lifting* endoscópico de sobrancelhas.
- A situação muito rara em que haja envelhecimento significativo do terço médio facial, com bom posicionamento e muito pouco envelhecimento e ptose das sobrancelhas e área temporal. Nesses pacientes, uma abordagem transtemporal pode ser realizada como um procedimento isolado.
- Eu não realizo um *lifting* do terço médio da face através de uma incisão transconjuntival ou uma incisão palpebral inferior, visto que considero a relação risco-benefício desfavorável.

CONTRAINDICAÇÕES

As contraindicações são essencialmente anedóticas e baseadas em resultados desfavoráveis ou limitados. Estas incluem as seguintes:

- *O paciente que possui um rosto muito arredondado ou o paciente que é obeso.* Dada a dificuldade em alcançar uma aparência rejuvenescida no terço médio da face nesta pequena população, considero os resultados muito limitados e a relação risco-benefício desfavorável.
- *O paciente com ptose isolada moderada a significativa da sobrancelha.* Esta é uma população muito pequena de pacientes. A maioria dos pacientes que é avaliada para rejuvenescimento das sobrancelhas também exibe ptose significativa do terço médio da face. O tempo e o esforço adicionais e o risco marginal adicional para rejuvenescer o terço médio da face valem o investimento. Por essa razão, mais de 95% dos pacientes sendo submetidos a um rejuvenescimento da fronte receberão um *lifting* subperiosteal do terço médio da face.
- *O paciente que tenha tido um* lifting *do terço médio da face prévio.* Esta população de pacientes tem maior incidência de neuropraxia por razões atualmente desconhecidas. Novamente, tais circunstâncias são anedóticas, mas seria difícil justificar o risco adicional nesta pequena população de pacientes.

PLANEJAMENTO PRÉ-OPERATÓRIO

O planejamento pré-operatório para o *lifting* subperiosteal do terço médio da face usando uma incisão transtemporal é essencialmente idêntico ao de pacientes submetidos a um *lifting* endoscópico de sobrancelhas. Eu prefiro usar cinco incisões. Uma incisão localizada na linha média, imediatamente posterior à linha de implantação capilar. Há duas incisões (aproximadamente 2 cm de comprimento) localizadas na posição paramediana (aproximadamente no canto lateral), imediatamente posterior à linha de implantação capilar, e duas incisões adicionais mais longas (3 cm) localizadas mais temporalmente, camufladas pela linha de implantação capilar. Acredito que seja necessário ter acesso visual e funcional adequado ao terço médio da face. As linhas incisionais são marcadas com uma caneta cirúrgica, e o cabelo é amarrado usando-se uma fita de papel marrom de 12,5 milímetros.

TÉCNICA CIRÚRGICA

Prefiro usar anestesia geral endotraqueal no paciente na posição supina. A mesa é girada 90 graus no sentido anti-horário, totalmente elevada e inclinada em 30 graus. Isso permite que o cirurgião se sente durante a cirurgia e visualize a dissecção até o arco zigomático com um afastador e uma lanterna de cabeça em um campo cirúrgico estável. Mesmo um pequeno movimento do paciente em uma posição inclinada fará com que ele deslize para baixo, dificultando a extensão de sua cabeça pelo cirurgião, o que possibilita uma linha de visão direta da incisão até o arco zigomático. Originalmente, eu utilizava um endoscópio ao realizar este procedimento, mas agora reservo tais técnicas apenas para fins de ensino. Não realizo uma incisão no sulco gengivolabial. Utilizo anestésico local consistindo de lidocaína 0,5%, marcaína 0,5% e epinefrina 100:100.000 injetado ao longo dos rebordos orbitários e ao longo da linha de incisão. O restante do campo operatório não é anestesiado.

As cinco incisões no couro cabeludo e nas áreas temporais anteriormente mencionadas são marcadas e infundidas com anestésico local, o qual é deixado agir por 8 minutos. Incisões para o *lifting* subperiosteal de sobrancelhas são realizadas na pele e no periósteo. Dissecção subperiosteal é realizada em uma direção lateral ao tendão conjunto (linha temporal) com o uso de um pequeno dissector cortante e um descolador de tecido com ponta de fibra óptica ou um endoscópio. A dissecção é estendida aproximadamente de 4 a 6 cm posteriormente, no mesmo plano subperiosteal, e anteriormente aos rebordos orbitários. Um dissector periosteal cortante angulado para baixo é usado para liberar aderências ao longo dos rebordos orbitários, ao mesmo tempo em que uma contratração é exercida sobre o tecido mole pelo assistente. O aspecto mais crítico do *lifting* de sobrancelhas é a liberação completa do arco marginal ao longo do rebordo orbitário até a região medial dos vasos supratrocleares. Sem uma liberação completa, o *lifting* será malsucedido. A dissecção é, então, estendida para a região do násio.

Neste ponto, volto minha atenção para a incisão transtemporal, primeiro no lado direito, depois no esquerdo. A dissecção é estendida através do tecido mole da fáscia temporoparietal (TPF) e, então, para a camada superficial da

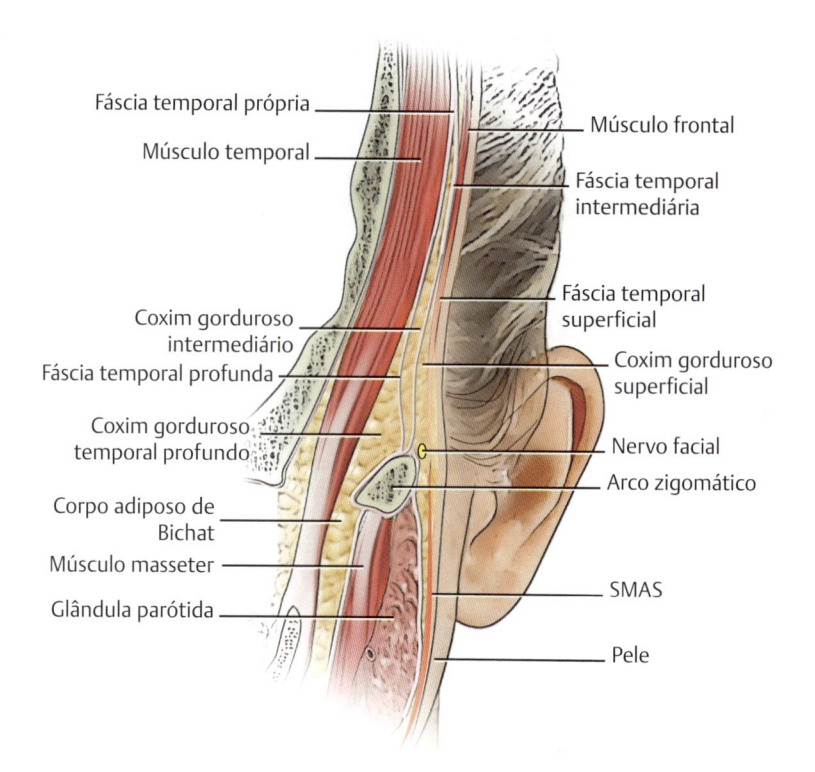

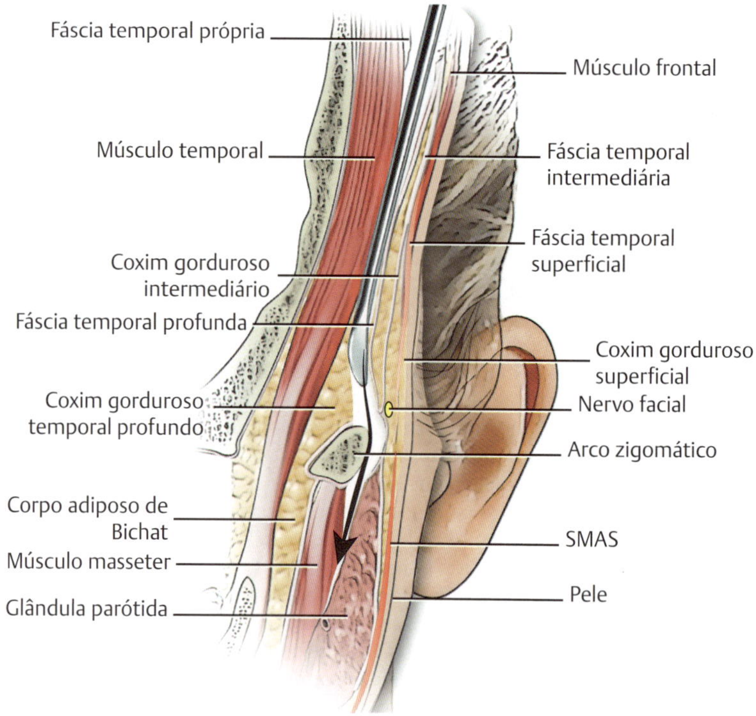

FIGURA 12.2
Dissecção tecidual na região temporal é direcionada abaixo da camada facial mais superficial, a fáscia temporoparietal (TPF), e, então, abaixo da camada fascial intermediária, também conhecida como a camada superficial da fáscia temporal profunda. A dissecção é, então, estendida até o arco zigomático, entrando na camada subperiosteal e descendo até a região do terço médio da face.

fáscia temporal profunda sobrejacente ao músculo temporal (Fig. 12.2). Um plano de dissecção é desenvolvido abaixo da TPF, posterior e anteriormente. Os limites desta dissecção são de, aproximadamente, 4 a 6 cm posteriormente e até o rebordo orbitário lateralmente e superiormente sob visão direta. Os vasos sentinela, tributários do sistema venoso temporal superficial, são identificados sob visão direta ou endoscópica. Eles são esqueletizados e não seccionados, a menos que estejam em um caminho direto para o terço médio facial.

A dissecção é agora estendida medialmente para e através do tendão conjunto com o uso de um descolador largo cortante. Isso é realizado na direção lateral para medial para não colocar tensão sobre o ramo temporal do nervo facial. É fundamental estar seguro de que a liberação do tendão conjunto, de suas inserções orbitárias superior e inferior, tenha sido realizada. Ao longo do rebordo orbitário, também é crucial excluir um centímetro de elevação

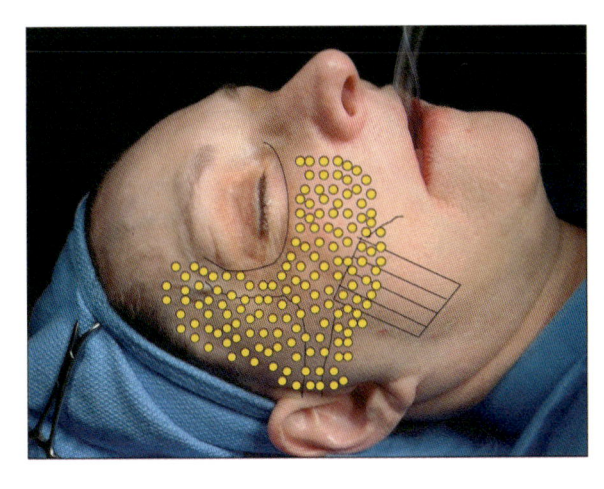

CAPÍTULO 12 *Lifting* do Terço Médio da Face

FIGURA 12.3
A área com pontos amarelos está sobreposta aos ossos malar e zigomático e sobre o músculo masseter em sua parte inferior (linhas pretas paralelas), mostrando a área completa de dissecção e liberação antes da sutura de suspensão.

do tecido na área cantal lateral. O dedo do assistente é posicionado para proteger essa região e o tendão cantal lateral. Essa preservação de tecido é realizada para evitar distorção anatômica pela suspensão que será realizada mais tarde. Em seguida, a dissecção é direcionada para abaixo do coxim gorduroso temporal intermediário, o qual se situa sob a camada superficial da fáscia temporal profunda (ou fáscia temporal intermediária), até o arco zigomático (Fig. 12.3). A atenção é direcionada ao longo do arco zigomático, em que o periósteo é incisado ao longo da superfície superoanterior do arco com um dissector cortante angulado para baixo. O feixe neurovascular que emana do forame zigomaticofacial é preservado. Dissecção subperiosteal é, então, realizada sobre o arco, em um plano subperiosteal, até o terço médio da face. Endoscópios não são usados neste ponto, e o procedimento é realizado com uma técnica bimanual (Fig. 12.4). A dissecção contínua do terço médio da face é realizada com esta técnica, com uma orientação oblíqua do instrumento durante a elevação subperiosteal. A elevação é realizada desde o corpo do zigoma até a abertura piriforme, com cuidado para permanecer inferior ao ramo V2 do nervo trigêmeo. Um movimento gentil de varredura é

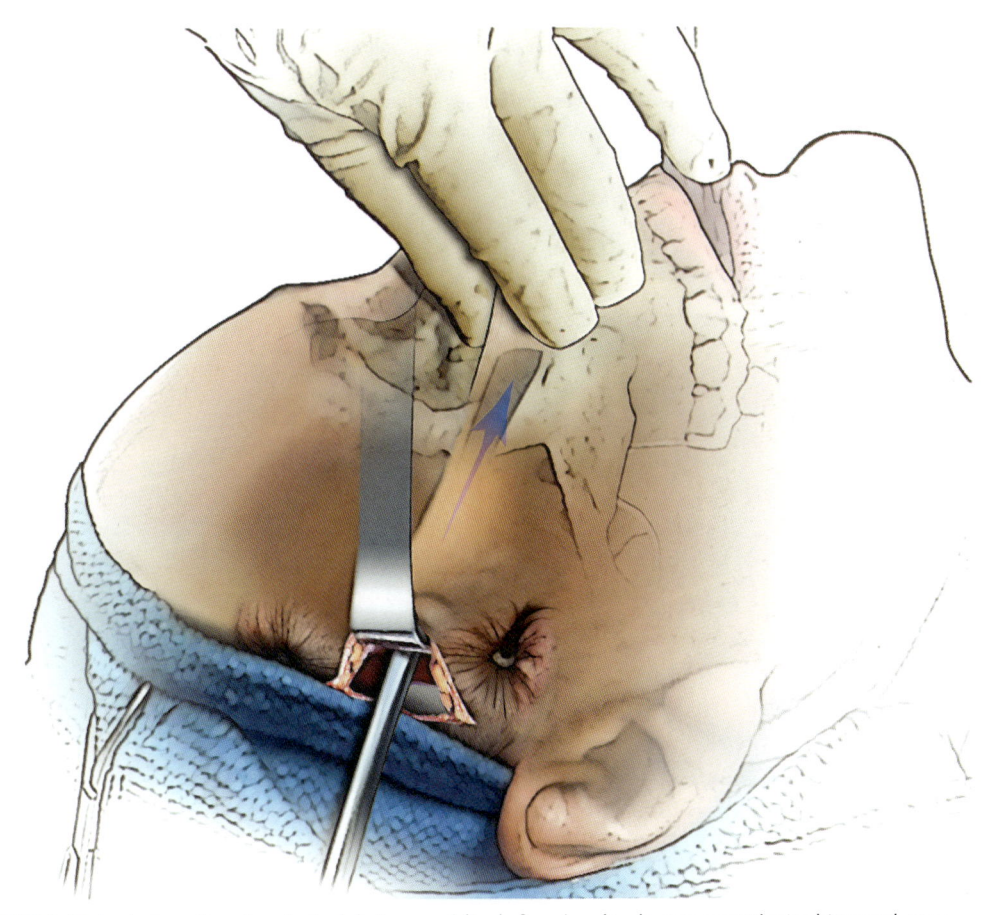

FIGURA 12.4 A elevação subperiosteal do terço médio da face é realizada com uma técnica bimanual, com cuidado para evitar lesão ao nervo infraorbitário.

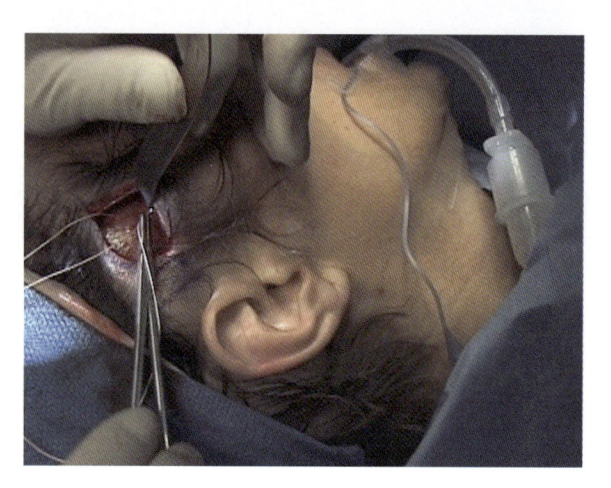

FIGURA 12.5
Sob visão direta ou endoscópica, através da incisão transtemporal, um fio de sutura Vicryl 2-0 é passado pelo periósteo liberado, com o forame zigomaticofacial previamente identificado como uma referência anatômica central.

usado para dissecar os tecidos moles do terço médio facial inferiormente, e é estendido até o rebordo orbitário inferior. A dissecção direta sobre o osso ao longo do rebordo orbitário é evitada, para não lesionar o nervo infraorbitário. Uma vez observada uma liberação completa, a sutura de suspensão é realizada.

Através da incisão transtemporal, sob visão direta ou endoscópica, um fio de sutura Vicryl 2-0 é passado pelo periósteo liberado com o forame zigomaticofacial, previamente identificado como uma referência anatômica central (Fig. 12.5). Uma quantidade considerável de coxim gorduroso malar, músculo zigomático maior e periósteo é envolvida neste ponto (Fig. 12.6A, B). É necessário ter cautela para não penetrar na derme sobrejacente. A sutura é trazida de volta através da incisão transtemporal e colocada superiormente através da camada superficial da fáscia temporal profunda. A sutura é orientada em um ângulo de 45 graus, estendendo-se do tecido mole sobre o corpo do zigoma até a região temporal (Fig. 12.7). Esta é gentilmente amarrada em uma altura de ajuste apropriada, e múltiplos nós quadrados são realizados. Duas suturas de suporte são, então, realizadas anteriormente, da TPF até a fáscia temporal profunda, para suportar a sutura principal que foi previamente colocada.

Em seguida, volto minha atenção para a suspensão das sobrancelhas. Prefiro utilizar túneis ósseos para suspender a sobrancelha, pois acredito que os pacientes sentem-se mais confortáveis sem um implante palpável. Os túneis ósseos são desenvolvidos com o uso do Browlift Bone Bridge System (Medtronic), e a sobrancelha é suspensa ao longo do pico desejado usando-se fio de sutura Vicryl 2-0 (Fig. 12.8). O nó é rodado para dentro do canal debaixo da ponte óssea, para que não seja palpável. Todas as incisões são fechadas com grampos cirúrgicos, e nenhum dreno é colocado. É aplicado um curativo circunferencial na cabeça, com uma faixa para o queixo que consiste de três tiras de algodão e tiras de 7,5 × 7,5 cm.

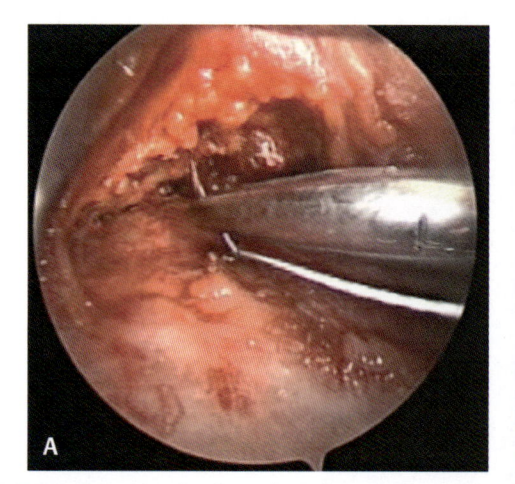

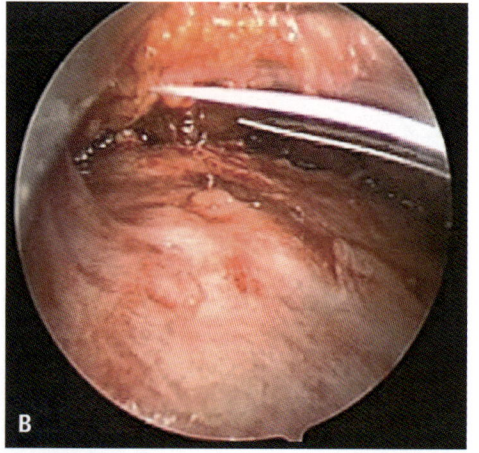

FIGURA 12.6 Visualização pode ser feita com um endoscópio ou diretamente. Em **(A)**, o porta-agulha está acima do corpo do zigoma e envolvendo o periósteo, o músculo zigomático maior e o coxim gorduroso malar. O músculo zigomático maior pode ser visto imediatamente acima do porta-agulha, à direita do coxim adiposo. O fio de sutura Vicryl 2-0 é, então, passado por esses tecidos **(B)** e será suspendido à camada superficial da fáscia temporal profunda.

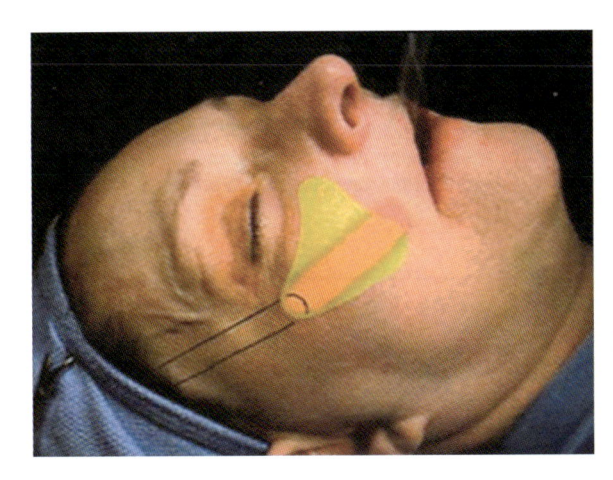

FIGURA 12.7
Versão do artista do que ocorre com a sutura de suspensão elevando o terço médio da face e movendo o tecido mole do terço médio facial de volta para sua posição anatômica original.

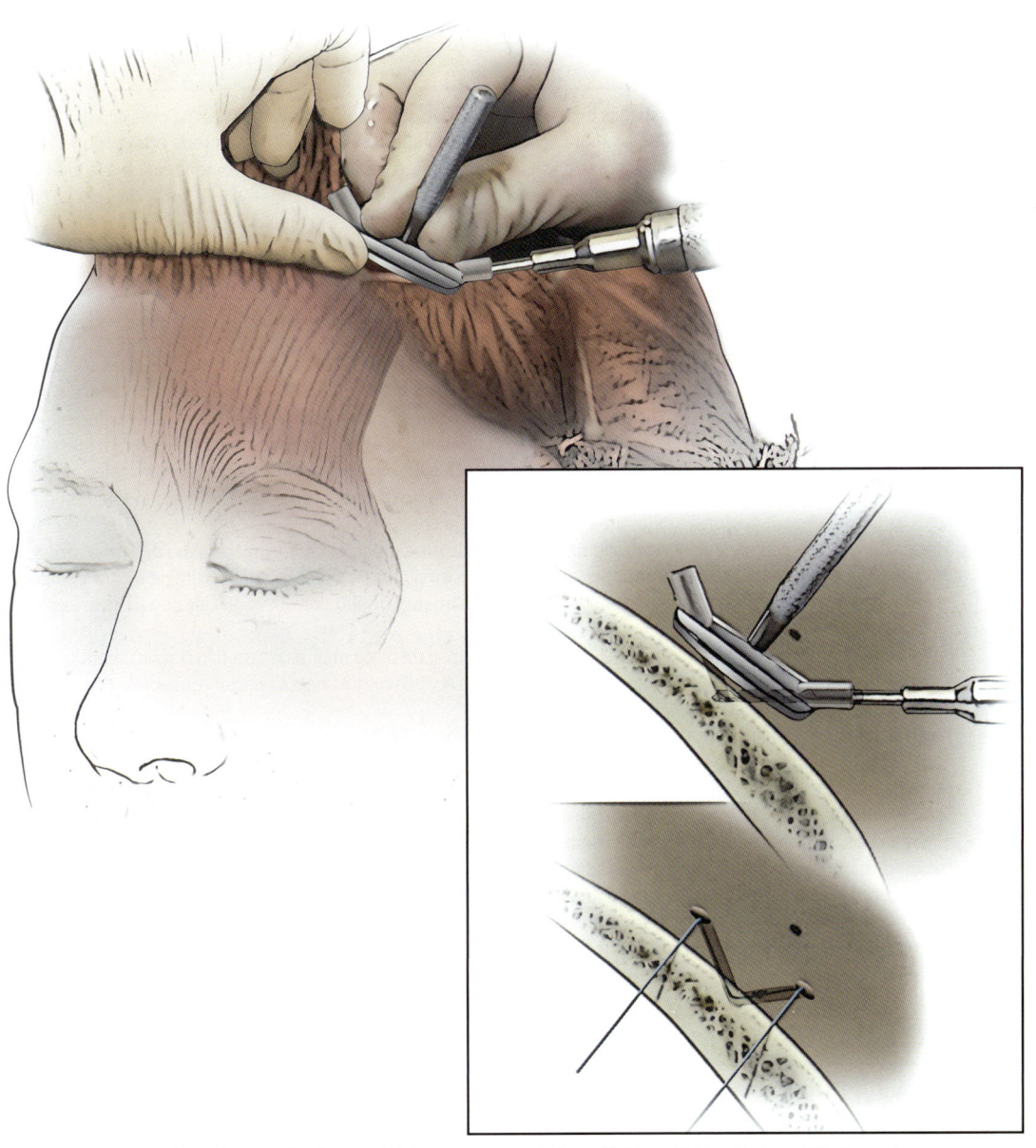

FIGURA 12.8 Os túneis ósseos são desenvolvidos com o uso do Browlift Bone Bridge System (Medtronic), e a sobrancelha é suspendida ao longo do pico desejado com o uso de fio de sutura Vicryl 2-0.

CONDUTA PÓS-OPERATÓRIA

No primeiro dia do pós-operatório, este curativo é removido e um curativo mais leve é aplicado. Este segundo curativo é removido em 48 horas. Grampos cirúrgicos são removidos no dia 6 do pós-operatório. Os pacientes também recebem doses gradualmente reduzidas de esteroides no perioperatório e nos primeiros dias do pós-operatório para minimizar a formação de edema. Os pacientes recebem antibióticos perioperatórios e pós-operatórios para prevenir infecções.

COMPLICAÇÕES

Diversos riscos potenciais estão envolvidos, tal como com qualquer outra cirurgia. Os riscos podem ser imediatos ou tardios. Riscos imediatos incluem sangramento, infecção, abrasão da córnea, neuropraxia e parestesia. Eu minimizo os riscos de sangramento por meio de uma hemostasia meticulosa. É necessário cuidado para evitar lesão à córnea ou a qualquer uma das outras estruturas importantes na região. Neuropraxia superior a 12 horas é vista como uma complicação em todas as circunstâncias, independente de uma resolução completa, e é devida à tensão indesejada sobre o ramo temporal do nervo facial. No período pós-operatório imediato, parestesia regional e assimetrias faciais são comuns em virtude de edema dos tecidos moles. No entanto, posteriormente (> 30 dias), considero esses achados como complicações associadas ao planejamento pré-operatório ou à execução cirúrgica, caso não seja observada melhora durante este período. Os achados de perda capilar e *lifting* limitado comumente estão associados à tensão da ferida ou a uma incisão não tricofítica e à liberação inadequada de todas as aderências apropriadas, respectivamente.

RESULTADOS

Os resultados mostram melhorias não apenas na área temporal da sobrancelha, como também na elevação dos tecidos moles do terço médio da face (Fig. 12.9). Melhora ao longo da mandíbula também é aparente. O *lifting* subperiosteal do terço médio da face aborda o componente vertical dos *jolws*, em comparação com o componente horizontal mais comumente abordado por um *lifting* facial inferior, e suaviza a aparência dessa característica. As limitações para o *lifting* do terço médio da face incluem a incapacidade de tratar a perda volumétrica. Em aproximadamente 70% a 80% de nossos pacientes, a transferência concomitante de tecido adiposo é realizada com resultados de longo prazo consistentes.

DICAS

- *Melhora da sombra que ocorre abaixo de uma bolsa malar (festoon):* Festoons palpebrais inferiores são dobras redundantes de pele e músculo orbicular que ficam penduradas como uma rede e estendem-se de um canto a outro quando a face está na vertical. Intuitivamente, é possível pensar que isso irá melhorar quando o periósteo for liberado do terço médio da face, elevado e suspenso. Na verdade, há alguma melhora geral nessa área, mas o grau de tecido frouxo geralmente é mais adequadamente tratado com uma blefaroplastia da pálpebra inferior, com o uso de um retalho cutâneo-muscular. Sou muito cuidadoso ao discutir as limitações do *lifting* do terço médio da face nas populações de pacientes exibindo estes achados clínicos.
- *Melhora na configuração da pálpebra inferior:* Ao contrário de um retalho cutâneo-muscular ou de uma abordagem direta à pálpebra inferior, a dissecção subperiosteal do terço médio da face na verdade recruta pele para a pálpebra inferior. Isso se mostrou útil para o paciente com arredondamento prévio dos olhos, flacidez da pálpebra inferior ou esclera aparente.
- *Limitação em tratar a perda volumétrica:* O *lifting* subperiosteal do terço médio da face não trata o componente de envelhecimento de perda excessiva de volume. Por essa razão, instruímos nossos pacientes sobre a transferência autóloga de tecido adiposo.
- *Tensionamento excessivo:* Tensionamento excessivo pode ocorrer na área do canto lateral em virtude de inexperiência. Esse tensionamento geralmente irá reduzir com o tempo (2 a 6 semanas) sem mudar a orientação da área cantal lateral.
- *Aglomeramento de pele:* Isso pode ocorrer com a colocação muito superficial da sutura principal ou em um paciente que tenha tecidos moles muito delgados sobre a eminência malar. É necessário cuidado para envolver apenas o coxim fibroadiposo malar *versus* a pele e a derme sobrejacente.
- *Recuperação prolongada:* Quando o procedimento é executado eficiente e cuidadosamente, os pacientes têm um período de recuperação consideravelmente menor, cerca de 6 a 9 dias. O fato de evitar uma incisão do retalho cutâneo-muscular palpebral inferior durante o *lifting* do terço médio da face reduz de forma significativa o período de recuperação.

DIFICULDADES

- *Neuropraxia do ramo temporal do nervo facial* pode ser evitada por meio da realização da incisão aproximadamente 1 cm atrás da linha de implantação capilar, porém, mais importante, pela minimização da quantidade de tração feita com um afastador colocado lateralmente durante a dissecção e visualização. Além disso, é importante respeitar o potencial de transmissão de uma corrente elétrica e, por isso, utilizar cauterização bipolar dos vasos, visto que já foi demonstrado que eles estão muito próximos do ramo temporal do nervo facial. A cauterização bipolar deve ser realizada mais profundamente e mais próxima dos tecidos subjacentes, e não ao longo da superfície inferior do retalho elevado.

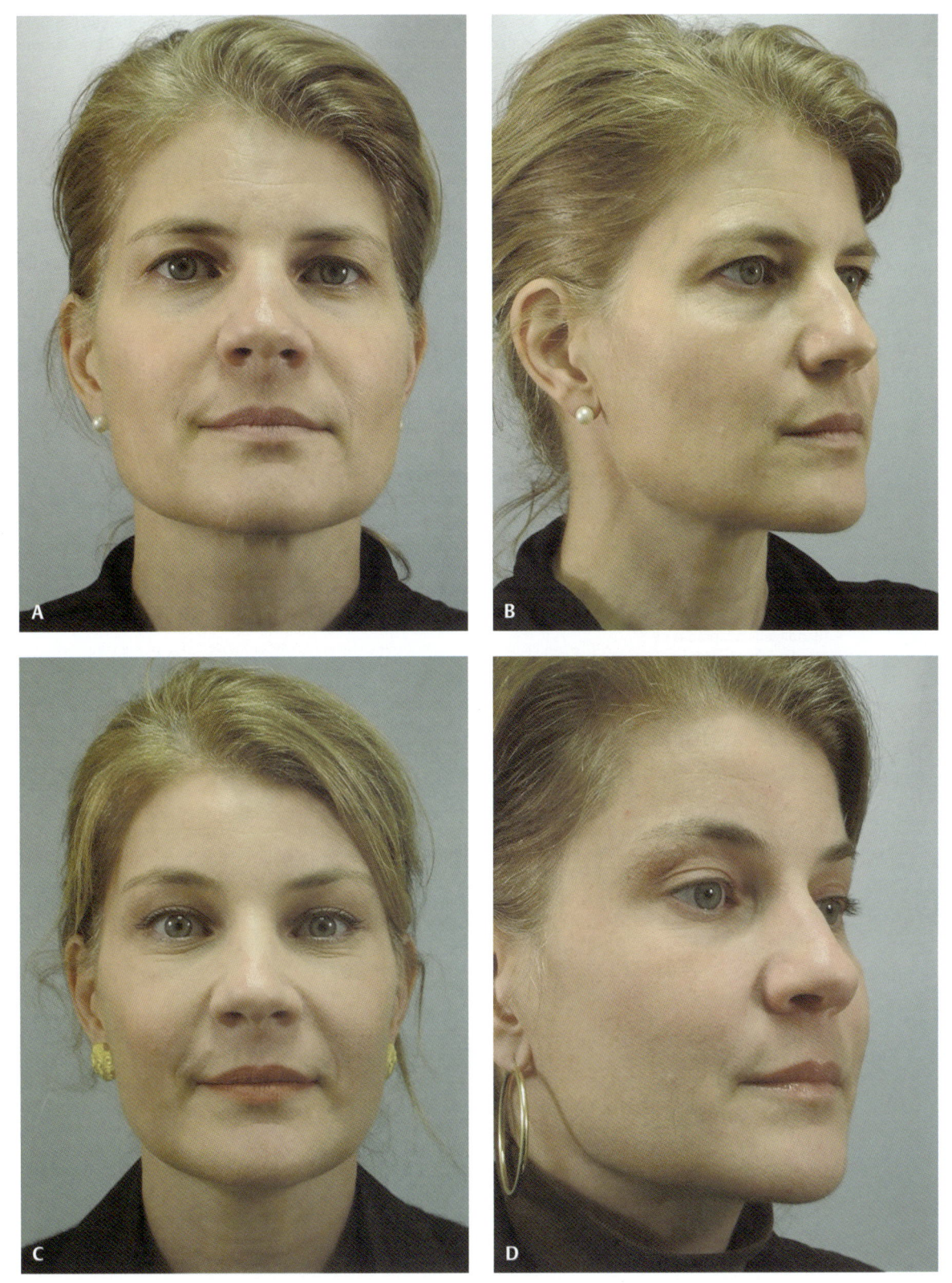

FIGURA 12.9 Imagens pré-operatórias e pós-operatórias de incidências diretas **(A, C)** e oblíquas **(B, D)** após um *lifting* do terço médio da face e de sobrancelhas combinado.

- *Parestesia do nervo infraorbitário* pode ocorrer quando a dissecção for realizada descuidadamente ou com uma compreensão anatômica inadequada da região. Esta complicação pode ser prevenida pela localização do forame infraorbitário antes da dissecção e pelo tratamento respeitoso dos tecidos.
- *Aumento na vascularidade e na varicosidades periorbitária (temporal e superior)* pode ser evitado com a preservação meticulosa das veias transcendentes durante a dissecção ao redor da área periorbital e em direção ao arco. Se os vasos estiverem em um caminho visual direto da abordagem para o terço médio da face, devem ser cauterizados, mas todos os outros devem ser esqueletizados e preservados.
- *Distorção ou rompimento do canto lateral* pode ocorrer com a dissecção agressiva. Preservação de uma bainha de 1 cm de periósteo ao longo da região cantal lateral é suficiente para prevenir que isso não aconteça.
- Lifting *ineficaz ou inadequado* pode ser evitado por meio de uma liberação adequada do periósteo e dos tecidos moles. Este conceito também se aplica para os procedimentos de *lifting* de sobrancelhas.
- *Parestesia na área temporal* é uma complicação bastante comum que resulta da transecção do nervo zigomaticotemporal. As dimensões são de, aproximadamente, 2 cm, sendo observadas acima do arco lateral à órbita. Isso geralmente se resolve com o tempo.
- *Edema facial prolongado* ocorre frequentemente. Estes poucos pacientes também foram submetidos a uma transferência autóloga de tecido adiposo para a pálpebra inferior e o terço médio da face. O edema se resolveu entre 8 e 12 meses, mas necessitou de uma quantidade considerável de tranquilização dos pacientes.
- *Alopecia ao longo da linha de sutura* é evitável com uma técnica cuidadosa e atenção aos detalhes por meio da inclinação da lâmina do bisturi para um corte biselado paralelo aos folículos pilosos (incisão tricofítica).

INSTRUMENTOS QUE DEVEM ESTAR DISPONÍVEIS

- Conjunto básico de tecido mole.
- Furadeira manual com broca de 1,5 × 6 mm (para suspensão da sobrancelha).
- Peça de mão e ponteira Bovie.
- 3 descoladores de sobrancelha ebanizados e curvos (plano pequeno, plano grande e redondo).
- Gaze 4 × 4.
- Bandagens adaptadas de 3".
- Atadura de algodão.
- Fita micropore 1/2".

LEITURAS SUGERIDAS

Chaiet SR, Williams EF III Understanding midfacial rejuvenation in the 21st century. *Facial Plast Surg* 2013;29(1):40–45.
Freeman MS. Rejuvenation of the midface. *Facial Plast Surg* 2003;19(2):223–236.
Pontius AT, Chaiet SR, Williams EF III. Midface injectable fillers: have they replaced midface surgery? *Facial Plast Surg Clin North Am* 2013;21(2):229–239.
Quatela VC, Azzi JP, Antunes MB. Endoscopic-assisted facelifting. *Facial Plast Surg* 2014;30(4):413–421.
Quatela VC, Olney DR. Management of the midface. *Facial Plast Surg Clin North Am* 2006;14(3):213–220.

13 REJUVENESCIMENTO DO PESCOÇO

Gregory S. Keller

INTRODUÇÃO

Rejuvenescimento do pescoço é um aspecto importante do tratamento da face envelhecida. Geralmente, os efeitos do envelhecimento são exibidos proeminentemente no pescoço. Recidiva da flacidez no pescoço também é uma queixa comum após procedimentos de rejuvenescimento facial.

Deformidades comuns do pescoço, para as quais o rejuvenescimento cirúrgico é realizado, incluem flacidez cutânea devida à perda de tônus das fibras elásticas dérmicas e perda do suporte ligamentar, bandas musculares platismais, deposição aumentada de tecido adiposo, músculos digástricos proeminentes e protrusão das glândulas submandibulares. O rejuvenescimento do pescoço pode ser conquistado com uma ritidectomia cervicofacial abrangente ou isoladamente com uma variedade de técnicas.

HISTÓRIA

Primordial para um rejuvenescimento bem-sucedido do pescoço é primeiramente determinar o que o paciente deseja. Muitas vezes, os pacientes que precisam de rejuvenescimento do pescoço podem não entender completamente que necessitam de uma cirurgia do pescoço. Por outro lado, muitos pacientes focam puramente em seus pescoços envelhecidos. Avaliar as expectativas do paciente e decidir se as expectativas são alcançáveis leva tempo, e uma história detalhada é fundamental. Do ponto de vista médico, questões relacionadas a qualquer cirurgia anterior do pescoço são importantes, visto que as cicatrizes irão afetar a cirurgia de pescoço a ser planejada. Perguntas sobre anormalidades tireoidianas devem ser feitas, visto que os pacientes podem relatar sintomas de deglutição ou respiratórios que podem ser exacerbados com o pescoço tensionado no pós-operatório. Pacientes com qualquer história de disfagia, sensação de *globus* faríngeo, refluxo e/ou sintomas do trato respiratório superior, incluindo apneia obstrutiva do sono, necessitam de autorização médica para um *lifting* de pescoço eletivo. Perguntas devem ser feitas para avaliar receios psicológicos com relação à sensação de pescoço mais retraído no pós-operatório, para avaliar se as expectativas e a tolerância aos sintomas pós-operatórios serão satisfeitas. Após a tomada da história médica, é importante uma avaliação psicológica focando nas expectativas estéticas de um *lifting* de pescoço. A ponderação do que é alcançável e do que é impossível pode ser feita apenas com uma discussão detalhada com o paciente. Ocasionalmente, uma consulta adicional é necessária para informar completamente o paciente sobre o que ele/ela deve esperar. Entretanto, muitas consultas repetidas ou expectativas irrealistas por parte de alguns pacientes podem ser um sinal para evitar a cirurgia de pescoço.

EXAME FÍSICO

Ao se discutir os efeitos do envelhecimento no pescoço, é fundamental que haja uma compreensão acerca das estruturas anatômicas. Preocupações estéticas no pescoço podem envolver uma ou mais dessas estruturas, e o tratamento do pescoço envelhecido ou ptótico deve ser adaptado para abordar essas questões específicas.

Um ângulo cervicomental (CMA) bem definido é o marco do pescoço de aparência jovial, e seu restabelecimento geralmente é um objetivo principal na cirurgia de rejuvenescimento do pescoço. O CMA é definido pela interseção de uma linha horizontal desenhada através do mento e uma linha oblíqua que segue a borda anterior do pescoço. O ângulo ideal é tradicionalmente considerado entre 105 e 120 graus.

O CMA foi descrito como sendo mais significativamente definido pela posição do osso hioide em relação ao mento. O hioide tipicamente se situa ao nível da quarta vértebra cervical. O posicionamento posterossuperior do hioide contribui com um CMA bem definido, enquanto que o deslocamento anteroinferior causa um ângulo mais obtuso e é muito mais difícil de abordar cirurgicamente.

O músculo platisma pode formar bandas proeminentes indesejáveis no pescoço envelhecido. As bandas correspondem a dobras do corpo platismal medial, e não às próprias bordas musculares, visto que as bordas estão firmemente aderidas à fáscia cervical profunda ao nível do osso hioide.

O platisma origina-se no tecido subcutâneo das regiões infraclavicular e supraclavicular e insere-se na base da mandíbula e do orbicular dos lábios, bem como subcutaneamente na bochecha e no lábio inferior. O músculo é bilateral e obliquamente orientado, unindo-se na linha média com fibras interdigitadas no mento. Suas ações incluem depressão do lábio inferior e face, bem como abertura forçada da mandíbula. Acredita-se que as bandas do músculo platisma se originam a partir do desenvolvimento de flacidez na pele do pescoço, na fáscia cervical superficial e em ligamentos de retenção do platisma.

Bandas platismais podem ser classificadas como estáticas ou dinâmicas. Bandas estáticas são a variedade comumente incômoda e encontram-se em uma orientação vertical paramediana, que corresponde ao músculo platisma medial. Essas bandas musculares existem em repouso e contribuem com o embotamento do CMA. Bandas musculares dinâmicas, por outro lado, apresentam-se durante a contração ativa do músculo platisma e podem se encontrar ao longo das porções centrais do músculo, bem como ao longo de sua superfície medial. Botox tem sido usado para bandas dinâmicas a fim de reduzir a proeminência da banda platismal, eliminando o tônus basal e causando atrofia pelos tratamentos repetidos.

Tecido adiposo cervical excessivo pode ser separado nos planos subcutâneo e subplatismal. Estudos em cadáver descreveram três compartimentos no plano subplatismal: central, medial e lateral. O compartimento central tem uma cor amarela típica, enquanto que os compartimentos medial e lateral são mais pálidos, similares à gordura do tecido adiposo de Bichat.

O músculo digástrico é composto por dois ventres anterior e posterior embriologicamente distintos, unidos por um tendão intermediário. O ventre anterior é inervado pelo nervo milo-hióideo proveniente da divisão mandibular (V3) do nervo trigêmeo (V nervo craniano). Origina-se na sínfise mentoniana da mandíbula. O ventre posterior se origina na fossa digástrica do osso mastoide e é inervado pelo ramo digástrico do nervo facial (VII nervo craniano). O tendão intermediário penetra no músculo estilo-hióideo e atravessa uma bainha fibrosa que está inserida no corpo e corno maior do osso hioide.

As glândulas submandibulares pareadas fornecem 70% do volume salivar e são divididas em lobos superficial e profundo pelo músculo milo-hióideo. Cada glândula repousa em uma depressão na superfície lingual do corpo mandibular chamada fossa submandibular, imediatamente abaixo da linha milo-hióidea, o sítio de origem do músculo milo-hióideo. As secreções atravessam o ducto de Wharton, cujo percurso é superior ao músculo milo-hióideo e para fora dos carúnculos sublinguais localizados em ambos os lados do frênulo lingual no assoalho anterior da boca. A camada envolvente da fáscia cervical profunda envolve a glândula. O ramo marginal mandibular do nervo facial percorre acima da superfície posterior do músculo platisma, imediatamente superficial à veia facial e à glândula submandibular.

Dedo descreveu uma classificação comumente usada para caracterizar a natureza das anormalidades do pescoço. Cada classe apresenta uma contribuição anatômica distinta à deformidade de pescoço que deve ser abordada com técnicas cirúrgicas apropriadas.

Classe I: pescoço normal, jovem, com um CMA bem definido, mínimo tecido adiposo e tônus cutâneo e platismal adequado
Classe II: Flacidez apenas da pele cervical
Classe III: Abundância de tecido adiposo subcutâneo
Classe IV: Bandas musculares platismais
Classe V: Retrognatia
Classe VI: Posição baixa do hioide

Embora essas classes descrevam diferentes problemas anatômicos, muitos desses problemas podem coexistir. Outros problemas que não estão descritos neste sistema de classificação incluem músculos digástricos, glândulas submandibulares e gordura subplatismal proeminentes.

INDICAÇÕES

A adequação para um *lifting* de pescoço pode ser determinada por pacientes que demonstram o seguinte: excesso de tecido adiposo subcutâneo e/ou subplatismal; pele do pescoço flácida, excessiva; bandas platismais; perda ou embotamento do CMA pela pele e/ou gordura; mento em multicamadas no repouso e/ou acentuado com flexão da cabeça e do pescoço; perda da borda mandibular com *jowls* acentuados; e glândulas submandibulares proeminentes e/ou ventre anterior proeminente dos tendões digástricos.

CONTRAINDICAÇÕES

As seguintes características não se beneficiarão de um *lifting* de pescoço, tornando estes pacientes inadequados para a cirurgia de *lifting* de pescoço: rítides finas da pele do pescoço, hiperpigmentação ou alterações na textura da pele e/ou CMA reduzido em razão de hioide baixo. Obviamente, pacientes com comorbidades médicas significativas apresentam uma contraindicação à cirurgia.

PLANEJAMENTO PRÉ-OPERATÓRIO

Antes da cirurgia no pescoço envelhecido ou ptótico, o cirurgião deve avaliar as várias estruturas anatômicas, a fim de estabelecer o plano cirúrgico apropriado. Para muitos cirurgiões, o processo diagnóstico é importante na decisão de realizar um procedimento aberto no pescoço. Se os tecidos moles do pescoço forem moles e móveis, geralmente será possível manipular o platisma e o tecido adiposo subcutâneo isoladamente. Se o pescoço for firme ou outras características anatômicas específicas forem anormalmente proeminentes, poderão ser indicados procedimentos mais extensos.

A fim de distinguir entre tecido adiposo subplatismal e subcutâneo excessivo, o cirurgião pode segurar o tecido mole superficial do pescoço entre o polegar e o indicador e pedir para o paciente engolir. O tecido adiposo subcutâneo é macio e não se movimenta de forma significativa com a deglutição. A abundância de tecido adiposo subplatismal e/ou músculos digástricos proeminentes manifestam-se como firmeza no pescoço, com mais movimento durante a deglutição. A natureza mais firme do tecido adiposo subplatismal é devida à presença de bandas fibrosas nesse plano, incluindo os ligamentos de retenção do platisma. Isso também torna a remoção de tecido adiposo mais difícil no plano subplatismal, em comparação com o compartimento subcutâneo.

Um pescoço firme e resistente à pressão manual ascendente no exame físico é chamado de "pescoço em tensão". Esse tipo de pescoço pode precisar de um procedimento aberto para abordar as estruturas ptóticas profundas.

Os músculos digástricos demonstram uma protuberância característica na linha média do pescoço submental. Ocasionalmente, eles podem se tornar proeminentes no pós-operatório, quando descobertos por um procedimento de remoção de tecido adiposo do pescoço, se não diagnosticados antes e incluídos no plano cirúrgico.

Glândulas submandibulares proeminentes podem ser vistas e palpadas no pescoço lateral. Essa saliência pode ser devida a ptose, uma glândula aumentada ou uma fossa óssea insuficiente. Ocasionalmente, uma saliência pode ser observada após um procedimento de *lifting* de pescoço, quando não estava inicialmente presente. Remoção do tecido adiposo superficial pode ser o responsável, mas, quando a lipectomia não é realizada, o desenvolvimento de uma protuberância submandibular pode ser devido à sua tração para uma posição mais proeminente em virtude de aderências de sua cápsula à superfície interna do platisma tracionado.

Imagens ultrassônicas de alta frequência têm sido utilizadas para elucidar diversas patologias do pescoço submental envelhecido (Fig. 13.1). A fáscia cervical superficial, que envolve o platisma, reflete fortemente ondas sonoras, claramente delineando os limites dos espaços subcutâneo e subplatismal de tecido adiposo. Esses planos podem, portanto, ser medidos independentemente para se avaliarem suas contribuições para todo o pescoço. O tamanho dos músculos digástricos subjacentes também pode ser avaliado. Quando lipoaspiração ou lipectomia por excisão direta é realizada no pescoço gorduroso, muitos dos problemas mencionados anteriormente que não foram identificados no pré-operatório podem se tornar aparentes, e a avaliação ultrassônica pode ajudar no diagnóstico preciso.

TÉCNICAS CIRÚRGICAS

Muitas técnicas para rejuvenescimento do pescoço foram desenvolvidas ao longo das últimas quatro décadas. Essas técnicas geralmente compartilham o objetivo de corrigir o CMA obtuso e bandas musculares platismais. O método usado é baseado na anormalidade anatômica que está sendo abordada e na preferência do cirurgião.

Lipoplastia

Quando indicada, a lipoaspiração ou a excisão direta pode ser usada para tratar os grandes depósitos de tecido adiposo. É preciso ter cautela para evitar a esqueletização das estruturas subjacentes, e de 4 a 5 mm de tecido adiposo subcutâneo devem ser mantidos no retalho cutâneo para permitir uma cobertura adequada. Potenciais complicações de remoção muito agressiva de tecido adiposo no pescoço incluem desenvolvimento de contorno irregular, aparência de pescoço profundo, necrose cutânea e proeminência desmascarada das estruturas subjacentes, como a glândula submandibular e a laringe.

Durante a realização da lipoaspiração, são introduzidas cânulas através das incisões submental e periauricular. Esta abordagem bidirecional garante a remoção minuciosa e uniforme de tecido adiposo. Túneis subcutâneos são criados através de múltiplas passagens repetidas da cânula de aspiração, resultando em avulsão mecânica e remoção do tecido adiposo, bem como contração dos tecidos subcutâneos durante o processo de cicatrização. Aspiração agressiva no músculo platisma é evitada para garantir que o músculo permaneça intacto.

O envelope cutâneo elástico se contrai sobre os tecidos subjacentes cicatrizados. Foi sugerido que a retração cutânea pode ser aumentada quando a lipoaspiração é realizada em um plano superficial, próximo da face inferior da derme.

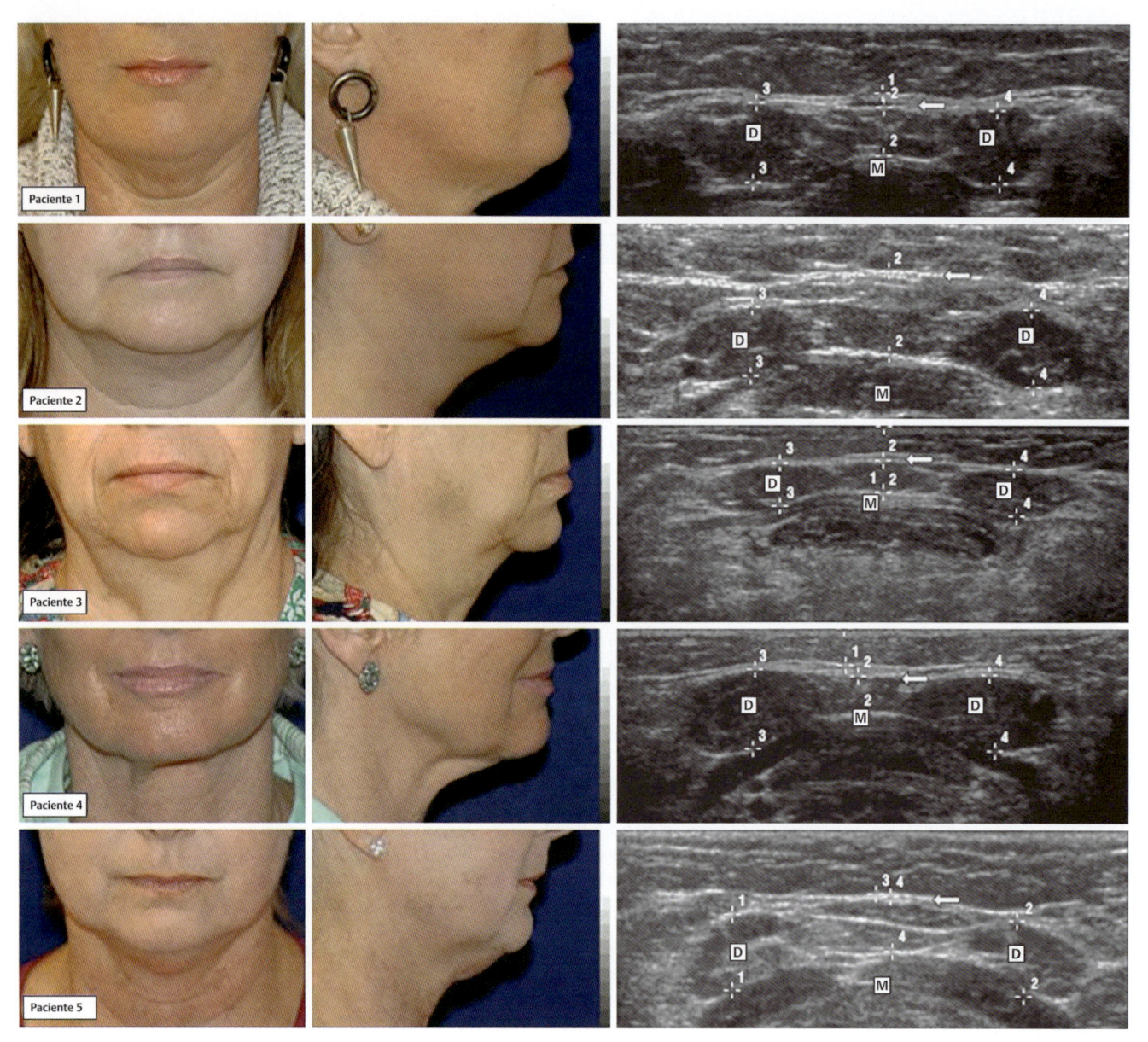

FIGURA 13.1 Resultados do ultrassom. Incidências frontais, incidências laterais e ultrassonografias submentais das pacientes do estudo. Note a pseudo-herniação da gordura subplatismal nas pacientes 2, 3 e 5. As *setas* indicam o músculo platisma; D, músculo digástrico; M, músculo milo-hióideo. (Reimpressa de "The Utility of Ultrasound in the Evaluation of Submental Fullness in Aging Necks," por Mashkevich G, Wang J, *JAMA Facial Plastic Surgery*, vol. 11(4), pp. 240–245. © 2009 pela American Medical Association.)

Energia ultrassônica também tem sido usada junto com a lipoaspiração tradicional assistida por aspiração. Após a formação de túneis, o dispositivo de ultrassom é introduzido, causando emulsificação da camada adiposa. O sistema de suporte fibroso da pele sofre uma reação inflamatória, resultando em sua contração.

A técnica de lipólise a *laser* se desenvolveu com o uso complementar de *lasers* na lipoaspiração. Energia a *laser* é aplicada via transepidérmica, através de finas fibras de *laser* passada pelas cânulas. O uso de *laser* de CO_2 foi inicialmente descrito, e os *lasers* de diodo e Nd:YAG foram subsequentemente usados. Energia a *laser* é absorvida pelos adipócitos, desencadeando necrose e apoptose, ao mesmo tempo em que fornece hemostasia. Também causa aquecimento da derme, resultando em contração do colágeno e tensionamento da flacidez tecidual. Tal como foi relatado por diversos autores, acreditamos que não haja diferenças clínicas importantes quando a lipoplastia a *laser* é comparada com a lipoplastia tradicional assistida por aspiração.

Excisão direta do tecido adiposo subcutâneo também pode ser realizada. O cirurgião remove o tecido adiposo sob visualização direta por meio do desenvolvimento do plano subcutâneo do retalho cutâneo, seguido pela remoção do tecido adiposo do platisma, ou por esqueletização do platisma e, então, remoção de tecido adiposo do retalho cutâneo. Muitos cirurgiões acham que a excisão direta do tecido adiposo facilita uma lipoplastia mais precisa.

Platismoplastia

O tratamento das bandas platismais evoluiu ao longo dos anos, visto que cada solução deu origem a novos problemas. Estas estratégias de manejo incluem técnicas como excisão direta, zetaplastia e retalhos musculares. Outras técnicas são discutidas a seguir.

Submentoplastia

As técnicas de submentoplastia abordam o platisma na região submental e podem ser realizadas isoladamente. Um exemplo deste tipo de procedimento requer descolamento completo do plano subcutâneo lateralmente até as bordas anteriores do músculo esternocleidomastóideo (SCM), através de uma incisão submental, seguido pela plicatura do platisma na linha média até o nível da cartilagem tireoide. O acesso direto à região submental também possibilita a remoção de tecido adiposo subplatismal, se indicado.

Procedimentos de platismoplastia geralmente envolvem a sutura das bordas platismais mediais na linha média, do submento até vários níveis no pescoço, com ressecção das bordas mediais mais inferiores e/ou transecção horizontal do músculo platisma inferior residual. Muitos cirurgiões consideram que esta união do platisma na linha média pode ser realizada de forma igualmente eficaz através de suturas contínuas ou interrompidas. O platisma também pode ser tracionado e fixado posteriormente na fáscia mastoide.

Platismoplastia em Espartilho

Feldman introduziu a "platismoplastia em espartilho", na literatura, em 1990. Este procedimento classicamente envolve a continuação da aproximação das bordas platismais mediais na linha média inferiormente com uma sutura contínua. Este método, chamado de plicatura de altura total na linha média, geralmente se estende até, pelo menos, o nível da cartilagem cricoide.

Feldman descreve até três ou quatro repetições da plicatura com sutura contínua na linha média ao longo do pescoço para tensionamento adicional do platisma, conforme necessário. Dobras verticalmente orientadas adicionais do platisma plicado são criadas nas regiões submandibulares médias, para tratar o abaulamento criado pela formação de "orelhas de cachorro" no músculo platisma, em virtude da rotação aumentada nessa área, causada pela aproximação da linha média. Cuidado é necessário para incluir apenas o músculo platisma, a fim de não lesionar o ramo marginal mandibular subjacente do nervo facial.

A platismoplastia em espartilho não envolve uma incisão cutânea significativa, mas depende em grande parte da contração cutânea sobre o platisma subjacente manipulado. Feldman discute a extensão do descolamento geralmente necessário no pescoço lateral para prevenir o desenvolvimento de dobras ou pregas no pescoço lateral, quando há excesso de pele. Isso é realizado por meio de incisões pós-auriculares, que permitem o descolamento lateral uniforme até a linha de implantação capilar occipital, bem como a remoção de tecido adiposo do pescoço.

Algumas vantagens da platismoplastia em espartilho incluem a eliminação de bandas platismais ao longo de todo o comprimento do pescoço e prevenção de esvaziamento central e esqueletização do pescoço. Algumas desvantagens potenciais deste procedimento incluem a necessidade de uma cirurgia extensa envolvendo um amplo descolamento subcutâneo cervical, bem como a persistência de excesso cutâneo. Visto que o excesso cutâneo não é removido, a contração da pele pode não ser suficiente, e pele flácida ocasionalmente pode ser observada, particularmente quando o paciente abaixa a cabeça (Fig. 13.2).

Fixação Lateral do Platisma

Alguns cirurgiões preferem uma tração lateral do platisma em vez de uma aproximação medial. Abordagens na linha média geralmente requerem extensa dissecção subcutânea e podem resultar em um aspecto de "pescoço de couro", embora alguns argumentem que abordagens laterais resultem em bandas recorrentes. Na ritidectomia cervicofacial, comumente, o platisma é fixado à fáscia mastóidea em uma direção superior-posterior.

Fixação em uma direção vertical também foi descrita. Isso é usado no S-*lifting* ou MACS *lifting* (*lifting* com mínimo acesso craniano). No MACS *lifting*, a sutura platismal é ancorada na fáscia temporal profunda e no músculo temporal até o osso, em uma posição 1 cm superior ao arco zigomático e 1 cm anterior à borda helical. A sutura em bolsa é passada pelo SMAS (sistema musculoaponeurótico superficial) até a borda superior do platisma.

O ligamento de Lore na base do lóbulo da orelha também tem sido utilizado como ponto de fixação para uma tração cefálica do platisma. Labbe acredita que isso fornece maior definição do pescoço, visto que o ligamento de Lore é um ponto de fixação platismal natural, fornecendo retração e suspensão ligamentar anatômica através do ligamento auriculoplatismal de Furnas, o qual se une à fáscia de Lore. Hamra também descreveu a fixação do platisma anterior ao lóbulo. Isso evita trauma causado pela sutura aos nervos auricular magno e auricular posterior, que pode ocorrer com a fixação da sutura posteriormente através dessas estruturas à fáscia mastóidea.

Secção do Platisma

Alguns cirurgiões preferem tratar as bandas platismais com vários graus de secção transversa do músculo platisma. Para bandas anteriores isoladas, Connell descreve a secção medial entre as veias jugulares anteriores bilaterais ao nível da cartilagem cricoide. Bandas laterais requerem a extensão lateral da transecção do platisma para incluir as áreas das bandas, enquanto que bandas com o corpo mandibular lateral ou embotamento do ângulo requerem transecção completa em uma direção superolateral curvilínea, em continuidade com a incisão do SMAS na face. Em todos os casos, o platisma é tracionado e fixado superolateralmente como parte da ritidectomia cervicofacial de plano profundo.

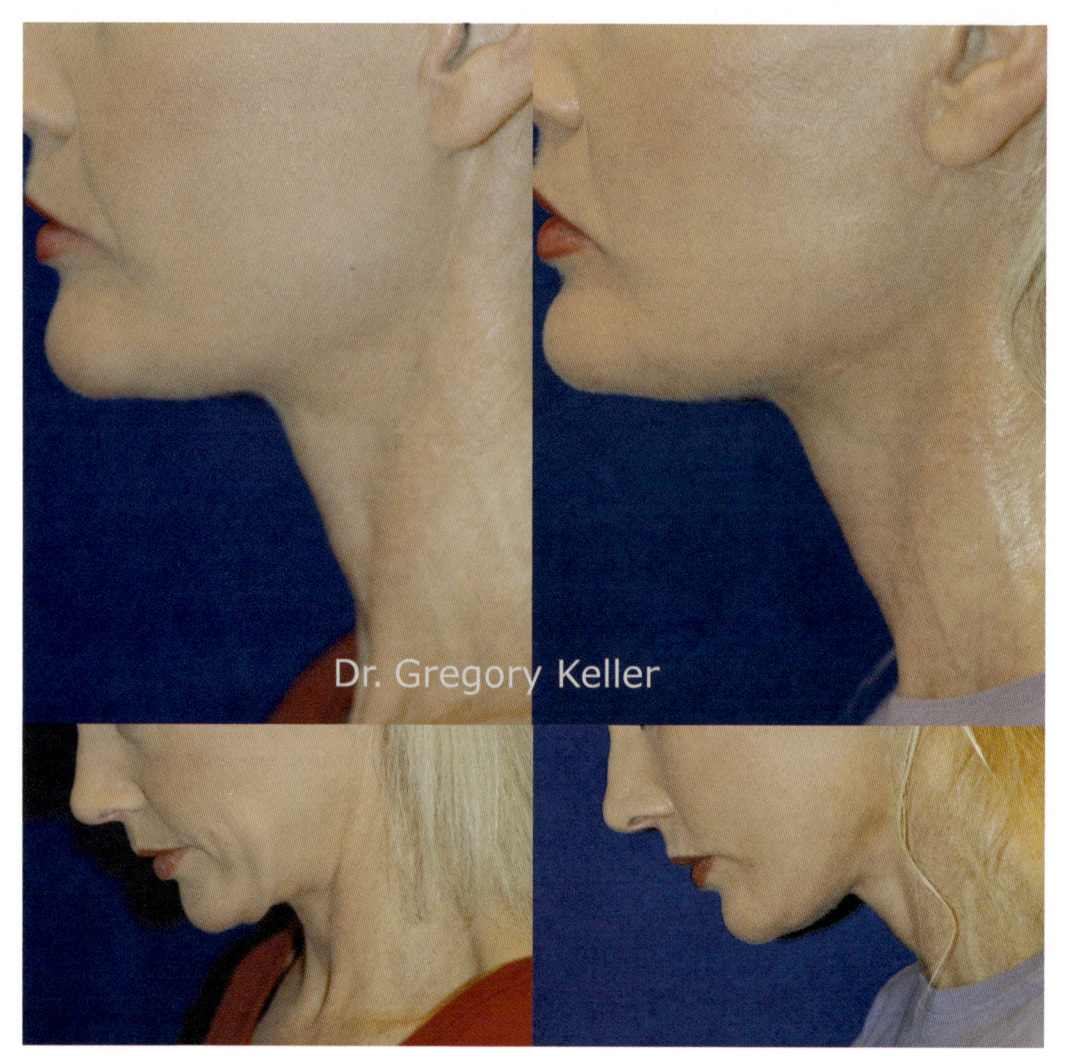

FIGURA 13.2 Excesso de pele flácida evidente após a platismoplastia em espartilho na posição de cabeça abaixada.

Platismoplastia de Suspensão

A platismoplastia do tipo suspensão foi descrita na literatura de diversas formas. Webster descreveu o uso de um fio de sutura não absorvível anexado anteriormente ao músculo platisma no ângulo cervical e suspendido de volta até a fáscia do músculo SCM. Giampapa popularizou uma abordagem usando incisões submentais e pós-auriculares, com descolamento do pescoço no plano subcutâneo, seguido pela tunelização abaixo da borda da mandíbula e pela plicatura do platisma medial. Suturas de suspensão bilaterais são introduzidas, interconectadas na linha média e ancoradas à fáscia mastóidea em ambos os lados.

Lifting em Rede (Web Lift) e Tração Posterior do Platisma

Um procedimento percutâneo fechado foi recentemente desenvolvido para suspensão da região superior do pescoço (técnica iGuide, descrita pela primeira vez por G. Mueller, comercializada por Black and Black Surgical, Tucker, GA). Neste procedimento, uma tunelização com lipoaspiração é realizada primeiramente, seguida pela colocação percutânea de uma sutura entrelaçada, com uma configuração em cadarço de tênis, através das regiões submandibulares posteriormente, avançando anteriormente até uma incisão submental na linha média. A sutura ancora as inserções ligamentares do platisma à derme, tensionando a pele e o platisma, quando amarrada no fim do procedimento. Portanto, uma "rede" de sutura é formada, a qual atua como um suporte, suspendendo o submento, acentuando a borda mandibular e redefinindo o CMA (Fig. 13.3).

Os autores deste capítulo utilizam diversas técnicas para correção do pescoço envelhecido. O *lifting* em rede é recomendado primeiramente e realizado em pacientes mais jovens, sem bandas significativas, visto que estas recorrem em 2 a 3 anos. Um *lifting* em rede, como descrito anteriormente, e um procedimento de tração posterior concomitante têm sido historicamente procedimentos úteis para o autor sênior. O grau de tensionamento necessário e a presença de bandas platismais determinam se a tração posterior é necessária e quanto de pele é excisada, visto que a elevação em rede realizada isoladamente, na opinião deles, não trata as bandas inferiores ao hioide. Uma tração posterior do platisma, seguida por uma plicatura ampla com sutura contínua invertida, para abranger a flacidez da região medial do pescoço, se tornou o procedimento de escolha "base" para este grupo.

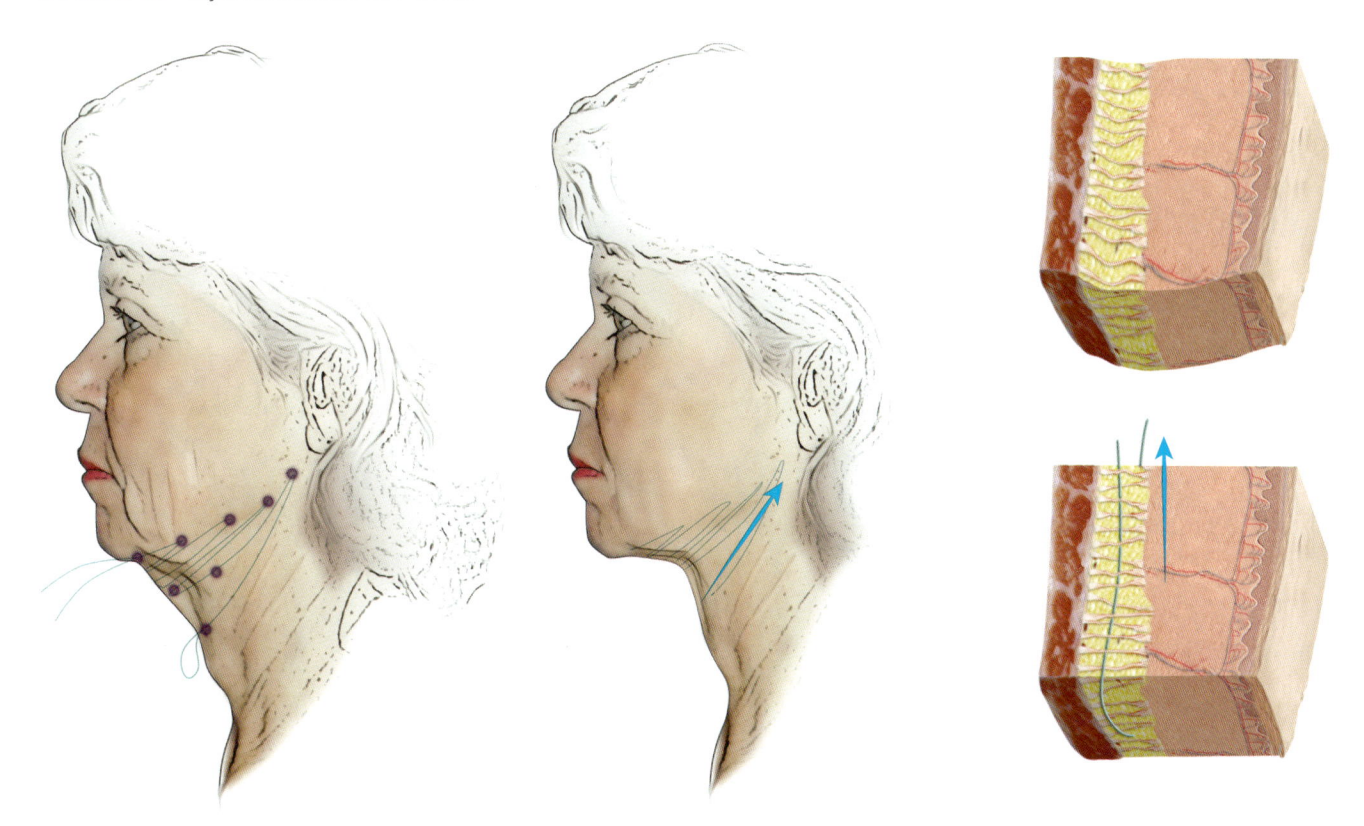

FIGURA 13.3 Colocação das suturas percutâneas através do submento (acima). Esta sutura ancora as inserções ligamentares entre a derme e o platisma (abaixo).

Detalhes Cirúrgicos

Após a realização das marcações anatômicas e das incisões, é aplicado anestésico local em todo o sítio cirúrgico. Uma solução tumescente (50 mL de lidocaína 1%, 12 mL de bicarbonato de sódio e 1 mL de epinefrina diluída em 1.000 mL de salina normal) também é infiltrada em toda a face e no pescoço. Lipoaspiração e/ou tunelização do pescoço e face inferior são, então, realizadas. A tunelização da face inferior sobre a mandíbula é uma parte importante da platismoplastia, visto que os ligamentos cutâneo-auricular, cutâneo-massetérico e mandibular são, em parte, isolados pelos túneis.

Uma incisão de *lifting* facial ou *lifting* de pescoço (dependendo do procedimento desejado) é realizada, e um retalho cutâneo é elevado sobre o pescoço posterior e a fáscia do músculo SCM, estendendo apenas 2 cm sobre a borda do platisma posterior até que o nível da cartilagem cricoide seja alcançado (Fig. 13.4). Se um *lifting* facial for realizado, prefiro uma ritidectomia de plano profundo por meio de uma excisão oblíqua do SMAS sobre a parótida, e esse plano é continuado com um plano subplatismal lateral e curto no pescoço.

A pele do pescoço é descolada até a linha média, ao nível da cartilagem cricoide. O platisma é fixado à pele na linha média, visto que essa região submental é abordada no fim pela sutura em rede. Qualquer gordura residual na borda platismal lateral é removida sob visualização direta.

O platisma é dissecado e separado da borda anterior do músculo SCM, com dissecção de um plano subplatismal curto e lateral de 2 cm. A veia jugular externa e a anterior e os ramos do nervo sensorial cervical são meticulosamente evitados. Uma incisão horizontal é criada por todo o platisma, e a fáscia superficial (platisma e SMAS) é separada da fáscia cervical profunda do músculo SCM (Fig. 13.5).

Os retalhos cutâneos são tracionados nos vetores apropriados, e as bordas platismais posterossuperiores livres são, então, suspensas superiormente até a fáscia mastóidea. O comprimento lateral restante da borda platismal lateral livre descendo até a borda inferior cortada é suturado de modo contínuo à fáscia do SCM, a fim de evitar retração do platisma e o desenvolvimento de uma deformidade tipo "persiana". O corte horizontal inferior ao nível da cartilagem cricoide não é reaproximado (Fig. 13.6).

Suturas trançadas com fio não absorvível são usadas. A pele excessiva é ressecada de forma apropriada, e são usados fios de sutura Vicryl para ancorar o SMAS no tecido mole pré-tragal, bem como para aproximar a camada profunda dos retalhos cutâneos. Pele excessiva é excisada, e a camada cutânea superficial é fechada com sutura contínua usando fio de *nylon* 6-0 e grampos na região occipital pilosa do couro cabeludo.

Um procedimento de platismoplastia (como descrito por Mueller) é realizado por último para elevar as porções anteriores do pescoço. Três a quatro punções do "diâmetro de uma agulha" são criadas acima da borda inferior da mandíbula, com uma distância uma da outra de aproximadamente dois centímetros. Uma punção também é realizada no ponto em que o novo CMA é desejado.

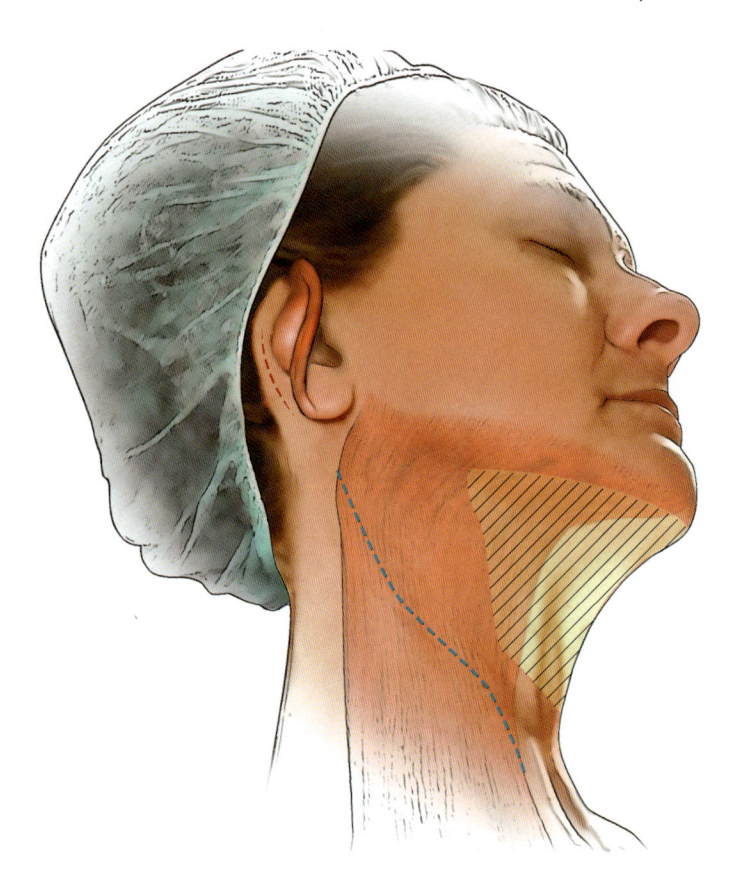

FIGURA 13.4
Elevação do retalho cutâneo do pescoço. A *linha pontilhada* representa a incisão realizada para elevar o platisma. A *área tracejada* representa a área do pescoço não descolada durante o procedimento, visto que esta é abordada pela sutura percutânea.

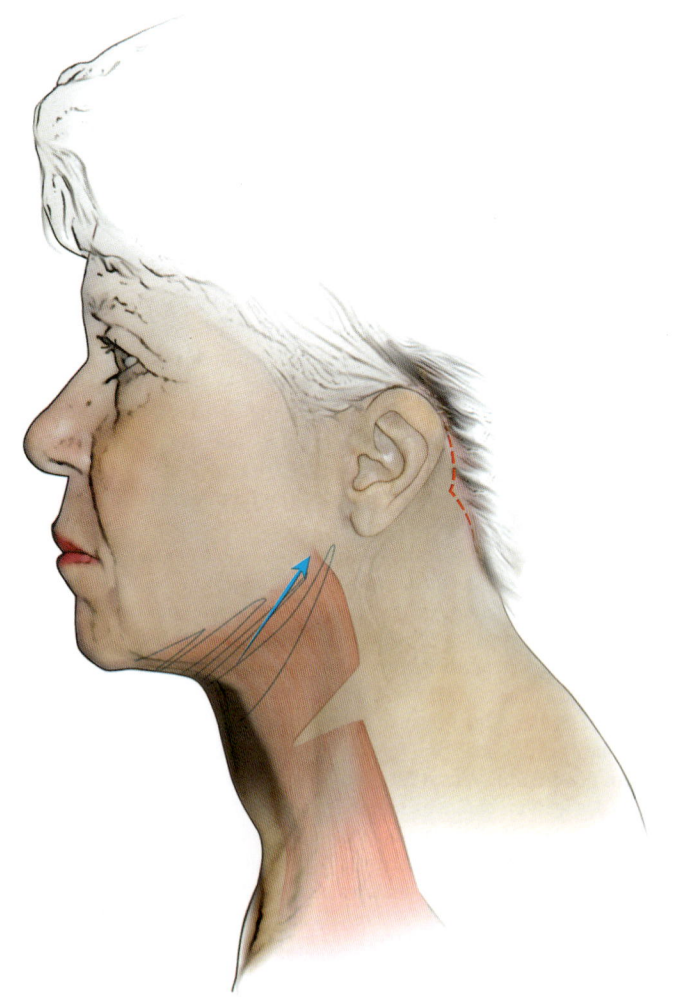

FIGURA 13.5
Elevação do platisma a partir da fáscia cervical profunda sobrejacente ao músculo SCM e incisão horizontal através de todo o platisma ao nível da cricoide.

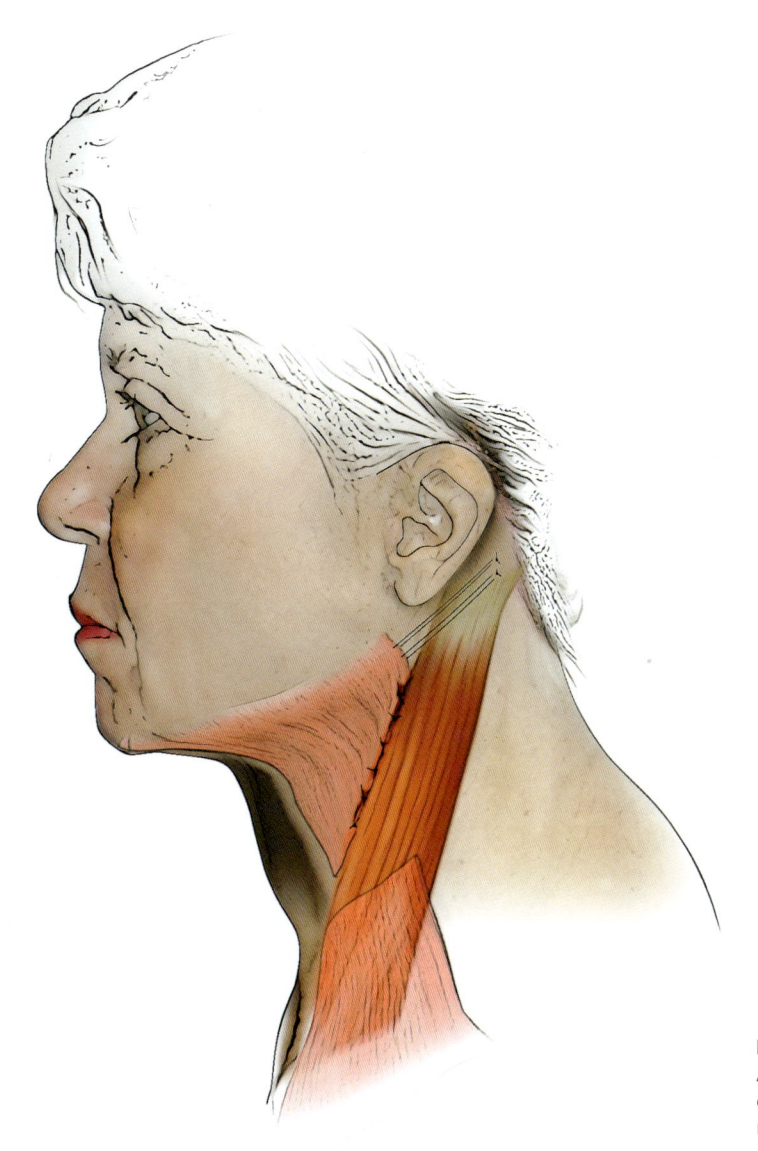

FIGURA 13.6
Aspecto final do músculo platisma com nova sutura ao longo do músculo SCM e a borda inferior completamente cortada.

Duas punções são, então, realizadas em ambos os lados da linha média. Uma subcisão é realizada nessas punções para facilitar a passagem do fio de sutura (dispositivos para esses procedimentos são fornecidos em um *kit*).

As suturas são trançadas com o uso de um "passador", desde a punção na região inferior da linha média até a punção mandibular lateral, e o tecido fibroso (de preferência ligamentar) é envolvido. O passador com o fio de sutura é manipulado até a segunda punção no lado oposto. No caso de três punções ao longo da mandíbula em cada lado, o passador envolve o tecido fibroso na segunda punção e é passado através do pescoço até a primeira punção e, então, para fora pela incisão submental de lipoaspiração na linha média.

O mesmo procedimento é repetido no lado oposto. As suturas são tensionadas à medida que o procedimento progride. Pouca tensão resulta em *lifting* insuficiente dos tecidos moles do pescoço. Muita tensão pode romper o fio de sutura ou o fio pode cortar o tecido fibroso. As suturas são amarradas no local onde se exteriorizam pela incisão submental (Figs. 13.7 a 13.10). Um vídeo disponível deste procedimento fornece uma explicação detalhada (http://blackandblacksurgical.com/iguide-webinar.php).

Outras Técnicas

Glândulas submandibulares proeminentes podem ser abordadas de muitas maneiras, tal como ressecção, injeção de Botox, plicatura do platisma abaixo da glândula para suspensão cefálica, ou colocação de uma sutura de suspensão submental-mastóidea. Complicações da ressecção ou suspensão da glândula submandibular sempre incluem sangramento, infecção, dano ao ramo mandibular marginal do nervo facial, bem como o desenvolvimento de uma fístula salivar. Alguns cirurgiões preferem evitar técnicas ablativas pelo risco de xerostomia.

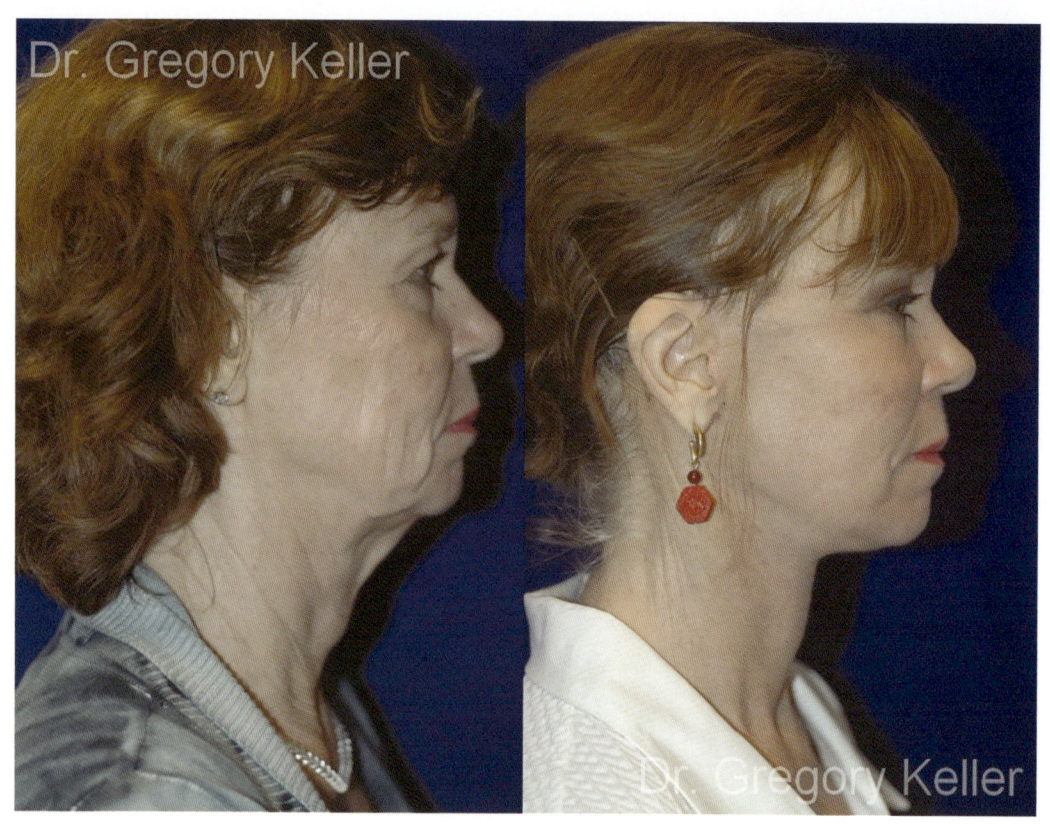

FIGURA 13.7 Lifting em rede com lifting facial e lifting do pescoço com tração posterior.

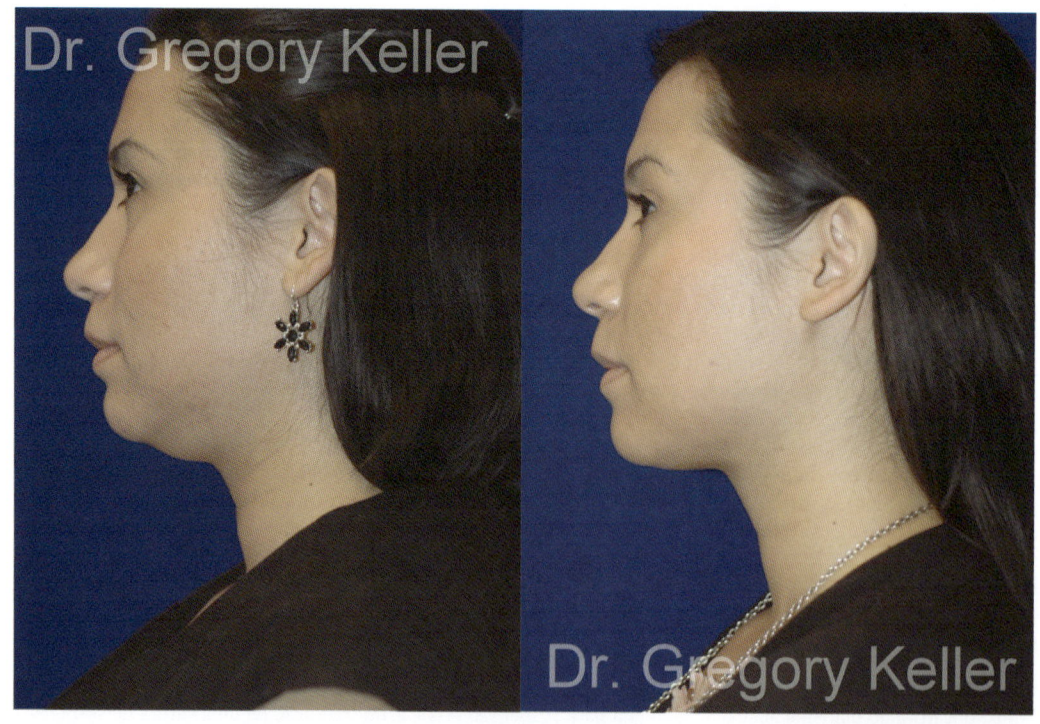

FIGURA 13.8 Lifting em rede sem tração posterior, com elevação do músculo digástrico proeminente. (Reimpressa de "The Web Lift and Posterior Pull for the Aging Face," por Ezzat WH, Amodeo CA e Keller GS, Facial Plast Surg, 2012, vol. 28(1). © Georg Thieme Verlag KG.)

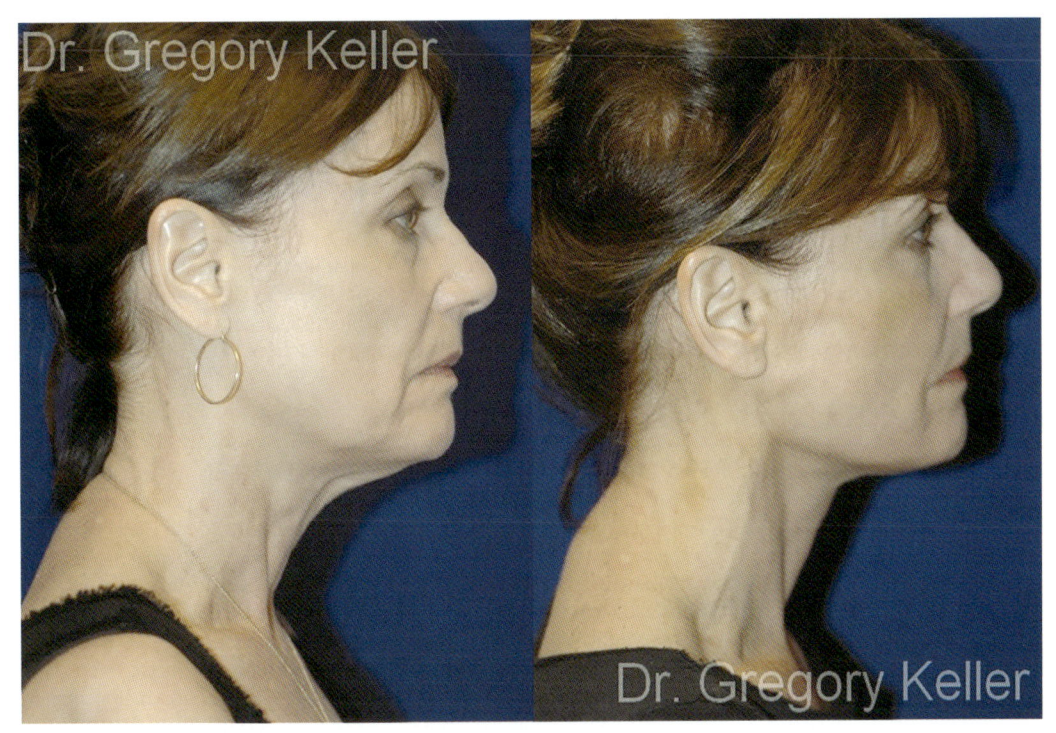

FIGURA 13.9 *Lifting* em rede com tração posterior, sem *lifting* facial. (Reimpressa de "The Web Lift and Posterior Pull for the Aging Face," Ezzat WH, Amodeo CA e Keller GS, *Facial Plast Surg*, 2012, vol. 28(1). © Georg Thieme Verlag KG.)

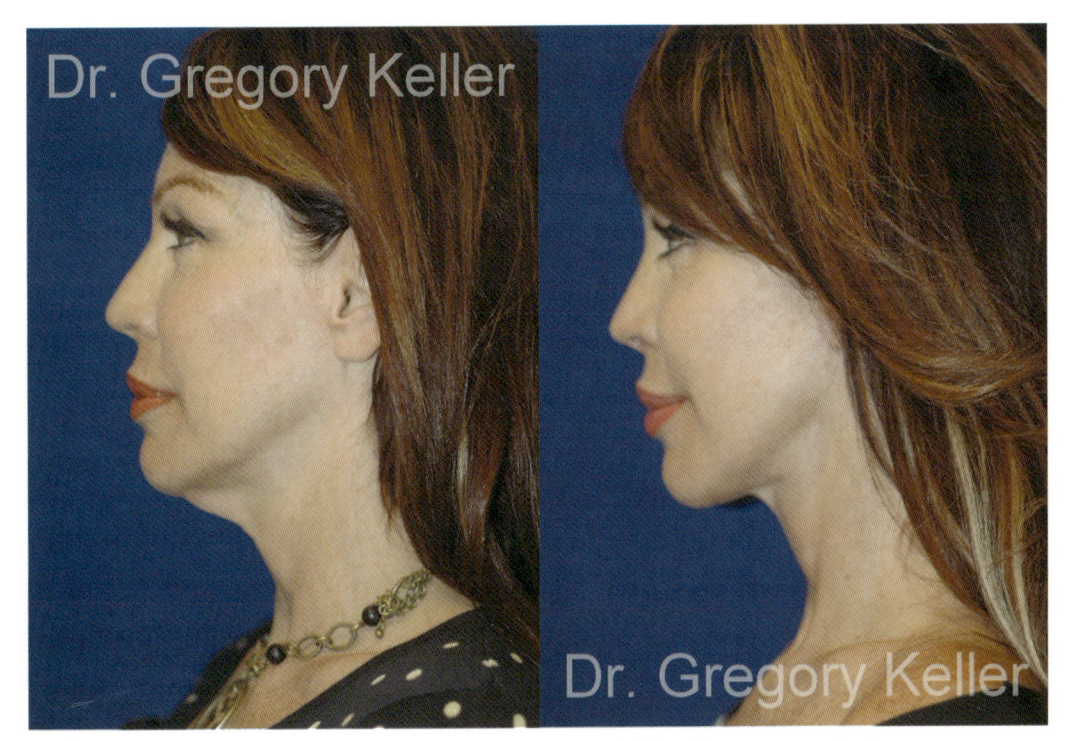

FIGURA 13.10 O *lifting* em rede geralmente é útil para revisões de *lifting* do pescoço, particularmente se permanecerem bandas laterais. (Reimpressa de "The Web Lift and Posterior Pull for the Aging Face," por Ezzat WH, Amodeo CA e Keller GS, *Facial Plast Surg*, 2012, vol. 28(1). © Georg Thieme Verlag KG.)

Músculos digástricos também contribuem com o volume indesejado no pescoço. O ventre anterior do músculo digástrico pode ser exposto por meio de uma incisão submental e de dissecção do plano subplatismal através da linha média. Uma vez identificado bilateralmente, os 70% a 90% inferiores do músculo podem ser excisados tangencialmente de sua origem na fossa digástrica desde sínfise da mandíbula até a alça tendínea intermediária no osso hioide.

CONDUTA PÓS-OPERATÓRIA

A conduta pós-operatória inclui a colocação de um curativo compressivo, o qual é removido um dia após a cirurgia e substituído por uma faixa com velcro. Suturas são removidas no dia 5 do pós-operatório, e grampos, no dia 10. Elevação da cabeça e compressas de gelo são usadas para diminuir o edema nos primeiros dias do pós-operatório. Nossos pacientes também são encorajados a participar de tratamentos com oxigênio hiperbárico para acelerar o processo de cicatrização. Antibióticos e medicamentos para controle da dor e da náusea são prescritos.

COMPLICAÇÕES

As complicações com o rejuvenescimento do pescoço podem ser divididas em sequelas de curto e longo prazos. Hematomas podem ocorrer no período pós-operatório imediato e geralmente são devidos a uma hemostasia inadequada com cautério antes de se fechar o pescoço. Inspeção meticulosa do pescoço é necessária antes do fechamento. Seromas também podem ocorrer na primeira semana do pós-operatório. Se não tratados, as coleções líquidas no pescoço podem resultar em ondulações desiguais do pescoço, assimetria e, possivelmente, infecção e/ou necrose cutânea. O fechamento das incisões cervicais sob tensão pode resultar em deiscências e/ou alargamento das cicatrizes, as quais são visíveis. Incisões na linha de implantação capilar, que foram incorretamente incisadas na direção oposta aos padrões de crescimento capilar, podem resultar em cicatrizes visíveis em virtude de alopecia. Além disso, podem ocorrer degraus na linha de implantação capilar após a excisão da pele pilosa excessiva e não realinhamento da linha de implantação capilar ao longo dos retalhos cutâneos. Dobras cutâneas, especialmente no sulco pós-auricular, podem ocorrer quando foi realizado um descolamento insuficiente e/ou quando deformidades cutâneas em excesso não foram excisadas. O lóbulo da orelha distorcido pode ter muitas variações de complicações e geralmente resulta do seguinte: tensão cutânea excessiva no lóbulo, reinserção incompleta do ligamento de Lore e não inserção do lóbulo em uma posição mais elevada para permitir a descida natural ao longo do tempo. Finalmente, deformidades da pele submental, incluindo concavidade, excesso cutâneo, pregas assimétricas ou depressão, e/ou excesso de tecido adiposo ou proeminências, podem ocorrer e se apresentar com o tempo. Essas complicações geralmente são devidas a remoção excessiva de gordura pré-platismal ou subplatismal, excesso de adelgaçamento da pele com descolamento incompleto, sutura incompleta do platisma usando uma variedade de métodos descritos (p. ex., platismoplastia em espartilho) e/ou remoção parcial incompleta das glândulas submandibulares ou ventre anterior dos tendões digástricos. Complicações de um *lifting* de pescoço precisam de uma espera vigilante por, pelo menos, 6 meses antes que sejam consideradas revisões, visto que o reposicionamento da pele e as alterações do contorno irão melhorar com o tempo.

RESULTADOS

O rejuvenescimento do pescoço envelhecido requer um diagnóstico preciso das várias contribuições das estruturas anatômicas envolvidas, a fim de desenvolver um plano cirúrgico eficaz. A restauração de um CMA bem definido é o objetivo de qualquer procedimento de tensionamento do pescoço, e isso pode ser alcançado com o uso de qualquer uma das técnicas descritas, isoladamente ou, mais comumente, em combinação. Alguns cirurgiões preferem uma abordagem abrangente para o rejuvenescimento do pescoço, em que pacientes selecionados são submetidos a uma cervicoplastia em plano profundo, lipectomia subplatismal, plicatura dos músculos digástricos na linha média, platismoplastia curta em espartilho e excisão cutânea ou sutura de suspensão. Seja qual for a extensão da cirurgia necessária, a análise cuidadosa, o planejamento, a precisão da execução cirúrgica e a sintonia com os desejos e as expectativas do paciente fornecem a maior chance de um resultado desejável.

DICAS

O rejuvenescimento cirúrgico do pescoço pode melhorar de modo significativo a qualidade de vida de um paciente. O conhecimento sobre as indicações, as contraindicações, e o equilíbrio entre as expectativas do paciente e os resultados cirúrgicos realistas são importantes no planejamento de um *lifting* de pescoço. Por fim, o conhecimento anatômico do pescoço é o principal fator para empregar com sucesso uma técnica ou múltiplas técnicas combinadas para melhorar o aspecto estético do pescoço.

DIFICULDADES

O planejamento pré-operatório insuficiente, incluindo uma história que não detecte expectativas irrealistas do paciente, irá resultar em um paciente infeliz, que não pode ser melhorado com qualquer procedimento cirúrgico do pescoço. A realização de uma cirurgia cervical em pescoço Classe VI (posição baixa do hioide) provavelmente será um fracasso. Como mencionado, o conhecimento anatômico do pescoço é fundamental para se evitar danos temporários ou permanentes à pele, aos nervos e aos contornos do pescoço.

INSTRUMENTOS QUE DEVEM ESTAR DISPONÍVEIS

- Lâmina 15 e 10.
- Cânula de aspiração de Yankauer Baby.
- Tesouras de Metzenbaum curvas curtas e longas.
- Gancho de pele amplo duplo x2.
- Eletrocauterizador Bovie com ponta protegida.
- Cauterizador bipolar.
- Afastador Army Navy.
- Afastador de Deaver.
- Lanterna de cabeça.
- Lupas de magnificação.
- Pinça Adson-Brown.
- Cânula de lipoaspiração.
- Drenos de sucção tipo bulbo.

AGRADECIMENTOS

Agradeço a Robert S. Kang, M.D., M.P.H., e Vishad Nabili, M.D., F.A.C.S., pelas contribuições excepcionais para a escrita deste capítulo. Seu trabalho na escrita, na edição e na criação de figuras para este capítulo é muito apreciado, e, sem essa ajuda, este capítulo não teria sido possível, por isso merecem o título de segundo e terceiro autores.

LEITURAS SUGERIDAS

Feldman JJ. *Neck lift*, 1st ed. St. Louis, MO: Quality Medical Publishing, Inc., 2006.
Ramirez OM, Robertson KM. Comprehensive approach to rejuvenation of the neck. *Facial Plast Surg* 2001;17(2):129–140.

PARTE III: CIRURGIA FUNCIONAL E ESTÉTICA DO NARIZ

14 DEFICIÊNCIA DA VÁLVULA NASAL: UMA NOVA PROPOSTA PARA CLASSIFICAR DEFORMIDADE E APLICAR REPARO CIRÚRGICO BASEADO EM QUATRO PLANOS ANATÔMICOS

Charles East

INTRODUÇÃO

A definição dos segmentos limitadores do fluxo no nariz (válvula) foi originalmente proposta por Mink. A divisão arbitrária em válvulas nasais interna e externa é comumente mencionada na literatura cirúrgica, e uma ampla gama de inovações cirúrgicas foi proposta para corrigir as deficiências que reduzem o fluxo aéreo nasal. No entanto, definir exatamente estas áreas, tanto em uma forma estática como dinâmica e uma ligação apropriada com a correlação clínica, causou certa confusão com relação a qual técnica deve ser aplicada a problemas funcionais individuais. Parte do problema se deve ao diagnóstico anatômico inconsistente na definição da área clínica de insuficiência, dada as consideráveis variações em forma, contorno, resistência e estabilidade dinâmica do nariz desde a margem das narinas até a abertura piriforme óssea. Por muitos anos, a função nasal foi ligada diretamente ao septo ou aos cornetos inferiores; no entanto, a área de interesse na via aérea é a região no nariz que abrange de 2 a 3 cm a partir das narinas externas, controlada por estruturas rígidas de tecido fixo, alterações da mucosa e uma parede lateral variavelmente dinâmica (cartilagens e estruturas musculocutâneas) junto com ligamentos claramente definidos. Descrições da parede lateral em zonas foram previamente publicadas por Tsao, cujo artigo propõe/agrega um método mais completo de avaliação.

Recentes publicações ressaltam o benefício de se recriar estabilidade na região valvular, visto que a maioria dos procedimentos cirúrgicos enfraquece ou destrói seus vários elementos, levando à insuficiência e à redução na função.

Este capítulo não pretende especificar em detalhes os tratamentos corretos, porém espero fornecer um método mais confiável de avaliação e documentação baseado no princípio de quatro planos da válvula, começando na margem da narina e considerando contribuições mediais e laterais ao segmento limitador do fluxo. A proposta baseia-se em descrições anatômicas, as quais têm relevância clínica e abrangem a região inteira, da região medial até a lateral, e do assoalho até o teto do segmento limitador do fluxo do nariz.

Anatomia

A proposta é considerar os segmentos limitadores do fluxo de um ponto de vista clínico por meio da classificação das estruturas mediais e estruturas da parede lateral, no sentido anterior para posterior. Essa proposta tem por base associar as estruturas fixas conhecidas, as quais podem ser alteradas para aumentar a área transversal e a estrutura da parede nasal, predominantemente lateral, variável ou dinâmica que pode necessitar de aumento ou reforço.

Além das paredes medial e lateral do vestíbulo nasal, também há um assoalho composto pelo peitoril da pele vestibular/pré-maxilar, e no terço médio superior há um teto arqueado formado pelo alargamento natural em forma de Y do septo dorsal à medida que este se une à superfície superior de cada cartilagem lateral superior. As formas, variações e patologias do septo nasal foram exaustivamente descritas. Seu papel fisiológico no suporte das cartilagens laterais superiores e da placa perpendicular é formar um tripé fixo do nariz. Além disso, há o tripé flutuante, que consiste das cartilagens laterais inferiores, cartilagens acessórias e cartilagens deslizantes (*scroll*) variáveis, as quais mantêm as relações entre as cartilagens superiores e inferiores – a junção intercartilaginosa.

A parede lateral merece maior análise, visto que é composta por cartilagens variáveis e incompletas, espaços mucosos, ligamentos, músculos e pele que possuem propriedades significativamente diferentes entre o terço médio e inferior do nariz. A tela subcutânea rígida é o principal suporte da borda/lóbulo alar lateral após o "ponto de transição" do ramo lateral inferior. As extensões do sistema musculoaponeurótico superficial (SMAS) no nariz, onde as inserções ligamentares e musculares conectam o SMAS aos tecidos mais profundos da rede cartilaginosa, têm um papel de suporte significativo, tal como observado pela disfunção criada pela paralisia e flacidez facial com o envelhecimento. O músculo nasal transversal e suas extensões formam os ligamentos deslizantes (*scroll*) laterais; o ligamento piriforme se insere ao redor da margem posterior do ramo lateral. O dilatador das narinas e o dilatador das narinas anterior juntamente com o ligamento de Pitanguy são as principais estruturas de suporte musculoligamentar, com pelo menos três destes sendo rompidos frequentemente durante a cirurgia de rinoplastia.

Geralmente, há deformidades associadas à parede lateral, as quais são responsáveis pela falha funcional da septoplastia na cirurgia funcional, excluindo, é claro, as doenças respiratórias da mucosa nasal. Em qualquer avaliação do nariz disfuncional, é vital diferenciar entre os elementos estruturais (fixos e dinâmicos) e as doenças da mucosa (rinite, pólipos nasais), pois, embora possam frequentemente *coexistir*, o tratamento de cada condição é separado. Portanto, o exame clínico deve envolver uma combinação de exame direto, pré e pós-descongestão, endoscópico e, muitas vezes, radiológico. Uma classificação sistemática confiável das deformidades mediais, laterais e da mucosa possibilitará a aplicação correta de diversos procedimentos valvulares descritos de forma racional, porém ajustados às necessidades individuais.

Forma e função estão muito relacionadas. A região de dois terços inferiores do esqueleto nasal simétrica, adequadamente projetada e sustentada provavelmente irá produzir uma via aérea nasal equilibrada, limitada apenas pela resistência fornecida pelo istmo. Narizes em sela, torcidos e desviados não funcionam bem, e a inversão de fluxo de ar anormalmente grande e turbulento secundária à remoção excessiva de estruturas intranasais (ressecção radical da submucosa [SMR], turbinectomia inferior, turbinectomia média) produz uma "síndrome do nariz vazio", igualmente incapacitante. Testes clínicos, como o pico de fluxo nasal inspiratório, são limitados pela colapsibilidade da parede lateral nasal, pelas dimensões da abertura piriforme e pela posição do septo nasal, mas provavelmente constituem a melhor correlação clínica com a percepção do paciente da função.

Proponho quatro planos separados para definição clínica das áreas do segmento limitador do fluxo, começando na narina (ver Fig. 14.1).

Plano 1: O ramo medial, peitoril nasal e a margem da borda alar.
Plano 2: A borda mais anterior do septo nasal (caudal), os domos da ponta nasal, o corpo do ramo lateral e a tela da alar.
Plano 3: A região juncional lateral superior e inferior, a parte triangular do ângulo da válvula, o espaço mucoso lateral, ligamento piriforme, parte lateral inferior da abertura piriforme e a mucosa anterior à cabeça do corneto inferior.
Plano 4: A junção condroetmoide do septo, o "ângulo de alargamento" (válvula do terço médio superior), cartilagem lateral superior central e o osso da abertura piriforme média, incluindo a cabeça óssea do corneto.

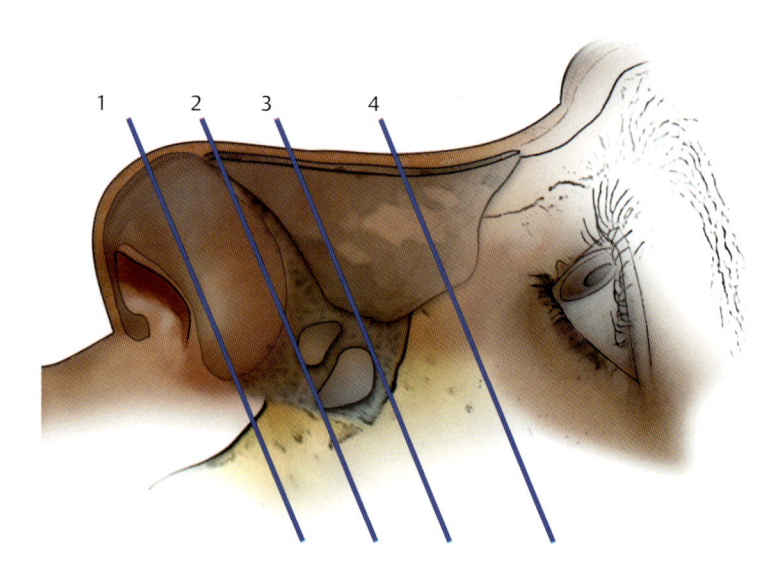

FIGURA 14.1
Visão de perfil mostrando quatro planos clinicamente relevantes para a válvula.

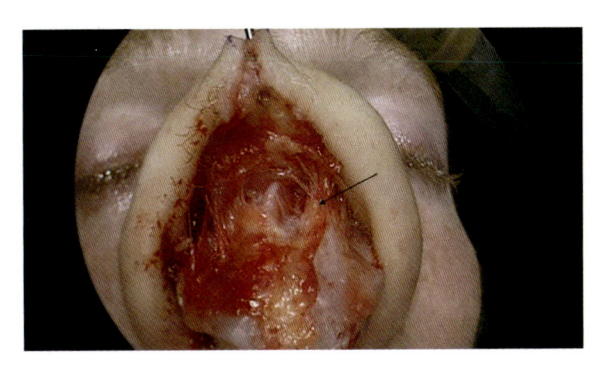

FIGURA 14.2
Ligamentos deslizantes (*scroll*) laterais claramente observados no Plano 3 lateral durante a elevação do envelope cutâneo.

Relevância Clínica

Com base na descrição anatômica, os segmentos limitadores do fluxo podem ser classificados em quatro planos básicos, detalhando as anormalidades mediais e laterais.

Plano 1 – Os elementos mediais consistem da pele e do ramo medial com sua placa basal; o assoalho é determinado pela largura do peitoril, o ponto de inserção alar/facial. A parede lateral é determinada pelo ponto de transição do ramo lateral e pela espessura da tela subcutânea - a condensação das fibras colágenas com elementos sebáceos e fibras musculares que produzem a forma do lóbulo alar lateral e fornecem rigidez.

Plano 2 – Determinado medialmente pela extremidade caudal do septo, pelos ângulos septais, pelo septo membranoso e pela posição da espinha nasal. Lateralmente, é definido pelos domos das cartilagens inferiores, pelo formato do corpo do ramo lateral, pela resistência do ligamento piriforme, pelo músculo dilatador das narinas e pelo músculo elevador da asa do nariz e do lábio superior.

Plano 3 – Medialmente, há a parte central da cartilagem quadrangular, o corneto septal e o sulco vomeriano. Lateralmente, há a junção da cartilagem lateral superior/lateral inferior (com as cartilagens acessórias), o espaço lateral da mucosa e o osso piriforme associado (triângulo de Webster) e o músculo transverso do nariz com o ligamento deslizante (*scroll*) lateral (Fig. 14.2).

Plano 4 – Medialmente, há a junção condroetmoide (bífida, pneumatizada), a parte alargada (trapezoide) do ângulo da válvula, a inserção lateral superior à abertura do piriforme e a cabeça do corneto inferior.

HISTÓRIA

Deformidades da região dorsal invariavelmente refletem um mau posicionamento do septo dorsal. Assimetria evidente da parede lateral pode ser observada em repouso, particularmente no terço médio do nariz. Pinçamento alar, curvatura anormal ou posição da ponta (ptose) e mau posicionamento caudal do septo cartilaginoso são deformidades comuns na ponta. Obstrução fixa no nariz produz um bloqueio constante. Isso pode se refletir nas posições em que um paciente prefere dormir para manter uma via aérea, mas geralmente será evidente um colapso dinâmico, com um fluxo de ar nasal aumentado.

Usando esta classificação, com uma combinação de uma manobra direta de Cottle modificada, investigação endoscópica e radiológica (CBCT), as deformidades podem ser classificadas no segmento limitador do fluxo. Por exemplo, uma deformidade septal caudal na via aérea esquerda e uma cartilagem lateral superior colapsada com impacto sobre o septo seriam área 2 medial e área 3 lateral direita. Dessa forma, a narina e a válvula cada uma pode ser classificada separadamente, de forma tridimensional relevante à técnica necessária.

Também é preciso considerar as comorbidades do paciente na avaliação pré-operatória. Doença da mucosa respiratória deve ser apropriadamente avaliada e controlada adequadamente antes da cirurgia da válvula, a fim de otimizar o resultado. Isso inclui rinite e polipose nasal. Geralmente, um ciclo estendido de medicamento, como corticosteroides orais, é necessário no pré e pós-operatório para minimizar edema da mucosa. *Sprays* nasais de esteroides também podem ser utilizados. Além disso, os pacientes devem ser orientados a evitar medicamentos anti-inflamatórios não esteroidais, óleos de peixe, alho e medicamentos fitoterápicos que tenham um efeito anticoagulante. Anticoagulantes prescritos devem ser interrompidos, se possível de um ponto de vista médico, e isso será analisado caso a caso.

EXAME FÍSICO

Inspeção externa do formato e contorno do nariz é fundamental, com atenção particular a desvios/assimetrias no terço médio e na ponta, bem como nas paredes laterais em repouso e na inspiração delicada. A avaliação das superfícies internas com o uso de endoscópio nasal de 0 ou 30 graus proporciona a melhor avaliação em repouso e durante a inspiração, observando-se o teto e o assoalho medial e lateral para a presença de desvios da angulação, prolapso ou colapso lateral.

O uso de endoscópio ou lateralização com uma sonda fina em laço para suporte das áreas de prolapso/instabilidade é útil para avaliar se aquela área é responsável pela restrição da via área. O paciente irá relatar uma melhora da via aérea. Convém recordar que mais de uma área pode ser responsável pelo limite (Vídeo 14.1). A documentação da área crítica é feita.

Informação adicional pode ser obtida por medidas do pico de fluxo inspiratório nasal ou por rinomanometria. Entretanto, em quase todos os casos, a deficiência da válvula pode ser diagnosticada pelos dois primeiros exames clínicos.

INDICAÇÕES

Restrição da via aérea nasal pode ser devida a uma instabilidade fixa ou dinâmica no segmento limitador de fluxo. As indicações para a cirurgia de válvula devem ser preventivas quando se observa uma deficiência no pré-operatório, ou quando uma manobra redutiva, durante a rinoplastia, poderá precipitar disfunção em uma via aérea normal. A reconstrução da válvula deve ser realizada em um paciente sintomático sendo submetido à rinoplastia – estética ou reconstrutiva.

A septoplastia deve ser realizada de forma a preservar o máximo possível do suporte dos dois terços inferiores do nariz. Para isso, o suporte septal em L tradicional deixa o septo mais fraco em seu ponto mais vulnerável, geralmente resultando em curvamento ou torção abaixo e atrás do ângulo septal anterior. Na rinoplastia conservadora moderna, uma cartilagem quadrilateral em formato de delta deve ser mantida na frente de uma linha que vai desde a espinha nasal até a região de junção da área de Keystone com a placa perpendicular. Isso ajudará a manter uma altura adequada do septo.

CONTRAINDICAÇÕES

Nenhuma conhecida.

PLANEJAMENTO PRÉ-OPERATÓRIO

Informações adicionais podem ser obtidas por CT de feixe cônico, particularmente onde houver suspeita de doença de mucosa (p. ex., alergia, pólipos nasais) ou coexistir com problemas estruturais. Isso pode permitir a modelagem da etapa limitadora de fluxo.

Cirurgia da válvula nasal é mais bem realizada sob anestesia geral (intubação ou máscara laríngea), com hipotensão e preparação cuidadosa da mucosa com vasoconstrição. Existe uma pequena margem de erro, de modo que as melhores condições são necessárias para precisão e enxertia. Faz-se uma profilaxia com uma dose única de antibiótico e uma dose intravenosa de corticosteroides.

TÉCNICA CIRÚRGICA

Minhas técnicas de eleição são as seguintes:

Os princípios gerais incluem o conceito de que o volume dos enxertos não deve comprometer a via aérea ao aumentar a resistência do septo/parede lateral. A cartilagem septal é a fonte primária ideal, sendo a cartilagem costal a melhor opção a seguir. A cartilagem da concha auricular pode ser usada se pequenos enxertos curvos forem necessários.

Nos primeiros dois planos, com dissecção em três camadas da parede lateral nasal (pele externa, cartilagem e pele vestibular), as paredes devem ser sustentadas com placas de silicone reforçadas personalizadas por 7 a 10 dias. Estas são facilmente moldadas, cortando-as em um formato oval, dobrando-as e colocando uma sutura próximo à borda posicionada mais profundamente na dobra. Isso cria um ângulo agudo situado no septo até o Plano 3, o qual aumenta mais caudalmente, fornecendo suporte da parede lateral e suporte medial. Uma placa de silicone de sobreposição alar lateral pode ser fixada com suturas transmurais amarradas frouxamente (Fig. 14.3). Antibióticos são

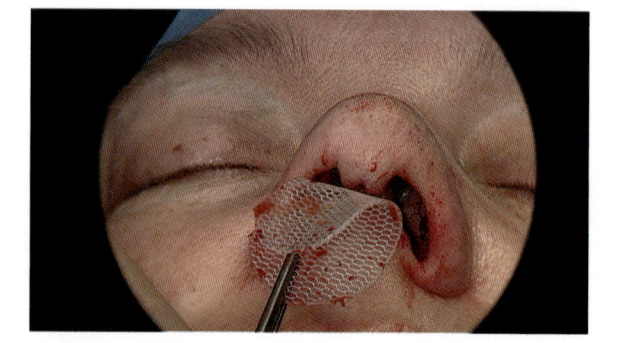

FIGURA 14.3
Tala de silicone reforçada e com formato personalizado para a válvula nasal interna.

CAPÍTULO 14   Deficiência da Válvula Nasal

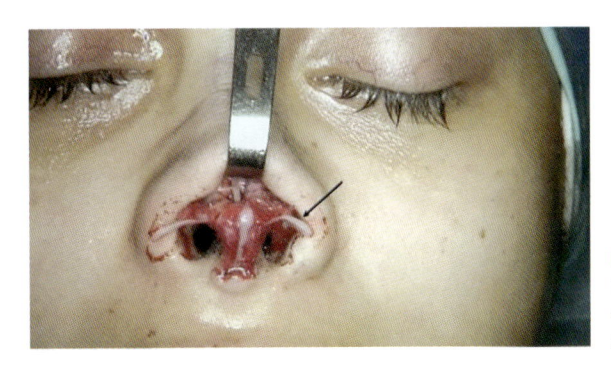

FIGURA 14.4
Enxertos articulados da borda fixados no domo – eixos em ângulos retos com o plano sagital do septo.

mandatórios, visto que infecção é um potencial desastre. Pomadas à base de vaselina são aplicadas internamente na primeira semana, sem tentativas de limpar o interior do nariz, para reduzir o risco de infecção.

É minha preferência a não aplicação de tampão nasal. O uso ocasional de um curativo hidrocoloide na mucosa, especialmente no Plano 4 (p. ex., NasoPore), o qual se dissolve ou pode ser aspirado após uma semana, é bem tolerado.

Plano 1

Medial: Reposicionamento das placas basais crurais mediais, estreitamente da base da columela pela remoção do tecido mole intercrural (extremidade caudal do ligamento de Pitanguy/depressor do septo nasal). Qualquer um destes pode ser realizado por via endonasal através de incisões marginais ou por completa dissecção da crura inferiormente na rinoplastia externa.

Lateral: Sustentando a borda alar por eversão da margem caudal da cartilagem lateral inferior na rinoplastia primária ou uma variante de um enxerto de borda alar. Prefiro um enxerto de borda articulado, em comparação com um enxerto de borda flutuante livre (Fig. 14.4).

Plano 2

Medial: Septoplastia caudal com fixação do ângulo septal posterior na espinha nasal. Extensão septal ou enxertos de substituição podem ser necessários para reconstruir o ângulo septal anterior e fornecer um suporte para o segmento lobular alar das cartilagens alares.

Lateral: Enxerto de suporte do ramo lateral é posicionado abaixo da cartilagem alar caudalmente ou cranialmente, dependendo de qual área precisa de contorno/suporte. A avaliação minuciosa da pele vestibular é necessária após a hidrodissecção, e o enxerto não deve ser espesso ou volumoso. A fixação do enxerto é realizada com fio PDS 6-0 na cartilagem alar e na parede lateral nasal sustentada com placas flexíveis de silicone reforçado. Uma sutura de suspensão alar é colocada na abertura piriforme lateral (no ligamento piriforme ou como uma sutura guiada que sai através da pele da bochecha para manter o enxerto crural lateral acima da abertura óssea).

Plano 3

Medial: Correção da curvatura septal com ressecção/bastão da placa etmoidal e fixação das angulações. Enxertos expansores para lateralizar a borda caudal da cartilagem lateral superior são fixados no septo após a excisão das porções desviadas (Fig. 14.5). M-plastia (zetaplastia) da cartilagem lateral superior caudal.

Lateral: Enxerto de reforço alar para sustentar a região de deslizamento (*scroll*). Este pode necessitar de extensão lateralmente até a face da maxila para sustentar o espaço mucoso lateral (área do fole). Alargamento da abertura

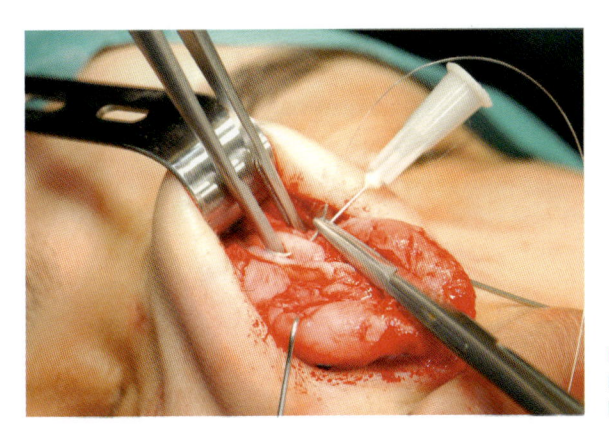

FIGURA 14.5
Fixação de um retalho expansor ao septo. Cada lado pode ser modelado individualmente.

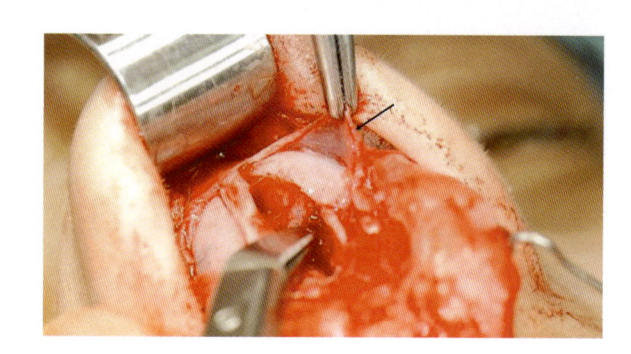

FIGURA 14.6
Liberação do pericôndrio para criar um retalho expansor. A cartilagem lateral superior é separada do septo, e o pericôndrio é elevado antes de se dobrar o retalho para dentro (*seta*).

piriforme lateral ao nível e abaixo da inserção do corneto inferior. Prótese de titânio da válvula nasal. Este implante ultraleve é dimensionado e inserido acima da cartilagem lateral superior e abaixo da borda cranial da cartilagem lateral inferior. O tempo irá dizer se esse dispositivo substitui o enxerto de borboleta.

Plano 4

Medial: Correção da placa perpendicular e estreitamento do corneto septal. Enxertos expansores (contínuos com o Plano 3 medial, porém ligeiramente mais amplos para imitar o formato em Y original do topo do septo) também são úteis.

Lateral: Retalhos autoexpansores usando a porção horizontal da cartilagem lateral superior liberada, incluindo a extensão cranial da cartilagem abaixo do teto ósseo nasal, virados para dentro e suturados ao septo dorsal (Fig. 14.6). Isso requer liberação do pericôndrio para possibilitar uma colocação apropriada (Fig. 14.7). É um mecanismo de mola muito eficaz para prevenir deformidades em V invertido pela criação de um formato arqueado natural do teto nesse ponto. Enxertos expansores são colhidos atrás da linha de suporte da cartilagem quadrilateral, confeccionados mais amplos cranialmente do que caudalmente, ou estendidos caudalmente, para sustentar um enxerto de extensão septal. Fratura em sentido para fora da parede lateral da abertura piriforme óssea lateral (osteotomia paramediana, transversa e lateral), combinada com enxertos expansores cranialmente posicionados, também é uma técnica útil para alargar uma abertura piriforme estreita.

No pós-operatório, se a cirurgia for predominantemente no septo, utilizo pontos de adesão para coaptar a mucosa usando uma sutura contínua de rápida absorção. Isso é combinado com um ponto hemostático de cobertura na incisão septal caudal, eliminando a necessidade de tamponamento. Se um curativo interno for necessário, por exemplo, para proteger uma laceração, então uma esponja hidrogel tipo celulose é usada, por exemplo, NasoPore. Para sustentar a cirurgia da parede lateral, uma tela de silicone reforçada personalizada é modelada, conforme a fotografia. Isso cria um ângulo que se posiciona adjacente à cartilagem lateral superior, com um afastamento distalmente que fornece suporte para a parede lateral nas áreas 2 e 3 lateralmente.

CONDUTA PÓS-OPERATÓRIA

Prefiro usar bastão de silicone externo suturado na devida posição quando a pele e o revestimento vestibular são dissecados e quando foram usados enxertos. Isso sustenta o reparo e minimiza o inchaço ou prolapso para a via aérea. Nesse caso, antibióticos orais são mantidos por 5 dias. Na maioria dos pacientes, a parte externa do nariz é coberta com esparadrapos e um curativo com gesso em três camadas, mas sem compressão. O silicone e os curativos externos são removidos em 6 a 7 dias. Cloranfenicol ou uma pomada similar é usada para cobrir as bordas do *splint* interno e suturas internas por 5 dias. Irrigações não são realizadas, e o paciente é instruído a não tentar limpar o nariz. Inalar é permitido, mas sem assoar o nariz por 5 dias. O uso de *sprays* tópicos de esteroides para controlar rinite pode ser

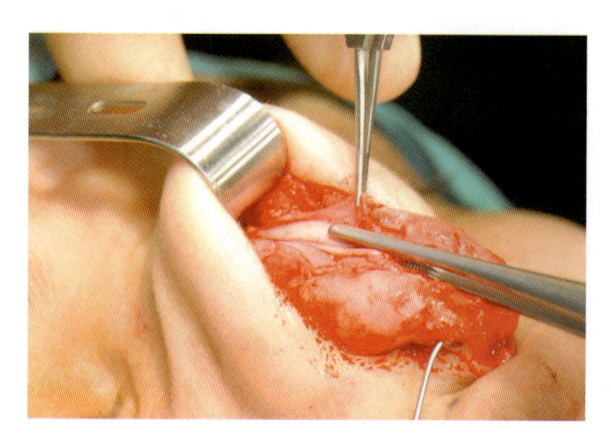

FIGURA 14.7 Retalhos expansores dobrados para dentro representam um procedimento eficaz de suporte da válvula, geralmente anulando a necessidade de enxertos expansores.

retomado com segurança após 2 semanas, e a cobertura para alergia é fornecida por anti-histamínicos orais no pré-operatório. *Sprays* à base de óleo de gergelim (Nozoil) no primeiro mês conserva a umidade no interior do nariz e minimiza crostas muito mais do que duchas repetidas com salina.

COMPLICAÇÕES

As principais complicações ocorrem pela falha no reconhecimento do nível da deformidade da válvula nasal – geralmente originando um pior resultado funcional ou erros técnicos, por exemplo, incisões endonasais mal posicionadas, causando embotamento do ângulo da válvula ou volume excessivo dos enxertos usados para sustentar a parede lateral. Em todos os procedimentos da válvula nasal, não só o septo deve estar reto, como a articulação com a parede lateral do terço médio nasal deve estar fixa, para que a cabeça do corneto médio seja visível sem instrumentação no nariz. A tendência para edema na via aérea durante a primeira semana pós-operatória pode ser contrabalanceada pelos *splints* de silicone reforçados personalizados, que fornecem suporte suficiente à parede lateral nas áreas laterais 1, 2 e 3. Isso é particularmente importante quando foram realizadas dissecções em três camadas – revestimento vestibular, enxertos de cartilagem e manipulação do envelope de tecidos moles.

RESULTADOS

Existem poucos estudos controlados dos resultados da cirurgia de válvula nasal, mas recentemente os resultados relatados por pacientes indicam o valor dos enxertos expansores e reforços alares na melhora do fluxo de ar nasal. Não é incomum o paciente reconhecer uma melhora no fluxo de ar um dia após a cirurgia, se as técnicas forem realizadas com sucesso. Com a ampla adoção de medidas de resultados relatados por pacientes, uma evidência sólida surgirá nos benefícios da cirurgia de válvula nasal combinada com a rinoplastia funcional ou estética.

DICAS

- Um exame detalhado no nariz externo em repouso e durante a inspiração com avaliação endoscópica interna é fundamental para um diagnóstico preciso.
- Teste de Cottle modificado, CT de feixe cônico e medidas do pico de fluxo inspiratório nasal são testes úteis.
- Comprometimento da válvula pode ocorrer em múltiplos níveis no segmento limitador do fluxo, de modo que mais de uma área pode precisar de atenção.
- A preservação e a reorientação da cartilagem na rinoplastia reduzirão a necessidade de uma coleta extensa de enxerto.
- Não perca em volume o que ganhar em resistência com os enxertos de reforço alar ou crural.
- A cirurgia da válvula nasal, uma cirurgia de milímetros, requer instrumentos de rinoplastia finos de alta qualidade.

DIFICULDADES

- Septoplastia e turbinectomia, realizadas isoladamente, são apenas uma pequena parte da cirurgia de válvula nasal.
- A cirurgia de válvula nasal frequentemente requer técnicas de rinoplastia e enxertia.
- Doença da mucosa do nariz pode ser relatada como "bloqueio nasal".
- O conhecimento sobre rinite é importante para se alcançar uma melhora geral, mas problemas estruturais requerem cirurgia.
- A multiplicidade de técnicas que supostamente lidam com a disfunção de válvula necessita de racionalização – uma técnica não é adequada para todos.
- Forma e função estão ligadas; os resultados são mais favoráveis quando ambas são abordadas na rinoplastia.

INSTRUMENTOS QUE DEVEM ESTAR DISPONÍVEIS

Ver na Figura 14.8 as fotos de todos os instrumentos necessários.

- Endoscópio de 0 ou 30 graus.
- Tesouras de dissecção de ponta fina (Walter angulada ou Converse).
- Dissectores finos.
- Pinça com múltiplos dentes.
- Suturas PDS 4-0 ou 5-0 de corpo redondo, especialmente quando são usados enxertos.
- *Kits* de extração de enxerto costal.
- Telas de silicone reforçado, as quais são cortadas em formatos individuais. Ver Figura 14.8 para *layout* da instrumentação cirúrgica.

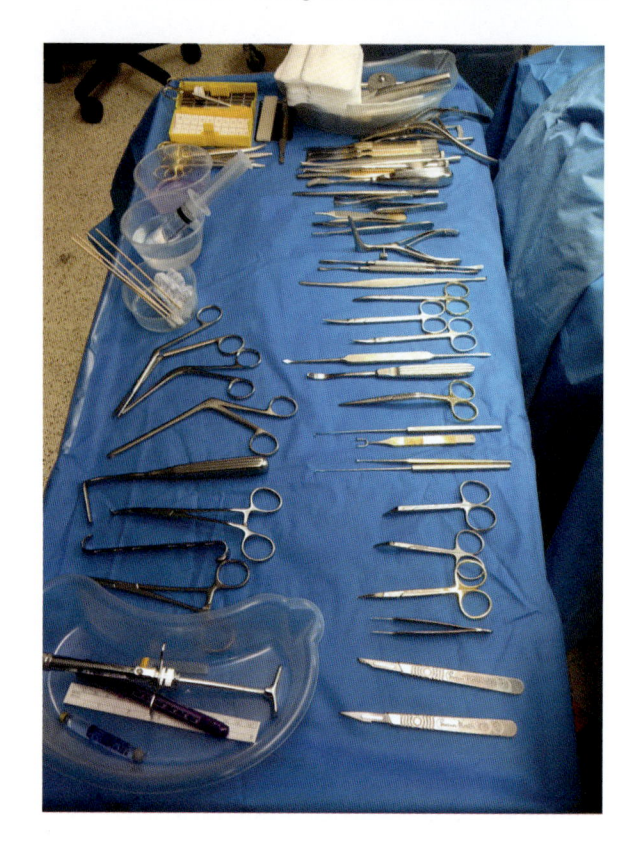

FIGURA 14.8
Instrumentos cirúrgicos que devem estar disponíveis.

AGRADECIMENTOS

A Nadeen Akhtar, membro do FRCS (Plast) Aesthetic and Reconstructive Fellow, The London Clinic, 20 Devonshire Place, Londres.

LEITURAS SUGERIDAS

Bloching MB. Disorders of the nasal valve area. *GMS Curr Top Otorhinolaryngol Head Neck Surg* 2007;6:Doc07.
Davis RE. Rhinoplasty: contemporary innovations. *Facial Plast Surg Clin North Am* 2015;23(1):ix.
Motamedi KK, Stephan SJ, Ries WR. Innovations in nasal valve surgery. *Curr Opin Otolaryngol Head Neck Surg* 2016;24(1):31-36.
Spielmann PM, White PS, Hussain SS. Surgical techniques for the treatment of nasal valve collapse: a systematic review. *Laryngoscope* 2009;119(7):1281-1290.
Tsao GJ, Fijalkowski N, Most SP. Validation of a grading system for lateral nasal wall insufficiency, *Allergy Rhinol (Providence)* 2013;4(2):e66-e68.
Yeung A, Hassouneh B, Kim DW. Outcome of nasal valve obstruction after functional and aesthetic-functional rhinoplasty. *JAMA Facial Plast Surg* 2016;18(2):128-134.

15 RINOPLASTIA: TRATAMENTO DO NARIZ TORTO

Julian M. Rowe-Jones

INTRODUÇÃO

O nariz torto não é apenas uma deformidade e, portanto, não se deve presumir que exista apenas uma única técnica cirúrgica ou um conjunto de passos cirúrgicos que possam ser universalmente aplicados. Consequentemente, a análise é de fundamental importância para se compreender a anatomia do paciente e direcionar um planejamento cirúrgico. É crucial reconhecer que o nariz torto geralmente pode estar associado a deformidades complexas envolvendo múltiplos componentes do esqueleto nasal, de envelope de tecido mole e revestimento mucoso. Esses elementos anatômicos podem não estar apenas deslocados, mas também remodelados, se houver uma história de traumatismo. Além disso, as expectativas do paciente não devem ser presumidas antecipadamente. Pode ser necessário abordar tanto a melhora funcional como a estética.

A motivação do paciente para a cirurgia também pode ser complexa. Atenção especial deve ser dada a problemas psicológicos não apenas no caso do paciente que solicita uma mudança estética para deformidade nasal congênita, como também naqueles que sofreram um traumatismo nasal, como, por exemplo, o paciente que sofreu uma agressão e que espera que seu nariz retorne à sua aparência anterior. O cirurgião deve ser sensível às questões psicológicas dos pacientes, ser capaz de reconhecer e compreender uma ampla gama de deformidades anatômicas e ser competente com uma gama variada de técnicas cirúrgicas para todos os elementos dos tecidos moles e esqueleto nasal.

HISTÓRIA

Uma história clínica das condições médicas, de intervenções cirúrgicas e atuais medicamentos e alergias deve ser obtida de forma padrão, bem como deve ser realizado um exame geral. Um histórico de rinoplastia deve começar com uma pergunta aberta sobre o que o paciente espera alcançar com a consulta e qualquer cirurgia futura. É importante estabelecer quais são as principais esperanças dos pacientes. Subsequentemente, ele pode ser orientado com perguntas que abordam especificamente suas aspirações e expectativas com relação à função e à aparência nasal, bem como as expectativas de como a cirurgia irá ajudá-lo a progredir de um modo geral. Também é importante perguntar aos pacientes sobre suas preocupações e receios. A ocorrência de prévio traumatismo nasal, incluindo iatrogênico, deve ser investigada, pois isso pode alertar o cirurgião acerca da maior imprevisibilidade durante qualquer rinoplastia subsequente. Contudo, é necessário lembrar que o traumatismo pode ter ocorrido na infância, e o paciente pode não se lembrar desse evento. Se o paciente se apresentar após o traumatismo, é importante determinar se ele espera que a função e o formato pré-lesão sejam restaurados ou se ele deseja uma melhora adicional. Fotografias pré-lesão podem ser úteis para compreender o que o paciente deseja. Se a deformidade nasal do paciente foi adquirida durante o traumatismo, é importante determinar se há alguma ação judicial pendente, frustração ou raiva, pois isso poderia afetar adversamente a atual relação médico-paciente e até resultar na transferência da raiva e desilusão.

Como em qualquer cirurgia que visa à alteração do formato do nariz, é importante ter certeza de que não existe morbidade fisiológica significativa ou transtorno de personalidade. Embora neste estágio o paciente possa não saber o que é possível com a cirurgia, é importante refletir se as expectativas deste, de uma forma geral, são sensatas e se está adotando a cirurgia como um passo positivo ou não.

EXAME FÍSICO

A finalidade do exame e da análise é reconhecer, entender, descrever e registrar:

- O formato e a posição de cada componente anatômico externo e intranasal.
- Uma comparação entre a simetria dos componentes anatômicos direitos e esquerdos.
- Potenciais dificuldades anatômicas associadas à cirurgia.
- Função nasal anormal.
- Patologia da mucosa nasal.
- Assimetria facial.
- Outras deformidades associadas, como nariz em sela ou giba dorsal.

Gosto de avaliar o nariz externamente como terços superior, médio e inferior e na incidência frontal, na incidência semibasal e basal completa, na incidência com a cabeça abaixada, em incidências oblíquas direita e esquerda e incidências laterais direita e esquerda. A endoscopia pode ajudar no exame intranasal, particularmente quando sintomas funcionais estão presentes. CT da face ou dos seios paranasais pode ajudar a determinar a natureza de qualquer deformidade óssea. Considero uma boa fotografia, com iluminação e fundo apropriados, essencial para a análise. Estudo minucioso das fotografias reforça a compreensão inicial do nariz, obtida pelo exame físico. Aplicações de processamento fotográfico digital, capazes de dividir a incidência frontal e recompor a face usando imagens de duas metades direitas e duas metades esquerdas, podem ajudar na avaliação da assimetria nasal. Uma assimetria facial geral deve ser reconhecida e anotada, visto que esses elementos podem se tornar mais evidentes após a correção cirúrgica.

INDICAÇÕES

As indicações para a cirurgia do nariz torto incluem aspectos estéticos e funcionais. Comumente, regiões estéticas de interesse realçam os pontos do comprometimento funcional. Por exemplo, comprometimento da respiração pela via área nasal através de desvios ou deflexões na pirâmide nasal óssea e septo nasal podem reduzir o fluxo de ar através das válvulas internas, externas ou de ambos os conjuntos valvulares nasais. Um comprometimento funcional pode ser leve ou quase completo e deve ser elucidado, tal como previamente mencionado. Com relação à estética, uma revisão completa de desejos e expectativas do paciente é obtida durante a entrevista clínica e pareada com os desejos nas imagens por computador. Em um paciente com saúde boa, o tratamento cirúrgico do nariz torto proporciona uma oportunidade de melhora funcional, ao mesmo tempo em que otimiza a aparência nasal, além de promover harmonia nasal-facial.

CONTRAINDICAÇÕES

As principais contraindicações à cirurgia são fisiológicas. Se as expectativas do paciente não puderem ser atendidas, ou o paciente não puder aceitar os riscos da cirurgia, então essas questões devem ser consideradas contraindicações absolutas. Se o paciente tem um sentimento de amargura ou injustiça com relação à cirurgia, ou tem um grande senso de importância e direito, essas podem ser contraindicações relativas à cirurgia. O paciente habilitado pode se sentir ainda mais amargo se sofrer qualquer tipo de resultado adverso. O nariz torto geralmente está associado a uma reconstrução cirúrgica complexa de deformidade nasal e septal, e a inexperiência do cirurgião também é uma contraindicação relativa à cirurgia. Tal como com qualquer cirurgia eletiva, a saúde geral do paciente também deve ser considerada.

PLANEJAMENTO PRÉ-OPERATÓRIO

O planejamento operatório leva em consideração os principais objetivos do paciente. Estes devem ser considerados junto com as opções e possibilidades cirúrgicas, com seus riscos e limitações e o nível de experiência do cirurgião. Esteticamente, atenção especial é dada individualmente para o dorso nasal e para as paredes nasais laterais. Meu objetivo é corrigir a posição do dorso nasal, em relação à linha média, e o formato do dorso, quando curvo. A simetria do dorso também é minuciosamente avaliada, tendo em vista a correção das irregularidades e gibas ósseas e cartilaginosas. O comprimento dos ossos nasais é avaliado. Ossos nasais curtos aumentam o risco de desarticulação septal com osteotomias. A relação do dorso com a parede nasal lateral – tanto óssea quanto cartilaginosa – é determinada. O contorno das paredes laterais é determinado, bem como sua extensão, desde o dorso até a junção nasofacial. A parede lateral mais longa, do dorso até a junção nasofacial, no nariz desviado pode precisar de osteotomia intermediária adicional para correção. Uma parede lateral convexa também pode precisar de osteotomia intermediária para romper a curvatura. A posição das paredes laterais em relação à linha média é avaliada durante a decisão de se rea-

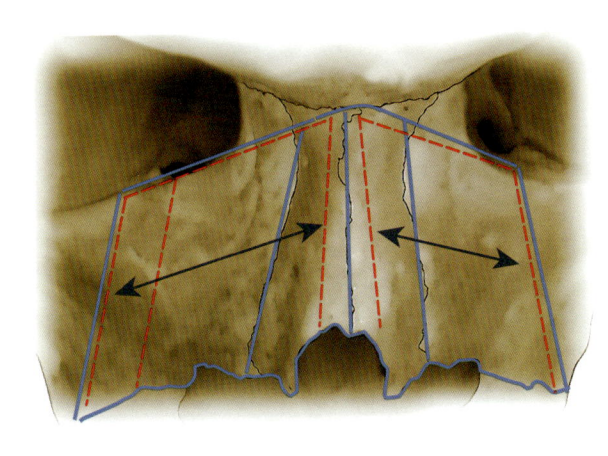

CAPÍTULO 15 Rinoplastia: Tratamento do Nariz Torto

FIGURA 15.1
A parede nasal lateral direita é mais longa do dorso até a junção nasofacial. Osteotomias mediais bilaterais, osteotomias laterais *low-to-low* alinhadas com a face, osteotomias transversas superiores e uma osteotomia intermediária direita adicional são demonstradas. A osteotomia intermediária direita é medida de forma equidistante da linha média em relação à osteotomia lateral esquerda.

lizar osteotomias lateral, transversa superior e medial (Figs. 15.1 a 15.3). A incidência semibasal é útil na análise do contorno e da posição das paredes nasais laterais, e a incidência com a cabeça abaixada é muito útil para avaliar a posição e o formato do dorso.

A cirurgia septal invariavelmente é necessária no tratamento do nariz torto, por razões funcionais e estéticas. Durante o planejamento da correção do septo, é dada atenção especial à posição e ao formato das bordas caudal e dorsal da cartilagem quadrilateral. Enquanto que as bordas caudal e dorsal podem ser reposicionadas ou remodeladas, um suporte cartilaginoso caudal e dorsal contínuo de 10 mm deve ser deixado no local. Nos casos de bloqueio nasal, deve ser dada atenção especial às válvulas internas. Estreitamento nesse sítio requer reconstrução septal dorsal alta e reconstrução da cartilagem lateral superior. A posição do septo ósseo deve ser observada durante o planejamento, pois um desvio aqui irá influenciar a posição da cartilagem quadrilateral. Cautela é necessária no planejamento de ressecção do septo ósseo, especialmente se forem necessárias redução da giba óssea e osteotomias, pois o risco de desarticulação é maior. Tal como anteriormente mencionado, esse risco é maior na presença de ossos nasais curtos.

A posição e a simetria das cartilagens da ponta nasal também são observadas. Desvio da ponta pode ser intrínseco, necessitando, desse modo, de cirurgia nas cartilagens laterais inferiores, ou extrínsecas, em virtude de uma luxação secundária ao desvio septal. O planejamento da correção de assimetrias da cartilagem da ponta nasal deve considerar a ressecção dos segmentos dos ramos excessivamente longos ou enxerto dos ramos curtos. O reposicionamento das suturas pode ser necessário, bem como enxertos de sobreposição inseridos em bolsas precisas, para camuflar depressões.

Na maioria dos casos, utilizo uma abordagem aberta, pois entendo que essa é a melhor maneira de diagnosticar precisamente deformidades anatômicas – particularmente aquelas do septo. Eu sempre escrevo cada passo previsto do procedimento cirúrgico nas anotações após a consulta inicial e a conclusão da análise fotográfica. Esse planejamento é revisado no momento do consentimento informado e levado para a sala de cirurgia com a revisão das fotografias antes do início da cirurgia.

O planejamento cirúrgico pode ser modificado durante a cirurgia, e é importante entender que o planejamento é um processo dinâmico, que continua durante a cirurgia, em que uma melhor compreensão da anatomia nasal pode ser alcançada. Considero a obtenção de fotografias intraoperatórias em várias posições e sua visualização na tela de cristal líquido da câmera durante a cirurgia, um método muito útil para aumentar o conhecimento sobre a anatomia do paciente.

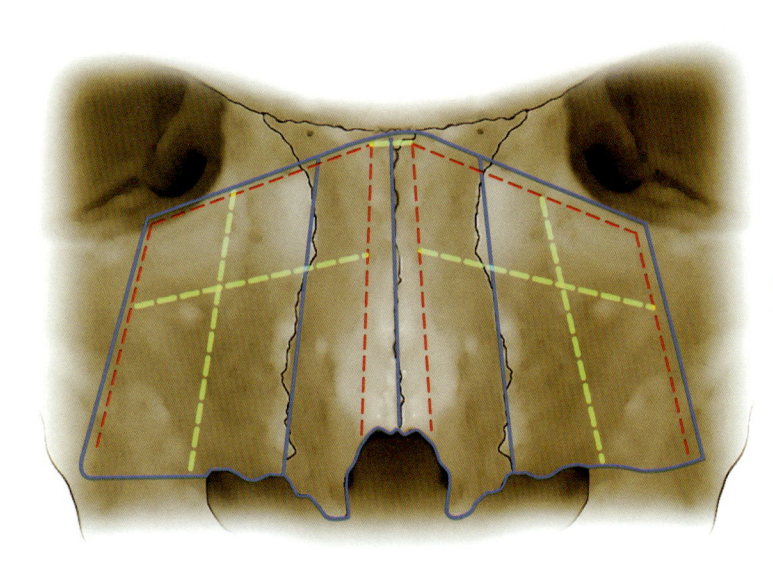

FIGURA 15.2
Osteotomias lateral, transversa superior e medial bilaterais são demonstradas em *vermelho*. Uma única osteotomia cefálica da raiz na linha média e osteotomias intermediárias bilaterais na direção dorsal-ventral e caudal-cefálica são demonstradas em *verde*.

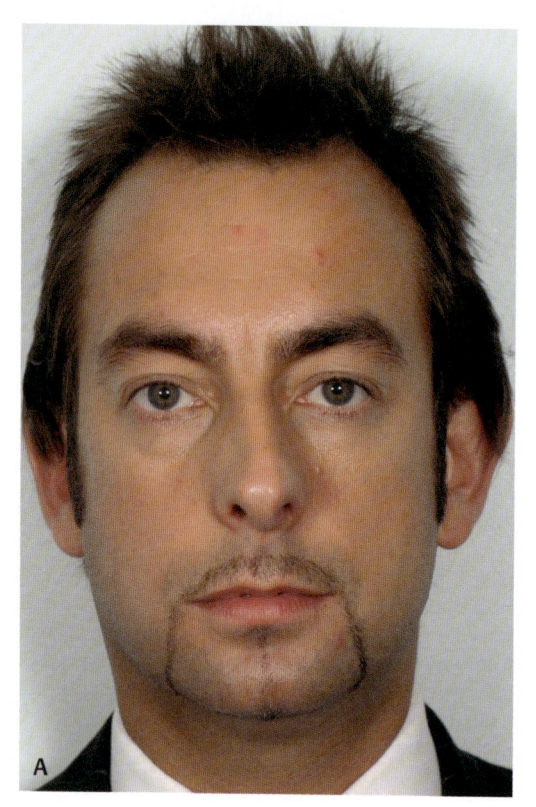

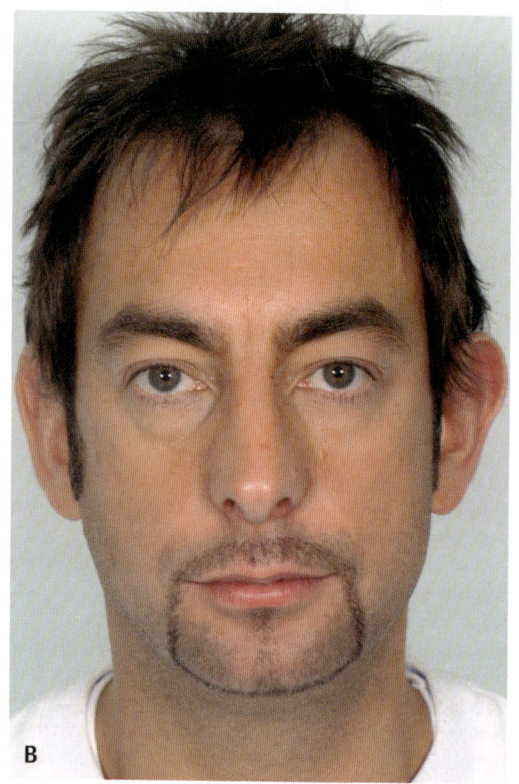

FIGURA 15.3 Uma septoplastia em "porta basculante" e osteotomias medial, transversa superior, lateral *low-to-low* bitalerais e intermediária direita foram realizadas. **A:** Pré-operatório. **B:** Pós-operatório.

TÉCNICAS CIRÚRGICAS

Eu realizo a cirurgia com o paciente sob anestesia geral com uma máscara laríngea. Uma técnica hipotensiva é usada e complementada pelo posicionamento do paciente em Trendelenburg reverso. A pele nasal e facial e o revestimento nasal são preparados com clorexidina aquosa, e o paciente é coberto com campos cirúrgicos. O nariz é marcado, conforme necessário, para auxiliar nas incisões e no reconhecimento dos aspectos anatômicos, e, então, é infiltrado com 2 a 4 mL de uma solução 1:80.000 de adrenalina com 2% de xilocaína. Na maioria dos casos, utilizo uma abordagem aberta, e as cartilagens da ponta são separadas para possibilitar a elevação de retalho septal bilateral e uma visão completa de toda a cartilagem quadrilateral. Isso é possibilitado adicionalmente pela liberação das cartilagens laterais superiores alinhadas com a cartilagem quadrilateral (Fig. 15.4).

Uma abordagem por etapas é usada para a correção septal. Inicialmente, libero a borda ventral da cartilagem quadrilateral da crista maxilar e vômer, ao mesmo tempo em que preservo a inserção do ângulo septal posterior na espinha nasal anterior, se ambos estiverem na linha média. Isso, junto com a liberação dos tecidos moles, pode permitir que a cartilagem seja mantida em posição reta e na linha média sem tensão. É importante manter uma conexão de, pelo menos, 1 cm entre a placa etmoidal e a borda posterior da cartilagem quadrangular na área de Keystone. Se a placa etmoidal estiver desviada, prefiro liberar o septo ósseo do assoalho do nariz com um osteótomo ou tesouras

FIGURA 15.4
Uma abordagem aberta, com separação das cartilagens laterais inferiores, elevação dos retalhos mucopericondriais septais bilaterais e liberação da cartilagem lateral superior, fornece uma excelente visualização de múltiplos desvios na cartilagem quadrilateral.

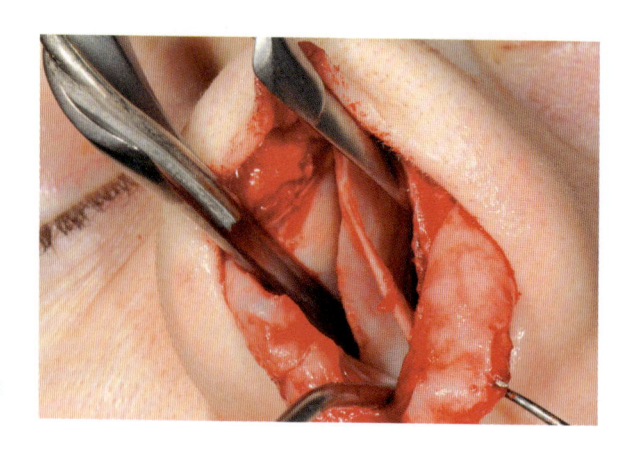

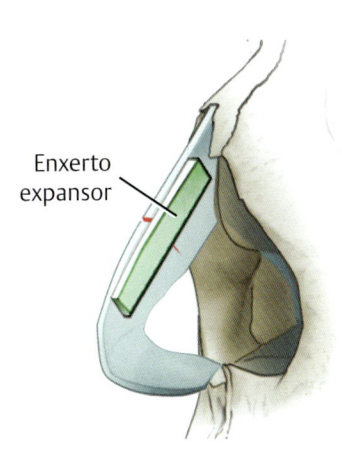

FIGURA 15.5
Incisão através do suporte dorsal estabilizado sobre um enxerto expansor esquerdo.

Becker-Kaplan e fraturá-la em direção à linha média, em vez de seccionar o osso septal desviado. Se a cartilagem quadrangular permanecer intrinsicamente desviada, realizo a excisão da cartilagem desviada, porém garanto a permanência de, pelo menos, 1 cm de suporte caudal e dorsal. Desvios nessas áreas são corrigidos pela incisão nos pontos máximos de curvatura e imobilização dos pedaços de cartilagem com um reforço de cartilagem excisada (Figs. 15.5 e 15.6) ou placa etmoidal (Figs. 15.7 e 15.8). Se o enxerto de cartilagem for curvo, sua superfície côncava é colocada contra a superfície côncava do septo e suturada com fio de polidioxanona 4-0 ou 5-0 (Fig. 15.9). Se esses enxertos de reforço de cartilagem (também considerados enxertos expansores quando em uma posição paradorsal) não retificarem a deformidade, pode ser necessário excisar o pedaço deformado da cartilagem e substituí-lo por cartilagem reta extraída ou enxertos septais ósseos (Fig. 15.10). Em casos de deformidade severa, uma septoplastia extracorpórea pode ser necessária, em que a cartilagem quadrilateral é excisada, remodelada e reconstruída em uma mesa auxiliar e depois reposicionada. É importante que o septo seja bem fixado em dois pontos – a espinha nasal anterior e as cartilagens laterais superiores na área de Keystone. Se uma quantidade insuficiente de material de enxerto estiver disponível para extração do septo, então pode ser obtida cartilagem adicional da orelha ou da costela, ou os pedaços reconstruídos do septo podem ser estabilizados sobre a película de polidioxanona.

Osteotomias são necessárias para reposicionar e melhorar a simetria do nariz ósseo externo. Se a cúpula óssea inteira estiver desviada, porém a inclinação de cada parede lateral for simétrica em sua relação com o dorso, então osteotomias laterais *low-to-low* e transversas superiores podem ser suficientes, sem a necessidade de osteotomias mediais. A cúpula inteira é, então, reposicionada em monobloco. Se houver resistência da cúpula óssea para se movimentar, pode ser necessário o uso de uma osteotomia adicional da raiz nasal na linha média no násio. No entanto, se uma parede lateral for excessivamente medializada, pode ser necessário realizar uma osteotomia medial para possibilitar a fratura em direção lateral desse osso. Osteotomias intermediárias podem ser necessárias para corrigir uma parede nasal lateral convexa ou o comprimento excessivo (do dorso até a junção nasofacial) de uma parede nasal lateral óssea (Figs. 15.1 e 15.3). Se houver excesso de comprimento com uma giba dorsal, pode ser considerada uma redução da giba assimétrica com maior remoção desta do lado mais longo.

Assimetrias ósseas provocadas por uma formação calosa podem precisar ser raspadas, bem como as irregularidades cartilaginosas. Assimetrias causadas por depressões podem ser disfarçadas com enxertos tipo *onlay* inseridos em bolsas precisas. Esses enxertos podem consistir de cartilagem raspada, amolecida, triturada ou picada.

Eu fecho as incisões na columela com fio de *nylon* 6-0, e as incisões marginais, com fio monocryl 5-0. O septo recebe pontos de adesão com vicryl rapide 4-0. Tampões intranasais não são usados regularmente. Um curativo é realizado com *splint* externo de melolina, *steri-strips*, gesso de Paris e fita micropore. O paciente inicia a recuperação na posição sentada com a máscara laríngea ainda posicionada, até estar totalmente consciente.

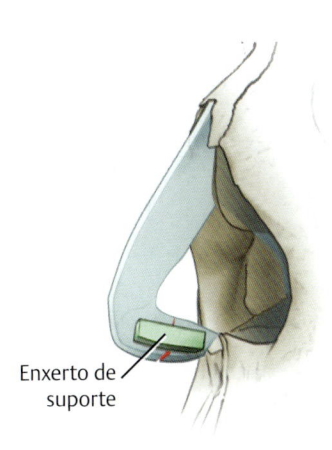

FIGURA 15.6
Incisão através do suporte caudal estabilizado sobre um enxerto de suporte linear.

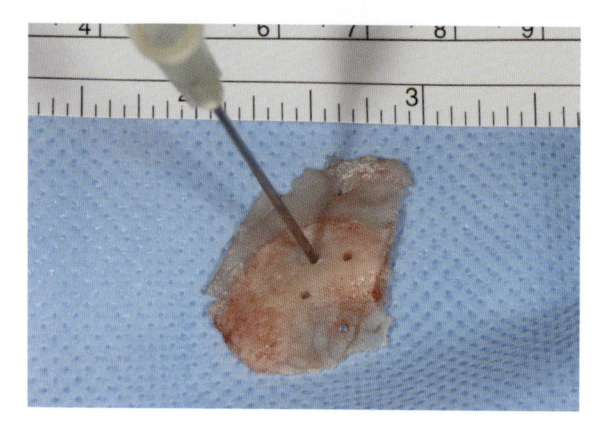

FIGURA 15.7 Buracos feitos na placa etmoide com uma agulha calibre 19 a fim de possibilitar a sutura desse enxerto na cartilagem septal curva. O enxerto estabiliza e retifica o septo incisado.

CONDUTA PÓS-OPERATÓRIA

O paciente permanece no hospital por 6 horas após a cirurgia, visto que esse é o período durante o qual uma hemorragia é mais provável. O paciente recebe alta com um antibiótico de amplo espectro, como 625 mg de coamoxiclave a cada 8 horas por uma semana, e é instruído a realizar uma limpeza cuidadosa das narinas e columela, vestíbulos nasais e quaisquer incisões externas. Esta é providenciada com uma solução de 3% de peróxido de hidrogênio e antibióticos tópicos, incluindo pomada de mupirocina e ciprofloxacina, duas a três vezes por dia durante uma semana. O paciente retorna ao meu consultório 1 semana após a cirurgia para a remoção dos curativos nasais externos e suturas nasais. Ele é aconselhado a evitar exercícios vigorosos durante as primeiras 2 semanas e esportes de contato por 6 semanas. Exposição prolongada à luz solar no nariz deve ser evitada por 3 meses.

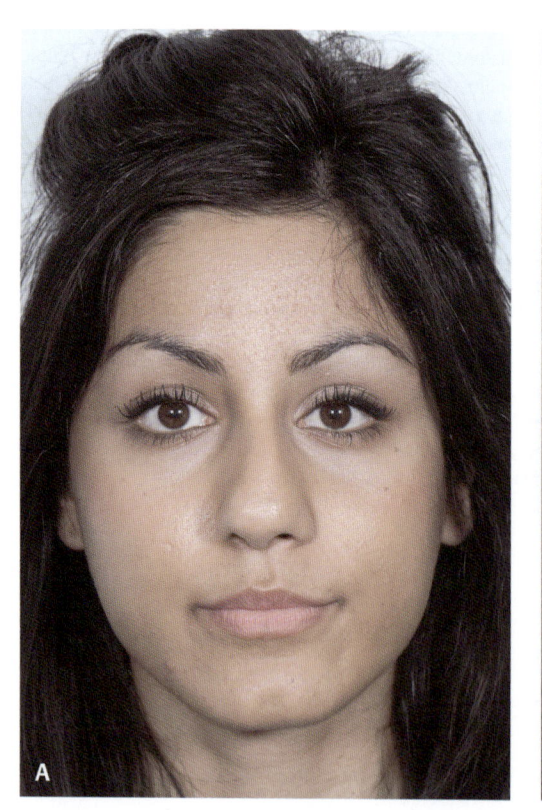

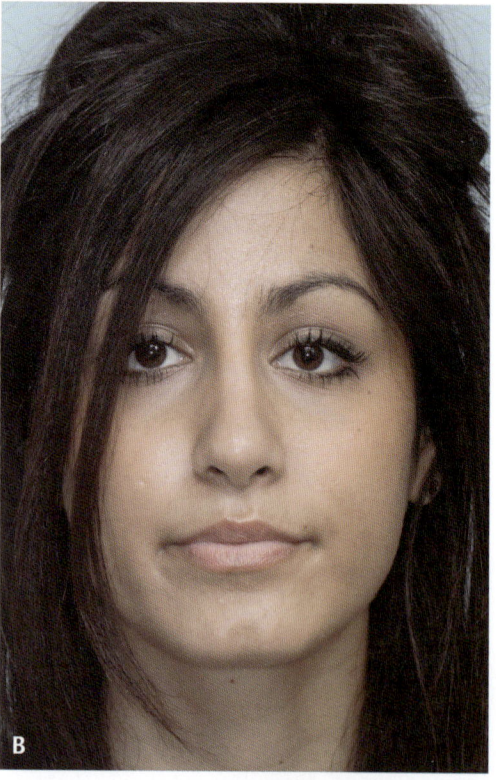

FIGURA 15.8 Osteotomias medial, transversa superior e lateral *low-to-low* bilaterais foram realizadas. Uma septoplastia em "porta basculante" liberou a cartilagem quadrilateral, e a curvatura intrínseca foi corrigida com incisões de espessura total através dos eixos de máxima curvatura e estabilizada sobre um enxerto de placa etmoide. Criação bilateral de domo e suturas de equalização do domo foram usadas para corrigir a assimetria da ponta nasal e melhorar a definição. Um enxerto de suporte da borda alar direita também foi utilizado. **A:** Pré-operatório, visão frontal. **B:** Pós-operatório, visão frontal.

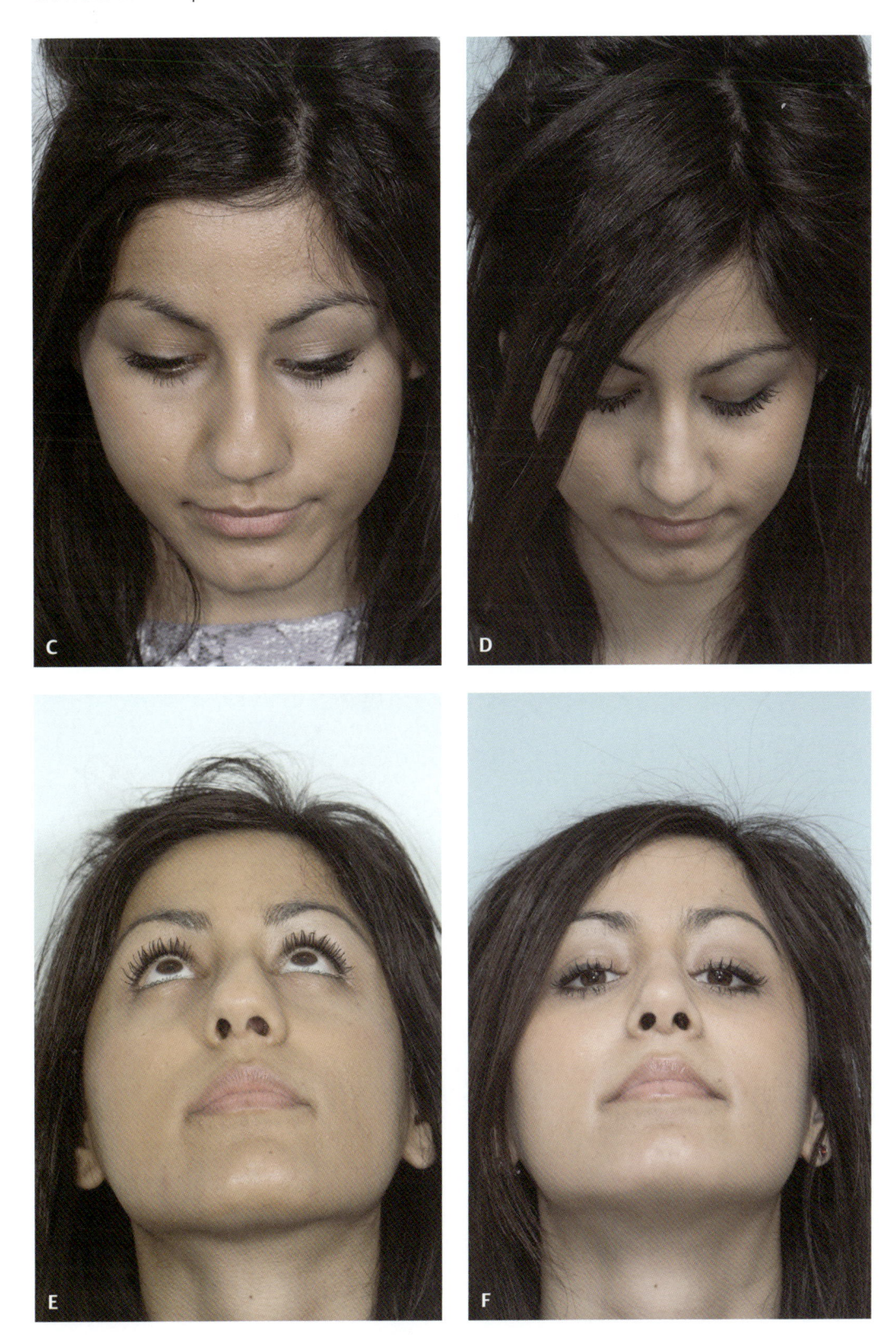

FIGURA 15.8 *(Continuação)* **C:** Pré-operatório, visão com a cabeça abaixada. **D:** Pós-operatório, visão com a cabeça abaixada. **E:** Pré-operatório, visão basal. **F:** Pós-operatório, visão basal.

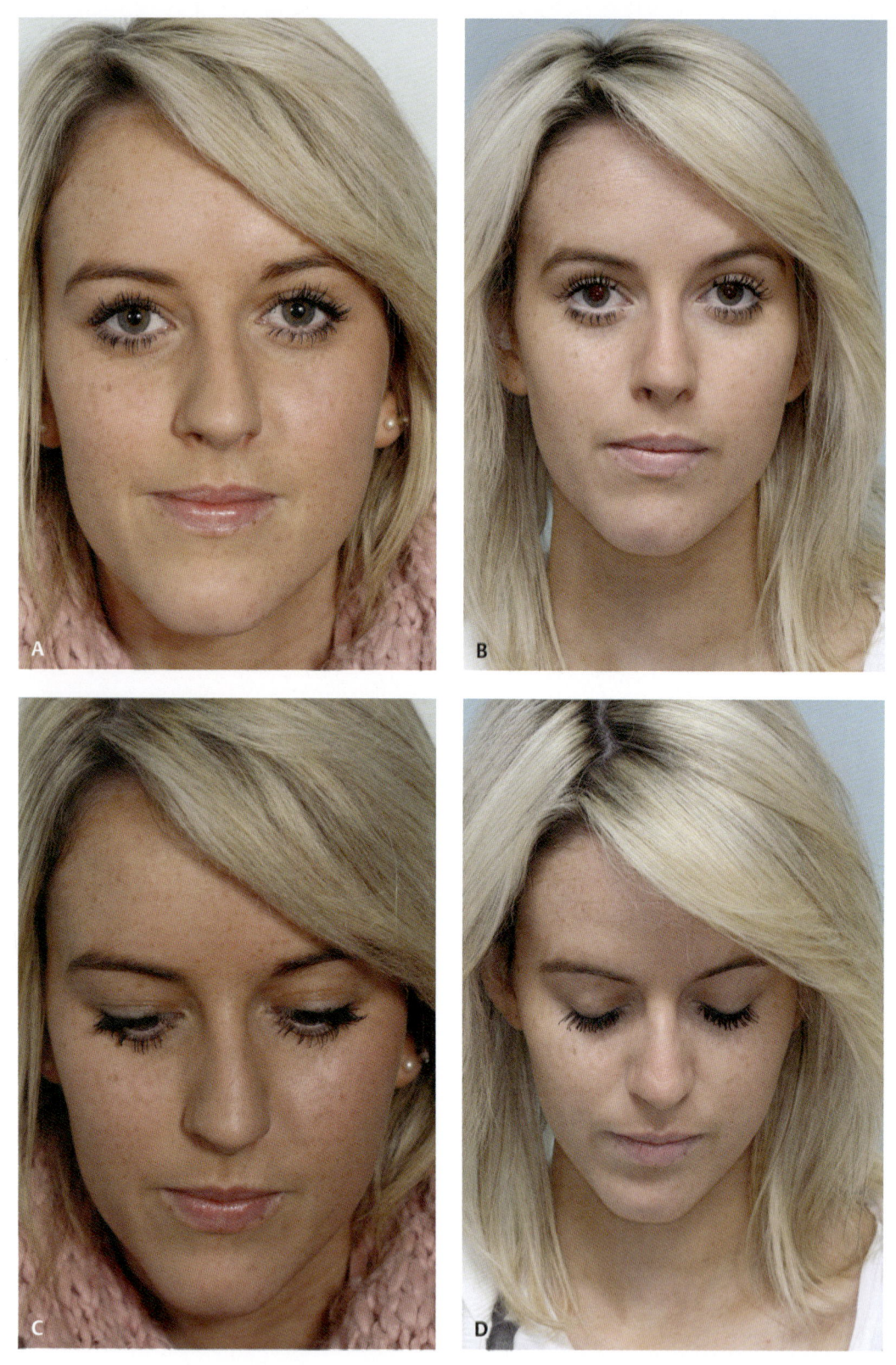

FIGURA 15.9 Osteotomias medial, transversa superior e lateral *low-to-low* bilaterais foram realizadas; uma septoplastia em "porta basculante" liberou a cartilagem quadrilateral. Um enxerto expansor direito foi inserido, e a junção cartilaginosa entre a cartilagem lateral superior esquerda e o septo foi raspada. **A:** Pré-operatório, visão frontal. **B:** Pós-operatório, visão frontal. **C:** Pré-operatório, visão com a cabeça abaixada. **D:** Pós-operatório, visão com a cabeça abaixada.

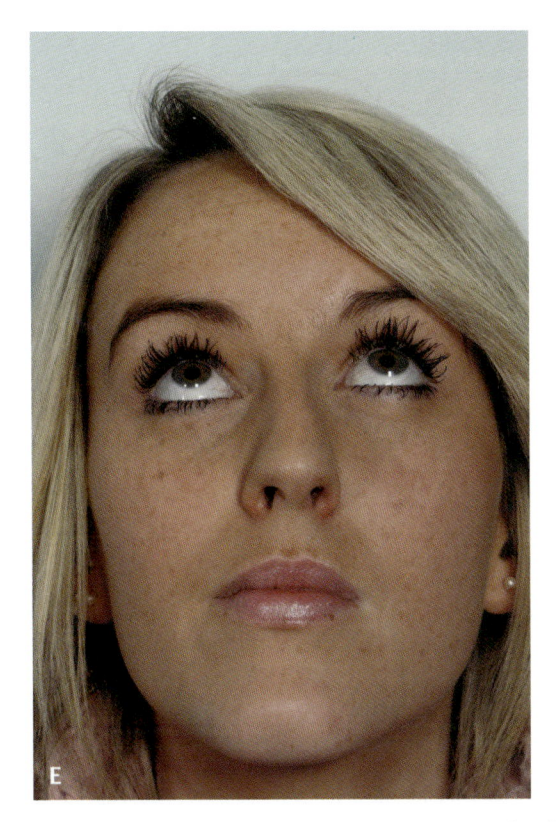

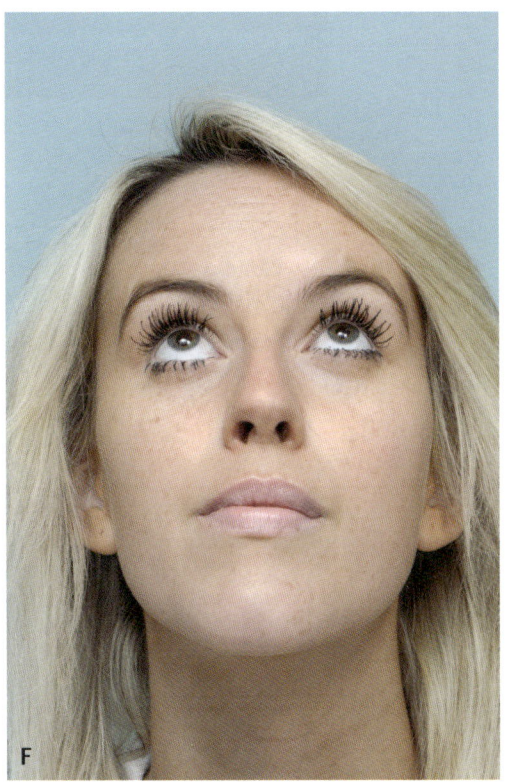

FIGURA 15.9 *(Continuação)* **E:** Pré-operatório, visão basal. **F:** Pós-operatório, visão basal.

COMPLICAÇÕES

As complicações estão listadas no Quadro 15.1. Elas são minimizadas por meio de análise minuciosa e cuidadosa, planejamento cirúrgico, seleção cuidadosa do paciente e discussão pré-operatória detalhada com explicação dos riscos, limitações e imprevisibilidade da cirurgia. O manuseio cuidadoso dos tecidos, a dissecção meticulosa e uma boa exposição auxiliada por uma anestesia hipotensiva são essenciais. Avaliação anatômica intraoperatória minuciosa e técnicas cirúrgicas que envolvam uma reconstrução, em vez de ressecção, com a manutenção de suportes dorsais e caudais adequados e reforço dos mecanismos de suporte da ponta nasal com suturas e enxertos são fundamentais. Raramente um paciente com nariz torto necessita de redução do tecido esquelético nasal. Qualquer cartilagem removida, que não seja usada para enxertia ou reforço, deve ser raspada, dividida, se necessário, e reposicionada entre os retalhos de mucosa septal. Em minha última série de rinoplastias, a taxa pós-operatória de hemorragia foi de 1,4% e a taxa de infecção foi de 0,7%.

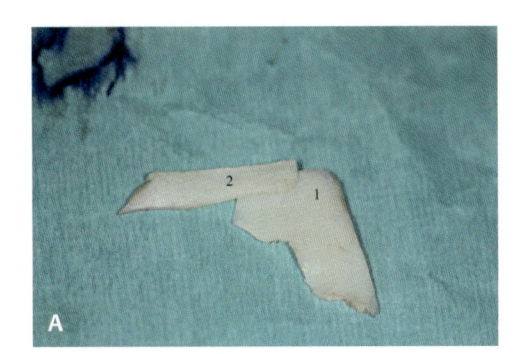

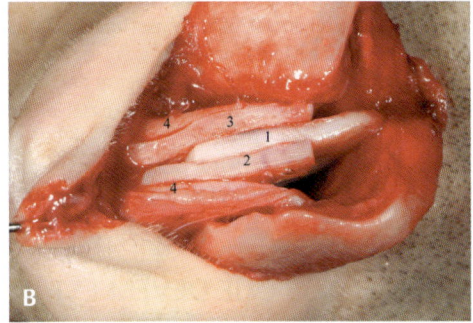

FIGURA 15.10 **A:** Construção extracorpórea de um novo suporte septal caudal, com enxerto expansor direito incorporado. *1*, Novo suporte septal caudal; *2*, enxerto expansor direito; *3*, suporte do septo dorsal residual após ressecção caudal; *4*, cartilagens laterais superiores. **B:** Construção *in situ*. O novo suporte caudal está posicionado para sobrepor o suporte dorsal residual em seu lado direito. Esse suporte dorsal foi curvado para a direita antes da inserção dos enxertos.

> **QUADRO 15.1 Complicações Associadas à Septorrinoplastia para o Nariz Torto**
>
> - Hemorragia primária
> - Hemorragia secundária, a qual pode ocorrer até 2 semanas após a cirurgia
> - Infecção
> - Deformidade estética nova ou residual
> - Distúrbio funcional novo ou residual
> - Cicatrizes visíveis
> - Pele persistente – inchaço do tecido mole
> - Alterações cutâneas
> - Perfuração septal
> - Morbidade psicológica

RESULTADOS

O manejo cirúrgico do nariz torto requer a revisão meticulosa dos desejos do paciente, a análise facial detalhada e fotos detalhadas para o desenvolvimento de um planejamento cirúrgico detalhado. Os objetivos cirúrgicos devem envolver o tratamento de problemas estéticos e funcionais, bem como o tratamento intraoperatório de achados anatômicos imprevistos. Expectativas pós-operatórias são mais bem abordadas com discussões pré-operatórias apropriadas sobre os resultados cirúrgicos. O sucesso cirúrgico geral depende de análise nasal apropriada e competência cirúrgica.

DICAS

- Certificar-se de que entende as esperanças e preocupações de seu paciente e que pode satisfazer suas expectativas.
- Reconhecer a assimetria facial no pré-operatório e explicá-la ao paciente, particularmente na presença de um fator limitante para o alcance de um nariz reto (Fig. 15.9)
- Em casos de assimetria facial, ter como objetivo o alinhamento do nariz na visão frontal com o násio, o qual é um ponto fixo e não pode ser movido, e não com a posição da columela.
- Reconhecer assimetrias e concavidades da parede lateral e disfarçá-las com enxertos tipo *onlay*, se necessário.
- Pausar a cirurgia para reavaliar a anatomia com a melhor exposição fornecida e, à luz dos achados, reavaliar seu planejamento cirúrgico primário.
- Reconhecer o nariz torto associado à deformidade nariz de tensão. Esses casos apresentam maior risco de complicações em virtude de ossos nasais curtos, terços médios estreitos e desenvolvimento excessivo da cartilagem quadrilateral.

DIFICULDADES

- Curvatura intrínseca no septo cartilaginoso não será corrigida pela liberação da cartilagem quadrilateral inferiormente e posteriormente com uma técnica de "porta basculante".
- Ao realizar incisões cartilaginosas de espessura total para liberação da curvatura septal que se estende para a margem livre caudal ou dorsal, fixar o enxerto de reforço septal em uma extremidade da incisão antes de completar a incisão. Após conclusão da incisão, o suporte septal em cada lado da incisão é muito móvel, sendo tecnicamente complicado alinhar e suturar o enxerto com precisão, se uma extremidade não tiver sido fixada.
- Uma fratura em sentido lateral da parede nasal lateral medializada pode não manter uma posição lateralizada do osso.
- A redução dorsal para corrigir o perfil lateral no nariz de tensão torto, quando realizada com osteotomias para retificar o nariz e incisões septais para corrigir a cartilagem quadrilateral, apresenta um alto risco de desarticulação septal.

INSTRUMENTOS QUE DEVEM ESTAR DISPONÍVEIS

Bandeja de septorrinoplastia.

AGRADECIMENTOS

Agradeço ao Dr. Eugene Chu por suas contribuições. Seu trabalho na escrita, na edição e na criação de figuras para este capítulo é muito apreciado, e, sem essa ajuda, este capítulo não teria sido possível.

LEITURAS SUGERIDAS

Daniel RK. Mastering rhinoplasty. In: Daniel RK, ed. *Functional factors*, 2nd ed. Berlin, Germany: Springer-Verlag, 2010:183–224.
Goldstein SA, ed. *The crooked nose facial plastic surgery*. New York, NY: Thieme Medical Publishers, 2011:27(5).
Gubisch W, Constantinescu MA. Refinements in extracorporeal septoplasty. *Plast Reconstr Surg* 1999;104:1131–1140.
Roofe SB, Murakami CS. Treatment of the posttraumatic and postrhinoplasty crooked nose. *Facial Plast Surg Clin North Am* 2006;14(4):279–290.
Tweedie D, Lo S, Rowe-Jones J. Reconstruction of the septum using perforated and non-perforated polydioxanone foil. *Arch Facial Plast Surg* 2010;12:106–113.

16 MANEJO DO PERFIL NA RINOPLASTIA: O NARIZ DE TENSÃO

Edward H. Farrior

INTRODUÇÃO

O manejo do perfil no nariz de tensão abrange quase todos os aspectos da rinoplastia. Há um trabalho considerável necessário no dorso ósseo e cartilaginoso, na ponta nasal, no septo caudal e septo dorsal, e, frequentemente, na espinha maxilar anterior (Fig. 16.1). Uma pele fina recobrindo as anormalidades esqueléticas subjacentes torna o tratamento desses pacientes ainda mais complexo.

Uma rinoplastia redutora será necessária para corrigir o nariz de tensão. Este pode ser um procedimento problemático, com interrupção na confluência do dorso cartilaginoso (fundamental), separação dos mecanismos de suporte e continuidade da cartilagem lateral inferior com divisão do domo, bem como possível ressecção da espinha maxilar anterior e septo caudal. Todas essas manobras criam um sistema de suporte instável, o qual deve ser recriado, reforçado e redefinido para se alcançar um resultado ideal.

HISTÓRIA

Pacientes que apresentam um dorso nasal alto e deformidade do tipo nariz de tensão devem ser capazes de identificar e articular suas preocupações e desgostos com relação ao nariz. Se o paciente não consegue, de forma satisfatória, fornecer ao cirurgião a percepção do que considera pouco atraente, é improvável que o cirurgião seja capaz de corrigir suas preocupações. Essas preocupações não precisam ser expressas em uma descrição anatomicamente precisa, mas o paciente precisa ser capaz de descrever seus problemas em termos leigos, mesmo que vagamente. Se for incapaz de identificar o que torna seu nariz pouco atraente, ele não será capaz de valorizar os resultados da intervenção cirúrgica.

É importante obter uma história precisa da cabeça e do pescoço, bem como um histórico médico geral. Sintomas nasais, incluindo obstrução, epistaxe e rinorreia, devem ser abordados, visto que podem indicar uma patologia subjacente, como desvio do septo nasal, rinite alérgica, pólipos nasais, hipertrofia dos cornetos ou uma patologia subjacente extensa maior. Um histórico de traumatismo nasal e prévia cirurgia nasal poderiam alterar o curso da conduta cirúrgica e, possivelmente, necessitar de enxertos autólogos para reforço e suporte estrutural. Considerações médicas gerais, como hipertensão, diabetes, distúrbios hemorrágicos ou prévia dificuldade com anestesia, devem ser solicitadas. No paciente que nunca foi submetido a uma anestesia, uma história familiar detalhada referente a complicações anestésicas é importante.

Além do histórico médico geral, é fundamental avaliar três áreas específicas do candidato para rinoplastia: motivação, expectativas e *background* psicológico. O paciente deve estar automotivado, e não buscando uma rinoplastia para agradar a outra pessoa. Expectativas podem ser obtidas pedindo-se ao paciente para identificar a porção não atraente de seu nariz e descrever como ele acha que isso deveria ser mudado. Manter as expectativas realistas no pré-operatório evitará horas de discussão pós-operatória. A comunicação durante todo o curso de cuidado do paciente é importante para garantir expectativas realistas. As características da pele e a presença de assimetrias faciais preexistentes podem frequentemente passar despercebidas na discussão pré-operatória. Se houver pistas de

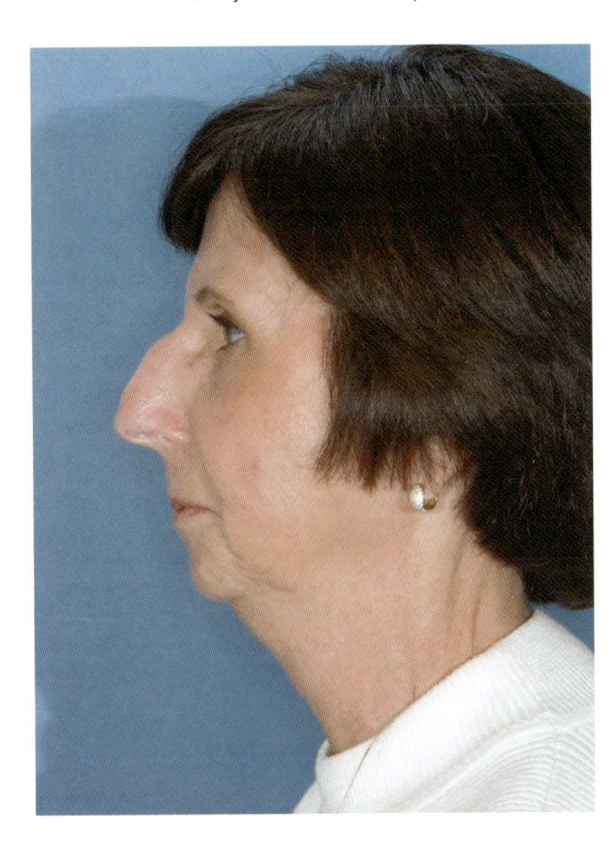

FIGURA 16.1
Exemplo clínico de nariz de tensão com hiperprojeção da ponta nasal, um dorso cartilaginoso e ósseo alto, um ângulo nasolabial oblíquo e lábio superior curto.

transtornos psicológicos, estas devem ser pesquisadas, não evitadas. Quando existe a impressão de que o paciente necessita de uma avaliação psicológica mais detalhada, faço tudo ao meu alcance para dissuadi-lo de realizar a cirurgia, pois se torna quase impossível dar alta a esses pacientes no pós-operatório. Embora a rinoplastia possa ajudar na autoestima, ela não corrigirá os transtornos psicológicos verdadeiros.

EXAME FÍSICO

A nossa avaliação da aparência de todo mundo, em todos os encontros, no nosso consultório e na rua, inicia pela inspeção da face e do nariz. Essa inspeção facial é repetida na consulta, durante a animação natural, a respiração tranquila e extrema expressão. A própria linguagem corporal deve ser avaliada, visto que é uma indicação da autoconfiança, maturidade e entendimento do paciente acerca da seriedade de um procedimento de rinoplastia. Se o paciente não consegue fazer contato com os olhos e permanece apático, insensato ou desinteressado, provavelmente ele não é um bom candidato a uma rinoplastia. A inspeção fornece uma percepção da resistência, da posição e do comprimento das cartilagens nasais. Se o tripé da ponta nasal é longo em todas as dimensões, então alguma forma de divisão do domo será necessária para conseguir o encurtamento de todas as pernas do tripé, o complexo arco-M ou anel-C.

A palpação do esqueleto nasal ajuda a fornecer uma compreensão acerca da estrutura e do suporte nasal. No nariz de tensão, frequentemente há uma discrepância do comprimento dos ossos nasais, com o dorso ósseo ligeiramente mais longo do que o terço cefálico esperado do nariz. A espessura da confluência cartilaginosa do dorso nasal (Fig. 16.2) pode ser avaliada na palpação, fornecendo uma ideia se será ou não necessária uma reconstrução do terço

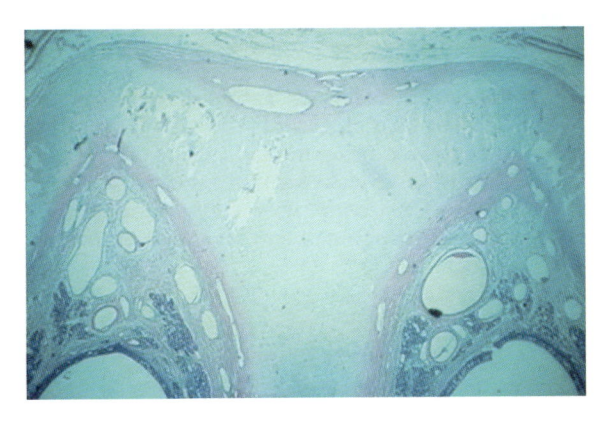

FIGURA 16.2
Confluência cartilaginosa do dorso nasal das cartilagens laterais superiores e septal.

médio nasal, com enxertos expansores ou retalhos dobrados para dentro da cartilagem lateral superior, para manter uma via aérea funcional após redução do dorso. A palpação da ponta nasal fornecerá informações referentes a altura, comprimento e resiliência das cartilagens laterais inferiores, bem como acerca da espessura da pele da ponta nasal. O comprimento da crura medial e lateral deve ser avaliado, bem como suas orientações horizontal e vertical.

Nasofaringoscopia pode ser necessária no paciente com achados nasais anteriores limitados e um histórico de sinusite, epistaxe ou obstrução nasal unilateral recorrente. O cirurgião deve manter-se atento a outras condições patológicas do nariz interno que podem estar presentes. Na maioria dos casos, uma rinoscopia anterior é suficiente e irá revelar desvios do septo nasal, deflexão septal alta e anormalidades dos cornetos e mucosa nasal, os quais podem contribuir com a obstrução nasal pós-operatória. Se a mucosa nasal aparecer particularmente atrófica, empalidecida ou traumatizada, deve-se considerar o possível uso excessivo de agentes vasoconstritores ou manipulação digital excessiva. Esses comportamentos resultarão em uma recuperação pós-operatória desfavorável e possíveis complicações.

Pode haver outras anormalidades do esqueleto facial, como microgenia e hipoplasia malar, as quais podem exacerbar a aparência de um nariz de tensão. Estas devem ser demonstradas e discutidas com o paciente no pré-operatório, para que as limitações que eles apresentam sejam compreendidas e possam ser analisadas no resultado final.

Fotografias pré e pós-operatórias são de importância fundamental na anamnese do paciente. As fotografias fornecem uma oportunidade de avaliação pré-operatória mais detalhada e permitem uma avaliação bidimensional obtida de uma estrutura tridimensional. Ao avaliar fotografias bem executadas com uma iluminação neutra, algumas anormalidades se tornarão mais aparentes, pois não estarão excessivamente sombreadas pela animação facial. Elas possibilitam a avaliação dos resultados do paciente e também fornecem evidência e documentação da melhora. Existem seis visões padrões e duas auxiliares. As seis visões padrões são uma vista lateral direita e esquerda, uma vista oblíqua direita e esquerda e uma vista anterior e basal nasal (Fig. 16.3). Estas são suplementadas, quando apropriado, por vistas laterais sorrindo e uma vista olho de pássaro do dorso nasal. De modo ideal, essas fotografias devem ser tiradas sem maquiagem, com o cabelo preso e um fundo pré-operatório idêntico. As fotografias são tiradas com o paciente no plano de Frankfort (Fig. 16.4).

INDICAÇÕES

Se a autoestima e/ou a via aérea nasal de um paciente puder ser melhorada com uma rinoplastia, então há indicação para proceder com a cirurgia. Se você conseguir alcançar a definição do "propósito e objetivo da cirurgia plástica, que é o aprimoramento do espírito humano através das considerações estéticas e manipulação técnica do corpo físico", então foi bem-sucedido cirurgicamente. A remoção da aparência do nariz como uma distração de outros traços atraentes da face, e a manutenção ou criação de uma via aérea patente é o que torna a rinoplastia um sucesso. No entanto, expectativas realistas do cirurgião e do paciente são essenciais, e facetas potencialmente subvalorizadas podem complicar as mais elegantes das realizações.

Indicações físicas para a redução da giba e a liberação da tensão nasal são mais frequentemente representadas por uma ponta nasal hiperprojetada, com um dorso cartilaginoso e ósseo nasal alto, um ângulo nasolabial oblíquo e um lábio superior curto (Fig. 16.1). Variações na espessura da pele, rotação da ponta nasal, largura do dorso e dimensões da pirâmide óssea são comuns. Diretrizes para proporções e relações nasais são bem descritas e devem ser aplicadas de forma realista. A projeção relativa da ponta nasal, tal como determinada pelo método de Goode (Fig. 16.5), pode ser influenciada pelo reposicionamento do násio e pelo alongamento do dorso cefalicamente, bem como pelo encurtamento da distância entre a crista alar e a ponta nasal. Isso é observado com o aumento da raiz para alongar o dorso nasal e com o rebaixamento da raiz para encurtar o dorso nasal.

CONTRAINDICAÇÕES

As contraindicações mais absolutas à redução da giba dorsal e à liberação da tensão nasal são a presença de um transtorno psiquiátrico subjacente, que impede o estabelecimento de expectativas pré-operatórias realistas. Imaturidade psicológica e incapacidade ou relutância em escutar poderiam impedir que eu procedesse com a intervenção cirúrgica. Em minha prática, até o presente momento, essa é a única contraindicação não clínica absoluta que encontrei. Pacientes com condições médicas, como distúrbios hemorrágicos, doença cardiovascular grave ou problemas com anestésicos, raramente buscam a rinoplastia, embora estas sejam contraindicações absolutas.

Contraindicações relativas geralmente centram-se em considerações socioeconômicas e motivação cirúrgica. Alguns problemas sociais que podem influenciar a decisão em proceder com a intervenção cirúrgica incluem o envolvimento do indivíduo em esportes de competição, especialmente esportes de equipe, que podem envolver contato físico, como futebol, futebol americano e basquete. A decisão de operar seria influenciada pela necessidade de viajar, especialmente quando se trata de viagens de longa distância ou alterações extremas no clima. Essas contraindicações podem contribuir com o adiamento da cirurgia, mas não precipitariam a renúncia completa da cirurgia. Pelo fato de a maioria dos procedimentos de rinoplastia ser eletiva, considerações financeiras também devem ser ponderadas apropriadamente. Sobrecarregar um paciente financeiramente por causa de questões estéticas pode resultar em um paciente infeliz.

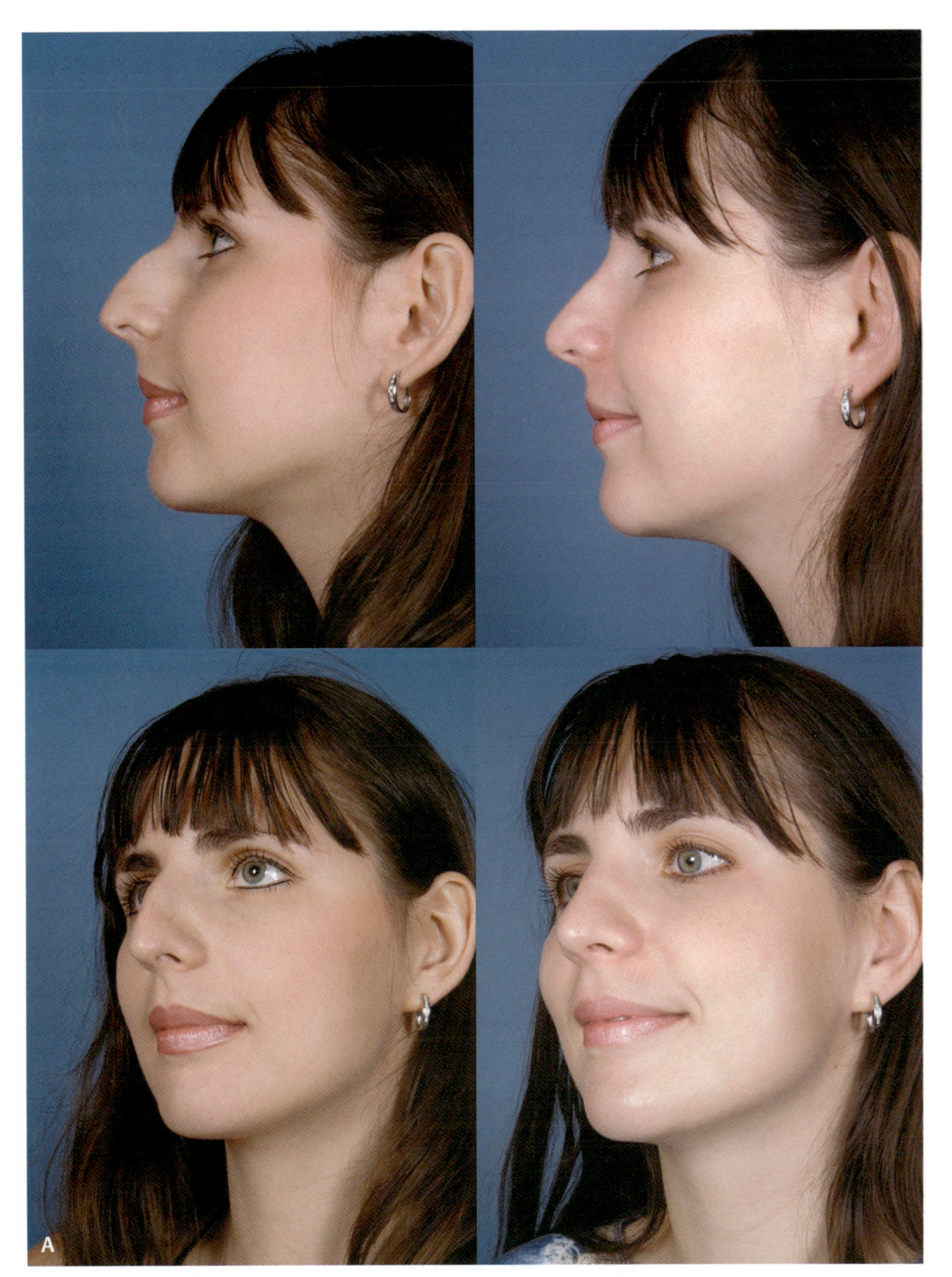

CAPÍTULO 16   Manejo do Perfil na Rinoplastia: o Nariz de Tensão

FIGURA 16.3   As seis visões padrões para imagem da rinoplastia. **A:** Lateral e oblíqua direita.

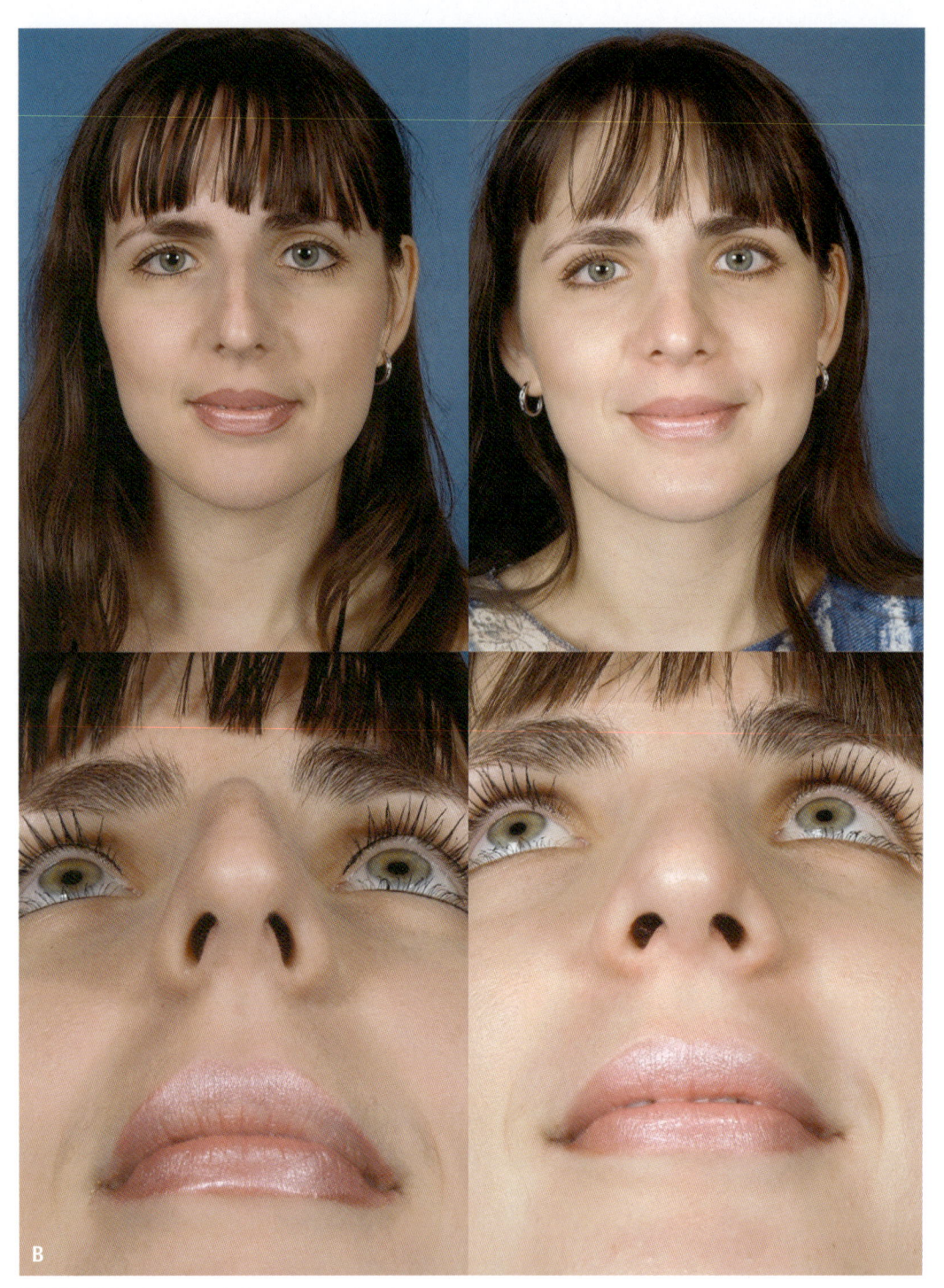

FIGURA 16.3 *(Continuação.)* **B:** Anterior e basal.

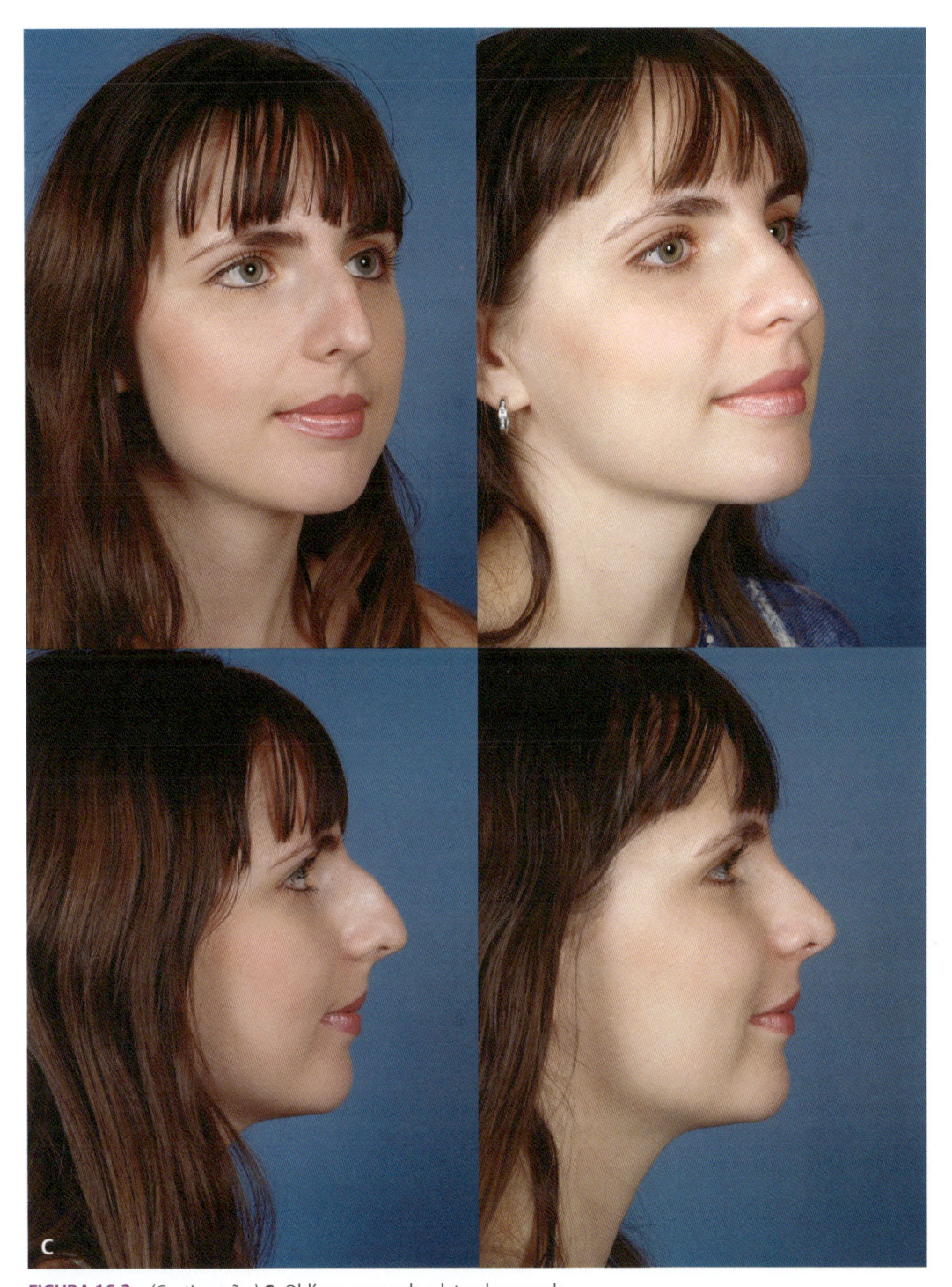

FIGURA 16.3 *(Continuação.)* **C:** Oblíqua esquerda e lateral esquerda.

PLANEJAMENTO PRÉ-OPERATÓRIO

O planejamento pré-operatório não faria sentido se não fosse repetitivo. A repetição ocorre, em particular, durante a revisão da história e o exame físico, bem como com as fotografias. Durante a consulta, um planejamento é desenvolvido explicando a necessidade geral de reduzir o dorso nasal e liberar a tensão na ponta nasal. Os princípios cirúrgicos fundamentais são discutidos em uma tentativa de educar o paciente com relação à seriedade e à complexidade de ser submetido a uma rinoplastia. As fotografias são revisadas com o paciente, a fim de se demonstrar as alterações que ocorrerão e a possível necessidade de outras mudanças mais sutis no nariz que irão contribuir com o resultado geral. Essa também é uma oportunidade de destacar anormalidades faciais associadas, como microgenia, hipoplasia malar e assimetrias faciais que podem ou não ter sido previamente percebidas pelo paciente. Simulações digitais são quase sempre realizadas como parte de meu exercício de planejamento cirúrgico com o paciente de rinoplastia. Quando a imagem é alterada no computador, algumas sutilezas da deformidade existente podem se tornar mais

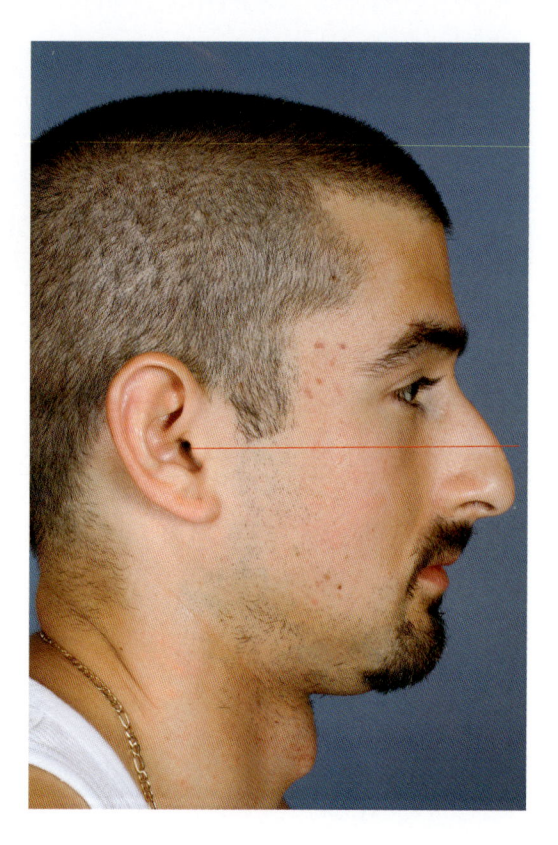

FIGURA 16.4
Com a exceção das imagens com visão basal, todas as imagens de rinoplastia são tiradas no plano de Frankfort (horizontal).

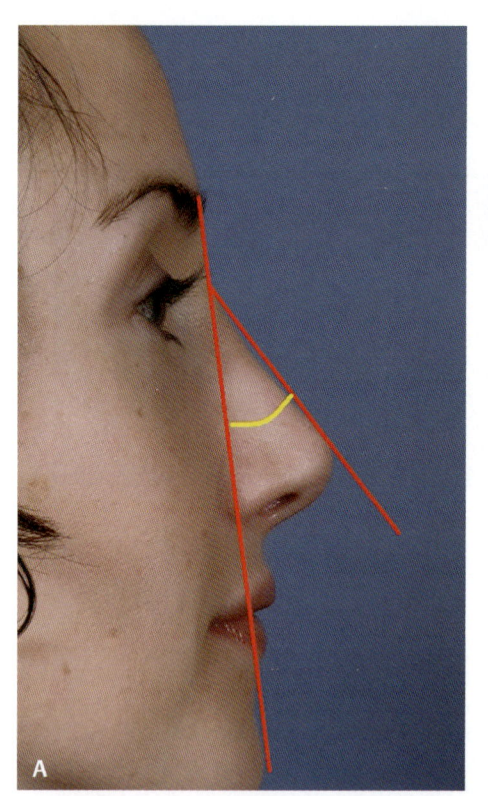

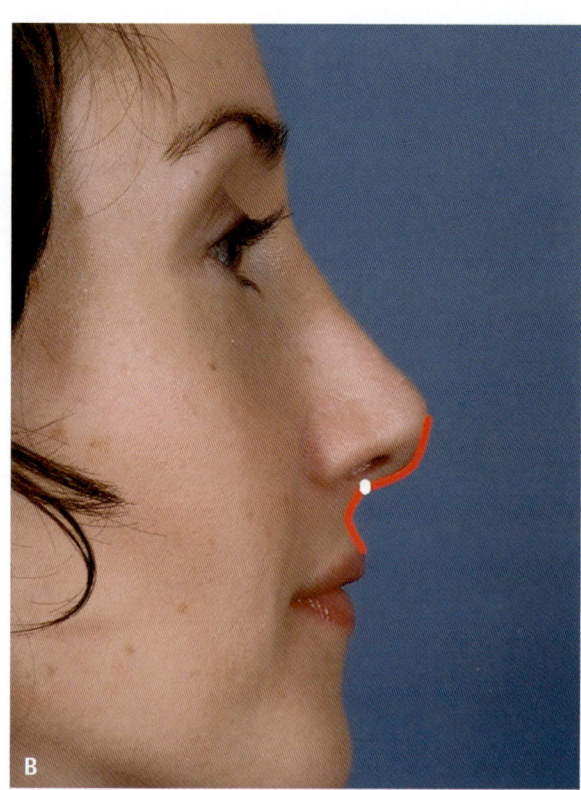

FIGURA 16.5 **A:** Análise de Daniel: linha traçada do ponto vertical na posição ideal do násio até a posição ideal da ponta nasal e relativa ao plano facial. Ângulos nasofaciais ideais de 34 e 36 graus em mulheres e homens, respectivamente. **B:** Relação de Simons: projeção nasal é aproximadamente igual ao comprimento do lábio superior, com uma relação de 1:1. Embora simples, a análise tem sido criticada por subestimar o comprimento do subnasal.

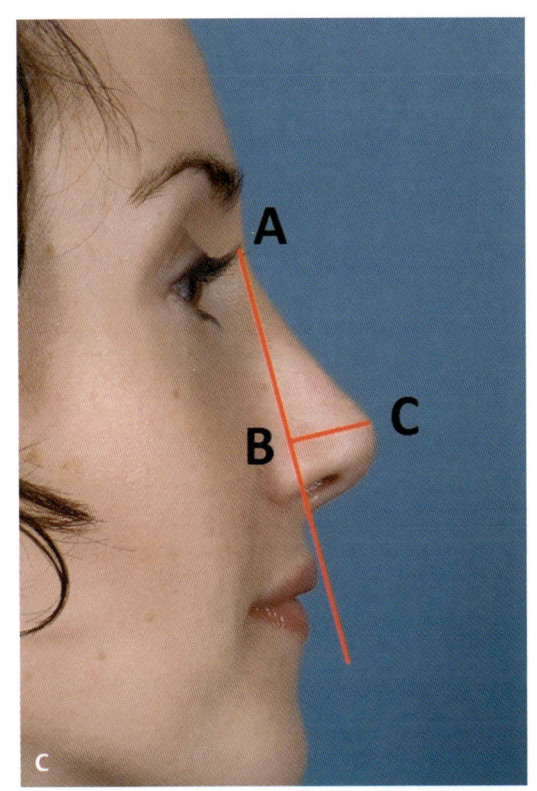

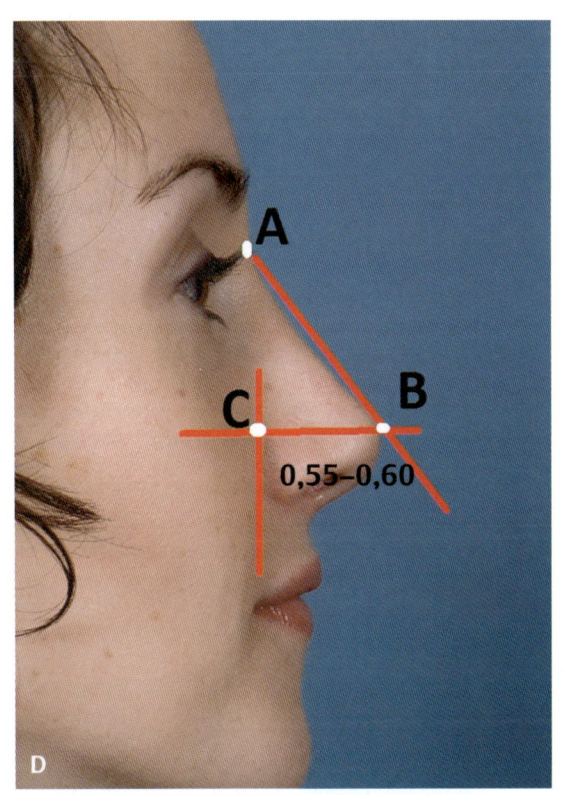

FIGURA 16.5 *(Continuação.)* **C:** Método de Crumley I: este método (e Crumley II) responde pelas deficiências que foram percebidas nas técnicas previamente estabelecidas. O método é único, pois incorpora estruturas do lábio superior (ou do mento no Crumley II) que afetam a aparência do perfil nasal e não limita a avaliação apenas às subestruturas nasais. **D:** Método de Goode: utiliza um triângulo, com o násio e o ponto de definição da ponta nasal como referências anatômicas que se unem em um ângulo de 90 graus na crista alar. O eixo vertical se estende do násio (A) até a crista alar (C), enquanto que o eixo horizontal se estende da crista alar (C) até a ponta nasal (B). A relação alar-ponta:násio-ponta é de 0,55 a 0,60.

evidentes, como retração alar, uma raiz sutilmente profunda que está camuflada por uma giba, um ângulo nasolabial aberto, base alar ampla e as mais comumente observadas junção nasofacial e pirâmide óssea amplas. O processo inteiro de avaliação e planejamento é repetido durante a consulta pré-operatória, na área de espera antes da cirurgia e na sala de cirurgia antes da infiltração de anestésico local.

De um ponto de vista mais holístico, o planejamento pré-operatório inclui a eliminação de agentes anti-inflamatórios não esteroidais, suplementos nutricionais que podem alterar a via de coagulação, como vitamina E, erva-de-são-joão, gengibre, ginkgo biloba, óleo de peixe e qualquer outro medicamento isento de receita médica, pelo menos 2 semanas (preferencialmente, 4 semanas) antes da cirurgia. Supressores do apetite, estimulantes metabólicos e descongestionantes nasais também devem ser eliminados. O consumo de álcool e o uso de produtos de tabaco também devem ser interrompidos. Exposição excessiva ao sol deve ser evitada.

Os pacientes são aconselhados a providenciar cuidado pós-operatório contínuo por 24 horas e ter alguém disponível para auxiliá-los nas 72 horas após a cirurgia. Eles são orientados com relação a dieta pós-operatória, atividades e cuidado da ferida e são encorajados a comprar os medicamentos de venda livre e produtos apropriados, incluindo comida e bebida. Todas as consultas pós-operatórias de seguimento são agendadas no momento do agendamento da cirurgia.

TÉCNICA CIRÚRGICA

Anestesia

Minha abordagem com relação à anestesia evoluiu à medida que meu entendimento acerca da natureza complexa da rinoplastia amadureceu. Anestesia geral com infiltração de uma solução de lidocaína e epinefrina (lidocaína 1% para epinefrina 1:100.000) atualmente é a minha escolha nos procedimentos de rinoplastia que requerem refinamento da ponta e do dorso nasal. Isso se aplica particularmente ao nariz de tensão, em que a divisão do domo e o enxerto cartilaginosos, além do trabalho ósseo e septal, podem ser necessários. Ao usar um anestésico geral, não há restrições de tempo. A evolução dos agentes anestésicos, tanto amnésico como analgésico, com a menor duração da ação, também ajudou a direcionar minha abordagem para o uso de anestesia geral com uma via aérea segura na forma de intubação endotraqueal.

Um mínimo de 5 a 10 mL de anestésico local é administrado após o paciente ser anestesiado antes da antissepsia. Isso inclui a infiltração do septo, a qual é realizada em todos os casos, mesmo quando a septoplastia não é contemplada. A infiltração do septo é necessária para se alcançar adequadas vasoconstrição e hemostasia. Gazes com epinefrina tópica são colocadas sobre a mucosa da cavidade nasal após a infiltração, mas antes da antissepsia. Todas as gazes usadas durante o procedimento cirúrgico são umedecidas com epinefrina tópica. O anestesiologista administra concomitantemente antibióticos IV, 1 g de cefalexina é usada, a menos que contraindicada por uma alergia à penicilina, e, nesse caso, 300 mg de clindamicina ou 500 mg de eritromicina são usados.

Abordagem Cirúrgica

A abordagem aberta é universalmente usada para rinoplastia redutora, especialmente no nariz de tensão. Haverá problemas com o restabelecimento do suporte estrutural do dorso nasal na junção cartilaginosa óssea após a ressecção de keystone, a qual requer a colocação de enxertos expansores. Na maioria dos casos, haverá a necessidade de encurtar as *crura* medial, lateral ou o tripé inteiro da ponta nasal com o uso de divisão do domo. Todas essas manobras são realizadas com maior sucesso por meio de uma abordagem aberta. A questão de ruptura dos mecanismos para suporte da ponta é um dos objetivos na rinoplastia de tensão, visto que o suporte da ponta nasal deve ser rompido e, então, reposicionado e fixado.

A incisão transcolumelar é realizada no formato de uma gaivota em voo (Fig. 16.6). Essa incisão é feita próximo da porção proximal no terço médio da columela. Depois de o nariz ser desprojetado, a incisão avança proximalmente e, se realizada em posição baixa na columela, pode deslocar-se para muito perto da junção nasolabial. Após a conclusão da incisão transcolumelar, a incisão na margem da cartilagem alar é realizada (Fig. 16.6). A extensão lateral dessa

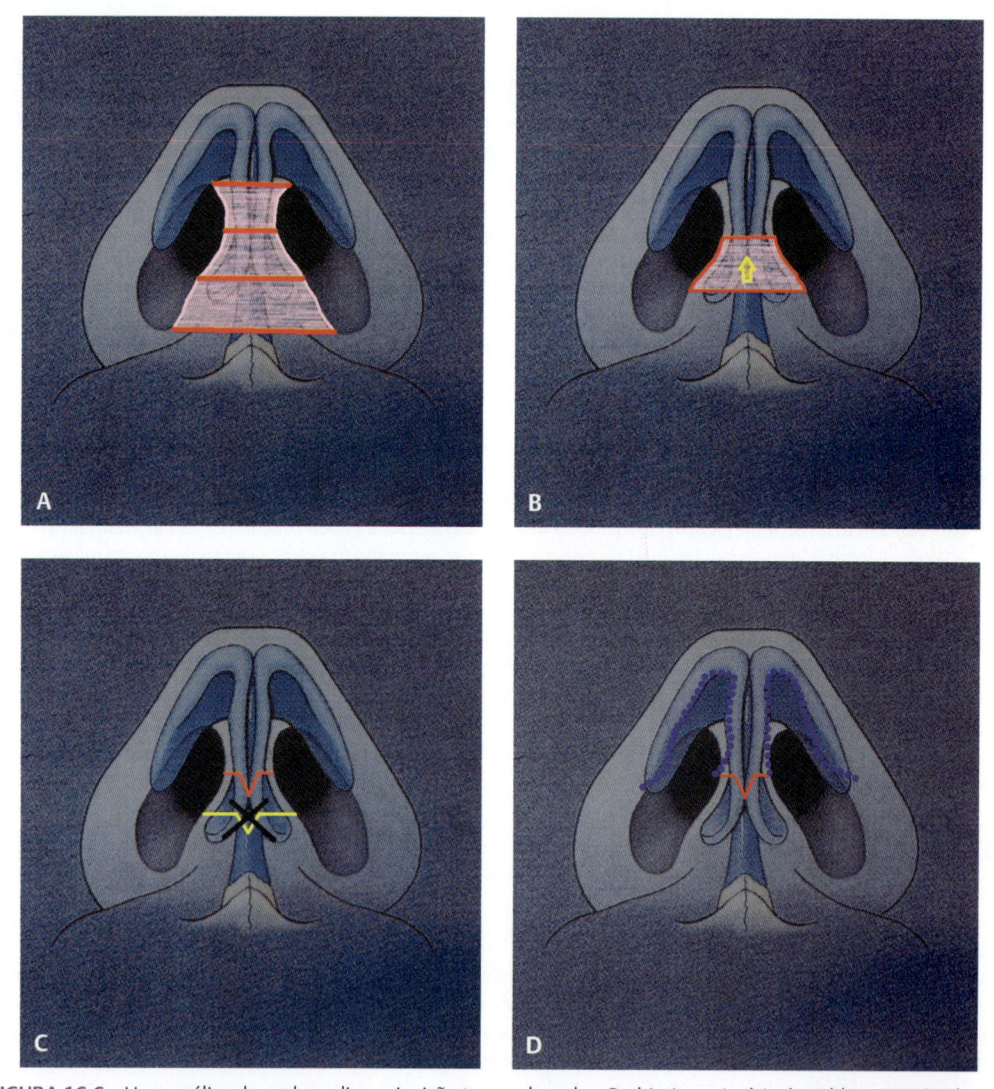

FIGURA 16.6 Uma análise de onde realizar a incisão transcolumelar. O objetivo primário é moldar a incisão de forma similar a uma "gaivota em voo". A columela é conceitualmente dividida em terços iguais **(A)**, desprezando os terços superior e inferior **(B)**. **C:** A borda superior ao longo do terço médio é escolhida para o sítio de incisão. **D:** A partir desse ponto, incisões marginais ao longo da borda distal das cartilagens inferiores podem ser realizadas.

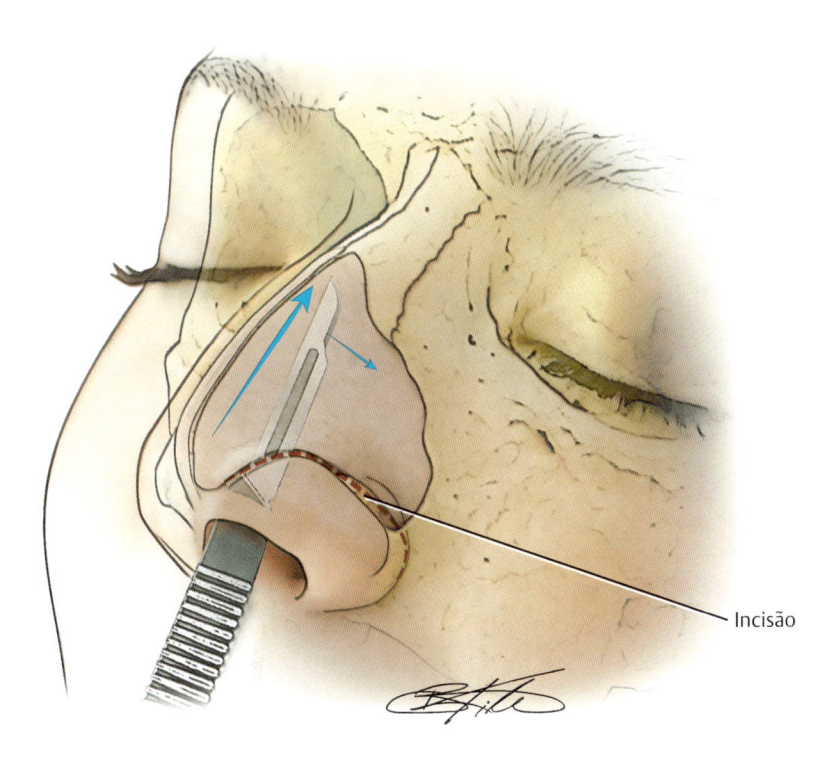

FIGURA 16.7
O pericôndrio é incisado superficialmente ao nível previsto das osteotomias dorsais e é elevado apenas sobre o dorso nasal.

incisão será determinada pelo comprimento e contorno da crura lateral. Se excessivamente longa, com uma recurvatura existente, a extensão lateral da incisão da margem da cartilagem alar será estendida.

O tecido mole é descolado das cartilagens da ponta nasal e do dorso nasal, abaixo do SMAS (sistema musculoaponeurótico superficial) e adjacente ao pericôndrio. A margem inferior do pericôndrio é incisada superficialmente ao nível previsto das osteotomias dorsais, e o pericôndrio é elevado apenas sobre o dorso nasal (Fig. 16.7). As cartilagens da ponta nasal são, então, liberadas do ângulo septal anterior com uma dissecção cortante, a qual pode incluir separação completa da crura medial. O septo caudal é identificado, e incisões são realizadas no mucopericôndrio, na margem caudal do septo bilateralmente. Retalhos mucopericondriais e mucoperiosteais completos são elevados bilateralmente (Fig. 16.8). Isso ajudará na preservação do mucopericôndrio quando a cartilagem for incisada.

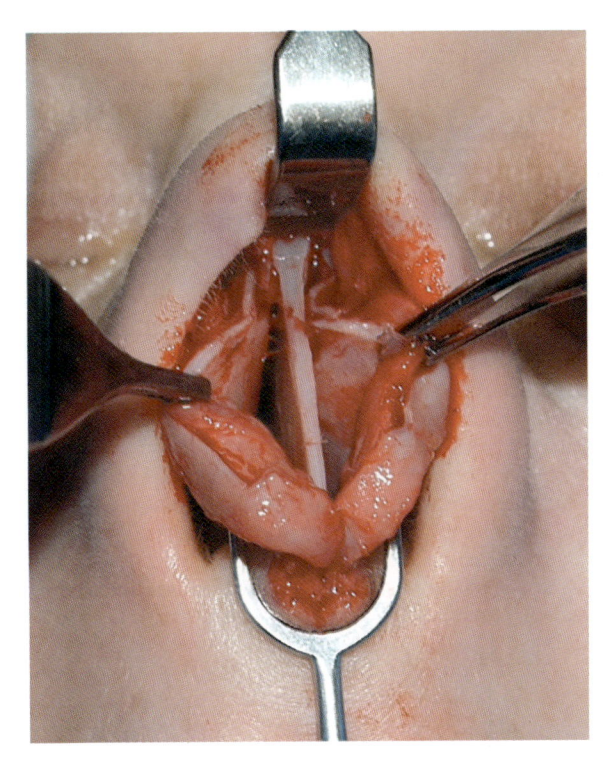

FIGURA 16.8
Retalhos mucopericondriais e mucoperiosteais completos são elevados bilateralmente.

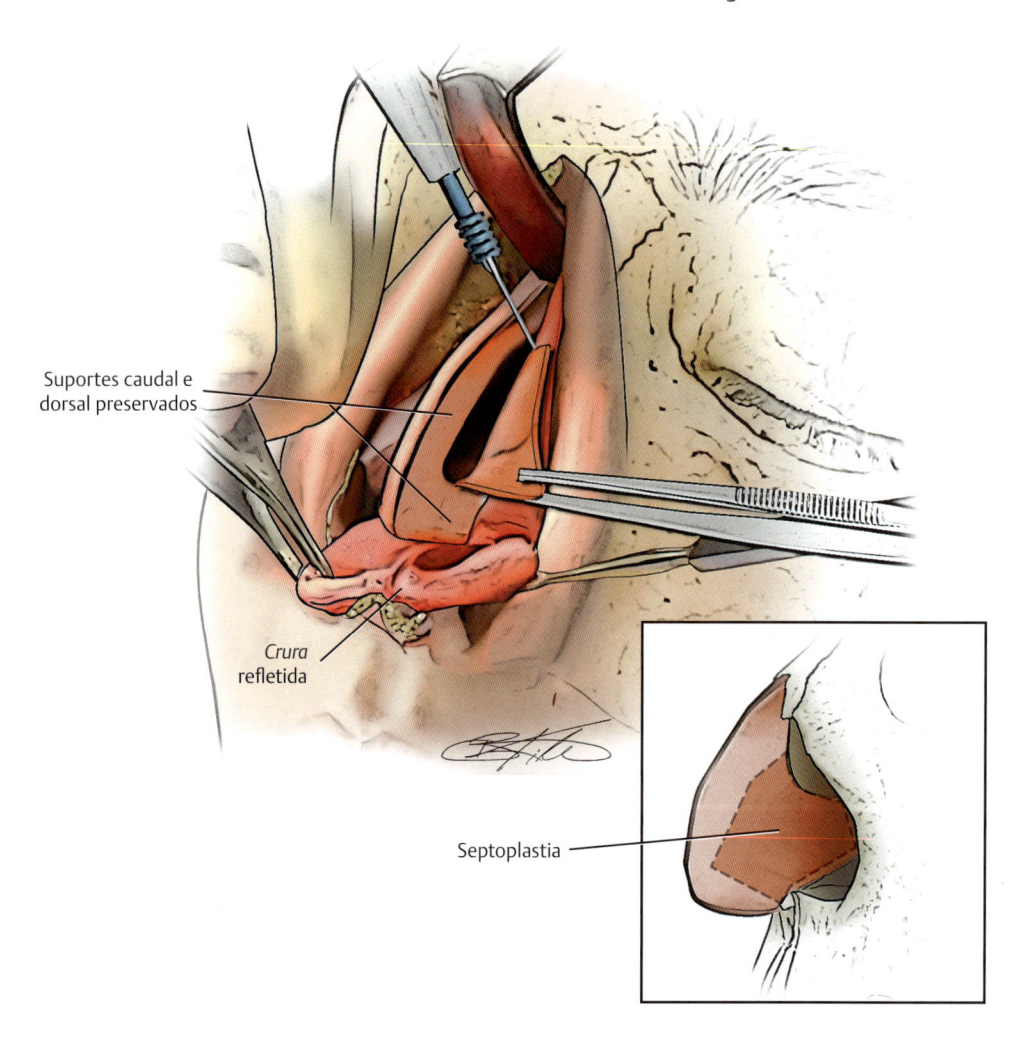

FIGURA 16.9 Uma septoplastia realizada com a preservação de um suporte dorsal e caudal.

Também possibilita o retrodeslocamento e o reposicionamento desses retalhos quando o nariz é reduzido, evitando a necessidade de secção da mucosa septal após a redução. O mucopericôndrio e o mucoperiósteo também são elevados abaixo do dorso nasal, incluindo as cartilagens laterais superiores e o dorso ósseo. Isso é realizado em uma tentativa de preservar a separação entre a cavidade nasal e o dorso nasal. Também ajuda a alcançar estabilidade durante o reparo e o processo de cicatrização.

A septoplastia é realizada com a preservação de um suporte dorsal e caudal (Fig. 16.9). A cartilagem é separada do septo ósseo com o uso de um descolador de Cottle. Em seguida, a cartilagem é incisada acima da deflexão de forma paralela ao dorso nasal e 1 cm posterior à margem caudal do septo. Essas incisões se cruzam, preservando pelo menos 1 cm do suporte dorsal e caudal. Se houver tensão sobre o septo caudal, criando um deslocamento caudal, o suporte caudal é separado da espinha nasal, encurtado apropriadamente e reaproximado à espinha maxilar anterior com uma sutura de *nylon* 5-0.

A angulação e a altura dorsal desejadas são, então, determinadas. As cartilagens laterais superiores são incisadas, preservando a altura de seus segmentos distais. A altura das cartilagens laterais superiores distais é preservada, mas as mesmas são liberadas da cartilagem septal. A liberação tardia das cartilagens laterais superiores serve para preservar sua estabilidade durante a incisão proximal. Se forem liberadas prematuramente, a precisão da incisão simétrica e a redução serão mais difíceis. Após as cartilagens laterais superiores terem sido liberadas do dorso cartilaginoso, a redução é estendida pela cartilagem quadrangular dorsal. A margem caudal do septo será incisada em continuidade com a redução dorsal, se isso for considerado necessário (Fig. 16.10). O osteótomo de Rubin é inserido, e a margem inferior dos ossos nasais encaixada (Fig. 16.11). Em seguida, o osteótomo é orientado em uma direção mais superficial para evitar a ressecção excessiva do dorso ósseo. Pelo fato de os ossos nasais serem mais espessos imediatamente abaixo do dorso nasal, o osteótomo tende a penetrar na porção lateral mais fina dos ossos nasais, predispondo a uma ressecção excessiva. Nesse ponto, a redução incremental do dorso cartilaginoso será realizada para alcançar a altura e o contorno dorsal desejados (Fig. 16.12).

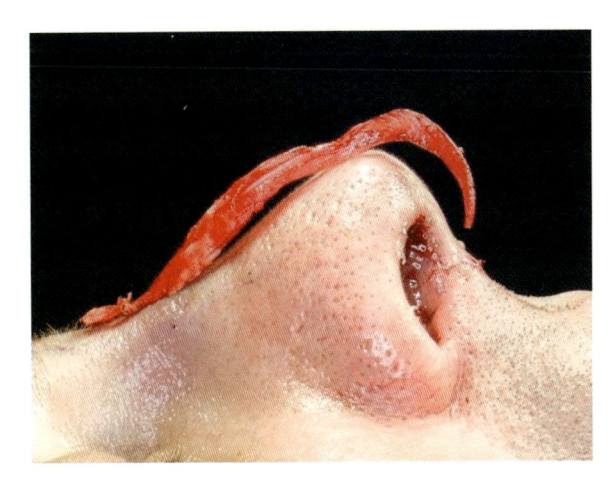

FIGURA 16.10
A margem caudal do septo incisada em continuidade com a redução dorsal.

O refinamento da ponta nasal é agora realizado para se igualar ao dorso nasal. A borda cefálica da *crus* lateral é desbastada conforme necessário, preservando um mínimo de 6 a 8 mm no domo (Fig. 16.13). No nariz de tensão, com *crura* mediais alongadas, a divisão do domo, com ressecção de uma porção nas *crura* medial e lateral, pode ser necessária (Fig. 16.14). Isso é realizado em continuidade com o desbaste da margem cefálica. Quando as *crura* mediais não são alongadas, um recuo crural medial e o reposicionamento no septo caudal podem alcançar o encurtamento da perna central do tripé. Esta técnica evita a ressecção da cartilagem do domo. A divisão do domo com ressecção de uma porção das *crura* lateral e intermediária também pode ser necessária quando existem assimetrias significativas na cartilagem lateral inferior (Fig. 16.15). Quando o contorno da ponta nasal é simétrico, a faceta é esteticamente agradável, e as cruras mediais não são alongadas, um reposicionamento crural medial com retalho crural

Osteótomo de Rubin

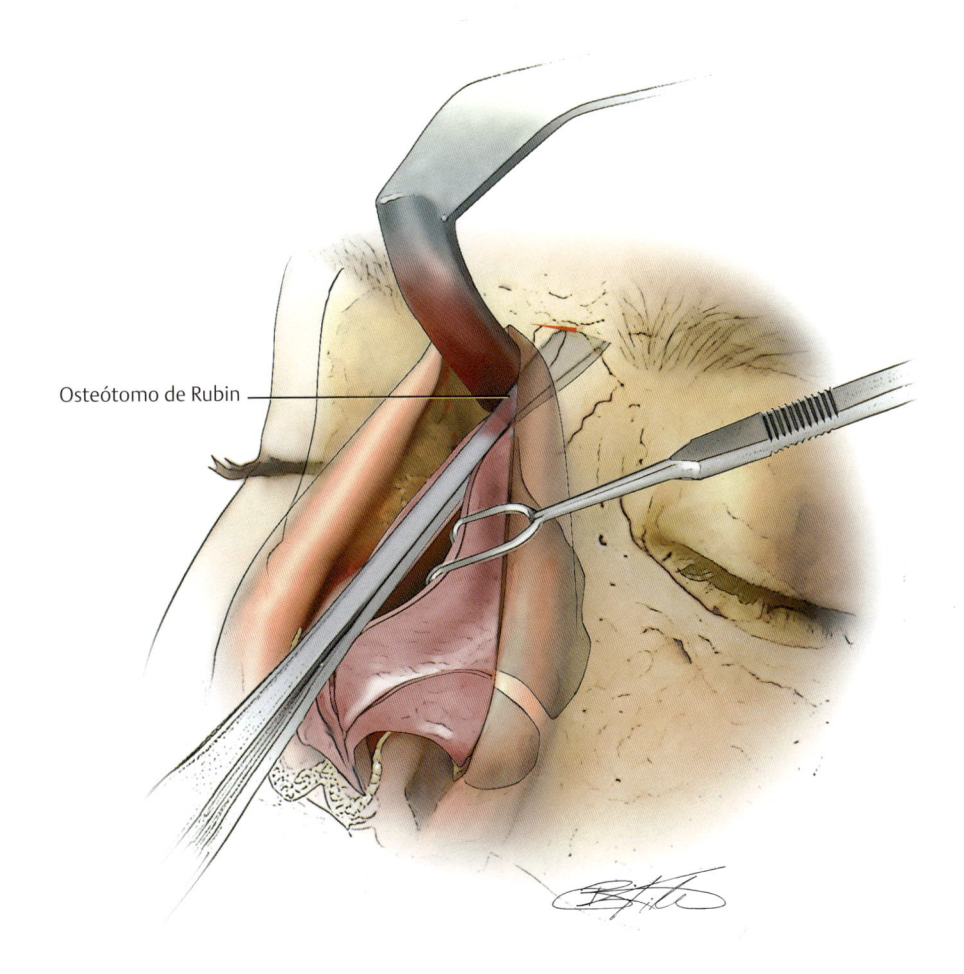

FIGURA 16.11 Encaixe da margem inferior dos ossos nasais com um osteótomo de Rubin.

Redução do dorso cartilaginoso

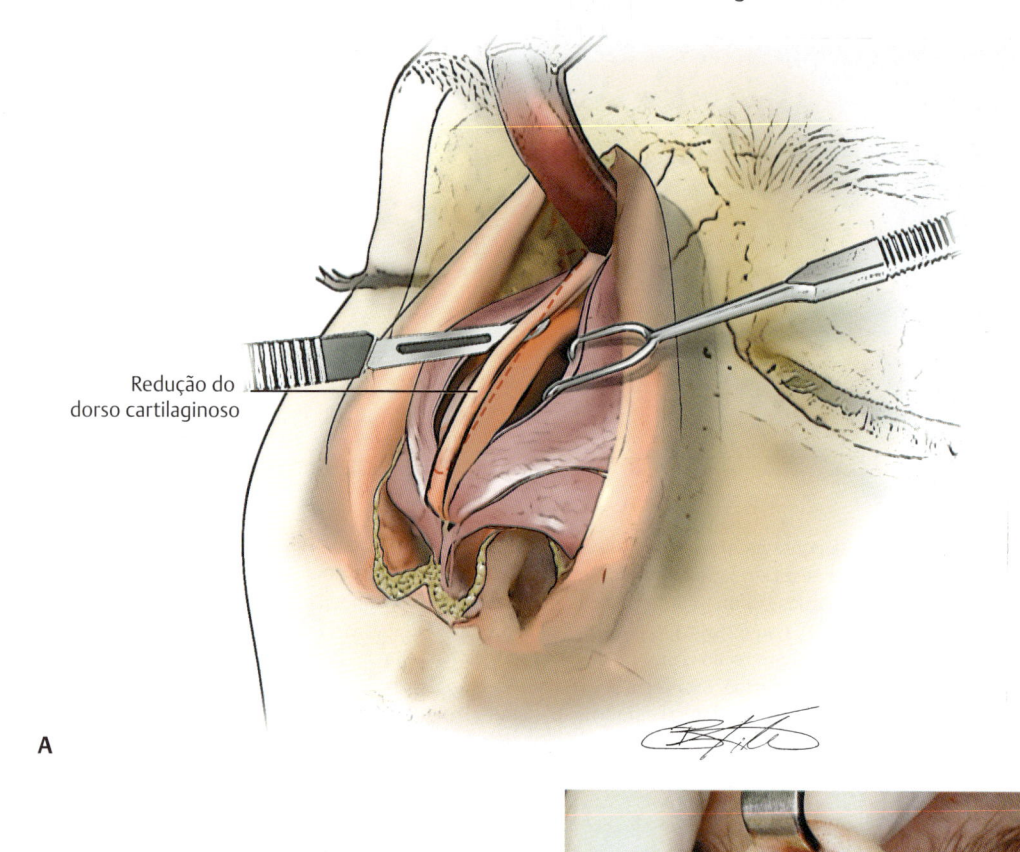

A

FIGURA 16.12
A redução incremental do dorso cartilaginoso é realizada para alcançar a altura e o contorno dorsal desejado. (**A**: Ilustração; **B**: fotografia da cirurgia).

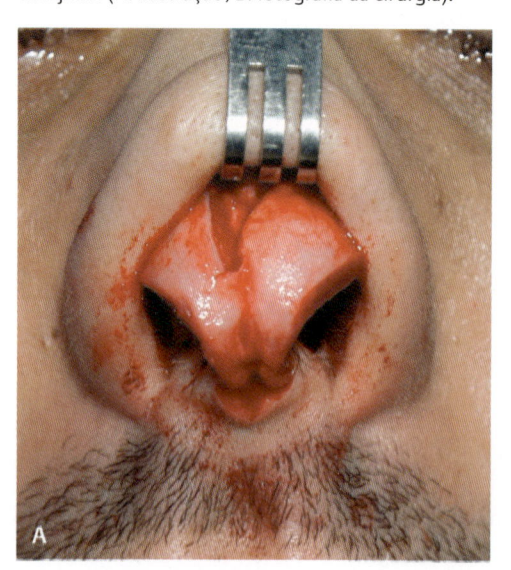

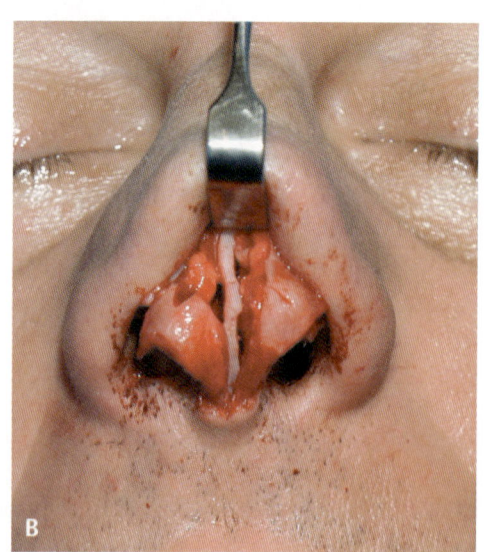

FIGURA 16.13 (**A, B**) Desbaste da borda cefálica ao longo das *crura* laterais, com preservação de uma tira no domo.

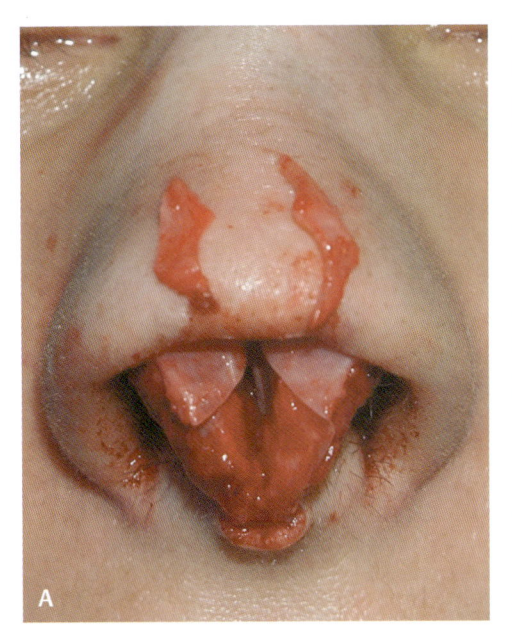

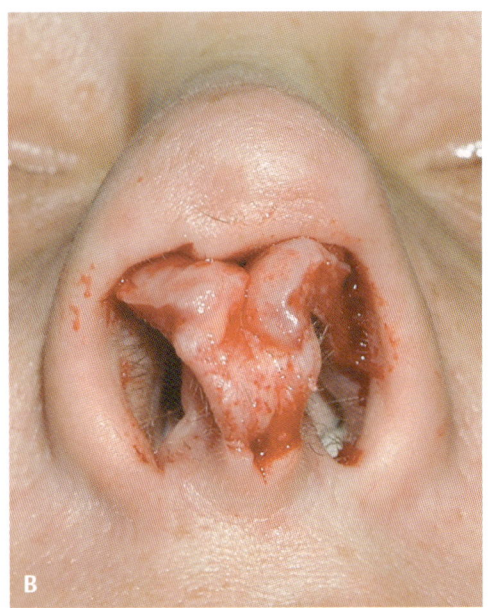

CAPÍTULO 16   Manejo do Perfil na Rinoplastia: o Nariz de Tensão   175

FIGURA 16.14   **A, B:** Um nariz de tensão com *crura* mediais alongadas em que foi necessária a divisão do domo, com ressecção de uma porção das *crura* mediais e laterais.

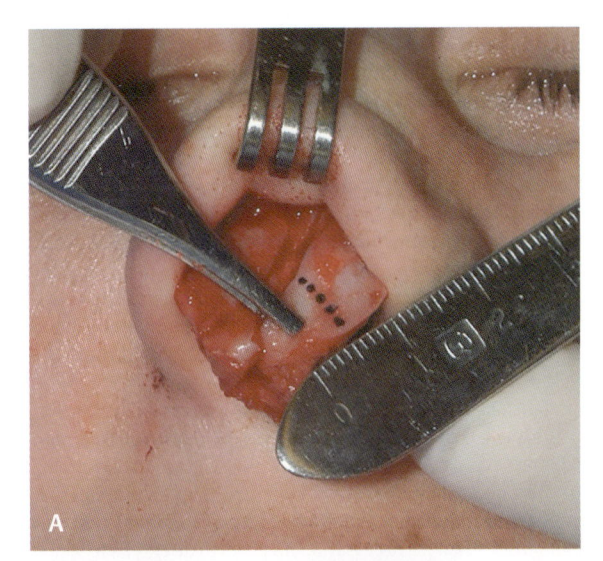

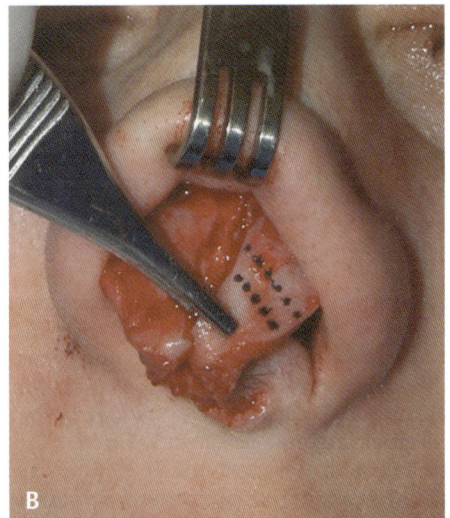

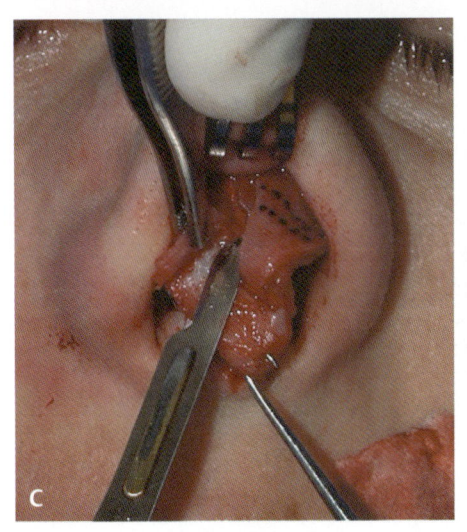

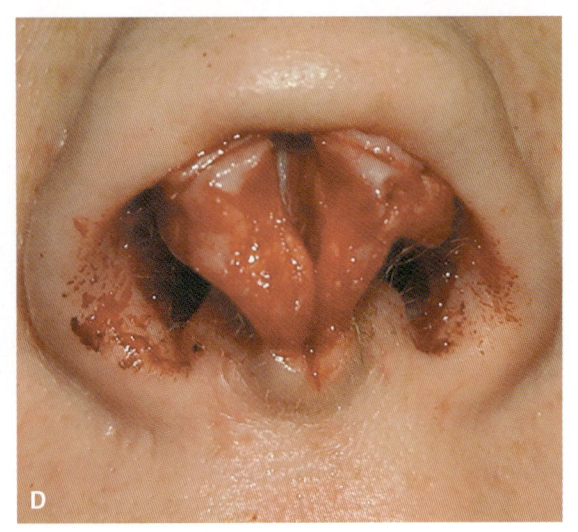

FIGURA 16.15   **A-D:** Divisão do domo com ressecção de uma porção das *crura* lateral e intermediária também pode ser necessária quando existem assimetrias significativas nesta porção da cartilagem lateral inferior.

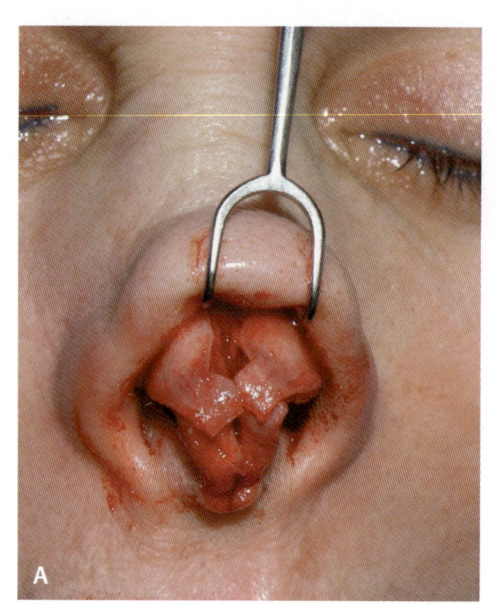

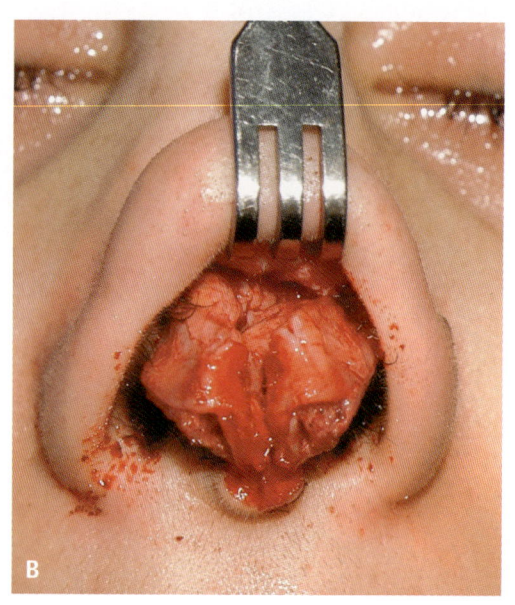

FIGURA 16.16 A, B: Quando o contorno da ponta nasal é simétrico e as *crura* mediais não são alongadas, pode ser realizado o reposicionamento das *crura* mediais com retalho crural lateral.

lateral é realizado (Fig. 16.16). O resultado é o encurtamento de todas as pernas do tripé ao mesmo tempo em que o domo é preservado, em particular a margem caudal das cartilagens laterais inferiores do domo. Se as cartilagens da ponta nasal foram divididas lateralmente, medialmente ou no domo, os segmentos medial e lateral são reaproximados nesse momento com um fio de sutura de Maxon 6-0 suspenso em uma agulha cilíndrica. As cartilagens laterais inferiores não são reaproximadas na linha média até que o dorso cartilaginoso seja reconstruído.

Nesse ponto, na rinoplastia, são moldados enxertos expansores para a manutenção da via aérea nasal, visto que a correção do nariz de tensão é uma técnica redutora. Eles são cortados a partir do segmento mais reto da cartilagem septal coletada. Os enxertos expansores são, então, divididos e estreitados conicamente nos segmentos superiores, os quais se estendem sob a junção ósseo-cartilaginosa do dorso nasal. O segmento dorsal do enxerto expansor é o lado comum do segmento cartilaginoso dividido. Isso garante que a largura dos enxertos expansores no dorso seja idêntica e que qualquer concavidade ou convexidade possa ser usada de forma oposta (Fig. 16.17). Os enxertos expansores são aproximados à cartilagem quadrangular com duas ou três suturas de colchoeiro horizontais com fio Maxon 6-0. Após a fixação dos enxertos expansores, as cartilagens laterais superiores são reposicionadas e suturadas aos enxertos expansores e à cartilagem quadrangular com a mesma sutura de colchoeiro horizontal.

Assim que a arquitetura dorsal é fixada, a margem cefálica da *crus* intermediária das cartilagens laterais inferiores é estabilizada usando-se uma sutura no domo e/ou sutura de fixação crural medial (Fig. 16.18). Isso é realizado para definir o grau de exibição columelar e a projeção da ponta nasal e para equalizar os domos. Quando apropriado, a sutura das *crura* mediais no septo caudal é preferível ao uso de um suporte columelar (*strut*) (Fig. 16.19), pois cria um mecanismo de suporte mais estável e confiável para as cartilagens da ponta. Recomendo precaução nessa manobra, pois erros de cálculo são imperdoáveis. Se o septo caudal adicional for necessário, um enxerto de extensão septal

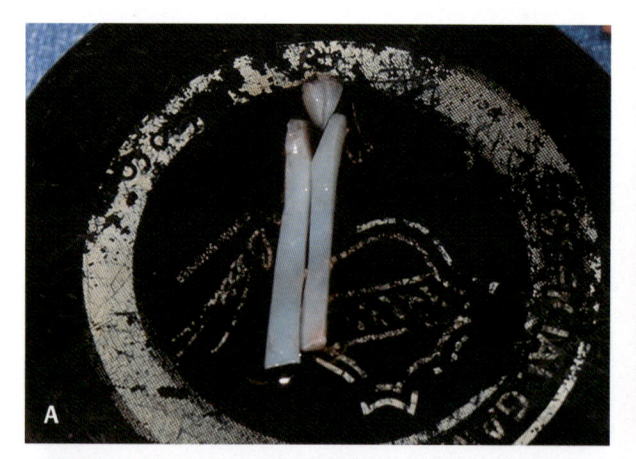

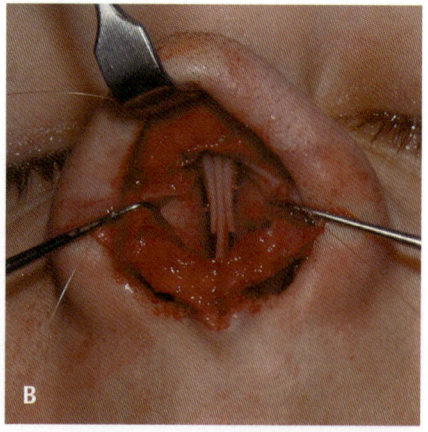

FIGURA 16.17 A: O segmento dorsal do enxerto expansor é o lado comum do segmento cartilaginoso dividido. Isso garante que a largura dos enxertos expansores no dorso seja idêntica, e qualquer concavidade ou convexidade pode ser usada de modo oposto **(B, C).**

CAPÍTULO 16 Manejo do Perfil na Rinoplastia: o Nariz de Tensão 177

Enxertos expansores

C
FIGURA 16.17 *(Continuação.)*

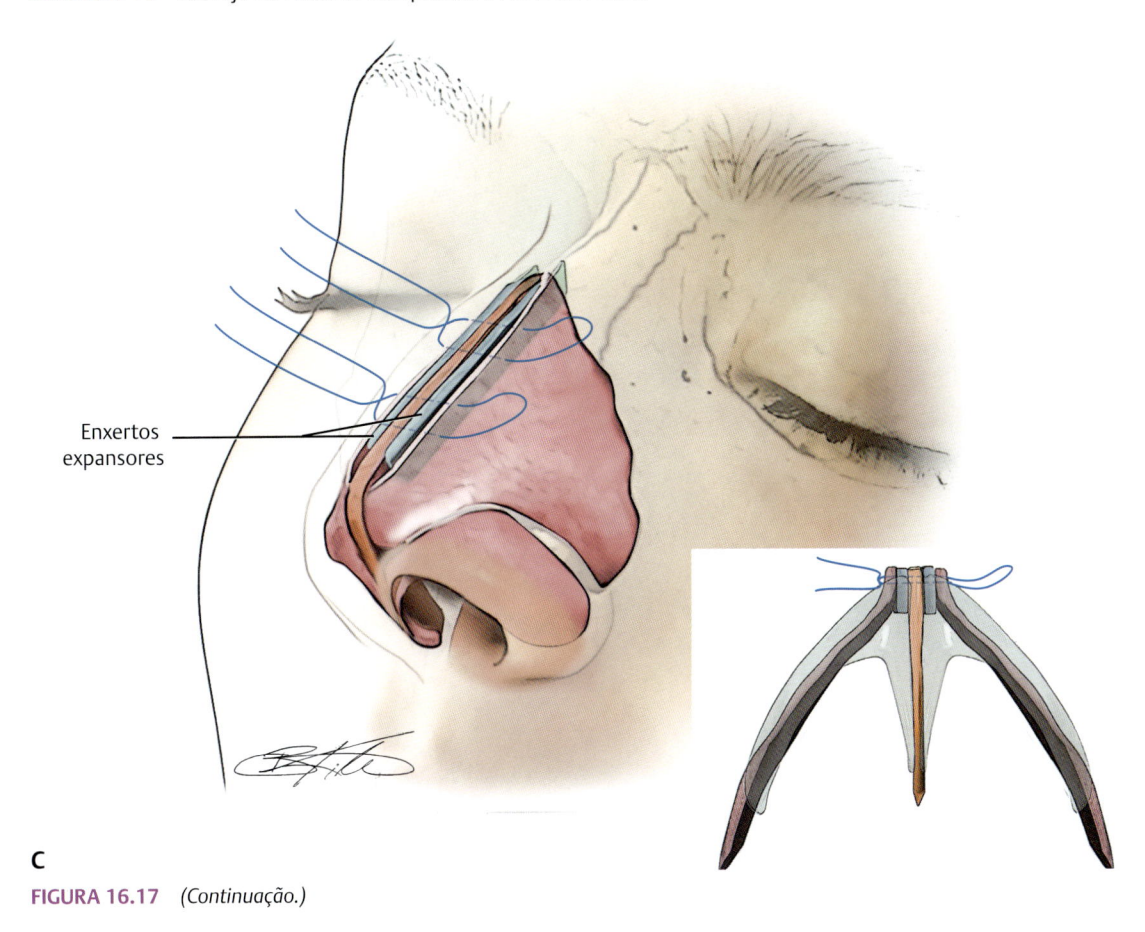

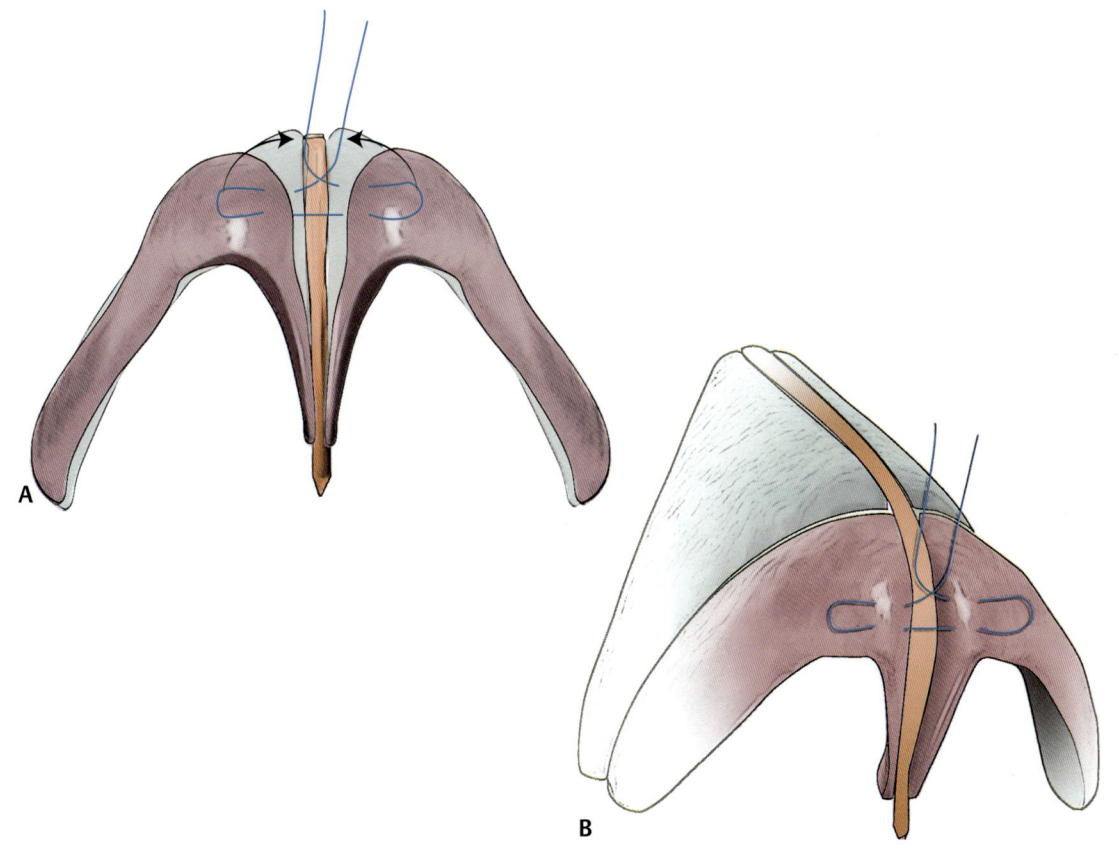

A

B

FIGURA 16.18 **A, B:** Estabilização com sutura ao longo da margem cefálica das *crura* intermediárias das cartilagens inferiores. Isso ajuda a definir o grau de exibição columelar, a projeção da ponta nasal e equaliza os domos.

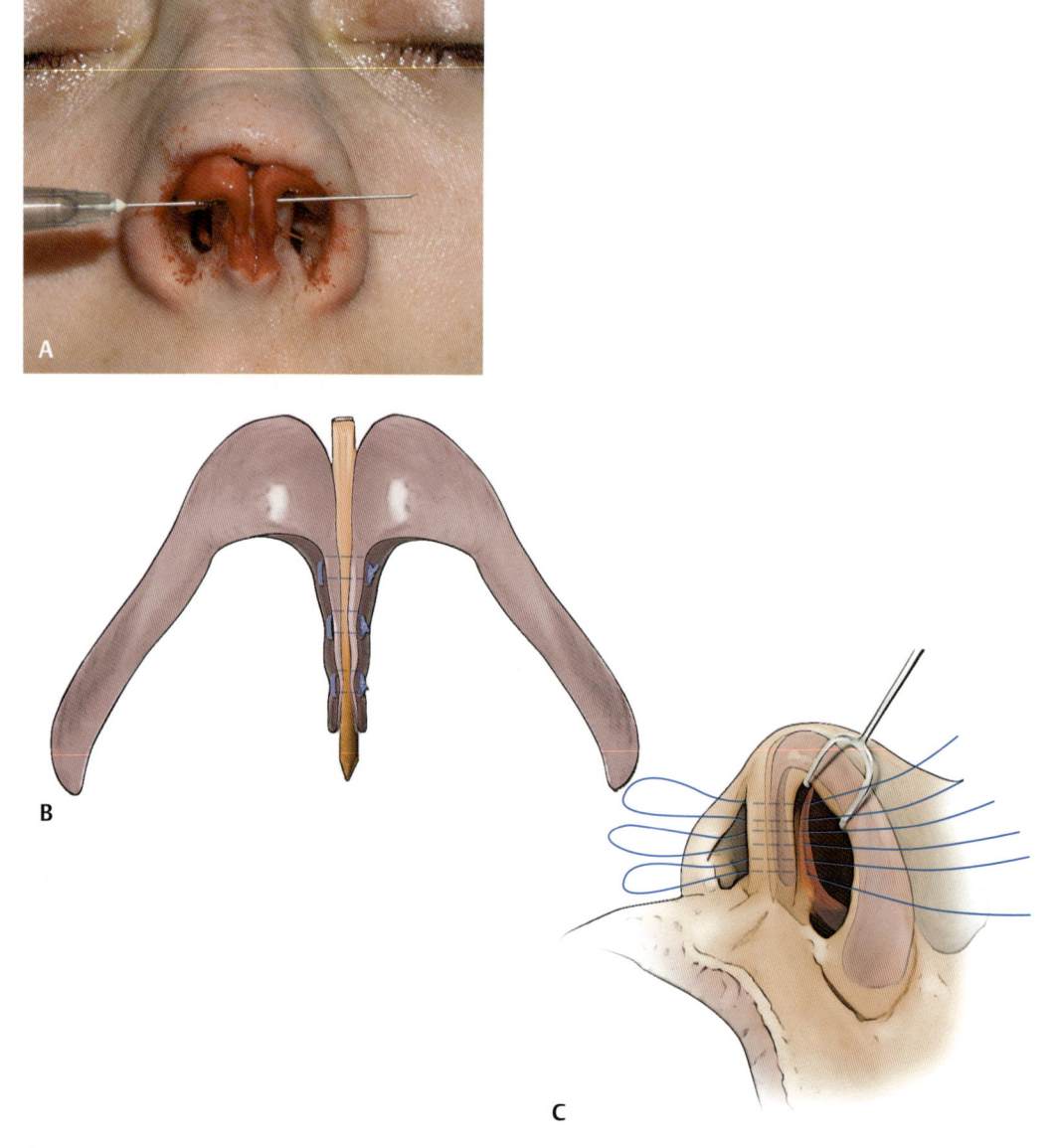

FIGURA 16.19 A–C: Quando apropriado, a sutura das *crura* mediais no septo caudal é preferível ao uso de um suporte columelar (técnica *tongue-in-groove*).

caudal é suturado no suporte caudal do septo, em vez de se usar um suporte columelar. As cruras mediais são fixadas ao septo caudal ou ao enxerto de extensão septal caudal com uma sutura cromada 4-0. A rotação da ponta nasal terá sido determinada pelo grau de encurtamento da *crus* lateral. Quando a ponta é estabilizada no septo caudal, os retalhos mucopericondriais são aproximados à cartilagem quadrangular com uma sutura contínua, de pontos de adesão, tipo sutura de colchoeiro com fio cromado 4-0. Isso é realizado com o deslocamento retrógrado dos retalhos mucopericondriais, a fim de se evitar o acúmulo de tecido mole na válvula nasal interna.

Osteotomias mediais são realizadas antes do fechamento da incisão transcolumelar, permitindo a inserção do osteótomo a partir da superfície dorsal do nariz. A realização de osteotomias mediais dessa forma evita o rompimento do mucopericôndrio e do mucoperiósteo, bem como a possível luxação dos enxertos expansores criados por uma osteotomia medial transnasal/transmucosa. Após a realização das osteotomias mediais, a incisão é fechada em multicamadas com o uso de suturas subcutâneas Maxon 6-0 para fechamento da incisão transcolumelar e das incisões nas margens das cartilagens alares. A epiderme da columela é aproximada com categute simples 6-0. Depois do fechamento das incisões, a ferida cirúrgica é irrigada com solução antibiótica.

Para pacientes submetidos à ressecção do domo com encurtamento das *crura* medial e lateral, um enxerto de ponta nasal morselizado será moldado e fixado na margem inferior das cartilagens laterais inferiores para camuflar a borda reconstruída. Se houver recurvatura acentuada da crura lateral, um enxerto de reforço alar será suturado à crura lateral, estendendo-se além da recurvatura (Fig. 16.20).

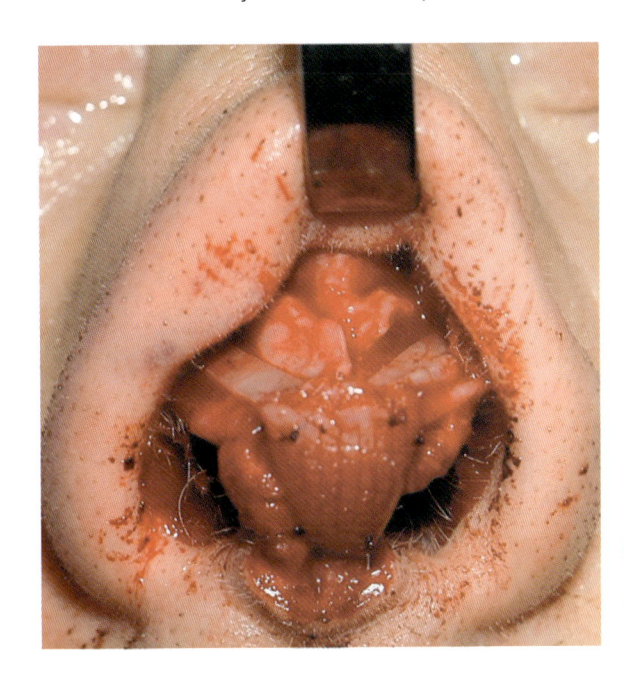

FIGURA 16.20
Correção da recurvatura acentuada da *crus* lateral com enxertos de reforço alar que são suturados na *crus* lateral e estendem-se além da recurvatura.

Osteotomias laterais são realizadas após o fechamento de todas as incisões. Isso permite a colocação imediata do curativo cirúrgico após a realização das osteotomias, uma manobra que visa à redução de equimose e edema. O sítio da osteotomia lateral é infiltrado com lidocaína e epinefrina antes da realização das osteotomias mediais. Uma incisão é realizada na abertura piriforme, ao nível de inserção do corneto inferior. O descolador de Joseph é usado para criar um túnel subperiosteal no sítio da osteotomia lateral. Um osteótomo recém-afiado de 2 mm é usado. A osteotomia é realizada na forma de uma osteotomia linear inferiormente e uma osteotomia perfurante superiormente (Fig. 16.21). Uma fratura completa é criada com a intenção de mobilizar completamente os segmentos laterais da pirâmide óssea. Se forem realizadas osteotomias intermediárias, estas serão feitas antes da osteotomia lateral e a uma posição de dois terços da distância entre a osteotomia lateral e o dorso.

Curativo Nasal

O curativo nasal não é capaz de conquistar o resultado cirúrgico desejado, mas pode imobilizar e reforçar os componentes estruturais subcutâneos. O curativo nasal é realizado em multicamadas. Após a pele ser limpa e seca, Mastisol é aplicado para auxiliar na aderência do esparadrapo. Uma tira de 2,5 cm de gaze neurocirúrgica é cortada para se estender desde a supraponta até o násio. Esta é colocada no dorso nasal para fornecer uma compressão adequada ao longo do dorso, bem como para auxiliar na facilidade da remoção da tala 1 semana após a cirurgia. Após a colocação de esparadrapos, uma tala Aquaplast é aplicada. A solidificação da tala pode ser acelerada com o uso de uma gaze embebida em água gelada. Após solidificação, a tala é fixada na glabela e nas bochechas com fita Micropore cor da pele 3M.

Nenhum tamponamento nasal interno é usado, exceto na presença de sangramento incontrolável ou ocorrência de colapso nasal após as osteotomias. Quando é necessário tamponar o nariz, uma bainha de Telfa® não aderente é criada, e tiras de Expandacell nasal packing® (Shippert Medical) são empilhadas dentro da bainha. Quando colocado, o tampão é removido no primeiro dia pós-operatório, como componentes individuais (ou seja, cada tira do tampão nasal é removida separadamente, seguido pela bainha de Telfa®).

CONDUTA PÓS-OPERATÓRIA

Durante a fase aguda de 3 semanas, o paciente é instruído a evitar qualquer esforço físico, a dormir com a cabeça elevada, não assoar ou digitalizar a cavidade nasal e usar óculos apenas quando a tala estiver presente. Quando a tala é removida, não podem ser usados óculos durante 6 semanas após a cirurgia. As incisões nas margens alares e a transcolumelar devem ser limpas duas vezes por dia, ou mais frequentemente, se necessário, com peróxido de hidrogênio seguido pela aplicação de pomada antibiótica. Atualmente uso uma pomada antibiótica com ação contra *Staphilococcus aureus* resistente à meticilina. Antibióticos orais pós-operatórios também são fornecidos por 8 dias após a cirurgia.

O paciente é examinado frequentemente durante os primeiros 10 dias pós-operatórios. A primeira consulta pós-operatória ocorre em 24 a 48 horas após a cirurgia. Tamponamento nasal, quando presente, é removido nesse momento. A cavidade nasal é desbridada. Isso é realizado após o uso de descongestionante tópico. As incisões nasais também são limpas, e instruções pós-operatórias são novamente revisadas com o paciente. A próxima consulta

Osteotomia transversa

Osteotomia medial

Osteotomia lateral

Osteotomia intermediária

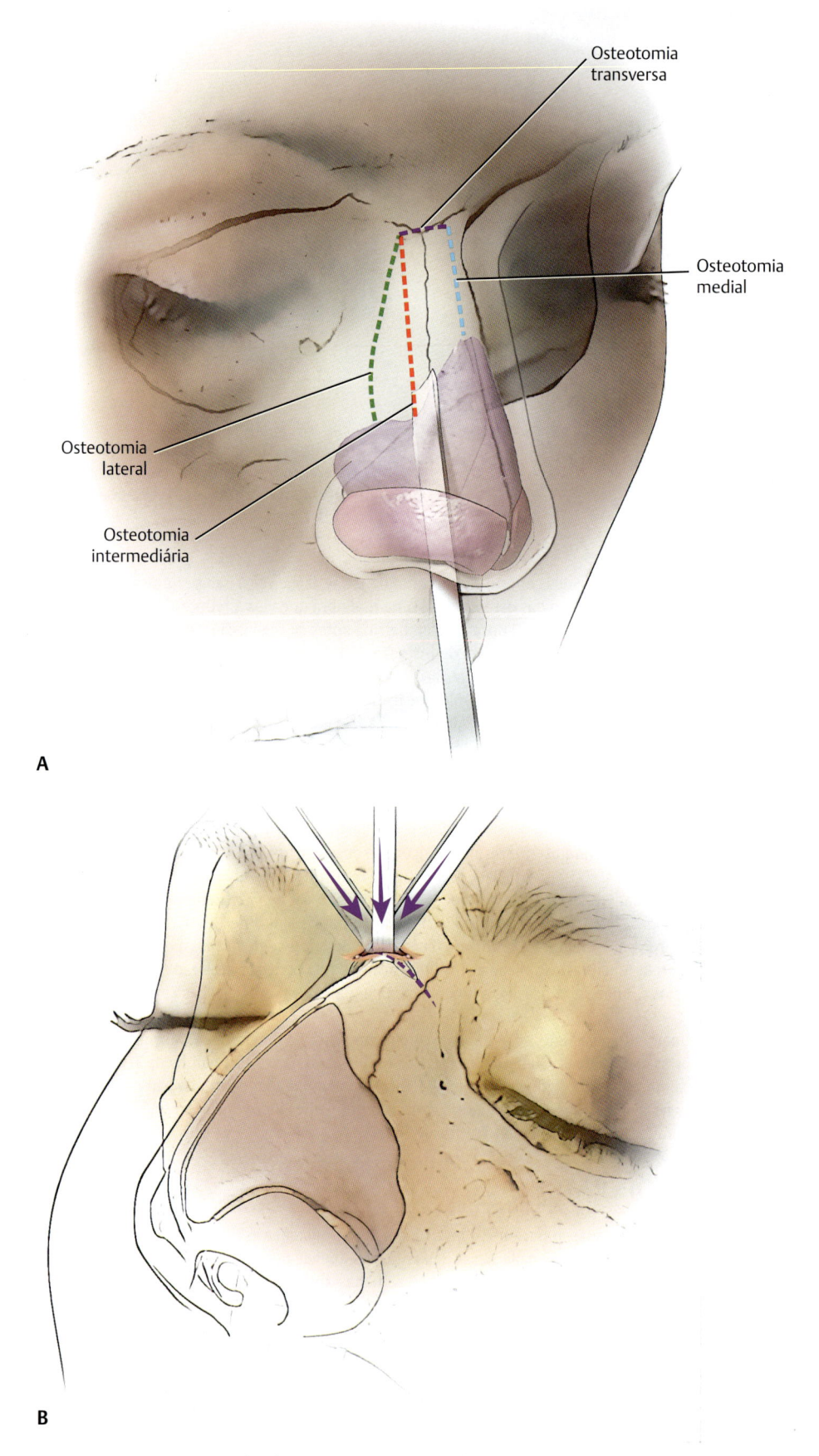

A

B

FIGURA 16.21 A osteotomia é realizada como uma osteotomia linear inferiormente **(A)** e uma osteotomia perfurante superiormente **(B)**.

acontece no 7º dia do pós-operatório. A cavidade nasal é novamente desbridada e limpa, e a tala nasal é removida. Se talas septais nasais internas foram colocadas, serão removidas nesse momento. O nariz é novamente envolto por esparadrapos, mas sem tala. Nesse período, o paciente pode realizar irrigação nasal fazendo lavagens com soro fisiológico, mas não pode assoar o nariz ou usar descongestionantes nasais tópicos. O paciente também é instruído para realizar exercícios nasais a fim de eliminar o edema que pode separar os ossos nasais. Esses exercícios são realizados colocando-se os dedos indicadores ao longo da parede lateral da pirâmide nasal, de forma paralela ao dorso nasal, com a aplicação de uma pressão firme em direção perpendicular ao plano dos ossos nasais. Esta corresponde à posição da orelha oposta. Esses exercícios são continuados por 6 semanas após a cirurgia e realizados regularmente de 50 a 100 vezes por dia. A compressão com os exercícios é mantida por 10 a 15 segundos.

O paciente novamente retorna ao consultório 10 dias após a cirurgia para remoção do esparadrapo e desbridamento da cavidade nasal. Consultas pós-operatórias adicionais são agendadas para 3 e 6 semanas após a cirurgia, bem como para 3, 6 e 12 meses. Todos os pacientes são encorajados a retornar a cada 2 a 3 anos enquanto eu ainda estiver clinicando.

COMPLICAÇÕES

Consequências devem ser diferenciadas de complicações, e elas são previstas de ocorrerem agudamente, mas se resolverão. Com a rinoplastia, haverá um período de edema, e é difícil determinar a duração deste. O edema será acompanhado por uma sensação reduzida na pele nasal e sensibilidade nasal. Na maioria dos casos, o edema se resolveu 3 semanas após a cirurgia; entretanto, a hipoestesia da ponta nasal pode persistir por 6 a 12 meses. Haverá congestão nasal pós-operatória aguda, a qual deve se resolver em 7 a 10 dias. Sensibilidade dolorosa nasal discreta estará presente e pode persistir por 6 semanas após a cirurgia. Algum grau de sensibilidade dolorosa nasal pode persistir por 6 a 12 meses. A incisão transcolumelar terá algum grau de eritema, o qual não deve persistir além de 3 meses pós-cirurgia. O paciente é informado que sentirá seu nariz estranho por 6 semanas a 3 meses e que a sensação normal pode não retornar por 12 meses. Durante as primeiras 24 a 48 horas após a cirurgia, haverá leve sangramento nasal, o qual se resolverá espontaneamente. Isso é diferente da epistaxe pós-operatória aguda, a qual requer intervenção.

As complicações mais frequentes da rinoplastia são resultados insatisfatórios. Estes podem ser estéticos ou funcionais e ocorrem em 5% a 10% dos pacientes, necessitando de rinoplastia de revisão. As complicações estéticas geralmente estão associadas à assimetria da ponta ou do dorso nasal e são facilmente tratadas sob anestesia local com uma abordagem transnasal. Congestão nasal pode ocorrer secundária a colapso da válvula interna ou externa, deflexão septal recorrente, hipertrofia persistente ou recorrente dos cornetos e sinéquias nasais. Ocasionalmente, esses problemas podem ser tratados na clínica ou medicamente, mas geralmente necessitarão de intervenção cirúrgica.

Complicações mais graves, como epistaxe, hematoma septal e infecção, são muito menos comuns. Em 25 anos de prática, tive uma infecção pós-operatória que resultou no comprometimento do resultado com necessidade de rinoplastia de revisão – esse evento ocorreu em uma rinoplastia pós-traumática. Durante aquele mesmo período, houve dois casos de epistaxe severa, necessitando de tratamento de emergência, com um paciente necessitando de tamponamento nasal, e o outro, de uma transfusão sanguínea. Cada um desses episódios ocorreu mais de 7 dias após a cirurgia. Um caso foi um senhor idoso que havia retomado sua terapia com aspirina, enquanto o outro ocorreu em uma jovem tomando diversos medicamentos para endometriose severa. Ambos os eventos envolveram a retomada pelo paciente do uso de medicamentos anti-inflamatórios não esteroidais.

Há casos relatados de rinorreia liquórica, desconforto persistente na osteotomia ou dorso nasal e dormência dos incisivos centrais. Essas complicações são tão raras quanto são difíceis de tratar e requerem grande experiência, paciência e compreensão. Houve a necessidade de revisar apenas uma cicatriz transcolumelar após uma rinoplastia aberta.

RESULTADOS

A paciente na Figura 16.22 representa um nariz de tensão com uma relativa giba dorsal secundária a uma raiz profunda. Se a ponta e o dorso nasal fossem reduzidos para se igualar à raiz profunda, o nariz seria muito pequeno e insatisfatório. Nesse caso, foi necessário reduzir a tensão na ponta e o dorso cartilaginoso, ao mesmo tempo em que a raiz foi aumentada para abordar a relativa giba dorsal.

Esta paciente com uma raiz alta, bem como dorso ósseo com um nariz de tensão e lábio superior curto necessitou de uma ressecção da raiz e espinha maxilar anterior (Fig. 16.23). A ressecção da raiz e a criação de um násio identificável ajudam a diminuir o dorso nasal, bem como rebaixar o perfil do dorso nasal. A ressecção do ângulo septal anterior, da margem caudal do septo e da espinha maxilar anterior permite a elevação da columela sem necessariamente criar rotação. Apesar da colocação de enxertos expansores e da sutura das cartilagens laterais superiores, ainda há colapso da parede nasal lateral esquerda.

Desvio septal caudal frequentemente existe no nariz de tensão (Fig. 16.24). Geralmente é tratado com o encurtamento do suporte caudal para auxiliar na liberação de tensão, a qual é conquistada por meio da redução do ângulo septal anterior. Retalho crural lateral é usado para criar rotação, enquanto a projeção é controlada pelo posicionamento das cruras mediais sobre o septo caudal (Fig. 16.25).

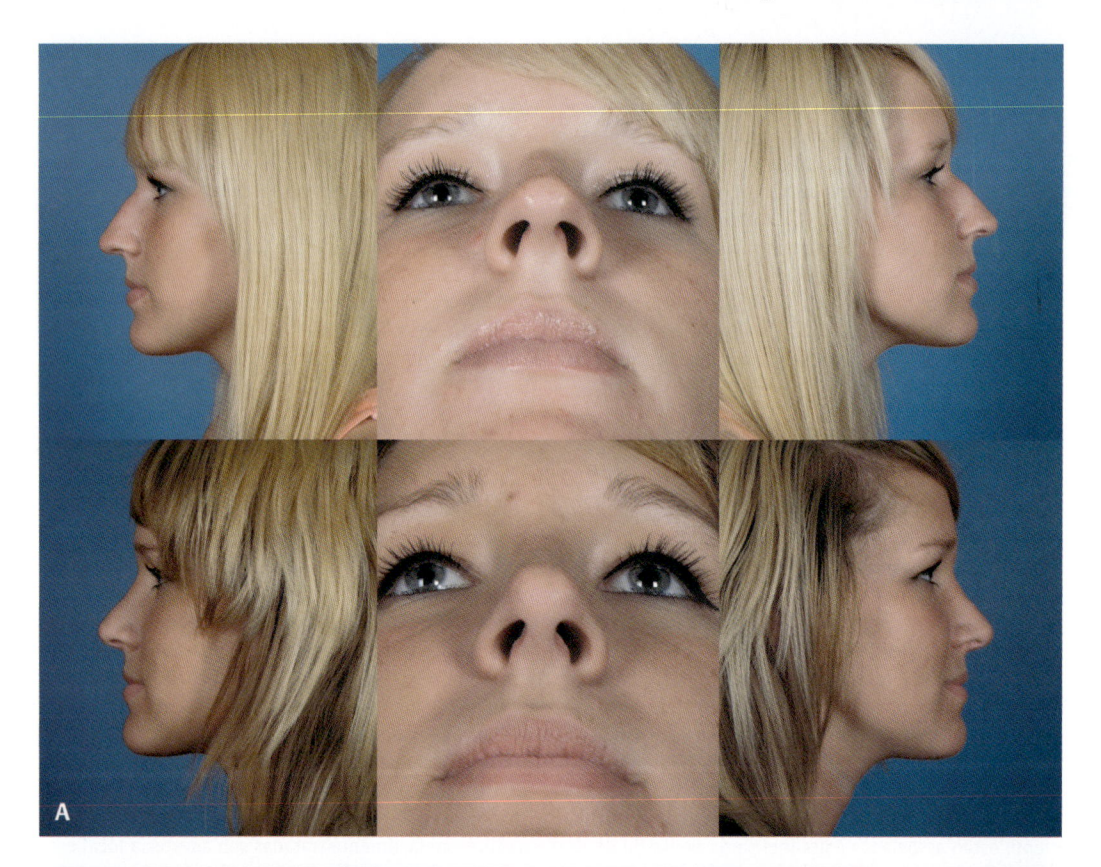

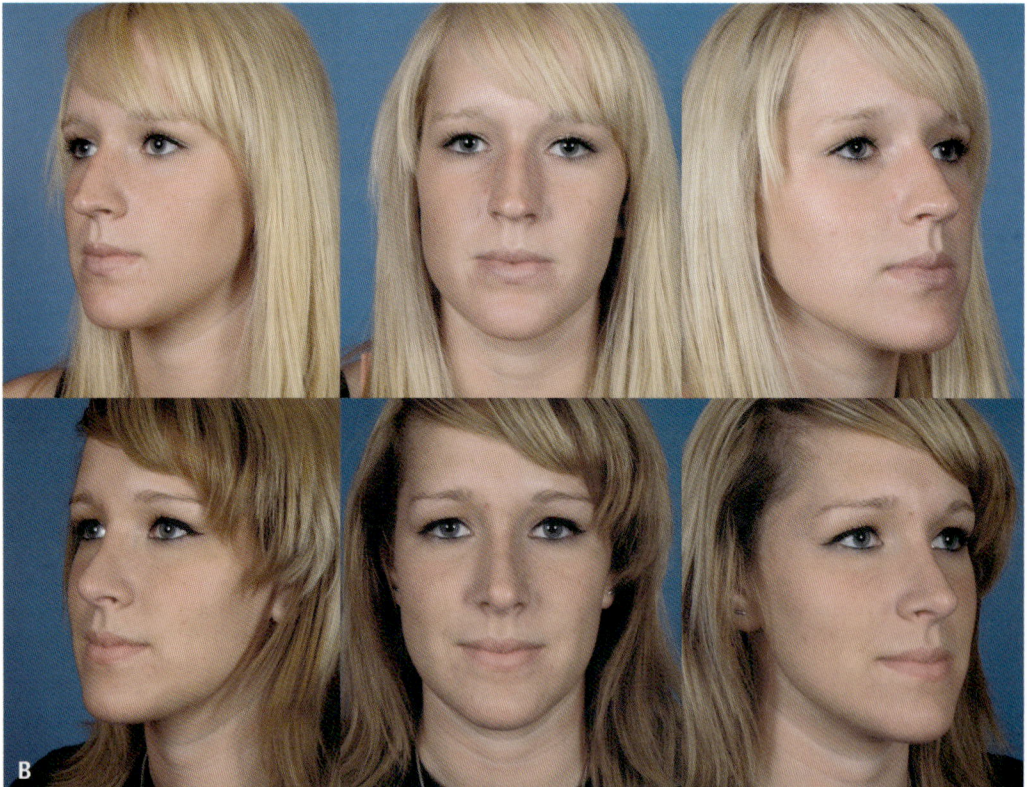

FIGURA 16.22 **A–D:** Redução da tensão na ponta e no dorso cartilaginoso e aumento da raiz com um enxerto cartilaginoso para abordar a relativa giba dorsal. A cor roxa em **(C)** representa a técnica de sobreposição crural lateral para a redução das cartilagens do domo.

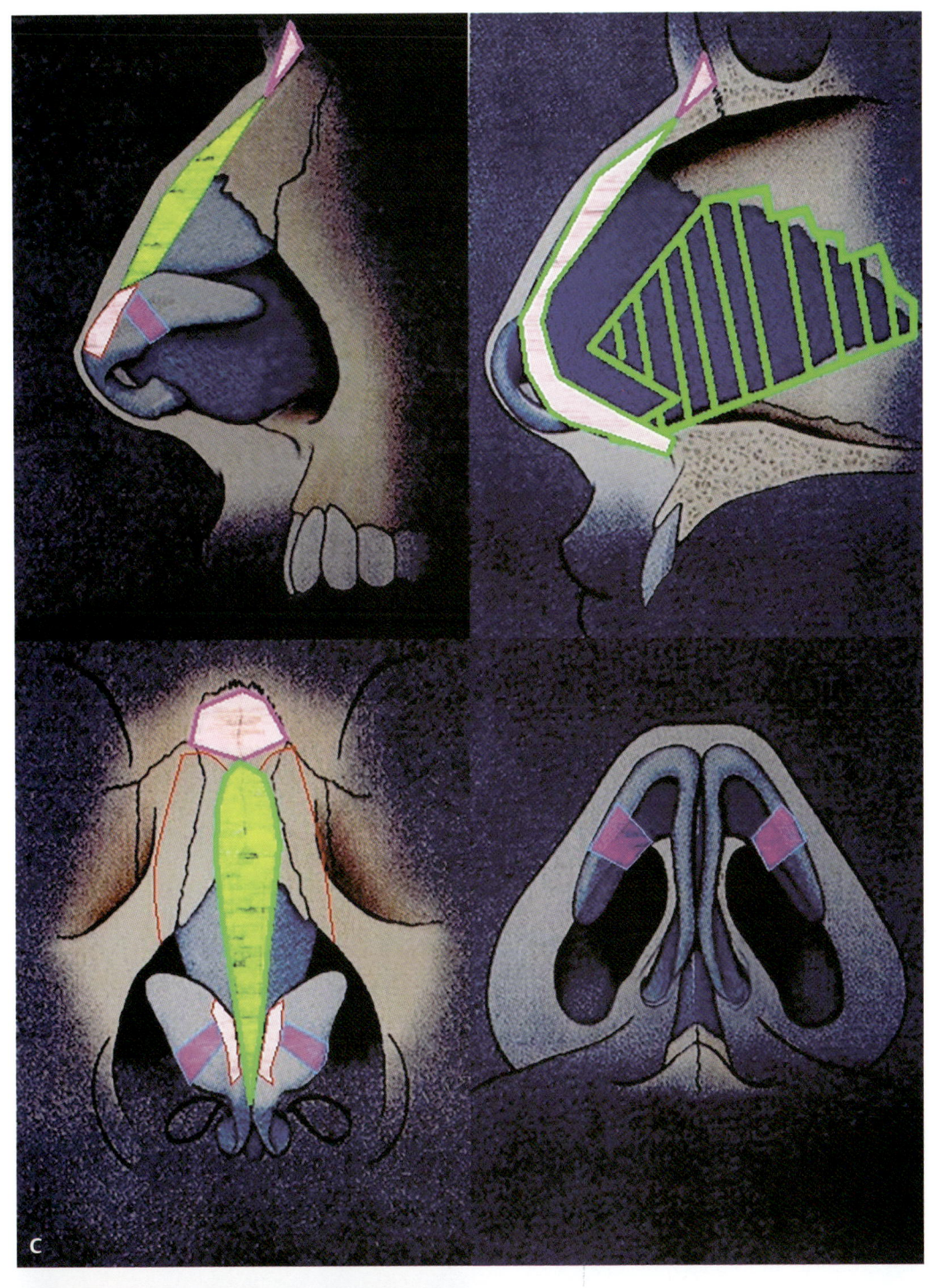

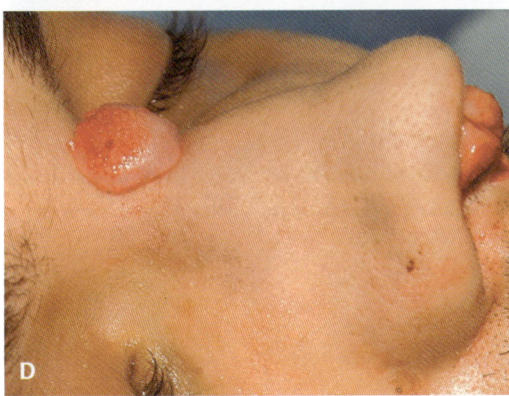

FIGURA 16.22 *(Continuação.)*

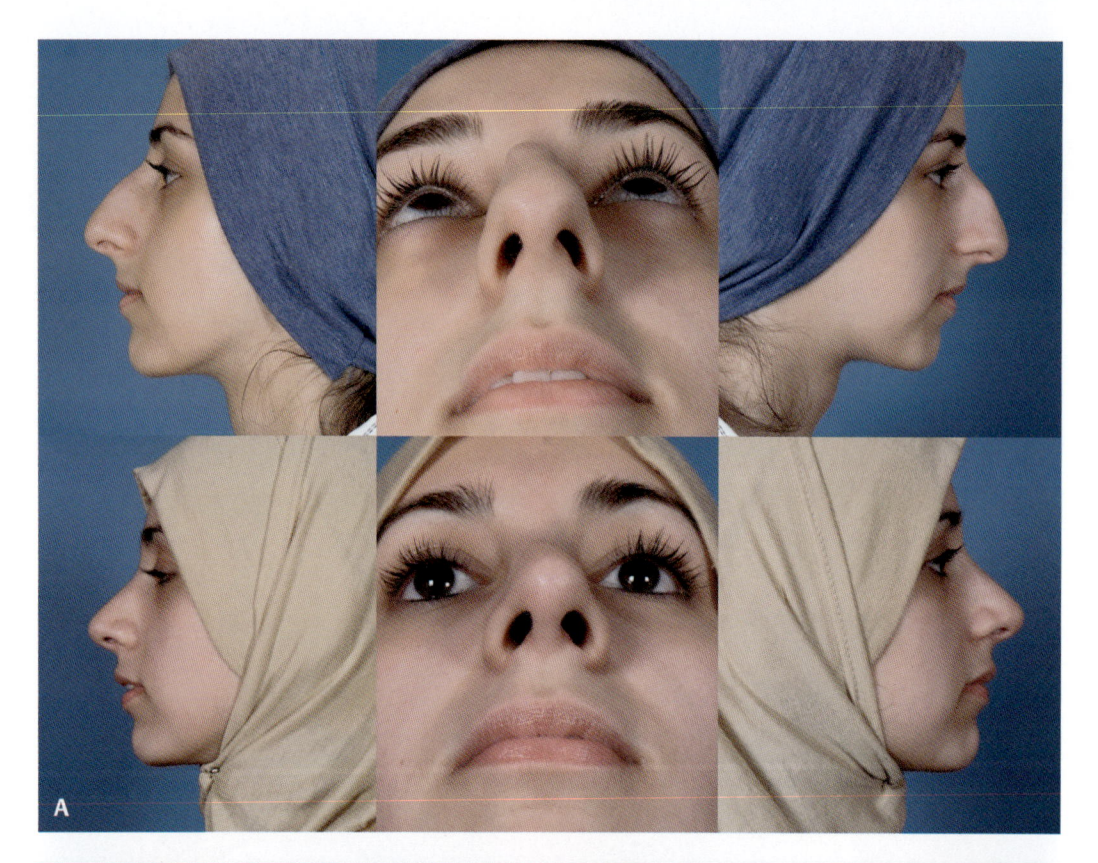

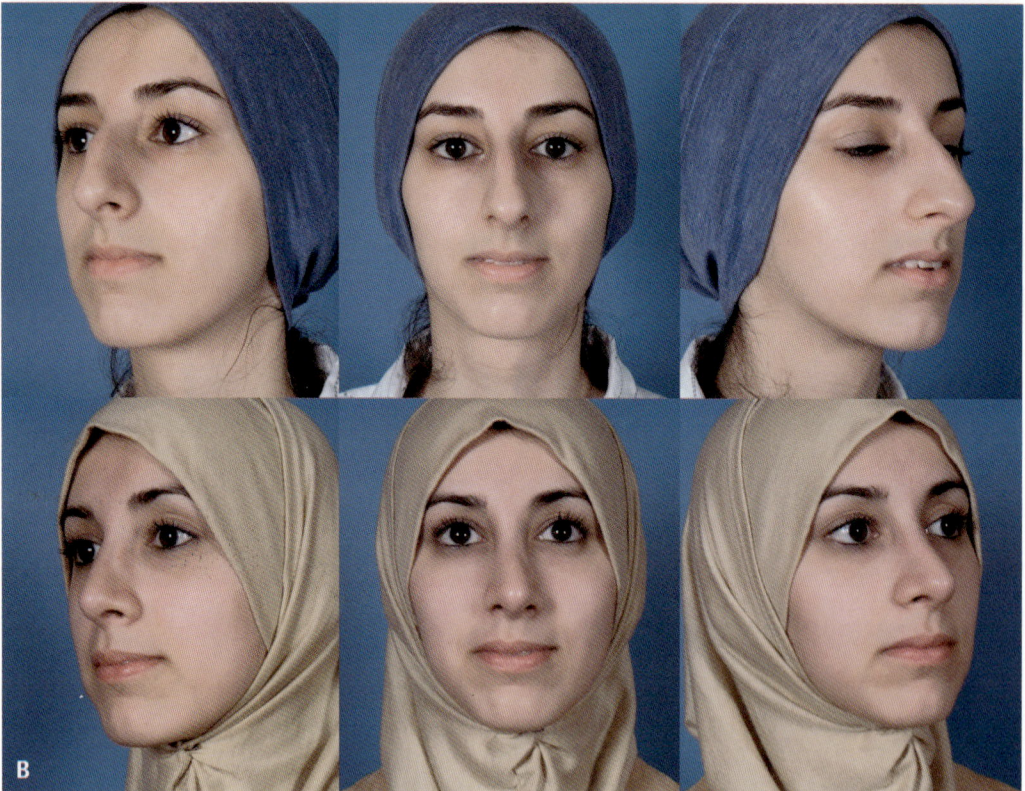

FIGURA 16.23 A-E Ressecção da raiz, da margem caudal do septo e da espinha maxilar anterior, bem como do dorso ósseo para tratar a raiz alta, um nariz de tensão e lábio superior curto.

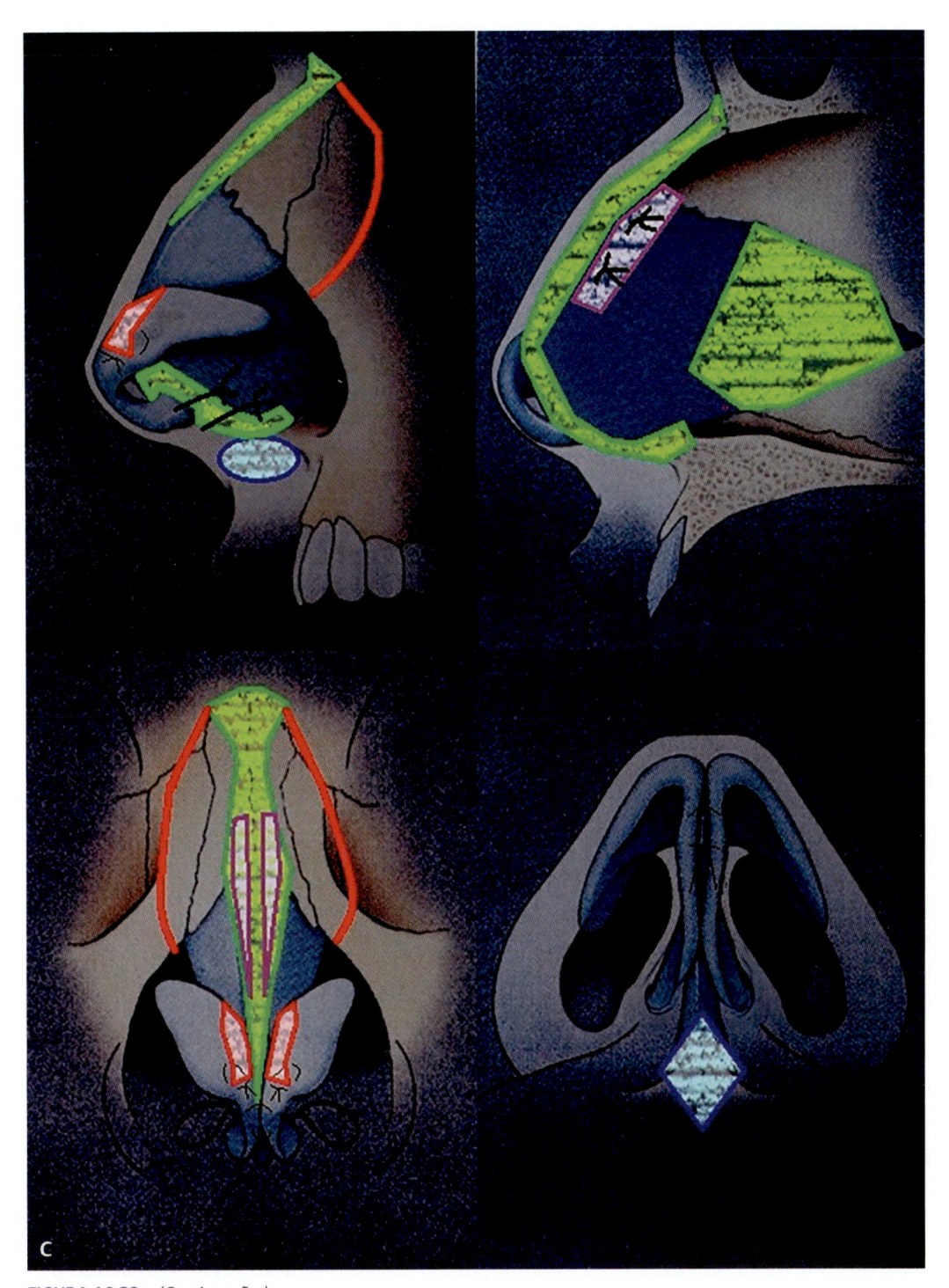

CAPÍTULO 16 Manejo do Perfil na Rinoplastia: o Nariz de Tensão

FIGURA 16.23 *(Continuação.)*

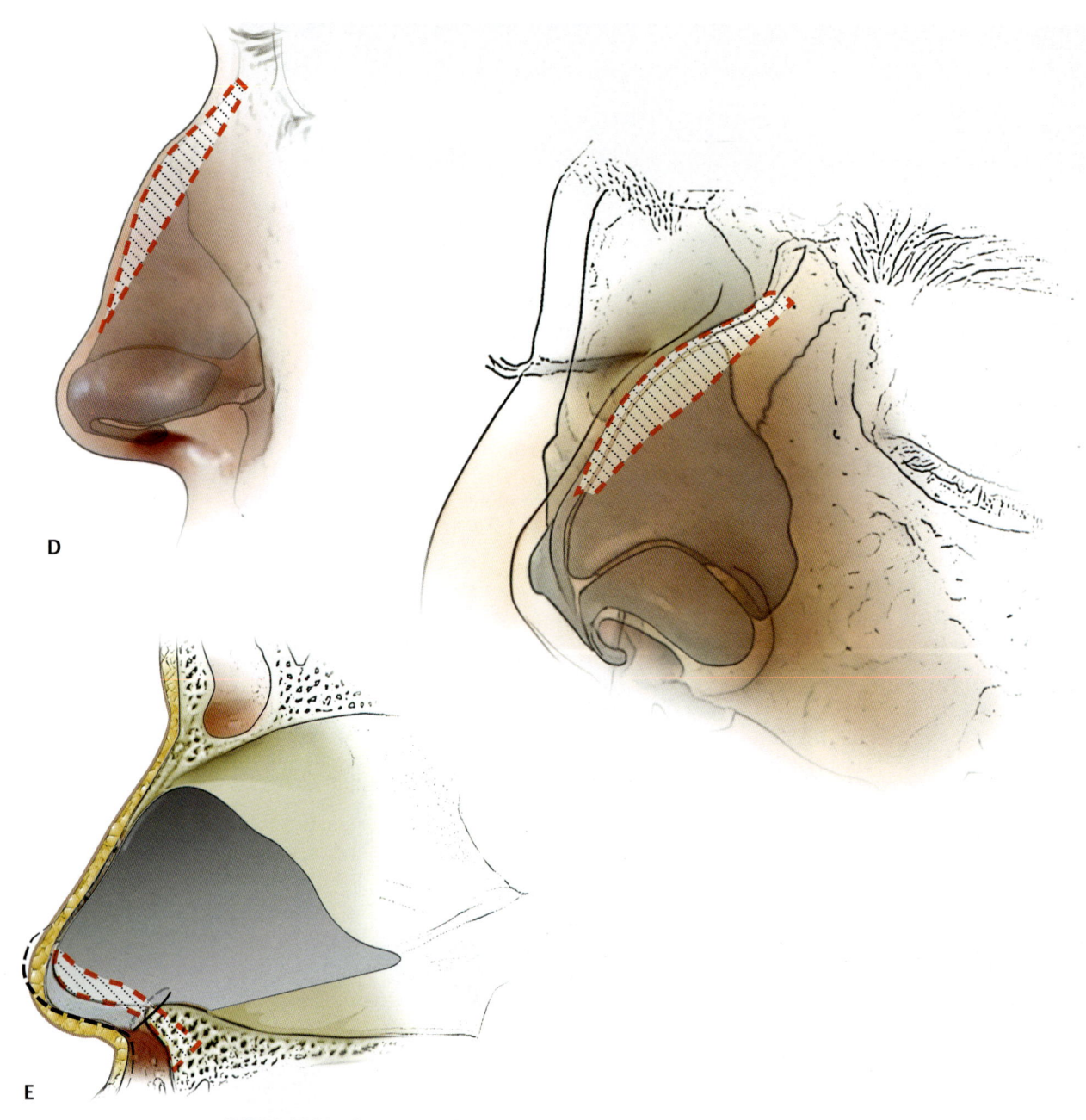

FIGURA 16.23 *(Continuação.)*

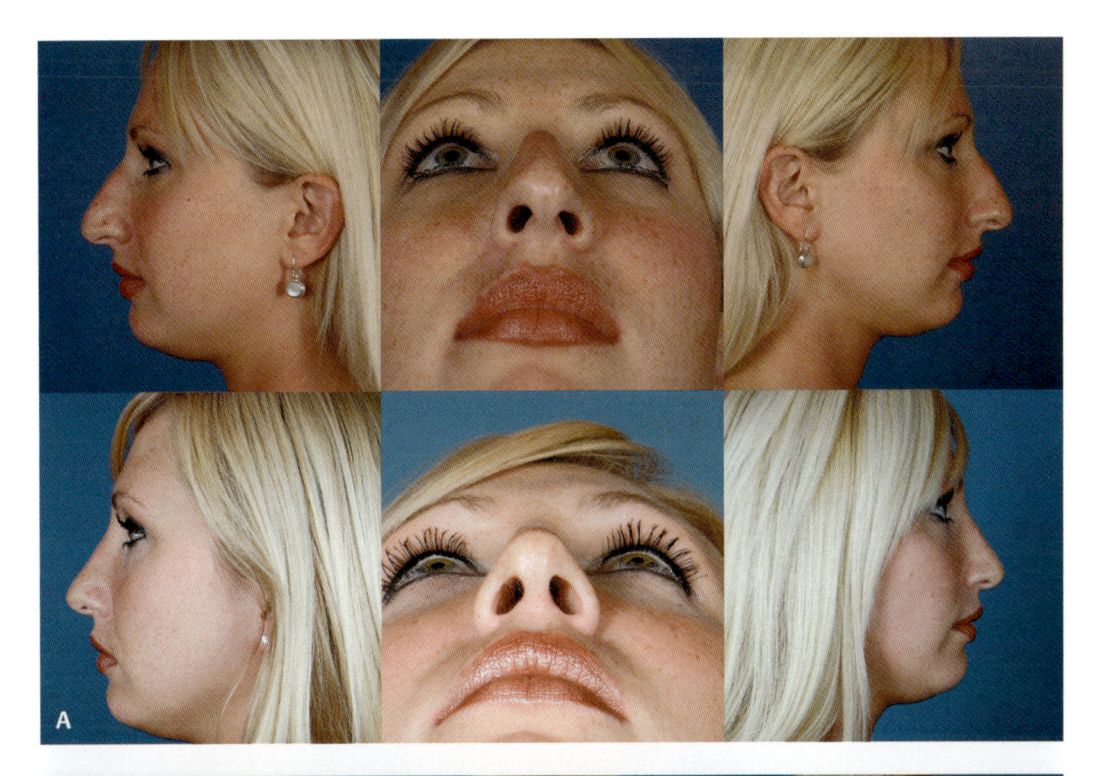

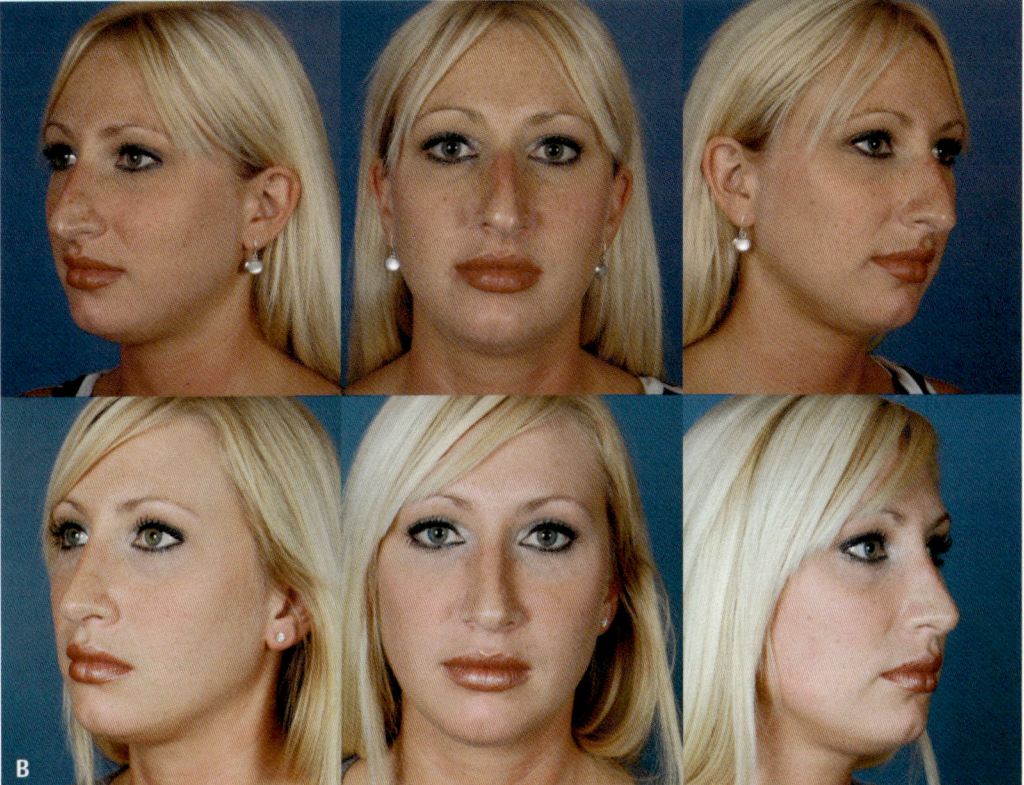

FIGURA 16.24 A-C: Desvio septal caudal frequentemente existe no nariz de tensão como resultado do crescimento excessivo da cartilagem em relação ao pedestal ósseo em que repousa. Isto é comumente tratado pela liberação e encurtamento do suporte caudal. O diagrama de **(C)** revela as áreas de redução da cartilagem *(vermelho)*, preservação da cartilagem *(verde)* e sobreposição da cartilagem *(delineado em roxo)*.

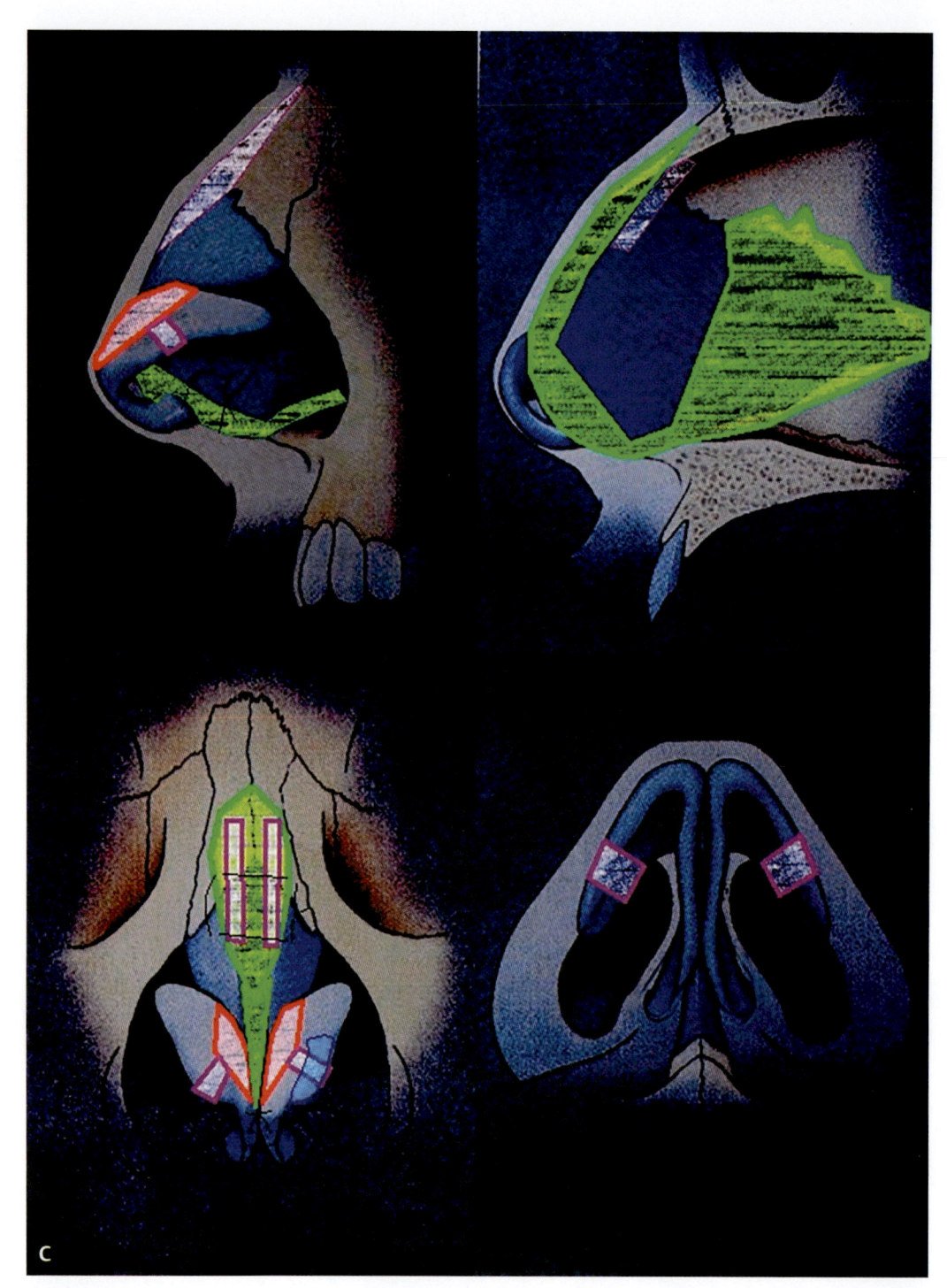

FIGURA 16.24 *(Continuação.)*

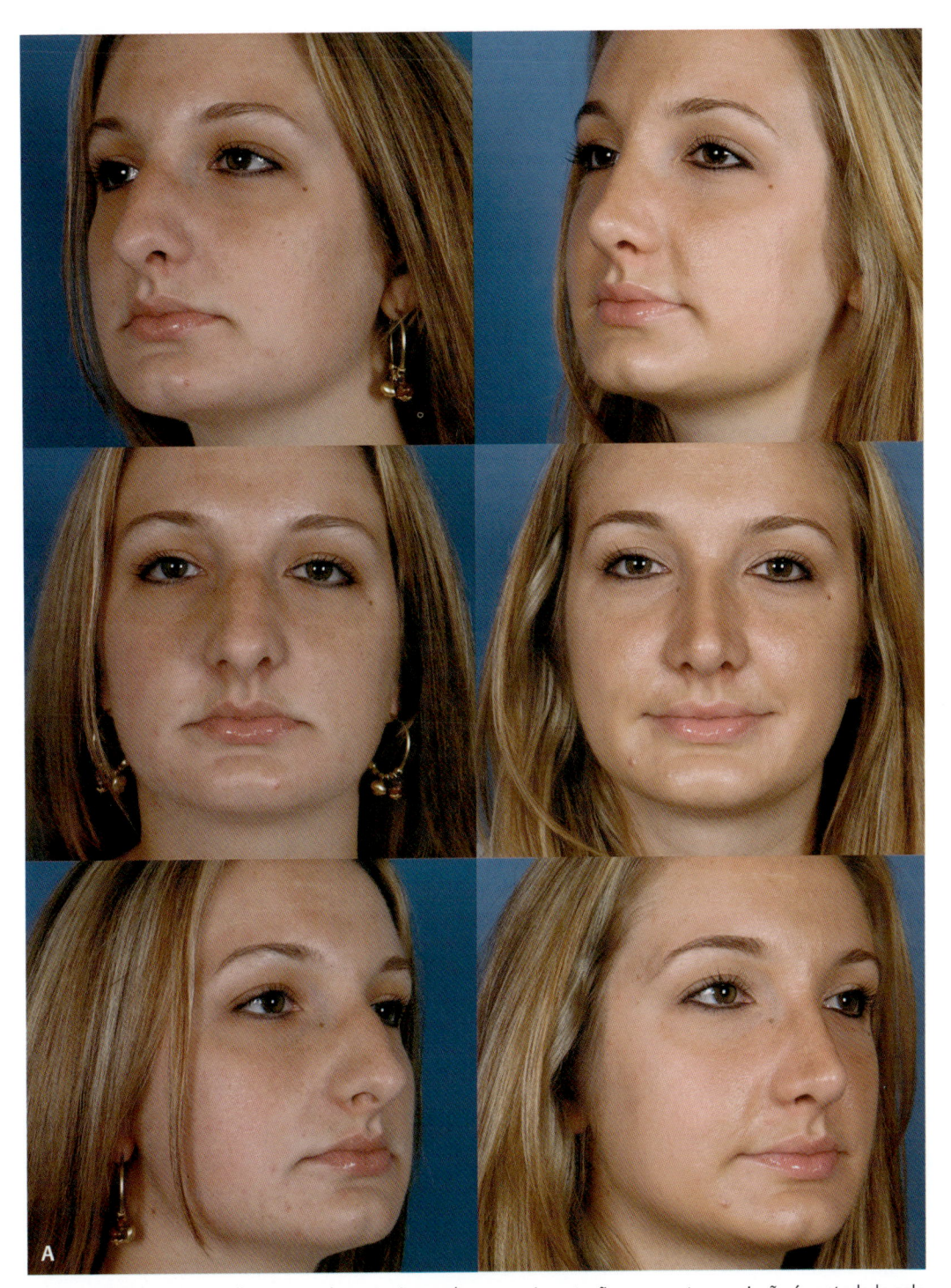

CAPÍTULO 16 Manejo do Perfil na Rinoplastia: o Nariz de Tensão

FIGURA 16.25 A, B: Retalhos crurais laterais são usados para criar rotação, enquanto a projeção é controlada pelo posicionamento das cruras mediais sobre o septo caudal.

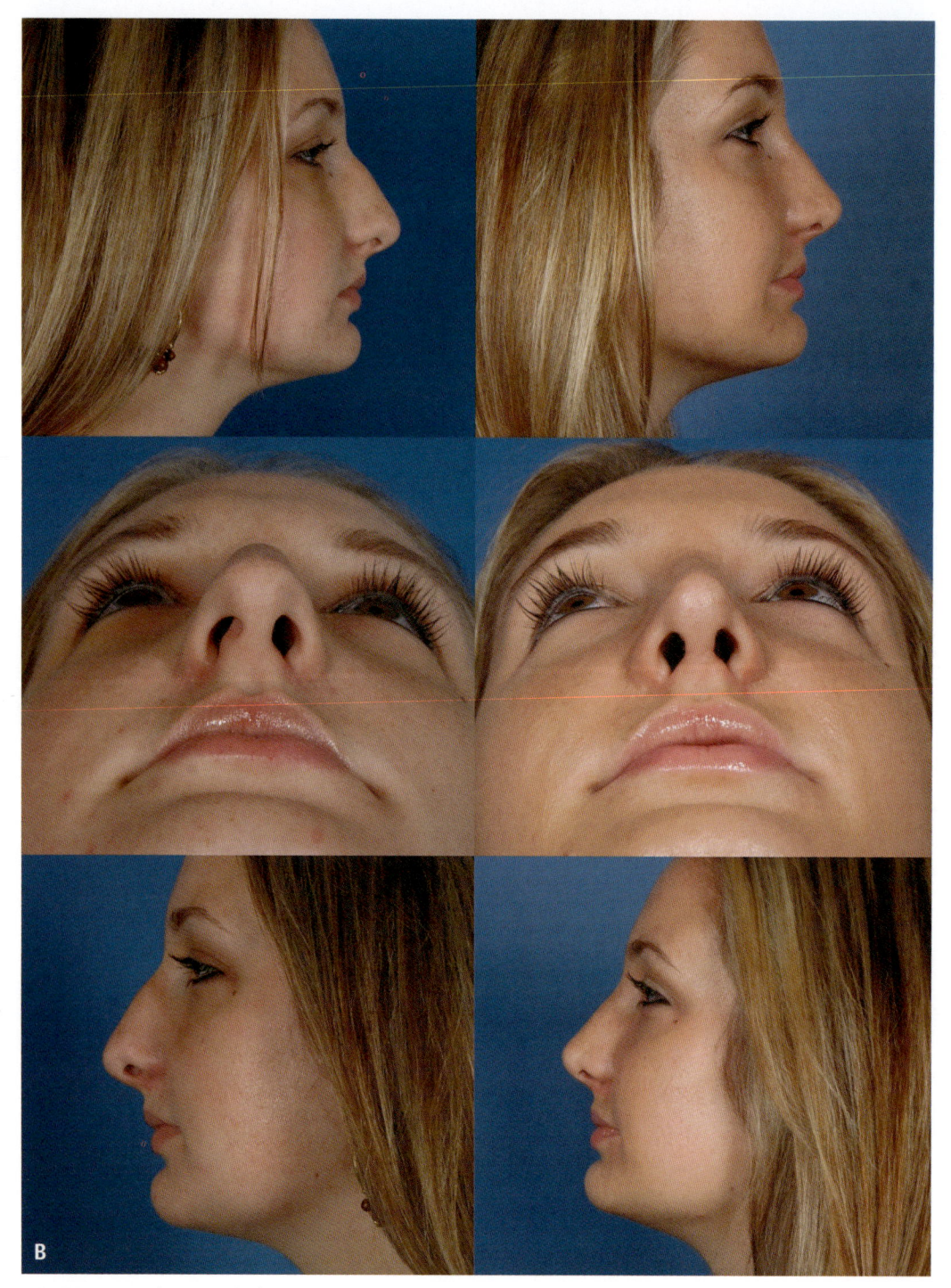

FIGURA 16.25 *(Continuação.)*

DICAS

- Enxertos expansores são usados universalmente se a redução dorsal for maior do que 3 mm, pois isso irá consistentemente remover a confluência da cartilagem quadrangular (Fig. 16.1) e cartilagens laterais superiores, resultando em um estreitamento da largura dorsal nasal cartilaginosa combinada.
- Os pacientes precisam ser avisados que a pele nasal pode demorar mais tempo para se acomodar a seu esqueleto subjacente menor; portanto, os resultados finais podem levar um tempo mais longo.
- Redução do lóbulo alar pode ser necessária no nariz de tensão para evitar o alargamento lateral do tecido mole do lóbulo alar quando a projeção é reduzida (Fig. 16.26). Isso também encurta o comprimento geral das narinas externas.
- O local da incisão columelar não pode ser como de rotina, quando uma rinoplastia redutora é realizada. A incisão deve ser realizada na porção mais anterior do terço médio da columela.

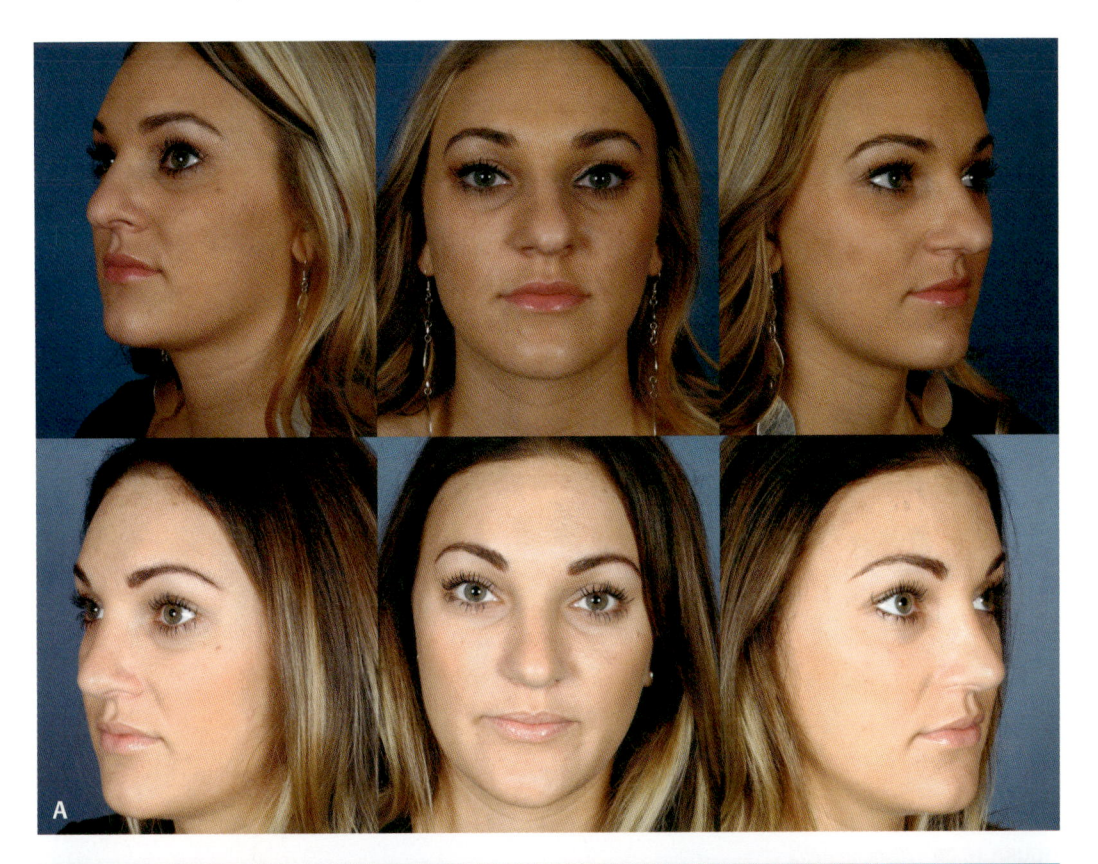

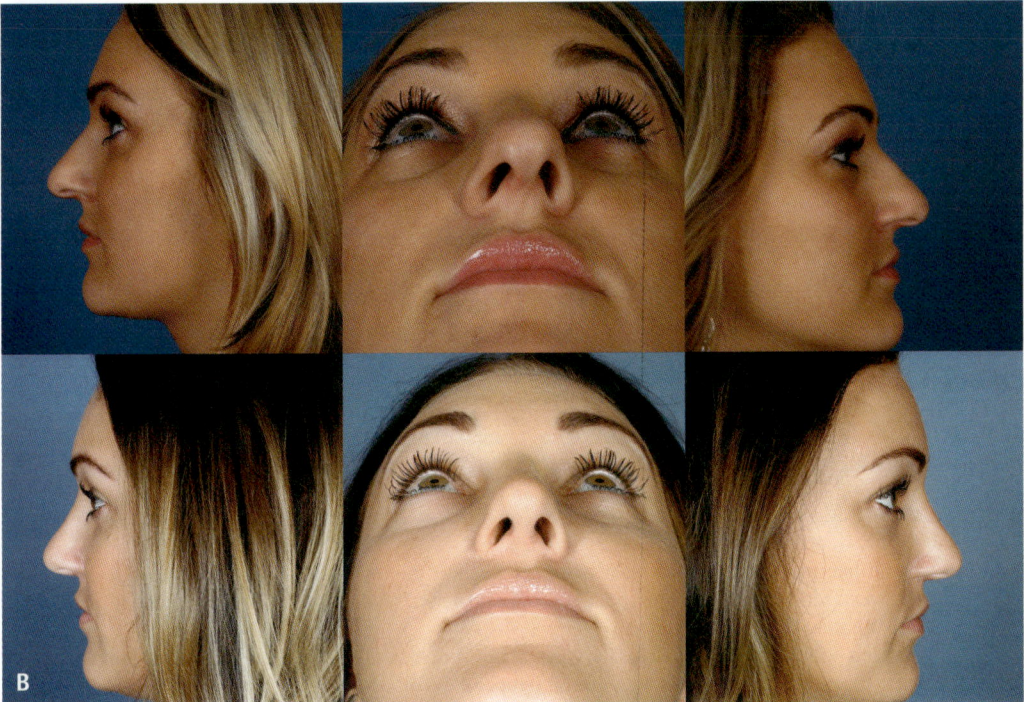

FIGURA 16.26 A-C: A redução do lóbulo alar foi necessária neste nariz de tensão para evitar o alargamento lateral do tecido mole do lóbulo alar quando a projeção foi reduzida. Observa-se tratamento das cartilagens da ponta nasal, além da redução do alargamento alar, com redução intraoperatória do lóbulo à esquerda e pré-tratamento observado à direita.

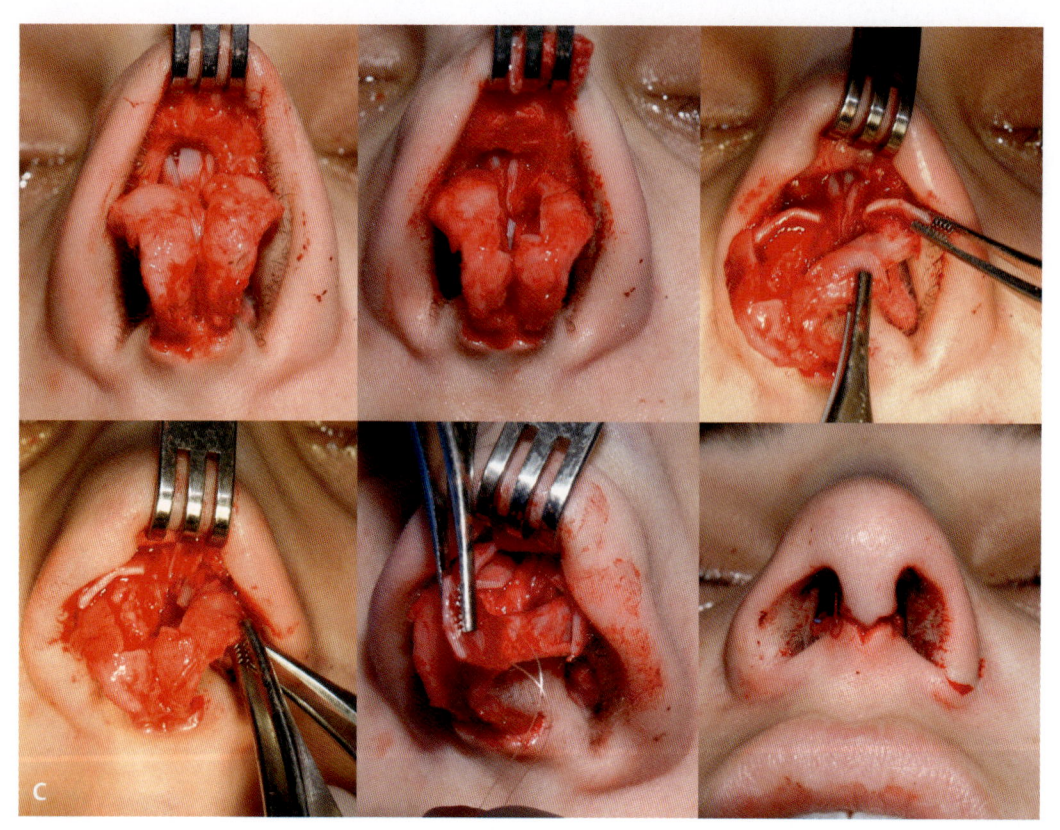

FIGURA 16.26 *(Continuação.)*

- A necessidade de osteotomias intermediárias pode não ser reconhecida em razão do dorso estreito relativamente consistente e do nariz de tensão. Osteotomias intermediárias são necessárias para liberar a convexidade da pirâmide óssea, quando a junção facial nasal for lateral ao canto medial.
- A preservação da borda da cartilagem alar no domo é realizada sempre que possível. Isso permite uma margem consistente e uma transição suave da *crus* medial para a lateral através da *crus* intermediária e do domo.
- Quando as cartilagens da ponta nasal são simétricas, a borda da cartilagem alar é preservada no domo, e a redução da *crus* medial pode ser alcançada através do recuo crural medial para um retalho crural medial.
- A fáscia temporal pode ajudar a camuflar as margens do enxerto cartilaginoso, que pode ser necessário para refinar a ponta nasal.

DIFICULDADES

Cirurgias no nariz de tensão podem fornecer alguns dos resultados mais notáveis na rinoplastia, mas são frequentemente acompanhadas por irregularidades sutis, que são insatisfatórias para o paciente e para o cirurgião.

- O controle do resultado e da altura dorsal, bem como do contorno, é fundamental no nariz de tensão. Um planejamento e medidas precisas são cruciais.
- Se osteotomias intermediárias não são realizadas para permitir um segmento medial mais móvel e um achatamento da convexidade da pirâmide óssea, pode ocorrer uma deformidade em teto aberto, apesar das osteotomias completas e da fratura do complexo central.
- Falha em tratar a pele fina do nariz de tensão acarretará uma oportunidade para a visibilidade de qualquer irregularidade do osso, cartilagem ou enxerto. A fáscia temporal é o material de reforço de tecido mole ideal nesses casos, visto que é fácil de se coletar e posicionar sobre o dorso e o ponto nasal.
- Atenção à reconstrução da integridade estrutural da junção ósseo-cartilaginosa, bem como do dorso nasal, é crucial para forma e estabilidade. Falha completa resulta na deformidade clássica em "V invertido".
- Solicitar aos pacientes que não voltem a tomar medicamentos, holísticos ou não, até serem autorizados pelo cirurgião responsável.

INSTRUMENTOS QUE DEVEM ESTAR DISPONÍVEIS

- Conjunto padrão de rinoplastia.
- Osteótomo recém-afiado de 2 mm.
- Sutura de Maxon 6-0.
- Sutura cromada 4-0.
- Sutura categute simples 6-0.
- Tala Aquaplast.
- Fita Micropore 3M.

LEITURAS SUGERIDAS

Christophel JJ, Hilger PA. Osseocartilaginous rib graft rhinoplasty: a stable, predictable technique for major dorsal reconstruction. *Arch Facial Plast Surg* 2011;13(2):78–83.

Dyer WK. Nasal tip support and it's surgical modification. *Facial Plast Surg Clin North Am* 2004;12:1–13.

Papel I. Secondary rhinoplasty. In: Papel I, Frodel JL, Holt GR, et al., eds. *Facial plastic and reconstructive surgery*. New York: Thieme, 2009:589–603.

Paun SH, Trenite GJN. Revision rhinoplasty: an overview of deformities and techniques. *Facial Plast Surg* 2008;24(3):271–287.

Sandel IV HD, Perkins SW. Management of the short nose deformity in revision rhinoplasty. *Facial Plast Surg* 2008;24(3):310–325.

17 RINOPLASTIA: RECONSTRUÇÃO DA DEFORMIDADE DO NARIZ EM SELA USANDO EXTRAÇÃO DE CARTILAGEM COSTAL

Dean M. Toriumi

INTRODUÇÃO

A deformidade do nariz em sela é caracterizada por uma depressão do dorso nasal que se estende do dorso ósseo até a ponta nasal. Deficiências do septo nasal frequentemente são implicadas no desenvolvimento deste problema. Existem graus diferentes de deformidade, os quais podem não estar relacionados à gravidade da lesão septal. A reconstrução do nariz em sela pode ser realizada com o uso de enxerto de sobreposição de cartilagem, ou a reconstrução do septo nasal lesionado com o uso de enxerto de cartilagem. A seleção do método de reconstrução dependerá da gravidade da deformidade do nariz em sela, das expectativas do paciente e da experiência do cirurgião. Materiais para reconstrução incluem cartilagem autóloga, cartilagem homóloga e implantes aloplásticos. Eu prefiro utilizar materiais autólogos, incluindo cartilagem septal nasal, cartilagem auricular e cartilagem costal. Este capítulo descreve a técnica de reconstrução do nariz em sela com cartilagem costal.

HISTÓRIA

A avaliação pré-operatória da deformidade do nariz em sela requer uma história detalhada. Histórico de qualquer traumatismo nasal ou prévia cirurgia septal é muito importante. Um traumatismo nasal prévio pode ter deixado o paciente com um hematoma septal (com ou sem infecção), que pode ter comprometido o suprimento sanguíneo para a cartilagem septal e resultado em uma perda do suporte septal. A perda do suporte septal do dorso pode resultar em uma deformidade do nariz em sela. A drenagem imediata de um hematoma septal pode ajudar a prevenir lesão à cartilagem septal e subsequente selamento do dorso nasal.

A deformidade do nariz em sela também pode ocorrer após a cirurgia septal, se houver perda da integridade do suporte septal em L. O selamento da parede nasal média ou outras deformidades relacionadas pode ocorrer. Ao realizar uma septoplastia, é necessário cuidado para preservar uma estrutura de suporte cartilaginosa contínua que se estende da espinha nasal até a placa perpendicular do osso etmoide na área de Keystone (Fig. 17.1).

Pacientes que apresentam um nariz em sela, sem história de traumatismo nasal ou cirurgia septal anterior, devem ser minuciosamente avaliados para se identificar a etiologia. Outra possível etiologia da deformidade do nariz em sela inclui perfuração septal. A perfuração septal deve se estender para comprometer o suporte septal em L. Pacientes que abusaram de agentes vasoconstritores, como cocaína, podem desenvolver perfurações septais grandes capazes de comprometer a sustentação do suporte septal em L. Processos patológicos como a granulomatose de Wegener ou sarcoidose devem ser excluídos se nenhum outro diagnóstico for estabelecido. Historicamente, sífilis foi uma importante etiologia da deformidade do nariz em sela, embora sua incidência tenha reduzido substancialmente na era antibiótica moderna.

CAPÍTULO 17 Rinoplastia: Reconstrução da Deformidade do Nariz em Sela

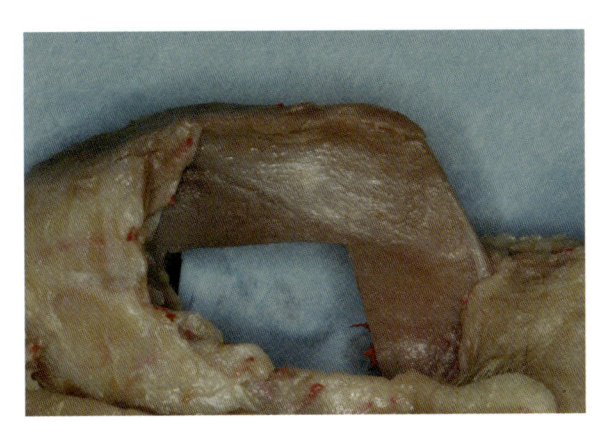

FIGURA 17.1
Suporte septal em L, mostrando um segmento cartilaginoso contínuo se estendendo da espinha nasal à placa perpendicular do etmoide.

Os pacientes são regularmente avaliados para a presença de obstrução nasal antes de qualquer cirurgia nasal. Sintomas alérgicos são comuns e devem ser identificados nesse momento. Além da obtenção de uma história de sintomas detalhada, sintomas obstrutivos são quantificados usando-se um instrumento de qualidade de vida relatado pelo paciente, conhecido como Escala dos Sintomas de Obstrução Nasal (NOSE). Este também é usado no pós-operatório como uma ferramenta para monitorar os resultados.

Finalmente, obtém-se uma história médica detalhada, incluindo quaisquer condições médicas comórbidas, uso de medicamentos, alergias, cirurgias prévias e história social. Medicamentos e suplementos reconhecidamente anticoagulantes recebem especial atenção. Os pacientes são regularmente aconselhados a evitar aspirina e anti-inflamatórios não esteroidais (NSAID) por 3 semanas antes da cirurgia.

EXAME FÍSICO

Um exame detalhado da cabeça e do pescoço é muito importante durante a avaliação de pacientes com um nariz em sela. O exame deve determinar o grau de selamento e pode ser quantificado pela medida do grau de concavidade do dorso nasal. Palpação da parede nasal média em sela pode determinar o grau de suporte fornecido pelo septo nasal. Quando uma pressão é realizada sobre a parede nasal média e uma forte resistência é notada à compressão, então o suporte dorsal pode estar parcial ou totalmente intacto. Se a compressão da parede nasal média revelar uma fraqueza e pouca resistência à compressão, isso provavelmente representa um suporte septal dorsal gravemente danificado ou ausente.

O exame deve incluir uma rinoscopia anterior, bem como um exame endoscópico de toda a cavidade nasal, com particular atenção ao septo. Um exame intranasal minucioso revela quaisquer perfurações septais, irregularidades mucosas, incisões prévias ou comprometimento da válvula nasal.

INDICAÇÕES

Indicações para reconstrução incluem pacientes com nariz em sela ou outras áreas deprimidas similares do dorso nasal. Tipicamente, esta é uma deformidade estética do nariz, e o paciente pode ou não apresentar obstrução nasal. Se o paciente tiver obstrução nasal, a reconstrução da deformidade septal provavelmente irá melhorar a respiração pela via aérea nasal. Os pacientes também podem ter obstrução da válvula nasal, a qual pode ser melhorada pela estabilização do septo dorsal e da margem caudal das cartilagens laterais superiores e válvula nasal interna. Obstrução nasal associada à deformidade do nariz em sela também é uma indicação para reconstrução. Em pacientes com uma perfuração septal grande com impacto sobre o suporte septal dorsal, a reconstrução septal pode ser indicada para evitar colapso da parede nasal média.

CONTRAINDICAÇÕES

Contraindicações ao reparo da deformidade do nariz em sela incluem fatores relacionados a problemas patológicos subjacentes. Por exemplo, se um paciente com deformidade do nariz em sela tiver granulomatose de Wegener ativa ou sarcoidose ativa, a reconstrução deve ser adiada até que esses processos patológicos sejam estabilizados ou estejam inativos. Isso é muito importante para evitar progressão da doença e piora da condição do paciente. Se a deformidade do nariz em sela for secundária ao uso de cocaína ou uso crônico de outros agentes vasoconstritores, é crucial que o uso desses agentes seja descontinuado. Outras contraindicações incluem problemas médicos que proíbem uma cirurgia longa. Pacientes que requerem o uso de cartilagem costal para o reparo de suas deformidades devem possuir cartilagem costal não calcificada. Pacientes com mais de 55 anos de idade tipicamente terão alguma calcificação da cartilagem costal, a qual pode ainda ser utilizada, dependendo do grau de calcificação. Isso pode ser determinado no consultório, por meio da palpação com agulha transcutânea da costela antes da cirurgia. É preciso ter cautela para evitar a perfuração da cavidade torácica durante a palpação com agulha, visto que pode resultar em pneumotórax. Se o paciente possuir cartilagem costal calcificada, sua própria cartilagem costal não será útil, e outras fontes de cartilagem deverão ser identificadas.

PLANEJAMENTO PRÉ-OPERATÓRIO

O planejamento pré-operatório para reconstrução da deformidade do nariz em sela é muito importante. Após a determinação da etiologia da deformidade do nariz em sela, um planejamento cirúrgico pode ser iniciado. Se for planejada uma reconstrução, deve ser coletado material para enxertia. Em alguns casos, a cartilagem septal está disponível e pode ser usada para reconstrução. No entanto, na maioria dos casos, haverá cartilagem septal inadequada para correção completa da deformidade. Portanto, cartilagem auricular pode ser necessária além da cartilagem septal disponível. Em alguns casos, pode haver cartilagens septal e auricular inadequadas para reconstruir a deformidade. Então, cartilagem costal pode ser necessária para reconstruir o septo nasal e corrigir a deformidade do nariz em sela. Materiais aloplásticos podem ser usados para reconstrução, mas carregam o risco de infecção, extrusão e deformidade. Eu prefiro não usar materiais aloplásticos no nariz, visto que os riscos de infecção ou de extrusão estão sempre presentes.

Devem ser tomadas decisões sobre se serão feitas outras alterações estéticas no nariz. Pacientes com uma deformidade do nariz em sela também podem ter retração da columela, ponta nasal ptótica e ponta nasal subprojetada, ângulo nasolabial agudo (Fig. 17.2A–E). A correção dessas deformidades pode necessitar do uso mais extenso de enxerto de cartilagem.

Imagem computadorizada pré-operatória é um modo muito eficaz de comunicar expectativas realistas ao paciente e sua família. É necessário cuidado para mostrar ao paciente resultados realistas baseados na experiência do cirurgião. Imagem computadorizada pré-operatória não garante um resultado, mas fornece uma estimativa do resultado proposto de forma realista.

Imagens

Exames por imagem não são muito úteis no diagnóstico e manejo da deformidade do nariz em sela. Em raras ocasiões, uma CT dos seios nasais pode ser útil para descartar a presença de doença crônica dos seios nasais. Pacientes com granulomatose de Wegener ou outros distúrbios metabólicos devem ser submetidos a uma CT para avaliar os seios.

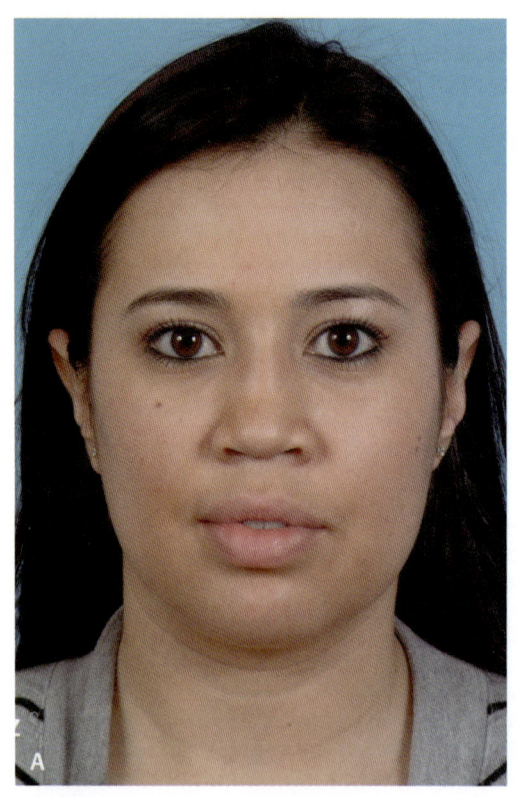

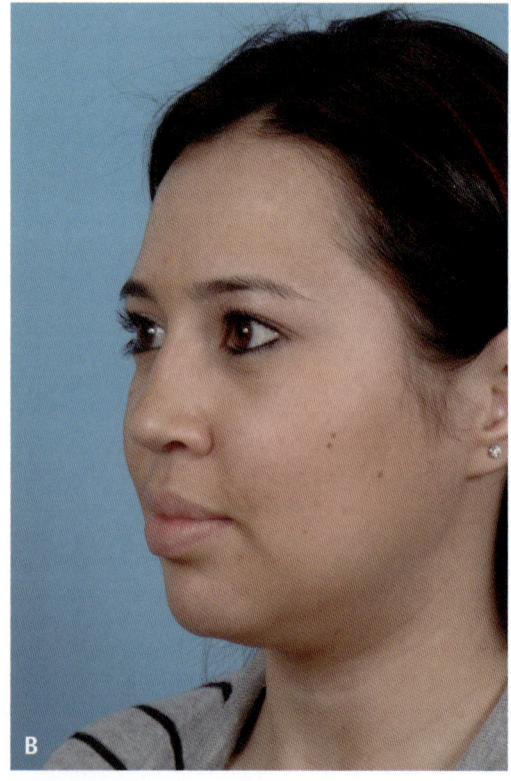

FIGURA 17.2 A–E: Paciente com deformidade do nariz em sela demonstrando parede nasal média deprimida, columela retraída, ângulo nasolabial agudo e subprojeção da ponta nasal. Esta paciente é o caso primário usado neste capítulo para demonstrar a técnica cirúrgica de reconstrução do septo nasal e do nariz em sela com cartilagem costal.

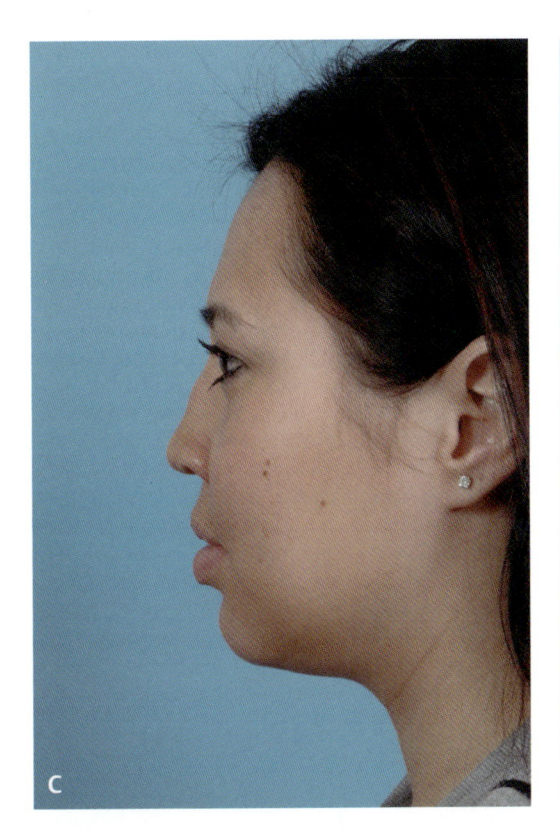

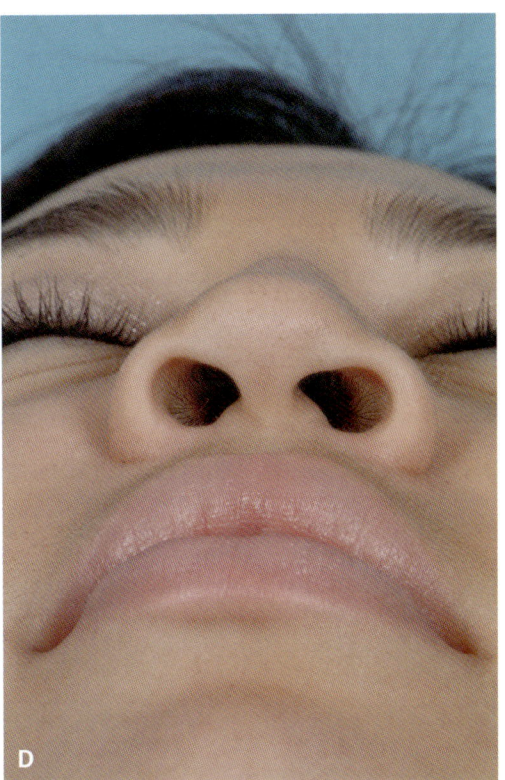

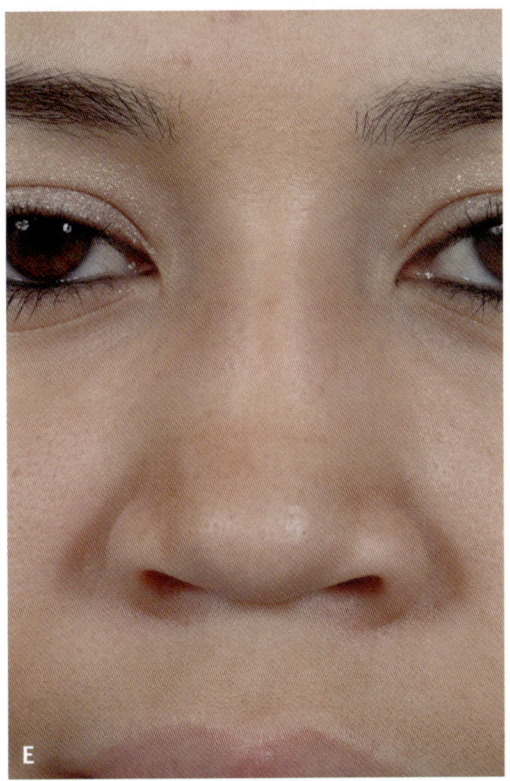

FIGURA 17.2 *(Continuação)*

TÉCNICA CIRÚRGICA

A correção da deformidade do nariz em sela geralmente requer ganho de exposição com o uso de uma abordagem de rinoplastia externa. A cirurgia é realizada com anestesia geral, tipicamente em um centro de cirurgias ambulatoriais. O paciente é colocado na posição supina, com a cabeça estabilizada por uma almofada de espuma em rosca. Antibióticos perioperatórios são administrados antes de se realizar a incisão. Eu, tipicamente, realizo um exame endoscópico minucioso antes de iniciar a cirurgia. Anestésico local (lidocaína 1% com epinefrina 1:100.000) é injetado no septo nasal e no nariz externo. Realiza-se a antissepsia do paciente com Betadine em ambos os sítios cirúrgicos, e o paciente é coberto com campos cirúrgicos. O campo cirúrgico nasal limpo-contaminado é mantido separado do campo cirúrgico torácico estéril durante toda a cirurgia, incluindo o uso de instrumentais separados para cada sítio.

A abordagem de rinoplastia externa é realizada com uma incisão em V invertido na porção média da columela, combinada com incisões marginais bilaterais. Uma vez expostas as cartilagens laterais inferiores, uma dissecção entre as cruras mediais possibilitará a exposição direta da margem caudal do septo nasal. Se esta abordagem for usada, é importante reconstituir o suporte das cartilagens laterais inferiores. Muitos pacientes se beneficiarão da colocação de um enxerto de extensão septal caudal término-terminal ou de um enxerto de reposição septal caudal.

Deformidades de nariz em sela com um septo dorsal estável, determinado por palpação, podem ser tratadas com um enxerto dorsal de sobreposição. Este pode ser posicionado por meio de uma abordagem endonasal. Podem ser realizadas incisões intercartilaginosas bilaterais, e uma cavidade é criada sobre o dorso nasal. A cavidade dorsal deve ser o mais justa possível, permitindo que o enxerto dorsal se encaixe confortavelmente sobre o dorso do nariz.

Se estiver evidente que será necessário o uso de cartilagem costal para reconstrução da deformidade do nariz em sela, a coleta da cartilagem costal pode ser realizada antes de se iniciar o reparo do nariz em sela. Tipicamente, extraio a cartilagem costal da 6ª costela, a qual, em uma paciente do sexo feminino, está localizada na margem inferior da mama (Fig. 17.3). Se a paciente possuir um seio pendular grande, ou implantes mamários, a superfície inferior da mama pode estar sobreposta à 7ª costela. Geralmente coleto a costela realizando uma incisão de 1,1 a 1,5 cm ao longo da prega inframamária da mama direita (Fig. 17.4). Isso posiciona a incisão imediatamente acima da 6ª costela na maioria dos pacientes. Se uma incisão menor for realizada, a localização do comprimento e o formato correto da costela são muito importantes, visto que o tamanho da incisão limitará o acesso a uma área relativamente pequena da costela. Alternativamente, se uma incisão grande (superior a 3 cm) for realizada, o posicionamento desta é menos crítico, visto que uma maior porção da 6ª costela será exposta e facilmente acessível. Não recomendo o uso de uma

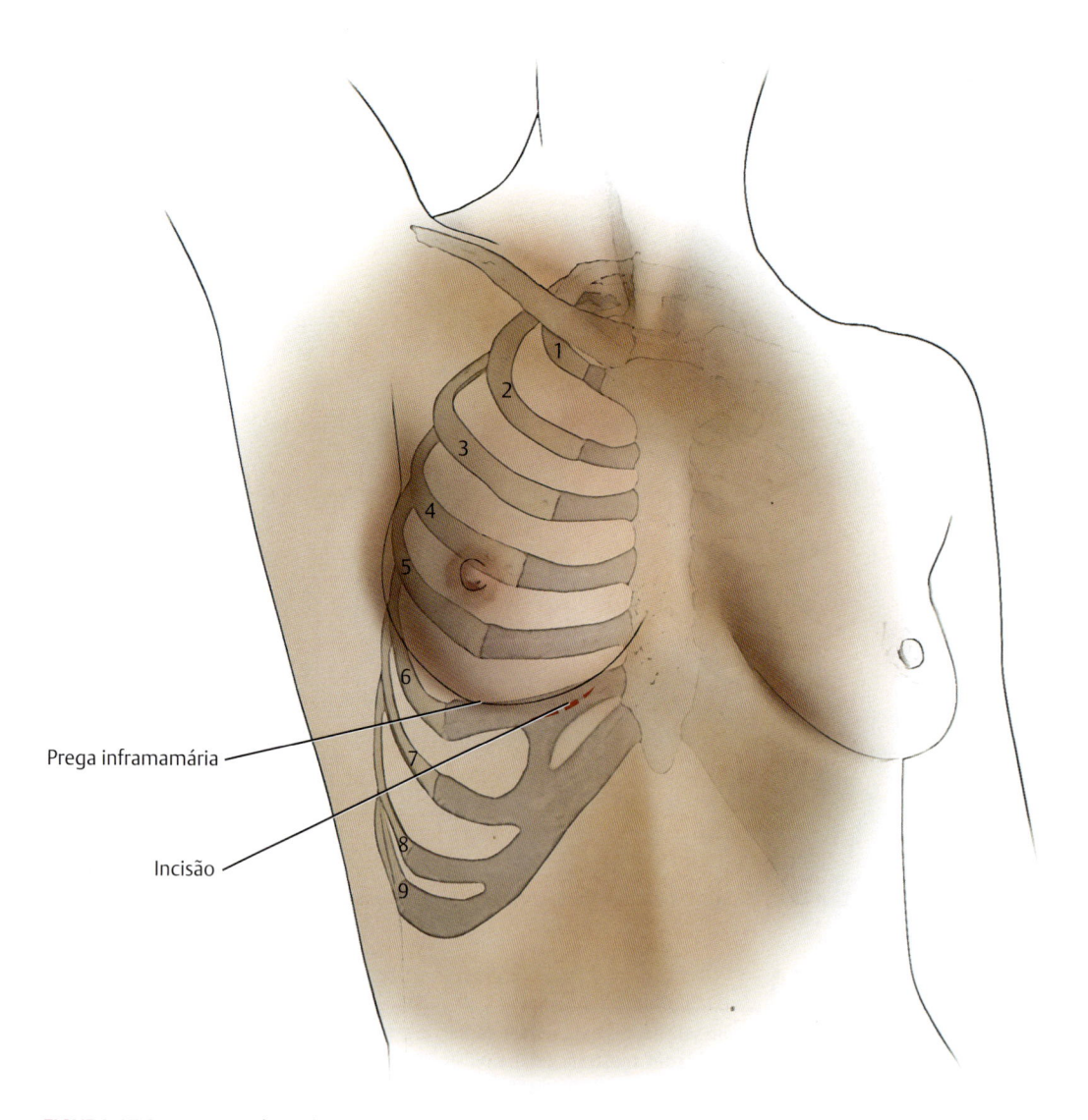

FIGURA 17.3 A 6ª costela está tipicamente localizada ao nível da prega inframamária, permitindo acesso a essa costela por meio de uma incisão inframamária.

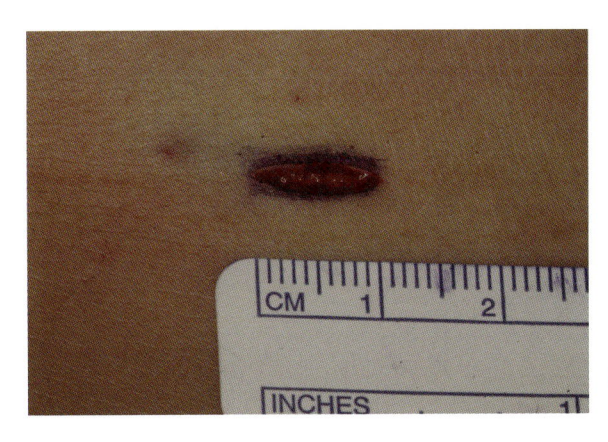

FIGURA 17.4
Incisão na prega inframamária sobre a 6ª costela.

incisão pequena para coleta de cartilagem costal, a menos que o cirurgião tenha ampla experiência na coleta de cartilagem costal, a fim de evitar complicações, como o pneumotórax.

A 6ª costela tem uma curvatura bastante previsível, com uma angulação ao longo do contorno das costelas. Isso normalmente não é um problema, a menos que um segmento reto e longo (> 3 cm) de cartilagem seja necessário para reforço dorsal ou para enxertos expansores longos. Nesse caso, a posição da incisão é importante, visto que a maior parte da cartilagem precisará ser coletada medial ou lateralmente a essa angulação. Além disso, se a junção osteocartilaginosa estiver posicionada mais medialmente, isso irá deixar menos cartilagem para ser coletada lateralmente à angulação. Se a junção osteocartilaginosa for mais lateral, então haverá um maior segmento de cartilagem disponível lateral à angulação. A maioria dos pacientes mais jovens tem uma junção osteocartilaginosa posicionada mais lateralmente. À medida que o paciente envelhece, a junção osteocartilaginosa tende a avançar medialmente. Em pacientes com uma angulação proeminente, prefiro coletar a 7ª coleta, embora a incisão não seja na prega inframamária.

Para saber precisamente onde a junção osteocartilaginosa está localizada, pode ser inserida uma agulha calibre 27 de 3,8 cm de comprimento através da pele para palpar transcutaneamente a cartilagem costal. A ponta da agulha pode ser usada para penetrar 1 a 2 mm da parte externa da superfície da cartilagem costal. A ponta da agulha pode ser avançada ao longo da cartilagem costal até que osso seja encontrado. A junção osteocartilaginosa é identificada, e o osso é encontrado com a ponta de uma agulha calibre 27. Se uma agulha for usada para palpar a cartilagem costal, será necessário cuidado especial para evitar o avanço muito profundo da agulha, ou seu avanço entre as costelas, visto que isso acarretaria o risco de perfurar o parênquima do pulmão, criando um pequeno extravasamento de ar que poderia se desenvolver em um pneumotórax.

Uma vez determinado o sítio de incisão, anestésico local (lidocaína 1% com epinefrina 1:100.000) é injetado na área ao redor da incisão. A incisão é realizada com uma lâmina nº 15, cortando inicialmente a pele e os tecidos subcutâneos. A dissecção é, então, avançada até a camada muscular. Eu evito cortar o músculo, pois isso aumentará a dor pós-operatória. As fibras musculares são separadas para expor a cartilagem costal subjacente. Após exposição da costela, a curvatura e o contorno do segmento cartilaginoso são avaliados. É útil remover uma tira grande de pericôndrio da superfície da 6ª costela. Após remoção do pericôndrio da superfície externa, o restante do pericôndrio nas margens superior e inferior da cartilagem costal pode ser dissecado da costela. Para garantir que a dissecção do pericôndrio seja realizada no plano apropriado, realizo uma incisão superficial na cartilagem costal usando um descolador de Freer e, então, continuo a dissecção em torno dos pontos equadores superior e inferior da costela (Fig. 17.5). Ao realizar uma incisão superficial na cartilagem, é menos provável que o descolador saia do plano apropriado e perfure a pleura. Quando o pericôndrio é descolado da superfície superior e inferior da 6ª costela, a cartilagem pode ser incisada medial e lateralmente e, então, elevada do tórax. Ao realizar incisões mediais e laterais, uma lâmina nº 15 é usada para cortar metade do caminho através da costela, e então um descolador de Freer é usado para cortar através do restante da costela. Na maioria dos pacientes, um segmento de 3 cm de comprimento da cartilagem costal será adequado para reconstrução, visto que a maioria dos enxertos de cartilagem é igual ou inferior a 3 cm (Fig. 17.6).

Após remoção da cartilagem costal, coloca-se solução salina no sítio de coleta do enxerto, e uma manobra de Valsalva é usada para verificar se há uma fístula pleural. Se for observado um defeito evidente na pleura, a ferida pode ser fechada após a inserção de um cateter de borracha vermelha para dentro do defeito. Após fechamento da ferida, os pulmões podem ser expandidos, e o cateter, removido. Uma radiografia torácica pós-operatória pode ser realizada para avaliar a presença de pneumotórax.

Antes do fechamento, as bordas da cartilagem costal residual devem ser desbastadas com uma pinça de Takahashi para prevenir bordas afiadas que podem ser palpáveis ou causar dor pós-operatória. Prefiro fechar a incisão torácica no fim da cirurgia, para que possamos coletar cartilagem ou pericôndrio adicional, se necessário. Inicialmente, a camada muscular é fechada com suturas PDS 3-0. Em seguida, a camada de tecido subcutâneo é fechada com suturas PDS 4-0. Deve-se ter cuidado para garantir que a mama se movimente livremente sobre o fechamento da camada profunda, para que não ocorra franzimento do tecido mamário quando a paciente se levanta. A pele pode ser fechada com suturas de *nylon* 5-0. Tipicamente, as cicatrizes da coleta de cartilagem costal são pequenas e não muito evidentes (Fig. 17.7).

A reconstrução do nariz em sela começa com a execução de uma rinoplastia externa. Uma incisão em V invertido é marcada na columela. Na maioria dos casos, a incisão é realizada a meia distância entre o topo da narina e a

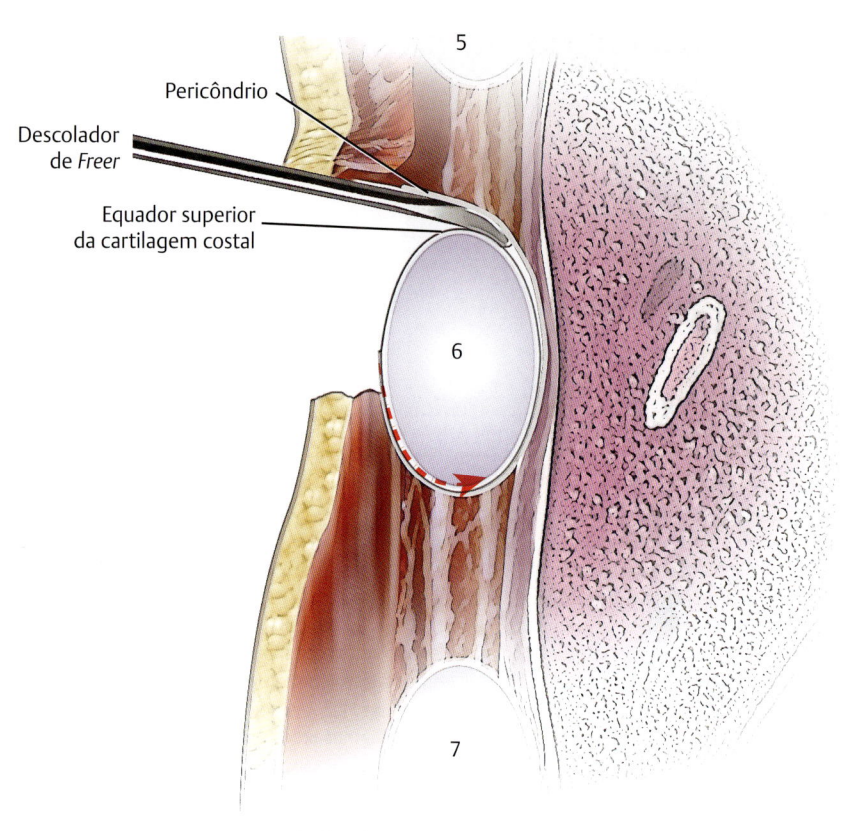

FIGURA 17.5 Para garantir que o pericôndrio da costela seja elevado no plano apropriado, uma pequena incisão é realizada na cartilagem costal para iniciar a elevação pericondral. Isso ajuda a manter o descolador sobre a cartilagem, a fim de não penetrar no pericôndrio.

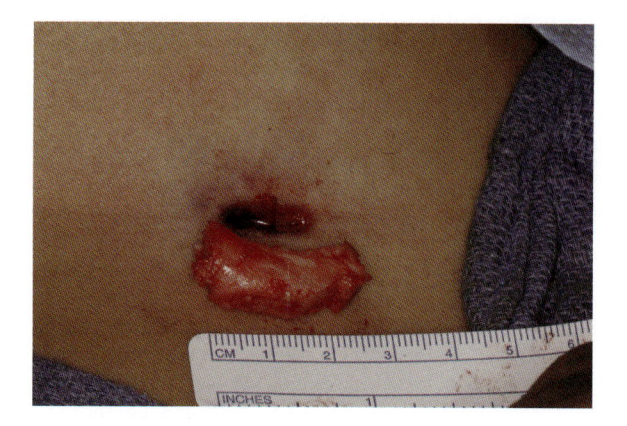

FIGURA 17.6
Segmento da cartilagem costal medindo aproximadamente 3 cm de comprimento.

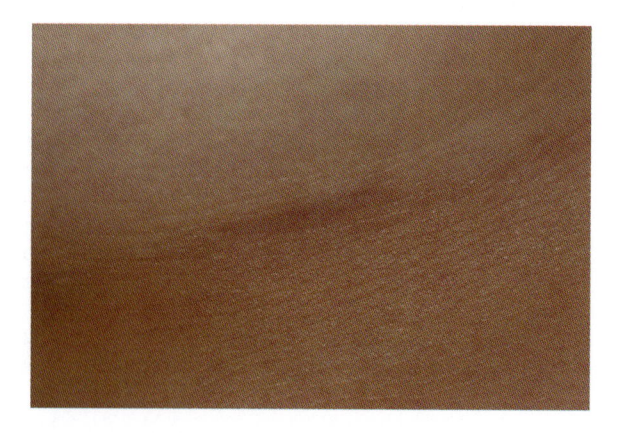

FIGURA 17.7
Típica cicatriz após coleta da cartilagem costal.

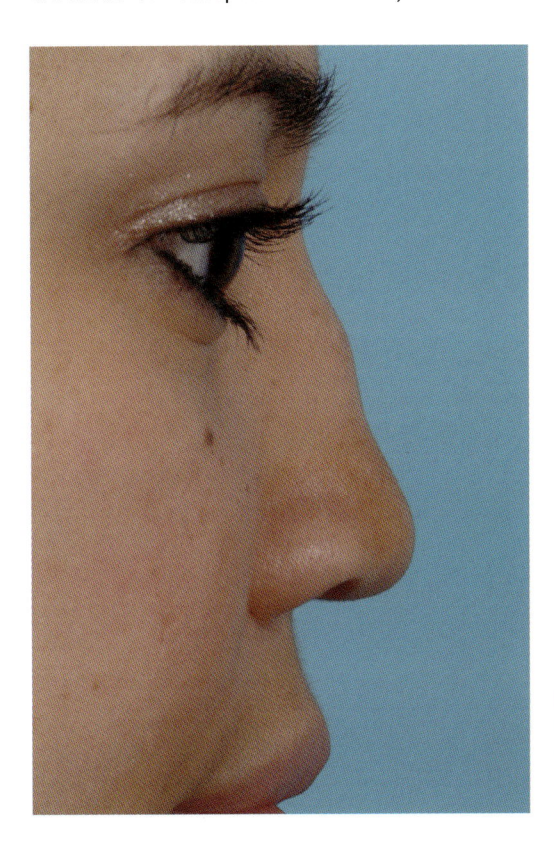

FIGURA 17.8
Paciente com giba dorsal e deformidade do nariz em sela. A redução conservadora da giba dorsal será realizada em conjunto com a correção da parede nasal média deprimida.

base do nariz. Se a projeção da ponta nasal deverá ser aumentada, a incisão columelar pode ser posicionada um milímetro mais baixo na columela. A incisão é realizada com uma lâmina nº 11 em um movimento de serração, a fim de permitir a execução precisa da incisão. A extensão marginal da incisão columelar é feita seguindo as cruras mediais. Deve-se ter cuidado para evitar lesão das cruras mediais subjacentes. O retalho columelar é elevado sobre as cartilagens laterais inferiores, e, então, a dissecção é estendida sobre o dorso nasal. Um descolador periosteal de Joseph é usado para descolar o periósteo da parede nasal óssea. Se o aumento do dorso foi planejado sobre o dorso nasal, uma cavidade subperiosteal muito estreita é feita sobre o dorso ósseo. Isso é muito importante para criar um encaixe justo do enxerto dorsal sobre o dorso nasal. Se uma dissecção ampla for realizada sobre o dorso nasal, o cirurgião será forçado a realizar um método de fixação para garantir que o enxerto não se movimente.

Muitos pacientes com a deformidade do nariz em sela têm uma giba dorsal com selamento côncavo abaixo da giba (Fig. 17.8). Nessa situação, o cirurgião deve tomar uma decisão sobre realizar uma redução da giba dorsal ou realizar um aumento em torno da giba dorsal. Na maioria dos casos, essa decisão dependerá da altura original do dorso e da solicitação do paciente. Imagens computadorizadas são muito importantes para ajudar a determinar o proposto contorno do perfil. Se redução da giba dorsal for planejada, um osteótomo reto de 2 mm poderá ser usado para criar um corte ósseo na extremidade cefálica da redução da giba. Em seguida, um osteótomo de Rubin pode ser usado para completar a redução da giba dorsal, com a osteotomia concluída no sítio do corte ósseo cefálico (Fig. 17.9). Se os ossos nasais forem muito largos ou desviados, osteotomias laterais bilaterais podem ser realizadas para estreitar a parede nasal óssea. Em alguns casos, osteotomias mediais bilaterais podem ser necessárias para possibilitar o alinhamento simétrico dos ossos nasais.

Depois que a parede nasal óssea foi finalizada, os dois terços inferiores do nariz podem ser reconstruídos. Inicialmente, uma decisão deve ser tomada sobre se a reconstrução da deformidade do nariz em sela será limitada à enxertia da concavidade da parede média ou se a parede média será dissecada e a deficiência septal dorsal reconstruída. Se a reconstrução for limitada ao enxerto de sobreposição dorsal, o enxerto deverá ser esculpido para preencher o defeito. O enxerto poderá ser suturado em posição apropriada sob visualização direta. A pele nasal, então, é reposicionada, a fim de se avaliar o contorno. Assim que a concavidade é preenchida com um enxerto de cartilagem, a ponta nasal deve ser avaliada.

Se a decisão tomada for pela reconstrução da deficiência septal dorsal, a cartilagem costal poderá ser necessária para repor adequadamente o suporte nasal dorsal ausente. Após a realização da rinoplastia externa, as cartilagens laterais superiores são dissecadas do septo e retraídas lateralmente para expor a deformidade septal dorsal (Fig. 17.10). Pacientes com esse grau de deformidade septal geralmente requerem uma abordagem mais agressiva para a reconstrução septal. A cartilagem septal lesionada pode ser removida e, então, reconstruída. É útil deixar um suporte dorsal conectado à placa perpendicular do osso etmoide para agir como um ponto de fixação para a reconstrução. Quando a etiologia do selamento é uma perfuração septal grande não tratável pelo reparo simultâneo, é importante manter a dissecção dorsal longe da margem da perfuração, a fim de evitar exposição intranasal dos enxertos cartilaginosos. Nos casos com uma perda severa de suporte septal caudal, um enxerto de reposição septal caudal é fixado

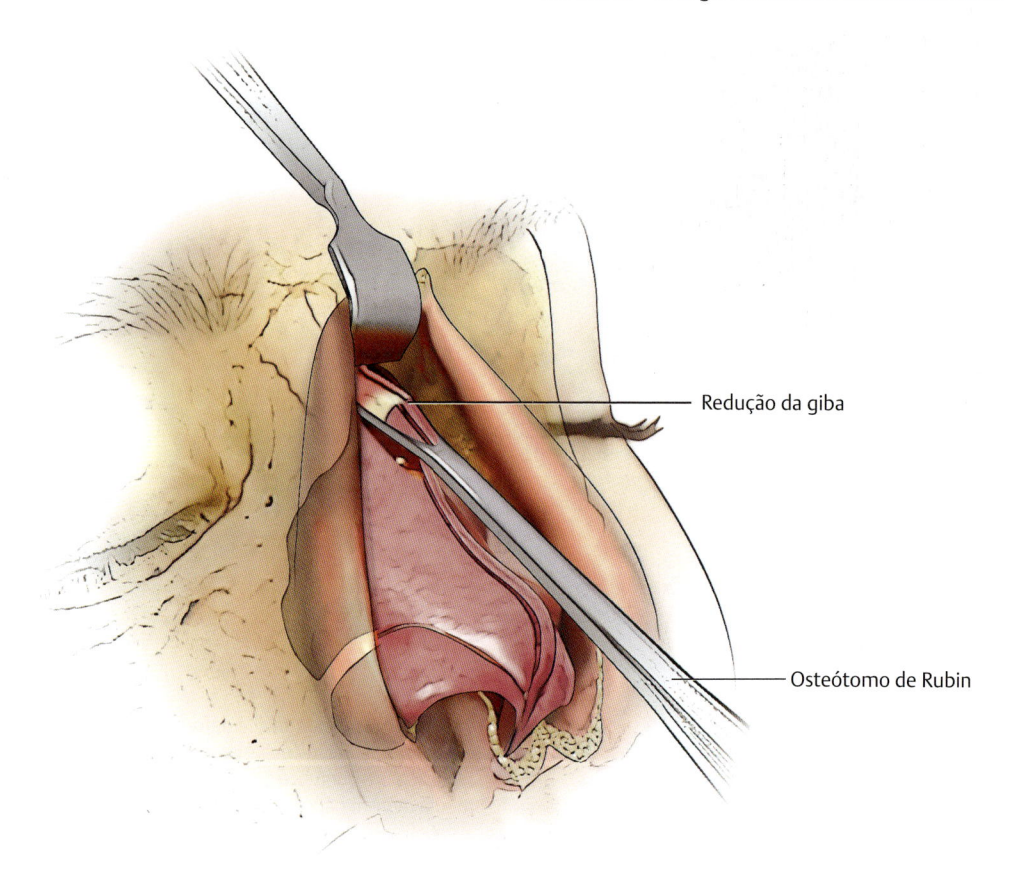

FIGURA 17.9 A redução da giba dorsal é iniciada com uma perfuração por osteótomo de 2 mm no limite superior da redução da giba dorsal proposta. Em seguida, um osteótomo de Rubin é usado para completar a redução a partir de baixo, com a giba óssea rompendo-se no sítio das perfurações.

na região da espinha nasal. Um osteótomo reto de 5 mm é usado para fazer uma incisura na espinha nasal, e então um enxerto cartilaginoso retangular é suturado na incisura e fixado superiormente usando-se enxertos expansores estendidos (Fig. 17.11). Deve-se tomar cuidado para garantir que o enxerto fique precisamente na linha média, pois as cruras mediais serão suturadas no enxerto de reposição septal. Em alguns pacientes, a espinha nasal está fora da linha média, podendo necessitar de uma osteotomia angulada para alinhar a incisura com o dorso do nariz. Depois que a incisura é criada e o enxerto é moldado, o enxerto de reposição septal caudal pode ser suturado em sua devida posição com uma ou duas suturas PDS 4-0. Essas suturas são passadas pelo tecido mole em torno da espinha nasal. Na ausência de tecido mole que possa ser apreendido, um pequeno orifício pode ser perfurado próximo da base da espinha nasal, usando-se várias agulhas calibre 16. Em seguida, suturas PDS 4-0 podem ser passadas pelos orifícios e pelo enxerto para fixá-lo na devida posição. Essa fixação é muito importante, pois poderá haver um problema muito maior se o enxerto se deslocar no pós-operatório. Após a fixação do enxerto de reposição septal caudal na espinha nasal, os enxertos expansores estendidos bilaterais são suturados ao septo dorsal remanescente e estendidos inferiormente (Fig. 17.12). Essa é uma "reconstrução de componentes" do suporte septal em L. O comprimento dos enxertos expansores e suas orientações em relação ao enxerto de reposição septal caudal irão controlar a projeção da ponta nasal, a rotação da ponta, o comprimento nasal, a relação alar-columelar e a inflexão supraponta. Os enxertos expansores

FIGURA 17.10 Deformidade septal exposta após a dissecção entre as *crura* mediais e a liberação das cartilagens laterais superiores do septo dorsal. Note a gravidade do dano septal, o qual deixou o paciente com um suporte septal dorsal inadequado.

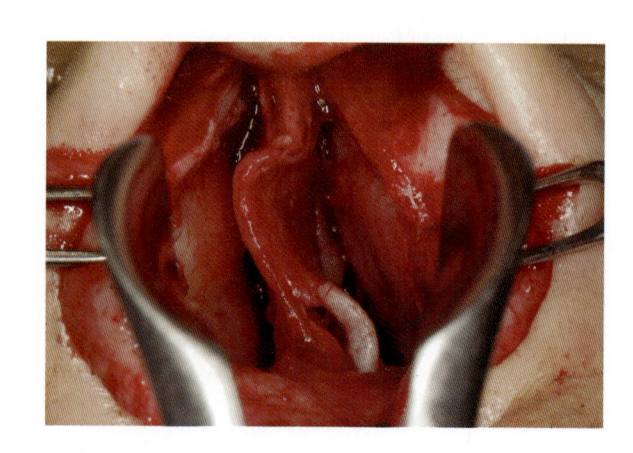

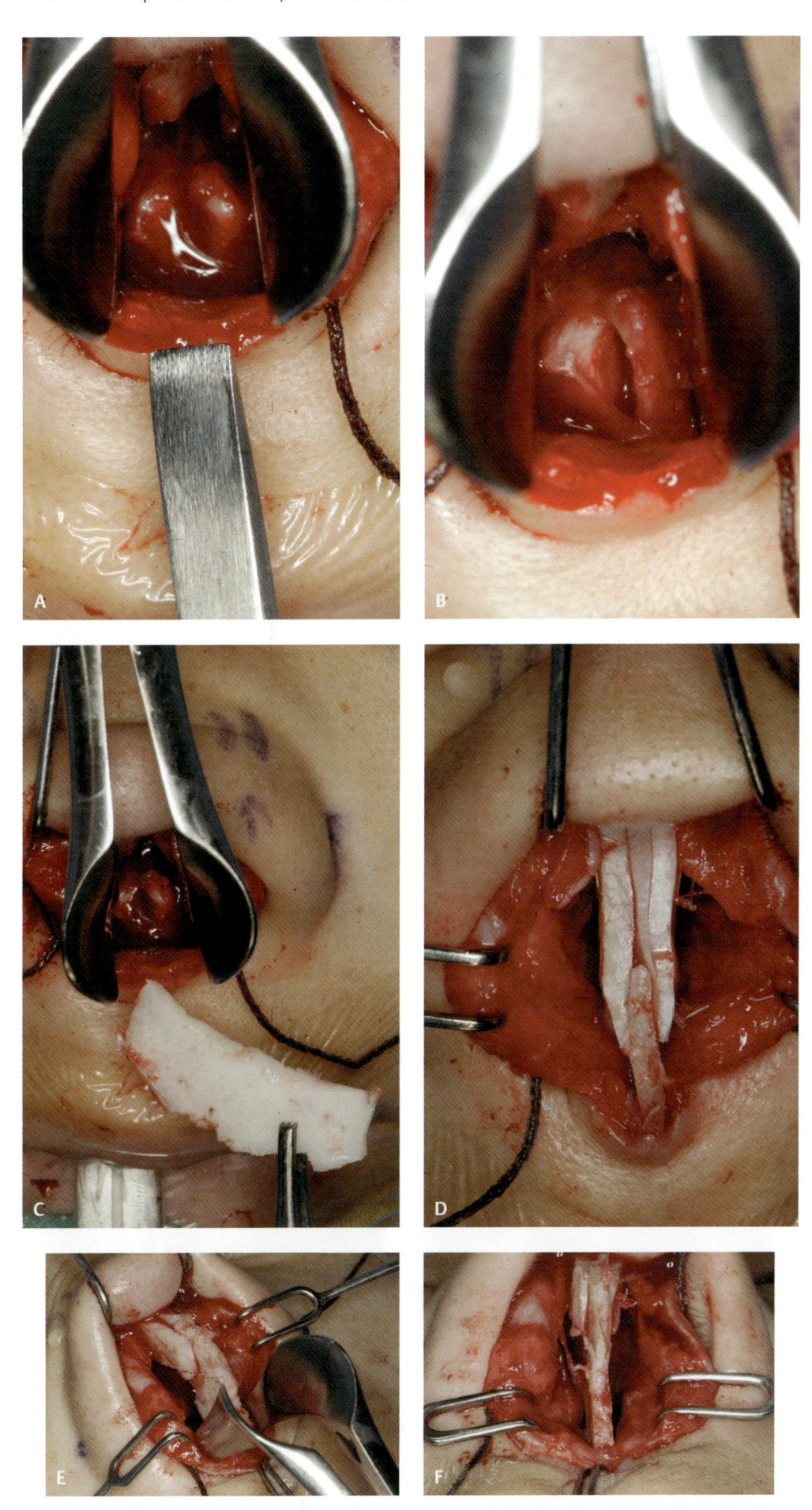

CAPÍTULO 17 Rinoplastia: Reconstrução da Deformidade do Nariz em Sela

FIGURA 17.11
Reconstrução do suporte septal em L. **A:** Um osteótomo reto de 5 mm é usado para fazer uma incisura na espinha nasal. **B:** Observe a incisura na espinha nasal. **C:** Enxerto de reposição septal caudal. **D-F:** Enxerto de reposição septal caudal suturado na incisura na espinha nasal e, então, estabilizado com enxertos expansores estendidos bilaterais.

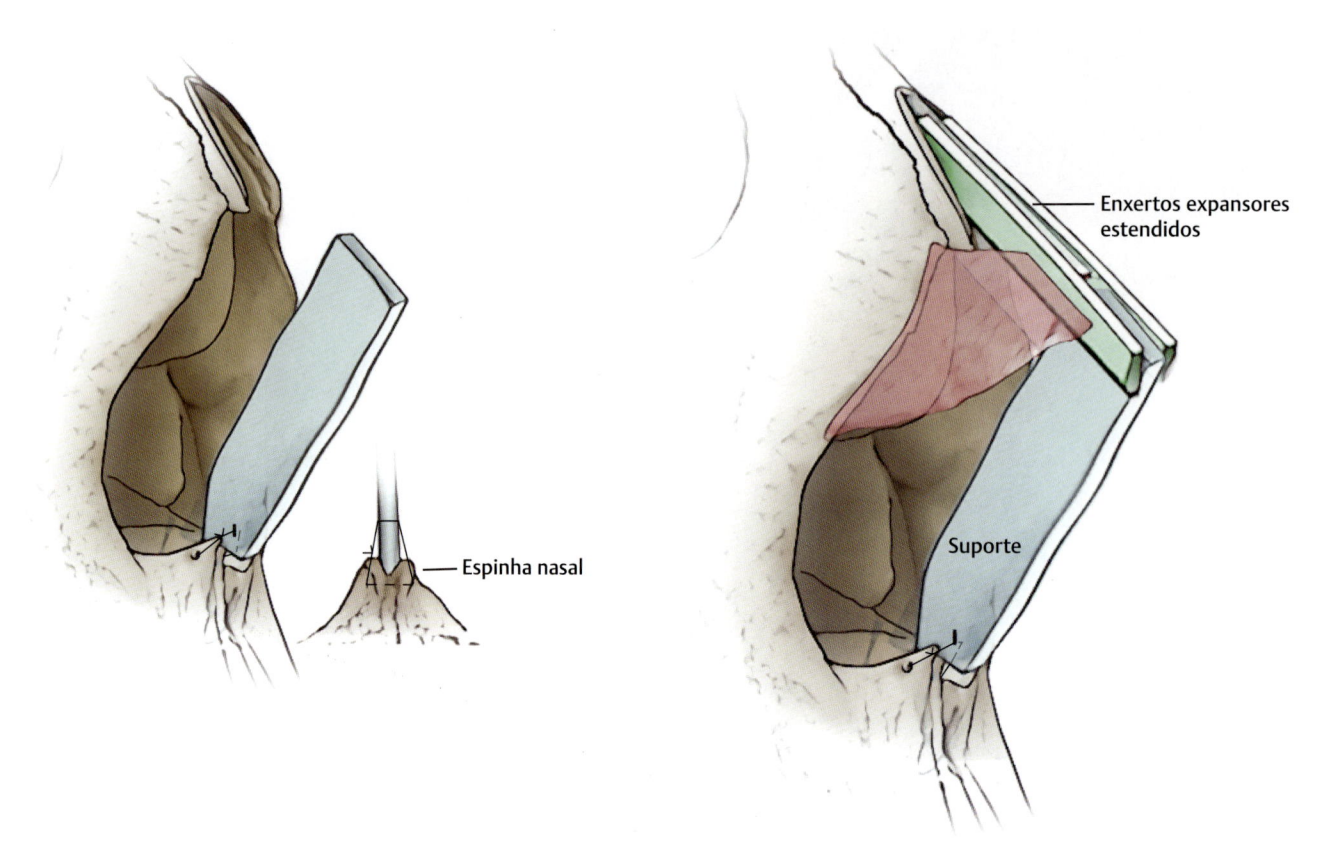

FIGURA 17.12 O enxerto de reposição septal caudal pode ser posicionado para mover a columela inferiormente para abrir o ângulo nasolabial. O enxerto é fixado na incisura na espinha nasal. A incisura no suporte impede que ele se mova superiormente, quando o paciente sorri.

estendidos devem ser biselados caudalmente para evitar alargamento da columela. Após a reconstrução do suporte em L, as cartilagens laterais superiores podem ser suturadas aos enxertos expansores para completar a reconstrução da parede nasal média. O enxerto de reposição septal caudal pode ser posicionado para expandir e pressionar o ângulo nasolabial para baixo, a fim de criar um ângulo mais favorável. Além disso, as cruras mediais podem ser avançadas anteriormente sobre o enxerto de reposição septal caudal para aumentar a projeção da ponta nasal e abrir o ângulo nasolabial (Fig. 17.13).

Os pacientes devem ser avisados de que este enxerto poderá limitar o movimento ascendente do lábio superior e que eles poderão sentir uma mudança no sorriso e, possivelmente, uma prega no lábio superior. Pacientes que possuem um sorriso lateral, em que o canto da boca move-se lateralmente, menos provavelmente formarão uma prega. Pacientes com um sorriso em que os cantos da boca movem-se superiormente são mais propensos a formar uma prega no lábio superior. No paciente com esse tipo de sorriso, pode ser preferível evitar a fixação rígida na região na espinha nasal. O enxerto de reposição septal caudal pode ser suturado no tecido mole atrás da espinha nasal, o que irá possibilitar o movimento ascendente do enxerto quando o paciente sorri. Além disso, tecido mole pode ser deixado entre a margem caudal do enxerto de reposição septal e a columela.

Assim que o enxerto de extensão ou o enxerto de reposição septal caudal estiver devidamente posicionado, as *crura* mediais poderão ser suturadas na margem caudal desses enxertos para definir posição da ponta, projeção da

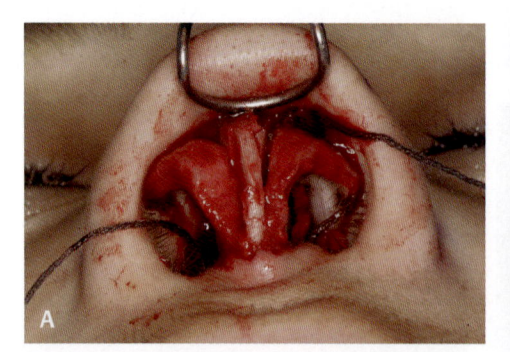

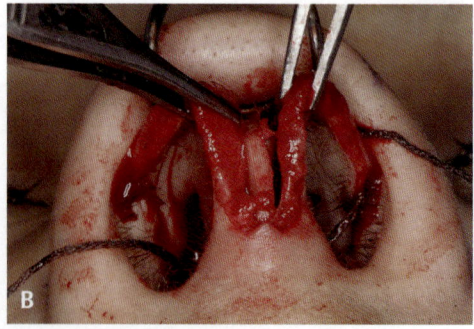

FIGURA 17.13 **A:** O enxerto de extensão septal caudal é posicionado entre as *crura* mediais. **B:** As *crura* mediais são avançadas anteriormente para aumentar a projeção da ponta nasal e abrir o ângulo nasolabial.

CAPÍTULO 17 Rinoplastia: Reconstrução da Deformidade do Nariz em Sela

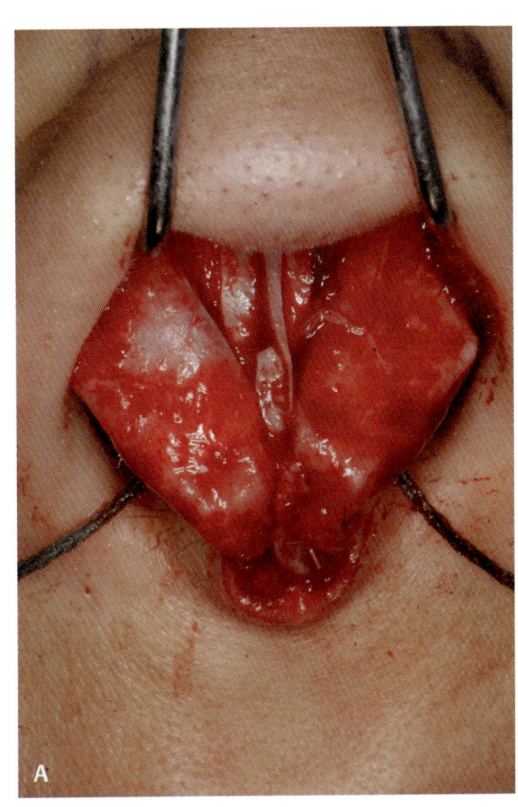

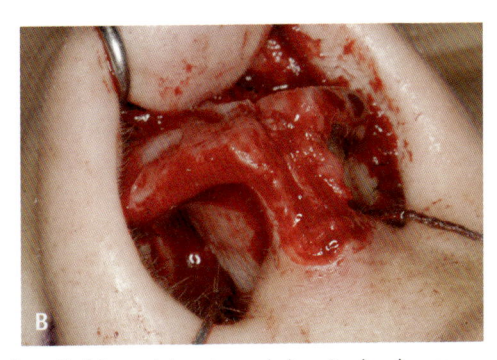

FIGURA 17.14 **A:** As *crura* laterais são aplainadas após a colocação bilateral de suturas de ligação dos domos. **B:** Visão basal mostra fixação das *crura* mediais no enxerto de extensão septal.

ponta, rotação, exibição columelar e contorno do ângulo nasolabial. Essa manobra é muito importante, pois define muitos parâmetros estéticos que irão afetar o resultado. Se o cirurgião não se sentir confortável controlando esses parâmetros, ele poderá limitar a estabilização da base nasal e usar um suporte columelar (*strut* columelar).

Após a estabilização da base nasal, o lóbulo da ponta pode ser modificado. Isso pode envolver um desbaste conservador das margens cefálicas das cruras laterais, suturas de ligação dos domos, enxertos de suporte das cruras laterais ou reposicionamento das cruras laterais para corrigir mau posicionamento cefálico (Fig. 17.14). Na maioria dos pacientes, a projeção é adequadamente corrigida por meio da estabilização da base nasal, e o contorno da ponta pode ser alcançado com o uso de métodos menos invasivos. Enxertos em escudo da ponta geralmente não são necessários, mas enxertos de sobreposição da ponta horizontalmente orientados são ideais para aumentar ligeiramente a projeção da ponta nasal e fornecer um aumento sutil na definição da ponta (Fig. 17.15). Este método de reconstrução septal é uma forma eficaz para a reconstrução da deformidade do nariz de sela (Fig. 17.16A-J).

Se for preciso reconstruir a linha dorsal inteira, um enxerto dorsal de cartilagem costal pode ser esculpido para acomodar o defeito. Isso é realizado cortando-se a cartilagem costal coletada em três segmentos separados (Fig. 17.17A, B). Em seguida, os segmentos são colocados em solução salina para se observar a ocorrência de dobra ou curvatura. É preferível utilizar um enxerto dorsal que possua uma curvatura distinta, de modo que não haja dúvidas com relação à tendência do desvio. A curva do enxerto é utilizada de modo a neutralizar a curvatura pela implantação do enxerto dorsal, com o lado côncavo do enxerto virado para baixo contra o dorso nasal (Fig. 17.18). O pericôndrio da cartilagem costal é suturado na face inferior do enxerto dorsal com fio Monocryl 6-0 de forma contínua (Fig. 17-19). O pericôndrio também pode ser suturado nas margens laterais do enxerto dorsal para camuflar as bordas do enxerto e prevenir deformidades de contorno visíveis no pós-operatório. Em seguida, uma lima fina é usada para lixar o osso sobre o dorso nasal, a fim de criar uma superfície óssea áspera que irá aderir ao pericôndrio na face inferior do enxerto dorsal (Fig. 17.20). Se a raspagem não for possível em razão de fibrose, um osteótomo reto de 2 mm pode ser usado para fazer múltiplas perfurações no osso, o qual terá o mesmo efeito de fixação do pericôndrio no osso. Para que essa fixação ocorra, é preciso haver uma cavidade justa de periósteo sobre o dorso nasal, a qual força o enxerto dorsal a aderir à superfície áspera do osso. Essa adesão irá agir fixando o enxerto dorsal ao dorso ósseo. É muito menos provável que o enxerto dorsal dobre ou encurve com sua fixação no dorso ósseo, e isso também criará uma ponte estável de aparência mais natural.

Em alguns casos, existe uma cavidade ampla e frouxa sobre o dorso nasal que impede o enxerto dorsal de se encaixar firmemente sobre o osso áspero. Nesses casos, pode ser necessário o uso de um fio de Kirschner para fixar o enxerto cartilaginoso dorsal no dorso ósseo. Uma lâmina nº 11 é usada para fazer uma pequena incisão na pele que está sobre a parte superior do enxerto (Fig. 17.21). Em seguida, um fio de Kirschner rosqueado de 1 cm é avançado através do enxerto dorsal cartilaginoso para o interior do osso do dorso nasal. Deve-se ter cuidado para garantir que

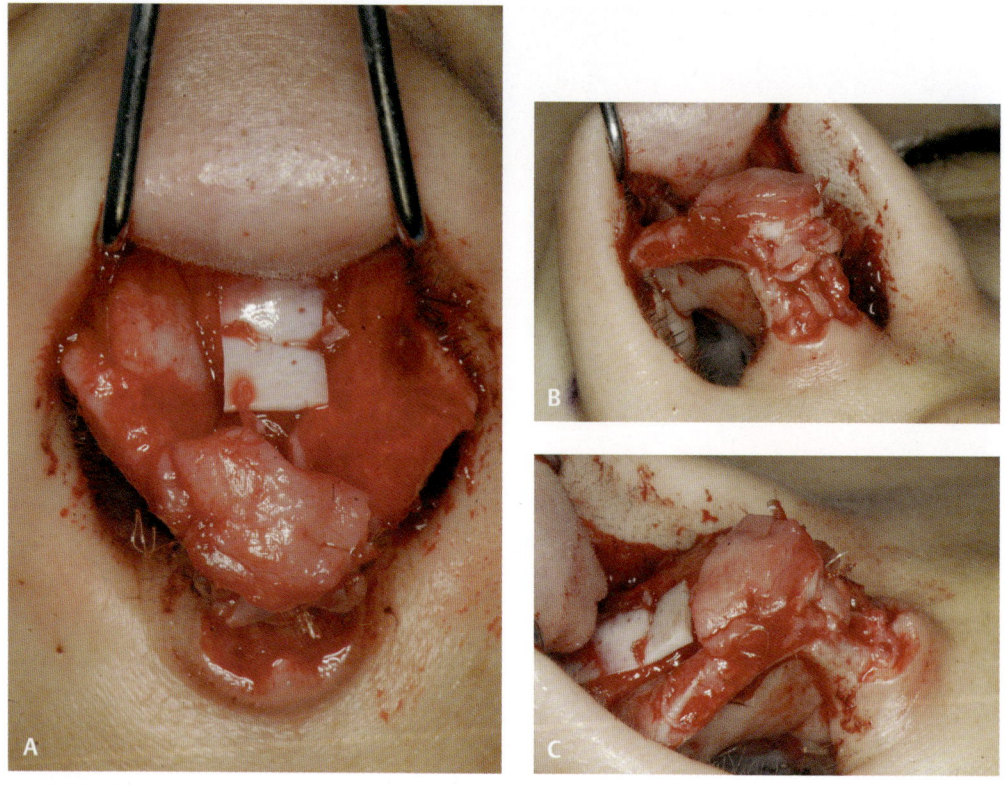

FIGURA 17.15 A-C: Enxerto de sobreposição da ponta nasal posicionado horizontalmente sobre os domos para aumentar a projeção da ponta, melhorar a definição da ponta e preservar os pontos definidores da ponta orientados horizontalmente.

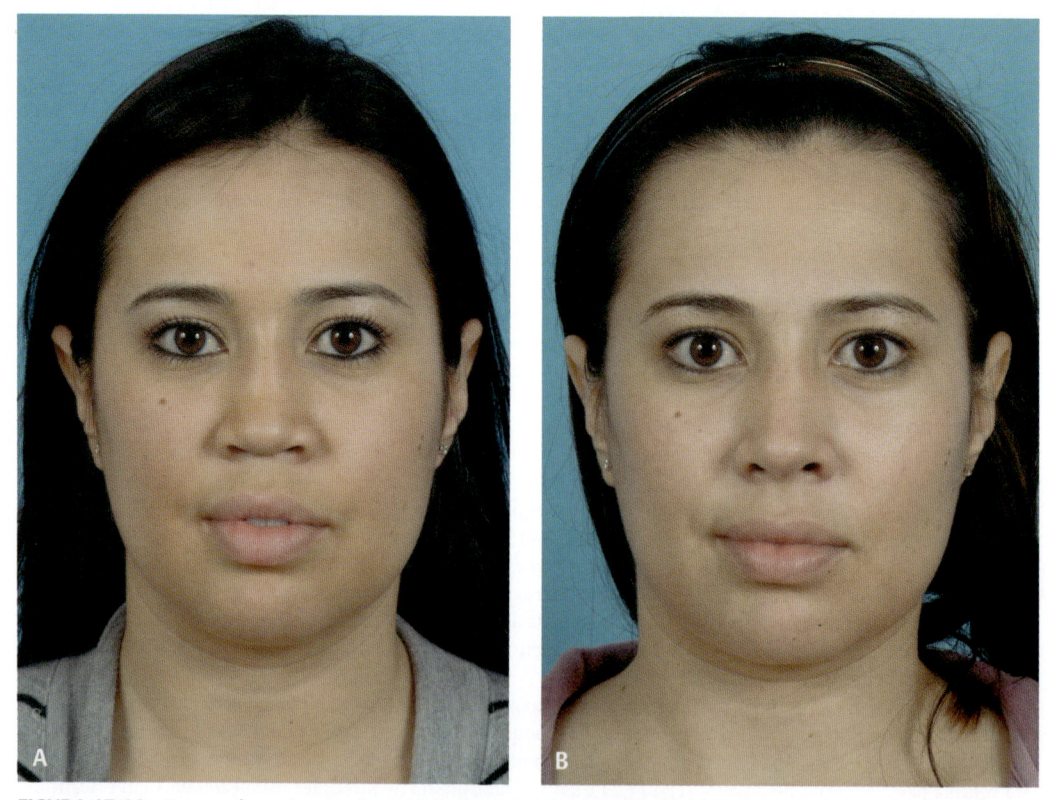

FIGURA 17.16 Reparo do nariz em sela. **A:** Visão frontal pré-operatória. **B:** Visão frontal pós-operatória mostra correção da parede nasal média deprimida e estreitamento da ponta nasal.

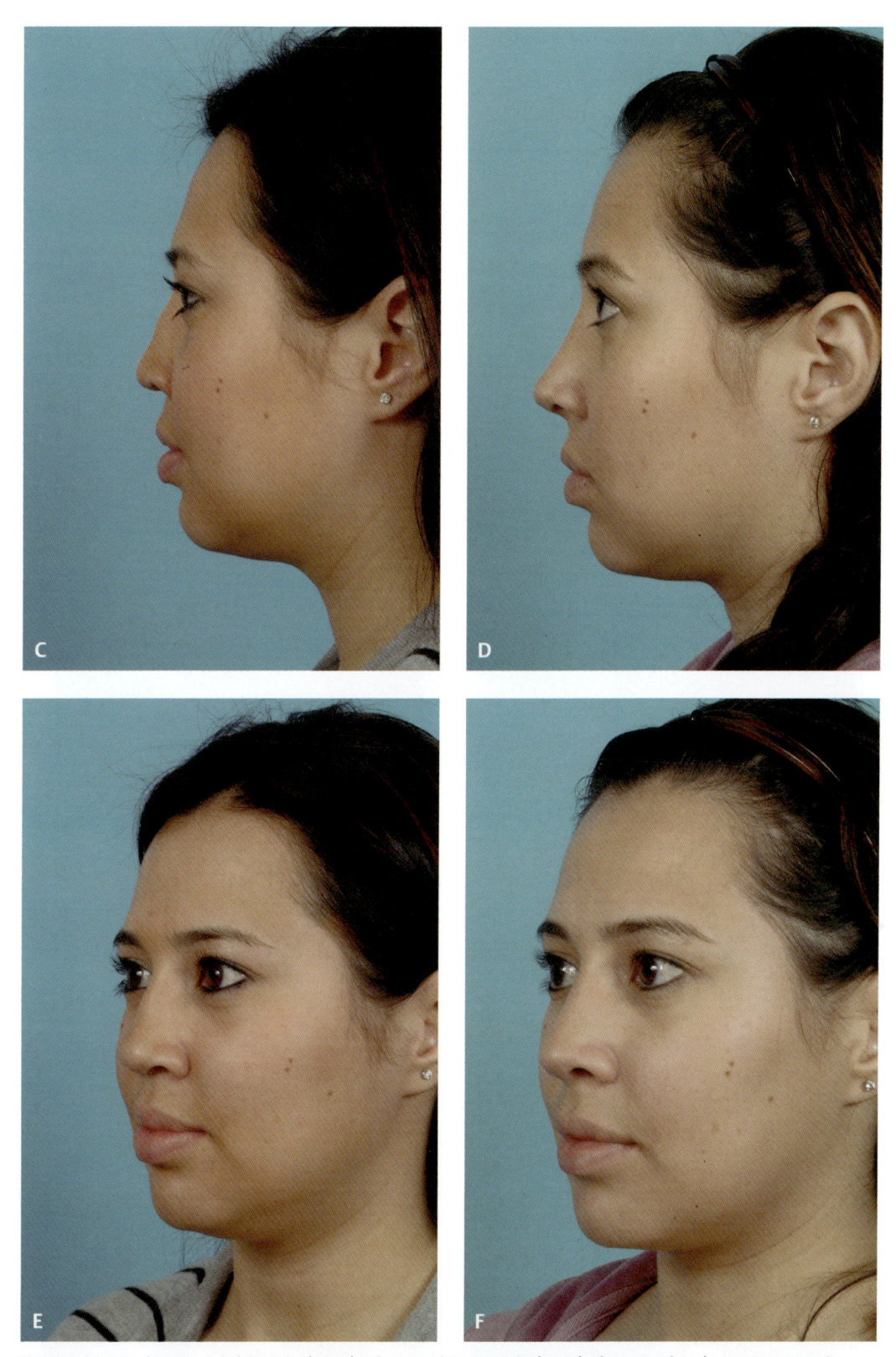

FIGURA 17.16 *(Continuação)* **C:** Visão lateral pré-operatória. **D:** Visão lateral pós-operatória demonstra correção do selamento da parede nasal média, correção do ângulo nasolabial e aumento na projeção da ponta nasal. **E:** Visão oblíqua pré-operatória. **F:** Visão oblíqua pós-operatória demonstra correção da deformidade da parede média.

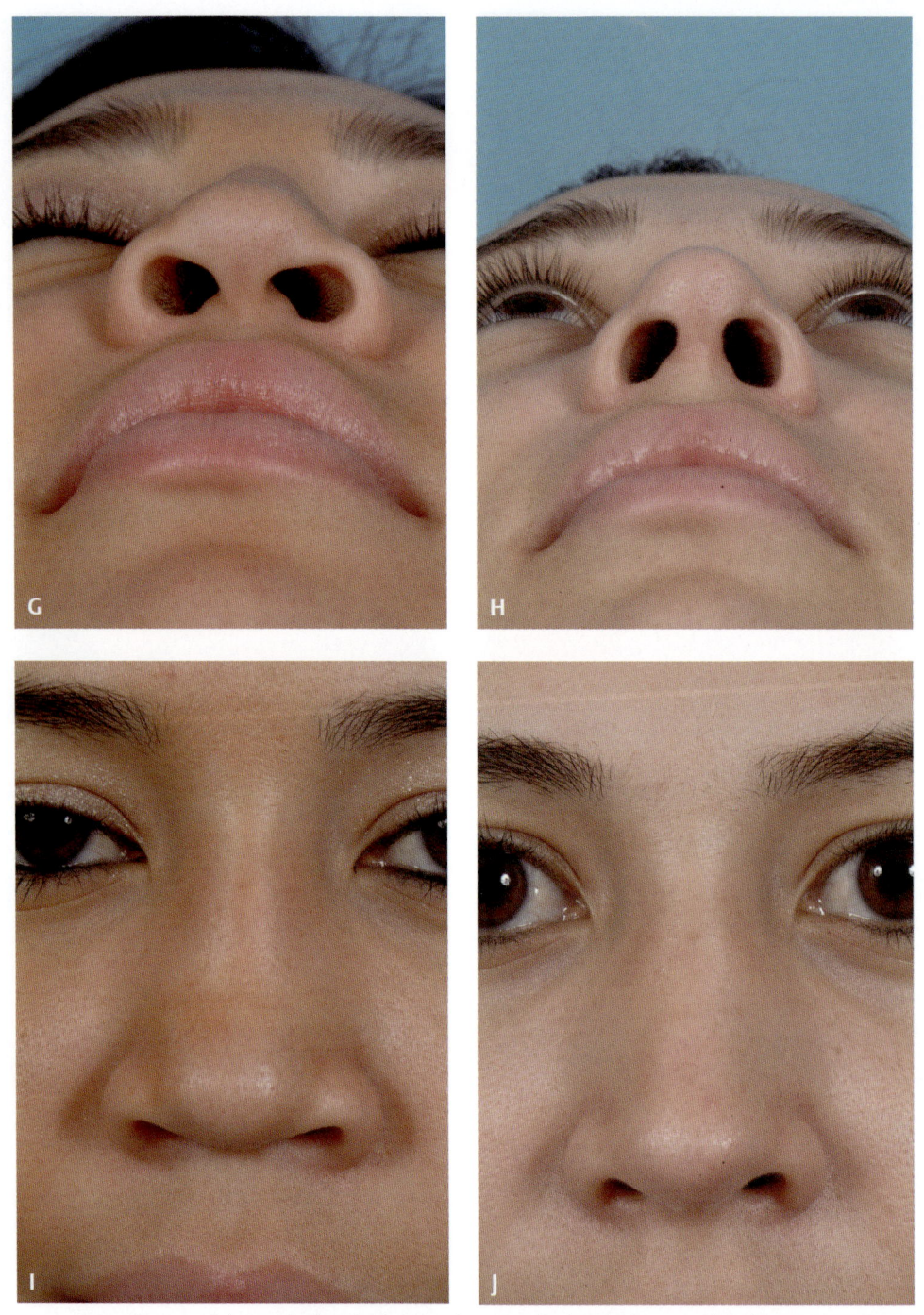

FIGURA 17.16 *(Continuação)* **G:** Visão basal pré-operatória. **H:** Visão basal pós-operatória demonstra aumento da projeção da ponta nasal e estreitamento. **I:** Visão frontal pré-operatória. **J:** Visão frontal pós-operatória.

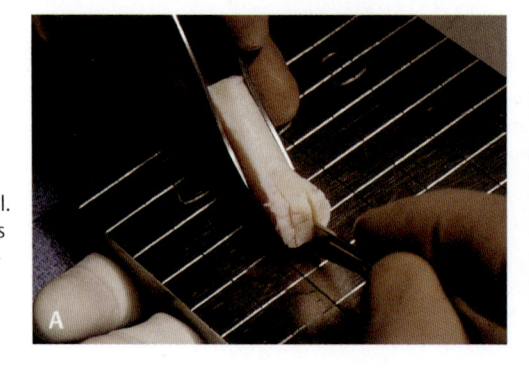

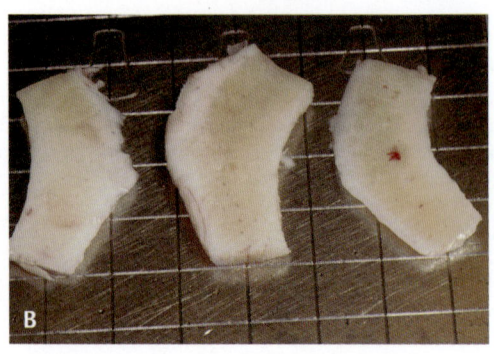

FIGURA 17.17
Escultura da cartilagem costal.
A: A costela é cortada em três segmentos de cartilagem.
B: Depois de esculpidos, os segmentos podem ser avaliados para curvatura.

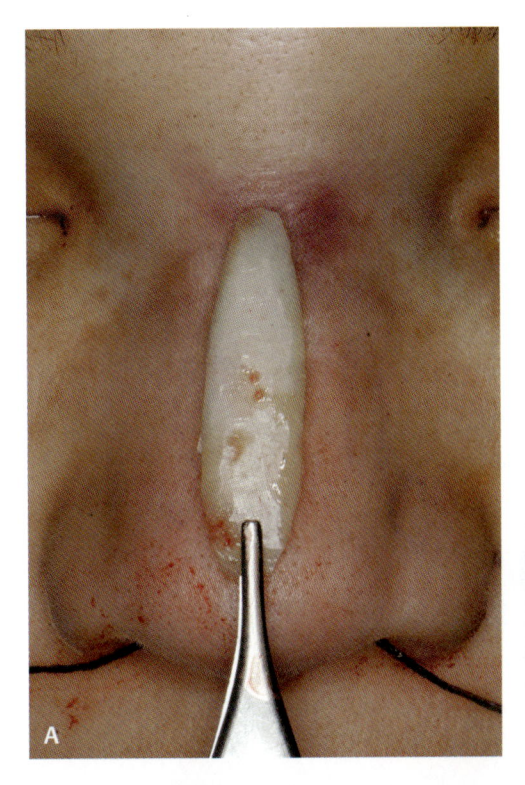

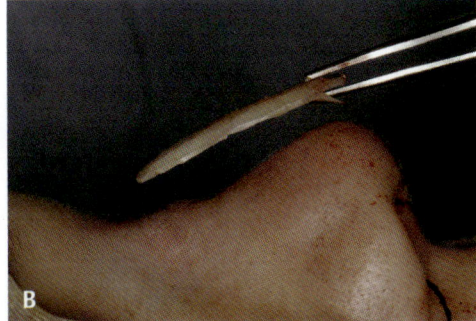

CAPÍTULO 17 Rinoplastia: Reconstrução da Deformidade do Nariz em Sela

FIGURA 17.18
Enxerto dorsal. **A:** Enxerto dorsal em formato de canoa. **B:** O enxerto dorsal é curvo, de forma que a superfície côncava é virada para o dorso.

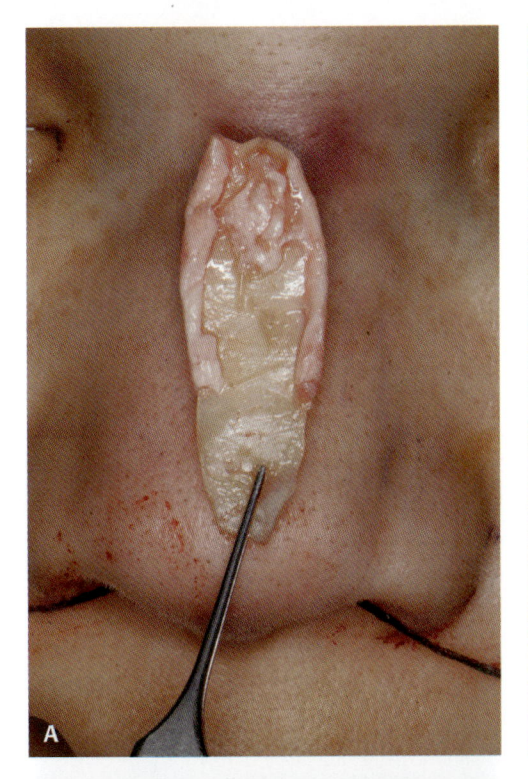

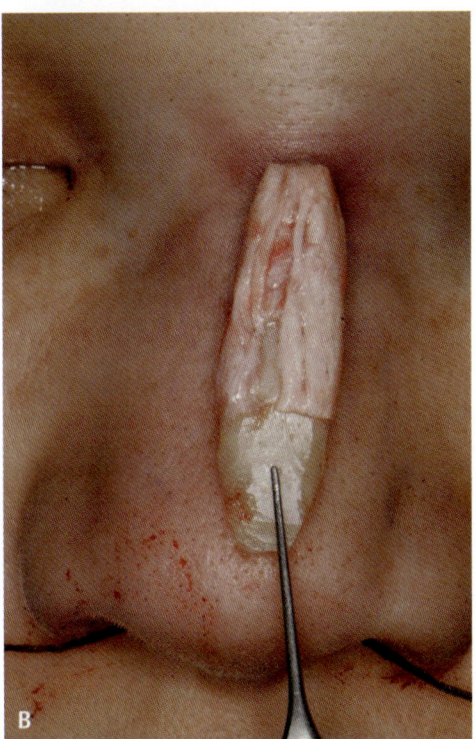

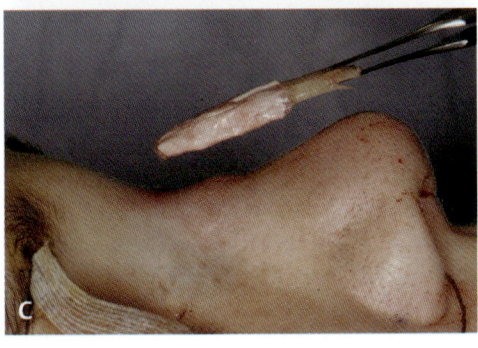

FIGURA 17.19
O pericôndrio é suturado na face inferior do enxerto dorsal. Isso fornecerá uma interface de fixação tecidual com o dorso ósseo. **A:** Enxerto dorsal com pericôndrio suturado em sua face inferior, a fim de fornecer uma interface de fixação com o dorso ósseo. **B:** Pericôndrio suturado nas margens laterais do enxerto dorsal. **C:** Pericôndrio fixado sobre a borda do enxerto.

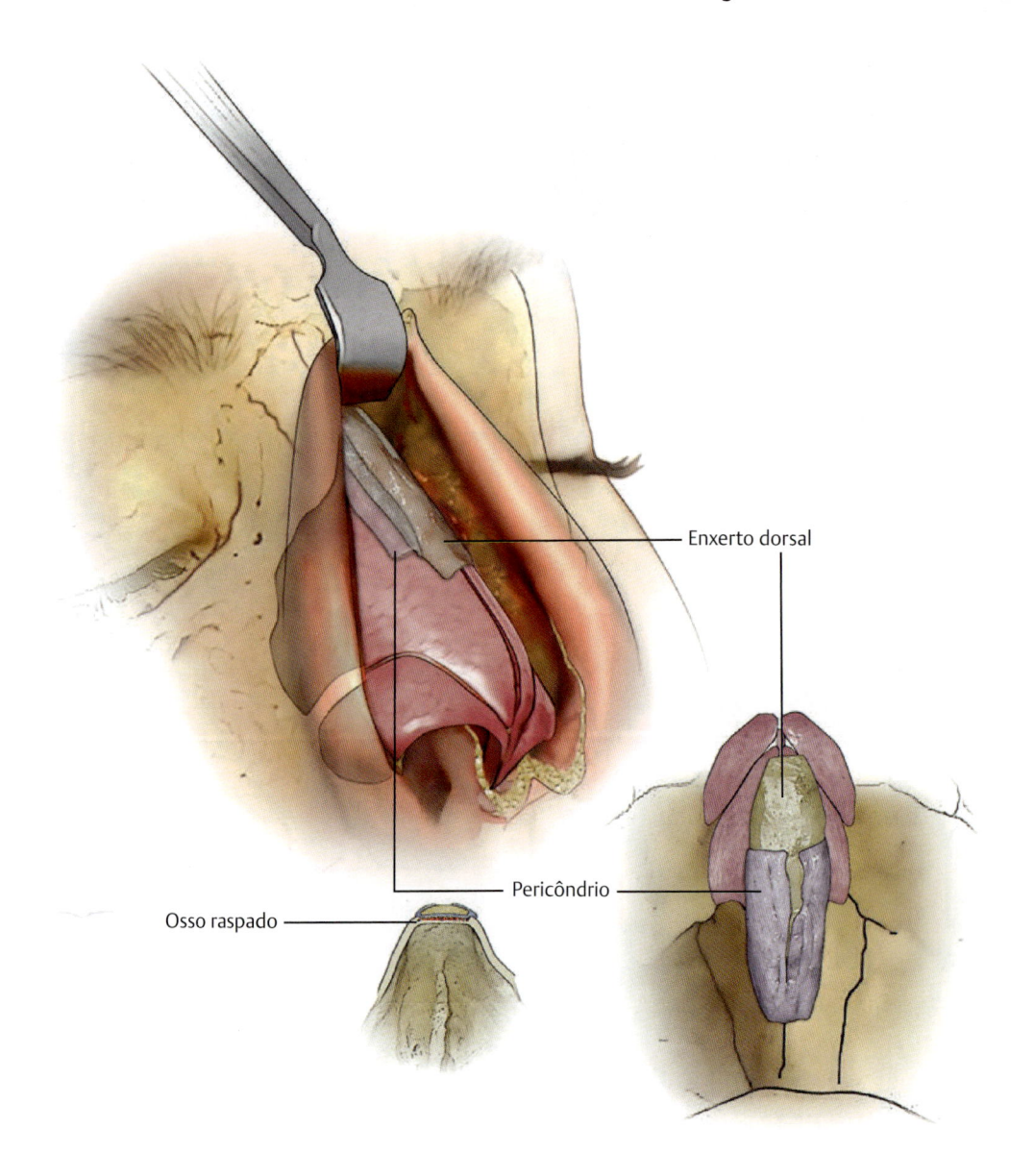

FIGURA 17.20 O pericôndrio é suturado à face inferior do enxerto dorsal e, então, posicionado no dorso ósseo que foi raspado ou perfurado com um osteótomo reto de 2 mm. O pericôndrio se fixa ao osso perfurado e permite a fixação do enxerto dorsal no dorso ósseo.

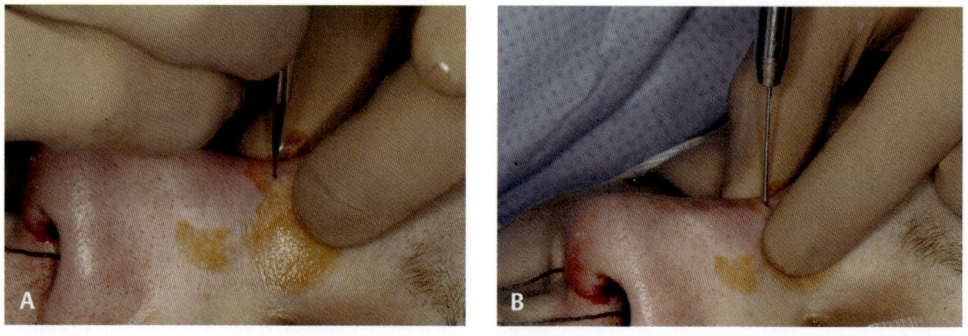

FIGURA 17.21 Colocação do fio de Kirschner. **A:** Incisão realizada na pele dorsal sobre o enxerto dorsal. **B:** Uma furadeira pneumática de Hall é usada para avançar o fio de Kirschner através do enxerto dorsal para o interior do dorso ósseo.

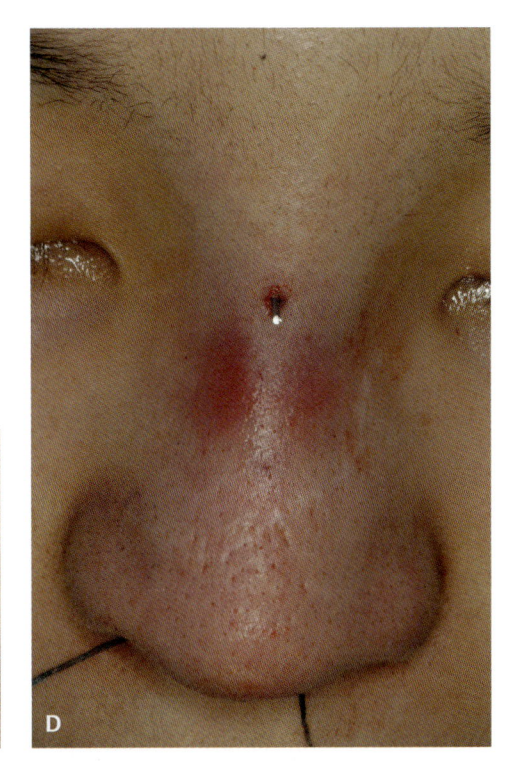

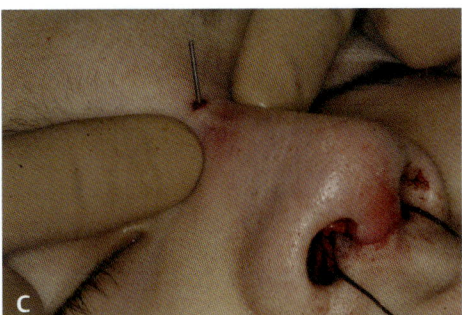

FIGURA 17.21 *(Continuação)* **C:** Palpação garante que o enxerto dorsal esteja posicionado na linha média e firmemente fixado ao osso. **D:** Fio de Kirschner na devida posição, com 2 a 3 cm restantes saindo da pele.

o enxerto dorsal permaneça encostado no osso. O fio de Kirschner deve penetrar apenas de 4 a 6 mm no dorso ósseo (Fig. 17.22). Cuidado especial deve ser tomado para garantir que o enxerto dorsal seja fixado na linha média, e não inclinado, visto que o enxerto será fixado sobre o dorso nessa orientação. Uma tala de Aquaplast e Steri-Strips são aplicados sobre o dorso, permitindo a passagem do fio de Kirschner através dos Steri-Strip e também através dos orifícios da tala de Aquaplast (Fig. 17.23). A tala de Aquaplast pode ser removida no 7º dia do pós-operatório, e o fio de Kirschner pode ser removido com alicate. A incisão feita para o fio de Kirschner no dorso nasal deve se resolver sem formação de cicatriz notável.

Como uma alternativa ao fio de Kirschner, podem ser feitos orifícios nas paredes laterais do dorso ósseo abaixo do enxerto, e uma sutura PDS 4-0 pode ser passada através desses orifícios e, então, sobre a parte superior do enxerto dorsal (Figs. 17.24 e 17.25). Os orifícios podem ser perfurados com uma furadeira manual pequena ou agulhas calibre 16. É preciso cuidado para evitar que os orifícios sejam feitos muito próximos do plano facial, pois poderiam se apresentar na via aérea nasal. Muitos pacientes submetidos a aumento do dorso nasal têm um dorso ósseo relativamente baixo, e os orifícios devem ser perfurados horizontalmente na ponte. A sutura pode ser passada sobre o enxerto dorsal através de pequenas incisões na pele da parede lateral da ponte, a fim de permitir que sejam passadas sobre o enxerto dorsal e, então, atadas.

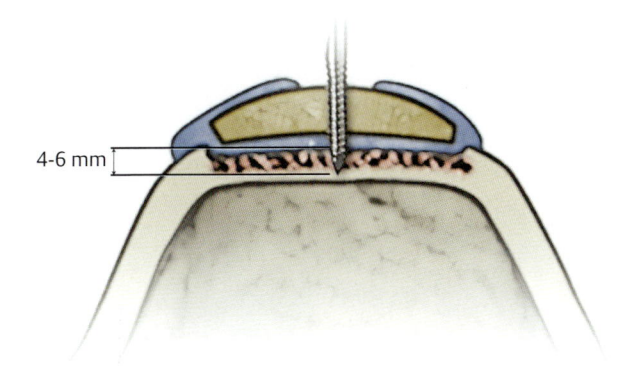

FIGURA 17.22
O fio de Kirschner é passado através do enxerto dorsal até o dorso ósseo subjacente, penetrando no osso por cerca de 4 a 6 mm.

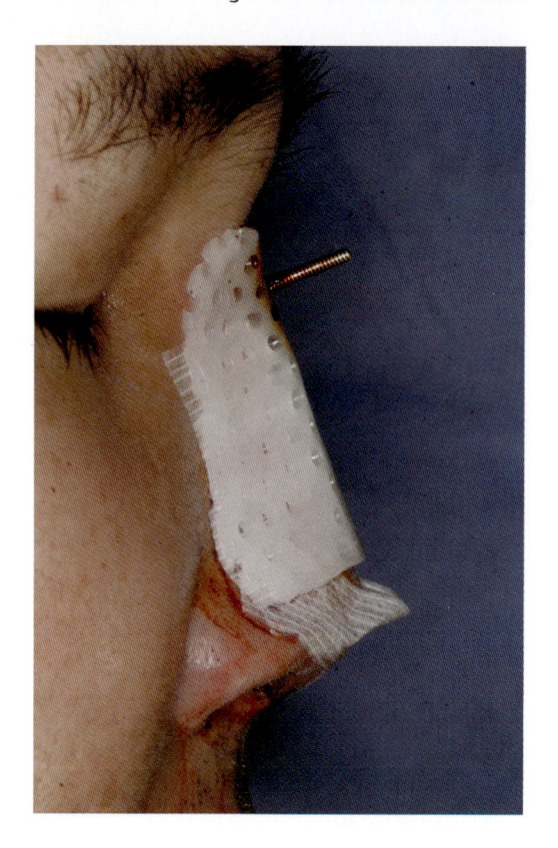

FIGURA 17.23
Tala de Aquaplast com orifícios permite a passagem do fio de Kirschner através da tala.

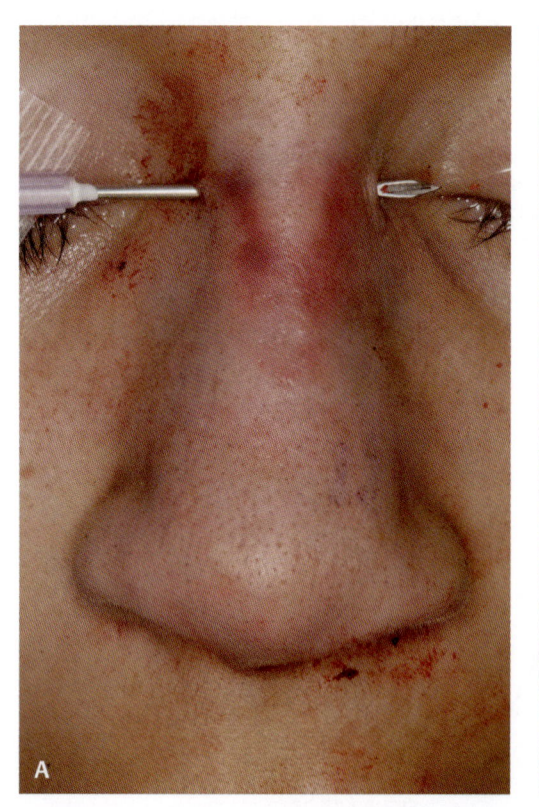

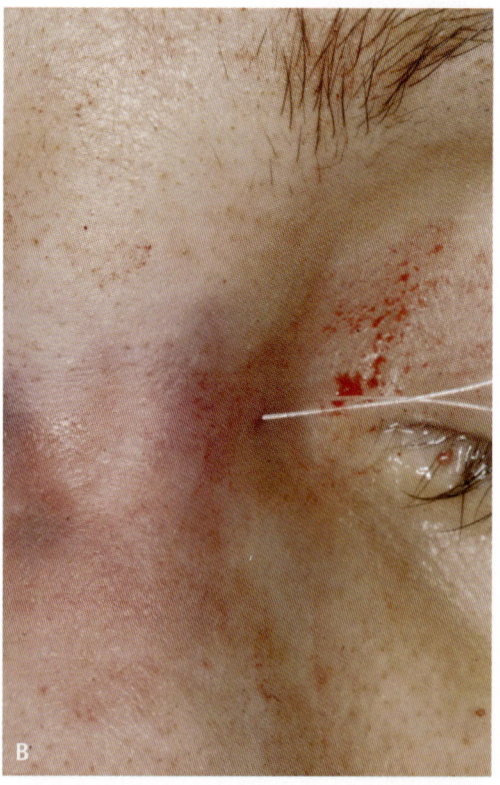

FIGURA 17.24 A: Com o uso de uma agulha calibre 16, os orifícios são perfurados através do dorso nasal, e uma sutura PDS 4-0 é passada pelos orifícios, sobre o enxerto dorsal e, então, atada firmemente para fixar o enxerto dorsal no dorso ósseo. **B:** A sutura é atada para fixar o enxerto dorsal.

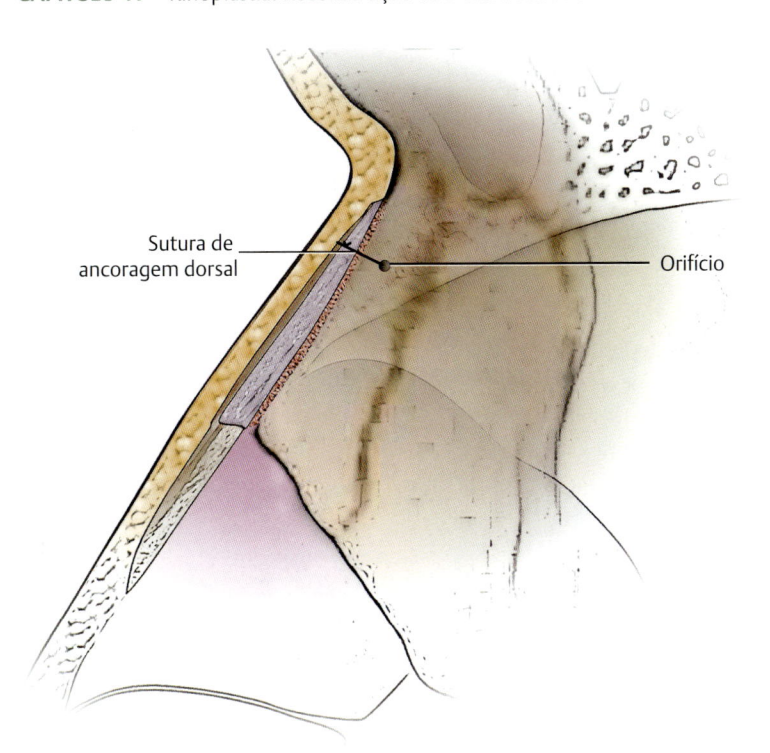

FIGURA 17.25
A sutura é passada pelos orifícios no dorso ósseo e, então, sobre a parte superior do enxerto dorsal para fixar o enxerto no dorso ósseo.

Assim que o enxerto dorsal for fixado superiormente sobre o dorso ósseo, também deverá ser fixado sobre a parede nasal média com duas suturas PDS 5-0 colocadas nas cartilagens laterais superiores e, então, através do enxerto dorsal lateralmente. Com a fixação sobre o dorso ósseo e a fixação na parede nasal média, o enxerto dorsal deverá ficar estabilizado e não se movimentar ou desviar no pós-operatório (Fig. 17.26).

Em pacientes com pele fina, a margem lateral do enxerto dorsal pode se tornar detectável com o tempo, conforme a pele mais fina se contrai sobre o enxerto dorsal. Para evitar visualização das margens laterais das tiras de cartilagem costal do enxerto dorsal, o pericôndrio pode ser colocado ao longo das paredes laterais do nariz. O pericôndrio pode ser suturado nas margens laterais do enxerto dorsal e, então, inserido, ou as tiras de pericôndrio podem ser colocadas ao longo das margens do enxerto dorsal e fixadas transcutaneamente com o uso de suturas Monocryl 6-0 passadas pela pele, pelo pericôndrio, e, então, atadas sobre a pele. Betadine pode ser colocado sobre os nós da sutura para ajudar a prevenir infecção. Essas suturas poderão ser removidas quando a tala for retirada.

CONDUTA PÓS-OPERATÓRIA

Os pacientes recebem alta no mesmo dia com antibióticos e instruções para limpar o nariz uma vez por dia com peróxido de hidrogênio em um cotonete. Cirurgiões mais inexperientes devem considerar a observação noturna, com uma radiografia torácica pós-operatória após qualquer coleta de enxerto costal. O tampão nasal pode ser removido no primeiro dia após a cirurgia. A tala nasal e as suturas são removidas no 7º dia do pós-operatório. Se cartilagem costal foi coletada, as suturas também são removidas no 7º dia após a cirurgia. O paciente recebe placas de Silastic para colocar sobre a incisão torácica, começando no 14º dia do pós-operatório. Esta pode ser usada primariamente à noite.

COMPLICAÇÕES

As complicações secundárias a este tipo de reparo podem ser classificadas em complicações de curto prazo e complicações de longo prazo. Complicações de curto prazo incluem sangramento, infecção e equimoses ou edema excessivos. Complicações precoces associadas à coleta de enxerto costal incluem pneumotórax, arqueamento da cartilagem costal (arqueamento precoce), dor excessiva e deformidade. Complicações de longo prazo incluem deformidade nasal, desvio, arqueamento da cartilagem costal, perfuração septal e edema prolongado. Complicações de longo prazo associadas à coleta de cartilagem costal incluem cicatriz não estética, depressão da parede torácica e dor com a compressão da parede torácica. Felizmente, esses problemas são muito raros.

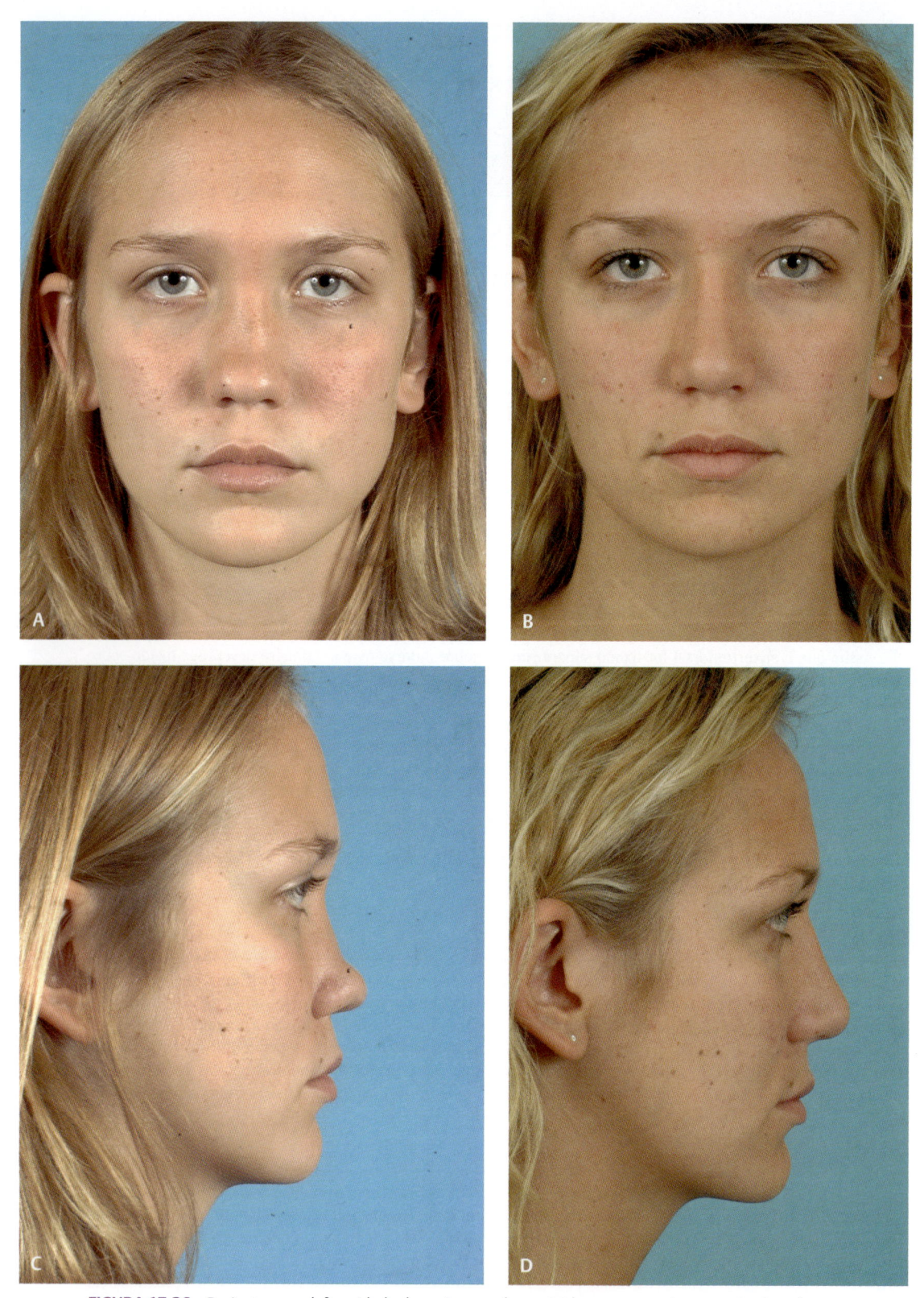

FIGURA 17.26 Paciente com deformidade do nariz em sela corrigida com o uso de aumento dorsal com enxerto de cartilagem costal. **A:** Visão frontal pré-operatória. **B:** Visão frontal pós-operatória mostrando melhora das linhas dorsais com o enxerto dorsal reto. A ponta nasal também está estreitada. **C:** Visão lateral pré-operatória. **D:** Visão lateral pós-operatória mostra melhora do perfil dorsal, com melhora da projeção da ponta nasal.

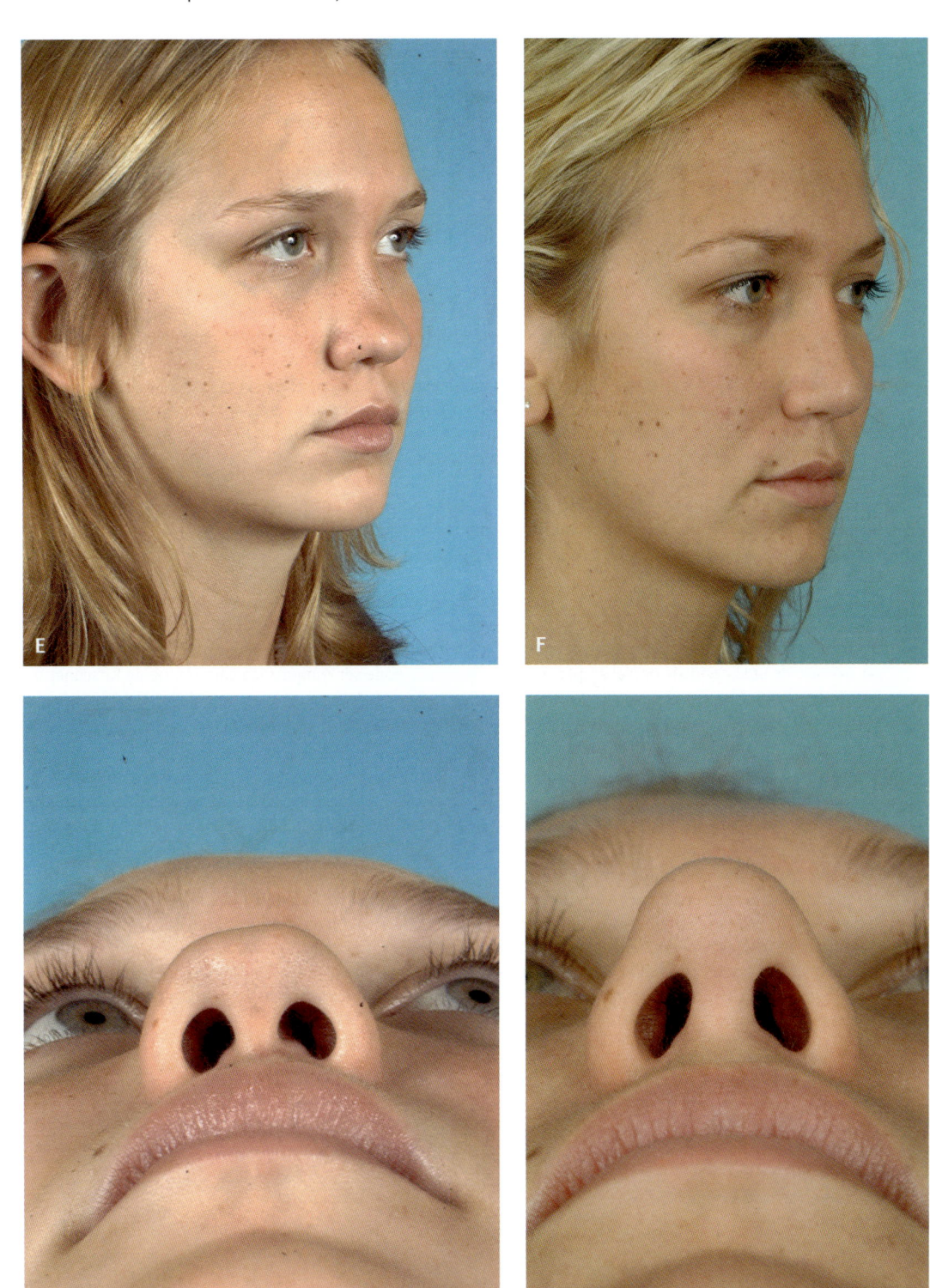

FIGURA 17.26 *(Continuação)* **E:** Visão oblíqua pré-operatória. **F:** Visão oblíqua pós-operatória. **G:** Visão basal pré-operatória. **H:** Visão basal pós-operatória demonstrando melhora no formato da ponta nasal.

RESULTADOS

Reconstrução da deformidade do nariz em sela pode ser relativamente simples ou mais complexa, dependendo da gravidade da deformidade e do estado do dano septal subjacente. Em muitos pacientes, a deformidade do nariz em sela pode ser corrigida simplesmente com o uso de técnicas de enxerto de sobreposição de cartilagem que não corrigem a deficiência septal subjacente. A correção da deficiência septal subjacente requer dissecção completa do septo nasal com ampla exposição, e reconstrução do suporte septal em L usando-se enxertos expansores e possível reposição septal caudal. No último caso, a cartilagem costal frequentemente é necessária para se concluir a reconstrução e fornecer uma estrutura nasal estável.

DICAS

- Um diagnóstico apropriado da deficiência septal subjacente deve começar com um exame completo da cabeça e do pescoço e endoscopia nasal para avaliar a presença de perfuração septal e deformidades septais graves.
- A palpação e a compressão da ponte nasal e parede nasal média podem fornecer informação importante com relação à estabilidade do septo dorsal subjacente. Se a compressão revelar uma fraqueza na parede nasal média, isso pode representar uma severa deficiência no suporte septal dorsal. Isso necessitaria mais do que um simples enxerto de sobreposição de cartilagem, visto que poderia resultar, ao longo do tempo, na descida do enxerto, com recidiva parcial da deformidade.
- Antes da reconstrução de uma deformidade do nariz em sela, o cirurgião deve se certificar de que existe material adequado para o enxerto. Se o cirurgião está considerando o uso de cartilagem costal para reparo da deformidade, o grau de calcificação das costelas pode ser avaliado com a inserção transcutânea de uma agulha na costela, percorrendo a agulha ao longo da costela para detectar calcificação. Cuidado é necessário para evitar perfuração da pleura, pois isso poderia provocar um pneumotórax.
- Se a coleta de cartilagem costal estiver planejada, a 6ª costela se situa ao nível da prega inframamária na maioria das mulheres, com uma angulação que pode não ter um formato ideal para reparo do nariz em sela. Se um segmento mais longo e mais reto de costela for necessário, a 7ª costela é a opção ideal.
- A reconstrução do suporte septal em L pode ser realizada com o uso de um enxerto de reposição septal caudal e com enxertos expansores estendidos bilaterais.
- É necessário cuidado para ter certeza de que uma projeção apropriada da ponta nasal, um comprimento nasal, uma rotação e uma relação alar-columelar sejam definidos apropriadamente.
- Enxertos dorsais de cartilagem costal devem ser esculpidos com uma curvatura, de modo que a superfície côncava seja orientada contra o dorso ósseo.
- O pericôndrio é suturado na face inferior do enxerto dorsal e fixado no dorso ósseo raspado, a fim de promover fixação óssea.
- O enxerto dorsal deve ficar firmemente aderido ao dorso nasal raspado, a fim de permitir fixação do enxerto dorsal. No caso de uma cavidade dorsal ampla, esta fixação crítica pode ser conquistada com um fio de Kirschner ou fixação por sutura.
- Seguimento pós-operatório é fundamental para garantir uma recuperação apropriada.

DIFICULDADES

- Evitar o uso de cartilagem auricular para reconstruir o suporte nasal dorsal, visto que essa cartilagem pode se desestabilizar com o tempo.
- Evitar a realização de enxerto dorsal de sobreposição para corrigir a deformidade do nariz em sela quando houver um suporte septal inadequado, visto que a parede nasal média pode se assentar com o tempo.
- Pacientes com elevação ascendente do canto da boca durante o sorriso correm maior risco de formar uma prega no lábio superior quando sorriem, se o enxerto de reposição septal for fixado na espinha nasal.
- Avaliar minuciosamente a rotação da ponta nasal, o comprimento nasal e a projeção da ponta nasal quando o suporte septal em L for reconstruído, visto que uma deformidade significativa pode ser criada, se esses parâmetros importantes não forem apropriadamente definidos.

INSTRUMENTOS QUE DEVEM ESTAR DISPONÍVEIS

- Tesoura Converse.
- Afastador Ragnell.
- Descolador Freer Cortante.
- Osteótomo reto de 2 mm.
- Osteótomo reto de 5 mm.
- Raspa fina estreita.
- Furadeira Hall e fio de Kirschner se for necessário.
- Fio de Kirschner rosqueado de 1 cm.

AGRADECIMENTOS

Agradeço a Gregory S. Dibelius, MD, por sua contribuição. Seu trabalho na escrita, na edição e na criação de figuras para este capítulo é muito apreciado.

LEITURAS SUGERIDAS

Guyuron B, Varghai V. Lengthening the nose with a tongue-and-groove technique. *Plast Reconstr Surg* 2003;111(4):1533–1539.
Toriumi DM. Subtotal reconstruction of the nasal septum. *Laryngoscope* 1994;104:906–913.
Toriumi DM. New concepts in nasal tip contouring. *Arch Facial Plast Surg* 2006;8:156–185.
Toriumi DM. Subtotal septal reconstruction: an update. *Facial Plast Surg* 2013;29:492–501.

18 RINOPLASTIA: TÉCNICAS DE SUTURA

Ira Papel

INTRODUÇÃO

A ponta nasal é uma das unidades anatômicas mais variadas no corpo humano. Por essa razão, múltiplas técnicas de modificação da ponta foram descritas durante toda a história da rinoplastia. Técnicas de excisão eram primariamente usadas nos primeiros procedimentos. Na literatura mais recente de rinoplastia, as técnicas de conservação e o uso de suturas tornaram-se o tema dominante.

Largura, contorno, projeção e rotação da ponta nasal são os elementos que podem ser modificados ou melhorados por técnicas de sutura da ponta. Para obtenção de bons resultados, podem ser utilizadas suturas para estreitamento a fim de se reduzir o espaço interdomal, o que, ao mesmo tempo, também pode modificar a projeção e a rotação. A convexidade da asa lateral pode ser alterada pelo uso de suturas de convexidade crural lateral.

As primeiras técnicas sobre sutura da ponta nasal foram publicadas por Joseph, que usou suturas interdomais diretas. Esse método se destinava a estabilizar as cartilagens laterais inferiores após uma secção transversa ou ressecção cefálica significativa. Mais tarde, Goldman usou retalhos de crura medial–vestíbulo bilaterais suturados ao septo caudal. Isso resultou em ocasional rotação extrema, aumento da projeção e um aspecto típico, em que as extremidades cortadas dos domos se tornavam visíveis através da pele anos depois. McCullough e English descreveram a sutura de duplo domo em 1985. Essa técnica estreita eficazmente o espaço interdomal, mas é necessário cuidado para evitar medialização da válvula externa. Kridel descreveu uma sutura transdomal chamada de "roubo crural lateral", desenvolvida para recrutar as *crura* laterais a fim de aumentar a projeção da ponta nasal. Daniel e Tebbets posteriormente descreveram suturas intradomais de modelagem do domo e diversas variações das suturas de ponta nasal. Guyuron também descreveu técnicas de sutura da ponta para alterar os domos e a columela. Baker e Guyuron resumiram essas técnicas em artigos de revisão.

HISTÓRIA

Tal como com qualquer procedimento cirúrgico, é importante coletar a história do paciente. Prévios procedimentos cirúrgicos, estéticos e funcionais, devem ser considerados no planejamento da cirurgia. Condições médicas, como diabetes, hipertensão e apneia do sono, são importantes para consideração e orientação sobre o risco. Condições psiquiátricas e medicamentos são tão importantes quanto os achados físicos, especialmente distúrbios como o transtorno dismórfico corporal. Os cirurgiões devem identificar fatores de risco e usar bom senso no planejamento de procedimentos cirúrgicos de rinoplastia.

EXAME FÍSICO

O espaço interdomal alargado é um achado estético geralmente associado a lóbulo amplo, projeção inadequada e aspecto quadrangular. As cartilagens laterais inferiores subjacentes podem ter um ângulo de divergência anormalmente grande entre as cruras mediais ou intermediárias. O ângulo de divergência aceito é de até 30 graus. A largura interdomal aceita, entre os pontos de definição da ponta, é de até 6 mm. Pacientes com uma largura interdomal

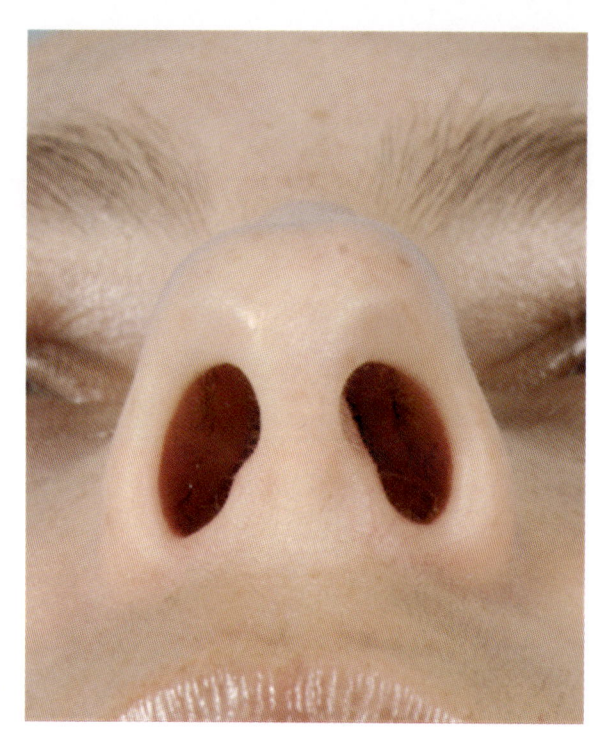

FIGURA 18.1
Visão basal demonstrando um espaço interdomal amplo e uma ponta quadrangular.

superior a 6 mm são considerados apropriados para esta técnica. Este capítulo irá ilustrar uma técnica híbrida para se obter o contorno, o estreitamento e a projeção da ponta com uma técnica de sutura de intertravamento (Figs. 18.1 e 18.2).

INDICAÇÕES

Técnicas rinoplásticas de sutura da ponta nasal podem ser utilizadas para uma variedade de alterações da ponta nasal. A finalidade primária é estreitar o espaço interdomal e/ou modelar as cartilagens laterais inferiores. A redução da convexidade crural lateral é um objetivo comum. Múltiplos desenhos de suturas foram descritos, mas neste capítulo irei me restringir a uma descrição das técnicas mais comuns de modificação do espaço interdomal e da convexidade crural lateral (Figs. 18.3 e 18.4).

CONTRAINDICAÇÕES

Técnicas de sutura podem ser usadas em procedimentos de rinoplastia intranasal e externa. As contraindicações geralmente se restringem à intolerância do paciente aos materiais de sutura. Os materiais de sutura mais comuns são *nylon*, polipropileno e polidioxanona. Granulomas ou abscessos de sutura são raros, mas foram observados, essencialmente, com todos os materiais de sutura.

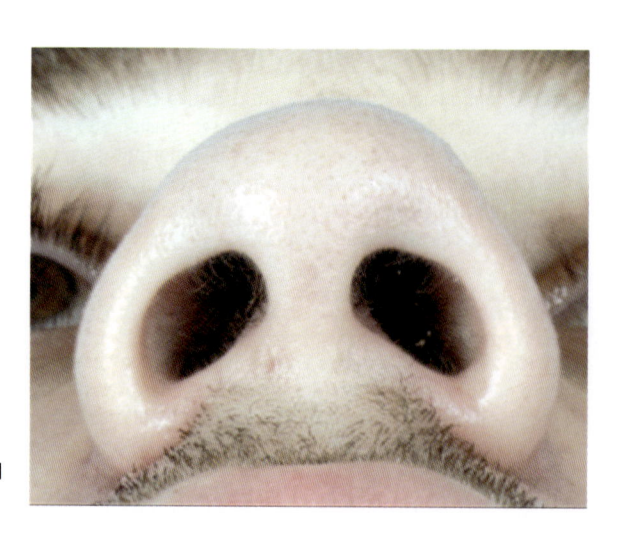

FIGURA 18.2
Visão basal demonstrando um espaço interdomal amplo e asas convexas.

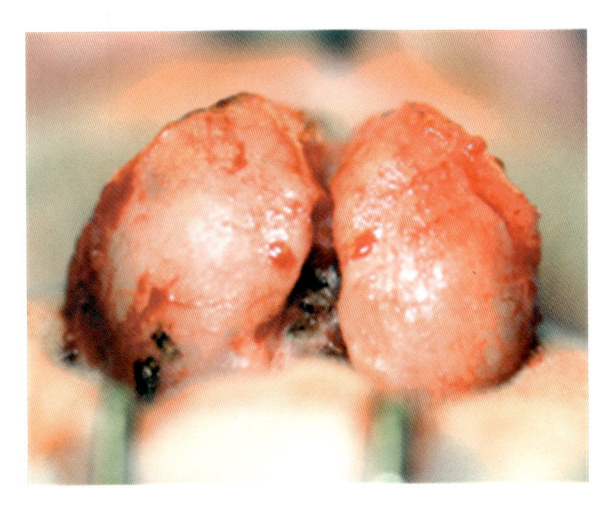

FIGURA 18.3
Visão cirúrgica cefálica das cartilagens laterais inferiores mostrando *crura* laterais volumosas convexas com espaço interdomal amplo.

PLANEJAMENTO PRÉ-OPERATÓRIO

Todos os pacientes são avaliados em uma consulta formal. Nesse momento, a motivação, os traços físicos, a história prévia e as expectativas realistas do paciente são avaliados. São tiradas fotografias para uma avaliação adicional antes da cirurgia. Simulações com imagens computadorizadas são oferecidas a pacientes selecionados, especialmente se o cirurgião considerar que o paciente não está visualizando as mesmas mudanças que ele está descrevendo.

TÉCNICA CIRÚRGICA

Técnicas de sutura da ponta nasal podem ser realizadas por meio de abordagens intranasais e externas. Em casos de revisão, a via externa pode ser tecnicamente mais fácil em virtude de fornecer melhor visualização. Deve-se tomar cuidado em ambos os métodos para preservar a integridade das *crura* e executar a dissecção o mais próximo possível da superfície da cartilagem. Cada domo é definido e marcado antes da colocação de qualquer sutura. Se a largura das *crura* laterais for excessiva, uma tira cefálica poderá ser removida com preservação da pele vestibular. Nesse ponto, uma sutura de colchoeiro transdomal (polipropileno 5-0 ou polidiaxanona 5-0) é realizada, com o nó posicionado medialmente. Em geral, nenhuma raspagem ou morselização é necessária. A sutura de colchoeiro é realizada com a passagem inicial no meio do domo e a passagem de retorno mais cefálica. Isso irá ajudar a preservar a divergência das *crura*, a qual é fundamental para manter um formato pós-operatório natural. Cada sutura transdomal é deixada com um fio longo, de modo que esses fios provenientes dos domos opostos possam ser amarrados, estreitando o espaço entre os complexos crurais/domais. À medida que o nó é atado, a divergência natural das *crura* mediais é mantida. Este método também evita distorção das *crura* laterais, as quais geralmente são alargadas com as suturas tradicionais de ligação do domo. Suturas complementares para esculpir a ponta nasal podem ser usadas com este procedimento (Figs. 18.5 e 18.6).

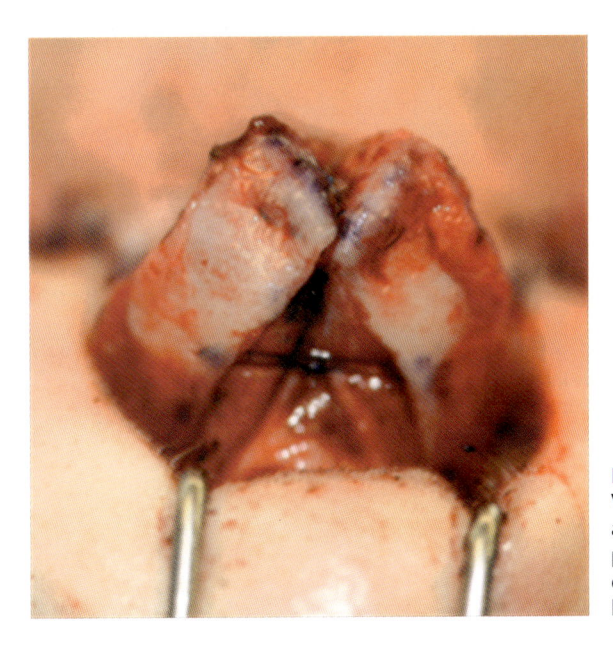

FIGURA 18.4
Visão intraoperatória do complexo da ponta nasal após ressecção de tiras cefálicas e modificação por suturas. Note o espaço interdomal mais estreito e a convexidade reduzida das *crura* laterais.

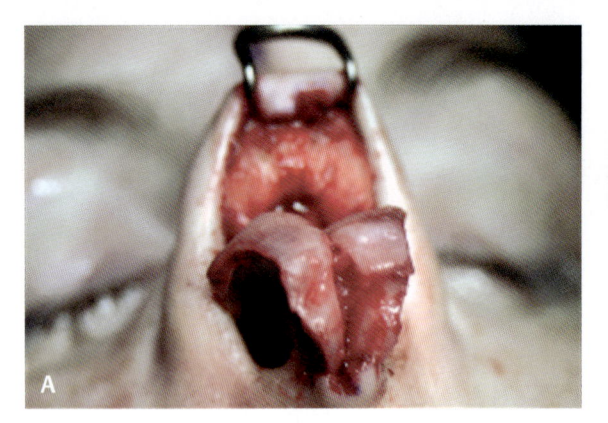

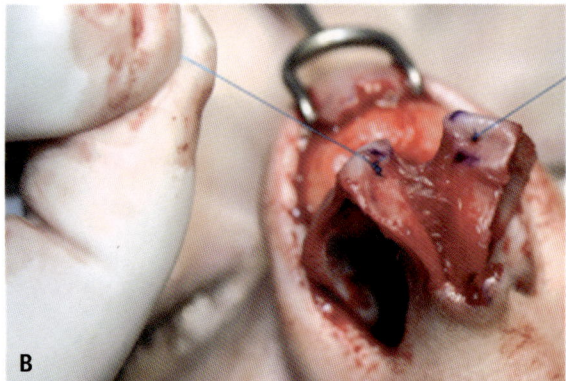

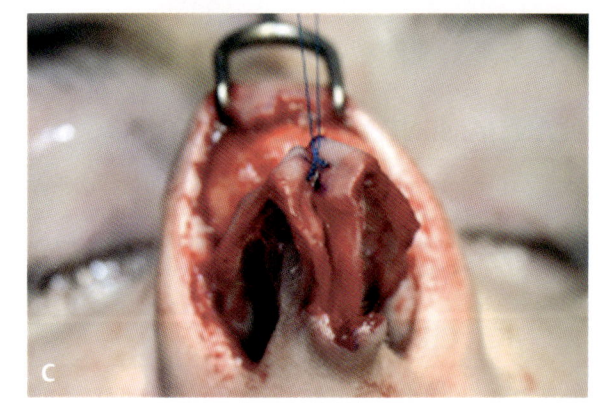

FIGURA 18.5
Abordagem externa, mostrando a técnica de sutura de intertravamento transdomal. **A:** Visão externa das cartilagens laterais inferiores, com ângulo amplo dos domos e assimetria. **B:** Suturas transdomais devidamente colocadas para aproximar a borda cefálica dos domos. **C:** Nova formação domal com divergência natural e espaço interdomal estreitado.

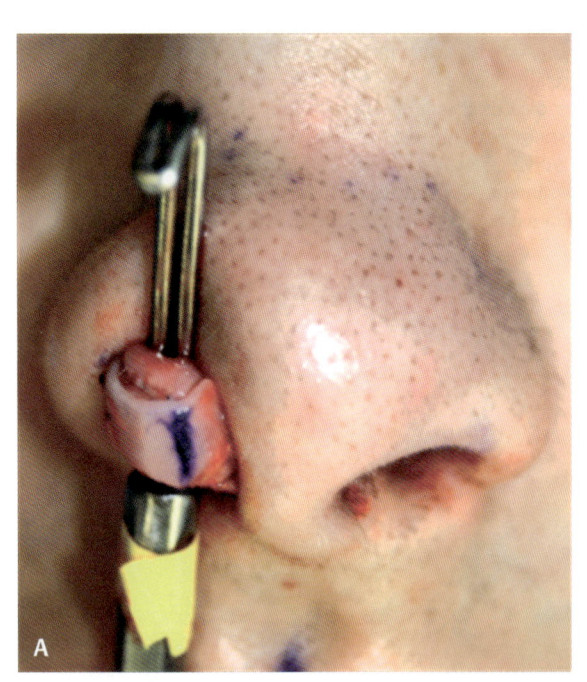

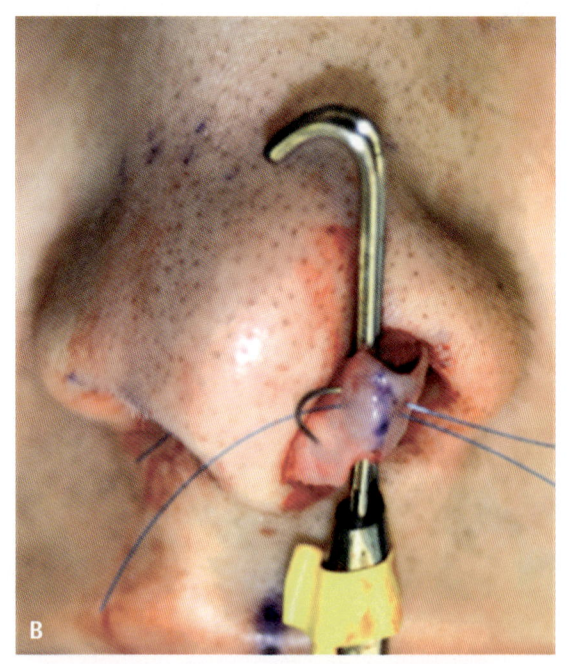

FIGURA 18.6 Abordagem endonasal para suturas de intertravamento transdomal. **A:** Técnica de *delivery* da cartilagem lateral inferior com o domo marcado. **B:** Sutura de colchoeiro é realizada com o nó medial.

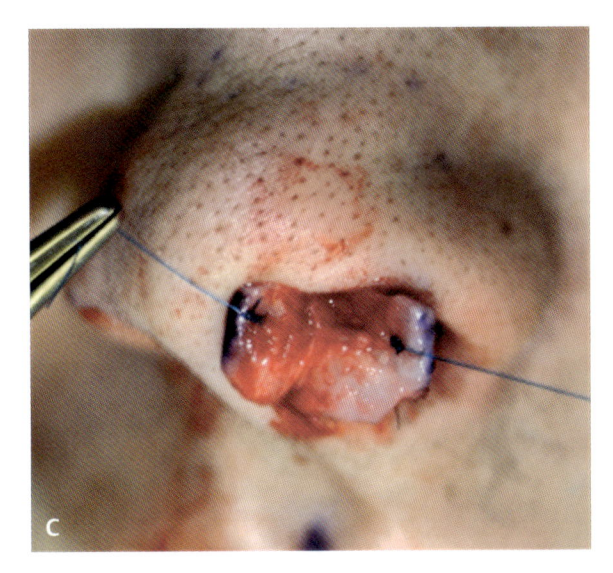

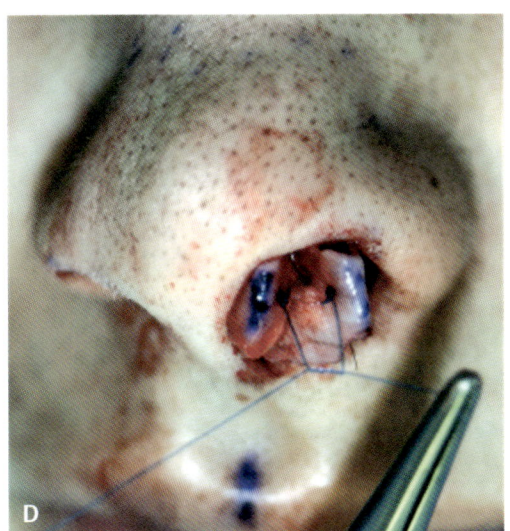

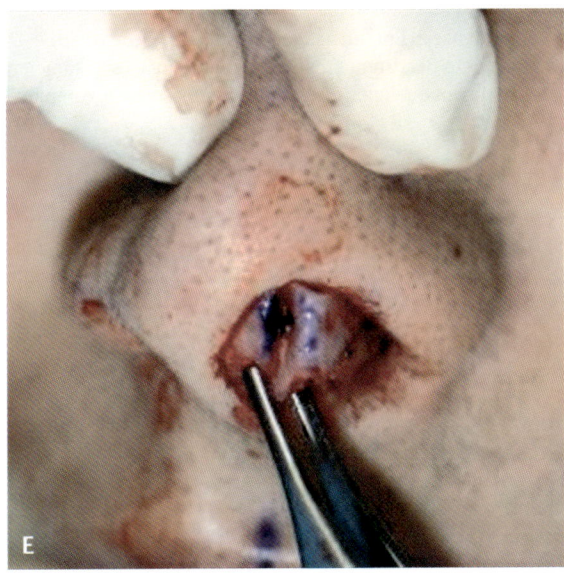

FIGURA 18.6 *(Continuação)*
C: Suturas transdomais são devidamente colocadas bilateralmente. **D:** As extremidades longas de cada sutura transdomal são amarradas para aproximar a borda cefálica dos domos. **E:** O complexo da ponta nasal estreitado é retornado à posição endonasal.

O uso de enxertos de sobreposição da ponta nasal, enxertos de suporte crural lateral e/ou enxertos de reforço pode ser incorporado nesta técnica. A finalidade de usar esses enxertos é aumentar a projeção, estabilizar as *crura* laterais ou corrigir as concavidades de contorno das asas laterais (Fig. 18.7).

CONDUTA PÓS-OPERATÓRIA

Na conclusão da cirurgia, as incisões são fechadas com suturas categute cromadas 5-0, e um curativo é colocado no nariz. Mastisol® ou tintura de benzoína é aplicado na pele, e esparadrapo é colocado em camadas para ajudar a ocluir o espaço potencial abaixo da pele. Se foram realizadas osteotomias, uma tala termoplástica rígida também é aplicada. Curativos internos não são necessários, a menos que uma septoplastia significativa tenha sido necessária. Na sala de recuperação, a cabeça do paciente é mantida elevada, e compressas de gelo são aplicadas nos olhos. Um protetor com gaze é usado para coletar a drenagem nasal. Após a alta hospitalar, o paciente é instruído a realizar frequentemente irrigações com salina e limpar as bordas da narina com peróxido de hidrogênio várias vezes ao dia. Pomada de bacitracina é aplicada na incisão e nas bordas internas das narinas. A primeira consulta pós-operatória será 7 depois do procedimento, quando todas as suturas e talas serão removidas. Deve-se tomar cuidado para mostrar ao paciente onde existe edema e ressaltar que a resolução completa deste levará vários meses. A maioria dos pacientes não se lembra das orientações pré-operatórias e geralmente se mostra surpresa pela segunda rodada de orientações. Futuras consultas de seguimento são realizadas 1 mês, 3 meses, 9 meses e 1 ano após a cirurgia. Após 1 ano, pedimos aos pacientes para voltar anualmente pelo maior tempo possível, sem custo.

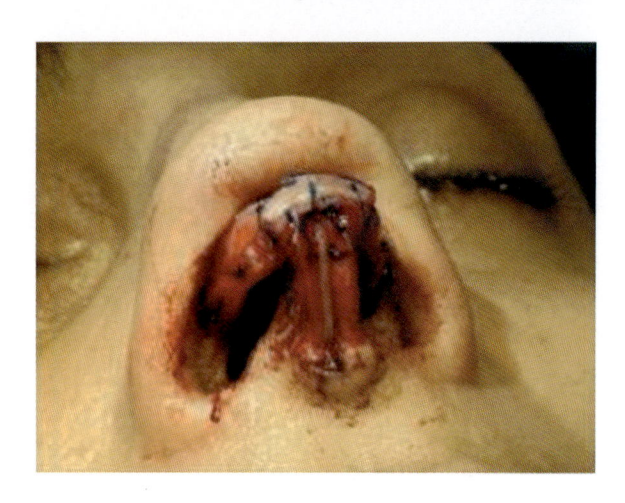

FIGURA 18.7
Complexo da ponta nasal com enxerto tipo "capuz", enxertos de reforço alar e enxerto de tecido mole sobre o "capuz".

COMPLICAÇÕES

A complicação mais comum registrada é a assimetria da ponta nasal. Em um artigo de 2004, isso ocorreu em 4,4% dos pacientes. Complicações menos comuns incluem alargamento persistente do espaço interdomal, estreitamento excessivo do espaço interdomal e extrusão da sutura. Tal como em qualquer rinoplastia, algumas dessas complicações necessitam de cirurgia de revisão (Fig. 18.8).

RESULTADOS

Técnicas de sutura fornecem um método não destrutivo de refinamento da ponta nasal. As suturas podem ser colocadas e substituídas, se o efeito não for o desejado. Experimentação é possível durante a cirurgia, o que é uma grande vantagem em relação aos métodos incisionais ou excisionais (Figs. 18.9 e 18.10).

DICAS

- Seleção apropriada dos pacientes é fundamental para resultados bem-sucedidos na rinoplastia. Pacientes com anatomia e objetivos estéticos apropriados se beneficiarão do uso de técnicas de sutura.
- Exposição cuidadosa das cartilagens laterais inferiores por qualquer abordagem, com preservação do envelope de pele-tecido mole, levará a resultados mais consistentes.

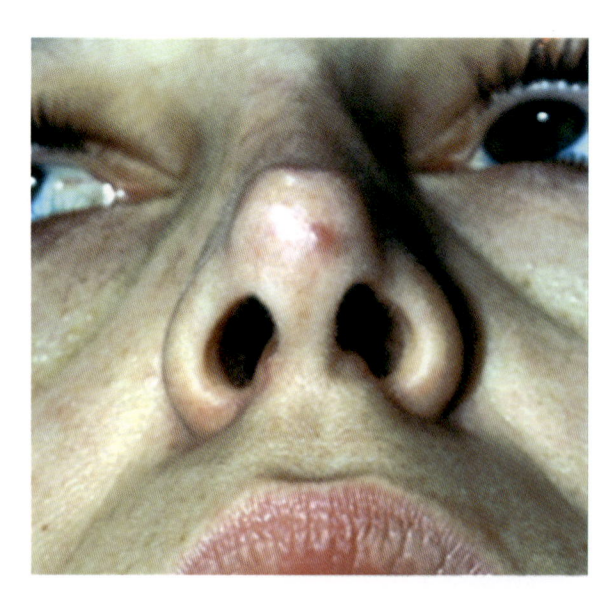

FIGURA 18.8
Extrusão da sutura 3 anos após a rinoplastia. A sutura foi removida sem complicações adicionais.

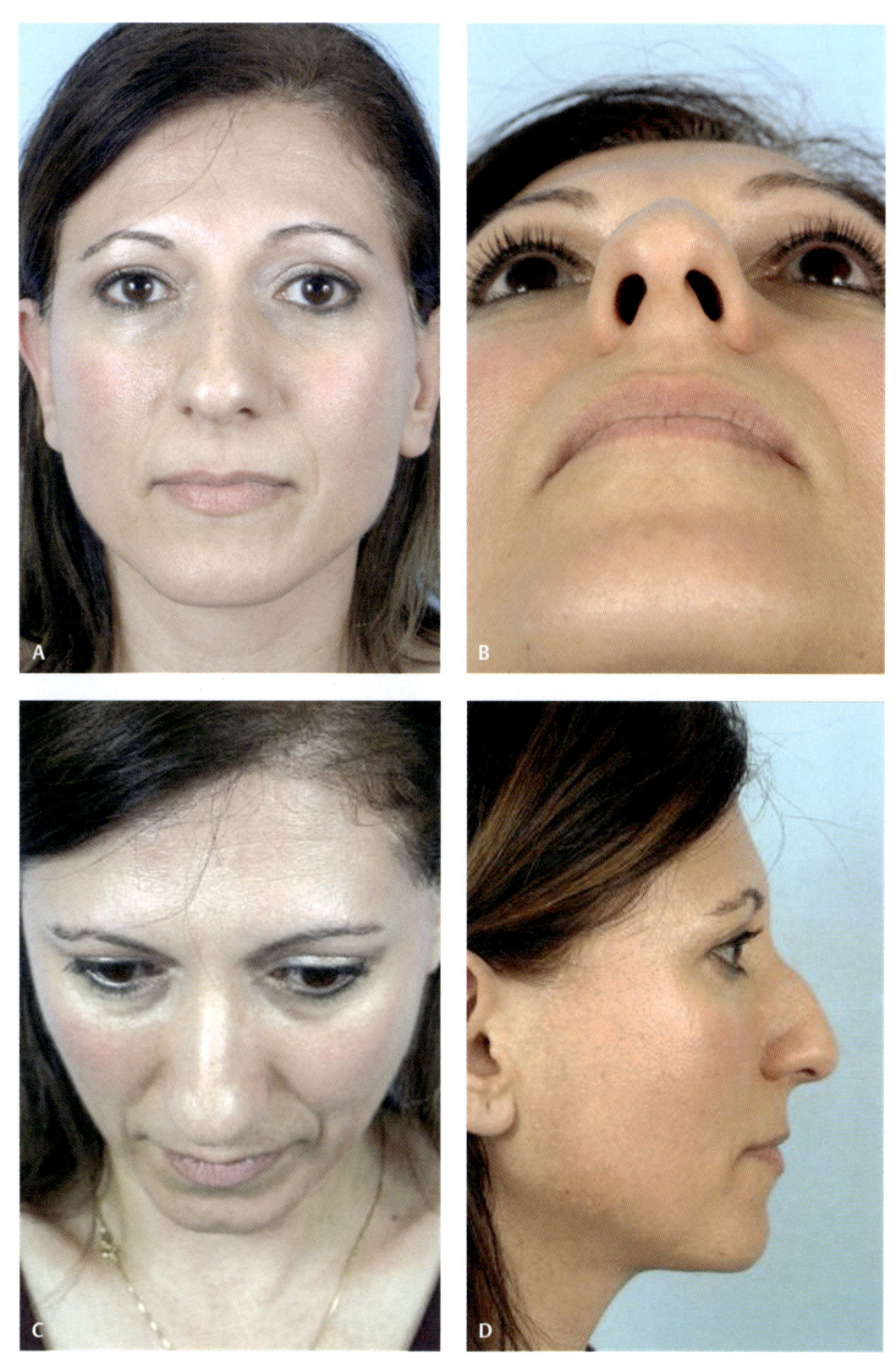

FIGURA 18.9 Paciente antes **(A-D)** e 1 ano após **(E-H)** a rinoplastia usando suturas transdomais de intertravamento, enxerto tipo "capuz" e suporte columelar (*strut*) para definir a ponta nasal.

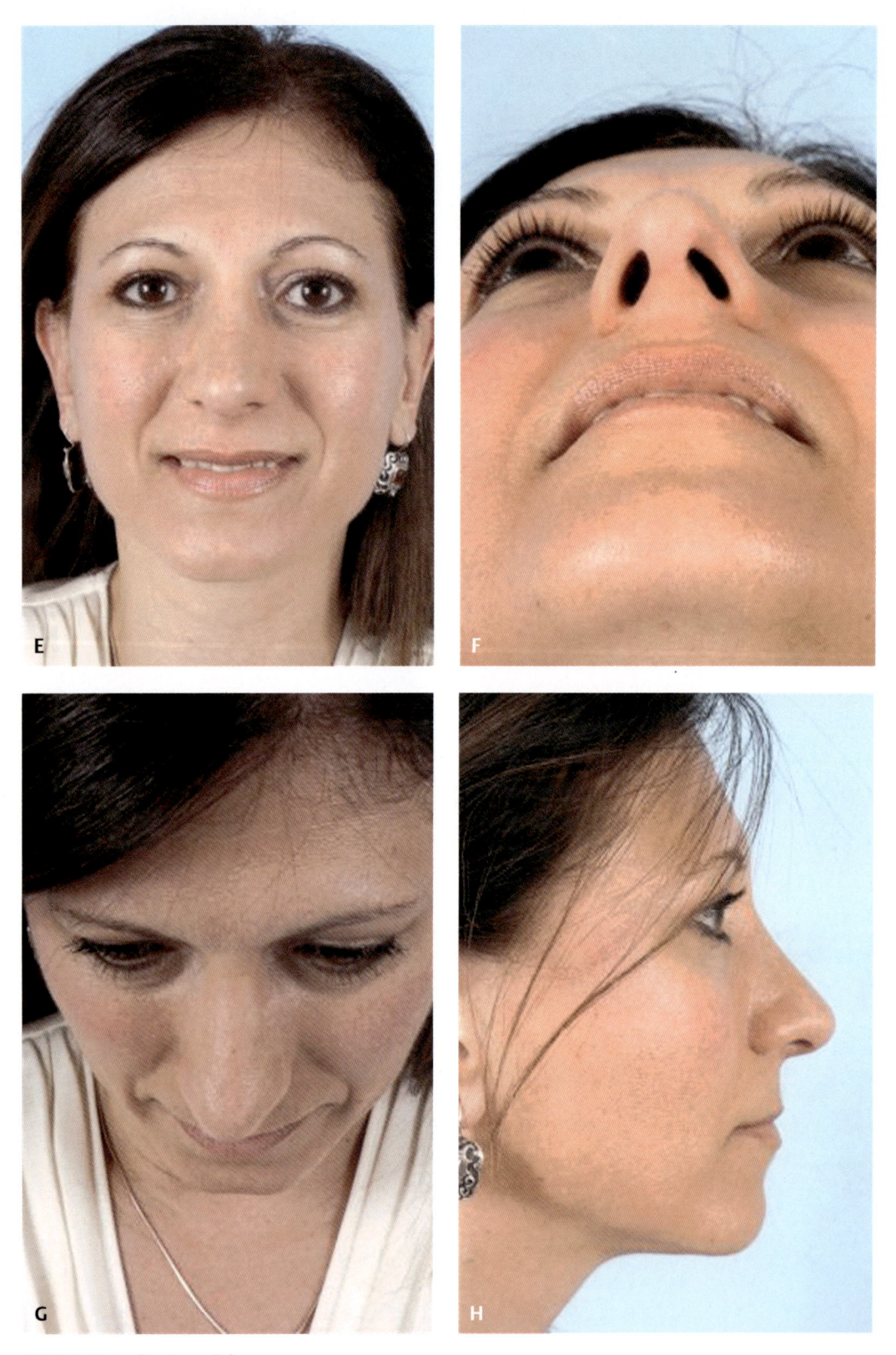

FIGURA 18.9 *(Continuação)*

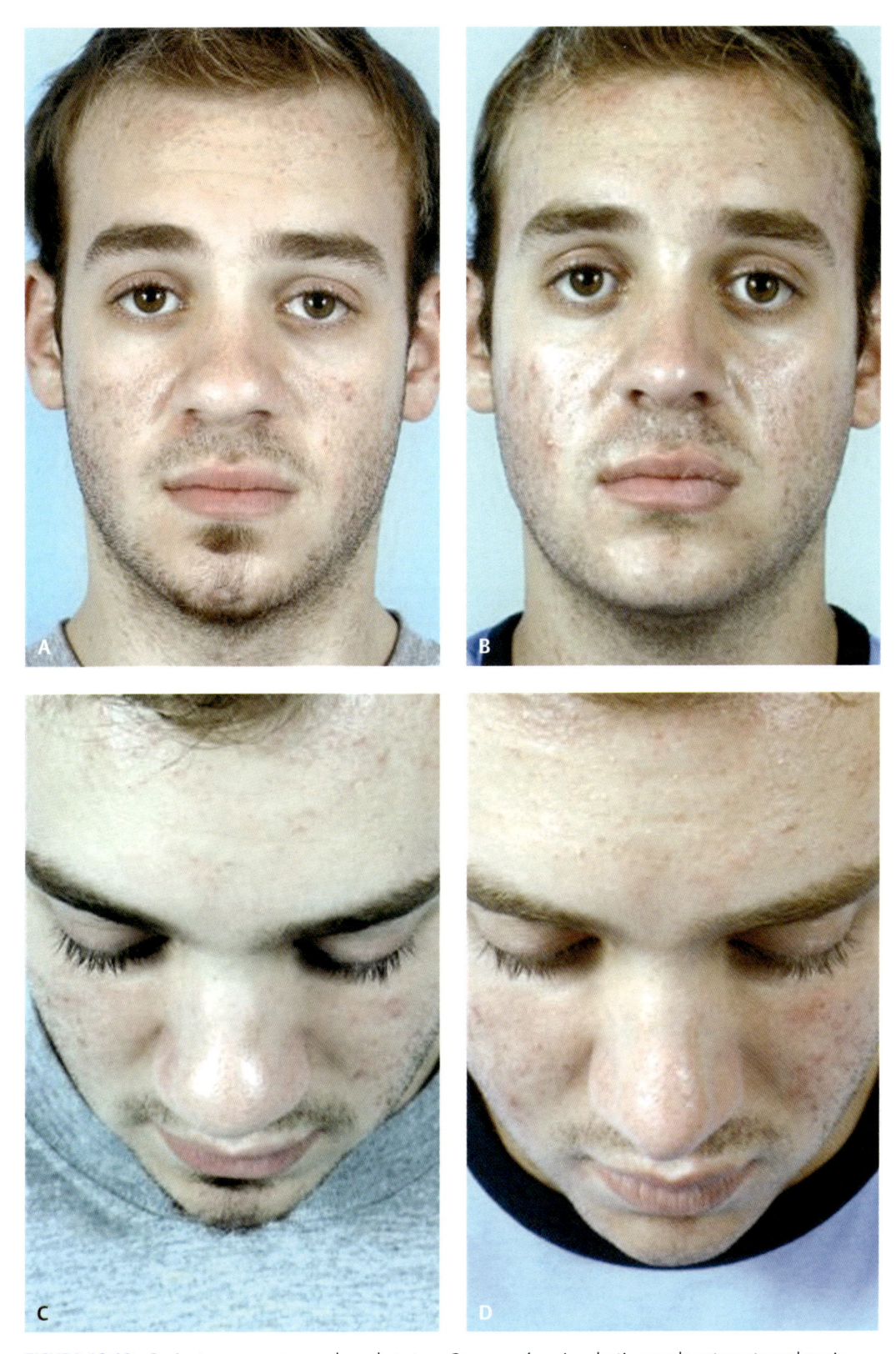

FIGURA 18.10 Paciente com ponta nasal ampla antes e 2 anos após a rinoplastia usando suturas transdomais de intertravamento, suturas de uma cartilagem lateral a outra (lateral *spanning sutures*) e suporte columelar para alterar a ponta nasal. (Fotos pré-operatórias na coluna da esquerda, fotos pós-operatórias na coluna da direita.)

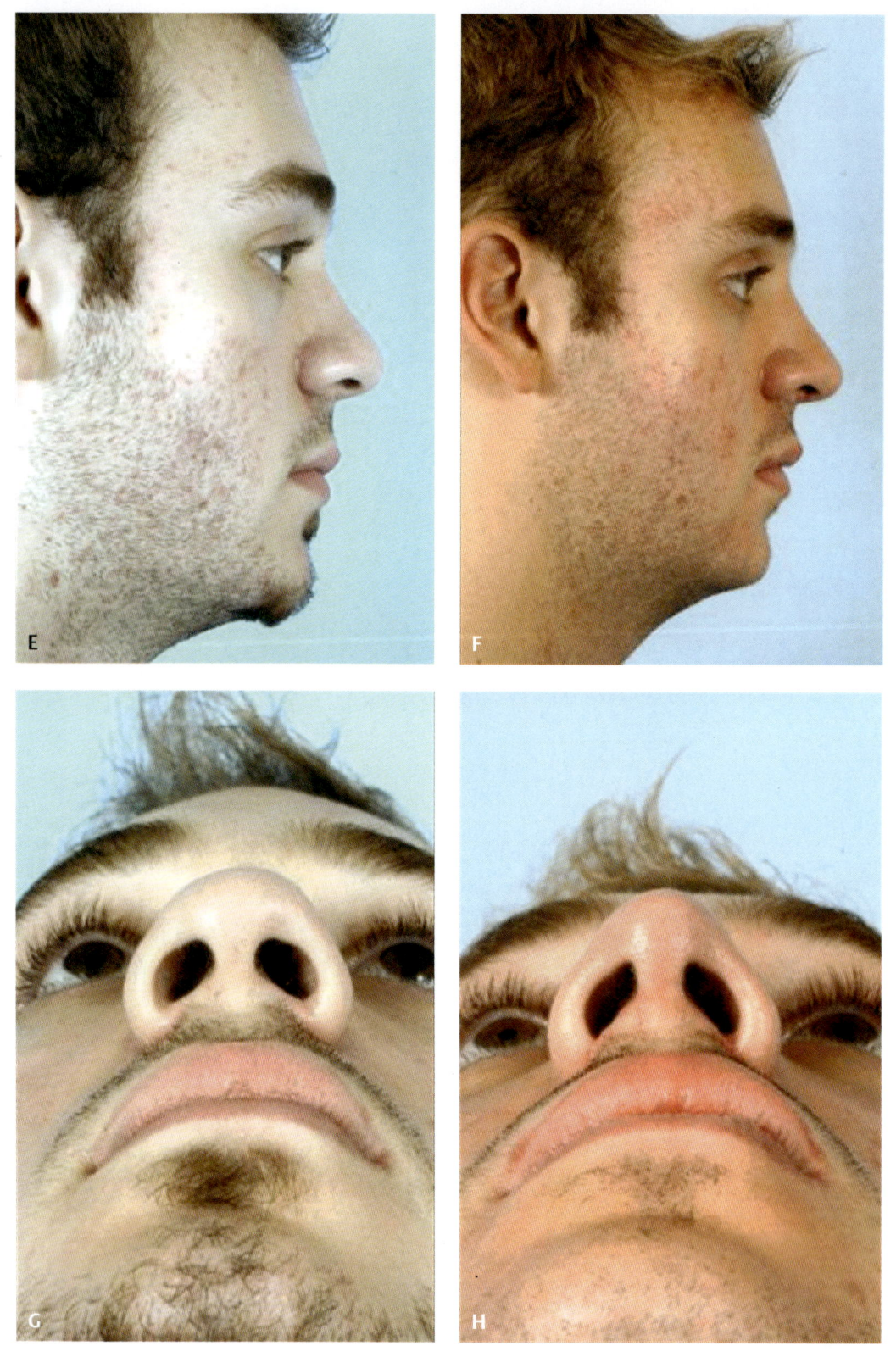

FIGURA 18.10 *(Continuação)*

DIFICULDADES

- Preservação de uma estrutura cartilaginosa forte é essencial para evitar a criação de resultados indesejados em longo prazo causados pela contração cicatricial normal do envelope de tecido mole.
- Anatomia nasal variante pode necessitar de modificação das técnicas básicas. Seja flexível e original em seus métodos cirúrgicos.

INSTRUMENTOS QUE DEVEM ESTAR DISPONÍVEIS

- Afastador de gancho duplo largo.
- Afastador de gancho duplo estreito.
- Pinça 0,5.
- Pinça de Adson-Brown.
- Tesoura Converse.
- Tesoura de tenotomia de ponta romba.
- Afastador esférico duplo amplo.
- Afastador de Bernstein.
- Descolador de Cottle.
- Porta-agulha de Webster.
- Tesoura de fio pequena.

LEITURAS SUGERIDAS

Baker SR. Suture contouring of the nasal tip. *Arch Facial Plast Surg* 2000;2:34–42.
Daniel RK. Rhinoplasty: creating an aesthetic tip. A preliminary report. *Plast Reconstr Surg* 1987;4:317.
Goldman IB. The importance of the mesial crura in nasal tip reconstruction. *Arch Otolaryngol* 1957;65:143.
Guyuron B. Footplates of the medial crura. *Plast Reconstr Surg* 1998;101:1539.
Guyuron B, Behmand RA. Nasal tip sutures part II: the interplays. *Plast Reconstr Surg* 2003;112(4):1130–1145.
Joseph J. *Rhinoplasty and facial plastic surgery with a supplement on mammaplasty.* Leipzig, Germany: Verlag von Curt kabitzsch, 1931.
Kridel RW, Konior RJ, Shumrick KA, et al. Advances in nasal tip surgery: the lateral crural steal. *Arch Otolaryngol* 1989;115:1206.
McCullough EG, English JL. A new twist in nasal tip surgery: an alternative to the Goldman tip for the wide or bulbous lobule. *Arch Otolaryngol* 1985;111:524–529.
Papel ID. Interlocked transdomal suture technique for the wide interdomal space in rhinoplasty. *Arch Facial Plast Surg* 2005;7:414–417.
Tebbets JB. Secondary tip modification: shaping and positioning the nasal tip using nondestructive techniques. In: Tebbets, JB, ed. *Primary rhinoplasty: a new approach to the logic and the techniques.* St. Louis, MO: Mosby, 1998.

19 PTOSE DA PONTA NASAL (PONTA CAÍDA)

Stephen S. Park

INTRODUÇÃO

Ptose da ponta nasal (ponta caída) é um achado comum, e sua correção é um passo fundamental na rinoplastia. Esta manobra é única, pois pode ser aplicada a pacientes jovens e mais velhos buscando melhoras estéticas e funcionais. Existem diversas causas de ptose da ponta nasal, e é importante diferenciá-las, pois a etiologia anatômica precisa influencia na escolha da técnica cirúrgica, e cada manobra pode ser única.

A ponta pode cair em função da idade avançada, visto que diversos mecanismos de suporte enfraquecem com o tempo. O *scroll* entre as cartilagens laterais superiores e inferiores começa a afrouxar e, simultaneamente, outras partes estruturais afrouxam, tal como os ligamentos entre as cruras mediais e o septo e o ligamento interdomal. Além disso, a pele e o tecido mole sobrejacente perdem sua elasticidade, permitindo a queda adicional da ponta nasal. O peso da pele da ponta nasal pode puxar a ponta para baixo e alongar o nariz. Isso é verdade especialmente para pacientes que possuem uma pele muito espessa e sebácea, incluindo pacientes com rinofima.

A análise pré-operatória determinará se a projeção ou desprojeção da ponta é necessária, além da rotação cefálica da ponta nasal. O planejamento cirúrgico emprega uma série de passos desenvolvidos para reposicionar as cartilagens laterais inferiores e, então, fixá-las firmemente para que suportem a contratura pós-operatória da ferida. Existem diferentes técnicas cirúrgicas capazes de obter mudanças similares.

HISTÓRIA

A obtenção da história de um paciente interessado em uma rinoplastia que possua ptose da ponta nasal não é diferente de qualquer outro procedimento eletivo. Os procedimentos padrões da avaliação pré-operatória são realizados, incluindo uma revisão geral dos sistemas. Uma história detalhada de um traumatismo nasal ou cirurgia nasal prévios é essencial. Um histórico detalhado de prévios e atuais problemas cardíacos e pulmonares é obtido. Uma revisão completa dos medicamentos e alergias é realizada. Atenção é dedicada a qualquer forma de anticoagulante que o paciente possa estar tomando. Se eletivo, será descontinuado por, no mínimo, 2 semanas antes da cirurgia. Anticoagulação é usada para uma condição subjacente; portanto, uma consulta com o médico que prescreveu o medicamento será feita para coordenar uma janela de interrupção do medicamento. Também é preciso analisar questões como motivação, expectativas e a capacidade de cooperação durante o período pós-operatório. É vantajoso diferenciar entre questões estéticas e funcionais, como obstrução nasal. Rotação da ponta nasal pode causar uma aparência mais jovial, porém a magnitude dessa mudança deve ser realista.

EXAME FÍSICO

Existem alguns elementos principais no exame físico de um paciente com ptose da ponta nasal. O passo crucial é o estabelecimento de um diagnóstico cuidadoso da *etiologia anatômica exata* da deformidade. Isso, então, conduz ao método mais direto de reparo. O primeiro passo no exame é diferenciar entre a ponta que precisa de rotação cefálica com projeção aumentada e a ponta que requer rotação com desprojeção (Fig. 19.1A, B).

CAPÍTULO 19 Ptose da Ponta Nasal (Ponta Caída)

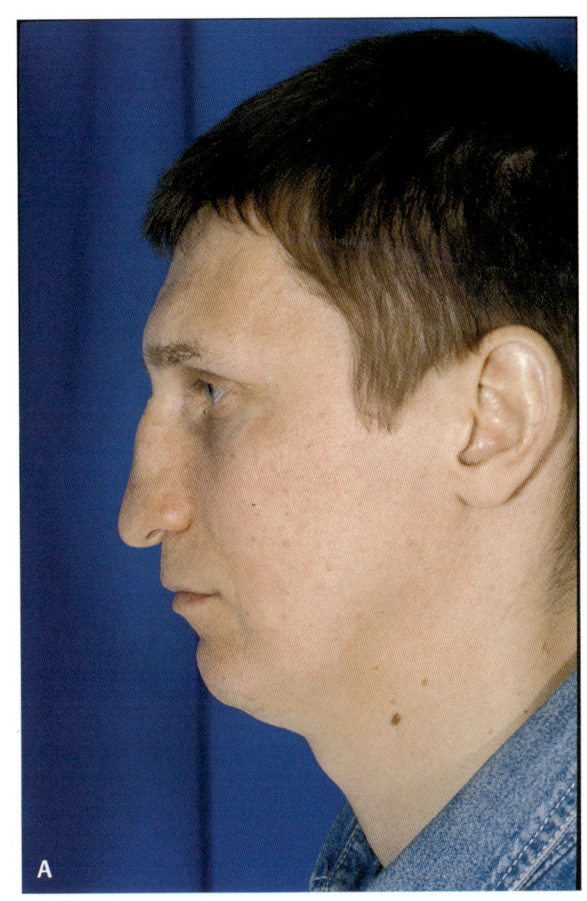

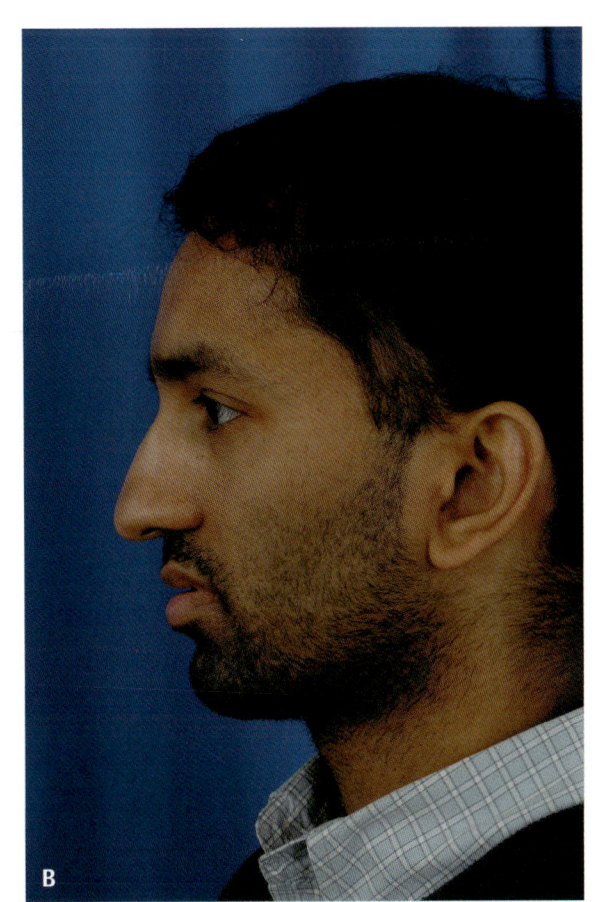

FIGURA 19.1 Ptose da ponta nasal necessitando de rotação cefálica e *projeção* (**A**) e *desprojeção* (**B**).

A palpação do nariz é um aspecto menosprezado da avaliação pré-operatória, porém é fundamental na ptose da ponta nasal. A melhor forma de identificar o ângulo septal anterior como uma referência anatômica principal para suporte da ponta é pela palpação. A espessura da pele também é uma parte importante da análise pré-operatória, e a melhor maneira de realizar essa análise também é por meio da palpação. Quando o problema é uma pele extremamente grossa, uma excisão direta da pele dorsal pode ser necessária, visto que o reposicionamento da cartilagem pode não ser suficiente.

INDICAÇÕES

Indicações para o reparo de ptose da ponta nasal são ambivalentes. *Esteticamente*, a ponta ptótica pode desequilibrar o nariz e o rosto. Esse tipo de ponta geralmente carece de definição e tende a parecer larga e ampla. Além disso, a ptose da ponta cria várias ilusões nas outras áreas do nariz; a ponta caída e o ângulo nasolabial agudo geralmente parecem alongar o nariz e criar uma "pseudogiba" no dorso, especialmente o ângulo septal anterior. A supraponta parecerá *relativamente* hiperprojetada em relação à ponta nasal. A rotação e a projeção simultânea da ponta podem ser sinergéticas e reduzir a quantidade de ressecção dorsal necessária para se alcançar o equilíbrio. Os pacientes raramente estão cientes de uma ponta caída e podem solicitar uma redução dorsal ou da giba, em vez de aumento do suporte da ponta; geralmente, a percepção deles é que o nariz é muito grande. A importância de um diagnóstico precoce e a distinção desta variante anatômica não podem ser subestimadas (Fig. 19.2A-D).

A principal queixa dos pacientes pode ser sobre uma *função* nasal anormal, em que a etiologia anatômica dessa obstrução, especialmente na população idosa, é uma ptose da ponta nasal. Desvio septal, hipertrofia dos cornetos e colapso da parede lateral podem coexistir nesse grupo, mas a ptose da ponta nasal causada por falta de suporte pode ser um contribuinte principal, que não deve ser negligenciado. Não é raro o paciente demonstrar uma manobra simples que alivia a obstrução nasal – empurrando manualmente a ponta para cima. Uma vez reconhecida, a correção cirúrgica da ptose da ponta nasal por meio de qualquer uma das técnicas discutidas adiante terá um efeito positivo profundo.

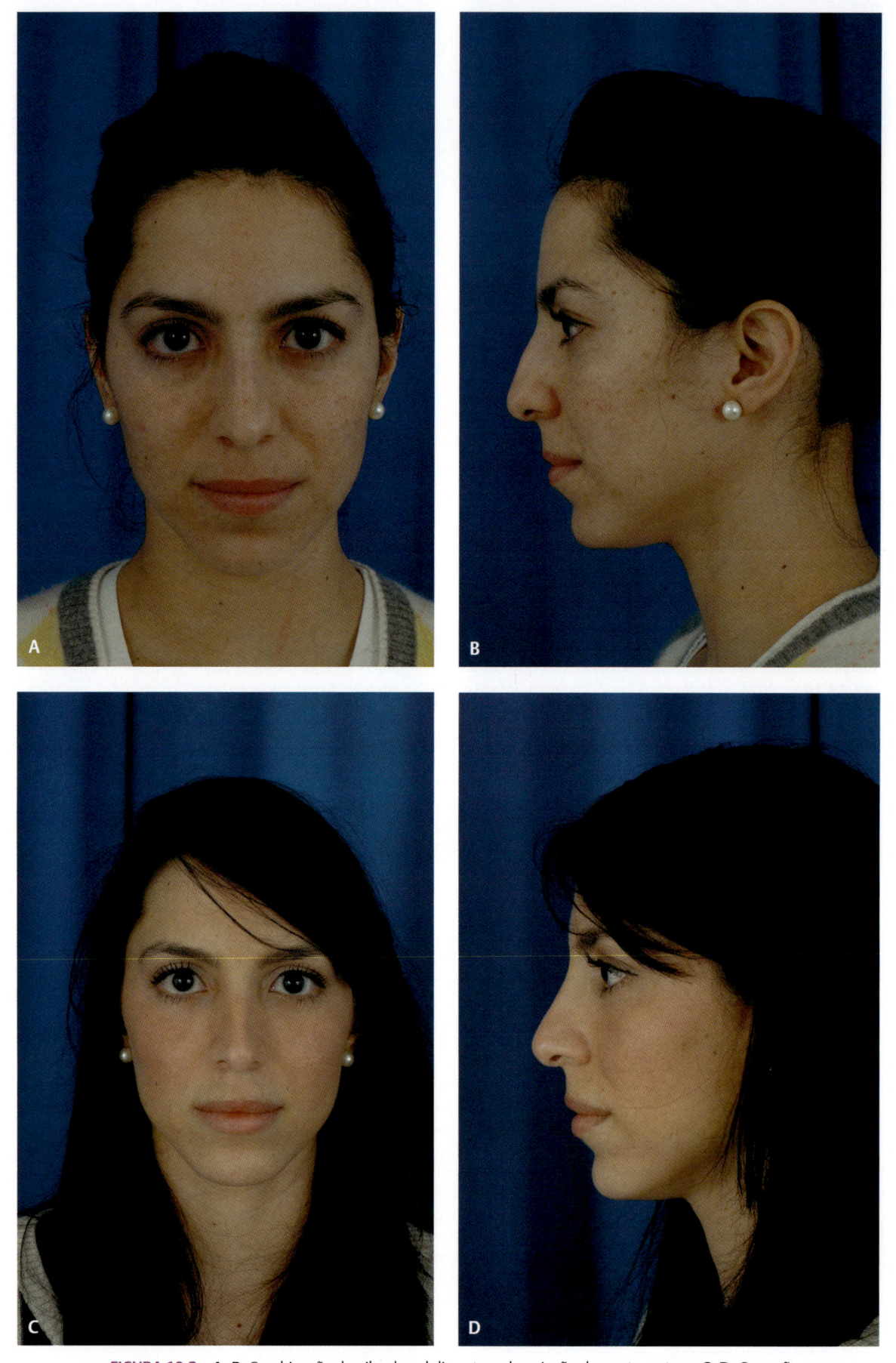

FIGURA 19.2 **A, B:** Combinação de giba dorsal discreta, subprojeção da ponta e ptose. **C, D:** Correção com rotação e projeção da ponta e redução da giba. O equilíbrio é alcançado pela combinação dos efeitos.

CONTRAINDICAÇÕES

Qualquer fator de risco cirúrgico é amplificado quando procedimentos eletivos são considerados. Além disso, fatores psicológicos podem ser uma contraindicação. Obsessão com o nariz não é incomum, e o cirurgião deve proceder com cautela.

PLANEJAMENTO PRÉ-OPERATÓRIO

A correção da ptose da ponta nasal é realizada em uma série de passos que evoluem em complexidade e dificuldade. O conceito fundamental neste algoritmo é o modelo de tripé, em que a ponta é sustentada por três suportes bem definidos. As duas *crura* laterais e as *crura* mediais centrais compõem as pernas que seguram a ponta em uma posição tridimensional. A manipulação de uma perna irá causar um impacto direto na posição da ponta de forma previsível. A compreensão desse conceito possibilita o desenvolvimento de manobras cirúrgicas que afetam a ponta em termos de projeção e rotação. O tripé de uma câmera serve como um modelo preciso para esse conceito.

Enfraquecimento ou encurtamento dos dois ramos superiores resultará em rotação cefálica e desprojeção da ponta. Por outro lado, o alongamento desses ramos irá empurrar a ponta para baixo e para fora, aumentando assim a projeção da ponta e causando rotação descendente. Um passo cirúrgico que aumente o ramo central (ou seja, a columela) criará projeção e rotação cefálica da ponta. De modo contrário, enfraquecimento desse ramo central (p. ex., incisão de transfixação completa), sobrepondo as *crura* mediais, reduzirá a projeção e criará rotação descendente.

Existem várias manobras cirúrgicas específicas que provocam esses efeitos primários e secundários, e o cirurgião deve estar familiarizado com elas. Um algoritmo progressivo possibilita a tomada de decisões versáteis e intraoperatórias. Existem passos simples, que permitem pequenos graus de rotação para deformidades menores, e técnicas mais drásticas, que fornecem uma elevação dramática. Na prática, geralmente é empregada uma combinação de técnicas.

TÉCNICA CIRÚRGICA

A exposição da ponta nasal pode ser alcançada por qualquer uma das três abordagens mais comumente usadas: endonasal, semiaberta (*delivery*) ou externa. A abordagem de eleição é ditada, em grande parte, pela preferência e experiência do cirurgião, bem como pela manobra específica planejada. Trabalho na columela, nas crura mediais ou no septo caudal pode facilmente ser obtido pela via endonasal e uma incisão de transfixação completa. Suturas mais elaboradas e enxertos no septo dorsal e *crura* laterais, para a maioria dos cirurgiões, são realizados mais confortavelmente por meio de abordagem externa.

Algumas manobras realizadas ao longo da ponta nasal criam rotação e projeção da ponta como efeito secundário. A *sutura de ligação do domo* é uma técnica comum de sutura usada para estreitar a ponta e melhorar a definição. Dependendo de como é colocada, geralmente irá aumentar a projeção (Fig. 19.3A, B).

Uma *sutura de elevação da ponta* é uma técnica simples, que pode ser usada para situações sutis que necessitam de rotação e desprojeção da ponta. É uma sutura que passa por ambos os domos e pelo septo dorsal na região do ângulo septal anterior. Quando a sutura permanente é apertada, os domos são puxados em direção cefálica. É uma manobra poderosa, e é preciso cautela para evitar uma elevação excessivamente agressiva; é fácil criar uma ponta nasal super-rotacionada (Fig. 19.4A-C).

A *sobreposição da crura lateral* tem um resultado similar ao da sutura de elevação da ponta (ou seja, rotação e desprojeção da ponta nasal), mas é mais agressiva e estruturalmente sólida. A mucosa vestibular é cuidadosamente dissecada e separada da cartilagem crural lateral ao longo de seu corpo. Devem-se evitar a dissecção e a ruptura da face mais lateral, a qual é sustentada apenas por tecido fibroadiposo. A cartilagem crural é, então, transeccionada verticalmente e sobreposta uma quantidade apropriada. Geralmente, não há necessidade de se ressecar qualquer cartilagem. As porções sobrepostas são suturadas, e o ramo resultante fica novamente estável, com pouco risco de colapso e retração. A mucosa intranasal ligeiramente redundante se contrai naturalmente.

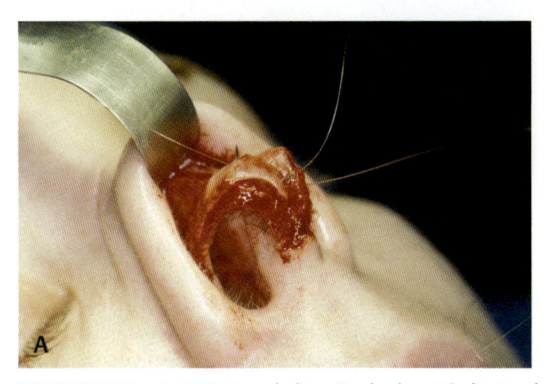

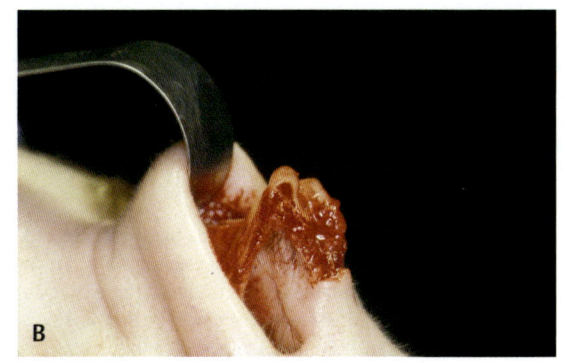

FIGURA 19.3 A, B: Sutura de ligação do domo à direita demonstrando mudança na projeção da ponta.

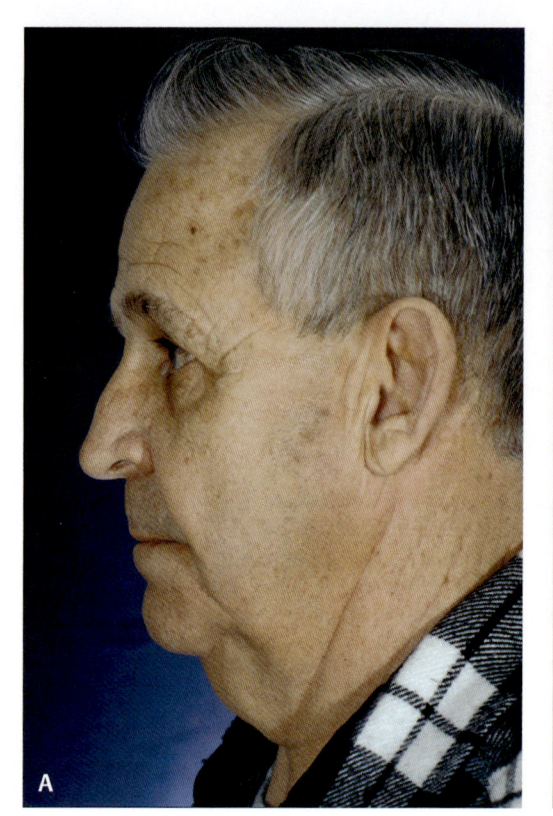

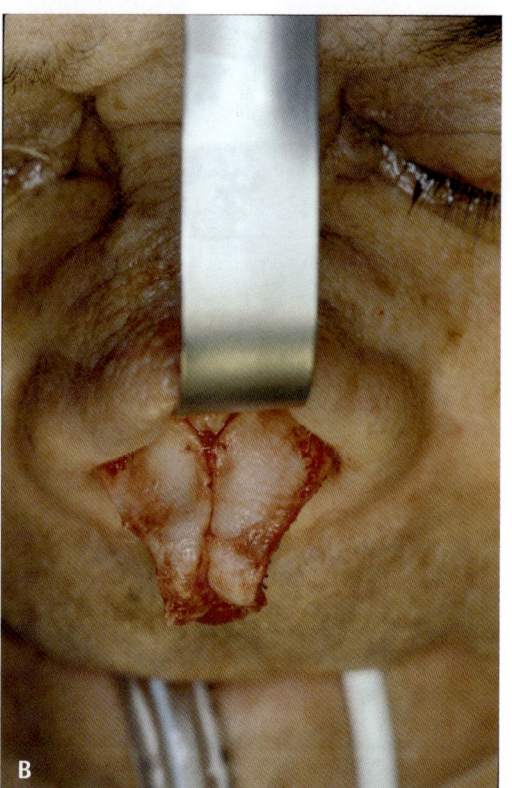

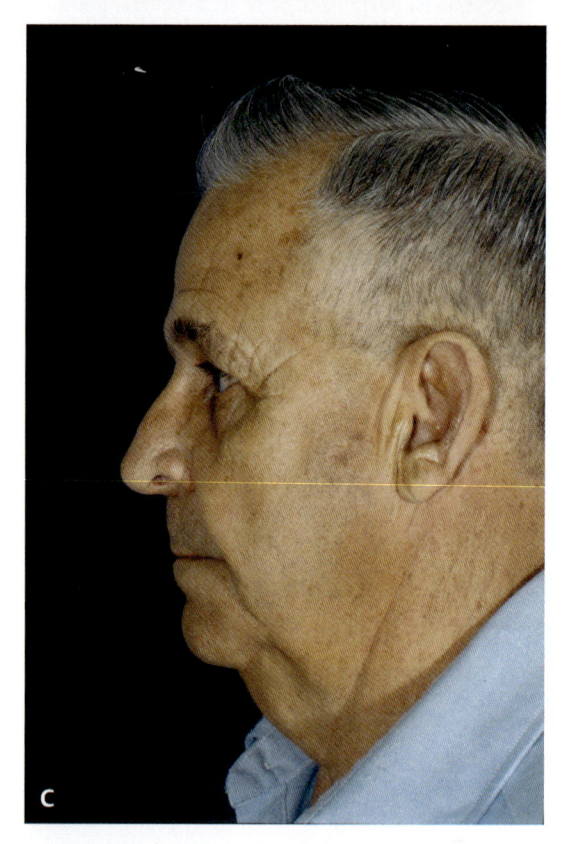

FIGURA 19.4
A: Visão lateral mostrando ptose da ponta nasal causando obstrução nasal. **B:** Sutura de elevação da ponta entre as *crura* laterais e o septo dorsal. **C:** Foto pós-operatória mostrando elevação conservadora da ponta nasal.

Rotação cefálica e aumento da projeção da ponta nasal são alcançados pela abordagem do ramo central em termos de suporte e aumento. Para casos brandos, *as* crura *mediais podem ser avançadas ascendentemente até o septo caudal*, e a sutura pode ser realizada em direção ao ângulo septal anterior. Ambos os lados da cartilagem septal caudal devem ser expostos por cerca de 7 a 8 mm, e uma pequena cavidade é criada entre as duas *crura* mediais. Uma sutura permanente é usada para fixar as *crura* mediais ao nível desejado do septo caudal. Isso também pode criar um pequeno grau de retração columelar.

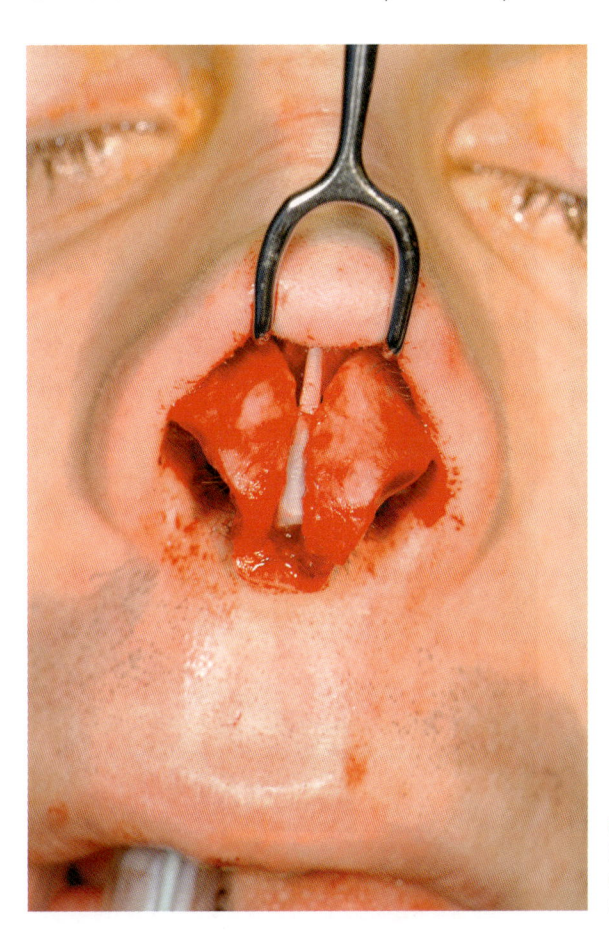

FIGURA 19.5
Enxerto de extensão caudal pode servir como um pilar para reposicionamento e elevação das cartilagens da ponta nasal.

Um *suporte columelar* confere sustento adicional ao ramo central do tripé e pode ser inserido por via endonasal. Cartilagem septal é ideal por sua rigidez e natureza linear. A cartilagem elástica da orelha tende a ser mais flexível e menos eficaz. Cartilagem costal é excelente, mas a morbidade do sítio doador é excessiva para essa finalidade. Este enxerto cartilaginoso é de, aproximadamente, 2 mm de largura e 1,5 cm de comprimento. Ele fornece rigidez à porção central das cruras mediais, mas não deve ser usado para fornecer um pilar estrutural para a projeção da ponta. Esse enxerto não deve repousar sobre a espinha nasal anterior, visto que tende a deslizar para um lado e criar uma assimetria. Ele é fixado com sutura na columela.

O *Enxerto de Extensão Caudal* fornece um dos métodos mais confiáveis de fixação das cartilagens laterais inferiores em uma nova posição, especialmente para projeção. Funciona bem para rotação cefálica e rotação descendente e alongamento do nariz. Um enxerto cartilaginoso rígido é necessário, como septo ou costela (Fig. 19.5). O septo caudal é amplamente exposto bilateralmente, visto que esse enxerto precisará ser firmemente fixado a ele. O enxerto de extensão caudal é posicionado sobre a espinha nasal anterior e o septo, simultaneamente. Pode ser posicionado *in situ* com projeção excessiva inicialmente e, posteriormente, desbastado nas dimensões precisas. Este novo "ângulo septal anterior" serve como uma plataforma sobre a qual as cartilagens laterais inferiores estão estabelecidas. O enxerto pode ser fixado precisamente em qualquer posição no espaço, fornecendo ao cirurgião um excelente controle da ponta. Se a rotação da ponta é desejada, o cirurgião geralmente irá separar os domos e suturá-los em cada lado do enxerto de extensão caudal. Essa estrutura não anatômica é uma plataforma firme sobre a qual o tecido mole irá contrair.

A elevação da ponta com aumento dorsal é um objetivo cirúrgico comum, sendo conquistado geralmente com um *enxerto de sobreposição dorsal* forte *(p. ex., cartilagem costal)*. A costela é esculpida para formar um "suporte em L" e funciona para aumentar o dorso e fornecer uma plataforma para as cartilagens da ponta nasal serem fixadas em uma posição mais cefálica. A borda cefálica das cruras laterais pode ser liberada da mucosa vestibular para permitir que seja fixada com sutura sobre o enxerto dorsal costal, fornecendo maior camuflagem (Fig. 19.6A-E).

Ptose da ponta nasal não é incomum em pacientes idosos, com graus variados de rinofima ou pele grossa. Ocasionalmente, uma *excisão cutânea direta* pode complementar as manobras de elevação da ponta realizadas sobre a estrutura. Este pode ser um procedimento auxiliar poderoso, melhorando bastante os resultados pós-operatórios, bem como a longevidade. A pele é diretamente excisada do dorso e pode ser orientada de forma transversal na supraponta ou na área do násio. A incisão é fechada em camadas. A cicatriz horizontal geralmente se resolve bem neste grupo e não é uma preocupação principal, especialmente quando associada à melhora funcional.

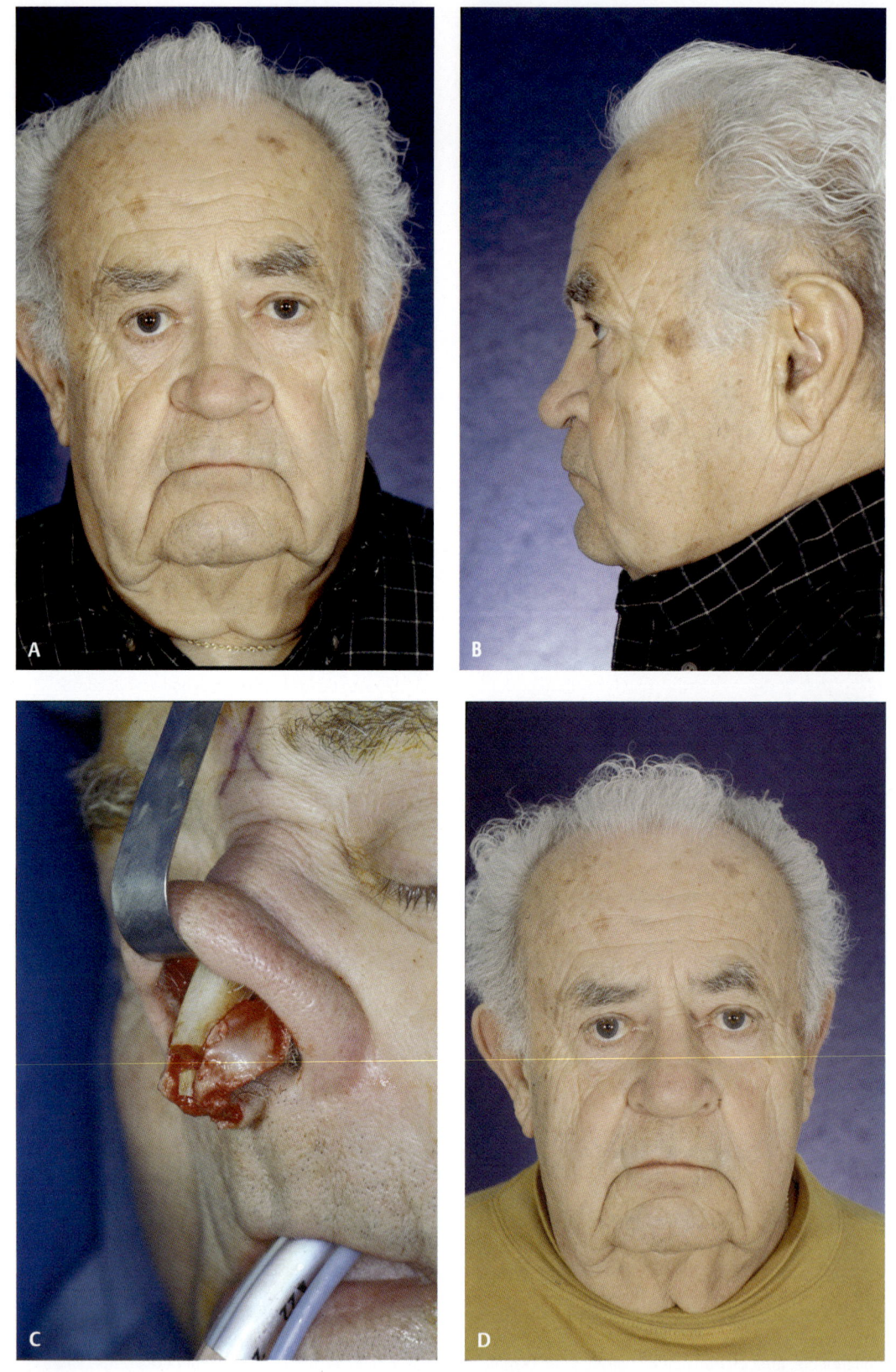

FIGURA 19.6 Ptose da ponta com colapso dorsal. Fotos pré-operatórias. Visões anterior **(A)** e lateral **(B)**. Enxerto costal em um "suporte em L" para fornecer reforço dorsal, além de rotação da ponta **(C)**. Visões 1 ano após cirurgia. Anterior **(D)** e lateral **(E)**.

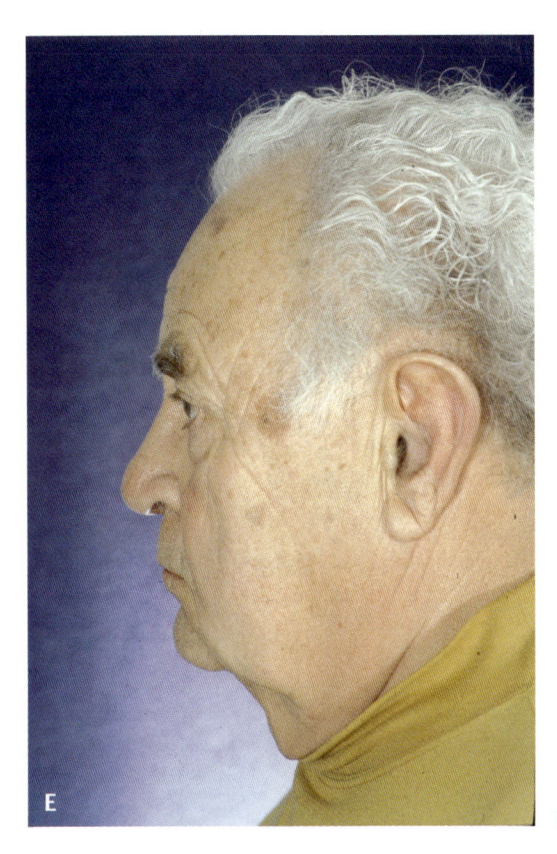

FIGURA 19.6 *(Continuação)*

CONDUTA PÓS-OPERATÓRIA

Todos os pacientes de rinoplastia recebem instruções padronizadas, as quais incluem repouso, gelo, pomada de bacitracina em ambos os vestíbulos e elevação da cabeça. Sangramento intermitente não é incomum. Exercício intenso é evitado por, pelo menos, 1 semana. Esportes de contato são evitados por 4 a 6 semanas. Ciclos curtos de descongestionante nasal podem ajudar com o edema pós-operatório e com a obstrução nasal.

COMPLICAÇÕES

Complicações da correção da ptose nasal incluem hipercorreção e recidiva. É fácil super-rotacionar o nariz quando o paciente está na posição supina, e isso pode ser dramático, especialmente em pacientes mais velhos do sexo masculino. A elevação das cartilagens da ponta pode facilmente criar, de forma simultânea, uma retração alar e exposição columelar excessiva. Isso ocorre porque as *crura* laterais são elevadas junto com os domos e, na posição mais cefálica, as bordas alares são retraídas passivamente. Isso resultará em exibição columelar excessiva. Para evitar o problema, pode ser necessário o reposicionamento caudal concomitante das *crura* com enxertos de reforço alar estendidos, enxertos de borda alar, ou até mesmo com a divisão vertical do domo. O encurtamento das *crura* laterais com incisão direta e técnica de sobreposição não criará este reposicionamento cefálico das bordas alares.

RESULTADOS

A correção cirúrgica da ponta nasal caída é uma manobra poderosa que pode trazer um efeito dramático no equilíbrio do nariz. Existem vários passos diferentes que são empregados para isso, e um planejamento pré-operatório detalhado é essencial. A elevação da ponta pode ser indicada para fins estéticos e funcionais. É crucial diferenciar entre a necessidade de projeção da ponta simultânea e de desprojeção. Com um planejamento e uma execução cuidadosos, o reposicionamento da ponta pode ser uma parte eficaz da rinoplastia.

DICAS

- Os pacientes geralmente irão ignorar suas pontas caídas, ficando obcecados por suas gibas dorsais, e isso pode ser enganador para o cirurgião. Cada porção do nariz deve ser analisada separadamente, e, frequentemente, o reposicionamento da ponta é realizado em conjunto com uma redução da giba dorsal.

- A ptose da ponta pode ser um contribuinte principal da obstrução nasal, especialmente em pacientes mais velhos. A rotação e a projeção da ponta levam a uma melhora direta na anatomia transversal da válvula nasal.
- Diferenciar entre a necessidade de projeção e desprojeção da ponta. A rotação da ponta pode ser acompanhada pela projeção ou desprojeção e deve ser cuidadosamente mapeada com manobras técnicas distintas, visto que são mutuamente excludentes. A rotação da ponta nasal nem sempre está associada à necessidade de aumento da projeção.
- O "conceito de tripé" é o pilar para o planejamento cirúrgico da rotação da ponta. O encurtamento das *crura* laterais é ponderado em relação ao aumento do comprimento das *crura* mediais.

DIFICULDADES

- O tensionamento excessivo de uma sutura de elevação da ponta pode facilmente criar uma ponta nasal super-rotacionada.
- O avanço ascendente e em direção ao septo caudal das *crura* mediais pode causar retrusão e alargamento columelar.
- O suporte columelar não deve ser apoiado sobre a espinha nasal anterior porque ele vai tender a deslizar para um dos lados e criar uma assimetria.
- É fácil super-rotacionar o nariz quando o paciente está na posição supina.
- O resultado da fixação das *crura* mediais no septo caudal, ou em um enxerto de extensão caudal, é muito ruim, se realizado incorretamente.

INSTRUMENTOS QUE DEVEM ESTAR DISPONÍVEIS

Conjunto padrão de rinoplastia

LEITURAS SUGERIDAS

Kabaker SS. An adjunctive technique to rhinoplasty of the aging nose. *Head Neck Surg* 1980;2(4):276-281.
Kridel RW, Konior RJ. Controlled nasal tip rotation via the lateral crural overlay technique. *Arch Otolaryngol Head Neck Surg* 1991;117(4):411-415.
Schlosser RJ, Park SS. Functional nasal surgery. *Otolaryngol Clin North Am* 1999;32(1):37-51.
Tardy ME Jr. Rhinoplasty tip ptosis: etiology and prevention. *Laryngoscope* 1973;83(6):923-929.

20 TÉCNICAS DE SOBREPOSIÇÃO CRURAL MEDIAL E LATERAL

Hossam M.T. Foda

INTRODUÇÃO

O ajuste da projeção e rotação da ponta nasal é considerado uma das manobras mais desafiadoras na rinoplastia. A projeção da ponta nasal refere-se à extensão posterior-anterior da ponta a partir do plano facial vertical. A rotação da ponta é definida como o movimento da ponta ao longo de um arco, com seu raio mantido a partir do plano facial. As técnicas que modificam a cartilagem alar podem resultar em alterações previsíveis no grau de projeção e rotação; essas alterações podem ser mantidas apenas na presença de uma quantidade adequada de suporte da ponta nasal.

Importantes mecanismos que fornecem suporte e mantêm o grau de projeção e rotação incluem a inserção ligamentar das placas basais das *crura* mediais na cartilagem septal caudal, a ligação fibrosa entre as cartilagens laterais superior e inferior e o ligamento interdomal que se estende sobre o ângulo septal anterior. No entanto, o principal suporte da ponta nasal é derivado das próprias cartilagens alares, ou seja, do comprimento e da resistência das *crura* mediais e laterais.

As técnicas de reposicionamento da ponta nasal podem ser divididas em duas categorias: aquelas que modificam as cartilagens alares existentes e aquelas que aumentam o lóbulo nasal com enxertos ou implantes.

Nos casos em que as cartilagens alares são hiperdesenvolvidas, com cruras mediais e laterais longas, o reposicionamento adequado da ponta é praticamente impossível sem a redução do tamanho das cartilagens alares.

Na década de 1930, Joseph e Safian descreveram pela primeira vez o encurtamento das *crura* mediais e laterais para desprojetar a ponta nasal. Desde então, muitas melhorias do encurtamento das *crura* laterais foram descritas para preservar a pele vestibular e para suturar ou sobrepor os segmentos divididos. Posteriormente, Lipsett introduziu o encurtamento crural medial em 1959; desde então, muitas melhorias do procedimento foram descritas. Neste capítulo, apresentarei minha experiência no encurtamento das cruras mediais e laterais com o uso das técnicas de sobreposição crural medial (MCO) e sobreposição crural lateral (LCO).

Tanto o conceito do tripé, descrito por Anderson em 1969, como sua recente modernização em um modelo em arco M, realizada por Adamson, são muito úteis para se compreender os efeitos que as técnicas de modificação da cartilagem alar têm sobre o grau de projeção e rotação da ponta nasal. O conceito de tripé descreve as cartilagens alares como um tripé, com dois segmentos superiores formados pelas cruras laterais em cada lado e um segmento inferior formado pelas cruras mediais unidas. Aplicando a analogia de tripé, a LCO, realizada isoladamente (Fig. 20.1, topo), irá encurtar os segmentos superiores do tripé, no qual irá deslocar a ponta para trás e para cima, diminuindo assim a projeção, aumentando a rotação e encurtando o nariz. A MCO, realizada isoladamente (Fig. 20.1, abaixo), encurtará o segmento inferior do tripé, no qual irá deslocar a ponta para trás e para baixo, resultando em uma redução na projeção, rotação inferior e aumento no comprimento nasal. Combinar a LCO com a MCO (Fig. 20.1, centro) resultará em desprojeção adicional sem alterar o grau de rotação.

Além disso, uma quantidade igual de encurtamento do arco M pode produzir alterações variáveis, porém previsíveis, na projeção e rotação, dependendo do local onde o arco é encurtado. Por exemplo, encurtamento das cruras mediais causa desprojeção e contrarrotação, enquanto que o encurtamento da crura lateral causa desprojeção e rotação. Encurtamento da crura intermediária pode causar um grau variável de desprojeção e rotação, dependendo do

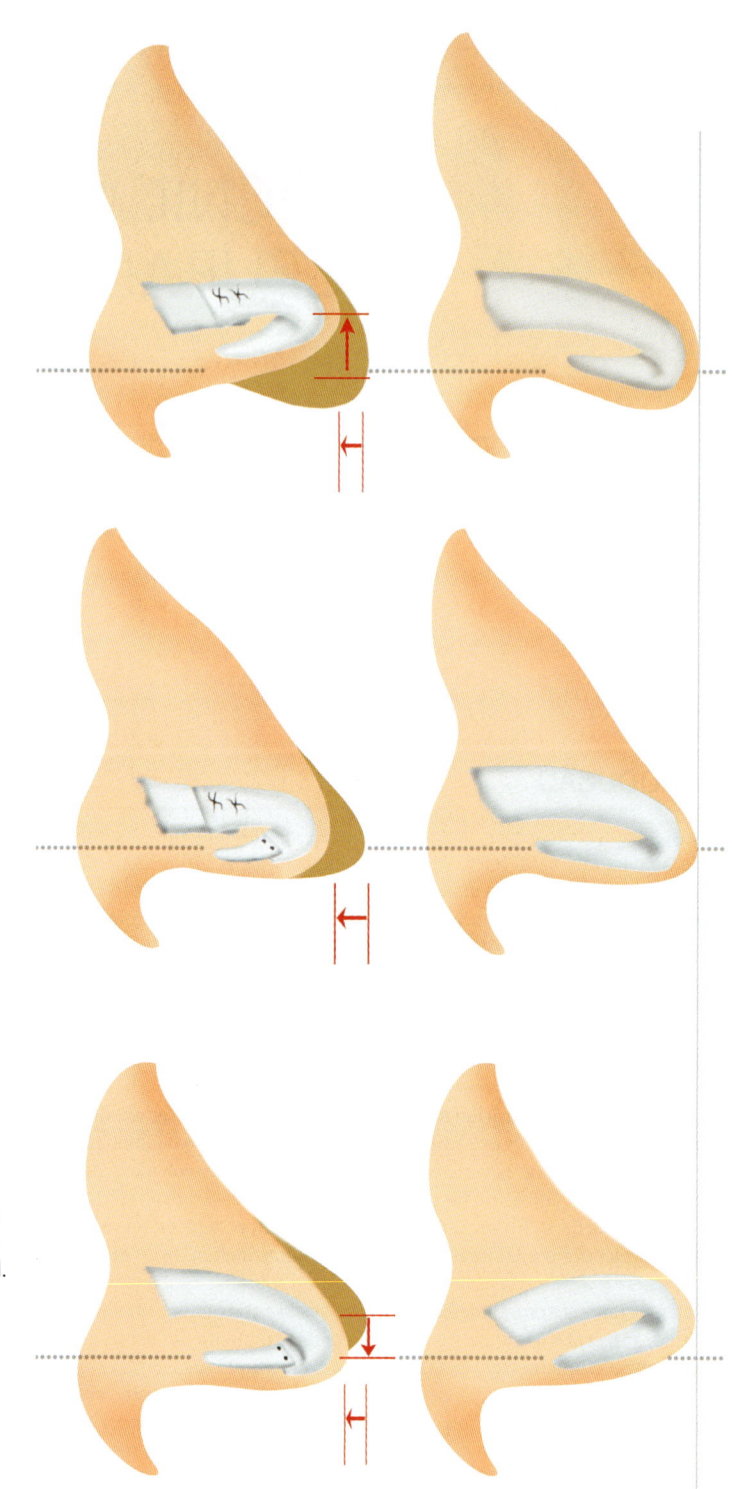

FIGURA 20.1
Ilustração esquemática dos efeitos do encurtamento das *cura* laterais e mediais sobre o grau de projeção e rotação da ponta nasal.
Topo: LCO reduziu a projeção e resultou em rotação superior.
Abaixo: MCO reduziu a projeção e resultou em rotação inferior.
Centro: A combinação da LCO com a MCO resultou em desprojeção sem alteração na rotação.

local onde a divisão vertical e a sobreposição é realizada. Se realizada próximo do ângulo, na junção da crura medial e intermediária, ocorre mais desprojeção e menos rotação. Se realizada próximo do ápice do arco alar, há mais rotação e menos desprojeção.

HISTÓRIA

É realizada uma revisão geral da história médica, dos sistemas neurológico, cardiovascular, pulmonar e autoimune e da forma física geral. Também é realizada uma revisão dos medicamentos, de terapia anticoagulante, uso de tabaco e abuso de substância. Antes de qualquer rinoplastia, é preciso descartar os pacientes com história de problemas emocionais ou surtos nervosos. Uma história adequada dos problemas nasais é obrigatória, focando em prévios traumatismos ou cirurgias nasais e na natureza detalhada dessas cirurgias, revisando todos os dados cirúrgicos disponíveis e analisando as fotos do paciente antes e depois de cada cirurgia já realizada. Finalmente, uma história detalhada e completa da queixa nasal do paciente, tanto estética quanto funcional, é realizada.

EXAME FÍSICO

É necessário examinar minuciosamente o nariz, externa e internamente. O primeiro elemento a ser avaliado é a espessura da pele nasal e o grau de suporte da ponta disponível, por meio do exame do tamanho, da resistência e da orientação da cartilagem alar, bem como pelo exame da condição do septo caudal e da espinha nasal anterior. Outras áreas que precisam de uma avaliação detalhada incluem a ponta, a asa e a columela. A ponta nasal é avaliada para seu grau de projeção e rotação, bem como a presença de qualquer alargamento, bifidez ou deflexão, enquanto que a asa é examinada para sua espessura e qualquer grau de retração ou colapso. Finalmente, a columela é avaliada e denominada curta, longa, pendente, retraída, defletida, larga ou bífida.

INDICAÇÕES

A LCO e a MCO são usadas para encurtar as *crura* laterais e mediais, sendo indicadas em pacientes com cartilagens alares superdesenvolvidas, com *crura* laterais, mediais e intermediárias longas.

- *Crura* laterais longas, resultando em uma ponta caída (rotacionada inferiormente) hiperprojetada.
- *Crura* mediais longas, resultando em uma columela longa com ponta rotacionada superiormente hiperprojetada.
- *Crura* intermediárias longas, resultando em um lóbulo infraponta desproporcionalmente longo.
- *Crura* laterais mal posicionadas, cefalicamente orientadas, resultando em uma ponta caída.
- Concavidades ou convexidades anormais das *crura* mediais e laterais.
- Assimetria das cartilagens laterais inferiores.

CONTRAINDICAÇÕES

- Cartilagens alares subdesenvolvidas com cruras mediais e laterais curtas.
- Ausência de qualquer grau de hiperprojeção da ponta, visto que tanto a LCO como a MCO inevitavelmente resultarão em uma redução da projeção da ponta.
- Cartilagens alares previamente seccionadas com perda da continuidade, como nos casos de divisão vertical do domo.
- Casos de revisão com cartilagens alares ressecadas exageradamente.

PLANEJAMENTO PRÉ-OPERATÓRIO

A parte vital no planejamento de uma rinoplastia é compreender totalmente os desejos e objetivos do paciente; isso é auxiliado pela realização de simulação com imagens computadorizadas, visto que o cirurgião pode monitorar a reação do paciente com as modificações no grau de projeção e rotação da ponta nasal. Ao avaliar o grau de projeção da ponta, é importante excluir fatores que possam causar uma ilusão de hiperprojeção, tais como um ângulo nasofrontal profundo, selamento dorsal acentuado, retrognatismo ou lábio superior curto. Após determinação da verdadeira hiperprojeção, o próximo passo é detectar se a hiperprojeção é devida ao desenvolvimento excessivo das cartilagens alares (primária), da cartilagem septal (secundária) ou uma combinação das duas. Quando a cartilagem septal é a principal causa da hiperprojeção, a deformidade é chamada de "nariz de tensão" (Fig. 20.2) e caracterizada por um ângulo septal anterior alto e septo caudal e/ou espinha nasal anterior hiperdesenvolvidos. A correção do "nariz de tensão" requer a eliminação do efeito de pedestal do septo hiperdesenvolvido sobre as cartilagens alares normais, as quais podem cair para trás em uma posição menos projetada. Isso pode ser alcançado pela redução do volume da cartilagem septal e, raramente, da espinha nasal anterior. Nos casos de hiperprojeção primária, em que a principal causa de hiperprojeção são cartilagens alares hiperdesenvolvidas com *crura* mediais e laterais longas (Fig. 20.3), a desprojeção adequada é possível somente por meio do encurtamento do comprimento crural pela MCO, LCO ou ambas. A escolha depende, em grande parte, de a rotação ser adequada ou precisar ser aumentada ou reduzida. A ponta caída, inferiormente rotacionada, que ocorre em aproximadamente 75% dos meus pacientes de rinoplastia, é um achado muito mais comum do que a ponta superiormente rotacionada. A patogênese da ponta caída pode ser dividida em dois grupos. O primeiro grupo tem cartilagens alares "*anormais*", com *crura* laterais excessivamente longas, cruras laterais mal posicionadas verticalmente com conexão alta à abertura piriforme, ou *crura* mediais curtas e fracas. O segundo grupo tem cartilagens alares "*normais*", as quais estão deslocadas inferiormente pelo efeito de forças extrínsecas. Essas forças podem vir de cima, como nos casos com cartilagens laterais superiores longas, ângulo septal anterior alto e septo caudal hiperdesenvolvido, ou podem vir de baixo, como nos casos de uma pele nasal grossa e espessa, músculo depressor do septo nasal hiperativo, ou pelo efeito da gravidade nos casos com suporte da ponta enfraquecido secundário a idade ou cirurgias prévias. O primeiro passo no tratamento da ponta caída é eliminar quaisquer forças extrínsecas empurrando a ponta para baixo, permitindo assim liberdade para as cartilagens alares se

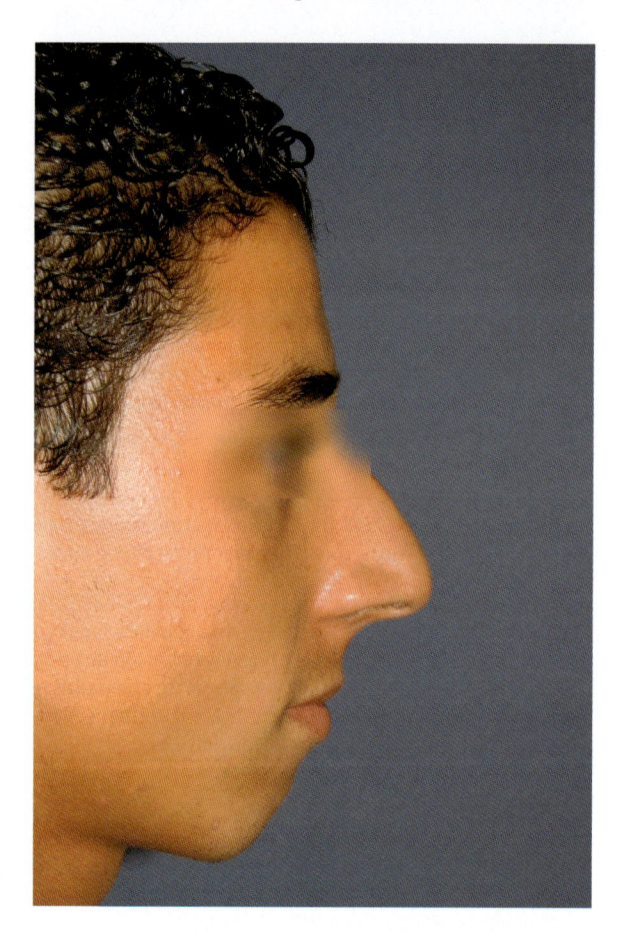

FIGURA 20.2
Um caso de hiperprojeção secundária ou nariz de tensão, em que o septo é a principal causa da hiperprojeção.

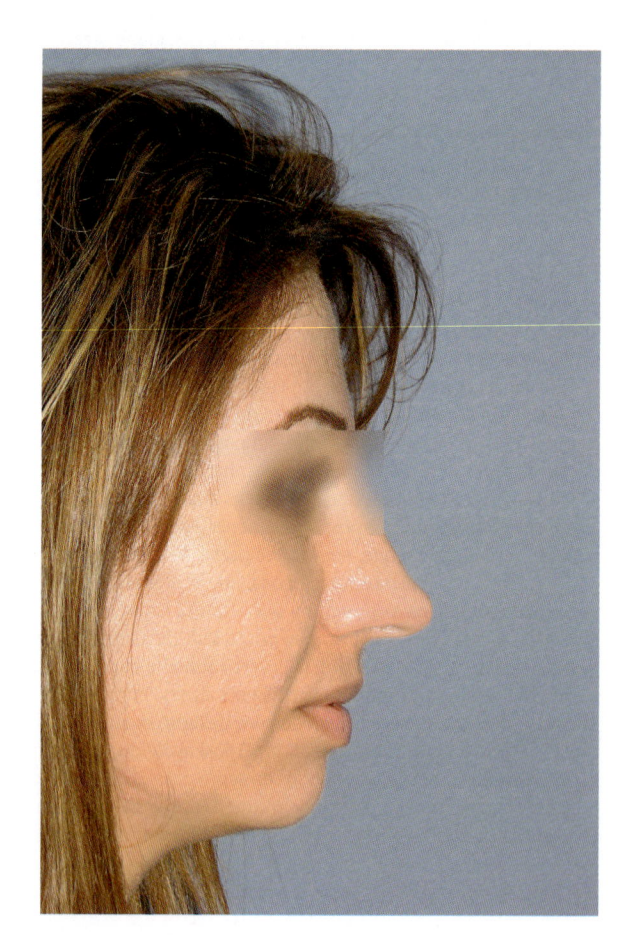

FIGURA 20.3
Um caso de hiperprojeção primária, em que as cartilagens alares hiperdesenvolvidas são a principal causa da hiperprojeção.

movimentarem para cima, durante a fase de cicatrização, e de repousar em uma orientação mais cefálica. Isso é possível por meio de manobras como excisão do *scroll* hiperdesenvolvido das cartilagens laterais superiores, desbaste cefálico das *crura* laterais, rebaixamento do ângulo septal anterior, ou enfraquecimento do músculo depressor do septo nasal. Essas manobras podem ser suficientes nos casos com graus leves de ponta caída. Entretanto, casos com graus mais avançados de ponta caída podem ser corrigidos somente por técnicas de modificação da cartilagem alar que visem ao encurtamento das *crura* laterais, como na LCO.

TÉCNICA CIRÚRGICA

O procedimento cirúrgico é realizado por meio de uma rinoplastia externa, visto que a exposição fornecida com esta abordagem possibilita uma avaliação precisa e direta das cartilagens da ponta em suas posições naturais, não distorcidas. A abordagem também permite a realização de modificações na cartilagem alar, de maneira precisa e sob visualização direta. Incisões marginais bilaterais são conectadas via uma incisão columelar média em forma de V invertido. O retalho cutâneo columelar é cuidadosamente descolado das cruras mediais, e a dissecção é continuada no plano suprapericondral para expor totalmente as cartilagens alares. Procede-se à elevação do retalho cutâneo dorsal de forma ascendente sobre a estrutura osteocartilaginosa, garantindo a permanência no plano subSMAS avascular até o alcance do ângulo nasofrontal. É necessário um amplo descolamento para possibilitar melhor reposicionamento do envelope de tecido mole-pele após desprojeção do nariz. Qualquer tecido adiposo subcutâneo encontrado entre os domos ou as *crura* mediais é cuidadosamente removido. A modificação da cartilagem alar começa com a realização de um desbaste cefálico conservador das cruras laterais; a largura da *crus* lateral residual não deve ser inferior a 6 mm, a fim de manter um suporte adequado da ponta; essa largura pode chegar a 8 mm nos casos com pele nasal espessa. Quaisquer modificações dorsais necessárias são feitas antes de se modificar as cartilagens da ponta, a fim de evitar ruptura inadvertida das delicadas cartilagens alares reconstruídas.

Sobreposição Crural Lateral

Nos casos em que as *crura* laterais são excessivamente longas, resultando em uma ponta hiperprojetada e inferiormente rotacionada, uma incisão é planejada na *crus* lateral, na junção de seu terço lateral com os dois terços mediais (Fig. 20.4A). A pele alar é relativamente mais espessa nessa área e pode facilmente camuflar as bordas cortadas e sobrepostas da *crus* lateral. Antes do corte da cartilagem ser feito, a pele vestibular é descolada da face inferior da *crus* lateral por, aproximadamente, 5 mm de cada lado da incisão cartilaginosa planejada (Fig. 20.4B), a fim de liberar as forças de adesão que podem prevenir a livre sobreposição das bordas cortadas. A incisão na cartilagem é realizada com uma lâmina nº 15 e estende-se em uma linha reta da margem cefálica à margem caudal da *crus* lateral. O segmento medial livre da *crus* lateral é avançado e rodado sobre o segmento lateral, a fim de encurtar a *crus* lateral para o alcance do grau desejado de desprojeção e rotação. A integridade da *crus* lateral é, então, restabelecida por meio da fixação dos segmentos sobrepostos com fio de Prolene 6-0 em uma sutura de colchoeiro horizontal (Fig. 20.4C). Essa manobra irá deslocar os domos para cima e para trás, resultando em aumento na rotação da ponta e redução na projeção da ponta (Fig. 20.5).

Sobreposição Crural Medial

É realizada para encurtar as *crura* mediais nos casos em que as *crura* mediais longas resultam em uma ponta nasal hiperprojetada ou super-rotacionada. O nível da junção columelar–lobular, a qual geralmente corresponde ao ápice das narinas, é identificado e marcado nas cruras mediais com o uso de uma caneta cirúrgica. O nível de transecção das *crura* mediais (Fig. 20.6A, C, E) é planejado de acordo com o comprimento relativo preexistente do lóbulo até a columela. Se a columela for desproporcionalmente mais longa do que o lóbulo, a transecção é realizada no segmento columelar das *crura* mediais. No entanto, nos casos em que o lóbulo é relativamente longo, quando comparado à columela, a transecção é realizada no segmento lobular das *crura* mediais, a fim de encurtar o lóbulo e corrigir a desproporção preexistente entre o lóbulo e a columela.

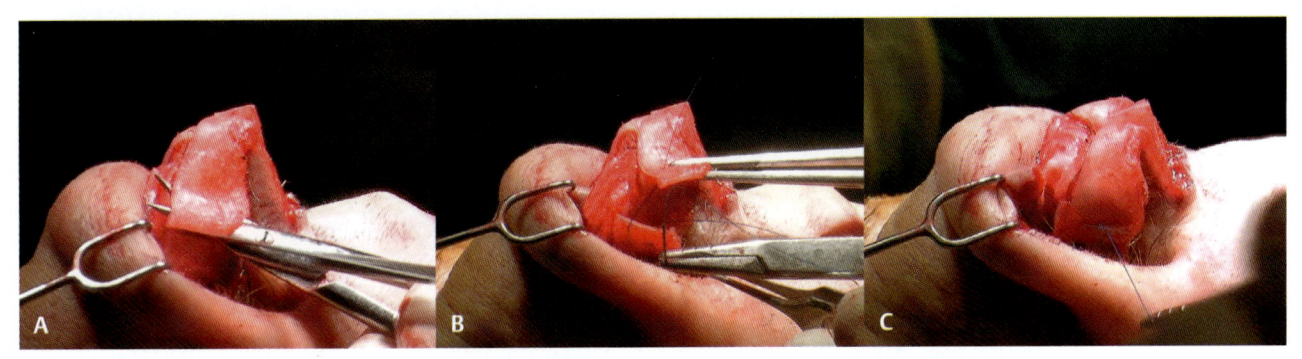

FIGURA 20.4 Fotos intraoperatórias dos passos da técnica LCO. **A:** Transecção crural lateral. **B:** Sobreposição dos segmentos cortados. **C:** Fixação com sutura da cartilagem sobreposta.

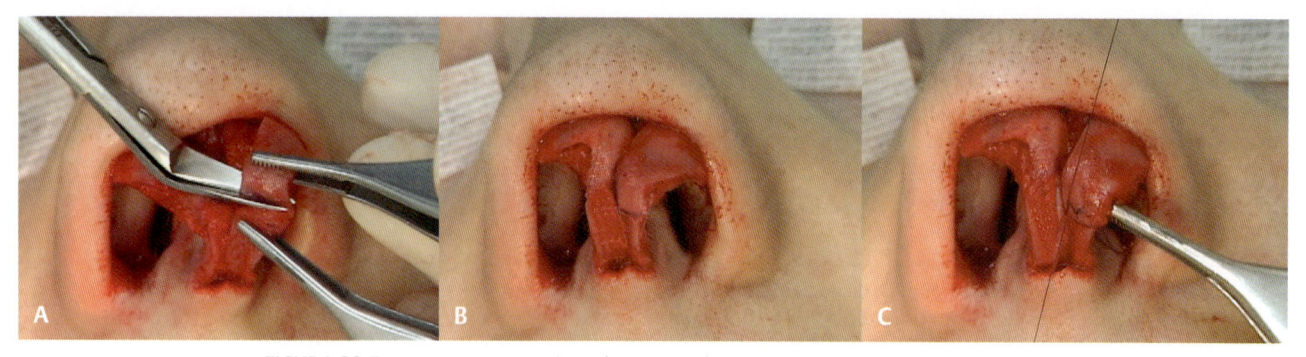

FIGURA 20.5 Fotos intraoperatórias dos passos da técnica MCO. **A:** Transecção crural medial. **B:** A sobreposição dos segmentos cortados deslocou o domo posteriormente e inferiormente. **C:** Fixação com sutura da cartilagem sobreposta.

Após determinar o nível desejado de transecção, a pele vestibular é descolada da crura medial sobrejacente por alguns milímetros de cada lado; a integridade da crura medial é restabelecida pela sobreposição e fixação das bordas cortadas com suturas de colchoeiro horizontais realizadas com fios Prolene 6-0 (Fig. 20.6B, D, F). Na conclusão da MCO, os domos movimentam-se posterior e inferiormente, resultando em desprojeção e rotação inferior da ponta nasal (Fig. 20.7). Para evitar ampliação excessiva da columela nos casos em que um suporte columelar é usado em combinação com a MCO, os segmentos sobrepostos das *crura* mediais são excisados, e as extremidades cortadas são diretamente aproximadas e fixadas no suporte columelar com sutura de colchoeiro horizontal, com fio PDS 5-0, tal como descrito na técnica de recuo alar.

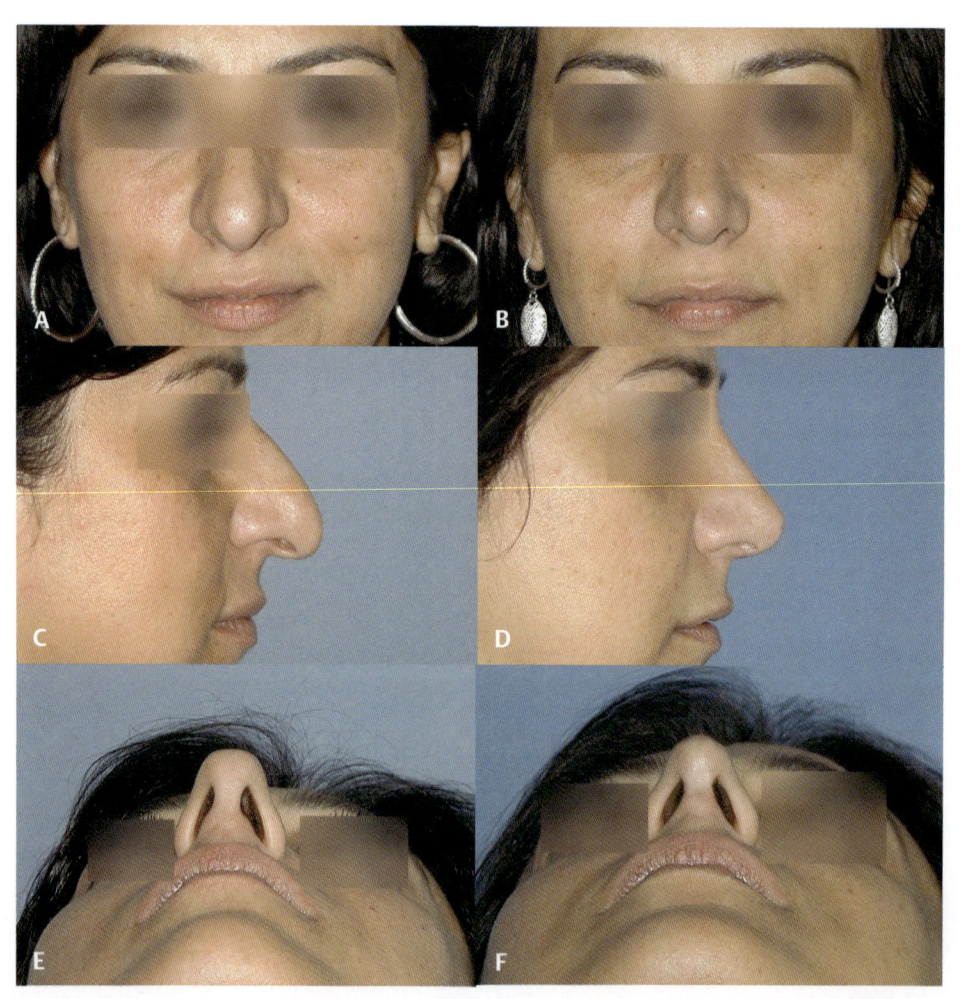

FIGURA 20.6 **A, C, E:** Fotos pré-operatórias de uma paciente com uma ponta nasal caída hiperprojetada. **B, D, F:** Fotos pós-operatórias da paciente 2 anos após o uso da técnica LCO para desprojetar e rotacionar superiormente a ponta nasal. Manobras adicionais incluíram uma redução conservadora da giba e osteotomias.

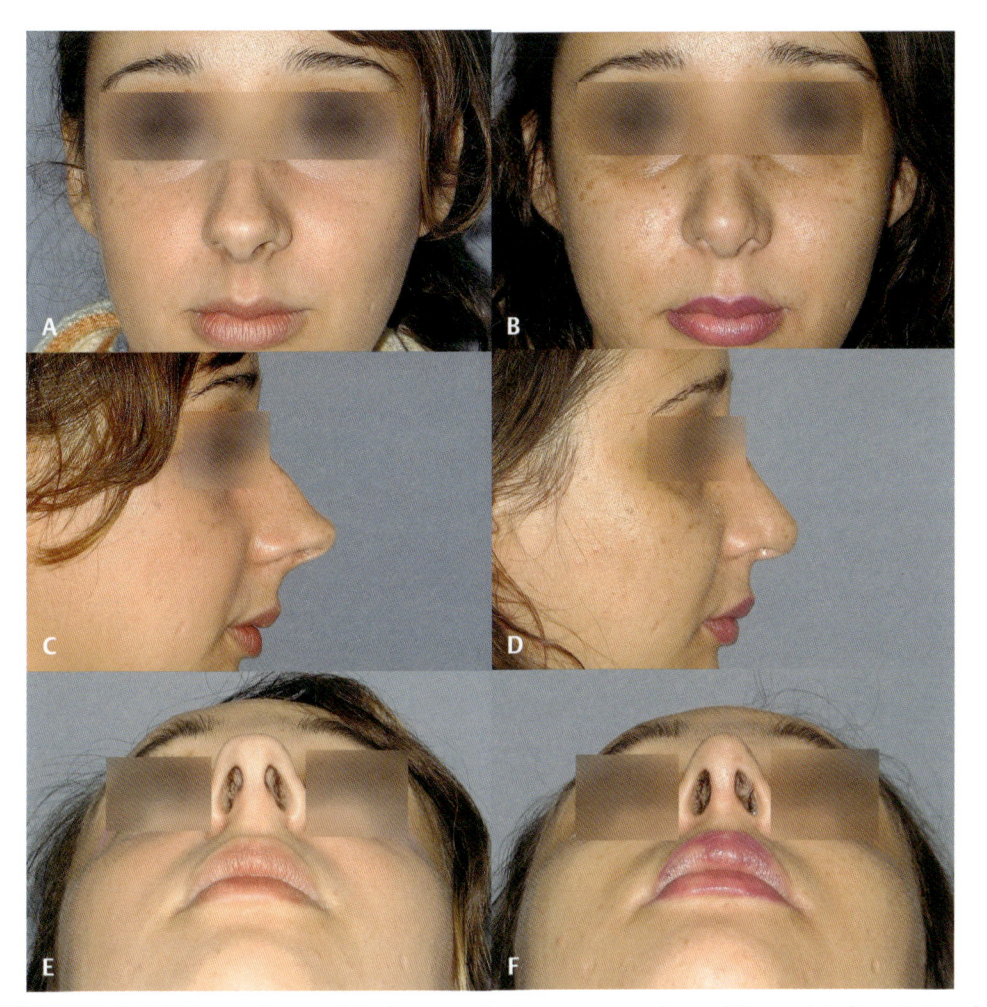

FIGURA 20.7 **A, C, E:** Fotos pré-operatórias de uma paciente com uma ponta nasal hiperprojetada e rotacionada superiormente. **B, D, F:** Fotos pós-operatórias da paciente 3 anos após o uso da técnica MCO para desprojetar e rotacionar inferiormente a ponta nasal. Uma excisão conservadora da base alar foi realizada.

Combinação de LCO e MCO

Em casos com hiperprojeção severa que não pode ser corrigida pela realização isolada de LCO ou MCO, uma combinação de ambas as técnicas pode ser usada para fornecer máxima desprojeção sem mudar de forma significativa o grau de rotação (Fig. 20.8). Nesses casos, geralmente começo com a LCO. Após a conclusão da LCO, é possível determinar precisamente qualquer necessidade de desprojeção adicional ou alteração no grau da rotação da ponta nasal.

Na conclusão do procedimento, a pele nasal é reposicionada em sua posição anatômica normal, e as incisões da rinoplastia externa são fechadas começando com a incisão columelar, a qual é fechada com sutura de colchoeiro horizontal no plano subcutâneo profundo com PDS 6-0, seguida por suturas interrompidas com Prolene 6-0 na superfície cutânea. As incisões marginais são fechadas com suturas de Vicryl rapid 5-0. Bandagem meticulosa é necessária para manter o posicionamento apropriado das cartilagens da ponta reconstruídas; isso é realizado com fita Micropore marrom de 1,25 cm após a aplicação de Mastisol na superfície cutânea, e, então, uma tala de metal é posicionada sobre o dorso e fixada por uma segunda camada de fita.

CONDUTA PÓS-OPERATÓRIA

O paciente é aconselhado a dormir na posição supina, com a parte de trás da cama elevada por 3 dias, para minimizar o edema facial pós-operatório. Antibióticos orais são fornecidos por 5 dias, e o paciente usa pomada antibiótica intranasalmente até a queda de todas as suturas na cavidade nasal, o que pode levar de 4 a 6 semanas. Irrigações nasais com solução salina podem ser usadas antes da aplicação da pomada para reduzir a sensação de nariz congestionado. A tala é removida após 1 semana, junto com as suturas columelares, e uma nova fita é colocada no nariz por outra semana para ajudar a sustentar a ponta durante a fase de cicatrização inicial, em que novas inserções fibrosas estão sendo desenvolvidas entre a estrutura nasal osteocartilaginosa e a pele sobrejacente. O protetor solar é usado na incisão columelar, bem como em quaisquer incisões alares externas, antes da exposição solar nos primeiros 2 meses.

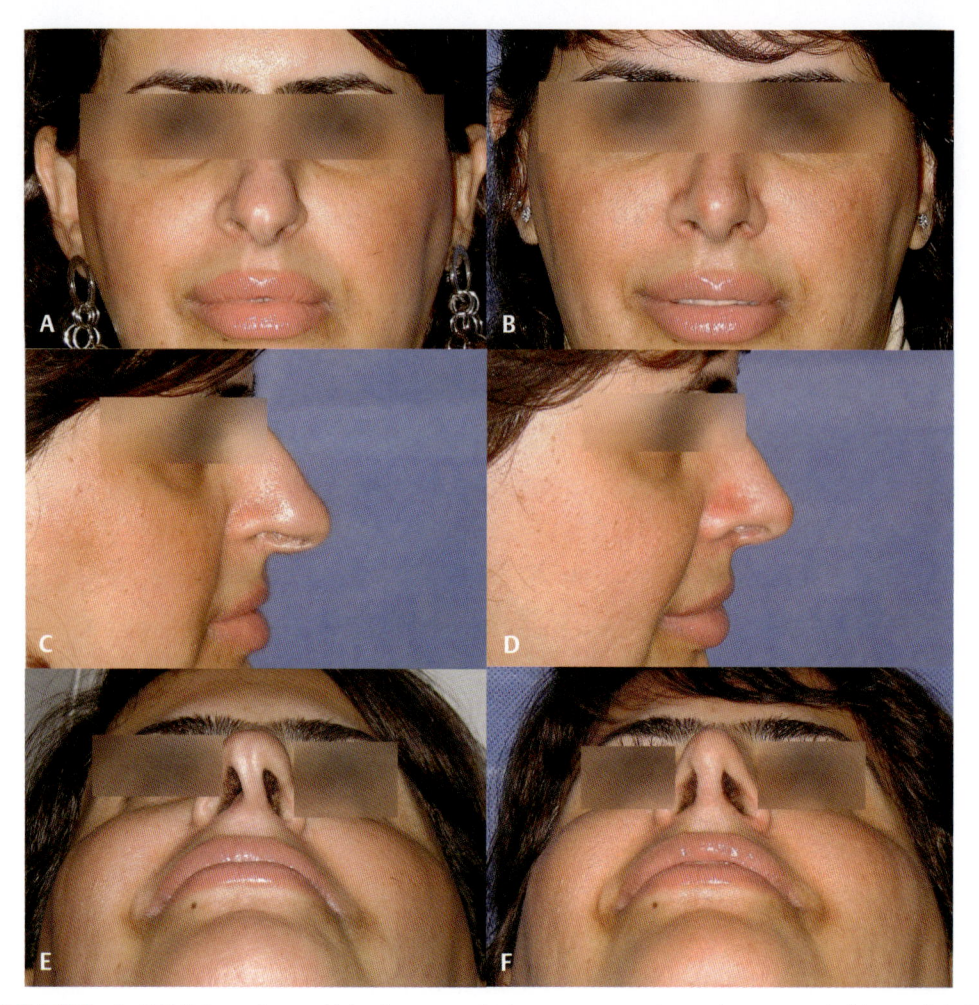

FIGURA 20.8 A, C, E: Fotos pré-operatórias de uma paciente com uma ponta nasal severamente hiperprojetada em virtude de hiperdesenvolvimento das cartilagens alares com *crura* laterais e mediais longas. **B, D, F:** Fotos pós-operatórias da paciente após o uso das técnicas LCO e MCO para alcançar desprojeção sem alterar a rotação da ponta nasal. Manobras adicionais incluíram redução da giba, osteotomias para centralizar os ossos nasais desviados e septoplastia para corrigir uma deflexão do septo caudal.

COMPLICAÇÕES

- Perda excessiva da projeção pode resultar de um erro de julgamento por parte do cirurgião com relação à quantidade de sobreposição necessária para alcançar o grau desejado de desprojeção. Isso também pode ser devido à falha em fornecer um suporte adequado à ponta nasal, resultando em queda pós-operatória da ponta.
- Aumento na largura da base nasal devido à maior dilatação das narinas, a qual ocorre mais com a MCO do que com a LCO. Isso pode ser evitado com a realização de um procedimento de estreitamento da base nasal simultâneo em todos os casos em que uma grande desprojeção tenha sido realizada.
- Assimetrias da ponta devidas à falha em alcançar quantidades iguais de sobreposição de ambas as cartilagens alares.
- Alargamento da columela, especialmente se a MCO foi combinada com um suporte columelar.
- Irregularidade na superfície de contorno alar pode ocorrer, caso a LCO seja realizada muito medialmente em pacientes com pele nasal fina.

DICAS

- A LCO e a MCO resultam em alterações previsivelmente controladas no grau de projeção e rotação da ponta nasal, dependendo do nível de transecção da cartilagem e do grau de sobreposição dos segmentos cortados.
- A LCO e a MCO permitem que um encurtamento gradativo das *crura* mediais e laterais seja conduzido sem qualquer excisão da cartilagem, eliminando assim o risco de enfraquecimento ou envergamento da cartilagem.
- O uso de suturas para fixar e estabilizar a cartilagem sobreposta ajuda a manter o grau alcançado de projeção e rotação e evita qualquer migração ou deslocamento das cartilagens seccionadas, o que pode causar irregularidades no contorno lobular.

DIFICULDADES

- A LCO e a MCO são manobras poderosas, implacáveis.
- Com o paciente em uma posição supina, a super-rotação é uma tendência natural para o cirurgião novato.

INSTRUMENTOS QUE DEVEM ESTAR DISPONÍVEIS

- Conjunto padrão de rinoplastia.

LEITURAS SUGERIDAS

Adamson PA, Litner JA, Dahiya R. The M-arch model: a new concept of nasal tip dynamics. *Arch Facial Plast Surg* 2006;8:16–25.

Anderson JR. The dynamics of rhinoplasty. In: Bustamant GA, ed. *Proceedings of the Ninth International Congress of Otolaryngology*, Mexico City, August 10–14, 1969. Amsterdam, the Netherlands: Excerpta Medica, 1970.

Foda HMT. Alar setback technique: a controlled method of nasal tip deprojection. *Arch Otolaryngol Head Neck Surg* 2001;127:1341–1346.

Foda HMT, Kridel RWH. Lateral crural steal and lateral crural overlay: an objective evaluation. *Arch Otolaryngol Head Neck Surg* 1999;125:1365–1370.

Kridel WHK, Konior RJ. Controlled nasal tip rotation via the lateral crural overlay technique. *Arch Otolaryngol Head Neck Surg* 1991;117:411–415.

MANEJO DA BASE ALAR

Minas Constantinides

INTRODUÇÃO

A base alar serve como a fundação estética para o terço inferior do nariz. No panteão das técnicas de rinoplastia, o tratamento da base alar pode estar entre as manobras mais desafiadoras. É ao abordar as desarmonias desta região que o cirurgião de rinoplastia pode maximizar o resultado estético.

A resseção da base alar foi descrita, pela primeira, vez por Weir, em 1892, quando o paciente desenvolveu alargamento alar seguido de rinoplastia de desprojeção. Weir removeu uma cunha de tecido, escondendo a incisão no sulco alar-facial. Subsequentemente, em 1931, Joseph modificou a técnica de Weir ao remover uma cunha de tecido interno do lado vestibular da asa. Em 1943, Aufricht evoluiu ainda mais a técnica ao desenvolver mais de 20 excisões geométricas do tecido da borda alar ao assoalho nasal. Muitas variações da técnica original de Weir têm sido pesquisadas desde a descrição do original. Entretanto, os conceitos fundamentais necessários ao manejo da base alar podem ser destilados até uma abordagem gradual que levará ao êxito cirúrgico.

HISTÓRICO

A avaliação geral concentra-se nas preocupações estéticas do paciente, pois a modificação da base alar geralmente não afeta o fluxo de ar nasal. A motivação do paciente para a cirurgia e os seus objetivos estéticos são discutidos, com o princípio orientador voltado para a obtenção da harmonia nasal e facial. As cirurgias prévias do nariz ou da face são documentadas, pois podem contribuir para a atual estrutura da base alar. É necessário que se faça uma lista detalhada de medicamentos, incluindo anticoagulantes, corticosteroides, medicamentos fitoterápicos e isotretinoína, visto que alguns medicamentos fitoterápicos podem aumentar o risco de sangramento. A isotretinoína deve ser interrompida por um período mínimo de seis meses devido ao efeito negativo na cicatrização das feridas. Também se pode aproveitar a oportunidade para perguntar sobre a formação de queloide oriunda de intervenções cirúrgicas anteriores. A obtenção do histórico também oferece uma oportunidade ao cirurgião para determinar se o paciente está psicologicamente apto para ser submetido à cirurgia de rinoplastia.

EXAME FÍSICO

O exame físico inclui uma análise facial global apropriada, bem como exame interno e externo do nariz. Evidentemente, o componente mais importante da análise é a avaliação da base alar.

Anatomia da Base Alar

A topografia da região é destacada pelas sombras e curvaturas que fazem desta área um marco visual. Estas relações são importantes para a aparência da base alar: a inserção curva da asa na face, as sombras do sulco alar-facial e sulco alar, o reflexo convexo da asa e as transições suaves entre a asa, a ponta do nariz e a parede lateral do nariz. Tais complexidades sutis fazem a modificação da base alar uma cirurgia milimétrica (Fig. 21.1).

CAPÍTULO 21 Manejo da Base Alar

A base alar ocupa o terço caudal do nariz. Os limites da base alar incluem (1) o sulco alar, que separa a asa da parede lateral do nariz na parte superior; (2) o sulco alar-facial, que o separa da bochecha e do triangulo apical do lábio superior lateralmente; e (3) o sulco através da borda nasal e subnasal, que divide o lábio superior do nariz e delineia a borda inferior da base alar.

A estrutura externa da base alar abrange principalmente a asa e o lóbulo alar, que é composto de pele, músculo e tecido fibroadiposo. Como não há cartilagem nesta região, o suporte do tecido mole vem das fortes adesões da pele aos ligamentos do tecido fibroadiposo subjacente. A columela é a pele e o tecido mole que cobre *crura* mediais pareadas das cartilagens laterais inferiores. Esta estrutura geralmente faz uma transição suave das regiões da subponta e triângulo mole, sobre as placas basais de *crura* mediais, inclinando-se, em seguida, lateralmente para juntar-se às bordas nasais. Internamente, o vestíbulo nasal está delimitado pelo septo membranoso medialmente, à face medial da asa lateralmente e à borda nasal inferiormente. A borda nasal é a área de tecido mole entre as placas basais de *crura* mediais e o sulco alar-facial. Funcionalmente, a válvula nasal externa é emoldurada pela asa, pelo septo membranoso e pela borda nasal/assoalho da narina.

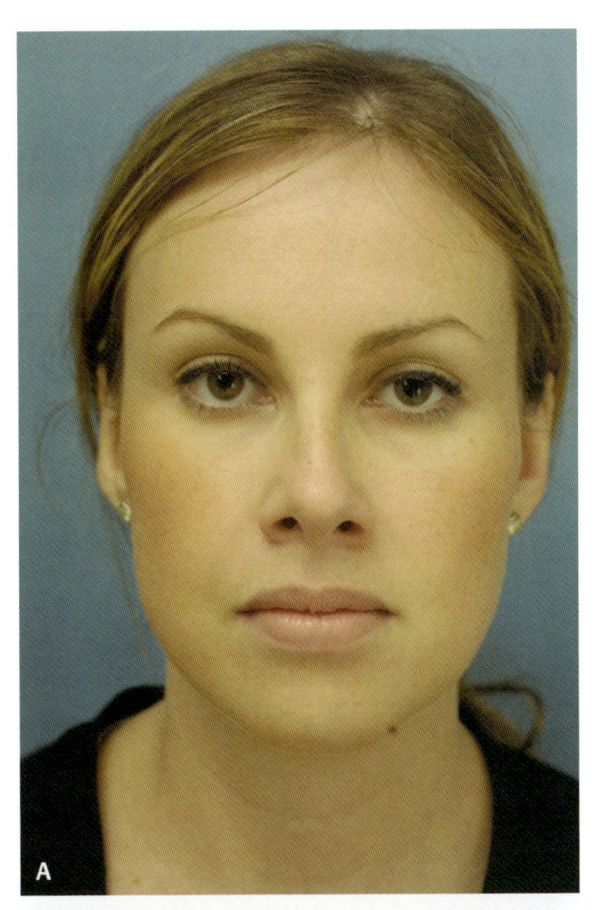

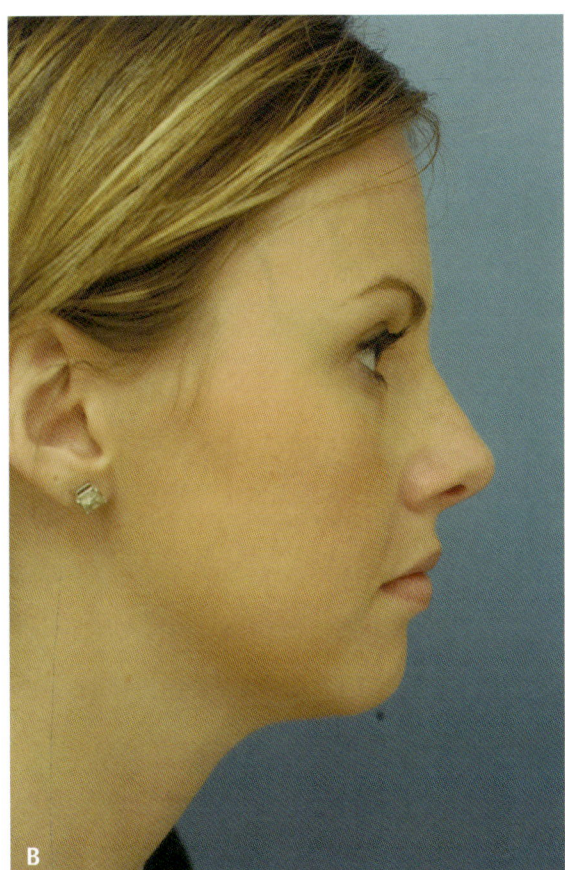

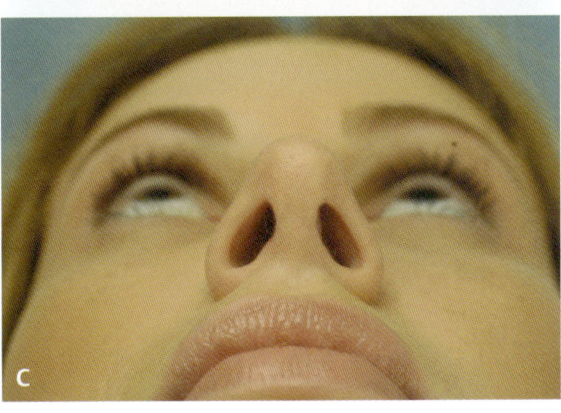

FIGURA 21.1
A-C: Estética ideal da base alar.

QUADRO 21.1 Componentes Anatômicos da Base Alar			
	Vistas Fotográficas		
Componentes	**Frontal**	**Lateral**	**Base**
Base alar	Largura	Ponto de inserção facial	Largura Curvatura no ponto de inserção
Narina	Exposição da narina ("gaivota voando")	Exposição da narina (contorno da borda alar; columela pendente)	Formato Largura Orientação
Borda nasal	Largura (rosto inclinado ligeiramente para baixo)		Formato Simetria da narina
Columela	Exposição do lóbulo infraponta; exposição columelar excessiva quando excessivamente rodado	Relação alar-columelar	Largura Altura Alargamento das placas basais crurais mediais
Asa	Contorno da borda alar	Contorno da borda alar Largura do lóbulo alar Relação alar-columelar (p. ex., capuz)	Largura do lóbulo alar Espessura da parede alar Alargamento

O exame físico da base alar requer uma abordagem estruturada. Os cinco componentes a seguir devem ser avaliados (veja o Quadro 21.1):

- Base alar (posição do ponto de inserção e curvatura, largura).
- Narina (formato, largura, orientação).
- Borda/assoalho da narina (largura, formato).
- Columela (altura, relação com a altura do lóbulo da ponta, largura, alargamento das placas basais de *crura* mediais).
- Asa (largura do lóbulo, espessura, relação alar-columelar, contorno da borda alar, alargamento alar).

Ideais Estéticos Anatômicos

A *largura da base alar* dos padrões caucasianos, medida como a distância transversal entre as duas inserções da asa nasal na face, em geral, é igual ou ligeiramente maior que a distância intercantal (Fig. 21.2). De maneira alternativa, a largura desejável da base alar pode ser medida como aproximadamente 70% do comprimento nasal, definida pela distância entre a ponta do nariz e o násio. Este valor é variável, dependendo da etnia e das preferências do paciente e do cirurgião. Por exemplo, em homens afro-americanos, a proporção entre a distância intercantal e a distância interalar é de aproximadamente 1,3:1, enquanto, nas mulheres, é de 1,25:1. Em mulheres do sul da China, também é mais comum uma largura nasal maior que a distância intercantal além do alargamento alar aumentado e narinas com maior orientação horizontal. No ponto de inserção facial, a base alar, geralmente, deve assumir uma curvatura direcionada medialmente, em vez de uma inserção reta. A posição da inserção da asa na face pode afetar dramaticamente a estética, produzindo exposição columelar excessiva ou uma aparência semelhante a um rosnado.

Em caucasianos, as *narinas* devem ter o formato de pera, aproximadamente igual em largura à columela, e seu eixo longo deve estar orientado a um ângulo de 30 a 45 graus ao eixo vertical da columela. Farkas *et al.* desenvolveram um sistema de avaliação objetiva para os diferentes tipos de narinas.

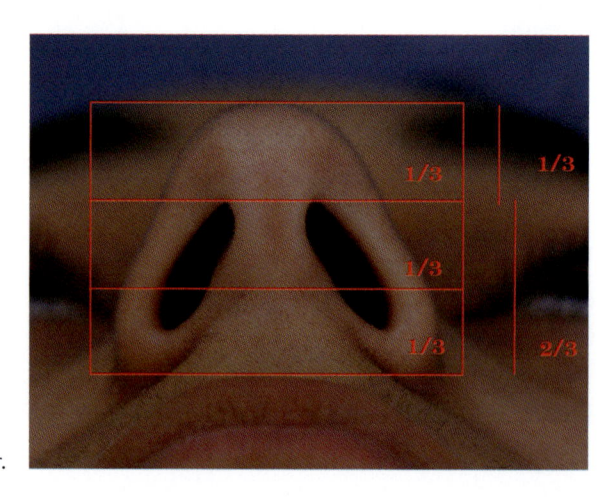

FIGURA 21.2
Proporções anatômicas ideais da base alar.

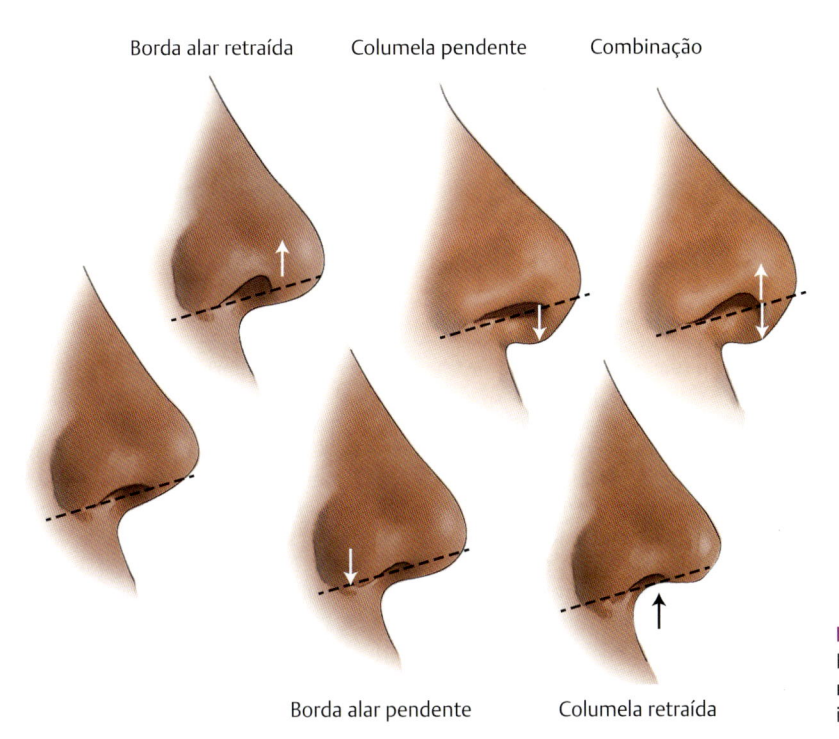

FIGURA 21.3 Representação de várias relações alar-columelar indicadas pelas setas.

A região da *borda da narina* em geral pode ser lisa ou com uma chanfradura, dependendo da sua transição com o sulco alar-facial. Em alguns pacientes, a borda é plana, enquanto, em outros, é um rolo de pele ligeiramente elevado. De qualquer forma, é comumente reconhecida como a base anterior da abertura nasal (narina) e um marco nasal, embora seja muitas vezes subestimada.

A largura *columelar* é, em grande parte, uma função de *crura* mediais e deve parecer simétrica sem alargamento significativo das placas basais de *crura* mediais. Nos caucasianos, a base nasal tem idealmente o formato de um triângulo equilátero, com uma proporção de altura columelar e altura do lóbulo da ponta de 2:1.

Na vista frontal, as margens *alares* devem assumir a aparência de uma "gaivota voando". Na vista lateral, o contorno alar deve traçar uma curva suave. Crumley destacou uma relação ideal de 1:2:3 entre o comprimento da base alar, o lóbulo da ponta nasal e o comprimento da narina na vista de perfil. Na vista da base, a largura do lóbulo alar deve ser inferior a um quinto da largura transversal total da base nasal. O alargamento alar é mais bem apreciado na vista da base e é definido como a porção da asa que se estende lateralmente além do ponto de inserção alar-facial. Silver sugeriu que a excursão lateral da borda alar maior que 2 mm além do ponto de inserção alar-facial deve ser considerada significativa.

A relação alar-columelar é mais bem descrita desenhando-se uma linha meridional entre os pontos terminais anterior e posterior da narina. Se a borda alar estiver a mais de 2 mm acima desta linha, há uma retração alar. Se a borda alar estiver a menos de 1 mm acima desta linha, então há a presença de uma "cobertura" alar. Este "capuz" alar pode ocorrer devido ao excessivo volume alar ou a um ponto de inserção caudal distal da asa, obscurecendo, por meio disso, a columela na vista lateral. Se a columela estiver a mais 2 mm abaixo desta linha, há uma columela pendente; se estiver a menos de 1 mm abaixo desta linha, considera-se que a ela está retraída (Fig. 21.3).

INDICAÇÕES

Em termos gerais, a modificação da base alar é indicada quando o paciente desejar e o cirurgião considerar que seja apropriada e possível. O objetivo é criar um equilíbrio entre as proporções anatômicas da base alar. Especificamente, quatro anormalidades podem ser abordadas cirurgicamente:

- Narina grande, assimétrica ou orientada horizontalmente.
- Base alar larga.
- Alargamento alar excessivo.
- Capuz alar.

Em pacientes caucasianos, o critério geralmente aceito para a redução da base nasal é quando a largura da base alar é maior que a distância intercantal. Este padrão pode ser modificado com base na etnia e preferência do paciente.

O alargamento alar excessivo, como o causado pelo retrodeslocamento da ponta do nariz durante a rinoplastia, pode ser reduzido com técnicas de modificação da base alar. Uma narina larga, assimétrica ou com eixo horizontal (sem alargamento alar) pode ser melhorada com a redução da borda isoladamente. Por fim, as excisões intranasais podem ser empregadas para ajudar a reduzir o capuz alar.

CONTRAINDICAÇÕES

Não há contraindicações absolutas para a modificação da base alar. Os pacientes que são medicamente inadequados para a cirurgia podem ser submetidos ao procedimento com anestesia local. Um histórico de cicatriz hipertrófica ou queloide levantaria alguma preocupação, mas não considero que esta seja uma região propensa a uma má cicatrização, desde que sejam empregadas técnicas meticulosas de fechamento da lesão. Os fibromas podem ser confundidos com queloides embora estes não tenham sido descritos nesta área. Os pacientes com instabilidade psiquiátrica também podem ser mais bem tratados com o adiamento da redução da base alar.

PLANEJAMENTO PRÉ-OPERATÓRIO

O planejamento pré-operatório começa com uma cuidadosa avaliação do paciente, como descrito acima. Devem ser tiradas fotografias padronizadas para rinoplastia, incluindo as de vistas frontal, lateral esquerda e direita, oblíqua esquerda e direita, base e sorrindo. A consulta do paciente deve incluir uma discussão detalhada sobre as mudanças propostas para a base alar. O *software* digital *morphing* pode ajudar o paciente a visualizar o resultado final, mostrando as *nuances* da mudança que pode guiar a tomada de decisão do cirurgião no intraoperatório. A maioria das faces humanas é assimétrica, sendo a consulta pré-cirúrgica uma excelente oportunidade para indicar estas irregularidades como parte do controle das expectativas do paciente.

A modificação da base alar é geralmente realizada na conclusão da rinoplastia. Neste ponto, quaisquer mudanças na base alar resultante de manobras de rinoplastia anteriores podem ser identificadas e solucionadas. Se houver qualquer dúvida quanto à necessidade de redução da base alar, o procedimento pode ser adiado por 6 a 8 semanas para que a decisão final seja ditada pela cicatrização no pós-operatório.

Os objetivos da modificação da base alar são preservar a curvatura natural da asa, evitar uma correção exagerada da asa e evitar a formação de cicatriz visível. Naturalmente, é importante revisar todas as alterações relevantes propostas na rinoplastia escolhida, visto que a desprojeção pode aumentar o alargamento alar e das narinas (Fig. 21.4). Por outro lado, aumentar a projeção da ponta poder diminuir o alargamento alar (Fig. 21.5).

TÉCNICA CIRÚRGICA

A revisão da anatomia da base alar permite a conceituação das técnicas cirúrgicas. A base alar tem uma circunferência interna constituída de mucosa vestibular das narinas e uma circunferência externa formada pela pele alar. Considerar estas duas circunferências separadamente pode permitir a manipulação, em especial, do tamanho e formato das narinas, largura da base alar e alargamento alar excessivos.

A redução da circunferência interna é possível por meio da excisão da borda da narina. Uma "redução interna da base alar" é uma excisão em formato de V da borda, que estreita a narina. Uma "redução externa da base alar" é uma excisão em formato de V invertido da borda da narina, que diminui a distância columelar-base alar e estreita a largura da base alar. As excisões da borda da narina não solucionam o alargamento alar. Uma ressecção de um fragmento em cunha da superfície externa da asa no lóbulo alar reduz a circunferência exterior da asa e é denominada "Redução do Alargamento Alar". O cirurgião pode manipular estas três técnicas para desenhar a quantidade de estreitamento da narina, redução da largura da base alar e redução do alargamento alar para as necessidades individuais do paciente.

A camuflagem eficaz da cicatriz na junção alar-facial pode ser difícil devido à abundância de glândulas sebáceas, o que pode comprometer sua cicatrização precisa. Entretanto, tais cicatrizes podem ficar praticamente imperceptíveis com um cuidadoso planejamento e técnica meticulosa. O fechamento da lesão deve conseguir uma boa eversão tecidual sem tensão. Um ponto importante é que as incisões na asa lateral devem ser feitas de meio a um milímetro *acima* do sulco alar-facial para que os sulcos naturais não sejam violados. A cicatriz geralmente tem uma bela cicatrização, ao mesmo tempo em que o sulco normal é mantido. A bainha de 0,5 a 1 mm restante da pele facilita o fechamento exato das bordas cortadas. Em relação às incisões na borda da narina, devem ser colocadas dentro das linhas normais do sulco da borda, de tal forma que não haja incisuras e a curva alar natural seja mantida.

Abordagem Estruturada

A abordagem simplificada para a modificação da base alar tenta contemplar os quatro fatores a seguir:

- Base alar larga.
- Narina grande, assimétrica ou orientada horizontalmente.
- Cobertura alar.
- Alargamento alar excessivo.

A Figura 21.6 fornece um algoritmo detalhado do tratamento passo a passo.

I. Base alar larga (Redução Externa da Base Alar)

Na conclusão da rinoplastia, a incisão columelar é fechada se houver sido usada uma abordagem aberta, sendo a base alar avaliada. Se a largura da base alar for considerada excessiva, pode ser empregada uma redução externa da base alar. De maneira similar à redução interna da base alar (veja a seguir), realiza-se uma ressecção interna da borda nasal. Contudo, as duas diferenças importantes que distinguem esta abordagem são o formato de "V invertido" da ressecção e a incisão lateral pela asa. O efeito é duplo: a junção alar-facial é medializada sem alteração do formato

CAPÍTULO 21   Manejo da Base Alar

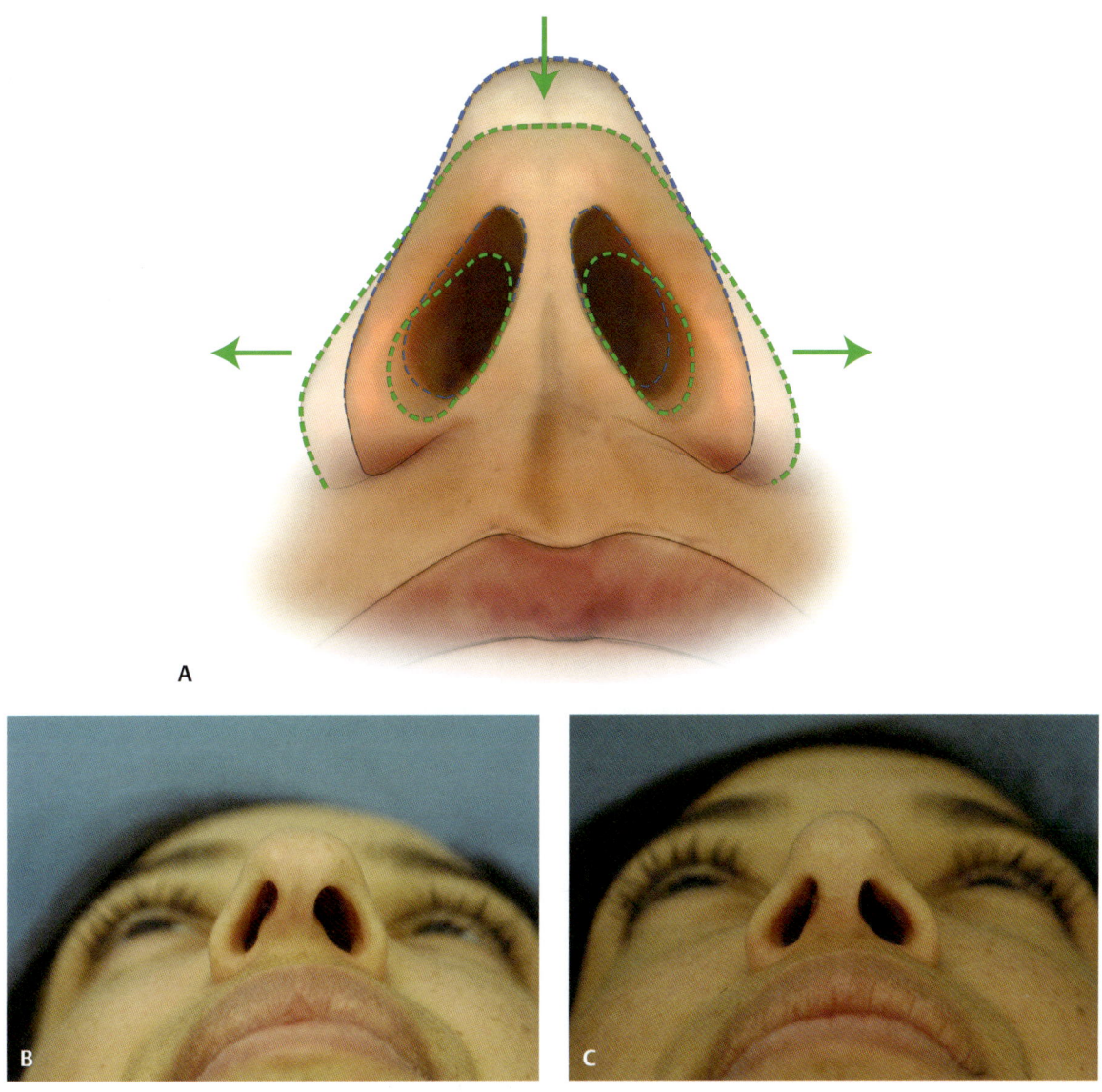

FIGURA 21.4 **A:** A desprojeção significativa pode causar alargamento alar para compensar a diminuição do suporte da ponta. Vistas da base no pré-operatório **(B)** e 1 ano de pós-operatório **(C)** mostrando alargamento alar aumentado após uma rinoplastia de desprojeção.

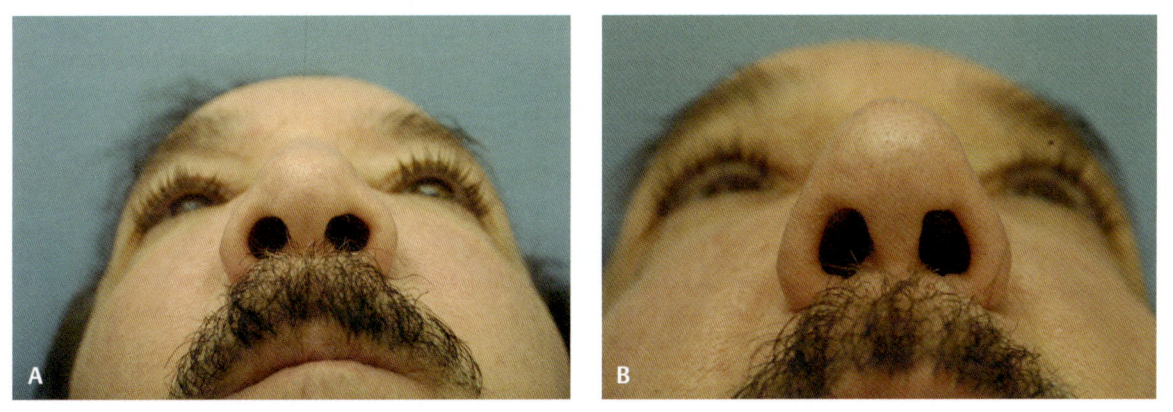

FIGURA 21.5 Vistas da base no pré-operatório **(A)** e 18 meses de pós-operatório **(B)** mostrando redução do alargamento alar após uma rinoplastia para aumentar a projeção da ponta.

```
                    Avaliação da Vista da base
                   (Etapa Final da Rinoplastia)
                              │
    ┌─────────────┬───────────┼───────────┬─────────────┐
    │             │           │           │             │
Largura da Base Alar,  Formato/Tamanho da  Base Alar Larga, Formato/  Base Alar Larga, Formato/
Alargamento Alar,      Narina Grande, Base  Tamanho da Narina,         Tamanho da Narina,
Tamanho/Formato da Narina,  Alar Aceitável  Aceitável                   Grande
Capuz Alar Aceitável
                              │                 │                 │
                          Redução           Redução           Redução
                      Interna da Base Alar  Externa da Base Alar  Combinada Interna -
                                                                  Externa da Base Alar
                              │
                  Estabilize o Fechamento com uma
                     Sutura Única de Fixação
                              │
                     Avaliar para Alargamento Alar
                          (vista da base)
                              │
                    ┌─────────┴─────────┐
             Alargamento Alar      Alargamento Alar
                (Presente)            (Ausente)
                    │                     │
              Redução do              Feche as
           Alargamento Alar           Incisões
                                     de Rinoplastia
                              │
                    Avalie para Cobertura Alar
                          (vista lateral)
                              │
                    ┌─────────┴─────────┐
              Cobertura Alar        Cobertura Alar
                Presente               Ausente
                    │                     │
              Redução da              Conclua a
            Cobertura Alar            rinoplastia
```

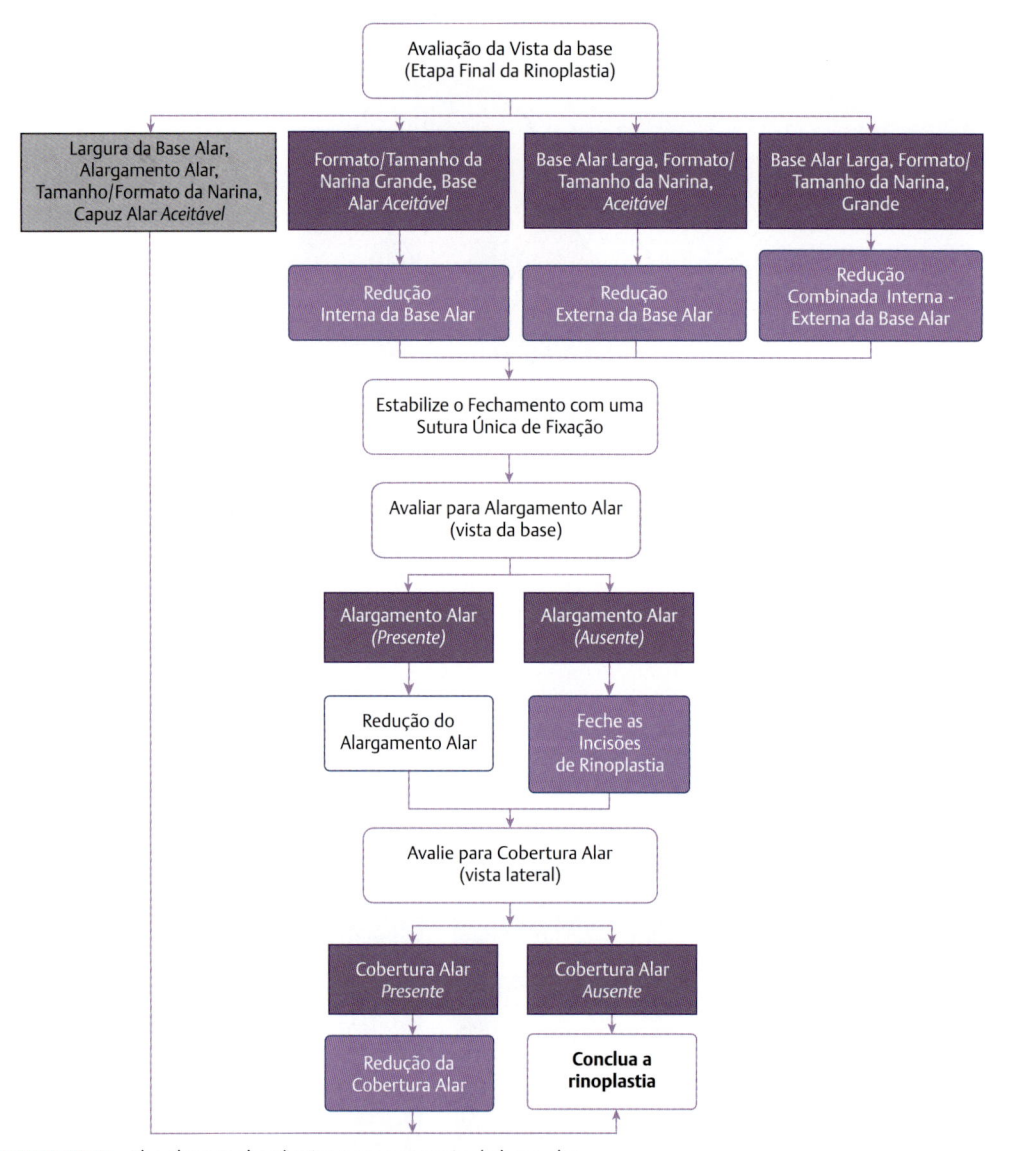

FIGURA 21.6 Abordagem algorítmica para o manejo da base alar.

da narina, e a incisão alar completa permite que a asa atue como um retalho de avanço e rotação (por isso é também chamado de "retalho alar deslizante") que pode ser mobilizado com uma tensão mínima.

Usa-se uma caneta cirúrgica para marcar o ponto médio da base da columela e o limite lateral da borda da narina. Coloca-se uma terceira marca a meio caminho entre a base alar nasal e o topo do sulco alar-facial que delineia a extensão superior da incisão do sulco alar. São usados compassos para medir a quantidade precisa de tecido a ser ressecado. Faz-se uma quarta marca medialmente na borda nasal para definir a largura da ressecção (que será a base do "V invertido"). A região é infiltrada com lidocaína 1% com 1:100.000 de epinefrina, tamponada 9:1 com bicarbonato sódico 8,4%, usando uma agulha 27 *gauges*. Depois de permitir 10 minutos para vasoconstrição, mantém-se o compasso exatamente no local desejado para a excisão, perfurando-se a borda para marcar a excisão exata. Insere-se, então, a ponta da lâmina de nº 11, com a superfície de corte voltada para cima, nos orifícios perfurados, a lâmina é então empurrada para dentro da narina para cortar em sentido superior através da borda. Essa mesma lâmina é então utilizada para cortar com movimentos de vai e vem a cunha triangular de tecido. A mobilização da asa como um retalho de avanço e rotação permite uma curvatura mais natural, enquanto ainda reduz a tensão do fechamento da ferida e evita a formação de uma chanfradura com a cicatrização (Figs. 21.7 a 21.11).

O fechamento meticuloso é importante para conseguir uma cicatrização pós-cirúrgica satisfatória. Se necessário, pode-se usar uma sutura Monocryl 5-0 (Ethicon Inc.; Somerville, NJ) para camada dérmica profunda, para reduzir a tensão do fechamento da ferida. Um ponto de fixação único com *nylon* 5-0 é colocado no local mais intranasal e medial da borda da ferida. A base alar é novamente avaliada para alargamento alar e corrigida, quando necessário (veja a seguir). Se não houver alargamento, as incisões são fechadas com pontos simples de *nylon* 5-0. O fechamento da ferida deve ser obtido com a eversão tecidual adequada, sem tensão e sem degraus. A base nasal é limpa com gaze úmida, com aplicação de pomada antibiótica liberalmente sobre as incisões.

CAPÍTULO 21   Manejo da Base Alar

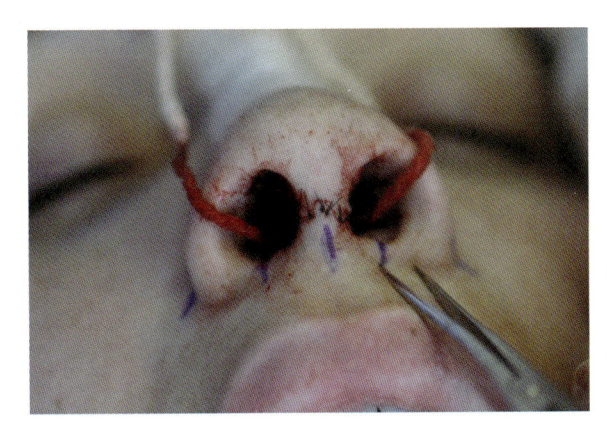

FIGURA 21.7
São colocadas marcações na linha média columelar, nos pontos mais laterais do sulco alar-facial e nos sulcos equidistantes da linha média. O estreitamento desejado do diâmetro externo da asa é determinado e marcado com compasso.

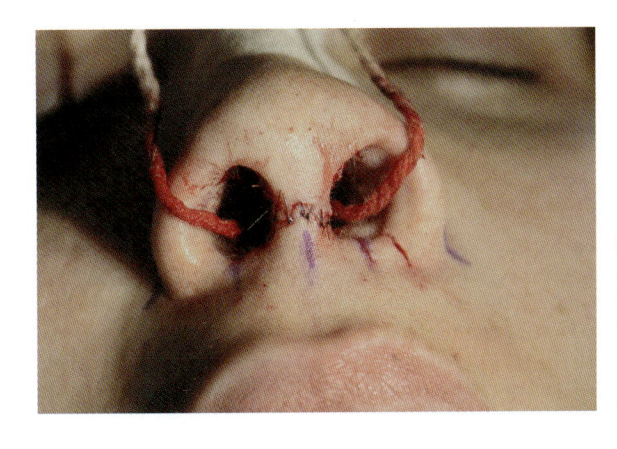

FIGURA 21.8
As incisões da borda são realizadas com uma lâmina nº 11 cortando de maneira ascendente a partir da marcação. O ponto de partida da incisão lateral determinará o diâmetro externo da narina, enquanto o ponto final no vestíbulo nasal determina o diâmetro final da narina interna.

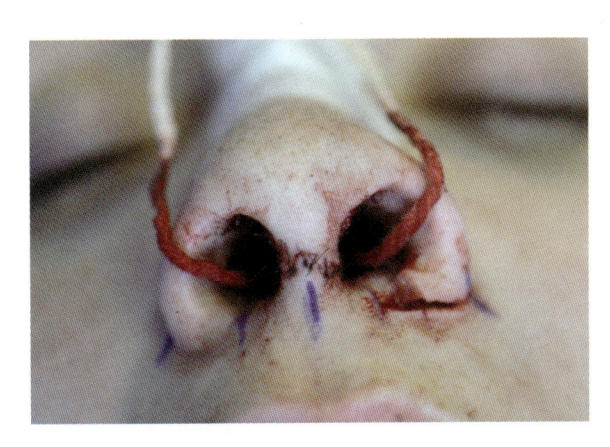

FIGURA 21.9
A extensão caudal de ambas as incisões é conectada com uma lâmina nº 11 ao longo da linha que começa medialmente paralela à borda e corre até a marcação alar-facial lateral.

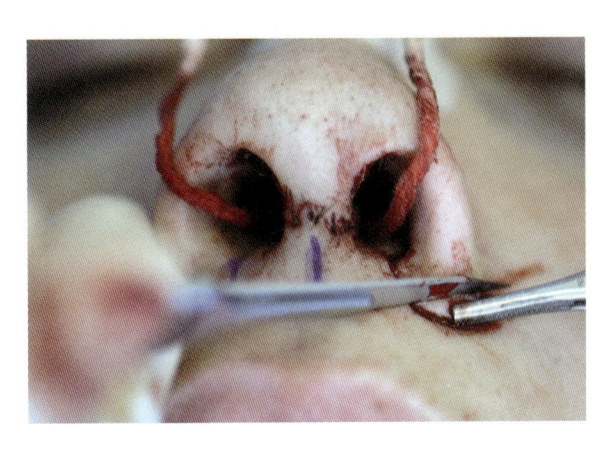

FIGURA 21.10
Depois que a borda foi fixada medialmente, a borda do lóbulo alar é apreendida com uma pinça de Brown-Adson e puxada inferiormente para estimar a quantidade de redução do alargamento alar. É usada uma lâmina nº 11 para excisar esta cunha de tecido.

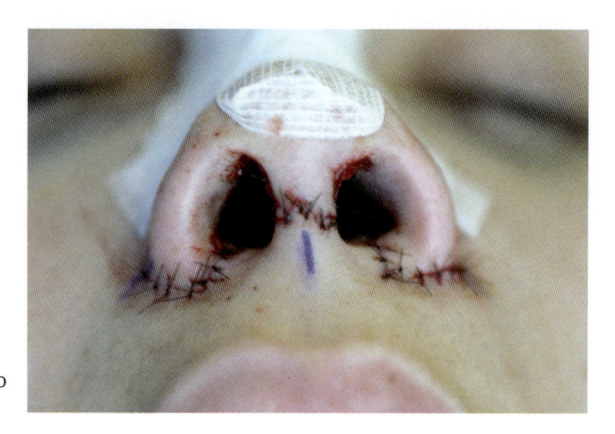

FIGURA 21.11
A ressecção da borda alar e da cunha é finalizada no lado oposto e a ferida é meticulosamente fechada com pontos simples de *nylon* 5-0, que são removidos no 5º dia após a cirurgia.

II. Grande Eixo Horizontal ou Narinas Assimétricas (Redução Interna da Base Alar)

Se o paciente tiver narinas assimétricas ou grandes e orientadas horizontalmente, na ausência de largura excessiva da base alar, emprega-se, então, uma redução interna da base alar via excisão da borda da narina. Esta situação em particular é extremamente rara, visto que as narinas grandes são quase sempre acompanhadas de uma base alar larga.

Usa-se uma caneta cirúrgica para marcar o ponto médio da base da columela. Outra marca é feita no limite lateral da borda da narina em sua junção com a asa. As excisões não devem se estender lateralmente ao longo da curva natural da asa, pois podem levar a curvas artificiais, com entalhes ou inserções anormais da asa no pós-operatório. O compasso é usado para medir a largura adequada da superfície vestibular da asa a ser excisado. A área a ser ressecada é, então, marcada em forma de V. Desta forma, a ressecção afeta apenas o tamanho da narina, sem provocar qualquer medialização da junção alar-facial. A região é infiltrada com um anestésico local, que permite a ação por 10 minutos, como descrito anteriormente. Usa-se uma lâmina nº 11 para realizar uma incisão em cada um dos membros das marcações em forma de V. O pedaço é apreendido com uma pinça de Brown-Adson com dente e ressecado com o bisturi. Evita-se a cauterização para prevenir danos térmicos excessivos nos tecidos. O fechamento da ferida é realizado da mesma maneira como descrito para a redução externa da base alar.

III. Base Alar Larga e Formato/Tamanho Excessivo da Narina (Redução Combinada Interna-Externa da Base Alar)

Em geral, tal paciente apresentará base alar larga e tamanho/formato da narina excessivos. Nestas circunstâncias, pode ser empregada uma redução combinada interna-externa da base alar. Os dois padrões de excisão são simplesmente combinados, resultando em uma ressecção trapezoidal da borda da narina mais um retalho alar deslizante. As partes superior e inferior deste trapézio podem ser feitas mais curtas ou mais longas para modular a quantidade relativa de redução da narina e estreitamento da base alar que são obtidos. O restante dos passos cirúrgicos é, portanto, idêntico aos descritos anteriormente.

IV. Alargamento Alar Excessivo (Redução do Alargamento Alar)

O alargamento alar é tratado após as larguras da narina e da base alar terem sido colocadas em sua posição final. Quando a asa está muito alargada, excisa-se uma cunha em crescente da pele e do tecido mole da face lateral da asa logo acima do sulco alar-facial (Fig. 21.12). A quantidade de excisão é mais bem julgada simplesmente pegando-se a extremidade de corte da asa com uma pinça e tracionando-a em sentido caudal. A quantidade de excisão que corresponde à melhora do alargamento alar é, então, observada e excisada com uma lâmina nº 11. Se uma cunha muito grande for removida, a asa pode ficar excessivamente reta e com uma aparência artificial. Se um retalho alar deslizante tiver sido realizado na etapa anterior, é prudente que se feche a incisão medial da borda da narina antes de excisar a cunha em crescente alar. A ressecção da cunha em crescente também pode ser realizada de maneira independente, na ausência de um procedimento de redução da base alar, para alargamento alar isolado. O fechamento meticuloso da ferida é realizado com pontos simples de *nylon* 5-0, como descrito anteriormente.

V. Cobertura Alar (Redução da cobertura alar)

O tamanho das narinas, largura da base alar e alargamento alar são variáveis dependentes, o que significa que a manipulação de um fator pode ter impacto sobre outro. O capuz alar, por outro lado, independe destas entidades, sendo, portanto, sua avaliação deixada para a etapa final. Como descrito acima, ocorre um capuz alar excessivo quando a borda alar está a menos de 1 mm acima do meridiano da narina, com obscurecimento resultante da columela na vista lateral (Fig. 21.13). Geralmente tem um impacto estético insuficiente para justificar a correção. O cirurgião deve pesar a possibilidade de haver uma cicatriz visível na borda alar contra uma relativa melhora que pode ser obtida por meio da excisão cirúrgica. Caso se opte pela excisão, marca-se a borda visual da curva alar ideal. Define-se, então, uma elipse correspondente na parte interna da asa que se curva suavemente para evitar a distorção da borda alar. Após

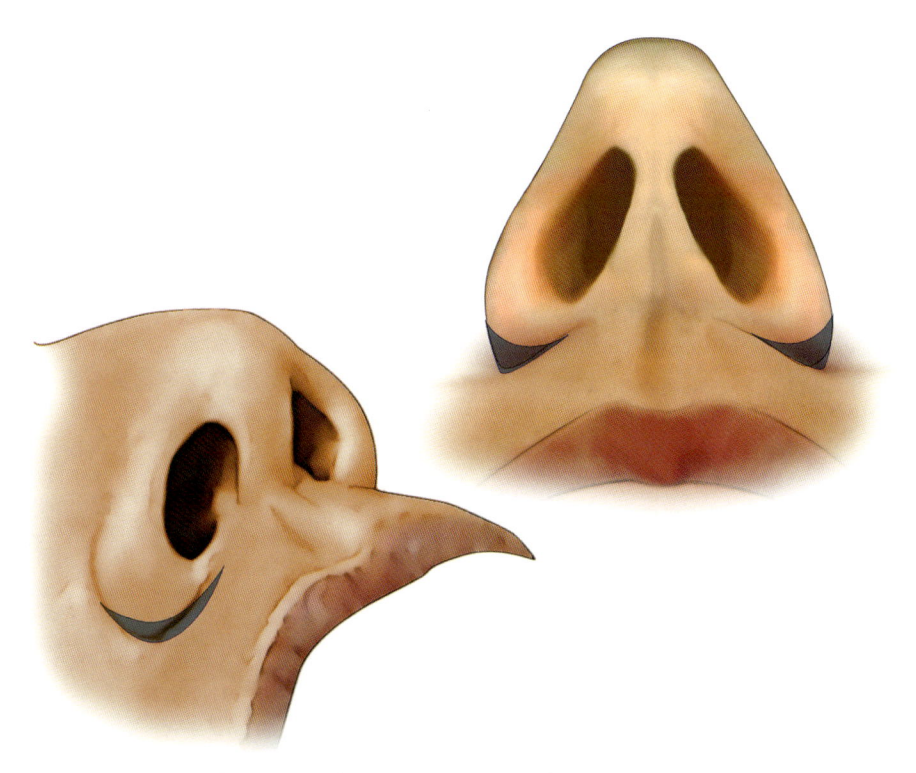

FIGURA 21.12 Redução do alargamento alar com excisão em cunha.

a excisão, a ferida é fechada com pontos simples de *nylon* 6-0 ao longo da face mais caudal da asa. A linha de sutura recai ao longo da borda visual com esta técnica e a cicatrização tem sido satisfatória.

CONDUTA PÓS-OPERATÓRIA

O paciente é instruído a aplicar pomada antibiótica na ferida três vezes ao dia, começando imediatamente após o procedimento. Os pacientes recebem solução de peróxido de hidrogênio e são orientados a limpar qualquer formação de crosta ao redor das suturas. Os pacientes são vistos no 1º dia após a cirurgia e as incisões são inspecionadas, as crostas são suavemente desbridadas e a pomada antibiótica é reaplicada. Em geral, as suturas são removidas no sétimo dia após a cirurgia. Durante a remoção da sutura, qualquer fragmento epidérmico nos orifícios da sutura é gentilmente retirado com uma pinça para evitar marcas de sutura.

COMPLICAÇÕES

Geralmente, as complicações específicas para a cirurgia da base alar podem ser categorizadas como chanfradura, formação de cicatriz, assimetria e deformidade. Em geral, a chanfradura da borda alar ou da narina é a complicação mais comum nas técnicas de excisão ao estilo Weir. Contudo, com excisões limitadas à borda, como na técnica de retalho alar deslizante, a chanfradura não é vista ao longo da borda alar ou da narina. Chanfradura na incisão da borda pode ocorrer. Felizmente, como a sua incisão é planejada na sombra natural onde a borda encontra a narina, mesmo uma chanfradura significativa é de pouca consequência estética. Quando é visível, geralmente é o resultado de um posicionamento inadequado da incisão ou de tensão excessiva na ferida. Caso, durante o fechamento, haja suspeita de tensão excessiva na ferida, deve-se considerar a mobilização das bordas da ferida e a colocação de uma sutura profunda absorvível. O reparo desta complicação pode requerer ressecção da área com a chanfradura com nova mobilização do retalho alar deslizante e um fechamento mais meticuloso.

Uma cicatrização anormal, incluindo cicatrizes proeminentes, largas ou irregulares, pode ser um problema estético significativo. Em geral, isto ocorre devido à falha na eversão intraoperatória das bordas da pele ou uma pele muito sebácea que não retém as suturas adequadamente. A dermoabrasão pode ser levada em consideração 3 a 6 semanas após a cirurgia para as cicatrizes irregulares e visíveis no paciente apropriado. A hiperpigmentação é um problema particularmente desafiador. Felizmente, quando as incisões são posicionadas nas sombras naturais do sulco alar, este problema não se torna esteticamente importante. Caso seja, então, os cremes clareadores tópicos, como a hidroquinona 4%, podem ser benéficos.

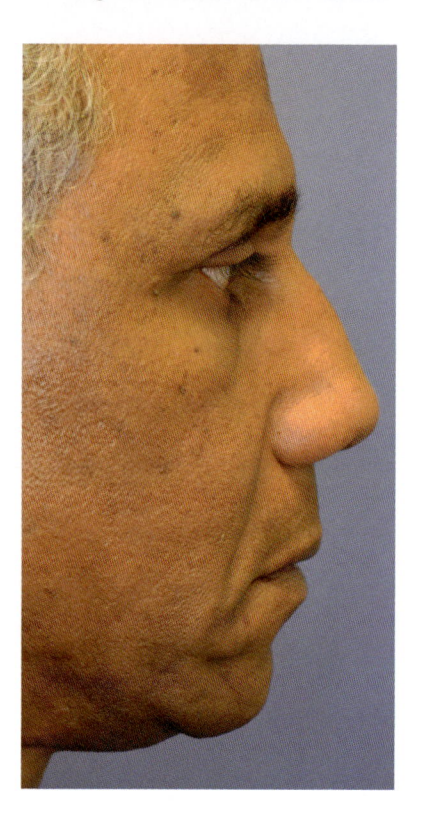

FIGURA 21.13
Paciente com cobertura alar.

Uma variedade de deformidades da base nasal pode ocorrer como consequência da cirurgia: deformidade em Q, deformidade em *tent pole* e deformidade em pino de boliche. A "deformidade em Q" (também conhecida como "deformidade em gota") ocorre quando uma ressecção completa de um segmento da parede alar lateral é realizada na junção alar-facial. A deformidade resultante, em que a cicatriz é a "cauda" da forma em Q, é um sinal revelador da cirurgia da base alar, que pode ser óbvio para outros e extremamente difícil de ser corrigido (Fig. 21.14). A prevenção é fundamental, originando a frase "preserve a curva", como descrito anteriormente. A "deformidade em *tent pole*" pode ser o resultado da redução excessiva do alargamento alar ou superprojeção da ponta, resultando em asas anormalmente retas, com a perda da curvatura natural da junção alar-facial. Repetindo, a ressecção conservadora nesta área é preventiva. Pode-se tentar realizar a desprojeção para ajudar a reduzir o efeito em *tent pole*. Por fim, a "deformidade em pino de boliche" refere-se ao eixo alar após a cirurgia, que é direcionado inferiormente e medialmente, o que tende a ocorrer em pacientes com um eixo vertical de narina pré-operatório que foram submetidos a estreitamento da base nasal, resultando em uma aparência pinçada da base alar. É importante que seja feita uma avaliação pré-operatória precisa para antecipar um resultado desfavorável. O reparo desta deformidade exigiria o alargamento da base alar, possivelmente com o auxílio de um enxerto composto para a borda da narina.

Em resumo, como acontece com qualquer complicação cirúrgica, a prevenção é a melhor abordagem para a conduta (ver Quadro 21.2). A deformidade na região da base nasal é extremamente difícil de ser reparada. A modificação da base alar é uma cirurgia milimétrica em que o planejamento e a precisão são fundamentais para a obtenção do sucesso.

FIGURA 21.14
Vista da base em pós-operatório de uma cirurgia de redução da base alar realizada por outro cirurgião. Estigmas evidentes de ressecção da parede alar lateral de espessura total com deformidade em Q e asa lateral retificada.

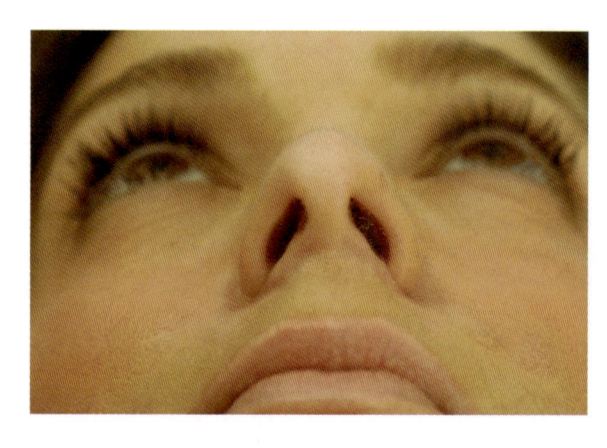

QUADRO 21.2 Complicações na Modificação da Base Alar

Complicação	Etiologia	Conduta
Chanfradura da borda alar/narina	Posicionamento inadequado da incisão Tensão excessiva no fechamento da ferida Ressecção da camada muscular profunda	"Preserve a curva" (p. ex., incisão alar acima do sulco alar-facial) Fechamento da ferida sem tensão com eversão da borda Ressecção apenas da pele e do tecido subcutâneo
Cicatrização anormal	Posicionamento inadequado da incisão Tensão excessiva no fechamento da ferida Aproximação imprecisa da borda da lesão	"Preserve a curva" Fechamento da ferida sem tensão com eversão da borda Dermoabrasão Ressecção da cicatriz e reaproximação
Assimetria	Assimetria congênita Ressecção desigual	Medição cuidadosa com compasso
Estenose da narina	Redução da borda ou estreitamento da base alar excessivos	Ressecção conservadora Reparo da estenose da narina
Deformidade em Q (também conhecido como deformidade em gota)	Resseção completa da asa na junção alar-facial	"Preserve a curva" Fechamento preciso da ferida
Deformidade em *tent pole*	Redução excessiva do alargamento alar Excesso de projeção da ponta	Redução conservadora do alargamento alar Desprojeção da ponta
Deformidade em pino de boliche	Estreitamento da base nasal em um eixo da narina verticalmente orientado	Planejamento pré-operatório cuidadoso Procedimento de alargamento da base alar

RESULTADOS

Em 2005, Kridel e Castellano publicaram sua experiência de 20 anos da redução da base alar em 124 pacientes. Eles constataram que suas técnicas eram eficazes, embora 25% dos pacientes tenham precisado de dermoabrasão para melhoria das cicatrizes. Adamson *et al.* examinaram seus resultados em 100 pacientes que foram submetidos à redução da base alar. Também constataram que poderiam ser obtidos excelentes resultados de cicatrização.

Bennett e Constantinides avaliaram os efeitos a longo prazo da redução da base alar e perceberam que o alargamento vertical e a altura da narina eram as únicas diferenças significativas a longo prazo vistas em pacientes que precisavam de redução alar. Não foi vista nenhuma alteração significativa na largura da base alar, quantidade de alargamento ou altura da base. As explicações propostas para esta imprevisibilidade incluem (i) que a rinoplastia de desprojeção anterior diminuiu o efeito da modificação da base alar e que, sem a redução, o alargamento pós-operatório teria sido excessivo; (ii) que a cirurgia da base alar era excessivamente conservadora; e (iii) que o alargamento foi inicialmente reduzido, mas que se esticou de volta para uma posição mais alargada durante a cicatrização da ferida.

DICAS

- Quatro problemas podem ser abordados com as modificações da base alar: narinas grandes, assimétricas ou orientadas horizontalmente; base alar larga; alargamento alar; capuz alar excessivo.
- A modificação da base alar deve ser realizada como a etapa final da rinoplastia.
- O fechamento meticuloso e livre de tensão da ferida é fundamental.
- "Preserve a curva".
- As incisões na asa lateral devem ser posicionadas de 0,5 a 1 mm acima do sulco alar-facial.
- As incisões na borda da narina devem ser colocadas na margem da borda.
- No caso de qualquer dúvida, deve-se adiar a modificação da base alar para uma data posterior, para permitir a cicatrização no pós-operatório.

DIFICULDADES

- Tenha em mente que a rinoplastia de desprojeção pode levar ao alargamento alar.
- Evite ressecções completas da asa, o que pode distorcer a curvatura alar natural.
- Seja conservador com a ressecção do tecido.

INSTRUMENTOS QUE DEVEM ESTAR DISPONÍVEIS

- Conjunto padrão para rinoplastia.

AGRADECIMENTO

O autor gostaria de agradecer a Ashlin J. Alexander, MD, por suas excepcionais contribuições para este capítulo. Seu trabalho na redação, edição e criação de ilustração, sem o qual este capítulo não teria sido possível, é muito apreciado.

LEITURAS SUGERIDAS

Adamson PA, Oakley S, Tropper GJ, et al. Analysis of alar base narrowing. *Am J Cosmet Surg* 1990;(7):239–243.
Bennett GH, Lessow A, Song P, et al. The long-term effects of alar base reduction. *Arch Facial Plast Surg* 2005;7(2):94–97.
Crumley RL. Aesthetics and surgery of the nasal base. *Facial Plast Surg* 1988;5(2):135–142.
Kridel RW, Castellano RD. A simplified approach to alar base reduction: a review of 124 patients over 20 years. *Arch Facial Plast Surg* 2005;7(2):81–93.
Warner JP, Chauhan N, Adamson PA. Alar soft-tissue techniques in rhinoplasty: algorithmic approach, quantifiable guidelines, and scar outcomes from a single surgeon experience. *Arch Facial Plast Surg* 2010;12(3):149–158.

à destruição dos centros de crescimento do septo nasal. Outras indicações para a intervenção cirúrgica imediata são respiração nasal gravemente comprometida e deformidade nasal, causando problemas psicológicos. A deformidade nasal apresenta um sério desafio psicossocial para as crianças, que têm de lidar com uma aparência diferente que não pode ser escondida e estão sujeitas ao estigma social. O crescente uso da cirurgia plástica facial em uma cultura à qual o foco é a aparência aumenta a pressão sobre aqueles que parecem diferentes. Os pacientes com desfiguração facial ou deformidades nasais graves geralmente relatam um aumento da ansiedade social, sentimentos de baixa autoestima e amor-próprio e depressão. O grau da deformidade, contudo, não mostra uma correlação linear com o grau da angústia vivenciada. De um ponto de vista psicológico, semelhante a, por exemplo, otoplastia, o tempo cirúrgico ideal é nas idades pré-escolares, que é quando as crianças não percebem a deformidade. A decisão de realizar a rinoplastia, entretanto, depende do grau da deformidade, o efeito psicológico na criança e o impacto no crescimento e no desenvolvimento nasal.

CONTRAINDICAÇÕES

Em geral, a rinoplastia para características estéticas sem queixas funcionais ou psicológicas devem ser evitadas em crianças. Há dois motivos para isso. Primeiro, como mencionado anteriormente, a cirurgia pode induzir distúrbios do desenvolvimento normal e crescimento do esqueleto nasal. Por exemplo, a ressecção de uma faixa basal (zona esfeno-espinal) do septo nasal afetará o desenvolvimento da espinha nasal anterior e maxila. Por exemplo, separar as cartilagens laterais superiores do septo nasal antes do estirão do crescimento da puberdade pode induzir uma deformidade em giba, visto que o septo crescerá anteriormente à cartilagem lateral superior. Segundo, as crianças ainda não são capazes de decidir emocionalmente se certa condição física, por exemplo, uma pequena deformação em giba, deve ser corrigida cirurgicamente ou não. Atenção especial deve ser focada nos pais que tentam recomendar e persuadir o cirurgião a realizar a cirurgia em seus filhos. Estes pais acreditam que estão apoiando os filhos quando exageram suas queixas funcionais e psicológicas que acompanham a deformação estética. Nestes casos, é importante instruir e explicar aos pais e à criança como o nariz se desenvolve e cresce e quais são as sequelas que podem ocorrer no pós--operatório quando a rinoplastia é realizada antes da maturação completa do nariz e do terço médio. Algumas vezes, defende-se a avaliação da condição em certos intervalos regulares, como 12 meses. Se a situação funcional, estética ou psicológica mudar, a intervenção cirúrgica deve ser reconsiderada.

PLANEJAMENTO PRÉ-OPERATÓRIO

Os pacientes e pais devem ser informados de que os resultados em longo prazo não podem ser previstos e a necessidade de cirurgia de revisão numa fase posterior deve ser discutida. Por este motivo, o paciente e os pais também devem ser informados sobre o acompanhamento continuado até após o estirão do crescimento na adolescência. De maneira semelhante à rinoplastia em adultos, deve-se realizar a documentação fotográfica padronizada pré-operatória e pós-operatória. Recomenda-se uma avaliação padronizada e formulário cirúrgico para a avaliação e documentação meticulosa da condição anatômica pré-operatória e os achados clínicos durante a cirurgia. O risco de inibição do crescimento e desenvolvimento nasal é menor quando a técnica cirúrgica corresponde às seguintes diretrizes para rinoplastia no grupo de faixa etária pediátrica.

TÉCNICA CIRÚRGICA

A criança é colocada em ligeira posição de Trendelenburg invertida, visto que esta posição reduz o sangramento. A cirurgia geralmente é realizada sob anestesia geral em combinação com uma infiltração anestésica local e aplicação tópica de cocaína, a fim de promover vasoconstrição e evitar sangramento. O anestésico local deve ser administrado pelo menos 10 minutos antes de iniciar a cirurgia.

Diretrizes para Rinoplastia Pediátrica

Com base nas observações clínicas, nos dados experimentais dos procedimentos cirúrgicos, e conhecimento do desenvolvimento anatômico do nariz, podem ser fornecidas diretrizes "conservadoras" para evitar distúrbios do crescimento e desenvolvimento normal do nariz.

A elevação do mucopericôndrio do septo nasal ou a elevação do envelope de tecido mole do resto do esqueleto nasal por ser realizada com segurança se o esqueleto for deixado intacto. Diversas abordagens, incluindo as abordagens endonasais e a abordagem aberta por meio de uma incisão transcolumelar, podem ser usadas, embora as técnicas de divisão de cartilagem devam ser evitadas. Por causa das pequenas dimensões do tamanho do nariz e das narinas das crianças, a abordagem aberta geralmente fornece uma melhor visualização das deformidades e uma excelente exposição para a reconstrução. A elevação e a tunelização da mucosa em um ou ambos lados não interfere no desenvolvimento normal do nariz. Contudo, esteja alerta ao elevar a mucosa do assoalho nasal para não danificar os nervos incisivos. Após ser realizada a elevação da mucosa septal e a exposição dos septos cartilaginoso e ósseo, deve-se ser conservador com as incisões, raspagens e condrotomias do septo cartilaginoso e com a ruptura do septo ósseo. Evite as incisões ou excisões das zonas de crescimento. Para a zona esfenodorsal, isso resultará na inibição do crescimento do dorso nasal, causando uma abóbada nasal média larga ou baixa. As incisões ou excisões da zona esfeno-noespinal resultarão em espinha nasal e maxila subdesenvolvidas. As incisões ou raspagem de áreas desviadas de cartilagem não conseguem resultados previsíveis e, portanto, também devem ser evitadas. As incisões ou excisões da parte central, mais fina, do septo nasal cartilaginoso não inibem o crescimento do septo. As condrotomias, como a condrotomia posterior, na qual o septo cartilaginoso é separado da placa perpendicular, devem ser evitadas porque inibem o crescimento posterior do septo nasal. A conexão entre o septo cartilaginoso e a pré-maxila, o ligamento septoespinal, não deve ser transeccionada, pois ancora o septo na linha média e representa um papel no crescimento posterior da maxila. Os desvios da pré-maxila e do vômer podem ser mobilizados e realinhados ou removidos sem interferência no crescimento normal do nariz.

No caso de um trauma nasal, devem ser identificados defeitos e fraturas do septo. Deve-se mobilizar os fragmentos desviados ou sobrepostos da cartilagem e ajustar a forma e o tamanho dos fragmentos a fim de reconstruir um septo reto na linha média. Pode ser usada uma placa (0,15 mm) de polidioxanona (PDS) como um transportador reabsorvível temporário para apoiar e estabilizar os fragmentos ou onde o septo precisar de suporte. Podem ser usadas cartilagem autóloga auricular ou da costela para os defeitos que não podem ser reconstruídos com a cartilagem septal. Os materiais homólogos ou outros biomateriais não têm capacidade de crescimento ou podem induzir a inibição do crescimento quando implantados no septo em crescimento. A cartilagem restante deve ser gentilmente amassada e colocada de volta nos defeitos do septo cartilaginoso, para permitir o refortalecimento e evitar a perfuração septal. A formação do hematoma entre o septo e o mucopericôndrio deve ser evitada com o uso de suturas de colchoeiro para garantir uma boa aproximação do tecido, evitando possível espaço morto.

As osteotomias da pirâmide óssea podem ser realizadas sem a inibição do crescimento. As ressecções em cunha, reposicionamento e aumento da base alar, como as usadas em pacientes com fissura labial, não interferem no crescimento e desenvolvimento nasal. Deve-se evitar separar as cartilagens laterais superiores do septo nasal, pois há o risco de crescimento do septo para uma posição anterior às laterais superiores, resultando em irregularidades do dorso nasal. As interferências na estrutura da barra em T da abóboda cartilaginosa, como a redução da giba e o uso de enxertos expansores, devem, portanto, ser adiadas até depois do estirão do crescimento na puberdade. O uso de enxertos nasais, exceto na reconstrução do septo nasal em crescimento, pode levar a resultados não previsíveis.

Cisto Dermoide

Os cistos dermoides são massas de crescimento lento que podem conter pele, folículos capilares, glândulas sudoríparas ou sebáceas. Os cistos dermoides podem se tornar infectados ou drenar através de uma abertura em seio. A origem dos cistos dermoides nasais pode ser o resultado do fechamento defeituoso do *fonticulus frontalis*, o que permite a invaginação dos elementos dérmicos entre os ossos nasais e cartilagem em desenvolvimento. Como alternativa, podem ser o resultado da dura-máter que permanece no espaço pré-nasal em vez de ser retraída através do forame cécum. As lesões podem ser localizadas no dorso nasal em qualquer lugar ao longo da linha média da ponta do nariz à glabela, no septo nasal ou intracraniano. Em todos os casos, podem estar ligados ao sistema nervoso central (CNS) por um pedículo fibroso. Portanto, deve-se fazer uma imagem com tomografia computadorizada (CT) e/ou MRI antes da cirurgia para excluir os defeitos da base anterior do crânio ou conexões do CNS (Fig. 22.2). Uma rinoplastia com

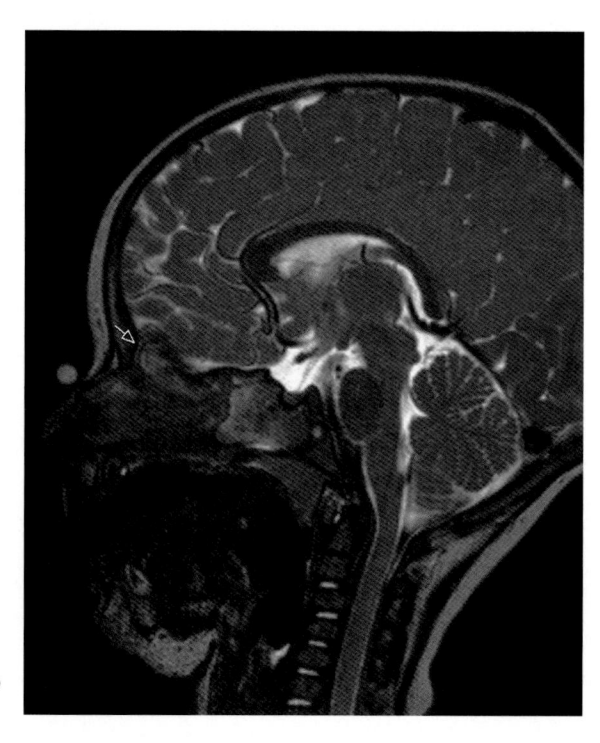

FIGURA 22.2
Ressonância magnética, plano sagital T2. Abertura do trato sinusal no dorso nasal (*marcador*) com extensão intracraniana através do forame cécum (*seta*).

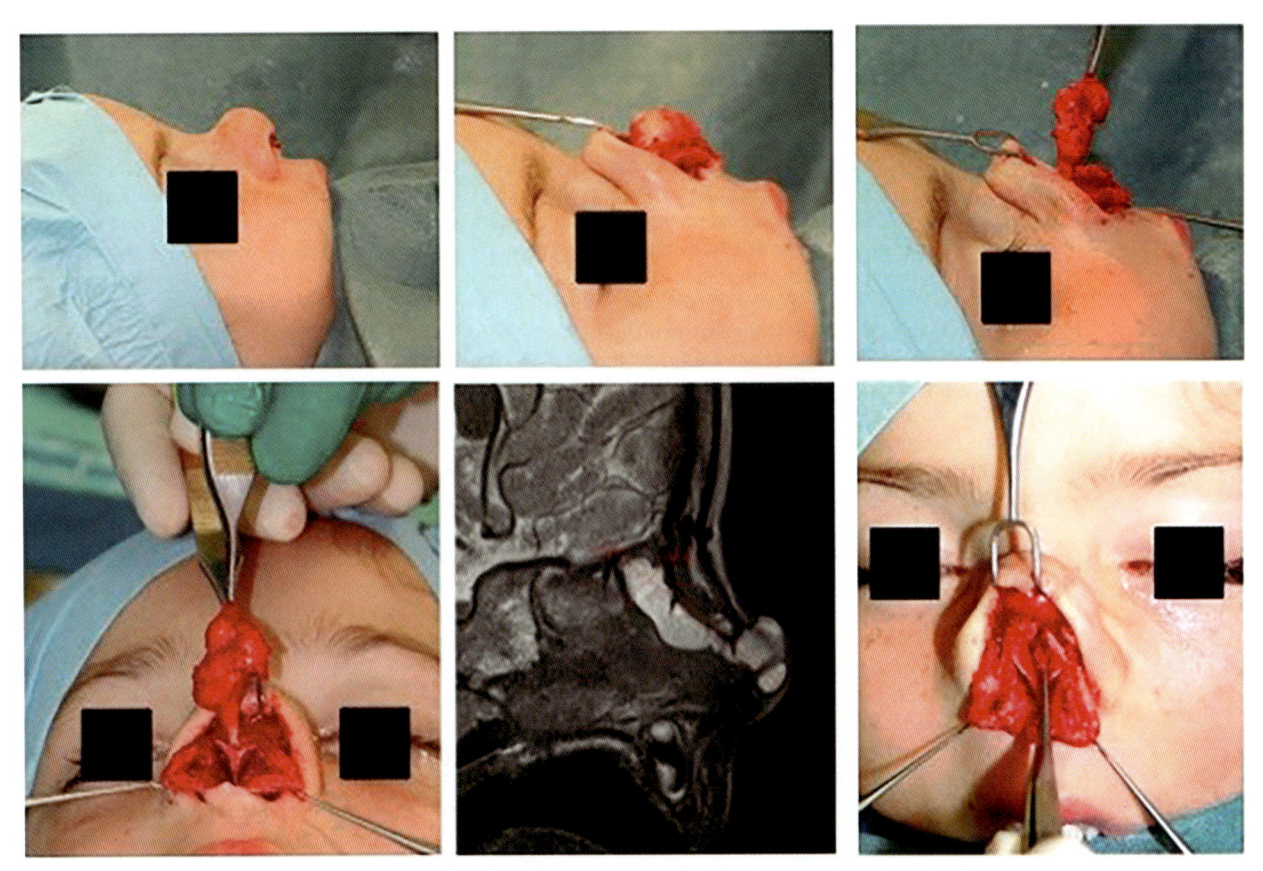

FIGURA 22.3 Vistas intraoperatórias de uma abordagem externa na rinoplastia. A ponta do nariz está bulbosa em decorrência de um grande cisto dermoide. O cisto está ligado à base anterior do crânio através de um túnel no septo nasal cartilaginoso, mas não tem nenhuma conexão com o sistema nervoso central.

abordagem externa fornece uma ampla exposição para excisão do trato, o que pode requerer que se chegue até a base anterior do crânio (Fig. 22.3). A rinoplastia de abordagem aberta por meio de uma incisão transcolumelar quebrada fornece um resultado cosmético superior em comparação com as incisões na pele, como as incisões paracantais sobre o dorso do nariz, sem comprometer a taxa de recorrência (Fig. 22.4). A excisão cirúrgica evita a expansão, infecção e destruição dos tecidos adjacentes. É importante que não sejam deixados restos para evitar a recidiva; o uso do azul

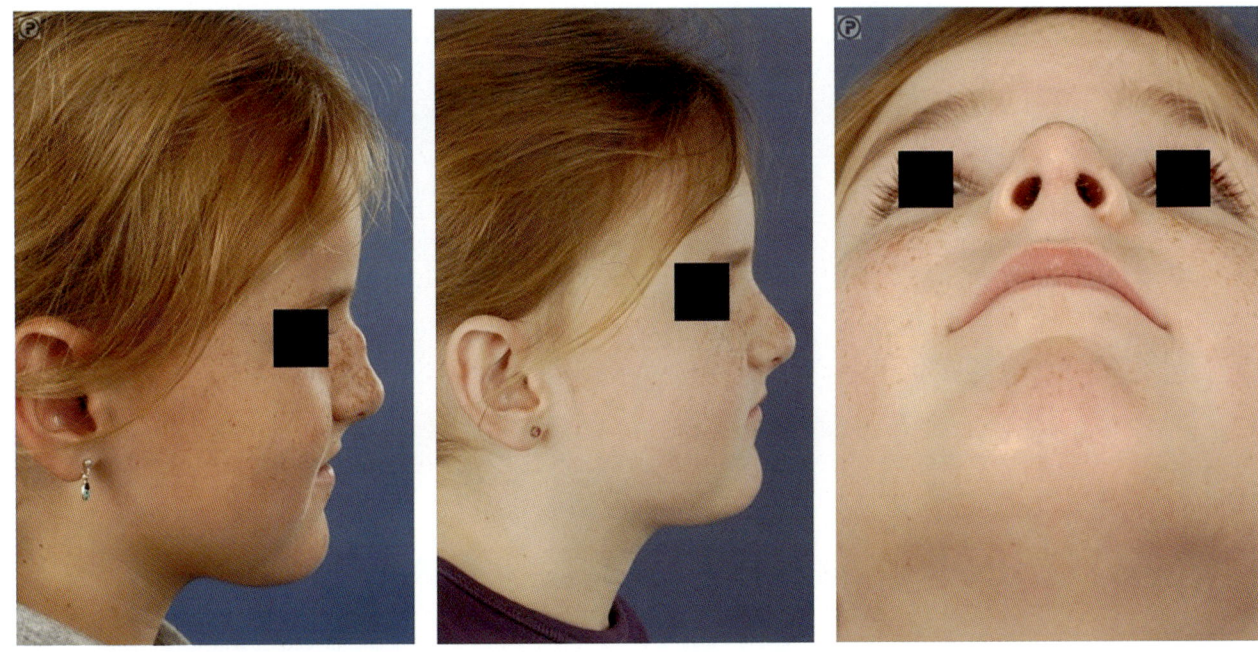

FIGURA 22.4 Vista lateral pré e pós-operatória de uma menina com um cisto dermoide do dorso nasal. No lado **direito**, a vista basal pós-operatória mostra a incisão columelar quebrada que é dificilmente visível.

de metileno pode ser útil para seguir o trato. O esqueleto nasal deve ser deixado intacto de modo que nenhuma interferência do crescimento seja esperada.

Trauma Nasal, Hematoma e Abscesso

O trauma no nariz pode resultar em deslocamento ou fraturas dos esqueletos cartilaginoso e ósseo ou na formação de um hematoma ou abscesso (Fig. 22.1). Nas crianças pequenas, um diagnóstico preciso pode ser complexo em virtude de edema dos tecidos moles circundantes e pequenas dimensões anatômicas. A inspeção e avaliação com anestesia geral, após alguns dias, pode ser útil. Os hematomas septais ou dorsais, contudo, devem ser excluídos imediatamente para evitar atraso iatrogênico. Sem tratamento, o hematoma septal resultará em oxigenação insuficiente e necrose estéril da cartilagem septal. Este processo pode ser intensificado devido à liquefação pelas colagenases produzidas pelos microrganismos que contaminam o hematoma e o transformam e em um abscesso septal. A parte cartilaginosa do septo nasal será, então, destruída dentro de poucos dias. Primeiro, as partes mais finas serão destruídas, porém, eventualmente, as áreas mais grossas ou as zonas de crescimento septal também o serão. Sem a reconstrução cirúrgica adequada do septo cartilaginoso, o nariz se tornará subdesenvolvido, incluindo o excesso de rotação da ponta nasal, a deformidade nasal em sela e a retração da columela com uma retroposição do terço médio (Fig. 22.5). As complicações com risco de vida, como a trombose dos seios cavernosos ou abscesso cerebral, são raras e geralmente estão associadas a um diagnóstico e tratamento tardio. Um hematoma dorsal pode ser diagnosticado como um inchaço de tonalidade azul no local da válvula nasal interna, cefálica às cartilagens laterais inferiores. Tanto o hematoma dorsal quanto o septal devem ser evacuados (aspirados ou drenados) o mais rápido possível. É recomendável que seja realizado com anestesia geral e que a condição do septo nasal seja cuidadosamente avaliada.

Depois de abrir o espaço submucoso, devem ser colhidas culturas para exame microbiológico e o abscesso deve ser drenado e limpo com irrigação de solução salina a 0,9%. Nesta fase, o diâmetro da cartilagem septal ausente pode ser estimado para assegurar a reconstrução total do septo. Se a quantidade de cartilagem necessária para a reconstrução for grande, pode-se coletar cartilagem costal no lado direito. Quando a quantidade necessária é menor que uma concha auricular, pode ser usada a cartilagem de concha auricular. O passo seguinte é a reconstrução do septo nasal. Os enxertos cartilaginosos podem ser estabilizados e fixados (usando suturas poliglactina 4-0) na placa polidioxanona (0,15 × 50 × 40 mm; Ethicon, Norderstedt, Alemanha). Este material fino, porém forte, assegura uma boa aproximação entre tecidos dos enxertos cartilaginosos em um único grande implante (Fig. 22.6), que é posicionado precisamente entre o vômer, as cartilagens laterais superiores e a placa perpendicular ou remanescentes do septo cartilaginoso. A placa ou lâmina de polidioxanona desintegra-se em 10 a 25 semanas, e não altera o processo normal de cicatrização. A placa deve ser usada apenas em um lado, pois se colocada em ambos, pode levar à oxigenação insuficiente dos enxertos cartilaginosos. Além disso, o revestimento da mucosa deve estar intacto; PDS nunca deve ser exposto à cavidade nasal. Estudos mostraram que esse material tem um efeito positivo na regeneração da cartilagem septal em um modelo de coelho e na regeneração do osso na reconstrução dos defeitos orbitais. A próxima etapa é fixar o implante usando suturas de colchoeiro solúveis. Deve-se aplicar um curativo nasal interno por 1 a 2 dias.

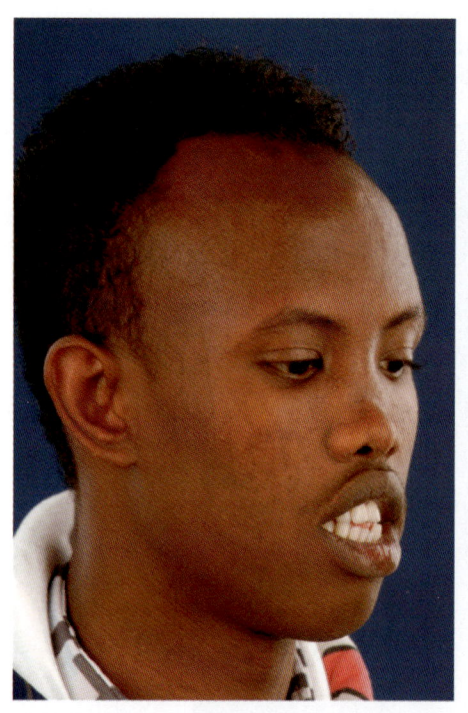

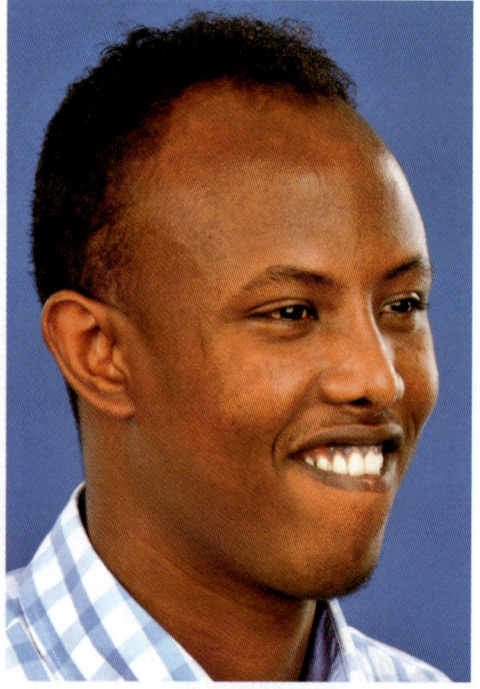

FIGURA 22.5 Fotos pré e pós-operatórias de um paciente masculino. Subdesenvolvimento grave do nariz devido à destruição do septo nasal na infância após um abscesso septal nasal. O nariz foi reconstruído com o uso de enxertos de costela, um enxerto de sobreposição dorsal (*onlay*) anexado a um enxerto de suporte columelar e reconstrução do septo nasal.

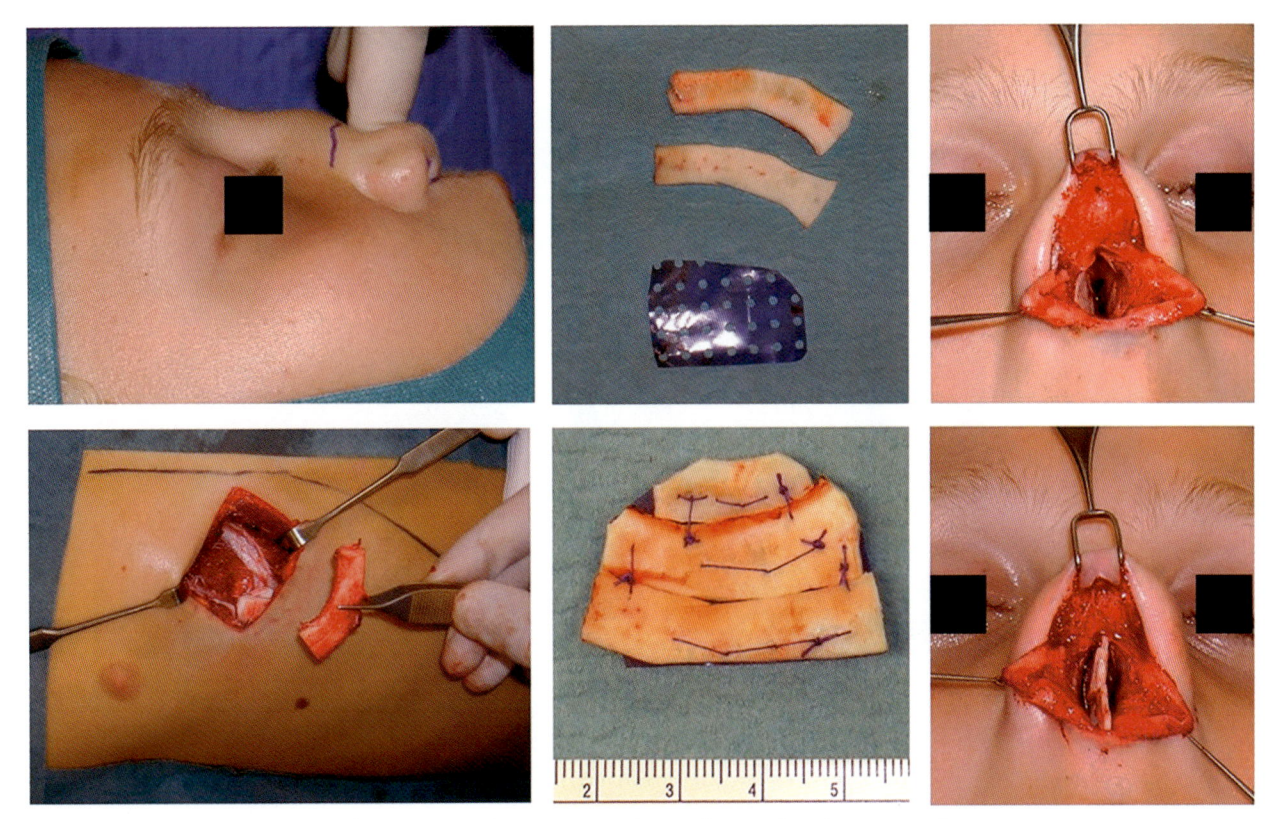

FIGURA 22.6 Vista perioperatória de um menino de 11 anos com destruição completa do septo nasal cartilaginoso. Cartilagem costal da sétima costela foi coletada para a reconstrução do septo cartilaginoso, que estava ausente. Segmentos de dois milímetros de cartilagem da costela afixados a uma lâmina de polidioxanona com suturas solúveis de poliglactina 4-0. A placa de polidioxanona tinha exatamente o mesmo formato do septo ausente. Para evitar a deformação do enxerto, apenas a parte central da costela foi usada após a remoção das camadas externas, que têm uma tendência maior a entortar-se. O implante de costela na placa de polidioxanona foi posicionado entre a placa perpendicular, o vômer e as cartilagens laterais superiores e foi fixado entre as camadas de mucopericôndrio com suturas de colchoeiro com poliglactina 4-0.

São administrados antibióticos sistêmicos de amplo espectro (uma combinação de amoxicilina [50 mg/kg] e ácido clavulânico [5 mg/kg], com intervalo de 6 horas) durante 7 dias. Dependendo dos resultados da cultura, o regime antibiótico é mudado, se necessário. As observações clínicas mostraram que esta técnica apresentou um desenvolvimento nasal normal durante o acompanhamento, sem problemas estéticos esperados (Fig. 22.7).

Em um caso no qual o esqueleto nasal está fraturado ou deslocado, o exame e a intervenção cirúrgica devem ser realizados sob anestesia geral (Fig. 22.8). As fraturas mais leves, com deslocamento mínimo ou nenhum da estrutura nasal e sem distúrbios respiratórios, podem ser tratadas de maneira conservadora. Como mencionado nas diretrizes para a rinoplastia pediátrica, o reposicionamento ou realocação das fraturas dos ossos nasais podem ser realizados sem interferência no desenvolvimento normal do nariz. Nesta fase aguda, pode ser conseguido com a mobilização manual dos ossos. Nas fraturas mais antigas, devem ser realizadas osteotomias, assim como nos adultos. As fraturas no septo nasal cartilaginoso, contudo, devem ser realinhadas para melhorar a respiração nasal e para evitar a progressão do desvio quando o nariz cresce e desenvolve-se. Entretanto, pode ser difícil, especialmente em linhas de fratura mais antigas ou curadas. Nestes casos, as linhas de fratura podem ser incisadas completamente para liberar a pressão e a tensão, para que o realinhamento possa ser realizado com a placa de PDS. A lâmina é posicionada em um lado do septo e os fragmentos da cartilagem são suturados na placa de forma retificada. Como mencionado ao longo do capítulo, a ressecção da cartilagem não deve ser realizada, visto que as zonas de crescimento não devem ser interrompidas para evitar o subdesenvolvimento do nariz. Algumas vezes, um desvio cartilaginoso pode ser mobilizado ao mover-se o dorso nasal para cima, elevando-se, assim, o septo nasal na linha média.

Respiração Nasal Comprometida

A respiração nasal comprometida na infância pode ser o resultado de desvios septais graves. Outras causas devem ser excluídas antes de uma intervenção cirúrgica do septo nasal ser considerada, por exemplo, atresia coanal, tumores benignos ou malignos do nariz ou nasofaringe, polipose nasal juvenil, alergia ou hipertrofia da adenoide. Descongestão da mucosa nasal, endoscopia nasal e exame de imagem podem ser obrigatórios para a correta avaliação e diagnóstico. É mais provável que os desvios septais graves piorem com o crescimento, podendo causar a distorção progressiva e a inibição do crescimento do nariz e terço médio. A septoplastia restaura a anatomia e a função e pode

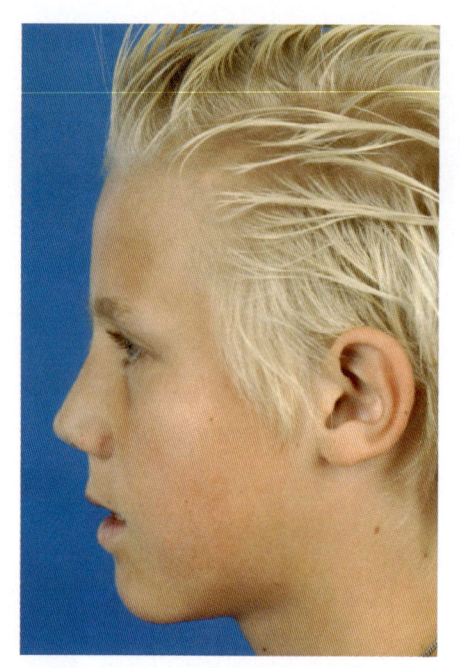

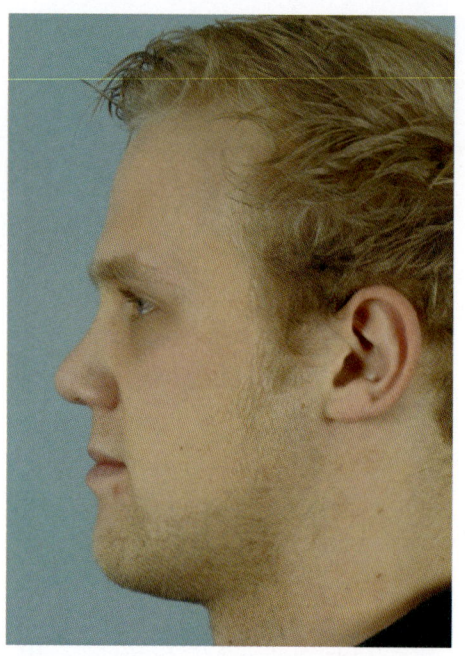

FIGURA 22.7 Fotos pré- e pós-operatórias do paciente mostrado na Figura 22.6. Antes da cirurgia, o paciente tinha 11 anos de idade; na foto pós-operatória o paciente tem 19 anos, após o estirão do crescimento na puberdade. O nariz mostra um desenvolvimento normal; não há sinais de deformidade do nariz em sela.

promover o desenvolvimento normal e crescimento do nariz. Entretanto, a septoplastia também pode provocar a inibição do crescimento. Tal dilema deve ser pesado e discutido com o paciente e os pais. No caso de deformidades menos evidentes, a monitoração rigorosa pode ser uma boa alternativa. O acompanhamento dará a oportunidade para avaliação do desenvolvimento do nariz e das queixas funcionais da criança. Se for decidida a realização da intervenção cirúrgica, deve ser feita de maneira conservadora de acordo com as diretrizes deste capítulo. Em especial, nas crianças mais novas, a abordagem externa pode ser útil visto que as narinas pequenas podem reduzir a visualização do campo cirúrgico nas abordagens endonasais.

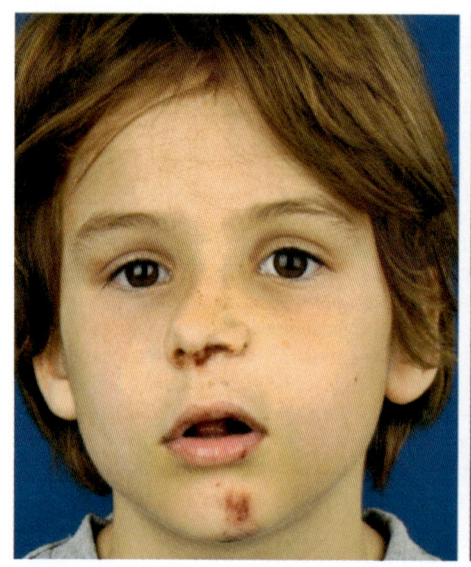

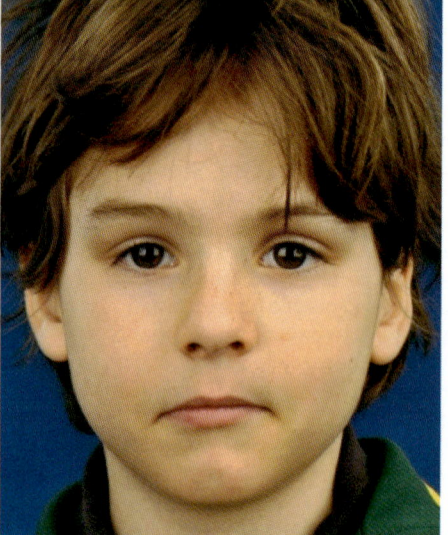

FIGURA 22.8 Vista pré- e pós-operatória de trauma nasal grave. O nariz foi realinhado com anestesia geral sem ressecções ou incisões na estrutura cartilaginosa, mas com o uso de placa de PDS, a fim de promover um desenvolvimento normal do nariz.

CONDUTA PÓS-OPERATÓRIA

Os recém-nascidos e as crianças pequenas respiram habitualmente pelo nariz; o tamponamento do nariz deve ser, portanto, evitado. Em vez de um tamponamento, podem ser usadas suturas de colchoeiro através do septo nasal, pois elas evitam o possível espaço morto e a formação de hematoma. Na conduta pós-operatória do trauma nasal da pirâmide óssea, pode ser aplicada uma pequena tala nasal por uma semana. Na rinoplastia de abordagem aberta, a incisão columelar pode ser fechada usando suturas absorvíveis finas (p. ex., Vicryl 7-0), que não precisam ser, portanto, removidas. Recomenda-se a administração de antibióticos sistêmicos de amplo espectro por sete dias (p. ex., amoxilina/ácido clavulânico: 50/5 mg/kg, com intervalo de 6 horas) em crianças com hematoma septal ou dorsal, ou abscesso. Dependendo dos resultados da cultura, o regime antibiótico deve ser mudado, se necessário. O acompanhamento deve ser prolongado até depois do estirão do crescimento na puberdade. Um exame de rotina, incluindo fotografia, deve ser realizado, pelo menos uma vez ao ano, para avaliar o desenvolvimento do nariz. Uma escala calibrada deve ser mantida em posição na vista lateral para assegurar a medição precisa do crescimento nasal.

COMPLICAÇÕES

As complicações da rinoplastia pediátrica devem ser evitadas. A epistaxe e a formação de hematoma do septo nasal em particular pode induzir a destruição da cartilagem septal e devem ser evitadas com o uso de suturas de colchoeiro e tampão nasal adequado. É recomendável o uso de tampão solúvel posto que o tampão não solúvel precise ser removido com anestesia geral na maioria dos pacientes pediátricos. A infecção pós-cirúrgica também pode causar complicações graves do septo nasal cartilaginoso; sendo, portanto, obrigatório o uso de antibióticos na fase perioperatória e pós-operatória, especialmente após a reconstrução do septo nasal em crianças com um hematoma ou abscesso septal. Apesar da intervenção cirúrgica adequada e seguimento das diretrizes para rinoplastia em pacientes pediátricos, é importante que se faça um acompanhamento em longo prazo, até depois do estirão do crescimento na puberdade, para avaliar o desenvolvimento do nariz. Em alguns casos, pode ser necessário realizar uma cirurgia de revisão (menor).

RESULTADOS

Com as técnicas cirúrgicas descritas para a rinoplastia pediátrica neste capítulo, as conclusões são previsíveis e estáveis para um resultado pós-operatório em longo prazo satisfatório. Quando as zonas de crescimento septal são destruídas ou ressecadas na infância, é esperado o subdesenvolvimento e desfiguração do nariz. Estudos e observações clínicas de crianças submetidas à reconstrução do septo nasal com enxertos autógenos de cartilagem mostraram um crescimento e desenvolvimento normal do nariz.

DICAS

- O septo nasal cartilaginoso é a força motriz do crescimento nasal e do terço médio.
- Oriente o paciente e seus pais sobre o crescimento e o desenvolvimento nasal e os objetivos da cirurgia.
- Na rinoplastia pediátrica, o acompanhamento é necessário até após o estirão do crescimento na puberdade.
- Siga as diretrizes para a rinoplastia pediátrica, neste capítulo, para evitar a inibição do crescimento e as sequelas pós-operatórias.

DIFICULDADES

- As técnicas cirúrgicas que são consideradas seguras em adultos podem ter um efeito negativo no crescimento e no desenvolvimento do esqueleto nasal e terço médio em crianças.
- Ressecção e incisões no septo cartilaginoso na infância resultarão no subdesenvolvimento e desfiguração do nariz.

INSTRUMENTOS QUE DEVEM ESTAR DISPONÍVEIS

Para uma dissecção e reconstrução meticulosa do nariz em crianças, o uso de instrumentos especiais de rinoplastia é recomendável (instrumentos de rinoplastia Karl Storz projetados pelo Prof. Gilbert Nolst Trenité).

LEITURAS SUGERIDAS

Bradbury E. Meeting the psychological needs of patients with facial disfigurement. *Br J Oral Maxillofac Surg* 2012;50(3):193-196. doi:10.1016/j.bjoms.2010.11.022.

Dennis SCR, den Herder C, Shandilya M, et al. Open rhinoplasty in children. *Facial Plast Surg* 2007;23(4):259-266.

Menger DJ, Tabink I, Nolst Trenite GJ. Nasal septal abscess in children, reconstruction with autologous cartilage grafts on polydioxanone plate. *Arch Otolaryngol Head Neck Surg* 2008;134(8):1-6.

Menger DJ, Tabink I, Nolst Trenite GJ. Treatment of septal hematomas and abscesses in children. *Facial Plast Surg* 2007;23:239-243.

Nolst Trenite GJ. Cleft lip rhinoplasty. In: Nolst Trenite GJ, ed. *Rhinoplasty*, 3rd ed. The Hague, The Netherlands: Kugler Publications, 2005:31-37, Chapter XX.

Nolst Trenite GJ. Postoperative care and complications. In: Nolst Trenite GJ, ed. *Rhinoplasty*, 3rd ed. The Hague, The Netherlands: Kugler Publications, 2005:31-37, Chapter 5.

Shandilya M, Den Herder C, Dennis SCR, et al. Pediatric rhinoplasty in an academic setting. *Facial Plast Surg* 2007;23(4):245-257.

Sykes JM, Jang YJ. Cleft lip rhinoplasty. *Facial Plast Surg Clin North Am* 2009;17:133-144.

Verwoerd CDA, Verwoerd-Verhoef HL. Rhinosurgery in children: basic concepts. *Facial Plast Surg* 2007;23:219-230.

Verwoerd CDA, Verwoerd-Verhoef HL. Rhinosurgery in children, developmental and surgical aspects. In: Nolst Trenite GJ, ed. *Rhinoplasty*, 3rd ed. The Hague, The Netherlands: Kluger Publications, 2005.

23 RINOPLASTIA: ESTRATÉGIAS ENDONASAIS

Pietro Palma

INTRODUÇÃO

A rinoplastia ocupa uma posição central e privilegiada na cirurgia plástica facial contemporânea. Junto com o desejo de autoaperfeiçoamento físico, a procura pela rinoplastia, em particular, tem crescido nas últimas décadas a tal ponto que agora pode ser considerada a cirurgia plástica facial mais importante. Entretanto, concomitante com o seu desenvolvimento e expansão, a rinoplastia também tem enfrentado grandes obstáculos. O público agora está mais bem informado sobre os possíveis riscos e armadilhas da cirurgia e armados com informações da internet. Estão prontos para desafiar o cirurgião de rinoplastia a cada etapa com níveis cada vez mais altos de expectativa. Agora a rinoplastia se tornou um campo minado para o cirurgião principiante, em decorrência do aumento dos prêmios de seguro contra erros médicos e riscos de ação legal contra o cirurgião. Isto torna absolutamente essencial que os cirurgiões estejam suficientemente treinados em rinoplastia antes de embarcarem em uma carreira marcada pelas frequentes limitações técnicas e encontros negativos com os pacientes.

Este capítulo visa estabelecer as bases para os cirurgiões que procuram dominar a abordagem endonasal para lidarem tanto com os pacientes da rinoplastia "padrão" quanto da desafiadora. Como a classificação mais antiga e rígida da rinoplastia externa e endonasal perdeu o seu brilho, o leitor é encorajado a pensar na rinoplastia em termos de rinoplastia endonasal híbrida, na qual o termo "híbrido" implica a incorporação de conceitos anatômicos e técnicas sofisticadas de sutura e enxerto desenvolvidas pelos "abridores" no *corpus* teórico e técnico da rinoplastia endonasal. O resultado final é uma maior flexibilidade técnica que permite um procedimento sob medida para cada paciente, enquanto minimiza o trauma do tecido, cicatriz desnecessária e distorção do plano tecidual. A evolução técnica converteu a rinoplastia endonasal híbrida em uma opção técnica até mesmo para os pacientes mais difíceis, tanto na cirurgia primária quanto na de revisão.

HISTÓRIA

O primeiro contato com o paciente é o passo mais importante na jornada que pode levar vários meses ou anos para chegar ao fim. O cirurgião astuto já terá lido a carta de encaminhamento e estará familiarizado com as características importantes antes de o paciente entrar na sala de exame. Sempre permita que os pacientes tenham um tempo adequado para expressar suas preocupações e objetivos finais. Deve-se pedir uma história rinológica completa, incluindo fluxo respiratório, rinorreia, gotejamento pós-nasal, sentido de olfato, dor facial, trauma anterior ou cirurgia nasal, alergia, asma e outras alergias. A história médica anterior do paciente pode revelar fatores significativos, tais como experiências passadas com cirurgia estética, uma limitação psiquiátrica ativa ou anterior, e o uso de anticoagulantes, agentes anti-inflamatórios não esteroides ou produtos fitoterápicos. Os pacientes podem ter uma combinação de problemas estéticos e funcionais, tendo o cirurgião que providenciar terapia médica para sintomas nasais e estar preparado para uma combinação de rinoplastia híbrida e cirurgia endoscópica dos seios da face. Além disso, neste cenário, é necessária uma história médica e cirúrgica completa para risco cirúrgico com exames para anestesia, como risco cardiopulmonar, exames laboratoriais padrões, de gravidez e teste de coagulação.

EXAME FÍSICO

Um exame físico detalhado fornece ao cirurgião de rinoplastia uma variedade de informações sobre a anatomia do paciente, patologia e achados coincidentes, que devem ser resumidas e formar uma parte integral da estratégia cirúrgica final. Começa com uma avaliação geral da altura do paciente, comportamento e simetria facial, tanto estática quanto dinâmica. Após ter feito um exame geral na face, o cirurgião inspeciona o nariz enquanto o paciente senta-se de maneira tranquila, com a cabeça levemente flexionada e com iluminação em sua face.

A aparência geral do nariz externo é avaliada de acordo com o tamanho e o formato, deformidades evidentes, como escoliose ou desvios, deficiências, condição da pele e a presença de cicatrizes. Observam-se as linhas da sobrancelha aos domos a partir da vista frontal. Estas linhas não só constituem um ponto de referência importante para a simetria da estrutura ósseo-cartilaginosa da pirâmide externa, como também agem como um guia preliminar da patologia septal.

Sem mover o paciente, observam-se os pontos de referência secundários para a avaliação da simetria, que incluem (a) áreas de transição nariz-bochecha, (b) largura do dorso, (c) áreas de rolagem (*scroll*), (d) relação alar-columelar, e (e) largura da base alar.

Após a inspeção geral, aconselha-se examinar detalhadamente o nariz externo devido aos seus componentes anatômicos exclusivos: a pirâmide óssea e as pirâmides cartilaginosas e o terço inferior. O objetivo principal consiste em determinar a extensão e o local das assimetrias nasais. Embora graus variados de assimetria sejam a regra, sua extensão e distribuição podem prejudicar a beleza do paciente individual. A partir da vista frontal, observa-se a respiração tranquila do paciente, observando específicamente a respiração bucal, colapso ou alargamento da asa, "saudação alérgica", um vinco na suraponta que algumas vezes a acompanha, e cicatrizes cirúrgicas na face que podem fornecer informação sobre uma cirurgia prévia.

Enquanto a observação do nariz estático de vários ângulos é informativa, podem-se obter mais informações durante a fase dinâmica do exame. Pede-se ao paciente que mostre os dentes na vista frontal. Isso acentuará os movimentos assimétricos da musculatura facial e dos músculos nasais. A assimetria da ponta do nariz pode ficar mais evidente com esses movimentos. Na vista de perfil, primeiro peça que o paciente mostre os dentes. Uma superatividade do músculo *depressor do septo nasal* puxa a ponta do nariz para baixo, reduzindo o ângulo columelo-labial. Os movimentos mais detalhados da ponta do nariz também podem ser observados se for pedido ao paciente que mova o lábio superior para baixo em direção ao lábio inferior.

Podem-se obter mais informações sobre o nariz levantando a columela com o polegar esquerdo. Esta manobra permitirá que o cirurgião determine o comprimento, o formato e a posição do septo caudal, além da relação com a espinha nasal. Como o espéculo nasal pode mascarar um detalhe anatômico valioso, pode-se usar um afastador duplo para exibir uma riqueza de detalhes anatômicos característicos desta área. Todas as proeminências, depressões e sulcos, além da relação do assoalho vestibular com a fossa piriforme, devem ser observadas.

A segunda fase do exame, a palpação do nariz, fornece informações vitais sobre o nariz com implicações práticas para o planejamento cirúrgico. Deverá ser dada especial atenção ao seguinte:

- A espessura e a elasticidade da pele e sua aderência às estruturas subjacentes.
- O formato, o tamanho e a angulação dos ossos nasais.
- O dorso septal e as cartilagens da ponta podem ser avaliados pela suave pressão digital.
- O "teste de retração da ponta", ou seja, puxar a ponta para baixo e soltá-la imediatamente, revela a quantidade de suporte da ponta.
- Ao colocar a ponta do polegar em um vestíbulo e a ponta do dedo indicador no outro, o cirurgião pode avaliar a posição, a espessura, o formato e a mobilidade do septo caudal. Esta técnica também permitirá que o cirurgião sinta as características do septo membranoso ao puxá-lo.
- Palpar a espinha nasal e estimar seu formato, simetria e protrusão.
- A firmeza e a resiliência de *crura* laterais devem ser avaliadas durante a respiração tranquila e inspiração forçada. As áreas de colapso são identificadas apoiando suavemente as várias regiões da asa do lado vestibular com um instrumento sem corte. Se o paciente relatar uma melhora significativa do fluxo respiratório, é diagnosticada uma fraqueza da válvula externa e a área (ou áreas) do epicentro do colapso é precisamente marcada na pele externa para possíveis enxertos de suporte. Uma manobra semelhante é executada no nível das cartilagens laterais superiores a fim de diagnosticar a incompetência da válvula nasal interna.

A terceira e última fase do exame nasal envolve a endoscopia nasal. Uma técnica sistemática garante que nenhuma área seja negligenciada. Insere-se um telescópio rígido de 2,7 mm em ângulo de 0 grau paralelamente ao assoalho do nariz. O cirurgião avalia o seguinte:

- A patência e a morfologia da área da válvula ao longo de todo o seu contorno.
- A porção anterior da cavidade nasal.
- O meato inferior, a cabeça e o corpo do corneto inferior, e o septo em sua porção inferior.
- O assoalho do nariz, a face posterior do corneto inferior e todo o contorno da coana.
- A parede posterior e o telhado da nasofaringe, a fossa de Rosenmuller com o orifício da trompa de Eustáquio, e, ao girar o telescópio em seu eixo longitudinal, as estruturas anatômicas contralaterais correspondentes.

O segundo passo consiste em recuar o telescópio para a válvula nasal anterior e ajustar sua posição para formar um ângulo de 45° sobre o plano horizontal a fim de inspecionar completamente o meato médio e identificar pólipos ou exsudato purulento, o que exigiria uma tomografia computadorizada. Quando o paciente apresenta sintomas de rinossinusite, a imagem por tomografia computadorizada (reconstrução de três planos) é obrigatória para a avaliação da natureza e do local do bloqueio anatômico e para o planejamento da cirurgia sinusal endoscópica concomitante.

Fotografia Clínica

O próximo passo envolve a fotografia sistemática da face do paciente. De maneira ideal, o paciente deve sentar-se em frente a uma tela escura. Duas fontes de luz são direcionadas a um ângulo de 45 graus para o paciente, enquanto uma terceira fonte de luz ilumina o plano de fundo. A iluminação simultânea do paciente a partir dessas fontes garante iluminação adequada e perda de sombras. Embora uma discussão detalhada de técnicas fotográficas esteja além do escopo deste capítulo, a fotografia adequada com vistas padronizadas é a base da análise facial. As vistas básicas incluem uma frontal, duas de perfil, quatro de três quartos (duas para cada lado), uma de base, uma superior, duas vistas da base - *radix*, duas vistas dinâmicas de perfil e uma vista dinâmica frontal. Duas vistas em *selfie*, direita e esquerda, complementam o conjunto padrão de fotografias pré-operatórias. Além disso, são reconstruídas mais duas vistas frontais: duas metades direitas e duas metades esquerdas são unidas uma de cada lado.

É fundamental que se faça uma análise estética da superfície. Consiste principalmente na análise do "*chiaroscuro*" (luz e sombra) que enfatiza o contraste visual das diferentes áreas nasais. Na vista frontal, há 4 linhas divisórias em "*chiaroscuro*" (2 linhas sobrancelha-ponta e 2 linhas nariz-bochecha), que demarcam 3 áreas distintas: uma "ponte de luz" central e 2 sombras bilaterais da parede lateral.

A partir do ponto de vista da análise da superfície, a ponta do nariz consiste em quatro subunidades estéticas: luz central (*domal*), luz lateral (alar), sombra supra-alar e sombra do *scroll*.

Consequentemente, a rinoplastia estética pode ser considerada uma cirurgia de "superfície-contorno".

Resumo do Primeiro Encontro Clínico

- História: Avalie os desejos do paciente; descubra qualquer armadilha possível que possa impedir a rinoplastia ± cirurgia endoscópica dos seios da face.
- Exame: Defina as características anatômicas específicas tanto na fase estática quanto na fase dinâmica que precisem de atenção especial para o plano cirúrgico. Realize um exame endonasal completo para avaliar as estruturas intranasais e diagnosticar uma doença rinológica concomitante e planeje a intervenção
- Fotografia Clínica: Uma sequência de vistas bem definidas nas fases estática e dinâmica que serão analisadas após o primeiro encontro e que criarão uma base para a estratégia personalizada.
- Comunicação com o paciente: Transmita ao paciente o seu entendimento das expectativas dele, e concorde com um novo encontro posterior para planejar a cirurgia, conversar sobre qualquer preocupação e planejar alterações realísticas para o nariz.

INDICAÇÕES

Ao final da avaliação do histórico médico e processo de exame, o cirurgião deve ter uma clara ideia da resposta para quatro questões que podem ser convenientemente lembradas como os "Quatro Qs":

1. O que o paciente gostaria que o médico fizesse especificamente para ele?
2. Por que o paciente quer esta alteração em particular?
3. Por que o paciente quer fazer a cirurgia neste momento em particular?
4. Por que o paciente escolheu este cirurgião em particular?

A análise cuidadosa das respostas a essas questões pode levar o cirurgião a determinar se o paciente é um candidato para a rinoplastia. As indicações para a rinoplastia incluem deformidade anatômica nasal que leva a uma deficiência funcional (obstrução nasal refratária ao tratamento médico é o problema funcional mais frequente) ou a questões cosméticas com uma giba dorsal e o mau posicionamento da ponta, sendo as queixas subjetivas mais comuns.

CONTRAINDICAÇÕES

Existem relativamente poucas contraindicações para a rinoplastia. Duas contraindicações importantes são um paciente com expectativas irreais ou um entendimento equivocado dos riscos da cirurgia. Do ponto de vista médico, os pacientes que não toleram anestesia geral não são, por motivos óbvios, candidatos para uma rinoplastia mais complexa. Os pacientes com distúrbios hemorrágicos devem ser tratados com cuidado. Deve-se ter cautela também com cirurgia de revisão antes de um ano da rinoplastia primária.

PLANEJAMENTO PRÉ-CIRÚRGICO

Embora a fotografia marque o final da primeira consulta, o cirurgião e o paciente devem fazer um uso construtivo de seu tempo antes do próximo encontro obrigatório. Os pacientes são incentivados a ler a literatura fornecida a eles e a refletir sobre o impacto da cirurgia em sua vida pessoal e profissional, os possíveis riscos da cirurgia e a possibilidade de uma revisão futura. O cirurgião utiliza o tempo entre os dois encontros para o passo mais importante na rinoplastia: análise facial e nasal. Os resultados da análise facial/nasal com base nas fotografias clínicas fornecem uma lista de defeitos estéticos na face em geral, e, em particular, no nariz. Em seguida, é feita uma estratégia sob medida para este paciente específico com base em seus achados anatômicos e patológicos específicos e desejos de mudança. Este plano único é meticulosamente elaborado, de tal forma que cada passo da futura cirurgia já tenha sido completamente analisado. O cirurgião, então, produz simulações computadorizadas das alterações propostas. Os pacientes são informados que estas simulações não são de forma alguma uma garantia do resultado final, mas fornecem ao paciente e ao cirurgião pontos de discussão durante sua segunda reunião.

Como tanto o paciente quanto o cirurgião tiveram tempo para pensar sobre a expectativa particular do paciente no período de intervenção, a segunda consulta destina-se a transmitir os resultados da análise facial, discutir as várias opções possíveis com base nas simulações computadorizadas e atenuar os medos e preocupações do paciente sobre a cirurgia. Os conselhos práticos sobre o que deve ser feito ou não no período pós-operatório são de grande importância para o paciente, visto que, muitas vezes, implicam limitações em compromissos profissionais e sociais por um período limitado de tempo. É de extrema importância que o paciente perceba que nem todo desejo de mudança pode ser alcançado e que a possibilidade de aproximadamente 10% de cirurgia de revisão é real, mesmo nas melhores mãos.

Resumo do Planejamento de Rinoplastia no final da Segunda Consulta

- A análise facial produziu uma lista de defeitos estéticos da face em geral e, em particular, do nariz. Preste atenção especial aos achados anatômicos e patológicos que podem ter impacto na cirurgia.
- Compare a lista de queixas subjetivas do paciente com a gerada pela análise facial.
- Compare a lista de alterações desejadas do paciente com as simulações.
- Planeje os aspectos técnicos da cirurgia. Isso fornece ao cirurgião uma lista valiosa e sequencial de etapas na sala de cirurgia que serve como um guia do primeiro ao último passo do procedimento.
- O paciente faz planos finais para as questões práticas, tais como organizar um tempo fora do trabalho e apoio social para o período do pós-operatório.

TÉCNICA CIRÚRGICA

Estudo de Caso

Após o planejamento ter sido formulado, o cirurgião segue uma sequência criteriosa de manobras que recriam as linhas e contornos estéticos da face. O cirurgião identifica pontos de referência cirúrgicos modificáveis e os altera de forma reversível e conservadora. Estes pontos de referência incluem os seguintes:

- Frontal: configuração da raiz nasal, linhas dorsais, junções nariz-bochecha, largura da ponte e áreas de *scroll*.
- Perfil: altura e profundidade da raiz nasal, ângulo nasofrontal, ponto de máxima projeção dorsal, rínion, ângulo septal anterior, pronasal, margem alar, ângulo infraponta, subnasal. Uma perfiloplastia não significa simplesmente uma redução da giba dorsal. Por si só, a remoção da giba dorsal pode ser inadequada e levar a um resultado desastroso. Todo o perfil precisa ser levado em consideração para avaliação cuidadosa e remodelamento.

As técnicas híbridas de rinoplastia podem ser usadas para criar uma ampla diversidade de efeitos que variam entre "*finesse* ou rinoplastia de apenas uma coisa" e grandes mudanças estruturais, casos primários e de revisão. Esta grande variedade de técnicas endonasais incluem procedimentos de modificação da ponta, como enxerto estrutural, enxerto de "contorno" através de cartilagem gentilmente amassada colocada em bolsas apertadas, sutura, excisões conservadoras, reorientação das cartilagens da ponta e desbaste do tecido mole do tecido adiposo do SMAS. No nariz mediterrâneo, as asas geralmente não são limitadas em sua largura à linha intercantal. Para a maioria dos pacientes mediterrâneos, a carúncula parece ser o ponto de referência mais relevante. Assim sendo, a redução da base alar, que pode levar a cicatrizes visíveis, é raramente necessária. Como alternativa, as suturas da redução alar, que gentilmente medializam a base da asa sem comprometer as vias aéreas, são mais eficazes nesta população. Um cirurgião de rinoplastia astuto também percebe que as osteotomias, longe de serem simétricas e iguais nos dois lados, precisam ser assimétricas na grande maioria dos casos, visto que a maioria das pirâmides ósseas também é assimétrica. Uma vez que as linhas nariz-bochecha e sobrancelha-ponta tenham sido restabelecidas por meio de osteotomias, os refinamentos finais podem ser obtidos pelo enxerto de contorno. O penúltimo passo requer um fechamento cuidadoso das

CAPÍTULO 23   Rinoplastia: Estratégias Endonasais

incisões prévias a fim de evitar o movimento ou deslocamento dos enxertos de contorno com o tempo. Todas estas técnicas são relatadas no prontuário do paciente.

Para este caso específico, a abordagem híbrida endonasal é adequada para permitir rearranjos profundos da estrutura anatômica da ponta, como a inversão da curvatura da *crus* lateral, mau posicionamento da ponta, assimetria grosseira da ponta e disfunção do contorno da narina. Estas deformidades grosseiras são prontamente apreciadas nas fotografias pré-operatórias observadas nas Figuras 23.1A-I. Estas fotografias mostram diversas vistas de uma ponta assimétrica e mal posicionada, dentre outras deformidades.

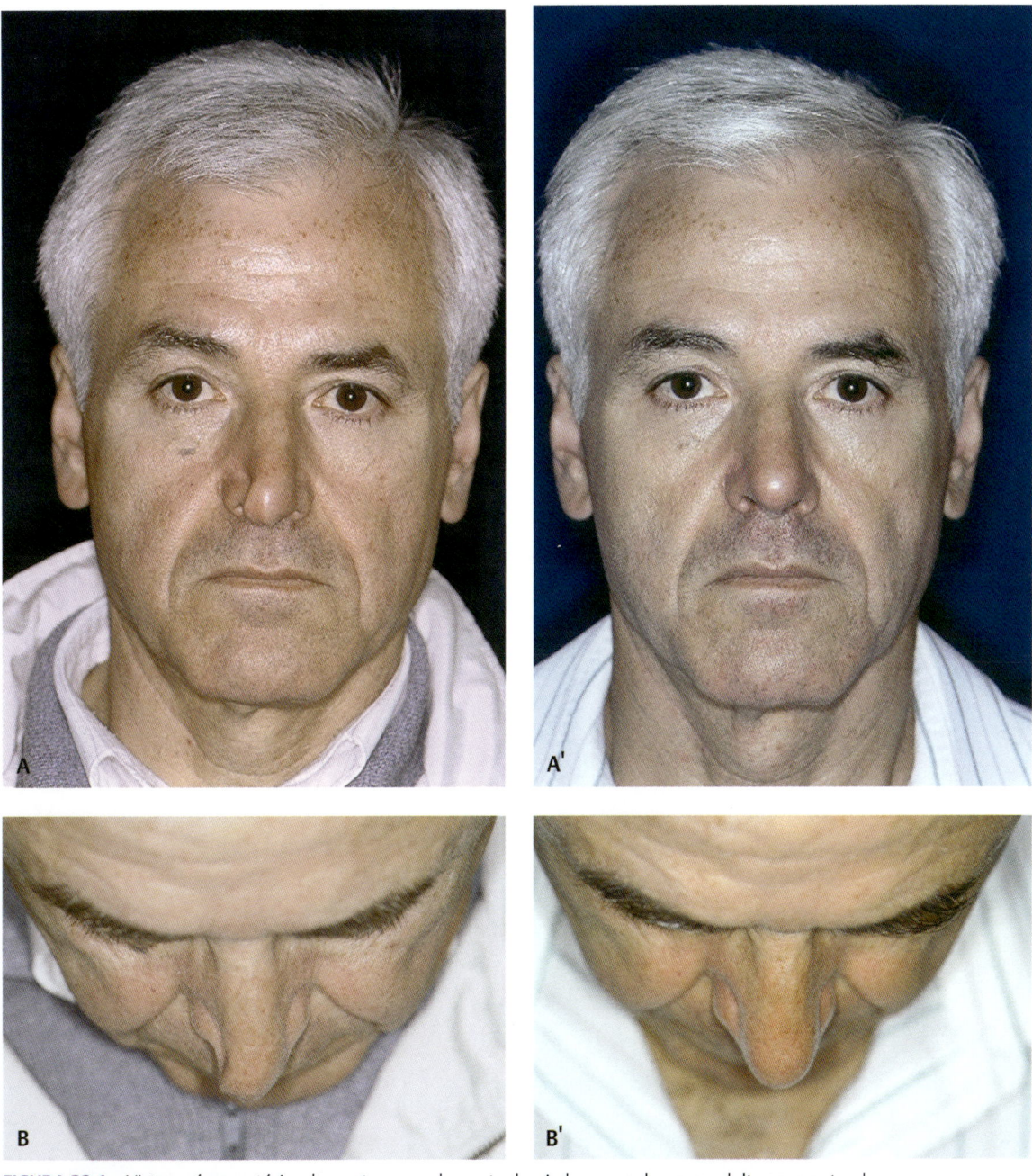

FIGURA 23.1   Vistas pré-operatórias de ponta marcadamente desviada em um homem adulto apresentando inversão da curvatura da *crus* lateral direita. [**A**: vista frontal, **B**: superior, **C**: base da raiz, **D**: lateral direita, **E e F**: vistas 3/4 do lado direito, **G**: vista lateral direita dinâmica com a "ponta para baixo", **H**: vista lateral direita dinâmica "forçando um sorriso", **I**: lateral esquerda]. Vistas pós-operatórias. Resumo da cirurgia: Septoplastia e colheita de cartilagem septal, técnica *flip-flop*, encurtamento do septo caudal, suporte columelar, sutura subdomal (*crura* intermediárias), rebaixamento do dorso, osteotomias basais bilaterais, osteotomia intermediária direita, sutura Tongue and Groove e enxerto cartilaginoso de sobreposição sobre o domo direito. [**A'**: vista frontal, **B'**: superior, **C'**: base da raiz, **D'**: lateral direita, **E' e F'**: vistas 3/4 do lado direito, **G'**: vista lateral direita dinâmica com a "ponta para baixo", **H'**: vista lateral direita dinâmica "forçando um sorriso", **I'**: lateral esquerda].

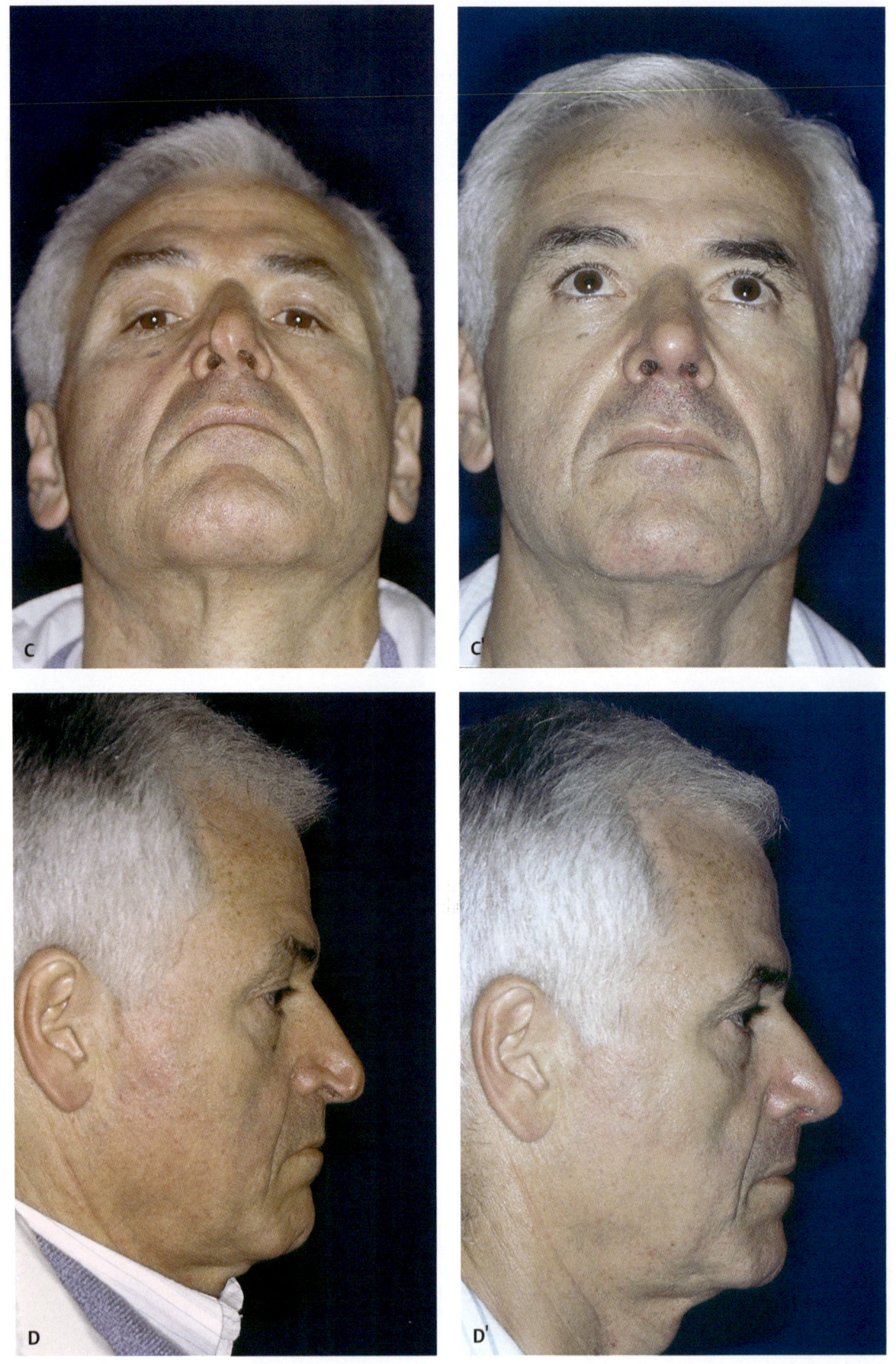

FIGURA 23.1 *(Continuação)*

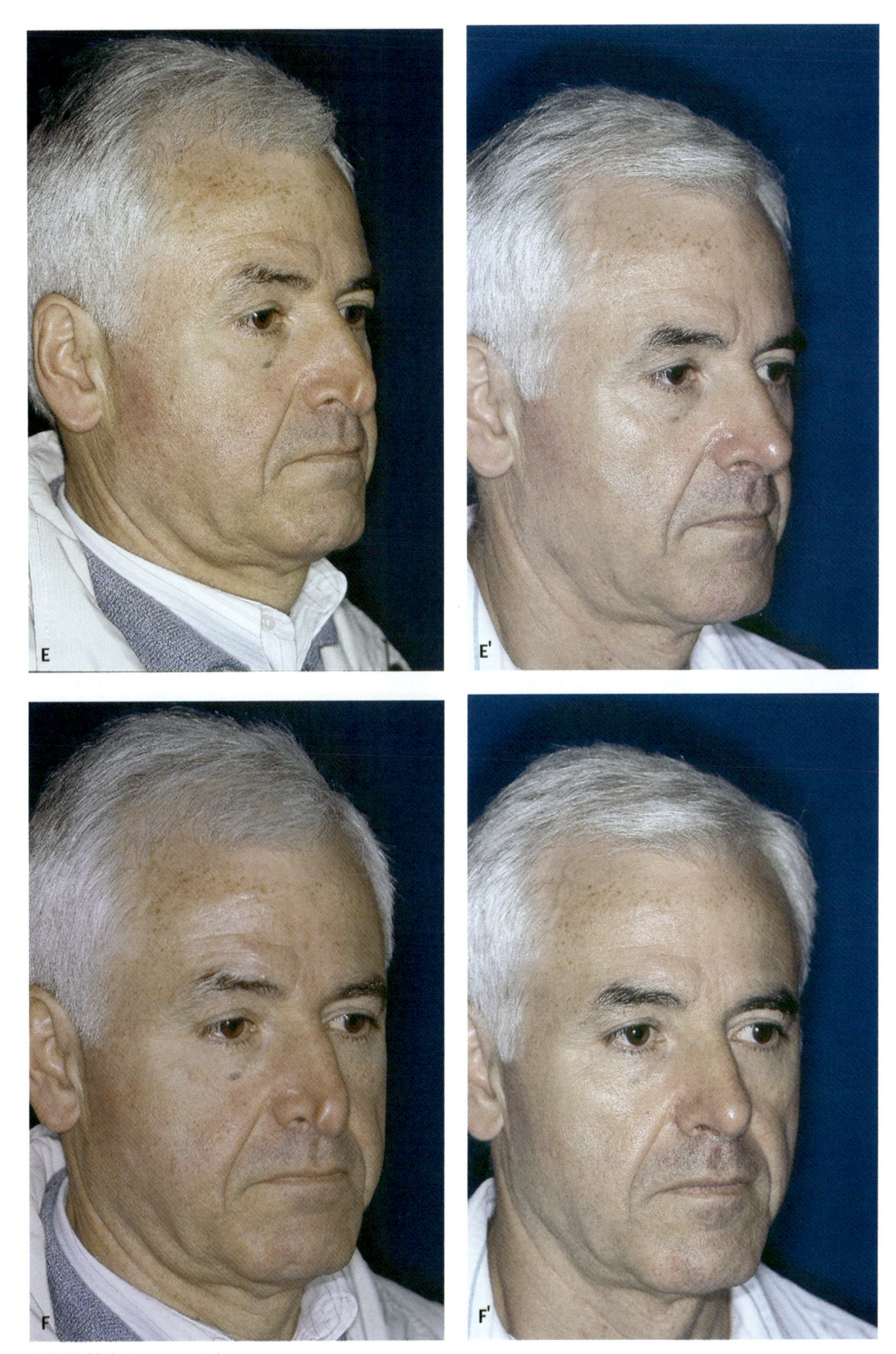

CAPÍTULO 23   Rinoplastia: Estratégias Endonasais

FIGURA 23.1   *(Continuação)*

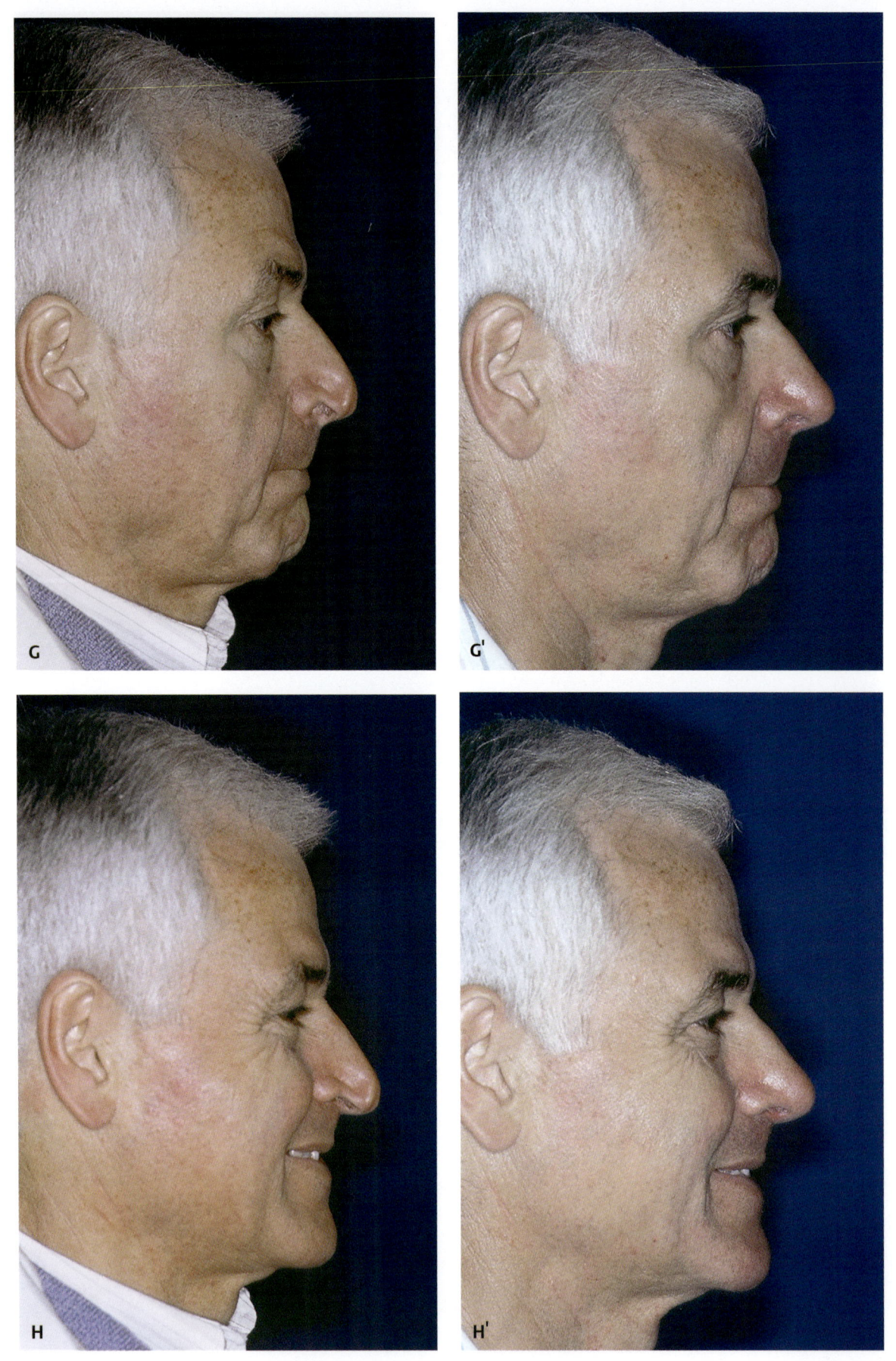

FIGURA 23.1 *(Continuação)*

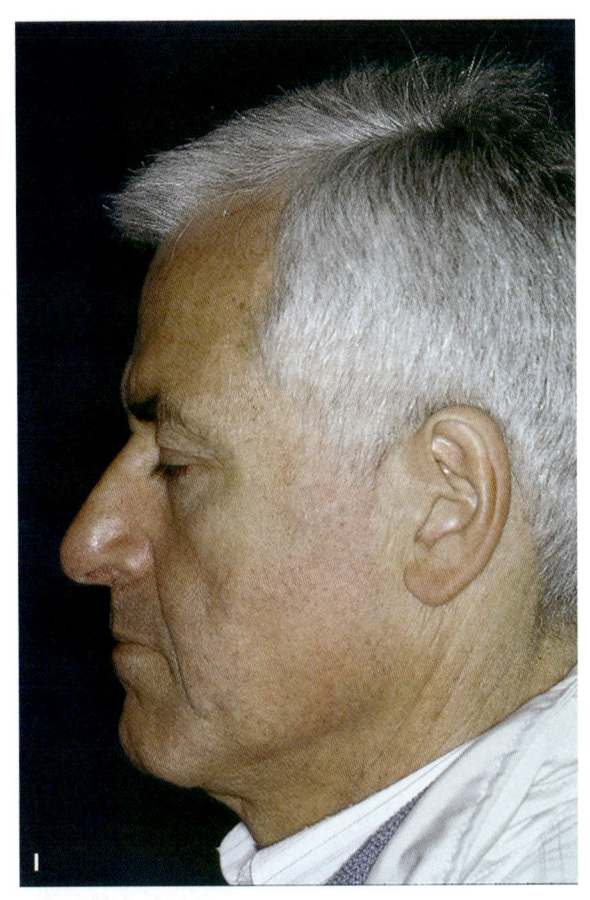

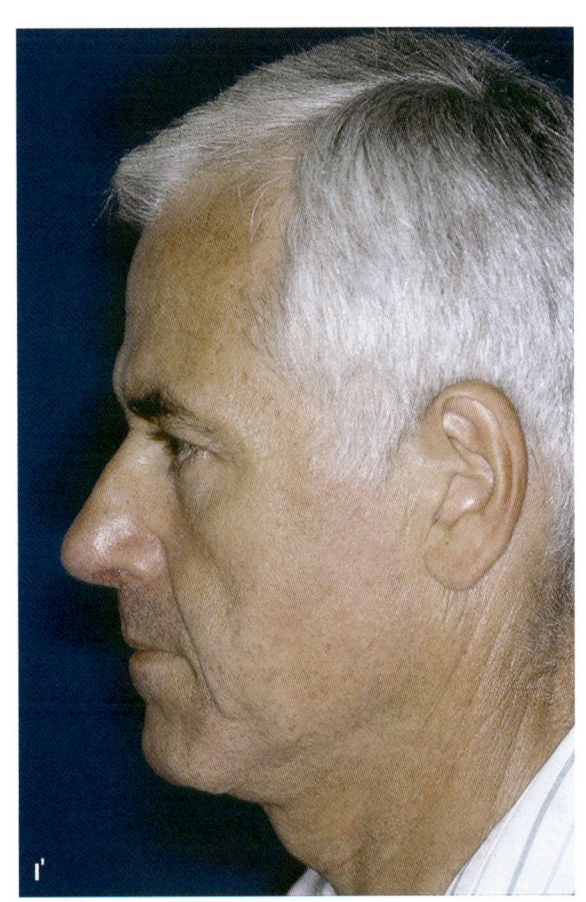

FIGURA 23.1 *(Continuação)*

    O procedimento começa com uma injeção moderada de anestésicos locais (mepivacaina 2% + epinefrina 1:100.000) nos locais das incisões. O dorso nasal nunca é infiltrado, pois preferimos manter o constante *feedback* tátil da modificação dorsal. São posicionadas compressas embebidas em oximetazolina dentro das fossas nasais.

    O septo foi abordado por uma incisão transfixante e o septo caudal foi realinhado e estabilizado sobre a espinha nasal inferior. O desvio de septo foi corrigido por meio da técnica *swinging door*. A espinha nasal inferior estava marcadamente assimétrica e foi remodelada com um cinzel fino. Parte da parte central da cartilagem septal foi colhida para fins de enxerto. O septo caudal foi fixado entre *crura* mediais por meio de uma técnica de Tongue and Groove modificada. A técnica é a seguinte: pela incisão de hemitransfixação, é criada uma bolsa columelar entre *crura* mediais a fim de criar espaço para a acomodação do septo caudal. O formato e o comprimento do septo caudal são ajustados de modo a atingir o comprimento/formato columelar desejado. O revestimento vestibular é aparado bilateralmente de acordo com o novo comprimento/formato do septo caudal. Ao final do procedimento (antes do posicionamento do enxerto do tipo estaca columelar), o septo é fixado na bolsa columelar por meio de três ou quatro suturas de colchoeiro septocolumelar, usando um monofilamento absorvível. Esta técnica de *Tongue and Groove* modificada pode ser usada para reduzir o comprimento do nariz, tratar o excesso de exposição columelar e remodelar finamente a abertura do ângulo columelo-labial.

    Após a septoplastia, o dorso foi abordado com incisões intercartilaginosas. O perfil foi rebaixado de maneira conservadora, e foram realizadas osteotomias bilaterais duplas (basal e intermediária) a fim de estreitar moderadamente a base óssea e para criar paredes laterais simétricas.

    O refinamento da ponta foi a última fase da cirurgia. Foi realizada uma técnica de *delivery* "estendida" (ver Figs. 23.2 a 23.23 para uma abordagem passo a passo para a técnica endonasal *flip-flop*). Estendida porque as incisões infracartilaginosas foram feitas mais posterolateralmente que o habitual. As cartilagens laterais inferiores foram esqueletizadas do envelope do tecido mole sobrejacente e da pele vestibular subjacente a fim de expor completamente a estrutura da ponta. Foi realizado um desbaste conservador da margem cefálica da cartilagem lateral inferior esquerda. Foi realizada uma incisão medial na cartilagem lateral inferior direita, imediatamente lateral ao domo, e, lateralmente, no aspecto mais posterolateral, próximo a área da articulação. A continuidade da cartilagem lateral inferior foi reconstruída pela técnica *flip-flop*: o enxerto livre constituído pela parte central excisada da cartilagem lateral inferior direita foi moldado para que ficasse o mais simétrico possível com a cartilagem lateral inferior; em seguida, foi girado ao longo do seu eixo principal e novamente suturado medialmente ao domo direito. A face lateral do enxerto foi inserida em uma bolsa alar e posteriormente reforçada. Um enxerto do tipo estaca columelar longo e curvo (para criar uma quebra natural da infraponta) precisamente coletado do septo é inserido em uma segunda bolsa columelar, criada por meio de uma incisão na base columelar e posicionada em sentido caudal ao complexo de

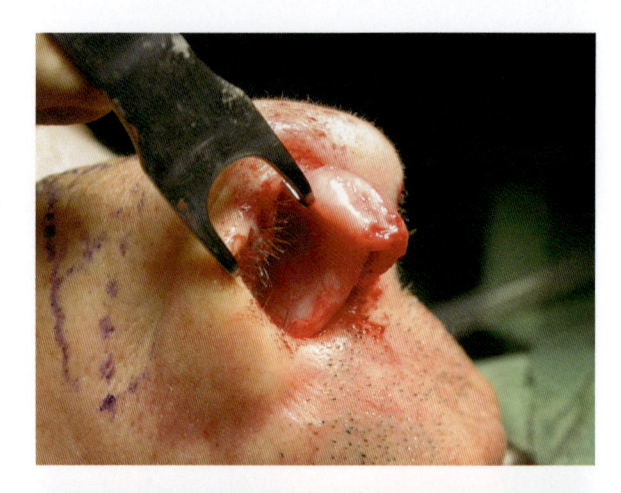

FIGURA 23.2
Delivery da cartilagem lateral inferior direita. A configuração de "duplo domo" do domo nasal direito é claramente visível.

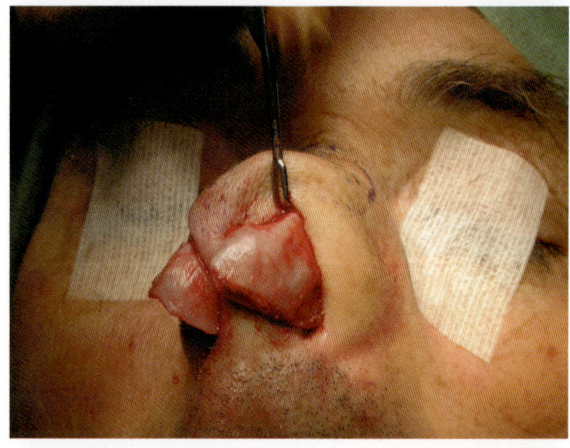

FIGURA 23.3
Delivery da cartilagem lateral inferior direita. A inversão da curvatura da *crus* lateral direita é visível.

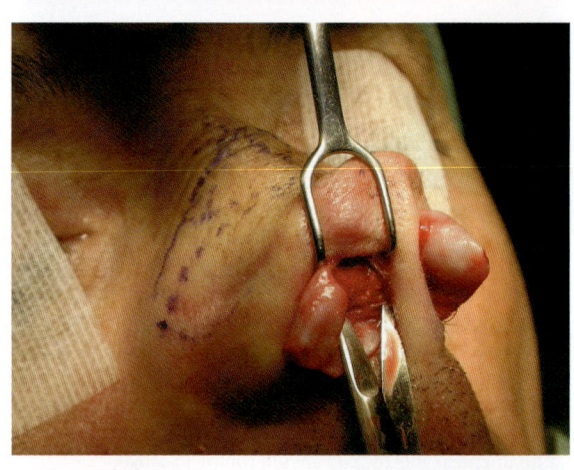

FIGURA 23.4
Delivery da cartilagem lateral inferior esquerda. A curvatura convexa da *crus* lateral esquerda é claramente visível.

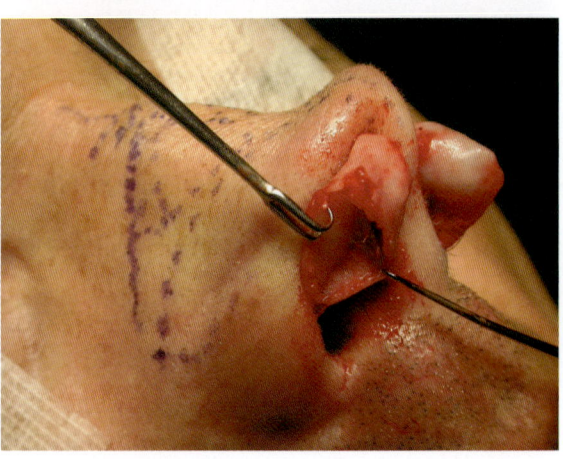

FIGURA 23.5
Dissecção dos espaços interdomal e intercrural.

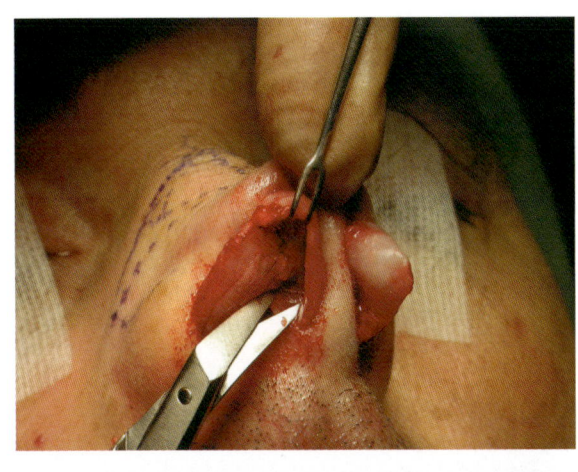

CAPÍTULO 23   Rinoplastia: Estratégias Endonasais

FIGURA 23.6
Dissecção da *crus* lateral direita da pele vestibular subjacente.

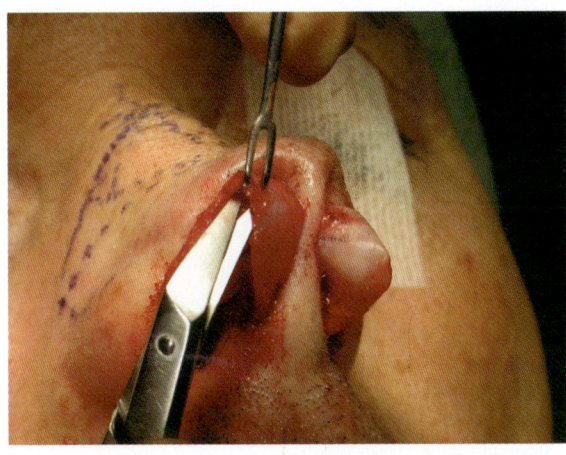

FIGURA 23.7
Dissecção da *crus* medial direita da pele vestibular subjacente.

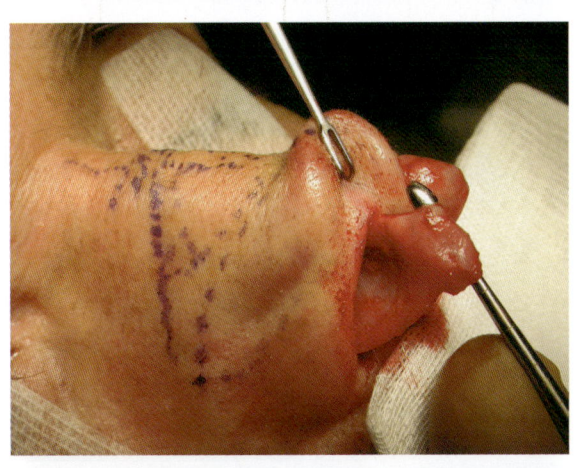

FIGURA 23.8
Delivery da cartilagem lateral inferior direita. A configuração de "duplo domo" do domo nasal direito é visível.

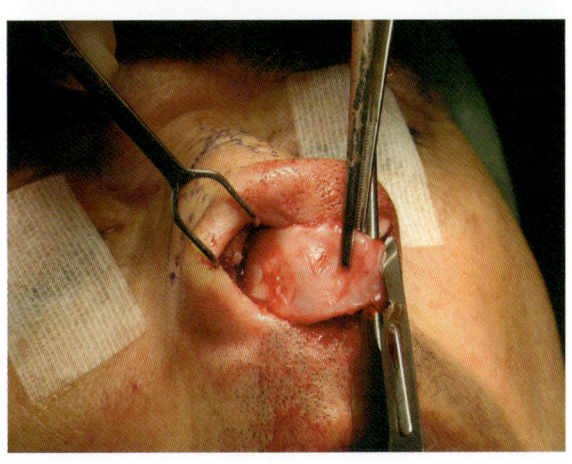

FIGURA 23.9
Divisão de espessura total do domo direito preservando a integridade da pele vestibular subjacente.

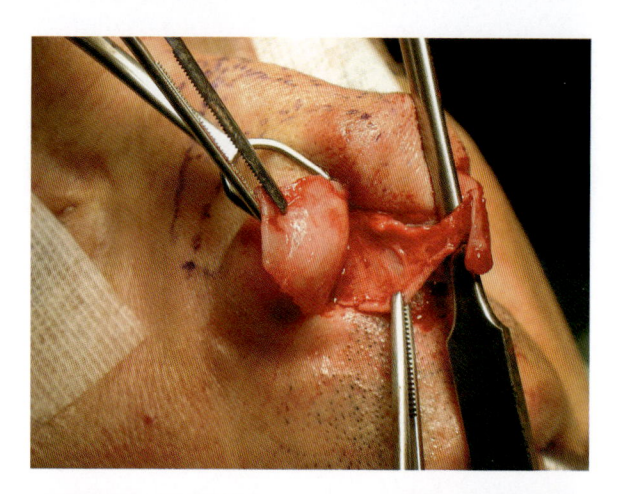

FIGURA 23.10
Divisão de espessura total do domo direito preservando a integridade da pele vestibular subjacente.

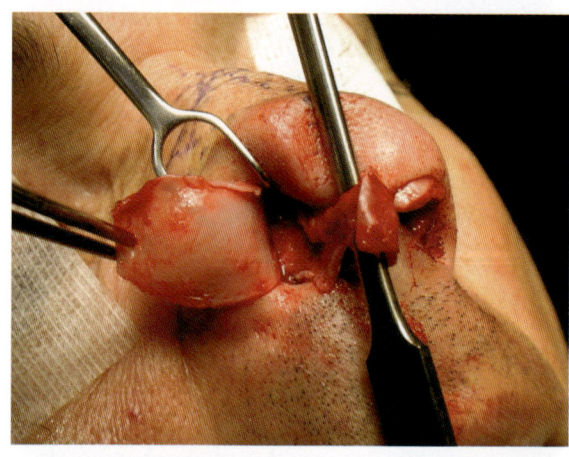

FIGURA 23.11
Dissecção em "livro aberto" da *crura* lateral direita estendida para a área da articulação.

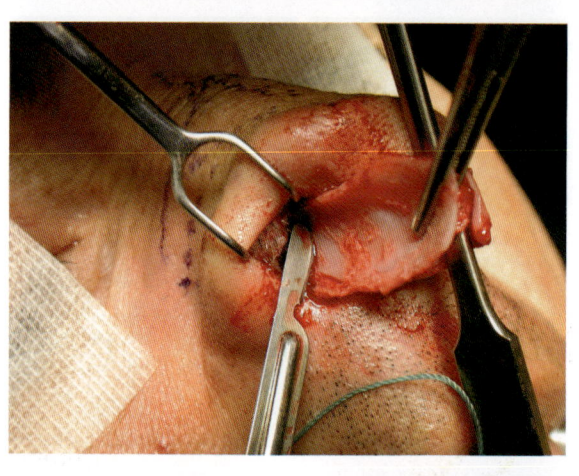

FIGURA 23.12
Dissecção em "livro aberto" da *crus* lateral direita estendida para a área da articulação.

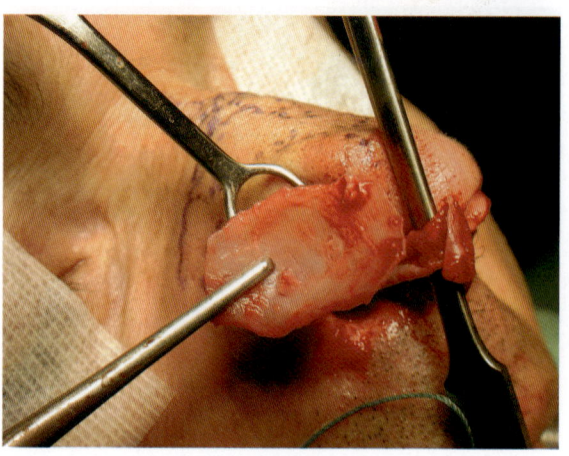

FIGURA 23.13
Secção posterolateral da *crus* lateral direita.

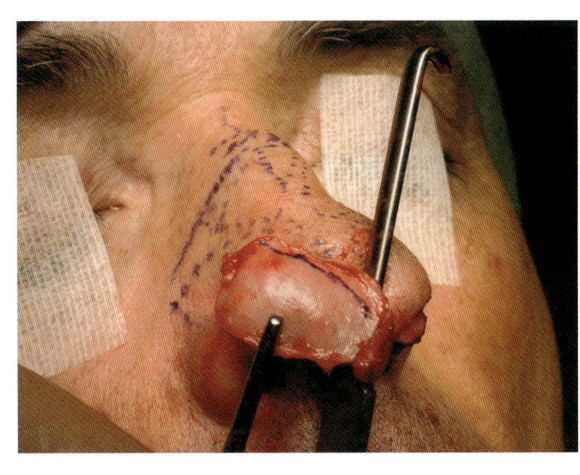

FIGURA 23.14
Formato invertido da *crus* lateral direita.

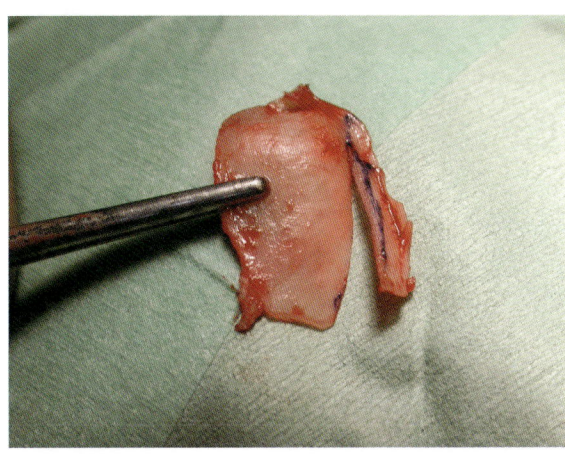

FIGURA 23.15
"*Flip*" da *crus* lateral direita. A quantidade da excisão cefálica é marcada.

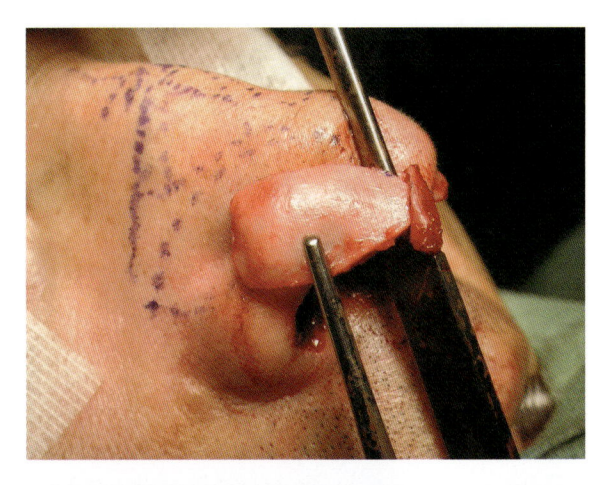

FIGURA 23.16
Modelando a "nova" *crus* lateral direita.

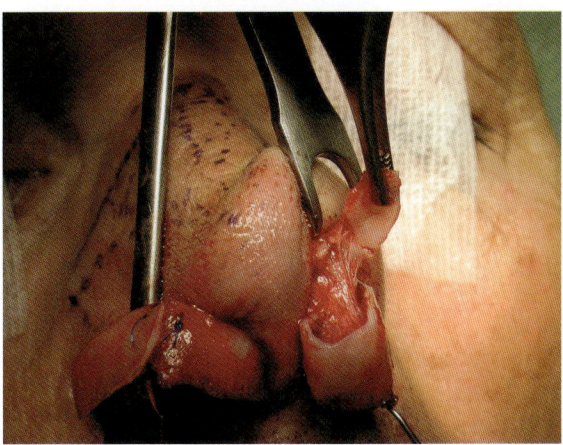

FIGURA 23.17
"*Flop*" da *crus* lateral direita.

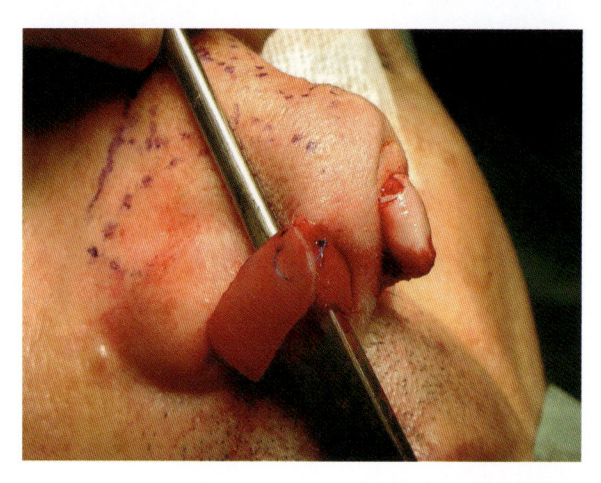

FIGURA 23.18
Reconstrução da continuidade dos segmentos domal e lateral da cartilagem lateral inferior direita. Excisão cefálica da cartilagem lateral inferior esquerda.

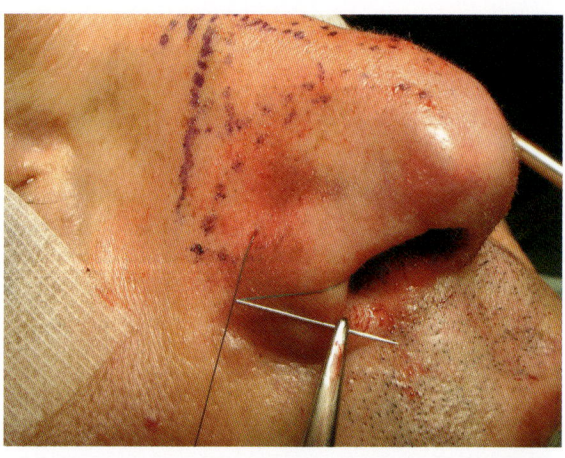

FIGURA 23.19
Vista da cartilagem lateral inferior direita reconstruída com curvatura normal da *crus* lateral.

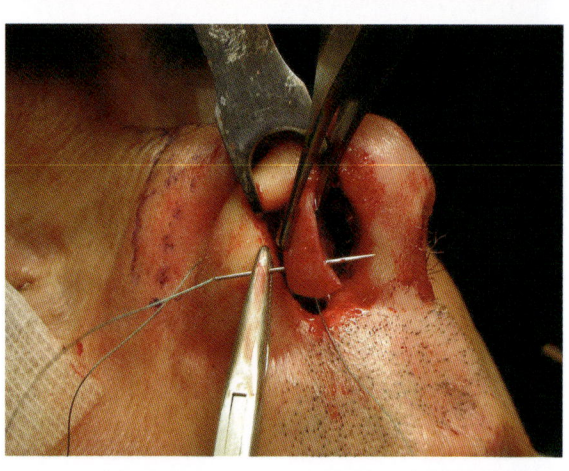

FIGURA 23.20
Fixação da face posterolateral das novas cartilagens laterais inferiores. Sutura de suspensão *out-in*.

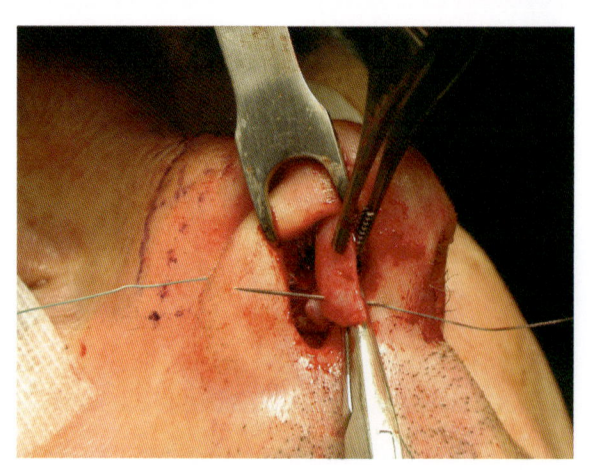

FIGURA 23.21
Fixação da face posterolateral das novas cartilagens laterais inferiores. Sutura de suspensão *in-out*.

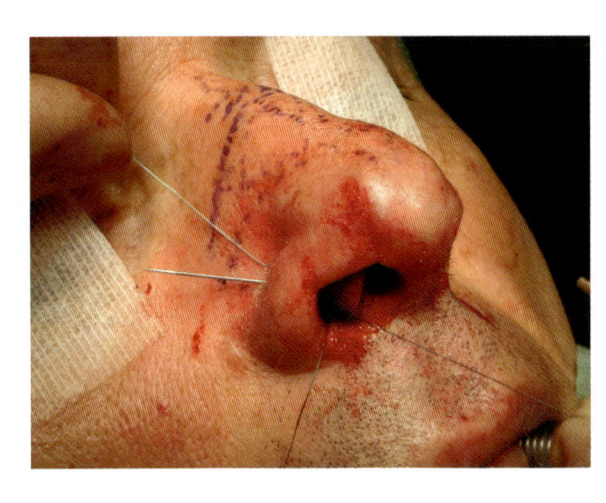

FIGURA 23.22
Fixação da face posterolateral das novas cartilagens laterais inferiores. Fixação percutânea.

crura mediais (enxerto do tipo estaca columelar pós-crural). A incisão foi fechada por uma sutura de colchoeiro que fixa o *strut* na bolsa columelar. Os enxertos de "contorno" são geralmente posicionados ao final da cirurgia, após o fechamento de todas as incisões vestibulares. Os enxertos de "contorno" são lâminas de cartilagem obtidas de sobras da cartilagem septal, usados como enxerto de sobreposição a fim de ocultar as irregularidades e ajustar a projeção e a simetria da ponta.

CONDUTA PÓS-OPERATÓRIA

- Analgésicos e antieméticos adequados administrados por um anestesista garantem que a dor e a náusea sejam reduzidas ao mínimo.
- As compressas temporárias lubrificadas, que foram inseridas no intraoperatório, são removidas pelo cirurgião geralmente após 24 horas. Quando a septoplastia não foi estendida, suturas de adesão septal representam uma alternativa válida e segura ao tamponamento.
- Encoraja-se uma suave deambulação a partir do primeiro dia do pós-operatório.
- A elevação da cabeceira da cama e as compressas frias podem ajudar a reduzir o edema durante o período pós-operatório imediato.
- A remoção da(s) tala(s) proporciona um "momento da verdade" ao paciente e ao médico, pois examinam o resultado da cirurgia juntos.
- O paciente é incentivado a adiar o julgamento para os próximos meses à medida que o edema diminui. Veja na Figura 23.1A'-I' as fotos pós-operatórias do paciente do estudo de caso.

COMPLICAÇÕES

A rinoplastia é notoriamente difícil por muitos motivos. Os pedidos dos pacientes tornaram-se mais sofisticados e específicos com o tempo e a internet. Tais solicitações esticam os limites das possibilidades cirúrgicas e são exacerbadas por uma cultura ubíqua de litígios. A longa curva de aprendizado da rinoplastia e os desafios técnicos da cirurgia também contribuem para um cenário já complicado. O cirurgião iniciante embarcando nesta estrada deve aproveitar todas as oportunidades para entender completamente os desejos de mudança do paciente, documentar e analisar as

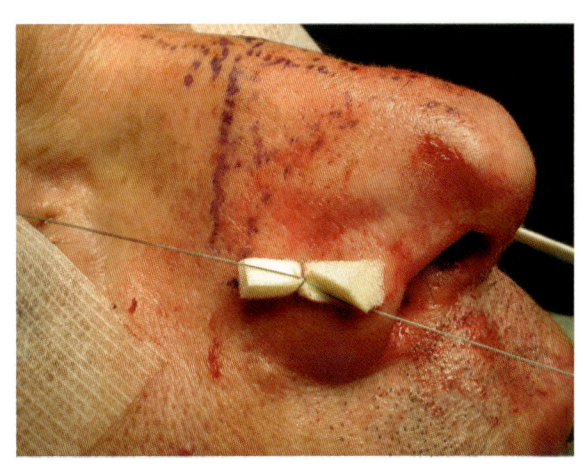

FIGURA 23.23
Reforço acolchoado.

fotografias pré-operatórias e criar um plano de conduta detalhado e personalizado para cada paciente. A não realização da cirurgia pode ser uma atitude mais sábia que deixar um paciente infeliz com uma queixa contra esse cirurgião individual e a profissão médica.

Como uma descrição detalhada de complicações vai muito além das limitações deste capítulo, pode ser instrutivo pensar nos problemas da rinoplastia nos termos a seguir:

- *Erros de omissão.* O cirurgião não conseguiu entender completamente a lista de desejo de mudanças do paciente e não entregou os resultados esperados. Essa deficiência pode ser devida à má comunicação com o paciente, análise facial pré-operatória inadequada e/ou cirurgia muito conservadora.
- *Erros de comissão.* O cirurgião realizou uma cirurgia muito agressiva ou alterou o nariz além dos desejos do paciente.

RESULTADOS

A rinoplastia não deve ser considerada nos termos mais clássicos das abordagens externa ou endonasal, mas como um híbrido das técnicas mais avançadas que promovem resultados confiáveis e duradouros. As técnicas usadas na rinoplastia endonasal híbrida de face são marcadas por sua precisão, reversibilidade e manuseio conservador de tecidos.

A identificação dos achados clínicos e anatômicos que se relacionam diretamente com as preocupações do paciente são essenciais para o sucesso da cirurgia de rinoplastia. Quando corretamente identificados, estão disponíveis para os cirurgiões plásticos de face as melhores abordagens externa e endonasal para que consigam atingir seus objetivos. Para que estas abordagens tenham êxito, devem ser compartilhadas com o paciente antes da cirurgia. Por último, elas oferecem ao paciente uma compreensão de como e o que a cirurgia pode alcançar e quais são os possíveis fatores limitantes.

DICAS

- Saiba detalhadamente o que o seu paciente deseja.
- Treine os olhos para ver o que deve ser procurado.
- O nariz não é simplesmente um órgão a ser operado. Esteja familiarizado com as doenças do nariz e dos seios da face e esteja preparado para operar por mais de uma razão. O endoscópio nunca pode ficar longe das mãos de um cirurgião de rinoplastia.
- Desenvolva um conceito pessoal e continue o aprendizado ao longo da vida com os mestres.
- Busque melhorar as técnicas de septoplastia e osteotomia em todos os níveis de prática.
- Nunca opere antes de uma análise facial meticulosa e detalhada com base em excelentes fotografias. A principal preocupação analítica consiste em determinar a extensão e o local das assimetrias nasais. Compare as duas metades direitas e as duas metades esquerdas. Observe as linhas sobrancelha-ponta, junções nariz-bochecha e relações alar-columelar. Todas as subunidades estéticas nasais devem ser avaliadas em termos de simetria e relação luz/sombra. O objetivo da rinoplastia estética é criar uma estética da face atraente.
- A beleza é uma questão de milímetros. Seja meticuloso na manipulação dos tecidos. O nariz é um órgão complexo e irreconciliável.
- Use técnicas seguras e reversíveis.
- O septo nasal é a melhor fonte de enxertos. Portanto, a remoção conservadora da cartilagem septal é a chave para garantir material de enxerto de boa qualidade que o cirurgião pode vir a precisar para corrigir seus próprios resultados indesejáveis.

DIFICULDADES

- Embora a giba dorsal seja a reclamação mais comum e a mudança do dorso, o pedido mais comum, também representam as fontes mais comuns de falha na rinoplastia.
- Nem toda "giba" é uma giba. Tenha cuidado com as pseudogibas. Não se esqueça da raiz nasal e do queixo quando planejar/executar a remoção de uma giba dorsal.
- As suturas da ponta não são um procedimento benigno e de baixo risco.
- Os enxertos estruturais da ponta devem ser usados de maneira criteriosa.
- O uso sistemático e profilático dos enxertos expansores deixa a cirurgia desnecessariamente difícil.
- A maioria dos pacientes não quer grandes mudanças no nariz. Os cirurgiões de rinoplastia devem pensar em termos de remodelação da superfície, em vez de reconstrução estrutural.
- As pontas com pele grossa muitas vezes exigem enxerto de ponta substancial para obter uma cartilagem adequada: proporção de espessura do SMAS e angularidade do contorno da ponta.
- Retificar um nariz torto é uma experiência que exige humildade.

- Mesmo nas melhores mãos, um pequeno número de pacientes requer uma cirurgia de retoque menor: essa é a difícil realidade da rinoplastia que os pacientes precisam aceitar antes de entrarem em uma sala de cirurgia.
- Nem todo paciente é adequado para uma abordagem aberta.
- Falha na compreensão da anatomia da superfície.
- Criar rotineiramente uma separação entre o septo e as cartilagens laterais superiores.
- Realizar osteotomias padrão em oposição às centradas no paciente.
- Ausência de versatilidade cirúrgica no manejo dos problemas da ponta.
- Negligenciar o reposicionamento estável da ponta.
- Ser cirurgicamente agressivo sem necessidade.
- Dizer aos pacientes que a cirurgia será simples e 100% bem-sucedida.
- "Vender" a cirurgia.

INSTRUMENTOS QUE DEVEM ESTAR DISPONÍVEIS

- Conjunto padrão para rinoplastia.
- Pinça Ferris-Smith.
- Grampo Aiach.
- Pinça Aiach.
- Triturador de cartilagem Jost.
- Pinça columelar.
- Deslizador de enxertos.
- Rubin-morselizer.
- Raspa glabelar.
- Elevador de Cottle duplo.
- Tesoura Knapp de ponta romba.

AGRADECIMENTO

O autor gostaria de agradecer a Prabhat Bhama, MD por sua contribuição ao escrever este capítulo. Seu trabalho na redação, edição e criação de figuras é muito apreciado.

LEITURAS SUGERIDAS

Daniel RK. *Mastering rhinoplasty*. Berlin, Heidelberg, Germany: Springer-Verlag, 2010.

Nolst Trenité GJ. *Rhinoplasty; A practical guide to functional and aesthetic surgery of the nose*. The Hague, Netherlands: Kugler Publications, 2005.

Palma P, Khodaei I. Hybrid rhinoplasty: the 21th century approach to remodeling the nose. *Arch Facial Plast Surg* 2010;12(6):412–414.

Pastorek N, Ham J. The underprojecting nasal tip: an endonasal approach. *Facial Plast Surg Clin North Am* 2004;12(1):93–106.

Perkins S, Patel A. Endonasal suture techniques in tip rhinoplasty. *Facial Plast Surg Clin North Am* 2009;17:41–54.

24 FECHAMENTO DA PERFURAÇÃO SEPTAL

Russell W.H. Kridel

INTRODUÇÃO

A presença da perfuração septal nasal, independentemente da etiologia, pode causar consequências funcionais, estruturais e emocionais significativas para o paciente. Felizmente, a maioria destas perfurações pode ser fechada cirurgicamente, desde que o médico avaliador não retarde o reparo cirúrgico, permitindo que a perfuração aumente além da possibilidade de fechamento. É importante enfatizar que, se o cirurgião não repara perfurações de maneira rotineira, é essencial ter um cirurgião experiente para quem possa encaminhar o paciente, pois o sucesso da cirurgia está diretamente relacionado com a experiência do cirurgião. O êxito da reparação da perfuração também está relacionado com o tamanho do defeito e sua orientação, quantidade de mucopericôndrio septal restante, grau de cicatrização e se há metaplasia ou inflamação da mucosa.

Do ponto de vista técnico, a reparação cirúrgica é complexa e tediosa. A perfuração representa uma ausência parcial de três camadas distintas de tecido, cada uma das quais requer fechamento e/ou enxerto. Além disso, a maioria das suturas é realizada dentro de limites estreitos da cavidade nasal, podendo ocorrer facilmente o aumento inadvertido da perfuração, especialmente quando os retalhos septais restantes são finos, aderentes e friáveis (Fig. 24.1). Muitas técnicas foram descritas no reparo das perfurações septais. Na minha experiência, os melhores resultados absolutos são conseguidos por meio do desenvolvimento e avanço de retalho mucoso bilateral com a interposição e ancoragem de um enxerto de tecido conjuntivo entre os retalhos.

HISTÓRIA

Realiza-se um histórico médico completo de todos os sistemas de órgãos em todos os pacientes que são avaliados para cirurgia. Tais medidas são tomadas para otimizar a saúde geral do paciente e a segurança cirúrgica. O envolvimento do médico de atenção primária do paciente é importante na consolidação da história médica e das condições médicas atuais. Os especialistas médicos são consultados, quando necessário, para avaliação e tratamento de comorbidades e risco cirúrgico para anestesia.

A etiologia da perfuração septal nasal geralmente pode ser determinada por uma história completa. A história deve incluir problemas nasais e/ou sinusais e outras doenças respiratórias e autoimunes, além do uso de medicamentos nasais com e sem prescrição. Também devem ser levados em consideração fatores relacionados com o trabalho, ambientais e sociais. A maioria das perfurações é iatrogênica ou secundária ao uso recreativo de cocaína. Se nenhuma causa direta puder ser determinada, é necessária uma completa avaliação, algumas vezes incluindo uma biópsia do tecido mole, para descartar a rara ocorrência de granulomatose de Wegener ou o evento ainda mais raro de linfoma extranodal de células T/NK, tipo nasal (NKTCL).

No que diz respeito à lesão iatrogênica, a história mais comumente retransmitida descreve uma septoplastia antecedente na qual as áreas contíguas da mucosa septal foram rompidas em ambos os lados, independentemente da presença ou ausência da cartilagem septal intermediária. Outra causa comum é o uso de cauterização para epistaxe em áreas similares nos lados opostos do septo. O tamponamento nasal bilateral com balão também é conhecido por sua capacidade de comprometer o suprimento sanguíneo do mucopericôndrio e levar a uma grande perfuração.

CAPÍTULO 24 Fechamento da Perfuração Septal

Cartilagem septal

Retalhos mucopericondriais

Perfuração septal das três camadas

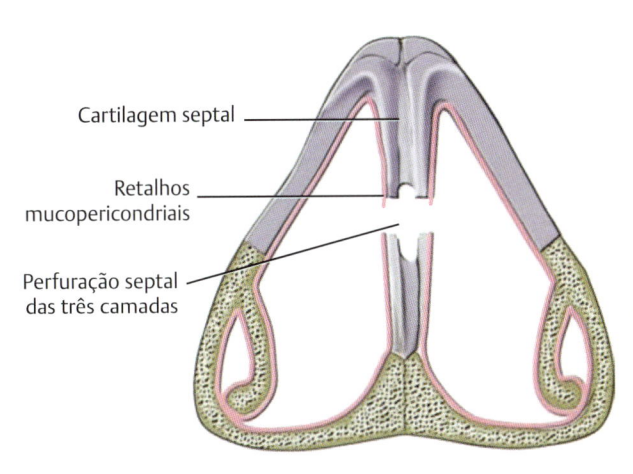

FIGURA 24.1
Uma perfuração septal é a ausência localizada das três camadas, as camadas direita e esquerda dos retalhos septais de mucopericôndrio e a cartilagem septal intermediária.

As etiologias adicionais incluem trauma facial que resulta em fraturas nasais substanciais ou hematomas septais, trauma autoinduzido por introduzir o dedo no nariz e colocação de um corpo estranho (p. ex., bateria de botão) no nariz. O uso crônico de *spray* nasal, vasoconstritor e anti-inflamatório, têm sido implicado como um fator causal. O uso de cocaína tem aumentado de maneira significativa como uma grande causa de perfuração septal devido à intensa vasoconstrição causada pela combinação da droga com substâncias químicas irritantes adulteradas usadas como enchimentos. O uso crônico de cocaína pode destruir completamente a mucosa da cavidade nasal, criando estenose intranasal e cicatriz irreparável.

EXAME FÍSICO

É realizado um exame abrangente da cabeça e do pescoço em todos os pacientes, visto que podem ser descobertas condições médicas incidentais e significativas não relacionadas com a consulta. Com relação à análise de uma perfuração do septo nasal, um diagnóstico completo não pode ser feito até que todas as crostas tenham sido removidas e tenha ocorrido o descongestionamento dos cornetos de forma que todo o septo nasal possa ser visualizado. O exame de um paciente com desvio do septo e cornetos aumentados é difícil, e, por isso, uma perfuração septal posterior pode passar despercebida. Quando uma perfuração septal é observada, sua circunferência e posição relativa devem ser documentadas. Há um sinal ominoso quando há crosta não só ao redor da borda da perfuração, mas por toda a mucosa do septo nasal e os cornetos. Tal achado é visto com mais frequência em pacientes com causas sugestivas de processo granulomatoso ou vasculite. Os achados de ampla formação de crostas em um usuário de cocaína ou em um paciente com um processo granulomatoso tornam o prognóstico para o êxito operatório em longo prazo cuidadoso e geralmente refletem uma metaplasia do epitélio respiratório normal a um epitélio fibrótico não funcionante.

O septo deve ser palpado com um aplicador com ponta de algodão para identificar a presença da cartilagem entre os retalhos mucosos e para determinar se a cartilagem se estende próximo às bordas da perfuração (Fig. 24.2). Geralmente, resta muito pouca cartilagem nas perfurações que ocorreram após uma septoplastia, o que dificulta a dissecção dos retalhos. Quando encontro uma inflamação extensa e/ou edema da membrana ou vejo sinéquias ou colapso da cavidade nasal, definitivamente levo em consideração um processo de doença em andamento ou o uso ativo de cocaína. O uso prévio de cocaína pode resultar em uma perfuração com bordas limpas com presença de cartilagem ao redor de toda sua circunferência. Quanto mais mucosa inflamada e presença de crostas ao redor da perfuração, mais eu suspeito de um processo generalizado, como abuso continuado, ambiente industrial nocivo ou infecção/irritação subclínica dos tecidos moles. A inflamação e a formação de crosta acentuadas devem ser tratadas com culturas, antibióticos e emolientes locais antes que seja realizada qualquer intervenção cirúrgica.

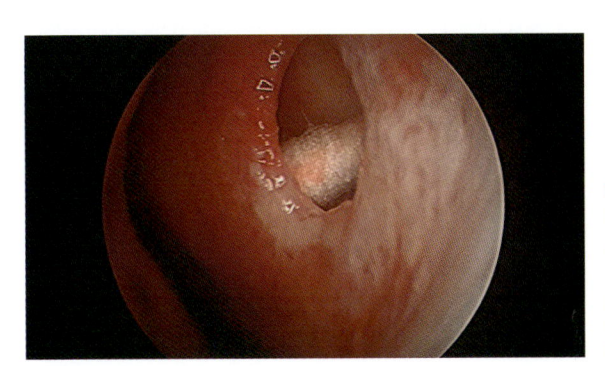

FIGURA 24.2
Usa-se um aplicador com ponta de algodão para palpar o septo ao redor da perfuração para avaliar se sobrou alguma cartilagem, o que não é provável se o paciente já tiver sido submetido a uma septoplastia anterior. (©Russell W.H. Kridel, MD. Usada com permissão.)

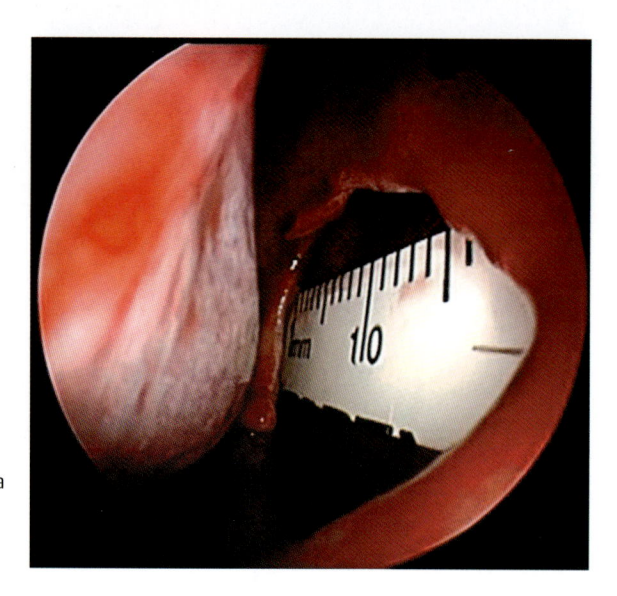

FIGURA 24.3
Vista endoscópica de uma perfuração septal retirada do vestíbulo nasal direito com uma régua inserida no lado esquerdo oposto para medir o tamanho da perfuração. (©Russell W.H. Kridel, MD. Usada com permissão.)

Quando uma perfuração septal (Fig. 24.3) é avaliada, sua dimensão é um determinante útil para o sucesso do reparo. Entretanto, não é o tamanho absoluto da perfuração que é tão importante, mas a proporção de membrana septal remanescente, especialmente na dimensão vertical. Por exemplo, uma perfuração de 1 cm em uma criança pequena pode ser mais difícil de ser reparada que uma perfuração de 2 cm em um adulto.

O nariz externo é avaliado em busca de qualquer evidência de uma deformidade em sela secundária à perda do suporte dorsal com uma grande perfuração septal anterior ou um processo ativo de doença. Em tais casos, podem ser feitos planos cirúrgicos para o aumento dorsal simultâneo com reparo da perfuração septal. A avaliação e documentação da configuração da pirâmide nasal óssea são importantes tanto nos casos traumáticos quanto nos casos não traumáticos e podem ser ajustadas no momento da cirurgia.

INDICAÇÕES

Sangramento, formação de crostas, criação do som de assobio e obstrução nasal são indicações para cirurgia, desde que a perfuração não seja muito grande para ser reparada. As perfurações septais assintomáticas não requerem cirurgia. Quanto mais posterior for a perfuração, menos sintomas apresentará.

CONTRAINDICAÇÕES

Os pacientes com uso continuado de cocaína, com mania de colocar o dedo no nariz e aqueles com etiologias de doenças subjacentes não são candidatos cirúrgicos. As perfurações que se estendem pelo dorso nasal são quase impossíveis de ser reparadas, a menos que haja uma pequena bainha da membrana na qual o retalho de avanço inferior possa ser costurado. Do mesmo modo, as perfurações que se estendem inferiormente até o assoalho do nariz são tecnicamente difíceis.

Os botões nasais de silicone podem ser úteis em pacientes com uma grande perfuração que não pode ser cirurgicamente fechada. Os defeitos grandes geralmente requerem um *design* personalizado de um botão interno maior. Embora os botões septais sejam úteis nos pacientes que não podem ser submetidos a intervenções cirúrgicas, podem provocar o aumento da perfuração, e devem ser removidos periodicamente para limpeza e frequentemente pioram a sensação de obstrução do paciente em decorrência do volume adicionado às vias aéreas nasais.

PLANEJAMENTO PRÉ-OPERATÓRIO

Os grandes objetivos da cirurgia são fechar a perfuração e restaurar a função normal e fisiológica do nariz. Foram descritas muitas técnicas diferentes para o fechamento, mas apenas aquelas que usam retalhos de avanço intranasal são capazes de atingir a fisiologia nasal normal. Contudo, caso haja presença de cicatriz ou metaplasia extensa dos retalhos septais existentes, talvez seja impossível restaurar completamente a função fisiológica. Outros métodos que usam enxertos de pele ou de mucosa bucal podem ser eficazes no fechamento da perfuração, mas infelizmente deixam o paciente com um nariz seco que continua a formar crostas porque o epitélio respiratório não é restaurado.

TÉCNICA CIRÚRGICA

Considerações para a Abordagem Cirúrgica

Embora o tratamento das perfurações do septo nasal possa ser realizado por via endonasal, uma abordagem aberta tem múltiplas vantagens que tornam esta a técnica de escolha. A abordagem aberta permite o acesso superior a todas as dimensões da perfuração e fornece um campo sem a distorção causada pela retração intranasal normal. Essa técnica também preserva o suprimento sanguíneo e linfático no septo anterior, podendo, até mesmo, melhorar a viabilidade dos retalhos de avanço nasal. Melhor dizendo, a pequena incisão columelar transversal é um pequeno preço a ser pago por um melhor acesso à perfuração com um melhor resultado cirúrgico.

Uma das desvantagens de menor importância da abordagem aberta é que *crura* mediais são completamente dissecadas uma da outra e do septo. As conexões fibrosas entre *crura* mediais e septo e pele sobrejacente são ligamentos de suporte que normalmente auxiliam a preservar a projeção da ponta. Cabe ao cirurgião reconstituir esse suporte estrutural após a reparação da perfuração; caso contrário, será desenvolvida quase que invariavelmente uma queda da ponta, criando uma deformidade cosmética que não existia antes do procedimento cirúrgico. *Crura* mediais podem ser unidas novamente uma a outra por meio de suturas interrompidas. Algumas vezes, pode ser colocado um enxerto do tipo estaca columelar entre *crura* mediais para que a ponta do nariz tenha mais suporte.

Os retalhos de avanço de mucosa bilaterais e bipediculados do assoalho e do dorso (sob as cartilagens laterais superiores) requerem mobilização e empréstimo da mucosa septal nas dimensões verticais. As cartilagens laterais superiores são separadas do septo, e, à medida que a membrana que está anexada às cartilagens laterais superiores é puxada para baixo em uma tentativa de fechar, as próprias cartilagens laterais superiores também tenderão a ser puxadas inferiormente. Para que seja evitada a tendência de desenvolver uma aparência pinçada do terço médio do nariz, devem ser colocados enxertos expansores e enxertos de sobreposição para que o contorno do dorso nasal seja mantido. Do mesmo modo, conforme o defeito mucoso é fechado e os retalhos pediculados são puxados para a posição, uma determinada quantidade de tensão é colocada na mucosa do septo caudal e *crura* mediais, produzindo, algumas vezes, uma rotação cefálica da ponta do nariz. Se o paciente tiver uma ponta ptótica, essas manobras realmente ajudam a melhorar o resultado estético. Entretanto, se o nariz do paciente já estiver muito rodado ou encurtado, o problema pode ser piorado pelo reparo. Métodos corretivos terão que ser adicionados ao procedimento para neutralizar esses efeitos.

Enxertos de Interposição

O uso de um enxerto de interposição é necessário para o êxito do reparo. Tradicionalmente, a fáscia temporal tem sido usada como um modelo para migração e vascularização do tecido mucoso sobrejacente por causa de sua natureza extremamente fina e requisitos metabólicos muito baixos. Além disso, o enxerto mantém a barreira entre os retalhos reparados correspondentes durante o processo de cicatrização e reduz qualquer risco de rompimento da incisão com nova perfuração subsequente. Se a fáscia temporal for usada para a reconstrução, é realizada uma incisão horizontal no couro cabeludo com cuidado para biselar a incisão de modo que permaneça paralela aos folículos capilares. O couro cabeludo é retraído e a dissecção é levada para a fáscia temporal profunda com amplo descolamento. As dimensões do enxerto coletado devem ser significativamente maiores que a perfuração de modo que as bordas sigam para além do perímetro da perfuração original. O cirurgião deve levar em consideração a possibilidade de aumento da perfuração devido à manipulação e dissecção dos retalhos. Um grande fragmento da fáscia temporal (5 cm) é coletado. Um curativo de pressão do tipo mastoide é aplicado após ter sido conseguida uma hemostasia completa.

Como há alguma morbidade no local doador quando a fáscia temporal é usada e como esses enxertos são excessivamente finos e difíceis de ser manuseados quando estão úmidos, enxertos dérmicos acelulares (AlloDerm, Life-Cell Corporation, Branchburg, NJ) podem ser usados com taxas de êxito similares às da fáscia temporal. Os enxertos dérmicos acelulares são mais grossos, mais fáceis de ser colocados e suturados, e podem dar mais substância ao septo reparado.

Fechamento

O êxito cirúrgico depende do fechamento livre de tensão que evita a ruptura do tecido em decorrência da contração da cicatriz pós-operatória. Como não há nenhum tecido elástico na mucosa septal, deve ser realizada uma adequada mobilização dos retalhos septais. A abordagem aberta e externa da rinoplastia proporciona a exposição necessária para o desenvolvimento desses retalhos mucosos. A porção mucosa da perfuração pode ser fechada com mucosa nasal normal, ao serem usados retalhos bipediculados deslizantes extraídos debaixo do corneto inferior, avançando pelo assoalho do nariz e por baixo das cartilagens laterais superiores nas perfurações grandes. É absolutamente fundamental que um enxerto de interposição de tecido conjuntivo seja posicionado entre os reparos da perfuração correspondente, funcionando como uma barreira para evitar a perfuração. Muitos autores descreveram esse método com mais de 90% de taxa de êxito em perfurações de até 2 cm. À medida que o tamanho da perfuração aumenta, as chances de sucesso reduzem proporcionalmente. A dimensão decisiva no fechamento é o comprimento de inferior a superior da perfuração, visto que as linhas de tensão do assoalho do nariz ao dorso, que é perpendicular ao eixo, são as mais críticas no fechamento. Como observado anteriormente, o que mais importa não é o tamanho absoluto da perfuração, mas sim a proporção da membrana septal remanescente em relação ao defeito. Cada um desses fatores deve ser pesado na análise pré-operatória para garantir a maior probabilidade de êxito cirúrgico.

Em caso de presença de múltiplas aderências entre as membranas septais remanescentes e os cornetos ou parede nasal lateral, o cirurgião pode desejar liberar essas aderências em um primeiro procedimento separado e colocar folhas de Silastic ao longo do septo por algumas semanas. Após uma adequada cicatrização, o cirurgião pode retornar ao septo nasal para um reparo mais definitivo. Outro desafio é a quantidade limitada de sobra de cartilagem septal entre os retalhos de tecido residual. Quando uma septoplastia bastante agressiva foi realizada previamente, a dissecção dos retalhos aderentes é extremamente difícil e pode levar à piora da perfuração, ainda que seja aplicada uma abordagem meticulosa.

Talas Nasais

Geralmente são usadas folhas de Silastic finas, maleáveis e flexíveis. Elas são feitas para espelhar o septo e colocadas intranasalmente nos dois lados do septo para proteger o retalho, manter as bordas da perfuração úmidas, evitar lesão na mucosa durante a aspiração pós-operatória, além de permitir que o cirurgião inspecione visualmente o local do fechamento na fase pós-operatória. Se ainda houver uma perfuração após três semanas, as folhas de Silastic podem permanecer no local por mais tempo para facilitar o fechamento. Não é aconselhável o uso de talas nasais duras e grossas, como as talas Doyle (Xomed, Jacksonville, FL), visto que são muito firmes, não facilitam a visualização através delas e causam dor durante sua remoção.

Técnica Cirúrgica

Os antibióticos intravenosos são administrados antes da incisão cirúrgica. É preferível a aplicação de anestesia endotraqueal oral geral, pois a cirurgia é longa e requer dissecção meticulosa e cansativa, podendo necessitar de dois locais operatórios diferentes, o nariz e o couro cabeludo temporal. É inserida uma compressa orofaríngea para evitar que entre qualquer sangue no esôfago e no estômago, ajudando, assim, a evitar qualquer náusea pós-operatória. É usada anestesia infiltrativa com lidocaína a 1% (Xilocaína) com epinefrina 1:100.000 para promover vasoconstrição. Realiza-se a documentação fotográfica endoscópica da perfuração, além da endoscopia diagnóstica, para um exame completo da cavidade nasal.

Para os casos em que nenhuma etiologia clara é documentada, dever ser realizada uma biópsia, se ainda não tiver sido realizada, na borda posterior da perfuração. Isso impede um aumento na dimensão vertical da perfuração, e, caso a perfuração persista ao final do fechamento, os pacientes toleram melhor uma perfuração posterior do que anterior.

Uma incisão transcolumelar baixa com configuração em V invertido é marcada na columela. O nariz é aberto, contudo, não primeiro na columela, mas lateralmente dentro das narinas na borda marginal caudal das cartilagens laterais inferiores. A incisão é então trazida medialmente e para baixo pela borda lateral da columela, conectando-se a uma incisão transcolumelar em V invertido baixa. O envelope nasal é então elevado das cartilagens laterais inferiores e superiores e do dorso nasal.

Após a hemostasia ser conseguida, os domos e *crura* mediais são gentilmente retraídos lateralmente. As ligações fibrosas de *crura* mediais são dissecadas de forma cortante para possibilitar o acesso ao septo caudal. Os retalhos mucopericondrais bilaterais são então elevados (como se faria para uma septoplastia, permanecendo diretamente sobre a cartilagem e realizando a elevação posteriormente em direção à perfuração) com um elevador de Cottle (Fig. 24.4A-D). São desenvolvidas bolsas mucopericondrais superiores junto com a elevação do retalho abaixo da junção das cartilagens laterais superiores e do septo. Em seguida, as cartilagens laterais superiores são incisadas e liberadas do septo deixando o retalho mucopericondral ainda anexado à cartilagem lateral superior que está agora retraída lateralmente. Como é feita uma bolsa superior, a junção da cartilagem lateral superior com o septo pode ser transeccionada sem comprometer o pedículo do retalho superior, o qual continua anexado à face inferior das cartilagens laterais inferiores. Com a bolsa superior criada e a pele nasal elevada superiormente, a dissecção prossegue posteriormente ao redor da perfuração. À continuação, o retalho mucopericondral inferior é elevado, seguido da elevação da mucosa do assoalho nasal. Depois de criadas as bolsas do assoalho bilateralmente, elas são conectadas bilateralmente aos retalhos mucopericondrais do septo.

A perfuração é agora penetrada anteriormente, entre os dois retalhos, usando uma técnica de ampla exposição e dissecção cuidadosa. São tomados cuidados excepcionais para evitar o aumento da perfuração nesta conjuntura. A dissecção deve prosseguir por, pelo menos, um centímetro posterior à perfuração. As duas ou três camadas do septo devem ser distintamente separadas da margem da perfuração (Fig. 24.5). Em caso de presença de tecido de granulação circunferencial nas bordas da perfuração, elas são delicadamente desbridadas. Os desvios de septo posteriores, se presentes, são corrigidos neste momento. Devem ser tomados cuidados para que apenas as porções de cartilagem e osso necessárias para corrigir o desvio sejam ressecadas.

A maioria das perfurações requerem retalhos de avanço bipediculados. Com o objetivo de mobilizar o retalho mucoso que foi elevado, devem ser feitas incisões de liberação lateralmente, de posterior para anterior, ao longo da parede nasal lateral, que é a parede medial do seio maxilar, logo abaixo do corneto inferior (Fig. 24.6A, B). Deve-se tomar cuidado para não usar muita força para essa incisão na mucosa, visto que o seio maxilar pode ser atravessado acidentalmente. Essa incisão não deve avançar toda a extensão da cavidade nasal até o assoalho nasal. Em vez disso, deve-se manter a fixação da mucosa anterior e posterior para preservar o suprimento sanguíneo nesse retalho. Contraincisões (*back-cut*) de lateral para medial devem ser realizadas nas margens anteriores e posteriores do retalho para permitir seu avanço, porém, mantendo as pontes de adesão anterior e posterior que fornecem suprimento sanguíneo para os retalhos bipediculados. A mobilidade do retalho é avaliada para o avanço (Fig. 24.7).

Se a perfuração não puder ser fechada com os retalhos de avanço bilaterais do assoalho nasal, são criados retalhos superiores bilaterais. É desenvolvido um retalho superior ao separar-se o mucopericôndrio da face inferior das cartilagens laterais superiores. Não é feita nenhuma incisão no retalho superior, posto que comprometeria o suprimento sanguíneo (Fig. 24.8). Essa técnica pode ser realizada em ambos os lados sem medo de retirar o septo cartila-

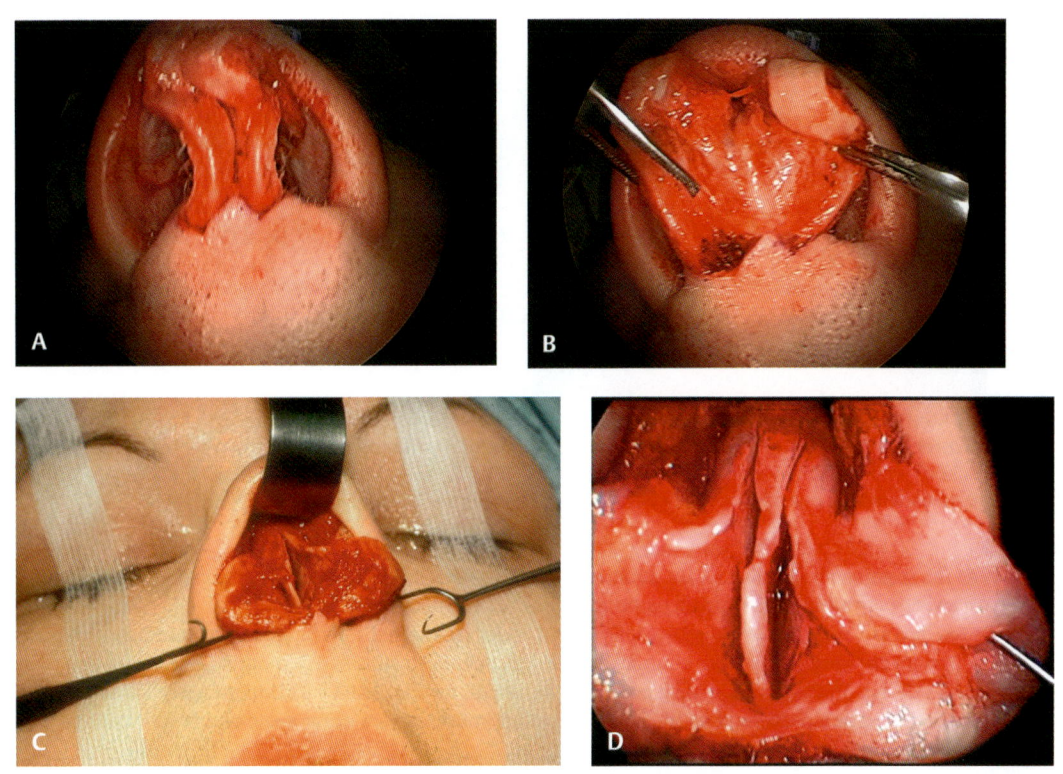

FIGURA 24.4 A: A abordagem aberta é usada para obter acesso. **B:** *Crura* mediais são separadas e a extremidade caudal do septo é exposta. (A e B: ©Russell W.H. Kridel, MD. Usada com permissão.) **C, D:** A dissecção dos retalhos mucopericondrais é realizada em ambos os lados do septo com cuidado para deixar o retalho preso sob as cartilagens laterais superiores, as quais são incisadas e separadas do septo. (C: Reimpressa com permissão de Kridel RWH. *Combined septal perforation repair with revision rhinoplasty*. In: Kridel RWH, ed. Facial plastic surgery Clinics of North America. Philadelphia, PA: W.B. Saunders, 1995: 462. D: Reimpressa com permissão de Kridel RWH, Foda H. *Septal perforations*. In: Papel I, ed. Facial plastic and reconstructive surgery, 4th ed. Baltimore, MA: Thieme Medical Publishers, 2016:574.)

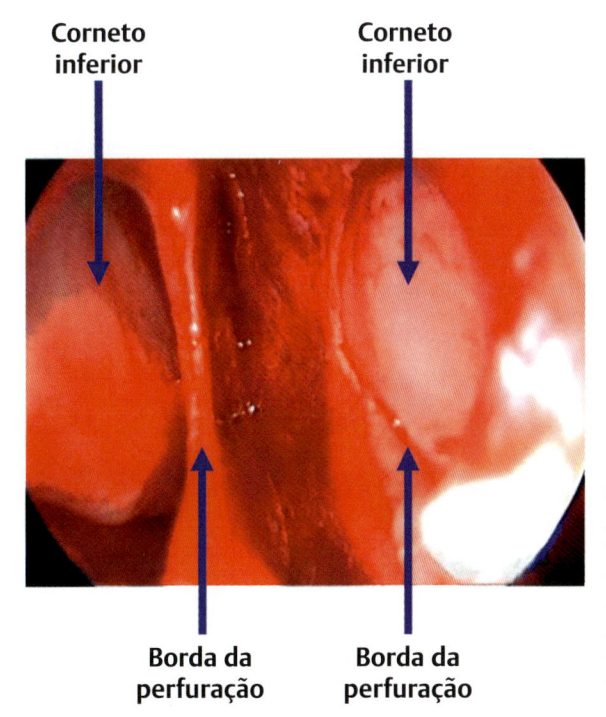

FIGURA 24.5
A perfuração septal foi separada, podendo ser vistos claramente os dois retalhos diferentes, cada um com sua própria perfuração *(setas inferiores)*. Observe a ausência de cartilagem septal. Os cornetos são visíveis através das perfurações dos retalhos *(setas superiores)*. (©Russell W.H. Kridel, MD. Usada com permissão.)

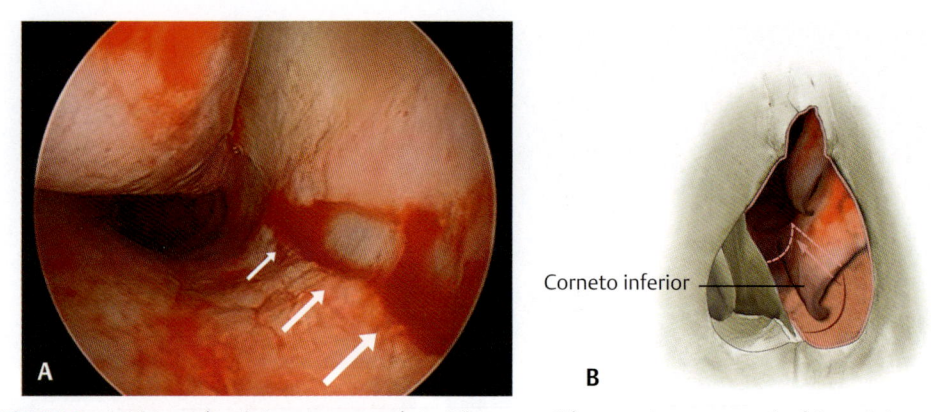

FIGURA 24.6 A: Vista endoscópica e esquema de incisão em sentido posterior para anterior feita próxima à raiz do corneto inferior *(setas)*. (©Russell W.H. Kridel, MD. Usada com permissão.) **B:** Podem ser realizadas contraincisões limitadas anterior ou posteriormente para facilitar o avanço do retalho. O retalho mucoso do assoalho do nariz pode ser avançado em direção ao septo para fechar a perfuração *(setas)*.

ginoso de seu suprimento sanguíneo. Cada milimetro elevado na verdade fornece 2 mm em comprimento, porque o retalho é levado para baixo. Em seguida, a perfuração pode ser fechada.

Os retalhos são avançados das direções inferior e superior para fechar a perfuração. As suturas interrompidas 4-0 ou 5-0 cromadas ou simples podem ser usadas para o fechamento. As suturas devem ser orientadas em uma direção vertical e devem prosseguir em sentido posterior para a anterior (Fig. 24.9A e B). Um pedaço de lâmina cortado da embalagem da sutura pode ser colocado entre os retalhos mucosos para evitar que o retalho contralateral seja pego enquanto cada lado é suturado individualmente.

Em alguns casos, a perfuração não pode ser fechada, apesar do desenvolvimento de retalhos de avanço superiores e inferiores. Em tais situações, o enxerto de tecido conjuntivo interposto impede a comunicação entre ambos os lados da perfuração e age como um modelo para a migração da mucosa, o que pode levar ao fechamento com o tempo. À medida que o enxerto se vasculariza, maior é a probabilidade de um fechamento bem-sucedido. Também podem ser desenvolvidos retalhos unipediculares com base anterior ou posterior para auxiliar o fechamento. Entretanto, isto geralmente resulta em um maior comprometimento no suprimento sanguíneo dos retalhos mucosos, o que pode levar à falha do fechamento.

Com ambos os retalhos mucopericondrais reaproximados, o enxerto é imediatamente posicionado entre os retalhos. Independente do tipo de barreira de tecido conjuntivo, o enxerto deve ser maior que a perfuração, de maneira que se sobreponha à perfuração perifericamente. Em seguida, o enxerto é moldado de maneira que se estenda além das dimensões da perfuração fechada e que fique seguro no lugar (Fig. 24.10). Em razão da morbidade adicional do local doador associada à colheita dos vários enxertos e do tempo reduzido na sala de cirurgia associado ao uso de derme acelular, geralmente a uso em vez de outros enxertos, posto que é favorável ao paciente e é custo efetiva.

Se for necessário realizar qualquer trabalho cosmético, será concluído nesse momento. Podem ser realizadas osteotomias, a giba dorsal pode ser reduzida ou enxertos de aumento dorsal podem ser colocados (Fig. 25.12). Já se ter separado as cartilagens laterais superiores do septo permite que a redução da giba dorsal seja realizada facilmente e sem causar dano à continuidade das cartilagens laterais superiores ou mucosa subjacente. Isto também permite que a cartilagem lateral superior seja reaproximada em sua nova altura, o que simultaneamente reduz a tensão no retalho.

Depois, as cartilagens laterais superiores são recolocadas no septo. Os enxertos expansores são geralmente usados e interpostos. Pode haver uma tração descendente das cartilagens laterais superiores, especialmente se a perfuração era grande. Para reduzir a tensão no fechamento do retalho, recoloque as cartilagens laterais superiores na posição anatômica normal. O enxerto de sobreposição dorsal e os enxertos expansores podem ajudar a combater qualquer aparência de pinçamento ou deformidade em sela resultante, que ocorra como uma consequência do fechamento, e pode ajudar a preservar a válvula nasal interna.

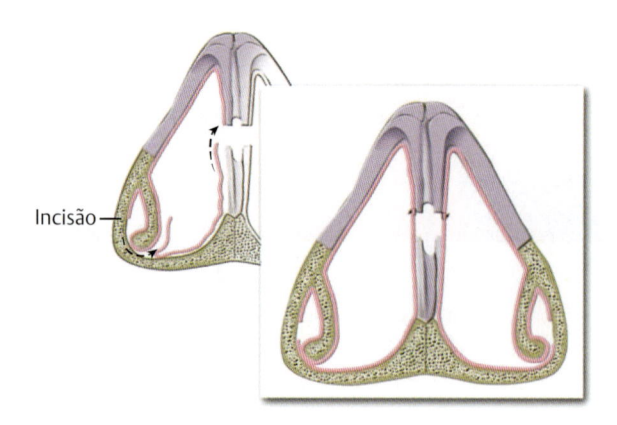

FIGURA 24.7
O retalho inferior é avançado ao longo do assoalho e em direção à perfuração septal permitindo o fechamento.

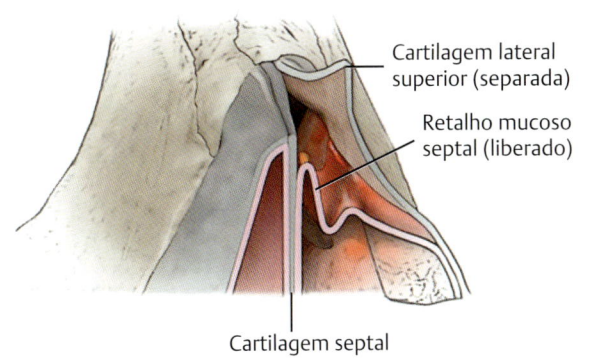

CAPÍTULO 24 Fechamento da Perfuração Septal

FIGURA 24.8
Um retalho superior bipediculado pode ser desenvolvido para fornecer mais retalhos mucosos para o fechamento. A mucosa é descolada da face inferior da cartilagem lateral superior.

Em seguida, com uma agulha cortante convexa, usa-se um fio de sutura simples ou cromada 4-0 ou 5-0 para suturar os retalhos septais no enxerto de interposição e um ao outro em uma configuração de colchoeiro (Fig. 24.11). Isto ajuda a impedir a migração do enxerto e o acúmulo de fluido/hematoma e a facilitar a vascularização do enxerto e o fortalecimento geral do reparo da perfuração.

A rotação indesejável da ponta do nariz pode ocorrer como um resultado do fechamento da perfuração. A reversão dessa rotação pode ser conseguida por meio de uma técnica de sobreposição crural medial ou pela retração das cartilagens laterais inferiores até o ponto desejado durante o fechamento da perfuração septal. O aumento da rotação ou rotação contrária podem ser conseguidos com um enxerto do tipo estaca columelar, dependendo de como é moldado e posicionado. Como as *crura* mediais foram completamente separadas uma da outra, é importante criar uma bolsa com suturas colocadas através das membranas septais imediatamente anteriores ao septo cartilaginoso caudal e do enxerto do tipo estaca columelar para evitar uma migração posterior. Se não houver cartilagem remanescente suficiente no septo, pode ser usada a cartilagem da orelha ou da costela (autóloga ou irradiada) para esse ou outros enxertos.

As modificações estéticas da ponta do nariz agora podem ser abordadas. Para evitar as bossas, os domos são reaproximados com suturas de Prolene 6-0, além de outros trabalhos. *Crura* mediais são suturadas uma à outra com ou sem um enxerto em estaca columelar (*strut*) com Prolene 6-0 ou PDS para preservar a projeção da ponta. A pele do nariz é reposicionada e o fechamento meticuloso tanto da incisão columelar como das incisões marginais são completados. Três suturas individuais não absorvíveis posicionadas anteriormente são usadas para aproximar gentilmente ambas as folhas de Silastic ao septo.

Coloca-se um tamponamento leve adicional no nariz para manter as áreas do osso exposto ao longo do assoalho nasal e sob os cornetos inferiores úmidas e assépticas. Uma gelatina absorvível (Gelfoam® Pfizer Inc., New York, NY) revestida com um creme ou pomada antibiótica é colocada embaixo dos cornetos inferiores, cobrindo os locais de avanço da mucosa. Um tamponamento leve de curativo antiaderente (Telfa™, Covidien, Dublin, Ireland) é colocado para impedir a coleção de qualquer coágulo. Em seguida, colocam-se fitas adesivas e uma tala sobre o nariz, como em uma rinoplastia padrão. Como a secreção nasal continuará por 24 a 72 horas, coloca-se um curativo abaixo das narinas para coletar a secreção. O tamponamento orofaríngeo colocado é removido, a faringe é aspirada e o paciente pode se recuperar da anestesia.

CUIDADOS NO PÓS-OPERATÓRIO

No primeiro dia pós-operatório, o curativo antiaderente é removido. Uma gentil aspiração de uma parte, mas não toda, da gelatina absorvível pode trazer algum alívio para a cavidade nasal obstruída. Os pacientes são orientados a

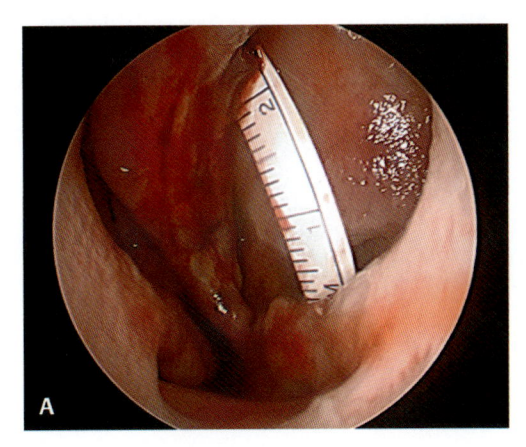

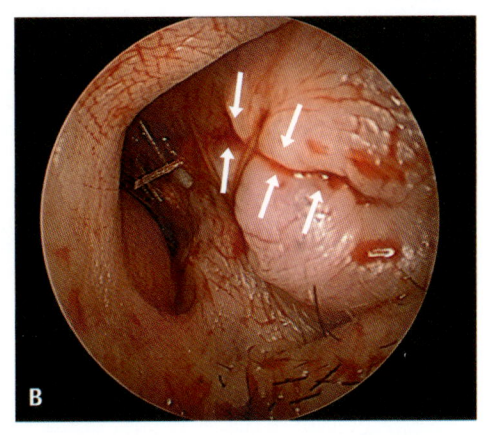

FIGURA 24.9 **A:** Uma grande perfuração antes do fechamento. **B:** A mesma perfuração fechada com suturas verticais de trás para frente. Observe um pequeno pedaço de derme acelular visível através de uma abertura milimétrica na linha de fechamento posteriormente *(seta)*. (©Russell W.H. Kridel, MD. Usada com permissão.)

FIGURA 24.10
O enxerto de interposição de tecido conjuntivo *(seta azul)* é fixado com suturas à cartilagem septal remanescente *(seta branca)*. Nesse caso, a derme acelular é usada como enxerto. (©Russell W.H. Kridel, MD. Usada com permissão.)

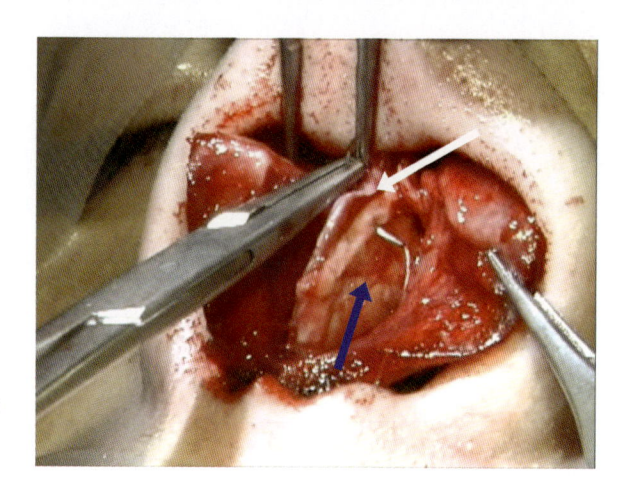

usar uma pomada antibiótica e solução salina nasal pelo menos três a quatro vezes por dia para manter a mucosa nasal úmida e para soltar a gelatina absorvível restante. Se o paciente teve um enxerto de fáscia temporal coletado para o enxerto de interposição, o dreno é removido no primeiro dia pós-operatório, o curativo de pressão é mantido por mais 2 ou 3 dias e as suturas são removidas em 7 a 10 dias.

Os pacientes são vistos com frequência nos próximos 10 dias para inspeção do local da cirurgia e gentil remoção da gelatina absorvível com aspiração. As suturas columelares são removidas no 5º dia pós-operatório. A tala externa é removida no 7º dia pós-operatório e são colocadas novas fitas adesivas no nariz por mais 3 a 7 dias. Realiza-se um cuidadoso exame do local do fechamento da perfuração através das folhas de Silastic límpidas a cada visita. Na maioria dos casos, as folhas de Silastic podem ser removidas após 14 dias, entretanto o período pode ser estendido se a perfuração não parecer estar completamente cicatrizada. Se após a remoção das folhas ainda houver alguma região não cicatrizada, o paciente é orientado a manter a área hidratada, usando uma pomada bactericida ou de petrolato, três a quatro vezes por dia, junto com gotas de solução salina. As crostas ou cascas sobre o fechamento da perfuração não devem ser removidas pois podem romper-se ou abrir o fechamento. Também é importante evitar a aspiração agressiva da região ou assoar o nariz no primeiro mês pós-operatório. Os pacientes devem evitar o uso de *sprays* vasoconstritores, fumaças nocivas, fumaça do tabaco, cocaína ou poeira excessiva. Os antibióticos perioperatórios devem continuar por 1 semana pós-operatória para evitar a sinusite secundária ao inchaço inerente.

COMPLICAÇÕES

Quando se tenta reparar perfurações muito grandes, mesmo com ambos os retalhos inferior e superior bilaterais, o fechamento total pode não ser possível. Entretanto, contanto que haja um enxerto de interposição, e as margens da perfuração tenham sido aproximadas até alguns milímetros do total do fechamento, este pode ocorrer com o tempo, à medida que as bordas da mucosa migram sobre o enxerto de tecido conjuntivo vascularizado. A umectação é muito útil no processo de cicatrização e pode ser conseguida com folhas de Silastic ou com pomada de petrolato ou antibiótica aplicada topicamente. Caso fechamento completo não seja possível na mesa cirúrgica, a perfuração deve ser fechada da direção anterior para posterior a fim de reduzir os sintomas do paciente. Se a perfuração não cicatrizar completamente, em geral fica menor com essa cirurgia. Se necessário, a revisão desse procedimento cirúrgico pode ser realizada 6 a 12 meses depois.

RESULTADOS

Na maioria dos pacientes adultos com um nariz de tamanho médio, uma perfuração de 1 cm deve poder ser fechada sem tensão em mais de 90% dos casos. As aparências funcional e estética estão interligadas quando o comprometimento da estrutura cartilaginosa contribui para o colapso das vias aéreas nasais internas. Alguns pacientes podem ter apenas uma perfuração pequena, enquanto outros podem apresentar uma deformidade em sela (Fig. 24.12). De

FIGURA 24.11
Uma vez que os retalhos tenham sido reparados e o tecido conjuntivo de interposição esteja posicionado, os retalhos septais são aproximados por uma sutura de colchoeiro.

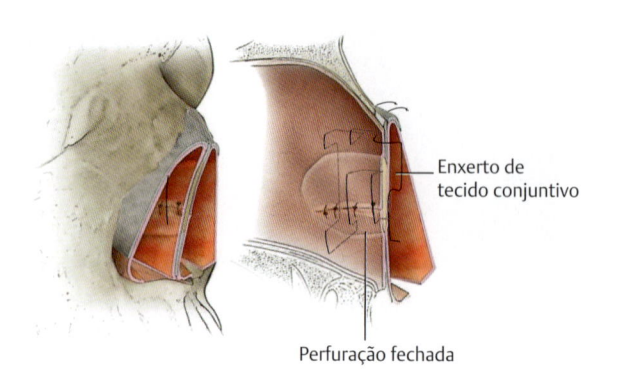

CAPÍTULO 24 Fechamento da Perfuração Septal

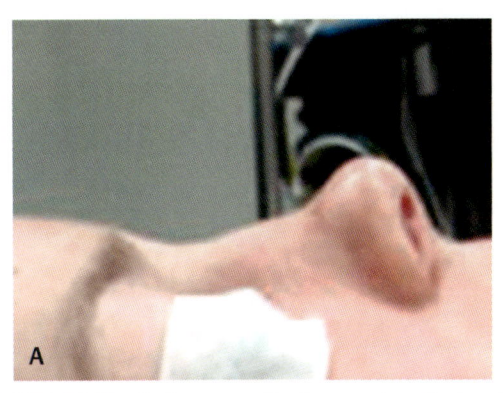

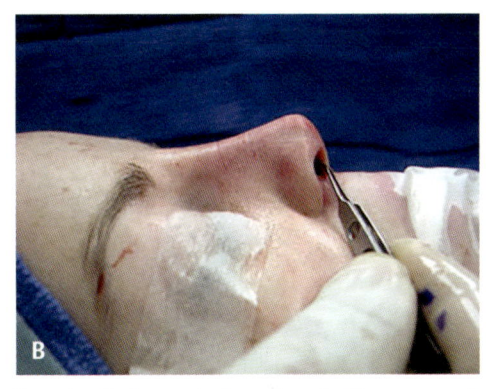

FIGURA 24.12 Podem ser realizadas manobras de rinoplastia após o fechamento da perfuração. Nesse exemplo, uma deformidade em sela dorsal **(A)** é reconstruída com um enxerto de aumento dorsal de cartilagem de costela **(B)**. (©Russell W.H. Kridel, MD. Usada com permissão.)

qualquer modo, as chaves essenciais no reparo da perfuração septal estão diretamente relacionadas com a análise dedicada do defeito, planejamento cirúrgico apropriado e técnica cirúrgica meticulosa.

DICAS

- Pode-se obter uma mucosa adicional para o fechamento, dissecando o mucopericôndrio da face inferior das cartilagens laterais superiores e avançando os retalhos septais inferiormente.
- Deve ser colocado um enxerto de interposição de tecido conjuntivo entre os retalhos septais suturados para melhorar a cicatrização e o fechamento, bem como para prevenir uma nova perfuração.
- O comprimento (de anterior para posterior) da perfuração tem pouca influência na capacidade de obter o fechamento. O fator mais importante no fechamento da perfuração é a sua altura.
- Cobrir o fechamento da perfuração em ambos os lados do septo com folhas de Silastic mantém a umectação durante a cicatrização e permite que o cirurgião monitore o processo de cicatrização em virtude da transparência das folhas de Silastic.

DIFICULDADES

- Pode haver reparos com falha quando a cirurgia é apressada ou a paciência é perdida.
- Realização lenta e meticulosa da sutura é essencial.
- Agulhas de sutura curvas e afiladas causam menos danos aos tecidos.
- Fechar as perfurações em pacientes que continuam a usar cocaína está fadado à falha.
- Perfurações iatrogênicas geralmente são mais difíceis de ser reparadas visto que uma grande quantidade de cartilagem intermediária foi removida durante a septoplastia prévia.
- Durante o fechamento, talvez seja necessário considerar o uso de enxertos expansores para evitar o estreitamento do terço médio do nariz e para preservar as válvulas nasais internas.

INSTRUMENTOS QUE DEVEM ESTAR DISPONÍVEIS

- Conjunto padrão para septorrinoplastia.
- Pinça de tecido Micro Adson 4¾ 1 × 2 dentes.
- Porta-agulhas delicado Kridel 6⅞", de carboneto de tungstênio com garras serrilhadas (VanSickle Instruments).
- Porta-agulhas em baioneta 6½", serrilhada, garras finas de 14 mm.
- Porta-agulhas Castroviejo 5¾" curvo, garras lisas de 11 mm, com trava.
- Porta-agulhas Castroviejo 5½" reto, garras lisas de 10 mm, com trava.

LEITURAS SUGERIDAS

Kridel RK. Septal perforation presentation and reconstruction. In: Thomas JR, ed. *Advanced therapy in facial plastic and reconstructive surgery*. Shelton, CT: People's Medical Publishing House-USA, 2010:307–318, Chapter 28.

Kridel RWH. Septal perforation repair. *Otolaryngol Clin North Am* 1999;32:695–724.

Kridel RWH, Appling D, Wright W. Septal perforation closure utilizing the external septorhinoplasty approach. *Arch Otolaryngol Head Neck Surg* 1986;112:168–172.

Kridel RWH, Ashoori F, Liu ES, et al. Long-term use and follow-up of irradiated homologous costal cartilage grafts in the nose. *Arch Facial Plast Surg* 2009;11(6):378–394.

25 RINOPLASTIA ASIÁTICA

Yong Ju Jang

INTRODUÇÃO

A rinoplastia de aumento é a rinoplastia mais comumente realizada nos países asiáticos. Além dela, a rinoplastia de correção do desvio nasal e deformidades em sela, giba e de nariz curto também são frequentemente realizadas. No campo da rinoplastia asiática, o principal objetivo estético é aumentar o tamanho e a definição do nariz. Entretanto, as características anatômicas únicas do nariz asiático devem ser seriamente consideradas no contexto da rinoplastia asiática. Em comparação com um típico nariz caucasiano, o típico nariz do leste asiático tende a ter uma pele mais grossa e maior abundância de tecido mole subcutâneo. A ponta de um nariz asiático geralmente é mais baixa e as cartilagens laterais inferiores são menores e fracas. Os ossos nasais são mal desenvolvidos e grossos e manifestam-se como dorso e raiz nasal baixos. A cartilagem septal também é fina e pequena. Portanto, o tamanho e a quantidade de cartilagem septal coletada podem não ser adequados para uma rinoplastia completa, aumentando a necessidade da coleta de enxertos de outros locais. O formato da ponta do nariz geralmente é alterado por um enxerto da ponta usando cartilagem autóloga. O aumento ou a camuflagem do dorso nasal é realizado com o uso de vários materiais de implantes aloplásticos ou biológicos. O reforço da estrutura da cartilagem septal é outro conceito importante na rinoplastia asiática, usado para conseguir bons resultados cirúrgicos a longo prazo.

HISTÓRIA

Quando a obstrução nasal é avaliada, métodos diagnósticos, como história médica completa em termos de doenças relacionadas com o nariz, exame endoscópico da cavidade nasal, teste objetivo das vias aéreas e imagem radiológica, são ferramentas indispensáveis para que sejam feitos amplos julgamentos sobre a causa da doença. Para que a rinoplastia tenha êxito, além do mencionado acima, também é extremamente importante examinar minuciosamente os traços de personalidade do paciente. Também é extremamente importante reconhecer antecipadamente os pacientes que terão uma maior probabilidade de experimentar uma insatisfação pós-operatória. Durante a consulta pré-operatória, o cirurgião deve determinar se o paciente tem uma motivação racional e aceitável para submeter-se à cirurgia. Além disso, ao prestar atenção aos mínimos detalhes, cabe ao cirurgião determinar se o paciente é excessivamente ansioso. Também é fundamental obter informações sobre uma doença preexistente e o histórico de tabagismo, o abuso de drogas, ou se o paciente está usando produtos fitoterápicos ou anticoagulantes.

EXAME FÍSICO

Durante a consulta inicial, o formato e a função do nariz do paciente devem ser cuidadosamente examinados. O formato geral do nariz, a altura da ponta do nariz e do dorso e a espessura do envelope de tecido mole da pele devem ser cuidadosamente examinados. Tanto a inspeção quanto a palpação desempenham papéis importantes na avaliação das características anatômicas do nariz. A função nasal e o formato estão rigorosamente relacionados; portanto, uma avaliação adequada da respiração nasal também é importante.

INDICAÇÕES

Não há indicações absolutas para a rinoplastia estética. Qualquer paciente com vontade de mudar o formato do nariz pode ser submetido à rinoplastia. Contudo, indivíduos com uma ponte nasal subprojetada são mais propensos a buscar rinoplastia em comparação com aqueles com um nariz bem desenvolvido. Um paciente com uma ponta do nariz mal definida ou mal projetada, uma consequência de cartilagem alar subdesenvolvida combinada com pele grossa, também tende a procurar a rinoplastia. Os indivíduos com condições tais como um dorso nasal convexo, um desvio de nariz, uma deformidade traumática e em sela e narizes curtos também são bons candidatos para rinoplastia. Entretanto, um pré-requisito para a cirurgia é que o problema estético do paciente deve ser reconhecível para os outros e cirurgicamente corrigível.

Os fatores a seguir também são importantes quando se considera uma rinoplastia:

- O problema estético do paciente deve estar dentro do escopo do conjunto de habilidades técnicas do cirurgião.
- Deve haver consenso em relação aos resultados esperados entre o paciente e o cirurgião.
- O paciente deve estar física e psicologicamente apto para ser submetido à cirurgia.
- Os riscos acompanhantes da cirurgia devem ser aceitáveis para o paciente e para o cirurgião.

CONTRAINDICAÇÕES

Os pacientes que estiverem sofrendo de uma grave doença não devem ser submetidos à cirurgia de rinoplastia. A capacidade psicológica do paciente é um fator muito importante na decisão contra a rinoplastia. Os indivíduos com as seguintes características não são candidatos satisfatórios para serem submetidos à rinoplastia:

- Expectativas irreais da cirurgia.
- Ausência de um claro entendimento do problema estético.
- Uma motivação vaga para ser submetido à cirurgia.
- Demonstrar atitudes duvidosas e exageradas.
- Dificuldades de comunicação.
- Transtorno dismórfico corporal.
- Grande psicose, como doença maníaco-depressiva ou esquizofrenia.
- Insatisfação excessiva com um resultado prévio de rinoplastia.

PLANEJAMENTO PRÉ-OPERATÓRIO

A documentação com fotografias da face do paciente é um processo decisivo e necessário. Durante o planejamento pré-operatório, o cirurgião e o paciente devem discutir sobre o formato desejado do nariz e o material de implante ou de enxerto de preferência. Por meio de simulações computadorizadas, o formato preferido do nariz externo do paciente pode ser precisamente determinado antes da rinoplastia; de forma notável, esse tipo de participação do paciente durante a etapa de planejamento da rinoplastia pode melhorar a comunicação entre o paciente e o cirurgião. As simulações computadorizadas também podem ajudar os pacientes que estão considerando a rinoplastia a ter uma expectativa mais realista da cirurgia e a aliviar a ansiedade. Em relação ao aumento dorsal, é importante saber qual tipo de implante ou material o paciente prefere. O cirurgião deve explicar as vantagens e as desvantagens de todos os materiais disponíveis para a implantação dorsal e permitir que o paciente expresse sua preferência. Quando o cirurgião antecipa a necessidade de colheita de cartilagem da costela ou da orelha, deve explicar ao paciente a morbidade adicional e as complicações associadas com a colheita da cartilagem.

TÉCNICA CIRÚRGICA

Cirurgia da Ponta do Nariz

Na minha experiência, a técnica de sutura da ponta não é particularmente útil em pacientes asiáticos, em especial aqueles com pele nasal grossa e cartilagens alares fracas. Em vez disso, a técnica de enxerto na ponta leva a um melhor refinamento e projeção nos pacientes asiáticos. A cartilagem septal é o material de enxerto de preferência; contudo, se não for o suficiente, também pode ser usada a cartilagem costal ou conchal. Nos pacientes com pele extremamente grossa, a cartilagem costal é um material de enxerto de ponta útil.

Enxerto em Escudo

O enxerto em escudo é uma das manobras mais comumente usadas para melhorar a projeção e a definição da ponta em pacientes asiáticos. Ao moldar o enxerto, sua periferia deve ser biselada com um bisturi, ou a cartilagem deve ser esmagada para que a margem do enxerto não fique visível através da pele. Esse procedimento é particularmente necessário dentre aqueles com pele fina. O enxerto deve ser moldado como um escudo ou uma folha de ginkgo (um tipo de árvore), e a parte superior deve ser larga para que ambas as extremidades do lado superior possam indicar pontos definidores de ponta. Entretanto, essa técnica pode tornar o ângulo columelo-lobular obtuso e o lóbulo da infraponta anormalmente longo, além de aumentar o risco de rotação excessiva da ponta. A borda superior deste enxerto em escudo deve ser um pouco mais alta do que a altura do domo existente da ponta. Em geral, esta técnica efetivamente alonga o segmento do lóbulo da infraponta e, assim, aumenta a projeção da ponta. Algumas vezes, o enxerto em escudo pode ser facilmente dobrado cefalicamente após o fechamento da pele, resultando em um efeito estético indesejado. Para resolver este problema e manter uma projeção adequada, um enxerto de apoio deve ser colocado imediatamente atrás do enxerto em escudo.

Enxerto de Ponta Cartilaginoso e com Multicamadas

Por causa das diversas características anatômicas dos contornos da cartilagem alar, a colocação de um único enxerto em escudo geralmente não é suficiente e não resulta em projeção e definição desejáveis. Para superar as limitações do enxerto da ponta convencional, eu uso um enxerto de ponta de multicamadas nos pacientes com pele grossa, ponta bulbosa e formato da ponta subprojetado (Fig. 25.1). A colheita de cartilagem septal, conchal, tragal e/ou costal

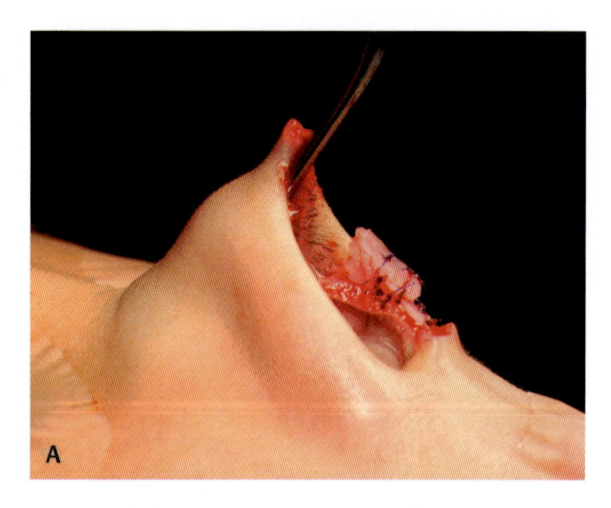

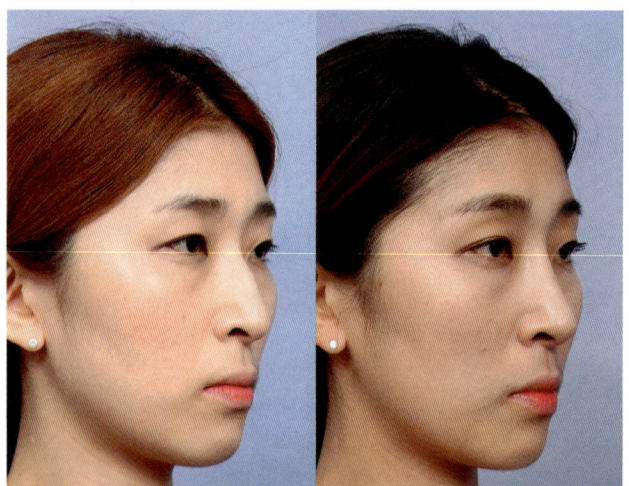

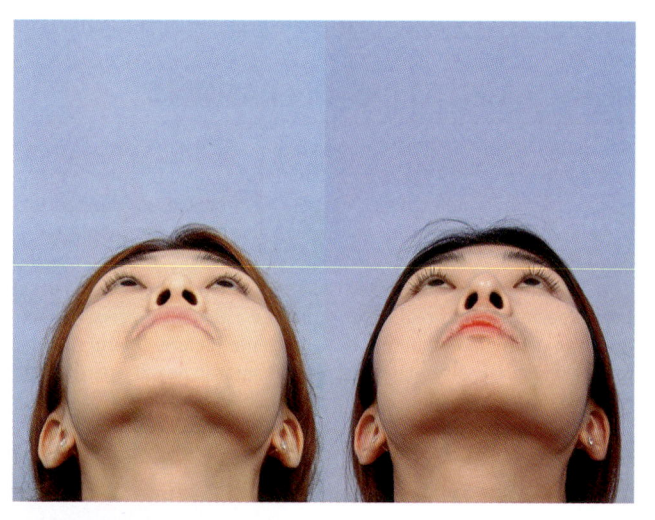

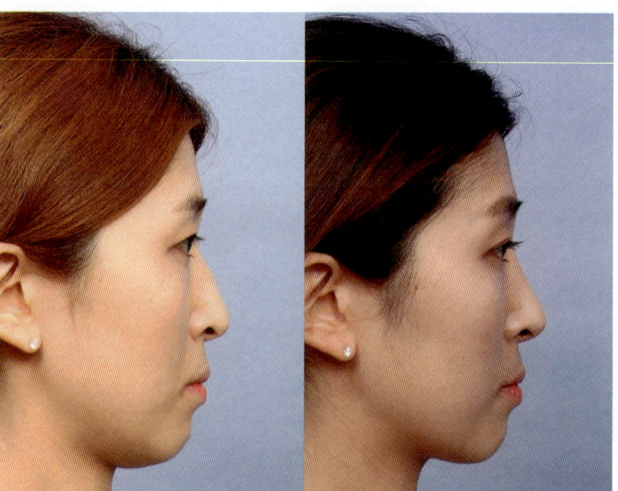

FIGURA 25.1
A: Foto intraoperatória de enxerto de ponta com multicamadas usando cartilagem septal. **B:** Fotos pré- e pós-operatórias da cirurgia de um caso representativo envolvendo enxerto de ponta com multicamadas.

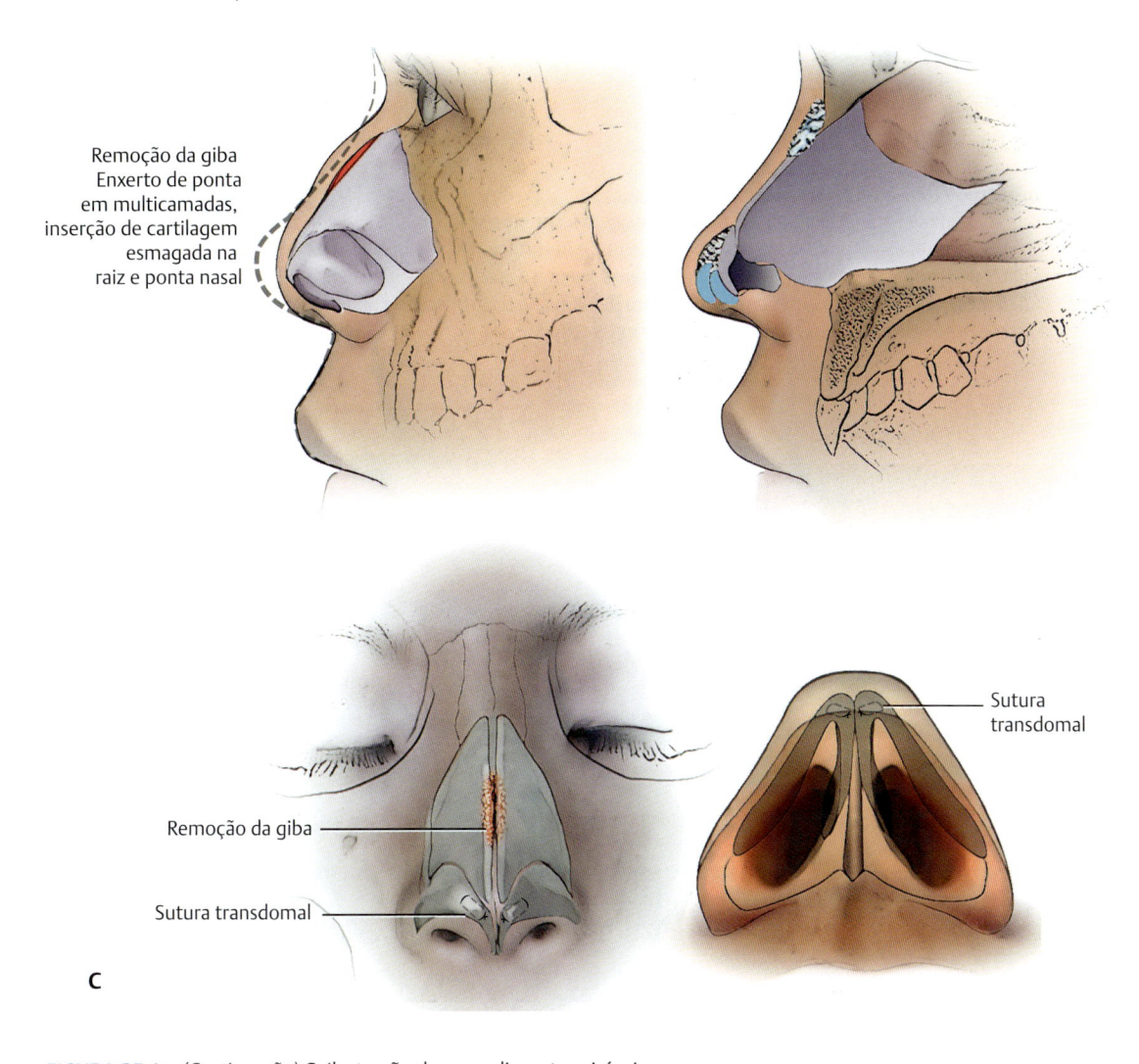

FIGURA 25.1 *(Continuação)* **C:** Ilustração de procedimentos cirúrgicos.

é realizada dependendo da quantidade de cartilagem necessária e a qualidade e a quantidade de cartilagem do septo nasal disponível no paciente. Quando necessário, a extensão caudal do septo, colocação da estaca columelar, sutura do domo e/ou desbaste do envelope de tecido mole da pele são realizados antes do enxerto de ponta com multicamadas. Seguindo esses procedimentos, a primeira camada de enxerto em escudo cartilaginoso é colocada no domo e fixada com sutura PDS 5-0. Em seguida, são colocadas camadas adicionais de enxerto em escudo em cima da primeira camada. A camada mais caudal é posicionada de modo que sua borda principal (superior) seja sempre maior que a altura do domo existente e do que a(s) camada(s) abaixo dela. O número de camadas do enxerto aplicadas depende de quanta projeção é necessária e é determinado no intraoperatório. A largura horizontal do enxerto em escudo é ajustada de acordo com a espessura da ponta. Para a pele fina, a largura horizontal deve ser maior para fornecer uma melhor definição da ponta. Para a pele grossa, uma largura mais estreita provê melhores resultados. A suavização meticulosa das margens do enxerto com entalhe suave é importante para que se tenha uma ponta suave. Assim como os enxertos em escudo, o enxerto de apoio é necessário em muitos casos. Esta técnica é bastante versátil e pode facilmente ajustar o vetor de projeção da ponta, o que é particularmente útil para o alongamento nasal. As complicações associadas com esta técnica incluem eritema transitório na ponta, infecção, contornos visíveis do enxerto com eritema de início tardio da pele, deformidade das narinas e superprojeção.

Enxerto de Sobreposição da Ponta

O enxerto de sobreposição da ponta é um procedimento durante o qual uma ou várias camadas de enxerto são colocadas horizontalmente sobre os domos da ponta (Fig. 25.2). Quando a rinoplastia é realizada em pacientes asiáticos, a colocação de enxertos de sobreposição empilhados na porção domal da ponta é frequentemente combinada com o uso de material de implante aloplástico para aumento dorsal. A visibilidade do enxerto é uma complicação comum. Para evitar a visibilidade do enxerto, a largura do enxerto deve ser quase igual à porção domal da ponta e a margem do enxerto deve ser adequadamente suavizada.

Enxerto de Extensão Septal

Este procedimento pode ter vários efeitos, incluindo reforço do suporte da ponta, ajuste da projeção e da rotação da ponta, extensão do comprimento dorsal, avanço columelar e melhoria do ângulo nasolabial. Como este enxerto invisível está localizado no meio de ambas as cartilagens alares, os riscos de visibilidade do enxerto de ponta ou adelgaçamento dérmico, que são complicações comuns de outras técnicas de enxerto de ponta, são evitados. Para um enxerto de extensão septal bem-sucedido, a cartilagem septal deve ser grossa e forte; se a cartilagem for fraca, a cartilagem coletada para o enxerto e a estaca de apoio em L também serão fracas, levando a uma deformação gradual do enxerto de extensão septal e da estaca de apoio em L e desprojeção ou deformação da ponta. É usada uma sutura de *nylon* 5-0 ou PDS 5-0 para fixar o enxerto de extensão septal à cartilagem septal. Em geral, três ou quatro suturas são suficientes, mas às vezes é necessária uma sutura de bloqueio na área transicional do septo dorsal e do septo caudal, a fim de evitar a rotação do enxerto em direção anterocaudal.

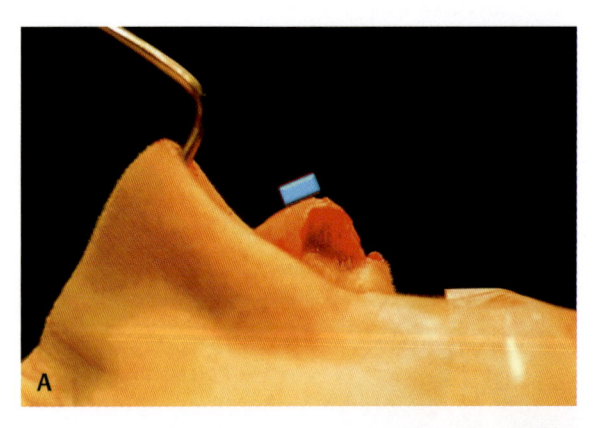

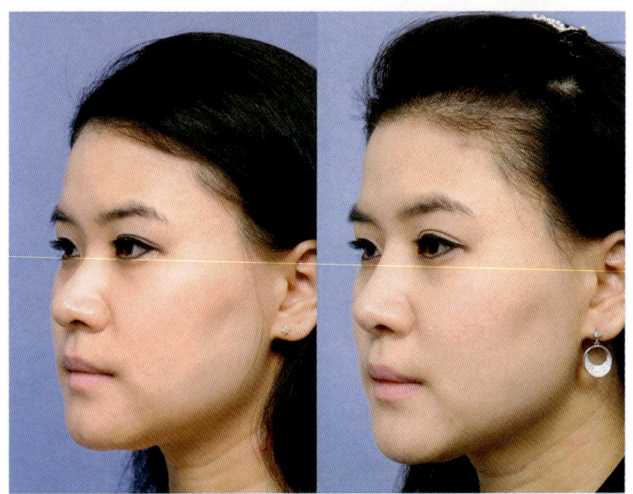

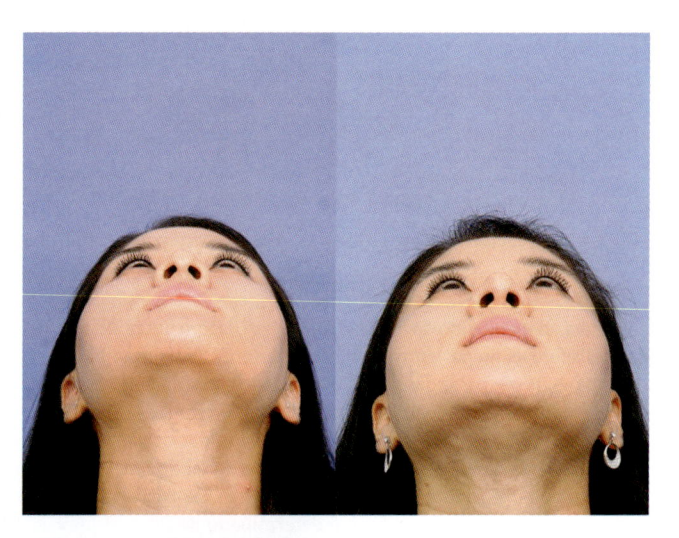

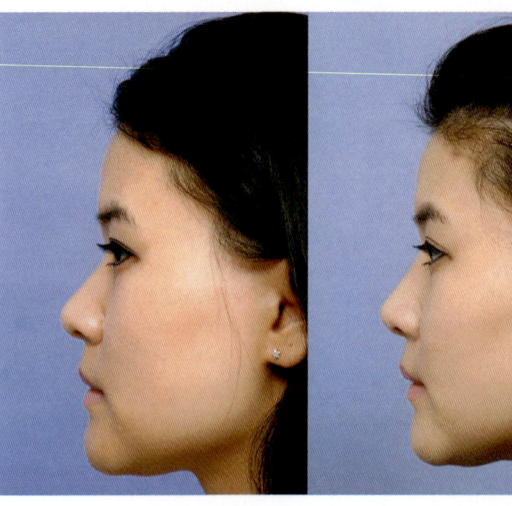

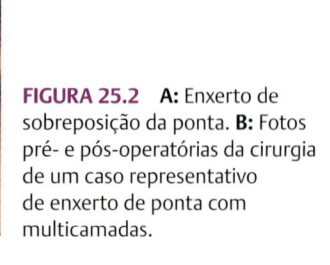

FIGURA 25.2 A: Enxerto de sobreposição da ponta. **B:** Fotos pré- e pós-operatórias da cirurgia de um caso representativo de enxerto de ponta com multicamadas.

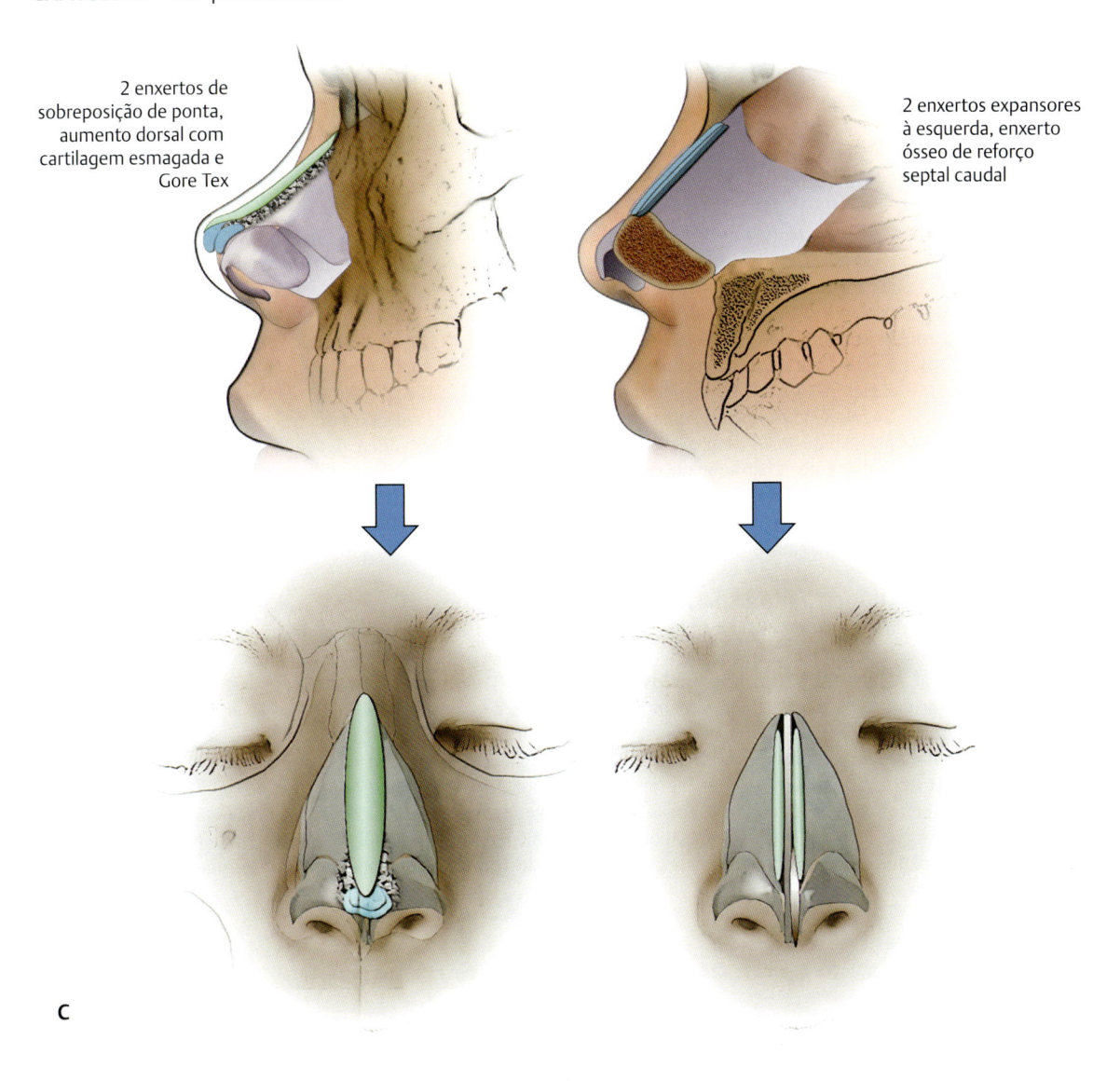

FIGURA 25.2 (*Continuação*) **C:** Ilustração de procedimentos cirúrgicos.

Após a sutura, o cirurgião deve pressionar gentilmente o enxerto com o dedo para testar a força da fixação. É melhor cortar ou remover partes do enxerto que não são úteis para a fixação e podem causar obstrução nasal. A extremidade caudal do enxerto de extensão septal está geralmente conectada à borda caudal em ambos os lados das cartilagens alares, mas, se necessário, também pode ser conectada à borda cefálica ou média das cartilagens alares. Uma ou duas suturas ocultas, usando um material de sutura não absorvível, como o *nylon* 5-0, geralmente são suficientes para uma fixação adequada. O uso de sutura absorvível, como o Vicryl 4-0 no septo membranoso para maior fixação do enxerto, resultará em uma fixação mais forte e poderá remover o espaço morto. Embora o enxerto de extensão septal tenha muitas vantagens, também tem muitas limitações. Por exemplo, esse tipo de enxerto frequentemente cria deformidades da supraponta. Outras complicações associadas com o enxerto de extensão septal incluem rigidez da ponta nasal, obstrução nasal secundária, narina deformada em decorrência do envergamento septal e desprojeção e rotação da ponta.

Aumento Dorsal

O aumento dorsal é o problema mais comumente abordado na rinoplastia asiática. Em todos os tipos de rinoplastia, incluindo a rinoplastia estética simples, esta manobra é decisivamente importante para a obtenção da perfeição estética, a qual é determinada pela altura e formato do dorso nasal, visto de lado e de frente, e um harmonioso alinhamento com a ponta do nariz. Durante o aumento dorsal, é importante definir um ponto de partida nasal ideal que corresponda à extremidade cefálica do implante. A extremidade cefálica do implante está idealmente localizada perto (ou imediatamente acima) da linha média pupilar horizontal para mulheres e entre os cílios superiores e o sulco palpebral para homens. Se o implante dorsal for muito largo, o risco de deslocamento ou visibilidade do implante é relativamente menor, mas a linha dorsal vai parecer masculina e esteticamente menos agradável. Se o implante dorsal for muito estreito na área da raiz nasal, o risco de visibilidade ou desvio do implante aumenta.

Ao contrário da rinoplastia em pacientes caucasianos, na qual o uso de implantes aloplásticos (especialmente o silicone) no dorso nasal é evitado, os implantes aloplásticos desempenham um importante papel na rinoplastia asiática, em razão das diferentes características anatômicas, tais como grossura da pele e mau desenvolvimento da estrutura cartilaginosa. Não há nenhum implante ou material de enxerto ideal para o aumento dorsal. Contudo, os materiais a seguir são comumente usados.

Silicone

Em virtude da sua estrutura química estável, o silicone tem várias vantagens, incluindo o fácil manuseio e a falta de reação tecidual. Além disso, sua aplicação é conveniente por causa da disponibilidade de produtos prontos e sua relativa solidez o torna adequado para moldar formatos nasais desejáveis para a aplicação em asiáticos com pele de moderada à grossa. O silicone deve preferivelmente ser aparado até 3,5 a 4,0 cm em comprimento e 8 mm em largura, com as bordas o mais fino possível. Quando o cirurgião está trabalhando no formato do implante, na maioria dos casos é necessário reduzir a espessura do implante e deixá-lo côncavo próximo ao ríon, porque o osso nasal se sobressai mais nessa área. A parte inferior do dorso nasal, parte que vai até a cartilagem alar e os domos da ponta da área do ângulo septal anterior, é uma área que requer um grande cuidado a fim de criar uma suave linha ideal do dorso à ponta sem qualquer desnível. O *design* do implante dessa área difere dependendo de cada técnica de cirurgia de ponta diferente. A extremidade caudal do implante de silicone não deve estar em contato direto com a pele da ponta. As complicações que se seguem à implantação do silicone incluem desvio do implante, instabilidade, deslocamento, extrusão, extrusão iminente, infecção e contração da pele. Dentre as complicações tardias, a contração do envelope de tecido mole da pele, resultando em um nariz curto, é relativamente comum e difícil de ser tratada.

Politetrafluoretileno Expandido (ePTFE, Gore-Tex)

Os implantes utilizando ePTFE contêm microporos que induzem o crescimento do tecido circundante para o seu interior através dos poros; as vantagens desse material incluem maior estabilidade e menor incidência de formação capsular. Além disso, o risco de extrusão é menor com o ePTFE que com o silicone.

Ao projetar um material de aumento espesso de mais de 4 a 6 mm de altura, projete a folha inferior larga o suficiente para deixar todo o corte transversal em formato trapezoidal. Após serem empilhadas até a altura adequada, as folhas devem ser fixadas com uma sutura usando PDS 4-0, PDS 5-0 ou *nylon*. É importante que seja feito um bom biselamento das margens das folhas, especialmente naquelas com mais de 2 mm de espessura. Se não estiver biselada o suficiente, as margens do implante podem ser sentidas pela pele após a cirurgia. Uma notável desvantagem do ePTFE é que ele diminui em volume após a inserção. Além disso, é mais difícil remover um implante de ePTFE que um implante de silicone do dorso nasal. O desvio, o deslocamento e a inflamação tardia são complicações associadas ao uso desse material.

Cartilagem Autóloga

Os tecidos autólogos comuns usados no aumento dorsal incluem as cartilagens septal, conchal e costal, a fáscia e o dermoadiposo.

Cartilagem septal. Como é difícil a obtenção de uma peça de cartilagem suficientemente longa (3 a 4 cm) para o aumento dorsal, é incomum usar uma única peça de cartilagem septal como material para este fim. Em geral, o resto de fragmentos de cartilagem após o enxerto estrutural ou de ponta é esmagado e usado para preencher as depressões regionais ou áreas desiguais no dorso nasal ou na ponta.

Cartilagem conchal. Ao contrário da cartilagem septal, a cartilagem conchal tem uma curvatura intrínseca que dificulta seu uso rotineiro no aumento dorsal. Além disso, a cartilagem conchal geralmente é muito pequena para produzir uma única peça adequada para o aumento dorsal. Assim sendo, a cartilagem da orelha é muitas vezes usada na forma de cartilagem picada em cubos, envolta com fáscia, alcançando, assim, ampla aceitação como a técnica ideal de aumento dorsal. Outra opção é o uso de cartilagem conchal em cubos com fixação pericondral (DCCP). Nos casos que envolvem concavidade ou sela parcial no dorso nasal, o aumento dorsal parcial pode ser obtido apropriadamente picando a cartilagem à qual o pericôndrio da cartilagem conchal colhida permanece presa, garantindo assim a fixação das peças em cubos ao pericôndrio intacto (Fig. 25.3). A fixação do pericôndrio durante a colheita da cartilagem conchal pode resultar em um formato adequado de enxerto e uma tendência a não migração, que pode ser fixada e

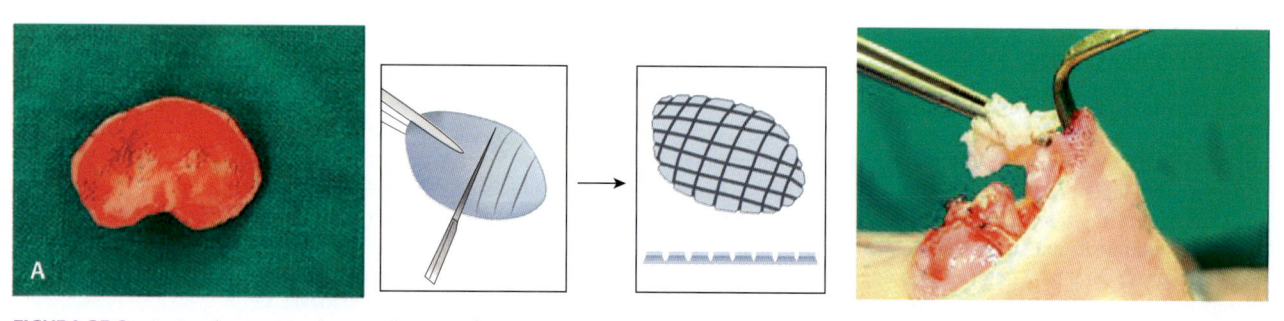

FIGURA 25.3 **A:** Cartilagem picada em cubos com fixação pericondral.

CAPÍTULO 25   Rinoplastia Asiática

Enxerto de ponta com multicamadas, aumento da raiz nasal com cartilagem conchal picada em cubos com fixação pericondral

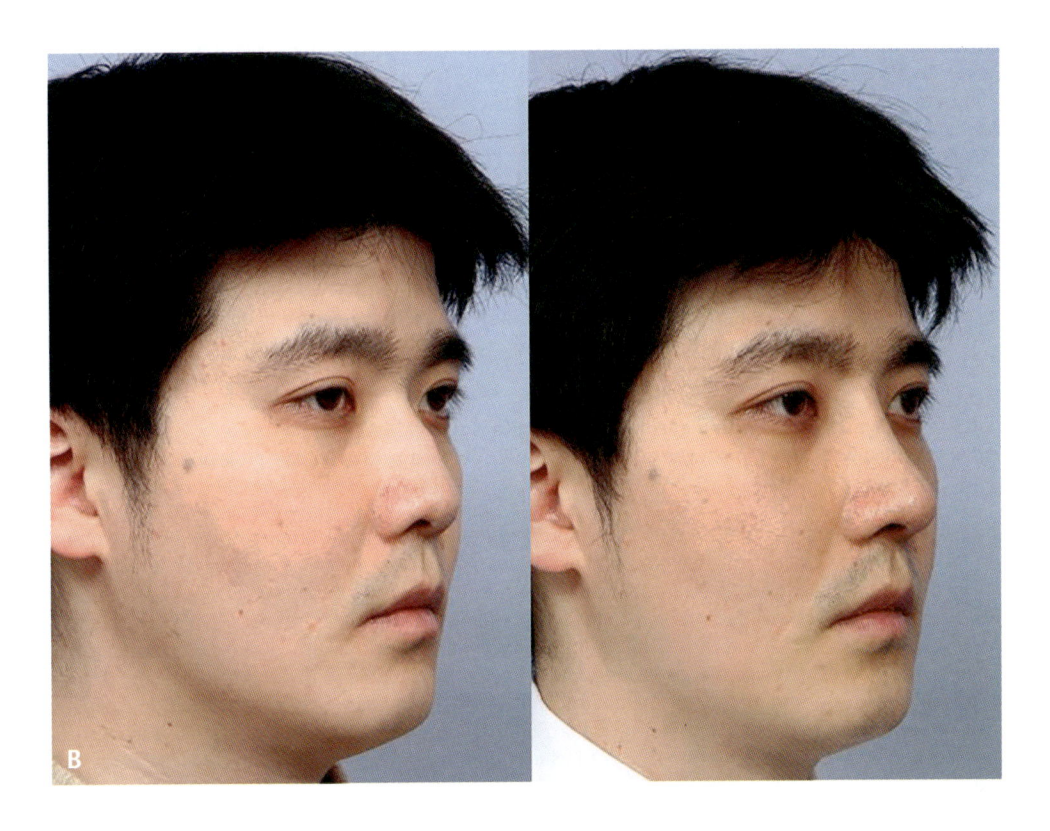

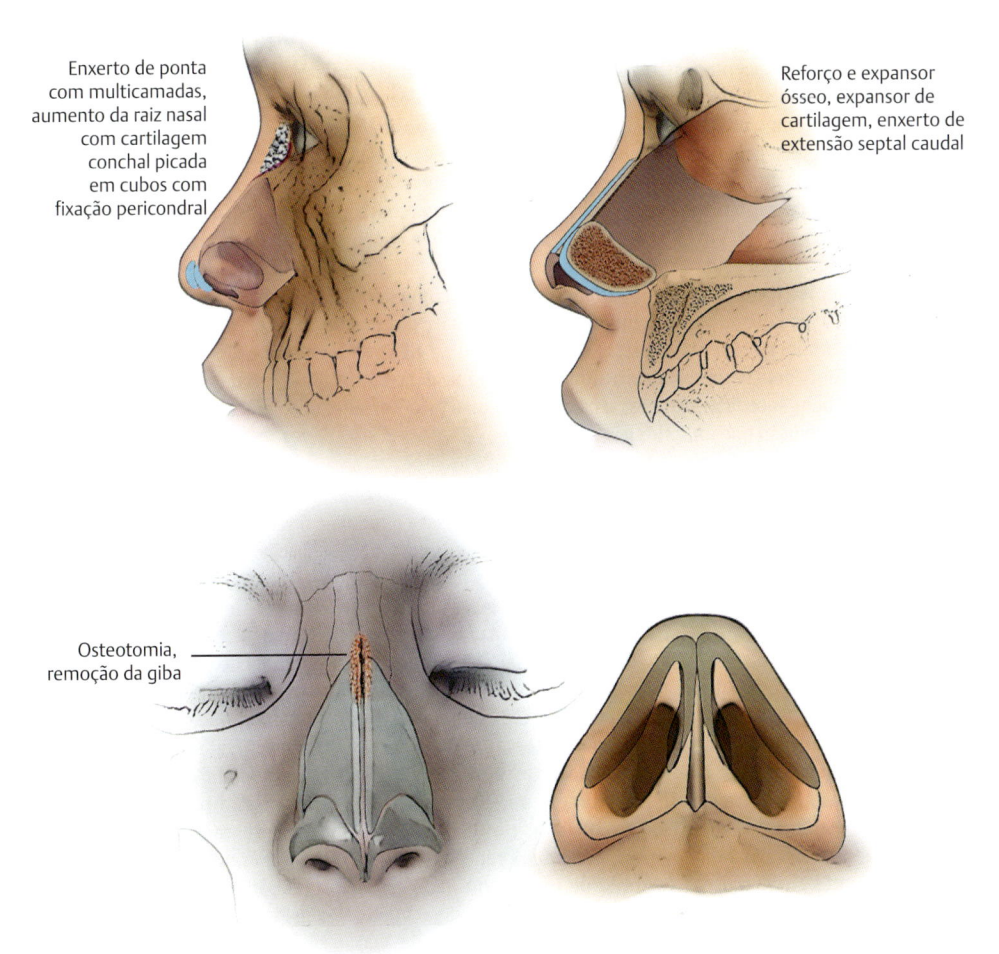

Reforço e expansor ósseo, expansor de cartilagem, enxerto de extensão septal caudal

Osteotomia, remoção da giba

FIGURA 25.3 (*Continuação*) **B:** Fotos pré- e pós-operatórias da cirurgia de um caso representativo, envolvendo aumento da raiz nasal, usando cartilagem conchal picada em cubos com fixação pericondral. **C:** Ilustração de procedimentos cirúrgicos.

ajustada sem suturas no dorso e na raiz nasal por moldagem manual e colocação sobre a pele. A maior limitação de DCCP é a insuficiência de material para o aumento dorsal substancial. No entanto, DCCP é útil e apresenta várias vantagens com respeito ao aumento do dorso, raiz nasal e/ou ponta via rinoplastia, incluindo (1) composição de tecido autólogo, (2) textura macia, (3) fácil manipulação, (4) ausência de necessidade de fixação com sutura, (5) baixo risco de reabsorção e (6) alta resistência à infecção.

Cartilagem costal. A cartilagem costal é um dos tipos mais úteis da cartilagem autóloga para pacientes que precisam de um aumento substancial ou que experimentaram complicações com implantes aloplásticos. Este material é a primeira escolha para o aumento dorsal nas seguintes situações:

- Rinoplastia de reconstrução que requer uma grande quantidade de cartilagem forte e material de enxerto para a reconstrução do septo nasal decorrente de deformação grave.
- Nariz em sela.
- Nariz curto.
- Pacientes que têm um nariz pequeno e querem grandes mudanças (Fig. 25.4).
- Pacientes com uma pele muito grossa que querem uma ponta do nariz bem definida e projetada com contornos distintos.

A cartilagem costal pode ser usada de três maneiras diferentes no dorso nasal. Primeiro, pode ser usada como uma peça única com um formato bem esculpido. Embora pareça simples, não é particularmente fácil esculpir bem esta cartilagem e há uma possibilidade de arqueamento ou distorção do enxerto durante o período pós-operatório. Segundo, a cartilagem costal pode ser usada como uma forma laminada de múltiplas camadas. Acredita-se que este enxerto tenha um risco menor de entortar ou dobrar do que a monounidade de enxerto dorsal da cartilagem costal anteriormente descrito. Terceiro, a cartilagem costal pode ser esmagada para uma textura fina e macia e, em seguida, pode ser colocada no dorso com ou sem selante de fibrina ou fáscia. Na minha experiência, as taxas de complicação geral e de revisão das rinoplastias que usam cartilagem costal autóloga são muito maiores que naquelas que usam outros materiais de enxerto. Estas complicações incluem arqueadura, irregularidades do contorno, reabsorção e infecção.

Redução da Giba Dorsal em Pacientes Asiáticos

Embora a prevalência de uma giba dorsal seja relativamente mais baixa entre os asiáticos que entre os caucasianos, um grande número de pacientes asiáticos apresenta esta característica indesejável. Ao examinar o nariz de um paciente, uma típica giba dorsal, além de deformidade semelhante a giba, pode ser identificada. Portanto, é desejável definir essa deformidade como um dorso nasal convexo. Nos narizes asiáticos, o dorso nasal convexo pode ser classificado de três maneiras: giba generalizada, giba isolada e giba relativa com uma ponta baixa. Uma giba generalizada representa uma giba típica comumente observada na população caucasiana, na qual a sua curvatura começa a partir da abóboda óssea e estende-se até o dorso cartilaginoso em uma curva suave. Uma giba isolada indica uma protrusão abrupta de uma pequena giba em um formato triangular ou redondo na linha dorsal. O comprimento total desse tipo de giba é curto, estando a maior parte localizada ao redor do rínion. Uma giba relativa com uma ponta baixa descreve aquela cuja altura do dorso nasal não é tão proeminente, mas com uma ponta do nariz subdesenvolvida, dando uma falsa impressão de uma giba dorsal nasal. Além da remoção da giba, a cirurgia da ponta e o aumento da raiz nasal são procedimentos muito importantes para o sucesso do manejo de uma giba dorsal em pacientes asiáticos (Fig. 25.5). Na maioria dos casos de um dorso nasal convexo, o aumento substancial da ponta nasal é um pré-requisito para garantir uma cirurgia estética bem-sucedida. Portanto, a correção de uma giba dorsal em pacientes asiáticos demanda mais uma cirurgia de redistribuição que uma simples redução.

Correção do Desvio Nasal

Os princípios cirúrgicos aplicáveis para o manejo das abóbodas óssea e média e terço inferior do nariz caucasiano também são aplicáveis para a correção do nariz com desvio em pacientes asiáticos. Contudo, uma dificuldade associada à conduta deste problema é que muitos pacientes não têm uma quantidade suficiente de cartilagem septal para o uso simultâneo na reconstrução da estrutura septal, cirurgia da ponta e aumento dorsal. Além disso, a cartilagem septal é geralmente fina e fraca. Portanto, o cirurgião frequentemente deve coletar cartilagem extra para garantir a correção completa e reforço do desvio nasal. O osso septal é um material de enxerto especialmente útil que pode ser usado para fortalecer a estaca septal em L. A realização de uma septoplastia para o desvio nasal envolve a colheita da parte central da cartilagem quadrangular, placa perpendicular do osso etmoide e partes do vômer. O uso de osso septal coletado para a correção septal reduz a necessidade de colheita de cartilagem extra. Com o auxílio de uma tesoura e uma broca otológica, o osso coletado é colocado no tamanho e formato adequado. Em seguida, são feitos alguns furos (o maior número possível) com uma pequena broca para facilitar a sutura (Fig. 25.6). Antes do tratamento cirúrgico, o cirurgião deve avaliar cuidadosamente a presença de assimetria facial, o que pode limitar consideravelmente a capacidade de obtenção de um resultado cirúrgico bem-sucedido. Além disso, muitos pacientes submetidos à correção de um desvio nasal também precisam de aumento dorsal para melhorar o resultado estético. Consequentemente, o aumento dorsal pode ser considerado como um passo importante na correção do desvio no nariz asiático.

CAPÍTULO 25 Rinoplastia Asiática

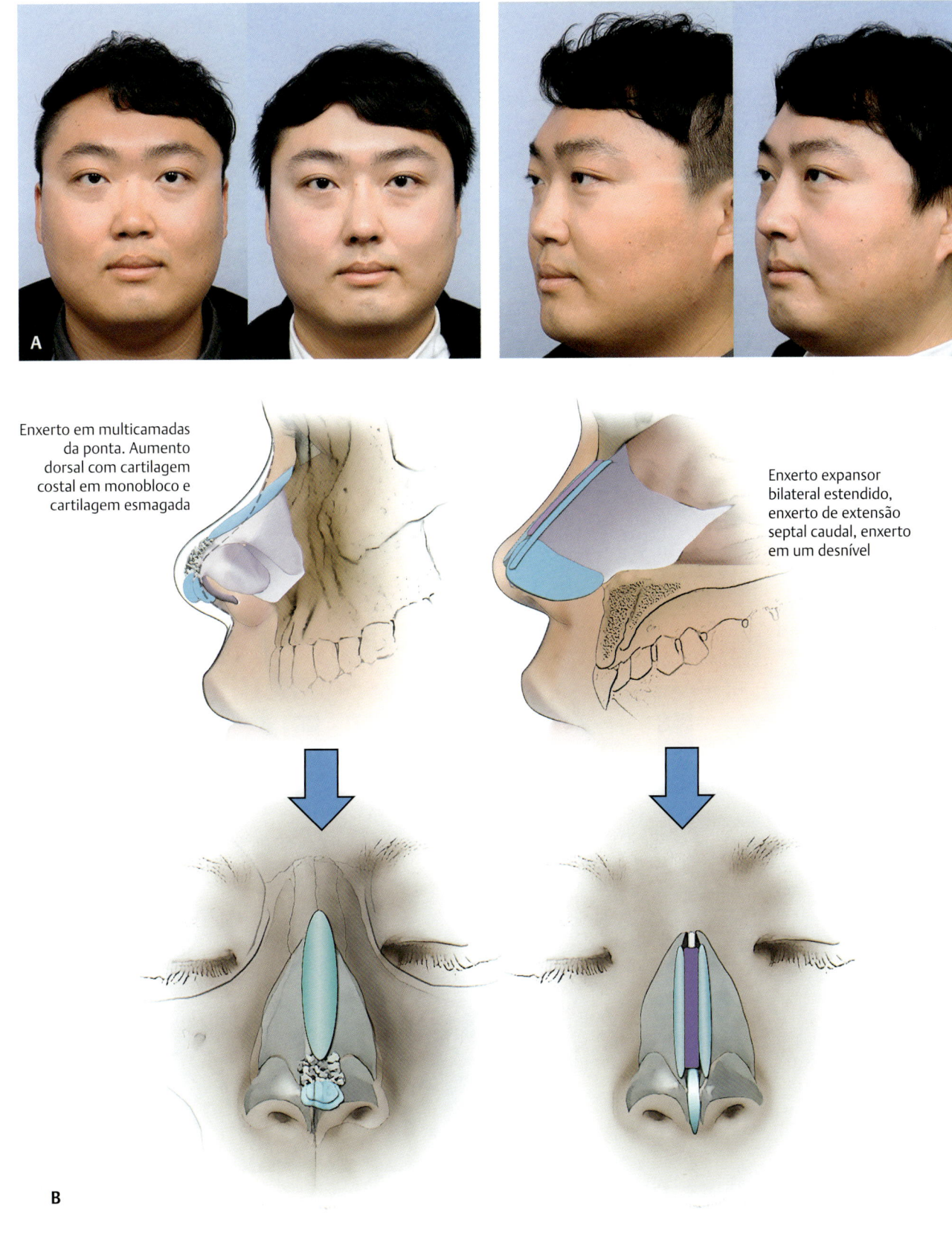

Enxerto em multicamadas da ponta. Aumento dorsal com cartilagem costal em monobloco e cartilagem esmagada

Enxerto expansor bilateral estendido, enxerto de extensão septal caudal, enxerto em um desnível

FIGURA 25.4 **A:** Um paciente com nariz pequeno submetido à rinoplastia de aumento usando cartilagem costal. **B:** Ilustração de procedimentos cirúrgicos.

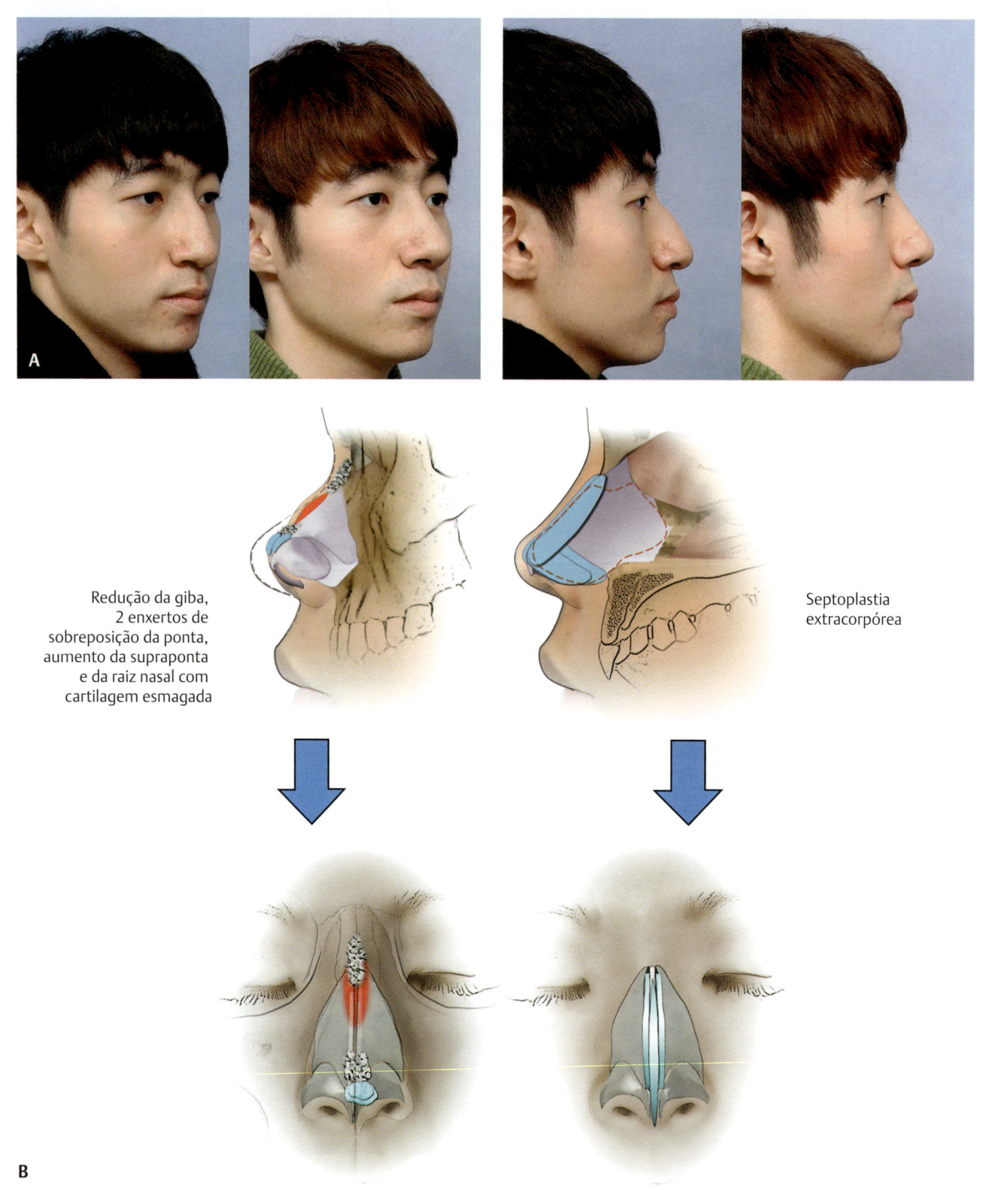

Redução da giba,
2 enxertos de
sobreposição da ponta,
aumento da supraponta
e da raiz nasal com
cartilagem esmagada

Septoplastia
extracorpórea

FIGURA 25.5 Um paciente com giba dorsal. **A:** O perfil dorsal ficou melhor após a redução da giba, enxerto de ponta e enxerto da raiz nasal. **B:** Ilustração de procedimentos cirúrgicos.

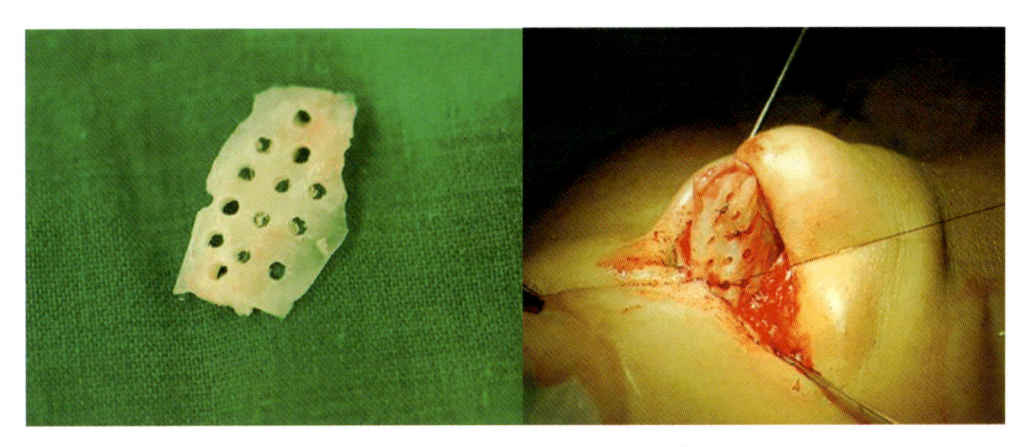

FIGURA 25.6 Foto intraoperatória de um enxerto de reforço ósseo colocado no septo caudal.

Correção do Nariz Curto

Um nariz curto geralmente ocorre como uma complicação de longo prazo da rinoplastia com implantes de silicones ou enxertos fasciais ou colapso das estruturas de sustentação nasal por causa da remoção excessivamente agressiva da cartilagem septal durante a rinoplastia primária. O êxito da correção do nariz curto pode ser obtido com a extensão da estrutura interna (revestimento interno) da cavidade nasal e do envelope de tecido mole externo. Na minha experiência, a reconstrução do septo nasal por meio do uso de uma cartilagem costal autóloga ou homóloga tem resultados superiores. Dentre as várias técnicas de reconstrução septal, a colocação dos enxertos expansores estendidos em ambos os lados da estaca dorsal e de um enxerto de extensão caudal entre os enxertos expansores estendidos é a mais útil e confiável (Fig. 25.7). O nariz parece ser mais curto quando o dorso tem uma aparência côncava. Portanto, o aumento dorsal é um procedimento cirúrgico crucial, visto que o nariz parece mais longo após a correção da concavidade dorsal. Como muitos pacientes têm um nariz curto resultante de complicações relacionadas com o silicone, é necessário que se faça a remoção do implante de silicone e reposição com um material diferente. A cirurgia da ponta nasal também desempenha um importante papel no processo final de alongamento. Durante a correção do nariz curto, se a pele sobrejacente tiver se tornado extremamente espessa e tiver perdido sua elasticidade normal em decorrência da inflamação e da contração repetida, o esqueleto nasal alongado pode não ser adequadamente recoberto com a pele. Neste caso, pode ser realizado, posteriormente, um enxerto de ponta ou aumento dorsal secundário, uma vez que a incisão tenha se cicatrizado completamente.

CONDUTA PÓS-OPERATÓRIA

É extremamente importante verificar se a hemostasia foi realizada adequadamente ao final da cirurgia. Se o sangramento persistir no local da osteotomia, a hemostasia deve ser realizada pela aplicação de pressão, usando o dedo na área afetada por alguns minutos. O uso de um material absorvível de tamponamento pode reduzir o desconforto do paciente e as questões relacionadas com tamponamento excessivo. Se a septoplastia for realizada como uma parte da rinoplastia, é recomendável a colocação da tala septal de Silastic. Quando o fechamento da pele e o tamponamento nasal forem finalizados, o exterior do nariz deve ser estabilizado com uma tala externa, como gesso, tala Denver ou Aquaplast. A maioria dos pacientes exibe o grau máximo de edema e equimose no primeiro dia pós-operatório. Prescrevo 5 mg de dexametasona intravenosa no dia da cirurgia ou no primeiro dia após a cirurgia para evitar um edema grave. Se o edema for grave, pode ser usada uma compressa de gelo para massagem. Antibióticos são administrados por via intravenosa algumas horas antes e depois da cirurgia. Suturas da incisão transcolumelar, tala septal e talas externas são removidas 5 a 6 dias após a cirurgia. Se for localizado um edema ou descoberta uma área saliente após a remoção da tala externa, o cirurgião pode corrigir o formato realizando uma massagem gentil e recolocando fitas adesivas ou colocando uma nova tala externa por aproximadamente uma semana. Apesar da ausência de evidência publicada, nos casos com tensão excessiva na sutura transcolumelar e o uso de enxertos cartilaginosos costais sob um envelope de tecido mole da pele apertado, o oxigênio hiperbárico pode ser uma opção útil para evitar complicações e infecções pós-operatórias. O acompanhamento ambulatorial deve ser realizado com frequência. Por fim, os pacientes devem ser orientados a reconhecer os vários sinais e sintomas que acompanham a infecção e a procurar o hospital ao primeiro sinal de infecção.

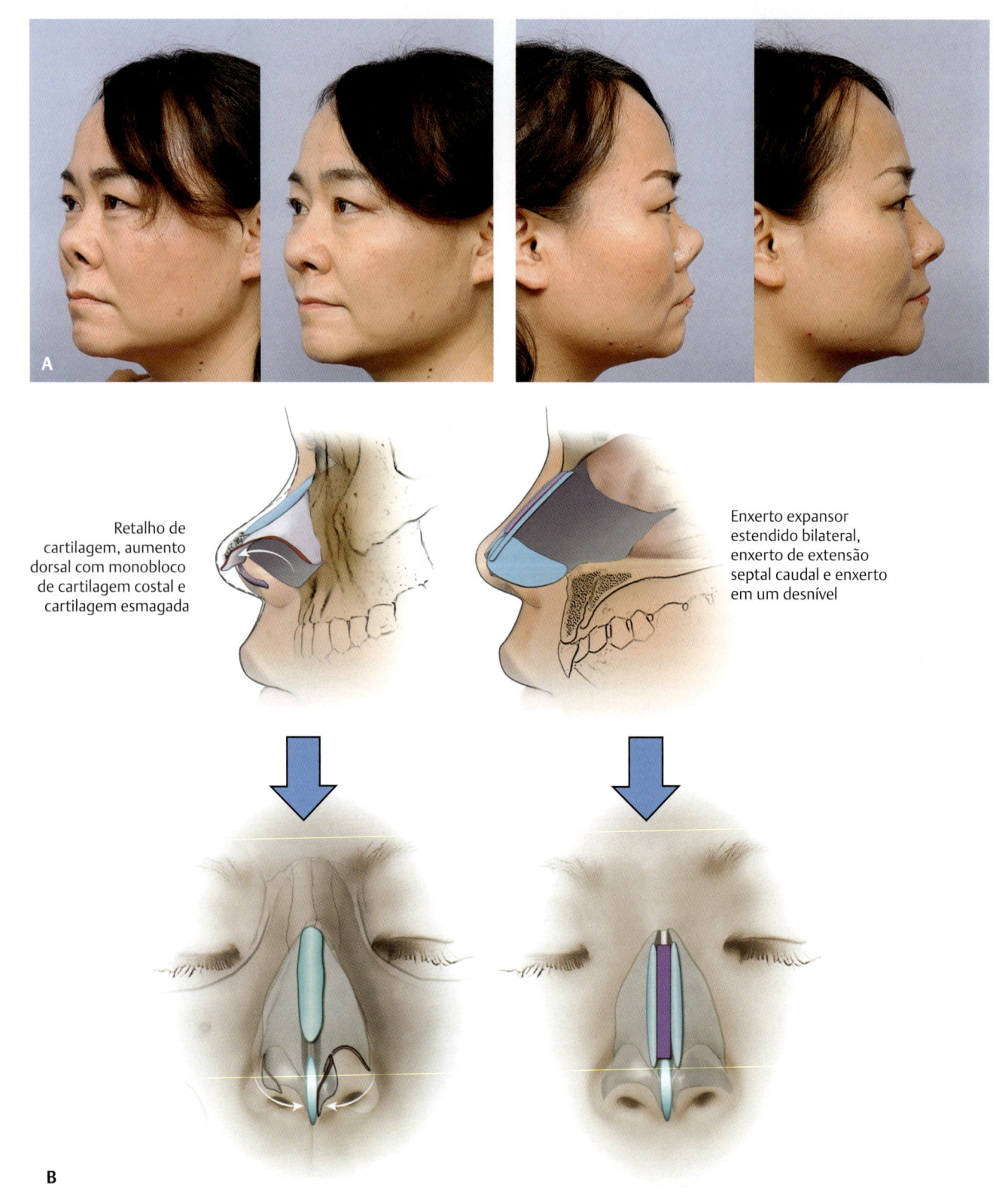

FIGURA 25.7 **A:** Uma paciente típica com nariz curto causado por inserção de silicone durante cirurgia primária; esta deformidade foi corrigida com o alongamento do septo, aumento dorsal e enxerto de ponta. **B:** Ilustração de procedimentos cirúrgicos.

COMPLICAÇÕES

Experimentei as seguintes complicações:

- Resultado estético subótimo.
- Deslocamento, mau posicionamento, infecção e extrusão do implante dorsal.
- Nariz curto.
- Deformidade e contorno visível da cartilagem costal no dorso nasal.
- Irregularidade do contorno devida à reabsorção da fáscia ou cartilagem no dorso.
- Desvio residual ou recorrente seguido de correção do desvio do nariz.
- Deformidade dorsal em sela menor.
- Subcorreção do dorso nasal convexo.
- Contorno do enxerto da ponta visível, ponta superprojetada.
- Infecção do enxerto da ponta.
- Obstrução nasal persistente ou recentemente desenvolvida.

RESULTADOS

Recentemente analisei a taxa de revisão dos meus pacientes submetidos à rinoplastia. A taxa de revisão determinada de 8,9% inclui grandes revisões e procedimentos menores para problemas de cicatriz.

DICAS

- A simulação computadorizada para rinoplastia é uma ferramenta inestimável que pode ajudar os pacientes submetidos à rinoplastia a ter uma expectativa mais realista da cirurgia e facilitar uma melhor comunicação com o cirurgião.
- As técnicas de enxerto de ponta são a base do melhor refinamento e projeção da ponta em pacientes asiáticos.
- O enxerto de ponta com multicamadas é bastante versátil e pode facilmente ajustar o vetor de projeção da ponta, o que é particularmente útil para o alongamento nasal.
- Os implantes aloplásticos exercem um importante papel na rinoplastia asiática e são amplamente aceitos pela maioria dos cirurgiões como implante de primeira escolha para uma rinoplastia estética simples.
- A cartilagem picada em cubos com fixação pericondral é um material de implante dorsal útil.
- A cartilagem costal pode ser usada no dorso nas seguintes formas: monobloco bem moldado, multicamadas laminadas e esmagadas.
- O dorso nasal convexo nos narizes asiáticos pode ser classificado de três maneiras: giba generalizada, giba isolada e giba relativa com uma ponta baixa.
- No nariz asiático deficiente em cartilagem, o osso septal é útil como um material de enxerto de fixação septal para a correção de um desvio de septo.
- Dentre as várias técnicas de reconstrução septal para a correção do nariz curto, a colocação dos enxertos expansores estendidos em ambos os lados da estaca dorsal e de um enxerto de extensão caudal entre os enxertos expansores estendidos é a mais útil e confiável.

DIFICULDADES

- Embora o enxerto de extensão septal tenha muitas vantagens, também está associado com complicações, como deformidade supraponta, rigidez da ponta nasal, obstrução nasal secundária, narina deformada por causa de envergamento septal e desprojeção e rotação da ponta.
- Uma das complicações mais graves observadas no campo da rinoplastia asiática é o nariz curto decorrente de contratura capsular ao redor de um implante dorsal de silicone.
- O cirurgião deve estar ciente de que as taxas de complicação geral e de revisões são maiores após as rinoplastias que usam cartilagem costal autóloga do que naquelas que usam outros materiais de enxerto.
- O aumento substancial da ponta nasal é um pré-requisito para obter-se uma cirurgia esteticamente bem-sucedida na maioria dos casos de dorso convexo.
- Antes de realizar a correção do desvio nasal, o cirurgião deve avaliar cuidadosamente a presença de assimetria facial, o que limitaria consideravelmente a capacidade de alcançar um resultado cirúrgico de sucesso.
- Durante a correção de um nariz curto, se o envelope de tecido mole da pele danificado não permitir o fechamento livre de tensão da incisão transcolumelar, o segmento central alongado deve ser novamente encurtado e uma cirurgia de segundo estágio deve ser planejada.

INSTRUMENTOS QUE DEVEM ESTAR DISPONÍVEIS

- Retrator nasal Aufricht.
- Tesoura Converse.
- Elevador periosteal Joseph.
- Pinça Adson.
- Esmagador de cartilagem de Cottle.
- Grade de cartilagem Sheen.
- Osteótomos (curvo, reto de 2, 3 mm).
- Raspa de Fomon.
- Espéculo nasal Cottle.
- Tesoura Íris (curva, reta).
- Martelo.
- Espéculo nasal de Killian.
- Elevador de Freer.
- Elevador de septo com sucção Gorney.
- Lâminas de bisturi (nº 10, 11,15) e cabo.
- Gancho de pele (único ou duplo).
- Pinça em baioneta.
- Tubo de sucção Frazier (12Fr).
- Tubo de sucção Baron (5Fr).
- Pinça de corte ósseo para septos nasais.

AGRADECIMENTO

O autor gostaria de agradecer a Yeon Hee Joo, MD, por suas contribuições ao escrever este capítulo.

LEITURAS SUGERIDAS

Cho GS, Jang YJ. Deviated nose correction: different outcomes according to the deviation type. *Laryngoscope* 2013; 123(5):1136–1142.

Jang YJ, Alfanta EM. Rhinoplasty in the Asian nose. *Facial Plast Surg Clin North Am* 2014;22(3):357–377.

Jang YJ, Kim JH. Classification of convex nasal dorsum deformities in Asian patients and treatment outcomes. *J Plast Reconstr Aesthet Surg* 2011;64(3):301–306.

Jang YJ, Moon BJ. State of the art in augmentation rhinoplasty: implant or graft? *Curr Opin Otolaryngol Head Neck Surg* 2012;20(4):280–286.

Lan MY, Jang YJ. Revision rhinoplasty for short noses in the Asian population. *JAMA Facial Plast Surg* 2015;17(5):325–332.

26 ENXERTO DE COSTELA

Christian P. Conderman

INTRODUÇÃO

Geralmente são necessários enxertos cartilaginosos na cirurgia de cabeça e pescoço para reconstrução nasal e auricular, cirurgia das vias aéreas superiores e rinoplastia primária e secundária. Para a reconstrução nasal e rinoplastia, a cartilagem septal é considerada o tecido ideal para restaurar ou melhorar a estrutura do nariz. A cartilagem auricular pode servir como uma fonte secundária de enxerto de cartilagem que é prontamente acessada com morbidade modesta do local doador. Contudo, podem ocorrer situações nas quais estes depósitos de cartilagem não fornecem uma opção viável, como quando são necessários enxertos cartilaginosos maiores para proporcionar material adequado para mudanças no formato do nariz ou para suporte estrutural adicional. Do mesmo modo, uma cirurgia anterior pode ter reduzido as cartilagens septal e auricular do indivíduo. Nesses casos, alternativas devem ser consideradas. Historicamente, foram usados diversos materiais de enxerto, incluindo aloplásticos, homoenxertos de osso e cartilagem costais autólogos. Todavia, quanto mais experiência é obtida com o uso destes materiais de enxerto, a cartilagem costal autóloga tem se mostrado uma opção viável e duradoura para o enxerto estrutural e funcional na cirurgia nasal. Os enxertos ósseos, como a divisão da calvária e do osso da crista ilíaca, apresentam certas limitações e não devem ser considerados como alternativas de primeira linha. Estes enxertos ósseos são propensos à fratura, podem levar à excessiva rigidez nasal e podem ser reabsorvidos em um grau variado. Os aloenxertos, como o silicone e o politetrafluoretileno (PTFE) (Gore-Tex, WL Gore & Associates, Flagstaff, AZ), podem ser mais fáceis de ser usados sem a morbidade associada do local doador, embora estejam associados com extrusão, infecção e reações de corpo estranho. Como resultado dos fatores mencionados anteriormente, a cartilagem costal autóloga pode ser vista como o material de enxerto de preferência quando tais exigências devem ser atendidas.

No início do século XX, o entusiasmo inicial que acompanhou a colocação do implante de cartilagem costal na reconstrução nasal e rinoplastia diminuiu por causa da tendência desses enxertos costais a deformarem-se de formas não previstas. Os problemas e complicações associados com a deformação, entretanto, foram superados em grande parte à medida que o uso da cartilagem tornou-se mais difundido e as abordagens para colheita, corte e modelagem tornaram-se padronizadas. Gibson, em 1958, descreveu o princípio das incisões cruzadas equilibradas para minimizar a distorção do enxerto e curvatura, e essa abordagem consagrada pelo tempo depende da coleta de enxertos de cartilagem do corte transversal central de uma costela. Do mesmo modo, Gunter mostrou que um fio de Kirschner colocado dentro do enxerto pode ser um meio eficaz de superar a deformação, embora essa abordagem não tenha sido amplamente adotada.

Há uma variedade de técnicas para colheita da cartilagem costal e muitas mostraram um longo registro de uso seguro. Além disso, as costelas fornecem um amplo depósito de cartilagem para a colheita. Embora as complicações dessa técnica sejam conhecidas, se realizadas de maneira adequada, a aquisição da cartilagem costal é um procedimento seguro e fornece materiais de enxerto adequados para as cirurgias estéticas, funcionais e reconstrutivas.

HISTÓRIA

Deve ser obtida uma história clínica completa, incluindo uma revisão detalhada de doenças, cirurgias anteriores, o uso de tabaco e álcool, medicamentos atuais e anteriores, alergias a medicamentos e história familiar. As comorbidades devem ser identificadas no momento da avaliação inicial. Durante a consulta, deve ser obtida uma investigação

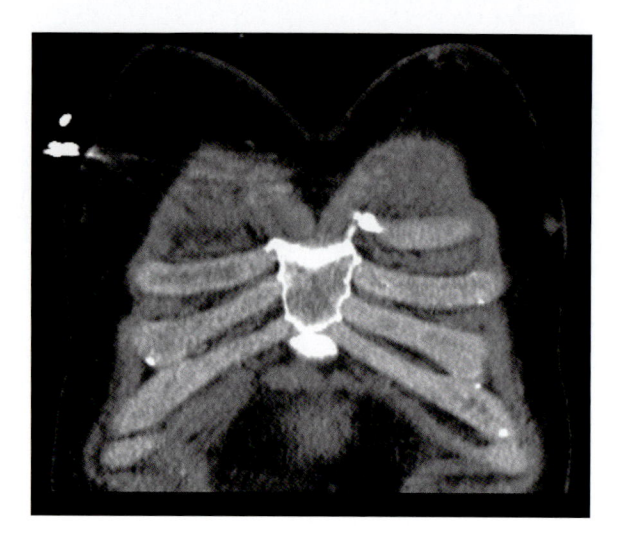

FIGURA 26.1
CT torácica normal de um homem de 48 anos com calcificação mínima da cartilagem costal.

detalhada de qualquer problema cardiopulmonar prévio e cirurgia. Os pacientes devem ser consultados sobre medicamentos prescritos e de venda livre. Especificamente, deve-se incluir não apenas anticoagulantes prescritos, como também produtos fitoterápicos e de venda livre, conhecidos por interferirem nas vias hemostáticas. Podemos incluir alho, ginseng, ginkgo biloba, vitamina E, óleo de peixe e NSAIDs. Deve-se perguntar aos pacientes sobre a participação em esportes de contato, como boxe, futebol e artes marciais, visto que um trauma toracoabdominal pode levar à ossificação prematura das cartilagens costais, podendo justificar uma tomografia computadorizada pré-operatória no tórax (Figs. 26.1 e 26.2). Os relatórios cirúrgicos das operações nasais e auriculares prévias do paciente devem ser revisados, se disponíveis. Por fim, a consulta deve definir claramente as preocupações e desejos funcionais (vias aéreas) e estéticos do paciente.

EXAME FÍSICO

Devem ser realizados um exame dedicado de cabeça e pescoço e um exame físico completo antes da coleta dos enxertos de costela. Além disso, um exame nasal detalhado deve ser realizado, com atenção especial ao septo nasal. Isso é feito para avaliar a quantidade e qualidade de cartilagem septal que está presente. Um aplicador com ponta de algodão umedecido pode ser usado para palpar suavemente o septo nasal em visualização direta com um espéculo nasal para auxiliar na avaliação da quantidade de cartilagem septal existente. A abóbada nasal posterior também pode ser examinada com um endoscópio, que pode revelar perfurações, esporões septais e desvios que podem ser encontrados no intraoperatório e não ser evidentes somente na rinoscopia anterior isolada. As áreas auricular e periocular devem ser examinadas, devendo o cirurgião verificar a quantidade relativa de cartilagem auricular que pode estar disponível. Embora a cartilagem auricular seja mais flexível que as cartilagens costais e septais, ela pode servir como um útil material de enxerto adjuvante em diversas situações. A cartilagem auricular pode servir como um enxerto de reposição para as cartilagens

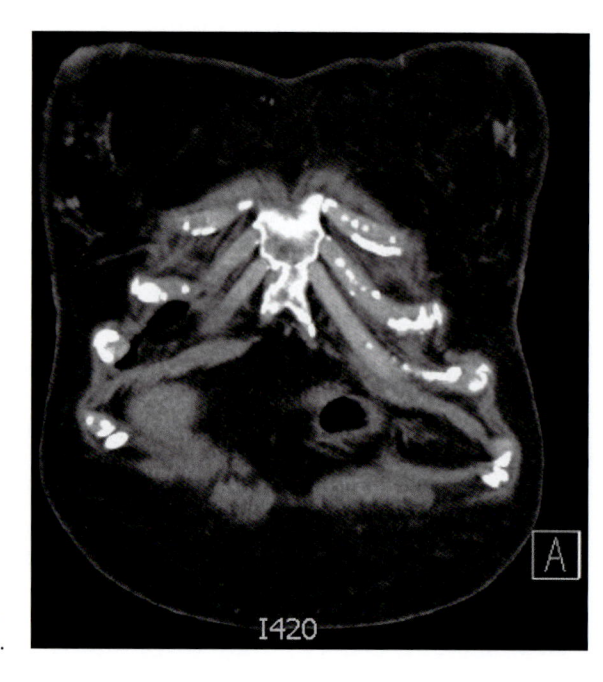

FIGURA 26.2
CT torácica mostrando calcificação da cartilagem costal na vista coronal de uma mulher de 67 anos.

laterais inferiores, em especial, nos casos de uma ressecção excessiva prévia, desbaste cefálico extremamente agressivo e retração da margem alar. Deve ser realizado um exame completo da parede torácica. Além da ausculta pulmonar, as anormalidades da parede torácica devem ser documentadas no momento do exame pré-operatório. O aumento prévio da mama e o tipo de implante utilizado também devem ser esclarecidos, visto que podem requerer a modificação do plano cirúrgico. Os pacientes obesos podem ter um risco aumentado de desenvolvimento de seroma e hematoma pós--operatório, e isso deve ser discutido com o paciente no pré-operatório. Por último, os pacientes devem ser informados sobre a posição e o comprimento de qualquer incisão potencial usada para a colheita da costela. Entretanto, em geral, as incisões inframamárias em mulheres, incisões projetadas para serem feitas diretamente sobre a 6ª e 7ª costelas em homens e as incisões posicionadas mais inferolateralmente no torso/flanco, quando são necessários enxertos compostos, geralmente cicatrizam sem uma deformidade ou morbidade residual significativa.

INDICAÇÕES

A cartilagem costal é um material de enxerto versátil e também pode ser usada para a reconstrução auricular, reconstrução laringotraqueal pediátrica e reconstrução da articulação temporomandibular (TMJ). O foco maior será no seu uso na reconstrução nasal e septorrinoplastia. Os detalhes em relação aos outros usos são mais bem descritos em outro lugar. As indicações e contraindicações para o seu uso nestes procedimentos estão a seguir:

- Septorrinoplastia (SRP):
  - Casos que precisam de um aumento significativo na projeção, reforço do suporte da ponta ou aumento do dorso nasal.
  - Rinoplastia étnica - correção de um suporte de ponta ruim e/ou subprojeção, aumento dorsal e aumento pré--maxilar.
  - SRP primária com necessidade de apoio estrutural extensivo com cartilagem septal natural fraca ou limitada (p. ex., enxerto de extensão septal caudal, enxertos expansores estendidos).
  - SRP secundária:
    - Indivíduos com depleção de cartilagem com ausência de cartilagem septal ou conchal adequada.
    - Necessidade de enxerto estrutural extensivo.
    - Necessidade de aumento dorsal extensivo.
- Reconstrução nasal:
  - Defeitos nasais pós-traumáticos.
  - Defeitos nasais associados ao abuso de cocaína.
  - Deformidade nasal em sela devida a um trauma, infecção ou doença sistêmica (p. ex., granulomatose de Wegener).
  - Suporte septal fraco e/ou perda de suporte cartilaginoso em L.
  - Defeitos de rinectomia com necessidade de enxerto estrutural.
  - Perfuração septal e defeitos por septectomia.
  - Reconstrução nasal total/subtotal.
- Deformidades nasais congênitas, por exemplo, síndrome de Binder (displasia nasomaxilar).
- Reconstrução laringotraqueal.
- Reconstrução auricular.
- Reconstrução da articulação temporomandibular.

CONTRAINDICAÇÕES

- Maior faixa etária.
- Comorbidades médicas significativas.
- Ossificação cartilaginosa extensiva ou difusa, como evidenciada na imagem de CT pré-operatória.
- Histórico de doença pulmonar restritiva ou infecção pulmonar recente.

PLANEJAMENTO PRÉ-OPERATÓRIO

O procedimento deve ser totalmente explicado para o paciente; suas expectativas e desejos devem ser entendidos antes da cirurgia. As complicações, resultados, riscos, benefícios, alternativas e indicações do procedimento devem ser discutidos detalhadamente com o paciente. O plano cirúrgico formal deve estar traçado antes de prosseguir para a sala de cirurgia, incluindo uma estimativa dos tipos de enxertos necessários e sua fonte, tamanho e formatos respectivos. Isso determinará a seleção da coleta de cartilagem septal, auricular e/ou costal. Muitas vezes, as cartilagens septal e auricular podem servir adequadamente às necessidades do paciente para o material de enxerto e podem evitar a necessidade da cartilagem costal. Além disso, a placa PDS (Ethicon, Somerville, NJ) pode ser usada como um adjunto durante a cirurgia para expandir e complementar o uso desses depósitos locais.

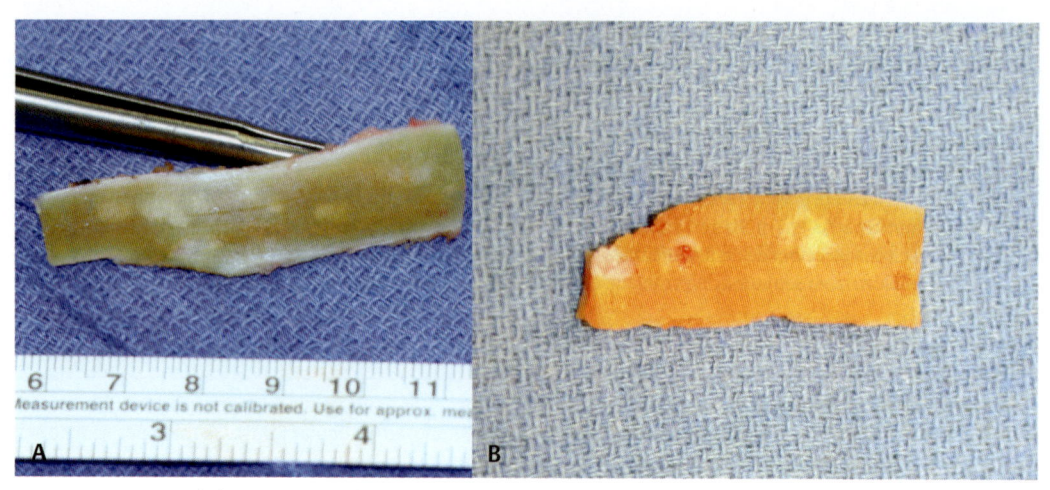

FIGURA 26.3 A: Calcificações vistas dentro do segmento central da cartilagem costal coletada após a preparação com um cortador de cartilagem de precisão. **B:** Outro exemplo de calcificação vista após colheita de cartilagem costal de uma mulher de 67 anos.

Pode ser considerada uma CT de tórax no pré-operatório para alguns pacientes, visto que ela fornece informação sobre o grau de calcificação da cartilagem costal. Na verdade, alguns autores defendem o uso rotineiro da imagem por CT no pré-operatório antes da colheita da cartilagem costal. A imagem por CT é de grande valia em pacientes mais velhos ou naqueles com uma história de trauma toracoabdominal. Pode ser mais difícil seccionar ou moldar a cartilagem costal calcificada ou mineralizada para o uso no enxerto estrutural, podendo ter uma maior tendência de reabsorção (Fig. 26.3).

TÉCNICA CIRÚRGICA

Foram descritas diversas técnicas para obtenção dos enxertos cartilaginosos costais e muitos fatores devem ser considerados antes da colheita do enxerto. O cirurgião deve estimar a quantidade de cartilagem necessária que sirva às necessidades funcionais e estéticas do paciente. Além disso, o cirurgião deve considerar se é necessário um enxerto apenas de cartilagem ou um enxerto composto ósseo-cartilaginoso. Estas decisões podem determinar qual costela será selecionada e podem determinar o uso de uma abordagem inframamária na 5ª, 6ª e 7ª costelas ou uma abordagem subcostal/lateral na 8ª, 9ª e 10ª costelas.

Vários fatores relacionados com a anatomia costal devem ser considerados antes da colheita do enxerto. O abdome e o tórax contêm uma coleção de músculos e fáscia que são encontrados durante a dissecção na abordagem das costelas para colheita da cartilagem e/ou osso. A Figura 26.4 é uma representação esquemática da anatomia muscular e fascial do tronco no que se refere a esta dissecção. Uma vez que a dissecção do tecido mole tenha sido realizada e a costela esteja exposta, deve-se ter em mente que a 6ª e 7ª costelas têm uma sincondrose natural (Fig. 26.5) à medida que se aproximam do esterno e da costela. Isso pode limitar a quantidade de cartilagem que está disponível para propósitos de enxerto destas costelas. Além disso, a 8ª costela pode tornar-se parte da sincondrose à medida que a cartilagem se aproxima da junção costosternal. A 9ª é a primeira costela flutuante e pode ser útil quando se deseja um enxerto combinado de cartilagem-osso para ser usado como enxerto em cantiléver para reconstrução ou aumento dorsal.

Como observado anteriormente, os requisitos do enxerto determinarão qual costela e abordagem serão usadas para a colheita. Uma abordagem inframamária na 6ª costela geralmente é preferível, pois fornece uma rota direta para a cartilagem e, na maioria dos casos, proporciona uma peça adequada de cartilagem reta que pode ser adaptada aos requisitos clínicos. Além disso, se for necessário o uso de material de enxerto extra, a costela acima ou abaixo da costela coletada pode ser prontamente acessada via incisão existente. A lateralidade é outra consideração importante ao realizar a colheita do enxerto costal. Se for usada uma abordagem com duas equipes, é preferível uma abordagem pela costela esquerda, pois permite uma colheita concomitante do enxerto enquanto o cirurgião realiza a cirurgia nasal. Todavia, as diferenças entre os lados esquerdo e direito devem ser reconhecidas, visto que o pericárdio fica próximo à sincondrose suprajacente, sendo a entrada inadvertida no espaço pericárdico uma possível complicação da colheita do lado esquerdo. Além disso, a dor pós-operatória pode imitar a dor cardíaca e precisa ser avaliada completamente, em especial, nos pacientes com uma história de doenças cardíacas ou predisposição.

Foram descritas várias outras técnicas de abordagem para colheita de costela, incluindo a abordagem transumbilical e colheita endoscópica da costela via uma pequena incisão. Embora estas abordagens possam resultar em incisões pequenas, podem somar-se à duração e dificuldade técnica da operação e não serão elaboradas neste texto. Ademais, o reparo da microtia pode exigir a colheita de um pedaço maior de cartilagem da sincondrose para permitir a recriação do formato auricular natural. Este tema é descrito extensivamente por Brent e outros autores e não será abordado neste capítulo.

Em mulheres, uma incisão realizada 1 a 2 mm acima do sulco inframamário geralmente fica bem escondida. Na presença de aumento prévio de mama, a dissecção e abordagem na costela subjacente devem ser realizadas de maneira meticulosa para evitar a violação da cápsula que envolve o implante. Embora raro, pode ocorrer a ruptura do

CAPÍTULO 26 Enxerto de Costela

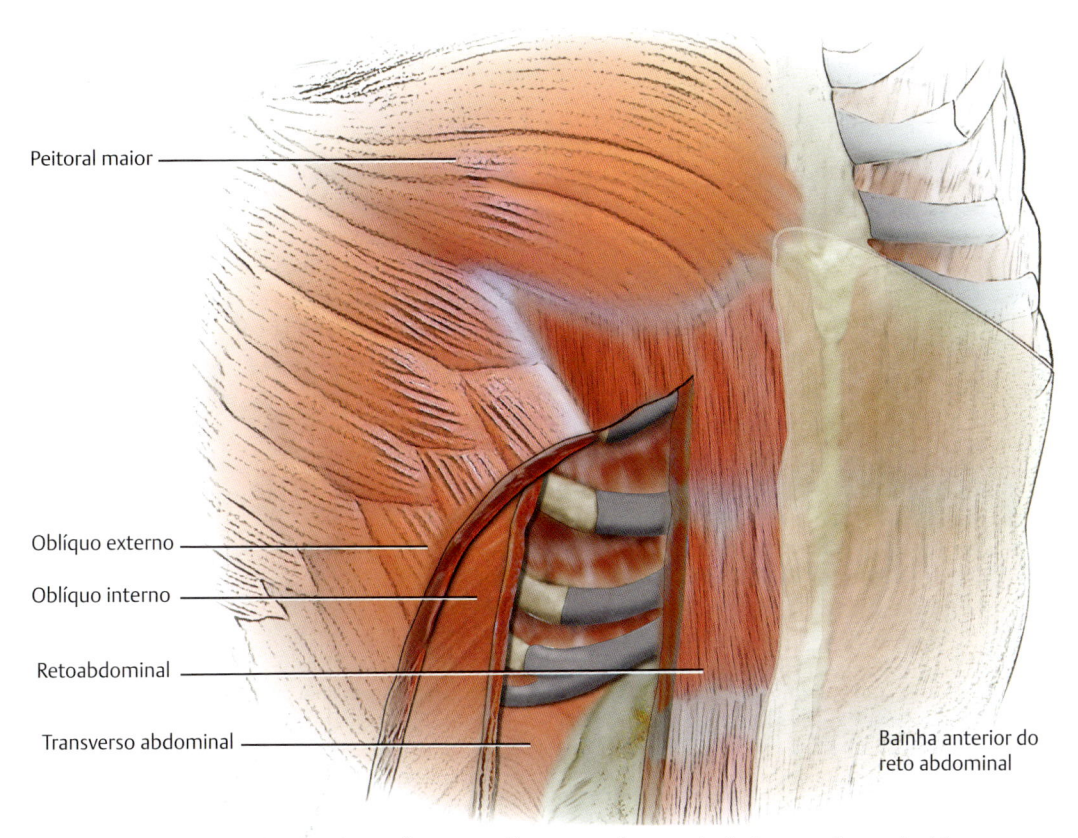

Peitoral maior

Oblíquo externo

Oblíquo interno

Retoabdominal

Transverso abdominal

Bainha anterior do reto abdominal

FIGURA 26.4 Esquema da musculatura do tronco e fáscia muscular em relação à anatomia costal subjacente.

implante; nos casos de aumento prévio de mama, o paciente deve ser avisado sobre a possível complicação durante o processo de consentimento informado pré-operatório. Nos homens, a incisão geralmente é planejada para ocorrer diretamente acima da costela a ser coletada ou acima do espaço intercostal, se forem antecipadas mais de uma colheita de costelas.

Além das considerações anatômicas acima, algumas limitações intrínsecas da cartilagem também devem ser consideradas. É longamente sabido que a cartilagem tem uma propensão inerente a deformar-se. Foram descritas diversas técnicas para contornar a deformação da cartilagem para obter um enxerto reto para uso clínico. Gibson descreveu o conceito das incisões cruzadas equilibradas. Gunter descreveu o uso de fios Kirschner colocados no enxerto

Sincondrose da 6ª, 7ª e 8ª costelas

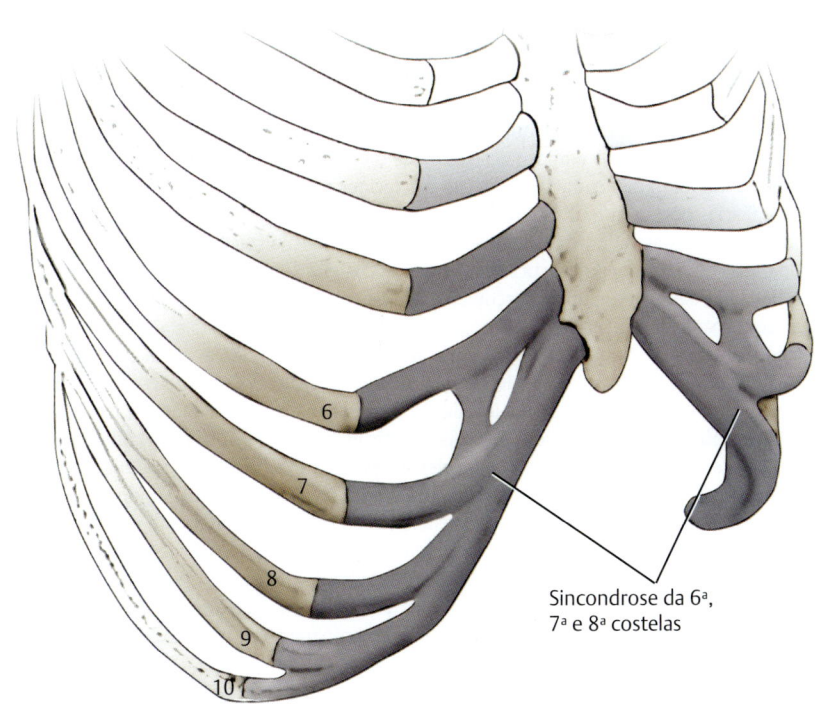

FIGURA 26.5 Representação esquemática de sincondrose cartilaginosa costal da 6ª, 7ª e 8ª costelas.

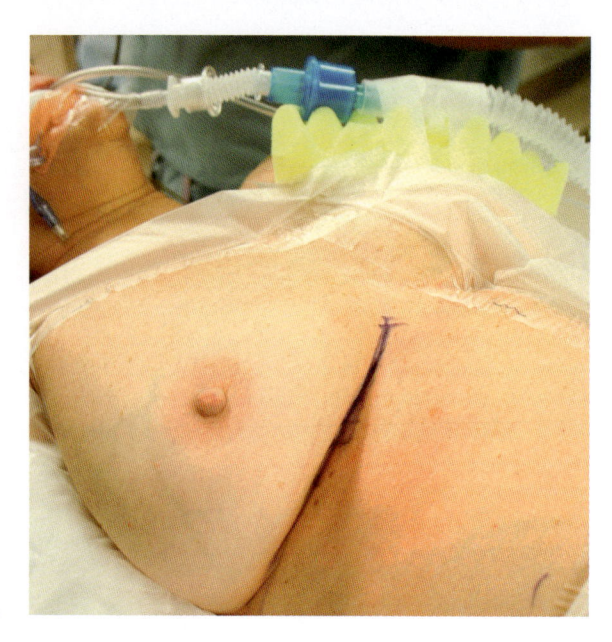

FIGURA 26.6
A preparação do paciente e incisão inframamária desenhada em uma mulher. A incisão será realizada 1 a 2 mm acima do sulco inframamário.

para estabilização com bons resultados. Além disso, o tratamento da cartilagem com um *laser* infravermelho e um cortador preciso de cartilagem foi descrito por Wong *et al.* como meio adicional para superar essa propensão à deformação. Atualmente, sou a favor do uso do cortador preciso de cartilagem para obter de forma fácil e reprodutível enxertos retos de espessura uniforme para uso na rinoplastia e procedimentos que precisam de cartilagem costal.

Técnica Cirúrgica

Após a indução da anestesia geral e intubação endotraqueal, a atenção é voltada para a posição adequada do paciente. Em seguida, o circuito das vias aéreas é fixado ao longo da parede torácica anterior, geralmente no lado oposto ao local previsto da colheita da cartilagem costal, e é trazido para baixo ao lado do paciente até pender pela mesa de cirurgia. A junção costoesternal é então palpada no manúbrio, sendo a 2ª costela identificada. Os espaços intercostais são gentilmente palpados e as costelas são contadas e marcadas na pele com uma caneta. Em especial, são marcadas na pele as margens da 5ª, 6ª, 7ª, 8ª e 9ª costelas. Depois, é desenhada uma incisão sobre o local previsto da colheita da costela. Nas mulheres, ela é desenhada 1 a 2 mm acima do sulco inframamário (Fig. 26.6). Nos homens, a incisão é geralmente desenhada diretamente sobre a 6ª costela. Uma vez que a incisão esteja marcada, lidocaína a 1% com epinefrina 1:100.000 é infiltrada nos tecidos subcutâneos para anestesia e vasoconstrição.

O paciente é coberto criando dois campos cirúrgicos separados por campos estéreis. Coloca-se um campo cirúrgico padrão para proteção da cabeça e prepara-se uma segunda área estéril ao redor do local da colheita da cartilagem. O tubo endotraqueal é posicionado sob os campos estéreis que separam os dois campos cirúrgicos. Em geral, a abordagem preferida é a colheita da costela do lado esquerdo do paciente, visto que permite uma abordagem com duas equipes. Além disso, coloca-se uma cobertura adesiva antibacteriana (Ioban, 3M corp, St. Paul, MN) sobre o local previsto da colheita da cartilagem.

Faz-se uma incisão na pele através da derme com um bisturi nº 10 ou nº 15. É usado um eletrocautério para dissecar através dos tecidos subcutâneos e tecido adiposo descendo até o nível da fáscia muscular (Fig. 26.7A). Em seguida, coloca-se um retrator Weitlaner para facilitar a exposição dos tecidos subjacentes. A 5ª, 6ª e 7ª costelas são palpadas, sendo identificada a fáscia sobre o músculo reto abdominal, o qual está inserido nas porções da 5ª, 6ª e 7ª costelas. A fáscia do reto é dividida e separada verticalmente para permitir a visualização das fibras musculares subjacentes. As fibras são separadas de uma maneira vertical para expor as costelas subjacentes (Fig. 26.7B). As fibras musculares geralmente não são divididas, o que reduz o desconforto pós-operatório. Uma agulha 22 gauge ou ponta para cautério tipo agulha é usada para identificar as porções cartilaginosas e ósseas da costela. O pericôndrio da costela é precisamente dividido longitudinalmente ao longo da face anterior (Fig. 26.8). São feitas incisões pericondriais verticais adicionais na sincondrose medial e na junção osseocartilaginosa para maximizar o comprimento da colheita da cartilagem. Como alternativa, pode ser feita uma incisão no sentido longitudinal no pericôndrio ao longo das faces superior e inferior da costela, seguida de incisões mediais e verticais laterais, permitindo a colheita de um enxerto pericondral. Um elevador de Freer ou Cottle é usado para elevar o pericôndrio da costela (Fig. 26.8). A elevação pericondral é feita inicialmente por cerca de 270 graus ao redor da costela nas faces anterior, superior e inferior da costela. Podem ser usados um elevador de Doyen, extrator de costela ou instrumento similar para completar essa dissecção subpericondral na face posterior da costela (Fig. 26.9A e B). Uma dissecção meticulosa é decisiva para evitar a violação do pericôndrio e pleura parietal subjacente. É colocado um retrator maleável para proteger os tecidos subjacentes e são realizados cortes mediais e laterais através da costela com um bisturi ou um elevador de Freer afiado. A costela coletada (Fig. 26.10) é colocada em uma solução antibiótica antes da preparação do enxerto. Se o pericôndrio for colhido como um enxerto, pode ser feito após o término da colheita da cartilagem.

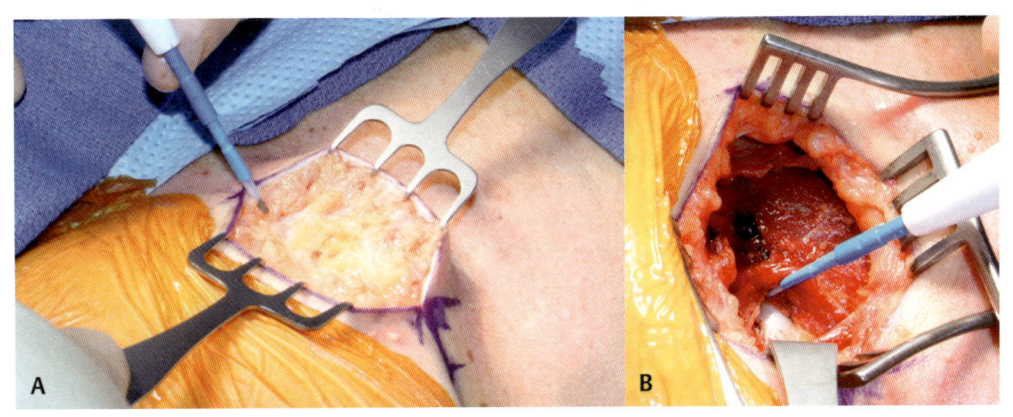

FIGURA 26.7 **A:** Após a incisão de pele ter sido feita, o eletrocautério é usado para dividir o tecido adiposo subcutâneo e expõe a fáscia muscular subjacente. **B:** A fáscia do reto é dividida verticalmente para expor a costela subjacente. A divisão da fáscia dessa maneira minimiza a dor no pós-operatório.

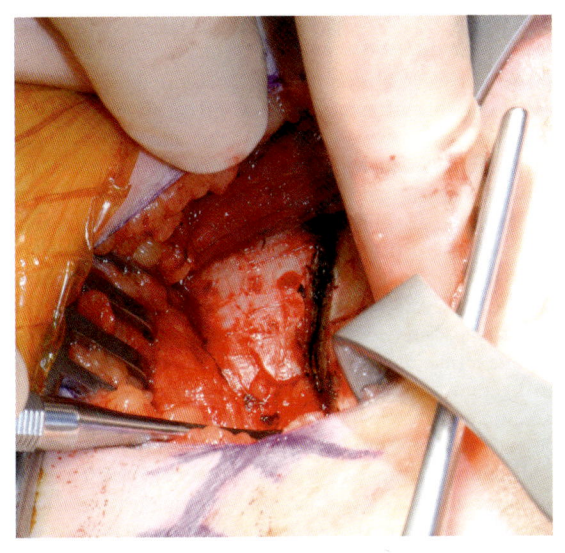

FIGURA 26.8
A incisão no sentido longitudinal é feita ao longo da face anterior do pericôndrio costal, sendo a dissecção realizada com um elevador de Freer para exposição da cartilagem subjacente.

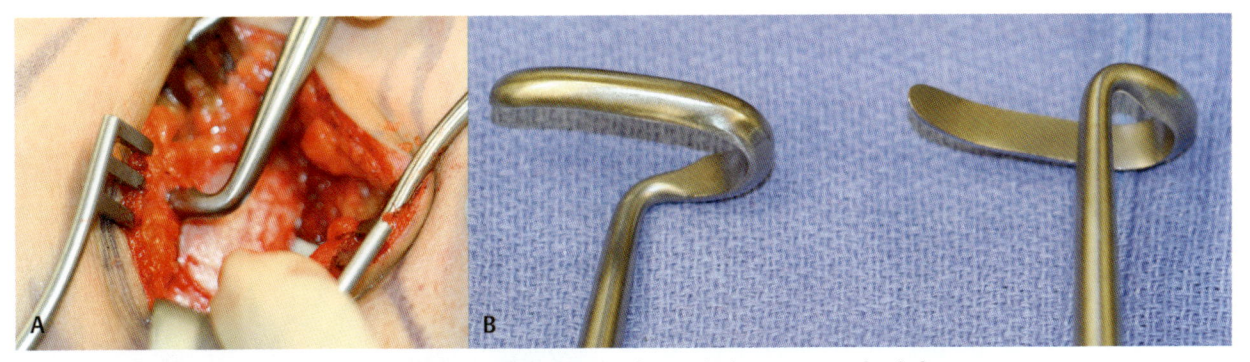

FIGURA 26.9 **A:** Imagem intraoperatória representando o elevador de costela de Doyen ao redor da face posterior da costela em um plano subpericondral. **B:** *Close-up* de elevador de costela de Doyen.

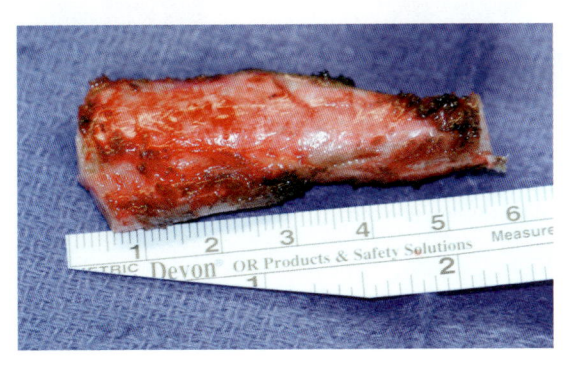

FIGURA 26.10
Cartilagem da costela após o término da colheita.

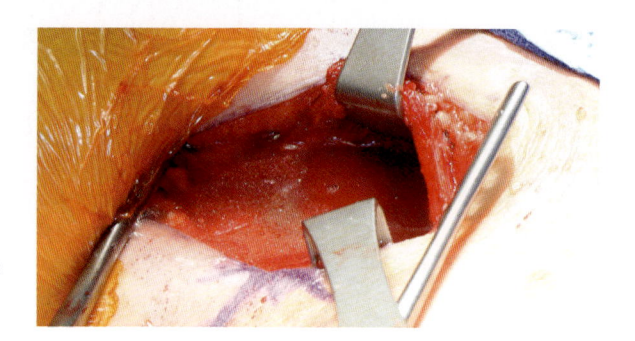

FIGURA 26.11
O campo cirúrgico é irrigado com uma solução salina e a manobra de Valsalva é realizada. Isso é feito para avaliar a integridade da pleura após a colheita da costela.

Após a colheita do enxerto, a hemostasia é conseguida e a ferida é copiosamente irrigada com uma solução salina estéril (Fig. 26.11). É necessária, então, uma manobra de Valsalva para expandir ao máximo os pulmões. Observa-se a ferida em busca de bolhas, que podem indicar perfuração da pleura parietal. Se não houver um escapamento de ar evidente, o local operatório é fechado em camadas. Se houver um escapamento de ar, geralmente envolve uma perfuração apenas da pleura parietal. Pode ser inserido um cateter Robinson pequeno através da ruptura pleural, sendo usada uma sutura em bolsa de tabaco de Vicryl 2-0 (Ethicon, Somerville, NJ) para fechar os músculos circundantes e tecidos ao redor do dreno. Uma segunda manobra de Valsalva é necessária, e, à medida que o tubo é removido, o nó é amarrado para reparar a pleura.

Após a colheita do enxerto da cartilagem, um dispositivo preciso de corte de cartilagem que foi descrito para uso por Wong *et al.* é usado para facilitar a seção e subsequente modelamento do material coletado para fins de enxerto. O dispositivo é regulado para cortar um pedaço de cartilagem com a espessura desejada, geralmente 1 a 2 mm, dependendo da previsão do uso do enxerto. Qualquer pericôndrio residual é gentilmente removido com um bisturi, sendo a cartilagem coletada posicionada verticalmente no dispositivo de corte. Usa-se um grampo para fixar o enxerto no lugar, sendo a parte de corte do dispositivo gentilmente impulsionada para baixo para se obter um segmento reto e central da cartilagem (Fig. 26.12A). A parte externa da cartilagem terá uma maior propensão a deformar-se, embora possa ser usada em áreas de reconstrução nasal, onde pode ser uma característica desejável para um enxerto, como na reconstrução da cartilagem alar (Fig. 26.12C). O segmento central pode então ser cortado em um tamanho adequado dependendo das necessidades de enxerto do paciente.

O pericôndrio é fechado com Vicryl 2-0 ou 3-0 de uma forma interrompida. As fibras musculares retas são reaproximadas com Vicryl 3-0 (Fig. 26.13). Qualquer cartilagem restante ao final da cirurgia pode ser armazenada, colocando-a em uma bolsa subcutânea no local da incisão. Isto é extremamente valioso em procedimentos reconstrutivos subsequentes que possam precisar de material de enxerto extra. O tecido subcutâneo também é fechado com Vicryl 3-0 com uma sutura interrompida oculta. A camada dérmica profunda é fechada usando Vicryl 4-0, sendo, finalmente, utilizada uma sutura Monocryl 5-0 (Ethicon, Somerville, NJ) para fechar a camada superficial de forma subcuticular. São aplicadas *Steri-Strips* ao longo da incisão. Como em todos os casos de colheita de cartilagem costal, deve-se obter uma radiografia de tórax pós-operatória para avaliar a presença de um pneumotórax.

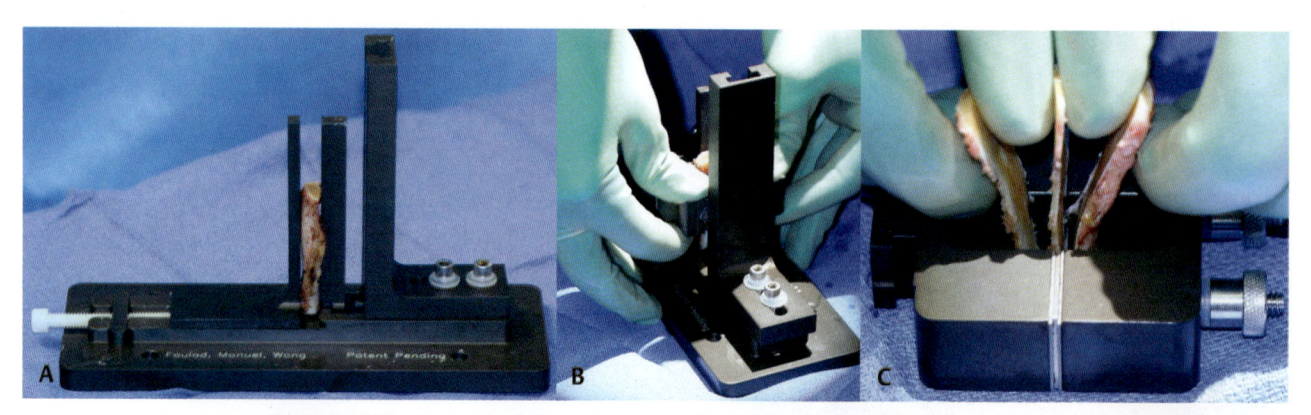

FIGURA 26.12 A: O pedaço da cartilagem costal coletada é fixado na posição no dispositivo de corte da cartilagem. **B:** O aparelho de corte é gentilmente abaixado para realizar cortes precisos através da cartilagem. **C:** O segmento central e dois laterais após a cartilagem da costela ter sido cortada.

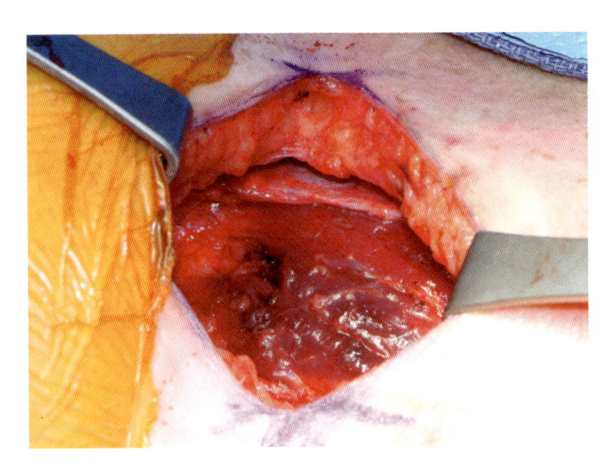

FIGURA 26.13
A fáscia do reto é reaproximada antes do fechamento superficial.

CONDUTA PÓS-OPERATÓRIA

Na minha experiência, é prudente obter uma radiografia torácica pós-operatória em todos os casos posteriores à colheita de cartilagem costal. Entretanto, se houver suspeita ou confirmação de ruptura pleural no intraoperatório, a realização de uma radiografia torácica é obrigatória. Além disso, pode ser necessária uma admissão do paciente para pernoite para assistência de enfermagem em unidade de terapia intensiva com oximetria de pulso e telemetria. Como descrito acima, se for encontrada uma ruptura pleural no momento da cirurgia, insere-se uma sutura em bolsa de tabaco sobre um cateter de borracha vermelho enquanto o tórax é expandido ao máximo. Se ocorrer uma ruptura pleural neste cenário, é uma lesão geralmente confinada apenas à pleura parietal e não envolve a pleura visceral mais profunda. Obtêm-se uma consulta de cirurgia geral; entretanto, um tubo de toracostomia geralmente não é necessário apenas com uma ruptura da pleura parietal. A ruptura geralmente é resolvida com a adição de oxigênio suplementar administrado via cânula nasal e deve ser acompanhada com radiografias torácicas em série.

Se as circunstâncias acima não forem encontradas, e se a radiografia torácica pós-operatória for negativa, geralmente o paciente pode receber alta no mesmo dia da cirurgia. Deve-se considerar a admissão para observação caso a caso dependendo dos fatores dos pacientes. É necessário que seja feito o controle da dor no pós-operatório, que geralmente é controlada adequadamente usando-se analgésicos narcóticos. Também foi descrita a administração de bupivacaína no local da cirurgia após a colheita da cartilagem via injeção no momento da cirurgia ou através de um cateter subcutâneo; isso foi associado a redução da dor e da quantidade de analgésicos narcóticos necessários para uma analgesia adequada no pós-operatório.

COMPLICAÇÕES

- Sangramento
  - Pode ser minimizado com seleção adequada do paciente e descontinuação de medicamentos anticoagulantes antes da cirurgia e meticulosa hemostasia no intraoperatório.
- Seroma/hematoma
  - Pode ter maior prevalência com o uso da abordagem subcostal para costela. Esta complicação também pode ser mais provável nos pacientes obesos, visto que há mais espaço morto que é criado durante a colheita da costela. Isto pode contribuir para a formação do seroma, devendo ser considerado o uso de um dreno de sucção fechado nesses pacientes.
- Infecção
  - Pouco frequente dado o uso de antibióticos intravenosos no peri e pós-operatório e imersão do material de enxerto coletado na solução antibiótica antes da implantação.
  - O risco de infecção pode ser aumentado com um trauma ao revestimento interno do nariz e exposição dos enxertos estruturais subjacentes.
  - Muitas cicatrizes na pele nasal e no envelope de tecido mole também podem aumentar o risco de infecção.
- Dor no pós-operatório
  - A bupivacaína administrada após a colheita de enxerto pode reduzir a dor no pós-operatório.
  - Em geral, a dor é mais bem tolerada e administrada com analgésicos narcóticos (hidrocodona/acetaminofeno, oxicodona/acetaminofeno).
  - O pericôndrio deve ser reaproximado com suturas para imobilizar a ferida no período pós-operatório.
- Atelectasia
  - Incentiva-se o uso pós-operatório de espirometria de incentivo em todos os casos.
- Cicatriz e resultado estético adverso no local da colheita
  - Reduzidos com o uso de técnicas adequadas de manipulação de tecidos moles e de fechamento da ferida. O *resurfacing* a *laser* pós-cirúrgico ou terapia com *laser* pulsado de corante pode ser considerado.

- Deve ser obtida qualquer história de queloide e cicatriz hipertrófica do paciente antes da cirurgia.
  - Injeções de Kenalog no pós-operatório podem ajudar a reduzir a formação de cicatriz.
- Ruptura pleural/pneumotórax:
  - A técnica cirúrgica meticulosa pode reduzir a possibilidade de violação pleural.
  - Veja anteriormente a descrição para a conduta (logo após conduta pós-operatória).
- Anomalias da parede torácica incluindo estalo e defeitos palpáveis ou visíveis:
  - Mais proeminente nos casos em que a sincondrose é coletada para os defeitos grandes e nos casos de reconstrução por microtia.
  - O pericôndrio deve ser reaproximado se tiver sido usada uma técnica de dissecção subpericondral.
- Deformação da cartilagem intra e pós-operatória:
  - Técnicas adequadas de modelamento da cartilagem devem ser usadas seguindo as incisões cruzadas equilibradas.
  - A preparação do enxerto pode ser facilitada com o uso do cortador de precisão da cartilagem.
- Fratura de enxerto
  - Pode ser reduzida com a fixação apropriada se for usado um enxerto composto em cantiléver para reconstruir ou aumentar o dorso nasal.

RESULTADOS

Na minha experiência usando os enxertos da cartilagem costal autóloga na cirurgia nasal, descobri que é um material de enxerto que pode ser usado com segurança e de maneira eficaz com um baixo risco de complicações quando é utilizada uma técnica cirúrgica adequada como delineado anteriormente. O que é consistente com os relatórios anteriores publicados que mostram uma taxa relativamente baixa de complicações com bons resultados e altas taxas de satisfação dos clientes. Descobri que a cartilagem costal autóloga é especialmente útil em indivíduos com depleção de cartilagem e naqueles que necessitam de extensiva reconstrução nasal estrutural. Além disso, descobri que ela é uma fonte adequada de material de enxerto para uma variedade de enxertos de rinoplastia estrutural e funcional, incluindo o enxerto de extensão septal caudal, enxertos expansores estendidos e tradicionais, enxertos de estaca crural lateral, enxertos dorsais de sobreposição e enxertos de contorno alar. As figuras acompanhantes são exemplos representativos nos quais a cartilagem costal foi usada para suprir as necessidades funcionais e estéticas do paciente. Tais exemplos incluem o uso da cartilagem costal para casos de excesso de ressecção prévia em um nariz devastado por múltiplas rinoplastias anteriores (Fig. 26.14), um caso de rinoplastia asiática requerendo material de enxerto para o aumento da definição da ponta (Fig. 26.15) e um caso do seu uso na rinoplastia de fissura labial (Fig. 26.16).

DICAS

- O planejamento pré-operatório é essencial. Antes da coleta do enxerto de costela, um plano específico e detalhado deve ser realizado em relação ao enxerto previsto (tamanho, formato), assim como a quantidade e o tipo (composto, apenas cartilagem) do enxerto.
- Deve ser avaliada a disponibilidade da cartilagem septal ou conchal antes da coleta da cartilagem da costela, o que pode evitar a necessidade de cartilagem costal e suas respectivas morbidades, especialmente se as indicações anteriormente descritas não forem cumpridas. Uma placa PDS (polidioxanona) pode expandir os depósitos de cartilagem septal e conchal.
- Deve-se levar em consideração o local previsto para a colheita da cartilagem costal, ou seja, qual costela dever ser coletada para uma indicação em particular. Uma abrangente compreensão e conhecimento da anatomia da costela nativa são extremamente importantes.
- Uma incisão inframamária geralmente fica bem oculta em uma paciente do sexo feminino. A 6ª e 7ª costelas geralmente produzem um volume adequado de cartilagem. Além disso, se for necessária cartilagem extra, pode ser coletado um material de enxerto adicional da costela adjacente, seja acima ou abaixo.
- Se for necessário um enxerto osteocartilaginoso, pode ser necessário obter um enxerto da 9ª e 10ª costelas via uma abordagem lateral.
- Quando possível, deve ser realizada a dissecção subpericondral, especialmente quando coletadas as costelas 5 a 8, visto que é sabido que há um risco menor de ruptura pleural e pneumotórax.

DIFICULDADES

- A deformação da cartilagem deve ser esperada e contabilizada quando a cartilagem costal for usada para fins de enxerto no nariz, o que pode ser minimizado com a preparação adequada de enxerto e uso do segmento central do enxerto costal quando possível. Além disso, a deformação pode tornar-se evidente se o enxerto é moldado ou esculpido 15 a 30 minutos antes da implantação.

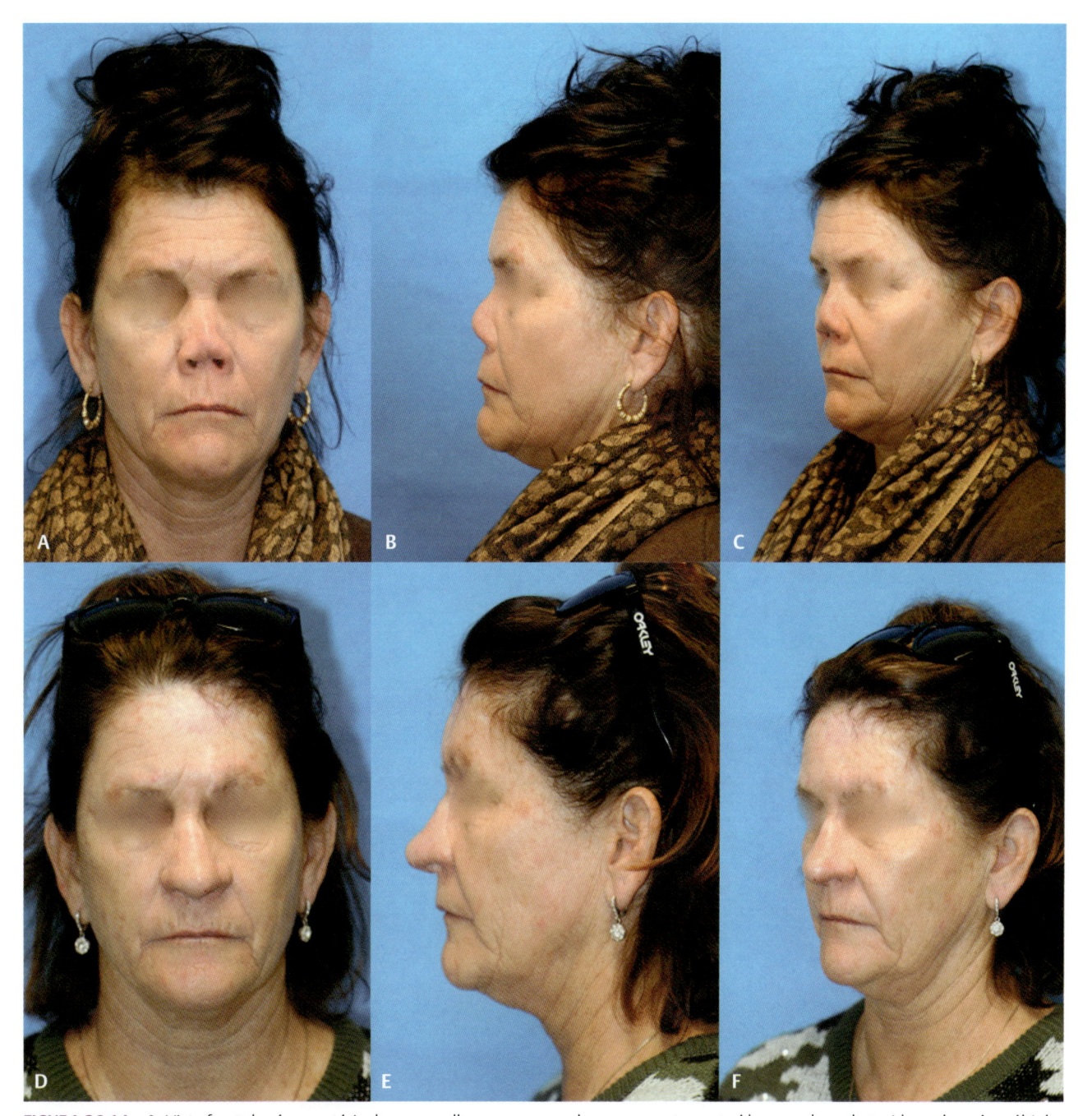

FIGURA 26.14 **A:** Vista frontal pré-operatória de uma mulher com uma pele severamente contraída e envelope de tecido mole após múltiplas rinoplastias anteriores. **B:** Vista de perfil pré-operatória. **C:** Vista oblíqua pré-operatória. **D:** Vista frontal pós-operatória após reconstrução em três estágios usando um retalho paramediano da testa e enxerto de cartilagem costal para reconstrução do suporte em L e da estrutura nasal. **E:** Vista de perfil pós-operatória. **F:** Vista oblíqua pós-operatória.

- Uma manobra de Valsalva deve ser realizada após cada costela coletada, e, em caso de suspeita, uma ruptura pleural deve ser reparada imediatamente. Se uma ruptura pleural e/ou pneumotórax não forem reconhecidos, podem resultar em uma significativa morbidade.
- O cirurgião deve considerar as circunstâncias (trauma, idade avançada) nas quais pode ser justificável uma imagem por CT pré-operatória, pois ela pode afetar a escolha da costela usada para enxerto.

INSTRUMENTOS QUE DEVEM ESTAR DISPONÍVEIS

Medicamentos

1. Lidocaína a 1% com solução de epinefrina 1:100.000
2. Preparo de solução de Betadine
3. Pomada de bacitracina tubo com 30 g

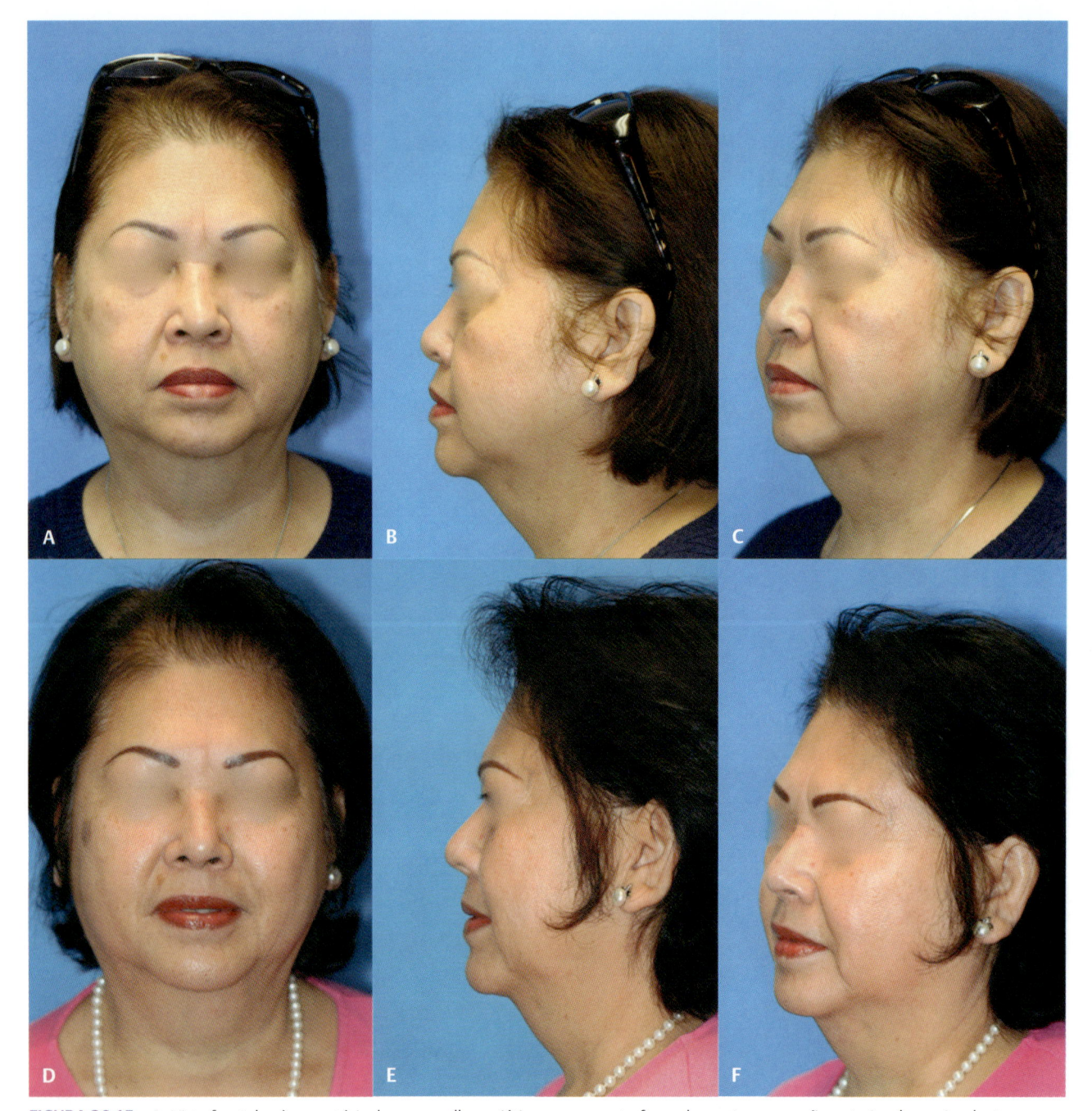

FIGURA 26.15 A: Vista frontal pré-operatória de uma mulher asiática com suporte fraco da ponta e remoção anterior de um implante aloplástico dorsal infectado. **B:** Vista de perfil pré-operatória. **C:** Vista oblíqua pré-operatória. **D:** Vista pós-operatória após reconstrução com cartilagem costal usando uma abordagem de rinoplastia aberta com aumento da projeção e suporte da ponta. **E:** Vista de perfil pós-operatória. **F:** Vista oblíqua pós-operatória.

Fios de sutura

1. Agulha 3-0 Vicryl PS-2
2. Agulha 4-0 Vicryl PS-2
3. Agulha 5-0 Monocryl P-3

Curativos

1. Steri-Strips ¼" × 4"
2. Xeroform 5" × 9"
3. Covaderm 4" × 6"

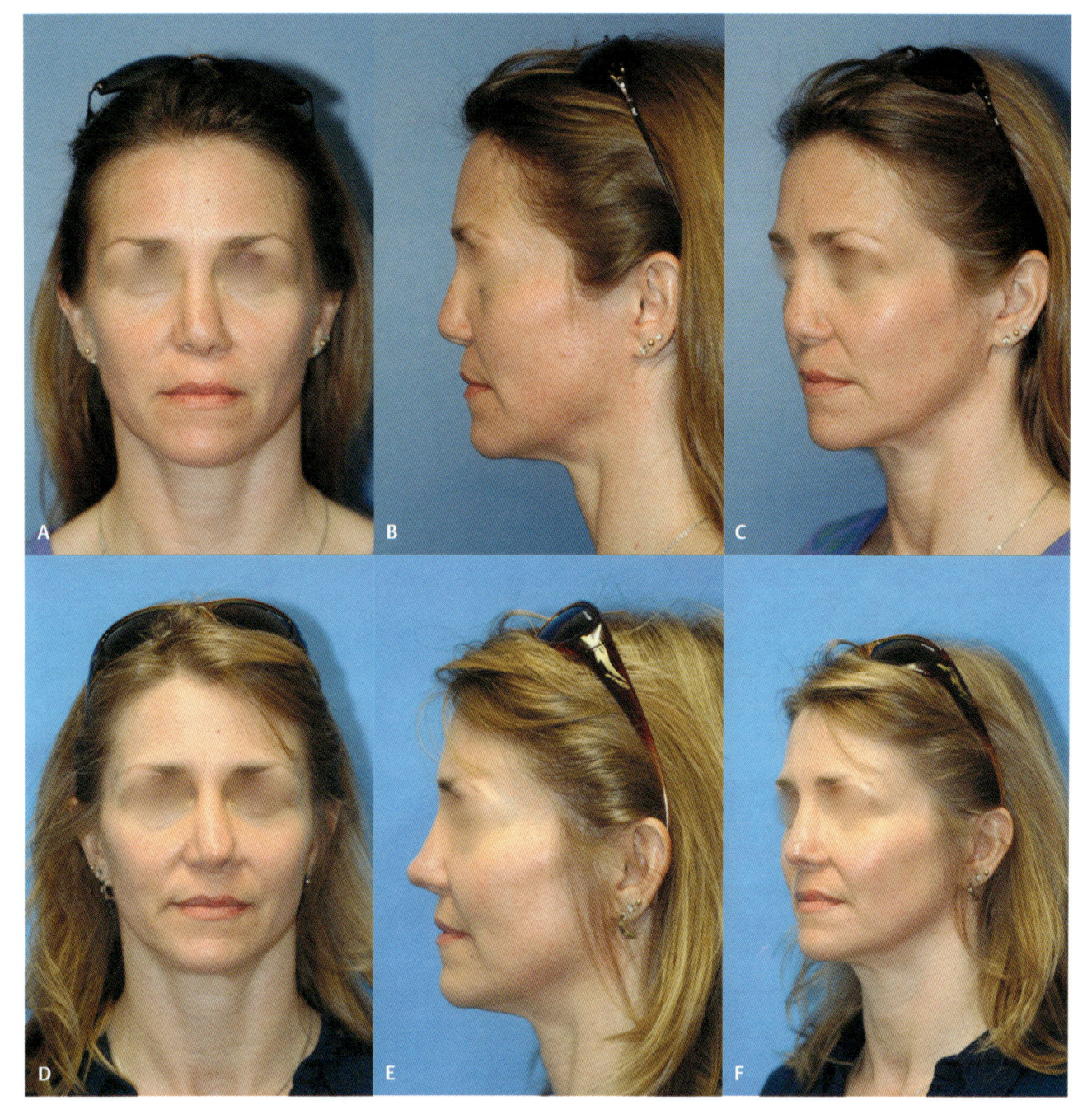

FIGURA 26.16 A: Vista frontal pré-operatória de um paciente após o reparo de fissura labial e rinoplastia para paciente fissurado com suporte e projeção de ponta insuficiente. **B:** Vista de perfil pré-operatória. **C:** Vista oblíqua pré-operatória. **D:** Vista frontal pós-operatória após aumento da projeção e rotação da ponta usando uma abordagem de rinoplastia aberta. **E:** Vista de perfil pós-operatória. **F:** Vista oblíqua pós-operatória.

Variados

1. Agulha 27 gauge
2. Dissector para utilização por via laparoscópica
3. Campo cirúrgico Ioban
4. Ponteira de cautério Colorado com ponta de agulha
5. Bisturi nº 10 e nº 15
6. Ponteira de cautério espatulada protegida de 6"
7. Dreno de penrose ¼
8. Irrigação com solução salina normal

Bandeja de instrumentos:

1. Cabo de bisturi, nº 3 × 2
2. Pinça Adson com dente × 2
3. Pinça de Brown-Adson × 2
4. Pinça de tecido pesado × 1
5. Pinça de Bakey média × 2
6. Pinça de Cushing, ponta fina com cabo Gutsch × 1
7. Gancho de pele único Converse pequeno × 2
8. Elevador periosteal Molt nº 9 × 1
9. Elevador de Key ¼" × 1
10. Elevador de Key ½" × 1
11. Elevador periosteal Adson ¼" (nº 2) × 1
12. Elevador periosteal Love-Adson 3/16"
13. Rongeur × 1
14. Leksell Rongeur × 1
15. Tesoura curva de 7" Metzenbaum × 1
16. Tesoura Mayo reta × 1
17. Pinça mosquito curva 5" × 5
18. Pinça hemostática Rochester-Ochsner reta × 2
19. Porta agulha Crile-Wood 6" × 2
20. Removedor de Costela de Doyen direita × 1
21. Removedor de Costela de Doyen esquerda × 1
22. Cortador de costela, adulto × 1
23. Cortador de Costela, infantil × 1
24. Tesoura de costela Stille-Gertz × 1
25. Afastador com gancho afiado para laminectomia em cone × 1
26. Afastador afiado Beckman
27. Afastador maleáveis ½" × 2
28. Afastador fita maleável 5/8" × 8" × 2
29. Afastador fita maleável ¾" × 8" × 2
30. Afastador Army/navy × 2
31. Afastador de tireoide de Lahey × 2
32. Afastador de *rake* × 2
33. Afastador de *rake* com 4 pontas agudas × 2
34. Ponta de sucção vascular (Andrews) × 1
35. Ponta de sucção francesa 12 × 1
36. Sucção Yankauer, grande
37. Cabo de bisturi Beaver
38. Afastador de Weitlaner, rombo, médio
39. Afastador de Weitlaner, agudo, médio

AGRADECIMENTO

Gostaria de estender minha mais profunda gratidão e reconhecimento ao Dr. Brian J. F. Wong por seu auxílio na preparação deste manuscrito e contínua orientação e apoio. Ele forneceu as fotografias intraoperatórias para inclusão neste capítulo. Além disso, ele foi o cirurgião principal nos casos descritos nas Figuras 26.14 a 26.16 e forneceu as fotografias pré- e pós-operatória que acompanham esses casos.

LEITURAS SUGERIDAS

Daniel RK. Rhinoplasty and rib grafts: evolving a flexible operative technique. *Plast Reconstr Surg* 1994;94(5):597–609; discussion 610–611.

Foulad A, Hamamoto A, Manuel C, et al. Precise and rapid costal cartilage graft sectioning using a novel device: clinical application. *JAMA Facial Plast Surg* 2014;16(2):107–112.

Kim DW, Shah AR, Toriumi DM. Concentric and eccentric carved costal cartilage: a comparison of warping. *Arch Facial Plast Surg* 2006;8(1):42–46.

Marin VP, Landecker A, Gunter JP. Harvesting rib cartilage grafts for secondary rhinoplasty. *Plast Reconstr Surg* 2008;121(4):1442–1448.

Wee JH, Park MH, Oh S, et al. Complications associated with autologous rib cartilage use in rhinoplasty: a meta-analysis. *JAMA Facial Plast Surg* 2015;17(1):49–55.

PARTE IV: ESTÉTICA ADJUNTA NÃO INVASIVA

27 BOTOX (TESTA E RUGAS PERIORBITAIS E ELEVAÇÃO QUÍMICA DA SOBRANCELHA)

Corey S. Maas

INTRODUÇÃO

A toxina botulínica é uma neurotoxina polipeptídica natural que foi descrita pela primeira vez para uso em linhas glabelares por Carruthers e Carruthers em 1992. Existem sete sorotipos distintos de toxina (toxina botulínica A, B, C, D, F e G), cada um com antigenicidade, locais de ligação e atividade enzimática únicos. Dos subtipos, o tipo A provou ser o mais eficaz na prática clínica. O mecanismo da ação da toxina ocorre no terminal pré-sináptico, onde impede efetivamente a liberação da acetilcolina na junção neuromuscular, inibindo, desse modo, a contração muscular. Embora se ligue de maneira irreversível, um novo crescimento axonal permite o retorno da função muscular dentro de 3 a 4 meses após a injeção.

Desde a sua aprovação para uso estético pela Food and Drug Administration (FDA), Botox/Botox Estético (onabotulinumtoxinA; Allergan Inc., Irvine, CA), em 2002, e mais recentemente Dysport (abobotulinumtoxinA; também conhecida como Azzalure: Ipsen, Paris, Londres: distribuída nos Estados Unidos pela Medicis Corp., Scottsdale, AZ), em 2009, as neurotoxinas têm sido um dos pilares no tratamento de rugas hiperdinâmicas da face superior. Xeomin (incobotulinumtoxinA; Merz Pharmaceuticals, Alemanha), a mais recente preparação disponível para uso estético, foi aprovada em julho de 2011.

Todos os três produtos contêm a neurotoxina botulínica tipo A (BoNT-A), proteína que, em sua forma simples, tem um peso molecular de 150 kD. A proteína é constituída tanto por uma cadeia pesada (100 kD) quanto por uma cadeia leve (50 kD), cada uma com seu próprio papel no mecanismo de ação da neurotoxina. O Botox e o Dysport contêm a proteína ativa 150 kD junto com um complexo de proteínas que não desempenham nenhuma função no mecanismo de ação da neurotoxina. Como um todo, o complexo de proteínas de Botox pesa 900 kD com uma proteína ativa de 150 kD por complexo, enquanto o complexo Dysport, cuja composição bioquímica é desconhecida, pesa aproximadamente 900 kD. O Xeomin contém apenas a proteína "pura" de 150 kD. Ao longo dos anos, a investigação e a utilização generalizada da BoNT-A demonstraram que ela tem uma margem de segurança, geralmente é bem tolerada, e tem uma alta taxa de satisfação. Vários métodos de reconstituição, dosagem ideal e posicionamento das injeções também foram descritos, mas, acima de tudo, uma compreensão completa da anatomia e função da musculatura da face superior é o elemento mais importante na obtenção de ótimos resultados estéticos.

ANATOMIA RELEVANTE

É extremamente importante um completo conhecimento da anatomia superior da face e suas interações musculares para que se tenha um tratamento bem-sucedido das rugas hiperdinâmicas. Pela simplicidade, os músculos superiores da face, que são tratados de maneira eficaz com neuromoduladores, podem ser divididos em depressores e elevadores da sobrancelha. O músculo frontal é o único músculo elevador da testa; sua descrição anatômica clássica consiste em dois ventres, um de cada lado da linha média da testa. A extensão lateral do frontal coincide com o pico da sobrancelha e a face medial de cada ventre localiza-se na borda medial da sobrancelha, deixando um espaço desprovido de músculo na linha média. De maneira mais comum, contudo, o músculo é encontrado como uma ampla faixa muscular sem a divisão medial. Inferiormente, o frontal se entrelaça com os depressores da sobrancelha e é superiormente contíguo à gálea aponeurótica. Os depressores da sobrancelha consistem no prócero, corrugadores e depressores dos supercílios pareados e orbicular do olho medial e lateral. Medialmente, o prócero sobrepõe a glabela e é ladeado pelo depressor do supercílio, enquanto os corrugadores se estendem superior e lateralmente ao nível da sobrancelha. O prócero e os corrugadores são responsáveis pelas linhas horizontais e verticais sobre a ponte do nariz, respectivamente. Embora os músculos nasais pareados, os quais se sobrepõem às cartilagens laterais superiores, não contribuam para a depressão da testa, produzem linhas horizontais sobre o dorso nasal lateral, comumente denominado quando hiperativo de "linhas de coelho". Em geral, o orbicular do olho lateral age como o depressor mais forte da testa e é responsável pelas rugas periorbitais também conhecidas como "pés de galinha". Conhecer esta anatomia é importante, visto que o tratamento excessivo dos frontais com a intenção de corrigir todas as linhas visíveis da testa pode levar a uma ptose significativa das sobrancelhas.

HISTÓRIA

Uma história completa deve incluir alergias e medicamentos atuais com ênfase no uso de anticoagulantes, visto que o procedimento pode precisar ser adiado se o paciente desejar um mínimo de hematomas. É importante observar o tratamento cirúrgico anterior dos tecidos circundantes, assim como qualquer tratamento já realizado com BoNT-A. Pode ser útil perguntar aos pacientes o que eles gostaram ou não nas experiências anteriores com neuromoduladores. A importância da expressão facial na profissão e no cotidiano do paciente também deve ser discutida. Por fim, deve-se ter extrema cautela no tratamento de pacientes tenham tido distúrbios ou neuropatias periféricas da junção neuromuscular, posto que possam estar em um risco aumentado de efeitos sistêmicos graves, como disfagia e comprometimento respiratório.

EXAME FÍSICO

Durante a avaliação, é importante determinar os objetivos de tratamento do paciente. Deve ser realizada e documentada uma avaliação da face por qualquer assimetria preexistente, assim como uma completa discussão sobre as irregularidades com o paciente. Deve-se pedir para que o paciente contraia ativamente os músculos glabelar, frontal e orbicular dos olhos a fim de discernir a quantidade de melhoria que pode ser razoavelmente esperada para orientar sua discussão e plano de tratamento.

INDICAÇÕES

A toxina botulínica é geralmente indicada para o tratamento das linhas hiperdinâmicas ou sulcos da face superior que preocupam o paciente, incluindo linhas de expressão glabelares, vincos horizontais na testa, "pés de galinhas" periorbitais e "linhas de coelho" nasais laterais. Se necessário, o tratamento também pode ser estendido para incluir as linhas infraorbitais. Embora a maioria dos pacientes apresente linhas ou rugas que desejam tratar, os neuromoduladores também podem ser usados como uma medida preventiva antes da formação das linhas em pacientes mais jovens que tendem a usar excessivamente a musculatura facial superior. Alguns pacientes podem precisar de elevação da parte lateral da sobrancelha, podendo o BoNT-A ser colocado com bons resultados no músculo orbicular do olho lateral para produzir o que foi descrito como uma elevação química da sobrancelha. Além disso, o BoNT-A pode ser usado antes de procedimentos, como a reconstrução da pálpebra inferior, elevação do supercílio, revisão de cicatriz e reparo de lacerações para ajudar a promover a cicatrização favorável de feridas. Os pacientes também podem se apresentar com assimetrias causadas por uma injeção recente usando uma técnica inadequada. Com um completo entendimento da musculatura facial superior, essas irregularidades desastrosas podem ser tratadas com pequenas quantidades de neuromoduladores injetados no local anatômico adequado.

CONTRAINDICAÇÕES

O tratamento com BoNT-A é contraindicado em pacientes com infecção ativa em locais de injeção planejados, assim como naqueles com alergia ou hipersensibilidade conhecida a qualquer um dos ingredientes da formulação (toxina botulínica tipo A, cloreto de sódio, albumina humana). A neurotoxina está listada como uma droga de categoria C na gravidez, o que significa que não foi realizado nenhum estudo bem controlado de seu uso em mulheres grávidas, e se desconhece se a toxina é excretada durante a lactação. Portanto, todas as pacientes grávidas ou lactantes não devem ser submetidas ao tratamento. Deve-se mencionar, contudo, que a literatura contém um pequeno número de relatórios de pacientes que foram submetidas ao tratamento com BoNT-A sem saber que estavam grávidas. Destas, um estudo pesquisou 396 médicos dos quais 12 relataram terem injetado a substância em mulheres que desconheciam suas gravidezes. Neste estudo, foi relato um aborto em uma mulher com um histórico de abortos anteriores, mas nenhuma anormalidade fetal ou outros eventos adversos foram relacionados com a neurotoxina.

Os pacientes devem estar cientes se estiver presente ptose preexistente da pálpebra ou sobrancelhas e educados sobre o risco de exacerbação. Embora a técnica de injeção cuidadosa deva minimizar o risco, se a possibilidade de agravamento da ptose é inaceitável para o paciente, a toxina não deve ser injetada. Ocasionalmente, um paciente pode apresentar-se pedindo tratamento adicional, embora no exame claramente tenha uma falta apropriada de atividade muscular devida a uma injeção recente. Neste caso, deve ser feita uma discussão detalhada com o paciente, concentrando-se na minimização de linhas hiperdinâmicas como objetivo do tratamento, em vez de completa ausência de atividade muscular. Esses pacientes devem estar cientes de que uma injeção adicional só os colocará em risco de complicações e provavelmente não proporcionará melhora incremental.

TÉCNICA CIRÚRGICA

Reconstituição do Produto

Reconstituição é o termo correto a ser usado na descrição do método de conversão do produto seco em solução. Usar palavras como "diluição" ou "diluído" não é preciso e pode levar a uma falsa crença dos pacientes de que estão recebendo um produto de qualidade inferior. A "unidade" (U) de medida do Botox Estético, Dysport e Xeomin, cada uma medida no teste em camundongo LD_{50}, é uma medida registrada do fabricante individual. Na literatura, mostrou-se que 1 U de Botox é rigorosamente equivalente a 2,5 a 3 U de Dysport e 1 U de Xeomin. O produto é embalado em frascos tanto secos a vácuo (Botox, 50 ou 100 U) ou liofilizados (Dysport, 300 U e Xeomin, 100 U) e deve ser mantido refrigerado de 0 a 8° C (exceto o Xeomin, que pode ser armazenado a 25°) até pouco antes de ser usado para evitar a desnaturação da proteína. Como o produto é embalado na forma de pó, deve ser hidratado para torná-lo adequado para a injeção, sendo recomendado pelo folheto informativo do fabricante o uso de solução salina sem conservantes. Na minha prática, um frasco de Botox ou Xeomin de 100 U é reconstituído com 2,0 mL de solução salina sem conservantes para produzir 5 U/0,1 mL. Da mesma forma, 300 U de Dysport são reconstituídas com 1,5 mL de solução salina sem conservantes para produzir 20 U/0,1 mL. Outros métodos de reconstituição foram descritos e podem ser encontrados no Quadro 27.1. Em decorrência da natureza frágil do BoNT-A, deve-se ter o cuidado, no caso do Botox, de deixar que o vácuo do frasco atraia a solução salina para dentro, em vez de injetar à força no recipiente. A quantidade de solução salina atraída nos frascos de Dysport e Xeomin varia, posto que eles têm uma vedação a vácuo parcial; portanto, a injeção lenta da solução salina restante garante a qualidade prolongada do produto. Mexe-se gentilmente o frasco para misturar os conteúdos. As seringas para insulina com uma agulha fixa permanente, produzidas com capacidades para 50 e 30 de unidades de insulina, são usadas para puxar cuidadosamente o produto. Com estas seringas, 10 unidades de insulina são equivalentes a 0,1 mL, facilitando a medição. Para o Botox e o Xeomin, uma seringa de 50 unidades de insulina é usada para extrair incrementos de 0,2 e 0,4 mL, o que é igual a 10 e 20 U, respectivamente. O Dysport é extraído com uma seringa de 30 unidades de insulina em incrementos de 0,15 e 0,3 mL, o que é igual a 30 e 60 U, respectivamente. Ao extrair o produto reconstituído, é importante garantir que a agulha não toque o fundo do recipiente de vidro, pois isso vai deixar a ponta cega, tornando a injeção mais dolorosa.

A seguir podemos ver uma descrição da minha técnica para injeção e dosagem do Botox e do Dysport. Podem ser encontradas na literatura declarações de consenso sobre os intervalos de doses medianas. O Quadro 27.2 serve como uma diretriz para o tratamento. A experiência do médico e um plano de tratamento individualizado determi-

QUADRO 27.1 Métodos de Reconstituição do Neuromodulador

Volume de Diluente	Concentração em U/mL
Frasco de 300-U de Dysport	
1,0 mL	15/0,05
1,5 mL	10/0,05
2,5 mL	10/0,08
3,0 mL	10/0,1
Frasco de 100-U de Xeomin, Botox Cosmético	
2,0 mL	5,0/0,1
2,5 mL	4,0/0,1
4,0 mL	2,5/0,1
Frasco de 50-U de Xeomin, Botox Cosmético	
1,0 mL	5,0/0,1
2,0 mL	2,5/0,1

QUADRO 27.2	Variação Mediana de Dose	
Área Superior da Face	Botox Cosmético	Dysport
Glabela	20-30 BUs	50–80 DUs
Testa	10-20 BUs	25–60 DUs
Pés de galinha	8-20 BUs/lado	16–60 DUs/lado
Linhas de coelho	5-10 BUs	10–30 DUs

As médias das variações de dose são fornecidas como uma diretriz para o tratamento. A experiência dos médicos e um plano de tratamento individualizado determinarão a dose adequada.

narão a dose adequada. Vale ressaltar que, no momento de produção deste capítulo, o consenso sobre a faixa de dose para o Xeomin não estava disponível. Na minha prática, os pacientes recebem o mesmo número de unidades injetadas nos locais-alvo determinados pelo exame durante sua primeira experiência de tratamento com BoNT-A. Desta forma, um padrão de consistência pode ser mantido e depois individualizado no próximo tratamento do paciente, dependendo de sua resposta inicial.

- *Tratamento das Linhas glabelares*

  As linhas de expressão glabelares são tratadas com injeção de 20 U de Botox ou 60 U de Dysport nos músculos corrugadores pareados e prócero. Pede-se que o paciente franza e relaxe a testa várias vezes para ajudar na identificação da localização precisa do músculo. Para injetar no corrugador do supercílio, a massa do músculo é comprimida entre o dedo indicador e o polegar no nível da sobrancelha, primeiro medialmente perto de sua origem 0,5 a 1 cm acima da borda orbital. Em seguida, a agulha é direcionada paralelamente ao músculo e inserida na massa do músculo em um ângulo suave. Logo após, aproximadamente 6 a 7,5 U de Botox ou 18 a 22,5 U de Dysport são infiltradas. O músculo é apertado mais lateralmente 1 cm acima da borda orbital no nível do pico da sobrancelha, onde a mesma técnica de injeção é usada para depositar aproximadamente 2 a 2,5 U de Botox ou 6 a 7,5 U de Dysport. Isso é repetido no lado oposto. Apertar o músculo entre os dedos garante o posicionamento adequado do neuromodulador e evita uma injeção inadvertida das fibras musculares frontais mediais mais acima. O restante do produto é injetado no músculo prócero em um ponto de injeção na linha média sobre a glabela (Fig. 27.1).

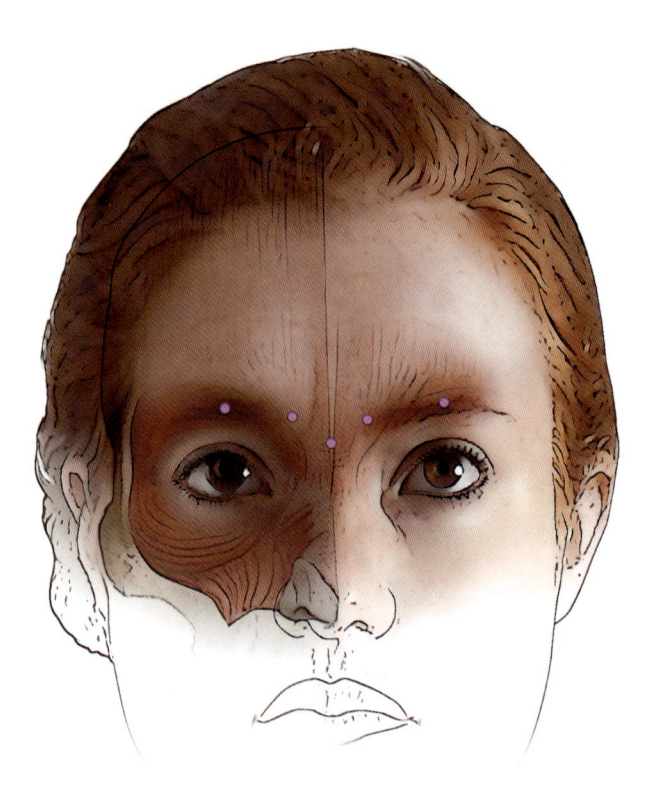

FIGURA 27.1
Os pontos em magenta representam locais de injeção ideais para o tratamento.

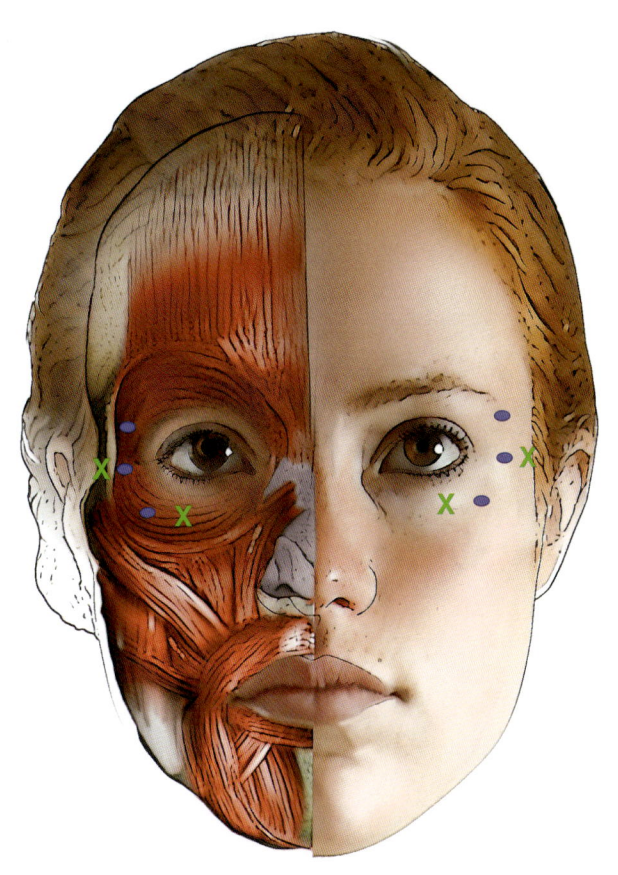

FIGURA 27.2
Os pontos azuis representam os locais de injeção ideais para o tratamento, enquanto os "X" representam os locais de injeção opcionais.

- *Tratamento das rugas periorbitais ("pés de galinhas")*
  As rugas periorbitais são o resultado da contração principalmente do músculo orbicular do olho lateral e, às vezes, em menor extensão, pelos músculos zigomáticos. Elas podem ser reproduzidas pedindo que o paciente pisque ou sorria repetidas vezes. Cada lado é tratado com um total de 10 U de Botox ou 30 U de Dysport injetadas perpendicularmente à pele aproximadamente 1 cm lateral à borda orbital. Três ou quatro locais de injeção são escolhidos para dispersar 2 a 3 U de Botox ou 7 a 10 U de Dysport em cada lado. Em um estudo recente, conduzido em minha instituição, o tratamento das áreas com pés de galinha com abobotulinumtoxinA mostrou uma vantagem estatisticamente significativa sobre onabotulinumtoxinA e também foi a preferida dos pacientes em 67% das vezes. Se necessário, 1 a 2 U de Botox ou 3 a 6 U de Dysport podem ser injetados ligeiramente mais inferior e medial abaixo da borda orbital dentro do orbicular para tratar linhas nesta região. Isto deve ser feito com extrema cautela, pois a injeção muito baixa neste local pode causar assimetrias na boca. A área lateral do orbicular do olho tem uma maior quantidade de vascularização superficial, devendo-se, portanto, tomar cuidado para evitar qualquer vaso visível durante a injeção, a fim de minimizar as equimoses (Fig. 27.2).

- *Tratamento da testa*
  O músculo frontal é responsável pela produção das linhas horizontais sobre a testa. Para o profissional inexperiente, pode parecer apropriado tratar múltiplos locais em uma tentativa de erradicar todos os sulcos visíveis; entretanto, o excesso de injeção no músculo frontal pode resultar em uma ptose severa na sobrancelha, devendo ser evitado. Com adequados posicionamento da injeção e dosagem do produto, pode ser obtida, com o tempo, uma aparência suave na pele sem ptose da sobrancelha. Embora sejam necessários múltiplos tratamentos consecutivos, a pele sobre a testa tem a capacidade de se remodelar uma vez que a inatividade prolongada do músculo frontal tenha sido alcançada. O tratamento no meio da testa, na direção horizontal, em quatro a cinco locais de injeção uniformemente espaçados, é ideal. Um total de 10 U de Botox ou 30 U de Dysport é igualmente dispersado em cada local (2 a 2,5 U de Botox ou 6 a 7,5 U de Dysport). As injeções podem ser estendidas superiormente no nível logo abaixo do contorno do couro cabeludo para tratar as linhas nesta área ao infiltrar 2 a 2,5 U de Botox ou 6 a 7,5 U de Dysport em dois ou três locais uniformemente dispersos (Fig. 27.3).

- *Tratamento das "linhas de coelho"*
  Durante a injeção dos depressores da sobrancelha medial, as "linhas de coelho", se presentes sobre o dorso nasal, podem ser tratadas com eficácia com um total de 2 a 3 U de Botox ou 7 a 8 U de Dysport dispersadas uniformemente sobre os músculos nasais. Deve-se tomar cuidado para não infiltrar na musculatura circundante mais lateral, pois pode causar assimetrias no lábio superior (Fig. 27.4).

- *Tratamento para elevação da sobrancelha*
  A elevação da sobrancelha com o uso de neuromoduladores, também conhecida como uma elevação química da sobrancelha, como descrito por mim em 2003, requer um completo entendimento da musculatura oposta da face superior. A injeção cuidadosa na sobrancelha lateral e medial permitirá a manipulação da posição da sobrancelha

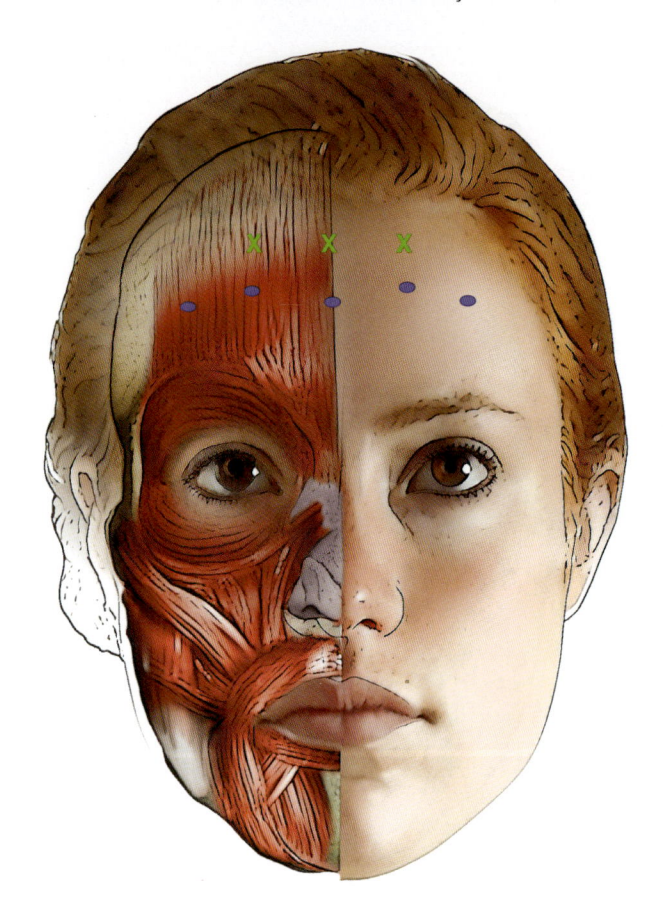

FIGURA 27.3
Os pontos azuis representam os locais de injeção ideais para o tratamento, enquanto os "X" representam os locais de injeção opcionais.

de uma maneira previsível e reprodutível. Para elevar a sobrancelha lateral, é importante injetar apenas no orbicular do olho lateral e evitar a injeção das fibras musculares laterais frontais. A melhor maneira de identificar o local adequado para a injeção é procurar o espessamento do orbicular lateral na porção lateral da sobrancelha, ao mesmo tempo em que se faz o paciente piscar. Deve-se tomar cuidado em assegurar que esta região seja injetada lateralmente à borda orbital com a agulha perpendicular à pele e no plano subdérmico. Em seguida, a área é injetada com aproximadamente 5 a 7 U de Botox ou 15 a 21 U de Dysport junto com injeção nos pés de galinha para que se consiga o levantamento sem resistência da sobrancelha pelo frontal. A combinação desta técnica com

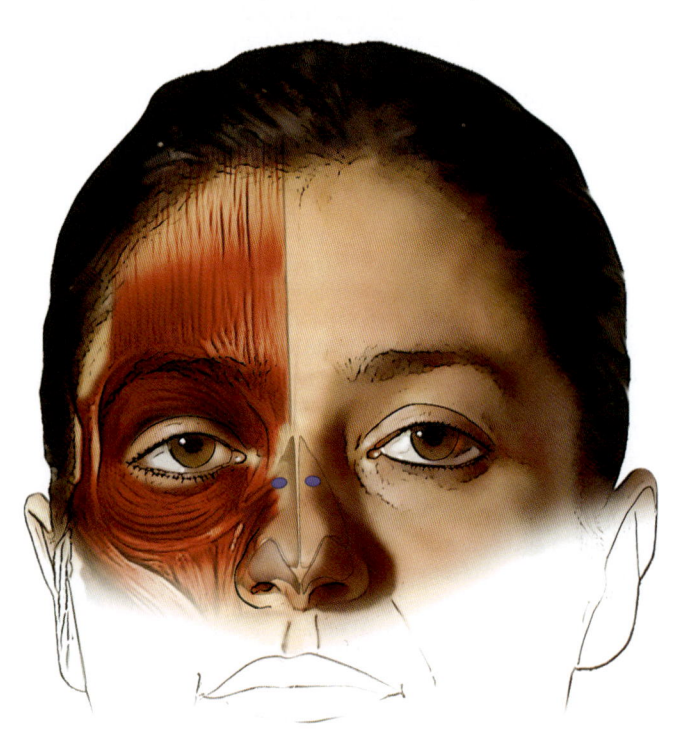

FIGURA 27.4
Os pontos azuis representam os locais de injeção ideais para o tratamento.

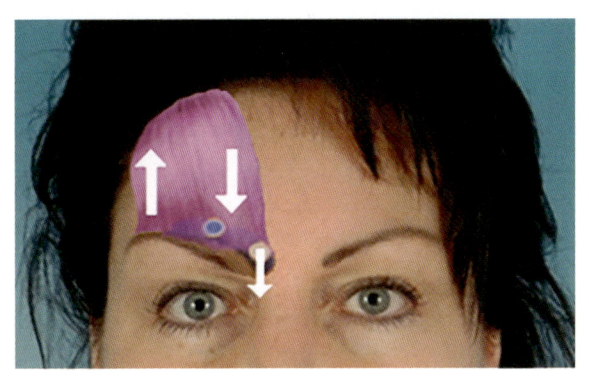

FIGURA 27.5
As *setas* retratam o efeito da colocação incorreta da injeção acima do aspecto medial do corrugador na porção inferior do músculo frontal medial.

aquela anteriormente descrita para o tratamento das linhas de expressão glabelares pode produzir uma elevação esteticamente agradável da sobrancelha. Quando ocorre injeção nos corrugadores, especialmente durante este procedimento, é importante que se injete no nível da sobrancelha e não mais superiormente no músculo frontal medial. Neste caso, o resultado será a depressão sem resistência da sobrancelha medial e elevação do frontal lateral levando a um olhar de "surpresa" artificial (Fig. 27.5).

CONDUTA PÓS-OPERATÓRIA

É necessário um tratamento mínimo após a injeção. Para ajudar a minimizar as equimoses, bolsas de gelo podem ser colocadas sobre os locais da injeção instantaneamente. Os pacientes dever estar cientes de que o início da fraqueza muscular geralmente é visto em 3 a 4 dias e atinge o auge em 3 a 4 semanas com injeções repetidas necessárias em aproximadamente 3 a 4 meses.

COMPLICAÇÕES

Os eventos adversos mais comuns observados com o uso da BoNT-A são ptose da sobrancelha e dor de cabeça. Outros incluem ptose da pálpebra (Fig. 27.6), xerostomia, síndrome gripal, ectrópio e estrabismo. A técnica de injeção adequada e entendimento sobre a anatomia superior da face devem ajudar a evitar a maioria dos eventos adversos. Como os efeitos do BoNT-A geralmente duram de 3 a 4 meses, qualquer complicação deve ser administrada adequadamente durante aquele período, por exemplo, com gotas de agonistas α-adrenérgicos oftálmico para ptose palpebral, enquanto se enfatiza para o paciente que seus sintomas serão de curta duração.

RESULTADOS

Qualquer paciente que tenha ou seja predisposto a ter rugas hiperdinâmicas e não tenha contraindicação para injeção com BoNT-A pode esperar benefícios com o tratamento. A técnica de injeção adequada permite uma ampla margem de segurança e é geralmente bem tolerada com uma alta taxa de satisfação.

DICAS

- Uma história completa e um exame físico permitem a seleção adequada de pacientes que se beneficiarão com a injeção enquanto evita aqueles que não terão uma boa resposta ou estarão em risco.
- Uma ampla compreensão da anatomia relevante da face superior e das interações musculares é imperativa para a técnica de injeção adequada e os resultados ideais.

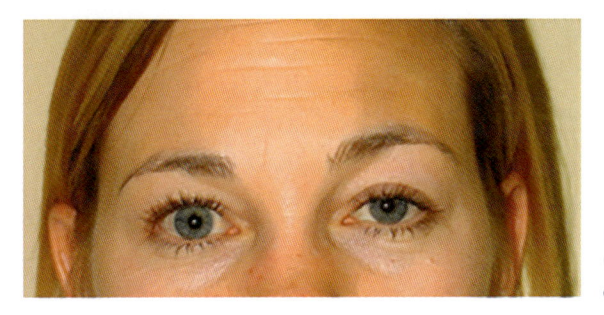

FIGURA 27.6
Ptose da pálpebra esquerda seguida de injeção de BoNT-A.

- A injeção sobre a glabela e no nível da sobrancelha, evitando a injeção 1 a 2 cm acima da sobrancelha, fornece ótimos resultados e evita a ptose da sobrancelha medial, um comum efeito adverso.
- Pode ser injetada uma pequena quantidade de neuromodulador no músculo frontal para ajudar a suavizar a testa sem o risco de uma depressão significativa da sobrancelha.

DIFICULDADES

- A ptose da pálpebra é observada quando há o tratamento da musculatura glabelar. Acredito que a injeção profunda junto com a pressão hidrostática próximo das fissuras dos feixes neurovasculares na borda orbital superior permita a dispersão de moléculas de neurotoxina em direção à fissura orbital superior, onde a inervação do elevador pode ser afetada.
- O excesso de injeção do músculo frontal medial em conjunto com o tratamento dos depressores da sobrancelha laterais produzirá uma aparência artificial de surpresa.
- É importante evitar o excesso de injeção do músculo frontal, pois isto levará a uma significativa ptose da sobrancelha.

AGRADECIMENTO

Gostaria de agradecer ao meu colega, Jason P. Champagne, MD, por sua assistência na edição e redação final deste capítulo.

LEITURAS SUGERIDAS

Kane M, Donofrio L, Ascher B, et al. Expanding the use of neurotoxins in facial aesthetics: a consensus panel's assessment and recommendations. *J Drugs Dermatol* 2010;9(1 Suppl):s7–s22.

Maas CS, Kim EJ. Temporal brow lift using botulinum toxin A: an update. *Plast Reconstr Surg* 2003;112(5 Suppl):109S–112S; discussion 113S–114S.

Morgan JC, Iyer SS, Moser ET, et al. Botulinum toxin A during pregnancy: a survey of treating physicians. *J Neurol Neurosurg Psychiatry* 2006;77:117–119.

Nettar KD, Yu KC, Bapna S, et al. An internally controlled, double-blind comparison of the efficacy of onabotulinumtoxinA and abobotulinumtoxinA. *Arch Facial Plast Surg* 2011;13(6):380–386.

Raspaldo H, Baspeyras M, Bellity P, et al.; Consensus Group. Upper- and mid-face anti-aging treatment and prevention using onabotulinumtoxin A: the 2010 multidisciplinary French consensus—part 1. *J Cosmet Dermatol* 2011;10(1):36–50.

28 PREENCHIMENTOS INJETÁVEIS E RESTAURAÇÃO FACIAL

Mary Lynn Moran

INTRODUÇÃO

Os tratamentos injetáveis têm sido usados no rosto desde o final dos anos 1800, após a invenção da seringa. Dentre as primeiras tentativas, estava a injeção de parafina líquida nos lábios, o que foi desastroso. Nos anos 1950, o silicone líquido tornou-se um preenchimento popular para as mamas e foi subsequentemente usado na face. Uma combinação de complicações e preocupações legais acabou levando essa prática ao esquecimento. O uso moderno de injetáveis, na esfera da restauração facial e rejuvenescimento, remonta à década de 1980, com a aprovação pela FDA de preenchimentos de colágeno. Os injetáveis tornaram-se um segmento importante e crescente da indústria de rejuvenescimento facial nas últimas duas décadas.

O crescimento global em procedimentos minimamente invasivos entre 2000 e 2016 foi de 180% de acordo com o National Clearinghouse of Plastic Surgery. Os procedimentos estéticos injetáveis de neurotoxina experimentaram um crescimento de 797% durante aquele período. Foram realizados sete milhões de procedimentos injetáveis em 2016, o que é o resultado de muitos fatores. Os pacientes esperam que novas tecnologias menos invasivas eventualmente substituam os tratamentos cirúrgicos tradicionais, evitando, desta maneira, a necessidade de uma recuperação mais longa e maiores despesas, tempo de inatividade e desconforto. As novas tecnologias satisfizeram até certo ponto tais desejos. Outro elemento que aumenta o entusiasmo dos médicos para os injetáveis é a nossa compreensão aprofundada da natureza dinâmica volumétrica do rosto envelhecido. À medida que ganhamos mais experiência com os preenchimentos, entendemos mais completamente como eles podem tratar muitas das mudanças que contribuem para um equilíbrio facial menor que o desejado. A segurança e a natureza direta dos preenchimentos fazem deles uma escolha ideal para muitas indicações no rosto.

HISTÓRIA

Em decorrência de uma variedade de aplicações e da natureza de risco relativamente baixo do procedimento, muitos indivíduos são bons candidatos para colocação de preenchimento. O elemento mais importante do histórico é verificar os objetivos dos pacientes. Deve ser estabelecido um completo entendimento das expectativas do paciente, seguido de uma avaliação honesta do médico sobre o que pode ser realizado realisticamente. A imagem por computação é uma maneira muito benéfica de ilustrar o que pode ser conseguido ou não, dado o procedimento desejado pelo paciente, seu orçamento e habilidade do médico. Uma vez atingidos os objetivos e entendimentos mútuos, devem ser obtidos certos elementos na história médica do paciente. O histórico do paciente com injeções de preenchimento prévias pode ser bastante esclarecedor em termos de alertar o cirurgião sobre qualquer reação indesejável e a história do paciente em lidar com as decepções do passado. A conduta preventiva é a melhor maneira de evitar os riscos, dentre os quais, devem ser elicitados os de sangramento e hematomas, assim como uma história de uso de anticoagulantes ou aspirinas ou NSAIDs. O paciente com uma história de herpes simples perioral deve ser identificado para que medidas preventivas possam ser iniciadas.

Questões gerais de saúde, como diabetes melito, doenças vasculares do colágeno ou uso de esteroides ou Accutane, também devem ser observadas. Qualquer história de reações alérgicas deve ser documentada. Se forem usados produtos de origem animal (como colágeno bovino usado com PMMA), deve ser estabelecido qualquer história de alergias a produtos animais. Devem ser feitos testes de pele quando apropriado. O tabagismo e a exposição ativa ao sol devem ser observados. Também é importante estabelecer a tolerância do paciente a hematomas durante o período em que o paciente planejar ser submetido ao tratamento. Se forem iminentes eventos profissionais ou sociais delicados, seria melhor adiar as injeções para um momento em que alguns hematomas e inchaços sejam toleráveis. Qualquer procedimento facial recente deve ser documentado, como *peelings* ou outro tratamento estético. Os pacientes que estão sob terapia antirretroviral sofrendo de lipoatrofia facial se beneficiarão com preenchimentos para restauração, e foram, na verdade, a primeira indicação da FDA para uso de preenchimentos, como o Sculptra. Os pacientes com lipoatrofia facial congênita ou adquirida também podem beneficiar-se com os preenchimentos.

EXAME FÍSICO

A realização do exame no paciente começa quando o médico o encontra pela primeira vez. O cirurgião com experiência no rejuvenescimento facial está sempre analisando as características faciais e avaliando quais modificações ideais podem servir melhor ao paciente. Antes de o paciente expressar seus objetivos, muitos cirurgiões de face já estabeleceram suas próprias prioridades. Entretanto, durante a consulta, os pacientes devem poder expressar primeiro suas preocupações. Após escutá-lo cuidadosamente e obter todas as informações importantes, o médico examina o paciente. É neste momento em que a imagem por computador pode ser uma ferramenta importante para externar as observações do médico e transmitir ao paciente o que ele acabou de descrever. O médico provavelmente identificou outras áreas que podem ser abordadas, mas que não foram mencionadas pelo paciente. Se o médico sentir que o paciente está aberto a outras sugestões, então, este é o momento adequado para esta discussão.

Os achados físicos a serem observados são qualquer cicatriz de cirurgia, trauma ou acne. As evidências de infecção bacteriana ou viral ativa, queimadura de sol ou dermatose causada pelo vento devem ser discutidas. Os tratamentos anteriores com preenchimentos, se visíveis, devem ser documentados, incluindo efeitos Tyndall visíveis. A assimetria facial precisa ser documentada com fotografias e discutida em detalhes com o paciente. A avaliação do tipo de pele é importante, pois os diferentes tipos reagem de maneira diferente ao trauma. Os pacientes com a pele mais escura, em especial, tendem a ter pigmentação residual após equimoses que podem se resolver lentamente (p. ex., complexo periocular).

INDICAÇÕES

Os preenchimentos tratam as alterações faciais devidas a uma variedade de causas. Podem ser usados em praticamente qualquer profundidade e estão sendo usados, cada vez mais, como substitutos do suporte estrutural subjacente perdido. O envelhecimento causa a perda da elasticidade da pele, enfraquecimento do suporte ligamentar, atrofia do tecido adiposo e perda óssea. Estas forças levam à flacidez dos tecidos e aprofundamento dos vincos. Em essência, a face em envelhecimento é uma série de vetores de mudança e encolhimento com uma resultante cascata de tecido mole. Além disso, o movimento repetido causa rugas, as quais podem tornar-se bastante profundas. É fundamental entender e identificar estas mudanças para deixar melhorias válidas na face em envelhecimento. Os preenchimentos são ferramentas muito versáteis para abordar muitas dessas mudanças. Podem sustentar a flacidez ou adelgaçamento da pele, preencher os vincos ou sulcos, corrigir depressões, substituir ou melhorar a perda e deficiência óssea e substituir a perda de tecido adiposo. O objetivo do tratamento da face em envelhecimento é restaurar os contornos e equilíbrio facial da juventude.

Outras condições também respondem bem ao tratamento com preenchimento. As cicatrizes atróficas ou deprimidas de trauma ou acne podem ser melhoradas dependendo da quantidade de constrição. Os preenchimentos podem tratar a perda de volume devida à perda de peso, excesso de exercício, terapia antirretroviral, atrofia hemifacial, remoção cirúrgica de massas ou trauma ósseo.

Os locais comuns de tratamento incluem

- Linhas faciais finas e profundas.
- Sulcos nasolabiais.
- Linhas labiais.
- Lábios (para fortalecimento ou restauração).

Novas indicações surgiram como resultado de uma maior compreensão das mudanças volumétricas na face em envelhecimento, as quais incluem:

- Atrofia do lóbulo da orelha.
- Sulco labiomental.
- Porção lateral da sobrancelha (contorno orbital e acima).
- Malar.
- Sulco malar (bochecha).
- Ângulo/corpo mandibular.
- Sulco mental.
- Sulco pré-auricular.
- Sulco pré-*jowl*.

CAPÍTULO 28   Preenchimentos Injetáveis e Restauração Facial

- Submalar.
- Sulco lacrimal.
- Esvaziamento temporal.

CONTRAINDICAÇÕES

Os preenchimentos não devem ser usados em pacientes que tenham expectativas irreais do que poder ser alcançado com eles. Em particular, estes pacientes devem estar cientes do fato de que algumas indicações requerem volumes maiores de preenchimento para se conseguir o resultado desejado. Os pacientes com uma lipoatrofia significativa devem ser completamente informados sobre as limitações do preenchimento escolhido e da restauração do volume que podem ser conseguidos. Os pacientes mais velhos podem não conseguir os resultados esperados por eles e pelo médico. É sensato que os pacientes maduros se concentrem em uma área específica de tratamento limitado que é mais problemática do que tentar alcançar um grande rejuvenescimento global.

Se um paciente tratado em outro lugar já estiver com aparência "preenchida demais", é aconselhável que suas observações sejam discutidas de maneira delicada, devendo-se sugerir que adie qualquer outro preenchimento no momento. A imagem por computador também pode ajudar nesta discussão. O médico sempre pode oferecer a redução da hipercorreção com hialuronidase se o preenchimento for à base de ácido hialurônico. A possibilidade de transtorno dismórfico corporal deve ser levada em consideração, mas muitos pacientes emocionalmente sadios caíram na armadilha de não perceber a relativa desproporção criada pelo tratamento de preenchimento.

Os pacientes que são intolerantes a qualquer hematoma não são bons candidatos para os tratamentos com preenchimentos injetáveis. A probabilidade de alguma quantidade de equimose durante uma determinada sessão de tratamento é alta o suficiente, mesmo nas mãos mais habilidosas, devendo ser considerada um resultado esperado.

Preocupações gerais de saúde que impediriam o uso de preenchimentos injetáveis se aplicariam aos pacientes que tomam anticoagulantes. Nos casos em que os anticoagulantes podem ser descontinuados antes do tratamento, é provável que os pacientes tenham menos hematomas. Os pacientes que têm doenças ativas na pele, como erupção, infecção, queimadura de sol ou surtos herpéticos, não devem ter a área tratada até após a doença ter sido resolvida. Os pacientes diabéticos ou imunocomprometidos devem ser tratados apenas se o médico que trata sua doença liberá-los para o procedimento, devendo receber um cuidado extra durante a preparação da pele e ser aconselhados sobre o tratamento pós-operatório do local da injeção. Os pacientes com doenças vasculares do colágeno não devem receber produtos à base de colágeno, como o polimetilmetacrilato (PMMA). O teste de pele é necessário para a maioria dos produtos de colágeno autólogo, em especial aqueles de origem bovina. Evidentemente, qualquer paciente com um histórico de reação alérgica ao colágeno ou a um teste cutâneo de colágeno não deve ser considerado um candidato para o tratamento com produtos à base de colágeno, mesmo se a reação tiver ocorrido no passado.

PLANEJAMENTO PRÉ-OPERATÓRIO

O planejamento pré-procedimento começa durante a consulta. Uma vez que as áreas de tratamento tenham sido identificadas e os objetivos e resultados tenham sido mutuamente entendidos, o médico deve explicar todos os riscos para o paciente e obter um consentimento assinado. Se os pacientes tiverem tomado algum agente comum que contribua para a formação de hematomas, eles devem ser alertados de que podem criar mais equimoses que a média ou talvez possam ser remarcados. Devem ser tiradas fotos do rosto todo a partir das cinco vistas, bem como *close-ups* adequados. Os valores são cuidadosamente discutidos com antecedência, assim como a política de "retoques".

Seleção do Preenchimento

As origens da nossa experiência moderna com preenchimentos começam com o colágeno. O Zyplast e o Zyderm foram os elementos centrais na maioria das práticas de rejuvenescimento facial. Com o advento dos preenchimentos de ácido hialurônico, a demanda do mercado por preenchimentos com colágeno diminuiu e a produção foi finalmente terminada. O ácido hialurônico é um polissacarídio que ocorre naturalmente, sendo o ácido hialurônico estabilizado de origem não animal (NASHA) o produto mais popular atualmente. Outros preenchimentos injetáveis populares incluem preenchimentos sintéticos feitos com hidroxiapatita de cálcio (CaHA) e ácido poli-L-láctico (PLLA). Ambos são bioestimuladores e, portanto, criam novos colágenos. A CaHA também tem ação de substituição do volume. Ambos são temporários (ver Quadro 28.1 para uma comparação das propriedades). O PMMA é um preenchimento sintético permanente. O tecido adiposo e silicone de grau médico são outros injetáveis usados na restauração facial, mas permanecem fora do escopo deste capítulo. Outra categoria muito importante de injetáveis para rejuvenescimento facial inclui a família da neurotoxina. Este capítulo focará apenas nos preenchimentos injetáveis.

A escolha do preenchimento injetável baseia-se na experiência e preferência do cirurgião, local e indicação, preocupações de segurança, reversibilidade, preferência do paciente e fatores gerais de saúde.

A classificação geral dos preenchimentos está dividida como se segue:

- Preenchimento para restaurar o volume *versus* preenchimentos bioestimuladores.
- Duração curta *versus* longa *versus* permanente.
- Preenchimentos sintéticos *versus* derivados naturalmente.

QUADRO 28.1	Comparação de Propriedades		
Ácido hialurônico	Reposição de volume	Natural	6-18 meses
PLLA	Bioestimulador	Sintético	12-24 meses
CaHA	VR and BS	Sintético	12 meses
PMMA	VR and BS	Sintético e natural	Permanente
Silicone	VR	Sintético	Permanente
Tecido adiposo	VR	Natural	Variável

Os preenchimentos de ácido hialurônico dominam o mercado por causa da facilidade relativa e baixa taxa de complicação. Eles também são únicos porque podem ser revertidos com hialuronidase. O ácido hialurônico é uma molécula altamente hidrofílica, que retém até 2.000 vezes seu próprio peso em água, agindo como umectante. O glicosaminoglicano é um polissacarídio natural, linear, com resíduos alternados de ácido D-glucurônico e N-acetil-D--glucosamina. É um componente de tecido conjuntivo presente em todos os mamíferos, não sendo, portanto, específico do tecido ou da espécie, tornando-o não imunogênico. Ele é encontrado na matriz extracelular da pele, líquido sinovial, humor vítreo e cordas vocais, entre muitos outros locais no corpo humano. Exibe degradação isovolumétrica na qual as moléculas de ácido hialurônico se degradam, permitindo que as remanescentes absorvam mais água e possibilitando que o volume total de gel permaneça estável com o tempo. O ácido hialurônico derivado comercialmente disponível no momento é derivado da bactéria estreptococo, sendo, portanto, referido como ácido hialurônico estabilizado de origem não animal (NASHA).

A importância do ácido hialurônico na pele não poder ser subestimada. Sua capacidade de se ligar com a água proporciona à pele volume e integridade estrutural. Ele interage com os lipídios intercelulares, regula as propriedades mecânicas do estrato córneo, mantém a viscoelasticidade da pele e a sua concentração diminui com o envelhecimento.

Os preenchimentos distinguem-se pelo tamanho da partícula, concentração, viscosidade (espessura), rigidez, reologia (fluxo), ligações covalentes e hidratação (Quadro 28.2).

Os preenchimentos que não são de ácido hialurônico são, cada um, únicos em suas características, vantagens e desvantagens.

- *O ácido poli-L-láctico (PLLA)* (Sculptra™) foi aprovado pela FDA em 2004 para o tratamento da lipodistrofia no HIV. Posteriormente, foi aprovado para uso cosmético em 2009. Ele é diferente dos outros produtos de preenchimento porque não é um produto de restauração do volume, mas um estimulador de colágeno. A volumização ocorre após até quatro tratamentos espaçados com, pelo menos, três semanas de intervalo. Os resultados duram por até 24 meses. Um método de camadas cruzadas é usado para criar colagenase difusa, já que a resposta imune ao produto ocorre gradualmente ao longo do tempo. Deve ser usada uma cuidadosa técnica para minimizar a chance de formação de protuberância ou granulomas. Podem ocorrer reações alérgicas ou de hipersensibilidade. Devido a sua natureza estimuladora e potencial para formação de abaulamentos, não é recomendável o seu uso sob os olhos ou ao redor da boca.
- *A hidroxiapatita de cálcio* (Radiesse™) foi aprovada para uso cosmético em 2006. Na injeção inicial, a hidroxiapatita de cálcio (CaHA) atua como um restaurador de volume. Com o tempo, as microesferas de CaHA vão se degradando lentamente, estimulando o colágeno no processo. É aclamada por sua capacidade de criar uma volumização significativa, como resultado de um G' muito alto (que é a medida de elasticidade ou "compressão"). Não deve ser usada ao redor da boca ou sob os olhos por razões semelhantes ao PLLA.
- O *Artefill*™ foi aprovado em 2006 como primeiro preenchimento não reabsorvível para uso cosmético facial nos Estados Unidos. Ele é composto por 20% de microesferas sintéticas feitas de PMMA e 80% de colágeno bovino. É necessário que seja feito um teste cutâneo um mês antes do tratamento. O colágeno injetado corrige o defeito inicial, sendo

QUADRO 28.2	Produtos de Preenchimento com Ácido Hialurônico				
Produto	Tamanho da Partícula	Conc./mL	Viscosidade	Fluxo	Profundidade da Injeção
Restylane	100k partículas/mL-250 µm	20 mg/mL	Alta	Baixa	Superficial a profunda
Perlane	10k partículas/mL	20 mg/mL	Maior	Menor	Profunda
Juvederm Ultra	N/A 9% ligações covalentes	24 mg/mL	Alta	Mais fácil	Superficial a média
Juvederm Ultra Plus	N/A 11% ligações covalentes	24 mg/mL	Maior	Fácil	Média a profunda

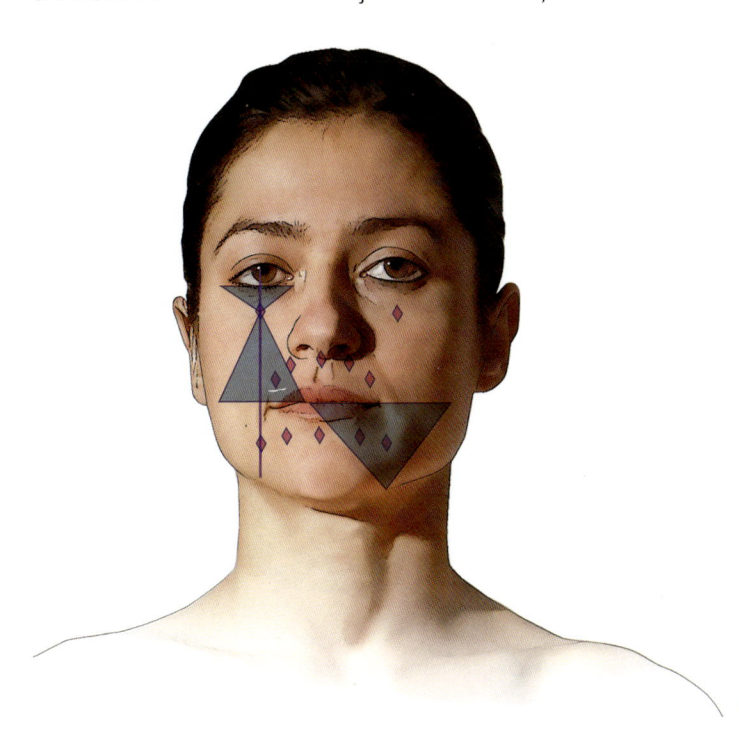

FIGURA 28.1
Bloqueio nervoso infraorbital, mental e infralabial.

subsequentemente reabsorvido. Durante a reabsorção do colágeno injetado, ocorre a formação de neocolagênese ao redor das microesferas e correção da perda do colágeno injetado. Este produto é contraindicado em pacientes com doenças vasculares do colágeno ou um histórico de testes positivos de colágeno na pele. É mais bem usado em áreas mais profundas do rosto com a pele mais grossa. Seu uso não é apropriado ao redor dos olhos ou lábios.

Pode ser usada anestesia por bloqueios nervosos em pacientes que são especialmente sensíveis. Bloqueios nervosos são particularmente úteis quando a área perioral está sendo tratada. Os bloqueios nervosos infraorbitais e mandibulares são úteis, além de um bloqueio infralabial, se os lábios forem injetados (Fig. 28.1).

Você vai constatar que os seus pacientes ficarão mais relaxados se estiverem confortáveis e você ficará mais focado como resultado. Antes do começo das injeções, peça que os pacientes priorizem quais áreas querem tratar. Explique quais áreas você acredita que terão êxito no tratamento com a quantidade e o tipo de preenchimento escolhido.

Dependendo da área e das preferências do paciente e do médico, aplica-se um anestésico tópico na área a ser tratada. Pergunte se o paciente tem alguma sensibilidade conhecida aos ingredientes no agente escolhido. Há muitos produtos anestésicos tópicos disponíveis. Os anestésicos mais eficazes são especialmente formulados e estão disponíveis por meio de um distribuidor ou farmácia de manipulação. Deve-se ter cuidado para não cair nenhum anestésico nos olhos, pois pode causar desepitelização da córnea. Também tente evitar atingir a boca, pois o produto é bastante amargo e a anestesia da garganta pode fazer com que o paciente sinta que está com dificuldade para respirar. Os pacientes devem ser orientados a não comer, nem beber qualquer coisa enquanto estiverem anestesiados, e devem tomar o cuidado para não lamber os lábios ou esfregar o rosto. Após aproximadamente 30 minutos, o médico cuidadosamente remove o agente tópico. A área de superfície limitada e as técnicas não oclusivas devem ser usadas para evitar a absorção de doses que podem ser tóxicas, podendo causar convulsões e morte. As reações de hipersensibilidade a anestésicos tópicos não são incomuns. Também podem ocorrer reações alérgicas.

TÉCNICA CIRÚRGICA

Deixe o paciente confortável e ajuste a cadeira a uma altura que seja ergonomicamente correta para você. Limpe bem a pele com álcool. Comece as injeções usando qualquer método com o qual você se sinta confortável para conseguir os melhores resultados. Há uma variedade de técnicas incluindo punção em série, injeção linear retrógrada, depósito, em leque, aplicação cruzada, eversão com pinçamento, subcisão e linear. Várias técnicas funcionam melhor para diferentes indicações (Figs. 28.2 a 28.4).

Em geral, os preenchimentos "mais leves" são usados superficialmente e os preenchimentos "mais pesados" são usados em áreas mais profundas. Bioestimuladores e preenchimentos permanentes não devem ser usados ao redor dos olhos e da boca. Tenha cuidado perto de grandes vasos faciais, pois pode ocorrer oclusão, em especial, à artéria angular próxima ao sulco alar-facial e à artéria supratroclear ao tratar da glabela.

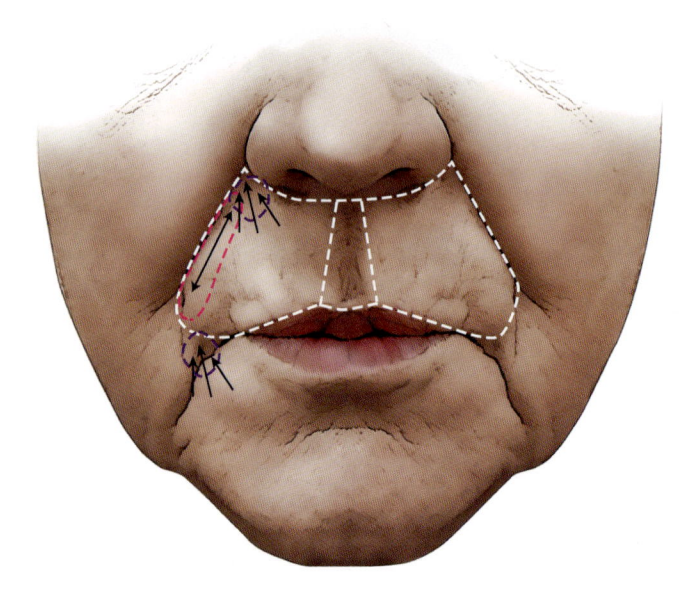

FIGURA 28.2
Técnicas para tratamento das linhas nasolabiais e labiomentais.

Durante o tratamento, aplique pressão com compressas de gaze refrigeradas, que foram embebidas em solução salina estéril e peróxido de hidrogênio. Isso removerá qualquer sangue, agindo como um antimicrobiano, além de auxiliar na redução da dor devida ao frio. Massagear a área após o tratamento pode ajudar a suavizar qualquer irregularidade. Prefiro fazer isso com gazes lubrificadas com pomada de bacitracina, para revestir temporariamente os locais de injeção com antimicrobianos, bem como para lubrificar o processo.

Sulco Lacrimal

O manejo do sulco lacrimal deve ser feito com muito cuidado e apenas após muita experiência com os preenchimentos injetáveis. O paciente deve ser informado que isso é um uso *off label* do produto. Também oriente os pacientes quanto à natureza de suas "olheiras", que podem requerer uma abordagem multimodal para que resultados satisfatórios sejam alcançados. Em virtude da proximidade do globo e da natureza fina da pele, este procedimento está repleto de desafios. Há relatos de oclusão arterial retiniana e cegueira como resultados da embolização retrógrada das injeções perioculares. Não há relatos de casos que tenham ocorrido até o momento com ácido hialurônico. Quando realizada adequadamente, a colocação de preenchimento pode ser uma maneira bem eficaz de minimizar a depressão do sulco lacrimal (*tear through*), minimizar a pseudo-herniação do tecido adiposo periorbital e diminuir o escurecimento aparente debaixo dos olhos. O meu preenchimento de preferência é o Restylane™, pois tem propriedades mais ideais em termos de viscosidade, fluxo e tamanho da partícula, em comparação com outros produtos com ácido hialurônico. Os outros produtos com ácido hialurônico são mais prováveis de criar uma plenitude excessiva ou irregularidades, ou causar um efeito Tyndall. Os produtos que não são de ácido hialurônico sob os olhos carregam o risco de formação de protuberância ou granulomas. Ao contrário dos ácidos hialurônicos, também são irreversíveis. Uma injeção de *micro bolus* em série no espaço subperiosteal ou epiperiosteal dá a melhor chance de um resultado suave em minhas mãos. Outros preferem uma técnica de injeção retrógrada ou mais superficial. Não deve ser usada nenhuma agulha maior que 30 gauge a fim de controlar as

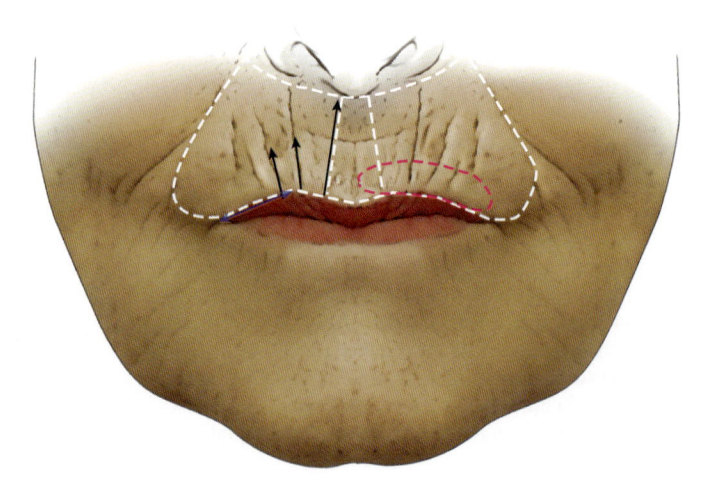

FIGURA 28.3
Técnicas para o rejuvenescimento perioral com preenchimentos injetáveis.

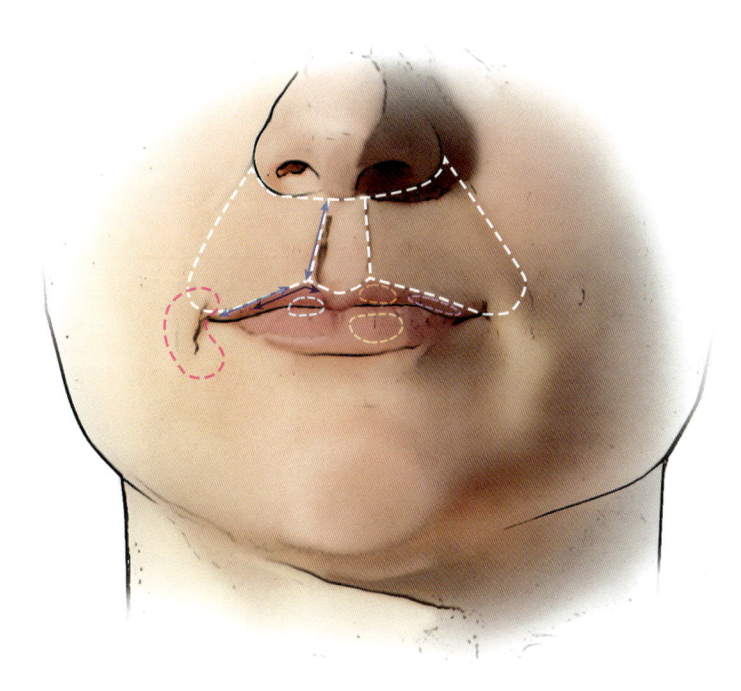

FIGURA 28.4
Técnicas de aumento dos lábios com preenchimentos injetáveis.

alíquotas de material depositado, assim como de minimizar o desconforto e hematomas. Se for usada alguma agulha menor que 30 gauge (p. ex., 31 gauge ou 32 gauge), tenha o cuidado de injetar o produto com uma pressão lenta e constante, pois a alta viscosidade do preenchimento pode causar o desalojamento da agulha e causar ferimentos no olho. Espera-se a ocorrência de petéquias, púrpura e equimoses por meio deste procedimento em razão da pele fina e da localização do feixe vascular infraorbital. É importante massagear a área para conseguir um resultado suave, em especial, se houver protuberâncias visíveis durante a injeção. Os hematomas nesta área podem ser mais prolongados e escuros que em outros locais, portanto os pacientes devem "tirar um tempo de inatividade social" antes de marcar o procedimento.

Têmporas

A região temporal é outro local indicado para preenchimento. O tratamento pode criar uma diferença significativa no envelhecimento ou volume deficiente na face. Esta terapia, como muitas, também é *off label*. Os preenchimentos de ácido hialurônico devem ser colocados tanto no plano subcutâneo quanto no plano entre a fáscia superficial e profunda. O PLLA geralmente é colocado profundamente sob a fáscia temporal. A natureza fina da pele, ausência de tecido mole no volume reduzido da têmpora e o "campo minado" dos vasos sanguíneos superficiais tornam a área propensa a hematomas e a protuberâncias, portanto a técnica cuidadosa deve ser usada com uma rigorosa massagem pós-tratamento.

CONDUTA PÓS-OPERATÓRIA

A conduta pós-operatória consiste no aconselhamento cuidadoso sobre a prevenção de infecção e hematomas adicionais e quando se deve ligar para a clínica. É obrigatório o manuseio das áreas de tratamento com as mãos limpas (ou, de preferência, nenhum manuseio). Os pacientes não devem usar cosméticos sobre as áreas tratadas por 24 horas. Não aconselho que os nossos pacientes massageiem as áreas tratadas, pois eu já faço na clínica qualquer massagem necessária para obter o resultado ideal. As compressas geladas são recomendadas por várias horas após o tratamento para ajudar a minimizar o edema e hematomas. Os pacientes são aconselhados a não colocar gelo ou produtos congelados diretamente sobre a pele para evitar lesão por frio. São aconselhados a evitar anticoagulantes por dois dias, incluindo NSAIDs, álcool, vitamina E, óleo de peixe e óleo de linhaça. As banheiras quentes também devem ser evitadas por dois dias, pois a vasodilatação pode exacerbar qualquer hematoma. Eu distribuo arnica montana para os pacientes que parecem ter tendência a hematomas. Quanto menos hematomas e edemas o paciente tiver, melhor sua experiência geral. Pacientes felizes geralmente tornam-se pacientes que retornam. Se o paciente for altamente sensível à possibilidade de edema, elevação da área tratada e evitação de alimentos com alto teor de sódio podem ajudar com esse objetivo em curto prazo. Qualquer paciente propenso a surtos de herpes simples deve receber medicação antiviral e produto antiviral tópico se o preenchimento foi colocado na área conhecida do surto.

Aconselho aos meus pacientes a ligar para a clínica se ocorrer alguma alteração incomum na pele sobre a área de tratamento (escurecimento, formação de bolhas, secreção, vermelhidão, sensibilidade e desconforto). Os pacientes que receberam injeção próximo à região dos olhos são aconselhados a ligar imediatamente caso ocorra qualquer mudança na visão. Os pacientes também são aconselhados a marcar um acompanhamento se ficarem preocupados com os resultados, tiverem qualquer dúvida ou virem qualquer abaulamento ou irregularidade de contorno após 2 semanas. Eu os informo que devem esperar sentir abaulamentos, mas, desde que não sejam visíveis após 2 semanas, não há motivo para preocupação.

COMPLICAÇÕES

As complicações com os preenchimentos raramente são sérias e, na maioria dos casos, são tratáveis ou até mesmo reversíveis.

As complicações menores incluem:

- Equimoses.
- Irregularidade.
- Hipercorreção.
- Efeito Tyndall.
- Subcorreção.

Complicações moderadas e graves:

- Reação alérgica.
- Biofilmes.
- Epidermólise.
- Granulomas.
- Erupção do HSV.
- Reação de hipersensibilidade.
- Infecção.
- Nódulos.
- Necrose do tecido mole.
- Embolia vascular.
- Cegueira.

Prevenção de Complicações

Técnica cuidadosa, experiência e um entendimento completo da anatomia subjacente é a chave para resultados excelentes com preenchimentos injetáveis. Estar ciente das possíveis armadilhas é essencial para evitar os problemas. A satisfação do paciente começa com a completa comunicação entre o paciente e o médico. Quando as expectativas estão claras, o médico é mais capaz de fornecer o resultado desejado. Como mencionado anteriormente, evitar o uso de anticoagulantes pode ajudar a minimizar os hematomas. A higienização adequada das mãos durante e após o tratamento geralmente evita a infecção. O pré-tratamento ou o pós-tratamento imediato podem evitar surtos de HSV naqueles com um histórico. A anestesia adequada melhora a experiência e o resultado. Compressas frias durante e depois do tratamento minimiza o desconforto e, algumas vezes, os hematomas. O uso de arnica montana por via oral também abranda os hematomas e edemas. O tamanho adequado das agulhas e a formulação correta para a indicação levam a melhores resultados com menos complicações. O tratamento conservador é a melhor maneira de evitar problemas, incluindo as proporções faciais distorcidas. Em geral, menos é mais para evitar o "lábio de gato", o "lábio de pato", o "lábio de macaco", o "lábio da truta", as "bochechas de esquilo" ou o rosto muito "cheio".

Tratamento de Complicações

Hipercorreção, subcorreção e colocação superficial de preenchimento são as principais causas de insatisfação do paciente. Felizmente, as complicações graves são raras. Como os preenchimentos de ácido hialurônico compõem a maior parte do tratamento e eles são reversíveis com hialuronidase, o risco geral de resultados muito ruins ou de longo prazo é muito raro.

- Hipercorreção ou irregularidade: Mais preenchimento para balancear ou camuflar a área afetada, algumas vezes, é indicado. Se não for possível, nem adequado, a remoção parcial ou adequada com hialuronidase pode corrigir o problema se for usado um produto com ácido hialurônico.
- Efeito Tyndall: O fenômeno é causado pela dispersão da luz pelas partículas de um coloide com reflexo resultante apenas de luz azul. A colocação superficial do ácido hialurônico resultando em uma descoloração azulada pode ser revertida com hialuronidase.
- Hialuronidase: É uma enzima usada para aumentar a permeabilidade do tecido e, portanto, acelerar a dispersão e distribuição das drogas nos tecidos. Isso é feito pela degradação do ácido hialurônico. A dosagem típica para o tratamento de imperfeições com o ácido hialurônico varia entre 5 e 20 U. Ela pode ser diluída com uma pequena quantidade de solução salina e injetada com uma agulha de gauge fino em uma seringa de tuberculina diretamente na área desejada. A subcorreção é aconselhável já que o produto parece continuar a ter alguma atividade

sutil por alguns dias. É sempre possível conseguir uma maior correção após a avaliação do resultado do primeiro tratamento na consulta de acompanhamento.
- Maquiagem de camuflagem: Estes produtos tem uma ampla aplicação para encobrir as equimoses. Minha equipe está treinada para aplicar "maquiagem de palco" nos pacientes que pedem ajuda com equimoses mais significativas.
- "Cortar e extrair": Como já diz o próprio nome, usar uma agulha ou um bisturi pode ser útil na extração de um produto agressivo.
- Para os nódulos e granulomas causados pelos preenchimentos não feitos de ácido hialurônico, pode ser necessário o uso cuidadoso de corticosteroides injetáveis ou, algumas vezes, orais, com 5FU, ou excisão cirúrgica. Há relatos de que isso ocorreu em aproximadamente 0,1% da população de pacientes, muitas vezes, após a injeção de preenchimentos permanentes ou semipermanentes. Geralmente ocorrem dentro dos seis primeiros meses após a injeção, mas também podem ocorrer após anos. Também há alguns relatos de resolução de nódulos de hidroxiapatita de cálcio com a simples injeção de solução salina no local.

Infecção

As infecções do tecido mole são surpreendentemente raras com os injetáveis. A técnica limpa durante o tratamento e a higienização da área após o tratamento são importantes. É imperativo o uso único do produto em apenas um paciente e em uma só sessão de tratamento. As seringas não são compartilhadas entre amigos ou membros da família. Armazenar parcialmente o produto usado para uso posterior para o mesmo paciente pode introduzir bactérias na seringa, visto que o selo estéril é rompido. Estão disponíveis seringas de doses menores na maioria das linhas do produto para evitar a tentação.

As infecções podem apresentar-se como eritema, sensibilidade, edema, exsudato, vesícula, pústulas, epidermólise ou até mesmo um abscesso evidente (Fig. 28.5). Não é comum o paciente ter febre, mas ela deve ser levada muito a sério. Tais sinais podem apresentar-se precocemente, como em poucos dias, ou tardiamente, como em algumas semanas após o tratamento. A infecção tardia ou refratária deve levantar a suspeita de infecções atípicas, como micobactéria ou biofilmes. O tratamento empírico pode ser iniciado para os patógenos cutâneos normais se o material não puder ser obtido para cultura. Deve incluir um antibiótico tópico e oral com cobertura para *Staphylococcus aureus* e estreptococos. O tratamento com uma pomada antibiótica tópica, como a mupirocina, 2×/dia por 7 dias, é muito eficaz, especialmente em combinação com um antibiótico oral, e fornece cobertura para algumas MRSA. O tratamento rápido e eficaz das infecções na região da face, na qual os preenchimentos são comumente usados, é essencial, dado o possível risco de propagação retrógrada. O acompanhamento frequente também é muito importante em pacientes com infecções, mesmo se parecerem insignificantes. A incapacidade de resposta da infecção dentro de um período razoável de tempo deve levar a uma avaliação mais aprofundada, considerando-se organismos atípicos. Pode ser indicada uma mudança para um antibiótico de espectro mais amplo ou terapia intravenosa. Nunca hesite em obter uma consulta com um infectologista. Consultar um colega é outra ferramenta valiosa quando se enfrenta complicações desafiadoras. A infecção tratada de maneira inadequada por resultar em necrose e sepse.

Tratamento de Oclusão Vascular

A oclusão vascular é outra complicação rara dos preenchimentos, mas extremamente séria. Ela ocorre como resultado da lesão de um dos vasos faciais por obstrução ou compressão do vaso pelo preenchimento ou pela lesão (transecção) do vaso. Os vasos mais comumente afetados incluem a artéria facial ou angular, artéria supratroclear e arté-

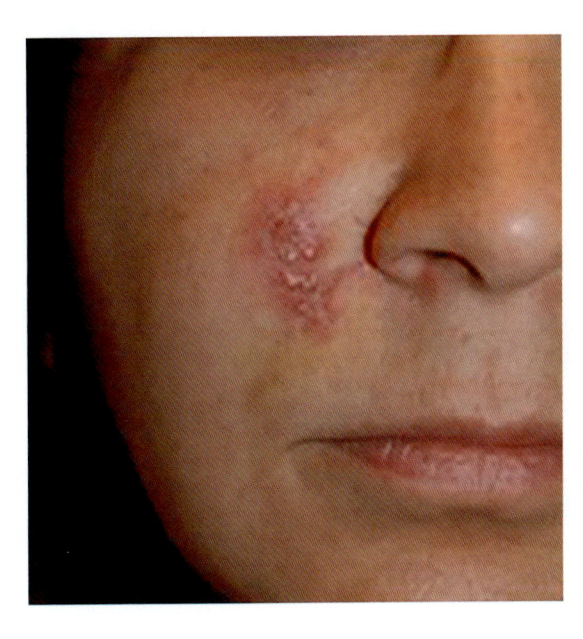

FIGURA 28.5
Infecção apresentada 2 dias após a injeção de ácido hialurônico no sulco nasolabial. A paciente usou cosméticos no mesmo dia do tratamento sobre a área. Antibióticos tópicos e orais levaram a resolução dentro de 1 semana.

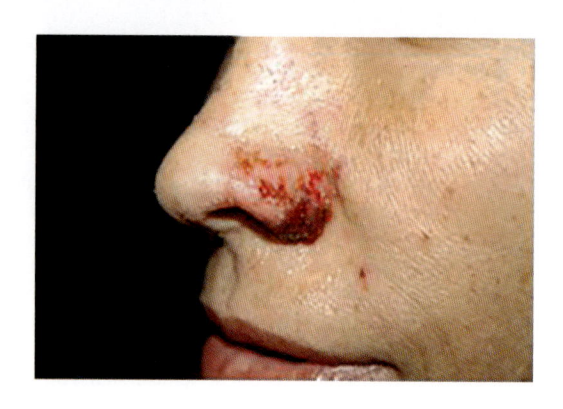

FIGURA 28.6
Necrose alar (cortesia de Steve Dayan).

rias labiais, a partir de tratamentos nas regiões alar-facial, glabelar e dos lábios, respectivamente (Fig. 28.6). Deve-se estar alerta e ter cuidado quando estiver tratando essas áreas. Se for visto durante o curso do tratamento ou se for relatado pelo paciente após o tratamento um clareamento ou escurecimento, deve-se iniciar um tratamento imediato com hialuronidase se tiver sido usado ácido hialurônico. Outros tratamentos, independentes do preenchimento, incluem massagens, pasta de nitroglicerina, compressas mornas, e antibióticos orais. O paciente precisa ser acompanhado de perto, sendo iniciado o tratamento tópico das feridas. Se a necrose continuar, pode ser necessário o uso de esteroide, oxigênio hiperbárico e *lasers* para ajudar no processo de cicatrização. A reconstrução cirúrgica pode ser necessária nos casos extremos.

RESULTADOS

Os tratamentos com preenchimento estão entre os tratamentos mais recompensadores que podemos oferecer aos nossos pacientes (Figs. 28.7 a 28.10). Eles fornecem resultados instantâneos e alta satisfação quando feitos adequadamente. Dada a acessibilidade relativa e ausência de tempo de inatividade, eles estão em demanda cada vez maior. Embora as taxas de complicações sejam relativamente baixas, ainda deve ser visto como um tratamento médico invasivo.

Uma tendência nos últimos anos, as injeções de preenchimento têm sido tratadas como mercadoria, o que é alarmante. Os profissionais precisam ser bem treinados, e, se o procedimento for delegado à equipe de apoio do médico, tanto o médico supervisor quanto o supervisionado precisam ter ampla experiência. O médico supervisor precisa realizar o exame médico prévio adequado e obter o consentimento antes de fazer a prescrição para o preenchimento.

DICAS

- Os preenchimentos de ácido hialurônico têm a maior facilidade de uso e são reversíveis.
- CaHA, PLLA e Artefill não são recomendados para o uso ao redor dos olhos e da boca.
- A injeção deve ser realizada apenas após a agulha ter avançado ou enquanto é retirada.

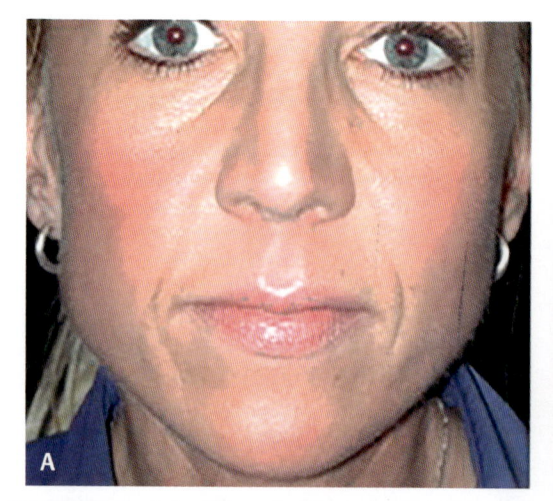

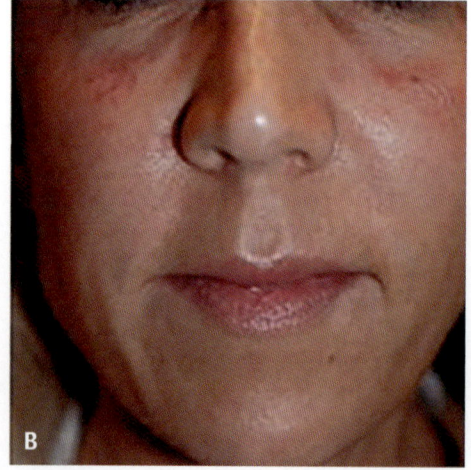

FIGURA 28.7 Antes **(A)** e após **(B)** o tratamento dos sulcos nasolabiais e lacrimais com ácido hialurônico.

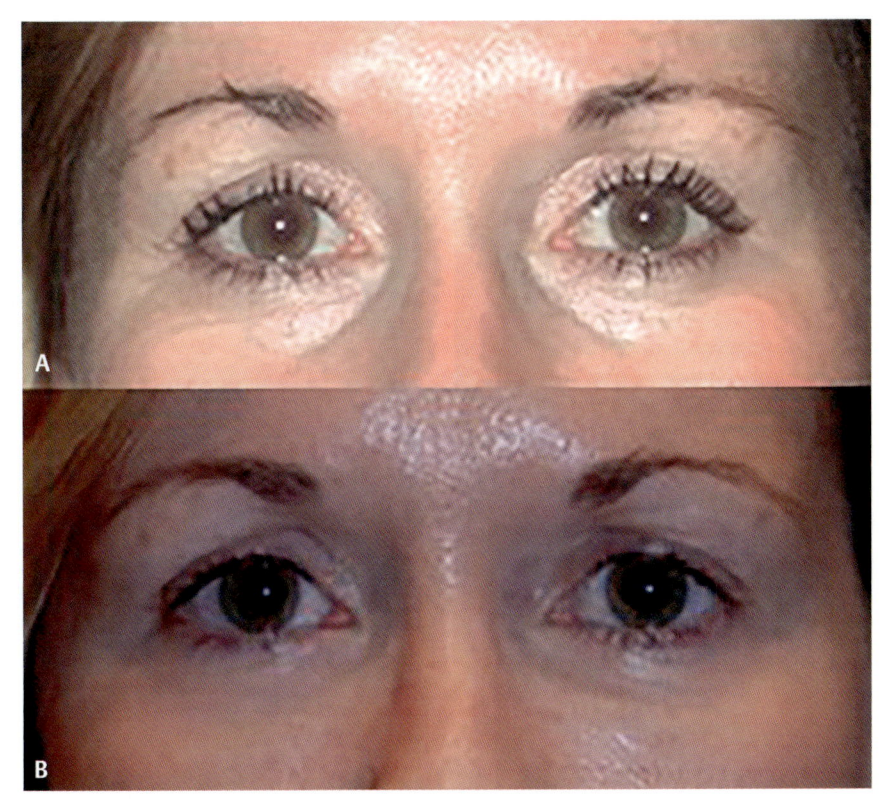

FIGURA 28.8 Antes **(A)** e após **(B)** o tratamento dos sulcos lacrimais com ácido hialurônico.

- A revisão dos preços antes do tratamento é imperativa na prevenção do "choque com o preço".
- Qualquer preenchimento de um distribuidor de fora dos Estados Unidos não é aprovado pela FDA no país.

DIFICULDADES

- O clareamento ou escurecimento visto durante ou após o curso do tratamento deve ser tratado como uma lesão vascular.
- O desconforto do paciente e a resistência enquanto a agulha é avançada para injeções mais profundas geralmente representam a presença de um vaso ou um nervo, sendo recomendável seu reposicionamento.
- A subcorreção é mais fácil de ser tratada que a hipercorreção.

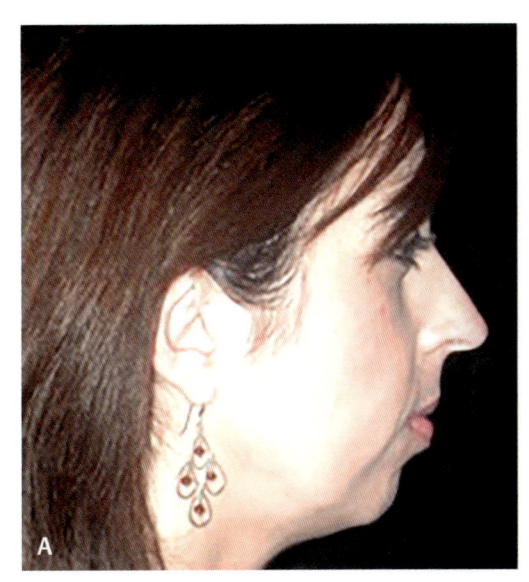

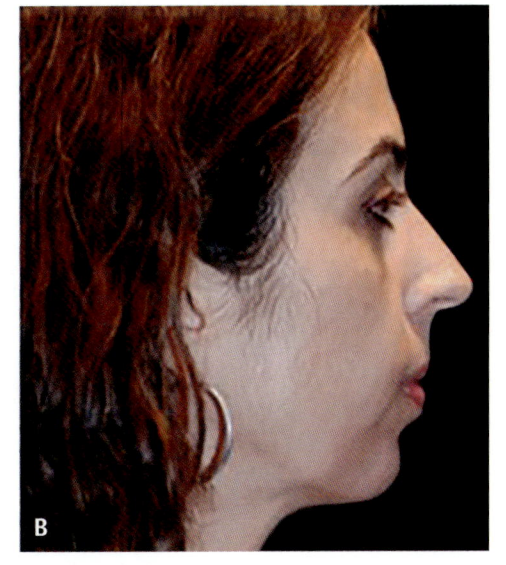

FIGURA 28.9 Antes **(A)** e após **(B)** o aumento do queixo com ácido hialurônico.

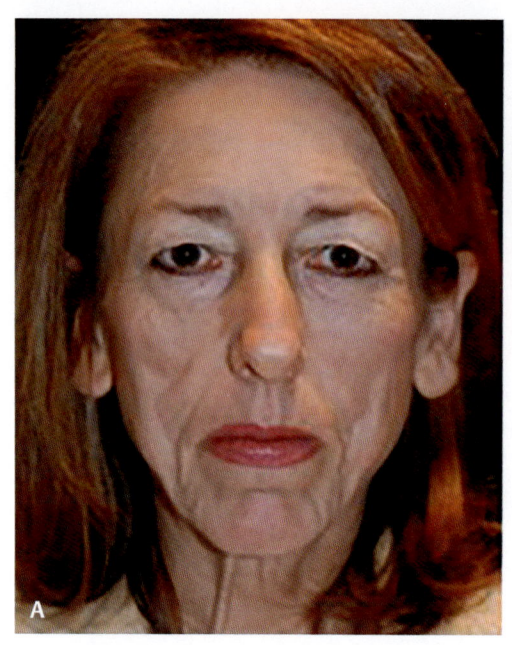

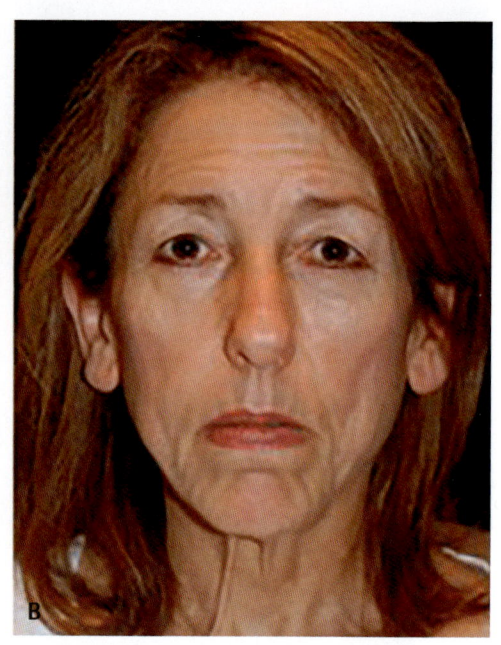

FIGURA 28.10 Tratamento da perda de volume facial, após uma significativa perda de peso, com ácido hialurônico nas regiões malar e submalar, antes **(A)** e depois **(B)**.

INSTRUMENTOS QUE DEVEM ESTAR DISPONÍVEIS

- Material para antissepsia.
- Cotonetes® com álcool isopropílico.
- Espelho de mão para o paciente.
- Gaze embebida em solução salina estéril refrigerada e peróxido de hidrogênio.
- Preenchimento injetável de escolha.
- Agulha ou cânula de escolha.
- Hialuronidase, se usar preenchimento com ácido hialurônico.

LEITURAS SUGERIDAS

Fitzgerald R, Graivier MH, Kane M, et al. Discuss injectable shaping agents within the context of the established and emerging concepts of facial aging. *Aesthet Surg J* 2010;30(Suppl):36S–45S.

Lambros V. Observations on periorbital and midface aging. *Plast Reconstr Surg* 2007;120:1367–1376.

Rohrich RJ, Pessa JE. The fat compartments of the face: anatomy and clinical implications for cosmetic surgery. *Plast Reconstr Surg* 2007;119:2219–2227.

Shaw RB Jr, Kahn DM, Koltz PF, et al. Aging of the facial skeleton: aesthetic implications and rejuvenation strategies. *Plast Reconstr Surg* 2011;127:374–383.

29 ENXERTO AUTÓLOGO DE TECIDO ADIPOSO

Richard A. Gangnes

INTRODUÇÃO

A capacidade de aumentar o contorno e a estrutura facial usando tecido adiposo autólogo tem sido um dos adjuntos mais importantes no armamentário da cirurgia plástica facial que se popularizou nos últimos 20 anos. Agora eu uso o tecido adiposo para fornecer volume e formato para a face envelhecida durante a cirurgia facial e como um procedimento único, usado para restaurar os defeitos traumáticos ou iatrogênicos do tecido mole; para anomalias ou assimetrias adquiridas ou congênitas do contorno facial; para melhorar a qualidade e a textura de um grave dano actínico na pele; e para ajudar a restaurar a simetria e o formato facial e fechamento da pálpebra após disfunção do nervo facial secundária a cirurgia de tumor do oitavo nervo craniano. A capacidade de enxertar o tecido adiposo na face de maneira precisa, fácil e eficaz deve fazer parte do conjunto de habilidades do cirurgião plástico facial, junto com o conhecimento dos seus benefícios, limitações e riscos.

A cirurgia estética da face em envelhecimento foca tradicionalmente nas técnicas excisionais. A cirurgia destinava-se a contrapor o descendente natural das estruturas faciais e a remover o tecido mole redundante. Nos últimos anos, entretanto, o conceito de restauração do volume tem se tornado cada vez mais reconhecido como sendo de vital importância no tratamento da face em envelhecimento. Um olhar para a história revela que os cirurgiões plásticos dos séculos passados entendiam a necessidade da restauração do volume. Os relatórios da literatura no começo do século 20 descrevem os esforços para aumentar os tecidos com uma ampla gama de substância injetáveis, como a parafina, vaselina, látex, ouro, prata, marfim e chifre de vaca.

Diferentes tipos de *lifting* facial foram popularizados e disseminados como formas de levantar e elevar com consequente afinamento e aplainamento da face. À medida que aprendemos mais sobre o envelhecimento da face, sabemos que as mudanças envolvem mais alterações do volume que uma queda ou flacidez, em particular, após o reconhecimento de que parte do processo de envelhecimento envolve a diminuição da estrutura óssea subjacente. O que aparece como flacidez não é apenas uma frouxidão intrínseca do tecido mole e o envelope do tecido, mas um envelope repousando sobre um suporte esquelético em redução. Com a percepção de que a restauração do volume isoladamente, como demonstrado pelo Dr. Coleman no começo dos anos noventa com enxerto de tecido adiposo estrutural, conseguiu em muitos casos um notável aumento do rejuvenescimento sem tensionamento, elevação ou remoção do tecido, começamos a ver o valor da restauração do volume como um importante adjunto para a cirurgia da face em envelhecimento. O que começou como uma escolha entre um ou outro procedimento, evoluiu para uma cirurgia simultânea com resultados cada vez melhores e com maior satisfação do paciente e do cirurgião. Agora, a restauração do volume é uma parte importante do tratamento cirúrgico e não cirúrgico tanto do envelhecimento da face quanto de outras anomalias. Na verdade, com o número crescente de preenchimentos injetáveis com características variáveis que surgiram no mercado cosmético nos últimos 10 anos, os cirurgiões e os não cirurgiões viram a volumização do rosto como uma parte cada vez mais importante de sua prática. Entretanto, com isso temos visto um número crescente de pacientes com um excesso de volumização, visto que os pacientes, cirurgiões e não cirurgiões escolhem o uso de aumentadores de volume em vez da cirurgia por diversos motivos, quando os melhores resultados são mais frequentemente conseguidos por meio da mistura da volumização com a cirurgia. Está claro que o profissional médico reconhece a importância da restauração do volume no tratamento do envelhecimento da face, agora o dilema é escolher a maneira mais apropriada para conseguir aqueles contornos suaves, redondos, energéticos e bonitos da face jovem. Após usar quase todos os preenchimentos faciais, incluindo o colágeno injetável, há mais de

20 anos, o tecido adiposo continua sendo um dos materiais mais valiosos para o aumento do volume e do contorno que usamos tanto como um adjunto para a cirurgia quanto um procedimento por si só.

Uma revisão dos esforços passados para rejuvenescimento da face em envelhecimento revela que a cirurgia com base na excisão não forneceu resultados bons o suficiente para o rejuvenescimento facial. Esta excisão tradicional de abordagem única em pouco melhora a bochecha ou o esvaziamento temporal. Naturalmente, os procedimentos de tensionamento e levantamento podem acentuar a perda do volume ao aplainar os contornos faciais. A remoção de tecido adiposo e da pele durante a blefaroplastia pode até mesmo piorar a aparência envelhecida e oca dos olhos. Muitos cirurgiões estéticos contemporâneos agora empregam de maneira rotineira a transferência do tecido adiposo ou preenchimentos injetáveis para melhorar seus resultados. Vários tipos de preenchimentos comerciais têm sido usados com graus variados de sucesso e longevidade. Por outro lado, o enxerto do tecido adiposo demonstrou ter uma excelente disponibilidade e biocompatibilidade, além de melhorar a qualidade geral da pele nas áreas tratadas por razões que são desconhecidas. As primeiras críticas do enxerto do tecido adiposo foram os graus variados e aparentemente altos de perda do enxerto do tecido adiposo. Entretanto, atualmente, com mais experiência e maior entendimento do manuseio do tecido atraumático e das técnicas refinadas de colheita e injeções, a retenção do enxerto melhorou de maneira significativa. A transferência do tecido adiposo autólogo agora é bem vista como uma ferramenta inestimável no armamentário do cirurgião plástico que pode ser usada sozinha ou em conjunto com as técnicas tradicionais de excisão no rejuvenescimento facial.

A perda de volume foi estudada por muitos, sendo entendida como um componente fundamental do processo de envelhecimento. Coleman, um dos pioneiros mais influentes do enxerto de tecido adiposo, considerou a atrofia do tecido adiposo como o principal fator no envelhecimento. Ele também propôs que uma quantidade significativa de perda de volume ocorreu em decorrência da perda do fluido coloidal com a idade. Gonzalez-Ulloa descreveu o envelhecimento facial como uma perda de volume envolvendo todas as estruturas da face, incluindo, os músculos, os ossos, a pele e o tecido adiposo. Lambros destacou áreas específicas (a sobrancelha, o sulco lacrimal e as bochechas) e demonstrou como a adição de volume pode fornecer resultados melhores que os métodos tradicionais. Um estudo radiológico realizado por Pessa demonstrou o efeito das alterações ósseas na perda de volume no processo de envelhecimento. Mais recentemente, um trabalho anatômico em cadáveres realizado por Rohrich e Pessa ilustrou a perda de tecido adiposo em compartimentos específicos da face. Enquanto o mecanismo para a perda de volume relacionada com a idade continua sendo investigado, o papel da restauração do volume no rejuvenescimento facial é bem aceito.

À medida que mais pesquisas e estudos foram conduzidos na ciência básica, biologia e técnica de enxerto nos últimos 20 anos, o enxerto do tecido adiposo autólogo assumiu um importante papel em quase todas as práticas do cirurgião plástico facial. Assim como o *boom* na popularidade da lipoaspiração do corpo e da face no começo dos anos oitenta teve como resultado muitos pacientes com contornos irregulares que subsequentemente precisaram de correção com tecido adiposo e outras técnicas, veremos problemas relacionados com o enxerto de tecido adiposo autólogo por causa do marcado aumento no número de procedimentos realizados nos últimos anos. Assim como vimos nos anos 80, o crescente número de complicações que temperou nosso entusiasmo pela lipoaspiração e nos forçou um olhar crítico para a ciência e a técnica por trás deste novo procedimento, estamos começando a ver problemas similares com o enxerto de tecido adiposo, pois as técnicas se tornaram mais comumente usadas pelos cirurgiões plásticos. Agora é mais importante que nunca adotar uma abordagem criteriosa para o enxerto do tecido adiposo estrutural; aprender o que funcionou, quais problemas temos visto, onde este valioso procedimento beneficia nossos pacientes; e aprender sobre o contorno e o formato facial ideal tanto na face jovem quanto em envelhecimento para que possamos trazer ciência e arte para o benefício daqueles confiados a nossas mãos.

HISTÓRIA

Assim como com qualquer procedimento cirúrgico, um histórico de cirurgia prévia, problemas médicos, medicamentos, preenchimentos prévios, cirurgia estética e alergias devem ser obtidos. Também é importante questionar sobre as expectativas, objetivos e, se foi realizada alguma cirurgia anteriormente, se o paciente ficou satisfeito com os resultados. As expectativas e adequações psicológicas são partes importantes da avaliação com base no histórico e são explicadas adicionalmente mais tarde. A idade e o biótipo do paciente, assim como o grau de atividade física regular, têm um impacto direto sobre os resultados em longo prazo do enxerto de tecido adiposo, o grau de hipercorreção a ser considerado, como aconselhar o paciente em relação à expectativa, e o local e a quantidade de tecido adiposo doador. O histórico menstrual da paciente, no caso das mulheres, e se o fato de estando no período de pré-menopausa, perimenopausa ou pós-menopausa terá algum impacto em suas decisões quanto à adequação da paciente e o volume de tecido adiposo a ser usado a qualquer momento.

EXAME FÍSICO

Consulta e Avaliação Inicial

Para qualquer consulta em relação à avaliação na face em envelhecimento, pedimos aos pacientes que tragam fotos suas sorrindo e sem sorrir de 10 a 15 anos atrás, incluindo de seus trinta e vinte anos. Isto é especialmente importante e pertinente na avaliação dos pacientes para colocação de enxerto de tecido adiposo por diversos motivos. Permite uma discussão ilustrativa sobre o processo de envelhecimento em geral e sobre a perda de volume que ocorre com o tempo em áreas específicas da face. É instrutivo para os pacientes verem as mudanças ocorridas com o tempo e relacionar isso com o que estamos vendo, o que pode formar a base de uma discussão sobre a utilidade da gordura para restaurar os contornos mais suaves, redondos e energéticos de seus rostos mais jovens. Descobrimos que, na discussão sobre o enxerto do tecido adiposo com os pacientes, é tão importante orientar o paciente sobre o procedimento quanto sua avaliação a respeito da técnica, quantidade e localização da área a receber o enxerto. As duas percepções errôneas comuns entre os pacientes em relação ao enxerto do tecido adiposo que são "isso não dura" ou "tudo sai" ou que seus rostos parecerão inchados e exagerados como eles veem agora crescem cada vez mais com o uso indiscriminado generalizado de preenchimentos por tantas especialidades.

Parte do processo de orientação é auxiliada pelo uso de fotografias durante esses momentos de suas vidas. Consideramos agora muito do envelhecimento facial resultante de mudanças no envelope do tecido mole da face, o que inclui as mudanças progressivas envolvidas no apoio do tecido conjuntivo, suporte ósseo e alterações da pele. Parte da mudança que experimentamos na perda do volume é depleção e mudança do tecido adiposo, contudo uma considerável porção da deflação é uma diminuição no espaço de fluido extracelular, consistindo principalmente de glicosaminoglicanos. Também está bem estabelecido que ocorrem alterações ósseas que acentuam as alterações desses tecidos moles, incluindo a perda na dimensão vertical do terço médio da face acompanhada de um aumento no tamanho e volume da órbita juntamente com o encolhimento na altura e projeção tanto do terço médio quanto da mandíbula. Fotos de diversas idades nos ajudam a ilustrar essas mudanças como parte do processo de orientação do paciente.

À medida que avaliamos o volume e o formato facial ao longo das décadas de vida com fotos e avaliamos essas mudanças no contexto das proporções ideais do paciente, a maioria deles diz, e geralmente concordamos que o refinamento dos contornos do tecido adiposo mais juvenil e a maturação óssea dos nossos 30 anos representam a aparência ideal em relação ao volume facial. Ao trazer fotos durante essas décadas da vida, o paciente nos dá uma ideia dos contornos que geralmente gostam e que valem a pena buscar. Também é importante trazer fotos sorrindo e em repouso, pois a musculatura facial durante a animação eleva e altera os contornos do tecido adiposo que escondem áreas de esvaziamento que podem ser vistas em repouso. Elas também podem expor as áreas nas quais pode ser necessário um pouco mais de cuidado, como o enchimento dos olhos que pode ocorrer quando o paciente sorri. As fotografias são muito úteis para o planejamento e para a orientação.

A face é geralmente avaliada em termos de volume como consistindo em dois componentes principais. Como os olhos são realmente o foco da conversa e o elemento mais embelezador do rosto, são avaliados como um complexo que envolve a área periorbital e os contornos adjacentes da têmpora e testa. O segundo maior componente para a avaliação pré-operatória é a parte inferior do rosto, que inclui o pescoço. Ambos os componentes são avaliados antes da cirurgia para considerações sobre o volume, contorno e perfil, para determinar a localização, quantidade e local de inserção do tecido adiposo enxertado.

As áreas periorbitais incluem contornos orbitais laterais e inferiores, contorno orbital medial, parte do que é descrito como sulco lacrimal, além de uma área que é denominada triângulo anterior, que será discutido mais adiante. A avaliação pré-operatória dos segmentos do contorno orbital inferior envolve a avaliação do grau de depressão ao longo do contorno ou grau de esvaziamento e a quantidade de tecido adiposo que pode ser necessário para suavizar essas áreas de depleção do volume. As unidades estéticas da sobrancelha e da pálpebra superior são avaliadas juntas, pois o local de inserção para o enxerto de tecido adiposo para as duas áreas é dentro da sobrancelha, apenas lateral ao entalhe ou forame do nervo supraorbital. A quantidade de tecido adiposo enxertado aqui depende do grau de esvaziamento e deflação das áreas abaixo da sobrancelha e do sulco supratarsal medialmente da pálpebra superior, além do formato, altura e convexidade da sobrancelha lateralmente. O grau de abundância ou esvaziamento da têmpora, formato da testa e o grau e a profundidade das linhas frontais horizontais e glabelares verticais completam a avaliação pré-operatória das unidades estéticas da parte superior da face e dos olhos. A avaliação pré-operatória desse complexo envolve não apenas o grau de deflação e esvaziamento existentes, mas também se há um vetor negativo, neutro ou positivo do globo, pois o enxerto de tecido adiposo é capaz de alterar o vetor relativo por meio da mudança dos volumes do tecido mole que contribuem para esta característica. As áreas do enxerto de tecido adiposo para o complexo dos olhos que precisam de avaliação pré-operatória são:

- Sulco lacrimal ou contorno orbital medial.
- Contorno orbital inferior.
- Triângulo anterior.
- Contorno orbital lateral.
- Abaixo da sobrancelha medial.
- Abaixo da sobrancelha lateral.
- Têmpora subcutânea.
- Têmpora subfascial.
- Acima da sobrancelha lateralmente.
- Acima da sobrancelha medialmente.
- Testa.

A porção inferior da face, da mesma forma, é tratada como uma unidade e é dividida nas regiões componentes para determinar se o enxerto é necessário e em quais volumes. Isso é feito no contexto do senso de estética do paciente e do cirurgião, em conjunto com as fotos prévias em um esforço para manter a essência da face à qual nos foi confiada. As fotos dos pacientes em seus 20 e 30 anos são muito úteis no processo de tomada de decisão quando se está esculpindo a face em envelhecimento com tecido adiposo. Isto ajuda aos pacientes a entenderem o processo de envelhecimento, fornecendo-lhes um melhor entendimento do valor do aumento de volume, além de ajudar o cirurgião na análise pré-operatória de onde e quanto o tecido adiposo é enxertado, em especial, na porção inferior do rosto. Os segmentos faciais inferiores que requerem avaliação para a consideração do enxerto de tecido adiposo são:

- Porção medial da bochecha abaixo do triângulo anterior.
- Sulco nasolabial superior até coxim de gordura nasal profunda.
- Eminência malar.
- Arco zigomático medial ou bochecha lateral.
- Arco zigomático lateral no ponto de reflexo da luz.
- Sulco nasolabial.
- Porção subcutânea da bochecha.
- Sulco pré-*jowl*.
- Porção lateral da mandíbula, ângulo da mandíbula.
- Porção subcutânea lateral da bochecha.
- Queixo.
- Comissura oral.
- Lábios.
- Pré-maxila.

INDICAÇÕES

O Complexo Periorbital

O tecido adiposo usado como material de aumento para a área do contorno orbital inferior é usado principalmente para reduzir o esvaziamento orbital nos pacientes sem uma pseudo-herniação significativa do tecido adiposo orbital. Ele pode camuflar o tecido adiposo orbital proeminente enquanto preenche o contorno orbital e, portanto, encurtando a altura vertical efetiva da pálpebra inferior, podendo ser usado como um adjunto à blefaroplastia com remoção do tecido adiposo ou com reposicionamento de tecido adiposo para realizar esses mesmos objetivos. Nós também usamos o tecido adiposo com sucesso para melhorar o mau posicionamento da pálpebra inferior e distopia causados por blefaroplastia prévia, além de ser usado para melhorar a síndrome do olho seco nos pacientes com lesão do nervo facial por remoção de tumor e paralisia de Bell.

A área do contorno orbital consiste na avaliação das quatro áreas principais para colocação de enxerto:

- Sulco lacrimal.
- Contorno orbital inferior.
- Contorno orbital lateral.
- Triângulo anterior.

O *sulco lacrimal* ou *sulco nasojugal* é uma das áreas mais amplamente faladas do rejuvenescimento periorbital com uma grande variedade de técnicas cirúrgicas, implantes e preenchimentos usados para suavizar a aparência desta área. A maioria dos preenchimentos injetáveis amplamente usados foi testada nesta área com diferentes graus de sucesso e com algumas complicações. É geralmente aceito que o preenchimento de gel hialurônico de baixo peso molecular e menos hidrofílico é seguro nesta área, enquanto os preenchimentos com maior ligação covalente estão repletos de problemas, embora profissionais experientes tenham usado ácidos hialurônicos mais viscosos e com grande ligação covalente nesta área com anestesia local ou diluição de solução salina com um bom sucesso. É preciso ter cuidado com qualquer preenchimento injetável aqui, incluindo o tecido adiposo, visto que ocorreram complicações vasculares com fenômeno embólico retrógrado causando comprometimento vascular nos vasos da retina com subsequente distúrbio visual e necrose da pele periorbital. A anatomia do músculo orbicular em posição medial ao nervo infraorbital precisa de atenção especial quando for injetado o tecido adiposo. As irregularidades do contorno são mais prováveis de ocorrer aqui que em outras áreas do contorno orbital. O orbicular é firmemente anexado ao periósteo neste local sem tecido adiposo subcutâneo ou tecido areolar, tendendo o orbicular a ser mais fino nesta área, correspondendo ao sulco lacrimal.

Pálpebra Superior, Sobrancelha e Têmporas

O enxerto do tecido adiposo na área abaixo da sobrancelha, *medial e lateral*, tem sido um dos adjuntos mais importantes para a blefaroplastia e cirurgia da testa para embelezar os olhos. Uma avaliação dos olhos femininos, que são considerados bonitos na cultura ocidental, revela uma plenitude da *área abaixo da sobrancelha* com uma convexidade que faz com que a luz seja refletida especialmente abaixo da metade lateral da sobrancelha. É este reflexo de luz que acentua o olho e faz com que pareça mais energético e jovem, e é o que os maquiadores profissionais tentam imitar usando destaques em branco. Como o esvaziamento orbital ocorre com o tempo junto com alguma queda da sobrancelha, a porção lateral da sobrancelha torna-se sombreada e esvaziada, podendo haver perda do reflexo da luz. Além da perda da plenitude na porção lateral da área abaixo da sobrancelha, vemos frequentemente um esvaziamento também da porção medial desta área, também conhecido como aprofundamento da moldura em "A", que se torna mais pronunciado à medida que a órbita aumenta com a idade e ocorre uma relativa perda de volume. Agora, realizo o enxerto do tecido adiposo como um procedimento simultâneo na maioria das blefaroplastias da pálpebra superior e elevação endoscópica da testa. O tecido adiposo como parte da blefaroplastia da pálpebra superior nos permite ressecar menos tecido, criar um sulco supratarsal mais sutil, que é mais bonito, e produz um contorno convexo mais suave da sobrancelha até o sulco supratarsal. Isso é o que os pacientes realmente pedem quando reclamam que têm "muita pele na pálpebra superior". Também achamos que o enxerto de tecido adiposo na *área abaixo da sobrancelha* pode criar uma elevação da porção lateral da sobrancelha sem cirurgia à medida que o volume aumentado abaixo da sobrancelha empurra a cauda da sobrancelha para cima. O enxerto de tecido adiposo nesta área pode ser realizado simultaneamente com cirurgia na pálpebra ou na testa ou como um procedimento independente de acordo com as necessidades do paciente.

A *injeção na têmpora* é projetada para suavizar a concavidade temporal em caso de esvaziamento e para suavizar uma borda orbital lateral esqueletizada. Isso é realizado usando o plano *subcutâneo* e o plano *subfascial* dependendo do grau de esvaziamento temporal. A deflação na têmpora produz uma aparência esqueletizada e tende a causar um abaixamento da cauda da sobrancelha.

O tecido adiposo colocado na *testa* sobre o músculo frontal é feito com menos frequência que em outras áreas, mas pode ser feito como um procedimento isolado ou simultâneo com um levantamento da testa. Seu principal benefício é suavizar as linhas horizontais da testa causadas por um músculo frontal ativo, geralmente o resultado da compensação frontal para uma configuração de sobrancelha baixa e pode ser benéfico para os sulcos horizontais muito profundos em pacientes com pele desgastada com função frontal ativa.

A Porção Inferior da Face e Pescoço

A avaliação pré-operatória da área inferior da face e do pescoço começa como uma continuação do *complexo periorbital*. Geralmente realizo o enxerto de tecido adiposo começando pelo complexo periorbital e porção superior da face; em seguida, continuo inferiormente de maneira similar à forma como nossa avaliação pré-cirúrgica é feita. Como parte da progressão e como continuação do complexo periorbital, a área da porção anterior da bochecha acima do sulco nasolabial, a eminência malar e o segmento anterior do arco zigomático são, então, avaliados, assim como a distância interzigomática e o ponto ideal do reflexo de luz da porção lateral da bochecha.

A *porção anterior da bochecha* tende a achatar e a perder volume com a idade à medida que o orbicular e o coxim adiposo das bochechas descem tanto que, na vista de perfil, há uma orientação mais vertical da porção anterior da bochecha abaixo do contorno orbital. A projeção anterior da bochecha pode ser realizada com o enxerto do tecido adiposo abaixo do *triângulo anterior*. O tecido adiposo enxertado aqui ajuda a preencher o triângulo anterior e a melhorar o equilíbrio do perfil nos pacientes, e também pode ajudar na mudança de um globo proeminente, vetor negativo do paciente para um vetor neutro ou mesmo ligeiramente positivo, dependendo dos volumes usados. Muito tecido adiposo nesta área, entretanto, pode ser problemático, pois produz uma aparência operada. Deve-se ter bastante cuidado quando avaliar a porção anterior da bochecha logo acima da face superior do sulco nasolabial, sendo especialmente útil examinar a vista de perfil ao avaliar esta área.

O aumento do volume para o *coxim do tecido adiposo nasal profundo* justalateral à asa nasal pode realizar a suavização do sulco *nasolabial* quando o tecido adiposo é colocado no plano supraperiosteal. Tenho usado o tecido adiposo nesta área na última década com bons resultados na obtenção de aumento de volume e suavização do sulco nasolabial. A *proeminência malar*, área *submalar* e arco *zigomático anterior* podem ser um dos contornos mais embelezadores do rosto feminino, com aproximadamente 60% dos pacientes com tecido adiposo enxertado recebendo tecido adiposo nesta área. A abordagem artística requerida aqui depende do senso estético do profissional, além do senso estético do paciente, pois pode ser obtido um aumento na distância intermalar e a elevação da proeminência da porção lateral da bochecha que muitos pacientes desejam. Deve-se, então, avaliar a distância intermalar, formato geral da face e a avaliação artística do paciente, ajudada em parte por fotografias prévias do paciente, para determinar se a área malar lateral deve ser aumentada.

A suavização e o arredondamento da *eminência malar* e do *arco zigomático* anterior e coxim da bochecha são conseguidos por meio de duas abordagens. A primeira abordagem é conseguida através do local de acesso na região alar nasal lateral. A escultura da bochecha, incluindo a distância intermalar e a porção lateral da bochecha, é realizada com uma cânula curva de 7 cm × 1,2 mm para percorrer a curvatura do zigoma. O tecido adiposo também pode ser colocado em uma posição *submalar* para os pacientes com esvaziamento submalar no mesmo plano em que os implantes submalares foram usados nos últimos 20 anos. No enxerto do tecido adiposo, deve-se levar em consideração o contorno orbital e a área malar da bochecha, na dinâmica preexistente do paciente durante o sorriso. Alguns pacientes parecem ter esvaziamento em repouso, mas apresentam um leve grau de invasão nos olhos e na pálpebra ao sorrir, pois os músculos zigomáticos e orbiculares elevam o coxim do tecido adiposo da bochecha, enchendo os olhos. Deve-se avaliar sempre a dinâmica pré-operatória e tomar cuidado para não colocar muito volume no contorno orbital e sobre o zigoma, pois isso pode causar o enchimento excessivo dos olhos durante o sorriso ou animação facial. Quando isso ocorre, o paciente reclama que os olhos ficaram menores com o procedimento. O enxerto do tecido adiposo para a área malar requer experiência e uma abordagem conservadora até que se tenha obtido mais experiência, mas os resultados podem ser bastante satisfatórios para o cirurgião e o paciente.

A segunda abordagem de acesso ao zigoma e à área lateral da bochecha ocorre por meio de uma incisão com uma agulha de 18 gauge, que é lateral e abaixo ao corpo do zigoma inferior ao arco zigomático. Isso permite o acesso com uma cânula curva longa a área malar inferior, área malar, contorno orbital lateral e zigoma lateral. Em geral, a quantidade de tecido adiposo que é colocada nessa abordagem é menor que a colocada pela abordagem alar nasal lateral, mas pode-se conseguir um volume adicional e cruzamento dos túneis que ocorre com essas duas abordagens, o que juntos podem ajudar a suavizar os contornos com uma chance menor de irregularidades do contorno.

Os pacientes que têm esvaziamento na área submalar, como descrito acima, podem conseguir a suavização com injeções abaixo do zigoma na face anterior da maxila no plano supraperiosteal, somando com o tecido adiposo colocado no plano subcutâneo de cima, pela abordagem alar nasal lateral. A cânula longa, de 7 cm × 1,2 mm, é usada para esta injeção, ao mesmo tempo em que consegue suavizar descendo até a mandibular. Ao espalhar esta injeção da eminência malar até a mandíbula, muitas coisas podem ser obtidas. O esvaziamento submalar visto em alguns pacientes pode ser reduzido, mas mesmo os pacientes com rugas profundas na porção anterior das bochechas com degradação do apoio dérmico da pele por dano actínico podem ser melhorados. Os pacientes com esvaziamento na área *submalar*, como descrito acima, podem conseguir suavização com tecido adiposo com uma injeção subcutânea, usando uma cânula longa. Em geral, é uma injeção que usa a abordagem alar nasal lateral em uma técnica em leque usando a cânula mais longa. Na verdade, achamos que os pacientes com rugas significativas profundas conseguem seus melhores resultados quando é usada uma combinação de *lifting* facial com dissecção limitada juntamente com enxerto adiposo no plano subcutâneo e *laser* de CO_2 fracionado em um procedimento simultâneo. Portanto, a injeção subcutânea de tecido adiposo na bochecha é uma ferramenta valiosa para a obtenção de diversos objetivos.

À medida que avaliamos o paciente da porção superior para a inferior, o *sulco pré-jowl* e o contorno *madibular* também requerem avaliação, visto que ocorrem alterações ósseas mandibulares com perda de altura e volume na porção anterior da mandíbula, com acentuação do *jowl* e do tecido adiposo do *jowl*. Eu usei tecido adiposo na última década para preencher o sulco pré-*jowl* e a porção anterior da mandibular, produzindo uma suavização e redução da proeminência da gordura do *jowl*. O tecido adiposo enxertado nesta área inclui o triângulo limitado pela comissura oral, sulco pré-*jowl* e o coxim do queixo com a mandíbula. O tecido adiposo enxertado nesta área pode realizar não apenas a redução na proeminência do *jowl*, como também a redução da proeminência da linha labiomandibular ou linha de *marionete* e alguma elevação da comissura oral.

Da mesma forma, a *porção lateral da mandíbula* pode ser aumentada com tecido adiposo enxertado, visto que, quando se perde a proeminência do ângulo da mandíbula, pode ser visto um achatamento na área. A escolha e a decisão de adicionar volume à porção posterior da mandíbula e ao *ângulo da mandíbula* dependem mais frequentemente de se um *lifting* facial com dissecção limitada ou um *lifting* facial estendido é realizado simultaneamente. Em geral, se for considerada uma cirurgia simultânea com enxerto de tecido adiposo com uma dissecção limitada ou dissecção estendida com *lifting* facial, a proeminência e a definição do ângulo podem ser criadas com a rotação cirúrgica e a dobra do platisma no ângulo, mas o aumento da definição do ângulo pode ser obtida pela colocação de tecido adiposo sob o platisma ao longo da mandíbula se a dissecção subplatismal for limitada nesta área. A maioria dos enxertos de tecido adiposo que realizo nesta área é feita como um procedimento independente em um esforço para melhorar o contorno ao longo da mandíbula nessa área. Eu vi inúmeros pacientes, inclusive alguns meus, que aparentemente tiveram um *lifting* facial do SMAS com perda de volume na porção posterior da mandíbula e da bochecha, correspondendo ao adelgaçamento e perda de volume do SMAS em razão da dissecção ampla do SMAS e tensão no seu fechamento. Este pode ser um problema menos reconhecido dos *liftings* faciais do SMAS, mas acho que não é raro se for procurada especificamente a perda de volume sobre a porção posterior da mandíbula e a área da parótida que corresponderia à dissecção do SMAS. O tecido adiposo enxertado nesta área pode fornecer um contorno mandibular melhorado quando tiver ocorrido uma perda de volume por meio de uma cirurgia anterior. Os locais de inserção para a cânula podem ser tanto anterior quanto posterior, com a posterior sendo em direção à base do lóbulo da orelha e a anterior mais próxima à área do *jowl*, o mesmo local da inserção do sulco pré-*jowl*. Geralmente uso uma cânula de 7 cm × 1,2 mm pra este propósito, que, com sua configuração curva, permite-me seguir habilmente o contorno da mandíbula pelas abordagens anterior e posterior.

Igualmente, quando a perda de volume é vista na porção *lateral da bochecha* por causas que incluem envelhecimento e cirurgia prévia, essa abordagem, que usa o local de inserção da área abaixo do lóbulo, pode ser usada para enxertar a bochecha pré-auricular em um plano subcutâneo para adicionar volume. Novamente, é empregada uma cânula de 7 cm × 1,2 mm. A avaliação pré-operatória depende da necessidade de volume nessas áreas e se a cirurgia simultânea com enxerto de gordura é ou não contemplada.

Como muito do enxerto do tecido adiposo é estético, artístico e individual, a vista de perfil é útil para a avaliação da projeção da porção anterior dos diferentes segmentos faciais. Pode-se conseguir a projeção da porção anterior do *queixo* com o enxerto de tecido adiposo sem o uso de implantes de queixo, embora a quantidade de projeção anterior conseguida com tecido adiposo seja limitada a aproximadamente 3 a 4 mm. Isso pode ser conseguido por meio de um local de inserção criado com uma agulha de 18 gauge na face anterior do triângulo da pré-*jowl*, usando uma cânula de 1,2 mm ou de 0,9 mm, podendo-se esculpir a projeção do queixo no plano subcutâneo. O tecido adiposo também pode ser colocado mais profundamente no músculo mental e, até mesmo, no plano supraperiosteal. Isso é geralmente feito por uma abordagem bilateral, usando cada lado para trabalhar em direção à linha média. Além disso, por meio desta abordagem, pode-se preencher o sulco sublabial.

Conforme a avaliação continua da parte superior da face para a parte inferior, em seguida, avalio o *pescoço*. Como mostrado por Coleman, o aumento do volume com tecido adiposo no pescoço pode suavizar as bandas platismais proeminentes, pode suavizar e reduzir o esvaziamento submandibular entre as bandas do platisma na linha média, pode dar suporte à pele inelástica fina, pode suavizar os vincos horizontais profundos do pescoço, pode reduzir a visibilidade das glândulas submandibulares, além de dar um efeito geral de suavização da pele do pescoço. Com a introdução da lipoaspiração facial nos anos 80, comecei a ver pacientes com um platisma muito esqueletizado, visto que os cirurgiões tornaram-se cada vez mais agressivos no uso da lipoaspiração, em um esforço para produzir um pescoço mais contornado. O tecido adiposo no pescoço, contudo, produz contornos suaves, suporte para a pele, e permite o deslizamento do platisma sob a pele sem depressões ou irregularidades. Eu usei o enxerto de tecido adiposo para o pescoço em pacientes que tinham sido submetidos a uma agressiva lipoaspiração submental, que produziu irregularidades no contorno ao longo da mandíbula, esqueletização do platisma, produzindo estriações do músculo visíveis abaixo da pele, ou irregularidades no contorno da parte inferior do pescoço em virtude de cicatrizes de uma tireoidectomia prévia. Isso pode suavizar o esvaziamento submental durante o *lifting* facial quando não é realizada uma abordagem na porção anterior do platisma. Também pode suavizar a visibilidade do platisma em pacientes magros com pouco ou nenhum tecido adiposo subcutâneo durante o *lifting* facial, quando uma dissecção mínima da pele a partir de uma abordagem posterior é considerada superior devido à ausência de tecido adiposo subcutâneo.

Em geral, os *lábios* são a última área a ser enxertada na face em decorrência da necessidade de reduzir a contaminação da cavidade oral. Prefiro enxertar as áreas limpas primeiro, seguidas de uma manipulação do lábio. Descobrimos que a persistência da taxa de tecido adiposo enxertado nos lábios é mais baixa que em outros locais da face. Estima-se que conseguimos apenas 20% a 25% de taxa de sucesso do tecido adiposo enxertado no lábio. Aos pacientes é dada a opção de uma abordagem conservadora ou moderada em relação à quantidade enxertada do tecido adiposo, com uma abordagem conservadora limitando a quantidade do tecido adiposo em aproximadamente sete décimos de um "cc" para cada quadrante do lábio. O paciente é informado de que o tecido adiposo enxertado nesta quantidade alcançará um bom resultado a curto prazo, mas a quantidade de tecido adiposo que persiste a longo prazo fornecerá muito pouca melhoria no volume sobre a aparência pré-operatória. O que ainda pode ser útil, entretanto, para os pacientes que estão inseguros, indecisos ou ansiosos sobre a possibilidade do tecido adiposo enxertado produzir uma aparência artificial ou exagerada. Esta é provavelmente a fonte mais comum de ansiedade quando se fala em aumento dos lábios. Os pacientes de maneira esmagadora não querem uma aparência exagerada ou que chame muito a atenção para um lábio que pode parecer cirúrgico. A abordagem moderada requer quase o dobro de tecido adiposo em cada quadrante do lábio, injetado através deste local de inserção lateral do lábio superior, usando uma cânula de 0,9 mm. Os lábios ficarão exagerados por pelo menos 2 semanas com uma abordagem moderada, mas achamos que o resultado a longo prazo produz um aumento visível, mas não substancial, do volume dos lábios. A maioria dos pacientes prefere essa abordagem em vez da abordagem mais agressiva, a qual pode produzir uma aparência anormal ou exagerada por 3 a 4 semanas após a cirurgia, mas que tem um maior aumento do volume a longo prazo. Estas são questões que são exploradas no momento da consulta ou avaliação pré-operatória e documentadas, para que a decisão intraoperatória já tenha sido feita com base no desejo do paciente e requisitos em relação à cicatrização e ao tempo de inatividade.

CONTRAINDICAÇÕES

As contraindicações relativas incluem as seguintes:

- Síndrome de dor ou doença autoimune do tecido conjuntivo:
  Deve-se ter cuidado em relação à seleção do paciente e aconselhar os pacientes adequadamente. Algumas pessoas experimentaram uma inflamação pós-operatória aumentada tanto no local doador, quanto no local receptor nos pacientes com síndrome de Raynaud ativa (Coleman, 2001). Os pacientes com fadiga crônica ou síndromes de dor podem apresentar mais dificuldades com a dor e inchaço no pós-operatório nos locais doador e receptor.
- Assimetria facial pré-operatória:
  Deve-se aconselhar adequadamente se um paciente tiver assimetria facial, pois ela pode aumentar com a adição do enxerto do tecido adiposo. Por exemplo, uma assimetria menor do lábio pode se transformar em um sorriso de deboche após o aumento do lábio superior. Esforços devem ser feitos para criar um resultado simétrico e favorável nesses casos.
- Instabilidade do peso:
  O cirurgião também deve questionar sobre qualquer expectativa de ganho de peso. Pode ser no melhor interesse do paciente esperar até depois do seu peso estar estável. Em nossa experiência, o tecido adiposo enxertado pode hipertrofiar ou contrair com o ganho ou a perda de peso, respectivamente. O tecido adiposo enxertado em um paciente com um significativo ganho de peso pode algumas vezes se tornar visível e levar a irregularidades ou desproporções do contorno.
- Mulheres na pré-menopausa:
  É necessário um cuidado especial e adotar uma abordagem mais conservadora em mulheres na pré-menopausa, por causa das alterações hormonais que ocorrem com a idade, que afetam as mudanças de peso e as mudanças na massa corporal magra que às vezes terão um impacto adverso nos volumes faciais, podendo apresentar uma aparência exagerada com ganho de idade e de peso.

PLANEJAMENTO PRÉ-OPERATÓRIO

A avaliação pré-operatória do complexo periorbital e os segmentos faciais inferiores é marcada e documentada em uma folha de diagrama facial, e é discutida extensivamente com o paciente, com a ajuda das fotos tiradas na visita pré-operatória e das fotos tiradas alguns anos antes que o paciente traz. Com a avaliação pré-cirúrgica e planejamento cirúrgico, realiza-se uma discussão sobre os benefícios do enxerto de tecido adiposo junto com os possíveis riscos e complicações, as taxas de sucesso do tecido adiposo, o que os pacientes podem esperar nos dias e semanas após a colocação do enxerto de tecido adiposo, e o que se pode esperar como um resultado em longo prazo.

A transferência do tecido adiposo pode ser realizada com qualquer nível de anestesia, de apenas infiltração local até a anestesia geral. As técnicas estéreis são empregadas. Há diversos locais possíveis para a colheita do tecido adiposo: porção lateral ou interior da coxa, abdome, flanco, joelhos, nádegas, parte lateral inferior das costas e tríceps. O local da colheita depende da facilidade de acesso na posição em supino, disponibilidade de acúmulo do tecido adiposo, capacidade de melhora do contorno corporal e preferência do cirurgião. Como um cirurgião plástico facial interessado mais na facilidade, disponibilidade e quantidade do tecido adiposo de vários locais doadores do que no contorno corporal que pode ser alcançado pelo local coletado, a lateral da coxa começou como um dos locais favoritos para doador do tecido adiposo. Eu inicialmente fiz a colheita na área trocantérica maior na porção lateral superior da coxa, mas achei que esta área era mais provável de produzir contornos irregulares que os pacientes não gostariam, dada a quantidade necessária de tecido adiposo para a maioria dos casos. Embora eu tenha usado tecido adiposo de todas as áreas do tronco e pernas, o tecido adiposo da porção lateral posterior da coxa atualmente é o meu local de colheita favorito, pois parece ser superior para viabilidade, longevidade e taxas de sucesso, mesmo tendo a vantagem adicional de colheita com a menor quantidade de tecido conjuntivo que pode resultar em um pequeno bloqueio da cânula durante a injeção. É facilmente acessível e geralmente é abundante na maioria das mulheres, com evidências que sugerem que é um tecido adiposo diferente dos de outros locais doadores, possivelmente explicando e apoiando minha observação clínica. Em ordem de preferência para o local doador, a porção lateral posterior da coxa é seguida primeiro pela região medial da coxa, flanco e abdome, com outras áreas usadas, quando o contorno corporal é necessário ou se os locais de preferência tiverem pouco tecido adiposo.

Em relação à viabilidade do tecido adiposo, um estudo realizado por Rohrich não demostrou nenhuma diferença na viabilidade adipocitária entre os tecidos adiposos dos locais doadores abdominal, da coxa, do flanco ou do joelho (Rohrich, Sorokin *et al.* 2004), embora outros autores tenham discordado sobre esta afirmação, minha observação clínica apoia o uso do tecido adiposo da porção lateral da coxa. Em relação à qualidade do tecido adiposo, nossa experiência revela uma qualidade melhor e menos fibrosa do tecido adiposo no local doador na lateral da coxa. Outros autores tiveram experiência semelhantes (Tzikas, 2004). Em razão da acessibilidade favorável, acúmulo e qualidade do tecido adiposo, a lateral da coxa constitui meu local doador de preferência.

TÉCNICA CIRÚRGICA

Anestesia no Local Doador

Dependendo da preferência do cirurgião, a administração anestésica pode ser realizada de diversas maneiras com diferentes motivos para cada método:

- Técnica tumescente de volume alto: Este é o meu método de preferência: 25 mL de lidocaína a 1% com epinefrina 1:100.000 misturado com 500 mL de solução de Ringer com lactato em um bolsa I.V. comercialmente preparada. Usando um tubo de extensão conectado a uma válvula unidirecional e uma seringa de 10 mL, a solução é injetada com uma agulha de 22 gauge ou cânula de injeção com multiportas. A cânula com multiportas é preferível e usada com uma bomba de infiltração por causa da facilidade de uso e maior conforto para o paciente desperto. Aproximadamente 250 mL são injetados em cada porção lateral posterior da coxa ou outro local de colheita se necessário (Fig. 29.1).
- Técnica tumescente de infiltração romba de volume médio: Este é o método descrito por Coleman e outros. É feita uma incisão no local previamente anestesiado. Uma cânula de lipoaspiração 12-French com uma ponta cônica e duas portas laterais anexadas a uma seringa Luer-Lok de 20 mL é usada para infiltrar uma solução tumescente (1 mL de lidocaína a 1% com epinefrina 1:100.000, 4 mL de lidocaína pura a 1% e 15 mL de solução salina). A solução é injetada em uma técnica em leque nos planos central e profundo do coxim do tecido adiposo. Em geral, são injetados 40 mL de solução em cada lateral da coxa. A mesma cânula é usada posteriormente para a colheita.
- Técnica não tumescente de volume baixo: Uma seringa de 20 mL com uma mistura de 15 mL de solução salina normal e 5 mL de lidocaína a 1% com epinefrina 1:100.000 é infiltrada no local doador usando uma agulha espinhal 7" em uma técnica em leque. Metade do volume é distribuído na face profunda do coxim da gordura, e a outra metade é distribuída superficialmente no plano subcutâneo. Se o paciente estiver apenas sob anestesia local, podem ser usados 10 mL de salina e 4 mL de lidocaína a 1% com epinefrina 1:100.000.

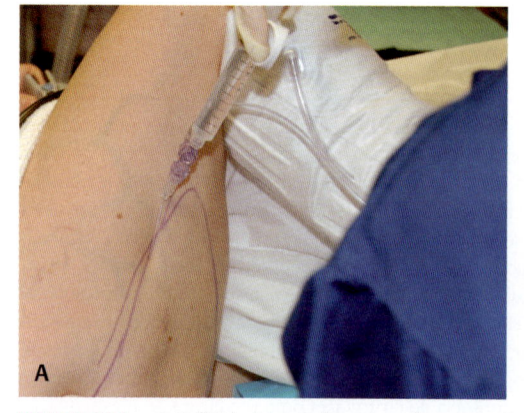

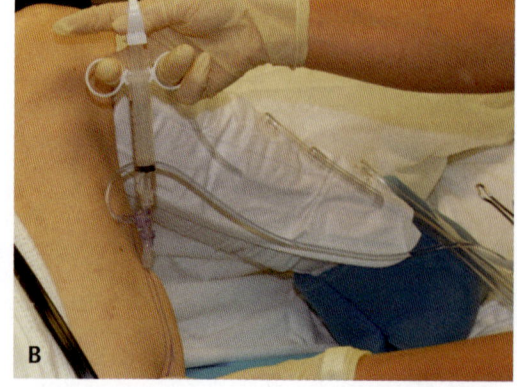

FIGURA 29.1 **A:** O fluido é injetado na porção posterolateral da coxa. **B:** O sistema de tubo para injeção do fluido é visualizado.

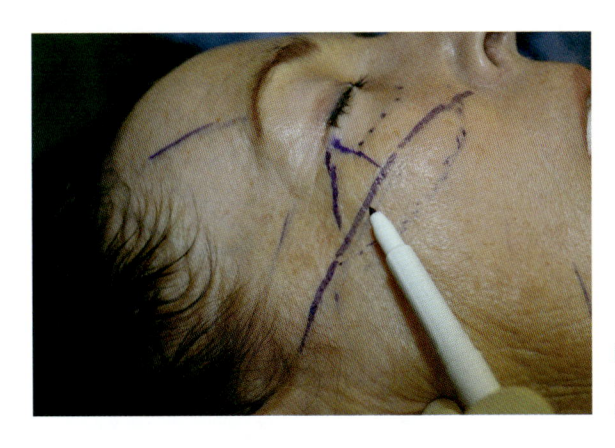

FIGURA 29.2
A face é marcada para identificar as áreas que estão com volume reduzido.

Anestesia do Local Receptor

Após marcar as áreas anatômicas que serão enxertadas (Fig. 29.2), os locais de inserção são determinados e infiltrados com lidocaína com adrenalina 1:100.000. Em geral, apenas os locais de inserção são injetados se o paciente estiver sedado com anestesia geral, mas, se for empregada sedação com anestesia local, a anestesia adicional de bloqueio dos nervos precisa ser considerada. É feita uma tentativa para minimizar a quantidade de anestésico local usado para o leito recipiente para reduzir a distorção produzida pelas quantidades maiores de anestésicos locais.

Técnica de Colheita

É feita uma incisão de 2 a 3 mm na porção posterolateral inferior da coxa, dilatada com uma pinça hemostática, após a infiltração da anestesia local no local doador. Uma cânula de colheita de Coleman de 3 mm com dois furos é anexada a uma seringa Luer-Lok de 10 mL. O coxim do tecido adiposo do local doador e pele sobrejacente são segurados firmemente com a mão não dominante e a cânula é introduzida na face profunda do coxim do tecido adiposo doador (Fig. 29.3). O êmbolo da seringa é gentilmente retraído para criar uma pressão negativa minimamente traumática. O êmbolo precisa apenas fornecer 1 a 2 cc de espaço de pressão negativa no barril da seringa. Não recomendo uso de máquina de aspiração ou aspiração de parede que podem ter uma maior tendência a romper os adipócitos. Dependendo da quantidade de tecido adiposo necessário e do grau de acúmulo de tecido adiposo presente, é usada só uma ou as duas laterais da coxa. Se for necessário mais tecido adiposo, uma área adjacente facilmente acessada é o tecido adiposo da face medial da coxa acima do joelho, embora geralmente haja mais tecido conjuntivo fibroso na gordura coletada aqui.

Preparação do Tecido Adiposo: Técnica de Filtração e Lavagem

Após a colheita, as seringas cheias de tecido adiposo são esvaziadas em um filtro. A maior parte da solução infiltrante, do sangue e da porção lipídica livre e dos líquidos do material coletado é drenada para um copo recipiente debaixo do filtro. Realiza-se apenas a lavagem real mínima do tecido adiposo com a solução de Ringer com lactato. As esponjas de gazes colocadas em contato com a face inferior do filtro removem o tecido adiposo liquido residual e o fluido aquoso pela ação capilar. Removo os pedaços proeminentes do tecido fibroso ou fáscia que podem causar o entupimento da cânula durante a injeção do tecido adiposo nos locais receptores. O tecido adiposo processado resultante parece suave e homogêneo, pronto para ser aplicado. Este tecido adiposo refinado pode ser usado com bons resultados sem centrifugação. Como a centrifugação por 2 minutos a 3.000 rpm resulta em um sobrenadante de uma pequena quantidade de tecido adiposo líquido de células lisadas e uma pequena quantidade de infranadante representando a solução de Ringer com lactato e algumas células vermelhas, eu centrifugo rotineiramente. O tecido adiposo que é destinado para uso na área periorbital ou da têmpora no plano subcutâneo será diluído com uma diluição 5:1 com a solução de Ringer com lactato, permitindo que a pressão da injeção seja menor, e como uma tentativa de reduzir

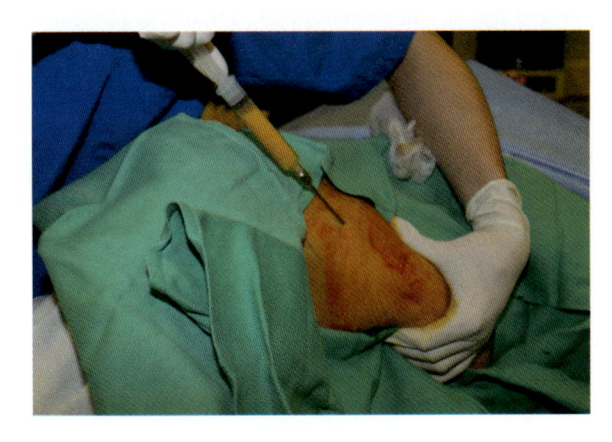

FIGURA 29.3
Uma cânula é introduzida na coxa usando a mão não dominante para segurar a pele.

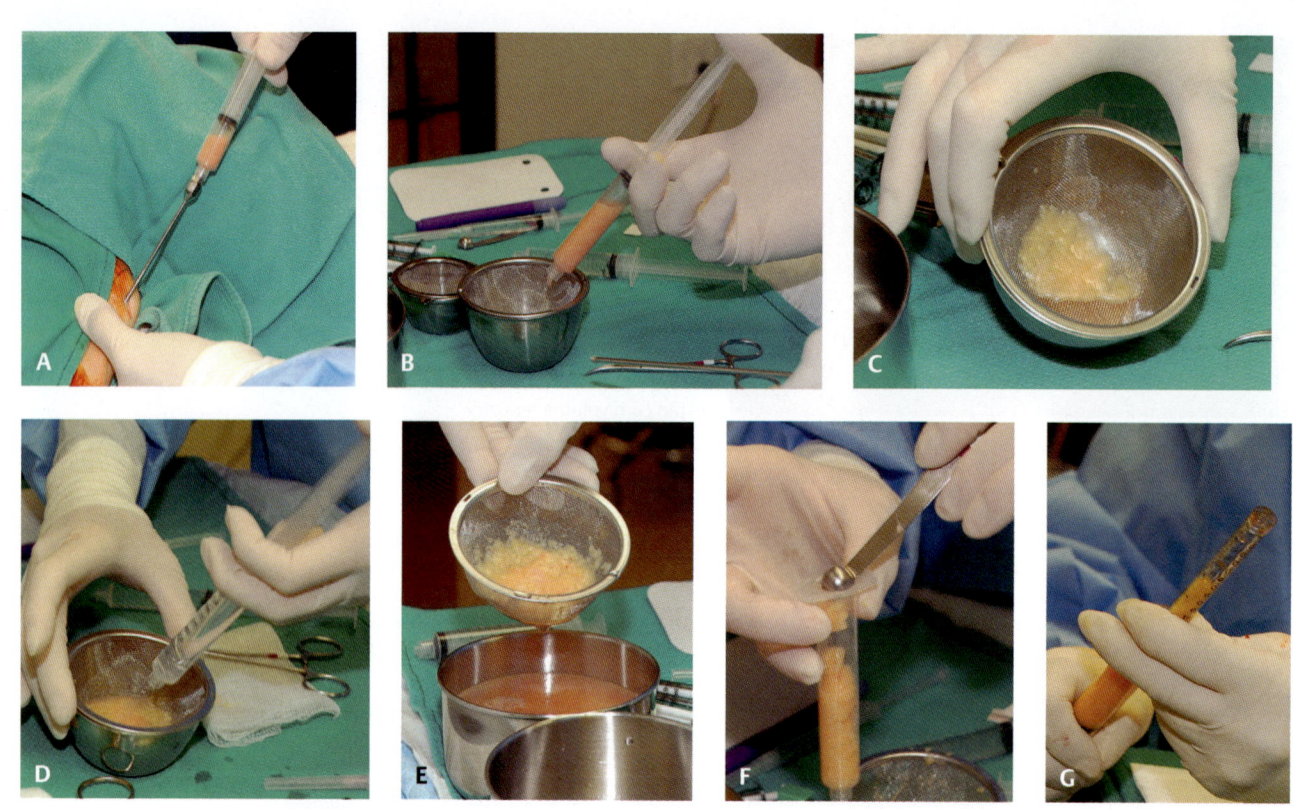

FIGURA 29.4 **A:** Colheita do tecido adiposo. **B:** O tecido adiposo que é coletado é filtrado. **C:** Tecido adiposo filtrado. **D:** A adição da solução de Ringer com lactato ajuda a criar menos granulosidade. **E:** Visualização da combinação da solução de Ringer com lactato com o tecido adiposo. **F:** A combinação é colocada na seringa para injeção. **G:** O tecido adiposo é transferido de uma seringa de 10 cc para uma mais adequada para a injeção.

o risco de irregularidades do contorno nesta área de tecido fino. As seringas de 1 mL são preenchidas com o tecido adiposo e são conectadas a cânulas de 0,9 mm e 1,2 mm de vários comprimentos, dependendo do local da injeção. Vale ressaltar que acredito ser mais fácil encher primeiro seringas de 10 mL com o tecido adiposo e depois transferir o conteúdo para seringas de 1 mL. Encho cada seringa com apenas 0,7 mL de tecido adiposo, o que permite uma injeção ergonômica e controlada. Ver o passo a passo da abordagem de preparação do tecido adiposo na Figura 29.4.

Note-se que há uma grande variedade de opiniões sobre como preparar o tecido adiposo, incluindo, mas não se limitando, apenas à filtragem, filtragem e lavagem, separação por gravidade, capilaridade ou apenas centrifugação. Outros cirurgiões defendem que o tecido adiposo deve ser armazenado em um sistema fechado para evitar contato com o ar. As técnicas de centrifugação geralmente usam uma velocidade de 3.000 rpm por 3 minutos, separando os conteúdos em três camadas: no fundo, sangue/água/lidocaína; no meio, parcelas viáveis de tecido adiposo; e, no topo, óleo das células do tecido adiposo rompido (Coleman 2004). A camada inferior infranadante é empurrada para fora da seringa e a camada superior sobrenadante é decantada e absorvida capilarmente.

Comecei usando a técnica de filtragem e lavagem para a preparação do tecido adiposo em um esforço de simplificar o processo; após a transição da seringa e dispositivo de catraca do começo dos anos 90 para a técnica de injeção com uma pequena cânula descrita por Coleman, continuei com a filtragem e lavagem, visto que isso excluía a necessidade de um equipamento extra, era simples e eu tinha uma boa experiência com o seu uso. Agora evito lavar ou inundar o tecido adiposo para minimizar a possível perda de proteínas coloidais, o que pode ter um efeito sobre a mudança das pressões oncóticas do enxerto. Para avaliar o grau de refinamento apenas da técnica de filtragem e lavagem, o tecido adiposo foi tratado com a técnica usual de filtragem e lavagem e, em seguida, sujeita a centrifugação a 3.000 rpm por 3, 5 e 10 minutos. Viu-se que, em uma seringa de 10 mL de tecido adiposo, havia 0,2 a 0,3 mL de solução aquosa em um infranadante e foram encontrados bem poucos lipídios livres, sangue ou tecido conjuntivo (Figs. 29.5 e 29.6). Embora haja controvérsias sobre qual técnica é melhor para a preparação do tecido adiposo, não conheço nenhum estudo convincente para sugerir qual técnica produz a maior longevidade ou persistência. Vi resultados a longo prazo bons e contínuos tanto com essa simples abordagem quanto com a abordagem combinada da filtragem e centrifugação, sendo, portanto, ambas facilmente adaptáveis para qualquer prática, fáceis, baratas e com bons resultados. Minha técnica preferida, contudo, continua sendo a técnica combinada, pois ela nos permite diluir o tecido adiposo o quanto for necessário e remover a maioria das células vermelhas restantes.

Injeção

Se o paciente não estiver sedado com anestesia geral ou sedação profunda, um bloqueio de nervo local pode ajudar, visto que reduz o excesso de alterações do contorno causado pela infiltração da anestesia local. Os bloqueios dos ner-

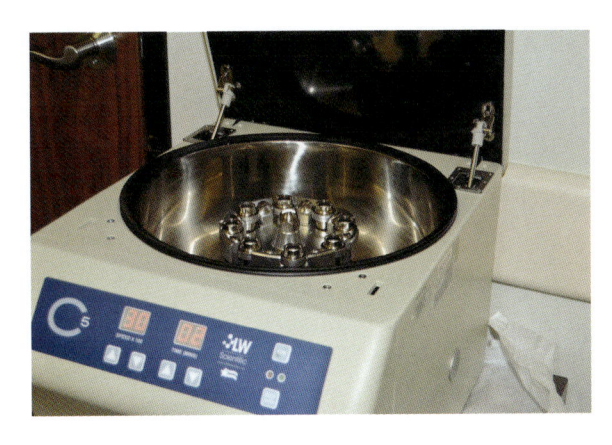

CAPÍTULO 29 Enxerto Autólogo de Tecido Adiposo

FIGURA 29.5
Máquina usada para centrifugar.

vos da região infraorbital e supraorbital são geralmente usados. Se necessário, pode ser adicionada uma infiltração anestésica local extra. Para a injeção completa da face, os seguintes locais de acesso são geralmente criados com uma agulha 18 gauge: sobrancelha superior, contorno do couro cabeludo temporal, porção medial da bochecha, zigoma, porção lateral do lábio superior próximo à comissura, sulco pré-*jowl*, queixo, lóbulo da orelha, sulco submental e pescoço (Fig. 29.7). Todas as partes da face são acessíveis pela combinação desses acessos (Fig. 29.8). A pele e o tecido mole são estabilizados com a mão não dominante, sendo a cânula inserida e avançada pelos tecidos para o plano apropriado. O tecido adiposo pode ser injetado com um movimento anterógrado da cânula em direção à área recipiente e no movimento de retirada da cânula, dependendo do local. As injeções no tecido mais fino ou subcutâneo são geralmente mais bem injetadas à medida que a cânula é retirada, mas a experiência e preferência do profissional são fatores determinantes. Uma vez que a cânula tenha alcançado o local desejado, o êmbolo da seringa de 1 mL é gentilmente empurrado, enquanto a cânula é retirada depositando entre 0,01 e 0,05 mL por passagem na maioria dos casos. Esta injeção retrógrada do tecido adiposo permite uma aplicação mais controlada e segura do tecido adiposo e reduz o risco de irregularidades do contorno. Deve-se ser bastante criterioso na aplicação da pressão no êmbolo, e, se o tecido adiposo não sair da seringa com mínima pressão, ele deve ser recuado e deve ser verificado se há obstrução. Essa injeção suave e incremental permite um contato ótimo da área de superfície com os tecidos nativos, além

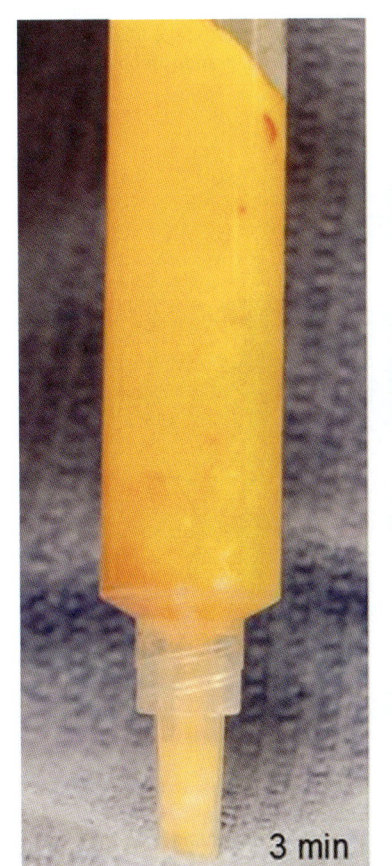

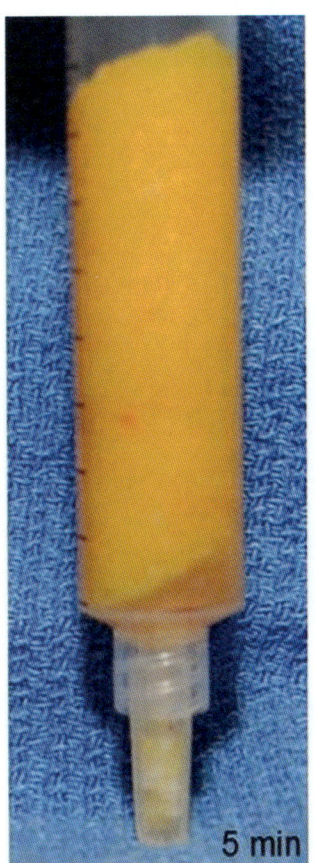

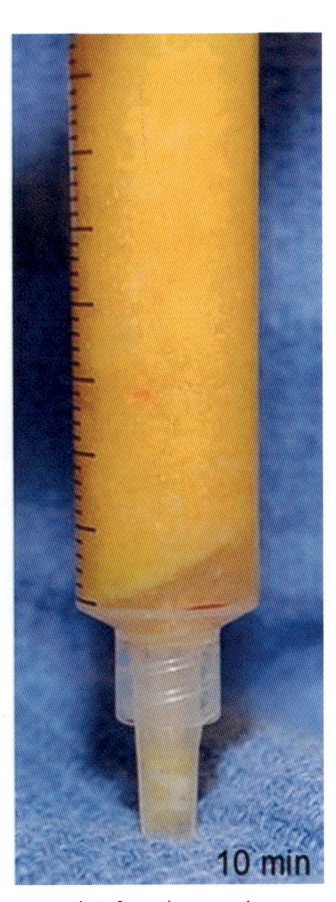

FIGURA 29.6 O tecido adiposo é centrifugado em 3, 5 e 10 minutos para ver quanto de infranadante está presente. Há uma preocupação de que centrifugar por mais de 3 minutos pode estar associado a menor viabilidade do tecido adiposo.

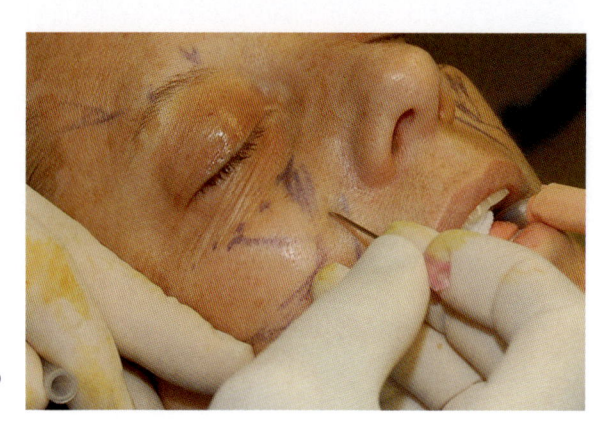

FIGURA 29.7
Uma agulha 18 *gauge* é inserida para permitir a injeção do tecido adiposo no triângulo anterior. Através desse orifício, também se pode ter acesso a toda área da bochecha.

do aumento da nutrição e neovascularização. Também reduz o risco de grandes protuberâncias ou outras irregularidades do contorno da superfície. Geralmente diluo o tecido adiposo em 20% ao adicionar 2 mL de solução de Ringer com lactato para 8 mL de tecido adiposo a ser usado na região periorbital e têmpora ou outras áreas de tecido fino em um plano subcutâneo.

O principal objetivo da técnica é conseguir a distribuição das parcelas do tecido adiposo em múltiplos planos do tecido, movendo do profundo para o superficial, usando uma técnica em leque quando apropriado:

- Profundo: acima do periósteo.
- Médio: dentro do músculo e plano subcutâneo profundo.
- Superficial: dentro do plano subcutâneo.

Durante a injeção, o cirurgião deve estar comprometido com uma avaliação e reavaliação rigorosas para conseguir o aumento até o efeito desejado. A injeção no sulco lacrimal geralmente é realizada, primeiro, através do local de acesso na asa nasal lateral, seguida pela injeção do contorno orbital inferior central e lateral através do mesmo local de acesso (Fig. 29.9). Uso o tecido adiposo completamente isento de tecido conjuntivo e diluído para esta injeção e para a injeção *abaixo da sobrancelha* em virtude da necessidade de colocação precisa sem força e aplicação suave (Fig. 29.10). Se for considerada uma abordagem lateral do contorno orbital e bochecha, ela também é feita junto com as outras injeções do contorno orbital usando gordura sem tecido fibroso. O complexo periorbital é finalizado com a injeção subcutânea acima da sobrancelha, esculpindo a sobrancelha seguida da têmpora, usando ambos os planos,

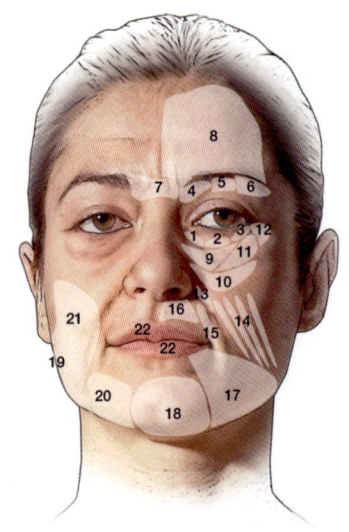

1. Sulco lacrimal
2. Contorno orbital inferior médio
3. Contorno orbital lateral
4. Abaixo da sobrancelha medial
5. Abaixo da sobrancelha central
6. Abaixo da sobrancelha lateral
7. Glabela
8. Testa
9. Triângulo anterior
10. Submalar
11. Malar
12. Arco zigomático anterior
13. Coxim de gordura nasal profundo
14. Bochecha subcutânea
15. Sulco nasolabial
16. Pré-maxila
17. Sulco pré-*jowl*
18. Queixo
19. Mandíbula lateral
20. Mandíbula média
21. Bochecha pré-auricular
22. Lábios superior e inferior

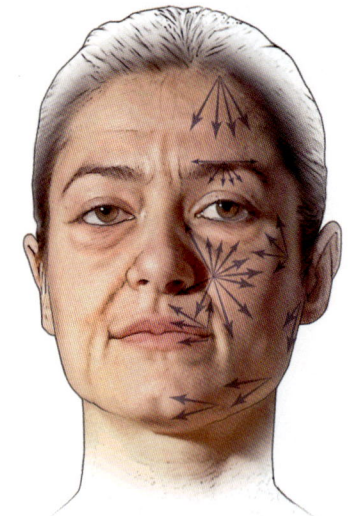

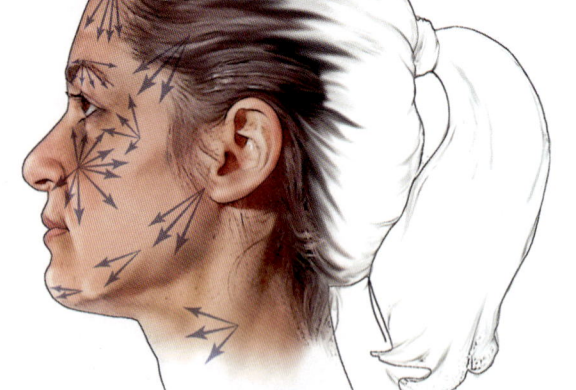

FIGURA 29.8 Vários locais de acesso e áreas que podem ser aumentadas.

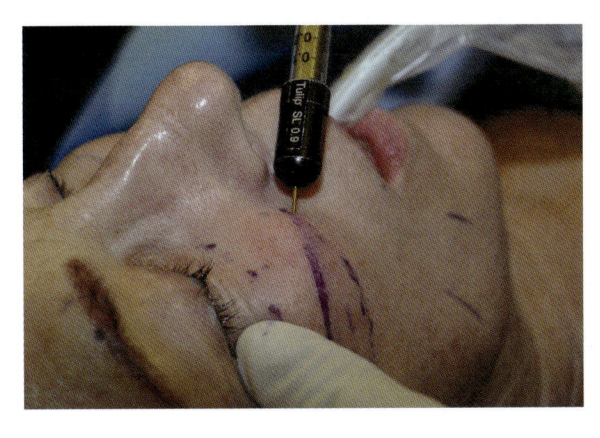

FIGURA 29.9
A injeção no sulco lacrimal geralmente é realizada primeiro pelo local de acesso da asa nasal lateral.

se necessário (Fig. 29.11). A injeção subcutânea da porção medial da testa é realizada através do local de acesso da sobrancelha de cada lado com a última área do complexo periorbital sendo a injeção subcutânea da testa pelo local de acesso no contorno do couro cabeludo, se estiver sendo feito.

A sequência de enxerto de tecido adiposo continua inferiormente com a porção inferior da face começando com o triângulo anterior, depois as porções medial e lateral da bochecha, através do mesmo local de acesso da asa lateral. O contorno da bochecha de profundo a superficial é esculpido, sendo qualquer tecido adiposo submalar adicionado também através deste local. O coxim do tecido adiposo nasal profundo, porção subcutânea da bochecha, sulco nasolabial e pré-maxila, se necessário, completam o enxerto a partir do acesso nasal lateral (Figs. 29.12 e 29.13).

A atenção é direcionada para enxerto do *jowl* e o sulco pré-*jowl* e o sulco labiomandibular. O local de acesso é posterior à linha *marionete* e anterior ao *jowl* para o preenchimento do pré-*jowl* na porção lateral do queixo. Ao direcionar a cânula superiormente em direção à comissura oral em um plano subcutâneo, a linha *marionete* não só é suavizada, como a elevação do canto da boca também pode ser conseguida. Uma abertura anterior à linha *marionete* permitirá o acesso ao queixo e à mandíbula, e uma incisão na base do lóbulo dá acesso à porção posterior da mandíbula e à região pré-auricular da bochecha.

O pescoço e a porção anterior da mandíbula são acessados pelos locais de inserção na porção lateral da área do sulco submandibular. A cânula mais longa, de 7 cm e 1,2 mm, pode ser usada para estender para baixo até o meio do pescoço e ao longo da borda inferior da mandíbula, se necessário. Para os pacientes que estão recebendo tecido adiposo na região inferior do pescoço, uma longa cânula é inserida através do local de acesso no meio do pescoço ao longo da borda anterior do músculo esternocleidomastóideo.

Os lábios são a última área de enxerto e tanto o lábio superior quanto o lábio inferior podem ser aumentados através de um local de inserção na lateral do lábio superior (Fig. 29.14). Geralmente, coloco mais tecido adiposo no lábio inferior que no superior, mas o equilíbrio dos lábios, estrutura e formato são decisões muito individualizadas para o cirurgião e para o paciente. Um exagero no lábio inferior raramente aparenta uma cirurgia, entretanto, um lábio superior exagerado seguramente aparenta. Gosto de manter a arquitetura normal dos lábios ao reconhecer as três massas do lábio superior e as duas massas do lábio inferior com relativamente pouco ou nenhum tecido adiposo injetado na massa central do lábio superior. Todos os meus enxertos de tecido adiposo são feitos como a fase inicial da cirurgia, se a cirurgia for feita simultaneamente. Isso impede a interrupção cirúrgica dos planos teciduais, de modo que possa ser conseguido um enxerto mais preciso em tecido nativo não afetado. Alguns pacientes se beneficiam com o aumento do volume do ângulo e corpo da mandíbula. Isto pode ser conseguido através do plano subcutâneo ou durante um *lifting* facial, podendo ser colocado sob o platisma e SMAS quando for desenvolvido um plano subSMAS. (Ver o Quadro 29.1 para detalhes sobre a quantidade e gauge da cânula para vários locais de transferência de gordura autóloga.)

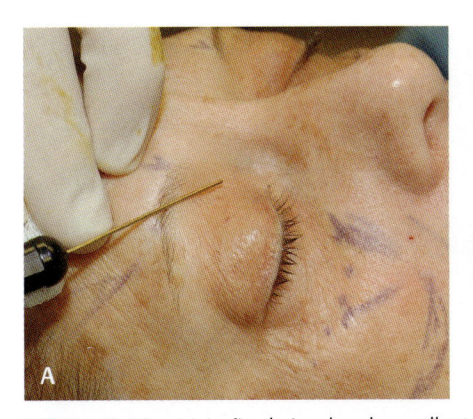

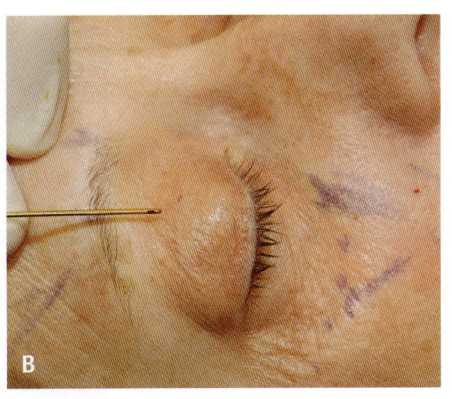

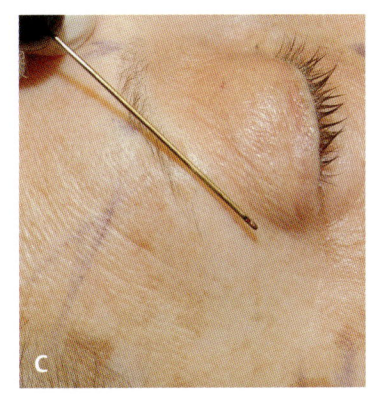

FIGURA 29.10 A injeção abaixo da sobrancelha tem três vetores possíveis (**A–C**).

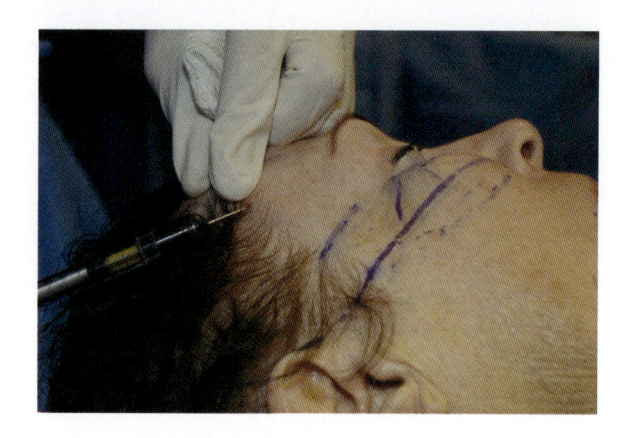

FIGURA 29.11
A injeção na têmpora é usada para o complexo periorbital lateral.

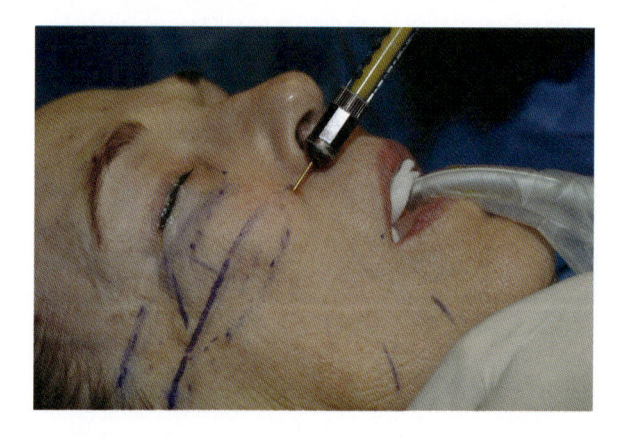

FIGURA 29.12
Pode-se injetar ao longo da eminência do malar com uma cânula de 7 cm ×1,2 mm, por todo o caminho até o zigoma.

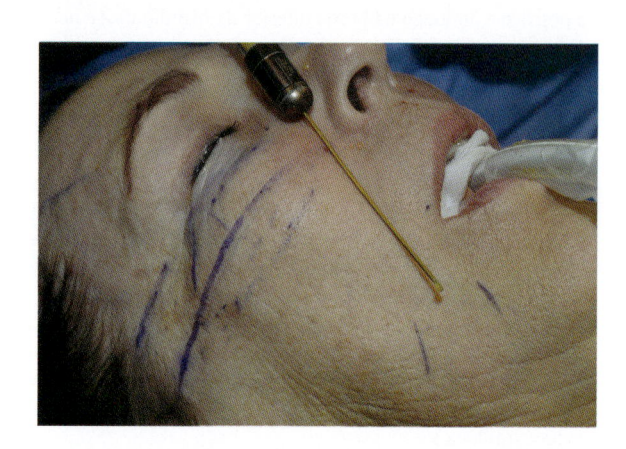

FIGURA 29.13
Injeção ao longo do sulco nasolabial.

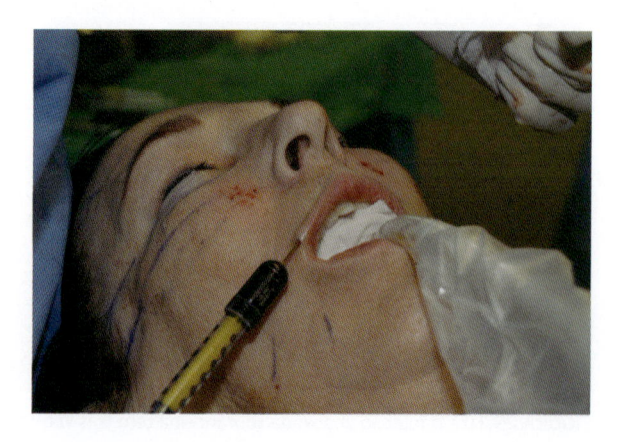

FIGURA 29.14
Acesso lateral para injeção no lábio superior.

QUADRO 29.1 Quantidade e Gauges de Cânulas para Vários Locais de Transferência do Tecido Adiposo Autólogo		
Área Facial para Transferência do Tecido Adiposo	Comprimento e Gauge da Cânula (Tulipa)	Acesso ao Local de Injeção/Quantidade (mL) de Alíquota por Lado
a. Contorno orbital: 　Sulco lacrimal 　Contorno orbital inferior 　Contorno orbital lateral 　Triângulo anterior	0,9 mm	Acesso medial da bochecha: 0,1-0,2 cc (limite 0,5) Acesso medial da bochecha: 2,5; zigoma: 1,5 cc Acesso do zigoma: 0,7-1,5 cc Acesso medial da bochecha: 1-2 cc
b. Sobrancelha: 　Abaixo da sobrancelha medial 　Abaixo da sobrancelha lateral 　Acima da sobrancelha lateral 　Acima da sobrancelha medial	0,9 mm	Acesso superior da sobrancelha: 0,5-2 cc total
c. Têmpora: 　Plano subcutâneo	7 cm × 0,9 ou 1,2 mm	Acesso do contorno do couro cabeludo temporal: 3-3,5 cc
Plano subfascial	7 cm × 1,2 mm	Acesso do contorno do couro cabeludo temporal: 3-4 cc
d. Testa:	7 cm × 1,2 mm curvada	Acesso superior da sobrancelha: 3-3,5 cc
e. Sulco nasolabial: 　Plano subfascial 　Plano subcutâneo	7 cm × 1,2 mm	Acesso medial da bochecha: 0,7-2 cc 0,7-1,5 cc
f. Coxim de gordura nasal profunda: 　Plano subfascial	7 cm × 1,2 mm	Acesso medial da bochecha: 0,7-2 cc
g. Pré-maxila:	7 cm × 1,2 mm	0,7-1,5 cc
h. Bochecha ou complexo periorbital: 　Prominiência malar 　　Subfascial 　　Subcutânea e fibromuscular	7 cm × 1,2 mm curvada 7 cm × 1,2 mm curvada 7 cm × 1,2 mm curvada 7 cm × 1,2 mm	Acesso medial da bochecha: 3-10 cc total 3-10 cc 2,5-4 cc
Área submalar	7 cm × 1,2 mm curvada	2-3,5 cc
Arco zigomático anterior	7 cm × 1,2 mm	1,5-3 cc
Porção lateral da mandíbula	7 cm × 1,2 mm curvada	2-5 cc
Porção anterior ou medial da bochecha	7 cm × 1,2 mm	2-5 cc
Porção lateral da bochecha	7 cm × 1,2 mm	1,5-3 cc
i. Sulco pré-*jowl*	7 cm × 0,9 ou 1,2 mm	Acesso do lábio superior: 1,5-2 cc Acesso do sulco pré-*jowl*: 1,5-2 cc
j. Queixo 　Plano subcutâneo 　Plano subfascial	7 cm × 0,9 ou 1,2 mm	Acesso do sulco pré-*jowl*: 1,5-2 cc 1,5-2 cc
k. Pescoço	7 cm × 1,2 mm curvada	Acesso do sulco pré-*jowl*: 1,5-2 cc Acesso do sulco submandibular: 3-6 cc
l. Lábios 　Submucoso	7 cm × 0,9 mm	Acesso do lábio superior: 0,7-1 cc para cada quadrante

CONDUTA PÓS-OPERATÓRIA

- Os antibióticos geralmente são administrados por 3 dias.
- Não são usadas compressas de gelo.
- Os esteroides são geralmente usados por 4 dias se o tecido adiposo for usado em combinação com procedimentos a *laser* ou cirúrgico.
- O paciente deve estar ciente de que não pode manipular os tecidos faciais por 7 a 10 dias.
- Elevar a cabeça e evitar dormir de lado.
- Acompanhamento na clínica em 24 horas.

COMPLICAÇÕES

- Imprecisão do volume:
A discussão pré-operatória cuidadosa é imperativa para o entendimento da quantidade de preenchimento facial que o paciente deseja conseguir junto com a comparação das fotos tiradas na juventude. Após o objetivo desejado ter sido estabelecido, ainda há muitos fatores que podem afetar o resultado do enxerto. Embora muitas vezes difícil de alcançar, um dos objetivos principais da transferência do tecido adiposo é ter uma previsível sobrevivência do enxerto de tecido adiposo. Alguns dos fatores que podem afetar os volumes que podem ser conseguidos são os seguintes:
  A. Excesso de volume do anestésico local
  Primeiro, o excesso de infiltração do anestésico local no local receptor deve ser evitado, pois pode produzir um excesso de volume transiente que torna a avaliação intraoperatória dos contornos faciais difícil. Os bloqueios dos nervos periféricos são benéficos na redução do volume necessário de anestésico local e devem ser usados sempre que possível.
  B. Edema intraoperatório
  O cirurgião deve estar ciente da presença do edema agudo do tecido mole quando avaliar os contornos faciais durante a injeção de gordura, pois isso produz um volume transitório que pode induzir o cirurgião a incorrer em volume insuficiente. De maneira alternativa, deve-se resistir à vontade de compensar demais. É comum os pacientes reclamarem de muito ou pouco preenchimento após a redução do inchaço.
  C. Pouca viabilidade do tecido adiposo injetado
  Independente da técnica de refinamento usada (lavagem suave, sem lavagem, com centrifugação, sem centrifugação, sistema fechado sem exposição ao ar), o objetivo é minimizar o trauma à gordura, para aumentar a sobrevida das células do tecido adiposo. Muita pressão negativa durante a colheita pode, em tese, romper as células. Muita pressão positiva e forçar os adipócitos por cânulas muito pequenas também pode causar um trauma mecânico. Tem-se discutido sobre a importância de manter os componentes intersticiais e o coloide para maximizar a viabilidade das células gordurosas. Alguns defendem a adição da albumina do soro humano no tecido adiposo coletado para melhorar o componente coloidal. De novo, há uma ampla variedade de opiniões sobre como preparar o tecido adiposo para o enxerto. Encontrei boas taxas de sucesso e aumento de volume em longo prazo, mesmo com uma simples técnica de colheita e filtragem.
  D. Baixa pureza do tecido adiposo injetado
  A anestesia local da tumescência na colheita, sangue e óleo estão presentes em algum grau mesmo após o tecido adiposo ser processado e refinado. O excesso de anestésico local e de sangue pode ser evitado com bons bloqueios do nervo periférico e uma boa técnica de colheita, respectivamente. Os restos de sangue dentro do tecido adiposo estimulam a atividade macrofágica para eliminar as células do tecido adiposo. Os defensores da lavagem do tecido adiposo procuram remover o excesso de sangue para reduzir a atividade macrofágica.
  E. Necrose
  Se o tecido adiposo enxertado não tiver um acesso adequado à nutrição, pode ocorrer algum grau de necrose. Teoricamente, isso pode ocorrer se a gordura for injetada muito densamente em um único plano tecidual ou se o tecido adiposo for injetado adjacente a um implante sintético. Isso pode levar à calcificação e subsequente irregularidades do contorno ou nódulos.
- Edema malar persistente:
É descrito como um abaulamento malar de aparência inchada e edematosa persistente que pode flutuar em gravidade após o enxerto. Acredita-se que seja exacerbado pelo tabagismo, consumo de álcool e alto consumo de sal. A resolução de um edema malar brando requer tempo e apoio por parte do médico. Para os casos que não se resolvem espontaneamente, Lam *et al.* defendem a injeção de esteroide entre 2 e 4 meses após a cirurgia. Nos casos extremos, pode ser necessária uma excisão em estágios.
- Hipercorreção:
Esta situação é altamente incomum e ocorre quando muito tecido adiposo é enxertado em uma determinada área. O edema pós-operatório geralmente se resolve; muitos cirurgiões recomendam esperar por pelo menos seis meses antes de proceder com qualquer intervenção. A correção seria realizada por lipoaspiração direcionada para a área. Usei dispositivos de radiofrequência monopolar com algum grau de melhora em pacientes encaminhados para mim que receberam enxerto em excesso.
- Subcorreção:
Após a resolução do esperado edema pós-operatório, o paciente ou cirurgião pode achar que o grau desejado de "preenchimento" facial não foi completamente atingido. Essa situação é facilmente abordada com o enxerto de tecido adiposo adicional ou preenchimentos injetáveis, os quais podem ser realizados a qualquer tempo; entretanto, recomendo esperar por até pelo menos seis meses se a subcorreção for leve.
- Irregularidades do contorno do local receptor:
Abaulamentos podem ocorrer em virtude da injeção de volumes excessivos de tecido adiposo ou injeção do tecido adiposo muito superficialmente na pele. Mesmo no nível subdérmico, o excesso de volume pode, algumas vezes, manifestar-se como um contorno irregular. Se a cânula de injeção tiver um orifício lateral, é uma boa técnica deixar o orifício virado para baixo para que a infiltração do tecido adiposo seja distribuída profundamente à cânula e não superficialmente. Se um nódulo persistir inalterado em tamanho após 2 a 3 meses, uma injeção de esteroide pode ser benéfica, sendo ocasionalmente necessário ser removido com uma excisão direta ou lipoaspiração.

- Irregularidades do contorno dos locais de colheita:
O posicionamento da cânula muito superficialmente durante a colheita pode causar as deformidades do contorno. Isso é difícil de ser corrigido e deve ser evitado. Pode ser necessário transferir de volta o tecido adiposo para o local coletado a partir de um novo local doador. A formação de uma banda cicatricial da pele aos tecidos mais profundos pode resultar em uma covinha tanto no local de colheita quanto no local receptor. Isso pode ser suavizado com uma técnica de dissecção com cânula seca usando uma cânula do tipo espátula de 3 mm.
- Migração do tecido adiposo:
A migração sutil dos adipócitos pode ocorrer com a contração do músculo e o movimento particularmente superficial dos músculos, tais como o músculo orbicular do olho e o músculo orbicular da boca. Por exemplo, o tecido adiposo injetado no músculo orbicular da boca demonstra pouca longevidade e efeito subótimo, visto que o tecido adiposo é, em seguida, sujeito ao movimento constante dos lábios. Além disso, quando o tecido adiposo é injetado no músculo, o tecido adiposo subsequentemente deslocado pode, às vezes, criar irregularidades de contorno não intencionais em locais adjacentes aos locais da injeção. Outros e eu notamos esse fenômeno ao aumentar a glabela. Imediatamente após a infiltração do tecido adiposo na glabela, os contornos da pele parecem favoravelmente suaves. Entretanto, quando o paciente começa mover a face, o movimento robusto dos corrugadores recria depressão ou sulco nativo indesejado e aumenta os tecidos adjacentes com o tecido adiposo deslocado. Uma maneira de reverter isso é usar neurotoxina para os músculos prócero e corrugadores duas semanas antes ao procedimento de transferência do tecido adiposo. A manipulação facial, em tese, também pode deslocar o tecido adiposo, portanto, encorajamos que o paciente evite aplicar pressão dos dedos na face por, pelo menos, uma semana. A injeção de tecido adiposo em áreas de cicatriz espessa ou densa tem um problema semelhante. Como qualquer outra coisa, a injeção do tecido adiposo vai seguir o caminho de menor resistência, e, se encontrar alguma pressão significativa de uma área de cicatriz, o tecido adiposo tenderá a deslocar-se para as áreas adjacentes.
- Lesão do nervo:
Embora seja possível, isso é raro com o uso de cânulas rombas. Enquanto outros tenham relatado incidentes anedóticos de fraqueza sensorial ou facial, os problemas são transitórios e leves. Eu uso cânulas rombas e nunca encontrei uma lesão do nervo na minha experiência.
- Lesão vascular:
Podem ocorrer equimoses ou hematomas de lesões venosas. Essas complicações são leves e sem grandes sequelas. Se, contudo, um hematoma for grande, pode dificultar a capacidade do cirurgião de fazer uma avaliação intraoperatória precisa do volume facial. Como o sangue no tecido mole pode reduzir a sobrevida do tecido adiposo, aplicar uma suave pressão na área por diversos minutos, se for visto qualquer sangue significativo dos locais de inserção, pode ajudar a abrandar a formação do hematoma.

Relatos anedóticos de pacientes com oclusão arterial devido à injeção com cânulas ou agulhas afiadas ou usando tecido adiposo congelado têm sido discutidos e são extremamente raros. A oclusão arterial pode causar necrose da pele e geralmente se apresenta com uma dor significativa na injeção.

A cegueira a partir da oclusão da artéria central envolvendo a artéria oftálmica, embora possível, também é extremamente rara. Também é evitada com o uso de cânulas rombas. Usar cânulas rombas em vez de agulhas afiadas ajuda a reduzir o risco de qualquer lesão vascular.

RESULTADOS

O enxerto do tecido adiposo autólogo deve ser uma parte integral da prática dos cirurgiões plásticos faciais. Com experiência, pode-se conseguir a melhora dos contornos faciais não disponíveis com outras técnicas. O meu objetivo para os próximos anos é melhorar a previsibilidade dos volumes dos tecidos adiposos enxertados com o tempo. Inúmeros procedimentos adjuntos foram defendidos para conseguir este fim e estão atualmente sendo pesquisados.

Geralmente vejo muito poucos hematomas com o enxerto do tecido adiposo, mas com o trauma e inchaço combinados com alguma hipercorreção concomitante com enxerto de tecido adiposo, e o efeito da anestesia local, o paciente parecerá um grau hipercorrigido por 1 a 4 semanas, dependendo da área enxertada e da quantidade de volume que o cirurgião decidir usar em cada área. Depois das primeiras oito semanas após o enxerto do tecido adiposo, o volume parece diminuir com uma curva inferior em volume ocorrendo entre 10 e 16 semanas. Acredito que o volume em muitos casos começa a se recuperar e a aumentar nos próximos 6 a 9 meses, tendo muitos pacientes, portanto, melhores contornos e volumes em 1 ano que em 3 a 4 meses (Figs. 29.15 e 29.16). O motivo para isso é especulativo nesse ponto, mas vale ser ressaltado para que a discussão com o paciente sobre a dinâmica do processo seja realizada evitando que se tenha um paciente infeliz. A necessidade de uma segunda sessão de enxerto tecido adiposo pode também ser ponderada, levando-se em conta a noção de aumento sutil e gradual do volume com o tempo em muitos casos, mas não em todos.

DICAS

- Informe aos pacientes sobre os benefícios e, mais importante, sobre as limitações do enxerto do tecido adiposo.
- Use fotos anteriores como parte desse processo educacional e para ajudar a determinar onde colocar o tecido adiposo e a quantidade.
- Documente as quantidades e os locais para sua revisão crítica.
- Use uma técnica minimamente traumática para a colheita e a preparação.
- Remova o sangue do tecido adiposo preparado.

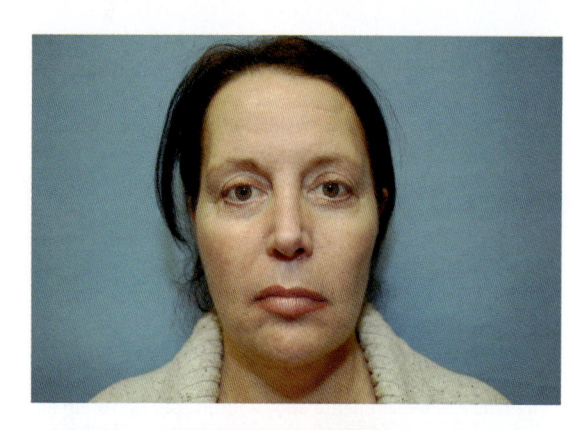

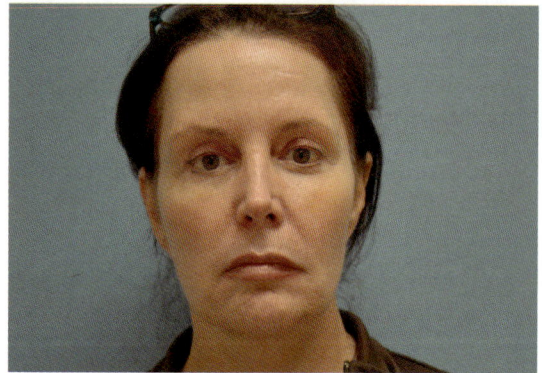

FIGURA 29.15
Esta paciente foi submetida a enxerto de tecido adiposo autólogo para o sulco lacrimal, *abaixo da sobrancelha*, têmporas, bochechas, sulco pré-*jowl*, mentoplastia e lipoaspiração do *jowl* e pescoço. A foto superior é pré-operatória, enquanto a inferior é do resultado com 1 ano de pós-operatório.

- Desenvolva um processo eficiente para minimizar o tempo da colheita à injeção.
- Injete usando técnicas com cânulas pequenas e com pequenos volumes a cada passada.
- Trate o enxerto do tecido adiposo como uma técnica cirúrgica estéril.

DIFICULDADES

- Não permita que o tecido adiposo seque ou resseque.
- Minimize anestesia local em local receptor.
- Evite ser agressivo no tecido fino.
- Evite compressas de gelo no período pós-operatório.
- Exagerar é pior que refazer.

INSTRUMENTOS QUE DEVEM ESTAR DISPONÍVEIS

- Diversas seringas de 10 mL.
- Frascos de 250 mL ou 500 mL de solução de Ringer com lactato para infiltração tumescente.
- Válvula unidirecional com tubo de extensão.
- Agulha 22G.
- Cânula de colheita Coleman de 3 mm.
- Filtros de chá de diversos tamanhos para caber em copos de aço inoxidável.
- Solução de Ringer com lactato como um agente de lavagem.
- Espátula pequena.
- Pinça Mosquito pequena.
- Bisturi de lâmina nº 11.
- Múltiplas seringas Luer-Lok de 1 mL.
- Cânula de injeção Tulipa revestida, de 0,9 mm × 1,2 mm, de vários comprimentos, incluindo curva de 7 cm.
- Esponjas de gazes.
- Fios de sutura para o fechamento do local de colheita.
- Centrífuga de velocidade variável com cestas opostas horizontais.
- Suportes para seringas esterilizadas.

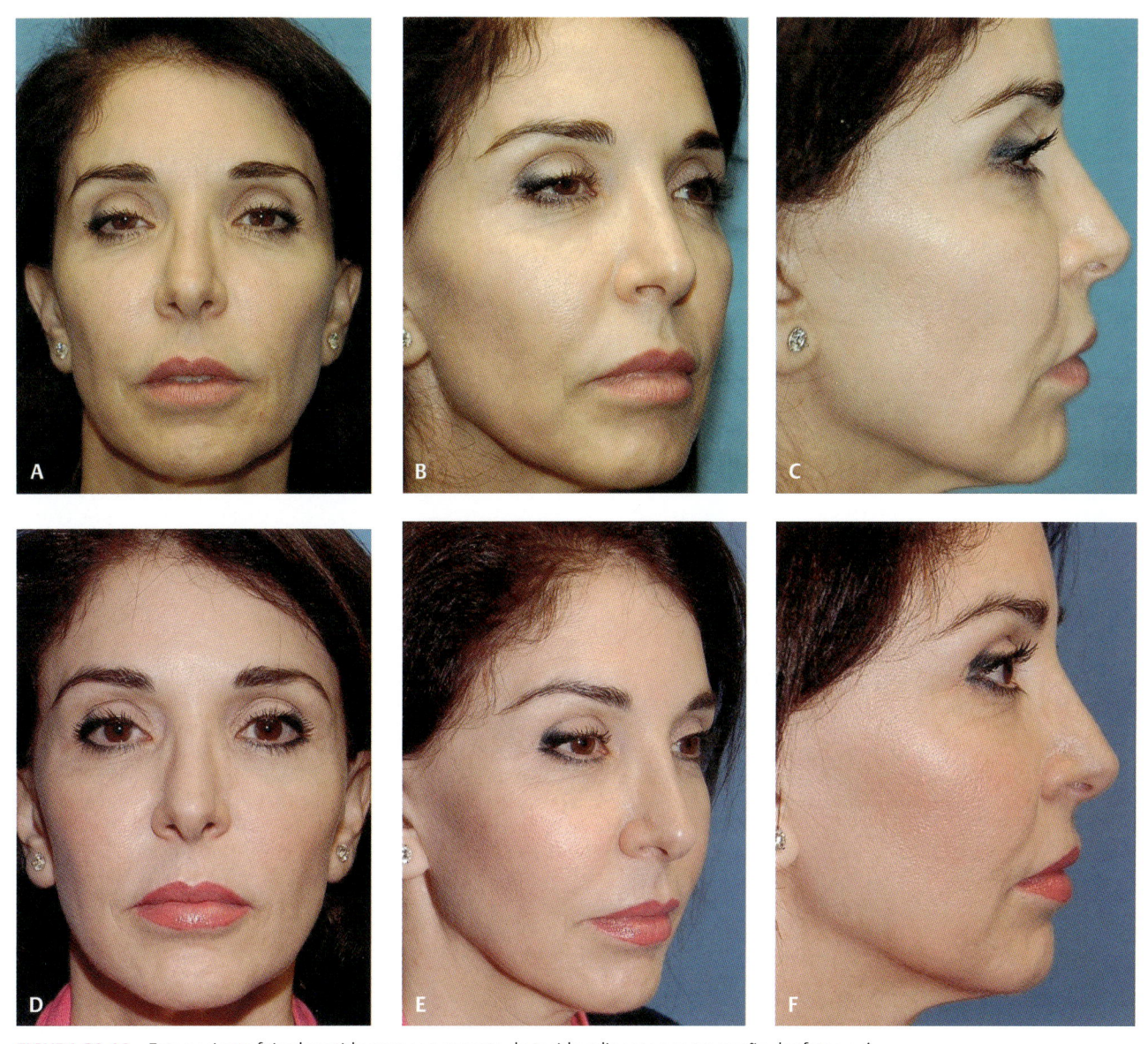

FIGURA 29.16 Esta paciente foi submetida apenas a enxerto de tecido adiposo; a comparação das fotos pré-operatórias (**A–C**) com as fotos pós-operatórias (**D–F**) mostra a melhora do esvaziamento do sulco supraorbital, suavização das bochechas e melhor configuração das sobrancelhas.

AGRADECIMENTO

Lynn Chiu-Collins, M.D., por sua assistência na preparação do manuscrito.

LEITURAS SUGERIDAS

Coleman S. *Structural fat grafting*. St. Louis, MO: Quality Medical Pub., 2004.
Lam SM, Glasgold MJ, et al. *Complementary fat grafting*. Philadelphia, PA: Wolters Kluwer Health/Lippincott Williams & Wilkins, 2007.
Lambros V. Models of facial aging and implications for treatment. *Clin Plast Surg* 2008;35(3):319–327; discussion 317.
Minton TJ, Williams EF. Lipotransfer in the upper third of the face. *Facial Plast Surg* 2010;26(5):362–368.
Shiffman MA. *Autologous fat transfer: art, science, and clinical practice*. Berlin, Germany: Springer, 2010.

30 PEELINGS QUÍMICOS: AVALIAÇÃO E TRATAMENTO ABRANGENTE

Devinder S. Mangat

INTRODUÇÃO

Assim como os avanços no campo da medicina estética continua a se desenvolver, o mesmo ocorre com o desejo do público geral de adiar e reverter as alterações indesejáveis relacionadas com a idade observadas em nossa aparência externa. Infelizmente, este ímpeto tem levado a uma imensidão de produtos e técnicas rejuvenescedores para a pele para o mercado que geralmente prometem resultados finais irreais e inatingíveis. Felizmente, o *peeling* químico tem resistido aos mais severos dos críticos em relação à segurança e resultados padrões por mais de um século e continua sendo o padrão pelo qual novas tecnologias e avanços são julgados.

O objetivo deste capítulo é aumentar o conhecimento sobre a arte e a ciência do *peeling* químico e revisar a conduta geral para pacientes que se beneficiariam com este procedimento. Após uma seleção adequada dos pacientes, a profundidade necessária da descamação química deve ser determinada. A profundidade é definida pelo nível de penetração, natureza do tratamento epidérmico e dérmico, e resposta inflamatória resultante.

Peeling Superficial

Os alfa-hidroxiácidos (AHA) são ácidos carboxílicos naturais encontrados em frutas que não são tóxicos. Por causa de seu perfil relativamente alto de segurança, tornaram-se a técnica mais popular, não só entre os cirurgiões plásticos e dermatologistas, como também dos terapeutas cosméticos e estéticos. O ácido glicólico ou ácido 2-hidroxietanoico é o AHA mais comumente usado. O ácido glicólico é derivado da cana de açúcar, sendo geralmente usado em concentrações de 20% a 70%. Outros AHAs comumente usados são o ácido lático (ácido 2-hidroxipropanoico), encontrado no leite azedo e no suco de tomate, e o ácido cítrico (ácido 2-hidroxi-1,2,3-propanotricarboxílico), encontrado nas frutas cítricas. Os ácidos salicílicos, em concentrações de 20% a 30%, também são usados para a quimioexfoliação superficial. Os AHAs afetam a epiderme e a camada mais superficial da derme ao criar a perda de coesão dos queratinócitos do estrato granuloso, o que permite a descamação das células anormais e o adelgaçamento de um estrato córneo espesso. Tais benefícios podem durar por 2 a 3 semanas.

A solução de Jessner, composta de 14 gramas (g) de ácido salicílico, 14 g de ácido lático e 14 g de resorcinol em 100 mL de etanol, pode ser usada seguramente como um agente de descamação superficial. Sua profundidade depende da camada; ao aplicar uma a três demãos, a exfoliação ou a remoção do estrato córneo podem ser conseguidas. Entretanto, ao aplicar 5 a 10 demãos, a profundidade da penetração estende-se para a camada celular basal. Do mesmo modo, uma solução simples de 50% de resorcinol, aplicada por até uma hora, pode resultar em uma descamação superficial.

Uma falsa sensação de segurança deve ser evitada com os AHAs. Por exemplo, sem neutralização, o ácido glicólico pode penetrar profundamente. Esta ação dependente do tempo deve ser neutralizada com água. Ao deixar o ácido glicólico sem neutralização, ocorrerá a penetração dérmica, podendo resultar em problemas de cicatrização, formação de crostas e cicatrizes. O objetivo final de um *peeling* com AHA deve ser o eritema e descamação leve da epiderme.

Peeling Médio a Profundo

Os agentes de *peeling* médio a profundo são aqueles que criam lesão através da profundidade da derme papilar e criam alguma inflamação na derme reticular superior. O padrão ouro recente da descamação média a profunda tem sido o ácido tricloroacético (TCA). Este agente não tem toxicidades sistêmicas, e, em sua forma cristalina, não apresenta sensibilidade à luz e não requer refrigeração para estabilização. Entretanto, tem uma estreita margem de erros, e o risco de cicatriz é muito maior que com as soluções à base de fenol. A concentração do TCA baseia-se em um padrão rigoroso de peso por volume (g/100 mL de água destilada). Houve relatos anedóticos de falta de comunicação entre os médicos e os farmacêuticos, em que o farmacêutico usou no lugar uma concentração de peso por peso. Os resultados foram finalizados com os pacientes sendo expostos a concentrações maiores que TCA a 50%, resultando em formação de cicatriz. Para esclarecimento, a formação de cicatriz também foi relatada quando foram usadas concentrações de TCA a 50%. Não foram encontrados emulsificantes, aditivos ou surfactantes que diminuíssem este risco.

A combinação da solução TCA a 35% com outro agente menos potente permite ao professional conseguir os mesmos efeitos de um TCA a 50% sem os riscos acima mencionados. O agente adicional é aplicado primeiro como um epidermolítico para permitir que a solução TCA penetre mais profundamente na derme.

Monheit escreveu extensivamente sobre a combinação da solução de *peeling* de Jessner e TCA a 35%. A solução de *peeling* de Jessner destrói a epiderme e vem seguida de uma aplicação imediata de solução de TCA a 35%, o que permite uma aplicação uniforme da solução de TCA e uma penetração profunda. Em contraste com o *peeling* de fenol, o *frost* não se forma imediatamente, devendo-se permitir um tempo adequado de 3 a 4 minutos para que o *frost* completo apareça. Podem ser feitas aplicações extras para a profundidade desejada. Esta combinação tem demonstrado produzir um aumento na deposição de colágeno tipo I, aumento da ativação de fibroblastos e redução das fibras elásticas em relação ao TCA a 35% sozinho. A aplicação de múltiplas camadas da solução de TCA a 35% tem um efeito aditivo, o qual pode causar um *peeling* profundo, levando a hipopigmentação e formação de cicatrizes.

Do mesmo modo, a combinação do ácido glicólico com TCA a 35% aumenta a profundidade do *peeling*. As biópsias histológicas provaram que é um *peeling* de nível um pouco mais profundo que a combinação de *peeling* de solução Jessner/TCA a 35% de Monheit e descobriu-se que causa mais neoelastogênese, neovascularização e fibrose dérmica papilar. A combinação dos *peelings* mencionada tem um risco de formar cicatrizes de menos de 1%, o que é parecido com o *resurfacing* a *laser* de CO_2 e os *peelings* à base de fenol-óleo de cróton.

Peelings Profundos

Quando um *peeling* de profundidade média não consegue penetração suficiente para tratar as mais profundas das rugas, em especial a região dos "pés de galinha" e perioral, considera-se um tratamento mais profundo. O *peeling* profundo depende da lesão na derme reticular para afetar a mudança nessas áreas. O *peeling* Baker-Gordon (Quadro 30.1) proporciona uma melhora considerável das rugas mais profundas; entretanto, o risco de hipopigmentação irreversível e a toxicidade cardíaca e renal amplamente debatida do fenol afastaram as práticas de *resurfacing* dessa fórmula, que já foi popular. Enquanto a derme papilar cura por meio da reorganização, acredita-se que a derme reticular cure pelo processo de formação de cicatriz. Além disso, com um tempo adicional de cura devido à profundidade do tratamento, surgem riscos e complicações adicionais. Apesar destes riscos bem conhecidos, em determinados pacientes e situações, a fórmula de Baker-Gordon fornece uma opção eficaz de tratamento para os pacientes com pele tipos I e II da escala de Fitzpatrick que apresentam rugas aprofundadas em subunidades anatômicas discretas. Em seguida, é combinada com soluções de *peeling* com potência média pelo resto do rosto. A aplicação conservadora e uniforme com atenção para a formação do *frost* ajudará ainda mais a evitar possíveis complicações.

Peelings à Base de Fenol-Óleo de Cróton Modificados

O óleo de cróton é pressionado das sementes de *Croton tiglium*, um pequeno arbusto encontrado na Índia e no Ceilão. O óleo consiste principalmente em ácidos oleico, linoleico, mirístico e aracdônico. Menos de 5% de óleo é feito de resina, que é conhecida desde 1985 na literatura científica por possuir propriedades irritantes e tóxicas. Quando aplicada na pele, esta resina tóxica cria vesiculações severas da pele e uma ferida resultante levando quase três semanas para curar. Para um melhor entendimento do papel do óleo de cróton, Hetter realizou múltiplos *peelings* químicos com diferentes concentrações de fenol e óleo de cróton. Ele descobriu que o fenol penetrava mais profundamente com concentrações aumentadas que concentrações maiores de fenol (88%), sem Septicol penetrava mais profunda-

QUADRO 30.1 A Fórmula "Clássica" de Baker ou Fórmula de Baker-Gordon Publicada em 1962 Após a Fórmula Inicial Original de Novembro de 1961

Ingredientes	Solução Baker-Gordon	Fórmula Original de Baker
Fenol USP 88%	3 cc	5 cc
Água destilada	2 cc	4 cc
Óleo de cróton (27 gotas = 1 cc)	3 gotas	3 gotas
Septisol	8 gotas	8 gotas

mente que as concentrações mais baixas (50% e 35%), e que aumentar a concentração do óleo de cróton adicionado à fórmula de *peeling* resultou em um efeito dérmico e *peeling* mais profundo. Deve-se destacar que múltiplas demãos aumentam a profundidade da lesão. Por fim, soluções de óleo de cróton a 1% foram observadas como o limite máximo para uso seguro para evitar sérios riscos de hipopigmentação.

Atualmente, é ótimo ter meios mais padronizados de medir as concentrações do óleo de cróton, em vez de depender de conta-gotas, que são inerentemente inconsistentes. As gotas agora são convertidas a centímetros cúbicos, sendo 25 gotas equivalentes a um centímetro cúbico. Usa-se esta conversão, uma solução de estoque de 0,04 mL de óleo de cróton por 1 mL de fenol, da qual podem-se fazer concentrações variadas de óleo de cróton de 0,4%, 0,8%, 1,2% e 1,6% em uma concentração constante de fenol, precisando apenas de Septisol, fenol e água. Ao usar estas fórmulas, o profissional pode decidir entre uma concentração de fenol de 35% ou 48,5%.

Em virtude das diferenças na pele por toda a face, é de prática comum aplicar diferentes profundidades de *peeling* para as subunidades individuais da face. Isso também pode ser traduzido para o uso de concentrações variadas de óleo de cróton em diferentes regiões da face. Enquanto a porção inferior do nariz pode tolerar concentrações de óleo de cróton de até 1,2%, as bochechas e a testa toleram apenas concentrações até 0,8%, e a porção superior do nariz, têmporas e porção lateral da sobrancelha toleram apenas concentrações até 0,4% antes do risco de complicação subir.

Enquanto a profundidade da penetração é ditada não apenas pelos componentes da solução de *peeling*, mas também pelas concentrações destes componentes, a aplicação destas concentrações variadas deve ser controlada para criar os resultados desejados. Por exemplo, o trabalho de Stone revelou que a variação da concentração do óleo cróton e de fenol produziu níveis equivalentes de fibrose quando aplicada com 50 fricções. Entretanto, quando foram usadas menos pinceladas, aumentando, assim, a concentração de fenol, foi observada uma maior profundidade de *peeling*. Isto foi novamente confirmado com o uso de uma baixa concentração de fenol, e descobriu-se que concentrações crescentes de óleo de cróton diminuem o número limite de aplicações necessárias para conseguir a mesma profundidade de *peeling*. Este trabalho enfatiza que a técnica e a aplicação da fórmula de *peeling* para a pele é tão importante quanto a fórmula usada. É aqui que sentimos a experiência do profissional e a "arte" do *peeling* torna-se importante para conseguir um resultado com êxito.

HISTÓRIA

Excelentes resultados no *resurfacing* da pele começam com a adequada seleção do paciente. Um histórico e exame físico são necessários para cada paciente que esteja se submetendo a um *peeling* químico. As pesquisas mais avançadas são padrões para os *peelings* profundos, os quais incluem perfis cardíacos, pulmonares, hepáticos e renais. A história médica deve incluir a compleição pela escala de Fitzpatrick, enquanto o exame clínico subsequente permite a oportunidade de completar a escala de Glogau (Quadros 30.2 e 30.3). Atenção é dedicada à revisão de qualquer história pessoal e/ou familiar de cicatrização anormal de feridas (tardia, queloide ou hipertrófica), condições dermatológicas (alergia, autoimunidade, inflamação crônica, infecção, colágeno), herpes simples, melasma, intervenções cirúrgicas e não cirúrgicas, a exposição ao sol, hiperpigmentação, hipopigmentação e fotossensibilidade.

EXAME FÍSICO

Saber quem vai ser beneficiar com os procedimentos mais invasivos de *resurfacing* está diretamente relacionado com as interpretações dos achados clínicos. O exame clínico deve incluir um exame completo da cabeça e do pescoço, além de um exame dermatológico abrangente. A qualidade da pele, cor, tipo, espessura, compleição, rugas, dano pela luz, discromias, telangiectasias, queratose, lesões e cicatrizes devem ser adequadamente observados e documenta-

QUADRO 30.2 Escala de Classificação de Fitzpatrick		
Tipo de Pele	**Cor da Pele**	**Características**
I	Branca; muito clara; cabelo ruivo ou loiro; olhos azuis; sardas	Sempre se queima, nunca se bronzeia
II	Branca; clara; cabelo ruivo ou loiro; olhos azuis, castanhos ou verdes	Geralmente se queima, bronzeia-se com dificuldade
III	Branco-creme, clara média; todas as cores de cabelo e olhos; muito comum	Às vezes se queima de maneira branda, bronzeia-se gradualmente
IV	Escura média; pele caucasiana típica do Mediterrâneo	Raramente se queima, bronzeia-se com facilidade
V	Muito escura; tipos de pele do Oriente Médio	Muito raramente se queima, bronzeia-se com muita facilidade
VI	Negra	Nunca se queima, bronzeia-se com muita facilidade

QUADRO 30.3 Escala de Classificação de Glogau	
Classe de Pele	Descrição

I	"Rugas precoces"
	• Idade do paciente: 20-30 anos
	• Fotoenvelhecimento inicial
	   • Mudança da pigmentação leve
	   • Rugas mínimas
	   • Sem "manchas da idade"

II	"Rugas Dinâmicas"
	• Idade do paciente: 30-40 anos
	• Fotoenvelhecimento inicial a moderado
	   • Surgimento das linhas do sorriso
	   • "Manchas da idade" marrons iniciais
	   • Poros cutâneos mais proeminentes
	   • Alterações iniciais na textura da pele

III	"Rugas em Repouso"
	• Idade do paciente: 50 anos e mais velho
	• Fotoenvelhecimento avançado
	   • Pigmentação marrom proeminente
	   • "Manchas da idade" visíveis e marrons
	   • Pequenos vasos sanguíneos proeminentes
	   • Rugas mesmo quando se está em repouso

IV	"Apenas Rugas"
	• Idade do paciente: 60 ou 70 anos
	• Fotoenvelhecimento grave
	   • Cor da pele amarela acinzentada
	   • Cânceres de pele anteriores
	   • Alterações da pele pré-cancerosas (queratose actínica)

dos. As rugas e os danos pela luz devem ser distinguidos das alterações relacionadas com a idade, *jowls* e perda do volume do tecido adiposo facial. Estes achados devem ser revisados com o paciente para estabelecer suas expectativas para os tratamentos propostos. O uso de documentação padronizada com fotos de alta resolução deve ser empregado antes de qualquer tratamento.

INDICAÇÕES

Definir a adequação do paciente para um *peeling* químico é de suma importância. É necessário determinar que cada paciente é física e mentalmente apto para o *peeling* desejado. Em geral, o *resurfacing* facial, e o seu grau, é determinado pela presença e gravidade das rugas faciais, queratose, formação de cicatrizes, alterações atróficas, hiperpigmentação, melasma e lesões displásicas. O candidato ideal para o *peeling* químico é o que tem a pele clara, olhos claros e rugas brandas e superficiais. Entretanto, isso apenas representa uma minoria de pacientes que buscarão tratamento para rugas e danos pela luz.

CONTRAINDICAÇÕES

As contraindicações relativas para qualquer procedimento de *resurfacing* incluem uma história de radiação cutânea, fumantes, infecções pelo vírus do herpes simples (HSV) ativo ou frequente, diabetes, cicatriz hipertrófica ou história de queloides. Pílulas contraceptivas, estrogênios exógenos (incluindo sabonetes e cosméticos com óleo de lavanda), ou drogas fotossensibilizantes devem ser evitadas em decorrência dos riscos de hiperpigmentação. Em razão dos níveis elevados de estrogênio da gravidez, a paciente não deve ter planos de engravidar dentro dos 6 primeiros meses após o *peeling* químico pelo mesmo motivo.

É importante abordar o estilo de vida e atividades habituais de todos os pacientes que estejam sendo considerados para um *peeling* químico. O tabagismo causa um dano microvascular significativo que pode dificultar a cicatrização do tecido e levar a um mal resultado cosmético. Os médicos devem ser honestos e francos sobre os riscos, devendo ser recomendado um programa de cessação. Os fumantes devem parar de fumar 1 mês antes e devem evitar fumar por pelo menos 6 meses após o *peeling*. A habitual exposição do paciente ao sol deve ser avaliada antes do procedimento com o *peeling*. A exposição à luz ultravioleta (UV) pode ser igualmente problemática no período pós-cirúrgico. O paciente deve ser avisado de que a exposição crônica ou frequente ao sol deve ser evitada após o *peeling* químico. O médico deve considerar outras opções e não realizar o *peeling* se essas mudanças de estilo de vida forem inaceitáveis para o paciente.

O uso da isotretinoína (Accutane) é uma contraindicação absoluta para o *peeling* químico ou qualquer outro procedimento de *resurfacing*. A reepitelização após o *peeling* depende da epiderme nos folículos pilosos e glândulas sebáceas. A isotretinoína evita a reepitelização desses locais. Mais recomendações incluem um período de cessação de 12 meses antes do *peeling*. Além disso, os pacientes com expectativas irreais colocam o médico em circunstâncias profissionais e pessoais irrazoáveis. Estes pacientes são adequadamente aconselhados, e até mesmo encaminhados, a avaliação psiquiátrica quando razoável.

PLANEJAMENTO PRÉ-OPERATÓRIO

Uma vez que o paciente tenha sido definido como apto, a preparação adequada da pele deve ser iniciada, pois ajuda a evitar as complicações e fornece os melhores resultados. O uso de protetores solares, incluindo bloqueadores de UVA e UVB, deve ser iniciado para evitar queimaduras pré-*peeling* ou bronzeamento. Isso ajuda a reduzir a atividade de melanócitos antes do *peeling*. Idealmente, a proteção contra o sol deve começar três meses antes do *peeling* em combinação com mínima exposição.

A tretinoína tópica (Retin-A) é recomendada 6 a 12 semanas antes do *peeling*. As qualidades sinérgicas do pré--tratamento com tretinoína e *peelings* de TCA mostraram sustentar os efeitos do *peeling* químico. A tretinoína ajuda na reepitelização e leva ao aumento da distribuição de melanina. O tratamento com tretinoína resulta em uma epiderme espessa que exibe uma diminuição da adesão dos corneócitos, espessura reduzida do estrato córneo e produção de neocolágeno, todos os quais são benéficos para o resultado pós-procedimento. A epiderme espessa e uniforme também ajuda na aplicação uniforme do agente de *peeling*.

A tretinoína deve ser aplicada à noite 6 semanas antes do *peeling* e deve ser continuada após o término da reepitelização pós-*peeling*. O intervalo da dose recomendado é entre 0,025% e 0,1%. Entretanto, não há nada na literatura que descreva um melhor benefício com uma alta dosagem, indicando que as concentrações mais baixas também podem ser igualmente eficazes. Alguns pacientes podem ter sensibilidade ao uso da tretinoína, e uma dose mais baixa pode ser mais bem tolerada. Os possíveis efeitos colaterais sobre os quais cada paciente deve ser alertado incluem irritação, eritema e descamação da pele. Caso isso ocorra, a dose deve ser reduzida ou a tretinoína deve ser completamente descontinuada.

A hidroquinase também é benéfica no pré-tratamento de todos os pacientes com *peeling*, especialmente aqueles com lentigos, discromias, tipos de pele III a VI na escala de Fitzpatrick, por causa do risco maior de hiperpigmentação pós-inflamatória (PIH). A hidroquinase bloqueia a conversão da tirosina em 1-Dopa pela tirosinase, reduzindo, portanto, produção de melanina. A hidroquinase, em uma concentração de 4% a 8%, deve ser iniciada 4 a 6 semanas antes do *resurfacing*. Assim como a tretinoína, a hidroquinase deve ser iniciada após o *peeling*, assim que a pele do paciente puder tolerar sua aplicação.

Todos os pacientes devem ser avisados sobre a possibilidade de surto de HSV em resposta ao *peeling*, mesmo que não se lembrem de nenhuma ocorrência prévia de vesícula herpética. Os pacientes podem ter uma infecção latente mesmo em um cenário de história negativa. Uma prática comum e aconselhável é iniciar qualquer paciente com uma história negativa com uma dose profilática de antivirais, aciclovir de 400 mg três vezes por dia, 3 dias antes, e continuar por 7 dias após o *peeling*. Para os pacientes com uma história positiva de infecções ativas de HSV, deve ser usada uma dose terapêutica de antivirais, como valaciclovir de 1 g, três vezes por dia, pelo tempo mencionado anteriormente. As infecções herpéticas pós-*peeling* podem ser enervantes para o médico, mas devastadoras para o paciente; portanto, devem ser tomadas todas as precauções para evitá-las.

A pele, especialmente a epiderme relativamente resistente, é a principal barreira infecciosa para o corpo humano. Os procedimentos de *resurfacing* reduzem esta barreira e podem levar a infecções pela flora bacteriana cutânea, especialmente as espécies estafilocócicas e estreptocócicas. A cobertura antibacteriana apropriada deve ser iniciada antes do *peeling* como profilaxia. Eu prescrevo cefalexina, 250 mg quatro vezes ao dia, 1 dia antes do *peeling* e continuada por 7 dias no período pós-procedimento, e acredito que seja suficiente para profilaxia. Para os pacientes que são sensíveis a betalactâmicos, pode ser usado um macrolídeo (p. ex., eritromicina 250 mg q.i.d.) com cobertura similar.

Há evidências limitadas que sustentam a segurança clínica da combinação dos procedimentos de *resurfacing* com ritidectomia. O suprimento sanguíneo e cicatrização comprometidos desses procedimentos criam um risco muito alto para se indicar a associação destes procedimentos em uma única janela terapêutica. Alguns autores combinam os procedimentos de *resurfacing* com a ritidectomia do plano profundo, devido à preservação do suprimento sanguíneo cutâneo dos vasos perfurantes. Entretanto, há um grande grau de variação nas técnicas cirúrgicas de um *lifting* facial do "plano profundo" e, por este motivo, não recomendamos um protocolo combinado. Além disso, a fim de manter uma profundidade apropriada e uniforme de penetração do agente do *peeling*, recomendo evitar depilação com cera, dermoabrasão e eletrólise por 3 a 4 semanas antes do *peeling*.

TÉCNICA CIRÚRGICA

A solução do *peeling* deve sempre ser aplicada na pele suficientemente preparada. Esta preparação começa com um regime pré-tratamento e termina com uma limpeza vigorosa, com Septisol ou um limpador de acne, na noite anterior e na manhã do procedimento. Ao chegar ao consultório, e após o término do procedimento de consentimento, a sedação oral pré-procedimento (10 a 15 mg de diazepam e 100 mg de Dramin) é administrada para aliviar a ansiedade do

CAPÍTULO 30 *Peelings* Químicos: Avaliação e Tratamento Abrangente

paciente em relação à colocação do cateter intravenoso (IV) e do procedimento a seguir. Além disso, o anti-histamínico reduz as secreções orais e ajuda a proteger as vias aéreas do paciente durante os períodos de sedação profunda.

É importante que o paciente seja adequadamente hidratado antes de começar o *peeling* químico. Os fluidos intravenosos devem ser iniciados antes de levar o paciente para a sala de cirurgia, a fim de reabastecer a perda durante a noite do volume intravascular. A benzodiazepina IV adicional pode ser administrada neste momento se o paciente continuar ansioso.

Depois de ser colocado em uma posição sentada, marca-se a sombra submandibular do paciente. Este passo é importante para evitar o delineamento pós-procedimento óbvio entre áreas com e sem *peeling* no queixo. O paciente é, então, colocado em posição supina. Após administrar uma dose sedativa de propofol, os bloqueios dos nervos (supraorbital, infraorbital, mental) e bloqueios de campo são administrados com uma mistura igual de lidocaína a 2% e bupivacaína a 0,5%. Deve-se evitar o uso de epinefrina, mesmo nos bloqueios de nervo, para permitir o máximo de depuração de fenol, se ele estiver sendo usado. Enquanto se espera que a anestesia máxima ocorra, o rosto é completamente desengordurado com uma gaze embebida em acetona. Qualquer resíduo de óleo na pele causará um *peeling* irregular. Repita a limpeza com acetona durante o procedimento, se necessário.

Eu defendo o uso padrão da gaze de algodão de 2 × 2 polegadas, que é adequadamente espremida para remover o excesso de solução; entretanto, acredito que os aplicadores com ponta larga de algodão oferecem controle superior de aplicação de *peeling*. Como discutido acima, a profundidade do *peeling* depende da uniformidade da aplicação da solução, da quantidade de solução usada na ponta de algodão e do número de pinceladas aplicadas. A formação imediata do *frost* que ocorre com o *peeling* a base de fenol representa precipitação da queratina pelo fenol, o que indica uma reação completa, e não há nenhuma necessidade de neutralizar a solução. A formação imediata do *frost* é um dos benefícios do uso da solução à base de fenol em comparação com o *peeling* de TCA. Com os *peelings* de TCA, os médicos precisam esperar de três a quatro minutos antes de avaliar a área tratada para o caso de precisarem repetir as aplicações. Com o *peeling* com o fenol-óleo de cróton, a qualidade da profundidade é rápida e prontamente aparente, e as áreas que precisam de uma nova aplicação podem ser imediatamente tratadas. Os *peelings* de profundidade média devem fornecer um nível de formação de *frost* de II a III, como descrito no Quadro 30.4.

As subunidades da face devem ser divididas por grau de rugas, lentigos e dano pela luz, assim como espessura inerente. Minha experiência foi usar a solução de Hetter de óleo de cróton a 0,8% nas áreas com rugas profundas (Glogau III e IV) e pele mais espessa, como as áreas perioral, glabelar e periorbital lateral. As áreas intermediárias (Glogau II e III) são tratadas com a solução de Hetter de óleo de cróton a 0,4%. Com o objetivo de uniformizar a aparência da face, uma solução simples de fenol USP 88% é usada para todas as outras áreas. Nos casos de rugas severas Glogau IV no lábio superior, em pacientes com pele tipo I ou II de acordo com a escala de Fitzpatrick, pode ser usada a fórmula clássica de Baker.

Para evitar a toxicidade cardíaca, aproximadamente 10 a 15 minutos devem ser permitidos entre cada subunidade tratada para possibilitar o *clearance* do fenol. O tratamento completo da face deve ser realizado em 90 a 120 minutos. Caso ocorra uma arritmia supraventricular leve, o *peeling* deve ser parado e o médico deve esperar por um retorno ao ritmo sinusal normal. O *peeling* deve ser realizado no contorno do couro cabeludo, visto que o óleo de cróton e o fenol não afetarão o pigmento dos folículos pilosos. A margem de cada área tratada terá uma linha de hiperemia reativa. Isso não representa a pele tratada, mas uma reação da pele sem *peeling*.

Ao tratar as áreas adjacentes, esta linha de hiperemia (Fig. 30.1) deve ser incluída e adequadamente tratada com peeling para que não sejam criadas linhas óbvias de demarcação. Da mesma forma, o *peeling* deve ser realizado sobre a borda do vermelhão dos lábios. O médico pode esticar a pele enrugada para permitir uma aplicação uniforme nessas áreas. Para as rugas perioriais profundas, o aplicador com ponta de algodão pode ser quebrado e a borda de madeira pode ser usada para aplicar o agente de *peeling* na ruga. Deve-se ter um grande cuidado ao redor das margens das pálpebras inferiores. O *peeling* deve ser realizado até 3 mm da linha ciliar e parado. Não deve haver excesso de solução na pálpebra inferior. O paciente pode desenvolver lacrimejamento durante o procedimento, que deve ser secado para evitar que a lágrima puxe a solução do peeling para os olhos.

Se não estiver adequadamente anestesiado, o paciente sentirá uma sensação de queimação por 15 a 20 segundos. Entretanto, esta sensação retornará em 20 minutos e pode durar 4 a 8 horas. O efeito duradouro da bupivacaína ajudará muito a minimizar esta sensação de queimação no período pós-procedimento. Assim sendo, é muito importante realizar os bloqueios adequados dos nervos e campos.

Mesmo com todos os cuidados, podem acontecer acidentes. No caso de excesso de exposição ao fenol ao paciente ou à equipe, propileno glicol, glicerol, azeite de oliva, óleo de mamona ou óleo de semente de algodão devem ser derramados no local para solubilizar o fenol. Se ocorrer exposição aos olhos, o óleo mineral deve ser imediatamente aplicado nos olhos com um conta-gotas.

QUADRO 30.4 Reação ao *Peeling*

Nível I: Eritema com *frost* viscoso ou manchado

Nível II: Camada branca permitindo observar o eritema por baixo (deve ser usado para as pálpebras e áreas de proeminências ósseas, p. ex., arco zigomático, malar, queixo, maior taxa de formação de cicatriz)

Nível III: *Frost* branco sólido com pouco ou nenhum eritema de fundo

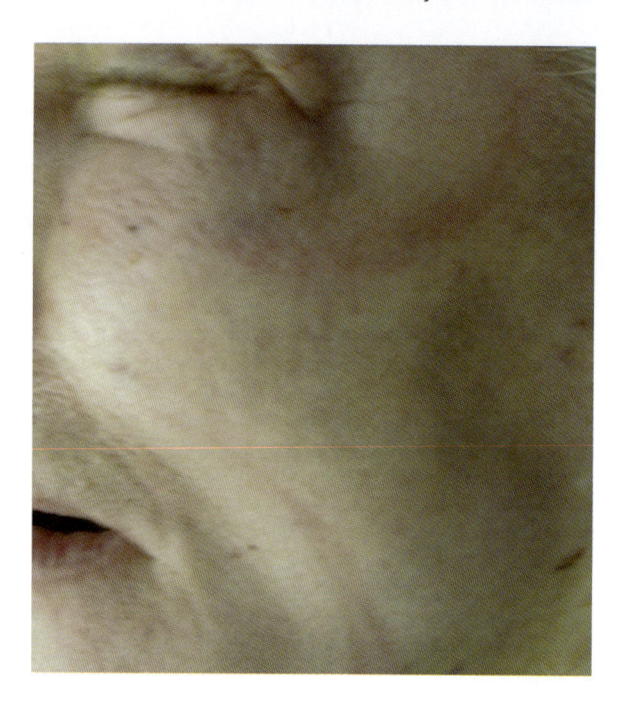

FIGURA 30.1
A foto demonstra a linha clara de hiperemia que ocorre na periferia da área tratada. Esta pele hiperêmica não recebeu o *peeling*. Deve-se ter cuidado e aplicar o *peeling* nesta pele para que não fique uma linha discreta de pele sem tratamento.

CONDUTA PÓS-OPERATÓRIA

A conduta pós-procedimento começa imediatamente após a última subunidade ser tratada. Lembra-se novamente ao paciente da sensação de queimação, que pode durar até 8 horas após o procedimento, assim como se espera um edema facial, eritema e eventual descamação. Quando o *frost* diminui e apenas o eritema continua, uma grossa camada de emoliente suave deve ser aplicada sobre todas as áreas tratadas, sem deixar nenhuma pele tratada exposta. Eu prefiro o creme Eucerin, entretanto podem ser usadas as pomadas Elta ou bacitran. Nenhuma delas age como um curativo oclusivo, e não aumentarão a profundidade da penetração. Começando no primeiro dia pós-procedimento, o paciente, então, aplicará o creme nas áreas expostas três a quatro vezes ao dia. Ao usar o emoliente, a pele tratada pode ser monitorada com mais facilidade cotidianamente.

O processo de cicatrização tem quatro estágios. Primeiro, ocorre inflamação, que aumenta durante as primeiras 12 horas. Depois, a epiderme começa a mudar de aparência, ficando com uma textura de couro, separando-se da derme. A lesão dérmica subjacente ficará necrótica e esfacelada. O emoliente ajudará a limpar o tecido necrótico da derme subjacente, que é coberta com o emoliente. A descamação ocorrerá após 4 a 7 dias, expondo a derme eritematosa subjacente. Dependendo da profundidade do *peeling*, o processo de reepitelização geralmente começa em 48 a 72 horas após o *peeling*, sendo completado em 7 a 10 dias (Fig. 30.2). Esta reepitelização será representada por uma conversão de um eritema vermelho brilhante para um tom mais claro de rosa. O benefício do *peeling* surge no 4º estágio e no último. Esta etapa envolve fibroplasia, que começa durante a primeira semana e continua por 12 a 16 semanas após o *peeling*. Este período é marcado por neoangiogênese, neocolagênese e reorganização do colágeno. As fotografias pré-procedimento e pós-procedimento demonstram a melhora marcada que pode ser vista em 6 meses após o *peeling* (Figs. 30.3 e 30.4).

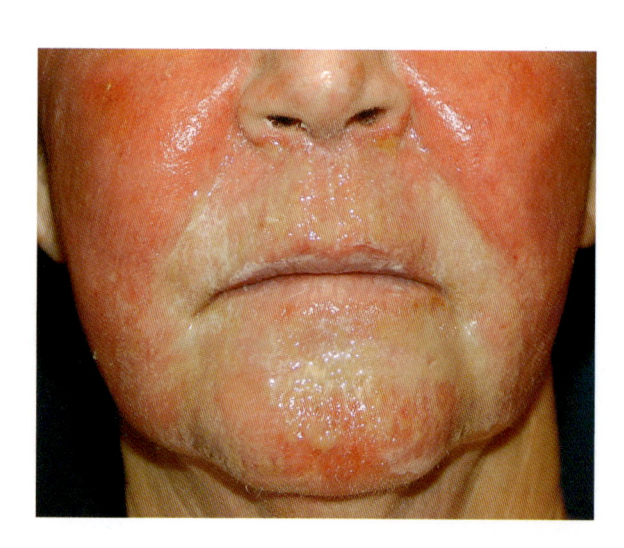

FIGURA 30.2
Esta foto demonstra a neoepitelização eritematosa que substituiu a pele quimioexfoliada, 6º dia pós-procedimento.

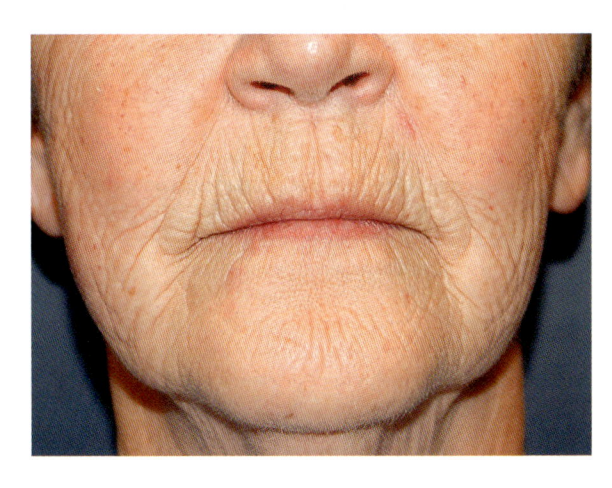

FIGURA 30.3
Esta paciente foi submetida à quimioexfoliação com fórmulas de Hetter para rugas significativas e discromias pelo fotoenvelhecimento.

Durante as primeiras 12 semanas após o *peeling*, o paciente é suscetível à exposição à luz UV e a uma hiperpigmentação resultante. Deve-se evitar estritamente a exposição solar direta e prolongada pelo período de 12 semanas. Na minha experiência, os protetores solares também devem ser evitados nas primeiras 6 semanas. O ácido paraminobenzoico, encontrado em muitas fórmulas de protetores solares, pode causar uma reação indesejável, incluindo irritação, aumento do eritema e endurecimento. As mulheres em idade fértil devem evitar pílulas contraceptivas ou gravidez. A circulação aumentada de estrogênio pode resultar em hiperpigmentação seguida de quimioexfoliação.

COMPLICAÇÕES

Apesar de serem tomados todos os cuidados e medidas pré-procedimento necessários, o médico em atividade pode se deparar com inúmeras complicações pós-operatorias. A identificação e o tratamento precoce destes eventos adversos, tanto maior quanto menor, farão a diferença entre os resultados indesejáveis e ótimos.

- *Arritmia cardíaca*: Provavelmente a complicação mais temível do *peeling* de fenol são as arritmias cardíacas. Embora nenhuma morte tenha sido documentada na literatura, aconselha-se que se deve tomar o devido cuidado em relação ao uso do fenol. Mesmo em pacientes bem hidratados e apropriadamente selecionados, pode ocorrer uma arritmia reversível, especialmente naqueles com sensibilidade miocárdica não diagnosticada. Estes pacientes desenvolverão taquicardia supraventricular dentro de 30 minutos do começo do *peeling*, a qual, se exacerbada, pode progredir em contrações ventriculares paroxísticas, taquicardia atrial paroxística, taquicardia ventricular, e, possivelmente, fibrilações ventriculares. A chave é não permitir que este progresso ocorra. Uma vez que for notado um ritmo irregular, o *peeling* deve ser interrompido, com hidratação adequada continuada, e o ritmo do paciente voltará à linha de base, assim que o fenol for limpo. Neste ponto, o *peeling* químico pode ocorrer, mas com observação atenta do ritmo cardíaco. No caso extremamente raro em que a frequência cardíaca não retorne ao normal, devem ser empregadas medidas adequadas para o ritmo aberrante.
- *Cicatrização tardia:* O tempo prolongado de cicatrização é um incômodo para o paciente e para o médico. A cicatrização prolongada é definida por qualquer área que não seja reepitalizada em 10 dias, o que é mais comum com os *peelings* de TCA de média profundidade e fenol profundo. Estas feridas devem ser diariamente checadas. O médico deve excluir a presença de infecção, contatos irritantes, descumprimentos dos pacientes e coceira noturna. Estas áreas devem ser tratadas prontamente com medidas protetoras ou possivelmente podem resultar em cicatrizes. O local mais comum para ocorrerem cicatrizes é a área perioral, especialmente no lábio superior. As cicatrizes geralmente são o resultado de um *peeling* muito profundo ou mal cuidado no pós-procedimento. O risco de formação de cicatriz é aumentado em usuários de isotretinoína. Novamente, após a descontinuação da isotretinoína, o médico deve esperar até que o paciente esteja produzindo óleo na pele. Estas cicatrizes podem ser tratadas com

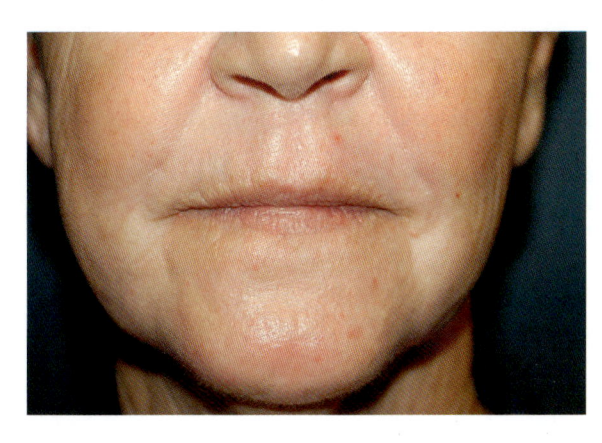

FIGURA 30.4
Esta foto demonstra o resultado 6 meses após o *peeling*.

folha de Silastic (polímero de polidimetilsiloxano reticulado) e injeções de esteroide intralesional (Kenalog 20 mg/mL) a cada 2 a 3 semanas. O uso excessivo de esteroides pode resultar em atrofia dérmica; portanto, é recomendável seu uso criterioso. Se estas cicatrizes forem eritematosas, os múltiplos tratamentos com *laser* de corante pulsado podem ajudar.

- *Infecção:* Um pioderma bacteriano pode agravar a cicatrização de feridas e levar a formação de cicatrizes. No raro caso de uma infecção bacteriana ou fúngica, antimicrobianos apropriados devem ser iniciados e continuados por um curso de 7 a 10 dias.
- *Ativação de HSV:* Uma infecção herpética pode ser devastadoramente incômoda para o paciente. Se esta infecção ocorrer, apesar da adequada profilaxia pré-tratamento, um curso antiviral máximo deve ser usado. O uso de valaciclovir 1 g três vezes ao dia por 10 dias é o regime típico.
- *Eritema prolongado:* O eritema pós-procedimento que aparece tipicamente em pacientes com *peeling* pode durar mais que o esperado. Ele é mais prevalente em pacientes com pele sensível ou nos casos de dermatite por contato. As loções tópicas de hidrocortisona (2,5%) são úteis por acelerarem a resolução deste eritema.
- *Hiperpigmentação:* À medida que o eritema se reduz, alguns pacientes, como resultado de exposição inadvertida ao sol ou de um tipo de pele mais escura, desenvolverá PIH. Isso geralmente ocorre semanas após o *peeling* e é mais comum nas peles de tipo III a VI da escala de Fitzpatrick, e é mais comumente visto na pele sobrepondo as proeminências ósseas, como as regiões malares laterais. Uma combinação de ácido retinoico a 0,05%, hidroquinase a 8% e creme de hidrocortisona é eficaz na redução ou eliminação desta pigmentação. A loção de ácido glicólico também foi documentada como eficaz.
- *Hipopigmentação:* Classicamente, é uma complicação mais comum e irreversível relacionada com os *peelings* a base de fenol, mas muitas facetas do *resurfacing* na pele podem causar este evento indesejável. Acredita-se que o fenol elimine a capacidade de melanócitos de produzir melanina. O *peeling* das subunidades faciais únicas torna essas complicações muito mais visíveis. A concentração de fenol e do óleo cróton, o tipo de pele e curativo são todos fatores que contribuem para o risco de hipopigmentação. Os pacientes devem ser aconselhados em relação a possível necessidade de usar maquiagem, visto que não há tratamento para reverter a complicação.

RESULTADOS

Em geral, os pacientes com uma compleição clara, pele fina e rugas finas representam os candidatos ideais para o *resurfacing* em relação aos resultados do procedimento e possíveis eventos adversos. Além disso, os pacientes com expectativas realísticas e com um sólido entendimento do tempo de recuperação e desconforto após o procedimento também se beneficiam excepcionalmente bem. Para aqueles pacientes com um leve dano actínico, lentigos superficiais e rugas finas e brandas, um *peeling* superficial pode ser usado com segurança e com poucas complicações. O *peeling* superficial estende-se pela profundidade da epiderme, resultando em descamação epidérmica. O *peeling* superficial também criará uma resposta inflamatória na porção mais elevada da derme papilar.

Para os pacientes inclusos na classificação III e IV de Glogau e que têm os tipos de pele I ou II da escala de Fitzpatrick, tipicamente nas áreas periorais, pode ser realizado um *peeling* profundo, como a fórmula clássica de Baker. O *peeling* profundo cria descamações na epiderme e na derme papilar, além de criar uma resposta inflamatória na derme reticular. Embora sejam eficazes na minimização de rugas profundas, as soluções de *peeling* profundo resultam em riscos muito altos de complicações, como formação de cicatrizes e hipopigmentação. Com os *peelings* superficiais e profundos sendo os dois extremos da descamação, em termos de eficácia e risco, o *peeling* de força média equilibra ótimos resultados com risco reduzido.

O *peeling* de média potência é onde a técnica de aplicação se torna equivalente e também onde a "arte" se torna um fator. O *peeling* de média potência cria descamação da epiderme e necrose variável, e inflamação da derme papilar. Por minimizar a inflamação na derme reticular, ele reduz os riscos comuns dos *peelings* profundos. O *peeling* de média potência fornece um tratamento confiável para o crescimento epidérmico, para a pele com fotoenvelhecimento moderado (Glogau II), discromias pigmentares e cicatrizes de acne brandas a moderadas.

DICAS

- A seleção cuidadosa do paciente e a avaliação pré-procedimento são importantes para minimizar o risco de complicações.
- O regime pré-procedimento é essencial na redução de eventos adversos e otimização dos resultados. Isto inclui o uso de protetores solares UVA/UVB, tretinoína, hidroquinase, e profilaxia antiviral e antibiótica.
- Use diferentes profundidades de *peelings* para as subunidades individuais da face.
- A técnica e aplicação da fórmula de *peeling* na pele é tão importante quanto a fórmula usada.
- Para evitar a toxicidade cardíaca, aproximadamente 10 a 15 minutos devem ser permitidos entre cada subunidade tratada para possibilitar o devido *clearance* do fenol.
- O cuidado pós-procedimento rigoroso é fundamental para minimizar as complicações por meio da identificação precoce.

DIFICULDADES

- Evite o uso de epinefrina, mesmo nos bloqueios de nervos, para permitir o *clearance* do fenol e óleo de cróton.
- Certifique-se de incluir a linha de hiperemia reativa, para evitar as linhas óbvias de demarcação, quando estiver aplicando o *peeling* nas subunidades adjacentes.

INSTRUMENTOS QUE DEVEM ESTAR DISPONÍVEIS

Nenhuma instrumentação exclusiva é necessária.

AGRADECIMENTO

A minha sincera gratidão é estendida à Jessica L. Kulak, MD, por suas contribuições para este capítulo. Seu trabalho na escrita, edição e a criação de figuras é muito apreciada.

LEITURAS SUGERIDAS

Brody HJ. Complications of chemical resurfacing. *Dermatol Clin* 2001;19(3):427–438.
Glogau R. Aesthetic and anatomic analysis of the aging skin. *Semin Cutan Med Surg* 1996;15(3):134–138.
Hetter GP. An examination of the phenol-croton oil peel: part IV. Face peel results with different concentrations of the phenol and croton oil. *Plast Reconstr Surg* 2000;105(3):1061–1083.
Monheit GD. Medium-depth chemical peels. *Dermatol Clin* 2001;19(3):413–425.
Stone PA, Lefer LG. Modified phenol chemical face peels: recognizing the role of application technique. *Facial Plast Surg Clin North Am* 2001;9(3):351–376.

31 LESÕES VASCULARES TRATADAS COM TERAPIA A *LASER*

Jonathan W. Boyd

INTRODUÇÃO

O tratamento a *laser* de lesões vasculares exige um conhecimento completo sobre as várias doenças vasculares cutâneas, bem como sobre as possíveis formas de tratá-las usando a tecnologia *laser*. Consideradas antigamente uma condição intratável, as lesões vasculares cutâneas da cabeça e do pescoço podem causar uma significativa morbidade e deformidade facial. O uso de *lasers* no tratamento dessas lesões tornou-se um passo histórico nos campos da cirurgia plástica facial e da tecnologia a *laser* aplicada.

A palavra *LASER* é um acrônimo para "light amplification by the stimulated emission of radiation" (amplificação da luz pela emissão estimulada de radiação), como proposto no artigo de referência de Albert Einstein, publicado em 1917, intitulado "Quantum Theory of Radiation". Em 1963, Solomon *et al.* introduziram o uso de *lasers* para o tratamento de lesões vasculares cutâneas, como as manchas vinho do Porto (PWS, do inglês *port-wine stains*) e os hemangiomas cavernosos. Por volta do início da década de 1980, a terapia a *laser* se tornou o primeiro tratamento efetivo para PWS, com base no trabalho de Anderson e Parrish e sua teoria de fototermólise seletiva. Essa teoria descreve como a energia luminosa é usada para alvejar um cromóforo absorvedor de luz específico, localizado em determinada profundidade nos tecidos, sem lesar as estruturas adjacentes normais. A seletividade-alvo é baseada na absorção preferencial de cada cromóforo de uma luz a um ou mais comprimentos de onda específicos. Os parâmetros gerais da terapia a *laser* dependem do comprimento de luz, da duração do pulso e da densidade de energia usada. Isso é essencialmente importante, uma vez que o controle preciso da lesão/energia térmica é tão importante quanto os fatores ópticos e teciduais. Uma medida para maximizar o confinamento espacial do calor consiste em usar um *laser* com duração de pulso na mesma ordem do tempo de relaxamento termal (T_r) do cromóforo-alvo. O T_r é definido como o tempo requerido para o calor gerado pela absorção de energia junto ao cromóforo-alvo esfriar a 50% do valor original imediatamente após o pulso de *laser*. Durante exposições mais longas ao *laser*, são produzidos um aquecimento mais generalizado e uma seletividade espacial menor, que resultam em dano térmico inespecífico a estruturas adjacentes. Entretanto, se o pulso de *laser* for convenientemente breve, a energia é investida no cromóforo-alvo antes de a difusão termal se estender para fora do campo de exposição. Dito de forma simplificada, durações mais curtas de pulso de *laser* confinam a energia às regiões-alvo menores com maior seletividade espacial e menor dano colateral.

A consideração final em fototermólise seletiva é a densidade de energia, definida como energia luminosa transmitida por unidade de área. A absorção de luz em uma região específica é atenuada por cromóforos competidores, bem como pela dispersão normal do feixe óptico. Esses fatores devem ser considerados para que seja alcançada uma densidade de energia adequada à indução da destruição seletiva do cromóforo/região-alvo. Além disso, o efeito do tamanho do ponto sobre a densidade de energia é uma relação inversa e quadrática. Se o tamanho do ponto for reduzido por um fator igual a 2, a densidade de energia aumentará por um fator igual a 4. De modo similar, duplicar o tamanho do ponto de *laser* resulta em uma diminuição de 4 vezes na densidade de energia.

Tendo esses conceitos centrais em mente, existem vários *lasers* aprovados pela Food and Drug Administration (FDA) para tratamento das lesões vasculares cutâneas. O reconhecimento e a compreensão sobre os dispositivos mais comuns fornecem uma base necessária à terapia clínica apropriada.

- **Laser de corante pulsado bombeado por *flashlamp* (PDL, do inglês *flashlamp-pumped pulsed dye laser*):** o cromóforo comum das lesões vasculares cutâneas é a hemoglobina (i. e., oxi-hemoglobina). Por isso, o *laser* de corante pulsado (577-595 nm) tem sido a base do tratamento destinado a crianças e adultos com lesões vasculares cutâneas múltiplas, por apresentar penetração tecidual adequada, menos lesão e aquecimento dos tecidos adjacentes, e terapia dirigida aos vasos sanguíneos de interesse. Os comprimentos de onda e as durações de pulso são fixos para diversos fabricantes produtores de dispositivos, com emissões de comprimento de onda que variam de 585 a 595 nm e durações de pulso de 450 μs a 40 ms.
- **Laser de neodímio: ítrio-alumínio-granada (Nd:YAG):** a penetração da luz na pele é muito profunda (4-6 mm), resultando em um grande volume de tecido coagulado (substancialmente maior do que o volume criado pelo PDL). Os fótons são emitidos em um comprimento de onda de 1.064 nm e são precariamente absorvidos pela hemoglobina, pela melanina, pela água e por outros cromóforos da pele. A penetração luminosa mais profunda está associada ao risco aumentado de formação de cicatriz.
- **Laser de potássio-titanil-fosfato (KTP):** a luz verde (532 nm) produzida pelo *laser* Nd:YAG de frequência duplicada (*laser* KTP) é preferencialmente absorvida pela hemoglobina. O *laser* KTP foi aprovado pela FDA para uso em muitos dos procedimentos em que o PDL também é usado. A absorção pela melanina é maior, e a penetração da luz na pele humana é menor nesse comprimento de onda mais curto. Esse *laser* pode gerar uma potência média de até 160 W por pulso e pode ser ajustado para durações de pulso de 1-100 ms a taxas de repetição de 1-10 por segundo.
- **Laser de alexandrita:** produz luz vermelha em um comprimento de onda de 755 nm cujo alvo é a desoxi-hemoglobina, que absorve luz a 760 nm. Permite obter uma penetração mais profunda no tecido e é útil no tratamento de lesões vasculares hipertróficas mais espessas.
- **Luz intensa pulsada (IPL):** diferente do método de comprimento de onda único dos sistemas previamente descritos, esta tecnologia permite usar um amplo espectro da luz visível, variando entre 515 e 1.000 nm em 1-3 pulsos por utilização. Os filtros limitam o espectro da luz aos comprimentos de onda desejados, enquanto um aparato com tamanho de ponto maior distribui o tratamento para uma área mais ampla.

HISTÓRIA

Uma história geral completa é um requisito para todo paciente submetido à terapia a *laser*. A história deve incluir a localização, as dimensões e a duração de cada lesão, bem como a taxa de crescimento e as intervenções previamente realizadas. Igualmente relevante é identificar os sintomas atribuíveis às lesões, incluindo efeito de massa, sangramento, alteração da sensibilidade e prurido. É necessário prestar atenção a qualquer tipo de história direta ou familiar de lesões similares, bem como cicatrização aberrante (i. e., cicatriz hipertrófica ou formação de queloide), doenças dermatológicas (p. ex., alérgica, imunológica, inflamatória), alergias, complicações anteriores no processo de cicatrização de ferida, grau de exposição solar, distúrbios hemorrágicos e procedimentos cutâneos ou cirurgias prévias na área a ser tratada. Os fatores agravantes para a cicatrização da ferida, como tabagismo, diabetes e uso de isotretinoína, também devem ser identificados.

EXAME FÍSICO

A avaliação física deve consistir em um exame abrangente da cabeça e do pescoço, bem como em um exame dermatológico. A espessura, a qualidade e o tônus da pele devem ser avaliados em adição a um exame padrão/completo dos nervos cranianos. A proximidade de cada lesão a estruturas adjacentes e sensíveis deve ser avaliada minuciosamente. O tamanho e a localização da lesão estão diretamente correlacionados com o êxito do tratamento. Exemplificando, nas lesões PWS envolvendo a distribuição de nervos cranianos V_2, geralmente é mais difícil obter clareamento ou depuração, mesmo com múltiplos tratamentos comparáveis. A profundidade de cada lesão deve ser avaliada, uma vez que as lesões mais profundas podem requerer tratamentos alternativos, que incluem injeções intralesionais, crioterapia, terapia esclerosante ou excisão cirúrgica e redução de volume. Todas as anomalias pertinentes encontradas ao exame devem ser explicadas de forma clara ao paciente e aos familiares representantes, a fim de estabelecer a confiança e determinar as expectativas. Os pacientes precisam saber que o tratamento a *laser* nem sempre implica na resolução completa das lesões nem em ausência de potenciais riscos, como anúncios e pesquisas feitas pelos pacientes podem insinuar. Esta terapia também pode envolver tratamentos seriados e consultas de seguimento com benefício incremental. A fotografia deve ser usada para registrar os achados do exame físico inicial e ao longo do tratamento. Visões faciais padrões devem ser empregadas, bem como imagens específicas focadas na lesão-alvo. A visualização e a documentação do tecido adjacente normal também têm importância clínica e terapêutica.

INDICAÇÕES

As lesões vasculares cutâneas da cabeça e do pescoço são facilmente reconhecíveis e difíceis de disfarçar. Essas lesões podem comprometer a função de estruturas vitais ou seu impacto pode ser puramente estético. É comum que um impacto psicológico negativo se desenvolva, incluindo uma deformidade estética percebida, a diminuição da autoestima e estresse emocional significativo, resultando em uma qualidade de vida comprometida. A terapia a *laser* é efetiva quando diminui a carga física e emocional do paciente. Esses achados coincidem com os benefícios da terapia precoce (menos tratamentos para alcançar uma melhor resposta com menos complicações), em comparação com o tratamento iniciado em idades mais avançadas.

Indicações para Terapia a *Laser* para Lesões Vasculares Faciais

Mancha "vinho do Porto"
- Sangramento ou hemorragia
- Hipertrofia ou nodularidade
- Infecções recorrentes

Cosmética

Hemangiomas
- Ulceração
- Lesões superficiais de proliferação rápida
- Lesões com ectasia dérmica
- Lesões em involução tardia
- Invasão ou comprometimento funcional de estruturas próximas (p. ex., órbita, orelha, cavidade nasal)

Contraindicações

Relativas
- Expectativas fantasiosas do paciente
- Tonalidade escura da pele
- Pelos em excesso
- Portador comprovado de herpes
- História de formação de queloide

Absolutas
- Doença mental
- Imunossupressão grave (p. ex., Aids)
- Comprometimento comprovado da cicatrização da ferida (p. ex., Ehlers-Danlos, doenças vasculares colágenas, uso recente de isotretinoína em lesões em involução tardias)
- Infecção ativa no sítio de tratamento ou cicatriz hipertrófica

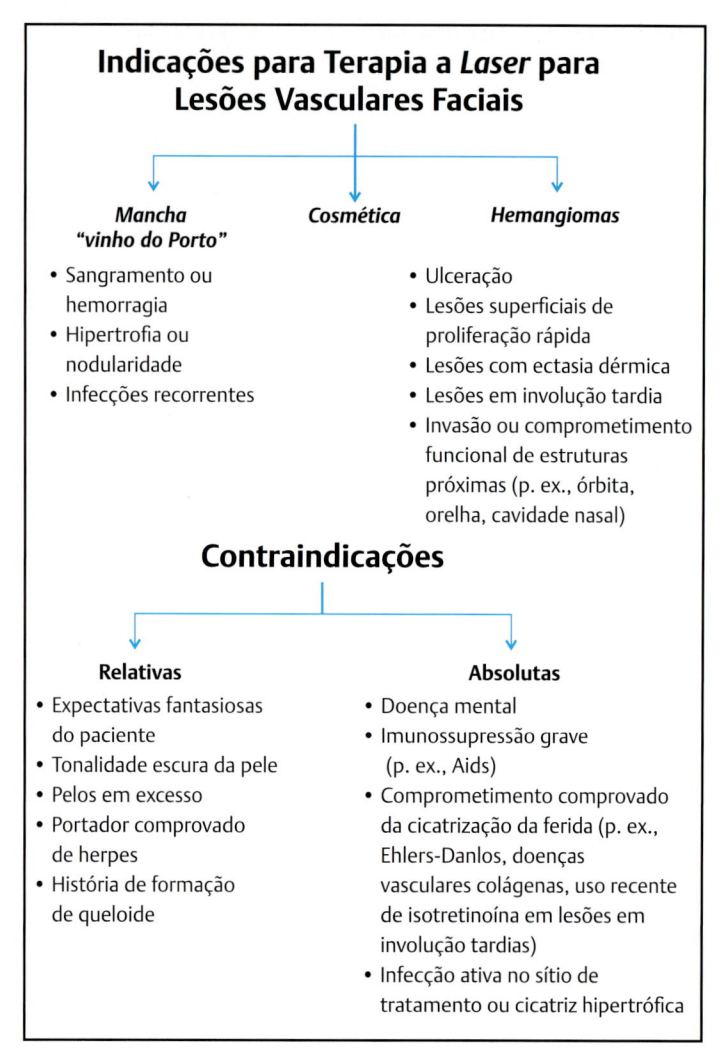

FIGURA 31.1
Lesões vasculares mais comuns e as indicações e contraindicações para terapia a *laser*.

Embora a observação clínica possa ser apropriada para lesões nos membros e no tronco, os hemangiomas faciais devem ser tratados precoce e agressivamente. Os hemangiomas periorbitais podem comprometer a visão em virtude da obstrução do eixo visual e, potencialmente, causam perda permanente da visão pelo comprometimento do desenvolvimento do córtex visual (ambliopia). Os hemangiomas periorais podem levar a hemorragia e ulceração recorrentes, com possibilidade de infecção. Pode haver desenvolvimento de insuficiência cardíaca de alto débito em consequência das demandas circulatórias de algum tumor vascular em ampliação. Pode haver desenvolvimento de obstrução nasal, bem como de perda da audição condutiva, quando as lesões vasculares estão localizadas ao longo dessas estruturas faciais sensíveis. Alterações das cartilagens nasal e auricular podem ocorrer em decorrência do peso e do crescimento dessas lesões, bem como o desenvolvimento anormal do esqueleto facial ósseo. Uma revisão das indicações pode ser encontrada na Figura 31.1, ao lado das contraindicações, conforme se nota adiante.

CONTRAINDICAÇÕES

Apesar de haver uma ampla variedade de indicações no tratamento das lesões vasculares cutâneas, existem motivos igualmente significativos para se suspender ou adiar a terapia. A seguir, são relacionadas as contraindicações relativas e absolutas:

- **Pelos e tonalidade da pele:** Pacientes com tonalidade de pele mais escura (conteúdo maior de melanina na epiderme) devem ser cuidadosamente aconselhados sobre os riscos aumentados de lesão por queimadura e alterações pigmentares subsequentes à terapia a *laser*. A escala de Fitzpatrick pode servir de diretriz, com risco crescente de alterações pigmentares notadas nos níveis III e superiores. Hidroxiquinona, ácido alfa-hidroxi e ácido azelaico podem ser usados para diminuir a concentração de melanina na epiderme. É necessário remover os pelos de todo e qualquer sítio de tratamento, porque a incidência direta de radiação sobre os pelos pode interferir na distribuição da energia do *laser* ou na refrigeração da superfície. Para alguns pacientes, cobrir a lesão com pelos é mais satisfatório esteticamente em comparação com sua raspagem e exposição de uma lesão visível, que o tratamento talvez não resolva completamente. Pacientes com excesso de penugem na região de tratamento também apresentam risco aumentado de queimaduras relacionadas com o *laser* e devem ser alertados sobre esse risco antes de iniciar a terapia.

- **Infecção:** De modo similar à cirurgia padrão, qualquer lesão vascular facial infectada somente deve ser tratada com terapia a *laser* após a resolução da infecção, uma vez que esta pode interferir na cicatrização adequada e produzir cicatriz indesejada. Notavelmente, o vírus do herpes simples (HSV) tem comprovada propensão à reativação em seguida à terapia com *laser*, particularmente ao redor do olho e da boca. Todos os pacientes são questionados sobre infecção prévia por HSV. A infecção por HSV ativa em estreita proximidade com o sítio da lesão é causa de adiamento do tratamento. A profilaxia com valaciclovir e famciclovir contra a reativação do herpes está bem descrita. Pacientes imunossuprimidos com infecções cutâneas devem ser tratados com antibióticos apropriados, e o sítio de tratamento deve ser mantido limpo e protegido. A terapia é absolutamente contraindicada para pacientes seriamente imunocomprometidos (p. ex., Aids), pela taxa inaceitavelmente alta de infecção.
- **História de formação de cicatriz:** Pacientes com história de queloide ou formação de cicatriz hipertrófica podem ser inadequados para a terapia a *laser*, porque a cicatrização pode ser errática e levar a desfechos indesejáveis e/ou imprevisíveis. Apesar da variedade de medidas preventivas disponíveis contra a formação de cicatrizes anormais, a eficácia ainda é controversa, e os resultados relatados muitas vezes são conflitantes.
- **Condições dermatológicas:** Pacientes com anormalidades na cicatrização de feridas ou na integridade da pele, como no Ehlers-Danlos, Marfan, esclerodermia, doenças vasculares colágenas e radioterapia prévia, não devem ser submetidos à terapia a *laser*. Pacientes que fizeram uso de isotretinoína nos últimos 6-12 meses devem evitar a terapia a *laser* em razão de relatos de eventos adversos de cicatrização de ferida e formação de queloide. Após a terapia a *laser*, os pacientes devem proteger adequadamente a pele contra a luz solar, uma vez que até exposições breves podem acarretar despigmentação ou irritação cutânea e ter impacto na efetividade de futuros tratamentos. Um paciente que prevê uma exposição significativa à luz solar após a terapia a *laser* deve adiar o tratamento. Diante da impossibilidade de garantir a fotoproteção, os pacientes devem ser aconselhados a passar protetor solar com fator de proteção solar (FPS) de, no mínimo, 30, que contém um componente de barreira física (óxido de zinco, óxido de titânio) e uma fórmula à prova de suor.
- **Condição psicológica:** Ao avaliar os candidatos para terapia a *laser*, o médico deve ser prudente na seleção dos pacientes, uma vez que indivíduos com problemas psicológicos e/ou expectativas fantasiosas podem requerer extensivo aconselhamento e educação. Uma triagem cuidadosa para obter o conhecimento adequado da condição psicológica e emocional de cada paciente é altamente recomendada. No caso daqueles que apresentam problemas mais complexos, o encaminhamento para avaliação psiquiátrica é apropriado.

PLANEJAMENTO PRÉ-OPERATÓRIO

Cerca de 60% de todos os tumores vasculares e malformações envolvem a região da cabeça e do pescoço. Os tumores vasculares, como os hemangiomas, são proliferações benignas de células endoteliais encontradas na pele ou na mucosa e que exibem uma taxa de regressão espontânea de 40% ao longo de um período de 12 anos. As malformações vasculares, por comparação, originam-se de vasos congenitamente dismórficos que sofrem hipertrofia e jamais involuem. Com base na vasculatura envolvida, as malformações são anatomicamente classificadas com base no vaso prevalente – capilar, linfático, venoso ou arterial. Essa classificação pode ser dividida ainda em lesões de alto ou baixo fluxo. Como essas malformações ocorrem durante a embriogênese, as malformações vasculares podem incluir canais combinados (p. ex., malformações arteriovenosas). Por motivos clínicos e terapêuticos, é importante determinar a classificação das lesões vasculares que estão sendo avaliadas (Fig. 31.2).

- **Hemangioma:** Estes são os tumores vasculares mais comuns, que surgem a partir da primeira semana de vida. São tumores bem delimitados que podem ocorrer isoladamente ou na forma de constelação. Os hemangiomas exibem predileção por bebês prematuros e aqueles com parentes em primeiro grau portadores de lesões vasculares. Embora

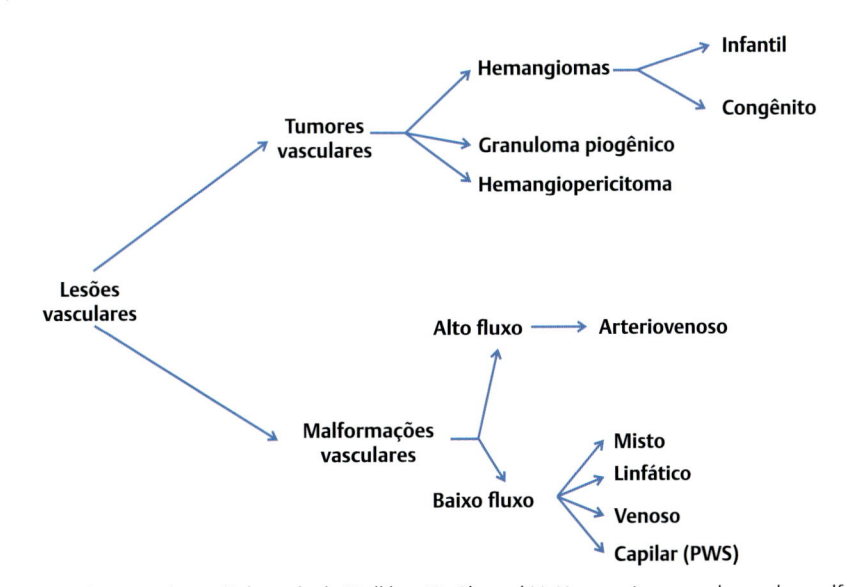

FIGURA 31.2 Lesões vasculares. (Adaptada de Mulliken JB, Glowacki J. Hemangiomas and vascular malformations in infants and children: a classification based on endothelial characteristics. *Plast Reconstr Surg* 1982;69: 412-422.)

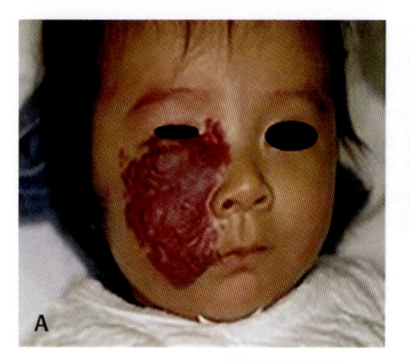

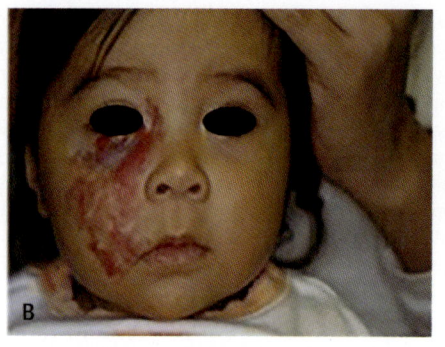

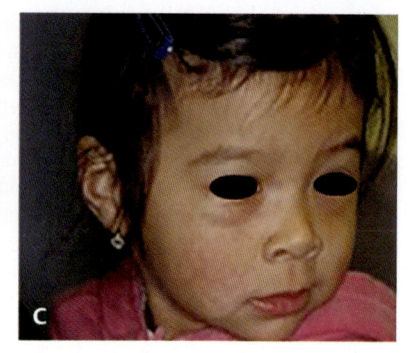

FIGURA 31.3 Tratamento seriado com terapia a *laser* de corante pulsado de um grande hemangioma facial. A fotodocumentação foi realizada no pré-tratamento **(A)**, após a quarta sessão de tratamento **(B)** e após a oitava sessão de tratamento **(C)**.

a involução espontânea comumente ocorra na infância, isso nem sempre é sinônimo de resolução. A formação de cicatriz atrófica, a degeneração fibroesteatótica e vasos telangiectásicos comumente persistem na derme superficial e na derme profunda após a involução, acarretando preocupações estéticas residuais para os indivíduos afetados.

O tratamento médico inicial para hemangiomas que prejudicam estruturas vitais é farmacológico. O propranolol (2 mg/kg/dia) oferece uma tremenda resolução em lesões graves. Apesar de tal desfecho clínico drástico, foram relatados efeitos colaterais, como bradicardia transiente, hipotensão, broncoespasmo, hipotermia e hipoglicemia, particularmente em bebês com menos de 3 meses de idade. Os pacientes devem ser submetidos a eletro e ecocardiogramas antes do tratamento, bem como a triagens para asma. Todos os pacientes devem ser internados para observação, quando a terapia com propranolol é iniciada, a fim de que os efeitos colaterais sejam identificados e limitados.

Outra opção terapêutica é a injeção de esteroide intralesional. Foi constatado que esse tipo de tratamento cessa a proliferação, mas está associado ao risco de formação de trombo local, além de ser preocupante quanto à possibilidade de causar cegueira no tratamento de lesões perioculares. A prednisona sistêmica é a rota preferida de administração nos casos em que o tratamento à base de esteroide é considerado. A aderência aos esquemas terapêuticos e a redução progressiva apropriada da dose são necessárias para garantir a diminuição do risco com a terapia adequada.

O tratamento a *laser* tem papel importante no tratamento precoce dos hemangiomas planos superficiais, quando as lesões têm espessura inferior a 1-2 mm. A Figura 31.3 retrata um amplo hemangioma tratado com *laser* de corante pulsado seriado. Com base no algoritmo de tratamento desenvolvido por Williams *et al.*, o tratamento a *laser* é indicado especificamente para lesões ulcerativas, lesões superficiais de proliferação rápida e lesões com ectasia dérmica. As lesões subcutâneas mais profundas não respondem tão bem à terapia a *laser* quanto as lesões superficiais.

- **Manchas vinho do Porto:** As PWS, também conhecidas como nevos flâmeos, são malformações vasculares cutâneas envolvendo as vênulas pós-capilares. As PWS surgem como placas de cor rosada a violeta sobre a pele e podem apresentar ramificações físicas e psicológicas potencialmente devastadoras. Ocorrem em 0,3% dos recém-nascidos, mas em casos raros podem ser adquiridas secundariamente a traumatismos. Embora a PWS possa estar localizada em qualquer parte do corpo, a maioria envolve a região da cabeça e do pescoço e classicamente segue uma distribuição de nervo trigêmeo. O mecanismo exato do desenvolvimento de PWS é desconhecido. Foi proposta a existência de uma deficiência nos neurônios regulatores que controlam o fluxo sanguíneo pelas vênulas pós-capilares ectáticas, resultando na dilatação permanente dos vasos sanguíneos.

As PWS podem estar associadas a problemas médicos graves, como a síndrome de Sturge-Weber, que consiste em malformações capilares na distribuição do ramo V_1 do nervo trigêmeo, glaucoma, hemangiomas coroidais, anomalias vasculares das leptomeninges com potencial de atividade convulsiva e potencial comprometimento cognitivo. As PWS também podem ser um indicador de outros problemas associados, como as síndromes de Klippel-Trenaunay-Weber (PWS, hipertrofia de membro, malformações venosas e linfáticas) e de Cobb (PWS, angiomas espinais). Hemorragia espontânea e infecção frequentemente causam complicações adicionais.

O crescimento das PWS é proporcional ao crescimento da criança e não exibe tendência à involução. Quando não tratadas, as PWS evoluem de máculas planas para nódulos ou pápulas espessas na fase adulta, levando à desfiguração por hipertrofia do tecido mole subjacente, além de complicações como sangramento espontâneo. Recomenda-se que as PWS sejam tratadas ainda nas primeiras fases da vida, para prevenir o desenvolvimento de alteração hipertrófica e complicações.

O tratamento agressivo de bebês e crianças pequenas é bem tolerado e melhora a depuração. Os desfechos mais bem-sucedidos são observados em pacientes com menos de 1 ano de idade que apresentam PWS menores que 20 cm^2. Como as PWS, em geral, são menores em pacientes mais jovens, sua eliminação é mais facilmente conseguida nos primeiros anos de vida. Além disso, com as variações no diâmetro dos vasos sanguíneos (30-300 μm), na distribuição da profundidade (100-1.000 μm), na espessura epidermal (50-150 μm) e na concentração de melanina, o tratamento precoce dos pacientes também proporciona numerosas vantagens ópticas. Em pacientes mais jovens, há menos melanina epidérmica para competir com a absorção da luz do *laser*; uma quantidade menor de colágeno dérmico (contribuindo assim para a dispersão posterior da luz), e uma derme mais fina e volume sanguíneo fracionário menor que permite a penetração de mais luz na pele. Enfim, além das vantagens ópticas, é mais fácil imobilizar bebês do que crianças em fase de engatinhar, que são mais resistentes, durante os procedimentos desconfortáveis (Fig. 31.4).

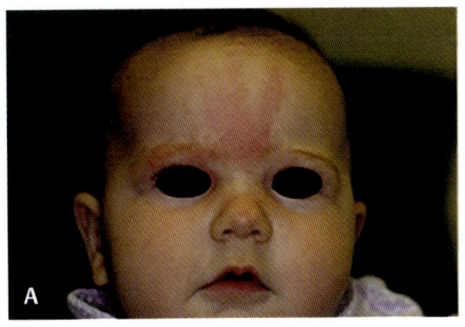

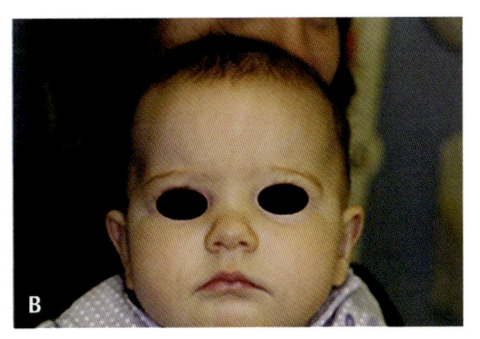

FIGURA 31.4 Mancha vinho do Porto antes **(A)** e após **(B)** o tratamento com *laser* de corante pulsado.

- **Telangiectasia:** Representando uma vênula, capilar ou arteríola dilatada, esses vasos cutâneos superficiais são classificados de acordo com sua aparência clínica – simples, ou lineares, arborizados, aracneiformes e papulares. As telangiectasias da face costumam ser lineares e são vistas com frequência em pacientes com tipos de pele mais clara. Sua ocorrência é comum nas asas do nariz, no corpo nasal e na região média da face. Em geral, são arteriolares e exibem vasodilatação decorrente do enfraquecimento da parede vascular, tornando-se mais notável com exposição solar, traumatismo e alterações hormonais. Além disso, as telangiectasias estão associadas a doença vascular colágena e a uma variedade de condições genéticas, como a telangiectasia hemorrágica hereditária (também conhecida como Osler-Weber-Rendu), síndrome de Bloom e ataxia-telangiectasia.
- **Rosácea:** A rosácea é um distúrbio vascular cutâneo complexo relacionado a infestações por ácaros *Demodex folliculorum* e *Demodex brevis* junto aos folículos pilosos faciais. Esses ácaros contribuem para processos inflamatórios que produzem o característico achado de eritema não transiente da rosácea, bem como a constelação de telangiectasias, pápulas, pústulas e rinofima. Entre as manifestações adicionais estão rubor facial, alterações na temperatura e hipertrofia da glândula sebácea. Muitas vezes, os pacientes ficam angustiados com os achados físicos da condição e também com o estigma social resultante da associação da rosácea com o consumo de bebida alcoólica.

O tratamento da rosácea geralmente é farmacológico, usando-se agentes tópicos (p. ex., metronidazol, peróxido de benzoil, sulfacetamida) aliados a antibióticos orais (p. ex., tetraciclina, doxiciclina, eritromicina). A terapia é dirigida contra espécies de *Staphylococcus* colonizadas, aparentemente relacionadas às temperaturas alteradas da pele detectadas nos pacientes com rosácea. Acompanhando os ácaros, as bactérias são consideradas componentes da inflamação facial penetrante indicativa desta condição. Como resultado, os acaricidas tópicos (pesticidas que eliminam ácaros) têm proporcionado algum benefício.

Uma variedade de lesões vasculares adicionais é bem descrita, e a Figura 31.5 traz uma lista extensa dessas condições.

Malformação vascular	Tumor vascular
	Hemangioma
Tipo vaso único	Hemangioma da infância
Capilar	Hemangioma congênito
Venosa	Hemangioma congênito de involução rápida (RICH)
Linfática	Hemangioma congênito de não involução (NICH)
	Hemangioma lobular (granuloma piogênico)
Malformações combinadas/complexas	
Arteriovenosa	Neoplasia vascular
Linfático-venosa	Hemangioendotelioma kaposiforme
Capilar-venosa	
Capilar-linfático-venosa	Angiossarcoma
Capilar-arteriovenosa	Hemangiopericitoma
	Misto
	Angioma em tufo

FIGURA 31.5 Classificação binária de lesões vasculares baseada no *workshop* da International Society for the Study of Vascular Anomalies (ISSVA), em 1996. (Adaptada de Enjoiras O, Wassef M, Chapot R. *A color atlas of vascular tumors and vascular malformation.*)

TÉCNICA CIRÚRGICA

A segurança é essencialmente importante, sendo necessário um protocolo padronizado que beneficie todos os pacientes e profissionais de assistência médica. Uma tabela graduada é fornecida para manter a atenção nos detalhes e em um fluxo de trabalho consistente (Quadro 31.1). Com cada procedimento, o cirurgião deve confirmar a disponibilidade e o bom funcionamento do *laser*, o acesso a dispositivos de proteção e os meios escolhidos de resfriamento do tecido. O paciente então é recebido, e é realizada a revisão do consentimento operatório e dos achados físicos. O paciente é levado à sala cirúrgica e devidamente posicionado. Talvez seja preciso realizar uma sedação consciente, conforme as necessidades do paciente. Gotas de colírio à base de tetracaína são instiladas bilateralmente, e é feita a inserção de protetores metálicos oculares. A área de tratamento é preparada sob condições estéreis e reservada até estar completamente seca. A anestesia é fornecida, em geral, por infiltração local com lidocaína 1% contendo epinefrina a 1:100.000 diluída em 9:1 com bicarbonato de sódio a 8,4%. Em seguida, é feita a confirmação da anestesia local apropriada e suficiente. O paciente é devidamente coberto com campos, e toalhas úmidas são usadas para cobrir os sítios expostos que não serão tratados.

Com o paciente posicionado e adequadamente anestesiado, o *laser* cirúrgico é posicionado. Nesse momento, os parâmetros de ativação são acionados, o tamanho do ponto (em geral, 7-12 mm) é determinado, e as alterações intraoperatórias são realizadas de acordo com a necessidade. Antes da aplicação do *laser*, os procedimentos de segurança são revisados de novo e, então, implementados. Todos os membros da equipe devem usar protetor ocular. Sinalização apropriada é colocada, e é realizado um "*time out*" do procedimento. Um assistente fica encarregado de controlar os parâmetros e o funcionamento do *laser* no decorrer de todo o procedimento.

O *spray* criogênico é usado para resfriar a epiderme antes de se usar o *laser*. A área-alvo então é submetida ao *laser*, e em seguida é feito o tratamento das regiões adjacentes. Múltiplas passadas poderão ser necessárias. A preservação dos limites da subunidade facial é conseguida usando-se um tamanho de ponto de *laser* menor. A uniformidade na distribuição de energia é essencial. A aplicação meticulosa da energia com a ponta da fibra, em estreita proximidade com a pele, é fundamental para evitar regiões quadriculadas e de saltos. Quando são encontradas, as regiões de salto também são tratadas com um tamanho de ponto menor. O comprimento de onda do *laser*, o tamanho do ponto, a duração do pulso, a densidade de energia e o número total de pulsos distribuídos são registrados. Feito isso, o *laser* é desligado. A ferida recebe curativos com uma fina camada de pomada antibiótica, e os campos cirúrgicos são então removidos. Os protetores oculares são removidos, as contagens são verificadas, e o paciente é transferido para a área de cuidados pós-operatórios. A visão e a dor são avaliadas. Fotografias são obtidas mediante permissão, e o paciente é liberado após o cumprimento do protocolo pós-operatório exigido.

As considerações operatórias específicas são as seguintes:

- Manchas vinho do Porto: As PWS em bebês e crianças pequenas podem ser tratadas de maneira efetiva por PDL usando-se densidades de energia de 5-10 J/cm^2 com um tamanho de ponto maior, a 595 nm. Os adultos podem ser tratados com uma abordagem similar, embora densidades de energia maiores e durações de pulso mais longas possam ser úteis (Fig. 31.6). Malformações mais maduras e hipertróficas requerem profundidade maior de penetração e energia mais alta, como ocorre com o *laser* de alexandrita a 755 nm e 40-60 J/cm^2. Várias sessões de tratamento em intervalos de 4-8 semanas podem ser requeridas para se obter eficácia máxima. Entretanto, o número de tratamentos requerido para conseguir o desaparecimento máximo das PWS pode ser variável e imprevisível. Alterar o comprimento de onda ou a duração do pulso do *laser* pode resultar em um significativo desaparecimento das PWS, até então não observado com a terapia com dispositivo único.

QUADRO 31.1 Fluxo de Trabalho Técnico

Pré-operatório	Operatório	Pós-operatório
1. *Laser* selecionado	1. Posicionar o paciente	1. Cuidado pós-operatório
2. Potência estabelecida	2. Preparar o sítio cirúrgico	2. Avaliar a dor e a visão
3. Refrigerador selecionado	3. Demarcar a lesão	3. Fornecer pomada antibiótica
4. Exame revisado	4. Anestesia	4. Estabelecer o seguimento
5. Consentimento revisado	5. Proteção ocular do paciente	5. Contatar o paciente no pós-operatório para reavaliação
6. Discutir o fluxo com o paciente	6. Colocar campos sobre o paciente	6. Consulta de seguimento em 2 semanas
7. Fotografar a lesão	7. Confirmar a proteção ocular da equipe	7. Fotografar a cicatrização da ferida
	8. Refrigerar o sítio cirúrgico	8. Estabelecer o seguimento distal em 4-6 semanas
	9. Tratar a lesão demarcada	9. Determinar a necessidade de re-tratamento
	10. Estabelecer os parâmetros pós-*laser* de acordo com a necessidade	
	11. Suspender o *laser* e confirmar seu desligamento	
	12. Aplicar curativo na ferida	
	13. Remover os campos	
	14. Avaliar a dor e a visão	
	15. Verificar as contagens	
	16. Fotografar a ferida	

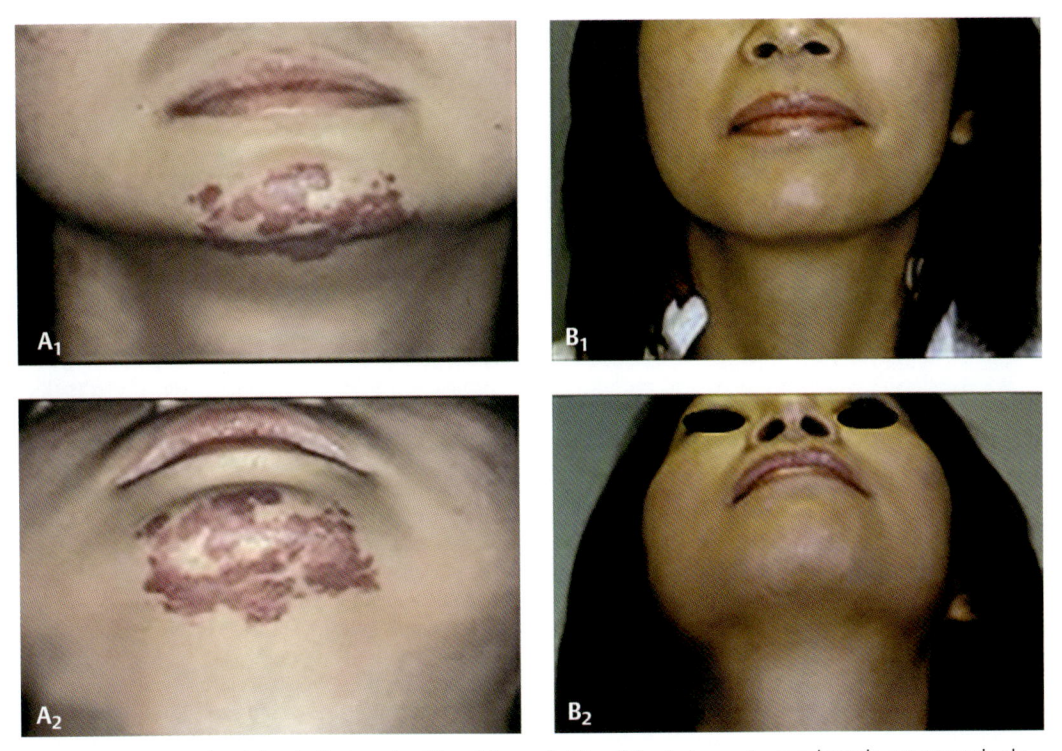

FIGURA 31.6 Mancha vinho do Porto antes **(A₁ e A₂)** e após **(B₁ e B₂)** o tratamento com *laser* de corante pulsado.

- Telangiectasia: O tratamento padrão das telangiectasias é o PDL com baixas densidades de energia (7-12 J/cm^2), durações de pulso de 6-40 ms e tamanhos de ponto que variam de 7 a 10 mm (Fig. 31.7). Traçar o vaso usando *lasers* é uma técnica cirúrgica comum exclusiva para telangiectasias, por sua apresentação linear e de fácil seguimento. Nos angiomas aracneiformes, o vaso central é alvejado com os parâmetros mencionados anteriormente para telangiectasias lineares (Fig. 31.8). Os capilares periféricos ramificantes podem ser tratados em uma consulta subsequente, caso persistam.
- Rosácea: Ao longo dos últimos 25 anos, a terapia a *laser* da rosácea tem sido realizada primariamente com PDL, KTP e IPL. Sua eficácia está relacionada à destruição do vaso, que diminui a temperatura da pele e altera o ambiente de *Staphylococcus*, bem como a colonização de ácaros. Para o PDL, densidades de energia de 6-10 J/cm^2, durações de pulso de 3-20 ms com tamanhos de ponto de 10-12 mm proporcionam um tratamento efetivo. O retratamento pode ser necessário tanto no período pós-operatório como em intervalos anuais.

CONDUTA PÓS-OPERATÓRIA

O "sucesso" da terapia a *laser*, como em qualquer procedimento estético, depende da aparência do paciente após a cicatrização. Esse período de cicatrização constitui uma porção significativa do relacionamento cirurgião-paciente. A evolução do efeito da terapia a *laser* costuma demorar semanas a meses. Esse é um ponto importante que precisará ser mencionado aos pacientes antes de se iniciar qualquer tratamento.

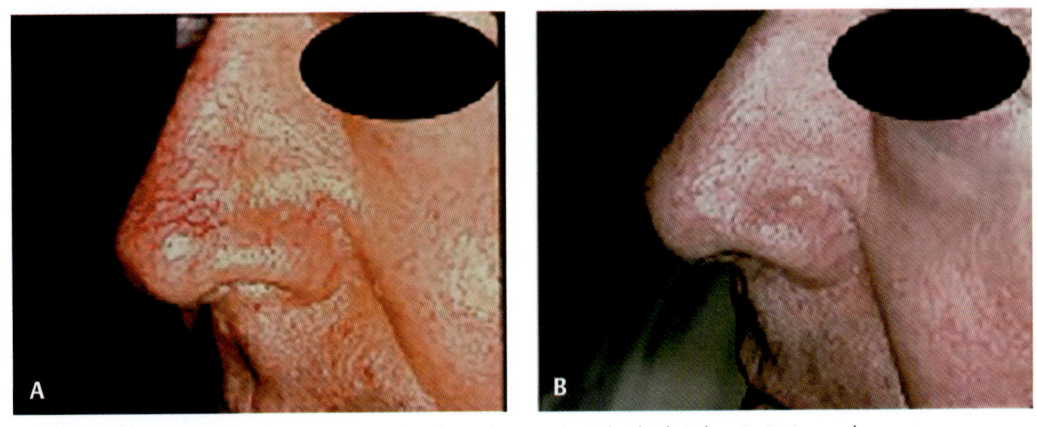

FIGURA 31.7 Tratamento único com terapia a *laser* de corante pulsado de telangiectasia nasal com fotodocumentação antes **(A)** e depois **(B)**.

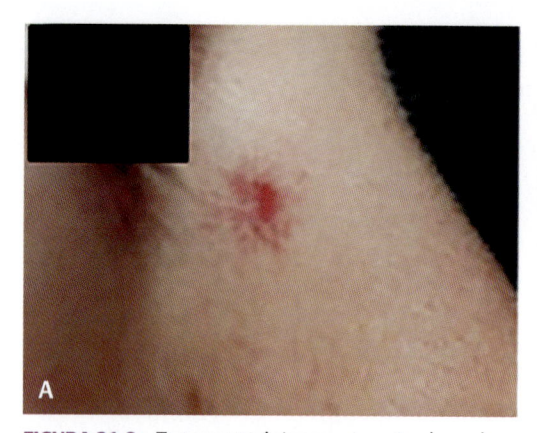

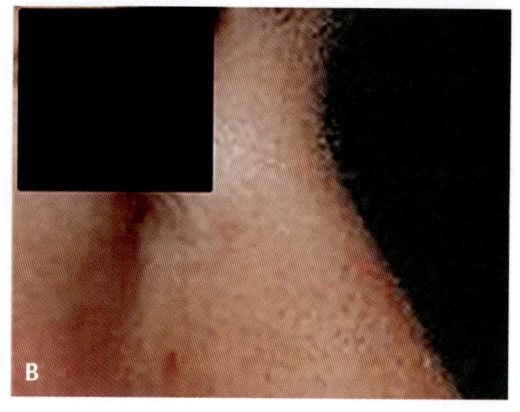

FIGURA 31.8 Tratamento único com terapia a laser de corante pulsado de angioma nasal. Fotos antes (**A**) e depois (**B**).

Em geral, a dor é limitada durante a recuperação, mas dado o potencial de um tratamento seriado ser necessário, o grau de desconforto do paciente deve ser abordado. O tratamento farmacológico da dor raramente deve resultar na necessidade de narcóticos. Uma dor dessa dimensão deve ser avaliada quanto à presença de infecção ou lesão térmica significativa. As compressas frias são benéficas no período pós-operatório imediato para a redução do desconforto e do inchaço. Evidências de formação de bolhas ou crostas são uma indicação de lesão e, consequentemente, da necessidade de aplicação de pomada antibiótica.

A reavaliação determina a necessidade de terapia adicional e permite ajustes na fluência, na duração, no tamanho do ponto e em outros parâmetros. O seguimento também possibilita a avaliação da satisfação do paciente. Existe um comprovado risco de recorrência que torna o seguimento remoto um componente razoável no tratamento completo do paciente. O seguimento pós-operatório imediato deve ser feito em 1-2 semanas, com outro sendo realizado em 4-6 semanas, para determinar a necessidade de tratamentos adicionais.

COMPLICAÇÕES

O uso de dispositivos a *laser* no tratamento de lesões vasculares cutâneas traz o potencial de complicações. Isso pode envolver a lesão de interesse ou os tecidos adjacentes. Como discutido antes, conhecer a teoria de Anderson e Parrish da fotodermólise seletiva é fundamental na minimização de lesões colaterais. Uma vez selecionado o dispositivo apropriado, a contenção de complicações está encaminhada.

A maioria das complicações comuns inclui púrpura e alterações pigmentares. A púrpura pode ser notada no período pós-operatório imediato e resulta de um coágulo intravascular e de equimose limitada. Essas lesões púrpuras persistem por 1-2 semanas e, tradicionalmente, eram consideradas uma evidência de tratamento efetivo. No entanto, a prática vigente determinou que não é isso que ocorre, sobretudo no caso de pacientes em busca primariamente de tratamento estético para telangiectasia ou rosácea. Nesses pacientes, devem ser evitadas durações de pulso curtas porque estas tendem a aumentar a incidência de púrpura.

Um desafio persistente no tratamento de lesões vasculares é minimizar a lesão aos tecidos circundantes não alvejados. As queimaduras/lesões epidérmicas são prevenidas pelo resfriamento ativo da superfície cutânea antes da irradiação. A extensão da refrigeração é controlada variando-se o tempo de resfriamento, naquilo que é denominado "resfriamento dinâmico". O resfriamento pode ser administrado por sistema de convecção, *spray* criogênico ou matérias de contato, como géis, peças de mão compressivas ou gelo. O resfriamento por contato acrescenta um efeito compressivo que pode ser usado para manipular a quantidade de sangue disponível para termocoagulação. Entretanto, é importante notar que o deslocamento de todo o sangue por compressão resulta em perda do cromóforo-alvo, a oxi-hemoglobina. Isso é particularmente importante com o tratamento vascular fino, em que uma leve compressão induz imprecisão, à medida que a visibilidade do vaso-alvo é perdida.

O resfriamento por *spray* criogênico (CSC, do inglês *cryogen spray cooling*) fornece uma barreira bem estabelecida à lesão térmica, ao mesmo tempo em que é facilmente ajustado às necessidades do paciente individual. O CSC usa tetrafluoroetano, cuja temperatura de ebulição é baixa (−26,2°C) e cujo calor latente de vaporização é relativamente alto para extração de calor da superfície da pele por meio de sua rápida evaporação confinando o resfriamento à epiderme. Uma importante vantagem extra proporcionada pelo uso de CSC é a capacidade de controlar eletronicamente o *timing* do *spray* criogênico. Esse aspecto propicia um efeito de resfriamento previsível e uma margem de segurança confiável na previsão da lesão térmica.

O planejamento cuidadoso pode reduzir a lesão térmica, limitando a densidade de energia e delineando claramente a lesão por meio da marcação cirúrgica. Isso cria bordas visíveis, de modo que o eritema decorrente do tratamento a *laser* não seja confundido com lesão vascular e inadequadamente tratado. A infecção é uma preocupação adicional, porém o tratamento local com pomada antibiótica geralmente é suficiente. Infecções graves são eventos raros.

As complicações não são necessariamente uma ameaça apenas ao paciente. A lesão ocular constitui um risco significativo em todos os tratamentos à base de luz. O paciente e a equipe cirúrgica devem usar proteção ocular segura para *laser* antes do procedimento, mesmo quando o dispositivo não estiver sendo usado. Múltiplos relatos de lesão ocular em pacientes e em profissionais foram mencionados na literatura sobre terapia a *laser* e terapia com luz intensa pulsada, apesar da relativa segurança desse tipo de dispositivo. A íris e a retina contêm uma alta densidade de melanina, tornando essas estruturas suscetíveis à lesão por *laser*. As pálpebras fechadas são insuficientes como proteção, uma vez que os *lasers* com comprimentos de onda maiores (p. ex., Nd:YAG [1.064 nm] e de alexandrita [755 nm]) conseguem atravessar facilmente a pele delgada e a conjuntiva, afetando assim o globo. O fenômeno de Bell, em geral considerado um reflexo protetor do globo, pode deixar a íris mais estreitamente alinhada à terapia a *laser*, impondo um risco significativo. Qualquer preocupação com lesão ocular após a terapia fotodinâmica, incluindo alterações visuais, aparecimento de pontos flutuantes novos, fotofobia, irregularidade pupilar ou dor ocular, deve levar à pronta consulta ao oftalmologista.

RESULTADOS

As lesões vasculares podem ser tratadas usando-se diversos métodos, dentre os quais a terapia a *laser* proporciona formas de tratamento efetivas e eficientes. Há vários *lasers* disponíveis que apresentam utilidade individual baseada nas características da lesão-alvo. A seleção do *laser*, além disso, depende da habilidade do cirurgião, da tecnologia disponível, da tonalidade e da espessura da pele do paciente, da existência de comorbidades, do risco de infecção e da formação de cicatriz. Tendo isso em mente, os resultados da cirurgia a *laser* para lesões vasculares cutâneas podem ser significativos e comumente promovem a total resolução da lesão. Os exemplos terapêuticos compartilhados neste capítulo revelam os efeitos transformadores dessa terapia. Muitas lesões podem ser tratadas em um único contexto, como os hemangiomas planos superficiais e as telangiectasias, proporcionando excelentes desfechos aos pacientes, tanto do ponto de vista estético como funcional. Embora muitos *lasers* tenham sido discutidos, a utilidade do PDL deve ser destacada, uma vez que este continua sendo o tratamento de escolha para numerosas lesões vasculares. O PDL é bem estudado, tem excelente margem de segurança e deve ser o *laser* com o qual o conhecimento inicial é desenvolvido e adicionalmente empregado.

O tratamento de lesões vasculares cutâneas exige que o cirurgião domine uma ampla gama de opções terapêuticas. Os desfechos da terapia a *laser* dependem da atenção aos detalhes, com ajustes finos e um tratamento criterioso rendendo os melhores resultados. O planejamento pré-operatório abrangente, o seguimento estreito e o amplo conhecimento sobre a tecnologia de *laser* e suas aplicações médicas são necessários para um tratamento bem-sucedido. Uma vez instituída, essa terapia proporciona uma ferramenta poderosa e efetiva para uso no tratamento de lesões vasculares, um grupo de condições conhecidas por sua tenacidade e resistência à terapia.

DICAS

- Use sempre um sistema padrão de fotodocumentação.
- Estabeleça as expectativas do paciente e/ou de seus familiares no momento da consulta inicial.
- Embora várias lesões vasculares possam ser tratadas com uma única consulta, esteja preparado para a possibilidade de repetir a terapia.
- Use *lasers* que sejam familiares à sua prática.
- A maioria das lesões pode ser tratada com PDL.
- O PDL tem papel importante no tratamento de hemangiomas ainda iniciais, planos e superficiais.
- As PWS requerem os cuidados mais auxiliares e podem ter impacto significativo sobre o desenvolvimento de um paciente.
- O resfriamento criogênico confere proteção sem precedentes contra a lesão epidérmica indesejada.
- A segurança do *laser* é uma necessidade e jamais deve ser comprometida.

DIFICULDADES

- Os *lasers* são ferramentas, e não curas.
- Lesões maiores precisam ser estadiadas por subunidades faciais.
- Ainda que limitada, uma hemorragia significativa pode resultar do tratamento a *laser*.
- A discussão pré-operatória inadequada pode prejudicar significativamente o relacionamento médico-paciente.
- A púrpura é inaceitável para tratamento a *laser* de lesões vasculares estéticas.
- Apesar de efetivo, o propranolol tem potencial de efeitos colaterais sérios. Uma avaliação completa do paciente antes do tratamento se faz necessária, e a preparação para a internação hospitalar deve ser esperada.

INSTRUMENTOS QUE DEVEM ESTAR DISPONÍVEIS

- Protetores oculares para *laser*.
- Aparato de proteção ocular.
- Sinalização de *laser*.
- 4 toalhas cirúrgicas, úmidas.
- 2 seringas de 100 mL.
- 2 agulhas 27G.
- *Spray* criogênico.

AGRADECIMENTOS

Agradeço a J. Stuart Nelson, MD, PhD, e a Edward Kuan, MD, MBA, por suas contribuições à escrita deste capítulo.

LEITURAS SUGERIDAS

Anderson RR, Parrish JA. Selective photothermolysis: precise microsurgery by selective absorption of pulsed radiation. *Science* 1983;220:524–527.

Mulliken JB, Glowacki J. Hemangiomas and vascular malformations in infants and children: a classification based on endothelial characteristics. *Plast Reconstr Surg* 1982;69:412–422.

Tanzi EL, Lupton JR, Alster TS. Lasers in dermatology: four decades of progress. *J Am Acad Dermatol* 2003;49:1–31; quiz 31–34.

Williams EF III, Stanislaw P, Dupree M, et al. Hemangiomas in infants and children. An algorithm for intervention. *Arch Facial Plast Surg* 2000;2:103–111. (official publication for the American Academy of Facial Plastic and Reconstructive Surgery, Inc and the International Federation of Facial Plastic Surgery Societies).

Zide BM, Levine SM. Hemangioma update: pearls from 30 years of treatment. *Ann Plast Surg* 2012;69(1):99–103.

32 RESTAURAÇÃO CAPILAR CIRÚRGICA: TRATAMENTO DA PERDA DE CABELO

Jeffrey S. Epstein

INTRODUÇÃO

Ao longo dos últimos 22 anos, que felizmente é o tempo em que venho atuando na área, poucos procedimentos de cirurgia plástica evoluíram de modo tão extenso em termos de êxito geral e desfechos estéticos quanto a restauração capilar cirúrgica. Graças aos esforços conjuntos, em geral colaborativos e por vezes competitivos, dos líderes na área, apesar (ou, talvez, como resultado) de seus variados conhecimentos (englobando desde dermatologia, medicina de emergência, cardiologia, urologia, prática de família até, claro, a cirurgia plástica facial), a restauração capilar cirúrgica alcançou sua posição como um verdadeiro procedimento de cirurgia plástica.

Antes da evolução relativamente rápida das técnicas de transplante capilar estéticas, que começou no início dos anos 1990, houve um período de quase 30 anos no qual o transplante de cabelo era essencialmente limitado à simples produção de configurações em trancinhas ou cabelo de boneca. Isso começou com a explicação de Norman Orentreich, em 1959, sobre a dominância doadora, postulando como os cabelos transplantados mantinham sua base genética para continuar crescendo, independentemente de onde fossem transplantados, seja em um couro cabeludo calvo, na face, no tórax ou em outra parte qualquer do corpo. Infelizmente, esses enxertos em plugue mediam 3 e 4 mm de diâmetro, continham 15-20 fios de cabelo e produziam resultados artificiais. Era possível melhorar um pouco a aparência passando gel no cabelo ou com cortes criativos. Ao estilo de cabelo Donald Trump, esses plugues de 4 mm (para o benefício de alguns pacientes de cirurgiões mais criativos) podiam conferir uma aparência mais natural ao serem repartidos ao meio ou até em um quarto antes do transplante.

Em razão das relativas desvantagens dos enxertos em plugue, mesmo após o desenvolvimento da subdivisão desses enxertos maiores, foram desenvolvidas técnicas alternativas de restauração capilar. Retalhos de couro cabeludo e reduções de couro cabeludo calvo foram viabilizados e tornaram-se alternativas razoáveis, em comparação com os enxertos em plugue. O retalho de couro cabeludo temporoparietoccipital, também chamado de retalho de Juri ou retalho de Fleming-Mayer, envolve a rotação de um retalho de couro cabeludo de 3-4 cm de largura por 25-30 cm de comprimento a partir das regiões lateral e posterior da cabeça, em direção à linha capilar. Esses retalhos criavam uma densidade insuperável de cabelos ao longo da linha capilar anterior. No entanto, surgiu uma constelação de novos problemas estéticos não só pela frequente direção posterior do crescimento capilar como também pelo fato de esse crescimento ocorrer onde havia progressão adicional da perda de cabelo. As reduções do couro cabeludo calvo foram entusiasticamente adotadas por sua habilidade de diminuir o tamanho do couro cabeludo calvo, especialmente ao longo da coroa, todavia à custa de frequente alargamento da cicatriz, esticamento posterior, afinamento ao longo das laterais do couro cabeludo e crescimento capilar na direção errada. Talvez, a desvantagem mais importante dessa técnica seja seu homônimo: a redução do couro cabeludo calvo. No fim, o couro cabeludo calvo não é eliminado e, com a progressiva perda de cabelo, a área de calvície eventualmente reaparece e, possivelmente, com uma dimensão ainda mais ampla. O único procedimento cirúrgico que reteve sua utilidade foi o avanço cirúrgico da linha capilar, ou cirurgia de redução da testa. No paciente adequado, com uma linha capilar estável e uma flacidez muito boa do couro cabeludo, toda a linha capilar pode ser trazida à frente de 3 até 5 cm, permitindo o encurtamento da altura da testa. Como mostrado na Figura 32.1, pacientes do sexo feminino tendem a ser mais apropriadas, porque são bem menos propensas a futuras perdas capilares – algo que torna o procedimento contraindicado para a maioria dos homens.

No início dos anos 1990, com o advento do micro e do minienxerto, o transplante de cabelo passou a ser a técnica preferida para restauração capilar cirúrgica. A colocação combinada de mini-enxertos (3-6 fios de cabelo) e de microenxertos (1-2 fios) ao longo da linha capilar anterior proporcionava um resultado estético razoável. Procedimentos de

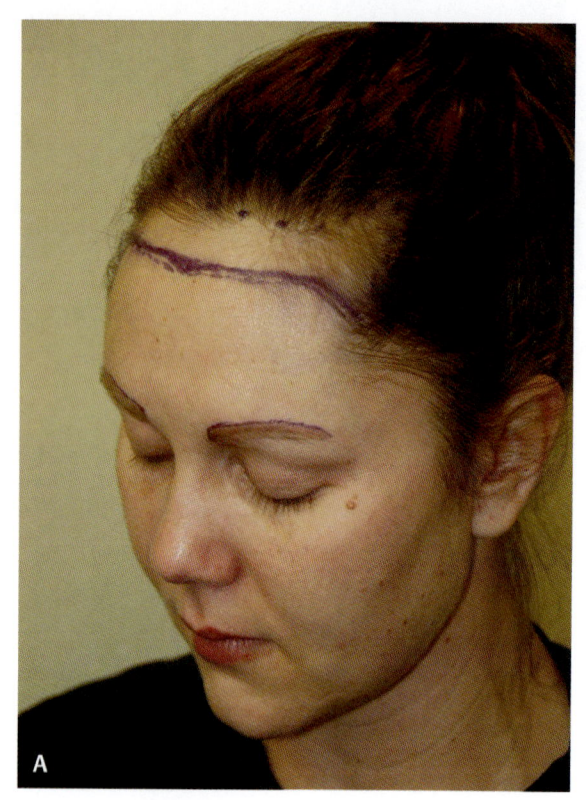

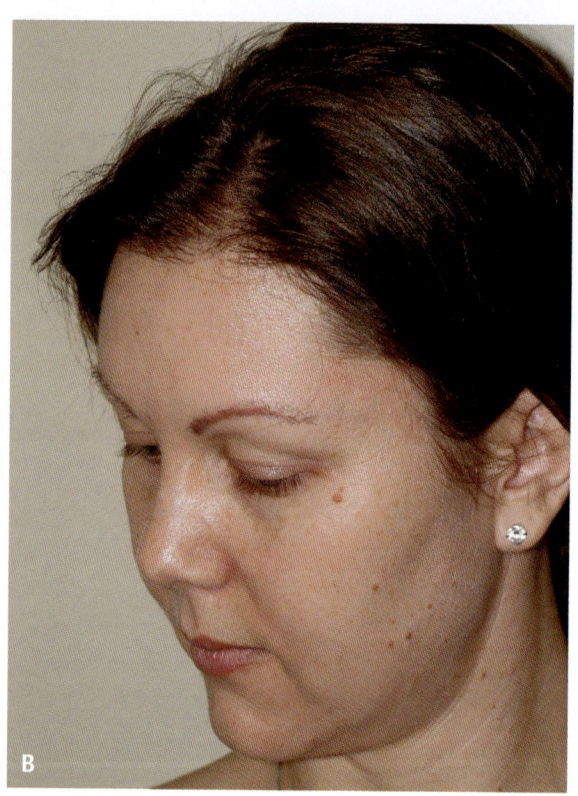

FIGURA 32.1 A, B: Antes e após o avanço cirúrgico da linha capilar/cirurgia de redução da testa em uma paciente, o que permitiu trazer a linha capilar à frente em até 5 cm com um único procedimento.

500-1.200 enxertos foram usados como padrão de tratamento por quase 10 anos, subsequentemente. O *marketing* pesado da parte de várias cadeias corporativas definiu ainda mais o conhecimento acerca do transplante capilar, e este se desenvolveu a ponto de se tornar um dos procedimentos de cirurgia plástica mais comumente realizados.

O enxerto de unidade folicular (FUG) foi desenvolvido no fim dos anos 1990 e transformou a restauração capilar em um procedimento estético verdadeiro, capaz de produzir consistentemente resultados de aparência natural. O FUG envolve o transplante de 2.000-3.000 ou mais enxertos em um único procedimento. Cada enxerto contém uma única unidade folicular, que consiste em um agrupamento natural de fios de cabelo no couro cabeludo, composta por 1-4 fios. Como descrito adiante, os enxertos são dissecados sob visualização microscópica de uma única tira doadora obtida da parte posterior (às vezes, das laterais) da cabeça. Os enxertos, então, são implantados um a um em sítios receptores criados em áreas onde se deseja colocar cabelo. A outra técnica destacada neste capítulo é a extração de unidade folicular (FUE). Esse é um procedimento mais recentemente introduzido, em que os enxertos de cabelo contendo uma única unidade folicular não são obtidos de uma tira doadora, mas por extração individual, com perfurações de 0,9-1 mm. A abordagem de FUE é uma técnica mais trabalhosa, em relação ao FUG, mas propicia a vantagem da ausência de cicatriz linear no sítio doador. Como resultado, essa técnica permite que os pacientes façam cortes de cabelo curtos, da altura que desejarem, por não necessitar de camuflagem.

Tanto o FUG como a FUE são técnicas baseadas no princípio original de dominância doadora no crescimento capilar. Cada abordagem usa cabelo oriundo de regiões de crescimento capilar mais permanente/estável para uso no tratamento do couro cabeludo calvo e de outras áreas sem cabelo.

HISTÓRIA

É preciso estabelecer expectativas apropriadas, e isso é o que mais importa ao se determinar a candidatura de um paciente ao procedimento. Ademais, é importante prever a progressão da perda de cabelo. Isso implica primeiramente em obter a história familiar e conhecer a progressão da perda capilar do paciente até o presente, para então explicar a natureza progressiva da perda de cabelo. Homens mais jovens, particularmente aqueles com menos de 30 anos de idade, devem perceber que o abaixamento da linha capilar e/ou o preenchimento nos recessos frontotemporais, bem como o preenchimento de alguma perda de coroa, pode não ter sentido considerando-se que o suprimento da área doadora pode eventualmente esgotar-se, impossibilitando o futuro preenchimento adicional em áreas de perda. Para a maioria dos homens jovens, o preenchimento do topete frontal pode ser o melhor procedimento e o mais apropriado. Do mesmo modo, em particular o paciente do sexo masculino mais jovem, por alguns motivos (o risco aumentado de cicatrizes alargadas no sítio doador, o potencial para desejar raspar a cabeça no futuro), mas, enfim, para qualquer homem que jamais tenha de se preocupar em manter um corte de cabelo curto, a técnica de FUE é preferível à FUG.

CAPÍTULO 32   Restauração Capilar Cirúrgica: Tratamento da Perda de Cabelo

Em mulheres, além de obter uma história familiar completa e também a história pessoal, é essencial incluir perguntas sobre saúde hormonal e nutricional. Os exames de sangue incluem provas de função da tireoide, ferro total, ferritina, testosterona (total e livre) e DHEA-sulfato, caso haja história de menstruação anormal. A tricotilomania deve ser considerada diante de um padrão atípico de perda de cabelo. Uma biópsia de couro cabeludo pode ser necessária na diferenciação entre alopecia androgênica (padrão feminino de perda capilar) e *alopecia areata*, eflúvio telógeno e diversas alopecias cicatriciais, incluindo líquen planopilar. A densidade de fios de cabelo na área doadora e o calibre desses fios, bem como o contraste de cores entre o couro cabeludo e os fios de cabelo, são particularmente importantes na determinação da candidatura a um procedimento de transplante em mulheres. Para a maioria das mulheres, não é possível preencher completamente todas as áreas de adelgaçamento. Por isso, deve ser explicado que apenas as áreas de maior relevância estética podem ser restauradas e que o grau de melhora é maior nos casos de cabelos doadores espessos e menor contraste de cor entre o couro cabeludo e esses cabelos. Do mesmo modo, em mulheres, existe um risco maior do que nos homens de perda capilar por choque logo após o transplante, particularmente nos casos de perda capilar caracterizada pelo adelgaçamento difuso e miniaturização *versus* os casos de perda capilar mais localizada, sendo esta última situação mais apropriada para o enxerto capilar.

Geralmente, o procedimento de FUE não é indicado para mulheres em razão da necessidade de raspar uma ampla área do couro cabeludo, exceto no caso da mulher que deseja evitar totalmente qualquer formação de cicatriz linear no sítio doador. Assim, um dos principais desafios em mulheres é obter uma quantidade suficiente de cabelos doadores, e esse desafio é aumentado ainda mais com o uso da técnica de FUE. Outras indicações para procedimentos capilares em mulheres, em particular, incluem a restauração de sobrancelha (um procedimento que também é realizado em homens), preenchimento de costeletas perdidas ou de cicatriz de cirurgia plástica antiga e avanço de linha capilar excessivamente alta. Existem duas técnicas de avanço da linha capilar, das quais a mais comum é o enxerto de cabelo, enquanto a outra é o procedimento de avanço cirúrgico da linha capilar, uma técnica de estágio único em que toda a linha capilar frontal é avançada e a testa é encurtada por meio de uma incisão na linha capilar, conforme discutido na seção anterior. No paciente altamente motivado, com couro cabeludo imóvel, é possível usar expansores de tecido para avançar a linha capilar conforme o desejado.

Em geral, embora uma avaliação médica não seja indicada, terapias médicas alternativas devem ser apresentadas. A finasterida, um bloqueador de 5-alfa-redutase que previne a conversão de testosterona em diidrotestosterona, o hormônio causador de miniaturização e eventual perda capilar, somente deve ser usada em homens. Outras terapias incluem minoxidil 5% e terapia a *laser*, com esta última podendo ser particularmente efetiva para desacelerar ou cessar totalmente a queda e, em certos casos, levar à reversão parcial da miniaturização observável nos padrões masculino e feminino de perda capilar.

EXAME FÍSICO

O exame físico complementa a história detalhada do paciente, enfatizando o couro cabeludo e quaisquer anormalidades capilares associadas. Isso está relacionado com o padrão de perda capilar, bem como ao potencial mecanismo desta (hormonal, traumático, de queimadura, iatrogênico). Um pequeno teste localizado de tração do cabelo também é usado para avaliar a quebra do cabelo *versus* a remoção de cabelo a partir do folículo. Também é necessário realizar uma avaliação para alopecia por tração, condição mais frequente em mulheres afro-americanas, e em relação a tratamentos e ondulações capilares. A ocorrência de perda de cabelo irregular e/ou alterações na pele, mais bem observadas por dermoscopia, é sugestiva de um dos vários tipos de alopecias cicatriciais e pode ser confirmada por biópsia.

Talvez, a linha capilar seja o elemento mais importante para uma restauração estética e deve ser definida durante a avaliação. Os elementos da linha capilar que devem ser incorporados ao exame físico e ao planejamento cirúrgico incluem a posição geral e o formato, bem como o padrão específico e a angulação dos fios de cabelo. Acrescentando um grau de dificuldade, há a necessidade de planejamento para futuras perdas capilares, bem como o reconhecimento de que uma linha capilar, uma vez restaurada, é permanente e deve ser apropriada para a idade, sobretudo à medida que o paciente envelhece. Isso deve ser explicado e aceito pelo paciente do sexo masculino, algo que pode ser particularmente difícil para o paciente mais jovem, que, provavelmente, desejará uma linha capilar mais baixa e/ou menos recuada, semelhante a de seus colegas.

INDICAÇÕES

A maioria dos pacientes que têm expectativas razoáveis e nenhuma contraindicação médica está apta ao procedimento de restauração capilar. Isso é particularmente válido para pacientes do sexo masculino, que quase unanimemente apresentam padrão masculino de perda capilar (PMC). É essencial avaliar todos os potenciais pacientes quanto à perda capilar no momento da apresentação, bem como em relação à perda capilar no futuro. A progressão continuada da perda capilar ocorre na maioria dos casos de PMC e é decisiva nos desfechos em longo prazo.

CONTRAINDICAÇÕES

As contraindicações médicas incluem infecção de tecido mole, câncer de pele (não tratado), doença autoimune ativa, alopecia *areata*/total, alopecias cicatriciais e estado de saúde geral que tornem o paciente inadequado para ser submetido a um procedimento eletivo. Expectativas fantasiosas em relação aos resultados cirúrgicos ou quanto às recompensas sociais por ter passado por um procedimento de restauração capilar constituem contraindicações definitivas a todo e qualquer procedimento eletivo.

PLANEJAMENTO PRÉ-OPERATÓRIO

Design Capilar

A posição da linha capilar masculina é tipicamente colocada de modo que a área mais central fique a cerca de 8,5-10 cm acima da glabela, em geral na intersecção da linha vertical da testa com a linha horizontal do couro cabeludo. Lateralmente estendida, existe uma recessão frontotemporal de certo grau, que é mais bem observada a partir do plano horizontal de Frankfurt, conforme a linha capilar parece se elevar, à medida que segue posteriormente. Um formato em V da linha de cabelo pode ser esteticamente desejável em alguns pacientes, em particular naqueles com formato facial mais oval.

Talvez não haja qualquer outro fator isolado mais importante para diferenciar uma boa restauração capilar de uma restauração com aparência verdadeiramente natural do que a angulação em sentido anterior do crescimento capilar ao longo da metade frontal até ¾ do couro cabeludo. Em nenhuma outra área é mais relevante alcançar essa angulação do que ao longo da linha capilar anterior. Os *designs* mais avançados de linha capilar levam em consideração a existência de variadas direções de crescimento dos cabelos. Por exemplo, ao longo do formato em V da linha capilar, os fios de cabelo não crescem diretamente para frente, e sim para um lado, com a mudança na angulação sendo mais drástica e variada. Ao longo das laterais temporais da cabeça, a angulação do crescimento capilar geralmente é descendente e discretamente posterior.

Uma distribuição do crescimento capilar com aparência natural é conseguida usando-se exclusivamente enxertos de cabelo únicos ao longo das 2-3 fileiras frontais da linha capilar. Os fios de cabelo são arranjados irregularmente, em um padrão irregular de pequenas recessões e extensões triangulares mais grossas e mais delgadas. As 2-3 fileiras atrás dos enxertos capilares únicos, ao longo da base de cada extensão triangular, constituem o local de colocação desejado de enxertos de dois cabelos, que acentuam ainda mais a variação na densidade folicular. Isso está mais bem demonstrado na Figura 32.2 e em várias fotos em *close-up* da linha capilar. Embora alguns autores descrevam essas extensões/recessões alternantes como um "rastro de cobra", prefiro criar uma inserção mais angular, que resulta em uma aparência mais natural.

Quase todos os elementos descritos anteriormente se aplicam a *designs* de linha capilar tanto masculinos como femininos, com poucas exceções. Em mulheres, a linha capilar geralmente é colocada em um local mais anterior, a apenas 6,5-8 cm acima da glabela, para preservar o ideal estético dos terços faciais. Estendendo-se a partir do ponto mais central, a linha capilar feminina tipicamente não recua, mas se "arredonda" para dentro da linha capilar lateral temporal. Em casos de restauração de costeleta, também há diferenças de gênero. Seja a indicação uma cirurgia de *facelift* prévia ou por determinação genética (mais comum em homens), os cabelos das mulheres costumam crescer posteriormente, na direção das orelhas, enquanto os cabelos masculinos geralmente crescem para baixo, misturando-se naturalmente aos pelos da barba.

Ao longo da coroa, a direção do crescimento do cabelo segue tipicamente um padrão em redemoinho, com o vértice da espiral caracteristicamente deslocado para um dos lados, em geral o direito. Os cabelos então irradiam a partir desse ponto, e os fios de cabelo mais posteriores crescem na direção da parte de trás da cabeça, enquanto aqueles que estão nas laterais crescem lateralmente. É preciso explicar ao paciente que diversos motivos tornam a restauração da coroa mais difícil. Primeiro, a aparência da densidade capilar alcançada na coroa tipicamente é menor do aquela que se pode conseguir em outras áreas do couro cabeludo. Isso ocorre em virtude da direção radial do crescimento capilar, do formato convexo do couro cabeludo, e algo que geralmente acontece é a ocorrência de um menor percentual de recrescimento capilar, provavelmente resultante de um suprimento sanguíneo mais tênue. Em segundo lugar, é preciso esclarecer aos pacientes que, com o avanço da idade, a área da coroa tenderá a aumentar, potencialmente necessitando de procedimentos adicionais de enxerto no futuro. Por causa disso, para pacientes mais jovens, o preenchimento conservador ou a postergação do transplante de coroa podem ser aconselháveis.

TÉCNICAS CIRÚRGICAS

Sedação e Anestesia

A maioria dos procedimentos é realizada sob sedação oral (p. ex., com 10 mg de Diazepam e Ambien®) ajustada conforme a necessidade. A anestesia local primeiramente é infiltrada bem devagar, ao longo da parte posterior do couro cabeludo, enquanto um ou dois assistentes tranquilizam o paciente, segurando-lhe a mão. Para que o procedimento prossiga suavemente, um iPad® é fornecido a cada paciente, oferecendo uma ampla gama de filmes que podem ser baixados e assistidos durante o procedimento, o qual pode durar de 3 a 8 horas.

A infiltração anestésica ao longo da linha capilar é realizada tão logo o cabelo doador tenha sido removido. Em casos raros, é realizado o bloqueio dos nervos supraorbital e supratroclear, contudo a situação mais usual é que a infiltração local logo abaixo da linha capilar planejada seja suficiente. A injeção inicial é feita com lidocaína 2% na proporção de 1:100.000 com epinefrina. As injeções subsequentes são feitas com bupivacaína 0,25% na proporção de 1:200.000 com epinefrina, de modo a manter um período de anestesia mais prolongado.

Enxerto de Unidade Folicular

A primeira etapa consiste em remover a tira doadora, com o paciente sentado na poltrona da sala cirúrgica (SC). Essa tira, dependendo do número previsto de enxertos e da flexibilidade do couro cabeludo, tem uma largura que varia de 8 a 15 mm e um comprimento adequadamente limitado a não mais de 12-14 cm, de modo a permanecer restrito ao interior das protuberâncias occipitais e, assim, garantir a melhor cicatrização. No paciente mediano, é possível obter

Fileira 1
Fileira 2
Fileira 3

4-5 fileiras

Unidades foliculares de 2 fios

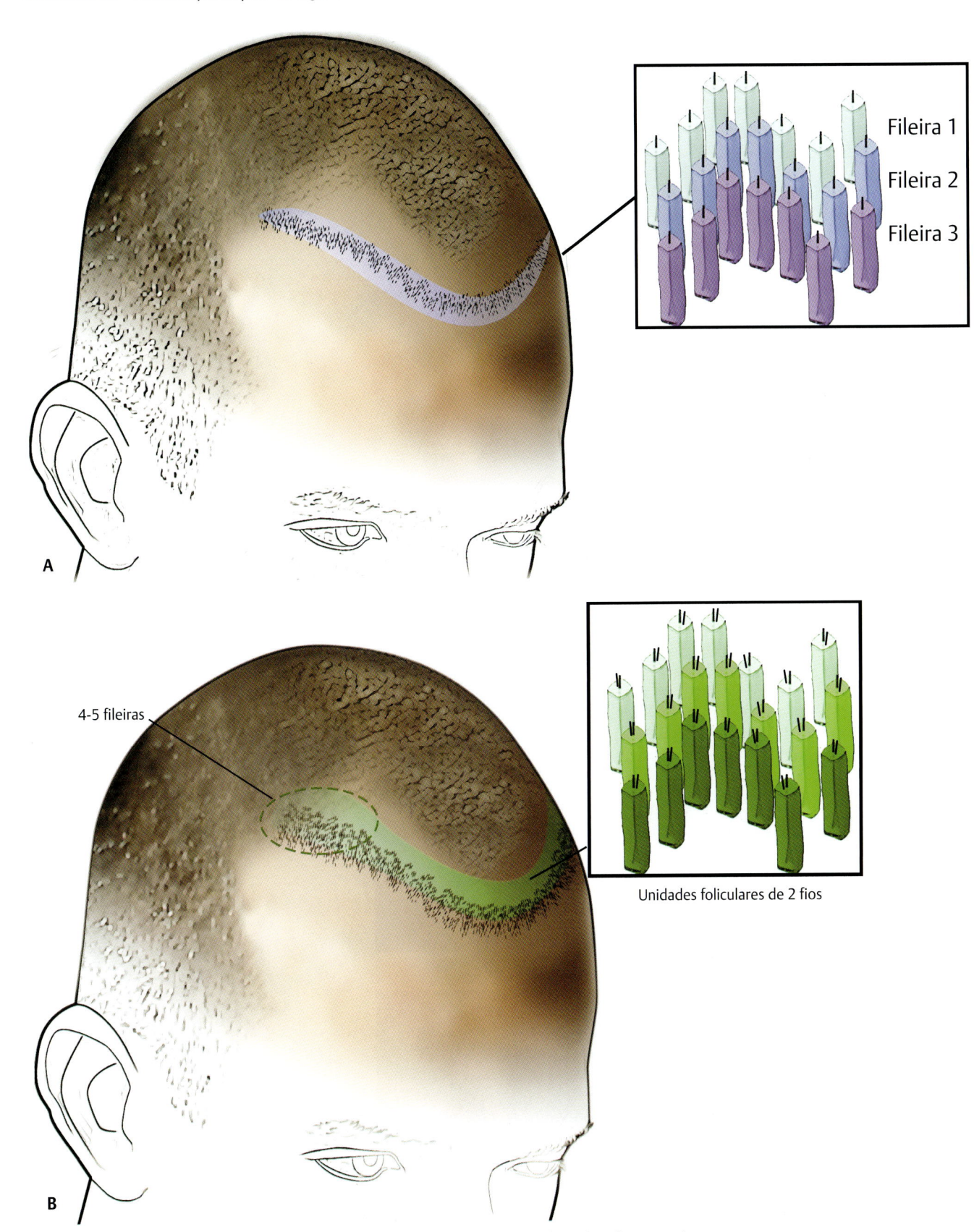

FIGURA 32.2 A-C: A restauração frontal é criada **(A)** pelas 2-3 fileiras frontais de "triângulos" irregularmente distribuídos, consistindo em enxertos de fio de cabelo único, seguidos de **(B)** 2-4 fileiras de enxertos contendo 2 fios de cabelo, as quais reforçam esses "triângulos" e também seguem ao longo da borda posterior da restauração, para finalmente **(C)** o *core* central da restauração alcançar a máxima densidade com a utilização de enxertos contendo 3-4 fios de cabelo. **D-E:** Antes e após 1 ano da colocação de 1.300 enxertos para restaurar uma linha capilar feminina.

Unidades foliculares de 3-4 fios

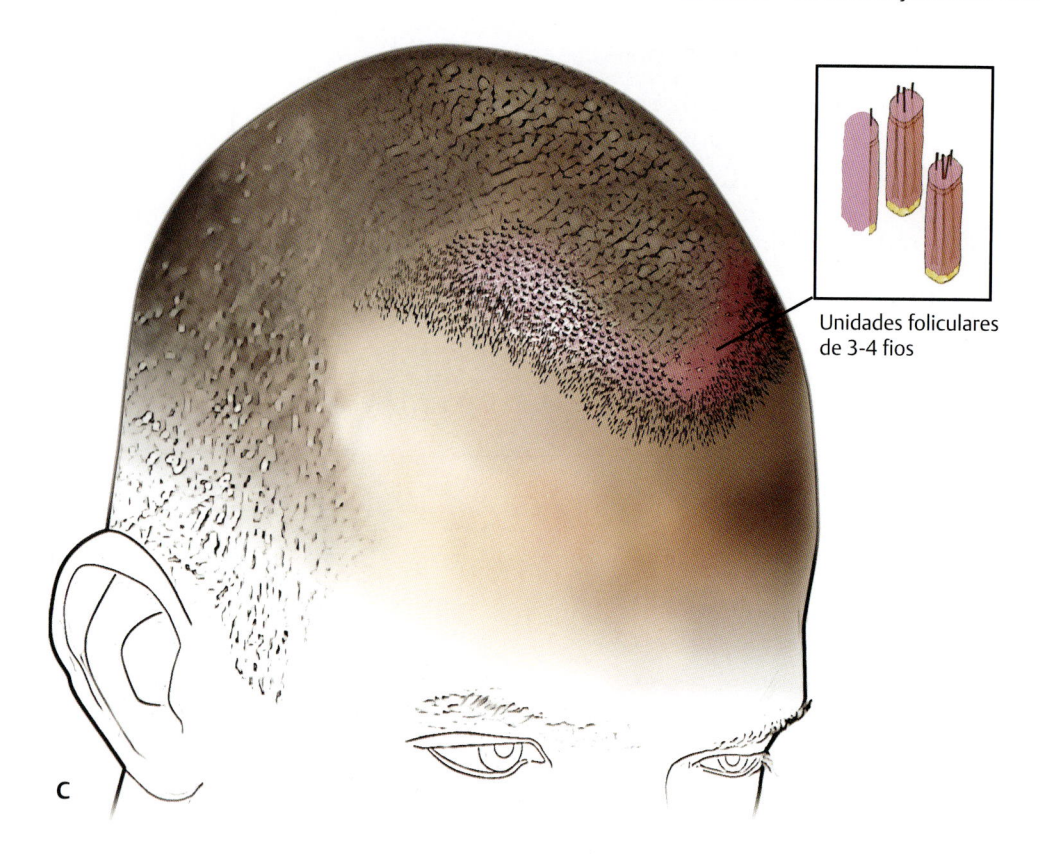

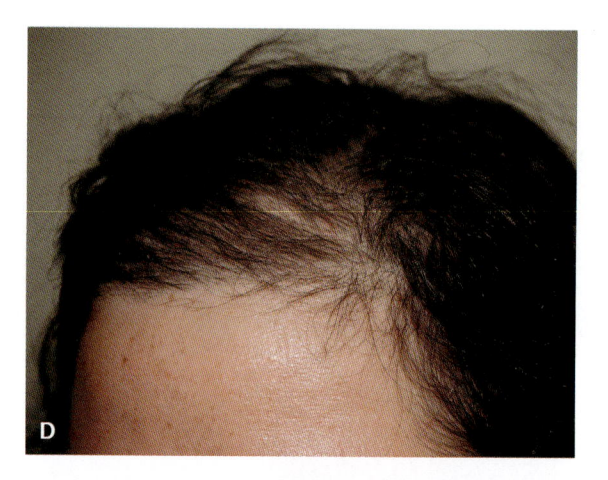

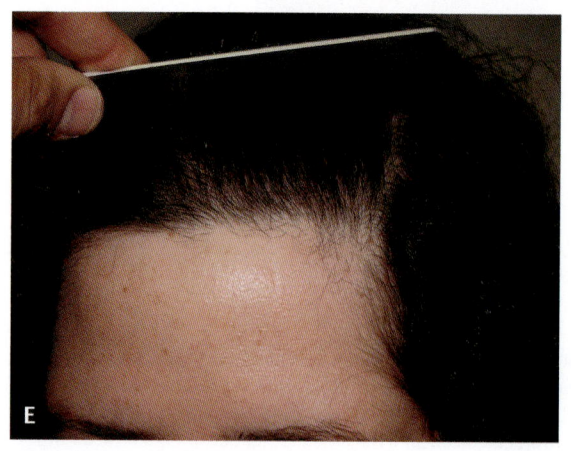

FIGURA 32.2 *(Continuação)*

60-70 enxertos (cada um contendo uma unidade folicular) por cm² de tira doadora. Entretanto, é importante notar a variabilidade existente na densidade capilar entre indivíduos distintos. É essencial que o cirurgião determine a densidade capilar, para estabelecer a correspondência correta entre o tamanho da tira doadora necessária e o número de unidades foliculares requeridas para a restauração. Com procedimentos maiores, os enxertos removidos pela técnica de FUE da parte posteroinferior da cabeça e/ou das laterais da cabeça podem complementar os enxertos que podem ser obtidos a partir da tira, naquilo que se chama uma abordagem "híbrida". Uma lâmina única é usada para uma incisão na tira doadora, paralelamente aos folículos capilares, com o intuito de minimizar traumatismos acidentais. A tira é extraída por meio de um corte cuidadoso ao longo do tecido adiposo, profundamente aos folículos. O fechamento da incisão doadora, em geral, é feito com uma sutura contínua simples, com pequenas passadas para se manter superficial aos folículos. Esse fechamento parece ser efetivo, assim como qualquer outra técnica de fechamento mais complexa. Em geral, usa-se sutura Prolene® 3-0, contudo uma outra opção muito eficiente é a sutura Caprosyn® 3-0. Uma vez removida, a tira doadora é entregue aos técnicos para ser dissecada. O paciente, então, é colocado em uma posição reclinada e assim permanece durante todo o tempo restante do procedimento.

A dissecção do enxerto é realizada sob microscopia, sendo a melhor visualização obtida com microscópio binocular Mantis®. Uma equipe composta por 4-6 técnicos disseca cada enxerto contendo uma única unidade folicular, isento de tecido que não tenha cabelo, e com um pequeno manguito de tecido adiposo ao redor dos folículos. O material de enxerto deve ser mantido úmido e armazenado em salina resfriada ou em solução de transplante (PlasmaLyte® ou Hypothermosol®). O ressecamento dos enxertos é a principal causa do recrescimento capilar diminuído. A manipulação cuidadosa dos enxertos, para evitar danos físicos, também é importante. Explicando melhor, o papel técnico da dissecação e implantação do enxerto é fundamental para se alcançar um resultado bem-sucedido.

A dissecção do enxerto e a criação do sítio receptor são conduzidas ao mesmo tempo. Os enxertos são submetidos a uma implantação-teste para determinar o tamanho do sítio receptor ideal. O correto dimensionamento possibilita uma colocação bem ajustada e atraumática. Esses sítios receptores geralmente medem 0,5, 0,6 e 0,7 mm para enxertos com 1, 2 e 3 fios de cabelo, respectivamente. Quando indicado, podem ser usados sítios receptores discretamente maiores para prevenir danos aos enxertos durante a implantação. De modo geral, quanto menores forem as lâminas, mais rápida será a cicatrização, menor o risco de danificar os cabelos já existentes e mais proximamente os enxertos poderão ser concentrados.

Para agilizar o processo, a implantação do enxerto é iniciada tão logo várias centenas de sítios receptores tenham sido criados em um dos lados do couro cabeludo, ao mesmo tempo em que outros sítios receptores continuam sendo criados em outras áreas do couro cabeludo. Esses enxertos são cuidadosamente colocados dentro dos sítios receptores usando-se pinças de joalheiro, deixando um pequeno manguito de pele no enxerto logo acima do couro cabeludo circundante, a fim de prevenir o encovamento. Cada enxerto é inserido conforme um padrão individualizado criado para cada paciente, o qual é explicado aos assistentes de implantação. O processo de criação do sítio receptor e implantação prosseguem ao longo de todo o procedimento.

Extração de Unidade Folicular

Quando essa abordagem é usada, a área doadora prevista é raspada, sendo que o tamanho da área depende do número de enxertos a serem coletados. A região posterior do couro cabeludo, com o paciente deitado com a face voltada para baixo, é a primeira área a ser colhida, onde é possível obter 1.000-1.400 enxertos durante as primeiras 2 horas ou até em um tempo menor. Subsequentemente, durante a realização do procedimento, é possível extrair 300-500 enxertos de cada lado da cabeça, quando indicado.

Existem várias técnicas de extração de enxerto. A nossa preferência é usar um *punch* cortante de 0,9 mm com uma broca manual. Trata-se de uma abordagem feita por duas pessoas, com o cirurgião ou o assistente primário executando o procedimento de perfuração e o assistente secundário puxando cuidadosamente os enxertos liberados a partir dos pontos de fixação na pele circundante. Existem vários dispositivos diferentes disponíveis para a extração de enxerto, incluindo um mais automatizado, acoplado a um computador que determina quais unidades foliculares deverão ser extraídas.

Para minimizar o tempo que os enxertos passam *ex vivo*, o paciente geralmente é colocado em posição supina dentro de 2 horas, para possibilitar a criação dos sítios receptores e, então, a colocação dos enxertos. Na técnica de FUE, como os enxertos podem ter um pouco menos de tecido adiposo circundante, são usados sítios receptores discretamente maiores, tipicamente medindo de 0,6-0,9 mm, a fim de garantir que a inserção dos enxertos seja o menos traumática possível.

CONDUTA PÓS-OPERATÓRIA

O cuidado pós-operatório é o mesmo para ambas as técnicas, FUG e FUE. Não são usados curativos além da pomada antibiótica aplicada nas áreas doadoras na FUE, sendo que um *spray* de salina é aplicado de hora em hora nos enxertos transplantados, durante os 3 primeiros dias, para acelerar a cicatrização (Fig. 32.3). A maioria dos pacientes retorna ao consultório no primeiro dia de pós-operatório para uma lavagem de cabelo. No terceiro dia de pós-operatório, o paciente realiza uma lavagem suave dos cabelos, quando permitido. A lavagem normal passa a ser feita aos 5 dias de pós-operatório. Analgésicos e um curso de 3 dias de antibióticos são prescritos.

As suturas são removidas da área doadora no FUG entre o 8º e o 10º dia de pós-operatório, a menos que sejam usadas suturas absorvíveis. A prática de exercício e a atividade normal, com exceção da natação, são permitidas após 6 dias. Para a maioria dos pacientes, as pequenas crostas começam a cair após 5-6 dias, sendo que todas deverão ter caído por volta do 10º dia. O crescimento capilar começará mais ou menos em 4 meses após a realização do procedimento, com a transição de fios mais delgados para fios mais espessos no decorrer desse processo. Enfim, a qualidade de cada cabelo transplantado corresponde a do sítio de onde os fios foram obtidos.

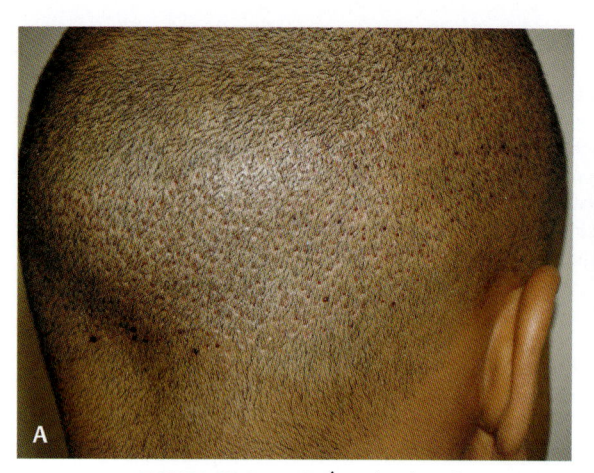

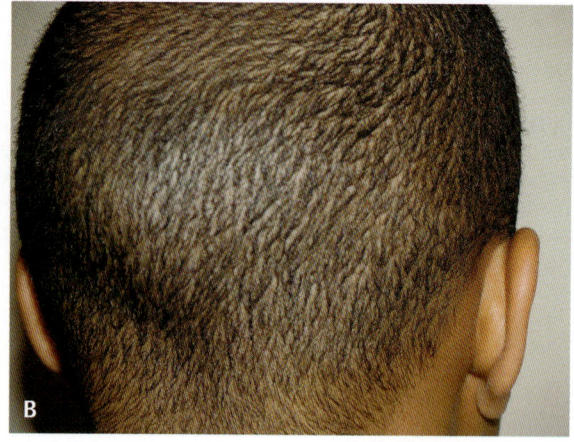

FIGURA 32.3 A, B: Área doadora de FUE decorridos 3 dias e 4 meses da implantação de 1.400 enxertos.

COMPLICAÇÕES

Esforços consideráveis são empreendidos para prevenir as complicações mais comuns no transplante capilar: a falha do enxerto, a formação de cicatriz, a irregularidade do sítio receptor e a densidade inadequada. O maior inimigo para a falha do enxerto é o ressecamento. É essencial colocar os enxertos em salina resfriada, ou outro meio de suspensão preferido, desde o momento em que são coletados até o momento do implante. A salina resfriada também é o líquido preferido para limpeza do couro cabeludo durante o procedimento.

A formação de cicatrização é minimizada tanto no sítio doador como no sítio receptor adotando-se várias medidas. O fechamento de todas as feridas de sítio doador é realizado sob condições livres de tensão. As suturas são colocadas superficialmente aos folículos. A largura da tira de FUG do sítio doador é minimizada (10-12 mm), com o intuito de evitar tensão, e confinada à parte centro-posterior da cabeça. Se o sítio doador estiver acima do plano horizontal ao longo do topo das orelhas, o risco de alargamento da cicatriz é diminuído, graças à influência reduzida do músculo occipital durante a cicatrização pós-operatória. A cicatrização do sítio receptor e a hipopigmentação são evitadas por meio da minimização da quantidade de pele enxertada, contudo mantendo-se um manguito de tecido adiposo protetor. A irregularidade do sítio receptor (pequenos orifícios deprimidos) é evitada por meio da não inserção do tecido enxertado abaixo ou ao mesmo nível da pele do sítio receptor. A pele de cada enxerto deve assentar logo acima dos tecidos circundantes. No evento da colocação de enxerto em tecidos com cicatriz, recomendo usar enxertos maiores com 3-5 cabelos, uma vez que enxertos menores não apresentam crescimento confiável em tecidos fibróticos. Por fim, expectativas realistas podem ajudar a garantir que os pacientes fiquem satisfeitos com a densidade conseguida.

RESULTADOS

Os minúsculos fios de cabelo transplantados caem por volta da 3ª semana, quando o couro cabeludo essencialmente exibe a aparência que apresentava no pré-operatório, com a possível exceção de um grau mínimo de adelgaçamento dos fios de cabelo originais. Observa-se uma incidência muito baixa de perda por "choque" clinicamente detectável ou queda dos cabelos originais ainda nas primeiras 6 semanas em consequência de traumatismo (físico, vascular, agente anestésico) causado pelo procedimento. Essa incidência é inferior a 1% em homens e chega a 2%-5% em mulheres. Para ajudar a acelerar o recrescimento, não só dos fios perdidos por choque como também dos fios de cabelo transplantados, os pacientes são orientados a aplicar minoxidil 5% (em mulheres, 2%) várias vezes por semana, começando na 3ª semana de pós-operatório. Isso parece levar ao recrescimento capilar em 4 meses ou menos.

O recrescimento dos fios doadores é o fator individual mais importante na determinação da satisfação do paciente. Felizmente, na maioria dos casos, um recrescimento superior a 90% é conseguido com os fios transplantados tanto por FUE como por FUG. Seja qual for a técnica usada no procedimento, FUE ou FUG, a meta é obter a combinação ideal de densidade, naturalidade e irregularidade, podendo levar a resultados superiores e pacientes satisfeitos (Figs. 32.1, 32.3 a 32.7).

DICAS

- A perda capilar é progressiva; portanto, todos os pacientes devem ser tratados de acordo, antecipando as futuras perdas de cabelo.
- Terapias médicas como finasterida e minoxidil, bem como a terapia a *laser*, apresentam graus variados de eficácia e são particularmente valiosas para homens jovens.
- A angulação em sentido anterior dos enxertos e a distribuição irregularmente irregular desses enxertos são etapas estéticas valiosas ao se transplantar uma linha capilar.
- A FUE é de longe o procedimento mais popular, sobretudo para homens.

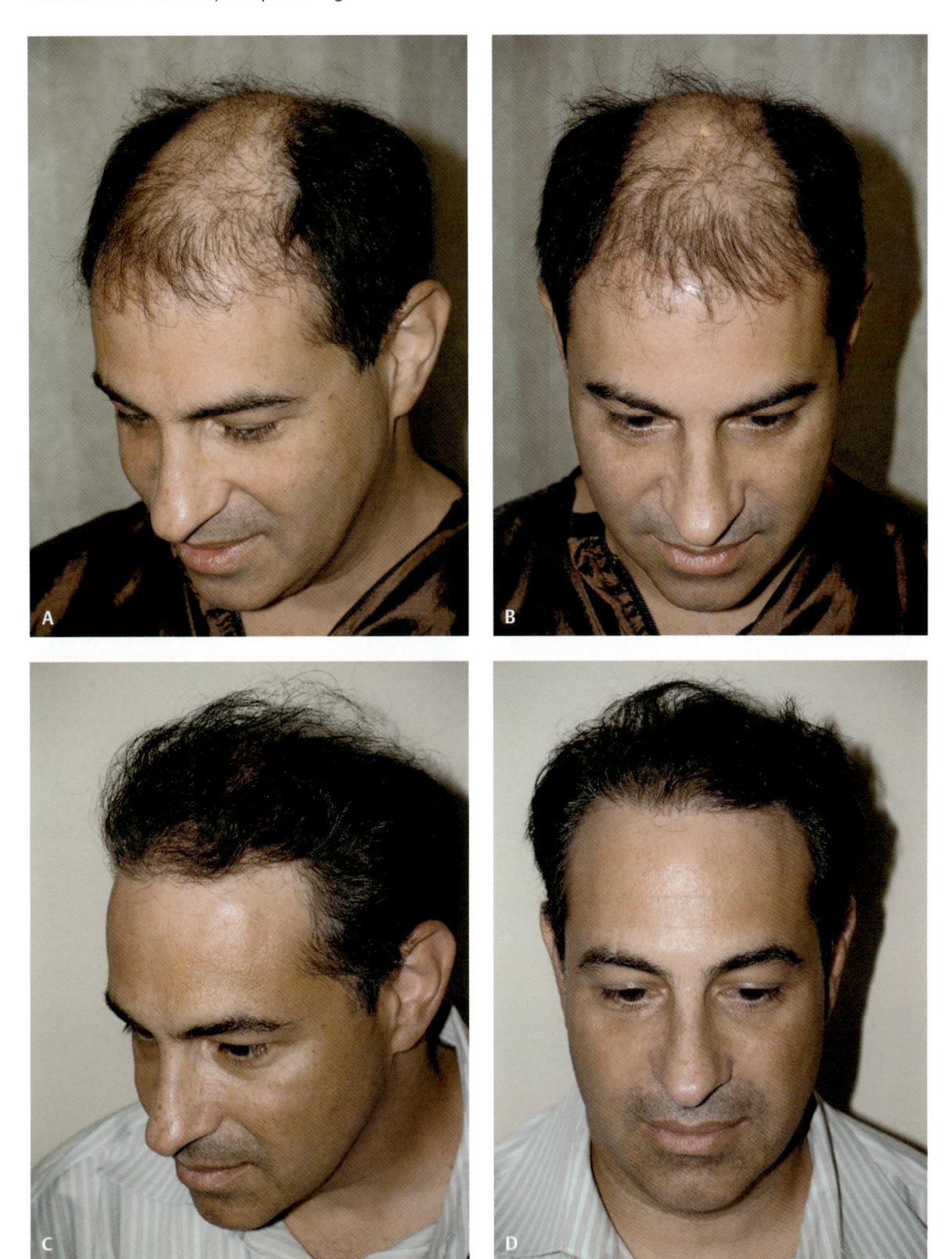

CAPÍTULO 32   Restauração Capilar Cirúrgica: Tratamento da Perda de Cabelo

FIGURA 32.4   **A-D:** Antes e após a colocação de 2.500 enxertos.

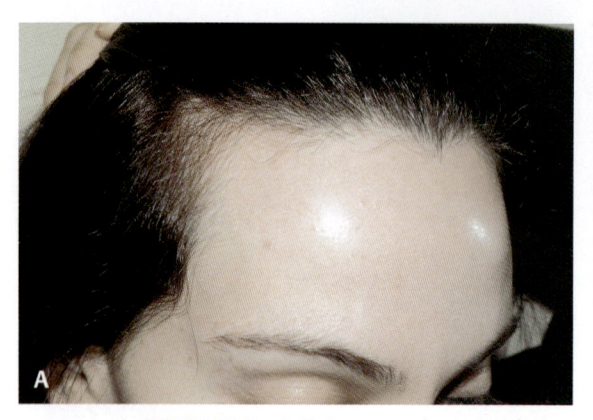

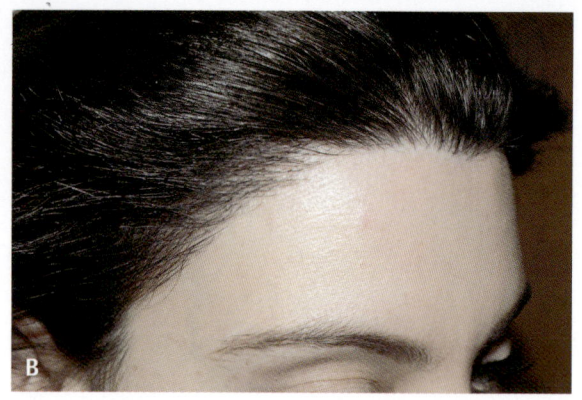

FIGURA 32.5 A, B: Antes e após o procedimento de FUE para colocação de 1.600 enxertos.

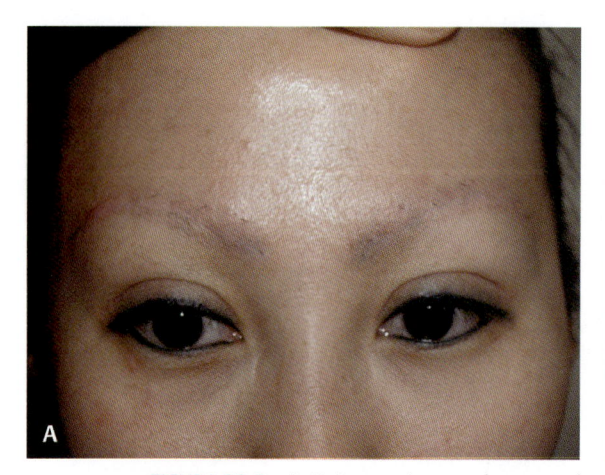

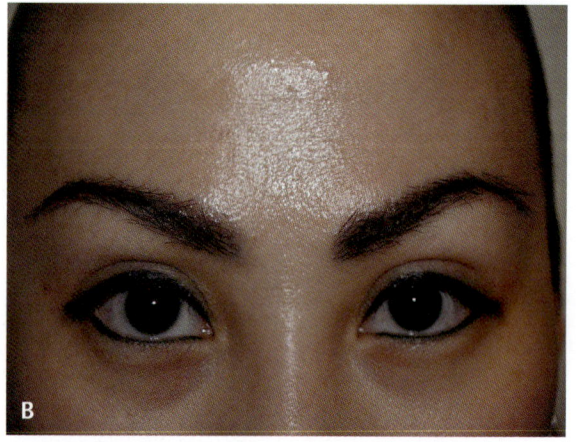

FIGURA 32.6 A, B: Antes e 1 ano após o transplante de sobrancelha.

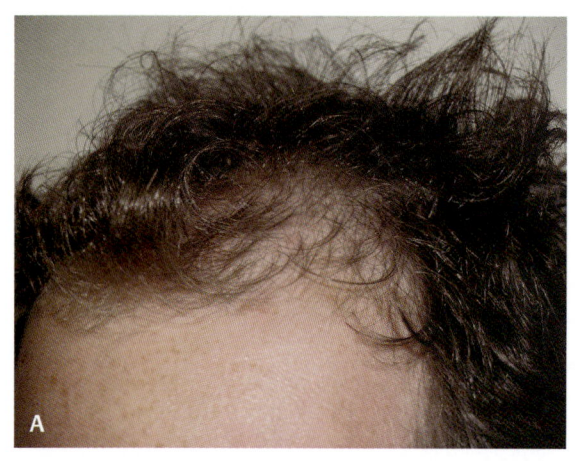

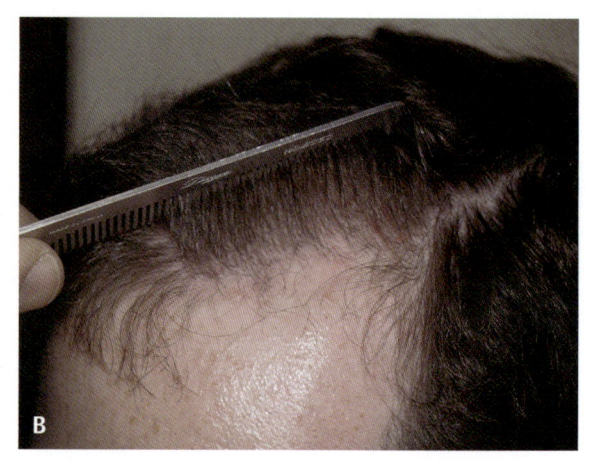

FIGURA 32.7 A, B: Antes e após a colocação de 2.400 enxertos para abaixar uma linha capilar feminina geneticamente alta.

DIFICULDADES

- Subestimação do tempo, equipe e comprometimento com a prática. O desenvolvimento de uma prática capilar complementa uma prática de cirurgia plástica facial, mas requer um desvio substancial de paradigma no tratamento, em comparação com outros procedimentos comuns.
- Supersimplificação ou abordagem "cortador de biscoito" de *design* capilar. A falta de uma abordagem individualizada e a desconsideração da angulação são os denunciantes mais comuns de um procedimento de transplante capilar.
- O ressecamento dos enxertos comprometerá o resultado cirúrgico de qualquer procedimento.
- O tratamento grosseiro e o esmagamento de tecido humano produzem formação de cicatriz e falha de enxerto.

INSTRUMENTOS QUE DEVEM ESTAR DISPONÍVEIS

- *Kit* de cirurgia plástica padrão.
- Pinças de joalheiro, curvas e retas, dependendo da preferência de cada implantador.
- Microscópio binocular.
- Microlâminas do tipo Beaver, com tamanho de 0,5 a 0,9 mm, com cabo para lâmina.
- Sistema de broca para FUE.

LEITURAS SUGERIDAS

Epstein JS. Follicular-unit hair grafting: state-of-the-art surgical technique. *Arch Facial Plast Surg* 2003;5(5):439–444.

Epstein JS. The treatment of female pattern hair loss and other applications of surgical hair restoration in women. *Facial Plast Surg Clin North Am* 2004;12(2):241–247.

Epstein JS. Evolution of techniques in hair transplantation: a 12-year perspective. *Facial Plast Surg* 2007;23(1):51–59.

Gandelman M, Epstein JS. Hair transplantation to the eyebrow, eyelashes, and other parts of the body. *Facial Plast Surg Clin North Am* 2004;12(2):253–261.

Swerdloff J, Kabaker S. The state of the art: donor site harvest, graft yield estimation, and recipient site preparation for follicular-unit hair transplantation. *Arch Facial Plast Surg* 1999;1:49–52.

PARTE V: IMPLANTES E AUMENTO

33 AUMENTO DO VOLUME TRIDIMENSIONAL ALOPLÁSTICO DO TERÇO MÉDIO DA FACE

Edward O. Terino

INTRODUÇÃO

A demanda pública e as expectativas para a cirurgia estética facial, em indivíduos de ambos os sexos, aumentaram drasticamente ao longo das últimas duas décadas. Isso tem desafiado cientistas e cirurgiões a desenvolverem aprimoramentos mais naturais e duradouros que sejam seguros, éticos e cientificamente validados. A moderna tecnologia de volumização é muito superior aos modismos antigos, como o das injeções de silicone, bastante divulgadas nos anos 1970, usadas para acentuar as "maçãs do rosto" e os contornos faciais. Esse tipo de intervenção resultou em complicações horríveis e acabou levando aos necessários avanços médicos vistos hoje.

Na virada do século, a busca por materiais aloplásticos mais seguros e duráveis continuou se desenvolvendo a partir de uma necessidade no tratamento de defeitos de contorno secundários a deformidades esqueléticas faciais congênitas (p. ex., deformidades em fenda) ou traumaticamente adquiridas (p. ex., guerras modernas, acidentes automobilísticos). Entre os primeiros materiais usados com sucesso, estavam os metais não reativos, como o aço inoxidável e o Vitallium. Os últimos 40 anos de pesquisa científica em síntese no estado sólido, ciência de materiais e teoria estética do contorno facial renderam uma nova ciência clínica aplicada com armamentário de ferramentas confiáveis, reproduzíveis e minimamente invasivas. Essas técnicas cirúrgicas podem ser permanentes, mas são facilmente reversíveis, quando necessário.

Efeito da Alteração do Esqueleto Facial

Ao olharmos para uma pessoa, nossa atenção foca inevitavelmente em seus olhos, lábios, sobrancelhas e cabelos. Mesmo assim, estes são meros adornos de uma estrutura facial subjacente. O que determina a extensão total da aparência física facial de uma pessoa é o contorno volumétrico exclusivo criado por sua arquitetura esquelética subjacente. A pele é a tela da face. Ao se distribuir sobre a estrutura facial, de uma forma suave e atrativamente contornada, ela apresenta uma aparência jovial e esteticamente agradável. Com o passar dos anos, essa tela se torna grosseira e enrugada, enquanto os tecidos moles e ossos subjacentes atrofiam-se em conformidade com o processo geneticamente programado de envelhecimento. Toda face assume os estigmas da idade avançada.

Quando o cirurgião aumenta estrategicamente a arquitetura óssea subjacente da face em processo de envelhecimento, um visual novo e dramático pode ser obtido. Embora as pessoas sejam claramente identificáveis por suas características faciais individuais, uma aparência mais geral e jovial pode ser conseguida com o aumento proposital de sua arquitetura óssea subjacente. Em outras palavras, o equilíbrio no volume facial é o que confere à face a sua máxima harmonia, a qual é percebida como beleza.

Inter-relações dos Promontórios Faciais

Existem três promontórios faciais principais de volume e de massa. Em ordem de importância, são eles: o nariz, as duas eminências zigomático-malares e o queixo-linha mandibular (Fig. 33.1). As cristas supraorbitais constituem um quarto promontório, cuja importância é menor e que não será discutido neste capítulo. Alterando as inter-relações desses três promontórios principais, um cirurgião consegue exclusivamente criar ou restaurar a harmonia, o equilíbrio e a beleza facial. Pela lei da matemática, a diminuição ou o aumento de qualquer um dos três promontórios afeta de modo direto e inverso a importância estética dos demais (Fig. 33.2). Ao longo das décadas, a cirurgia facial evoluiu drasticamente. Procedimentos cirúrgicos que, no passado, eram apenas técnicas de tensionamento da pele são agora promotores de restauração complementar de suspensão anatômica e aumento do volume facial.

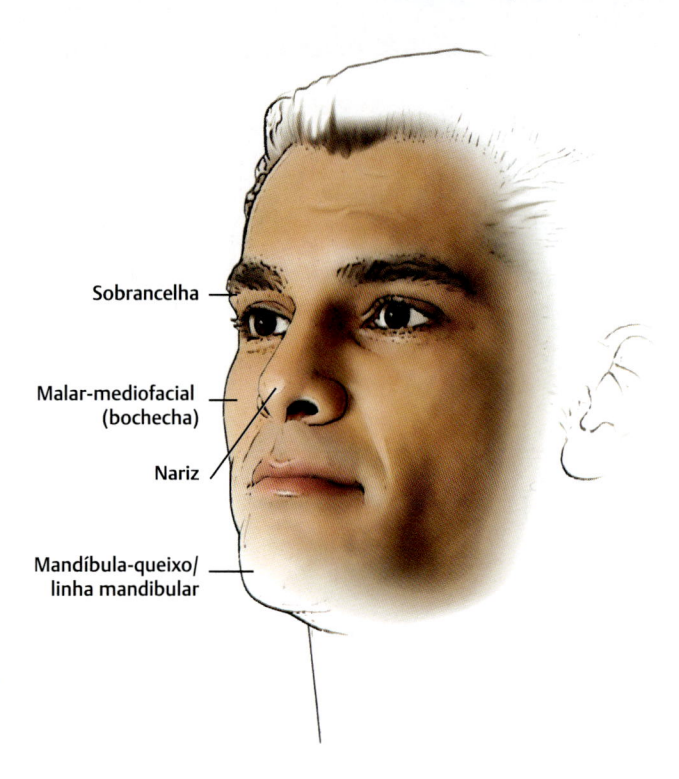

FIGURA 33.1
Representação artística da arquitetura facial ilustrando os principais promontórios de massa e volume: nariz, malar-mediofacial, mandíbula-linha mandibular.

A reestruturação das várias camadas faciais ainda tem limitações. Pacientes que exibem contornos faciais arredondados, cheios e carnudos, contendo tecido adiposo subcutâneo abundante, raramente tipificam o ideal estético priorizado pelos padrões contemporâneos. Isso também é observado entre indivíduos excepcionalmente magros, que exibem contorno facial mais alongado com promontórios esqueléticos inadequados nas regiões malar e/ou mandibular. Nesses extremos de tipos faciais, bem como nos inúmeros pacientes que apresentam combinações de deficiências de volume em localizações anatômicas variáveis, é que podem ser conseguidas melhoras significativas na harmonia facial usando-se técnicas de volumização aloplástica dirigidas. Além disso, a cirurgia de contorno do esqueleto facial também deve ser complementada por uma ampla sonora gama de outros procedimentos faciais coordenados (Fig. 33.3).

Anatomia das Zonas da Região Malar-Terço Médio da Face

A região do esqueleto facial que, quando adequadamente aumentada, produz uma alteração estética no contorno médio facial pode ser chamada "espaço malar-médio facial". Para determinar o aumento mais estético para essa região, é útil dividir a região facial média em cinco zonas anatômicas distintas (Fig. 33.4). Conhecendo essas cinco zonas, bem como suas inter-relações, o cirurgião pode variar os formatos da bochecha e da região média da face para acomodação a cada paciente singular.

Zona 1. É a maior área. Inclui a porção principal do osso malar e o primeiro terço do arco zigomático. O aumento de toda essa zona produz o maior preenchimento volumétrico da bochecha e também maximiza a projeção da eminência maxilar (Fig. 33.5).

Zona 2. É o segundo sítio mais importante, sobrejacente ao terço médio do arco zigomático. O aprimoramento dessa zona junto com a zona 1 aumenta a acentuação do malar lateralmente, conferindo uma dimensão mais ampla ao terço superior da face e criando uma aparência arqueada alta. Essa alteração no contorno é particularmente útil para indivíduos com a parte superior da face estreita ou com síndrome da face comprida. Quando, no entanto, as zonas 1 e 2 são aumentadas em excesso, pode resultar uma protuberância anormal e pouco atraente (Fig. 33.6).

Zona 3. É a área paranasal, que repousa medialmente ao forame infraorbital. Uma reta traçada verticalmente para baixo, a partir do forame infraorbital, marca a extensão medial da dissecção usual para o aumento malar. Essa reta também representa a borda lateral da zona 3. Quando o aumento paranasal ocorre na zona 3, cria-se a repleção medial da face, frequentemente na área nasolabial superior, a qual pode ser bastante desagradável esteticamente. A pele e os tecidos subcutâneos são notavelmente delgados, e qualquer implante colocado neles deve ser esculpido com cuidado e afunilado. O aumento da zona 3 é indicado para certos propósitos reconstrutivos, após traumas ou em outras deficiências hereditárias (Fig. 33.7). Muitas vezes, essa deficiência é acompanhada de deficiências nas zonas 1 e 2, as quais comumente necessitam de correção do volume.

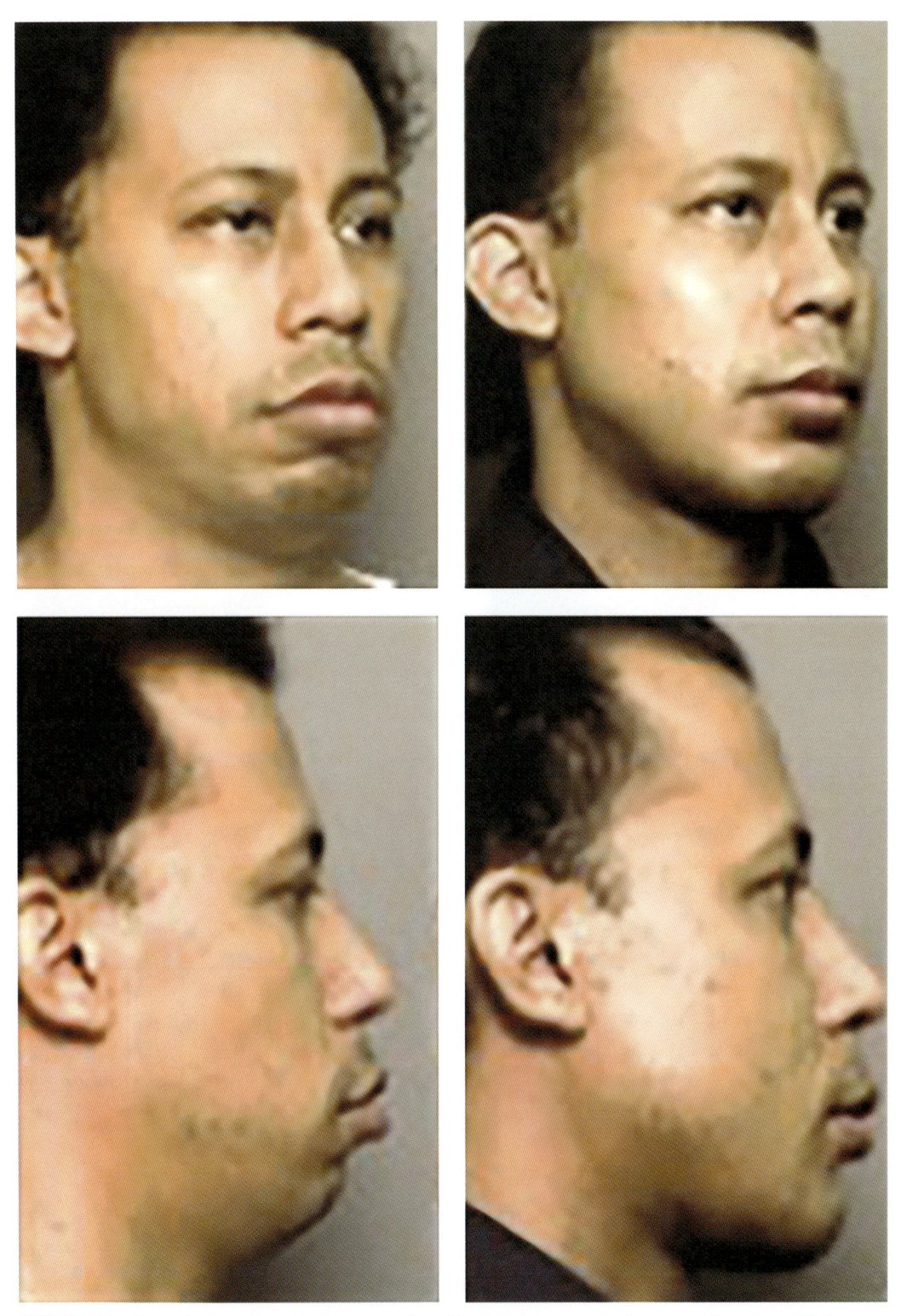

CAPÍTULO 33 Aumento do Volume Tridimensional Aloplástico do Terço Médio da Face

FIGURA 33.2 Exemplo de paciente do sexo masculino, 36 anos, apresentando desproporção e desequilíbrio malar-mediofacial em relação ao segmento estético queixo-linha mandibular. Uma drástica melhora na harmonia facial foi criada aumentando-se o mento central, os ângulos mandibulares e a região malar.

Zona 4. É sobrejacente ao terço posterior do arco zigomático. O aumento nessa área jamais é necessário, porque produziria uma aparência artificial. Além disso, a dissecção nesse local pode ser perigosa, dada a alta possibilidade de lesar os ramos zigomaticotemporal e orbicular do olho do nervo facial. Há casos pouco frequentes em que foram observadas deformidades resultantes de cirurgias realizadas nesta área.

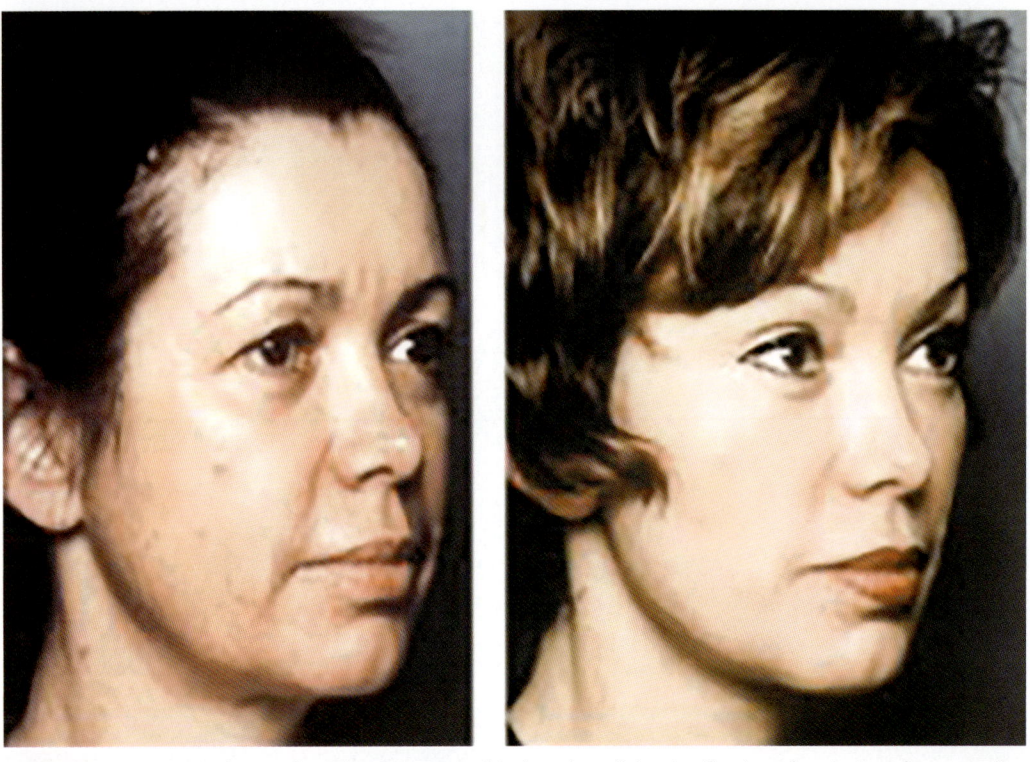

FIGURA 33.3 Paciente do sexo feminino, 56 anos, exibindo os benefícios significativos das técnicas de suspensão superior do terço médio da face, aumento malar-submalar e ritidectomia.

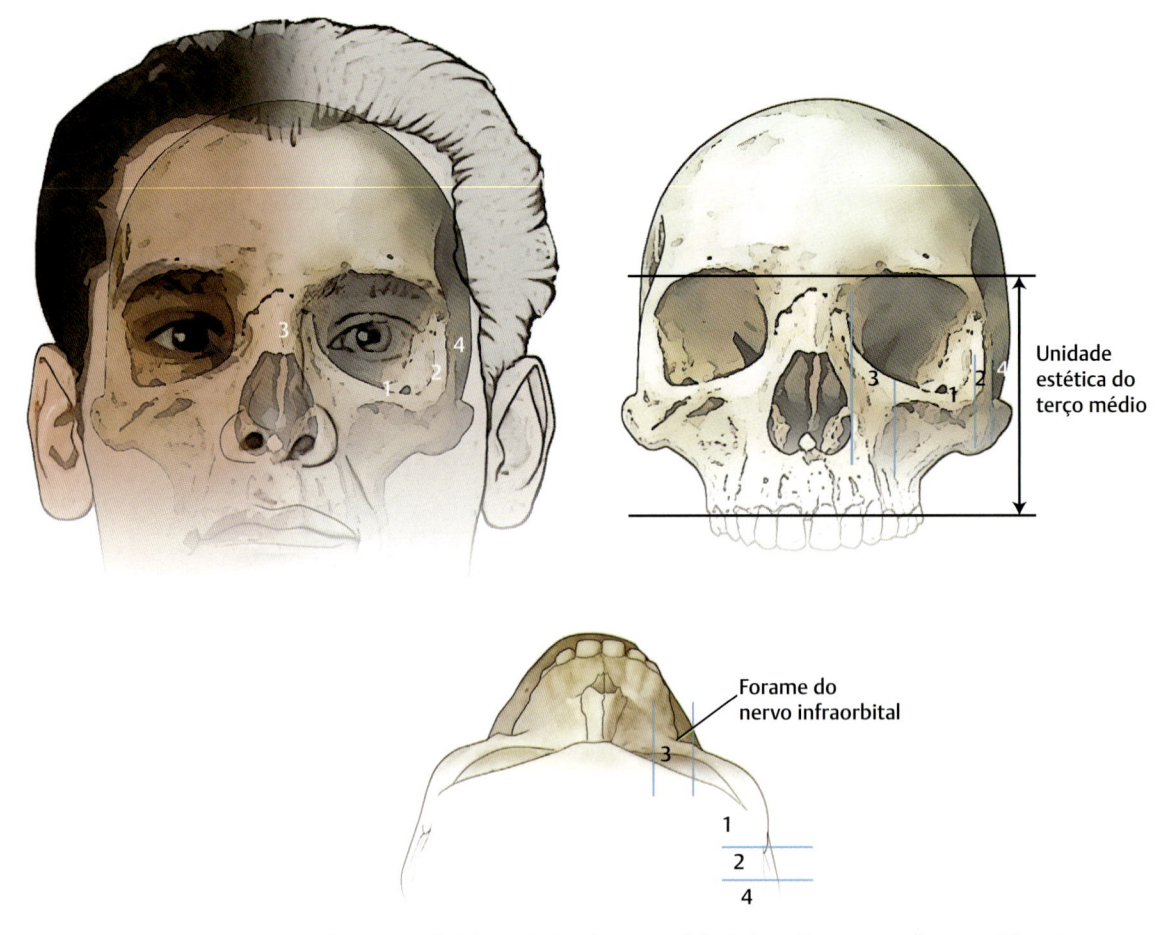

FIGURA 33.4 Zonas de contorno facial anatômico do terço médio da face. Essas zonas são essencialmente importantes na compreensão da estética da face, ao se escolher a localização apropriada para a colocação de um implante com o intuito de se conseguir a aparência desejada.

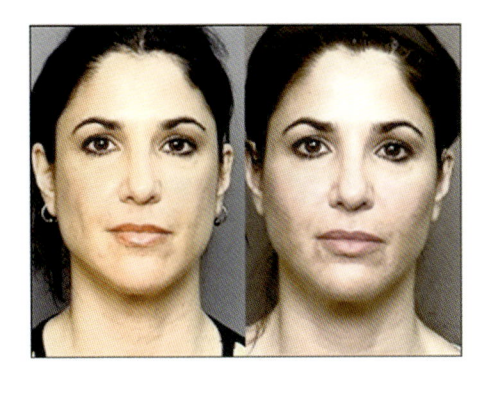

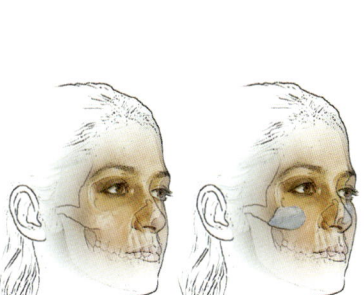

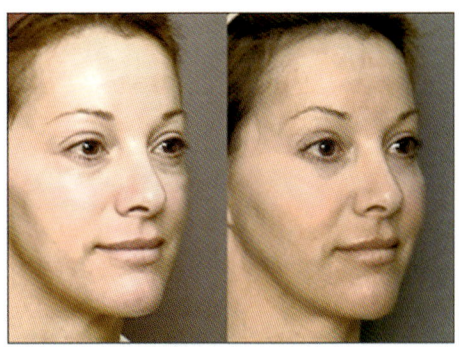

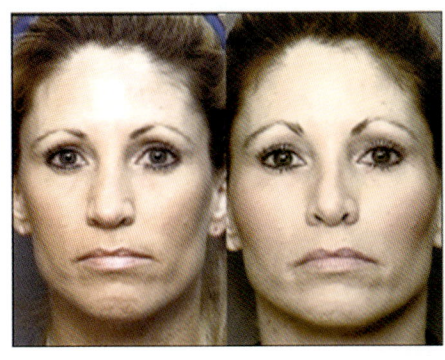

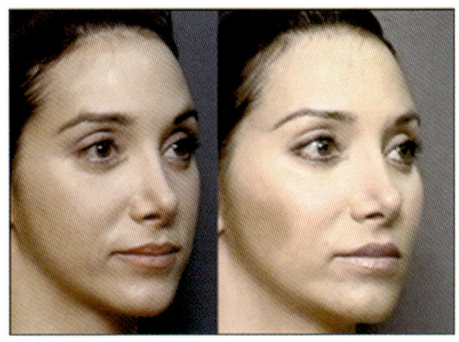

FIGURA 33.5 Três exemplos de face tipo 1 com deficiência malar-zigomática relativa ou absoluta. As vistas pós-operatórias mostram um contorno malar-mediofacial atraente a partir de aprimoramentos do volume malar nas zonas 1, 2.

Zona 5. A zona submalar ou "triângulo submalar" é delimitada posteriormente pela superfície tendinosa do músculo masseter e anteriormente pela região da fossa canina da maxila. O limite superior da zona 5 é a margem inferior do osso malar, que constitui os primeiros 2/3 do arco zigomático. A extensão medial do espaço submalar termina na borda lateral do monte e sulco nasolabial. Seu limite anterior é delimitado pela porção inferomedial do teto de todo o espaço malar–mediofacial. Contém a musculatura facial sobrejacente, gordura, pele e o subcutâneo da região mediofacial. O limite inferior é selecionado pelo cirurgião, o plano de dissecção natural que separa o masseter

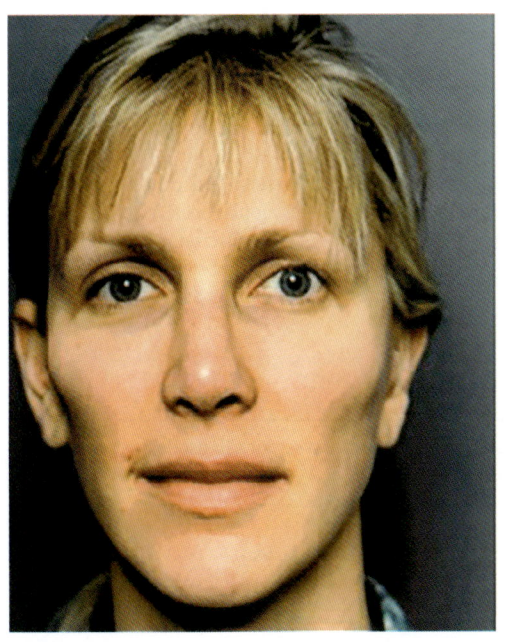

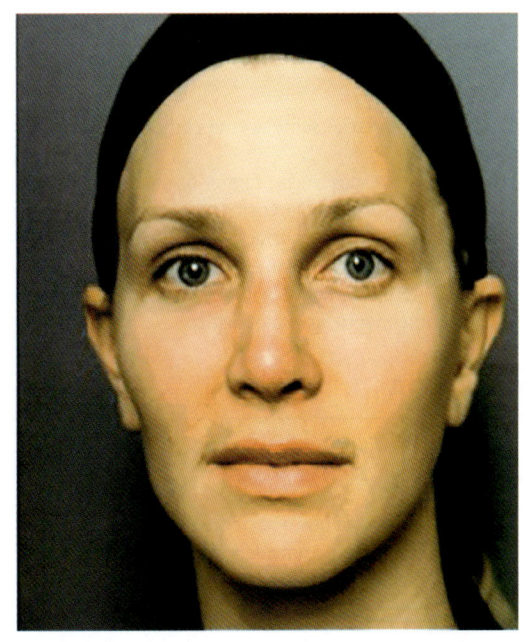

FIGURA 33.6 Modelo de 35 anos com aparência de implante pós-malar-zigomático demasiadamente robusto e visual esquelético em consequência de escolhas inadequadas de tamanho, formato e posição do implante. A vista pós-operatória mostra a melhora significativa obtida usando-se uma generosa concha malar na zona 1 e em SM5.

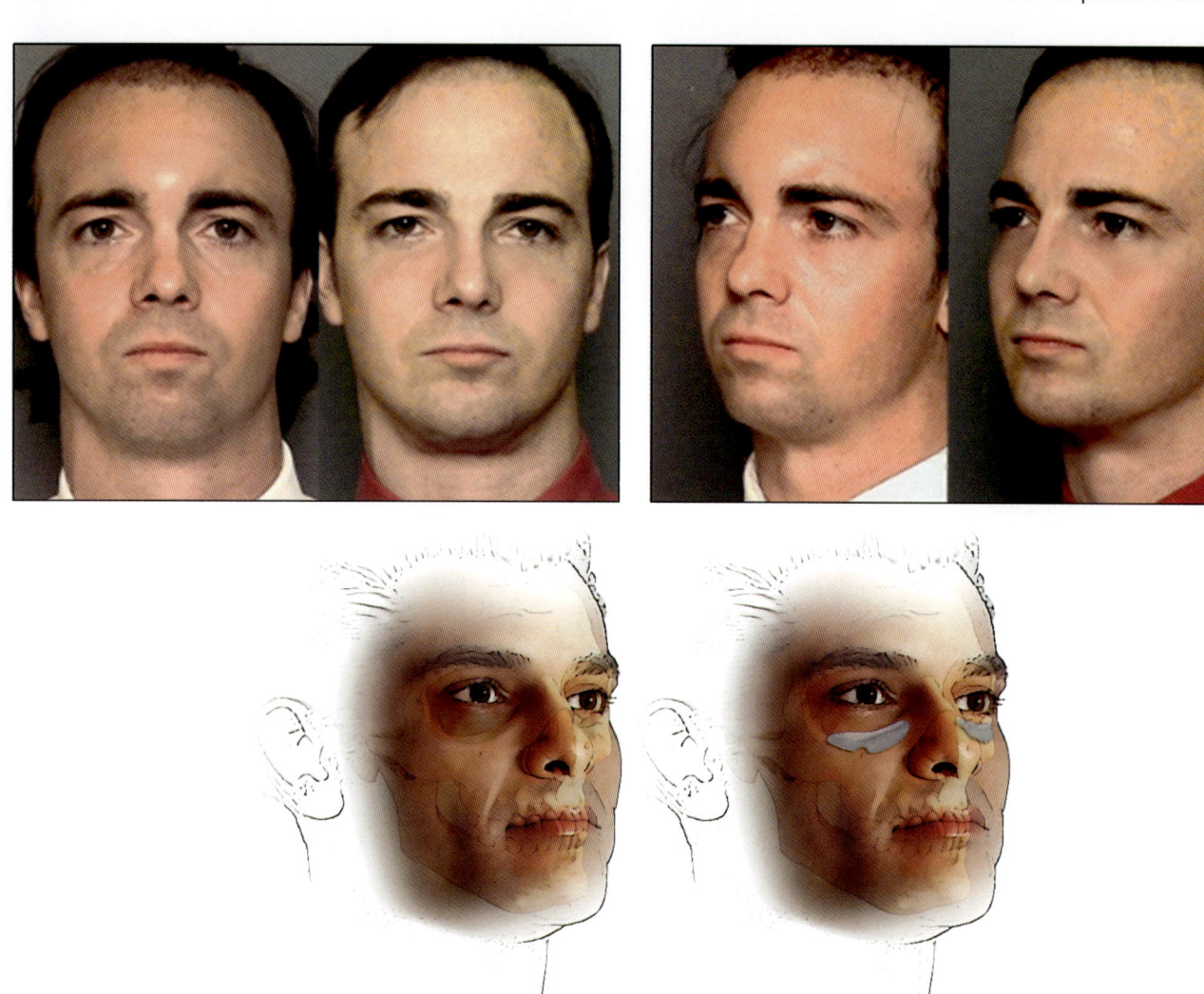

FIGURA 33.7 Paciente do sexo masculino, 41 anos, com deficiência extrema de volume suborbital. Vista pós-operatória obtida 1 ano após a correção com combinação de implante de sulco lacrimal e de malar (o do sulco lacrimal foi de tamanho grande com 5 mm e o malar com espessura de 4 mm de projeção [colocados por abordagem transconjuntival]).

da musculatura facial sobrejacente conforme a configuração desejada da volumização mediofacial escolhida pelo paciente.

Atualmente nos encontramos na nova era da volumização facial, com um arsenal em contínua expansão, incluindo a clássica transferência tecidual, os preenchedores injetáveis e os implantes aloplásticos. A história recente assistiu à introdução da borracha de silicone (Silastic), Proplast I e II, Mersilene, Teflon, Dacron, Gore-Tex, acrílico, metil metacrilato, polietileno e hidroxiapatita, entre outros. Neste capítulo, nos empenharemos em descrever os conceitos arquitetônicos faciais por mim desenvolvidos para um resultado anatomicamente mais preciso e reproduzível no rejuvenescimento facial aloplástico.

HISTÓRIA

Ao avaliar um paciente para volumização facial aloplástica total, os itens listados a seguir são usados na obtenção da história desse paciente como parte da avaliação global:

- Qual é o problema que o paciente deseja solucionar?
- Obtenha do paciente uma descrição verbal de sua aparência "*ideal*" de alteração facial.
- "Atribuição de tarefa de casa" para o paciente: trazer fotos de revistas que mostrem especificamente **"o que pode e não pode"** nas alterações das partes anatômicas desejadas.

- Peça aos pacientes de idade mais avançada para trazer fotos pessoais antigas.
- Use fotos de faces de computador (5 vistas) e tecnologia de imagem durante as consultas.
- Use um modelo de zona facial anatômica e análise de tipo facial como parte integral do exame físico.

Além disso, a história médico-cirúrgica pregressa completa é obtida de cada paciente. Por natureza, a volumização cirúrgica da face é um procedimento eletivo, e cada paciente deve ser avaliado quanto à aptidão para ser submetido à anestesia geral. Condições incluindo diabetes, coagulopatia, autoimunidade, distúrbio congênito e síndromes são avaliadas caso a caso. Questões relacionadas com intervenções cirúrgicas prévias e tratamentos com radiação são relevantes e podem ter repercussões cirúrgicas consideráveis.

EXAME FÍSICO

Conhecer o contorno facial de acordo com um dos seguintes tipos faciais pode facilitar o processo do exame físico:

Tipo 1: A estética facial consiste em uma deficiência no segmento do osso malar superior da região malar-mediofacial. Esse enfraquecimento de contorno específico engloba as zonas 1 e 2. O aumento da zona 1 cria uma repleção na parte superior da bochecha, que simula agradavelmente o contorno ósseo. Ao usar um implante grande para ampliar a zona 2, bem como a zona 1, ocorre alargamento da região mediofacial superior e consequente encurtamento da aparência de face longa e estreita.

As dimensões transversais do osso malar na região malar-mediofacial superior medem de 4,5 a 6,5 cm desde o forame infraorbital até o terço posterior do arco zigomático. Verticalmente, há em média 3-4 cm de distância entre o canto lateral e a margem inferior do osso malar. A hiperacentuação da zona 1 em mulheres pode resultar em uma aparência masculina, aguda, angular, severa ou esquelética.

Tipo 2: As deficiências estéticas faciais consistem em uma depressão do contorno de tecido mole, especificamente no aspecto inferior da unidade estética mediofacial chamada zona submalar 5 (SM5) ou "triângulo" submalar. Essa deficiência reside sobre o tendão do masseter e a fossa canina sob a borda inferior do osso malar e arco zigomático. Uma grande concha malar implantada sobre o aspecto inferior do osso malar na zona 1 e estendendo-se para dentro do espaço submalar abaixo da borda do osso malar cria a ilusão de uma "maçã do rosto" cheia e arredondada nas mulheres.

Os tecidos moles sobrejacentes ao esqueleto das áreas mediofacial, malar e submalar sofrem uma atrofia de base genética predeterminada influenciada pelo ambiente. Uma espessura moderada de implante de 3-4 mm pode aumentar e rejuvenescer uma face em processo de envelhecimento.

A volumização da região submalar cria a aparência jovial de repleção de tecido mole na região mediofacial e também dá a ilusão de um osso malar maior. Isso é especialmente útil para a face envelhecida, na qual a atrofia e a descida do tecido mole mediofacial criam um sulco nasolabial mais pronunciado. O limite inferior do espaço da zona submalar é variavelmente criado por meio da dissecção do teto do tecido mole (músculos bucinador e zigomático e sistema musculoaponeurótico superficial [SMAS]) desde o tendão do masseter. Conforme o espaço SM5 é dissecado e ampliado em uma direção mais inferior, um contorno de bochecha mais arredondado, maior e em direção mais inferior se torna pronunciado, estimulando tanto a repleção óssea como do tecido mole. Este tipo de contorno mediofacial é exemplificado nas imagens dos atores Bo Derek e Linda Evans, ou na Angelina Jolie dos dias de hoje.

Por definição, uma volumização abrangente de toda a unidade malar-mediofacial pode exigir uma concha de implante com dimensões transversais máximas de 5,5 cm na horizontal por 4,5 cm na vertical. Uma face tipo 2 tem proeminências ósseas malares adequadas, mas é deficiente em um volume de tecido mole similar. Isso cria um contorno mediofacial plano e mais envelhecido e ocorre com frequência na face em processo de envelhecimento de indivíduos de ambos os sexos. Em um indivíduo jovem com as maçãs do rosto firmemente definidas e, mesmo assim, apresentando deficiências nos tecidos moles mediofaciais, uma volumização semelhante produz suavidade estética e acrescenta uma repleção jovial à face. Algumas pessoas têm uma forte sensação de que um implante similar pode erguer o sulco nasolabial e proporcionar a ilusão de tensão facial que adiará a necessidade percebida de ritidectomia. Os autores não observaram tal ocorrência e favorecem o preenchimento do volume da região média da face posteriormente ao monte nasolabial para suavizar a aparência de repleção e, ao mesmo tempo, corrigir a deficiência de volume de tecido mole na região mediofacial.

Tipo 3: As deficiências estéticas faciais consistem em uma superestrutura malar-zigomática muito forte e uma infraestrutura submalar muito funda. Faces desse tipo costumam exibir pele fina e suporte subcutâneo necessitando de generosa volumização submalar com implante de espessura projetada (5-8 mm). Esse tipo facial ocorre com o envelhecimento, bem como por herança (Fig. 33.8). A aparência é de um semblante desnutrido, exaurido, abatido e até doentio. Isso pode resultar de estados patológicos envolvendo o tecido mole, como a atrofia hemifacial de Romberg e a lipodistrofia associada ao HIV. O remédio, para qualquer etiologia, é o mesmo: um generoso preenchimento de volume de SM5 (Fig. 33.9).

Tipo 4: O tipo facial consiste em uma extrema deficiência de volume em ambas as zonas malares, 1 e 2, bem como nas regiões SM5, podendo incluir também as áreas suborbital e paranasal da zona 3. É mais comum em homens do que em mulheres. É identificado por uma aparência de "face achatada". Também foi descrito como síndrome do "urso polar", em virtude da deficiência esquelética suborbital que contribui para uma aparência proptótica e saliente do globo ocular. Por causa da deficiência óssea da região infraorbital, a descida ou queda vertical da pálpebra inferior pode resultar em exposição da esclera.

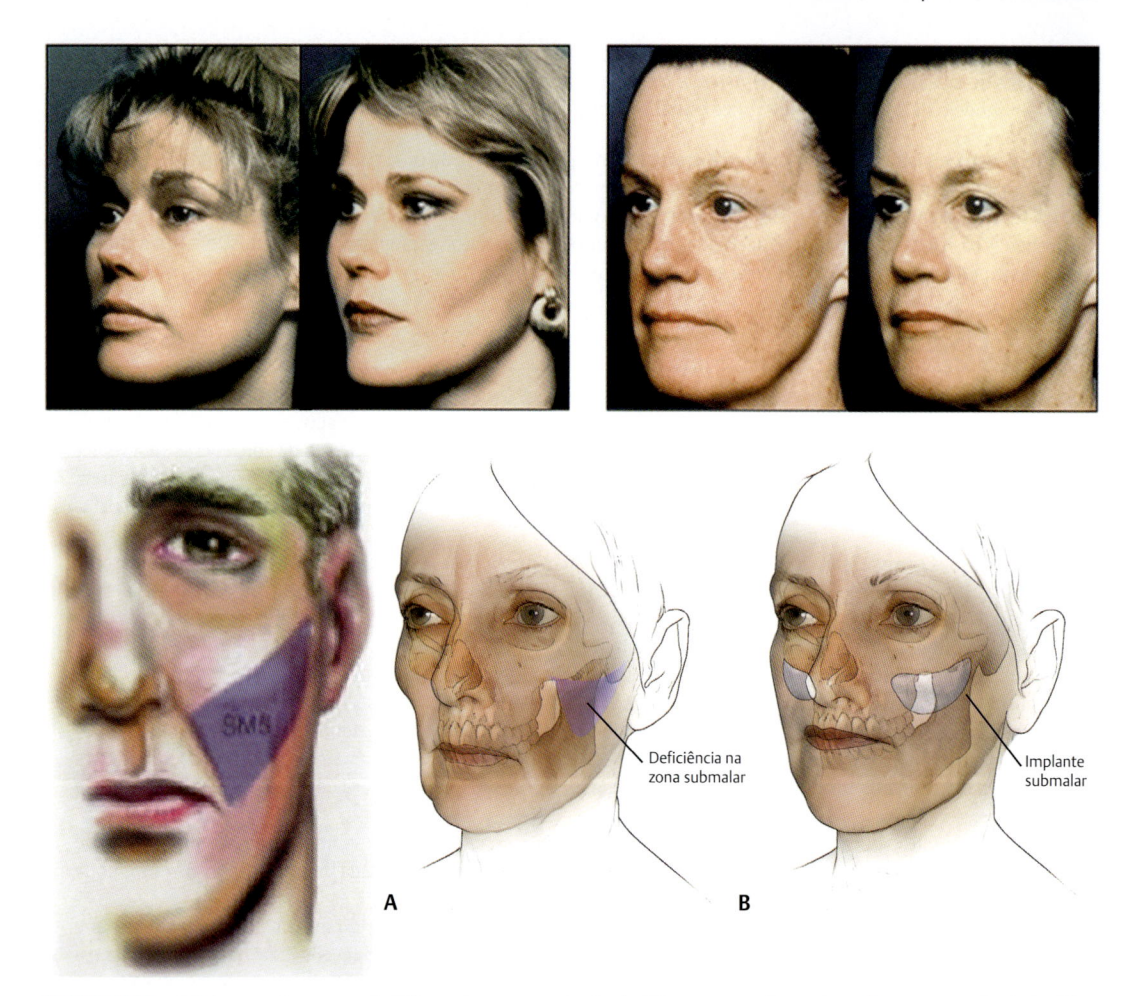

FIGURA 33.8 A foto superior esquerda **(A)** mostra uma paciente de 28 anos que não gostava de sua recessão de tecido mole submalar herdada, enquanto em **(B)** é mostrada uma paciente de 47 anos com atrofia do terço médio da face por envelhecimento, resultando em aparência abatida, dura e cansada. A zona submalar 5 está anatomicamente localizada embaixo da borda inferior do osso malar. Pode ser deficiente em volume, seja por hereditariedade **(A),** seja por atrofia do envelhecimento **(B)**. A colocação adequada de um implante submalar proporciona excelentes resultados estéticos.

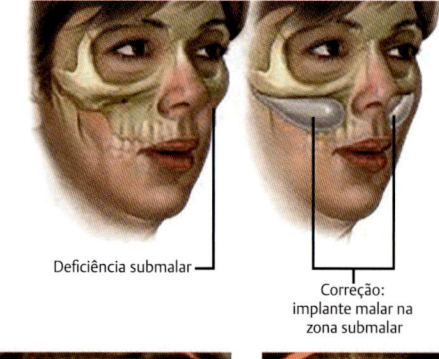

FIGURA 33.9 A atrofia tecidual ocorre universalmente com o envelhecimento da face. Quando há proeminência óssea malar adequada em uma face tipo 2 ou 3, a colocação de uma concha malar grande na região submalar (SM5) restaura a repleção jovial da face.

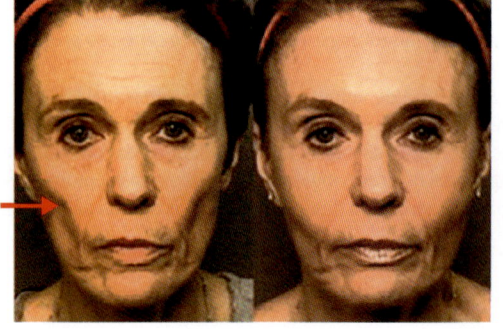

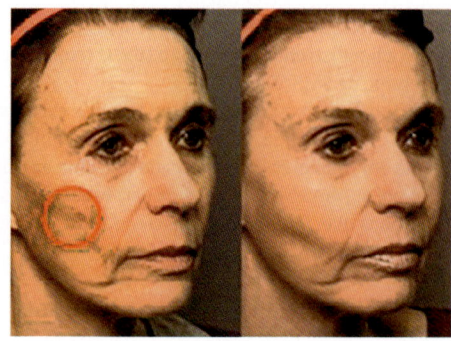

CAPÍTULO 33 Aumento do Volume Tridimensional Aloplástico do Terço Médio da Face   **405**

Um implante em concha abrangente, que preencha o sulco lacrimal medial, a margem suborbital e as zonas malares superiores, melhora significativamente esse desequilíbrio estético. Para alguns pacientes, um implante em concha amplo para preencher as zonas malares 1 e 2, bem como SM5, é tudo que se faz necessário. Teoricamente, o implante em concha também acrescenta suporte e eleva a pálpebra em uma posição horizontal mais atraente. Entretanto, técnicas de cantopexia lateral podem ser requeridas para beneficiar pacientes com esse tipo facial.

Tipo 5: A deficiência estética facial existe na forma de enfraquecimento da estrutura facial na região do sulco lacrimal suborbital. Isso cria uma aparência cansada e "vazia" ao redor dos olhos, especialmente na região orbital inferior. Também pode haver uma tendência de o próprio globo ocular em si parecer proptótico em razão da órbita com "vetor negativo" (Fig. 33.10).

A deficiência de volume nesta área é, especialmente, algo visto como não atraente em mulheres. Um implante para o sulco lacrimal preparado de forma personalizada, que se estende do canto medial até a margem malar orbital

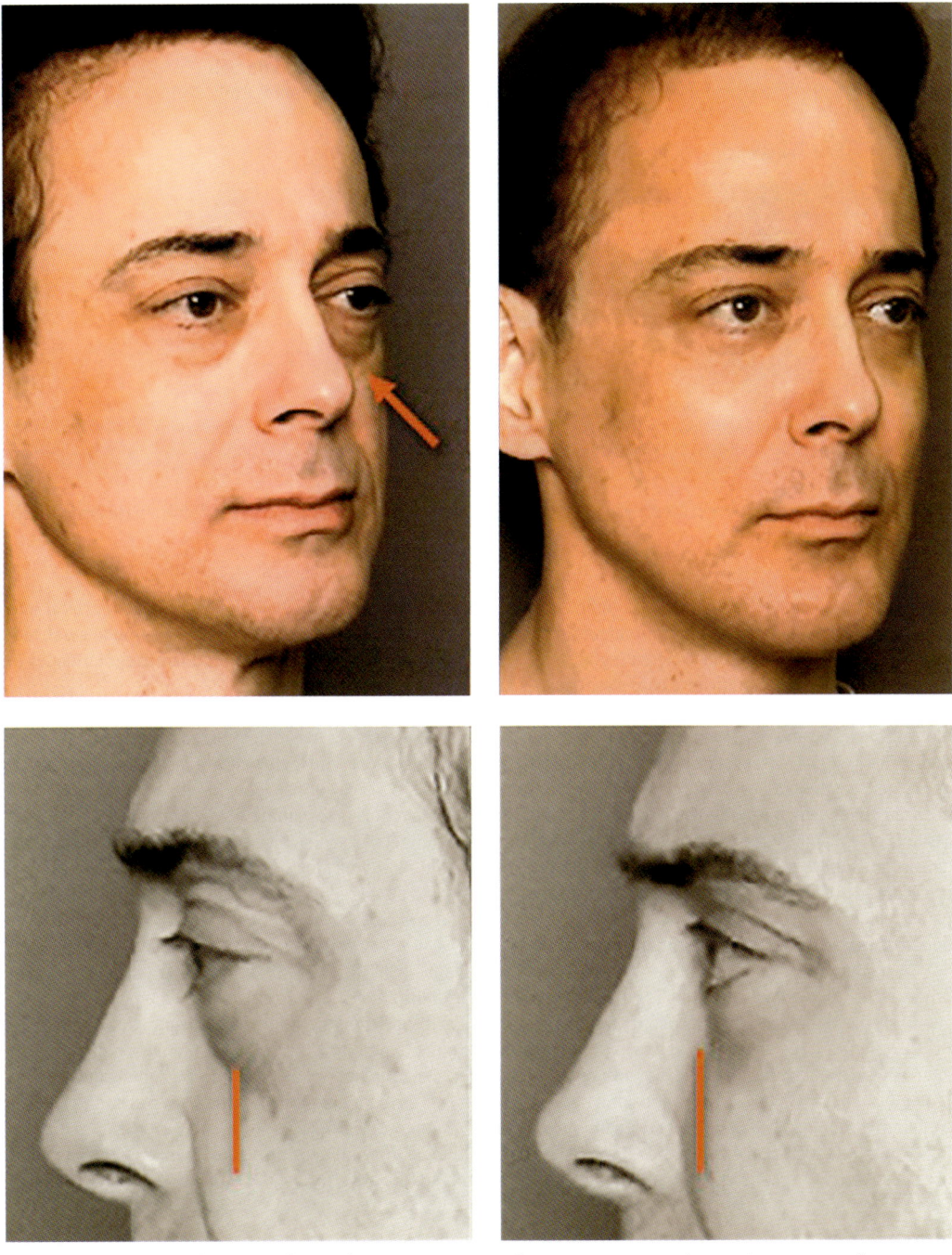

FIGURA 33.10 Fotos de antes e depois de um paciente com face tipo 4 mostrando o aprimoramento de uma deficiência de volume extrema em toda a maxila, além de uma margem óssea suborbital com vetor "negativo", usando uma concha abrangente estendida para o sulco lacrimal-malar. Esse procedimento ajuda a corrigir uma aparência facial achatada ou "de prato".

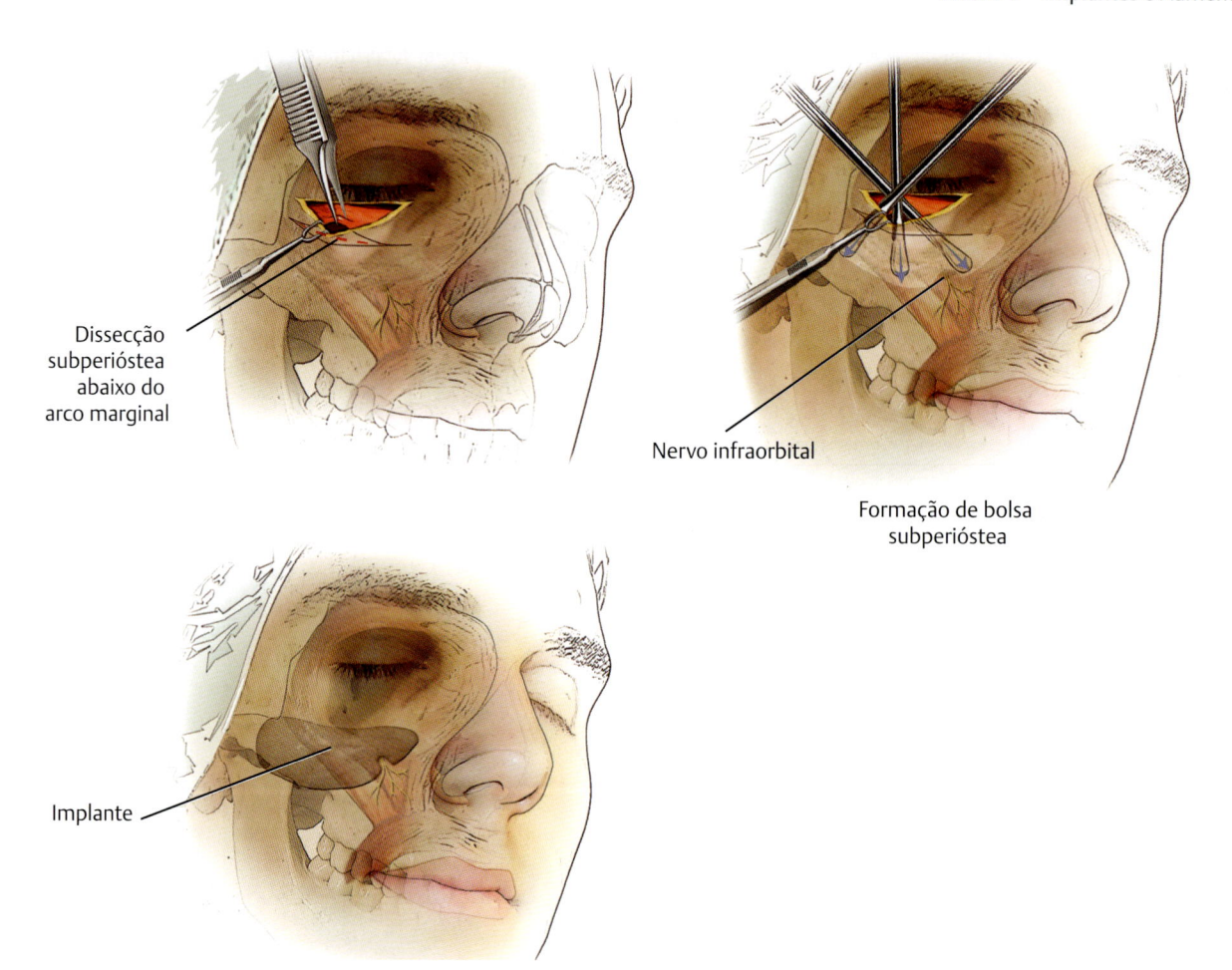

FIGURA 33.11 Ilustração mostrando um implante de sulco lacrimal suborbital-malar e a técnica para inserção ao redor do nervo infraorbital.

lateral, melhora consideravelmente essa deficiência. O enxerto de tecido adiposo ao longo da margem orbital inferior tem sido considerado vantajoso por alguns e de alto risco por outros. Na minha experiência, de modo geral, todo enxerto de tecido mole autólogo nessa região sofre encolhimento imprevisível e pode produzir irregularidades ou resultar em melhora insignificante com riscos adicionais.

Quando essa deficiência de volume também é acompanhada de hipoplasia malar-zigomática significativa, há indicação para a nova concha suborbital para sulco lacrimal-malar (SOTTM, do inglês *suborbital tear trough-malar shell*) (Fig. 33.11). Os transplantes teciduais autógenos de tecido adiposo, músculo, *galea* e fáscia temporal dentro dessa área, segundo diversos autores, alcançaram sucesso apenas parcial, porque todos os enxertos autólogos, em razão de morte celular imprevisível, apresentam graus variáveis de redução de volume e irregularidades de contorno. O seu êxito e a taxa de complicações ainda são discutidos. Existem técnicas mais modernas de dissecção infraorbital da gordura suborbital do orbicular do olho (SOOF, do inglês *suborbital orbicularis oculi fat*) que liberam e elevam as estruturas de tecido mole malar e da bochecha suborbitais, abaixo da margem orbital, e transpõem o tecido adiposo para a região intraorbital, as quais são mais bem-sucedidas na correção dessa deficiência, mas que continuam dependendo da massa tecidual localmente disponível.

As técnicas de reposicionamento tecidual, seja "Deep Plane", "FAME", "SOMME" ou "subperióstea", continuam sendo avaliadas quanto à persistência em longo prazo e à reprodutibilidade. Usado em conjunto com a permanência garantida da volumização aloplástica malar ou suborbital, esse reposicionamento tecidual alcança aparências estéticas excelentes e resultados cirúrgicos reproduzíveis. Um implante de borracha de silicone foi especialmente projetado para se ajustar ao redor da abertura piriforme inferior. Esse implante pode ser colocado com facilidade diretamente sobre o osso, via incisões intraorais ou intranasais. Seu formato anatômico natural e o contorno posterior conferem estabilidade, quando o posicionamento é feito corretamente (Fig. 33.12).

Em minha prática, o exame físico é conduzido com auxílio de imagem de computador, para fornecer uma análise mais objetiva dos contornos anatômicos do paciente. Também é necessário usar um espelho seguro pelo paciente.

Assimetrias Faciais

Um dos pontos mais importantes no exame físico é identificar precisamente as diversas assimetrias presentes na face do paciente tanto no osso como nos tecidos moles. É imperativo esclarecer ao paciente as sérias limitações implicadas em sua correção. A assimetria facial natural é universal. Uma forma de microssomia hemifacial ocorre em mais de

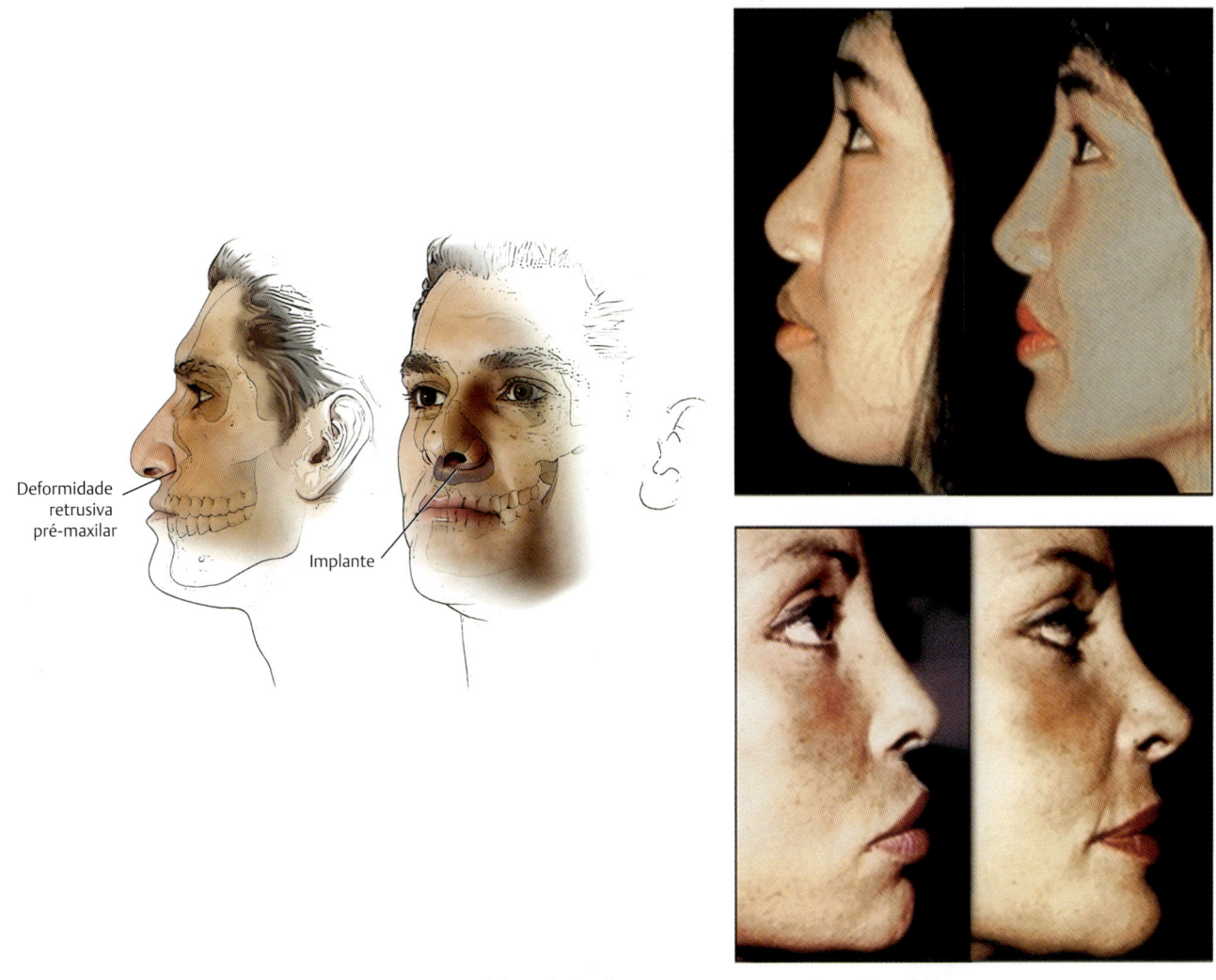

CAPÍTULO 33   Aumento do Volume Tridimensional Aloplástico do Terço Médio da Face   **407**

FIGURA 33.12 Exemplo de duas pacientes em que as deformidades de contorno retrusivas pré-maxilares foram corrigidas usando-se um implante de *design* contemporâneo pré-maxilar peripiriforme. As fotos pré-operatórias são mostradas à esquerda.

90% dos pacientes. Em um exame detalhado, os lados esquerdo e direito da face geralmente são bastante diferentes em tamanho, formato ou volume. Um lado é mais largo e tem volume maior de osso e tecido mole. Além disso, uma das órbitas, sobrancelha e complexo ocular, em geral, é mais baixo do que o outro (Fig. 33.13).

Os pacientes podem ser bastante minuciosos e obcecados com assimetrias. Tais assimetrias frequentemente passam despercebidas antes da cirurgia do contorno facial com implante. É imperativo, portanto, avaliar meticulosamente as assimetrias faciais, anotá-las nos registros médicos e explicá-las em detalhes aos pacientes. Também é necessário alertar os pacientes para o fato de que sempre haverá certo grau de assimetria após a cirurgia, mesmo quando implantes de diferentes tamanhos são escolhidos e posicionados para compensar variações no volume e no formato já existentes (Fig. 33.14). Na minha prática, as assimetrias são documentadas no prontuário do paciente por imagem de computador ou modalidades fotográficas. A documentação ajuda a prevenir críticas no pós-operatório, caso a assimetria continue evidente para o paciente, ainda que no mais leve grau.

INDICAÇÕES

Os implantes faciais aloplásticos são fundamentais em todos os aspectos da cirurgia facial. Os implantes conseguem restaurar, aumentar e rejuvenescer os contornos faciais por meio da construção de uma base tridimensional melhor na estrutura esquelética subjacente da face. Como a maioria dos procedimentos de implante facial é realizada por abordagem intraoral ou transconjuntival, quase não há necessidade de incisões externas, exceto talvez na região do queixo.

No campo da cirurgia reconstrutora, os implantes podem melhorar as assimetrias faciais após os tratamentos craniomaxilofaciais fundamentais. Os implantes também são usados para restaurar o equilíbrio facial em pacientes adultos com deficiências regionais hereditárias e anomalias congênitas, ou para estabelecer uma harmonia facial mais atraente em conjunto com a cirurgia ortognática.

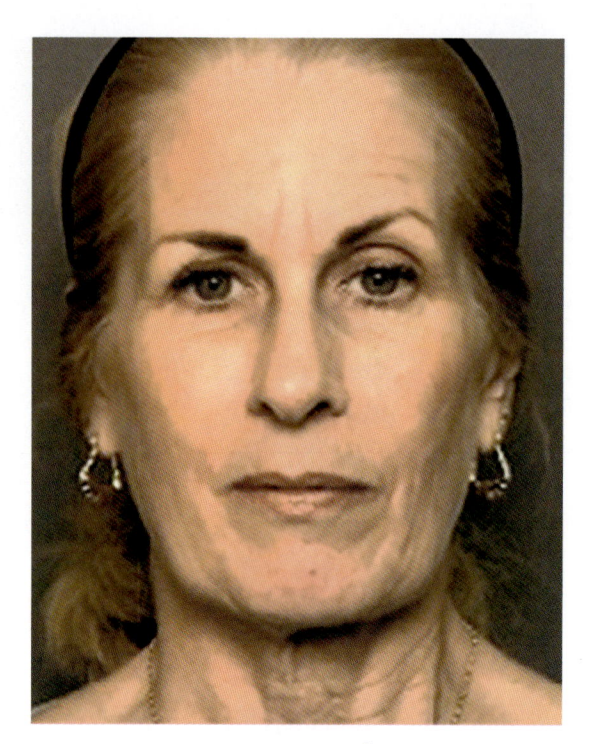

Face real

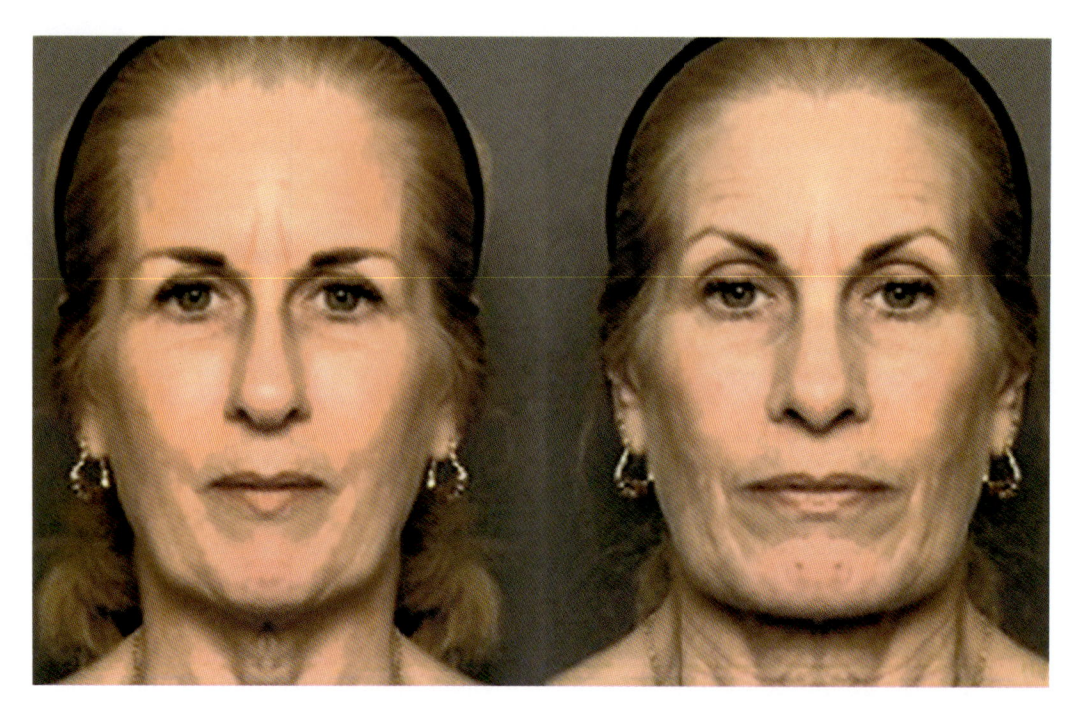

Lado direito total **Lado esquerdo total**

FIGURA 33.13 Paciente de 61 anos cujas assimetrias faciais hereditárias naturais são facilmente reveladas com uma ferramenta de imagem de computador.

O rejuvenescimento facial com implantes é um componente essencial para a obtenção de excelentes melhoramentos cirúrgicos do envelhecimento facial. Estudos recentes demonstraram alterações esqueléticas dinâmicas que ocorrem com o envelhecimento e a aplicabilidade dos implantes em tais circunstâncias.

Conforme a face envelhece, a largura e a área da abertura orbital aumentam. O envelope de tecido mole atrofia e, subsequentemente, é afetado em múltiplos planos, de modo que as características faciais são reposicionadas em consonância. A órbita aparece mais côncava e enoftálmica, enquanto a fissura palpebral lateral perde sua inclinação ascendente jovial, enquanto a distância vertical da pálpebra inferior aumenta. Essas alterações resultam em uma junção pálpebra-bochecha mais perceptível e desagradável.

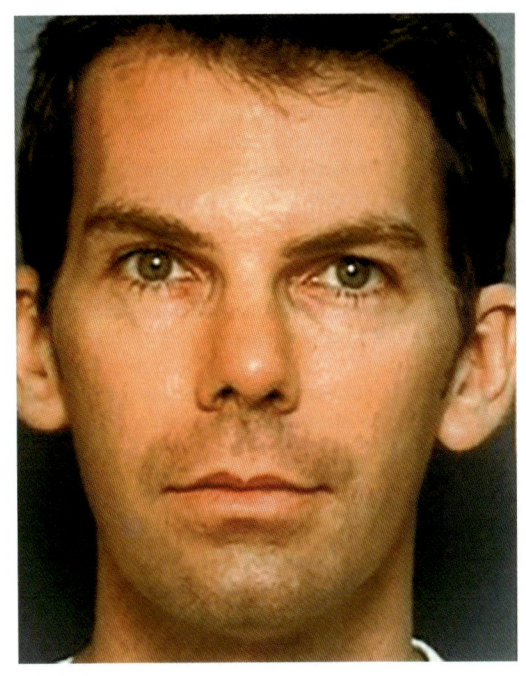

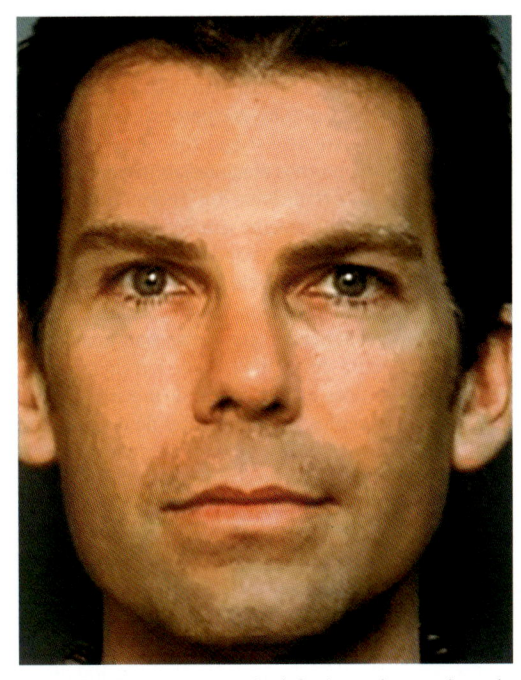

CAPÍTULO 33   Aumento do Volume Tridimensional Aloplástico do Terço Médio da Face

FIGURA 33.14 Paciente de 38 anos, que desejava aumento mandibular, apresentando deficiência de zona lateral posterior (LP) da região pré-mandibular. Vista pós-operatória obtida 1 ano após o aumento do ângulo mandibular por implante de 12 mm no lado direito menor e implante de 10 mm no lado esquerdo maior, para melhorar a assimetria facial pré-operatória.

Alterações significativas também são observadas na região malar-mediofacial, com aumento da concavidade mediofacial e achatamento malar. A mandíbula sofre alterações atróficas: perda de volume e afinamento do corpo mandibular, encurtamento da altura dos ramos verticais e aumento do ângulo mandibular, tornando-o mais obtuso. Essa perda mensurável de volume afeta o desenvolvimento de *jowls*, linhas de marionete e rítides faciais.

Os implantes faciais são a ferramenta mais poderosa para a restauração do volume de contornos faciais mais joviais na face em processo de envelhecimento. Durante o procedimento de ritidectomia, é possível colocar implantes infraorbitais, malares, paranasais e mandibulares nos sítios afetados, para assim melhorar drasticamente a aparência da face. Os implantes também servem de base subjacente ou estrutura para a ressuspensão e o reposicionamento dos tecidos moles frouxos.

A última categoria de pacientes que se apresenta para a volumização facial é a dos adultos jovens sem sinais significativos de envelhecimento, traumatismo prévio ou deformidades desfigurantes graves hereditárias. Alguns pacientes ficam descontentes com um aspecto facial específico, como alguma deficiência óssea ou de tecido mole, enquanto outros podem desejar modificar a desarmonia esquelética facial geral.

CONTRAINDICAÇÕES

Praticamente, não existem contraindicações absolutas ao uso de implantes faciais aloplásticos. Algumas das preocupações mais comuns no pré-operatório são:

1. A possibilidade de infecção. Essa preocupação é similar a de qualquer outro procedimento de cirurgia plástica em que haja introdução de material estranho no corpo. Portanto, a colocação de implantes faciais em presença de infecção facial ou processo inflamatório desconhecido não é recomendada. Se um processo infeccioso afetar o implante e houver produção de biofilme ao redor do implante, provavelmente a remoção do implante será necessária. Os implantes porosos se tornam infiltrados com crescimento interno de tecido fibroso, e isso dificulta a remoção.
2. Expectativas irracionais do paciente. As assimetrias naturais hereditárias preexistentes são universais e costumam persistir mesmo após as tentativas de corrigi-las com a escolha e/ou colocação diferencial do implante. Isso é causa de mais de 90% das insatisfações dos pacientes com a cirurgia de implante. Portanto, o cirurgião deve apontar essas assimetrias e explicar ao paciente as falhas de qualquer procedimento destinado a corrigi-las. Os pacientes devem passar por alguma forma de avaliação psicológica básica conduzida pelo cirurgião, para excluir indivíduos com transtorno dismórfico corporal. Esses pacientes tendem a ficar insatisfeitos com o desfecho e devem ser desencorajados a se submeter ao procedimento.
3. Exposição prévia à radiação. Muitas vezes, pacientes que se submeteram a tratamentos com feixe de radiação externo também foram submetidos a tratamentos cirúrgicos. As dimensões do defeito remanescente, a integridade e a redundância da pele sobrejacente, bem como a localização a ser corrigida, exercem impacto nos riscos associados. Apesar dos notáveis benefícios propiciados pelo tratamento desses pacientes, há também complicações consideráveis, que podem se desdobrar com deiscência da ferida e erosão do tecido mole.

PLANEJAMENTO PRÉ-OPERATÓRIO

O planejamento pré-operatório para todas as cirurgias plásticas e reconstrutivas é decisivo para alcançar resultados bem-sucedidos. As expectativas e percepções do paciente devem ser totalmente conhecidas pelo médico e pelo próprio paciente, igualmente. É exigido que todos os pacientes tragam: (1) dois conjuntos padrões de fotos médicas da face, (2) fotos de contornos mediofaciais não apreciados e (3) exemplos de contorno ideal que desejam imitar.

Para a cirurgia tradicional dos pacientes em envelhecimento, a comunicação sobre suas necessidades e seus desejos pode ser relativamente simples. Esses pacientes desejam ter seus antigos contornos joviais e características faciais restaurados. Com o passar dos anos, os indivíduos se acostumam às alterações lentas e gradativas que ocorrem ao longo dos contornos de tecido mole da face. Para eles, os limitados resultados técnicos obtidos com o tensionamento e o reposicionamento tecidual de rotina a partir da cirurgia estética facial tradicional podem, assim, ser aceitáveis, por produzirem certo grau de aprimoramento pós-operatório visível, ainda que limitado.

Embora exista uma variedade de ferramentas em contínuo desenvolvimento para a medição de parâmetros esqueléticos estéticos, a implementação precisa da forma facial continua sendo desafiadora, até mesmo para os cirurgiões mais experientes. Portanto, antes de o cirurgião proceder às tentativas de alteração aloplástica do contorno facial, é imperativo que saiba exatamente qual é a imagem facial desejada pelo paciente. Peço aos meus pacientes que modifiquem as fotografias de si mesmos e tragam fotos suas de quando eram mais jovens, ou forneçam exemplos de contornos faciais que admirem, de faces que sejam parecidas com as suas, porém mais atraentes nas áreas esqueléticas pertinentes (Fig. 33.15). Embora esse processo possa ser contrário ao que é ensinado como padrão durante a residência médica, ele proporciona a compreensão das expectativas do paciente por fornecer imagens e ideias visuais valiosas para discussão. A maioria dos pacientes tem ideias precisas sobre as imagens de contornos faciais que deseja imitar. Sendo assim, quando eles não têm qualquer ideia, é fácil descobrir que suas expectativas não podem ser alcançadas. Nas operações eletivas, os cirurgiões não devem conduzir aquilo que não têm certeza se conseguirão realizar, especialmente quando as metas visualmente descritas pelo próprio paciente são pouco definidas. De modo geral, considero a tecnologia de imagem por computador indispensável a este processo.

Educação do Paciente e Consentimento do Paciente

Em minha prática, a educação do paciente que deseja alterações de contorno facial começa com o requerimento de uma descrição não só verbal como também por escrito dos detalhes específicos das alterações de contorno desejadas. Essa descrição deve incluir a percepção do paciente acerca das deficiências de contorno que ele acha que tem. Essa declaração por escrito deve ser acompanhada de fotografias profissionais padrões do paciente tiradas em 5 vistas: frontal, 2 de perfil e 2 oblíquas. Essas fotos facilitam a análise das deficiências de contorno percebidas e são usadas com as fotografias escolhidas pelo paciente em revistas e outras fontes para demonstrar o "ideal" que gostaria que a cirurgia criasse. Fotos do paciente em épocas passadas de sua vida também são solicitadas para serem usadas como "imagem modelo" a ser perseguida na recriação em sala cirúrgica (Fig. 33.16).

O uso de várias ferramentas de instrução é excelente para explicar conceitos de equilíbrio facial relativos à inter-relação básica entre os três principais promontórios: malar-mediofacial, nariz e queixo-linha mandibular (Fig. 33.17). Também uso vídeos e fotos que demonstrem as zonas, bem como imagens de computador dos contornos malar-zigomáticos do esqueleto facial por zonas na face do paciente. Isso ilustra como o posicionamento específico

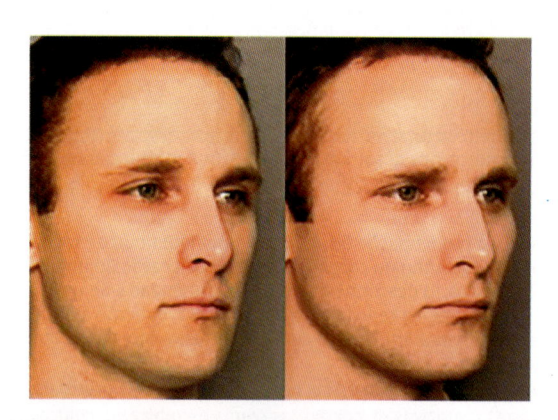

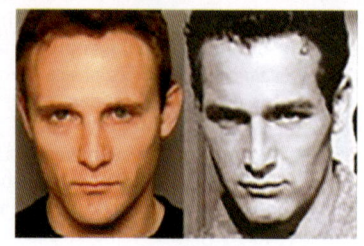

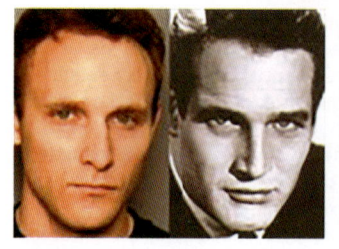

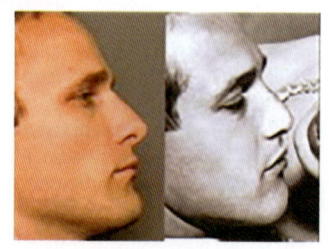

FIGURA 33.15 Um aspirante a ator, de 32 anos, que desejava aprimorar sua semelhança com Paul Newman adquirindo implantes malar e de queixo.

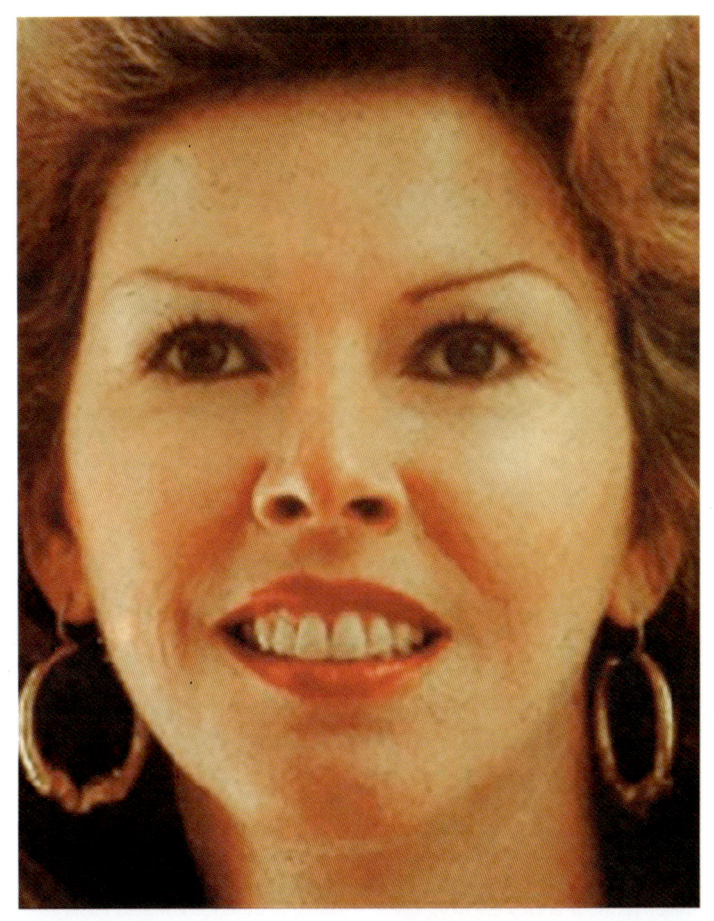

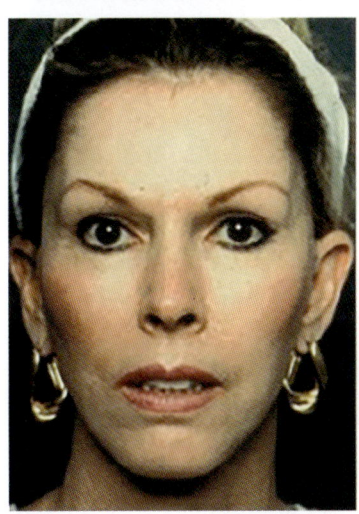

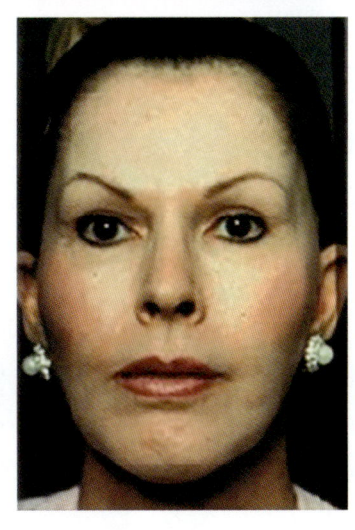

FIGURA 33.16
Todos os pacientes desejam ter de volta o volume facial da juventude. Isso pode ser conseguido com a volumização aloplástica. Os pacientes devem trazer fotos de quando eram mais jovens, para tentar recuperar seu antigo "ideal".

de implantes de vários tamanhos e formatos altera o equilíbrio tridimensional da região mediofacial, de diversos modos (Fig. 33.18).

A imagem de computador é uma ferramenta valiosa para auxiliar o cirurgião. Permite não só fazer alterações que simulem as alterações de volume e formato desejadas como também comparar essas alterações por meio das imagens de pré e pós, lado a lado, da imagem pré-cirúrgica do paciente. Quando usada com cautela e de maneira conservadora, o resultado final da cirurgia em 1 ano de pós-operatório é fotograficamente superior às alterações de imagem feitas na sala de exames durante a consulta (Fig. 33.19).

O planejamento final é feito na manhã do dia da cirurgia, antes de o paciente ser levado para a sala cirúrgica ou receber qualquer tipo de medicação pré-operatória. O cirurgião posiciona o paciente sentado à frente do computador de imagens, com as fotos selecionadas de revistas trazidas por ele, e revisa as concordâncias de imagem firmadas com o paciente. As marcações, então, são feitas na face do paciente, para destacar as bordas da arquitetura óssea e designar as zonas faciais do terço médio da face (Fig. 33.20). Marcações similares podem ser feitas nas fotos de revista. Um processo interativo é estabelecido, no qual o paciente é solicitado a identificar quais zonas específicas deseja que

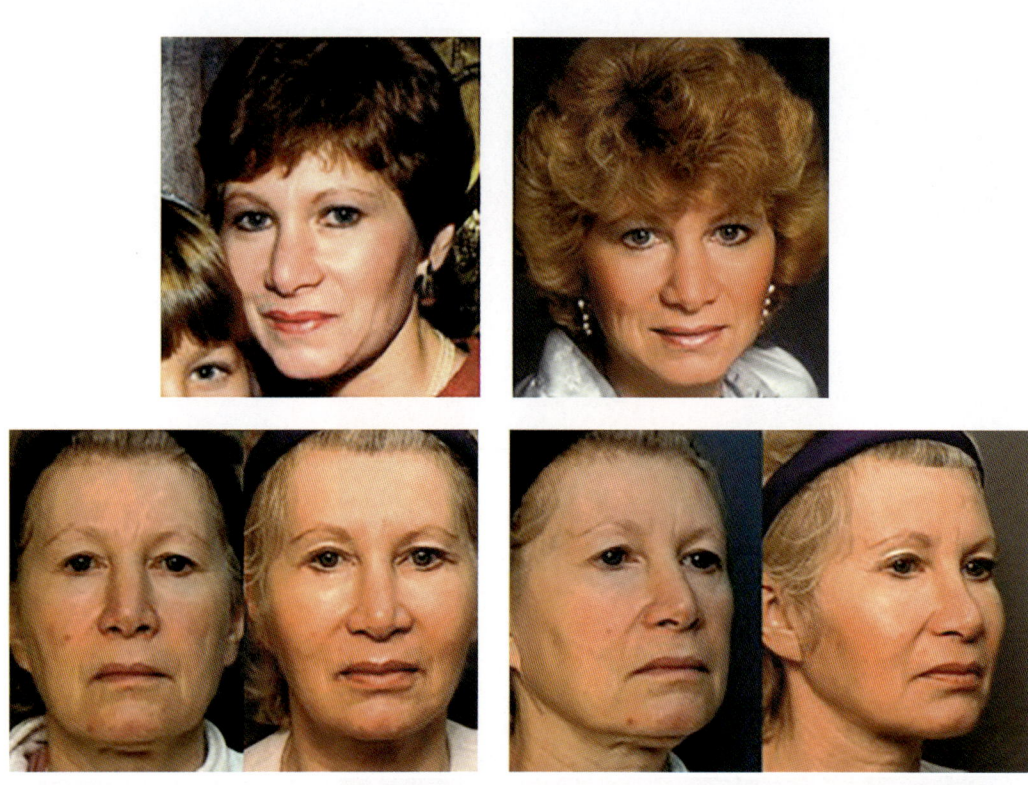

FIGURA 33.17 Paciente de 59 anos, apresentando atrofia relativa do terço médio da face por envelhecimento, que desejava recuperar a repleção jovial e o contorno da região facial inferior, pescoço e *jowl*. A foto superior à esquerda mostra a paciente aos 41 anos, e à direita, aos 50 anos. As fotos inferiores mostram: vista pré-operatória à esquerda e a vista pós-operatória à direita obtida 1 ano após a suspensão do terço médio superior, com modelamento da sobrancelha e da têmpora lateral. Aumento do terço médio submalar, zona 1 inferior e zona submalar (SM5), usando uma concha malar Terino grande de 4 mm, e ritidectomia de pescoço e região facial inferior com plicatura do SMAS e do platisma.

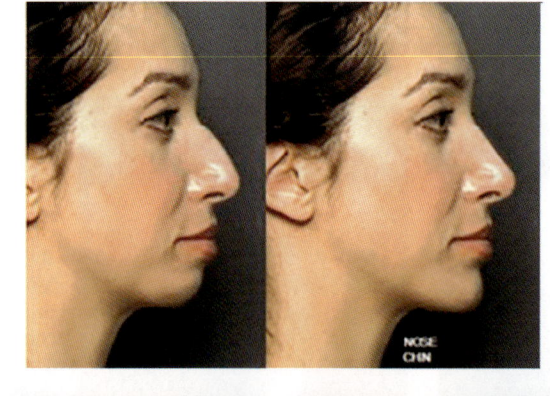

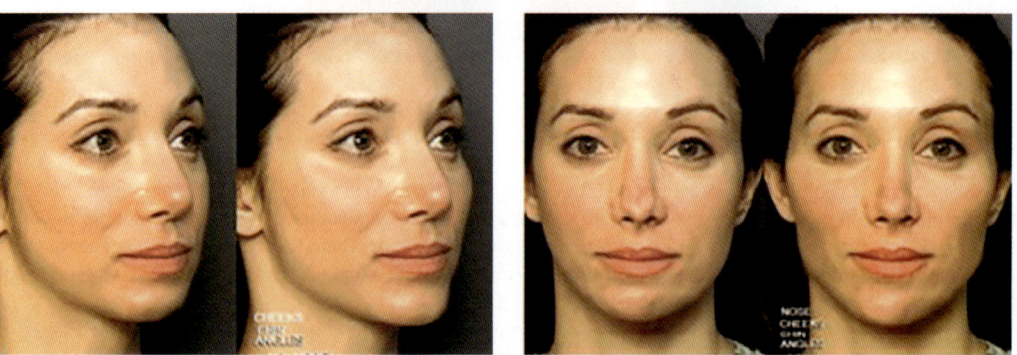

FIGURA 33.18 Imagens de computador mostrando equilíbrio facial e inter-relação de diferentes aumentos do volume facial regional. As imagens no *topo* revelam o aumento do volume do queixo produzindo um efeito redutor sobre o volume do nariz. À *esquerda, embaixo*, é mostrado o efeito do aumento de bochechas, queixo e ângulo da mandíbula sem rinoplastia. À *direita, embaixo*, é mostrado o efeito do uso da rinoplastia em adição ao aumento malar, do queixo e do ângulo mandibular.

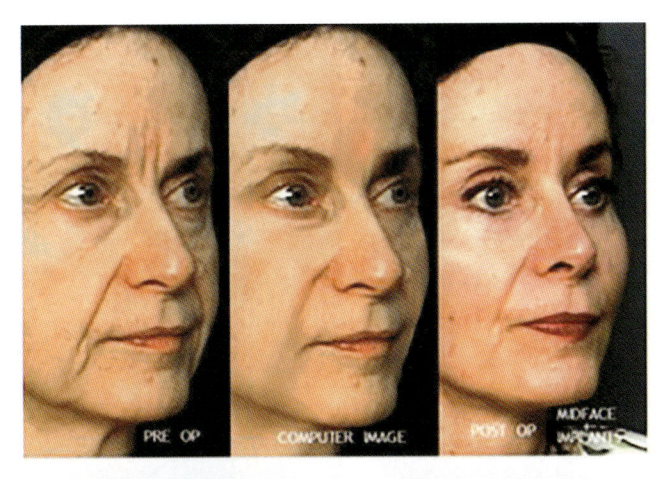

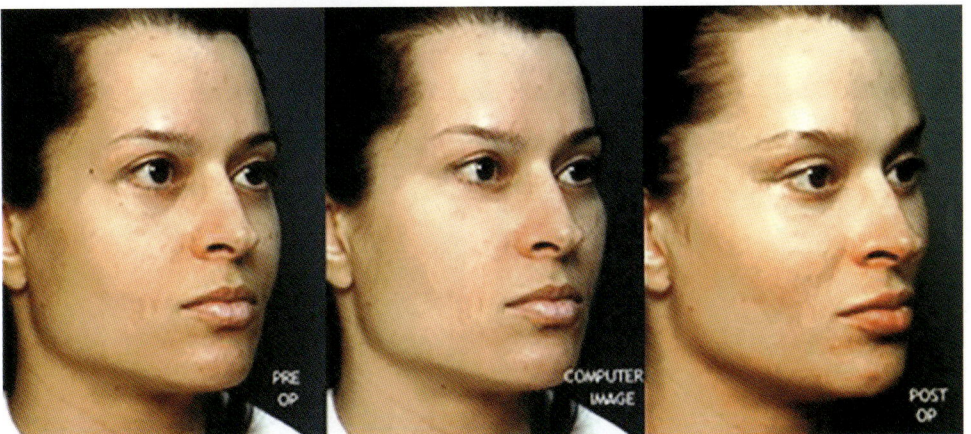

CAPÍTULO 33 Aumento do Volume Tridimensional Aloplástico do Terço Médio da Face   413

FIGURA 33.19 Estas pacientes mostram os efeitos finais da cirurgia facial em 1 ano de pós-operatório *(à direita)* versus as melhores imagens de computador no momento da consulta original *(no meio)*. Os resultados de 1 ano de pós-operatório quase sempre são melhores do que as modificações na imagem da consulta.

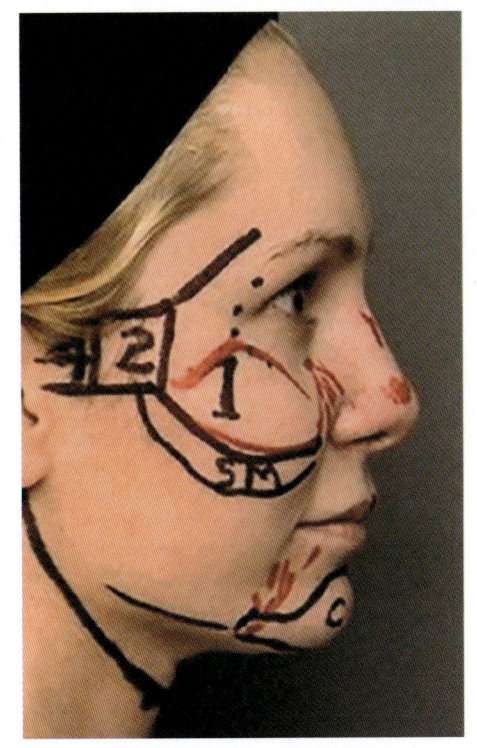

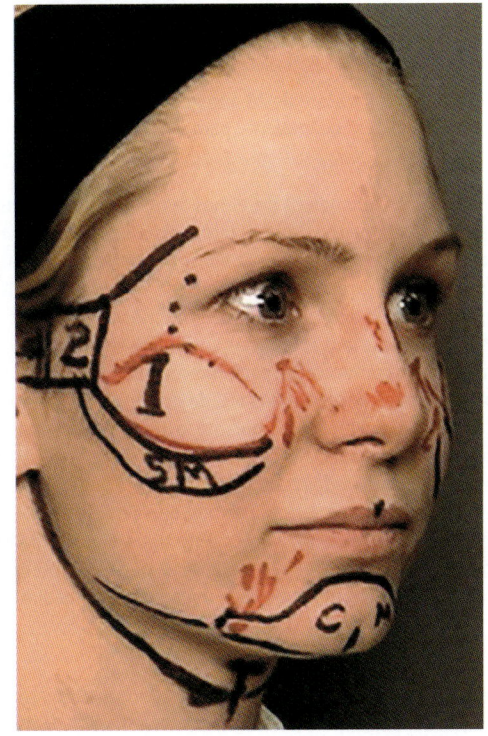

FIGURA 33.20 As marcações pré-operatórias são feitas na face de todos os pacientes na manhã do dia da cirurgia, para delinear a anatomia das zonas e estrutura óssea.

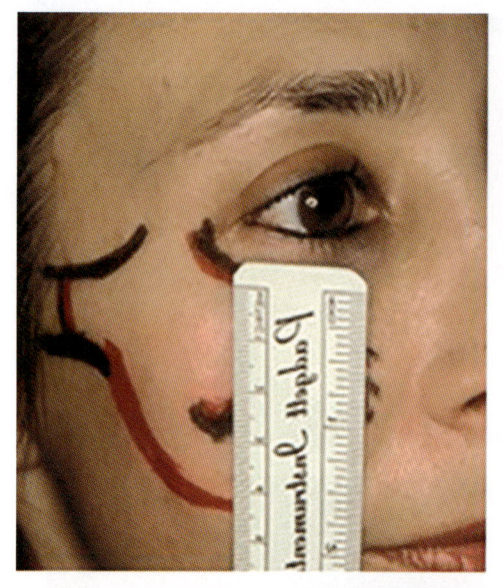

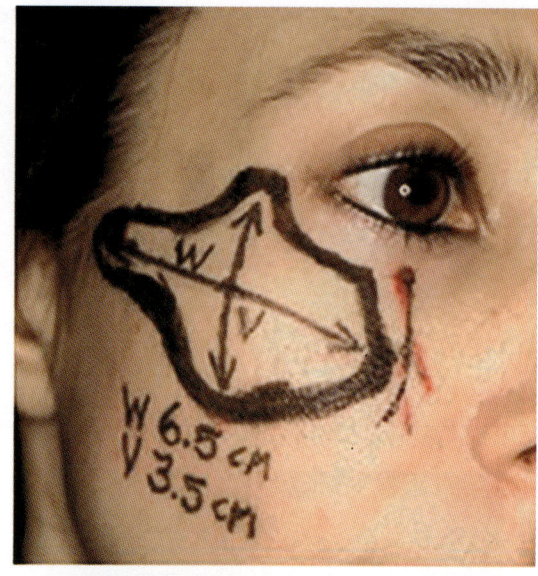

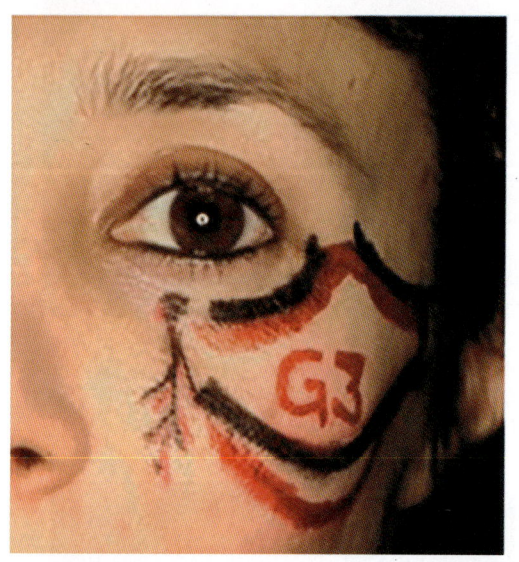

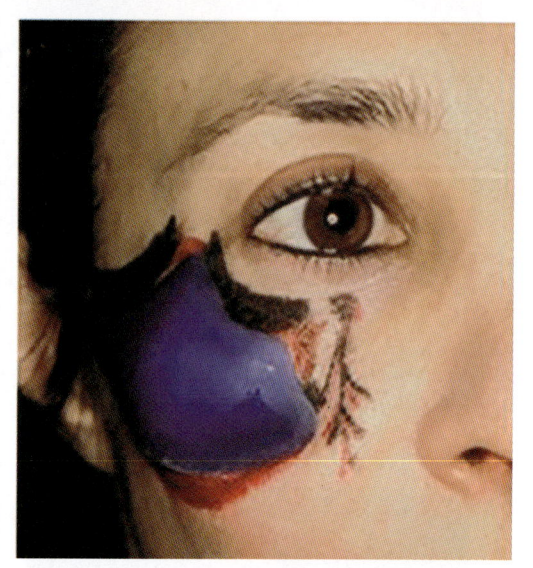

FIGURA 33.21 Paciente de 28 anos com marcação facial malar-zigomática pré-operatória e com aplicação de diferentes "moldes" de implante para auxiliar o cirurgião e a paciente na tomada das decisões finais.

sejam alteradas olhando os desenhos feitos na foto da revista e as marcações feitas em sua própria face no espelho. Em seguida, o tamanho do implante, a área de superfície e a projeção são discutidos com o paciente, colocando-se "dimensionadores" na bochecha sobre as marcações feitas na pele na(s) zona(s) anatômica(s) selecionada(s) pelo paciente. Dessa forma, o paciente auxilia na tomada de decisão sobre qual zona e tamanho de implante são mais adequados para o seu "ideal" (Fig. 33.21). As implicações dos vários tamanhos e espessuras de implantes e como estes proporcionariam aparências sutis, conservadoras ou mais dramáticas também são discutidas com o paciente. Uma sessão de comunicação paciente-médico similar com imagens de computador e de revistas é usada em casos de ampliação do terço inferior da face, do queixo e da linha mandibular.

Uma vez selecionado o implante, o limite de suas margens é desenhado com tinta vermelha na face do paciente, sobrejacente à zona facial a ser alterada. Durante o procedimento cirúrgico, os referenciais esqueléticos anatômicos internos são comparados com as marcações na superfície externa. Isso permite que o cirurgião coloque os implantes com precisão, além de ser um método que garante acurácia muito maior do que seria possível conseguir com qualquer outro meio usado pelo autor. Este tipo de avaliação pré-operatória aliado ao exame e à educação do paciente proporcionam maior precisão e acurácia à arte da volumização facial aloplástica do que aquelas conseguidas com qualquer outro método. Aplica-se igualmente a procedimentos primários ou secundários.

Seleção do Implante Facial Ideal

O formato anatômico dos implantes é o fator crítico na reprodução estética de contornos faciais. Na prática, quando implantes apropriados são selecionados, o potencial de mobilidade e mau posicionamento é quase insignificante. Os implantes ideais devem ser facilmente implantáveis, não palpáveis, prontamente substituíveis, maleáveis, conformáveis, aceitáveis para o corpo, resistentes à infecção e facilmente modificáveis pelo cirurgião (Quadro 33.1).

CAPÍTULO 33   Aumento do Volume Tridimensional Aloplástico do Terço Médio da Face

QUADRO 33.1   Qualidades ideais de implantes faciais

Qualidades ideais	Borracha de silicone	Gore-Tax® Soft Form	Porex Medpor®	Hydroxyapatite
Biocompatível	4	3	4	4
Modificável	4	2	3	3
Substituível	4	2	1	1
Resistente à infecção	3	1	3	2
Contornos anatômicos	4	1	2	2
Visível, palpável	3.5	1	2	2

Nota: 4, mais ideal; 1, menos ideal.

Quando colocados diretamente sobre o osso, os implantes de silicone lisos são rapidamente fixados e seguramente circundados por uma cápsula fibrosa, porque isso cria um espaço bem demarcado; eles podem ser prontamente removidos e trocados quando necessário ou desejável. Por outro lado, os implantes porosos que permitem o crescimento interno tecidual, como o de polietileno de alta densidade (p. ex., Medpor), os implantes fenestrados e os implantes com revestimento de Dacron, estão associados a uma incidência de infecção baixa, porém consistente, previsível e clinicamente significativa. Além disso, esses implantes são significativamente mais difíceis de trocar ou modificar, em razão do sequestro ósseo e de outras interações teciduais localmente induzidas. Talvez, o achado mais pertinente seja o reconhecimento de que o Medpor também tem mais tendência a ser extruído quando colocado sob uma cobertura tecidual mais delgada. Por contradição, os implantes Silastic podem sobreviver ao aparecimento de inflamação e até de purulência macroscópica, enquanto os implantes porosos infectados podem exigir remoção.

O êxito alcançado pelos modernos implantes faciais anatômicos é devido, em grande parte, a sua conformabilidade ao esqueleto facial. Estão sendo produzidos implantes cujos aspectos posteriores são precisamente moldados ao formato e à forma do esqueleto facial (Fig. 33.22). A evolução dos implantes para se ajustar volumetricamente às dimensões da face minimiza de maneira efetiva a mobilidade e o mau posicionamento do implante. Uma segunda conquista foi a aumentada maleabilidade e compressibilidade dos implantes faciais, que permite a inserção através de aberturas menores. Com o uso atualmente em expansão de implantes maiores, essas duas qualidades se tornaram ainda mais essenciais. Muitas vezes, implantes de 10-20 cm² precisam ser colocados sobre o osso malar do esqueleto facial. Os implantes de borracha de silicone, fabricados com uma consistência mediana conveniente, facilitam a realização desse procedimento. Por fim, o caráter prontamente modificável dos implantes de silicone funciona a favor do

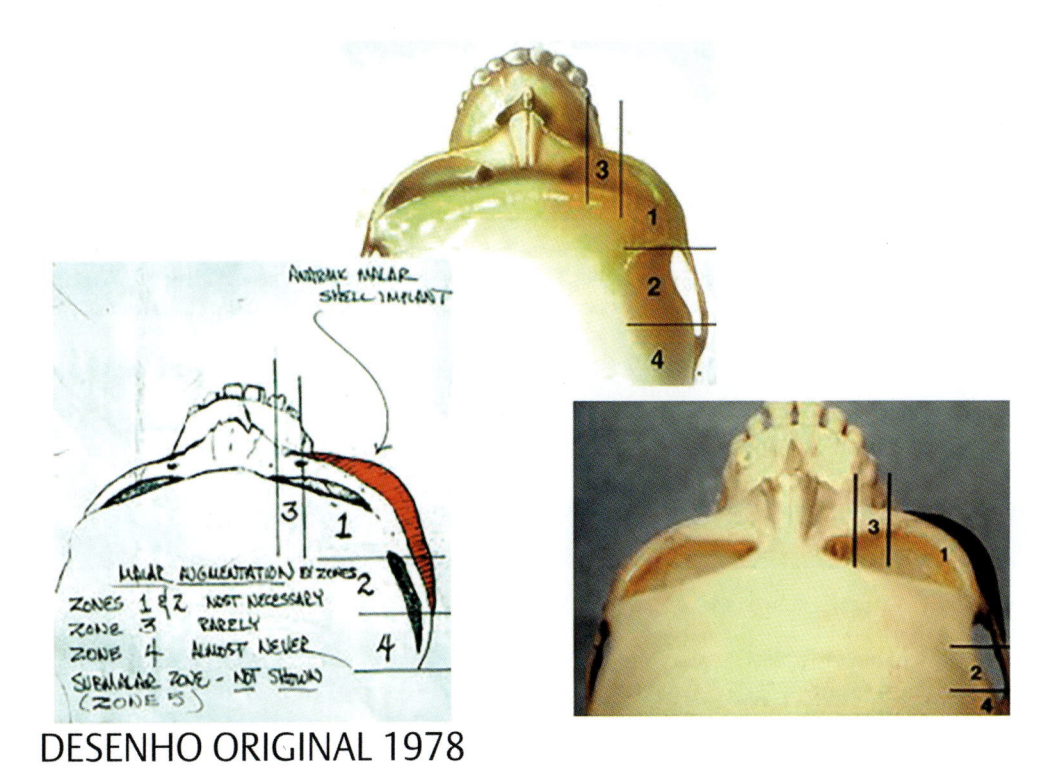

FIGURA 33.22 Implantes de *design* anatômico são contornados posteriormente para se ajustarem com segurança à superfície óssea do esqueleto facial, como uma luva.

cirurgião, quando uma barreira cirúrgica é encontrada durante a operação. Em vez de forçar a dissecção traumática em uma área anatômica onde o dano a um nervo possa ser iminente, o cirurgião pode diminuir facilmente os implantes ou alterar sua configuração usando um bisturi, sem afetar o contorno resultante.

TÉCNICA CIRÚRGICA

Considerações Gerais

Posicionamento do Paciente
Em toda cirurgia de contorno facial, o paciente fica em posição supina na mesa cirúrgica.

Estratégias de Anestesia
A anestesia geral é indicada para controlar devidamente a pressão arterial. É feita a administração de clonidina (0,2 mg) no pré-operatório, para estabilização vasossimpática. A pressão arterial sistólica é mantida pelo anestesista em um nível de 90-100 mmHg. A anestesia local também é generosamente infiltrada nos tecidos. Um volume de 20 mL é injetado em cada região malar e em cada região pré-mandibular. Essa solução de lidocaína tem concentração de 0,2%, com uma concentração de epinefrina de 1/800.000. É feita uma tentativa de aplicar a solução anestésica sob o periósteo. As ações anteriores permitem que o cirurgião execute a cirurgia de implante facial em um campo praticamente livre de sangue (Quadro 33.2).

Operação

Criação da Incisão
As diversas rotas de entrada no espaço malar, incluindo a região submalar, são: (1) intraoral, (2) blefaroplastia inferior (subciliar), (3) ritidectomia, (4) zigomaticotemporal, (5) transcoronal e (6) transconjuntival.

Rota Intraoral
A rota intraoral tem sido a abordagem tradicional e mais frequente para o aumento malar e do terço médio da face. Uso uma incisão em forma de "L", com ramos medindo 1 cm, criada ao longo apenas da mucosa e em direção verticalmente oblíqua. Fica localizada sobre a região do pilar anterior da maxila, logo acima do dente canino e a cerca de 2,5 cm medial ao orifício do ducto de Stensen.

Um levantador em forma de espátula com lâmina de 1 cm de largura é empurrado diretamente sob o periósteo e sob o músculo orbicular do olho, em uma orientação vertical, na base inferior do pilar maxilar, no ápice do sulco gengival-bucal. Os tecidos moles sobrejacentes são descolados obliquamente para cima, sobre a eminência maxilar, mantendo o levantador diretamente no osso. O levantador sempre deve permanecer na margem óssea, ao longo da borda inferior da eminência malar e do arco zigomático (Figs. 33.23 e 33.24).

É realizada a palpação manual do desenho zonal da anatomia do espaço malar previamente marcado na pele, enquanto o levantador subjacente mobiliza diretamente os tecidos a partir do osso. Essa manobra inclui a palpação da margem orbital e das bordas superior e inferior do zigoma, conforme o levantador disseca o espaço subperiósteo junto a essas áreas (Fig. 33.25).

Um retrator Aufricht de fibra óptica confirma a dissecção anatômica. Uma vez alcançadas as margens ósseas, a expansão adicional do espaço é realizada somente por meio de um levantador em forma de espátula romba arredondada. Nenhuma dissecção deve ser feita para dentro dos tecidos moles com movimento penetrante e forçado. Não deve ser feita qualquer dissecção diretamente no interior da área do nervo infraorbital. Quando desejado, o periósteo pode ser mobilizado, tanto lateral como inferiormente ao forame infraorbital, com um cuidadoso movimento de raspagem, até o nervo e o forame serem visualizados. Isso é indicado para a colocação de implantes no sulco lacrimal suborbital. A irrigação frequente é realizada com solução antibiótica (bacitracina, 50.000 U/L ou cefazolina, 1 g/L de salina normal).

Uma vez mobilizado o espaço, o implante escolhido é introduzido com o auxílio de uma pinça serrada, curva e longa colocada transversalmente ao longo da extremidade superior do implante e inserida no túnel zigomático posterior, enquanto 2 agulhas de 10 polegadas com fio de Prolene 2-0 (Ethibond) são passadas de dentro para fora na região temporal, amarrando então sobre um coxim de apoio amplo. Se houver deformação do implante, o posiciona-

---

QUADRO 33.2 Estratégias de Anestesia

A anestesia ideal para contorno facial aloplástico é como se segue:
1. Anestesia geral
   A. Manter a pressão arterial sistólica entre 90-100
   B. 0,2 mg de clonidina por via oral, pré-operatório
2. Anestesia local
   A. Solução de lidocaína 0,2%
   B. Adrenalina 1:800.000
   C. Generosa infiltração tecidual no espaço malar ou pré-mandibular (20-30 mL em cada área)

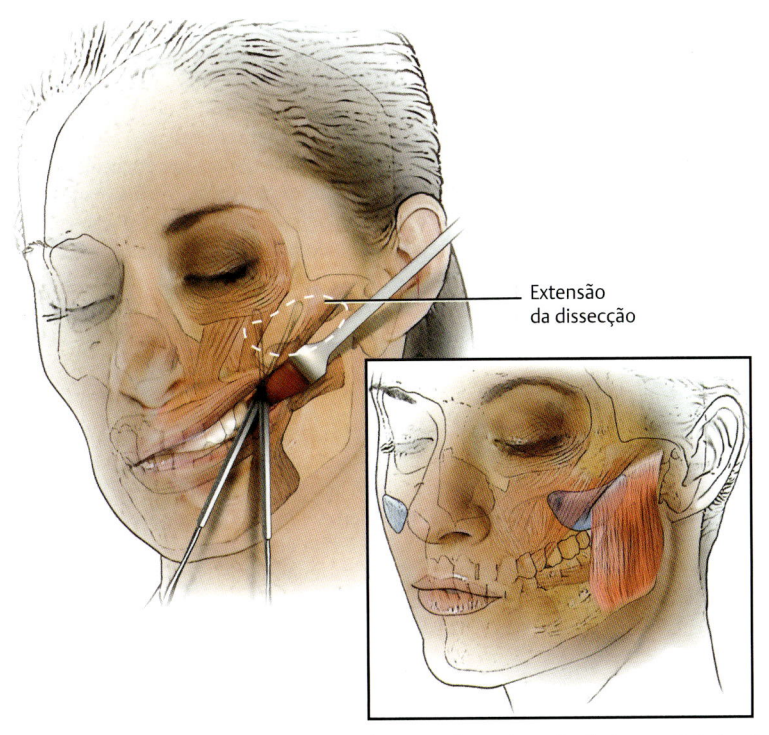

CAPÍTULO 33 Aumento do Volume Tridimensional Aloplástico do Terço Médio da Face

FIGURA 33.23 Representação artística da dissecção cirúrgica real para introdução intraoral de implantes malar-submalar. A dissecção é subperióstea, ao longo da borda inferior da incisão por baixo dos músculos, e permanece sempre no osso.

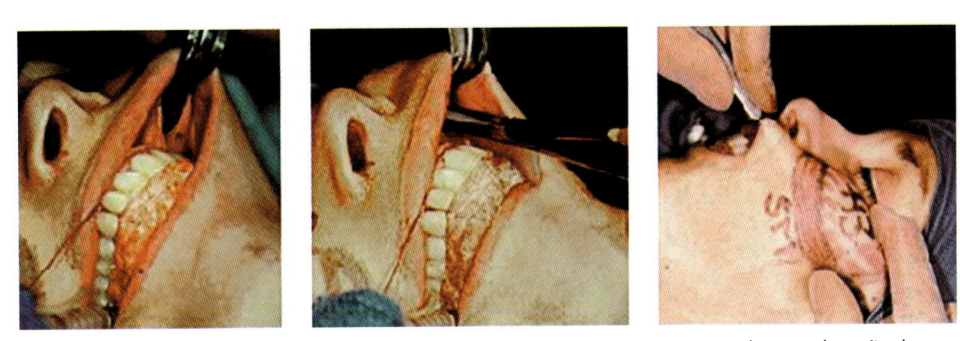

FIGURA 33.24 Fotos intraoperatórias de abordagem intraoral com orientação manual para colocação de implantes nas zonas malares 1 e 2.

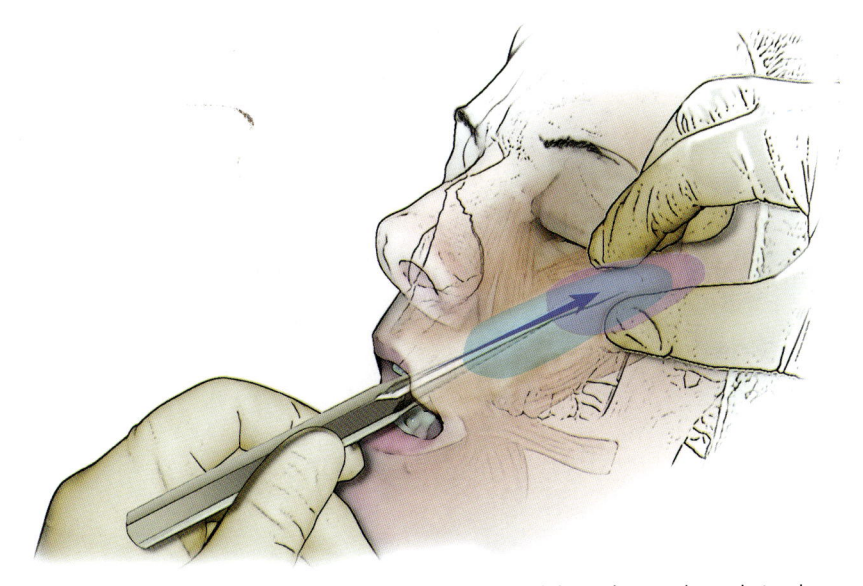

FIGURA 33.25 Ilustração e foto real mostrando a orientação manual de um levantador embaixo da anatomia malar previamente marcada, enquanto é criado um espaço subperiósteo preciso para colocação da concha malar.

mento correto pode ser garantido usando-se pinça russa aliada a um levantador de periósteo em forma de espátula passado anterior e posteriormente ao implante. Os retratores Aufricht de fibra óptica ou outros instrumentos iluminadores são usados para iluminar o interior do espaço, revelar a anatomia interna e confirmar o correto posicionamento do implante.

Na zona submalar, os tecidos moles são descolados do tendão fibroso, cintilante, esbranquiçado e brilhante do músculo masseter em uma direção externa e inferior. Isso abre o espaço submalar em cerca de 1-2 cm, dependendo da escolha desejada para o formato da bochecha e o implante correspondente necessário para consegui-lo. Usando as técnicas anestésicas adequadas, a abordagem intraoral proporciona excelente visualização da anatomia esquelética e da musculatura. Essa exposição permite a colocação precisa do implante nas zonas 1, 2 e 5 (SM5). Permite que o cirurgião coloque um levantador em espátula acima e abaixo do implante, para garantir que suas bordas não sejam deformadas e que a extensão zigomática do implante não enrole. A visualização do nervo infraorbital é desnecessária, mas pode ser feita com facilidade quando requerido ou ao se usar um implante para a região suborbital.

Abordagens Subciliar e Transconjuntival

Na abordagem de blefaroplastia subciliar padrão, é criada uma incisão 3 mm abaixo da linha dos cílios, limitada em sua extensão lateral para evitar cicatrizes na região do canto lateral. Essa abordagem pode ser usada em conjunto com a blefaroplastia de rotina ou como uma rota de entrada independente para um implante malar. Um retalho de pele-músculo ou uma incisão transconjuntival também podem ser usados para dissecar sobre a margem óssea orbital inferior e penetrar a camada SOOF no aspecto lateral da órbita descendo até o osso. Desse modo, a área da zona mediofacial 1 pode ser dissecada subperiostealmente a partir daquele local (Fig. 33.26).

Quando usada apenas para colocação de implante, a incisão é limitada a um comprimento de 10-15 mm. É delineada apenas no terço médio até o terço lateral da pálpebra inferior, na região subciliar. Além disso, a dissecção infe-

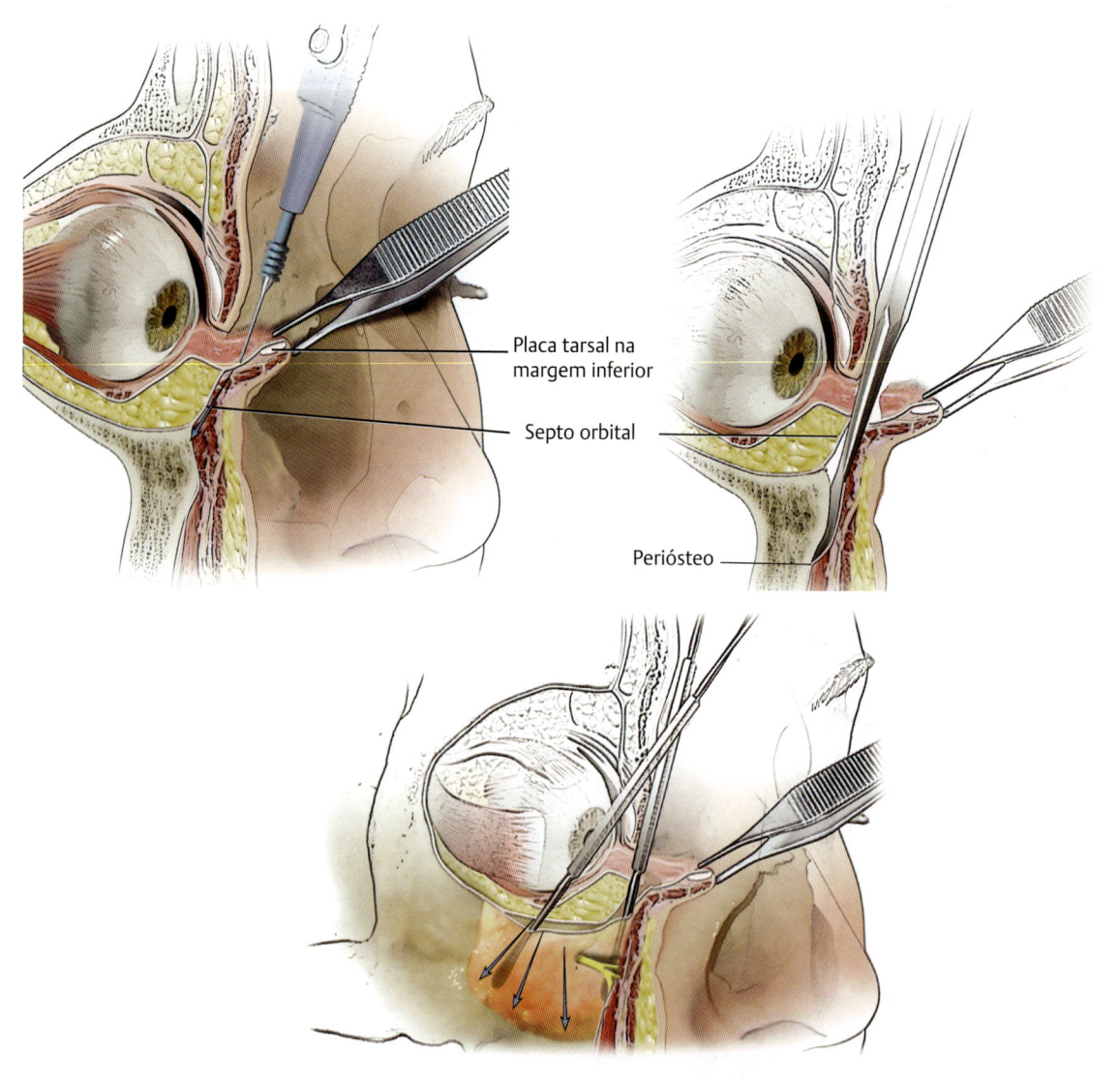

FIGURA 33.26 A ilustração mostra uma abordagem transconjuntival para dissecar a margem óssea orbital inferior e penetrar o periósteo, bem como a camada SOOF 4 mm abaixo da margem orbital, para elevar todas as camadas de tecido mole mediofacial e facilitar a colocação de qualquer tipo de implante mediofacial.

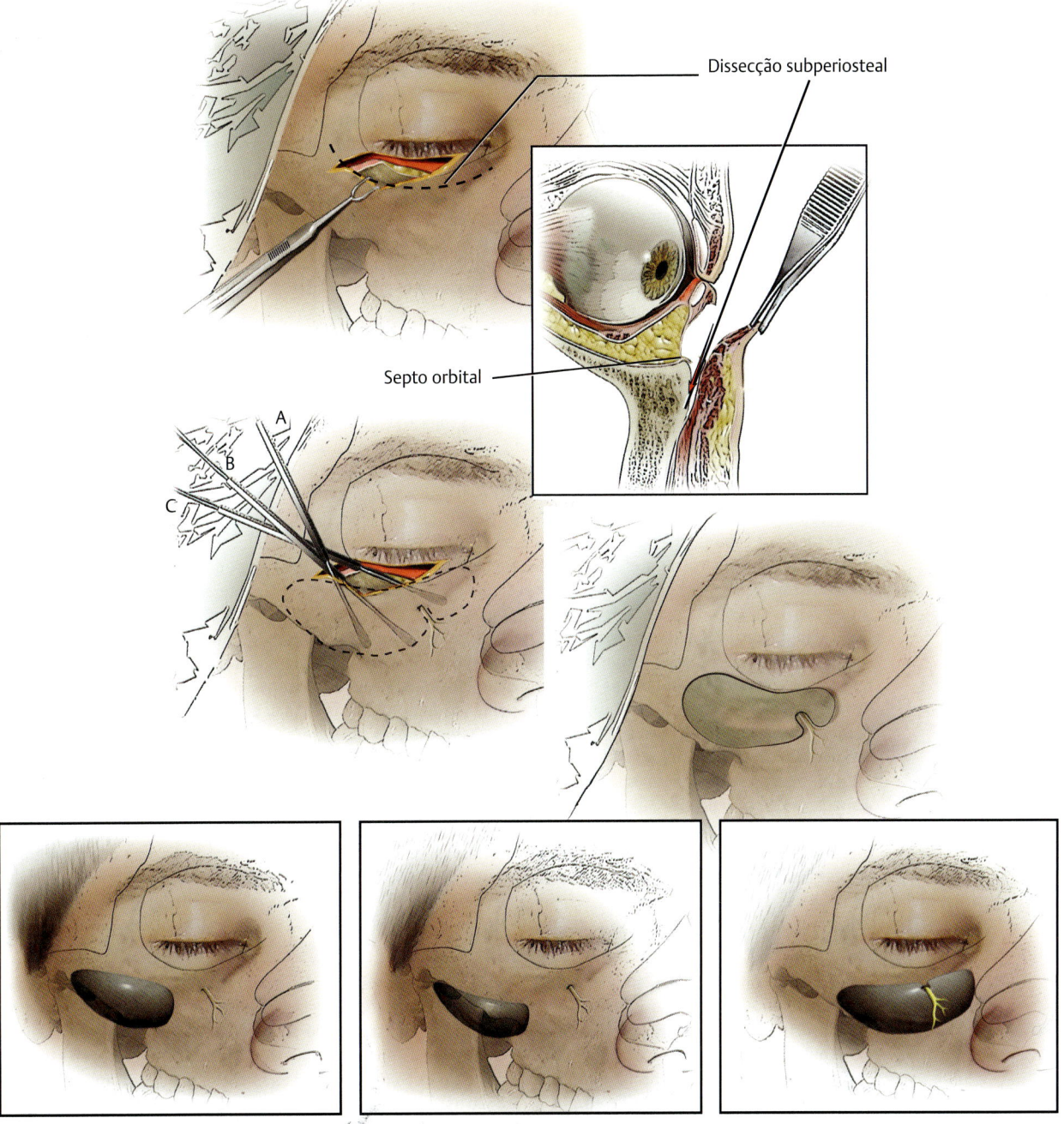

FIGURA 33.27 A ilustração mostra a abordagem de retalho musculocutâneo palpebral inferior lateral limitado para expor as zonas 1 e 2 e a região submalar 5, para colocação de implante mediofacial de qualquer estilo.

riormente fornece uma projeção resistente sob a qual o implante repousa. Um implante mediofacial para qualquer propósito pode ser inserido empregando-se uma abordagem subciliar ou transconjuntival (Fig. 33.27).

Se se pretende criar uma inserção de ritidectomia, uma pequena abertura é feita ao longo dos tecidos moles sobre o aspecto lateral do osso malar na junção com o arco zigomático. Isso fornece facilmente a entrada para o espaço malar subperiósteo e em uma área onde nenhum dos ramos do nervo facial principal seja ameaçado.

Os implantes para o sulco nasolacrimal podem ser inseridos através de uma incisão de blefaroplastia subciliar externa, uma incisão transconjuntival ou uma rota intraoral. O implante para o sulco nasolacrimal é inserido após o corte de um segmento, o que permite que ele contorne o tronco principal do nervo infraorbital. Se desejado, é possível prendê-lo com 1-2 suturas aos músculos orbiculares mediais ou à margem orbital inferior.

A maior vantagem da abordagem de blefaroplastia subciliar é a oportunidade de posicionamento correto, porque o cirurgião consegue observar diretamente a relação entre o implante e as margens do arco orbital inferior.

Abordagem de Ritidectomia

A zona 1 da região malar é uma zona segura para penetração no espaço malar através do SMAS. Não há ramos nomeados do nervo facial nessa região. Uma vez elevado o retalho de ritidectomia sobre as zonas 1 e 2, o teto do espaço malar pode ser diretamente penetrado através do SMAS com um pequeno levantador cortante, sobre o osso malar. Isso pode ser feito medial ou lateralmente às origens zigomáticas. Os ramos do sétimo nervo que seguem para o músculo frontal cursam mais proximalmente sobre o terço médio do arco zigomático, enquanto o nervo motor do orbicular do olho é mais superior. Criando uma abertura transversal paralela às fibras do nervo facial, o risco para o nervo é mínimo. É importante lembrar que a dissecção retrógrada ao longo do arco zigomático é necessária para se posicionar um implante em concha malar de maneira confortável e correta, sem deformação da cauda lateral.

A inserção de ritidectomia proporciona duas vantagens: (1) uma ferida de entrada estéril e prontamente acessível; e (2) uma oportunidade razoável de colocação precisa com observação direta e palpação. Dito isso, não costumo usar essa abordagem com frequência.

Pontos de Ênfase

Com relação à técnica cirúrgica, minhas sugestões são as seguintes:

1. Permanecer diretamente no osso e no periósteo. A colocação de implantes diretamente no osso cria uma fixação firme e segura ao esqueleto. A contratura capsular não tem sido observada com implantes anatômicos faciais.
2. Ter cuidado ao elevar os tecidos moles a partir das regiões malar e pré-mandibular. Quando uma infiltração adequada de anestésicos locais é realizada, os planos teciduais se separam facilmente e sem necessidade de empregar força. O traumatismo excessivo pode produzir sintomas do nervo trigêmeo, transientes ou prolongados, contudo raramente permanentes. Ocorre também paresia ou paralisia do zigomático, do orbicular do olho e até do músculo frontal. Esse tipo de dano costuma ser temporário, mas pode ser permanente em casos raros. Em minha série de mais de 3.500 implantes de queixo realizados, jamais observei isso.
3. Expandir adequadamente o espaço da dissecção nas regiões malar ou pré-mandibular, para acomodar confortavelmente as próteses escolhidas. A elevação dos tecidos moles nas áreas adjacentes ao osso deve ser feita com um levantador de ponta romba e da forma mais cuidadosa possível. Implantes anatomicamente contornados, de tamanho e formato adequados, apresentam pouquíssimos problemas de mau posicionamento ou mobilidade, porque preenchem confortavelmente o espaço e se mantêm em posição graças a sua superfície posterior contornada e a sua rápida fixação ao osso.
4. Minimizar o sangramento usando anestesia local e geral. Um "campo cirúrgico seco" é essencial à visualização acurada, à dissecção precisa e à colocação apropriada. Esses três fatores críticos são essenciais para evitar potenciais problemas com hematoma, seroma, infecção, colocação imprecisa e lesão de nervo. Novamente, a manutenção da pressão sistólica entre 90 e 110 confere uma hemostasia ótima, combinada com infiltração de uma solução diluída de lidocaína 0,2% contendo epinefrina (adrenalina) a 1:800.000.

CONDUTA PÓS-OPERATÓRIA

A conduta pós-operatória para implantes faciais é direta e descomplicada. São usados antibióticos orais perioperatórios. No presente, as cefalosporinas são favorecidas. Antes de iniciar a cirurgia, o anestesista aplica 1-2 g de Cefazolina por via intravenosa. Durante a cirurgia, também é feita a administração de 10 mg de Decadron por via intravenosa, para controlar o edema pós-operatório. Durante o período pós-operatório, um curso reduzido de 5 dias de esteroide na forma de uma dose de Medrol é administrado por via oral. Durante as primeiras 12 horas, é feita a aplicação intermitente de compressas frias no sítio cirúrgico. Não são usadas bandagens. A remoção das suturas na mucosa intraoral e subcutilar externa é desnecessária. Uma dieta com alimentos moles é mantida por 10 dias. É altamente recomendável que o paciente permaneça reclinado em um ângulo de 45 graus e posicionado em supinação, durante pelo menos 1 semana. *A atividade física vigorosa é proibida durante um período de 4 semanas.* Após esse período, os pacientes podem se engajar em qualquer tipo de atividades com exercício.

COMPLICAÇÕES

Existem várias desvantagens significativas associadas ao uso de materiais aloplásticos:

1. Possibilidades de infecção grave, especialmente com materiais porosos que se tornam infiltrados com proliferações fibróticas internas ou sequestro ósseo que agrava a remoção.
2. Anormalidades de contorno de natureza não atraente e até mesmo desfigurante, quando os implantes não têm formato, tamanho e posicionamento adequados.
3. Possibilidades de dano ao nervo facial e à musculatura, em decorrência de traumatismo excessivo e

inapropriado durante a dissecção para introdução ou remoção de materiais de implante.

4. As complicações decorrentes da abordagem incluem disestesias por dano ao nervo infraorbital ou disfunção motora da musculatura orbicular do olho. Os sintomas de nervo podem ser atribuídos à transecção de pequenos ramos no lábio durante a incisão, ou ao dano direto ao feixe nervoso principal durante a dissecção, ou ao impacto e à compressão do nervo pelo implante. Essas complicações, todavia, são raras e quase inexistentes com a aderência às diretrizes previamente estabelecidas para dissecção.

5. O uso das tradicionais incisões transversais ao longo dos pilares musculares do zigomático produz transecção traumática, resultando em dano transiente (e, talvez, até permanente) à função muscular. Isso pode inibir a elevação normal do lábio.

6. Durante a dissecção subciliar, o nervo infraorbital também é evitado intencionalmente. Uma incisão é criada no periósteo, de 3-4 mm anterior à margem orbital ao longo de seu aspecto lateral, para prevenir potenciais aderências que possam resultar em ectrópio e contratura da pálpebra inferior. Um retalho de pele *jamais* deve ser usado, porque sempre se contrai e predispõe à retração palpebral e ao ectrópio. Entretanto, numa abordagem de retalho de pele e músculo, não deverá ocorrer traumatismo ao músculo orbicular.

7. O dano muscular excessivo, com sangramento dentro dos tecidos palpebrais, estimula fibrose e contratura junto à lamela média da pálpebra inferior, produzindo ectrópio. Técnicas de cantopexia lateral padrão são usadas para minimizar essa possibilidade. A ressecção do retalho de pele e músculo deve ser conservadora (i.e., excisão mínima ou nenhuma excisão), em virtude da tração adicional exercida sobre a pálpebra inferior a partir da expansão do volume causada pelo implante sob os tecidos malares.

RESULTADOS

A implantação facial aloplástica é confiável, segura e facilmente reversível. O aprimoramento dos contornos faciais pela volumização das zonas faciais apropriadas fornece resultados consistentes em termos de rejuvenescimento facial e restauração de uma aparência jovial. A determinação da volumização adequada, a seleção do implante, o envolvimento ativo e um diálogo aberto com o paciente, incluindo o esclarecimento das metas deste, resultam em uma cirurgia bem-sucedida e em alto grau de satisfação do paciente com os aspectos estéticos (Quadro 33.3).

DICAS

- Infecção e celulite ao redor dos implantes faciais feitos de borracha de silicone (Silastic) quase sempre podem ser resolvidas com antibióticos e/ou procedimentos de drenagem, quando necessário.
- Os implantes de borracha de silicone (Silastic) com superfície lisa apresentam uma fina cápsula sobreposta, que os imobiliza. São fáceis de inserir, remover ou substituir.
- Os implantes colocados em um sítio subperiósteo diretamente sobre o osso ou em uma base estável, como o músculo masseter, serão fixos e imóveis. A colocação não subperióstea resultará em mobilidade.
- Ocorre certo grau de erosão ou remodelamento ósseo em todos os materiais de implante. Em mais de 50 anos de experiência, não tive um número significativo de problemas de erosão óssea malar-zigomático-suborbital.
- Exceto para transecções completas ou danos significativos, quase todas as lesões de nervo se recuperam totalmente com o passar do tempo.

QUADRO 33.3 Plano de Tratamento Cirúrgico – Volume Regional de Aumento Malar-Terço Médio da Face – Deficiências MASS – Tamanho da Zona de Aumento Anatômica

Tipo facial	Zona de aumento anatômica	Tamanho (depende do tamanho do crânio)
1	1 e 2	3 ou 4 mm (às vezes, 5 ou 6 mm)
2	SM5	4 ou 5 mm (possivelmente, uma concha combinada)
3	SM5	5 ou 6 mm (grande ou extragrande)
4	1, 2, SM5	Concha malar de 5 ou 6 mm (grande ou extragrande)
5	3	Implante para sulco lacrimal (pequeno, médio ou grande)
6	Pré-maxila	Vários implantes pré-maxilares Implante Brink[a]

[a] IMPLANTECH Corp., Ventura, Califórnia.

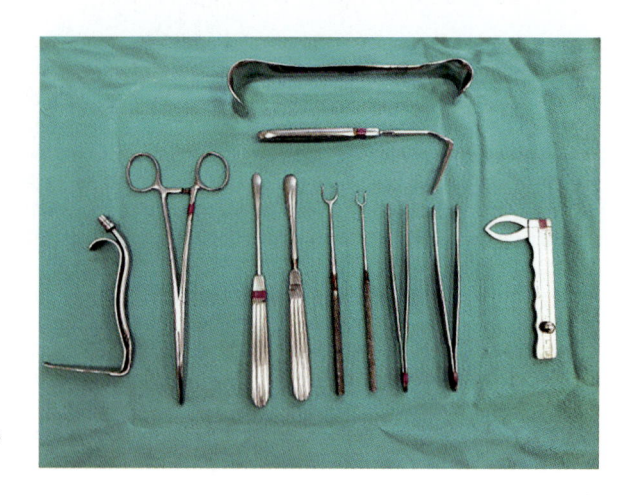

FIGURA 33.28 Instrumentos cirúrgicos usados na realização de inserções de implante facial.

DIFICULDADES

- Não analisar nem discutir com os pacientes as suas assimetrias preexistentes e a impossibilidade de prever uma correção total subsequente.
- Tentativas de repetir a operação, aprimoramentos ou correções durante o intervalo de 17 dias a 1 ano subsequente aos procedimentos iniciais, quando a reativação da contratura da cicatriz é reestimulada e/ou a densidade de aderências da cicatriz pode predispor a dano ao nervo.
- Deixar o paciente convencer o cirurgião de que os implantes são grandes demais ou estão fora da posição desejada antes de terem se passado 6 meses a 1 ano, quando quase todo inchaço terá desaparecido.
- Criar um espaço de implante subperiósteo grande demais ou pequeno demais.
- "Forçar" uma dissecção em áreas localizadas ao redor dos nervos infraorbitais. Isso é particularmente preocupante nas áreas mediofacial-submalar e malar-zigomática, ao se tentar expandir o espaço mais posteriormente, onde residem os principais troncos e ramos do nervo facial.

INSTRUMENTOS QUE DEVEM ESTAR DISPONÍVEIS

Usar as técnicas aloplásticas e a cirurgia facial requer pouquíssimos instrumentos especiais (Fig. 33.28):

- Retrator de boca de Goulet para expor sítios de incisão.
- Dois retratores Aufricht com lâminas de 2 cm de largura e dentes rombos (lâminas de 12,7 cm e 17,8 cm de comprimento).
- Dois levantadores periósteos Obwegeser (lâminas de 8 mm e 12 mm de largura).
- Uma pinça curva longa para inserir os implantes.
- Dois ganchos duplos pontiagudos de 2 cm de largura.
- Retrator Cushing.
- Pinças russas, de comprimento mediano.
- Um par de pinças para curativo, de comprimento mediano.

Com esses poucos instrumentos, é possível realizar a inserção de qualquer implante na face com relativa facilidade.

AGRADECIMENTOS

Agradeço a Ron Hazani, MD, e a Alicia Sanderson, MD, por suas contribuições. Seu trabalho na escrita, edição e criação de figuras para este capítulo é excelente.

LEITURAS SUGERIDAS

Binder WJ, Shire JR, eds. Custom designed facial implants. *Facial Plast Clin North Am* 2008;16(1):133–146.
Carboni A, Gasparini G, Perugini M, et al. Evaluation of homologous bone graft versus biomaterials in the aesthetic restoration of the middle third of the face. *Minerva Chir* 2002;57(3):283–287.
Rubin LR, Walden RH. A seven year evaluation of polyethylene in facial reconstructive surgery. *Plast Reconstr Surg* 1955;16(5):392–407.
Sevin K, Askar I, Saray A, et al. Exposure of high-density porous polyethylene (Medpor) used for contour restoration and treatment. *Br J Oral Maxillofac Surg* 2000;38(1):44–49.
Terino EO. Alloplastic facial contouring: surgery of the fourth plane. *Aesthetic Plast Surg* 1992;16(3):195–212.

34 MENTOPLASTIA

Harry Mittelman

INTRODUÇÃO

Embora a estética facial tenha evoluído com o passar do tempo, o equilíbrio das proporções faciais é um ideal estético comum e universal. O mento reto e centralizado, com transições suaves para a mandíbula lateral, define um queixo esteticamente agradável e jovial. O aumento e a modelagem do contorno do queixo e da mandíbula são procedimentos essenciais na abordagem de condições relacionadas com o envelhecimento ou congênitas. Esses procedimentos têm se tornado cada vez mais populares graças ao conhecimento mais aprofundado acerca das alterações que ocorrem na mandíbula com o passar dos anos, bem como à contínua evolução dos implantes aloplásticos. Muitos materiais são usados para o aumento, incluindo as malhas Gore-Tex, Medpor, Acrylico e Mersilene, além do silicone sólido flexível. Em minha opinião, os implantes de silicone são, de longe, os mais fáceis de trabalhar e os menos reativos. Esses implantes são anatômica e artisticamente projetados para proporcionar um aprimoramento significativo naquilo que costuma ser um procedimento relativamente direto. A implantação aloplástica também é totalmente reversível – uma característica que pode ajudar a alargar a gama de seus pacientes potenciais, mas ansiosos. O tamanho do implante também pode ser ajustado especificamente de acordo com os desejos do paciente e do cirurgião.

A variedade de materiais disponíveis para o aumento da mandíbula pode, a princípio, ser esmagadora. Essa percepção é elevada ainda mais pela diversidade de preenchimentos injetáveis usados para aumentar os tecidos moles faciais. Tornou-se possível obter "resultados cirúrgicos" com os materiais disponíveis, porém tais modificações comumente requerem intervenções adicionais e manutenção. Com um conhecimento erudito sobre as diferenças morfológicas existentes entre as mandíbulas individuais, e sabendo-se que o processo de envelhecimento se aplica a elas, a seleção de um implante permanente passa a ser muito mais clara. Dito de forma mais simplificada, um pequeno número de implantes mandibulares estendidos aloplásticos pode atender à vasta maioria dos desafios clínicos enfrentados pelos cirurgiões de plástica facial. Além desses, o cirurgião conta com poucos procedimentos em seu repertório que rendam tantos benefícios dentro de um período tão curto e exigindo tão poucos esforços quanto o aumento da mandíbula com um implante aloplástico adequadamente selecionado.

HISTÓRIA

Assim como para todos os pacientes que buscam a cirurgia estética, a obtenção da história deve começar pela avaliação da motivação e do estado emocional do paciente, a fim de garantir que estes sejam apropriados. Os pontos pertinentes encontrados na história do paciente devem incluir cirurgias prévias, traumatismo facial, procedimentos dentais/ortognáticos, problemas de sangramento e fatores de risco estéticos. Questões médicas como osteoporose, câncer prévio na cavidade oral, história de bisfosfonatos intravenosos (IV) ou radioterapia devem ser avaliadas, e os resultados, documentados. Uma vez concluída a obtenção de uma história médica detalhada, o cirurgião deve enfocar a história prévia de procedimentos estéticos do paciente, incluindo a aplicação de preenchimentos injetáveis, uma vez que estes muitas vezes são omitidos direta ou equivocadamente pelo paciente ao completar os questionários padrões no pré-operatório. É essencialmente importante identificar quaisquer sinais de problemas mandibulares funcionais, displasia, má oclusão ou disfunção articular temporomandibular. Essas condições não são tratadas de forma direta pelo aumento do queixo e devem conduzir ao pronto encaminhamento a um especialista apropriado que realize avaliações adicionais.

EXAME FÍSICO

Anatomia Relevante

Embora a anatomia básica da mandíbula seja familiar ao cirurgião de estética facial, alguns pontos sobre o nervo mentual merecem ser enfatizados. O forame mental transmite o nervo mentual que sai em uma direção superior e confere sensibilidade ao lábio inferior e ao queixo. A localização esperada do nervo mentual é inferior ao segundo pré-molar mandibular em cada lado, embora possa haver uma significativa variabilidade em até 50% dos pacientes, com leve deslocamento do forame mentual anterior ou posteriormente a este. Na mandíbula típica de um jovem adulto, o forame mental está localizado a cerca de metade do caminho entre a crista alveolar e a borda inferior da mandíbula e a cerca de 25 mm lateralmente à linha média, dentro de uma faixa de 20-30 mm. Em crianças, o forame mental está mais próximo da borda inferior da mandíbula e ligeiramente mais anterior. Durante o processo de envelhecimento, a atrofia da crista alveolar faz com que o forame fique em uma posição relativamente mais superior, uma vez que a distância até a borda inferior da mandíbula permanece bastante constante. Até mesmo na mandíbula em processo de envelhecimento, em geral, existe uma distância de mais de 8 mm entre o forame mentual e a borda inferior da mandíbula no sítio de fixação muscular.

O cirurgião deve dissecar cuidadosamente ao criar uma bolsa para o implante que esteja abaixo do forame mentual, ainda que imediatamente acima dos pontos de fixação muscular na borda inferior da mandíbula. De modo geral, tem-se um espaço aproximado de 10 mm nessa área. Os implantes adequadamente projetados devem ter uma altura vertical de 6-8 mm, quando colocados nessa área. É improvável que o nervo facial seja danificado no aumento mandibular com Silastic estendido.

É preciso ter cuidado para evitar a lesão ao músculo mentual. Este é um músculo com forma de leque, separado na linha média por um septo firme. Com uma abordagem intraoral, deve-se ter o cuidado de não tirar o músculo mentual de sua origem.

Análise Estética

Os princípios básicos das proporções estéticas faciais, resumidos por Powell e Humphreys, incluem uma avaliação frontal e outra lateral. A vista frontal da face pode ser dividida em terços, com o terço inferior estendendo-se do subnasal para o mento. Esse terço inferior pode ser subdividido, de modo que o terço superior ocorra do subnasal para o estômio superior e os dois terços inferiores ocorram do estômio inferior para o mento. Há perda da altura vertical e da projeção anterior da mandíbula com o avanço da idade, resultando em perda das proporções ideais. Simultaneamente, durante esse processo de envelhecimento, os tecidos moles que cobrem a mandíbula frequentemente exibem certo grau de atrofia e de flacidez. Na vista lateral, o método de Gonzalez-Ulloa pode ser aplicado para definir um mento hipoplásico. Nessa técnica, uma reta é traçada desde o násio perpendicular até o plano horizontal de Frankfort. A projeção ideal do queixo deve estar nessa reta. Entretanto, quando o queixo está localizado posteriormente a essa reta e o paciente tem uma obstrução classe I, então se trata de um caso de mento hipoplásico. Outro método usado com frequência consiste em simplesmente traçar uma reta desde a parte vermelha do lábio inferior perpendicular ao plano horizontal de Frankfort. Mais uma vez, a projeção ideal do queixo deve estar nessa reta, e um queixo posterior a ela acompanhado de obstrução de classe I é considerado hipoplásico. Embora a posição ideal do pogônio de um homem seja tangencial a essa reta, a posição ideal para uma mulher pode ser de 1-2 mm posterior à reta.

Exame Físico

Durante a avaliação de um paciente para aumento do queixo, o cirurgião deve prestar atenção na anatomia individual do paciente e na aparência deste em relação ao ideal estético do mesmo. De modo mais significativo, o cirurgião deve verificar a existência de perturbação funcional mandibular (má oclusão, disfunção da articulação temporomandibular). É preciso avaliar a estrutura esquelética subjacente e também o envelope de tecido mole sobrejacente, uma vez que esses elementos contribuem para as linhas estéticas da mandíbula e o ângulo cervicomental. O músculo mentual e o coxim de tecido mole sobrejacente devem ser avaliados e palpados, e qualquer patologia existente deve ser notada. Pacientes com mento seriamente hipoplásico e uma forte deformação do queixo levando à incompetência labial devem ser considerados para o avanço ósseo.

Embora o desenvolvimento de um mento hipoplásico seja, em grande parte, determinado por fatores genéticos, o desenvolvimento de um sulco pré-*jowl* resulta primariamente do envelhecimento. Entretanto, o sulco pré-*jowl*, ou entalhe antigonial, também pode ser congênito e estar presente desde a infância. Uma combinação de atrofia progressiva do tecido mole e gradativa reabsorção óssea da borda mandibular inferior entre o queixo e o restante do corpo da mandíbula resulta no desenvolvimento do sulco mandibular anterior, conforme denominado pelo autor em 1981. Essa área é conhecida como sulco pré-*jowl* (Fig. 34.1). Com a continuidade do envelhecimento, esse sulco se funde ao sulco da comissura mandibular, ou "linha de Marionette", acentuando ainda mais o envelhecimento da linha mandibular.

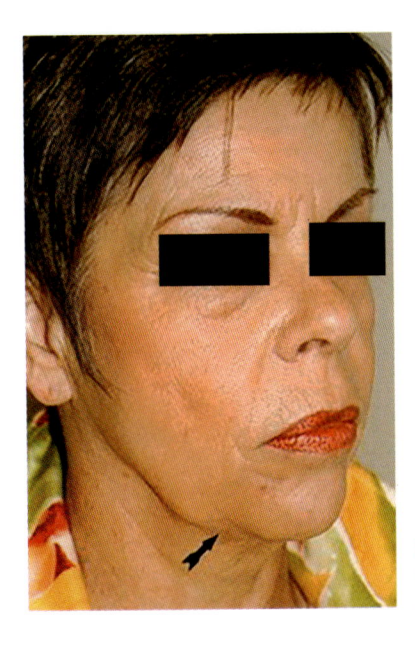

FIGURA 34.1
Paciente com mento hipoplásico e sulco pré-*jowl* (*seta preta*) secundário ao envelhecimento.

INDICAÇÕES

A principal indicação para o aumento do queixo é a microgenia branda. Como já descrito, existem muitos métodos diferentes para descrever a relação apropriada entre a posição do queixo e o restante da face. A minha preferência é usar uma reta perpendicular ao plano horizontal de Frankfort, traçada a partir da porção vermelha, para estimar a projeção anterior apropriada.

A presença de um sulco pré-*jowl* é uma indicação para aumento pré-*jowl*. Embora a deficiência de volume na área pré-*jowl* possa estar relacionada com deficiência óssea ou com deficiência de tecido mole isolada, frequentemente é multifatorial. A deficiência branda de tecido mole na área pré-*jowl* pode sugerir que o paciente poderia ser beneficiado apenas pela injeção de preenchimento de tecido mole.

CONTRAINDICAÇÕES

A microgenia grave é uma contraindicação à mentoplastia de aumento, assim como um paciente com expectativas ilusórias. Outras contraindicações relativas são a incompetência labial, a protrusão labial, o encurtamento da altura mandibular, a má oclusão grave e a doença periodontal.

PLANEJAMENTO PRÉ-OPERATÓRIO

O aumento do queixo frequentemente é realizado em conjunto com outros procedimentos, como a rinoplastia ou a ritidoplastia. Como a melhor forma de ver a projeção do queixo é de perfil, muitos pacientes não têm consciência de suas deficiências quando vão à consulta para melhorar a aparência submental ou nasal. Compete ao cirurgião plástico facial astuto sempre considerar a importância da projeção do queixo ou de um contorno mandibular irregular e explicar a relevância para o paciente, a fim de obter um resultado ideal em termos de equilíbrio (Fig. 34.2).

A fotografia pré-operatória com o mínimo de vistas frontal, lateral e oblíqua, assegurando que o paciente esteja posicionado no plano de Frankfort, é essencial para a fotodocumentação da aparência pré-operatória e para o dimensionamento do implante. A simulação por computador é uma ferramenta útil para demonstrar o benefício da ampliação do queixo, especialmente para aqueles pacientes que não estejam buscando melhoras nessa área no momento da consulta inicial (Fig. 34.3). No pré-operatório, é essencial que o cirurgião identifique, documente e discuta com o paciente qualquer assimetria existente que, de outro modo, somente poderia ser notada pelo paciente após a cirurgia. Igualmente obrigatórias são a avaliação pré-operatória e a discussão sobre oclusão com o paciente, uma vez que os implantes aloplásticos não afetarão a condição da oclusão do paciente. Quaisquer desejos deste de melhorar funcionalmente a oclusão seriam mais apropriadamente abordados na cirurgia ortognática.

É mais importante discutir integralmente os riscos da cirurgia, sobretudo o de parestesia do queixo e do lábio inferior. Esses riscos costumam ser resolvidos em 6 semanas após a cirurgia, mas também podem persistir durante meses. Em casos raros, pode haver certo grau de anestesia permanente de uma parte do queixo e/ou do lábio.

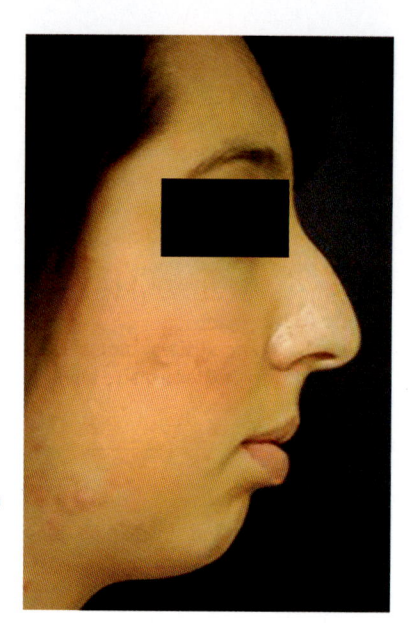

FIGURA 34.2
Vista pré-operatória de uma paciente que se apresenta para rinoplastia estética com um mento seriamente hipoplásico, além de uma deformidade nasal de arqueamento dorsal. A paciente provavelmente seria uma excelente candidata à mentoplastia de aumento no momento da rinoplastia.

Seleção do Implante

Uma abordagem ideal de aumento do queixo requer conhecimento sobre implantes aloplásticos, materiais de aumento autólogos (tecido adiposo, fáscia) e preenchimentos injetáveis. Muitas vezes, é possível obter um desfecho aceitável com o uso de uma única modalidade. Entretanto, aproveitar a sinergia entre múltiplas modalidades de aumento do queixo pode proporcionar resultados mais naturais e duradouros. Embora uma discussão abrangente sobre enxertos de tecido adiposo e suas aplicações fuja ao escopo deste capítulo, os enxertos de tecido adiposo podem ser implantados de modo a proporcionar durabilidade, integração e aparência natural. Entretanto, a reabsorção variável, o crescimento e a migração desses enxertos podem levar a resultados clínicos imprevisíveis, com contornos e saliências indesejáveis que são difíceis de corrigir.

Os preenchimentos à base de ácido hialurônico (AH) podem ser usados isoladamente para aumentar o mento ou preencher os déficits de tecido mole em um sulco pré-*jowl*, devolvendo assim uma configuração mais jovial e reta ao contorno da linha mandibular (Fig. 34.4). O perfil de segurança adicional desses preenchimentos propiciado pelo potencial uso de hialuronidase para reverter, alterar ou refinar a injeção de AH confere um grau de segurança até então impossível de alcançar. Outros materiais aloplásticos injetáveis, entre os quais o ácido poli-L-láctico (Sculptra, Dermik-Bridgewater, NJ), podem ser usados no aumento seriado dos tecidos moles do mento e da área pré-*jowl*, com o intuito de suavizar a irregularidade do contorno e aumentar a projeção.

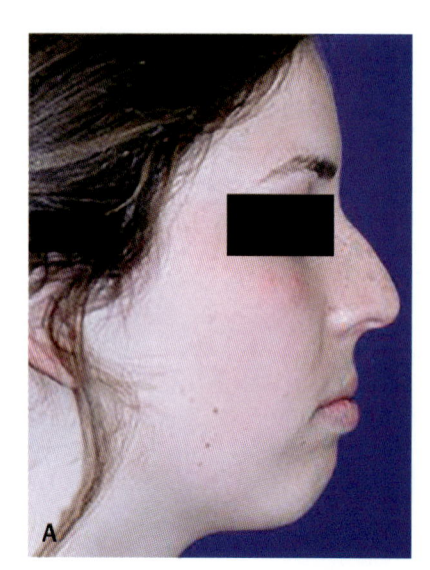

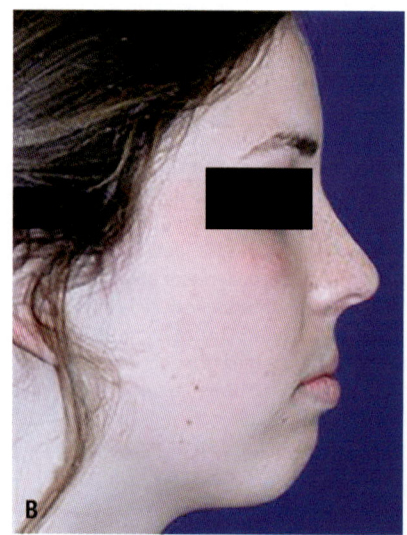

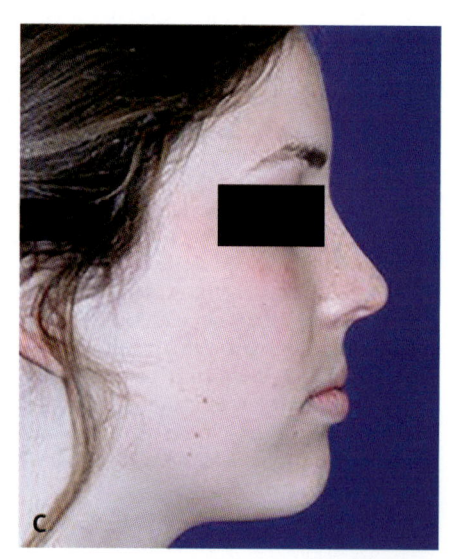

FIGURA 34.3 **(A)** Fotografia pré-operatória e fotos de simulação por computador mostrando as potenciais alterações no equilíbrio facial associadas à **(B)** rinoplastia isolada ou **(C)** à rinoplastia com implante de aumento do queixo.

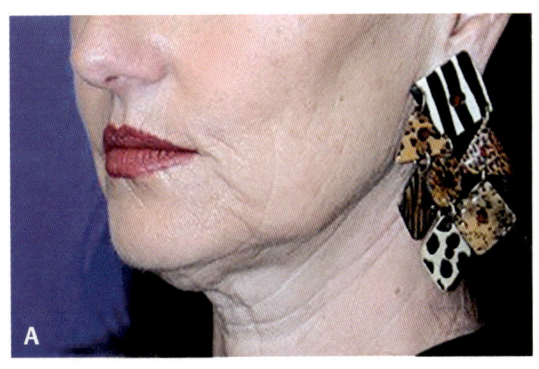

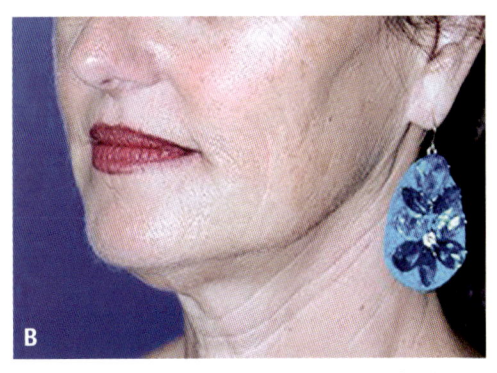

FIGURA 34.4 A: Fotografia obtida no pré-tratamento, ilustrando o desenvolvimento de um discreto *jowl* e de sulco pré-*jowl*. **B**: Fotografia obtida no pós-tratamento, após a aplicação de 1 seringa de preenchimento de ácido hialurônico, obtendo-se uma melhora excelente no sulco pré-*jowl* e no restabelecimento de um contorno jovial da linha mandibular.

O implante mandibular ideal deve ter consistência, flexibilidade e firmeza adequadas para facilitar a implantação. Além disso, não deve ser reativo e deve ser resistente à infecção, mantendo o formato e a posição estáveis após a colocação. Caso venha a ser necessário, deve ser prontamente removível. O implante ideal também deve ser facilmente confeccionado e reproduzível, de modo a requerer mínima modificação intraoperatória. Em meu julgamento, o material aloplástico que melhor atende a esses critérios é um polímero elástico de silicone sólido e, ao mesmo tempo, flexível (Silastic).

O Silastic é um polímero que pode ter sua consistência quimicamente modificada com o objetivo de conseguir um balanço ideal de estabilidade, naturalidade e flexibilidade. No corpo, o Silastic não é reativo e se torna encapsulado com uma cápsula fibrosa não deformável. Os implantes de Silastic fenestrados podem ser adicionalmente estabilizados pelo crescimento interno. Quando indicado, o cirurgião pode modificar ainda mais os implantes Silastic aparando as bordas com instrumentos convencionais.

A seleção de um dos numerosos implantes mandibulares Silastic disponíveis pode ser confusa. A primeira decisão deve ser usar um implante mandibular estendido, em vez de um implante de queixo central. O aumento central isolado do queixo pode resultar em um queixo artificial, não anatômico e saliente, além de uma linha mandibular mal definida. Os implantes de queixo centrais migram com frequência, criando assimetria (Fig. 34.5). Implantes mandibulares estendidos adequadamente projetados têm extremidades afuniladas que proporcionam uma transição suave do mento central para a mandíbula lateral, preservando a linha mandibular natural.

Alguns dos implantes mais comumente usados são o implante anatômico estendido, os implantes Mittelman de queixo pré-*jowl*, os implantes Mittelman pré-*jowl*, os implantes de queixo Terino Square e os implantes de queixo Flowers. Cada variedade de implante é disponibilizada em diversas numerações de tamanho e configuração. Embora esses implantes proporcionem configuração e filosofia discretamente diferentes, todos podem conferir resultados excelentes. O implante mandibular anatômico estendido proporciona o aumento uniforme da área pré-*jowl* com graus variáveis de aumento de queixo central. Os implantes mandibulares Flowers proporcionam variação na inclinação do implante no mento central, com uma extensão afunilada ao longo da mandíbula, embaixo do forame mentual.

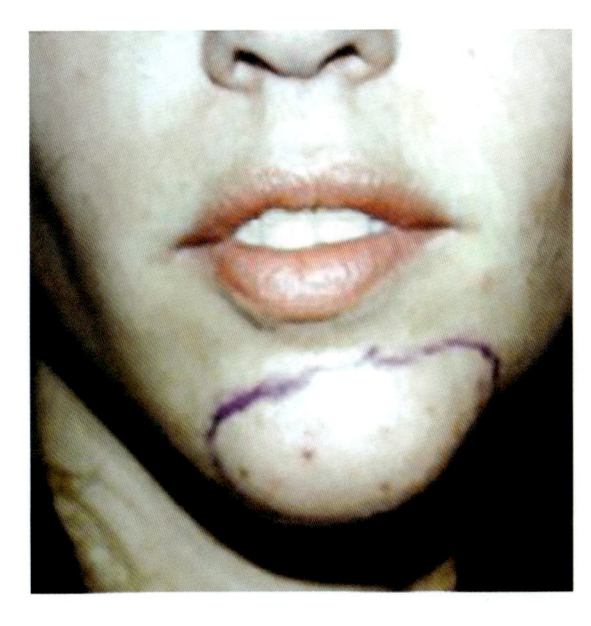

FIGURA 34.5
Paciente com implante de queixo central que migrou. A posição do implante foi marcada.

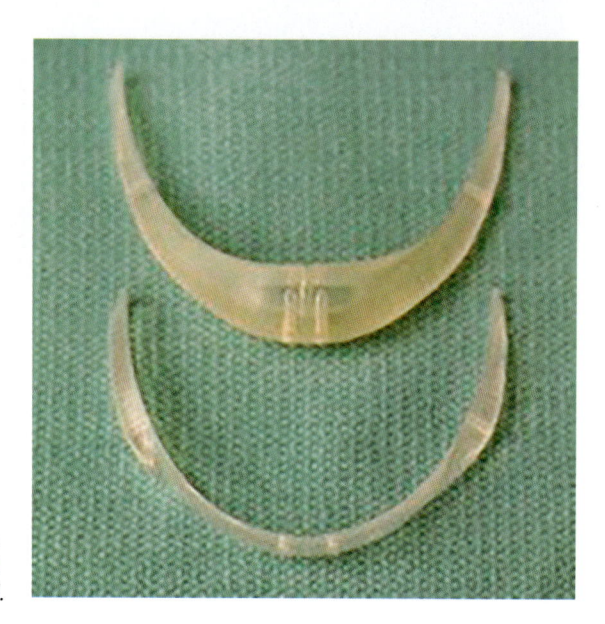

FIGURA 34.6
Implante Mittelman de queixo e pré-*jowl* (*acima*) e implante Mittelman pré-*jowl* (*abaixo*). Note o perfil delgado no segmento central do implante pré-*jowl*.

O implante estendido de queixo pré-*jowl* proporciona quatro variações progressivas de tamanho do aumento de mento central, com aumento comparável na espessura em sua extensão lateral, o que aumenta a área pré-*jowl*. Além disso, o implante pré-*jowl* mandibular estendido (sem aumento de queixo/mento) é projetado para proporcionar um aumento estável da área pré-*jowl*, sem afetar a projeção do queixo (Fig. 34.6). Em minha prática, esse implante tem se mostrado valioso para o paciente de *lifting* facial que tem uma projeção adequada do queixo, porém um sulco pré-*jowl* significativo. Em outra modificação do implante de queixo anatômico estendido, o Dr. Terino tem uma projeção anterior mais quadrada, que pode ser especialmente conveniente para alguns pacientes do sexo masculino.

TÉCNICA CIRÚRGICA

Este procedimento pode ser realizado com anestesia local ou geral. Se o paciente for colocado sob anestesia geral, o tubo endotraqueal é preso aos incisivos centrais com fio de seda 0 ou fio dental. A incisão é marcada com uma caneta cirúrgica de marcação permanente. A incisão submental, em geral, é feita imediatamente anterior à crista submental, uma vez que a criação de uma incisão na crista pode resultar em uma cicatriz mais deprimida e em sulco submental acentuado. A linha média de tecido mole, então, é localizada e marcada no pogônio para referência (Fig. 34.7). Cerca de 5 mL de anestésico local (o autor prefere uma mistura 1:1 de lidocaína 1% e bupivacaína 0,5%, com epinefrina a 1:100.000) são injetados na pele e nos tecidos moles do sulco submental. Os instrumentos e o implante são embebidos em uma solução de gentamicina (20 mL de solução de gentamicina IV a 40 mg/mL em 300 mL de salina) na preparação para uso.

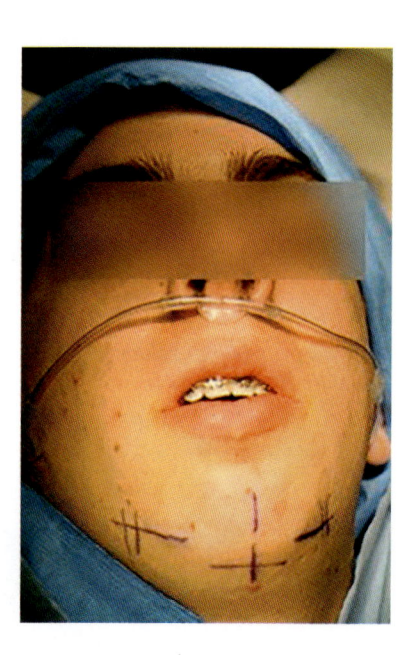

FIGURA 34.7
O paciente cirúrgico é um jovem de 16 anos que apresenta o mento seriamente hipoplásico. Sua oclusão é normal (classe 1). Note que em pacientes funcionalmente confortáveis com a má oclusão de classe II ou III, mas que desejam melhora estética, o aumento mandibular com implantes Silastic é o procedimento ideal.

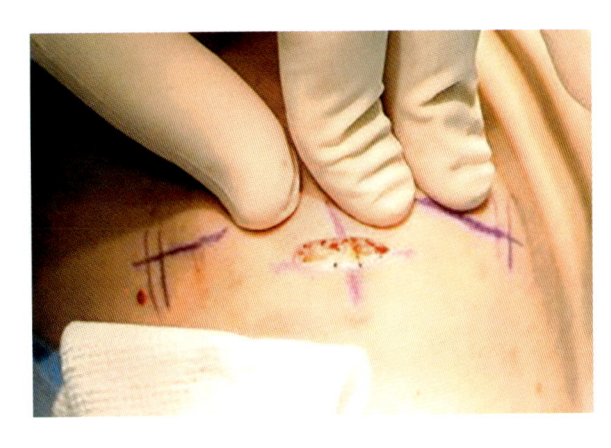

FIGURA 34.8
A incisão submental, em geral, é feita imediatamente anterior ao sulco submental, uma vez que sua localização junto ao sulco pode resultar em uma cicatriz mais deprimida e em um acentuado sulco submental.

Uma incisão transversa de 1-2 cm é feita com uma lâmina de bisturi nº 15. O meio da incisão deve ser alinhado com a linha média de tecido mole, bem como ao centro dos lábios, incisivos centrais e columela nasal (Fig. 34.8). Feito isso, a dissecação segue no mesmo plano transversal utilizando um cautério monopolar e lâmina cirúrgica ao longo dos tecidos subcutâneos e mentais, até o periósteo anterior ser identificado (Fig. 34.9). Uma incisão é feita no periósteo usando um bisturi, na direção transversal. Um pequeno levantador de periósteo é usado para erguer o periósteo superiormente até ser criado um retalho de periósteo apropriado, que possa acomodar a dimensão superior-inferior do implante escolhido (Fig. 34.10). O retalho periósteo inferior também é elevado, porém em menor grau (cerca de 2-3 mm). Alguns autores defendem que seja deixada uma porção central de periósteo intacto na mandíbula, assentando a porção central do implante em posição supraperióstea, com os terços laterais do implante posicionados subperiostealmente. Esses autores acreditam que a reabsorção mandibular na área central do implante possa ser diminuída. No entanto, eu costumo solapar totalmente o periósteo. A reabsorção de fato ocorre, mas não parece ser clinicamente significativa.

A atenção é voltada para a criação de um túnel subperiósteo de lado direito. Para tanto, o cirurgião usa um pequeno levantador de periósteo com a mão dominante, ao mesmo tempo em que coloca a outra mão "atenta", com o polegar e o dedo indicador segurando a mandíbula na localização estimada do forame mentual (Fig. 34.11). Toma-se o cuidado de dissecar ao longo da borda inferior da mandíbula, levantando uma bolsa subperióstea precisa com largura e comprimento suficientes para acomodar o implante, evitando a localização do forame mentual e do nervo. Como o feixe neurovascular fica envolto em uma bainha resistente de tecido conectivo e sai do forame mentual seguindo uma direção superior, o uso de um levantador nesse espaço pode tocar a bainha e provocar certo grau de estiramento. Uma vez criada a bolsa do lado direito, um pequeno volume de salina contendo antibiótico é vertido na bolsa de dissecção. Daqui em diante, a atenção passa a ser voltada para o lado esquerdo. Um procedimento idêntico é realizado, com a criação de uma bolsa subperióstea de dimensões apropriadas para acomodar a extensão lateral do implante.

Mais uma vez, a atenção muda de foco e é voltada para a colocação do implante. O cirurgião e o assistente lavam as mãos com uma solução contendo antibiótico. Usando uma pinça de Kelly, o implante então é pego pela extremidade lateral direita e colocado dentro da bolsa subperióstea direita. Costuma ser útil pedir para o assistente segurar a extremidade esquerda do implante e evitar que esta entre em contato com a pele, ajudando assim a manter a esterilidade do implante (Fig. 34.12). O implante deve deslizar com relativa facilidade para dentro da bolsa. Então, o implante é pego pela extremidade lateral esquerda, dobrado precisamente sobre si mesmo e conduzido para dentro da bolsa superióstea esquerda (Fig. 34.13). Ao realizar essas manobras, é útil que o cirurgião mantenha a mão não dominante "atenta" sobre o local do nervo e forame mentual, pois isso ajuda a prevenir a dissecção de um falso trajeto pelo próprio implante. O posicionamento correto do implante é confirmado por palpação de suas extensões laterais; o posicionamento da linha média da porção central é confirmado alinhando a marca azul sobre o implante à linha média de tecido mole previamente marcada (Fig. 34.14). Caso seja encontrada alguma dificuldade durante a

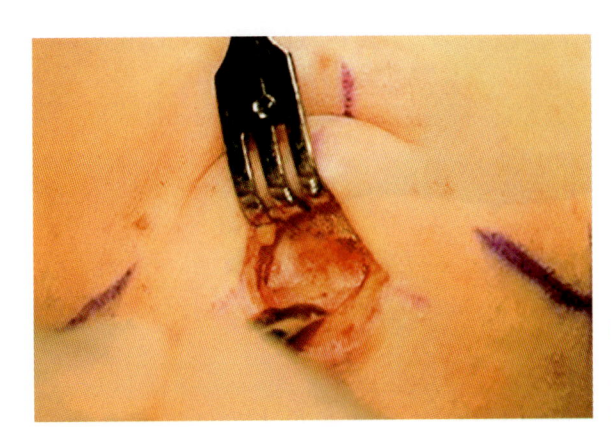

FIGURA 34.9
A dissecção é conduzida ao longo do músculo mentual, para revelar o periósteo da mandíbula na porção central.

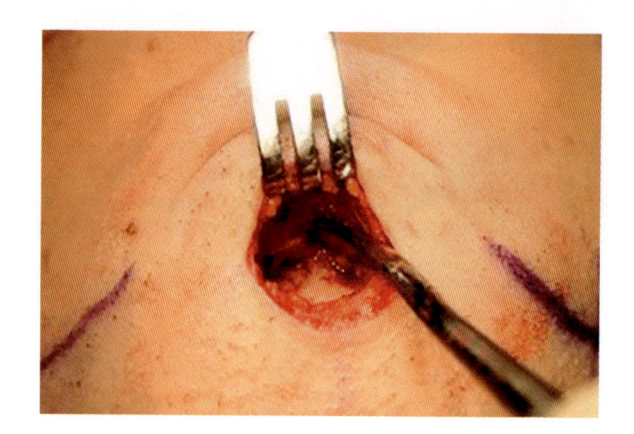

FIGURA 34.10
O periósteo é descolado por vários milímetros, inferiormente, e cerca de 2 cm superiormente, para expor o mento central.

FIGURA 34.11
A dissecção prossegue lateralmente, no plano subperiósteo, entre as fixações musculares na borda inferior da mandíbula e o nervo mental superiormente. Note que a mão direita do cirurgião está segurando o levantador de periósteo, enquanto a mão esquerda "atenta" protege o nervo do forame mentual e ajuda a guiar o levantador ao longo da borda anteroinferior da mandíbula. Isso ajuda a prevenir excursões acima da bolsa de dissecção pretendida. A dissecção lateral deve se estender por cerca de 6-7 cm da linha média, dependendo do tamanho do implante.

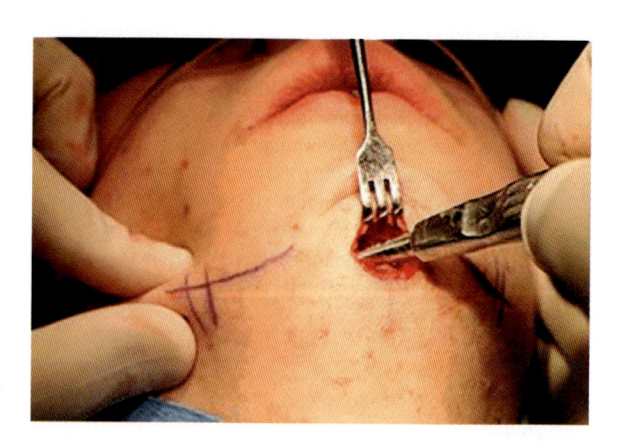

FIGURA 34.12
O implante é removido da solução de gentamicina e colocado na bolsa subperióstea. Duas pinças retas são usadas para guiar o implante primeiramente para dentro da bolsa lateral direita. Note que o assistente segura a metade esquerda do implante para ajudar a prevenir o contato e a potencial contaminação pela pele.

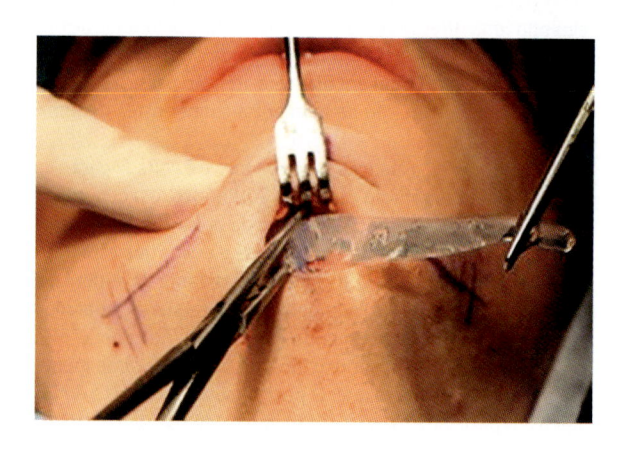

FIGURA 34.13
Uma vez colocada a metade direita do implante dentro da bolsa, o implante é dobrado precisamente sobre si mesmo e sua metade esquerda é conduzida com as pinças e os retratores para dentro da bolsa esquerda.

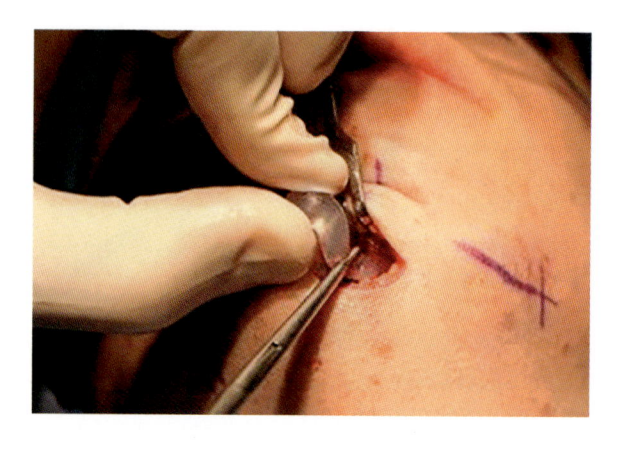

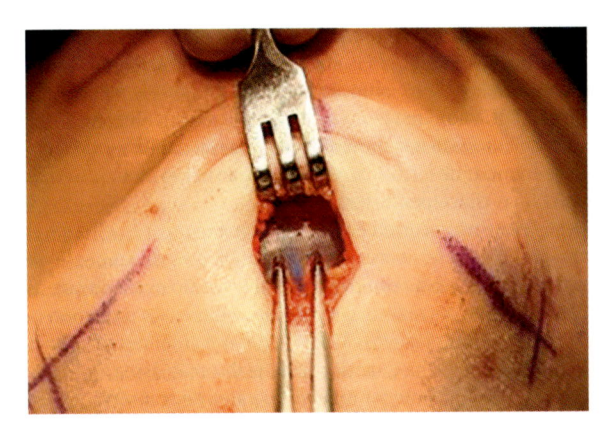

FIGURA 34.14
A colocação do implante na linha média é confirmada pela observação da *linha azul* vertical no implante. Essa *linha azul* deve estar alinhada ao ponto central do mento, previamente marcado. O implante então é fixado com sutura, e o fechamento em camada é concluído.

inserção do implante após a criação de uma bolsa, o cirurgião deve identificar a localização da obstrução. Esta pode ser decorrente de uma falha em se estender a dissecção lateralmente, a uma distância suficiente. Na situação mais comum, a obstrução é encontrada imediatamente lateral à zona de dissecção central, uma vez que o implante ainda é proeminente em sua altura vertical nessa localização à medida que se afunila do centro para as extensões laterais. Essa é a localização do ligamento mandibular anterior, o qual é algo resistente à elevação na maioria dos pacientes.

O implante então é preso ao periósteo inferior usando-se uma sutura com Prolene 3-0 para prevenir a migração. O periósteo superior então é reaproximado ao periósteo inferior e suturado com suturas de Prolene 3-0 interrompidas. Os tecidos moles e o músculo sobrejacente são então fechados com suturas invertidas, em camadas, de Prolene 4-0, e a pele é fechada em um meticuloso procedimento de fechamento em camada única usando-se a sutura preferida pelo cirurgião.

CONDUTA PÓS-OPERATÓRIA

Pacientes que recebem implantes aloplásticos sempre são tratados com antibióticos no intra e no pós-operatório. Em pacientes não alérgicos, uma dose de 1.000 mg de cefazolina IV é administrada 30 minutos antes da incisão. No pós-operatório, o paciente continua recebendo 500 mg de cefalexina, 2 vezes ao dia, durante 5 dias. Um curativo de baixa compressão é usado quando o aumento de queixo é realizado concomitante com a ritidectomia ou a submentoplastia, sendo removido em 24 horas após a cirurgia. Esse curativo geralmente é desnecessário quando o aumento de queixo é realizado como um procedimento independente. Durante o período de cicatrização, o paciente é orientado a evitar a manipulação ou qualquer tipo de traumatismo no queixo ou na área pré-*jowl*. As suturas são removidas por volta de 7 dias após a operação, e a incisão é reforçada com Steri-Strips por 1 semana, em seguida à remoção das suturas.

COMPLICAÇÕES

Felizmente, o número de complicações decorrentes da colocação de implantes mandibulares aloplásticos é pequeno. Além disso, a maioria dessas complicações é temporária e, quando estas ocorrem, costumam ser facilmente tratáveis. No caso de inadequação da seleção do implante ou da preferência do paciente, o implante pode ser trocado por outro de tamanho diferente ou removido em um procedimento relativamente simples.

- **Infecção:** Os riscos associados ao implante de aumento mandibular são similares aos riscos encontrados com muitos outros procedimentos cirúrgicos plásticos faciais. No entanto, tais riscos podem ser minimizados com o uso de uma técnica meticulosa e a incorporação do uso intraoperatório de solução de gentamicina para lavagem de todos os instrumentos, implante aloplástico e bolsas subperiósteas cirurgicamente criadas, antes da implantação. É igualmente importante que o paciente receba profilaxia antibiótica antes e após o procedimento. Em minha prática, jamais ocorreu um caso de infecção com o uso perioperatório da solução de gentamicina. A ocorrência de infecção geralmente implica na instituição de um regime agressivo de antibióticos orais. Isso deve resolver o problema, mas, se a infecção persistir, então o apropriado seria remover o implante, aguardar a cicatrização adequada e, então, considerar a substituição do implante em uma ocasião posterior.
- **Alterações Sensoriais:** Estas são as ocorrências mais comuns e as sequelas negativas mais importantes deste procedimento. Entre 20 e 30% dos pacientes, pode-se esperar certo grau de hipoestesia da distribuição do nervo mentual em um ou em ambos os lados. A hipoestesia quase sempre é temporária e deve ser discutida com o paciente durante o pré-operatório. Um período de observação de várias semanas é indicado antes de qualquer ação, caso o implante tenha sido apropriadamente colocado. Muitas vezes, uma sensação de "formigamento" ou de "alfinetadas e agulhadas" prenunciará o retorno da sensibilidade. Ocasionalmente, uma hipoestesia mais prolongada pode ser o resultado da dissecção inadequada da bolsa lateral e da colocação do implante superiormente ao forame do nervo mentual. Nesse caso, deve ser feita a remoção do implante com ou sem substituição.

- **Comprometimento de Nervo Motor:** Em casos muito raros, pode haver alteração temporária do sorriso, em consequência de traumatismo no músculo mentual ou lesão por estiramento do ramo marginal do nervo facial. No pós-operatório, um percentual muito baixo de pacientes pode exibir disfunção bastante temporária da fala (em geral, uma dificuldade intermitente na pronúncia) secundária aos efeitos do inchaço ou contusão dos músculos depressores do lábio. Uma combinação de hipoestesia labial e lesão nos músculos mentual ou depressor do lábio pode causar, temporariamente, baba e dificuldade para enunciar de forma correta. A lesão ao nervo motor do ramo marginal mandibular do nervo facial é extremamente rara e, tipicamente, temporária.
- **Hematoma:** Está é uma complicação muito infrequente e que não ocorreu em minha prática.
- **Reabsorção Óssea:** A reabsorção óssea do córtex mandibular externo associada aos implantes de aumento de queixo foi bem descrita. Os implantes Silastic, mais firmes, tendem a promover mais reabsorção óssea do que os implantes mais maleáveis. Os implantes maiores podem causar mais reabsorção pela maior dimensão da compressão sobre o córtex ósseo. A reabsorção tende a ocorrer durante os primeiros 12 meses, mas é autolimitada com o implante adequadamente posicionado. Não é esperado que a pequena quantidade de reabsorção óssea, que tipicamente ocorre, afete o perfil de tecidos moles do mento. Se o implante for removido, a área de reabsorção óssea pode apresentar certo grau de regeneração.
- **Implante palpável:** Projeções visuais ou palpáveis ao longo da porção mais lateral dos implantes mandibulares estendidos podem ocorrer em consequência da formação capsular em torno do implante ou, possivelmente, como resultado da um dobramento da borda do implante. Isso é especialmente válido para as bordas extremamente finas e flexíveis dos implantes de queixo anatômicos estendidos. Com frequência, a massagem suave sobre essas áreas acaba resolvendo o problema. Há casos raros em que se torna necessário remover e reposicionar o implante.
- **Assimetria:** A assimetria pode ocorrer em consequência da identificação incorreta da assimetria mandibular do paciente no pré-operatório, ou pela colocação inadequada do implante. O cirurgião deve estar ciente de qualquer assimetria pré-operatória e discuti-la com o paciente antes do procedimento. Se a assimetria for devida à colocação incorreta, a bolsa lateral pode ser dissecada, e o implante pode ser reposicionado na posição certa.
- **Outras:** Não há relatos de migração ou extrusão de implantes mandibulares estendidos. Do mesmo modo, também não há relatos de necrose decorrente de abordagem externa, nem de alergia ao componente Silastic dos implantes.

RESULTADOS

O modelamento do contorno mandibular com implantes aloplásticos é uma ferramenta valiosa que possibilita ao cirurgião de estética facial melhorar o equilíbrio e restaurar a linha mandibular do paciente. Embora as técnicas e tecnologias certamente evoluam, o aumento de queixo aloplástico e o aumento pré-*jowl* rapidamente se estabeleceram como procedimentos seguros e diretos. Como ilustrado nas Figuras 34.15 a 34.21, esses procedimentos proporcionam uma tremenda quantidade de melhora estética.

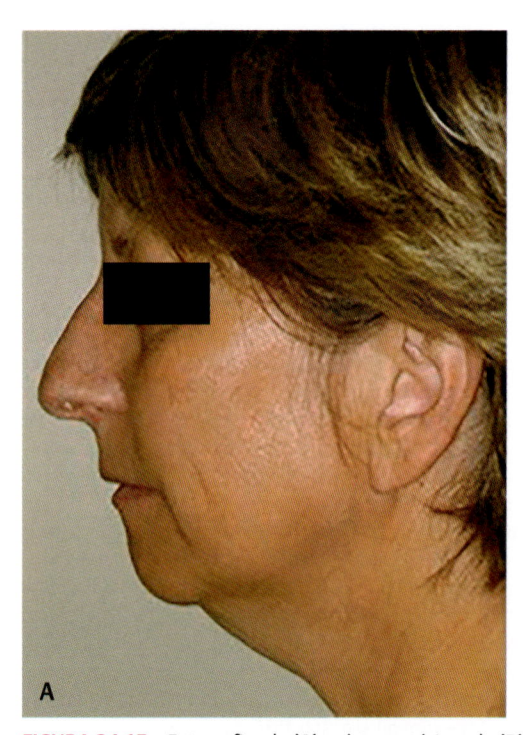

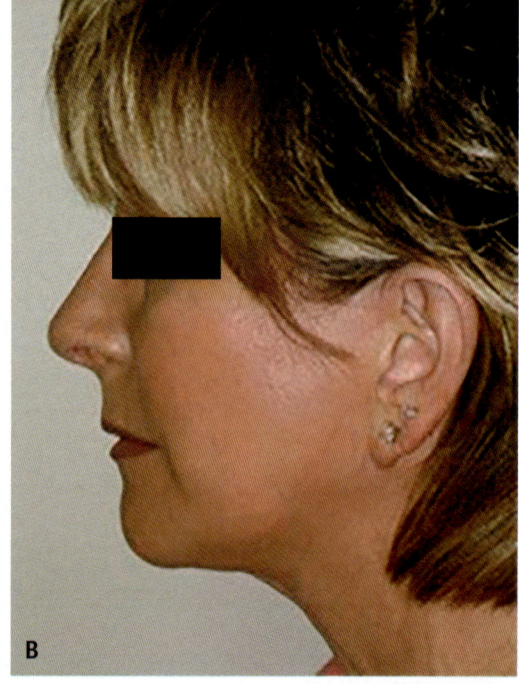

FIGURA 34.15 Fotografias de **(A)** pré-operatório e de **(B)** pós-operatório de uma paciente com microgenia, submetida a aumento do queixo concomitante à rinoplastia estética. Note a melhora do equilíbrio e da estética facial.

CAPÍTULO 34 Mentoplastia

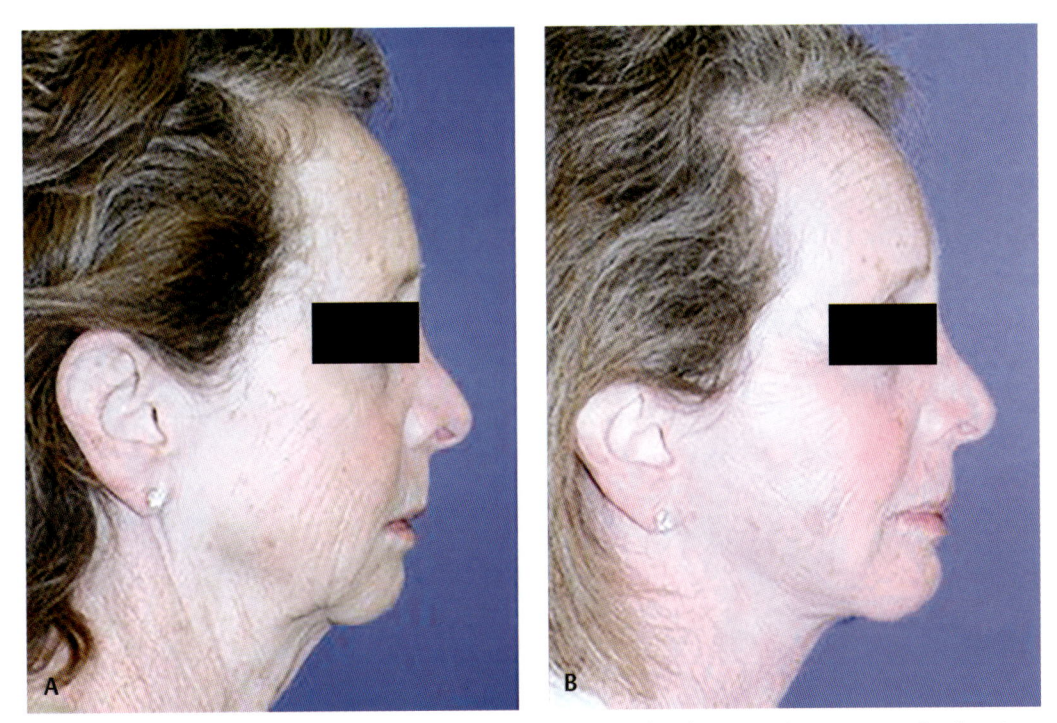

FIGURA 34.16 Fotografias de **(A)** pré-operatório e de **(B)** pós-operatório de uma paciente com envelhecimento facial e microgenia moderada com sulco pré-*jowl*. Note a melhora nas proporções faciais, bem como no equilíbrio, após a ritidectomia com aumento de queixo/pré-*jowl*.

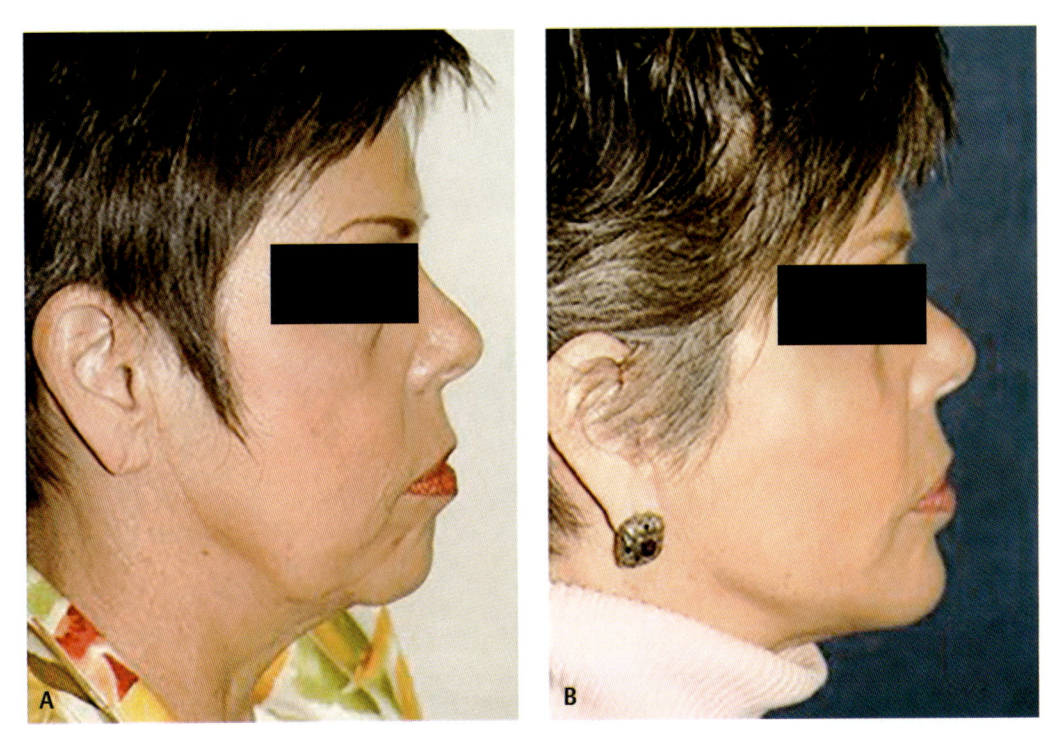

FIGURA 34.17 Fotografias de **(A)** pré-operatório e de **(B)** pós-operatório de uma paciente com microgenia, submetida apenas ao procedimento de aumento de queixo/pré-*jowl*.

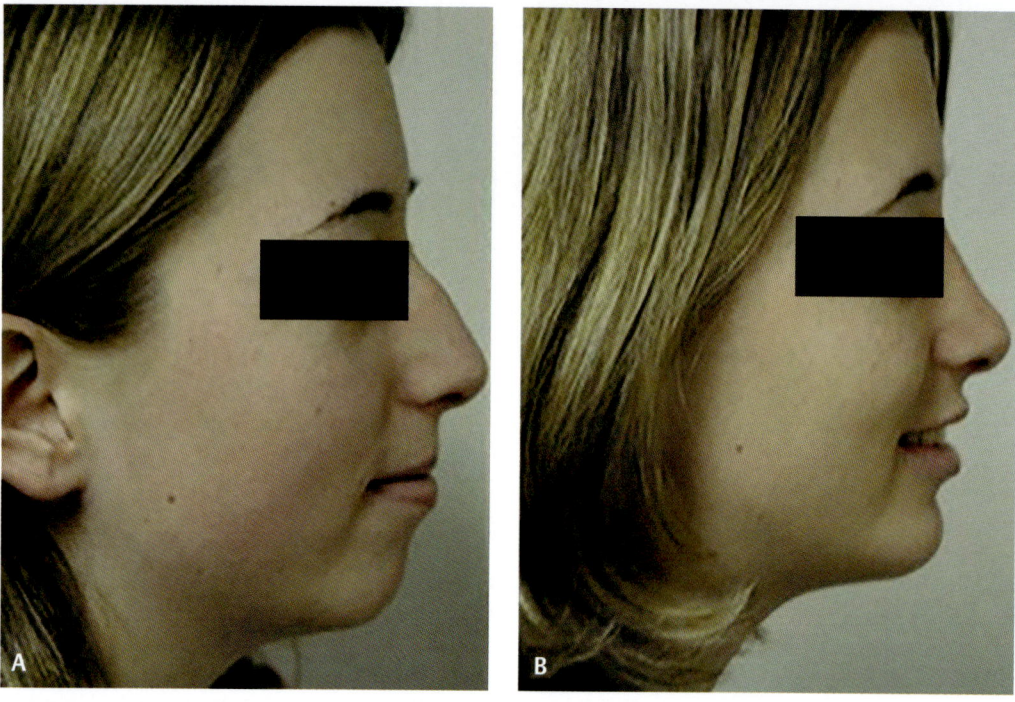

FIGURA 34.18 Fotografias de **(A)** pré-operatório e de **(B)** pós-operatório de uma paciente com microgenia, submetida ao procedimento de aumento de queixo concomitantemente à rinoplastia estética.

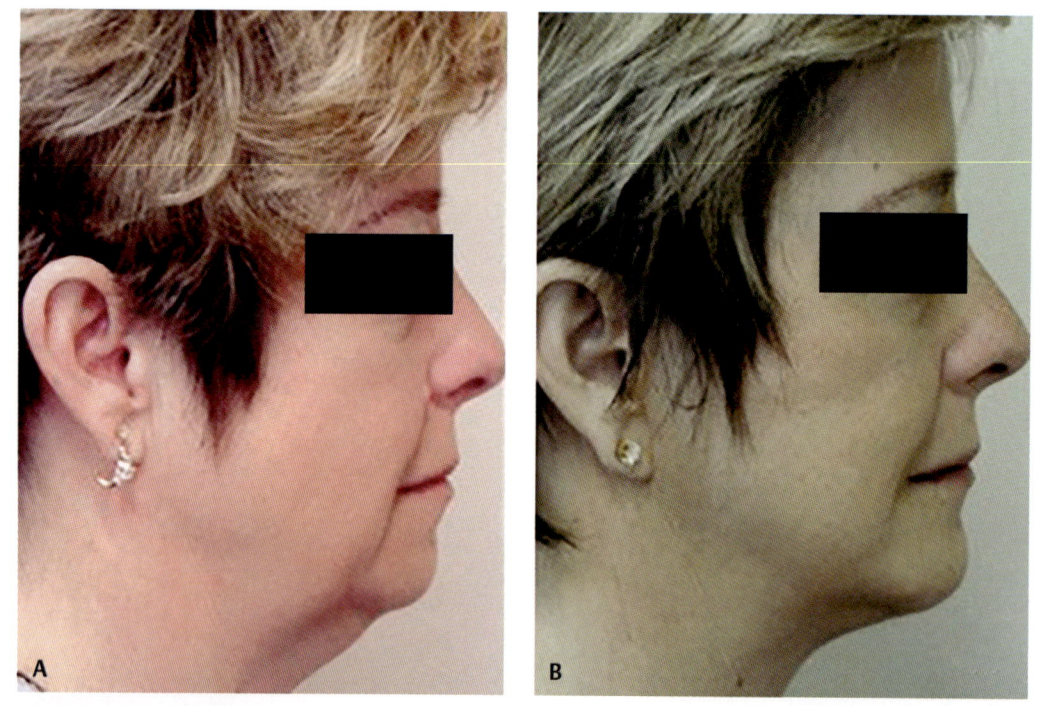

FIGURA 34.19 Fotografias de **(A)** pré-operatório e de **(B)** pós-operatório de uma paciente com envelhecimento facial e microgenia moderada com sulco pré-*jowl*. Note a melhora nas proporções faciais, bem como no equilíbrio após a ritidectomia com aumento de queixo/pré-*jowl*.

CAPÍTULO 34   Mentoplastia

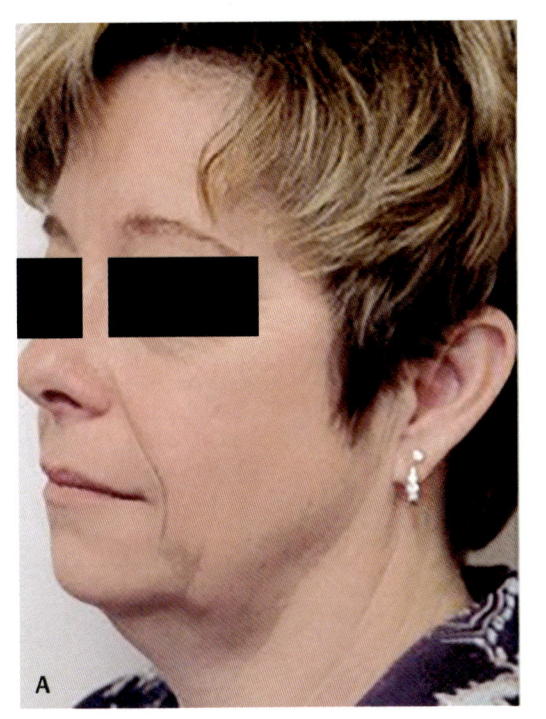

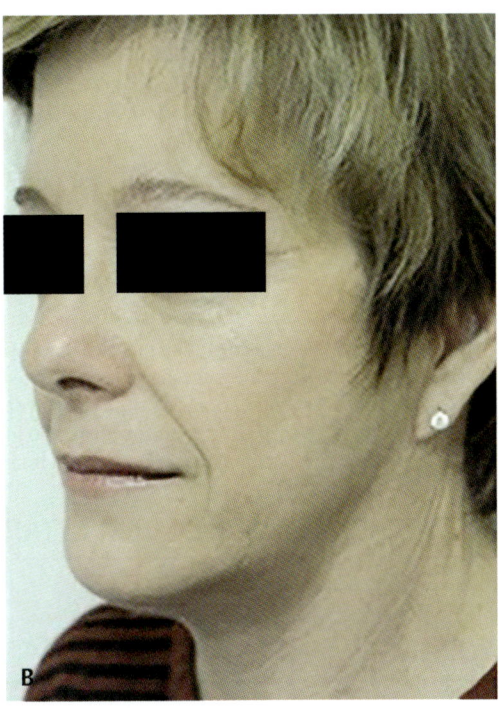

FIGURA 34.20 Fotografias de **(A)** pré-operatório e de **(B)** pós-operatório de uma paciente com envelhecimento facial e microgenia moderada com sulco pré-*jowl*. Note a melhora nas proporções faciais, bem como no equilíbrio após a ritidectomia com aumento de queixo/pré-*jowl*.

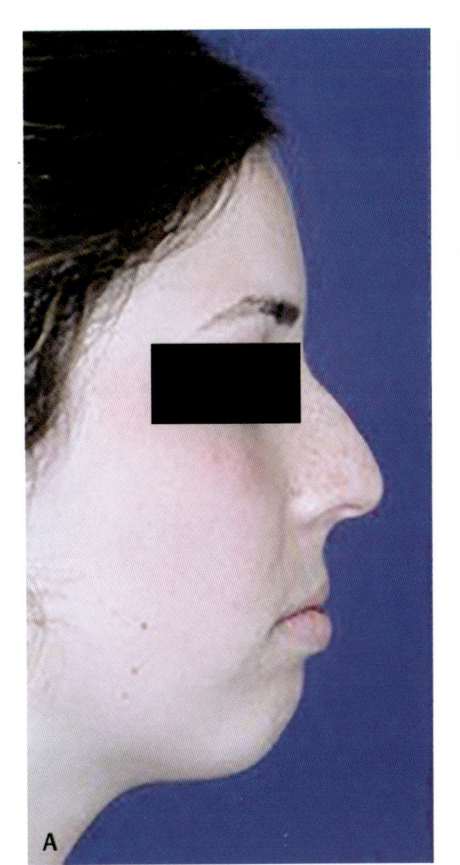

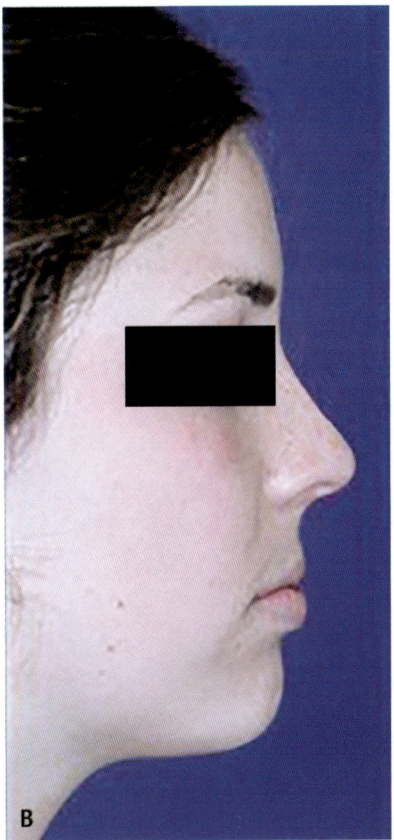

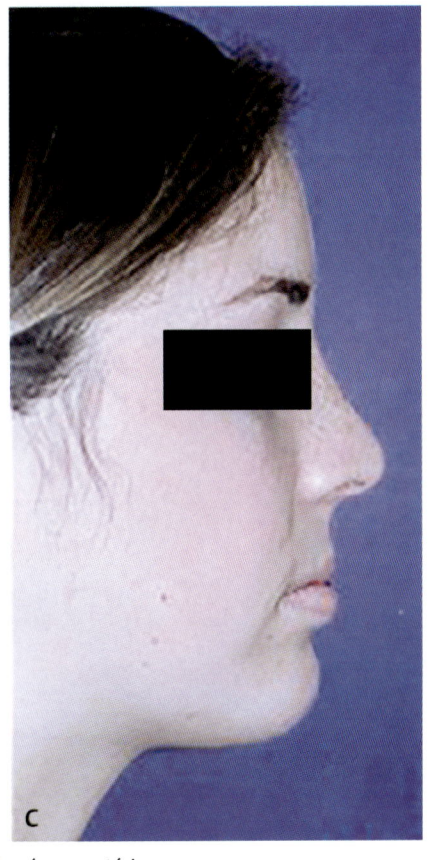

FIGURA 34.21 Imagens **(A)** pré-operatória, **(B)** de simulação por computador e **(C)** o resultado pós-operatório real do aumento de queixo realizado concomitantemente à rinoplastia estética. A simulação por computador pode ser uma ferramenta valiosa para comunicar ao paciente a cirurgia planejada, e o desfecho estético costuma se aproximar estreitamente da aparência final prevista da paciente.

DICAS

- Observar cuidadosamente a existência de imperfeições de contorno do queixo e sulco pré-*jowl*.
- Quanto maior a incisão sobre o periósteo, mais fácil será a colocação do implante.
- Usar sempre implantes mandibulares estendidos para ampliação de queixo/pré-*jowl*, e nunca usar um implante de queixo central.
- É importante que o fechamento seja realizado com cuidado e em três camadas.
- Durante a dissecção subperióstea, é comum encontrar sangramentos ósseos temporários.

DIFICULDADES

- Não elevar a bolsa acima do forame mentual, para ajudar a evitar parestesias.
- Parestesias ou até a completa anestesia unilateralmente constitui um importante sinal de alerta clínico. Observe o paciente cuidadosamente, para verificar o retorno da função sensorial no queixo e no lábio inferior.
- O julgamento na seleção do tamanho adequado do implante é essencial, e, quando incorreto, isso pode resultar na necessidade de troca do implante por outro de tamanho adequado em um novo procedimento.

INSTRUMENTOS QUE DEVEM ESTAR DISPONÍVEIS

- *Kit* de cirurgia plástica padrão.

AGRADECIMENTOS

Agradeço ao Dr. Maxwell Furr por suas contribuições. Seu trabalho na escrita, edição e criação de figuras para este capítulo é bastante apreciado, e sem ele esta parte do livro teria sido inviável.

LEITURAS SUGERIDAS

Choe KS, Stucki-McCormick SU. Chin augmentation. *Facial Plast Surg* 2000;16:45–54.

Mittelman H, Jen A. Aesthetic mandibular implants. In: Papel I, ed. *Facial plastic and reconstructive surgery*. New York: Thieme, 2002.

Mittelman H, Spencer JR, Chrzanowski DS. Chin region: management of grooves and mandibular hypoplasia with alloplastic implants. *Facial Plast Surg Clin North Am* 2007;15(4):445–460.

Powell N, Humphreys B. *Proportions of the Aesthetic Face*. New York: Thieme-Stratton, 1984.

Zide BM, Pfeifer TM, Longaker MT. Chin surgery: I. Augmentation—the allures and the alerts. *Plast Reconstr Surg* 1999;104(6):1843–1853.

35 GENIOPLASTIA DESLIZANTE

Edward W. Chang

INTRODUÇÃO

Pacientes em busca de aconselhamento sobre cirurgia facial estética costumam enfocar estruturas como o nariz, os olhos e a flacidez da pele, enquanto a avaliação feita pelo cirurgião frequentemente identifica áreas da face que poderiam ser cirurgicamente modificadas para melhorar a harmonia e a aparência geral. Ao considerar a volumização facial, o terço inferior da face pode exercer uma profunda influência sobre as demais estruturas faciais, como o nariz. Quanto menor o queixo, maior o nariz parecerá, enquanto o aumento do queixo confere ao nariz uma aparência reduzida (Fig. 35.1). Essas relações são decisivas para a simetria facial. O perfil do paciente pode ser significativamente alterado com o aumento do queixo, e isso pode ter efeitos significativos sobre a estética facial como um todo.

As metas cirúrgicas incluem a criação de um contorno facial esteticamente agradável e o estabelecimento de uma altura facial proporcional. Para tanto, pode ser necessário reduzir um queixo proeminente ou aumentar um queixo precariamente projetado. De modo ideal, o procedimento de aumento deve ser executado com o mínimo de morbidade.

Existem diversas opções cirúrgicas para o aumento do queixo. Os implantes aloplásticos e a genioplastia deslizante são os métodos de aumento mais usados. Embora ambas as modalidades possam ser empregadas no aumento do queixo, a genioplastia deslizante propicia a vantagem de modificar a altura vertical do queixo, corrigindo a assimetria e diminuindo a projeção do queixo. Na genioplastia deslizante, os segmentos de corte de osso podem ser deslocados para uma nova posição e rigidamente fixados. Isso pode ser feito isoladamente ou de modo combinado à colocação de enxertos ósseos autólogos. A genioplastia deslizante é tecnicamente exigente e demorada, mas proporciona resultados estéticos excelentes.

Nos anos 1940, os cirurgiões começaram a usar várias técnicas de osteotomia para abordar o mento recuado. Atualmente, a genioplastia deslizante é realizada por várias especialidades cirúrgicas. A correção da projeção precária do mento é desejável em cerca de 20% dos pacientes submetidos à rinoplastia e em cerca de 25% daqueles que passam por ritidectomia. No entanto, muitas vezes, o paciente deve ser esclarecido para o fato de que essa deficiência existe e que, com a cirurgia apropriada, é possível obter um resultado estético geral equilibrado.

Em geral, os implantes aloplásticos não são tecnicamente exigentes e apresentam baixa taxa de complicações. Além disso, esses implantes podem ser colocados com facilidade, sob anestesia local. Essa técnica bem aceita é usada, geralmente, na correção do queixo que apresenta microgenia apenas de leve a moderada e sulco labiomentual raso.

Taxas de sucesso similares foram relatadas para a genioplastia deslizante. Adicionalmente, essa técnica serve para tratar anormalidades em três dimensões de assimetria, incluindo microgenia vertical com e sem retrogenia, bem como macrogenia vertical com retrogenia e prognatia, tornando-a um processo mais versátil (Fig. 35.2).

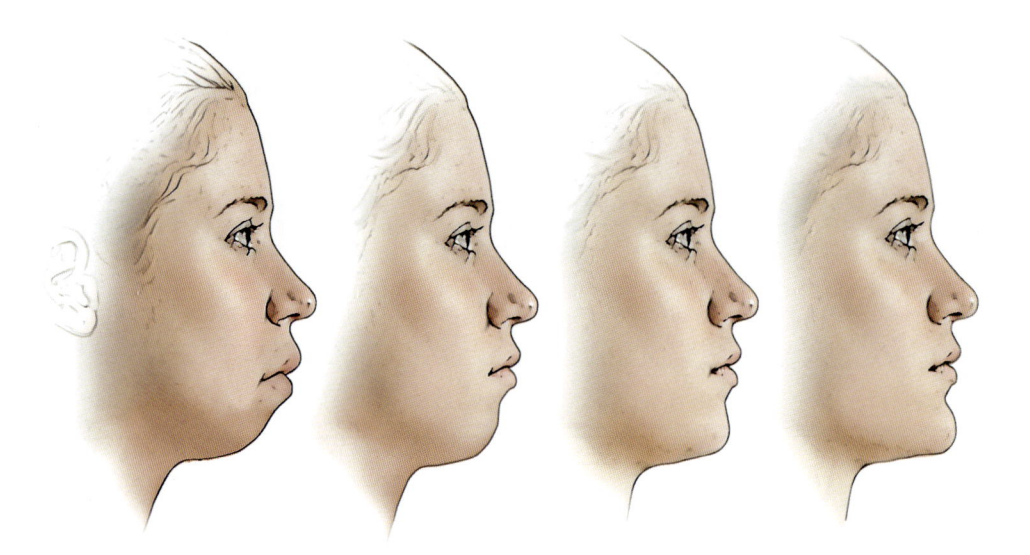

FIGURA 35.1 A posição do queixo exerce profunda influência sobre a projeção percebida do nariz. Apenas a posição do queixo é alterada. Note o efeito sobre a projeção nasal.

HISTÓRIA

A obtenção da história médica e cirúrgica se faz necessária para todos os pacientes. O uso de um questionário padronizado é útil para fins de documentação. É dada atenção específica aos eventos congênitos, do desenvolvimento e traumáticos envolvendo a face, em particular o esqueleto facial e os dentes. As discussões relacionadas com alinhamento dental, intervenções corretivas e distúrbios da articulação temporomandibular também são revisadas. Uma lista de todas as medicações, vitaminas e suplementos é criada com o intuito de determinar os riscos de hemorragia. As alergias/intolerâncias farmacológicas e anestésicas são igualmente notadas. Uma história social, de tabagismo, do consumo de álcool e do uso de drogas ilícitas é obtida.

EXAME FÍSICO

A consulta pré-operatória deve incluir a obtenção de uma história completa e exame físico, com avaliação dental e obtenção de fotografias faciais padronizadas. Para avaliar a assimetria na dimensão transversal, usam-se fotografias em vista frontal padronizadas. A existência de assimetria pode ter várias causas, e é essencial analisá-la ainda no pré-operatório. A assimetria no queixo pode ser facilmente corrigida com genioplastia deslizante de compensação (transversal).

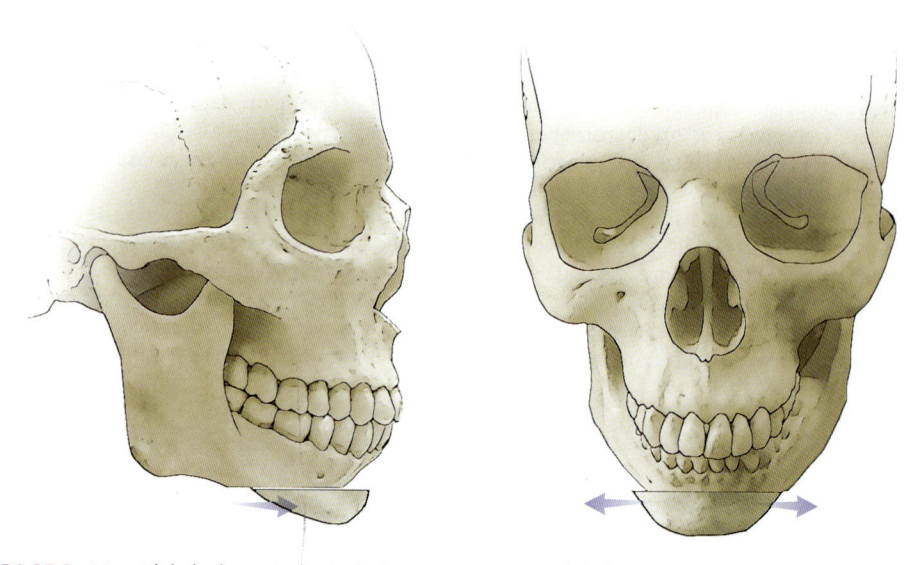

FIGURA 35.2 Versatilidade da genioplastia deslizante; trata anormalidades em três dimensões.

INDICAÇÕES

Quando a análise facial identifica um perfil de paciente com desarmonia facial no terço inferior da face, é preciso determinar se há alguma deformidade dental e esquelética subjacente, ou se o mento (queixo) está meramente sub ou superprojetado. Quando a projeção desfavorável é de natureza esquelética, a situação é considerada uma deformidade esquelética classe II de Angle. A classificação esquelética de Angle é baseada na posição relativa dos primeiros molares superiores e inferiores (Fig. 35.3).

Na retrognatia, a cúspide mesiobucal do primeiro molar maxilar é mesial (ou anterior) ao sulco bucal do primeiro molar mandibular. Havendo apenas uma hipoplasia de mandíbula, o termo "micrognatia" é mais preciso e deve ser adotado. Na ausência de malformação esquelética, os termos usados para designar um queixo recuado são "retrogenia", "microgenia", "queixo recuado", "mento hipoplástico" e "hipoplasia mandibular horizontal". No aumento do queixo, a "genioplastia" geralmente implica em movimento ósseo, enquanto a "mentoplastia" sugere o uso de implante aloplástico. Entretanto, os dois termos atualmente são usados como sinônimos.

CONTRAINDICAÇÕES

Existem algumas situações que impediriam o uso de uma genioplastia deslizante. As deformidades dentoesqueléticas graves geralmente requerem mais do que o avanço do queixo e exigirão consulta com um especialista nesse assunto. Além disso, os dentes e a altura mandibular podem ser desfavoráveis à realização de uma osteotomia. Ao considerar a redução de mandíbula ou a osteotomia deslizante, é necessário avaliar com cuidado os dentes e a altura da mandíbula antes da cirurgia. Dentes longos com altura mandibular curta são uma contraindicação relativa à realização de genioplastia óssea ou redução óssea agressiva. Os exames de imagem, que podem ser radiografias planas ou tomografia computadorizada (CT), ajudarão a definir questões que possam dissuadir o cirurgião a usar a genioplastia óssea.

PLANEJAMENTO PRÉ-OPERATÓRIO

Para uma genioplastia deslizante, a oclusão dental e as estruturas esqueléticas são avaliadas com auxílio de fotografias pré-operatórias, bem como um exame cefalométrico lateral de tecido mole e radiografias panorâmicas. A CT com feixe cônico também é útil na avaliação da anatomia óssea da face. Moldes dentais devem ser confeccionados e são usados para avaliar a situação dental e maxilofacial do paciente. As metas funcionais e estéticas devem ser discutidas com o paciente.

Os traçados e as medidas cefalométricas devem ser feitos para pacientes submetidos à genioplastia deslizante. A avaliação cefalométrica inclui medidas dos ângulos do ponto sela-násio-subespinal A da maxila (S-N-A) e do ponto sela-násio-supramental B da mandíbula (S-N-B), para fornecer informação sobre a relação sagital entre a base do crânio anterior e, respectivamente, a maxila e a mandíbula (Fig. 35.4). O perfil do tecido mole e do lábio fornece uma tremenda quantidade de informação sobre a projeção do queixo. Assim como com o terço médio da face, a avaliação da proeminência do queixo pode ser conseguida de muitas formas diferentes. Ricketts desenha uma linha vertical tangencial à ponta do nariz e ao pogônio. O lábio superior deve repousar 4 mm atrás dessa linha, e o lábio inferior, a 2 mm. Gonzalez-Ulloa usa o plano Frankfurt e uma linha projetada como meridiano zero grau. O plano Frankfurt é uma linha horizontal que segue do canal auditivo externo superior para a borda infraorbital. O meridiano zero grau é

Primeiro molar superior

Primeiro molar inferior

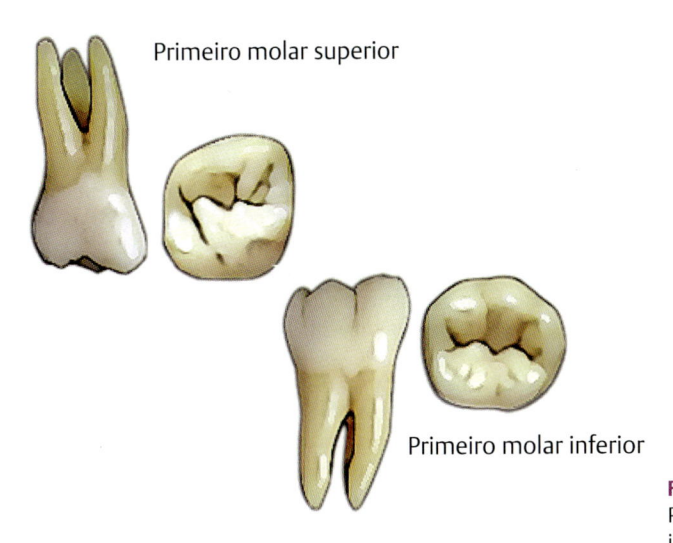

FIGURA 35.3
Primeiros dentes molares superior e inferior.

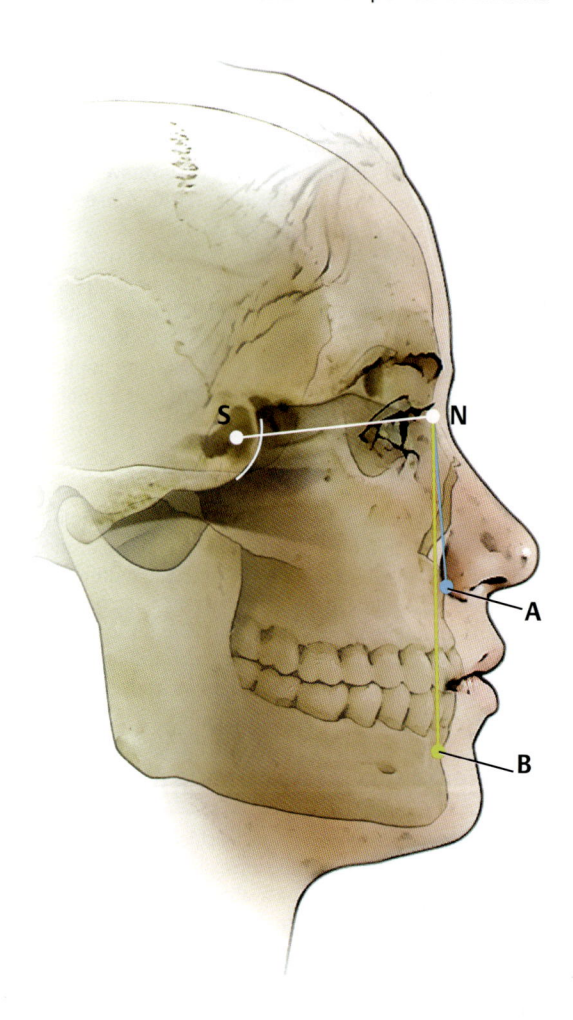

FIGURA 35.4
Ângulos do ponto-A sela-násio-subespinal da maxila (S-N-A) e do ponto B sela-násio-supramentual da mandíbula (S-N-B).

perpendicular ao plano Frankfurt e inicia-se no násio. Se o queixo estiver atrás do meridiano zero grau, é considerado recuado. Outro método consiste em traçar uma linha perpendicular ao plano Frankfurt através do subnasal. O lábio superior deve estar nessa linha vertical +/– 2 mm; o lábio inferior deve estar atrás dessa linha em 2 mm e +/– 2 mm; e o queixo deve estar 4 mm posterior (Fig. 35.5). Uma vez medidas as deficiências, o movimento é planejado. A literatura mostra que a razão de correlação no movimento do osso para o tecido mole é de 1:0,6 a 1. Estudos mais recentes mostram que essa razão é de aproximadamente 1:0,9 para movimentos horizontais até 8 mm. Além dessa extensão, considera-se que as forças exercidas pelos músculos e pelo tecido mole causam reabsorção. A literatura sugere menor previsibilidade nos movimentos verticais.

A altura vertical da face é determinada pelo método descrito por Powell e Humphreys. A face é dividida em terços horizontais, da linha do cabelo para a glabela, da glabela para o subnasal (onde a columela nasal encontra o lábio superior) e do subnasal ao mento. Verticalmente, a face é dividida em quintos. Os olhos e o nariz geralmente são iguais a um quinto. Existem formas alternativas de avaliar a face, especialmente se a linha do cabelo estiver perdida. Os 2/3 inferiores da face são avaliados isoladamente, a região do terço médio corresponde a 43% dessa região, e o terço inferior corresponde aos 57% restantes. Essa informação é usada para aconselhar o paciente quanto às opções disponíveis para a obtenção do melhor resultado. Havendo anormalidade esquelética, é possível sugerir o realinhamento ortodôntico e a cirurgia ortognática como alternativa cirúrgica. Isso seria para abordagem da função e também da forma. Se for desejo do paciente obter uma correção puramente estética, as opções incluem o aumento com implante aloplástico e uma genioplastia deslizante. As recomendações acerca de qual modalidade cirúrgica usar se baseiam na gravidade da deformação e nos procedimentos faciais concomitantes considerados.

O aconselhamento pré-operatório detalhado permite ao cirurgião e ao paciente discutir e avaliar as alterações desejadas. As imagens computadorizadas costumam ser úteis como ferramentas de ensino e ajudam na discussão. Uma advertência consiste em enfatizar para o paciente que uma imagem digitalmente modificada pode não ser representativa das alterações cirúrgicas reais.

Para um aumento, a profundidade do sulco labiomentual pode determinar a técnica a ser usada. Os implantes aloplásticos tendem a aprofundar o sulco, o que pode ser particularmente indesejável em pacientes do sexo feminino. Com a genioplastia óssea, o sulco geralmente aumenta com os avanços e/ou o encurtamento vertical, tornando-se menos evidente com o prolongamento vertical.

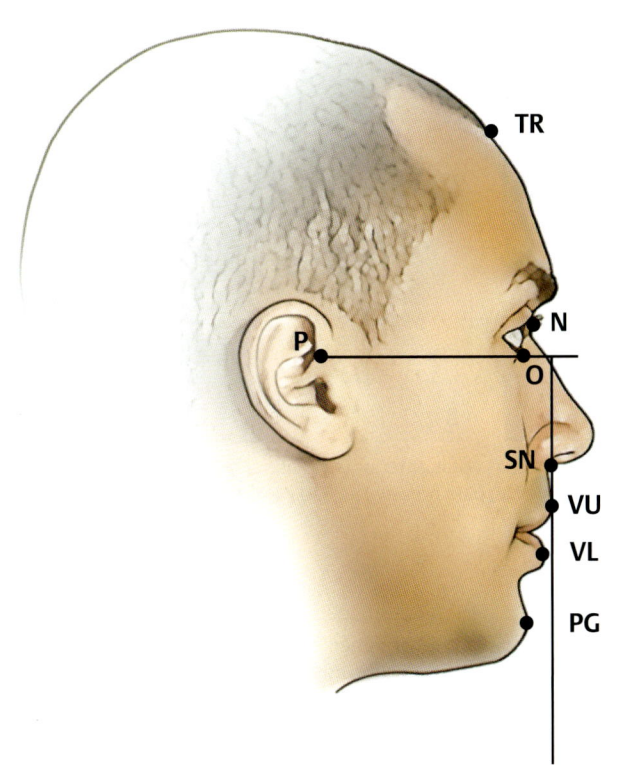

FIGURA 35.5
Perfil de tecidos moles em relação às imagens cefalométricas. TR, tríquio; N, násio de tecido mole; SN, subnasal; PO, pório; VU, vermelhão do lábio superior; VL; vermelhão do lábio inferior; PG, pogônio de tecido mole. As osteotomias laterais devem estar 4-5 mm abaixo dos forames, para compensar o trajeto do nervo alveolar inferior. Fórceps para osso ajudam a mobilizar o segmento distal.

TÉCNICA CIRÚRGICA

A genioplastia deslizante pode ser realizada sob anestesia local, no contexto ambulatorial, proporcionando resultados satisfatórios. Contudo, a anestesia geral é usada com mais frequência nesse procedimento. A anestesia geral proporciona mais conforto ao paciente e maior proteção da via aérea. A menos que uma rinoplastia seja realizada concomitantemente, a intubação nasotraqueal é preferida.

A injeção de bupivacaína 0,25% + epinefrina (1:200.000) misturada em partes iguais com lidocaína 1% + epinefrina (1:100.000), localmente, na região do forame mental, pode diminuir o sangramento operatório e propiciar anestesia duradoura. Antibióticos devem ser administrados no peri e no pós-operatório. O acesso é feito através de uma incisão no sulco gengivolabial. Uma incisão intraoral irá transeccionar o músculo mentual, que eleva e projeta o queixo. O músculo fixa o queixo em uma área logo abaixo das raízes dentais. É essencial deixar um manguito mucoso adequado com uma boa parte de músculo mentual, para possibilitar a posterior ressuspensão. Essa técnica evita a ptose do lábio inferior.

A dissecção subperióstea é conduzida lateralmente, para identificar o nervo mentual. O cirurgião sempre deve saber a localização do forame mentual. Esse forame repousa sobre a mesma linha vertical definida pela pupila. Os forames do nervo geralmente são encontrados entre o primeiro e o segundo dentes pré-molares, ao nível da origem do músculo mentual ou 2-4 mm abaixo do nível dos ápices dos dentes bicúspides. Os forames estão situados profundamente em relação à porção média do músculo abaixador do ângulo da boca. Dissecar no sentido inferolateral possibilita uma osteotomia mais longa, evitando assim uma chanfradura inestética da mandíbula. O periósteo é mantido intacto na borda inferior. A linha média esquelética é alinhada ao tecido mole sobrejacente corolário. Uma serra sagital com 30 graus de inclinação é usada para facilitar uma osteotomia nivelada e, ao mesmo tempo, minimizar o traumatismo do tecido mole (Fig. 35.6). A dissecação de um cadáver mostra a osteotomia seguindo sob o forame mentual e se estendendo posteriormente, para assim ajudar a evitar um degrau (Fig. 35.7). A angulação da osteotomia de forma mais aguda diminuirá a altura vertical do queixo.

As osteotomias duplas devem ser realizadas da mesma maneira, e as osteotomias assimétricas devem ser planejadas com antecedência. A fixação pode ser conseguida com fios ou placas metálicas. Notavelmente, a fixação com fios metálicos pode levar a uma reabsorção aumentada, pela maior dissecção perióstea e pela possível queda do segmento anterior a partir da tração do músculo. Um sucesso mais significativo tem sido obtido com o uso de uma placa de titânio única, de 4 orifícios, com parafusos de 12 mm para homens e parafusos de 10 mm para mulheres (Fig. 35.8). Cada placa é marcada com a quantidade de movimento obtida na face da placa.

O fechamento é realizado em múltiplas camadas. A ressuspensão do músculo mentual é feita com suturas Vicryl 3-0 interrompidas e enterradas, e o fechamento da mucosa é conduzido usando-se uma sutura crômica 3-0 contínua. O rearranjo da pele é feito ao nível do sulco labiomentual com Mastisol (Ferndale Laboratories, Ferndale, MI) e fita adesiva de papel. O tempo cirúrgico para o procedimento de genioplastia óssea varia de 15 a 105 minutos, com um tempo cirúrgico médio aproximado de 45 minutos. O tempo operatório da implantação aloplástica é aproximadamente 25% menor. Uma consulta de seguimento do paciente é agendada no 7º e 14º dias de pós-operatório. Cada um dos procedimentos descritos tem suas próprias vantagens, desvantagens e complicações exclusivas.

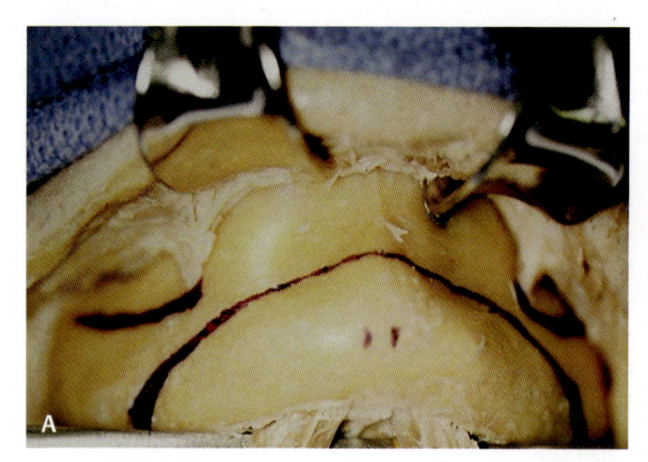

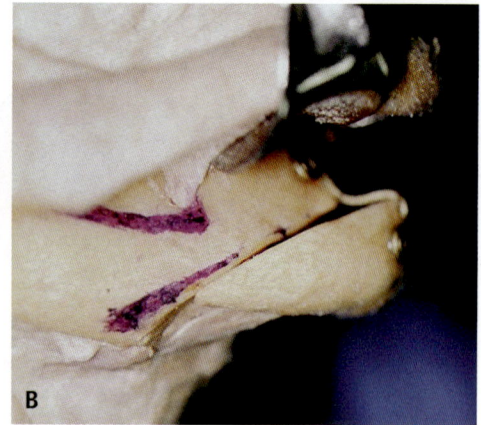

FIGURA 35.6 Demonstração em cadáver da osteotomia nas vistas anterior **(A)** e lateral **(B)**. Note a extensão 5 mm abaixo do forame do nervo mentual e posteriormente, para prevenir a lesão do nervo e evitar degraus.

CONDUTA PÓS-OPERATÓRIA

O paciente submetido à genioplastia deslizante é internado no hospital somente em caso de realização da cirurgia ortognática. De outro modo, o procedimento pode ser realizado no contexto ambulatorial, até mesmo durante a realização de outros procedimentos concomitantes, como rinoplastia ou lipoaspiração. Após a cirurgia, os pacientes são aconselhados a manter uma dieta com alimentos moles e enxaguar frequentemente a boca com solução salina até a primeira consulta de pós-operatório. Atividades extenuantes devem ser evitadas, e o contato físico com o queixo deve ser adiado por 4 semanas.

COMPLICAÇÕES

Existem complicações associadas ao procedimento de genioplastia deslizante. Foram relatados lesão vascular e do nervo mentual, má união, não união, irregularidades de contorno, deformidades em degrau, lábio caído e exageros ou deficiências de correção. É importante observar que a deficiência de correção tem melhor aceitação do que o excesso de correção, uma vez que o queixo posicionado à frente do lábio inferior resulta em um perfil desarmônico.

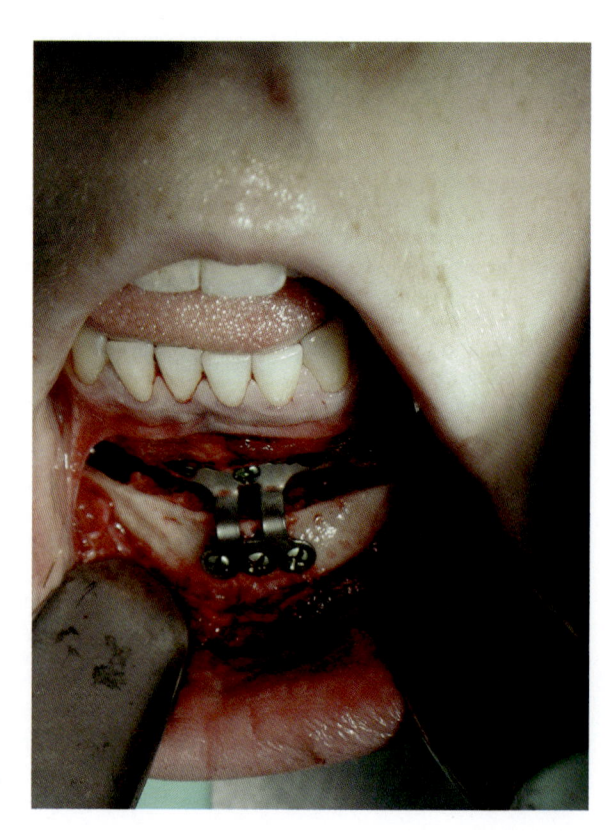

FIGURA 35.7
A fixação pode ser feita com placas pré-formadas ou fios metálicos.

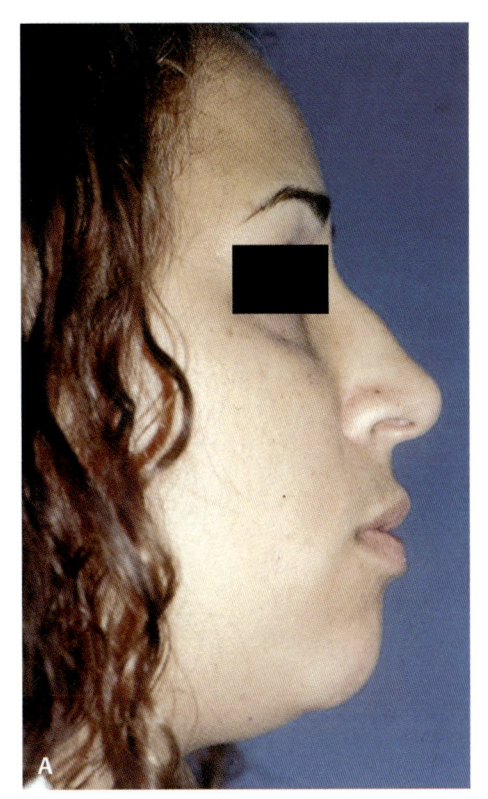

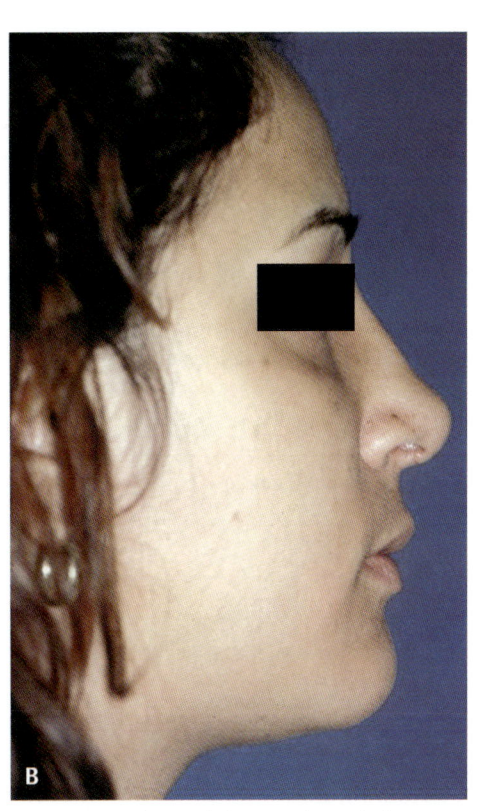

FIGURA 35.8 **A, B:** Fotografias pré e pós-operatórias de uma paciente submetida à genioplastia deslizante.

Seja com um implante aloplástico ou com um implante ósseo, mais de 90% dos pacientes ficam satisfeitos com seus resultados. As complicações observadas com a genioplastia deslizante são mínimas, enquanto os benefícios são imediatamente evidentes tanto para o paciente como para o cirurgião.

RESULTADOS

Com um planejamento pré-operatório adequado, é possível obter excelentes resultados, um tempo cirúrgico aceitável e um alto grau de satisfação do paciente usando-se a genioplastia deslizante. Essa técnica cirúrgica tem suas próprias vantagens e desvantagens, as quais devem ser ponderadas com os desejos do paciente, bem como com a experiência do cirurgião para alcançar resultados estéticos harmoniosos e esteticamente agradáveis (Fig. 35.9).

DICAS

- A genioplastia deslizante é altamente versátil na correção de anormalidades de queixo, em todas as dimensões, além de ser relativamente fácil de usar, em comparação com o implante de queixo padrão.

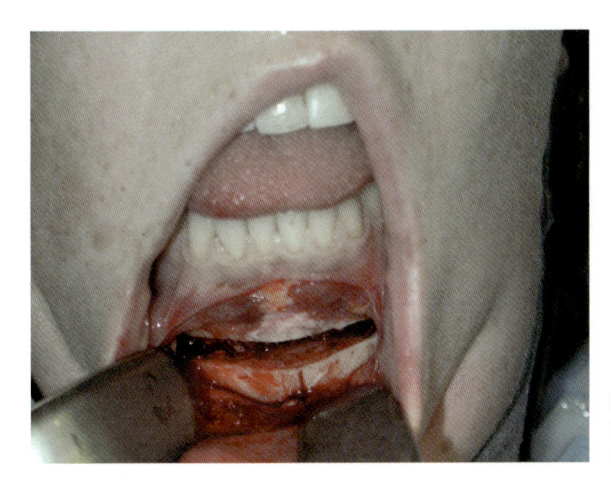

FIGURA 35.9
Foram realizados aumento e correção de assimetria.

- Uma detalhada análise facial é essencial para avaliar as proporções das estruturas faciais. As regiões de nariz, malar e queixo são as que mais contribuem para o equilíbrio da face.
- A oclusão dental e as estruturas esqueléticas precisam ser avaliadas e documentadas com fotografia digital, exames cefalométricos laterais do tecido mole e radiografias panorâmicas.
- As assimetrias ou deficiências esqueléticas podem resultar em situações estéticas subótimas.

DIFICULDADES

- A pior armadilha é falhar em analisar o trajeto esquelético do nervo mentual e, assim, causar parestesia permanente na região do queixo.
- Entre as dificuldades estéticas, está um avanço exagerado que resulte em uma borda mandibular com aparência entalhada ou em correção deficiente.

INSTRUMENTOS QUE DEVEM ESTAR DISPONÍVEIS

- *Kit* de cirurgia plástica padrão.
- Elevador Molt.
- Retratores Minnesota.

LEITURAS SUGERIDAS

Chang EW, Lam SM, Karen M, et al. Sliding genioplasty for correction of chin abnormalities. *Arch Facial Plast Surg* 2001;3(1):8–15.

Frodel JL, Sykes JM. Chin augmentation/genioplasty: chin deformities in the aging patient. *Facial Plast Surg* 1996;12(3):279–283.

Grayson BH. Cephalometric analysis for the surgeon. *Clin Plast Surg* 1989;16(4):633–644.

Guyuron B, Kadi JS. Problems following genioplasty. Diagnosis and treatment. *Clin Plast Surg* 1997;24(3):507–514.

Rosen HM. Aesthetic guidelines in genioplasty: the role of facial disproportion. *Plast Reconstr Surg* 1995;95(3):463–469; discussion 470–472.

PARTE VI: CIRURGIA PLÁSTICA FACIAL CONGÊNITA/PEDIÁTRICA

36 FENDAS LABIAL E PALATINA

Travis T. Tollefson

INTRODUÇÃO

O manejo abrangente do paciente com fendas labial e palatina requer uma equipe multidisciplinar de especialistas trabalhando de forma colaborativa, incluindo tipicamente cirurgiões de plástica facial ou plástica geral, otologistas, patologistas da fala e linguagem, enfermeiros, geneticistas, ortodontistas, dentistas, cirurgiões orais, audiologistas, pediatras e assistentes sociais. A fenda orofacial é o defeito craniofacial inato mais comum, o seu tratamento cirúrgico exige o uso de uma técnica meticulosa para tecidos moles, na qual bastam poucos milímetros de erro na infância para resultar em estigmas permanentes da fenda. Produzir um resultado estético satisfatório depende de cuidadosa atenção para com a pele e o tecido mole, as cartilagens nasais, os dentes e componentes esqueléticos, que devem ser abordados de maneira sequencial ao longo do crescimento e desenvolvimento da criança. Ao mesmo tempo, as funções de fala e deglutição são reabilitadas por meio da restauração meticulosa de estruturas dentais e palatais.

Uma fenda orofacial representa a falha de fusão do lábio, margem nasal, alvéolo ou palato, a qual pode ocorrer em um espectro de combinações de deformidades uni ou bilaterais. A etiologia da formação da fenda orofacial é pouco conhecida, mas sabe-se que a condição resulta de uma interrupção na via do desenvolvimento do complexo craniofacial. As fendas podem se desenvolver como defeitos labiais completos ou incompletos, defeitos palatais completos ou incompletos, ou ainda como uma combinação que pode se estender da margem nasal até a úvula (Fig. 36.1). As manifestações menores da formação de fenda orofacial são denominadas "microformas", "ocultas", "menores" ou "forme fruste" (denominação abolida).

Diversos esquemas de classificação foram sugeridos, o primeiro dos quais em 1938, quando Veau descreveu seu sistema: um grupo A incluindo apenas defeitos do palato mole 1; um grupo B incluindo defeitos de palato duro e de palato mole que não se estendem anteriormente ao forame incisivo; um grupo C incluindo defeitos que se estendem ao longo de todo o palato e crista alveolar; e um grupo D incluindo fenda labial completa bilateral. Essa estrutura geral pode ser útil na discussão; entretanto, o conhecimento adicional acerca das vias de desenvolvimento que levam à formação da fenda orofacial simplificou a classificação da fenda palatina com base no envolvimento do palato primário (estruturas anteriores ao forame incisivo, incluindo lábio, pré-maxila e septo anterior) ou do palato secundário (estruturas posteriores ao forame incisivo, incluindo os processos palatinos laterais, palato mole e úvula).

Um esquema de classificação abrangente deve identificar o envolvimento dos palatos primário e secundário, bem como as deformações labiais e nasais, de modo a permitir que essas áreas sejam abordadas de forma específica no decorrer do tratamento. Prefiro determinar inicialmente se a fenda é típica ou atípica. As fendas craniofaciais atípicas foram descritas no artigo de referência de Tessier, publicado em 1976, em que foi destacado um esquema de classificação para fendas orofaciais que apresentavam orientações atípicas, como o número 7 ou macrostomia decorrente de uma fenda na comissura do lábio (Fig. 36.2). A extensão dessas fendas ao longo dos tecidos moles pode envolver maxila, órbita e base do crânio. Exemplificando, uma fenda número 4 de Tessier bilateral se estende do lábio superior pelo ducto nasolacrimal e entra na pálpebra inferior, no canto medial (Fig. 36.3).

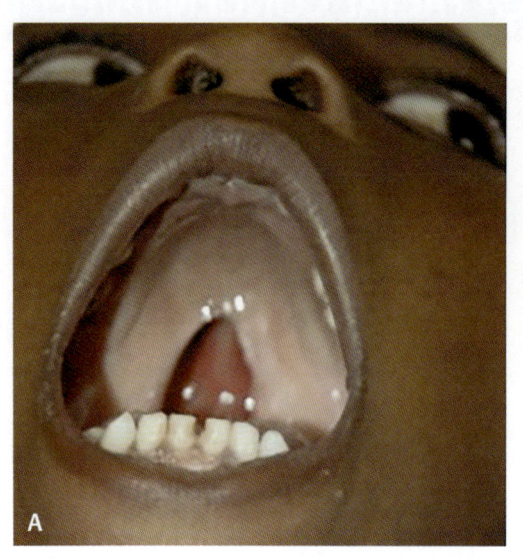

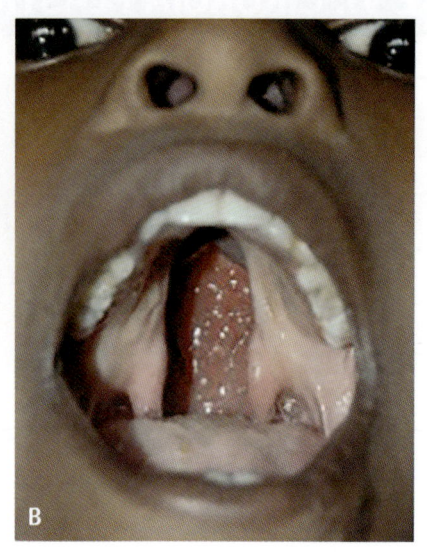

FIGURA 36.1 O espectro da fenda palatal incompleta inclui defeitos que variam de bifididade isolada uvular a formação de fenda palatal tão anterior quanto o forame incisivo: **(A)** vista intraoral de uma fenda palatina incompleta mostrando a extensão até o palato duro; **(B)** fenda palatina não reparada em outra criança, estendendo-se ao longo do palato duro. O coxim adenoide é visto entre os dois lados da úvula fendida.

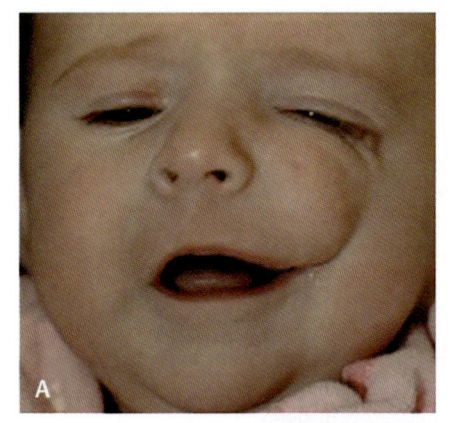

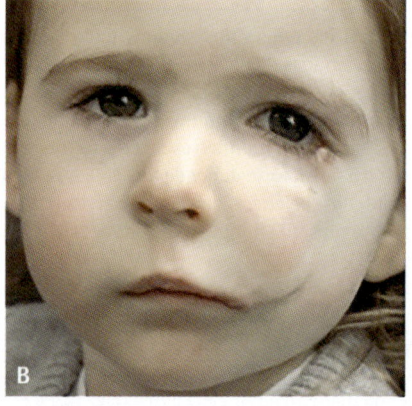

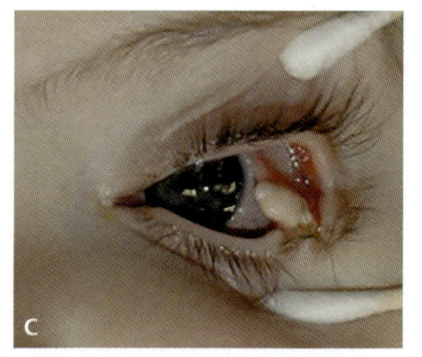

FIGURA 36.2 Fenda orofacial atípica, Tessier nº 7, demonstrando macrostomia **(A)** no pré-operatório, **(B)** após o reparo do tecido mole, e **(C)** coloboma palpebral inferior esquerdo e dermoides oculares antes da remoção.

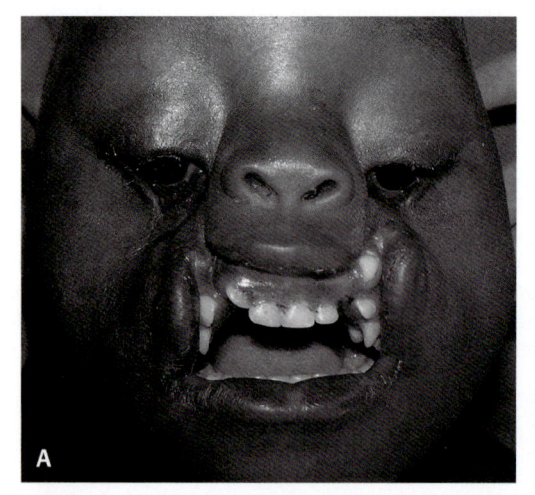

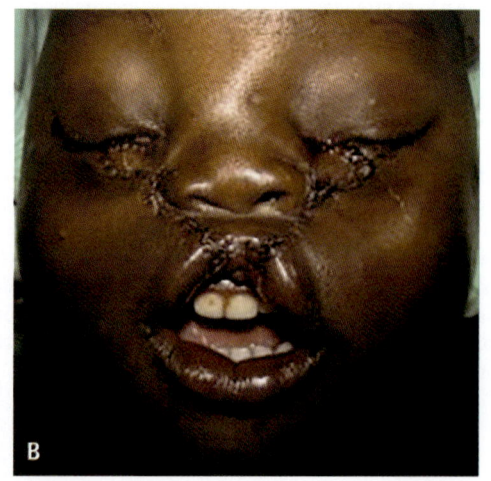

FIGURA 36.3 Fotografia de uma criança com fendas orofaciais Tessier nº 4 bilaterais, **(A)** no pré-operatório e **(B)** após o reparo de subunidade para recriação de pálpebras inferiores e continuidade com a boca; a fenda maxilar exigirá enxerto ósseo no futuro.

CAPÍTULO 36 Fendas Labial e Palatina

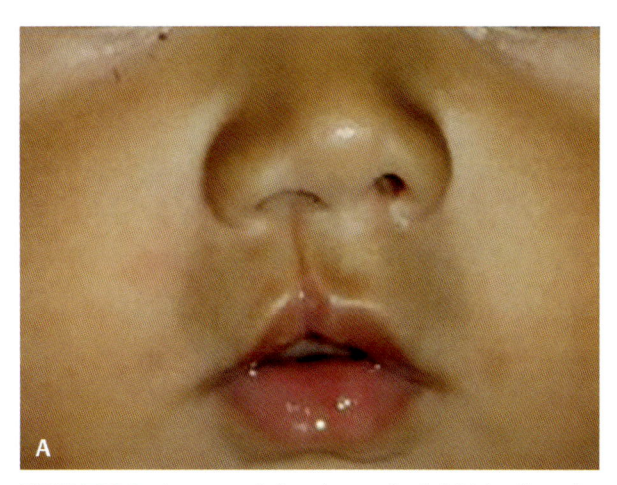

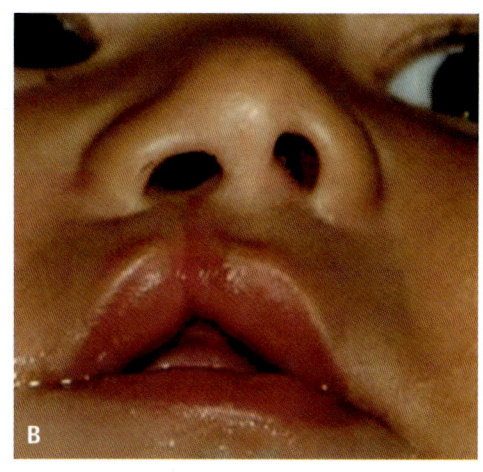

FIGURA 36.4 As características de uma fenda labial unilateral em microforma típica do lado direito são mostradas em **(A)** vista frontal e **(B)** em vista basal, incluindo mucosa entalhada, pico do arco do cupido elevado, formação do sulco da coluna filtral, adelgaçamento do vermelhão seco medialmente, ampliação da base nasal, hipoplasia do músculo orbicular da boca e assimetria da narina.

As fendas orofaciais típicas são descritas pela lateralidade da fenda labial (uni ou bilateral) e seu grau. A fenda labial pode ser completa (ao longo do lábio e margem nasal), incompleta (orbicular da boca e pele intactos em pelo menos ¾ da extensão do lábio) ou microforma (caracterizada por um sulco filtral na pele, deformidade nasal menor, descontinuidade do orbicular da boca e vermelhão – junção cutânea entalhada com a interrupção se estendendo para, no máximo, ¼ da altura labial, conforme medido a partir do pico normal do arco do cupido até a margem nasal) (Fig. 36.4). O alvéolo fendido pode ser completo ou entalhado. Independentemente do tipo de lábio fendido, o palato fendido é descrito como unilateral (um processo palatal ligado ao septo nasal) ou bilateral.

Neste capítulo, os destaques serão os seguintes: multidisciplinar das fendas labial e palatina; achados do exame físico; e potenciais comorbidades sindrômicas e não sindrômicas associadas. O planejamento pré-operatório será revisado, bem como a moldagem nasoalveolar pré-cirúrgica (MNAP) e as indicações e contraindicações ao reparo da fenda cirúrgica. Serão descritas as técnicas preferidas para o reparo do lábio leporino uni e bilateral e para a palatoplastia. A conduta pós-operatória será revisada enfatizando-se a prevenção de complicações.

HISTÓRIA

O papel de uma equipe multidisciplinar é abordar as condições que coexistem com as fendas orofaciais, variando de dificuldades com a fala e a deglutição até a disfunção da trompa de Eustáquio, e as questões audiológicas até problemas ortodônticos, dentais e ortognáticos. O cuidado da criança nascida com fenda labial e/ou palato fendido começa com uma consulta logo após o nascimento, durante a qual a equipe multidisciplinar se concentra em ensinar às mães técnicas de alimentação efetivas, além de enfatizar a importância do ganho de peso apropriado. Em cada caso, é obtida uma história abrangente do paciente, incluindo eventos familiares, pré-natais e relacionados com o parto. Dedica-se atenção à existência de achados físicos adicionais, bem como à possibilidade de um evento sindrômico ou sequencial. As consultas com intensivistas neonatais, geneticistas e outros especialistas adicionais são agendadas de acordo com cada caso em particular. Com cada paciente, o cuidado especializado em geral é mantido durante os anos da adolescência e início da fase adulta, envolvendo reuniões regulares com a equipe e intervenção sequencial, tanto cirúrgica como não cirúrgica.

EXAME FÍSICO

A presença de uma fenda orofacial pode ser identificada no ultrassom pré-natal de rotina obtido em 18-20 semanas de gestação. A tecnologia do ultrassom tridimensional aumentou a taxa de detecção de fenda labial, mas não a do palato fendido isolado. Por causa disso, os pais que durante a gestação têm um exame de ultrassom positivo estão agora comparecendo a uma consulta pré-natal para cirurgia plástica facial. A preparação e o conhecimento sobre reparos cirúrgicos por meio de consultas educacionais podem ajudar a aliviar as preocupações dos pais. A consulta pré-natal também permite que o cirurgião inicie a avaliação para terapias pré-operatórias, como MNAP, que requer consultas clínicas frequentes e comprometimento parental significativo.

O neonato é examinado para lábio fendido e palato fendido imediatamente após o nascimento. A identificação da microforma sutil de fenda labial ou de palato fendido submucoso é facilitada pelo treinamento e pela experiência na identificação de anormalidades musculares sem defeitos epiteliais evidentes. Um exame completo da cabeça e do pescoço começa com a avaliação e palpação da continuidade do lábio superior e das narinas. O alvéolo maxilar é palpado em busca de entalhe ou fenda.

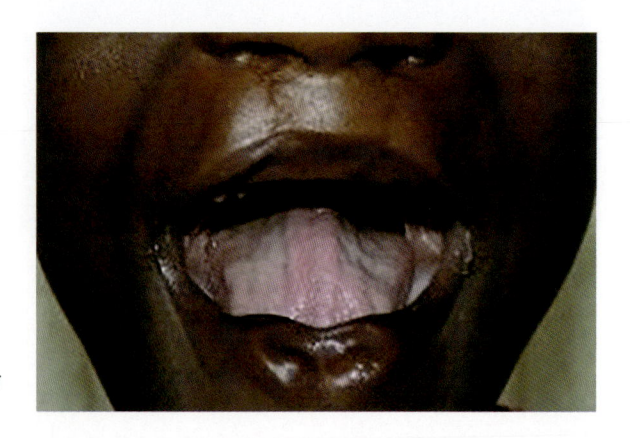

FIGURA 36.5 Depressão labial inferior na síndrome de Van der Woude.

A visualização aprimorada do palato mole pode ser conseguida posicionando-se a criança em supinação no colo do pai/mãe e estendendo cuidadosamente seu pescoço. Muitas vezes, o neonato abre a boca e projeta a língua espontaneamente, proporcionando uma visualização satisfatória. Um depressor de língua e iluminação também devem ser usados para avaliar o palato e a úvula. Uma úvula bífida ou zona pelúcida no palato mole devem levar à imediata palpação em busca de entalhes no palato duro. O lábio inferior é inspecionado quanto à presença de depressões labiais nodulares encontradas na síndrome de Van der Woude (Fig. 36.5). A comissura oral e as bochechas são avaliadas quanto à formação de fenda atípica ou à presença de remanescentes auriculares encontrados no espectro oculoauriculovertebral (Fig. 36.6). O formato e a posição das orelhas são inspecionados, à procura de microtia ou outras características de microssomia hemifacial. As pálpebras também podem apresentar colobomas ou entalhes.

INDICAÇÕES

As indicações típicas para se proceder ao reparo do lábio fendido são a dificuldade para se alimentar, o ganho de peso precário e a obstrução de vias aéreas. Embora o ganho de peso precário possa indicar dificuldade para se alimentar, o cirurgião e o pediatra também devem considerar defeitos cardíacos ou outros possíveis defeitos que levem à falha do desenvolvimento. A amamentação é incentivada, ainda que a suplementação com fórmulas seja comum. Uma perda de peso pós-natal de até 10% do peso ao nascimento é normal, contanto que o peso seja recuperado em 2 semanas. Subsequentemente, um ganho de peso diário de, pelo menos, 30 g indica uma alimentação adequada. A alimentação via tubo nasogástrico raramente é requerida, se houver um enfermeiro especializado responsável pela alimentação que possa aconselhar a mãe de forma efetiva. Neonatos com palato fendido têm dificuldade para criar sucção e precisam ser posicionados na vertical para limitar a regurgitação nasal. Mamilos especializados, como o mamilo de Haberman (Fig. 36.7), controlam a velocidade do fluxo a partir da mamadeira, podendo limitar a fadiga do bebê durante a alimentação.

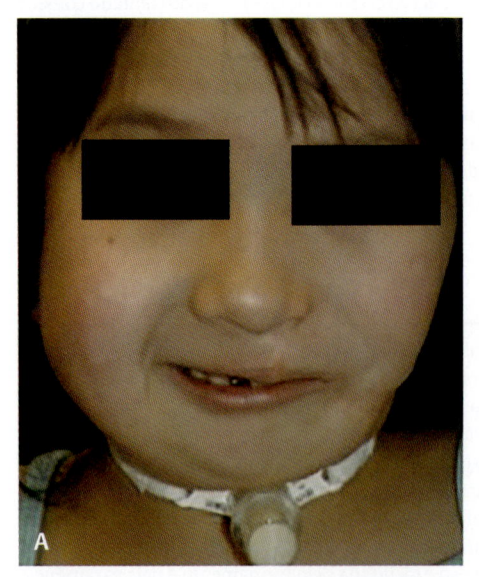

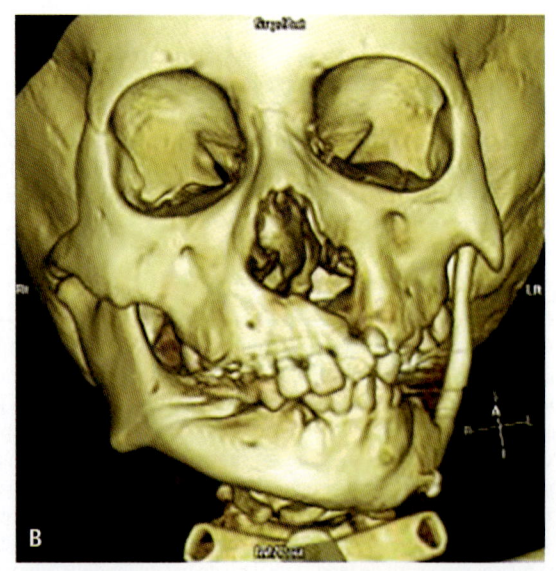

FIGURA 36.6 Espectro oculoauriculovertebral demonstrando microssomia hemifacial, anotia esquerda, e **(A)** fendas labial e palatina unilaterais completas reparadas; **(B)** varredura de CT 3D mostrando a fenda alveolar esquerda não reparada e a reconstrução do ramo mandibular esquerdo com enxerto de costela.

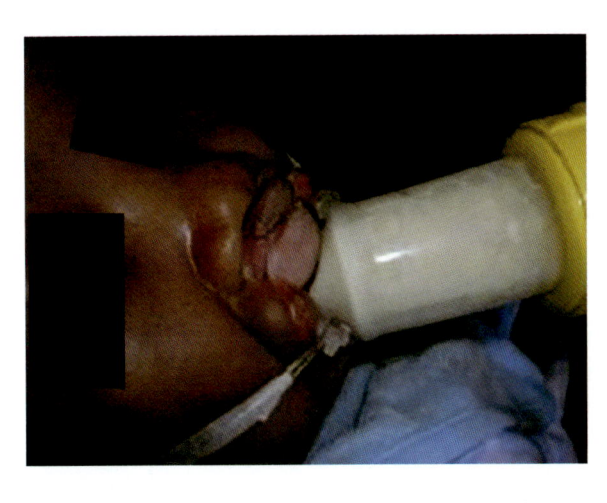

FIGURA 36.7
Bebê com fendas palatina e labial bilaterais alimentando-se via mamilo de Haberman, com aparelho de MNAP colocado. O mamilo cilíndrico na mamadeira pode ser apertado para controlar o fluxo.

CONTRAINDICAÇÕES

O reparo de uma fenda orofacial pode permanecer contraindicado até que a obstrução de vias aéreas seja tratada. A obstrução de via aérea causada pela língua é vista em uma pequena proporção de bebês com fendas orofaciais, com a sequência de Pierre Robin sendo a etiologia mais comum (Fig. 36.8). O tratamento inicial inclui posicionamento em pronação, trompa nasofaríngea, pressão de vias aéreas positiva contínua nasal, ou intubação endotraqueal. A intervenção cirúrgica definitiva pode incluir traqueostomia, osteogênese com distração mandibular ou aderência língua-lábio.

PLANEJAMENTO PRÉ-OPERATÓRIO

A linha cronológica típica de cada etapa discreta do tratamento da fenda orofacial é mostrada na Figura 36.9. O reparo da fenda labial costuma ser feito aos 3-5 meses de idade. Para bebês com palato fendido, a miringotomia bilateral e a colocação do tubo de timpanostomia são seguidas de audiometria comportamental antes do reparo do palato fendido, realizado entre 10 e 14 meses de idade. A avaliação e a terapia da patologia da fala e da linguagem são iniciadas depois que o vocabulário se desenvolve (com 3-5 anos de idade), enfatizando a identificação de disfunção velofaríngea. Nesse momento, uma cirurgia para fala secundária pode ser necessária para abordar a hipernasalidade. A faringoplastia de retalho superiormente baseado, a faringoplastia esfincteriana e a Z-palatoplastia duplo-opositora de Furlow são procedimentos usados com frequência para limitar o escape de ar nasal. Ao empregar essas técnicas, o cirurgião deve ter consciência do potencial de produzir apneia do sono obstrutiva por obstrução nasal excessiva.

Na presença de palato e lábio fendidos uni ou bilaterais típicos, os cuidados dentais e ortodônticos devem ser iniciados antecipadamente. Antes da erupção dos caninos maxilares, por volta dos 7-10 anos de idade, um ortodontista iniciará a preparação para colocação do enxerto ósseo alveolar. O enxerto de osso muitas vezes é coletado a partir da crista ilíaca, por volta dos 10 anos de idade. A cirurgia ortognática para correção da má oclusão dentofacial é adiada até que o desenvolvimento esquelético esteja completo, o que ocorre mais cedo nas meninas do que nos meninos. Subsequentemente, uma septorrinoplastia de fenda definitiva abordará a deformidade nasal durante a adolescência.

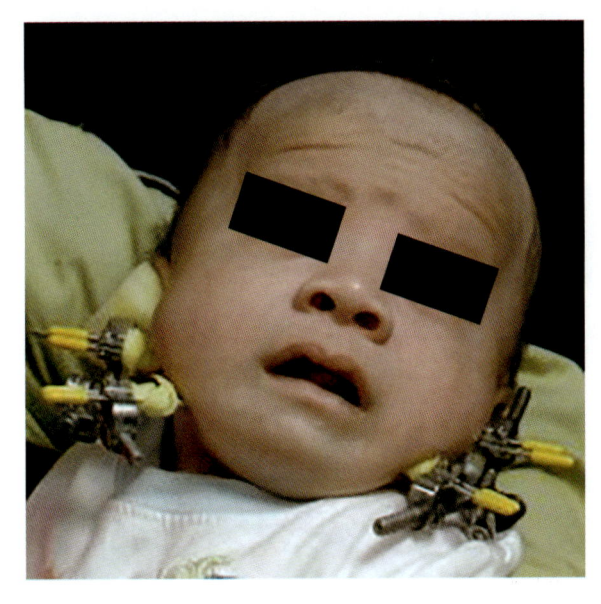

FIGURA 36.8
Bebê com sequência de Pierre Robin mostrando microgenia, glossoptose e palato fendido com dispositivo de distração mandibular externa.

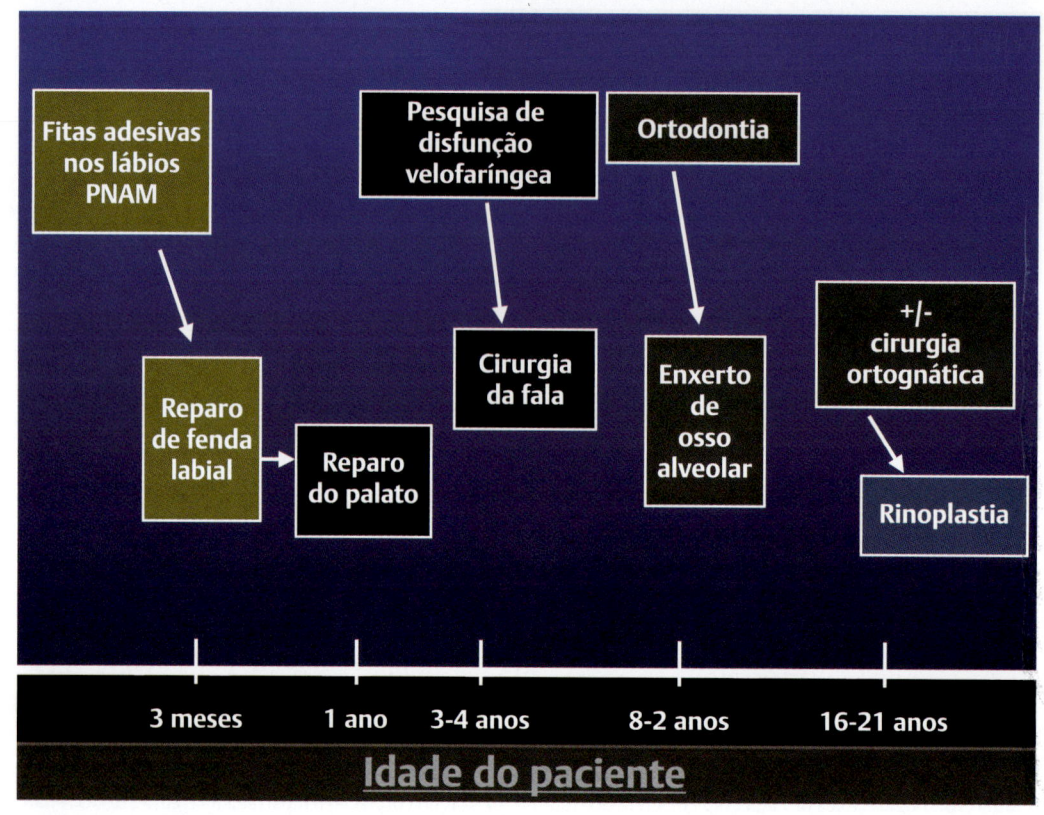

FIGURA 36.9 Linha do tempo para o manejo abrangente de fenda labial e palatina, mostrando os procedimentos cirúrgicos (parte inferior) e o tratamento não cirúrgico (parte superior), desde o nascimento até a fase adulta.

Reparo de Fenda Labial

Durante a consulta inicial, o ganho de peso e a alimentação são avaliados. Os próximos procedimentos cirúrgicos e futuro manejo multidisciplinar são discutidos. Fendas labiais amplas podem requerer uma dentre várias preparações pré-cirúrgicas, incluindo: colocação de fitas adesivas labiais, uso de aparelho oral (dispositivo de Latham), MNAP, reparo em dois estágios com aderência labial primária, ou reparo tardio para permitir o crescimento tecidual. A colocação diária de fitas adesivas labiais pode afetar a expansão do tecido mole. Os protocolos padrões usam uma tira ou fita adesiva para apor as bordas labiais. As bochechas são protegidas com uma barreira de pele que exige substituição rotineira, em virtude do umedecimento labial em consequência da alimentação (Fig. 36.10). O aparelho de Latham reposiciona ativamente a pré-maxila, mas não é usado com frequência. As preocupações com a potencial inibição do desenvolvimento maxilar continuam fomentando discussão acerca do uso apropriado do posicionamento pré-maxilar pré-cirúrgico.

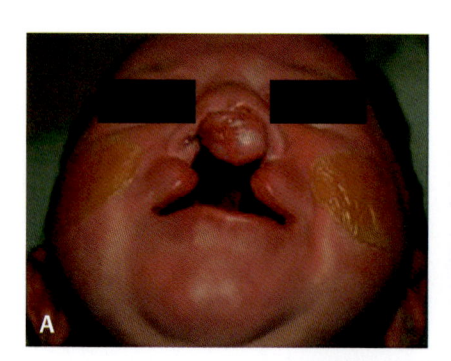

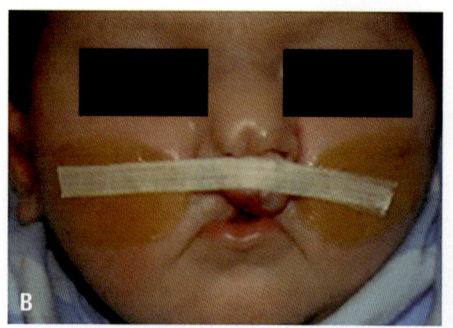

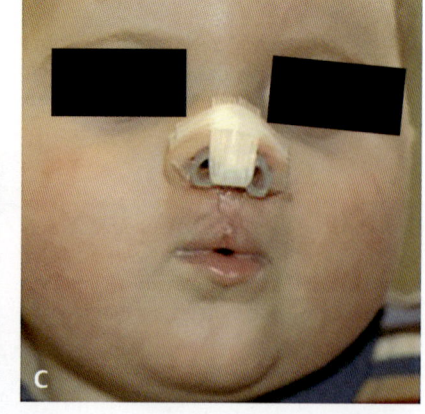

FIGURA 36.10 Bebê com fendas labial e palatina bilaterais mostradas **(A)** no pré-operatório, **(B)** durante o uso de fita adesiva no lábio e **(C)** em 1 semana após o reparo cirúrgico com *stents* nasais siliconados presos com fita adesiva.

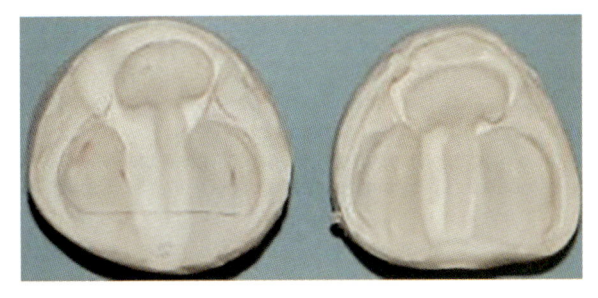

FIGURA 36.11 Impressão intraoral da maxila de um bebê com fendas labial e palatina bilaterais mostradas antes **(esquerda)** e após **(direita)** o reposicionamento por moldagem nasoalveolar da pré-maxila, posteriormente.

Moldagem Nasoalveolar Pré-cirúrgica

Greyson e Cutting introduziram e desenvolveram os princípios de MNAP, incluindo a adição de forcados nasais ao tradicional dispositivo de moldagem alveolar intraoral tradicional. A moldagem alveolar trará o(s) segmento(s) alveolar(es) maxilar(es) em contato com a pré-maxila no lábio e no palato fendidos, uni e bilaterais. Os objetivos adicionais da técnica de MNAP incluem aproximar mais os segmentos do lábio fendido, expandir a pele e a mucosa columelar e melhorar a simetria da ponta nasal. A concordância dos pais deve ser avaliada antes de se iniciar um programa de tratamento MNAP, o qual deve começar ainda nas primeiras semanas subsequentes ao nascimento.

Em casos de lábio, alvéolo e palato fendido, uni ou bilateral amplo, o tratamento ortodôntico pré-cirúrgico com MNAP é iniciado na segunda consulta (Fig. 36.11). Um ortodontista especializado fabrica o aparelho de MNAP; uma impressão maxilar é obtida ao redor da 3ª semana pós-natal, após a qual o molde é usado para criar um aparelho de moldagem nasoalveolar em acrílico. O ortodontista ajusta o aparelho toda semana, removendo o acrílico rígido e adicionando acrílico maleável (alinhador de dentadura Permasoft, Dentsply International, Chicago, IL). Os forcados nasais podem ser adicionados ao aparelho e posicionados logo abaixo do triangulo de tecido mole da narina (Fig. 36.12). Os *stents* são ajustados pela adição de acrílico maleável com o intuito de favorecer a criação de um efeito expansor tecidual na pele columelar, reorientando simultaneamente a ponta do nariz. O ortodontista adapta o aparelho ao longo dos próximos meses, para reposicionar os arcos alveolares, adiando o reparo definitivo do lábio fendido até aproximadamente os 4-5 meses de idade. Os segmentos alveolares podem ser reposicionados para entrar em contato antes do fechamento labial, potencialmente permitindo o fechamento da fenda alveolar com gengivoperiosteoplastia.

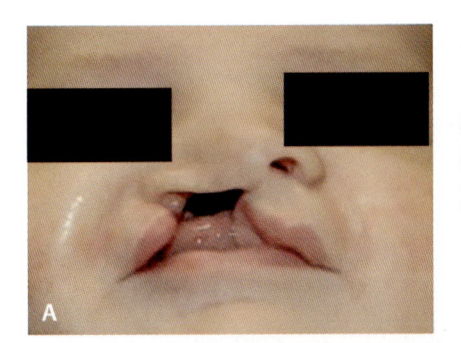

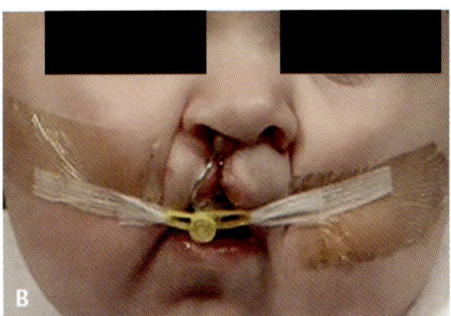

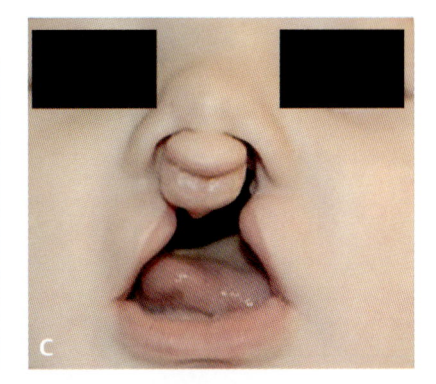

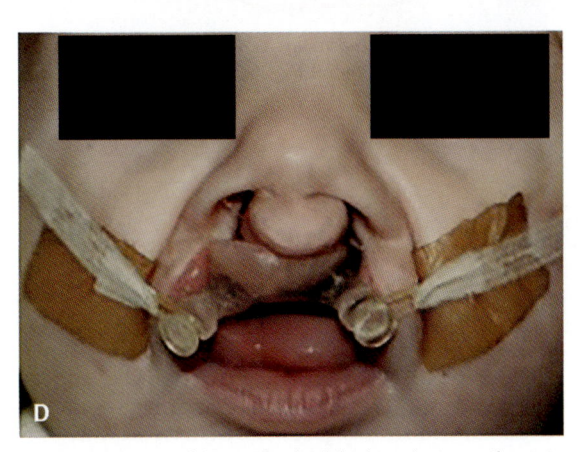

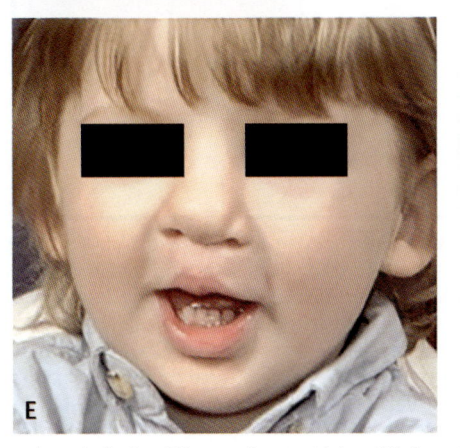

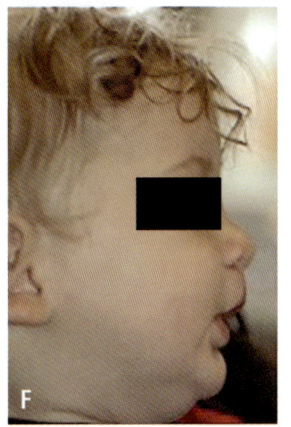

FIGURA 36.12 Bebê com fendas labial e palatina unilaterais completas à direita, **(A)** no pré-operatório e **(B)** durante a MNAP com aparelho e forcado de narina colocados; **(C)** outro bebê com fendas labial e palatina bilaterais no pré-operatório, **(D)** com aparelho de MNAP e **(E)** após o reparo em vista frontal mostrando o tubérculo labial medial aumentado e **(F)** uma vista de perfil mostrando o efeito da rinoplastia primária sobre a relação nasolabial.

Reparo em Estágios

No lábio fendido seriamente amplo, alguns cirurgiões optam por usar uma técnica de aderência labial para aproximar a mucosa e a pele labiais sem a dissecção do músculo orbicular da boca. O reparo de segundo estágio definitivo do lábio fendido é então adiado por vários meses, até que as forças ortopédicas criadas pela aderência labial movam o lábio e o segmento alveolar, trazendo-os em maior proximidade. Outra forma de reparo em estágios da deformidade de lábio fendido bilateral é abordar individualmente cada lado. As principais desvantagens dessa abordagem são o potencial aumentado de assimetria e a dificuldade para reconstituir um esfíncter de orbicular da boca intacto sobre a pré-maxila.

TÉCNICA CIRÚRGICA

Fenda Labial Completa Unilateral

Após a indução de anestesia endotraqueal geral, o tubo é fixado na linha média do queixo, para evitar a distorção do lábio superior e da ponta do nariz, enquanto os olhos são protegidos com curativos oclusivos. Um anestésico local (lidocaína a 1% com epinefrina 1:100.000) é infiltrado sob o lábio superior, no interior dos planos supraperiósteos da maxila, para bloquear os nervos infraorbitais. Injeções são aplicadas nas comissuras orais e na linha média do sulco bucal, tomando-se o cuidado de evitar a formação de edema nas bordas labiais. Um volume pequeno é injetado no plano entre as cartilagens laterais inferiores e o envelope de pele-tecido mole (EPTM) da ponta do nariz, ao longo dos sítios de injeção marginais padrões.

Marcações Labiais e Delineamento do Retalho

As marcações iniciais são feitas na base alar lateral e subnasal, tatuando com uma agulha 30 G e corante azul de metileno (Fig. 36.13). A junção da columela e do lábio superior é marcada, seguida da linha média da coluna filtral na

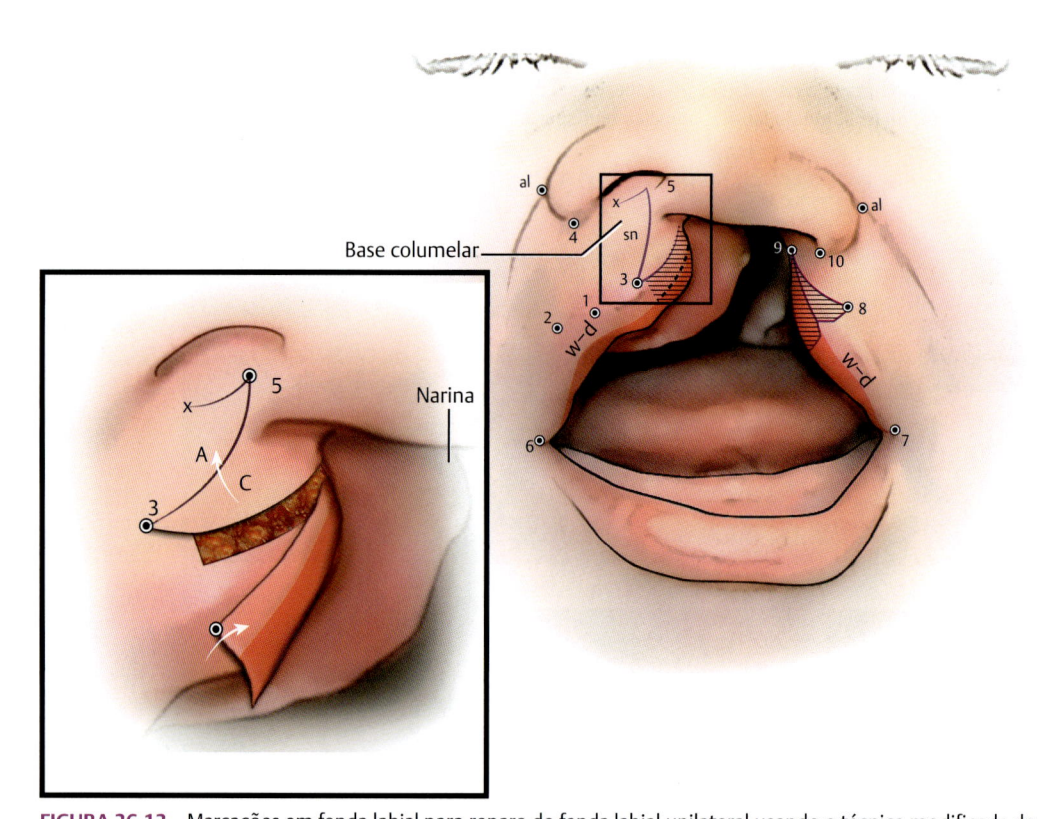

FIGURA 36.13 Marcações em fenda labial para reparo de fenda labial unilateral usando a técnica modificada de rotação-avanço de Mohler. Os cinco retalhos são visualizados como retalhos de rotação, avanço, columelar, mucosa medial e mucosa lateral. A junção úmido-seca (*w-d*) é o ponto de encontro do vermelhão úmido com o vermelhão seco. O retalho triangular do lábio lateral esquerdo é marcado logo abaixo do ponto 8, para adicionar a mucosa do vermelhão seco ao lábio medial. Os pontos numerados incluem: o ponto *1* é o centro do arco do cupido, com o ponto *2* sendo o pico do arco do cupido no lado não fendido e o ponto *3* sendo o pico do arco do cupido no lado fendido. O subnasal é a junção do lábio superior com a columela. O ponto *5* é escolhido a 2-3 mm acima e distante do subnasal, no ponto mais alto do retalho de rotação. Os pontos *3* e *5* são alongados com um corte posterior feito no ponto (ver **inserção**). Os pontos *6* e *7* são as comissuras do lábio. Os pontos *4* e *9* são a junção das asas à columela na margem nasal. Os pontos *8* e *9* constituem a altura do retalho de avanço, que deve ser igual à linha 3-5-x. **Inserção:** o retalho columelar *(C)* é elevado profundamente à derme e rotacionado no sítio doador do retalho de rotação *(A)*.

junção vermelhão–cutânea (v-c). A cerca de 2-3 mm lateralmente a esse ponto, os picos do arco do cupido nos lados fendido e não fendido são marcados.

As marcações modificadas de rotação-avanço de Mohler estendem a incisão do retalho de rotação até a columela, cerca de 1-1,5 mm acima do subnasal e rumo ao lado não fendido, a uma distância aproximada do lado fendido equivalente a 2/3-2/5 da largura da columela. Esse comprimento adicional de pele na columela se soma ao componente rotacional do fechamento em avanço e rotação, e um corte posterior pode ser adicionado para ampliar o comprimento de rotação do retalho. Em seguida, a atenção é dirigida para as marcações columelares (retalho "c"), que seguem a borda da fenda lateral do pró-lábio na junção do componente cutâneo da columela e da mucosa oral medial. É preciso ter muito cuidado para não incluir nenhuma mucosa no retalho "c", a fim de garantir que as bordas mucosas não sejam envolvidas no fechamento da pele.

A consideração mais importante ao se restaurar a altura labial cutânea é a marcação apropriada e o ajuste da posição do retalho de avanço lateral. Isso se faz necessário para criar simetria de comprimento labial entre os lados fendido e não fendido. Com auxílio de um compasso, a primeira medida é obtida do subnasal ao pico do arco do cupido, no lado não fendido. Essa medida é registrada em um gráfico simples, que inclui esquerda e direita nas colunas verticais e lábio e nariz nas linhas horizontais (Fig. 36.14). Então, é medida a distância do subnasal ao pico do arco do cupido no lado fendido. O *design* dos retalhos permite prolongar o lado fendido para igualá-lo à altura do lado não fendido. A diferença na altura labial entre os lados fendido e não fendido pode ser diminuída por rotação-avanço e/ou com um pequeno retalho triangular proveniente do segmento labial lateral inserido na junção v-c labial medial mais inferior.

Usando como guia a altura labial no lado não fendido, o retalho de avanço labial lateral é traçado. A partir de onde a mucosa labial seca triangular começa a se afunilar, o comprimento do retalho de avanço deve ser projetado para se igualar ao comprimento labial do lado não fendido. Esse retalho ocasionalmente se estende a uma grande distância, inferior e lateralmente, rumo à comissura, podendo sacrificar excessivamente o lábio lateral. Uma etapa fundamental é verificar a junção labial úmido-seca tanto no segmento labial lateral como no lado não fendido. Se a altura do vermelhão seco no lado fendido apresentar deficiência maior que 1 mm em comparação com o lado não fendido, então um retalho triangular pode ser criado no vermelhão seco a partir do segmento labial lateral e inserido no vermelhão seco labial medial.

Se a altura do retalho de rotação no lado fendido for insuficiente, o retalho de avanço pode ser modificado com um retalho triangular colocado logo acima do rolo cutâneo. Usar esse triângulo labial lateral para acrescentar uma extensão extra no lado do retalho de avanço é similar ao princípio da subunidade de Fisher para reparo de fenda labial. O triângulo lateral será inserido em um corte posterior sobre o lábio medial, resultando em mais 1,5-3 mm de altura labial. Um triângulo maior que 3 mm não é recomendado, dada a possibilidade de resultar em cicatrização anormal fora das subunidades labiais. Na Figura 36.13, são mostrados exemplos de marcações de retalhos de avanço em um segmento labial lateral muito curto.

Incisões na Pele e Criação do Retalho

Os segmentos labiais são seguros com o polegar e o dedo indicador, e um bisturi com lâmina #11 é usado para cortar o retalho "l" mucoso lateral do vermelhão labial. Uma lâmina #15C então é usada para criar uma incisão no aspecto cutâneo do segmento labial lateral, com um corte posterior mínimo. A borda mucosa do retalho "l" é cortada no sentido descendente até o sulco bucal. Essa incisão até o sulco bucal permite fazer a dissecção supraperióstea sobre a maxila, com uma separação suave feita com aplicador com algodão na ponta ou usando a ponta de um dedo coberta com gaze. O retalho "l", que foi descolado das bordas do orbicular da boca, é retraído inferiormente de modo a permitir que a dissecção se estenda à abertura piriforme. Isso permite que a base alar seja liberada com precisão dos pontos de fixação aberrantes subjacentes. A base alar mobilizada pode então ser reposicionada superomedialmente.

O músculo orbicular da boca é dissecado livre da derme sobrejacente e da mucosa subjacente. A retração usando um gancho com alça dupla e pinça de Adson-Brown fornece contratensão durante a dissecção cortante, mas somente o necessário para o fechamento. Uma fenda mais ampla irá requerer dissecção por até 5-7 mm, enquanto uma fenda mais estreita pode requerer apenas 3-4 mm de dissecção subcutânea do retalho de avanço.

A incisão do retalho de rotação é facilitada usando-se um gancho com alça dupla sob as narinas para puxar na direção cefálica, ao mesmo tempo em que tensão é aplicada para baixo com o dedo durante a incisão da columela até o pico do arco do cupido no lado fendido. A incisão no vermelhão seco perpendicular junto à extremidade distal do retalho "m" é feita com uma lâmina #11. O retalho "m" é dissecado do músculo orbicular da boca subjacente e, então, o sulco bucal e o frênulo são incisados e separados da pré-maxila, soltando de forma romba as fibras do orbicular da boca da região da espinha nasal. O corte posterior na base da columela é feito com uma lâmina #11. O retalho "c"

	Direita	Esquerda
Lábio	14	9
Nariz	16	29
em milímetros		

FIGURA 36.14 As medidas são registradas para estabelecer a altura do retalho de avanço usando a altura labial no lado não fendido, a distância do subnasal ao pico do arco do cupido. A largura da base nasal é medida a partir do subnasal (sn) até as alas (al) nos lados esquerdo e direito.

então é incisado e separado das fibras do orbicular da boca. Um par de tesouras de ponta arredondada é usado para dissecar entre as placas basais crurais mediais das cartilagens inferiores e do envelope de tecido mole subcutâneo. A dissecção do EPTM das cartilagens laterais inferiores e ponta do nariz é realizada até o nível da columela e estendida lateralmente. A bolsa de dissecção é criada da forma mais atraumática possível, estendendo-se sobre as cartilagens laterais superiores.

Para reconstruir o assoalho do nariz, uma incisão ao longo da mucosa estende o retalho "c" posteriormente, ao longo do aspecto inferior do septo nasal. A borda mucosa septal é dissecada de forma romba e rotacionada lateralmente, de modo a contatar o lábio lateral e a base do nariz. O assoalho nasal é fechado com suturas absorvíveis (categute) crômicas 5-0, usando como guia a columela e a junção das asas nasais no lado não fendido. A sutura "apertando" a base alar é passada através da base alar do lado fendido e suspendida ao nível da espinha nasal e septo caudal, com uma sutura de poliglactina 3-0. Se a base alar parecer inferiormente mal posicionada, a colocação cefálica da sutura pode reposicionar a base alar mais simetricamente em relação ao lado contralateral. Compassos são usados para obter simetria nessa manobra, por meio da medida a partir do subnasal até a base alar tatuada com os pontos de marcação. O fechamento meticuloso do assoalho do nariz é essencial para prevenir a formação de fístula nasolabial. No palato e no lábio com fenda unilateral ampla, o retalho "l" pode ser transferido para o prolábio e preso ao retalho "m" de ponta a ponta, para obter fechamento de mucosa adicional, ou pode ser atravessado para dentro do sulco bucal. Entretanto, as bordas de pele desse retalho deixam um revestimento epitelializado no sulco bucal, e isso raramente se faz necessário.

O revestimento interno da mucosa labial é aproximado entre os lados fendido e não fendido, usando sutura absorvível crômica 5-0. O fechamento da mucosa labial lateral à mucosa pré-maxilar é realizado, sendo desfeito quando distorce o fechamento labial cutâneo. De modo geral, usa-se uma sutura absorvível crômica 5-0 para avançar o segmento labial lateral para a pré-maxila, diferencialmente, deixando o aspecto mais lateral da incisão no sulco bucal sem suturas. Para criar uma repleção simétrica no vermelhão do lábio, o retalho do orbicular da boca a partir do lado da rotação é suturado ao lado do avanço com sutura de colchoeiro horizontal, usando-se sutura oculta de polidioxanona ou poliglactina 4-0. O aspecto mais inferior do orbicular da boca é reconstruído usando-se uma sutura de colchoeiro vertical para everter a região do tubérculo. Além disso, são necessárias 3-4 suturas no orbicular da boca.

Rinoplastia Primária

Anteriormente, o envelope de tecido mole subcutâneo foi liberado das cartilagens nasais inferiores, como forma de preparação para o reposicionamento da cartilagem. O período neonatal proporciona uma oportunidade única para reorientar cirurgicamente as cartilagens laterais inferiores. Os hormônios maternos circulantes responsáveis pelo amolecimento da cartilagem supostamente criam plasticidade na cartilagem nasal do neonato, potencialmente permitindo o remodelamento no início do período neonatal. Duas abordagens deveriam ser consideradas: uma abordagem de plicatura transcutânea e uma abordagem intercartilaginosa. Uma sutura transcutânea pode ser usada para reorientar o domo do lado fendido da cartilagem lateral inferior, em uma direção cefálica. Ao posicionar cefalicamente o domo nasal do lado fendido, é possível colocar suturas de fixação triangulares de espessura total, com o nó no nariz, usando sutura absorvível. Alternativamente, através de uma incisão intercartilaginosa, é possível usar sutura de polidioxanona 5-0 para segurar a borda cefálica da cartilagem lateral inferior no lado fendido, reorientando-a mais cefálica e medialmente em relação à cartilagem lateral superior e septo dorsal, de modo similar à descrição de Skoog.

Fechamento Labial

O fechamento labial exige atenção para a importante área da junção v-c, com o rolo branco sendo primeiramente reaproximado usando-se sutura de polidioxanona 5-0 em agulha P-2, possibilitando a correspondência precisa da altura dermal em cada lado da ferida. Se um retalho triangular labial lateral foi projetado, a inserção é concluída com um corte posterior refletindo a posição vertical da base mais inferior do retalho triangular, em geral logo acima do rolo cutâneo. O fechamento subcuticular continua superiormente. O retalho "c" é rotacionado no defeito do sítio do retalho de rotação da columela com sutura de absorção rápida 6-0 e de polidioxanona 5-0. A ponta distal do retalho "c" pode ser aparada, com o intuito de melhorar o contorno e a simetria. Os segmentos labiais laterais podem requerer sutura de rápida absorção adicional, para garantir a exata correspondência da altura dermal com as bordas de pele. A reconstrução mucosa será iniciada com sutura de polidioxanona 5-0 oculta para aproximação do retalho triangular de vermelhão seco a partir do segmento labial lateral, em um corte posterior sobre o segmento labial medial; e uma sutura absorvível crômica 5-0 é usada para reaproximar as bordas mucosas, tomando-se o cuidado de manter a simetria da junção úmido-seca. As bordas de pele são fechadas com cola cirúrgica.

Uma vez concluído o fechamento de mucosa e após a aplicação da cola dermal, um *stent* nasal de elastômero siliconado é colocado dentro das narinas e preso com sutura de seda 4-0 por 7 dias (Fig. 36.15). Quando removido, o *stent* é limpo e fixado com fitas adesivas em posição, para assim manter o formato da narina por até 6 semanas de pós-operatório.

Fenda Labial Bilateral

Um reparo modificado de Mulliken de fenda labial bilateral e deformidade nasal consiste em reconstrução concêntrica do orbicular da boca, reconstrução do tubérculo da linha média, estreitamento da base alar e rinoplastia primária (Fig. 36.16). As marcações e o planejamento pré-operatório são essencialmente importantes. Marcações labiais precisas, após a infiltração de anestésico local, somente são possíveis quando as injeções são realizadas em camadas de mucosa profundas, sob o lábio e até os nervos infraorbitais, evitando assim a distorção dos tecidos moles.

CAPÍTULO 36 Fendas Labial e Palatina 455

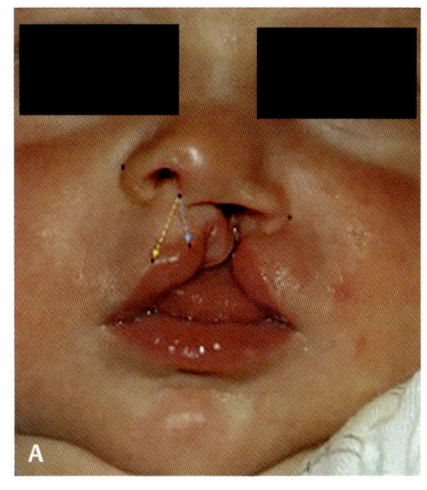

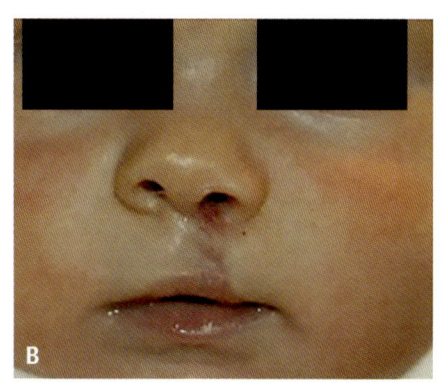

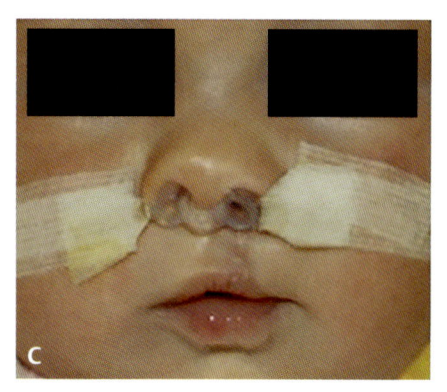

FIGURA 36.15 Bebê com fendas labial e palatina unilaterais completas de lado esquerdo, **(A)** no pré-operatório, mostrando as marcações simplificadas que indicam a necessidade de alongar a *linha azul* esquerda ao comprimento da *linha amarela*, **(B)** decorrida 1 semana do reparo. Em **(C)**, os modeladores nasais de silicone são fixados com fitas adesivas às bochechas ou à ponta do nariz, por até 6 semanas após o reparo.

Marcações Labiais e Delineamento do Retalho

Os referenciais são tatuados temporariamente com corante azul de metileno, com agulha 30 G e aplicador com algodão na ponta para compressão hemostática. As marcações iniciais incluem a linha média do subnasal (Sn, junção do lábio com a columela) e os aspectos mais laterais de ambas as asas nasais (as). São registradas a largura da base alar (as-as) e cada distância do subnasal à base alar. A junção v-c na linha média do filtro também é marcada.

A nova coluna filtral assumirá o formato de uma gravata. Como sugerido por Mulliken, a largura desse elemento, na maioria dos bebês de 3-5 meses de idade, não deve exceder 3-4 mm nos picos do arco do cupido. Na base do nariz, porém, o retalho filtral pode medir até 2 mm. Criar um filtro estreito leva ao inevitável aalrgamento durante o processo de cicatrização. Os padrões de crescimento diferenciais do lábio e do nariz também devem ser considerados

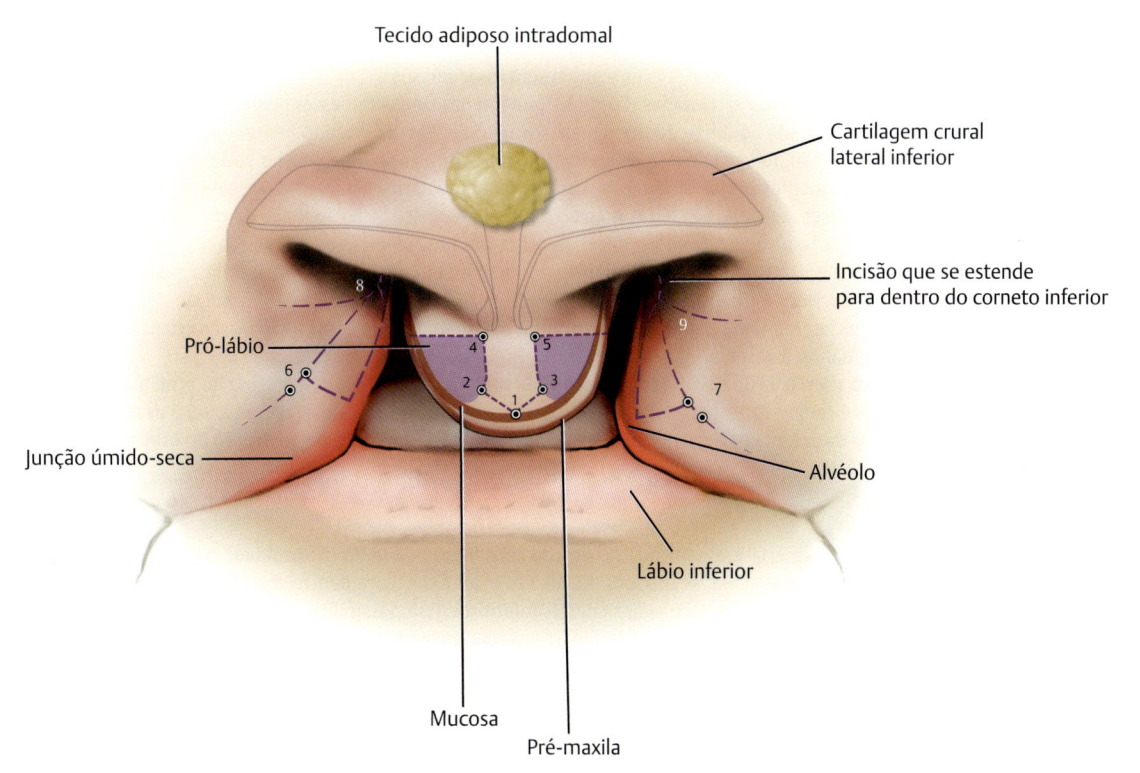

FIGURA 36.16 Ilustração de reparo de fenda labial bilateral usando a técnica modificada de Mulliken. Os rótulos são os mesmos que os da Figura 36.13, com exceção do ponto mais inferior do filtro médio, que promove um formato de "gravata" responsável pela tensão na ferida e crescimento da coluna filtral. O triângulo filtral mais inferior exibe dois pontos (*2* e *3*), que estão a 2-3 mm lateralmente ao centro. Os segmentos laterais do pró-lábio são desepitelizados (*sombreado em púrpura*). As incisões marginais nasais fornecem acesso para a rinoplastia primária.

durante o delineamento do retalho, a fim de produzir uma aparência mais normal. Nesse estágio, a meta deve ser atingir comprimentos de coluna filtral na faixa de 6-8 mm.

Escolher um *design* apropriado para os retalhos de avanço a partir dos segmentos labiais laterais é a consideração mais difícil na marcação pré-operatória, dado o envolvimento de vários fatores. Primeiramente, a junção v-c separa o vermelhão seco do lábio e o lábio cutâneo. O rolo branco está diretamente acima dessa junção v-c. A junção úmido-seca do vermelhão do lábio é identificada e marcada onde a mucosa labial seca começa a se estreitar, conforme se estende para dentro da fenda superior. A altura dos retalhos de avanço deve ser igual ou discretamente mais longa do que o comprimento da coluna filtral, grosso modo, cerca de 8 mm, a qual foi marcada no prolábio. Se necessário, uma porção triangular da margem superior da pele labial do retalho de avanço pode ser excisada durante o fechamento labial final. Entretanto, na maioria dos casos, a prioridade é criar um comprimento labial suficiente trazendo essa incisão de retalho de avanço inferiormente para o ponto onde as larguras da junção v-c e da mucosa labial seca são simétricas entre ambos os lados. O tubérculo labial da linha média será criado com a mucosa seca labial lateral. As incisões do retalho "l" são iniciadas a 2-3 mm proximalmente à altura do retalho de avanço distal (Fig. 36.16).

A restauração da base alar requer a reconstrução anatômica da margem nasal por meio da identificação do ponto em que a columela se estende até a pré-maxila. Fazer essas marcações simétricas no pré-operatório preserva o tecido mole da margem nasal e base alar, prevenindo a futura estenose da narina.

Incisões Labiais e Mobilização do Retalho

As incisões e a liberação do segmento labial lateral são realizadas primeiramente, em virtude de suas posições dependentes, de modo que qualquer sangramento a partir das incisões no prolábio não venha a comprometer a visualização. Usando uma lâmina #15C, é feita a incisão dos retalhos de avanço a partir da base alar, descendo para o rolo cutâneo. A incisão ao longo da mucosa seca é criada a cerca de 2-3 mm proximalmente ao ponto mais distal da incisão do retalho de avanço. Isso permite que a mucosa seca do vermelhão seja rotacionada para fora, ao entrar em contato com o prolábio, facilitando a criação de um tubérculo. A incisão resulta em um retalho "l" clássico, ou retalho do tipo mucosa lateral, que então é estendido ao longo do sulco bucal, sob o lábio, para permitir que os pontos de fixação do músculo orbicular da boca sejam soltos da base alar. A dissecção supraperióstea estende-se lateralmente sobre a maxila, e a quantidade de dissecção depende da largura labial. A fim de corresponder à tensão aumentada na ferida em um reparo de lábio fendido mais amplo, será necessário dissecar ainda mais ao longo da face da maxila. O tecido mole labial lateral é solto da abertura piriforme, estendendo-se para o nível do corneto inferior. Usar um cautério para esse componente pode ser útil, em razão da vascularidade do tecido do corneto.

O segmento contralateral é abordado da mesma maneira, tomando-se o cuidado de fazer somente uma alotomia mínima. O comprimento de alotomia requerido depende da largura da fenda. Na vasta maioria dos casos, porém, a alotomia não se estende para o aspecto lateral da asa. Em geral, as incisões de alotomia são evitadas, porque as marcas do traçado da sutura podem se tornar proeminentes e difíceis de disfarçar com o crescimento, sendo que a arquitetura nasal desejada em geral pode ser conseguida sem essas incisões.

Então, as incisões prolabiais são criadas. Com um movimento de corte descendente usando-se uma lâmina #15C, a coluna filtral é incisada ao longo da derme, em formato de "torta", criando assim a ponta do triângulo na borda distal da pele prolabial, todavia sem se estender por sobre a mucosa. Esse retalho pode ser estreito na columela, uma vez que os segmentos prolabiais laterais mantêm sua vascularização intensa. A pele sobrejacente ao prolábio mais lateral será desepitelizada. São feitas marcações para desepitelização ao longo da margem da junção v-c. As incisões são trazidas até o nível dos tecidos moles, superficialmente ao periósteo da pré-maxila. O periósteo é um plano favorável para dissecção romba, usando-se aplicador com algodão na ponta, e possibilita a preservação dos vasos columelares. As incisões na margem nasal mais superior são criadas lateralmente à junção columelo-labial, estendendo-se 90 graus lateralmente para ajudar a restaurar o assoalho nasal. Essas incisões são criadas logo abaixo da derme, de modo a manter a vascularidade no prolábio.

Para evitar futura aderência do novo segmento labial de prolábio à pré-maxila, a mucosa do prolábio é aparada; em geral, cerca de 50% é removida na horizontal e, em seguida, uma sutura absorvível crômica 5-0 é usada para fixar a mucosa ao periósteo da pré-maxila, criando assim um sulco ao longo do qual a reconstrução do orbicular da boca poderá deslizar (Fig. 36.17).

Rinoplastia Primária

A técnica de rinoplastia primária é modificada de acordo com a gravidade da deformidade nasal da fenda labial. Para uma deformidade bilateral grave, as incisões filtrais são estendidas para dentro das incisões marginais, anteriormente ao aspecto mais caudal das cartilagens laterais inferiores. Isso possibilita a dissecção sobre as cartilagens laterais inferiores dismórficas em um plano profundo ao sistema musculoaponeurótico superficial. As incisões circunferenciais são contraindicadas em razão do potencial de causar estenose nasal. A gordura intradomal pode ser reposicionada cefalicamente, porém sua remoção não é recomendada. As cartilagens laterais inferiores são apostas às cartilagens laterais superiores com sutura de polidioxanona 5-0, usando-se a técnica de Skoog. A colocação de suturas intradomais aumenta a projeção da ponta, uma vez que os domos são criados a partir das cruzes laterais. O EPTM deve ser manipulado de forma atraumática para prevenir a cicatrização ou as alterações de pigmentação. O fechamento cuidadoso da incisão marginal e a excisão do excesso de tecido mole pendente da borda nasal são realizados posteriormente, no decorrer do procedimento.

CAPÍTULO 36 Fendas Labial e Palatina

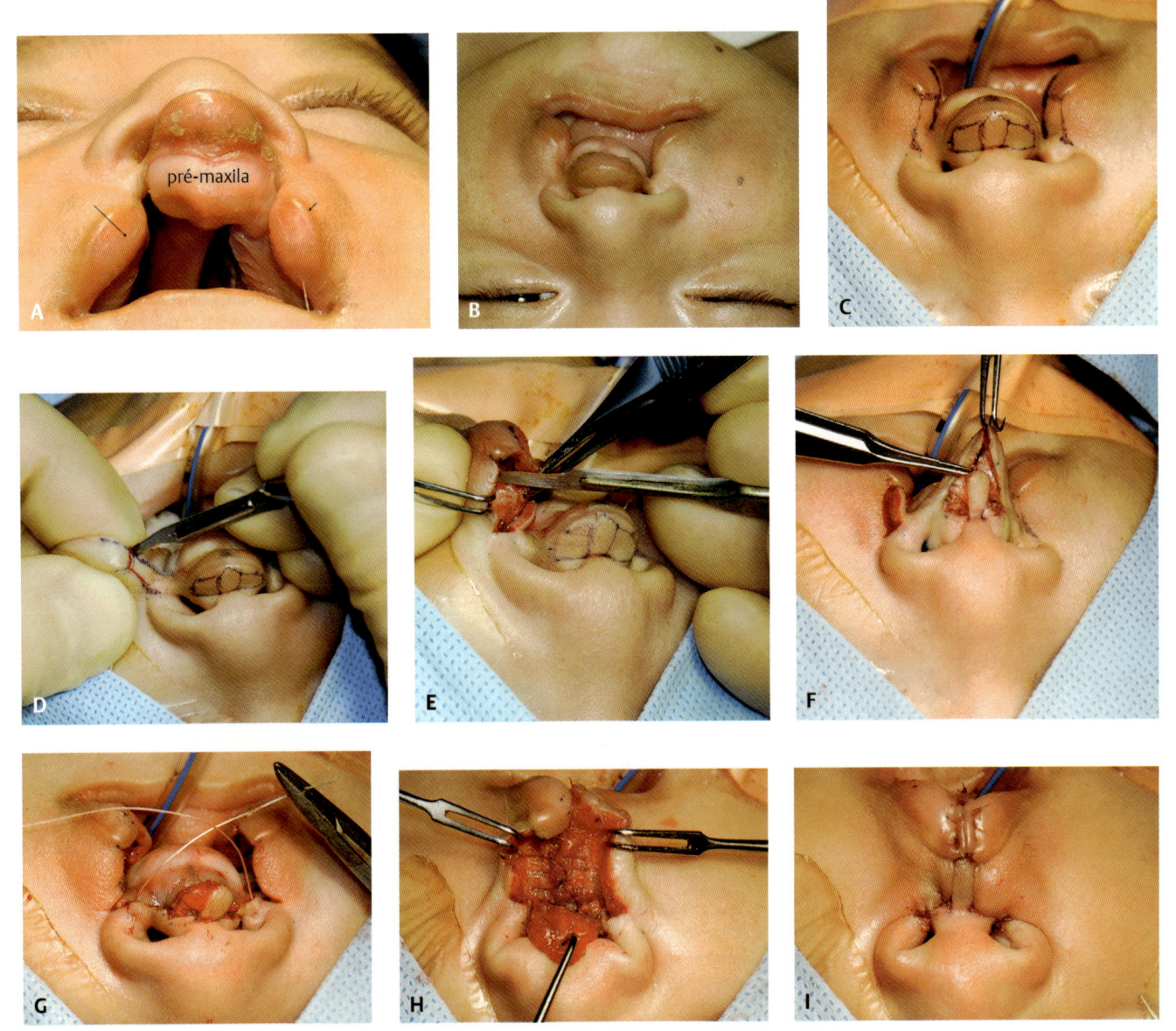

FIGURA 36.17 A sequência de etapas para o reparo de fendas labial e palatina bilaterais é mostrada na **(A)** vista basal com a junção úmido-seca do vermelhão (*seta longa*), rolo cutâneo (*seta curta*) e o pró-lábio superior à pré-maxila; **(B)** vista operatória, **(C)** marcações das incisões no lábio, **(D)** incisão do retalho lateral esquerdo, **(E)** elevação da pele a partir do orbicular da boca subjacente; **(F)** as incisões pró-labiais são criadas e o filtro é criado por meio da remoção do epitélio lateral; **(G)** a sutura da base alar é apertada de modo a se obter quase 25 mm de largura; **(H)** as bordas do músculo orbicular da boca são suturadas na linha média e **(I)** o filtro é preso em posição, com a mucosa labial evertida para acentuar o tubérculo.

Dissecção Muscular

A dissecção do orbicular da boca a partir da derme sobrejacente dos segmentos labiais laterais é realizada com aplicação de tração e contratração à pele sobrejacente. A manipulação cuidadosa do tecido mole inclui evitar apertar a borda de pele. Com auxílio de um pequeno gancho duplo, a borda de pele é evertida e a derme é elevada usando-se uma lâmina #15. A liberação do orbicular da boca é realizada por cerca de 3-4 mm, lateralmente, enquanto se segura o músculo com uma pinça de Adson-Brown para obter contratração. No caso de uma fenda ampla, a dissecção deve ser ainda mais estendida, até no máximo 1 cm. Para preservar a parte marginal do orbicular da boca, uma alteração de 90 graus é feita no plano, no vermelhão, à medida que o gancho duplo é aplicado ao vermelhão e retraído para cima. O orbicular da boca é liberado da mucosa labial no plano das glândulas salivares menores. Isso permite que um retalho retangular do orbicular da boca seja dissecado e solto da pele e da mucosa de revestimento. O retalho então é avançado sobre o prolábio para prendê-lo ao lado contralateral, depois que exatamente a mesma dissecção é realizada no segmento labial contralateral.

Fechamento Labial

A sutura-chave inicial "estabelece" a largura da base alar usando uma sutura de poliglactina 3-0 ou maior. Após colocar a sutura simetricamente ao longo das bases alares e passar sob a coluna filtral, usam-se compassos para ajustar a largura em cerca de 25 mm. A tensão da sutura é ajustada em conformidade. As distâncias sn-al previamente registradas são usadas como referência. Podem ocorrer alguns problemas nos casos de fenda bilateral muito ampla ou assimétrica, quando é possível encontrar larguras de base alar pré-operatórias de até 45 mm.

Embora uma base alar de 25 mm possa parecer estreita durante o fechamento, essa largura intraoperatória é responsável pela tensão sobre a base alar e pelo alargamento observado durante a cicatrização da ferida. É fundamental evitar uma base alar disforme, a fim de prevenir a deformidade nasal estigmatizante do lábio fendido bilateral. Uma vez ajustada a largura da base alar, um orbicular da boca concêntrico é reconstruído. Os músculos são unidos usando-se sutura de polidioxanona 3-0 ou 4-0 colocada logo abaixo da junção v-c. A agulha é ortogonalmente colocada em relação às fibras musculares, para orientar os dois segmentos laterais simetricamente. Depois que as suturas são colocadas em três espaços igualmente divididos ao longo do comprimento labial, uma sutura de colchoeiro vertical é colocada para promover eversão do orbicular da boca no tubérculo e orienta a parte marginal, de modo a auxiliar na restauração do volume sob o rolo cutâneo.

Para definir o ângulo nasolabial, uma sutura é aplicada ao aspecto mais superior do orbicular da boca e presa ao periósteo da espinha nasal. Em seguida, a atenção é voltada à restauração da coluna filtral entre os segmentos de pele laterais usando-se sutura monofilamentar absorvível 6-0 em agulha pequena. O nó é enterrado com a finalidade de prevenir a formação de granulomas em sutura dermal. Uma aproximação meticulosa dos aspectos cutâneos do filtro à área logo acima do rolo cutâneo permite que o aspecto inferior triangular do filtro seja suspenso junto à mucosa do tubérculo. As bordas de mucosa seca são suturadas com sutura absorvível (categute) crômica 5-0 vertical de colcheiro, para criar o tubérculo da linha média. A reaproximação dos segmentos labiais laterais mais superiores com a coluna filtral podem requerer excisões de pele triangulares para formar as margens nasais.

Após o fechamento subcuticular do lábio, quaisquer irregularidades nas alturas epiteliais são reparadas com sutura (categute) de rápida absorção 6-0. A cola cirúrgica é aplicada em duas camadas delgadas nas bordas da pele, evitando assim produzir marcas da sutura. Alternativamente, o fechamento da pele pode ser realizado com suturas de *nylon* 7-0, mas isso requer uma breve sedação para a remoção da sutura em 5-7 dias.

O fechamento do componente de rinoplastia exige atenção meticulosa à reaproximação das incisões marginais usando sutura categute crômica 5-0 ou 6-0. O potencial excesso de capuz da pele triangular de tecido mole mais medial pode ser minimizado adotando-se a abordagem de "U invertido" de Tajima. As bordas alares são simetricamente posicionadas quando as incisões marginais são fechadas com suturas absorvíveis crômicas 6-0. São colocados *stents* nasais, usando *stents* de elastômero siliconado pré-formados ou cateteres de Robinson vermelhos aparados. Estes são costurados no lugar com sutura de seda 4-0 e mantidos por 7 dias, com limpezas diligentes usando-se quantidades mínimas de salina para manter a patência, uma vez que pacientes bebês respiram obrigatoriamente pelo nariz.

Palatoplastia

A palatoplastia de dois retalhos é útil para a maioria dos casos de fenda palatina uni ou bilateral completa (Fig. 36.18). O retalho de vômer é aberto como um livro para reconstruir o revestimento nasal para este último caso, enquanto um retalho septal unilateral é usado para o primeiro. As metas gerais incluem estabelecer mobilização adequada para um fechamento isento de tensão em três camadas; prolongamento posterior do palato mole com liberação e reparo

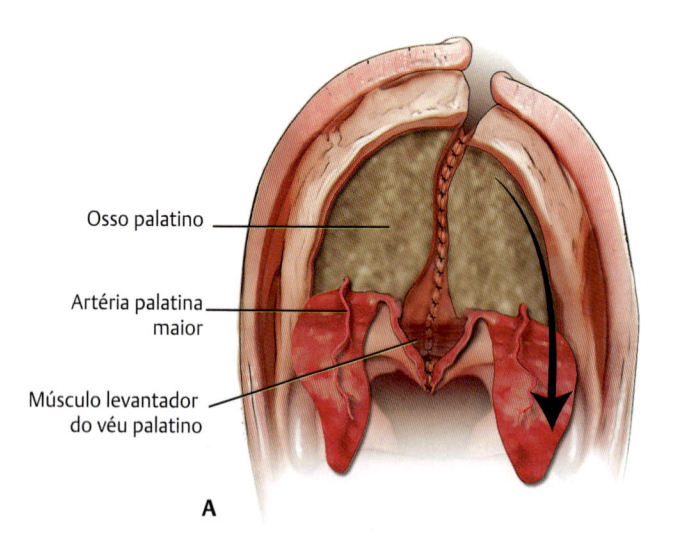

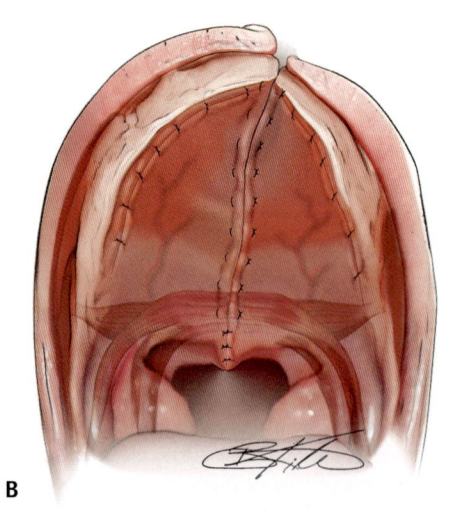

FIGURA 36.18 Técnica de palatoplastia de dois retalhos. **A:** Usa-se reparo de fenda palatina unilateral com retalhos baseados na artéria palatina maior. O levantador do véu palatino é liberado dos ossos palatais e dos retalhos oral e nasal. Se o músculo for movido posteriormente (veloplastia intravelar), a alça do levantador é criada. **B:** Após.

do músculo levantador; e fechamento do assoalho nasal anterior (se possível). Após a indução de anestesia endotraqueal geral, um rolo de ombro é colocado, e os olhos são protegidos com curativos oclusivos. No pré-operatório, são fornecidos cefazolina e dexametasona.

Um retrator Dingman é usado para expor o palato. Um *timer* é ajustado para intervalos repetidos de 20 minutos a fim de promover imediatamente a liberação regular da língua, diminuindo assim o edema pós-operatório. Com uma agulha 27 G, injeta-se lidocaína a 1% com epinefrina a 1:100.000 ao redor dos vasos palatinos maiores e do forame incisivo. A mucosa uvular medial é excisada com tesouras de tenotomia, para abordar a bifidez uvular. Uma lâmina #15 é usada para criar uma incisão no periósteo da margem da fenda medial, desde a úvula até a borda do processo palatal posterior, deixando uma margem de mucosa de 2 mm para o fechamento. A incisão é estendida à pré-maxila posterior e, medialmente, ao longo da fenda alveolar. Se isso não tiver sido tratado previamente, durante o reparo da fenda labial, a incisão então é prolongada medialmente à maxila contendo dente, a partir do tubérculo maxilar posterior. Incisões superficiais do periósteo facilitam a elevação do retalho. Um bisturi Beaver pode ser usado para criar uma incisão horizontal anterior, completando o retalho em forma de "U".

Um levantador Hurd é usado para mobilizar o retalho posteriormente, até os vasos palatinos maiores, trabalhando em um plano subperiósteo. A elevação medial aos vasos revela a extensão posterior do processo palatal. A aponeurose do levantador do véu palatino aberrante é liberada do processo palatal posterior, permitindo a medialização para futuro fechamento. A dissecção romba com um levantador Freer é realizada lateralmente ao feixe neurovascular palatino maior, até penetrar o espaço de Ernst atrás dos vasos. A aplicação de uma tração ascendente controlada e suave libera o pedículo. Ocasionalmente, a liberação periósteo é requerida para mobilização adequada. O tensor do véu palatino é liberado do hâmulo ou uma fratura óssea suave para dentro é produzida quando se observa uma tensão excessiva sobre o retalho. As bordas do retalho são levemente cauterizadas, e a aplicação de Surgicel (Ethicon, Somerville, NJ) é realizada para obter hemostasia. Um levantador Woodson é usado para liberar a mucosa nasal da subsuperfície do processo palatal ao longo de toda a extensão da margem óssea.

A dissecção do palato mole é completada com a liberação do levantador do véu palatino da camada nasal, eliminando assim a tração entre as camadas oral e nasal. Alguns autores realizam a veloplastia intravelar, mas a minha percepção é a de que isso diminui a vascularidade e aumenta a formação de cicatriz como resultado da dissecção extra. Em um palato fendido unilateral, a mucosa septal no vômer é cortada no ponto de convergência da mucosa oral com o septo. O retalho submucopericondral é elevado para a mobilização adequada, mas é minimizado para respeitar os potenciais centros de crescimento de cartilagem. As camadas nasais são fechadas com suturas absorvíveis (categute) crômicas 5-0 enterradas. A reconstrução uvular é completada com uma sutura de tração colocada no ápice, de modo a permitir que a úvula seja puxada para frente enquanto a superfície posterior é suturada. Suturas finas de poliglactina 6-0 são usadas para reorientar o músculo uvular durante o fechamento. Os dois lados da tira de músculo levantador são aproximados na linha média com suturas de poliglactina 4-0, tomando-se o cuidado de evitar costurar as suturas ao longo das bordas de mucosa friáveis. A camada oral então é fechada por uma combinação de suturas de colchoeiro vertical e suturas de poliglactina 4-0 interrompidas simples. Três suturas alinhadas são aplicadas entre as camadas oral e nasal, para minimizar o espaço morto. As margens de retalho anterior e lateral são então apostas à mucosa maxilar com suturas de poliglactina 3-0. Cautério e pressão digital proporcionam hemostasia antes da emergência do paciente da anestesia.

Outras Técnicas

O palato fendido incompleto e submucoso pode ser abordado de formas similares, porém variando as incisões e o *design* do retalho. A palatoplastia de von Langenbeck é uma variante da técnica de 2 retalhos em que o retalho mais anterior é deixado preso ao arco maxilar posterior. A transposição desses dois retalhos bipediculados à linha média fecha a fenda. A Z-plastia duplo-opositora de Furlow é uma técnica útil para o fechamento de palato fendido incompleto ou para o subsequente alongamento do palato. A maior parte do músculo levantador do véu palatino é incluída nos retalhos posteriormente assentados. Quando os membros da Z-plastia são concluídos para os retalhos nasal e oral, a quantidade de alongamento palatal é determinada pelo ângulo do *design* do retalho (Fig. 36.19).

CONDUTA PÓS-OPERATÓRIA

Reparo de Fenda Labial

As metas do cuidado pós-operatório são fornecer analgesia, promover a alimentação antecipada e proteger o reparo contra infecções ou traumatismos. O uso intermitente de curativos de restrição de braços macios por até 2 semanas no pós-operatório deve ser considerado quando o paciente não está sob observação direta. A alimentação com uma seringa acoplada a um cateter na ponta durante os primeiros 3-7 dias minimizará a movimentação do orbicular da boca e a tensão sobre as suturas na pele. Entretanto, em minha experiência trabalhando internacionalmente, onde a amamentação pode ser a única opção disponível, tenho constatado que a amamentação não resulta em uma incidência aumentada de complicações da ferida.

Um Merocel (Medtronic, Mystic, CT) nasal pode ser usado para manter uma ferida pós-operatória seca, podendo ser colocado na narina do lado fendido, em vez dos modeladores de silicone. Uma cobertura leve de pomada de bacitracina sobre o fechamento na mucosa e nas narinas também pode ser aplicada. Notavelmente, a pomada não deve entrar em contato com a cola cirúrgica, sob pena de causar degradação prematura do adesivo.

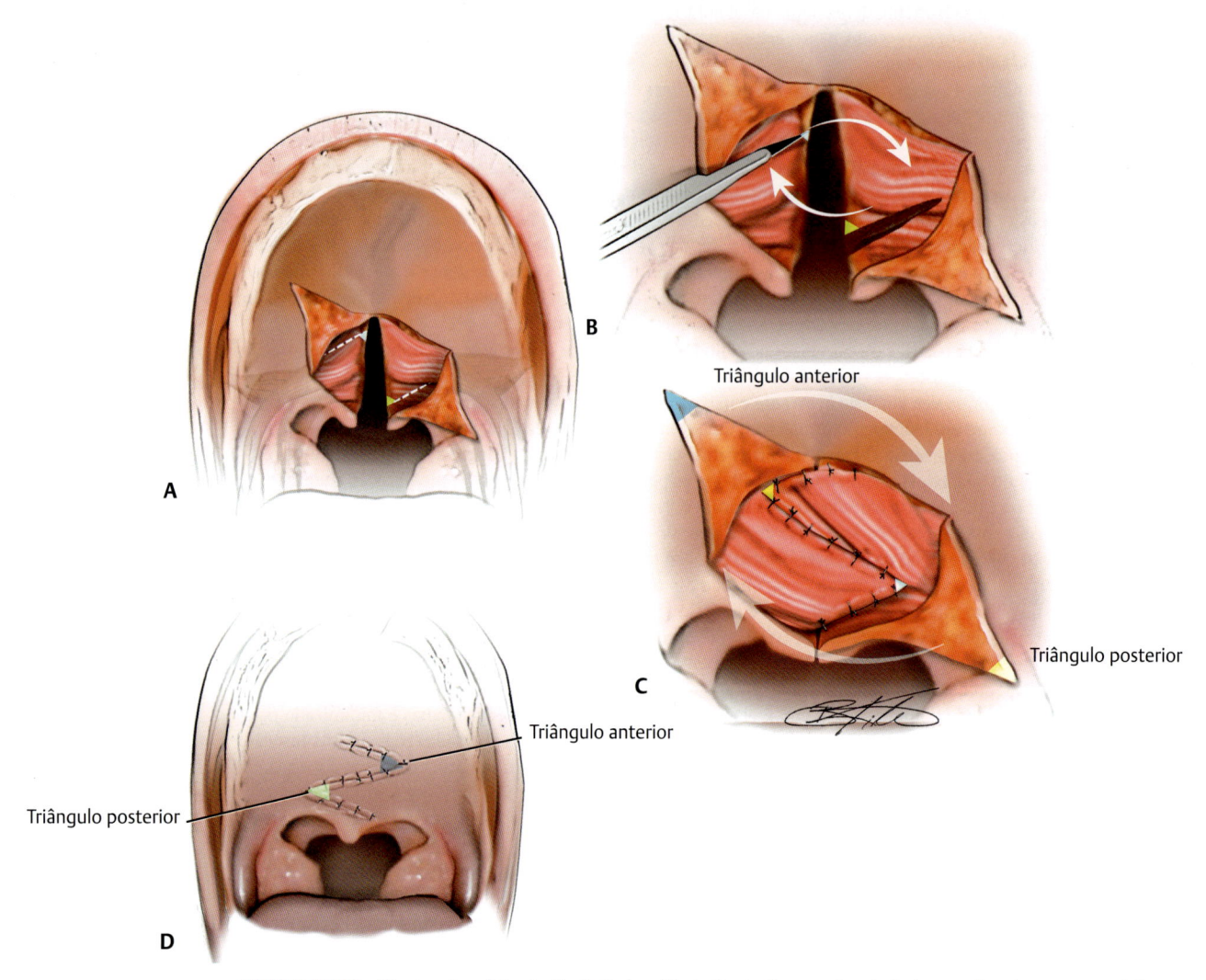

FIGURA 36.19 Técnica de palatoplastia de Furlow (Z-plastia duplo-opositora). **A:** A camada miomucosa oral de base posterior à direita é rotacionada posteriormente, enquanto a camada mucosa nasal esquerda é rotacionada anteriormente. **B:** Ao contrário, os retalhos de oposição são orientados de modo a evitar as linhas de sutura que estão diretamente sobrepostas umas às outras. **C:** A Z-plastia aumenta o comprimento palatal e cria uma alça do levantador. **D:** Os retalhos de mucosa nasal são fechados primeiramente, mantendo-se o retalho miomucoso posteriormente.

O controle da dor, em geral, requer acetaminofeno, com ou sem codeína, e pode ser intensificado com bloqueios nervosos de bupivacaína no momento da conclusão da cirurgia. O uso de antibióticos intravenosos (cefazolina, 25 mg/kg) e esteroides (dexametasona a 0,5 mg/kg) é limitado a uma única dose pré-operatória e, em seguida, de 2 doses pós-operatórias.

No dia 6 ou 7 de pós-operatório, os modeladores de silicone para narina são removidos e lavados. A cola cirúrgica é liberada com geleia de petróleo, e a ferida é limpa com salina. Os modeladores de silicone para narina são presos com fita adesiva nas narinas, e tanto as coberturas em gel de silicone quanto as fitas adesivas de papel cobrem a incisão durante as próximas 3-4 semanas.

Reparo de Fenda Palatal

Embora uma sutura na língua possa auxiliar na manutenção das vias aéreas, raramente se faz necessária. Posicionar o paciente em decúbito lateral permite que as secreções sejam drenadas da boca e as vias aéreas fiquem abertas. Os antibióticos perioperatórios incluem uma dose no pré-operatório e 2 doses no pós-operatório. A analgesia é conseguida com acetaminofeno e codeína, com rápida transição para apenas acetaminofeno, quando possível. O ibuprofeno é permitido após 48 horas da cirurgia.

O período pós-operatório inicial requer monitoramento da saturação de oxigênio e ensinar os pais a fornecer alimentação através de uma seringa com cateter acoplado na ponta. Por 2 semanas após o reparo do palato fendido, não devem ser introduzidas mamadeiras nem mamilos na boca; alimentos moles servidos com colher somente devem ser permitidos mediante aconselhamento apropriado dos pais sobre impedir que a criança coloque os dedos ou objetos estranhos na boca.

COMPLICAÇÕES

Reparo de Fenda Labial

Com um planejamento pré-operatório apropriado, espera-se que surjam poucas complicações após o reparo da fenda labial. O ganho de peso e a nutrição inadequados podem levar a internação prolongada, possíveis problemas de anestesia ou comprometimento da cicatrização da ferida. Os desfechos estéticos subsequentes ao reparo de lábio e palato fendidos são difíceis de medir objetivamente. Quando resultados insatisfatórios são observados após um reparo de fenda labial, a deformidade é classificada da seguinte forma:

- "Arrasto" do pico do arco do cupido para dentro da altura labial cutânea.
- Excesso ou deficiência de vermelhão.
- Descontinuidade do orbicular da boca.

Deformidades menores sutis podem ser abordadas no momento das operações planejadas futuramente, porém as revisões principais devem ser realizadas antes de a criança entrar na escola.

- Pode ocorrer diminuição da altura labial quando a fenda labial medial é rotacionada de maneira inadequada. Isso pode ser retificado usando-se um retalho de rotação-avanço e/ou retalho triangular de base lateral. Uma incompatibilidade de vermelhão entre os dois lados da fenda labial pode ser abordada com uma Z-plastia de retalho triangular e a redistribuição do volume de mucosa. As técnicas de revisão mais sofisticadas são empregadas em áreas de deficiência, como a reorientação dos retalhos enterrados ou a aplicação de enxertos dermais livres no lábio.
- O exame labial dinâmico pode revelar que o orbicular da boca foi liberado ou reparado de forma incorreta. O reparo desse defeito exige completa divisão do lábio, remoção de qualquer cicatriz central, dissecção de músculo funcional e criação de um esfíncter concêntrico no orbicular da boca. Um sítio comum de ocorrência desse problema é a margem nasal, que também pode ser o sítio de uma fístula em consequência da reconstrução inadequada do assoalho nasal. Embora o acesso direto pela narina possa ser efetivo, a melhor forma de abordar o fechamento do assoalho nasal e da fístula é pela divisão completa do reparo labial e por revisão completa do fechamento.
- A deiscência labial, ainda que rara, é mais frequente no contexto de problemas centrados no paciente (p. ex., desnutrição ou infecções) ou de erros do cirurgião (p. ex., tensão excessiva da ferida ou falta de fechamento em camadas). Adiar por semanas ou meses o reparo de uma fenda labial pode permitir o reposicionamento do maxilar ou o uso de fitas adesivas no tecido mole, bem como a melhora do estado nutricional.
- O risco de defeito cardíaco não diagnosticado também é maior em pacientes com fenda labial e palatina. Adiar o reparo cirúrgico propicia tempo extra para identificar comorbidades associadas que podem afetar a recuperação do paciente.

Palatoplastia

Complicações subsequentes à palatoplastia podem ocorrer tanto no período pós-operatório imediato como de forma mais tardia.

Complicações Imediatas Comuns
- Hemorragia.
- Obstrução de via aérea relacionada à compressão anatômica (p. ex., sequência de Pierre Robin).
- Narcose: é fundamental monitorar a saturação de oxigênio e ter atenção cuidadosa para com o nível de consciência do paciente.

Complicações Tardias
- Deiscência do palato.
- Fístula palatal.
- Lesão do botão dental.
- Inibição do crescimento mediofacial.

As fístulas palatais podem ser reparadas primariamente com auxílio de um retalho lingual ou com um retalho miomucoso arterial facial. Mesmo com uma reconstrução palatal apropriada, cerca de 10% dos pacientes desenvolvem insuficiência velofaríngea, apesar de receberem terapia da fala. Esses pacientes precisarão passar por uma avaliação da fala multidisciplinar, bem como de um programa de tratamento que inclua terapia da fala consistente e cuidadosamente dirigida, exame de endoscopia com fibra óptica nasofaríngea e possível nasometria ou videografia fluoroscópica lateral. Esse último caiu em desuso por causa da exposição à radiação requerida pelo exame. A correção cirúrgica pode incluir Z-plastia duplo-opositora, faringoplastia de esfíncter, ou faringoplastia de retalho superiormente apoiado.

RESULTADOS

Embora seja quase impossível apagar completamente os estigmas da fenda orofacial, o reparo bem executado deve alcançar simetria facial média e inferior com um contorno labial normal, projeção adequada da ponta do nariz e

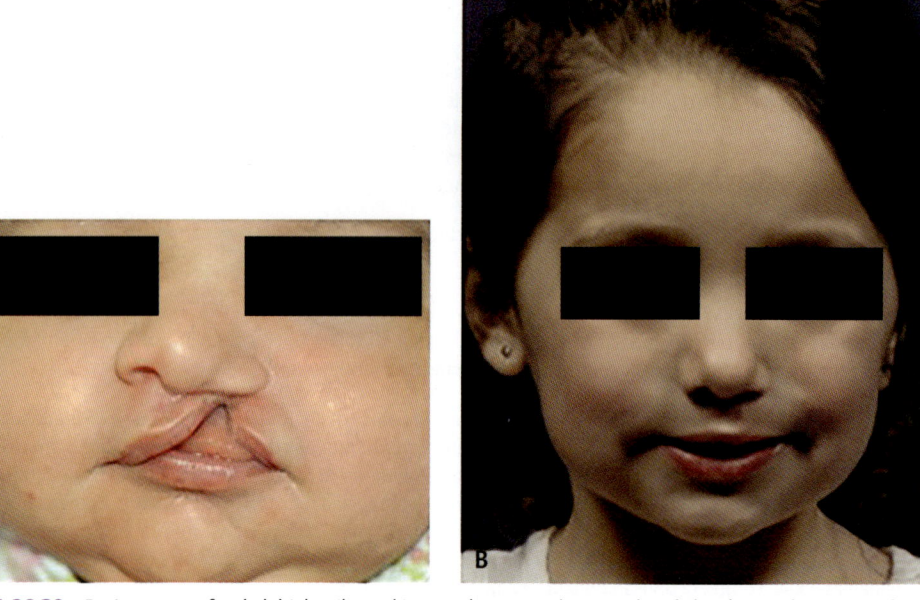

FIGURA 36.20 Paciente com fenda labial unilateral incompleta no pré-operatório **(A)** e decorridos 3 anos da cirurgia **(B)**.

formação mínima de cicatriz. A reconstrução velofaríngea deve permitir a fonação normal e minimizar o refluxo nasofaríngeo sem causar obstrução de vias aéreas superiores. Exemplos de reparos de fenda labial e palatal são ilustrados nas Figuras 36.20 a 36.23.

DICAS

- A melhor forma de realizar o manejo de fenda labial com ou sem fenda palatal é com uma equipe multidisciplinar.
- A deformidade nasal vista nas fendas orofaciais uni e bilateral deve ser abordada com o reparo labial primário.

Fenda Labial Unilateral

- A criação de altura labial medial adequada com um retalho de rotação ou inserção de um retalho triangular é imperativa.
- A dissecção do orbicular da boca a partir da derme labial cutânea é limitada no lado medial, para assim produzir uma covinha filtral.
- O assoalho nasal é criado a partir da dissecção da mucosa septal e da mucosa nasal lateral dividida a partir da abertura piriforme.

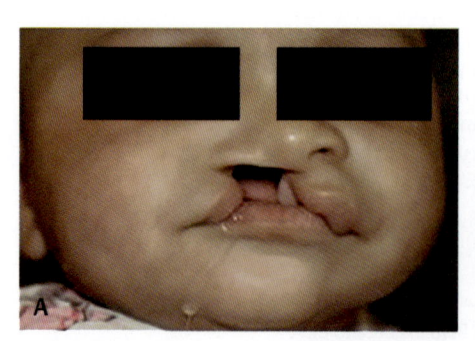

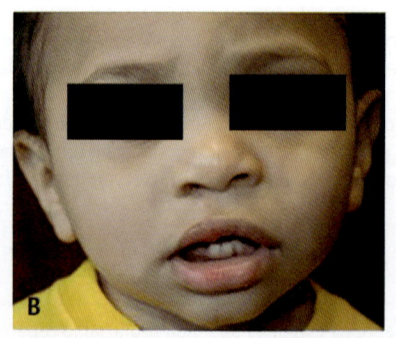

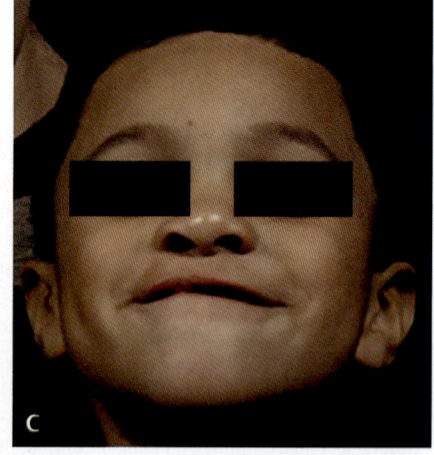

FIGURA 36.21 Paciente com fenda labial e palatina unilaterais completas no pré-operatório **(A)**, após 6 meses de pós-operatório **(B)** e em 4 anos **(C)** após a cirurgia.

CAPÍTULO 36 Fendas Labial e Palatina

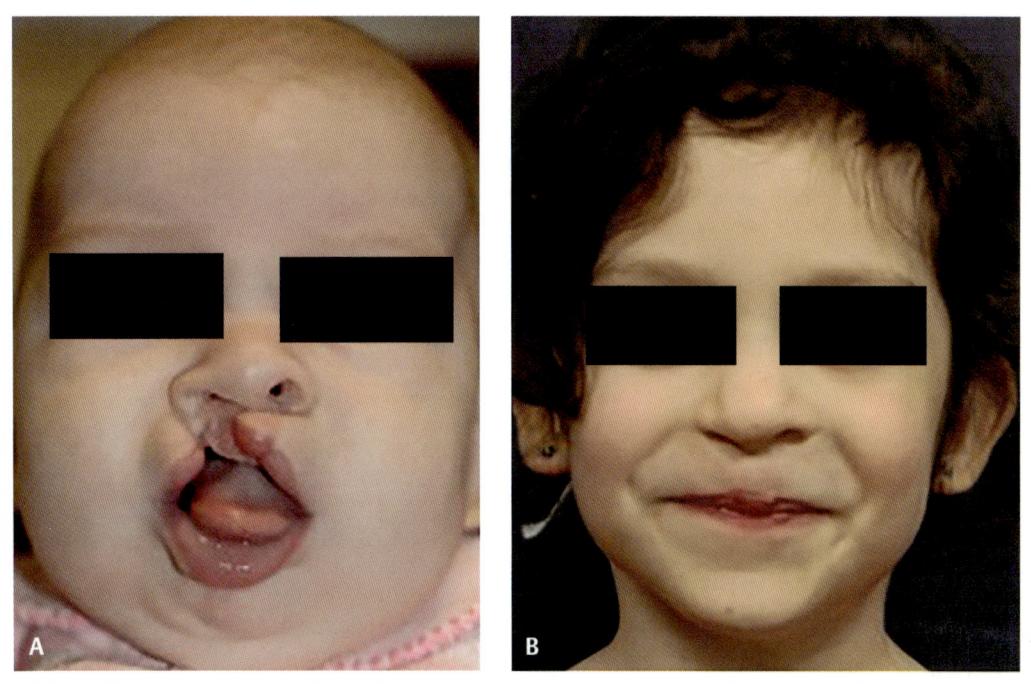

FIGURA 36.22 Paciente com fenda labial e palatina bilaterais assimétricas no pré-operatório **(A)** e em 4 anos de pós-operatório **(B)**.

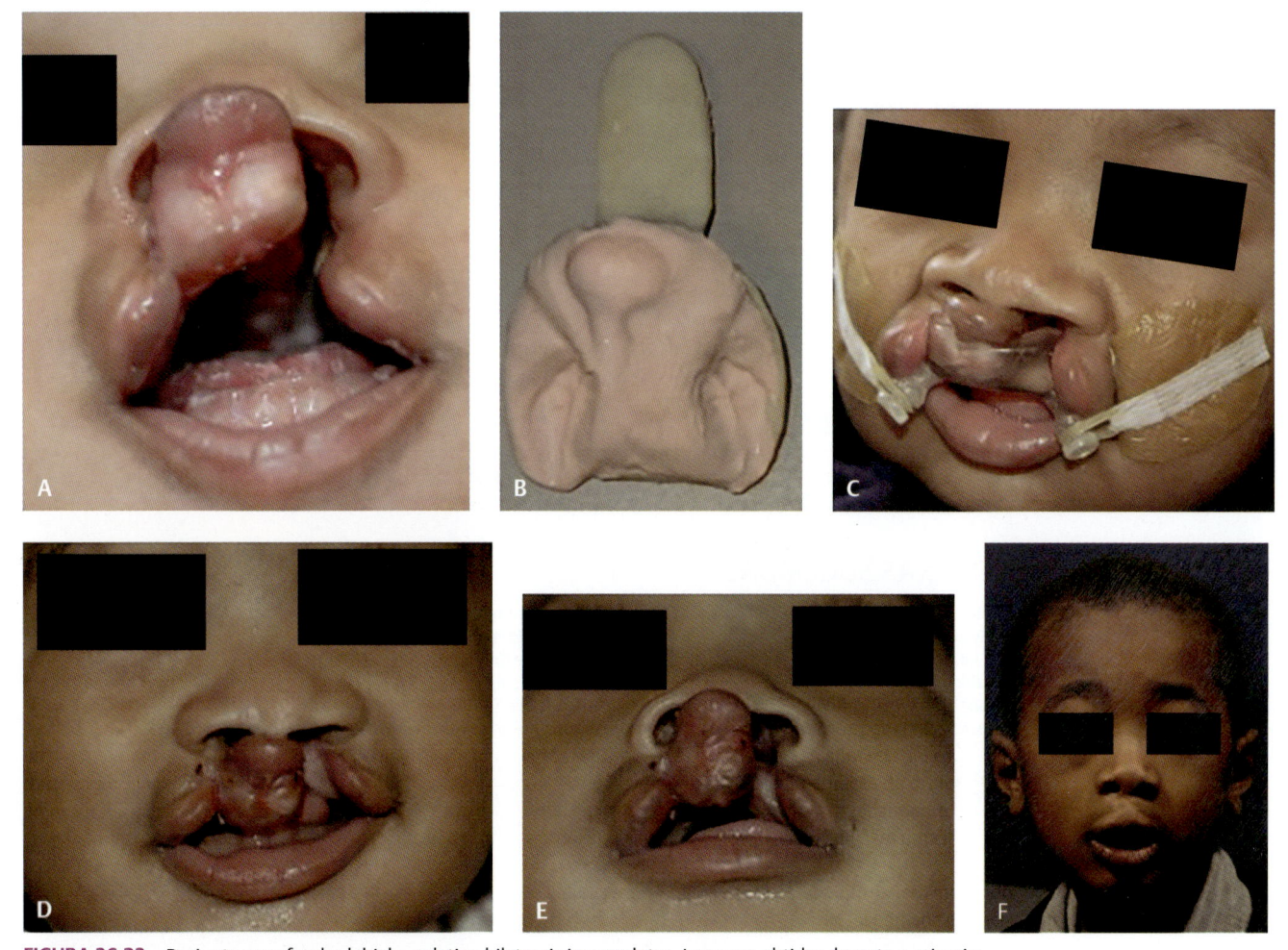

FIGURA 36.23 Paciente com fendas labial e palatina bilaterais incompletas. Imagens obtidas durante a primeira semana de vida **(A)**, da moldagem PNAM **(B)**, com aplicação da moldagem PNAM **(C)**, aos 7 meses após a moldagem PNAM **(D e E)** e decorridos 3 anos da correção cirúrgica **(F)**.

Fenda Labial Bilateral

- Moldagem pré-cirúrgica e uso de fitas adesivas labiais ajudam a preparar o lábio para o reparo livre de tensão.
- O uso de rinoplastia primária e MNAP pode evitar a necessidade de alongamento de pele columelar secundário.
- A coluna filtral deve ser criada com um formato de "gravata" e medindo até 4 mm no pico do arco do cupido.
- O filtro estreito sobreviverá em razão da vascularidade a partir do prolábio desepitelizado.
- Suturar a porção mais superior do orbicular da boca à espinha nasal pode ajudar a enfatizar o ângulo nasolabial.

Palatoplastia

- A dissecção completa e a liberação dos retalhos de palatoplastia permitem a aposição livre de tensão e o fechamento em três camadas.
- O feixe neurovascular palatino maior pode ser liberado de forma romba do periósteo para maximizar a mobilidade dos retalhos.

DIFICULDADES

- Técnicas de manipulação de tecido mole precárias comprometem a viabilidade tecidual e levam a formação de cicatriz, hiperpigmentação, rupturas e comprometimento do desfecho estético final.

Fenda Labial Unilateral

- A aplicação diária de fitas adesivas no lábio pode afetar a expansão do tecido mole.
- A alotomia nasal é desnecessária diante das modernas técnicas de queiloplastia.

Fenda Labial Bilateral

- A subcorreção da largura da base alar é comum. Essa medida deve ser a mais estreita possível, ao redor de 25 mm.
- As forças de cicatrização da ferida alargarão o retalho de coluna filtral, tornando-o excessivamente amplo.

Palatoplastia

- A dissecção e a liberação incompletas de retalhos de palatoplastia levam a incidência aumentada de deiscência palatal e formação de fístula.
- A falha em fechar os retalhos nasais mais anteriores pode levar a uma fístula nasolabial.

INSTRUMENTOS QUE DEVEM ESTAR DISPONÍVEIS

- *Kit* para fendas labial e palatina.
- Conjunto padrão da plástica.
- Retrator Dingman.
- Levantador de Hurd.
- Levantador Woodson.

AGRADECIMENTOS

Agradeço a Maj. Marc H. Hohman, MD, por suas excepcionais contribuições. Seu trabalho na escrita, edição e criação de figuras para este capítulo é muito apreciado, sem ele este capítulo não teria sido possível.

LEITURAS SUGERIDAS

Fisher DM. Unilateral cleft lip repair: an anatomical subunit approximation technique. *Plast Reconstr Surg* 2005;116:61–71.
Grayson B, Cutting C. Presurgical nasoalveolar orthopedic molding in primary correction of the nose, lip, and alveolus of infants born with unilateral and bilateral clefts. *Cleft Palate Craniofac J* 2001;35:193–198.
Mulliken JB. Primary repair of bilateral cleft lip and nasal deformity. *Plast Reconstr Surg* 2001;108:181–194.
Skoog T. A design for the repair of unilateral cleft lips. *Am J Surg* 1958;95:223–226.
Tessier P. Anatomical classification facial, cranio-facial and latero-facial clefts. *J Maxillofac Surg* 1976;4:69–92.

37 RINOPLASTIA DE FENDA LABIAL

Jonathan M. Sykes

INTRODUÇÃO

Todos os pacientes com fenda labial têm uma deformidade nasal associada. O reparo cirúrgico do defeito da fenda nasal é realizado no momento da cirurgia primária para fenda labial, por volta da 10ª semana de idade. A meta da rinoplastia primária é minimizar a deformidade secundária e permitir que o nariz se desenvolva de forma simétrica. Às vezes, há necessidade de rinoplastia secundária, que é preferencialmente realizada no fim da adolescência, depois que o desenvolvimento esquelético facial estiver completo. Uma rinoplastia de fenda bem-sucedida requer uma abordagem estrutural que reconstrua a infraestrutura nasal. A deformidade associada à fissura congênita do lábio e do nariz exige restauração e reposicionamento de múltiplas camadas de tecido. O nariz deve ser reconstruído sobre uma base estável, para obtenção de simetria, preservação da função e correção da deformidade facial.

Para tratar adequadamente a deformidade nasal da fenda labial, é necessário conhecer os defeitos típicos do nariz associados a uma fenda labial uni ou bilateral. O presente capítulo descreve as anormalidades nasais associadas à fenda labial e destaca as técnicas cirúrgicas e o momento propício para a realização da cirurgia de correção da deformidade nasal da fenda.

HISTÓRIA

As técnicas de ultrassom e os avanços na medicina perinatal permitem que muitas crianças com fenda labial e deformidade nasal sejam diagnosticadas *in utero*. A detecção antecipada de irregularidades faciais ajuda o cirurgião no aconselhamento dos pais da criança e no planejamento do tratamento cirúrgico. Para os familiares, é importante conhecer os fatores de risco pré-natal e de risco hereditário que possam ter resultado na deformidade da fenda. Um geneticista pode extrair uma história familiar de síndromes ou anormalidades craniofaciais quaisquer, bem como avaliar os fatores de risco genético e prestar aconselhamento aos familiares.

Ao serem esclarecidos de que o filho tem fenda labial e deformidades nasais, muitos pais ficam ansiosos para apressar a cirurgia reconstrutiva. As histórias de pré-natal, nascimento e pós-natal têm considerável importância na avaliação de um paciente que pode se submeter a futuras intervenções cirúrgicas. Adicionalmente, é fundamental garantir o crescimento adequado e o ganho de peso antes da cirurgia. A meta de peso antes da cirurgia é 4,5 kg. A fenda labial e a deformidade da fenda nasal frequentemente estão associadas à fenda palatina, que pode causar problemas para a amamentação. Técnicas especializadas de alimentação, usando garrafas com bicos personalizados, como o bico McGovern, facilitam a amamentação e a subsequente melhora da nutrição e do ganho de peso. Enfermeiros especialmente treinados no trabalho com pacientes com fenda labial e fenda palatina são um recurso eficaz para os pais e também para o cirurgião.

EXAME FÍSICO

O exame físico de um paciente com deformidade nasal de fenda labial deve incluir uma avaliação da gravidade da fenda labial ao lado de outros defeitos associados, como a presença de uma fenda palatina ou fenda alveolar associada. Além disso, é importante em qualquer criança com malformação congênita de fenda envolvendo lábio, nariz ou

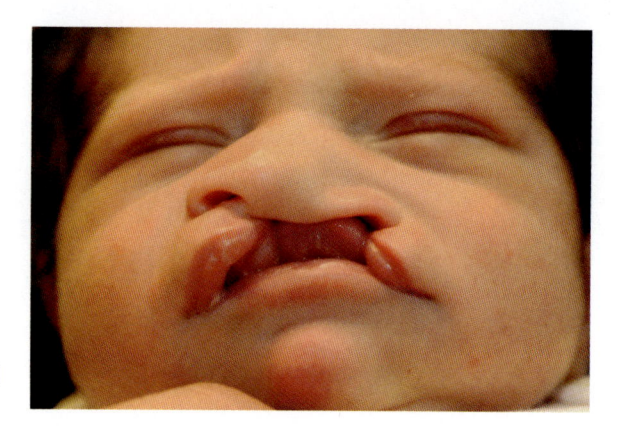

FIGURA 37.1
Deformidade nasal de fenda labial unilateral. A foto mostra um bebê com uma fenda labial do lado esquerdo completa, fenda palatina e deformidade de fenda nasal. A narina esquerda está deslocada inferior, lateral e posteriormente; a ponta do nariz está achatada, assimétrica e mal definida. O assoalho do nariz está ausente.

palato realizar um exame do paciente em busca de quaisquer síndromes, anormalidades ou deformidades associadas. Pacientes que apresentam fissura sindrômica devem passar por um exame detalhado conduzido por um geneticista pediátrico experiente, para identificar quaisquer anormalidades sistêmicas potenciais.

Pacientes submetidos ao tratamento cirúrgico primário para fissura labial com deformidade nasal associada podem requerer uma cirurgia nasal secundária, em geral no fim da adolescência. A natureza da cirurgia de rinoplastia de fenda secundária depende da identificação de deformidades nasais que tenham persistido após o reparo original. Vários aspectos nasais devem ser notados no exame físico, incluindo posição alar, altura columelar, definição da ponta, simetria, projeção da ponta do nariz e posição do septo nasal.

Deformidade Nasal de Fenda Labial Unilateral

A deformidade nasal da fenda labial unilateral resulta da ausência de suporte ósseo para a base nasal. Dependendo da gravidade do defeito, uma deformidade de fenda nasal pode incluir cavidade comum desde o assoalho nasal até o interior da boca, depressão e ampliação da asa no lado da fenda, achatamento do domo nasal, subprojeção da ponta do nariz no lado da fenda e osso deficiente no alvéolo e na maxila (Fig. 37.1). As características de uma deformidade nasal de fenda labial unilateral são resumidas no Quadro 37.1.

Deformidade Nasal de Fenda Labial Bilateral

Pacientes com deformidade nasal de fenda labial bilateral exibem uma faixa de gravidade dos defeitos orais e nasais. As sequelas mais comuns desse tipo de deformidade são o encurtamento da columela; uma aparência ampla e achatada da ponta do nariz; e uma perda substancial do suporte da ponta do nariz (Fig. 37.2). É importante notar a fissura e a perda óssea na eminência maxilar, bem como as cristas alveolares bilaterais. A dentição e o alinhamento dos dentes incisivo e canino podem ser significativamente afetados pela fissura do alvéolo. Pode haver atrofia do crescimento mediofacial em pacientes com deformidades de fissuras labiais bilaterais. Muitas vezes, a simetria nasal está presente quando a gravidade da deformidade da fenda labial bilateral é a mesma em ambos os lados. As características da deformidade nasal da fenda labial bilateral são resumidas no Quadro 37.2.

Deformidade Nasal Secundária

Embora a deformidade nasal original associada às fendas labiais congênitas seja característica, as deformidades de fenda nasal secundárias exibem maior variabilidade. As deformidades de fenda nasal secundárias estão relacionadas

QUADRO 37.1	Achados do Exame Físico da Deformidade Nasal da Fenda Labial Unilateral
Ponta do nariz	• *Crus* medial da cartilagem lateral inferior encurtada no lado da fenda • *Crus* medial da cartilagem lateral inferior encurtada no lado da fenda • *Crus* lateral da cartilagem lateral inferior alongada no lado da fenda • Comprimento total da cartilagem lateral inferior no lado da fenda igual ao comprimento no lado sem fenda • A ponta do nariz no lado da fenda exibe aparência achatada e está deslocada lateralmente
Columela	• Aparece encurtada no lado da fenda • A base columelar é defletida para o lado sem fenda (pela contração do músculo orbicular da boca)
Narina	• Exibe aparência alargada, achatada e horizontal
Assoalho do nariz	• Ocasionalmente ausente
Septo nasal	• Caudalmente desviado para o lado sem fenda e posteriormente para o lado da fenda • O desvio tipicamente não causa obstrução das vias aéreas nasais
Base alar	• Deslocada lateral, inferior e posteriormente

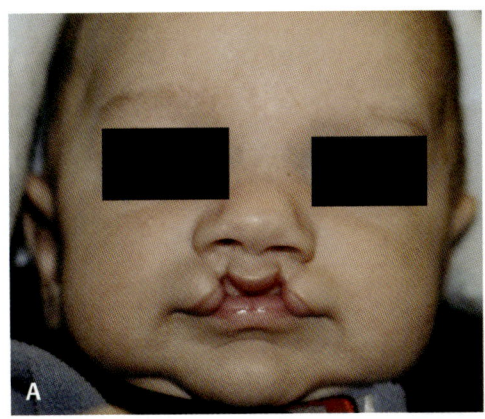

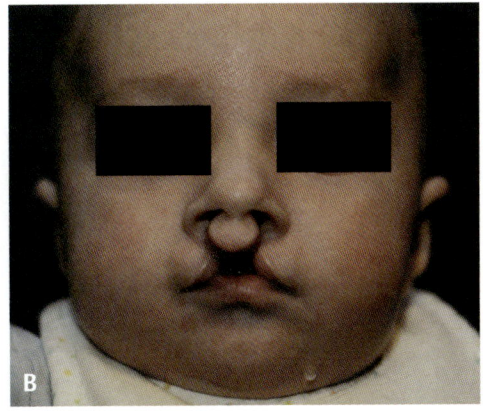

FIGURA 37.2 Deformidade nasal de fenda labial bilateral. **A:** A foto mostra um bebê do sexo masculino apresentando fenda labial simétrica bilateral congênita em adição à fissura do palato secundário. O bebê tinha uma leve deformidade nasal associada à sua deformidade de fenda labial bilateral e um alvéolo chanfrado. **B:** Bebê do sexo masculino com fenda labial bilateral completa, e uma fenda no palato anterior é mostrado na foto. O paciente tem uma deformidade nasal mais proeminente do que a deformidade mostrada em **(A)** e sofre com columela encurtada, assoalho nasal ausente bilateralmente e pré-maxila exageradamente projetada.

a três fatores: (1) malformação congênita original; (2) quaisquer reposicionamento e formação de cicatriz cirúrgica resultante de intervenção cirurgia prévia; e (3) alterações do nariz relacionadas ao crescimento. No momento da avaliação para rinoplastia secundária, o septo tipicamente ainda não foi corrigido com qualquer procedimento anterior e exibe características associadas à deformidade de fenda labial uni ou bilateral. Nas deformidades nasais de fenda labial unilaterais, o septo está caudalmente desviado para o lado oposto ao da fenda e posteriormente deslocado para o lado da fenda. Nas deformidades nasais de fendas labiais bilaterais simétricas, o septo costuma ser amplo, mas está posicionado relativamente na linha média.

As deformidades secundárias do septo e da ponta do nariz podem ser abordadas durante a septorrinoplastia definitiva. Em um paciente com fenda labial unilateral, a ponta do nariz está subprojetada no lado da fenda. Nas deformidades nasais de fenda labial bilaterais, a ponta do nariz está subprojetada bilateralmente. A subprojeção da ponta do nariz frequentemente está associada a uma deficiência da pele interna e externa. Como a deformidade subjacente consiste em um esqueleto ósseo deficiente no lado da fenda, dispomos de um suporte tipicamente inadequado para a base alar (Fig. 37.3).

INDICAÇÕES

Com frequência, os pacientes com fenda labial necessitarão de cirurgia para correção das deformidades nasais associadas não tratadas primariamente com o reparo inicial da fenda labial. A meta do reparo inicial é criar simetria e melhorar a projeção da ponta do nariz, além do fechamento das conexões entre o assoalho do nariz e a boca.

A rinoplastia secundária de fenda labial é realizada para corrigir os problemas estéticos e funcionais do nariz. São indicações para a cirurgia de revisão: base nasal alargada; encurtamento columelar persistente; definição precária da ponta; dorso nasal achatado; assimetria alar; e o desejo de revisão da cicatriz. O momento propício para a rinoplastia secundária é preferencialmente quando o desenvolvimento facial do paciente está concluído. A realização de rinoplastia intermediária antes da conclusão do desenvolvimento facial pode ser justificada em crianças em idade escolar ou em adolescentes portadores de deformidades nasais graves, que sejam socialmente limitantes e uma fonte de ridicularização.

QUADRO 37.2	Achados do Exame Físico da Deformidade Nasal da Fenda Labial Bilateral
Ponta do nariz	• A porção correspondente às *crura* mediais da cartilagem lateral inferior é bilateralmente encurtada • A porção correspondente às *crura* laterais da cartilagem lateral inferior é bilateralmente encurtada • As *crura* laterais são caudalmente deslocadas • Os domos são alargados, levando a uma ponta achatada e mal definida
Columela	• Curta • Base columelar ampla
Narina	• Formato horizontal bilateralmente
Assoalho do nariz	• Em geral, bilateralmente ausente
Septo nasal	• O septo está na linha média quando a gravidade da fenda labial bilateral é a mesma; caso a gravidade seja maior em um lado, o septo desvia para o lado menos afetado
Base alar	• Alargada com exibição excessiva do revestimento nasal interno

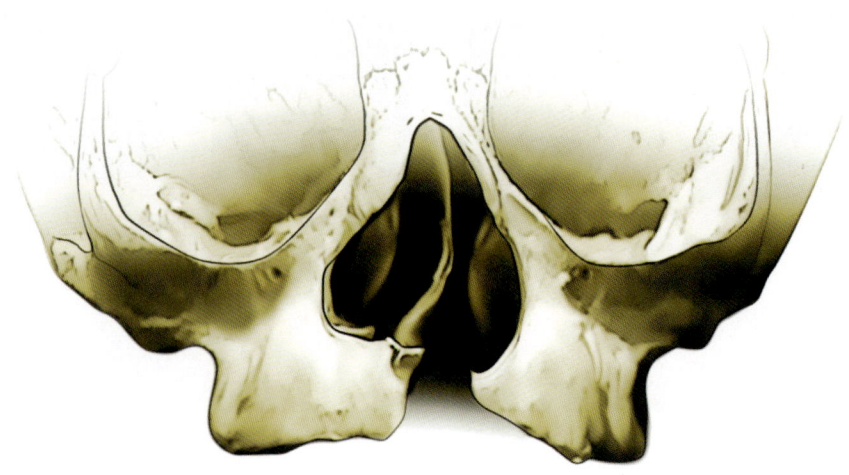

FIGURA 37.3 Alterações esqueléticas em uma deformidade de fenda unilateral. O septo é caudalmente desviado para o lado sem fenda e, posteriormente, para o lado da fenda. O assoalho nasal está ausente, e existe uma cavidade comum entre a boca e o nariz.

CONTRAINDICAÇÕES

Bebês com subpeso ou desnutrição, ou aqueles que sofrem de doenças globais ou sequelas sindrômicas, podem não ser candidatos adequados para uma cirurgia primária eletiva na deformidade nasal da fenda labial. A rinoplastia definitiva secundária, incluindo as principais revisões, deve ser evitada em crianças e jovens adolescentes, nos quais é esperado um desenvolvimento facial adicional. Operar o nariz muito precocemente em crianças e adolescentes pode danificar as placas de crescimento e criar problemas de cicatrização, bem como desenvolvimento nasal ou mediofacial atrofiado. Quando uma má oclusão de classe III está presente em pacientes com fenda labial e deformidade nasal (Fig. 37.4), a cirurgia ortognática para a má oclusão deve preceder a rinoplastia da fenda secundária definitiva planejada.

PLANEJAMENTO PRÉ-OPERATÓRIO

Pacientes com deformidade nasal de fenda labial também podem ter fenda palatina, efusão da orelha média e perda da audição, atraso na fala, além de problemas dentais, ortodônticos e ortognáticos significativos. Uma abordagem em equipe dos pacientes que sofrem de qualquer tipo de anormalidade craniofacial é importante. Qualquer procedimento planejado para um paciente com múltiplas preocupações cirúrgicas deve ser coordenado com todos os membros da equipe envolvidos. Espera-se que pacientes com deformidade de fenda nasal em adição a uma fenda labial e a uma fenda palatina sejam submetidos a uma sequência de procedimentos em diferentes idades (Quadro 37.3).

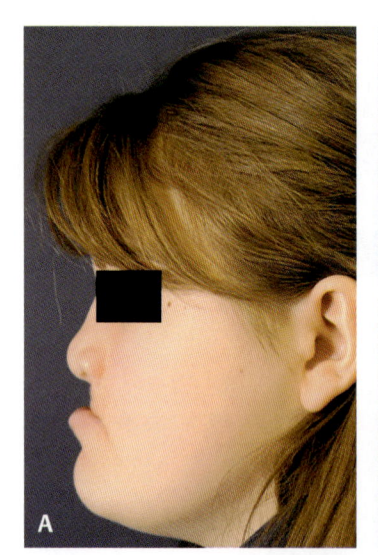

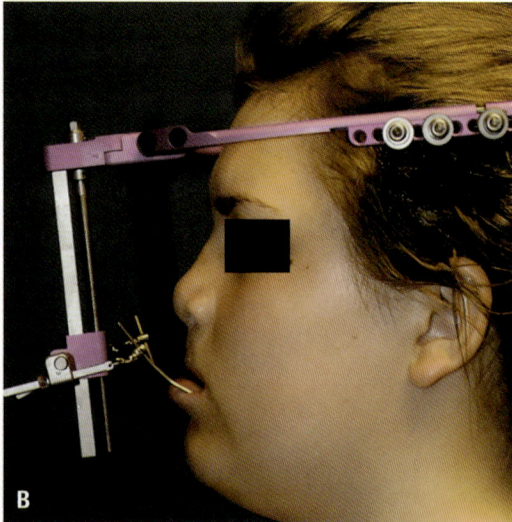

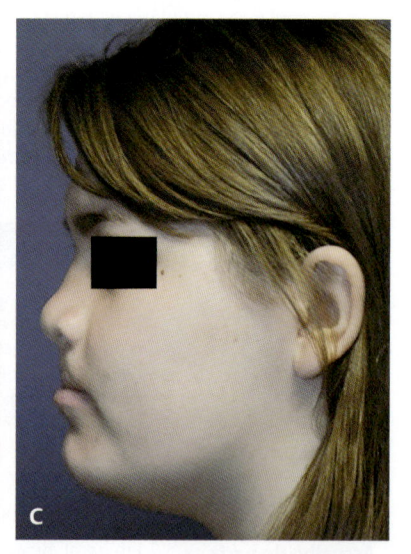

FIGURA 37.4 Má oclusão de classe III tratada com osteotomia de Le Fort I e distração maxilar. Quando era criança, a paciente adolescente mostrada na foto foi submetida a um reparo de fenda labial bilateral e a um reparo de palato. Subsequentemente, ela desenvolveu hipoplasia maxilar e má oclusão de classe III. Uma fotografia pré-operatória é mostrada à esquerda, antes de qualquer distração maxilar. **(A)** A fotografia central **(B)** mostra um halo de titânio e um dispositivo de distração maxilar instalado em seguida a uma osteotomia de Le Fort I. O resultado alcançado no pós-operatório, após a fixação da placa do segmento maxilar distraído, é mostrado à direita **(C)**.

CAPÍTULO 37 Rinoplastia de Fenda Labial

QUADRO 37.3 Intervenções Cirúrgicas para Fenda Labial, Fenda Palatina e Deformidade Nasal da Fenda

Reparo de fenda labial e rinoplastia de fenda primários, tubos de miringotomia bilaterais	• 10 semanas de idade
Palatoplastia (reparo de fenda palatina)	• ~1 ano de idade
Enxerto de osso alveolar	• Entre 9 e 11 anos de idade
Rinoplastia secundária de fenda	• Conclusão do desenvolvimento facial; 15 anos no sexo masculino e 17 anos no sexo feminino

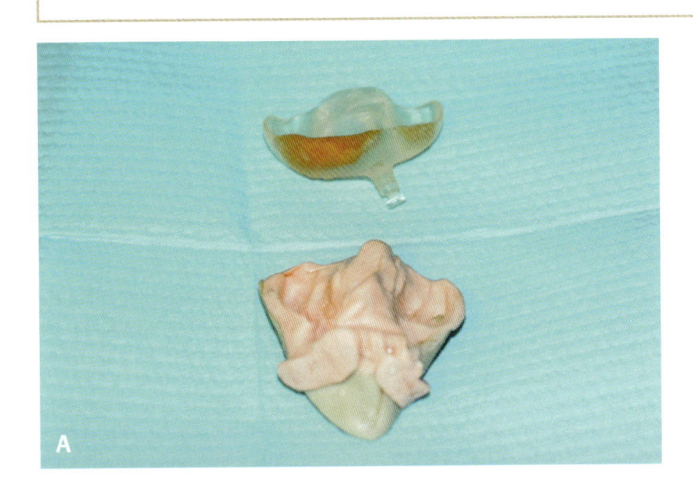

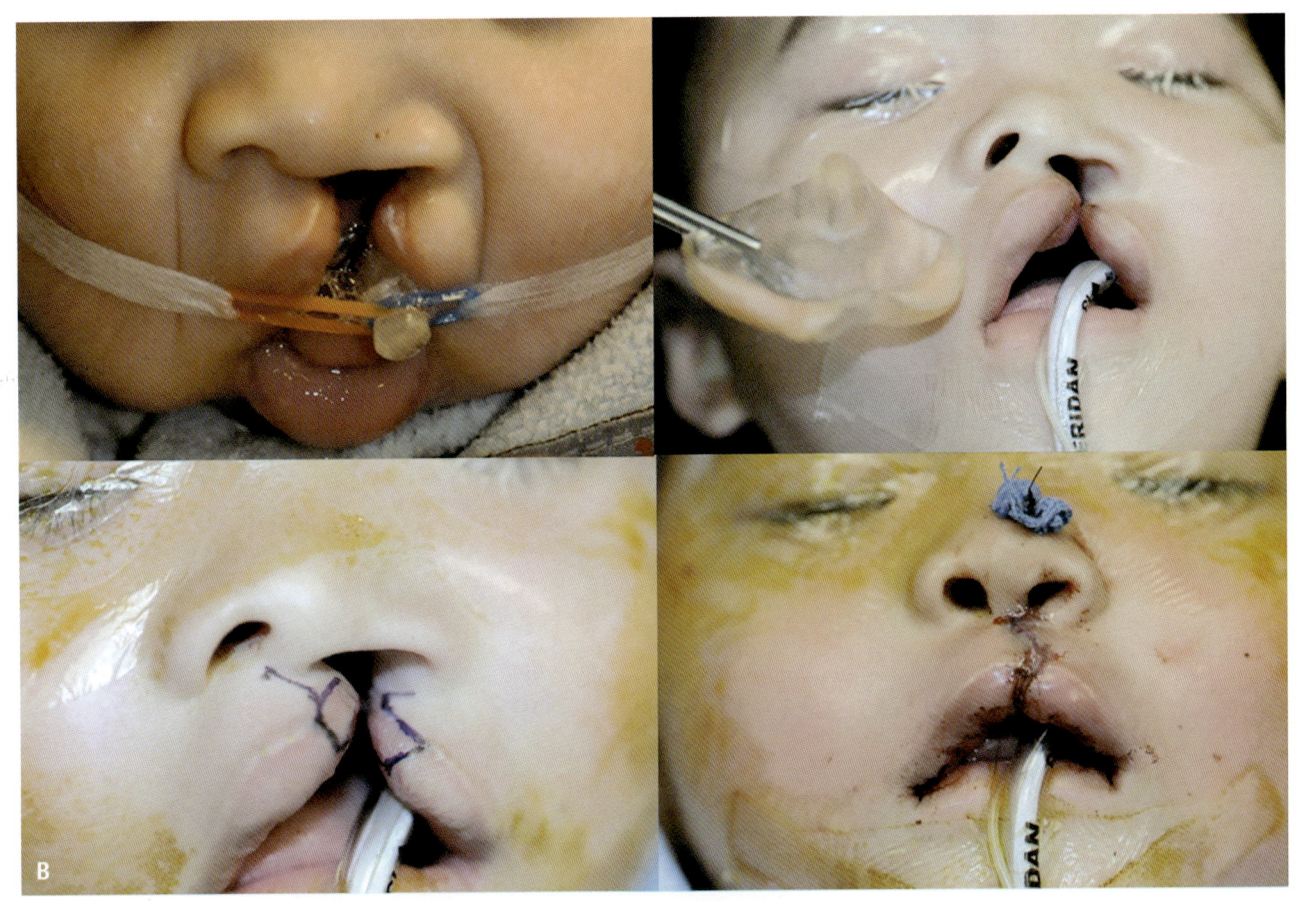

FIGURA 37.5 **A:** Moldagem alveolar nasal (MAN). Colocando um material sintético maleável dentro da fenda labial unilateral e do defeito palatino de um paciente, uma MAN customizada é realizada. O molde customizado é mostrado na parte inferior da imagem. A partir do molde customizado, uma prótese firme pode ser confeccionada para a moldagem nasoalveolar. O dispositivo de MAN final é mostrado no aspecto superior da fotografia. **B:** Uso pré-operatório de MAN antes do reparo de fenda labial unilateral primário e da rinoplastia de fenda. *Esquerda superior:* Um dispositivo de moldagem nasoalveolar é preso com fita adesiva no local desejado. *Direita superior:* O dispositivo foi removido após ser extensivamente usado no pré-operatório, e o paciente é intubado para o reparo de fenda labial primário e a rinoplastia de fenda. *Esquerda inferior:* são criadas marcações na pele para o procedimento de reparo da fenda labial unilateral por rotação e avanço de Millard. *Direita inferior:* o resultado pós-operatório imediato subsequente ao reparo da fenda labial e à rinoplastia de fenda é mostrado.

Antes da realização de qualquer cirurgia, os pacientes com fenda labial unilateral e deformidade nasal podem ser beneficiados pelo uso do molde alveolar nasal (MAN). O MAN é uma técnica não cirúrgica que emprega próteses customizadas para guiar e remodelar segmentos nasoalveolares de tecido (Fig. 37.5A e B). A alteração tecidual com o uso de MAN pode encurtar uma fenda ampla, melhorar a simetria da ponta do nariz e alongar a columela em uma deformidade de fenda bilateral.

O planejamento cirúrgico para a rinoplastia de fenda labial primária inclui a realização de um cuidadoso acesso tridimensional da deformidade de fenda nasal e da fenda labial confluente. As dificuldades previstas, como uma fenda ampla, devem ser incluídas no plano cirúrgico. Instrumentos e materiais adequados devem ser disponibilizados para o procedimento, tais como adaptadores nasais Silastic e contentores de braço, a fim de prevenir a manipulação da ferida durante o período pós-operatório. Uma comunicação consistente e cuidadosa com os pais de um bebê submetido à cirurgia ajuda a gerenciar as expectativas no período pós-cirúrgico.

Pacientes submetidos à rinoplastia de fenda secundária podem requerer cartilagem auricular ou costal para reconstrução nasal. Devem ser considerados planos de contingência para material de enxerto, incluindo a possibilidade de coleta de cartilagem e tecido a partir de múltiplos sítios, ou o uso de materiais aloplásticos. A fotografia pré-operatória ajuda o cirurgião a analisar a deformidade nasal e a comunicar o plano cirúrgico ao paciente.

TÉCNICA CIRÚRGICA

Rinoplastia da Fenda Labial Unilateral

Com 10 semanas de idade, os bebês com deformidade de fenda labial unilateral podem ser submetidos ao reparo da fenda labial e da deformidade nasal associada. Uma rinoplastia de fenda primária é realizada simultaneamente ao reparo labial, sem incisões adicionais. Os pacientes são colocados sob anestesia geral e intubados com tubo endotraqueal RAE oral. A mesa na sala cirúrgica é girada em 180 graus. Os olhos são protegidos com Tegaderm. O sulco gengivolabial, a periferia da fenda labial e as bordas nasais recebem injeção de xilocaína 1% com epinefrina 1:100.000. Toma-se o cuidado de evitar a distorção dos tecidos com a injeção de anestésico local. Os referenciais do lábio fissurado são marcados para as incisões planejadas usando-se uma seringa de 1 mL contendo uma pequena quantidade de azul de metileno e acoplada a uma agulha 30 G. As marcas mais relevantes feitas na pele ajudam a orientar a reaproximação do arco do cupido no lado sem fenda e no lado da fenda. A face do paciente então é pintada com Betadina e coberta com campos. As incisões planejadas para obtenção de um retalho de avanço e rotação de Millard para reparo de fenda unilateral são marcadas na pele com azul de metileno (Fig. 37.6)

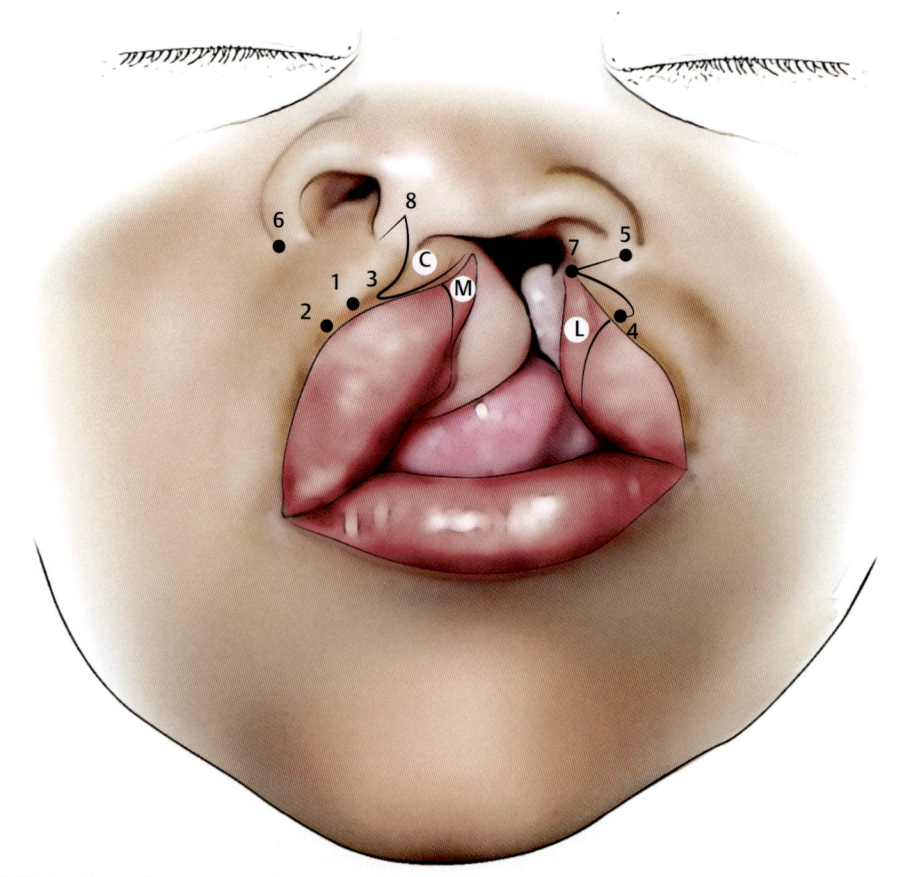

FIGURA 37.6 Marcações na pele e referenciais para um reparo com retalho por rotação e avanço de Millard de uma fenda labial unilateral. M, retalho de mucosa medial; L, retalho de mucosa lateral; C, retalho cutâneo central. (De Hopper RA, Cutting C, Grayson B. Cleft lip and palate. In Thorne C, ed. *Grabb and Smith's plastic surgery*. Philadelphia, PA: Lippincott Williams &Wilkins, 2007: 201-225.)

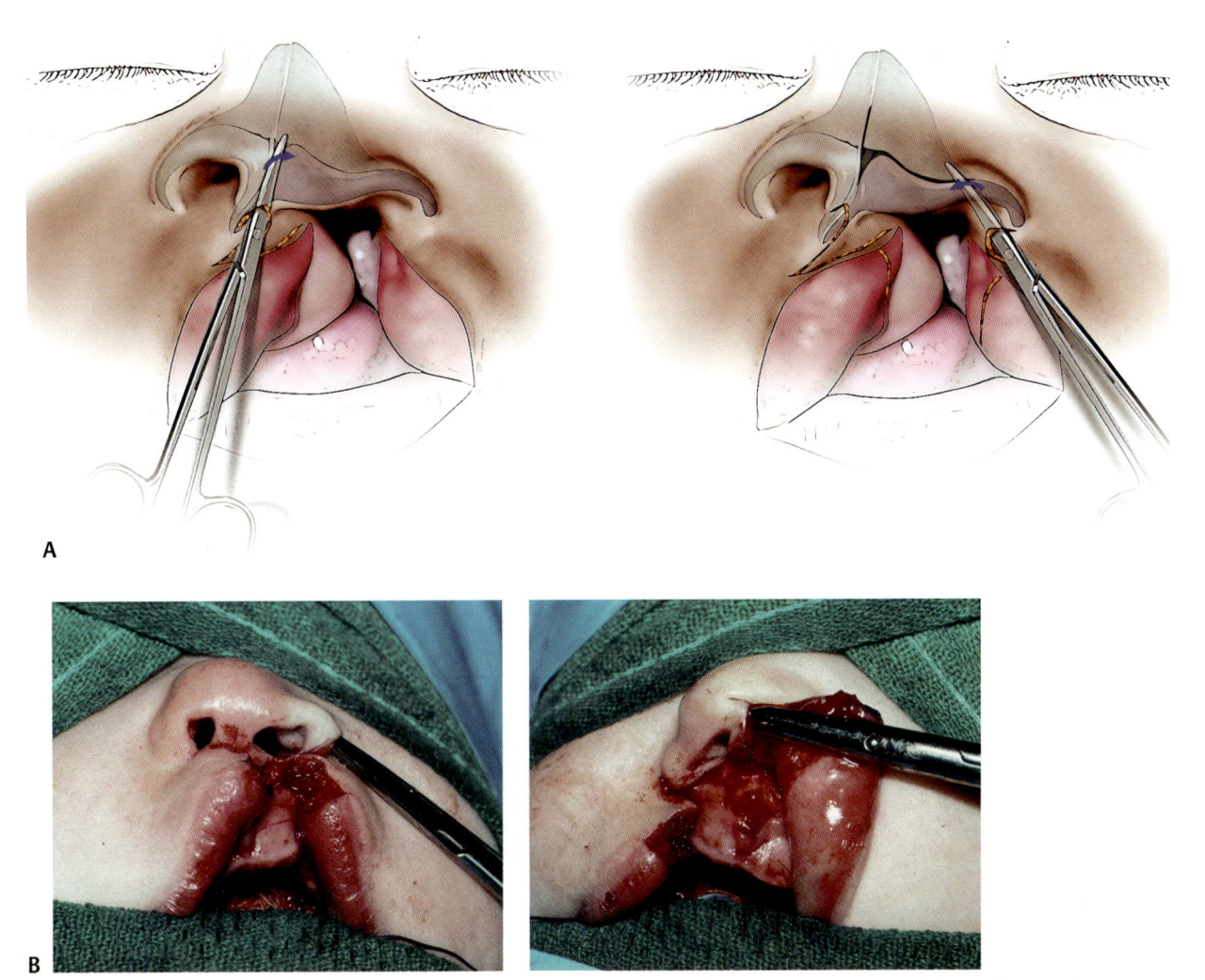

FIGURA 37.7 A: Abordagem da cartilagem lateral inferior no lado da fenda durante a rinoplastia primária de fenda. É mostrada a dissecção superficial às *crura* lateral *(esquerda)* e medial *(direita)*. O acesso à cartilagem lateral inferior é conseguido por meio das incisões no lábio fissurado. A dissecção é conduzida superficialmente à cartilagem e abaixo do envelope de pele nasal. **B:** Dissecção intraoperatória da cartilagem lateral inferior, no lado da fenda. Foram feitas incisões para o reparo da fenda labial unilateral esquerda. *Esquerda:* Tesouras são inseridas profundamente na pele e superficialmente às *crura* laterais. *Direita:* De modo semelhante, as *crura* mediais são dissecadas para permitir o refinamento nessa rinoplastia primária de fenda.

As incisões feitas para um reparo de lábio fendido primário fornecem acesso para a rinoplastia de fenda primária. Uma vez criadas as incisões para um retalho de avanço e rotação de Millard, a cartilagem lateral inferior no lado da fenda é mobilizada com uma dissecção subcutânea das *crura* medial e lateral. Tesouras são introduzidas caudalmente entre a pele columelar, para acessar e soltar a *crus* medial e liberar o domo do lado da fenda do nariz (Fig. 37.7A). De modo similar, a *crus* lateral no lado da fenda é acessada através de uma incisão existente e liberada da pele sobrejacente (Fig. 37.7A). A dissecção é conduzida superficialmente rumo à cartilagem lateral inferior do lado da fenda e abaixo da pele (Fig. 37.7B).

Em seguida à dissecção da cartilagem lateral inferior no lado da fenda do nariz, é feita a colocação de suturas de espessura total através da pele e do revestimento nasal. As suturas nasais colocadas durante a rinoplastia primária da fenda têm o objetivo de levantar a ponta do nariz no lado da fenda, estreitar a ponta e melhorar a simetria nasal. As suturas nasais são amarradas externamente, sobre um coxim feito com uma fita esponjosa de laparotomia cortada. Modeladores nasais de Silastic macios são colocados em ambas as narinas (Fig. 37.8). Os modeladores nasais são fixados por uma sutura transfixante de *nylon* 4-0 através do septo nasal. Contentores de braço ("No-Nos") são colocados para impedir que o paciente manipule o sítio cirúrgico.

Rinoplastia de Fenda Labial Bilateral

A fenda bilateral geralmente é simétrica, mas há casos isolados em que uma deformidade de fenda bilateral pode ser assimétrica (Fig. 37.9). Na maioria dos casos, nos quais a assimetria é insignificante, a meta da rinoplastia primária é aumentar a projeção da ponta do nariz e melhorar o comprimento columelar. O aperfeiçoamento da simetria da ponta, bem como a projeção da ponta do nariz, é a meta nos casos de assimetria acentuada. Em casos de assimetria de fenda bilateral marcante, os pacientes devem ser tratados de forma semelhante aos pacientes com deformidade

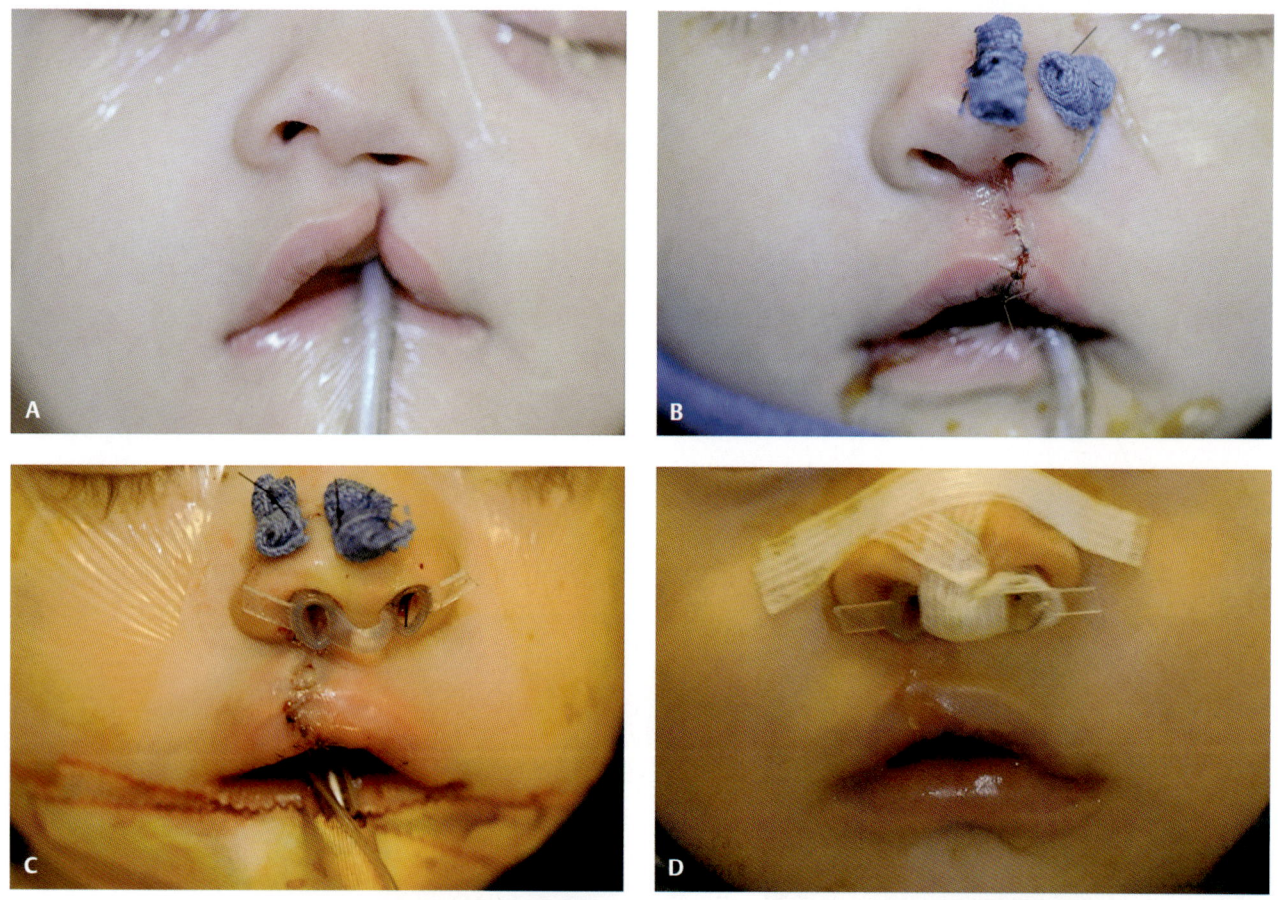

FIGURA 37.8 Coxins nasais e modeladores nasais de Silastic após a rinoplastia de fenda unilateral. **A:** Fotografia pré-operatória de uma fenda labial incompleta unilateral de lado esquerdo com uma deformidade nasal associada. **B:** O paciente com fenda labial esquerda incompleta foi submetido a um reparo primário, incluindo rinoplastia de fenda, colocação de coxins nasais e suturas. **C:** Paciente com fenda labial completa de lado direito foi submetido ao reparo de fenda labial primário e à rinoplastia; a figura mostra os coxins e modeladores nasais colocados. **D:** Fotografia pós-operatória mostrando os modeladores nasais presos com fita adesiva.

de fenda unilateral. As metas operatórias então passam a ser fechar o assoalho nasal, criar margens nasais normais em cada lado, reposicionar a base alar e aumentar a projeção da ponta do nariz.

Na deformidade (simétrica) bilateral, as metas cirúrgicas são reconstruir o assoalho nasal e as margens nasais, reposicionar a base alar em uma posição mais normal e aumentar bilateralmente a simetria da ponta do nariz (Fig. 37.10). O reposicionamento da base nasal é conseguido liberando-se a base alar de seus pontos de fixação à maxila. Isso é feito liberando as fibras de tecido mole da abertura piriforme que prende a base alar às estruturas mais profundas de tecido mole e ao esqueleto ósseo. Depois que esses pontos de fixação de tecido mole são divididos com auxílio de uma tesoura de tenotomia curva, a base alar pode ser reposicionada com a recriação da alça muscular no aspecto superior do lábio. A reaproximação do músculo é realizada com sutura 4-0 de monofilamento claro de ação prolongada absorvível. A reaproximação da alça muscular na base do nariz confere volume ao aspecto superior do

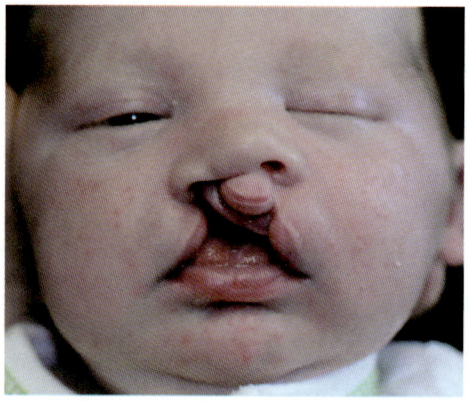

FIGURA 37.9
Deformidade de fenda labial bilateral assimétrica. A foto mostra um paciente com fenda labial bilateral assimétrica, no qual o lado direito está mais acentuadamente afetado do que o lado esquerdo.

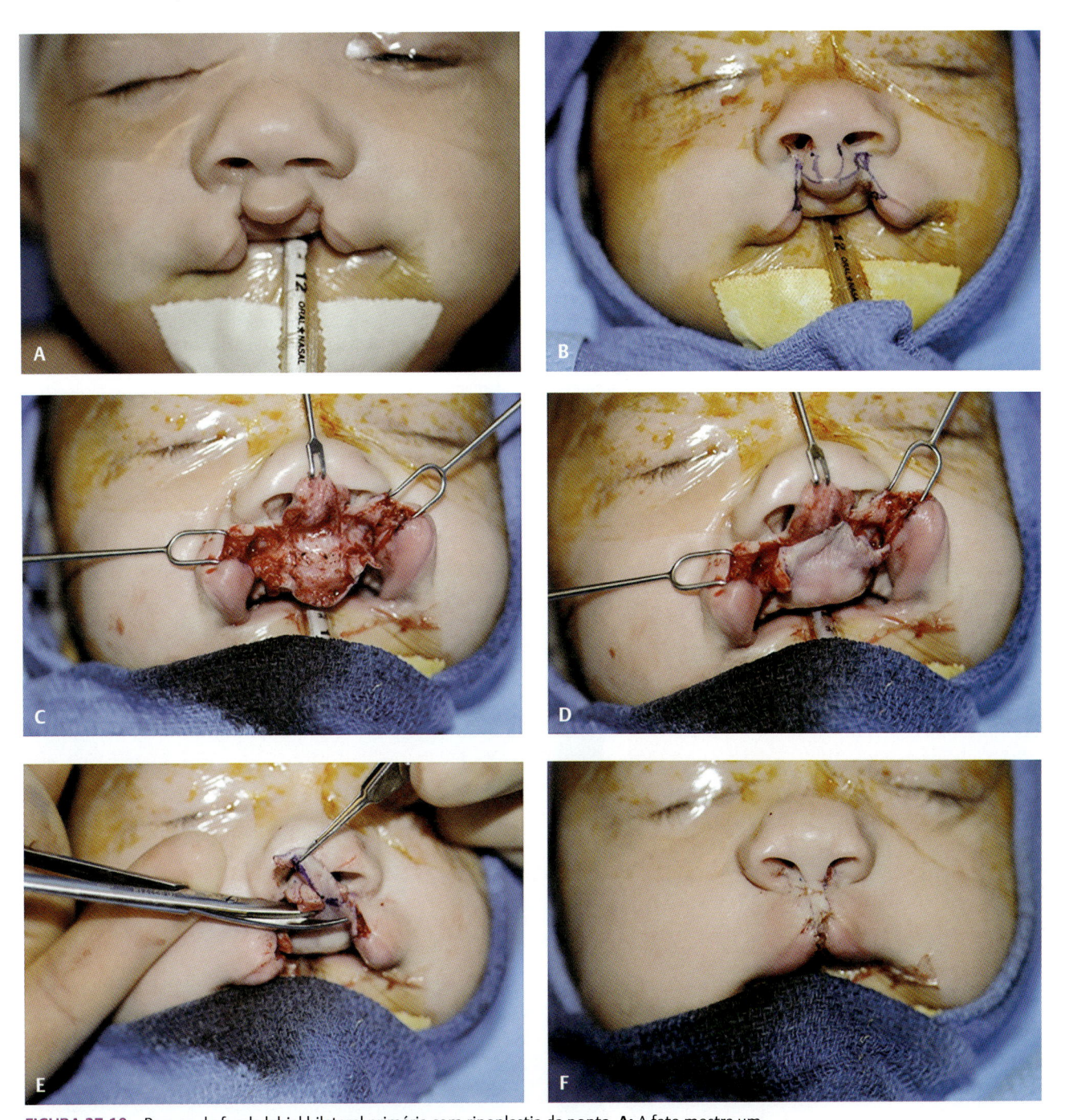

FIGURA 37.10 Reparo de fenda labial bilateral primária com rinoplastia da ponta. **A:** A foto mostra um paciente com deformidade de fenda labial bilateral simétrica incompleta. **B:** São feitas marcações na pele como preparação para o reparo da fenda labial e para a rinoplastia primária de fenda. **C, D:** Os retalhos são dissecados e o fechamento da mucosa é planejado. **E:** O excesso de pele é removido. **F:** O resultado pós-operatório imediato é mostrado, incluindo estreitamento da base nasal. A base nasal foi estreitada com a colocação de suturas ao longo do tecido alar profundo, bilateralmente, durante a dissecção do reparo labial.

lábio e sustenta o assoalho do nariz e a margem nasal. A reaproximação do músculo deve ser realizada de forma simétrica, para evitar que a reconstrução da margem nasal fique diferente de um lado para o outro. Em razão da ausência de músculo no prolábio central observada na deformidade da fenda labial bilateral, o músculo fornecido à base do nariz deve ser oriundo de segmentos labiais laterais. Portanto, a dissecção do músculo nesses segmentos é realizada para avançar o músculo orbicular da boca ao longo da linha média do lábio. A reaproximação muscular deve ser realizada ao longo de toda a altura do lábio. É essencial avançar a porção superior do esfíncter muscular do lábio para fornecer volume suficiente ao segmento labial central, ao mesmo tempo em que é recriada a alça muscular que sustenta a base do nariz.

As incisões padrões bilaterais feitas no lábio superior são usadas para ganhar acesso à ponta do nariz. A dissecção entre as cartilagens laterais inferiores e a pele da ponta do nariz é realizada às cegas. A pele externa é cuidadosamente liberada da cartilagem lateral inferior, centralmente por sobre a *crus* medial e lateralmente sobre ambas as *crura* laterais. Depois que a pele é liberada das cartilagens laterais inferiores, o lábio é fechado em camadas padrões. Isso é realizado primeiramente fechando a camada mucosa e, em seguida, a camada muscular (como mencionado). Por fim, a pele externa é fechada bilateralmente. Após o fechamento do lábio, as suturas são colocadas junto aos domos nasais com o intuito de obter maior definição e projeção da ponta do nariz. Os novos domos são refinados com coxins e suturas. O avanço medial das crura laterais é usado para aperfeiçoar a projeção das cruramediais. São então colocadas 2-4 suturas com coxim domal lateralmente ao domo preexistente. Na conclusão desse procedimento, os modeladores nasais de Silastic são suturados na posição correta usando-se suturas de monofilamento de *nylon* 4-0.

Rinoplastia Secundária

A operação realizada durante uma rinoplastia de fenda secundária depende totalmente das necessidades funcionais e estéticas do paciente. A cirurgia idealmente é adiada até o paciente alcançar o completo desenvolvimento facial. As metas da operação podem ser melhorar a função das vias aéreas, definir a ponta do nariz, conseguir simetria nasal, aumentar a projeção nasal, alongar a columela e estreitar a base nasal (Fig. 37.11). Os princípios de rinoplastia secundária combinam os defeitos subjacentes conhecidamente presentes na deformidade de fenda nasal às técnicas estruturais e de enxerto da rinoplastia de revisão (Fig. 37.12A e B).

A cirurgia é realizada com o paciente sob anestesia geral, intubado com tubo RAE oral endotraqueal preso à linha média do lábio inferior e queixo. A mesa é girada em 90 ou 180 graus, enquanto o septo e o dorso nasais rece-

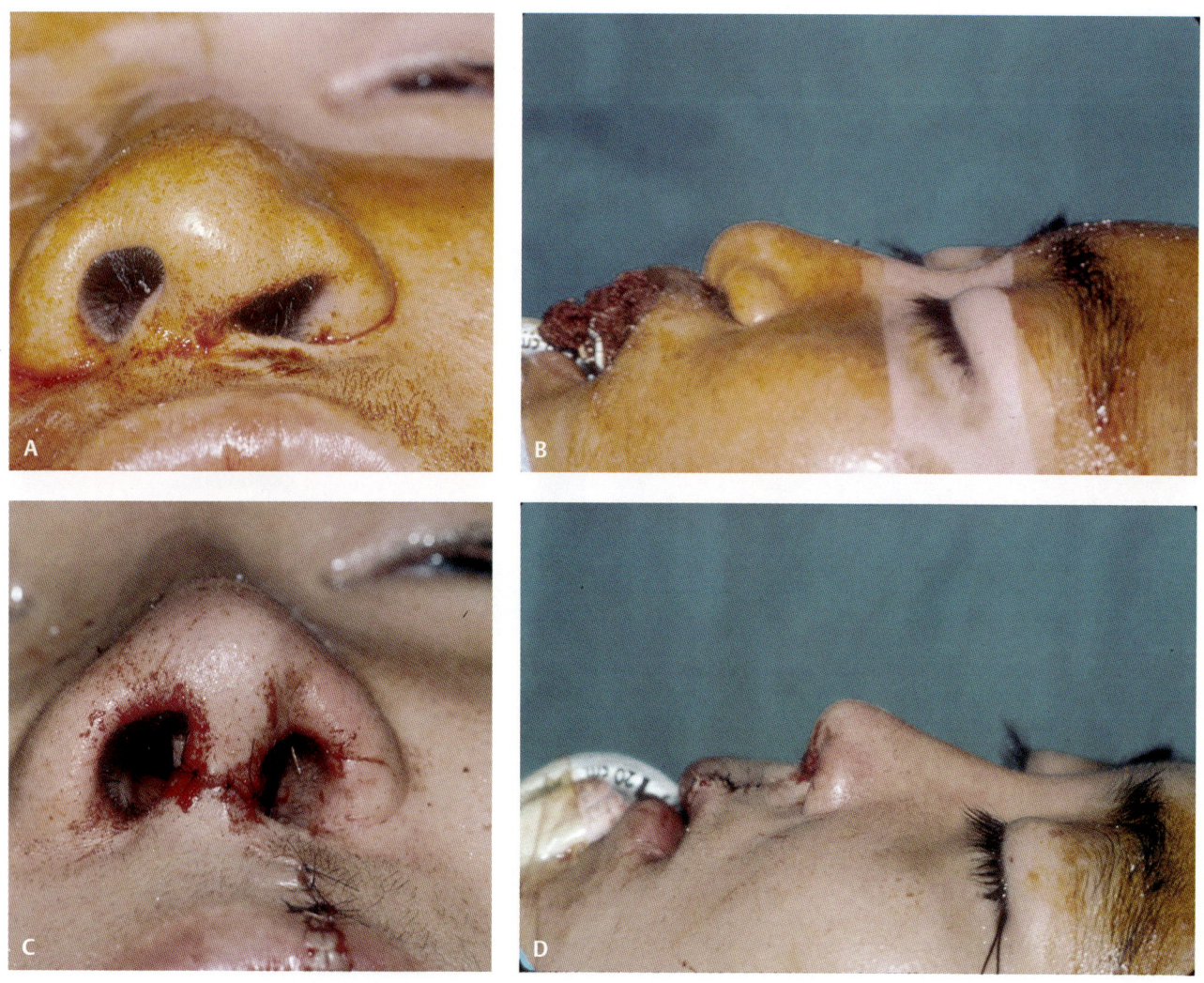

FIGURA 37.11 Rinoplastia secundária de fenda. **A:** A foto mostra uma vista pré-operatória da base de um paciente com fenda labial unilateral esquerda e deformidade nasal associada. **B:** Vista sagital do mesmo paciente revela uma ponta de nariz achatada e subprojetada. **C:** Vista pós-operatória da base obtida em seguida à rinoplastia secundária e revisão labial. A ponta exibe maior definição, além de melhora da projeção e da simetria. **D:** Foto sagital no pós-operatório imediato demonstrando projeção, rotação e definição da ponta do nariz aperfeiçoadas.

CAPÍTULO 37 Rinoplastia de Fenda Labial

bem injeção de xilocaína 1% com epinefrina 1:100.000. É criticamente importante que a injeção seja aplicada com cuidado e de forma completa, usando anestésico local, para minimizar o sangramento. Com frequência, a abordagem usada é a aberta, nos casos em que é previsto um extensivo trabalho na ponta e de colocação de enxerto. Para a abordagem aberta, são feitas incisões padrões columelar e marginais. Qualquer sítio doador de enxerto é injetado com anestésico local, preparado e protegido com campos. O material de enxerto usado na rinoplastia de fenda secundária inclui cartilagem septal nasal, cartilagem auricular, cartilagem costal, fáscia temporal, pericôndrio costal (coletado ao

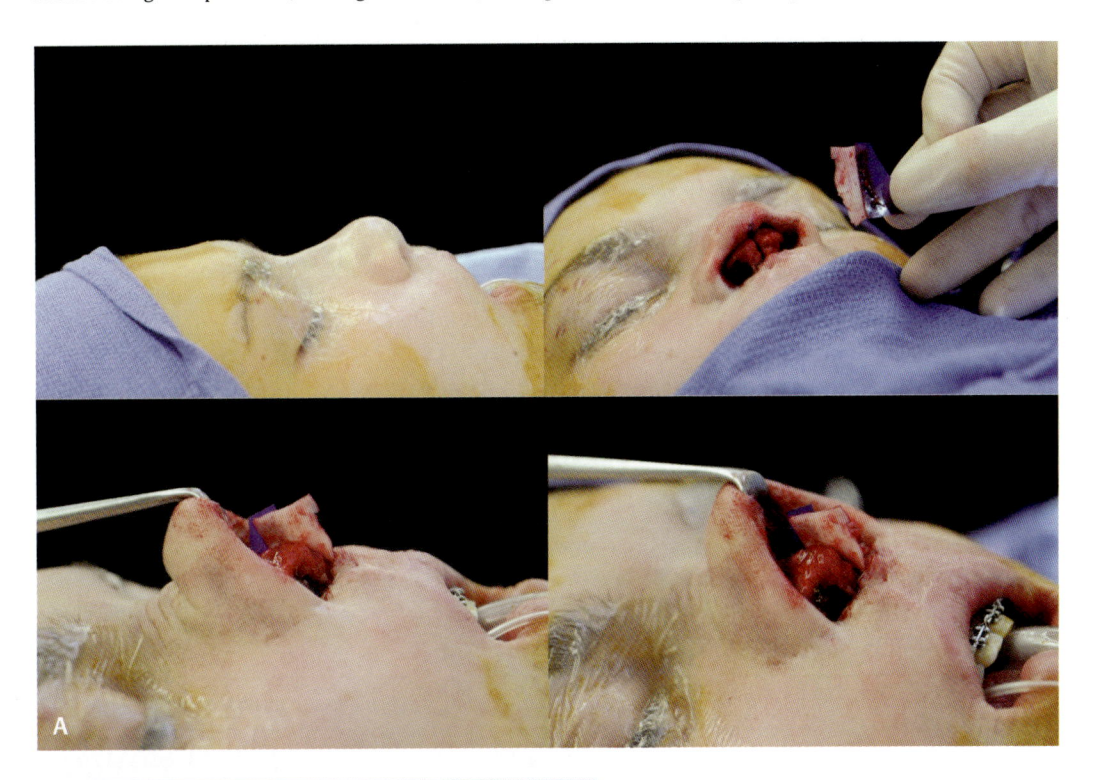

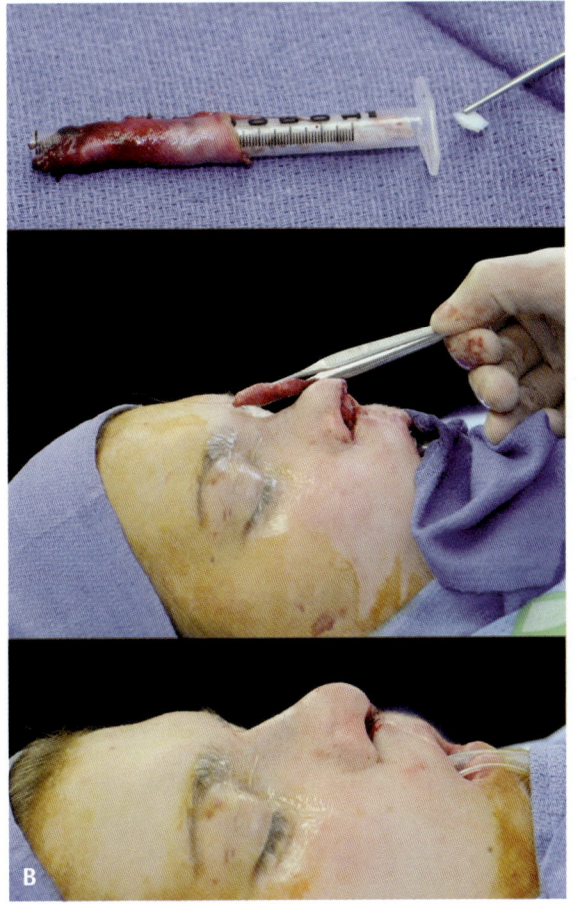

FIGURA 37.12

A: Rinoplastia definitiva de fenda labial bilateral. *Esquerda superior:* Foto de um paciente com deformidade nasal de fenda labial bilateral. A rinoplastia secundária definitiva é planejada para corrigir um dorso baixo, alongar o nariz e aumentar a projeção da ponta. Vista lateral intraoperatória do nariz é mostrada, antes da realização de qualquer intervenção cirúrgica. *Direita superior:* O envelope de pele na ponta do nariz foi elevado com incisões padrões marginais e columelar, em uma abordagem aberta. Para aumentar o comprimento e a projeção nasais, foi usado um enxerto de extensão septal caudal. O enxerto consiste em um folheto PDS *(azul)* preso com sutura 5-0 PDS a um enxerto de cartilagem de costela esculpido delgado. *Esquerda inferior:* Vista lateral do enxerto de extensão septal caudal. *Direita inferior:* Vista oblíqua da ponta do nariz mostrando o enxerto de extensão septal caudal colocado e preso ao septo nativo caudal curto e colocado entre as *crura* mediais. O enxerto então é aparado, e as *crura* mediais são presas ao enxerto de extensão septal caudal, no modo língua-e-sulco. **B:** *Em cima:* Em seguida à colocação do enxerto de extensão septal caudal **(A)**, a ampliação dorsal é planejada em um paciente com deformidade nasal de fenda labial bilateral. A fáscia temporal é presa de maneira tubular, com suturas crômicas 5-0 interrompidas, ao redor de uma seringa de 1 mL com a extremidade Luer-Lok cortada. A seringa então é preenchida com cartilagem de costela picada. O êmbolo da seringa original é usado para encher cuidadosamente a fáscia temporal intubada com a cartilagem picada, ao mesmo tempo em que a fáscia é suavemente puxada para fora da seringa. *No meio:* A fáscia temporal preenchida com a cartilagem picada é segura acima do dorso nasal e será usada na ampliação dorsal. *Embaixo:* Fotografia pós-operatória imediata obtida em seguida à colocação da fáscia temporal preenchida com cartilagem picada para ampliação dorsal, além da colocação de um enxerto de extensão septal caudal.

QUADRO 37.4	Técnicas Cirúrgicas Baseadas em Problemas na Rinoplastia Secundária de Fenda
Obstrução nasal funcional	• Septoplastia • Correção de cicatriz/estenose vestibular ou nasal
Ponta do nariz mal definida	• Suporte columelar para projeção e estabilização • Técnicas de sutura definidoras da ponta • Enxerto de cartilagem na ponta ou em escudo
Deficiência/colapso do terço médio	• Enxertos espaçadores para a valva nasal interna • Enxertos onlay • Suturas flaring
Assimetria da ponta do nariz	• Para pacientes com fenda unilateral: roubo crural lateral no lado da fenda com suturas interdomais • Possível divisão vertical do domo
Columela encurtada	• Para pacientes de rinoplastia de fenda unilateral, considerar avanço de pele V-Y • Enxerto de suporte columelar • Para rinoplastia de fenda bilateral, considerar o avanço de pele V-Y ou "retalhos bifurcados" bilaterais[a]
Base alar alargada	• Reduções da base alar
Asa mal posicionada	• Excisão da cartilagem lateral inferior côncava e substituição desta de uma maneira convexa[a]

[a]Sykes JM, Jang YJ. Cleft lip rhinoplasty. Facial Plast Surg Clin North Am 2009;17:133–144.

mesmo tempo que a cartilagem) ou aloplástico. Um resumo das técnicas cirúrgicas usadas na abordagem da deformidade da fenda nasal na rinoplastia secundária é apresentado no Quadro 37.4.

CONDUTA PÓS-OPERATÓRIA

Em seguida à rinoplastia de fenda primária, os bebês e crianças tipicamente permanecem no hospital por 1-2 dias, para garantir uma ingesta oral adequada e o controle da dor. Os braços do paciente ficam contidos, para evitar a manipulação da ferida. Os modeladores nasais de Silastic maleáveis são mantidos no lugar com suturas de nylon, as quais são removidas após 1 semana de pós-operatório. Os modeladores são mantidos por 6 semanas, para auxiliar a manter as narinas abertas e sustentar a asa e a ponta em cada lado. É possível prender os modeladores de Silastic ao nariz com fita adesiva, caso seja necessário. Os coxins de sutura nasais são removidos em 7-10 dias, no pós-operatório.

Pacientes de rinoplastia secundária, em geral, requerem cuidados com a ferida no sítio doador usado para obtenção do enxerto de cartilagem, em adição às incisões nasais. Todas as incisões são mantidas limpas, e uma pomada antibiótica é aplicada 3 vezes ao dia durante a primeira semana de pós-operatório. Evitar atividades vigorosas por 3 semanas, bem como esportes de contato, por até 6 meses, pode ajudar a prevenir traumatismos no nariz em cicatrização.

COMPLICAÇÕES

A deiscência e a infecção da ferida são potenciais complicações no início do período pós-operatório que se segue ao reparo de uma fenda labial e à rinoplastia primária de fenda. Um processo cicatricial longo e a formação de cicatriz inestética podem resultar de uma ferida que esteja cicatrizando precariamente. Em pacientes sem assoalho nasal no lado da fenda, uma fístula oronasal pode persistir após a tentativa de reparo cirúrgico. O estreitamento demasiadamente agressivo da narina em cada lado da fenda durante a rinoplastia primária de fenda pode acarretar estenose vestibular e nasal. Pacientes de rinoplastia secundária têm uma cicatriz preexistente que pode persistir ou piorar após a cirurgia.

RESULTADOS

Para todos os pacientes com deformidade de fenda nasal e fenda labial ou fenda palatina associada, a expectativa é que sejam submetidos a uma sequência de cirurgias para tratar os problemas estéticos e funcionais subjacentes. Pacientes com fenda labial isolada e deformação nasal podem conseguir níveis aceitáveis de simetria e cosmese com uma cirurgia primária. Entretanto, os familiares do paciente sempre são esclarecidos quanto à possível necessidade de intervenções mais ou menos significativas no futuro, dependendo das necessidades do paciente e dos anseios de seus pais. É importante moderar as expectativas do paciente e de seus familiares. A meta da realização de intervenções secundárias significativas depois que o completo desenvolvimento facial tenha sido alcançado e após quaisquer intervenções ortodônticas ou ortognáticas deve ser comunicada.

DICAS

- Uma abordagem em equipe se faz necessária no tratamento de pacientes com anomalias craniofaciais.
- A complacência dos pais e familiares é decisiva para o êxito da rinoplastia primária de fenda.
- Evite que a narina se torne pequena demais durante a rinoplastia primária de fenda; é mais fácil estreitar o nariz em um estágio posterior do que corrigir uma estenose nasal.
- A rinoplastia secundária deve ser realizada depois que os problemas ortodônticos e ortognáticos tiverem sido tratados.

DIFICULDADES

- Uma deiscência ou infecção da ferida durante o início do período pós-operatório pode levar a um longo período de cicatrização do lábio e do nariz.
- A rinoplastia intermediária agressiva pode impedir o desenvolvimento nasal em crianças e adolescentes.

INSTRUMENTOS QUE DEVEM ESTAR DISPONÍVEIS

- *Kit* básico de rinoplastia.
- *Kit* básico de plástica de tecido mole.
- Modeladores nasais de Silastic maleáveis.
- Dispositivo de modelagem nasoalveolar.

AGRADECIMENTOS

Agradeço à Dra. Christina K. Magill e ao Dr. Gregory C. Park por suas contribuições. Seu trabalho na escrita, edição e criação das figuras para este capítulo é muito apreciado, sem o qual o capítulo não teria existido.

LEITURAS SUGERIDAS

Grayson BH, Santiago PE, Brecht LE, et al. Presurgical nasoalveolar molding in infants with cleft lip and palate. *Cleft Palate Craniofac J* 1999;36(6):486–498.

Hopper RA, Cutting C, Grayson B. Cleft lip and palate. In: Thorne C, ed. *Grabb and Smith's plastic surgery*. Philadelphia, PA: Lippincott Williams & Wilkins, 2007:201–225.

Sykes JM, Jang YJ. Cleft lip rhinoplasty. *Facial Plast Surg Clin North Am* 2009;17:133–144.

Sykes JM, Senders CW. Surgery of the cleft lip and nasal deformity. *Oper Tech Otolaryngol Head Neck Surg* 1990;1:219–224.

38 OTOPLASTIA

James D. Sidman

INTRODUÇÃO

A otoplastia é uma técnica cirúrgica comumente realizada em casos de crianças ou adultos jovens com orelhas projetadas. Embora os pais, muitas vezes, busquem aconselhamento precocemente para um filho pequeno com orelhas projetadas, frequentemente é o adulto jovem que se apresenta de maneira voluntária para a avaliação clínica. No caso de uma criança trazida para consulta de otoplastia, existem duas linhas de consideração relacionadas com o momento adequado para a cirurgia. Uma escola de pensamento sugere que as crianças devam atingir uma idade em que sejam capazes de participar na tomada de decisão quanto ao seu próprio desejo de se submeter à otoplastia. Esse momento certo permite ainda que os pais vejam se essa é uma questão social para a criança entre os grupos de pares. A outra escola de pensamento tem a percepção de que é melhor realizar a operação de correção das orelhas projetadas antes de a criança ter consciência delas como um problema e antes de as pressões sociais serem encontradas. Infelizmente, até o presente, não há estudos definitivos para determinar o momento adequado para o procedimento de otoplastia.

A partir de uma perspectiva puramente cirúrgica, a tradição é que a otoplastia não deva ser realizada antes dos 6 anos de idade. Isso está fundamentado em dois conceitos gerais: o primeiro é que a orelha corresponde a 80-90% do tamanho adulto por volta dos 6 anos de idade, e o futuro crescimento previsto tem relevância mínima; o segundo é que a maioria das crianças de 6 anos irá cooperar com o cuidado pós-operatório e usar os curativos e faixas de cabeça por várias semanas após a cirurgia, sem maiores transtornos.

Este capítulo é dedicado ao tratamento da orelha projetada na ausência da prega anti-helical e com uma profunda cavidade conchal, sem abordar questões como microtia ou orelha constrita ou caída, observadas quando a orelha é encurtada e a dimensão vertical está dobrada sobre a borda helical. As técnicas usadas para esse tipo de reconstrução podem ser encontradas em outras seções deste livro.

HISTÓRIA

Como com todos os pacientes cirúrgicos, é feita a revisão das questões usuais acerca do aparecimento da condição, das intervenções cirúrgicas prévias, de traumatismo e fatores hereditários. A história da saúde geral do paciente é obtida e inclui os sistemas cardíaco, pulmonar, hepático e renal. Dois aspectos essenciais para uma criança ou adulto jovem submetido à cirurgia devem enfocar uma história familiar de perturbações hemorrágicas e/ou distúrbios do tecido conectivo. Esses dois elementos têm importância considerável no que se refere à qualidade da cicatrização.

As linhas de questionamento mais importantes são dirigidas aos aspectos sociais da orelha projetada. É preciso ter certeza de que os familiares, ou o paciente adulto jovem, tenham expectativas e razões apropriadas para fazer a cirurgia e não considerem o procedimento como um evento que irá mudar completamente a vida. Não há motivo para adiar ou evitar a cirurgia em pacientes que usam óculos, uma vez que é permitido usar óculos no pós-operatório, exceto por 1-2 dias no período pós-operatório. Mesmo assim, as bandagens podem ser ajustadas de modo a permitir que os óculos sejam a elas incorporados.

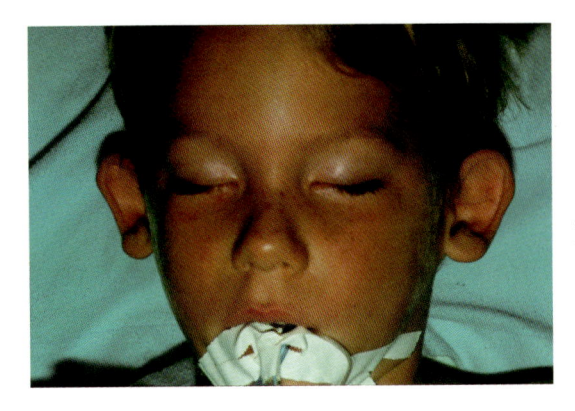

CAPÍTULO 38 Otoplastia

FIGURA 38.1
Antes de iniciar a operação, devem ser obtidas fotografias adequadas. Ambas as orelhas devem ser examinadas para analisar a presença e a dimensão da prega anti-helical, *crura* superior e inferior da anti-hélice e tamanho, formato e qualidades de projeção do arco conchal. (Com permissão de Peter Hilger, MD.)

EXAME FÍSICO

O exame físico do paciente com orelhas projetadas é simples. A posição da orelha na cabeça, a dimensão vertical da orelha e o desenvolvimento de referenciais normais devem ser identificados e documentados. Frequentemente, são realizadas medidas da distância da pele do mastoide até as regiões superior, média e lobular da orelha externa. Embora muitos autores discutam o ângulo da orelha a partir da cabeça, a relativa variação biológica no formato da cabeça me impede de adotar essas medidas.

É preciso ter o cuidado de analisar a presença e a dimensão da prega anti-helical, as *crura* superior e inferior da anti-hélice, bem como o tamanho, formato e as qualidades projetadas da cavidade conchal (Fig. 38.1). Outras anormalidades, como o tubérculo de Darwin ou uma hélice superior levemente constrita, devem ser notadas. A presença de um lóbulo projetado deve ser notada e discutida, porque isso pode ter implicações significativas para os desfechos cirúrgicos e estéticos, caso não seja reconhecido.

INDICAÇÕES

Os pacientes que, ao lado de seus familiares, manifestam desejo de corrigir orelhas projetadas e conservam expectativas realistas quanto ao tratamento cirúrgico são considerados candidatos cirúrgicos.

CONTRAINDICAÇÕES

Entre as contraindicações a essa cirurgia estão a perturbação hemorrágica, a incapacidade de cooperar com os cuidados pós-operatórios, ou ainda outras condições envolvendo a orelha externa ou a orelha média que possam ser mais prioritárias (atresia de canal, doença da orelha média). Como notado anteriormente, o paciente e seus familiares que mantenham expectativas fantasiosas com relação ao desfecho são uma contraindicação à cirurgia.

PLANEJAMENTO PRÉ-OPERATÓRIO

Devem ser obtidas fotografias de todos os pacientes durante o pré-operatório. Visões anterior, posterior, lateral e oblíqua devem ser obtidas com o cabelo preso para trás. Uma visão submental também pode ser bastante útil. Medidas da distância entre a pele no mastoide e as porções superior, média e lobular da orelha devem ser documentadas durante o pré-operatório, para cada orelha, a fim de permitir que essas medidas sejam comparadas com achados pós e intraoperatórios. A orelha externa deve ser examinada quanto à existência de obstruções no canal auditivo, e deve ser realizada uma timpanoscopia para excluir a hipótese de doença na orelha média. Embora uma orelha ativamente drenante seja uma contraindicação à cirurgia, a presença de tubos de ventilação ou otite média recorrente não é uma contraindicação à otoplastia.

TÉCNICA CIRÚRGICA

Este procedimento pode ser feito sob anestesia local para adultos, MAC ou anestesia geral; a última costuma ser reservada para crianças. Cabelos compridos são presos em múltiplos rabos de cavalo ou tranças, sem necessidade de raspá-los. As orelhas e a face são preparadas e cobertas com campos, sob condições estéreis. A preparação cirúrgica consiste em incluir ambas as orelhas e a face, de modo que a cabeça possa ser virada de um lado para outro durante o procedimento, sem necessidade de repetição da preparação e colocação dos campos. É fornecida uma profilaxia antibiótica de amplo espectro da pele, durante o pré-operatório.

Medidas são obtidas em ambos os lados da distância que vai da pele do mastoide até a porção superior da orelha, porção média e do lóbulo. Esses registros são rotulados e reservados na mesa de retorno ou pelo enfermeiro circulante. Com auxílio de uma caneta-marcador estéril, é marcada uma incisão em forma de haltere sobre a superfície

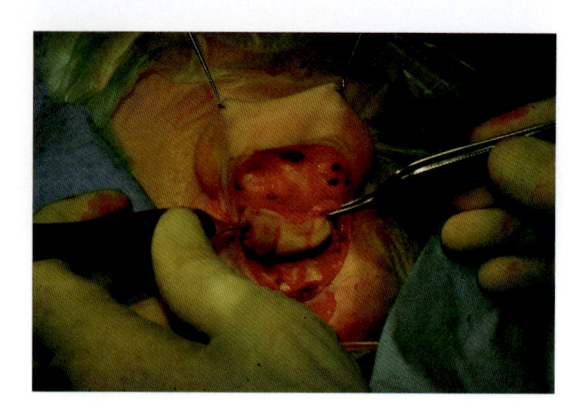

FIGURA 38.2
Ilustração mostrando a excisão da pele pós-auricular sobre o pericôndrio.

medial da orelha. Uma excisão fusiforme também pode ser realizada, mas não propicia o mesmo grau de ressecção da pele nas porções superior e inferior da orelha, em comparação com o obtido na excisão em forma de haltere. A excisão da pele se localiza totalmente na superfície medial da orelha e não entra na crista pós-auricular nem se estende até a borda helical. As porções amplas da excisão em forma de haltere, inferior e superiormente, medem cerca de 1-1,5 cm, e o colo estreito interposto entre ambas, aproximadamente 0,5 cm. A pele pós-auricular é injetada com lidocaína 1% contendo epinefrina a 1:100.000, e então espera-se por 8 minutos. A pele e os tecidos subjacentes previamente marcados são excisados até o nível do pericôndrio e os tecidos moles circundantes são descolados a partir da borda helical até o mastoide subjacente à crista pós-auricular (Fig. 38.2). Ao se dissecar até o osso mastoide, deve ser feita uma incisão no músculo pós-auricular, e é comum encontrar as veias emissárias mastoideas, as quais devem ser cauterizadas.

Uma vez realizada a exposição ampla, volta-se a atenção para a marcação de uma prega anti-helical. Para tanto, é criada uma prega anti-helical dobrando-se a orelha conforme sua configuração apropriada e inserindo uma agulha 25 G, 1 ½ polegadas, no sentido lateral-medial ao longo do meio da prega anti-helical, de modo a fazer a agulha entrar na área da incisão cirúrgica (Fig. 38.3). O assistente, então, coloca um *Q-tip* embebido em azul de metileno e um pouco do corante na ponta da agulha, antes de removê-la. Conforme a agulha é retirada, deixa uma marca azul na superfície medial da anti-hélice no campo cirúrgico. Repetindo esse procedimento inferior e superiormente, e marcando as *crura* superior e inferior da anti-hélice, o ápice da prega anti-helical pode ser cuidadosamente marcado no campo cirúrgico. Uma linha incluindo as *crura* inferior e superior pode então conectar esses pontos.

Não recomendo nenhuma técnica de enfraquecimento de cartilagem para recriação da prega anti-helical. Não são recomendadas as incisões superficiais na cartilagem e qualquer método envolvendo a remoção em espessura total ou parcial da cartilagem. Suturas de Mustarde simples costumam funcionar sempre, e é fundamental colocar pelo menos 3 ou, possivelmente, 4 suturas sem tensionar demais uma única sutura.

Em seguida, presta-se atenção à cavidade conchal. Se esta for profunda e uma reversão conchal se fizer necessária, então a cartilagem pode ser enfraquecida por meio da obtenção de discos raspados de cartilagem de espessura parcial a partir da cavidade conchal, usando lâmina #10. Alternativamente, basta a simples colocação de suturas conchal-mastoides, sem necessidade de extrair os discos. Isso depende da espessura e da maleabilidade da cartilagem da cavidade conchal. Minha experiência mostra que raramente a colocação isolada de suturas Mustarde é feita para otoplastia. Quase todos os pacientes recebem uma reversão conchal em adição às suturas de Mustarde. A reversão conchal é concluída antes da criação da anti-hélice com suturas de Mustarde. Depois que os discos são raspados a partir de 3-4 pontos na concha, uma sutura de Mersilene 4-0 é usada para a reversão conchal. Essas suturas simples são colocadas ao longo da cartilagem conchal, e não na pele. Essa manobra pode ser realizada com facilidade pelo cirurgião, ao colocar o dedo indicador na cavidade conchal, conforme a sutura é conduzida no sentido lateral-medial. Apalpando com o dedo na pele da cavidade conchal, é possível sentir a agulha passar através da cartilagem conchal, e não da pele. Essa sutura então é conduzida no sentido descendente até o periósteo do mastoide, previamente exposto por uma dissecação prévia. São colocadas 2-3 suturas, e, então, todas são amarradas juntas. É preciso ter o cuidado

FIGURA 38.3
Ilustração mostrando o uso de agulhas 25 G inseridas no sentido lateromedial, pelo meio da prega anti-helical proposta, de modo que a agulha sai na área de incisão cirúrgica.

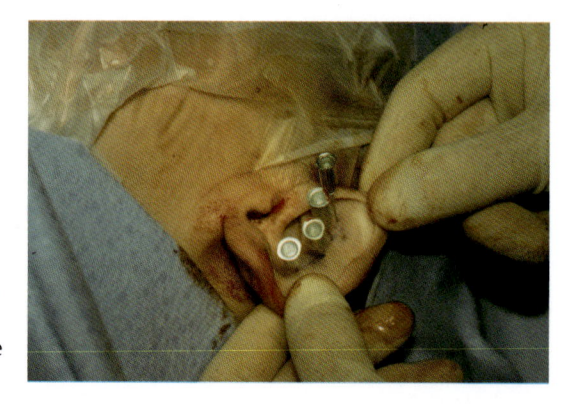

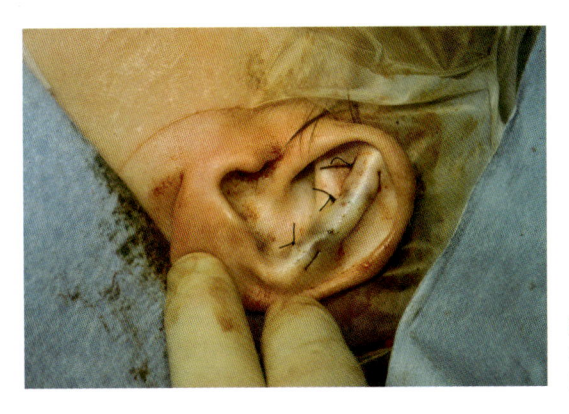

FIGURA 38.4
Suturas Mustarde uniformemente dispersadas usadas para recriar a prega anti-helical.

de não puxar a cavidade conchal demasiadamente no sentido posterior ou anterior, uma vez que isso acarretará distorção e obstrução do canal auditivo externo. É possível olhar facilmente dentro do canal auditivo conforme essas suturas vão sendo colocadas, com o intuito de determinar se a dimensão do canal auditivo está sendo comprometida.

Uma vez colocadas e amarradas as suturas da reversão conchal-mastoide, procedo às suturas Mustarde para recriar a prega anti-helical (Fig. 38.4). Pelo menos 3 suturas Mustarde devem ser colocadas para dispersar a tensão e prevenir uma sutura quebrada ou uma sutura em "tenda". Cada sutura deve ser colocada como sutura de colchoeiro, que consiste essencialmente em uma configuração "quadrada". Os lados do quadrado devem estar a 6-8 mm de distância entre si, e cada lado da sutura de colchoeiro horizontal deve estar a cerca de 3-4 mm da linha da prega anti-helical previamente traçada por tatuagem percutânea. Uma delas deve ser colocada na *crus* superior, enquanto as outras 2-3 suturas são colocadas ao longo da borda anti-helical. Cada uma dessas suturas de colchoeiro quadrada é criada usando sutura Mersilene 4-0. Nenhuma delas é amarrada antes da colocação de todas, e, quando isso é feito, todas as suturas podem ser amarradas. Usando-se um nó cirúrgico com cada sutura de colchoeiro, a tensão exata pode ser ajustada de modo a permitir a criação de uma prega anti-helical agradável. Todas as suturas, então, podem ser adequadamente amarradas e cortadas. Nesse ponto, se o lóbulo estiver um pouco intrusivo, então a hélice caudal deve ser cortada e uma sutura Mustarde deve ser colocada para puxar o lóbulo para a devida posição. Essa é uma etapa incomum.

Antes do fechamento da pele, as medidas devem ser obtidas novamente, uma vez que são verdadeiramente o resultado final com o qual o paciente conviverá por toda a sua vida (Fig. 38.5). É preciso ter cuidado para obter as medidas do mesmo modo como foi feito no início do procedimento e comparar a alteração da distância entre a pele do mastoide e a orelha em todas as três posições. O fechamento da pele resultará em uma orelha com aspecto ainda mais apertado, contudo, essa pele irá relaxar com o passar do tempo, daí a recidiva descrita por muitos autores. Nesse ponto, suturas Vicryl 4-0 ou 5-0 são colocadas na pele, e a pele superficial é aproximada com uma sutura de *catgut* 6-0 de rápida absorção contínua. Bolas de algodão umedecidas com óleo mineral são colocadas na cavidade conchal e na escafa. Em seguida, os coxins de algodão são colocados atrás da orelha, e um curativo não adesivo é colocado sobre a pele pós-auricular. Um curativo mastoideo formal, com gazes fofas e elásticas, é colocado enrolado em torno de ambas as orelhas.

CONDUTA PÓS-OPERATÓRIA

O curativo é removido no 2º-4º dia de pós-operatório, e o paciente é incentivado a usar uma faixa de cabeça esportiva larga, que cubra ambas as orelhas, todos os dias e noites, durante 2 semanas. Os curativos são então mantidos à noite por mais 3 semanas, até completar um total de 5 semanas de cuidados com curativos pós-cirúrgicos. O cuidado da ferida local inclui a limpeza diária com uma solução 1:1 de H_2O_2 misturada com água, bem como a aplicação de pomada antibiótica. O controle da dor consiste em narcóticos orais de ação breve e analgésicos não narcóticos orais. Os antibióticos pós-operatórios não são obrigatórios e, de modo geral, não são prescritos.

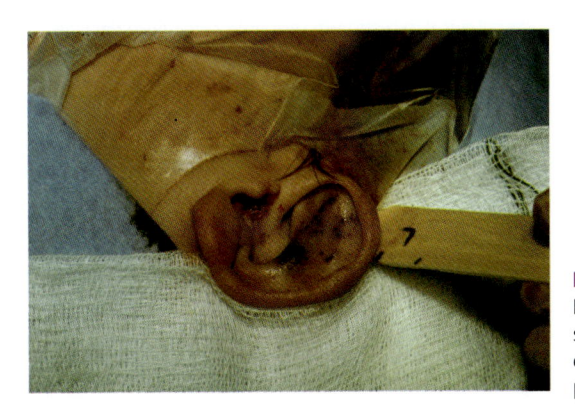

FIGURA 38.5
Medidas finais a serem tomadas após a colocação de suturas de reversão conchal-mastoide e Mustarde, contudo antes do fechamento da pele. (Com permissão de Peter Hilger, MD.)

COMPLICAÇÕES

- Hemorragia/hematoma: é bastante comum ter um pouco de dor e inchaço sobre a orelha no pós-operatório, contudo não deve haver acúmulo de líquido palpável. Isso é raro, e, caso ocorra, requererá drenagem imediata para eliminar um nicho de infecção ou uma cicatriz inestética.
- Infecção: quaisquer sinais de infecção que venham a se desenvolver (vermelhidão, irritação, drenagem de líquido, inchaço excessivo) devem ser tratados agressivamente com antibióticos.
- Deiscência de sutura: a deiscência de uma sutura, que pode ocorrer de forma acidental ou por algum erro, exige retoque em 4 meses a 1 ano de pós-operatório (e não imediatamente).
- Colocação de sutura: a colocação das suturas de Mustarde em colchoeiro horizontal exageradamente afastadas, ou a colocação dessas suturas demasiadamente perto do mastoide, de modo a existir uma ponte de tecido semelhante a uma corda arco entre a anti-hélice e a raiz da orelha ou até o mastoide. Cada uma dessas circunstâncias representa um problema decorrente da colocação inadequada das suturas de Mustarde ou de reversão conchal e deve ser evitada.

RESULTADOS

O desfecho desta operação deve ser uma prega anti-helical naturalmente curvada e uma orelha assentada mais proximamente da calvária. A simetria é importante, seja em termos de contorno, seja na projeção da orelha a partir do couro cabeludo pós-auricular. A projeção também deve ser consistente entre o polo superior da orelha e o lóbulo da orelha. De fato, quando isso é feito adequadamente, ninguém deve ser capaz de dizer que o indivíduo se submeteu a uma otoplastia, a menos que consiga notar uma cicatriz na superfície medial da orelha (Fig. 38.6).

DICAS

- Assimetrias pré-operatórias: constituem uma variação biológica normal e devem ser abordadas com relação às diferenças na dimensão, no formato, na rotação, na projeção e na localização geral (altura na cabeça). Quando esses achados não são discutidos, comumente são atribuídos ao procedimento cirúrgico.
- Recidivas ao longo do tempo: muitos autores descrevem 30-50% de recidivas na distância da reversão auricular. Na minha percepção, isso é devido à falta de conhecimento acerca dos diferentes elementos da operação. As medidas obtidas ao término da colocação das suturas na cartilagem devem ser permanentes. As suturas de Mustarde e as suturas de reversão conchal não devem apresentar recidiva. A recidiva que realmente ocorre é a distância a que a orelha é trazida para trás em consequência do fechamento da pele. Com o passar do tempo, a pele estica, e qualquer reversão auricular conseguida por fechamento da pele não será duradoura. Sendo assim, se o cirurgião tomar o cuidado de obter medidas da orelha no pré-operatório, no intraoperatório (após a colocação de todas as suturas na cartilagem, porém antes do fechamento da pele) e no pós-operatório (após a colocação das suturas cutâneas), haverá três conjuntos diferentes de medidas. O conjunto intermediário é obtido no intraoperatório, com apenas as suturas na cartilagem sendo colocadas, e representa de fato as medidas finais reais. A essa altura, se a orelha ainda estiver projetada, continuará parecendo projetada decorridos alguns meses, quando a pele estiver. Se a distância da orelha for agradável neste momento, bem como simétrica, então o resultado final deverá ser excelente.
- Aspecto natural (relações com a hélice e anti-hélice): muitos cirurgiões aprendem que a borda helical sempre deve ser o referencial mais lateral da orelha, e não a anti-hélice. Alguns ensinam que a anti-hélice jamais deve se projetar além da hélice. De fato, isso não é naturalmente verdadeiro. Pelo menos 20% dos seres humanos têm uma anti-hélice que se projeta além da hélice, e isso é natural para essas pessoas. Essa é uma realidade para pacientes não operados e também para numerosos pacientes pós-cirúrgicos. Não se trata de uma complicação da cirurgia.

DIFICULDADES

- As suturas na cartilagem não devem ser palpáveis ao longo da pele.
- Caso haja um arco de corda palpável ou visível ou se parecer que será difícil usar óculos, então as suturas na cartilagem foram colocadas de maneira incorreta.
- Se as suturas forem colocadas muito próximas da borda anti-helical, o resultado será uma anti-hélice de aspecto muito apertado; entretanto, se as suturas forem colocadas muito afastadas, esse arco resultante se tornará evidente.
- Se o canal da orelha apresentar alteração do formato, a colocação da sutura conchal-mastoide deve ser revisada e devidamente ajustada.
- Ao colocar uma sutura de Mustarde em colchoeiro, observe que a distância de 6 mm da borda anti-helical em cada lado é suficiente. Qualquer coisa além disso pode ser excessiva e resultar em formação de "tenda" na pele.

INSTRUMENTOS QUE DEVEM ESTAR DISPONÍVEIS

- *Kit* para tecido mole.
- Cautério bipolar.
- Curativos mastóideos (felpas Kerlix e curativos Kling de 2-4 polegadas) para comprimir o sítio cirúrgico.

CAPÍTULO 38 Otoplastia

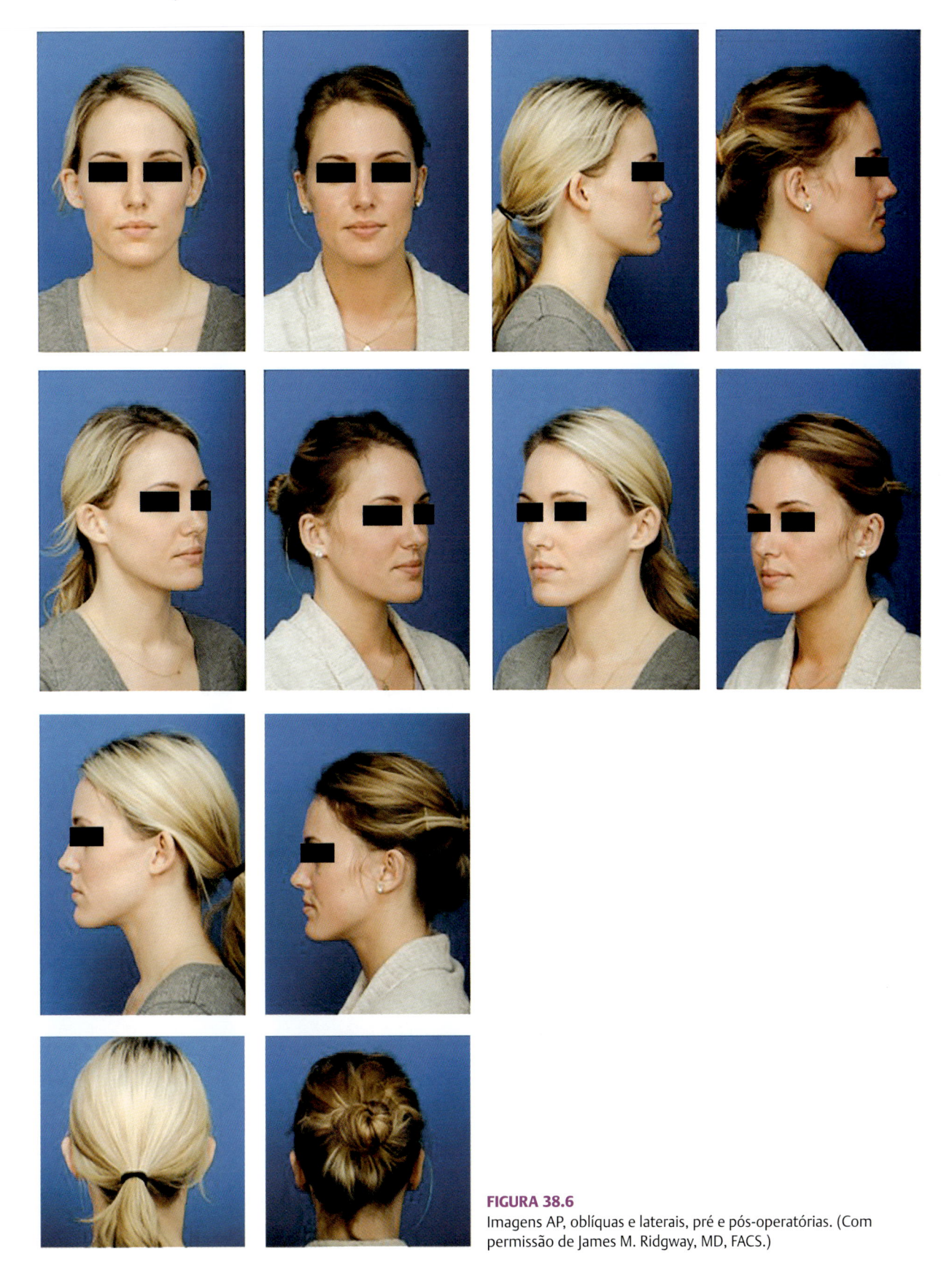

FIGURA 38.6
Imagens AP, oblíquas e laterais, pré e pós-operatórias. (Com permissão de James M. Ridgway, MD, FACS.)

LEITURAS SUGERIDAS

Ducic Y, Hilger PA. Effective step-by-step technique for the surgical treatment of protruding ears. *J Otolaryngol* 1999;28(2):59–64.

Furnas DW. Correction of prominent ears with multiple sutures. *Clin Plast Surg* 1978;5(3):491–495.

Gosain AK, Kumar A, Huang G. Prominent ears in children younger than 4 years of age: what is the appropriate timing for otoplasty? *Plast Reconstr Surg* 2004;114(5):1042–1054.

Owsley TG. Otoplastic surgery for the protruding ear. *Atlas Oral Maxillofac Surg Clin North Am* 2004;12(1):131–139.

Posnick JC, al-Qattan MM, Whitaker LA. Assessment of the preferred vertical position of the ear. *Plast Reconstr Surg* 1993;91(7):1198–1203; discussion 1204–1207.

39 RECONSTRUÇÃO COSTOCONDRAL AUTÓLOGA DE MICROTIA

Kathleen C.Y. Sie

INTRODUÇÃO

A incidência de microtia varia de 1:5.000 a 1:10.000. Um total de 80% dos pacientes com microtia têm envolvimento unilateral, e, assim, o presente capítulo enfocará o tratamento desses pacientes. Bebês nascidos com microtia comumente têm atresia aural associada e perda auditiva. Essas malformações são evidentes ao nascimento, por isso os familiares costumam ansiar por conhecer a anormalidade e proceder ao tratamento da orelha e da perda da audição. Contudo, essas anomalias são evidentes ao nascimento, e as intervenções tipicamente são adiadas por vários anos; os otolaringologistas desenvolvem um relacionamento com a criança e seus familiares. Para aconselhar adequadamente essas famílias, o otorrinolaringologista deve conhecer as questões médicas e de desenvolvimento relacionadas com as anomalias da orelha, as questões médicas associadas, as opções de tratamento e o momento propício para cada intervenção.

No Seattle Children's Hospital, desenvolvemos uma abordagem em equipe para tratar crianças com microtia. Os audiologistas pediátricos monitoram o estado da audição e fazem recomendações para amplificação. Um anaplastologista atende as famílias interessadas em tratamento protético. Depois que o otolaringologista aconselha as famílias sobre as opções de reconstrução, nossos enfermeiros revisam fotografias de orelhas reconstruídas junto com a criança e seus familiares. Em seguida, o otolaringologista pediátrico e o cirurgião plástico facial avaliam a criança para analisar as opções de reconstrução.

Craig S. Murakami e eu trabalhamos juntos nos últimos 20 anos na realização da reconstrução de microtia. Inicialmente, usamos uma abordagem em três etapas popularizada por Brent. Em 2010, começamos a adotar uma modificação da abordagem em duas etapas, como descrito por Nagata. Mais recentemente, Amit Bhrany se uniu a nossa equipe. Apresentamos aqui nossa técnica atual para reconstrução de microtia usando cartilagem costal autógena.

HISTÓRIA

Pacientes com microtia tipicamente buscam atenção médica durante a fase de lactação ou no início da infância. Os pais devem ser indagados quanto aos resultados da triagem auditiva do recém-nascido e com relação a suas observações acerca da resposta da criança ao som, à fala e ao desenvolvimento de linguagem. É importante perguntar sobre infecções auditivas ou efusões na orelha média em uma orelha normalmente formada.

A história médica pregressa deve ser revisada, para excluir outras condições médicas que possam estar associadas à microtia, incluindo anomalias renais, cardíacas e vertebrais. A história familiar pode revelar uma predisposição genética para anomalias da orelha externa. Uma história familiar de sangramento ou problemas anestésicos é importante no planejamento pré-operatório. A história social, incluindo a colocação escolar e as atividades extracurriculares, é relevante, uma vez que a reconstrução de microtia envolve cirurgia eletiva em etapas. Cada cirurgia está associada a restrições de atividade no pós-operatório que devem ser consideradas antes do agendamento.

EXAME FÍSICO

O exame físico deve incluir uma inspeção cuidadosa da orelha anormal, com descrição precisa das orelhas e inspeção do canal auditivo externo. Alguns pacientes com microtia grave podem ter um canal auditivo patente ou estenosado. Pacientes com microtia unilateral também tendem mais a apresentar anomalias relativamente menores da orelha "normal" contralateral.

Um exame completo da cabeça e do pescoço inclui a avaliação da posição da órbita, a simetria da mandíbula, a função do nervo facial e o estado do tecido mole. É útil pensar na classificação OMENS (ocular, mandibular, orelha [*ear*], nervo, tecido mole [*soft tissue*]) *plus* (vertebral, cardíaca, renal). A posição da linha capilar e o tamanho do tórax devem ser considerados na elaboração dos planos para reconstrução cirúrgica.

É igualmente importante avaliar o tamanho geral da criança, prestando atenção no tórax. Embora atualmente eu não use medidas objetivas, alguns cirurgiões medem o diâmetro do tórax vários centímetros abaixo dos mamilos. Esses cirurgiões adotam o critério de 60 cm para proceder à reconstrução. A minha preferência é que a criança tenha uma altura mínima equivalente ao 50º percentil da altura de uma criança de 8 anos. Aguardar a criança atingir um tamanho mais próximo ao de uma criança de 10 anos proporcionará mais cartilagem para criação da estrutura.

INDICAÇÕES

Crianças com microtia devem ser acompanhadas minuciosamente, para monitorar audição, fala e desenvolvimento da linguagem. Conforme a criança cresce, as respostas comportamentais orelha-específicas devem ser obtidas para avaliar o estado da audição na orelha micrótica, bem como na orelha contralateral. Os limiares de condução óssea devem ser determinados, para exclusão da perda auditiva sensorioneural. O manejo audiológico de crianças com perda auditiva unilateral está evoluindo. Com o nosso conhecimento acerca dos problemas relacionados à perda unilateral da audição, as opções amplificadoras devem ser discutidas com os familiares.

Embora o manejo da audição fuja ao escopo deste capítulo, é importante que o cirurgião de microtia considere opções de manejo da audição ao aconselhar os pacientes e seus familiares. De modo ideal, o cirurgião, o paciente e a família terão uma visão clara do plano de tratamento geral, antes de embarcarem na primeira intervenção cirúrgica. Crianças com microssomia craniofacial podem ser beneficiadas pelos serviços coordenados de uma equipe craniofacial.

Existem três opções principais de tratamento para microtia: (1) sem intervenção; (2) tratamento com prótese, seja adesiva ou com implante retido; e (3) reconstrução, com estruturas aloplástica ou autógena. As vantagens e desvantagens dessas abordagens são apresentadas no Quadro 39.1. É importante que os pacientes e seus familiares revejam fotografias de desfechos esperados de reconstrução, para que tenham expectativas realistas. O tratamento auditivo deve ser considerado ao se formular um plano de tratamento abrangente da orelha e da audição.

CONTRAINDICAÇÕES

O paciente deve participar da tomada de decisão para o prosseguimento com reconstrução autógena de costela. Isso requer que a criança seja apta, do ponto de vista do desenvolvimento, a compreender o processo. Para que pacientes e familiares tenham expectativas realistas em relação aos desfechos cirúrgicos, é preciso que revejam fotografias de orelhas reconstruídas. Também é importante que o paciente e sua família tenham uma situação social estável. Se o

QUADRO 39.1 Opções de Tratamento para Microtia

Intervenção	Detalhes	Vantagens	Desvantagens
Nenhuma intervenção		Sem cirurgia	Aparência e função
Tratamento com prótese	Retida por adesivo	Aparência	Retenção menos segura Manutenção diária Restrições de uso
	Retido com implante	Aparência Retenção segura	Requer 1-2 cirurgias Aparência do sítio receptor Manutenção diária Restrições de uso
Reconstrução	Cartilagem de costela autógena	Tecido autógeno Manutenção mínima Passa a ser sensível	Sítio doador Múltiplas cirurgias Aparência
	Estrutura sintética	Menor morbidade no sítio doador Menor variabilidade ao esculpir	Corpo estranho Múltiplas cirurgias Sítio doador Pode ser mais difícil de integrar com reparo de atresia aural

QUADRO 39.2	Conduta Perioperatória para Pacientes Submetidos à Reconstrução Costal Autógena de Microtia			
Estágio	Internação	Licença da escola	Restrições de atividade	Seguimento
Estágio 1	2 noites	7 d	• Curativo protetor por 1 semana • Não praticar esportes competitivos, abstenção da educação física, ou descanso por 2-4 semanas • Manter a orelha seca até a remoção do coxim	1 semana até a remoção do coxim
Estágio 2	Ambulatório	3-7 d	• Curativo protetor por 1 semana • Não praticar esportes competitivos, abstenção da educação física, ou descanso por 2-4 semanas • Manter a orelha seca por 2 semanas	1 semana até a remoção do coxim

paciente apresentar questões psicossociais significativas, é possível que o momento não seja propício para embarcar em uma cirurgia de reconstrução eletiva.

Fatores locais como a linha capilar devem ser considerados. Uma linha capilar baixa resultará em crescimento capilar sobre a orelha reconstruída. Em geral, esses pacientes são candidatos menos favoráveis à reconstrução com cartilagem costal autógena, embora possam ser considerados para medidas auxiliares, como epilação cirúrgica ou epilação pós-operatória. Crianças com assimetria mandibular grave podem ser candidatas à reconstrução mandibular precoce. É preciso considerar as questões médicas associadas.

PLANEJAMENTO PRÉ-OPERATÓRIO

A meta da reconstrução da orelha é criar uma orelha que seja simétrica à orelha contralateral por toda a vida do paciente. Sendo assim, o cirurgião deve conseguir coletar cartilagem suficiente para criar uma estrutura de tamanho apropriado. Alguns cirurgiões requerem um diâmetro torácico mínimo de 60 cm. Entretanto, o diâmetro torácico não permite que o cirurgião determine a espessura da cartilagem costal. A quantidade de cartilagem requerida depende da técnica usada para criar a estrutura. A idade mínima para reconstrução cirúrgica usando cartilagem costal autógena depende do tamanho da criança e do tamanho da orelha contralateral. Em geral, a idade ideal para iniciar a reconstrução de microtia com cartilagem costal autógena provavelmente é entre 8 e 10 anos. Ao contrário, a cartilagem costal começa a ossificar à medida que os pacientes se aproximam da maturidade esquelética. Por isso, a decisão de proceder ao reparo da microtia deve ser tomada antes do fim da adolescência. Para os candidatos favoráveis ao reparo da atresia, preferimos completar a reconstrução da microtia antes do reparo da atresia, apesar do interesse crescente em realizar o reparo de atresia antes da reconstrução auricular.

Um conjunto padronizado de fotografias pré-operatórias deve ser obtido. O curso pós-operatório esperado e as limitações da atividade (Quadro 39.2) devem ser revisados em detalhes com a família, como parte do processo de consentimento. Ver no Quadro 39.3 as complicações associadas aos procedimentos. Crianças ansiosas em relação à cirurgia podem ser beneficiadas pela consulta com um especialista em vida infantil.

TÉCNICA CIRÚRGICA

Existem vários tipos de microtia, cada um dos quais representando um desafio singular ao cirurgião especializado em reconstrução. As técnicas aqui descritas enfocarão a reconstrução de microtia de classe 3 (tipo lóbulo). Em nossa prática, a operação é realizada por duas equipes cirúrgicas: uma equipe coleta a cartilagem, enquanto a outra faz a excisão dos remanescentes cartilaginosos e prepara o leito receptor durante a cirurgia do primeiro estágio. Na segunda cirurgia, uma equipe coleta a cartilagem de costela armazenada e o enxerto de pele, enquanto a outra equipe eleva a orelha e trabalha nos retalhos de avanço locais.

Estágio 1

Preparação

Um molde é criado a partir da orelha contralateral normal. Uma chapa de radiografia não exposta é usada, por ser suficientemente rígida para ser colocada na bolsa de pele e poder ser autoclavada.

Antibióticos pré-operatórios são administrados por via intravenosa antes da cirurgia. O paciente é anestesiado, e um tubo RAE oral é inserido. O tubo deve ser preso na linha média, de modo a permitir sua rotação em 180° e assim possibilitar que a equipe cirúrgica trabalhe simultaneamente em cada lado do paciente. A face e as duas orelhas são incluídas no campo cirúrgico. A posição desejada da nova orelha deve ser traçada sobre o paciente (Fig. 39.1). Embora as medidas a partir de cada orelha até a margem orbital lateral e comissura oral possam ser comparadas com as do lado contralateral, a macrossomia hemifacial subjacente pode produzir certa assimetria nas medidas. Preferimos comparar a posição dos limites superior e inferior da orelha a ser reconstruída com o observado na orelha contralateral.

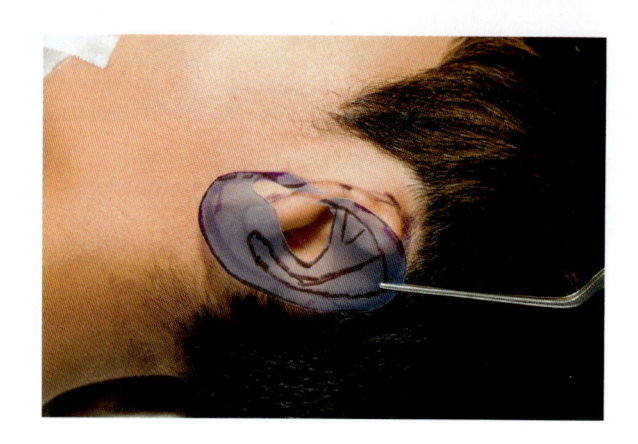

FIGURA 39.1 Determinação da posição da orelha. Um molde criado a partir da orelha contralateral é usado para determinar a posição da orelha a ser reconstruída.

A área ao redor da microtia e a área da incisão torácica prevista no lado contralateral são infiltradas com lidocaína com epinefrina. É importante que o posicionamento da incisão torácica permita uma exposição adequada com o menor tamanho possível.

Coleta da Cartilagem Costal

Empreendemos esforços consideráveis para minimizar a morbidade associada ao sítio doador. Com a criação cuidadosa de incisão torácica, conseguimos coletar com segurança uma quantidade adequada de cartilagem através de um corte de 2,5 cm. A incisão deve ser criada na lateral do joelho da sincondrose, no aspecto inferior do membro superior da sincondrose (Fig. 39.2).

Os músculos reto e oblíquo lateral são divididos além das extensões medial e lateral da incisão feita na pele. Após a exposição das cartilagens costais, a cartilagem flutuante levemente fixada à cartilagem superior é separada no ponto de fixação. A cartilagem é dissecada lateralmente, incluindo o pericôndrio circundante. Em geral, é desejável um segmento de 8 cm de comprimento, ainda que o comprimento às vezes seja definido pela localização da junção osseocartilaginosa. A cartilagem flutuante mais inferior também é coletada para criar a prega anti-helicoidal.

A área da sincondrose então é abordada. Lidocaína com epinefrina é infiltrada dentro dos músculos intercostais, entre os dois membros da sincondrose. Incisões pericondrais são feitas nos aspectos superior e inferior da cartilagem, de modo que o pericôndrio superficial permaneça aderente à sincondrose excisada. O pericôndrio profundo é separado do aspecto profundo da cartilagem costal e deixado *in situ*. O ramo inferior é definido, criando uma incisão

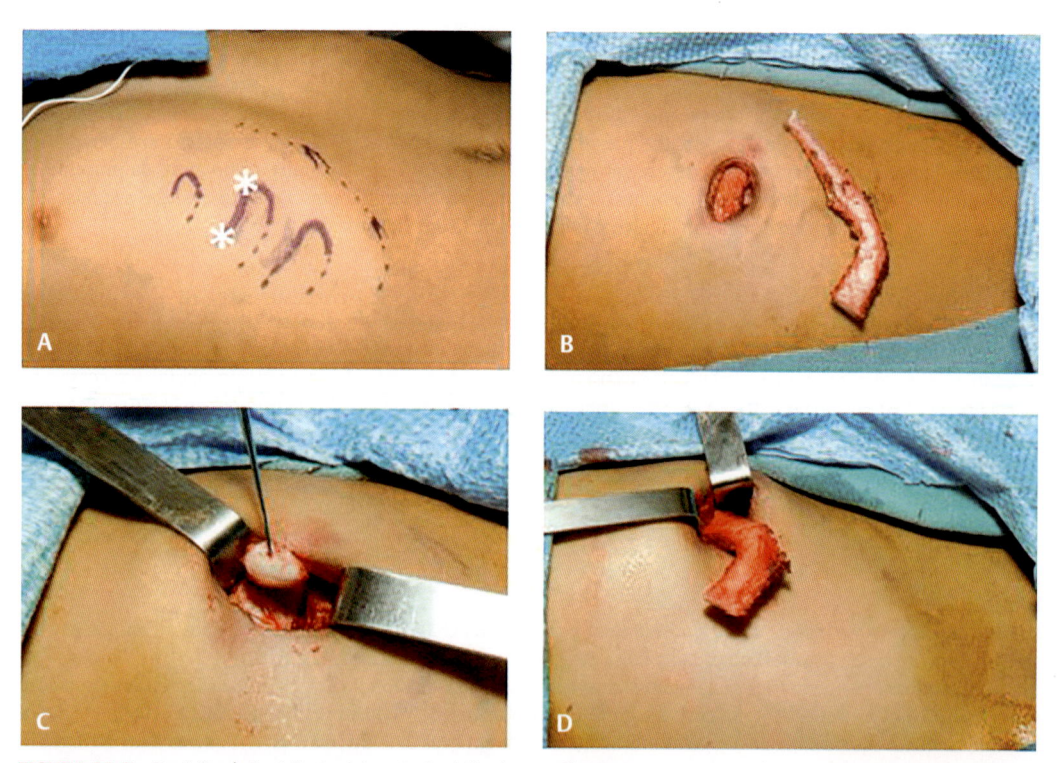

FIGURA 39.2 Posição da incisão torácica. **A:** Posição das cartilagens costais marcadas no tórax. Os *asteriscos* marcam a área da incisão prevista. **B:** A flutuante aderida é removida. **C:** Aspecto lateral do membro superior da sincondrose dividido e elevado com um gancho único. **D:** Membro inferior de sincondrose elevado e exteriorizado ao longo da incisão torácica.

lateral na junção osseocartilaginosa, de forma biselada, a fim de evitar uma demarcação acentuada no sítio doador. É preciso ter o cuidado de trazer essa incisão somente ao longo da cartilagem, deixando o pericôndrio intacto. Uma vez criada a incisão lateral, a dissecação entre a cartilagem e o pericôndrio é conduzida na direção da linha média, sob visualização direta. Ao usar uma incisão pequena, o membro inferior deve ser substituído no interior da ferida torácica, de modo que o membro superior possa ser semelhantemente definido. Quando os dois membros são identificados, o aspecto profundo da sincondrose deve ser liberado do tecido mole subjacente. A área de fixação deve ser palpada, a fim de garantir que a sincondrose fique livre de qualquer fixação de tecido mole. O corte final pode ser feito por meio da colocação de tesouras Mayo pesadas com orientação manual. É preciso ter o cuidado de maximizar o tamanho do segmento cartilaginoso removido.

Uma vez removida a cartilagem, a hemostasia deve ser alcançada, e a ferida deve ser inspecionada em busca de evidência de pneumotórax. A ferida deve ser preenchida com salina, e deve-se solicitar ao anestesista que forneça uma pressão de vias aéreas de 30-40 cm H_2O, para simular uma manobra de Valsalva. Inicialmente, é possível que haja formação de bolhas de ar mobilizadas a partir do aspecto periférico da ferida. Se um defeito pleural for identificado, um cateter de borracha vermelho deve ser colocado ao longo do defeito, e este deve, então, ser reparado com sutura em bolsa de tabaco. A sutura é apertada conforme a pressão positiva vai sendo administrada e o cateter de borracha vermelha, removido. Quando possível, o tecido mole local deve ser recrutado para fornecer outra camada de fechamento sobre o sítio de reparo.

As bordas do músculo reto devem ser aproximadas com suturas em colchoeiro horizontal amplas. Isso impedirá a incisão de cicatrizar aderindo à cartilagem costal. Já não usamos um dreno no sítio torácico. A ferida é deixada aberta, de modo que a cartilagem remanescente da criação da estrutura pode ser armazenada para uso no segundo estágio. Uma vez armazenada a cartilagem remanescente, a incisão torácica é fechada em três camadas: fáscia de Scarpa, fechamento subcutâneo e aproximação subcuticular das bordas de pele.

Preparação do Sítio de Microtia

A questão mais importante referente à primeira etapa da abordagem de duas etapas é a criação das incisões. Uma Z-plastia modificada é delineada de modo a permitir que o remanescente de cartilagem seja removido e o lóbulo, transposto. O remanescente micrótico deve ser removido, e uma ampla bolsa subcutânea é criada para acomodar a estrutura. A extensão da bolsa subcutânea deve ir além dos limites traçados no início do procedimento. O retalho deve ser suficientemente fino para acentuar o contorno da estrutura, porém espesso o bastante para evitar a necrose, em particular sobre os aspectos mais proeminentes da estrutura. Uma ilha de fixação de tecido mole na área da bacia neoconchal será preservada (Fig. 39.3). O tecido mole imediatamente anterior ao pedículo é removido para aumentar a profundidade da bacia conchal.

As incisões destinadas a descolar o lóbulo devem ser criadas primeiramente. Ao se delinear as incisões, é preciso ter o cuidado de preservar adequadamente o lóbulo para futura colocação de brincos. Uma vez que o lóbulo esteja móvel, a incisão transversal é delineada para posicionar o lóbulo simetricamente com o outro lado (Fig. 39.4).

Criando a Estrutura

A cartilagem livre flutuante será usada para criar a borda e a raiz helicoidal. A cartilagem deve ser inspecionada para se determinar a curva mais natural do segmento. A cartilagem é afinada pela raspagem gradual de seu aspecto medial ou lateral. A flexibilidade do segmento é avaliada de forma contínua durante toda a raspagem. A cartilagem somente deve ser afinada o suficiente para permitir sua inclinação adequada para criação da hélice. A borda helicoidal deve ser substancial o suficiente para aguentar a bolsa de pele.

A sincondrose, então, é esculpida usando o molde criado no início do procedimento. Criamos uma estrutura perfurada, de modo a possibilitar a colocação de um único dreno de sucção profundamente em relação à estrutura. Uma peça extra de cartilagem é esculpida para acentuar a confluência das *crura* da fossa triangular, e ainda outra peça é esculpida para criar o antítrago, a depressão intertrago e o trago. Os três componentes da estrutura são presos um ao outro com suturas de *nylon* 4-0 claro colocadas no formato de colchoeiro, com os nós na superfície profunda. Planeja-se usar a peça de cartilagem armazenada para criar o aspecto convexo da bacia conchal e melhorar a projeção da orelha reconstruída (Fig. 39.5).

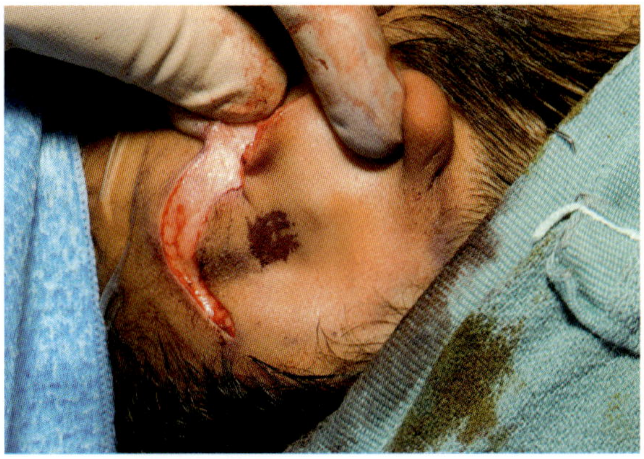

FIGURA 39.3
Pedículo de retalho de pele. Incisão com a área do pedículo subcutâneo indicada com caneta marcadora roxa.

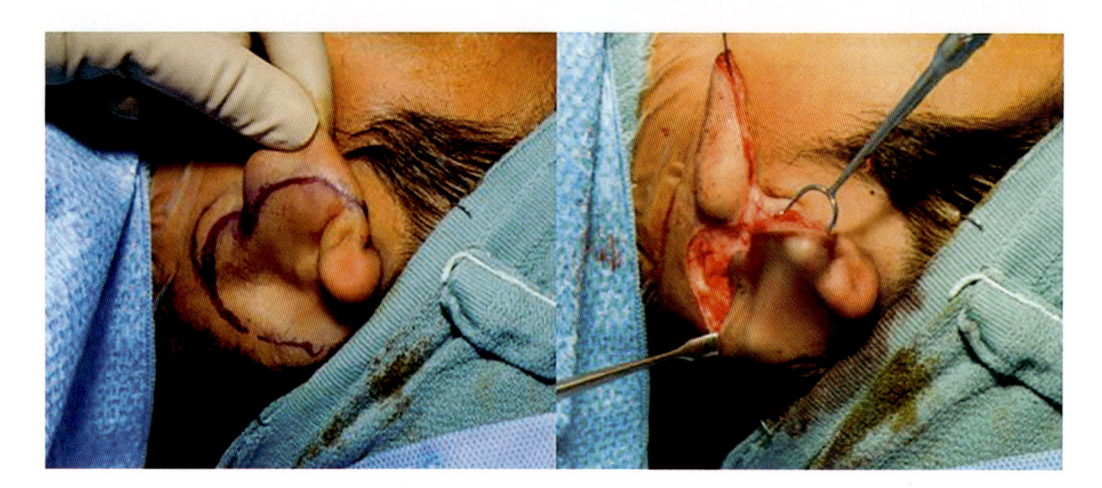

FIGURA 39.4
Transposição de lóbulo. Elevação e transposição de lóbulo.

Fechamento

O sítio receptor é cuidadosamente inspecionado para hemostasia. Qualquer sangramento no retalho de pele deve ser tratado com cautério bipolar, para minimizar a probabilidade de necrose do retalho. Uma incisão estabilizada na linha capilar e um túnel para a bolsa de pele são criados para acomodar um dreno de sucção redondo 10-French. O dreno é aparado e posicionado profundamente em relação à estrutura perfurada, de modo a controlar o retalho de pele inteiro.

A estrutura é posicionada na bolsa de pele, e as incisões são fechadas para criar uma vedação hermética. O ápice do retalho do lóbulo é desepitelizado para criar um segmento dérmico que será usado para prevenir a chanfradura da fixação do lóbulo (Fig. 39.6). Uma sutura em colchoeiro profunda, começando na bacia conchal e seguindo para a porção mastoide da incisão mais posterior, distribui o lóbulo em torno da cauda da estrutura (Fig. 39.7). Com frequência, a pele redundante sobre o remanescente de microtia deve ser excisada. O membro mais posterior da Z-plastia é fechado com suturas de poliglactina 5-0 interrompidas profundas e uma sutura absorvível (*catgut*) plana 5-0 travada contínua. Todas as outras incisões são fechadas com suturas de poliglactina 5-0 ou 6-0 profundas e suturas absorvíveis planas 5-0 ou 6-0 interrompidas para aproximar as bordas de pele. Usam-se 1-2 micro Z-plastias para interromper a incisão que repousa ao longo da estrutura. Uma sutura crômica 6-0 em agulhas espatuladas é usada para fechar os delicados ápices das micro Z-plastias (Fig. 39.8).

Coxins são colocados nas concavidades da orelha recém-reconstruída. Três peças de Xeroform são usadas para criar coxins para a fossa triangular, a fossa escafoide e a bacia conchal. Os coxins são presos com suturas crômicas 4-0 colocadas ao longo da pele circundante, tomando-se cuidado para que as suturas sejam colocadas ao longo da cartilagem. A pele sobrejacente à prega anti-helicoidal permanece exposta para permitir a avaliação do estado do retalho de pele (Figs. 39.9 e 39.10).

A gaze de um curativo em forma de copo plástico é removida, e o copo plástico é colocado sobre a orelha recém-reconstruída. A gaze deve ser removida para evitar qualquer pressão sobre o retalho de pele. Um curativo seco é colocado sobre a incisão torácica. Bloqueios intercostais podem ser feitos para analgesia pós-operatória. O dreno é conectado ao bulbo de sucção quando do transporte para a sala de recuperação.

CONDUTA PÓS-OPERATÓRIA

Os pacientes são admitidos por 2 noites após a cirurgia. Essa internação permite controlar a dor e propicia a oportunidade de se monitorar o estado do retalho de pele. Além disso, o dreno geralmente está pronto para ser removido no 2º dia de pós-operatório.

FIGURA 39.5
Estrutura. A estrutura é criada a partir de 4 pedaços de cartilagem. Os pedaços são presos uns aos outros com suturas de *nylon* transparentes 4-0 interrompidas. Orifícios são criados na fossa escafoide, de modo a permitir a colocação de um dreno único em profundidade na estrutura.

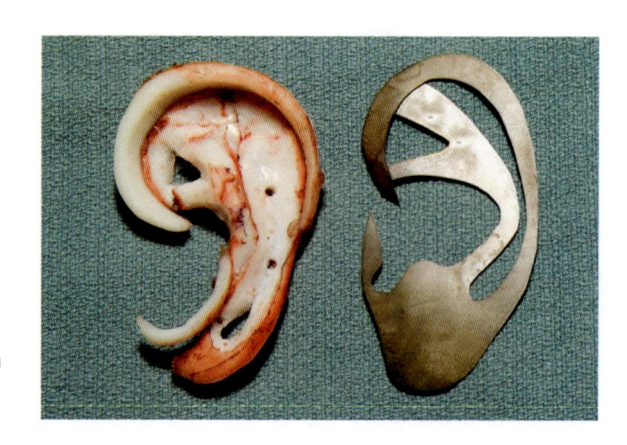

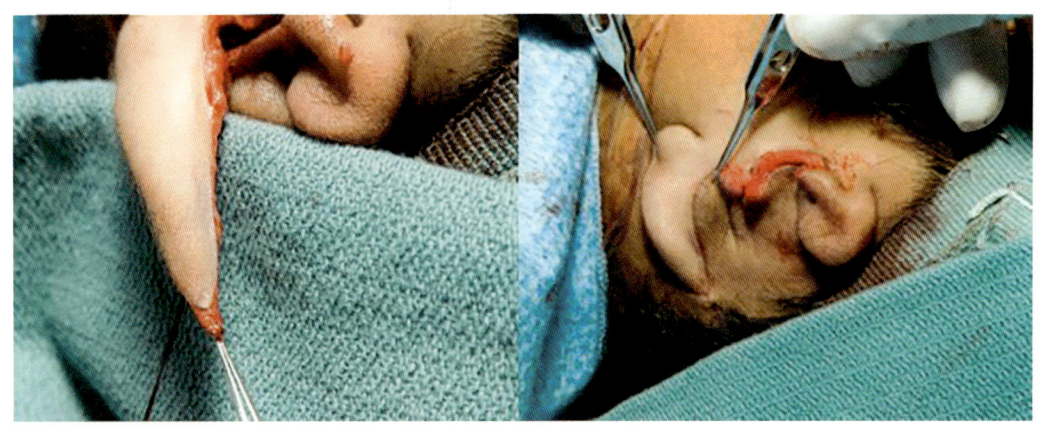

FIGURA 39.6 Ápice desepitelizado. O ápice do retalho de lóbulo é desepitelizado para permitir a inserção de um segmento dérmico no sítio receptor, para assim prevenir entalhes na fixação do lóbulo ao aspecto superior da orelha reconstruída. O lóbulo é transposto, e o aspecto pós-auricular da incisão é fechado em duas camadas.

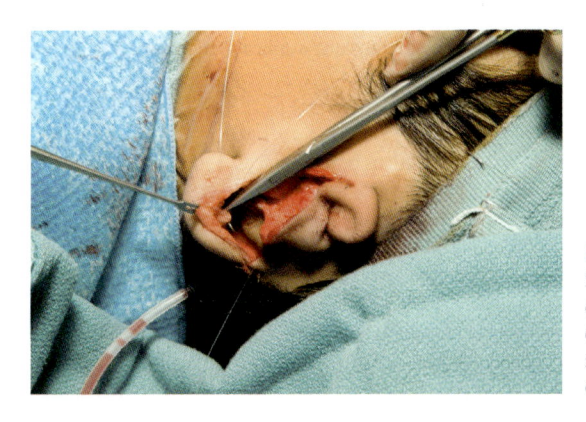

FIGURA 39.7
Sutura de distribuição de lóbulo. O dreno foi colocado, e a sutura de distribuição de lóbulo é colocada para trazer a incisão posterior superiormente na direção da bacia conchal, definindo o aspecto inferior do sulco pós-auricular.

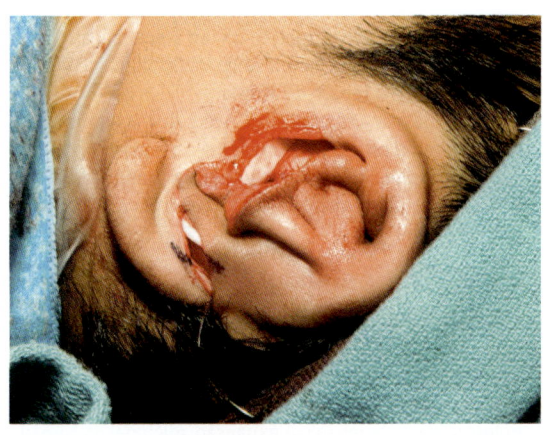

FIGURA 39.8
MicroZ-plastia ao longo da incisão transversal. Uma ou duas Z-plastias pequenas podem ser feitas na incisão que atravessa a estrutura. Isso pode prevenir a contração e ajuda a camuflar essa incisão.

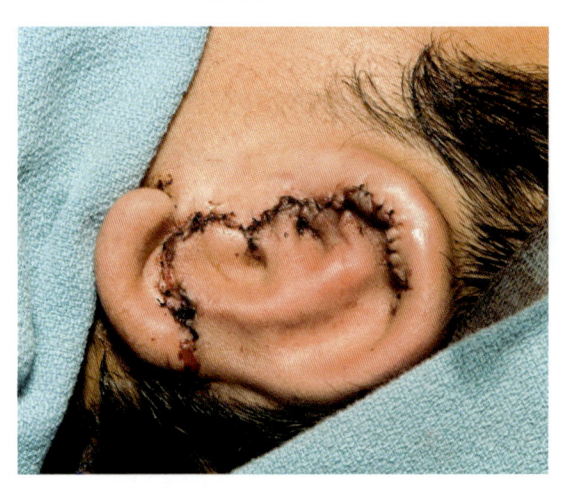

FIGURA 39.9
Fechamento das incisões. A pele redundante é removida, e todas as incisões são fechadas em duas camadas para criar um fechamento hermético.

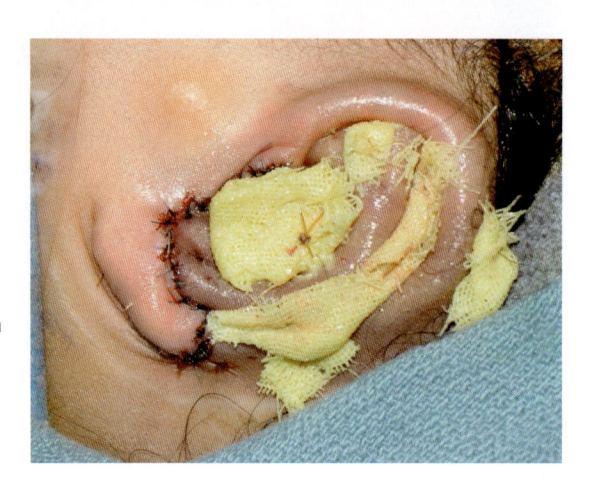

FIGURA 39.10
Colocação de coxim. A gaze Xeroform é usada para manter as concavidades da orelha reconstruída. Essa gaze é presa com suturas crômicas 4-0 colocadas ao longo da pele e da estrutura cartilaginosa. A pele sobrejacente à anti-hélice é exposta para inspeção pós-operatória. A remoção é feita na clínica em 1 semana após a cirurgia.

O dreno é colocado para promover uma sucção média contínua da parede, e os enfermeiros são incumbidos de verificar o débito a cada 8 horas. Os pacientes são incentivados a ambular com o dreno no modo sucção com bulbo. Os pacientes são tratados com antibióticos intravenosos e analgésicos. Constatamos que a aplicação de creme analgésico tópico 30 minutos antes da remoção do dreno é benéfica.

Alta

Os pacientes recebem alta após a remoção do dreno. São fornecidos antibióticos orais e tópicos, bem como analgésicos orais para manejo ambulatorial. Os pacientes são orientados a usar o curativo de copo plástico de dia e à noite até retornarem para seguimento. Até passarem pela consulta de seguimento agendada, permanecem dispensados da escola. Para esses pacientes, o retorno é agendado em 5-7 dias de pós-operatório, para a remoção dos coxins e a inspeção da orelha. Nesse momento, pede-se que os pacientes continuem usando o curativo de copo protetor durante a noite. Então, podem voltar a frequentar a escola, mas devem se abster das aulas de educação física e descansar por mais 1-2 semanas.

Na consulta pós-operatória, discutimos o momento propício para a realização da segunda etapa da cirurgia. Em geral, planejamos um intervalo mínimo de 4 meses entre a primeira e a segunda etapas.

Estágio 2

A orelha é elevada e o sulco pós-auricular é criado no segundo procedimento. A criação de um sulco pós-auricular bem definido é importante para a função da orelha reconstruída. De modo específico, o sulco irá facilitar a acomodação de óculos e de um dispositivo auxiliar da audição, caso seja realizado o reparo de atresia.

Esse procedimento é realizado com o paciente sob anestesia geral, em ambulatório. É necessário um enxerto de pele. Se o paciente apresentar uma deformidade de orelha proeminente no lado contralateral, a otoplastia pode ser realizada durante a mesma anestesia. A pele pós-auricular pode ser removida a partir da otoplastia, afinada e usada como enxerto de pele para a orelha reconstruída. Qualquer enxerto de pele adicionalmente requerido é coletado na região superior da coxa esquerda.

Enxerto de Pele

Usamos uma técnica de coleta à mão livre. Um enxerto em forma de elipse, em geral medindo 9 × 4 cm, é coletado a partir da região superior da coxa. A incisão é criada em determinado local com o intuito de evitar irritação pelo uso de roupa íntima. De modo ideal, o enxerto não deve incluir pele contendo cabelo, ainda que possa ser difícil prever isso, uma vez que os pacientes em geral ainda não entraram na puberdade no momento do procedimento. A área correspondente ao enxerto de pele previsto é infiltrada com lidocaína e epinefrina. A expansão adicional da camada dérmica pode ser conseguida com injeção de salina.

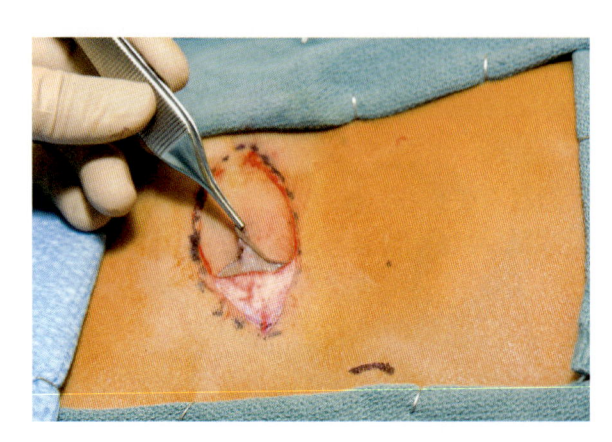

FIGURA 39.11
Coleta de enxerto de pele. Um enxerto de pele fina de espessura total é coletado a partir da região superior da coxa. O defeito é fechado em três camadas.

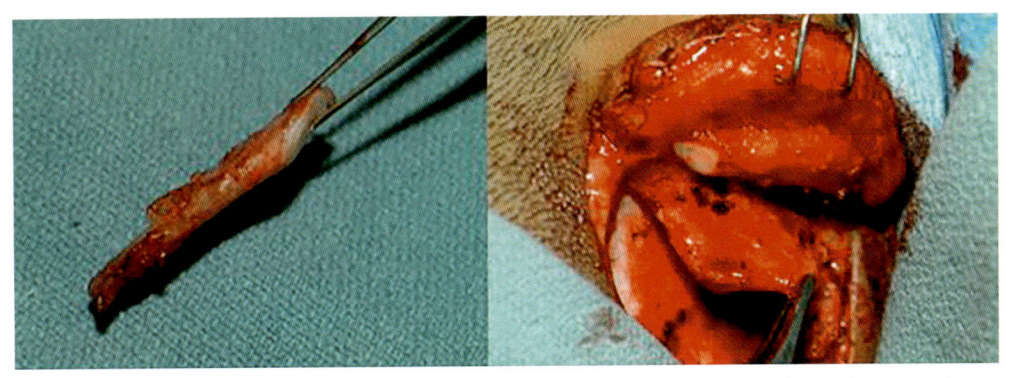

FIGURA 39.12 Cartilagem armazenada e retalho de tecido mole com base anterior. A cartilagem é recuperada a partir do sítio torácico e esculpida para criar o aspecto posterior da bacia conchal. É presa ao aspecto posterior da estrutura elevada com uma sutura semipermanente e, então, coberta com um retalho de tecido mole de base anterior.

Uma lâmina 20 é usada para coletar um enxerto que seja o mais fino possível. A derme deve permanecer *in situ*, sem exposição do tecido adiposo subcutâneo (Fig. 39.11). A camada dérmica então é removida, para facilitar o fechamento da incisão. A ferida não é dissecada, para evitar o risco de hematoma ou formação de seroma. A camada dérmica profunda é fechada com suturas de polidioxanona 3-0 enterradas. As suturas de polidioxanona 4-0 são usadas para aproximar a derme, e a pele é fechada com poliglecaprona 5-0 em uma sutura subcuticular contínua. Aplicamos cianoacrilato tópico como curativo para facilitar o cuidado da ferida.

Elevação da Orelha

Uma incisão é criada ao redor da estrutura, e a orelha reconstruída é elevada cuidadosamente, evitando-se a exposição da estrutura de cartilagem. O couro cabeludo circundante então é amplamente dissecado em níveis profundos em relação aos folículos capilares. O couro cabeludo é avançado anteriormente, na direção do sulco pós-auricular. Essa manobra permite ao cirurgião determinar o aspecto mais superior do sulco. É preciso ter o cuidado de posicionar esse ponto o mais simetricamente possível com o lado contralateral, de modo que óculos venham a se assentar de maneira simétrica sobre a face.

A borda de pele é avançada ao redor da margem helicoidal, de modo que a linha de sutura entre a pele e o enxerto de pele é posicionada no aspecto profundo da margem helicoidal. A borda de pele é presa ao tecido mole com suturas crômicas 5-0 interrompidas dispostas no formato de colchoeiro horizontal.

A cartilagem armazenada na incisão torácica é recuperada. Esse é o momento propício para realizar qualquer revisão de cicatriz requerida na incisão torácica. A cartilagem armazenada é esculpida para criar uma cunha de cartilagem, a qual é presa ao aspecto profundo da estrutura para criar a convexidade da bacia conchal. Um retalho de tecido mole com base anteriormente estabelecida é elevado e refletido para cobrir a cunha de cartilagem (Fig. 39.12).

O avanço do couro cabeludo resultará em um cone vertical na linha capilar. A posição desse cone vertical terá impacto sobre o ângulo da orelha. Uma pinça de campo é colocada para definir o cone vertical (Fig. 39.13). Uma sutura de polidioxanona 3-0 profunda é colocada, e a pinça de campo é retirada. O cone vertical é excisado, e o triângulo de pele é afinado para criar um pequeno enxerto de pele sem cabelo, o qual será usado para cobrir o aspecto mastoide do neossulco (Fig. 39.14). A incisão criada pela excisão do cone vertical é fechada com suturas de poliglactina 4-0 interrompidas profundas. As bordas de pele são aproximadas com uma sutura crômica 5-0 travada contínua.

Os enxertos de pele oriundos da orelha contralateral e/ou da parte superior da coxa são então usados para cobrir o sulco pós-auricular recém-criado. Se um enxerto de pele for coletado a partir da orelha contralateral, deve ser afinado o máximo possível. Os enxertos são presos com suturas crômicas e absorvíveis (*catgut*) planas 5-0 interrompidas. O triângulo de pele preparado a partir da pele do couro cabeludo é usado para enxertar o córtex mastoide. O uso de enxertos separados para o aspecto posterior da orelha e o córtex mastoide previne a obstrução do sulco pós-auricular.

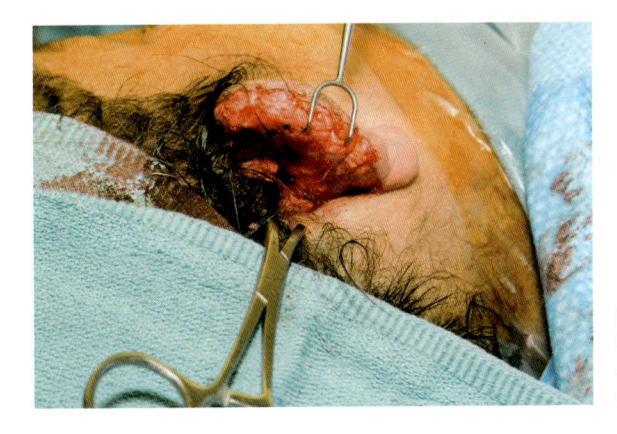

FIGURA 39.13
Definição do cone vertical. A pele pós-auricular é avançada anteriormente, e muitas vezes isso resulta em um cone vertical.

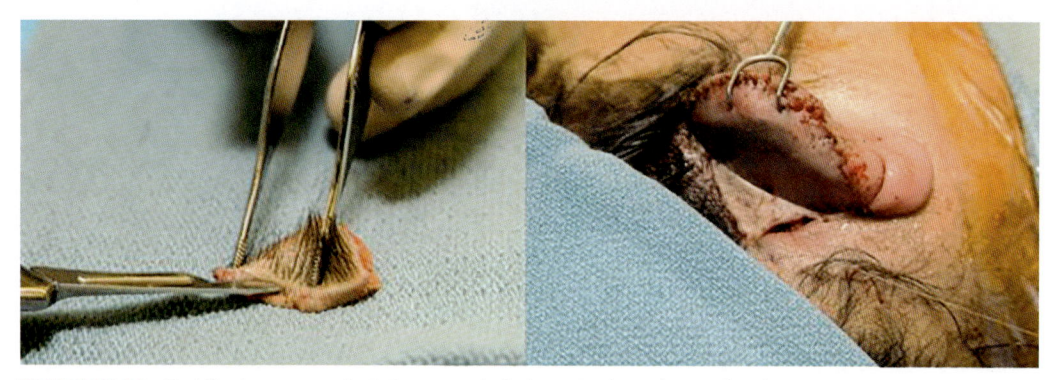

FIGURA 39.14 Excisão do cone vertical. O couro cabeludo excisado pode ser afinado para criar um enxerto de pele sem cabelo a ser colocado sobre o aspecto mastoide do sulco pós-auricular. Usar dois enxertos de pele separados para o sulco ajuda a preservar o sulco e garante um sulco sem cabelo.

Um coxim é criado com gaze Xeroform e preso com sutura permanente 4-0 contínua (Fig. 39.15). Um curativo de copo plástico é aplicado, de novo removendo-se a gaze para evitar a pressão sobre a orelha reconstruída.

CONDUTA PÓS-OPERATÓRIA

Os pacientes são instruídos a usar o curativo de copo plástico até a primeira consulta de pós-operatório agendada, após 5-10 dias. Os pacientes devem manter a orelha seca até que o coxim seja removido. Recebem antibióticos orais e tópicos, bem como analgésicos orais. Na primeira consulta de pós-operatório agendada, o curativo de coxim é removido. Quando apropriado, quaisquer suturas retidas também podem ser removidas.

É recomendado aos pacientes que usem curativos de copo plástico à noite e que evitem atividades extenuantes, incluindo educação física, recesso e esportes competitivos, por mais uma semana.

COMPLICAÇÕES

Estágio 1

As potenciais complicações associadas à reconstrução de microtia costocondral autógena de primeiro estágio podem ser classificadas em complicações iniciais e tardias (Quadro 39.3). As complicações iniciais incluem pneumotórax, hematoma e contorno precário da estrutura. O manejo do pneumotórax foi discutido na descrição do procedimento cirúrgico. A formação de hematoma pode estar relacionada à hemostasia inadequada ou ao mau funcionamento do dreno. É importante garantir que exista uma vedação adequada na finalização do procedimento. Os hematomas devem ser evacuados para otimizar o contorno da orelha reconstruída.

As complicações tardias incluem o contorno precário e a assimetria da orelha reconstruída, além da formação de queloide. O contorno da orelha reconstruída é definido pela estrutura e pela espessura do retalho de pele, no primeiro estágio, e pela projeção da orelha, no segundo estágio. O cirurgião pode otimizar a construção da estrutura por meio da prática no pré-operatório. A simetria da orelha deve ser avaliada marcando-se os aspectos superior e inferior da orelha a ser reconstruída, com base na posição da orelha contralateral. As medidas em relação ao canto lateral e à comissura podem ser menos úteis em pacientes com microssomia craniofacial. A formação de queloide deve ser controlada com injeções sequenciais de esteroide.

FIGURA 39.15 Coxim pós-auricular. A gaze Xeroform é usada para criar um coxim pós-auricular. Uma sutura não absorvível é usada para prender o coxim no lugar, sendo removida em 1-2 semanas de pós-operatório.

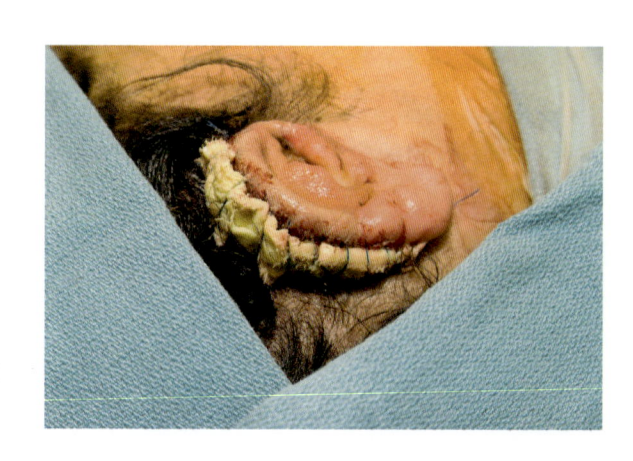

QUADRO 39.3 Manejo de Complicações

Complicação	Manejo da complicação
Inicial	
Pneumotórax	Observação e radiografias seriadas do tórax Drenagem de tórax
Hematoma	Aspiração Exploração cirúrgica Manejo de dreno
Isquemia do retalho	Monitoramento Soltar a sutura do coxim
Tardio	
Exposição da cartilagem	Retalho de avanço local Retalho tardio pediculado TPF tardio; enxerto de pele
Queloide	Injeção seriada de esteroide Excisão

Estágio 2

As principais complicações associadas à elevação da orelha são a exposição da cartilagem, a projeção inadequada da orelha e a má definição do sulco pós-auricular. A exposição da cartilagem, em geral, se torna evidente em 2-4 semanas após a cirurgia do segundo estágio. Pequenas áreas de exposição podem apresentar cura espontânea. Áreas superiores a 10 mm tipicamente requerem revisão cirúrgica. Dependendo do tamanho e da localização da exposição da cartilagem, as opções de tratamento incluem retalho de rotação local ou retalhos de avanço, retalhos pediculados tardios e retalhos fasciais temporoparietais com enxertos de pele.

A projeção inadequada da orelha pode ser abordada tendo um pedaço adequado de cartilagem para a cunha. É possível tornar a projeção limitada da orelha menos perceptível removendo-se pele da orelha contralateral para "desprojetar" a orelha normalmente formada. Essa pele pode ser usada para revestir o sulco pós-auricular.

A definição do sulco pós-auricular pode ser preservada com enxertos de pele separados para o mastoide e as superfícies auriculares posteriores.

RESULTADOS

A reconstrução de microtia é um esforço desafiador. Frequentemente, os familiares anseiam pela cirurgia reconstrutiva o mais cedo possível, para evitar que os filhos sejam importunados por outras crianças logo nos primeiros anos da infância. O cirurgião deve determinar o melhor momento para iniciar a reconstrução e ajudar os pacientes e seus familiares a entender a situação.

O principal resultado desejado de uma reconstrução de microtia é a satisfação do paciente e de sua família. Por isso, é importante aconselhar pacientes e familiares com relação aos resultados esperados com a cirurgia. Constatamos ser mais útil que nossa equipe de enfermeiros revise fotografias de orelhas reconstruídas em companhia do paciente e de sua família, começando quando o paciente tiver ao redor de 5 anos de idade. Algumas famílias se interessam em rever as fotografias mais cedo. Nós escolhemos fotografias de pacientes que partiram de graus similares de microtia. Quando os enfermeiros apresentam as fotografias, os pacientes e seus familiares podem reagir com honestidade. Esse processo ajuda a estabelecer expectativas apropriadas.

O cirurgião deve criticar continuamente seus resultados, para assim criar com segurança uma orelha de aparência aceitável. Como a aparência final da orelha é avaliada decorridos vários meses da cirurgia inicial, é útil manter anotações referentes a cada cirurgia, de modo que seja possível rever fotografias e refinar continuamente a técnica (Figs. 39.16 e 39.17).

DICAS E DIFICULDADES

As principais ferramentas à disposição do cirurgião para criar uma orelha de aparência natural são o retalho de pele, o contorno da estrutura e a posição da orelha. As dicas frequentemente estão associadas a potenciais dificuldades. Por isso, serão abordadas ao mesmo tempo.

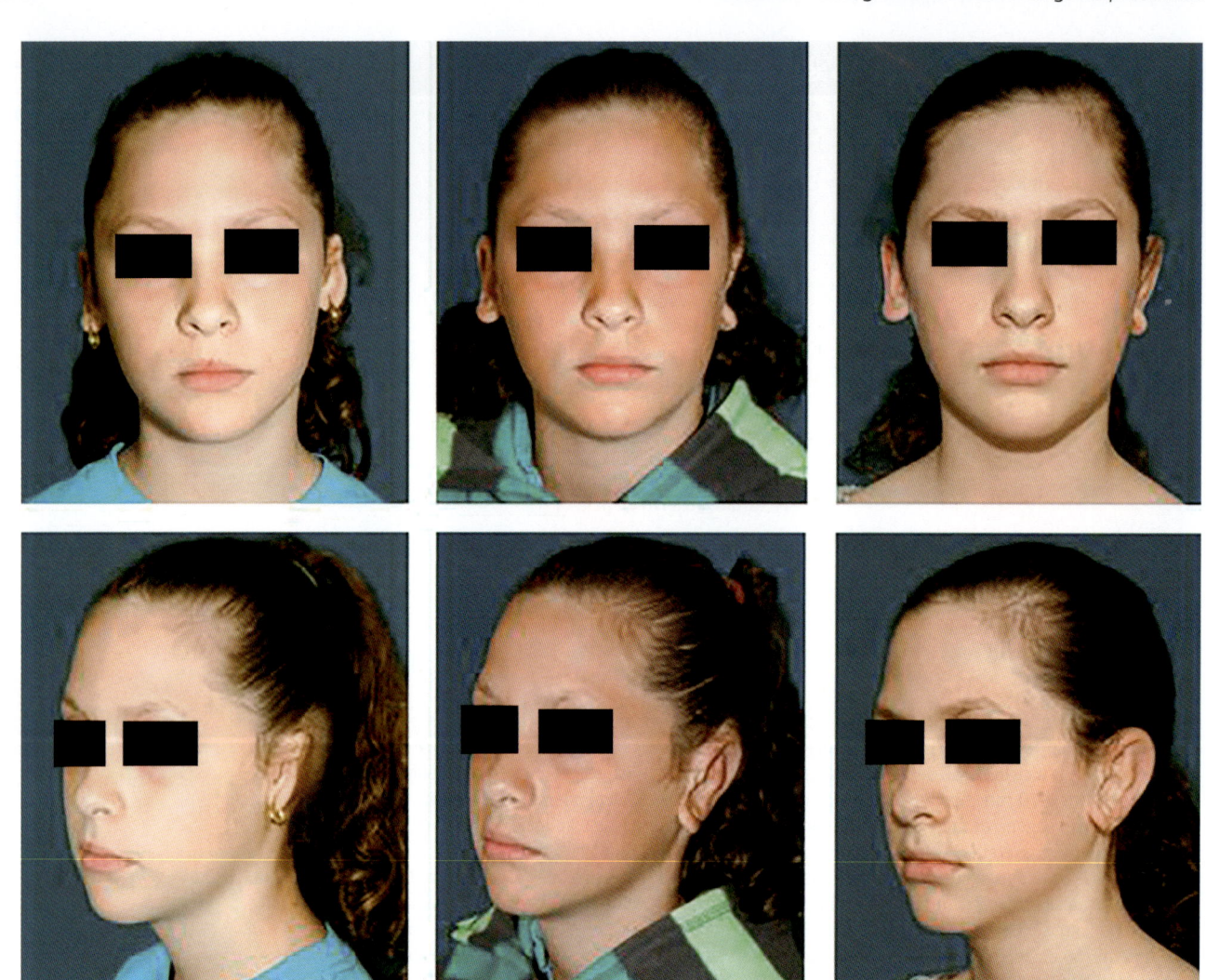

FIGURA 39.16 Estágios de reconstrução costocondral autóloga. As fotos na coluna esquerda foram obtidas no pré-operatório; as fotos na coluna do meio, após o estágio 1; e as fotos na coluna direita foram obtidas após o estágio 2.

Dicas do Estágio 1

- Uma incisão pequena e o biselamento do sítio de coleta de cartilagem ajudam a minimizar a morbidade no sítio doador. Para minimizar o tamanho da incisão para coleta de cartilagem da costela, a posição da incisão é importante. Também é necessário estender as incisões profundas bem além dos limites da incisão na pele. A retração da incisão é continuamente redirecionada para expor a área de dissecação. Incisões cartilaginosas laterais para definir os membros superior e inferior da sincondrose devem ser criadas. Isso permite a visualização direta da dissecção profunda rumo à linha média. A cartilagem deve ser recolocada na incisão antes de se fazer o último corte. O fechamento cuidadoso da camada muscular favorece o processo de cicatrização em longo prazo da incisão torácica.
- É importante esculpir cuidadosamente a cartilagem. Usar um molde pode ajudar a facilitar a definição das convexidades da orelha. O molde amplo deve ser esquelético em sua forma definitiva. As concavidades da orelha devem ser cortadas de modo a permitir que o cirurgião trace facilmente o formato sobre a cartilagem. Ao esculpir a cartilagem, as concavidades devem ser acentuadas de modo a serem maiores do que a orelha contralateral. Isso acomoda o retalho de pele.
- Evitar o afinamento excessivo da cartilagem livre flutuante. Embora uma cartilagem fina livre flutuante crie uma curva atraente, tenderá a sofrer deformação quando colocada na bolsa de pele. Do mesmo modo, é necessário usar muitas suturas para fixar a borda helicoidal ao corpo da estrutura. Isso ajudará a manter o formato da borda helicoidal. A decisão de colocar a flutuante livre em torno ou sobre o corpo da estrutura é individualizada. A colocação da flutuante livre sobre o aspecto lateral do corpo resultará em uma projeção melhorada da orelha. Entretanto, algumas crianças têm sincondrose relativamente pequena, necessitando da altura extra conferida pela colocação periférica da cartilagem livre flutuante.

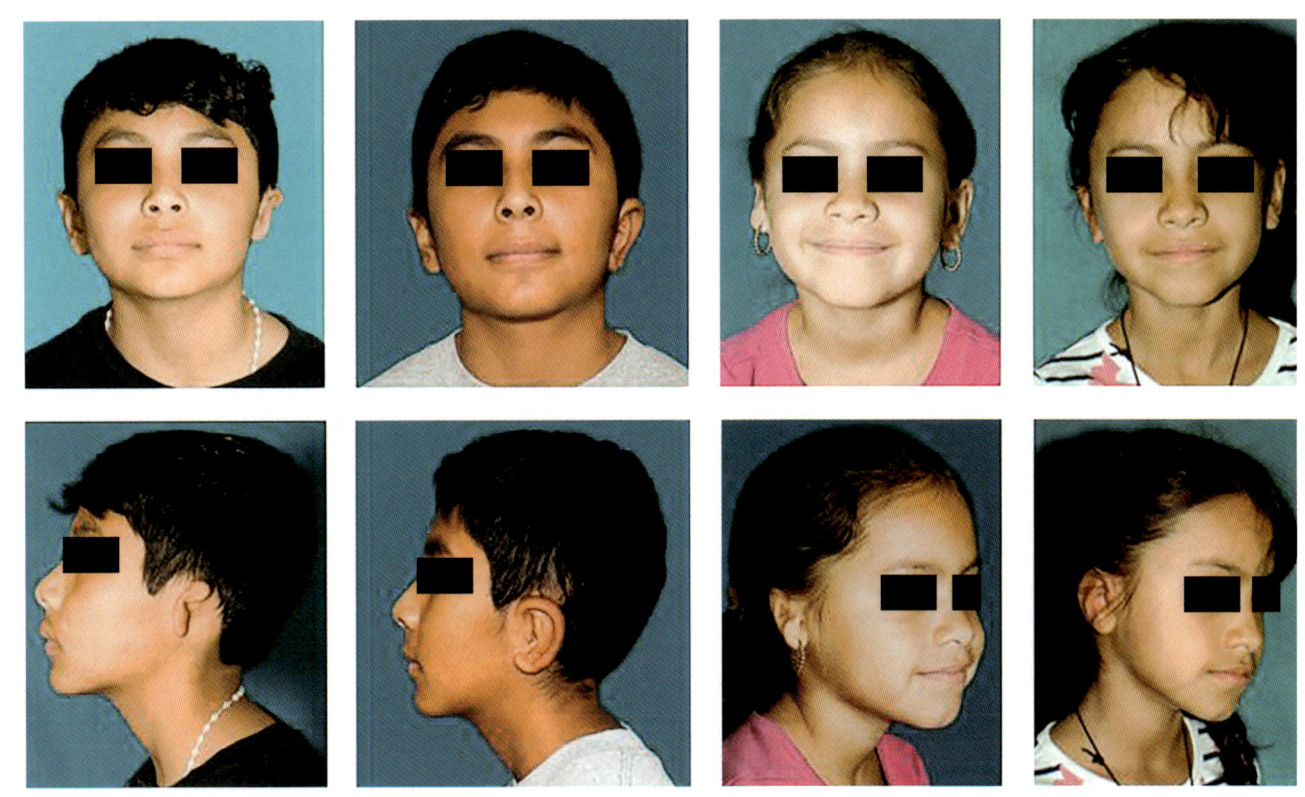

FIGURA 39.17 Pré e pós-reconstrução costocondral autóloga de microtia. As fotos foram obtidas antes e após a conclusão de uma reconstrução em estágios.

- Empilhar camadas de cartilagem pode ajudar a acentuar o contorno da orelha. Pode ser difícil prender os pedaços menores de cartilagem ao corpo. Para ajudar, pode ser útil desdobrar a agulha para criar uma agulha quase reta.
- A espessura do retalho também contribui para o contorno da orelha. O retalho deve ser o mais fino possível, ao mesmo tempo em que é necessário manter um suprimento sanguíneo adequado. O cirurgião deve conseguir ver a aparência esbranquiçada da gordura subdérmica. Além disso, recomenda-se evitar usar o cautério monopolar sobre o retalho de pele. A hemostasia deve ser conseguida com um cautério bipolar.
- O dreno de sucção mantém o enxerto de pele aderido à estrutura. Para usar um dreno único no aspecto profundo da estrutura, deve haver perfurações de espessura total nas concavidades da orelha. Entretanto, a estrutura precisa ser forte o suficiente para manter seu formato sob o retalho de pele. Portanto, a fossa do escafoide pode ser perfurada com um *punch* de pele de 3-4 mm.
- Constatamos que os curativos com coxim ajudam a manter o formato da orelha. É importante colocar as suturas de fixação ao longo da estrutura em si e evitar o excesso de pressão ao apertar a sutura de fixação.
- A cartilagem adicional usada para definir o antítrago e o trago é importante.

Dificuldades do Estágio 1

- A morbidade no sítio doador está associada a uma incisão ampla, a um defeito cartilaginoso palpável ou visível e ondulação (formação de depressão) na incisão com inspiração.
- A orelha reconstruída pode não exibir contorno.
- Podem surgir entalhes na junção do lóbulo e na borda helicoidal recém-criada.
- Pode ser necessário acentuar o contorno do trago.

Dicas do Estágio 2

- Para minimizar a cartilagem exposta após esse procedimento, tomamos o cuidado de manter o tecido mole sobre a estrutura. A cartilagem jamais deve ser exposta diretamente ao se elevar a orelha.
- A posição da orelha pode ser controlada avançando-se o couro cabeludo. Experimente diferentes posições de avanço do couro cabeludo para obter o ângulo mais favorável da orelha. Além de controlar o desfecho da orelha reconstruída, o cirurgião deve considerar a posição e a aparência da orelha contralateral. A otoplastia pode ser bastante útil na obtenção da aparência geral de simetria facial.

- Avançar a pele do couro cabeludo ajuda a projetar a orelha reconstruída para longe do córtex mastoide, particularmente no terço superior da orelha.
- Outras medidas que ajudarão a alcançar a projeção são o avanço do tecido mole e a colocação de um crescente de cartilagem no aspecto profundo da estrutura.
- O cabelo sobre a orelha reconstruída é, ao menos em parte, definido pela linha capilar do paciente. O crescimento de cabelo sobre o aspecto superficial da orelha reconstruída pode requerer manobras de remoção de cabelo separadas após a cicatrização da orelha.
- Os pelos inguinais no sulco pós-auricular são bastante incômodos. Coletar um enxerto de pele fino no momento da cirurgia de 2º estágio é a melhor forma de evitar esse problema. Depois que o problema se torna evidente, a revisão cirúrgica pode se tornar necessária.

Dificuldades do Estágio 2

- A principal complicação a ser evitada durante esse estágio é a exposição da estrutura cartilaginosa.
- A posição da orelha elevada será determinada nesse estágio.
- Após o estágio 2, um problema comum é a falta de projeção da orelha reconstruída.
- Os pelos sobre a orelha reconstruída são inestéticos e podem incomodar.

RESUMO

A reconstrução cirúrgica de microtia é uma busca desafiadora. O cirurgião especialista em reconstrução deve abraçar todas as nuances técnicas desse esforço para atender esses pacientes adequadamente. Embora tenha descrito a técnica atualmente usada em nossa prática, estamos sempre trabalhando juntos no sentido de tentar melhorar nossos resultados.

INSTRUMENTOS QUE DEVEM ESTAR DISPONÍVEIS

Estágio 1

- *Kit* básico para tecido mole.
- Levantadores periósteos.
- Lâminas: padrão 15, 10; Beaver 6700.
- *Punch* de pele de 2 mm para perfuração da estrutura; 4 mm para esculpir a estrutura.

Estágio 2

- *Kit* básico para tecido mole.

LEITURAS SUGERIDAS

Brent B. Technical advances in ear reconstruction with autogenous rib cartilage grafts: personal experience with 1200 cases. *Plast Reconstr Surg* 1999;104(2):319–334; discussion 335–318.

Horgan JE, et al. OMENS-Plus: analysis of craniofacial and extracraniofacial anomalies in hemifacial microsomia. *Cleft Palate Craniofac J* 1995;32(5):405–412.

Nagata S. Modification of the stages in total reconstruction of the auricle: Part I. Grafting the three-dimensional costal cartilage framework for lobule-type microtia. *Plast Reconstr Surg* 1994;93(2):221–230; discussion 267–268.

Nagata S. Modification of the stages in total reconstruction of the auricle: Part II. Grafting the three-dimensional costal cartilage framework for concha-type microtia. *Plast Reconstr Surg* 1994;93(2):231–242; discussion 267–268.

Nagata S. Modification of the stages in total reconstruction of the auricle: Part III. Grafting the three-dimensional costal cartilage framework for small concha-type microtia. *Plast Reconstr Surg* 1994;93(2):243–253; discussion 267–268.

PARTE VII: RECONSTRUÇÃO LOCAL E REANIMAÇÃO

40 REVISÃO DA CICATRIZ E DERMOABRASÃO

J. Regan Thomas

INTRODUÇÃO

Uma cicatriz é o resultado normal da cura que se segue às lacerações, às incisões ou à perda tecidual. As cicatrizes podem variar quanto à qualidade, dependendo da descendência do indivíduo, do mecanismo do traumatismo e das condições em que se deu o processo de cicatrização da ferida; tudo isso são fatores que fogem ao controle do cirurgião. Quando uma cicatriz envolve a face, uma das partes mais proeminentes do corpo, pode ter implicações significativas para o paciente. Entre essas implicações, estão as consequências psicológicas e sociais, cada uma das quais com o potencial de diminuir a qualidade de vida do paciente. Os fatores que podem ser controlados pelo cirurgião incluem o reposicionamento favorável da cicatriz, o alinhamento adequado das bordas da ferida e a manipulação meticulosa dos tecidos.

Conversar com o paciente e seus familiares é essencial para se estabelecerem expectativas claras quanto à revisão da cicatriz. Os pacientes devem compreender que a meta é melhorar a cicatriz, e não removê-la. Algumas vezes, é difícil para o paciente entender que a cicatrização é um processo demorado, que se estende por meses, e não apenas dias ou semanas. O resultado final da cicatriz depende de alguns fatores, incluindo a posição da cicatriz, o tamanho, a localização e a predisposição do paciente à cicatrização apropriada da ferida. O objetivo final é modificar a cicatriz ao ponto de camuflagem maximizada na junção dos referências faciais e as linhas de contorno facial naturais existentes na cabeça e no pescoço.

HISTÓRIA

Ao avaliar pacientes com cicatriz que necessita de revisão, é importante fazer as seguintes perguntas:

- Qual é a fonte da cicatriz?
- Qual é a idade da cicatriz?
- O paciente tem predisposição à formação de queloides ou cicatrizes hipertróficas?
- Há história de hiperpigmentação?
- Foram realizadas intervenções prévias para melhorar a aparência da cicatriz?
- O paciente toma medicações que, potencialmente, possam afetar a cicatrização? São exemplos os anticoagulantes, a isotretinoína, os quimioterápicos e radioterapia.

EXAME FÍSICO

Uma análise detalhada da cicatriz é da maior importância. Uma cicatriz favorável é estreita, bem posicionada ao longo das bordas de subunidades estéticas e em paralelo com as linhas de tensão cutâneas relaxadas (RSTLs) (Fig. 40.1). As cicatrizes faciais tendem a amadurecer durante certo período de tempo e, de forma típica, a melhorar no decorrer de, pelo menos, 1 ano. Tradicionalmente, recomenda-se esperar o completo amadurecimento das cicatrizes para então proceder a qualquer tipo de técnica de revisão. No entanto, se a cicatriz não demonstrar características favoráveis, uma intervenção antecipada pode ser apropriada quando decorridos 60-90 dias. A formação de cicatriz do tipo queloide não deve ser confundida com cicatrizes hipertróficas ou mal posicionadas. Embora as cicatrizes do tipo queloide pareçam cicatrizes hipertróficas em nível microscópico, seu crescimento vai muito além da margem da ferida e exibe uma longa fase proliferativa em que há

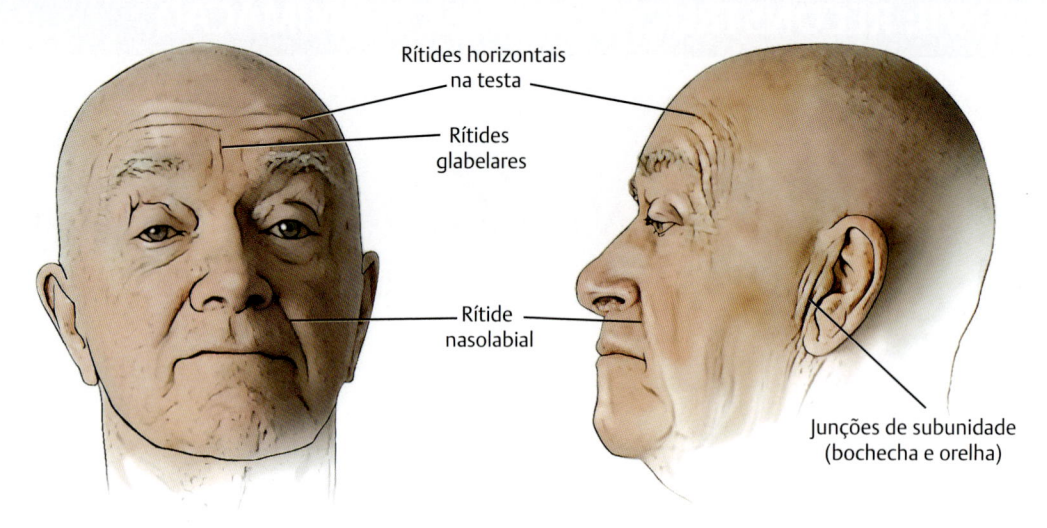

FIGURA 40.1 Linhas de tensão cutâneas relaxadas representadas em localizações anatômicas relativas: rítides horizontais na testa, rítides glabelares, e junções nasolabial e de subunidade (bochecha e orelha).

produção de colágeno hialinizado espesso. A aparência de uma cicatriz hipertrófica pode melhorar no decorrer de alguns anos. Por outro lado, os queloides não melhoram com o tempo e costumam requerer uma abordagem multimodal.

As características da cicatrização que devem ser notadas ao exame físico incluem:

- Largura.
- Orientação em relação às LTCRs.
- Formação de membranas.
- Depressão.
- Hipertrofia.
- Interrupção das unidades estéticas faciais.
- Proximidade de um sitio favorável.
- Distorção de características faciais ou da função anatômica.

INDICAÇÕES

A indicação geral para revisão de cicatriz é a melhora da cicatriz, e não sua eliminação. Os atributos de melhora da cicatriz incluem:

- Redução do tamanho.
- Restauração do contorno do tecido mole.
- Reorientação.
- Remoção de contratura.
- Reposicionamento para uma localização mais favorável.

CONTRAINDICAÇÕES

As contraindicações à revisão da cicatriz incluem os casos que limitam um desfecho favorável. Pacientes com história de formação de cicatriz hipertrófica ou queloide apresentam risco maior de desfecho estético precário, assim como os pacientes cuja pele é espessa ou descolorada, porque a elasticidade diminuída pode, enfim, comprometer o resultado final. Além disso, os pacientes devem ter expectativas realistas e entender que a restauração completa ao estado pré-lesão é impossível sob determinadas circunstâncias. Pacientes com expectativas ilusórias provavelmente ficarão insatisfeitos com os resultados finais, ainda que o desfecho tenha sido excelente.

PLANEJAMENTO PRÉ-OPERATÓRIO

Ao considerar as várias técnicas usadas para revisão de uma cicatriz, o cirurgião deve considerar as características específicas da cicatriz por ele tratada, a fim de fazer uma escolha apropriada do tratamento terapêutico. Exemplificando, uma cicatriz contraída nas proximidades do lábio requer alongamento para evitar uma nova contratura após a excisão. Nesse caso, uma Z-plastia seria mais apropriada, porque aumentaria o comprimento da cicatriz previamente adquirida.

TÉCNICA CIRÚRGICA

Excisão Fusiforme

Ocasionalmente, uma cicatriz estará junto ou paralela às LTCRs, todavia sem exibir as características da cicatriz ideal. Ao avaliar uma cicatriz como essa, tudo que será preciso fazer é a reincisão e o fechamento de um modo que possibilite uma cicatriz achatada estreita. A reexcisão deve ser feita adotando-se um formato fusiforme, tipicamente com extremidades anguladas em, no máximo, 30 graus, a fim de evitar deformidades cônicas permanentes (Fig. 40.2). Se as extremidades da excisão fusiforme se estenderem para dentro de outra subunidade estética, uma M-plastia poderá ser realizada em uma ou ambas as extremidades para encurtar a extremidade da elipse. O fechamento subsequente a uma excisão fusiforme deve incluir uma dissecção apropriada de 1-2 cm em torno da periferia da ferida, porque isso facilita a reaproximação das bordas cutâneas sob tensão mínima. É essencial realizar o fechamento da ferida em múltiplas camadas, incluindo o fechamento com suturas absorvíveis das camadas profunda e dérmica, bem como o fechamento de eversão da epiderme com monofilamento não reativo.

Excisões seriadas também podem ser realizadas para uma cicatriz ampla que não possa ser primariamente fechada com uma única excisão definitiva. Isso é beneficiado pela vantagem da habilidade da pele de se estirar e acomodar lentamente com o passar do tempo.

Z-plastia

A Z-plastia é a técnica clássica que propicia a interrupção da cicatriz e, ao mesmo tempo, altera sua direção, de modo que a maior parte do comprimento da cicatriz fica alinhada às LTCRs. A Z-plastia clássica é uma incisão em forma de "Z" usando a cicatriz como membro central e dois membros periféricos da configuração em Z, ambos do mesmo comprimento, formando retalhos triangulares iguais (Fig. 40.3). Esses retalhos são transpostos, e isso cria algumas alterações na cicatriz, incluindo uma reorientação previsível e o redirecionamento do componente central perpendicular a sua posição original. Além disso, alonga uma cicatriz contraída acrescentando tecido interveniente extra. A quantidade de comprimento adicionado à cicatriz pode ser variada, ajustando-se os ângulos do triângulo. Por exemplo, ângulos de 30 graus proporcionarão um alongamento de 25% na área contraída, enquanto ângulos de 45 graus alongarão uma ferida em 50%, e ângulos de 60 graus renderão 75% de alongamento. A Z-plastia é útil para modificar

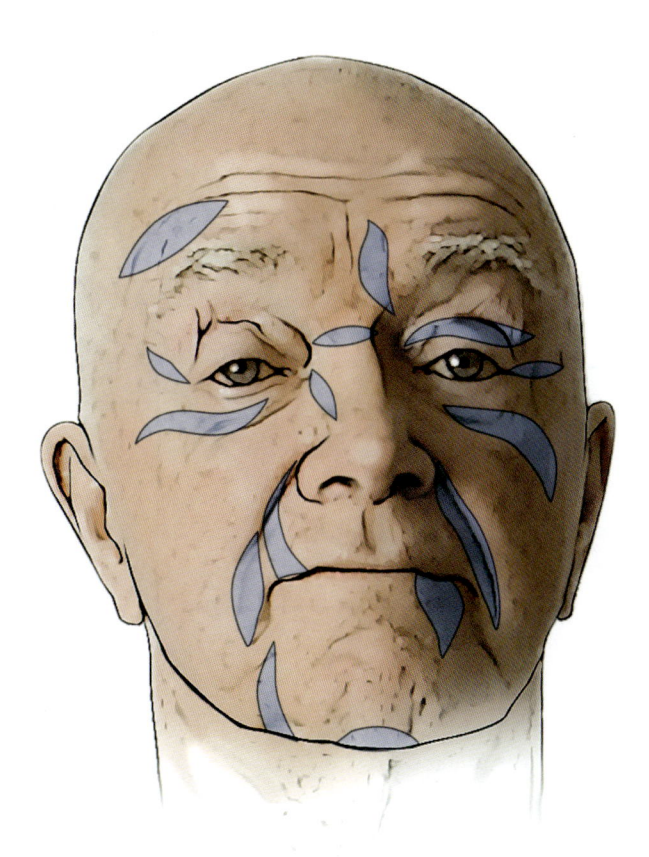

FIGURA 40.2 Exemplos de colocação apropriada de excisões fusiformes com extremidades anguladas em 30 graus alinhadas com as linhas de tensão cutâneas relaxadas e limites de unidade estética.

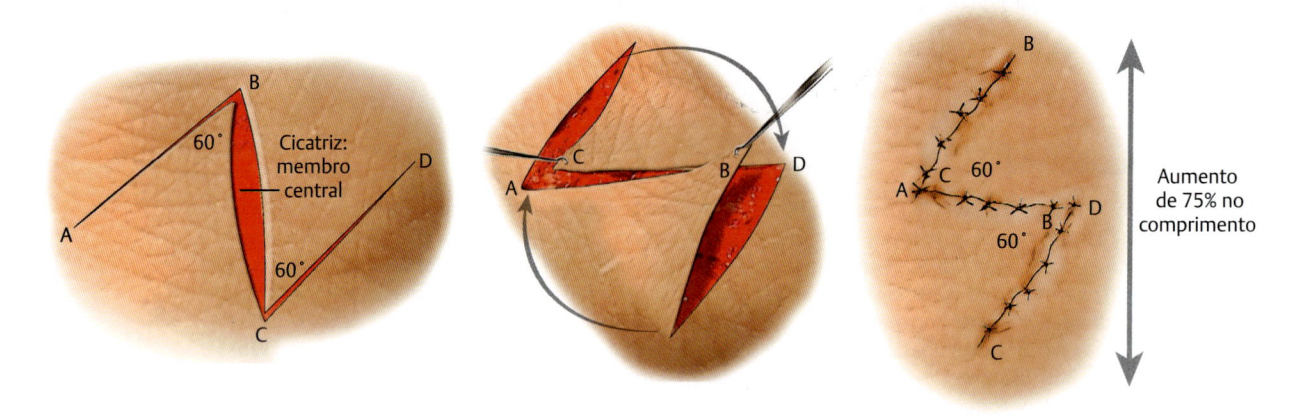

FIGURA 40.3 Z-plastia clássica usando a cicatriz como membro central e dois membros periféricos, ambos de igual comprimento, formando retalhos triangulares idênticos. Note o resultante aumento no comprimento da cicatriz.

a direção da cicatriz, aumentando o comprimento da cicatriz, alongando uma cicatriz contraída e desviando os referenciais faciais mal posicionados.

Um uso particularmente eficiente da Z-plastia é na correção de cicatrizes em "alçapão", também conhecidas como cicatrizes em "almofada de alfinete". Elas são formadas por cicatrizes circulares ou semicirculares que, ao se contraírem, tendem a agrupar o tecido mole central, criando um retalho do tipo "alçapão". A correção disso envolve a colocação de pequenas Z-plastias em torno do perímetro da ferida, uma vez que isso permite a interdigitação do retalho com a pele adjacente e, com efeito, prolonga a cicatriz circular contraída (Figs. 40.4, 40.5A-D e 40.6A, B).

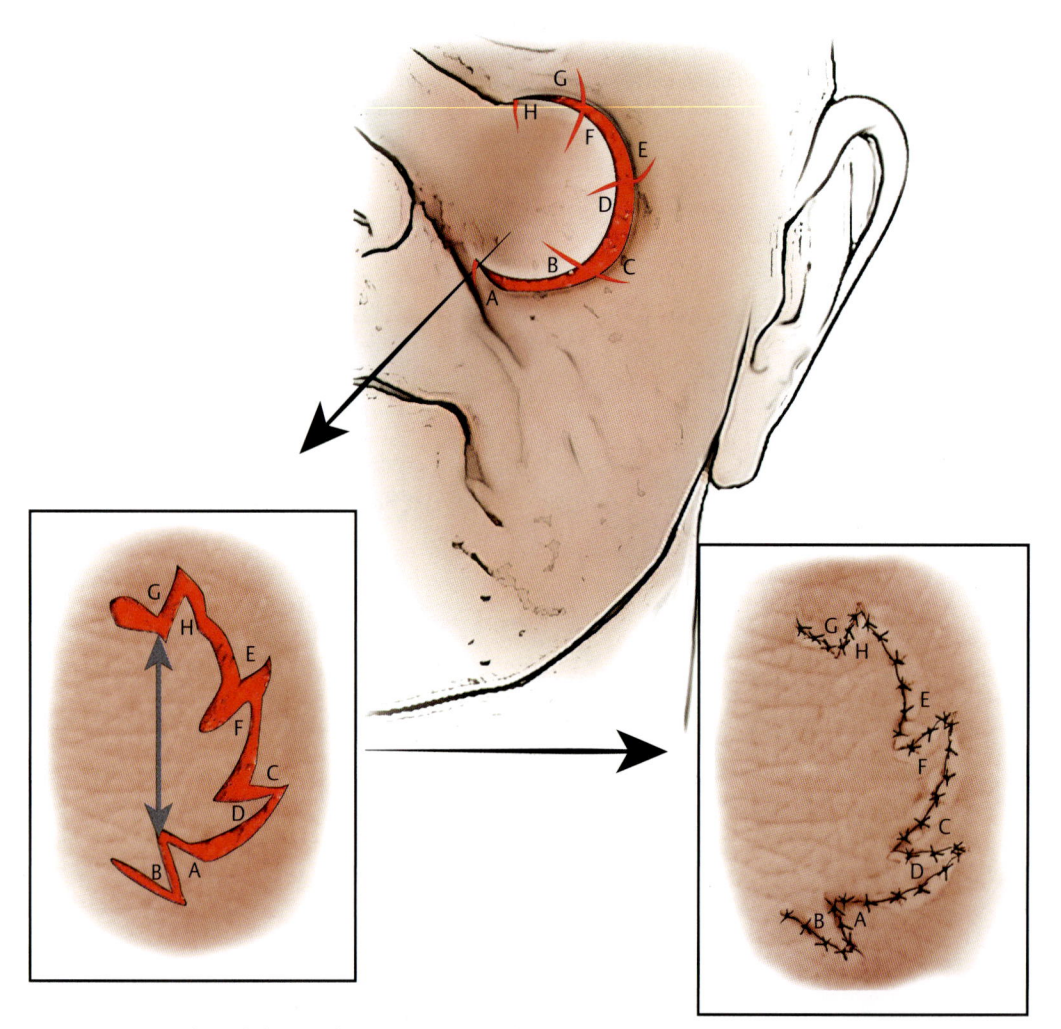

FIGURA 40.4 Deformidade em "alçapão" corrigida pela colocação de múltiplas Z-plastias pequenas em torno do perímetro da ferida.

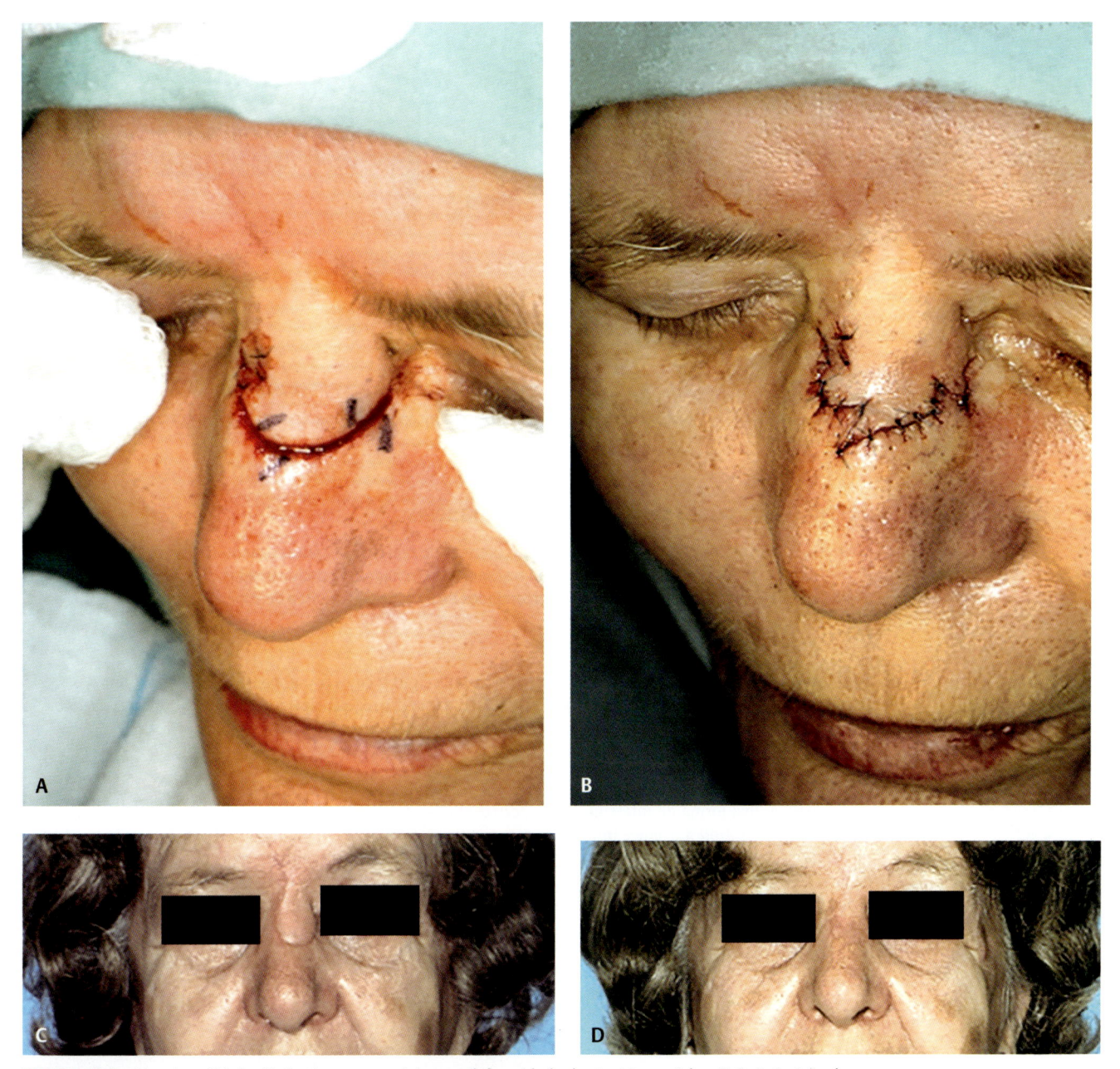

FIGURA 40.5 Uso de múltiplas Z-plastias para corrigir uma deformidade de cicatriz em "alçapão". **A:** Excisão da cicatriz e colocação de Z-plastias. **B:** Subsequente transposição e fechamento das Z-plastias. **C:** Aparência pré-operatória. **D:** Aparência pós-operatória.

Técnica Cirúrgica da Z-plastia

A cicatriz é medida. A excisão elíptica proposta e os membros periféricos da configuração em "Z" são marcados com uma caneta-marcador de ponta fina. A área é infiltrada com lidocaína 1% em epinefrina a 1:100.000 e devidamente limpa. Usando uma lâmina nº 15, é realizada a excisão elíptica da cicatriz e as incisões periféricas. Os retalhos são levantados e dissecados subcutaneamente, usando-se uma lâmina nº 15. Uma vez que tenham sido amplamente dissecados, os retalhos são transpostos para as suas respectivas posições. Esses retalhos são, então, fixados na camada dérmica com suturas PDS 5-0 contínuas, e a camada epidérmica é fechada com uma sutura Prolene 6-0. A área é limpa, e uma pomada antibiótica tripla com curativo semioclusivo é aplicada no local.

Múltiplas Z-plastias

Quando múltiplas Z-plastias são combinadas ao longo de uma cicatriz, são mantidos os mesmos benefícios de uma única Z-plastia. Entretanto, a cicatriz resultante tende a ser menos perceptível, porque os vários componentes são menores. Esse procedimento é mais útil em cicatrizes longas, que necessitam de interrupção da cicatriz, bem como de alteração da direção desta, onde uma Z-plastia única demandaria uma incisão longa e, portanto, cicatrizes mais visíveis.

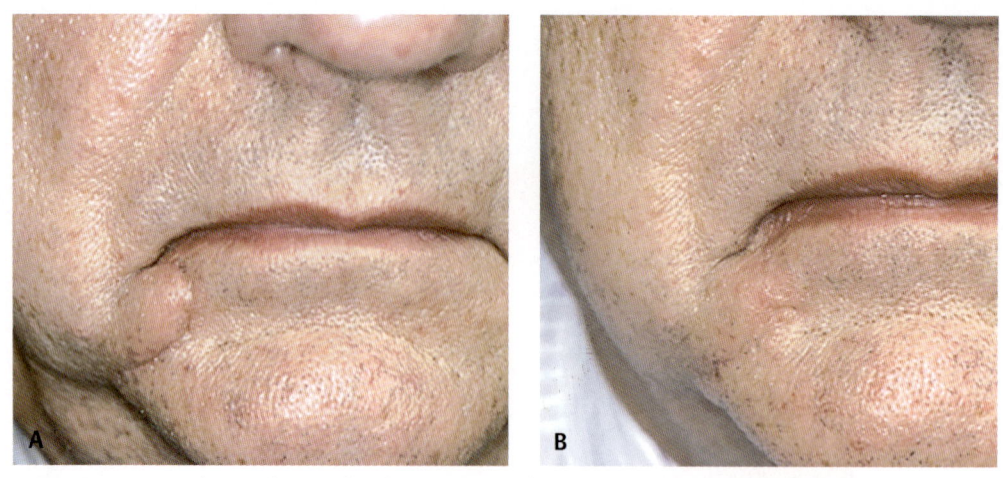

FIGURA 40.6 **A:** Aparência pré-operatória de cicatriz em "alçapão". **B:** Aparência pós-operatória após múltiplas Z-plastias.

Técnica Cirúrgica de Múltiplas Z-plastias

Múltiplas Z-plastias contínuas são delineadas, e as incisões de Z-plastia são feitas usando-se lâmina nº 11 e a mesma técnica descrita anteriormente. Os retalhos são transpostos e fechados em duas camadas com pontos interrompidos de PDS 5-0, na camada dérmica, e pontos interrompidos de Prolene 6-0, na área de superfície epidérmica.

Interrupção da Cicatriz

O conceito de interrupção da cicatriz consiste em criar uma cicatriz cujos componentes idealmente caem nas RSTLs e são quebrados em áreas irregulares imprevisíveis. Uma cicatriz irregular tipicamente é menos perceptível do que uma cicatriz em linha reta desagradável e, portanto, intensifica o efeito de camuflagem.

W-plastia

A W-plastia é uma forma de interrupção de cicatriz que tende a torná-la menos perceptível e mais bem camuflada. Diferente da Z-plastia, que é um retalho transposto, a W-plastia é um retalho interposto que não cria alongamento da cicatriz. A W-plastia é criada por meio da excisão de unidades triangulares conectadas para romper a linha da cicatriz de uma maneira regularmente irregular. Uma série de triângulos consecutivos é marcada ao longo da ferida ou da borda da cicatriz (Fig. 40.7). Os braços dos triângulos devem medir cerca de 5-7 mm de comprimento,

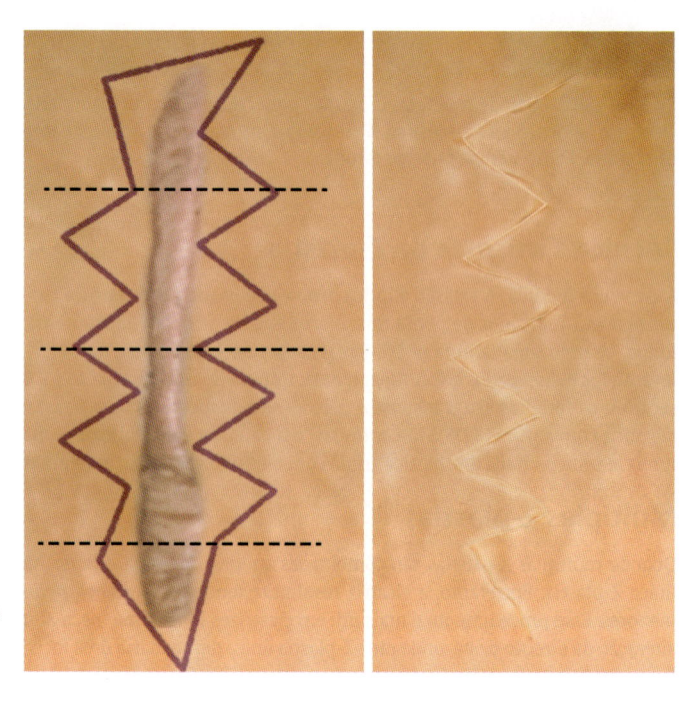

FIGURA 40.7
Uma W-plastia é realizada excisando-se unidades triangulares conectadas para quebrar a linha da cicatriz.

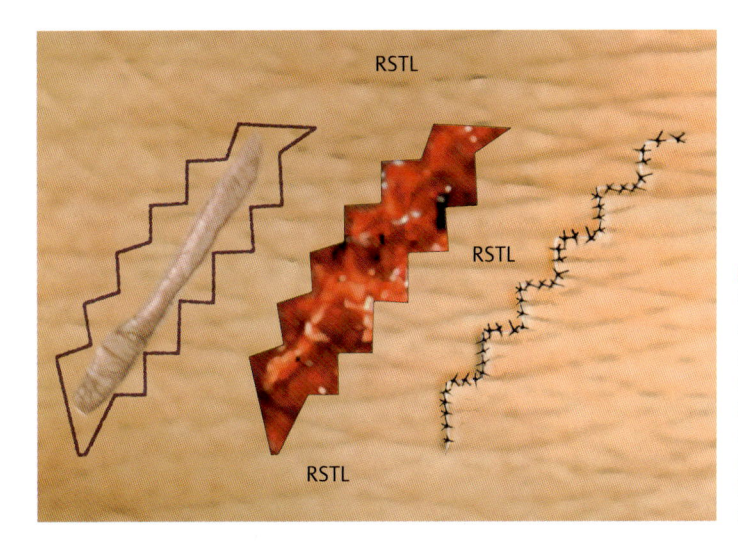

FIGURA 40.8
W-plastia contínua com uma área de triângulo alinhada em paralelo com linhas de tensão cutâneas relaxadas. Note que, à medida que a inclinação da cicatriz diminui, o grau dos ângulos deve ser aumentado para manter idealmente um dos braços alinhados com as linhas de tensão cutâneas relaxadas.

idealmente com um braço do triângulo traçado em paralelo à RSTL. À medida que a inclinação da cicatriz diminui, o grau dos ângulos deve ser aumentado para manter um dos braços alinhados às RSTLs (Fig. 40.8). Após a excisão dos triângulos, haverá W-plastias espelhadas em ambos os braços da ferida, os quais são então avançados e fechados. Como resultado, a W-plastia é um grupo de retalhos interpostos, em oposição aos retalhos transpostos de Z-plastia. Com frequência, uma dermoabrasão de segundo estágio pré-planejada é usada para suavizar e camuflar ainda mais a ferida (Fig. 40.9A-F).

Técnica Cirúrgica da W-plastia

Medidas detalhadas da cicatriz são obtidas, incluindo o comprimento e a largura total. A área então é infiltrada com lidocaína 1% em epinefrina 1:100.000. Uma W-plastia contínua precisa é delineada com auxílio de uma caneta-marcador de ponta fina sobre a cicatriz, com os braços dos triângulos medindo 7 mm de comprimento. A cicatriz e a W-plastia são excisadas, e a hemostasia é obtida com cautério bipolar. As bordas da ferida são dissecadas, usando-se uma lâmina nº 15, e as bordas da ferida são então avançadas, fechando o delineamento de W-plastia interpolante do reparo da cicatriz. A incisão é fechada com sutura PDS 6-0 interrompida na camada profunda e com sutura de rápida absorção intestinal 6-0 contínua na camada epidérmica. Em seguida, a ferida é limpa e reforçada com Steri-Strips estéreis. As Steri-Strips são removidas em 1 semana, quando o fio de categute de absorção rápida 6-0 está dissolvido.

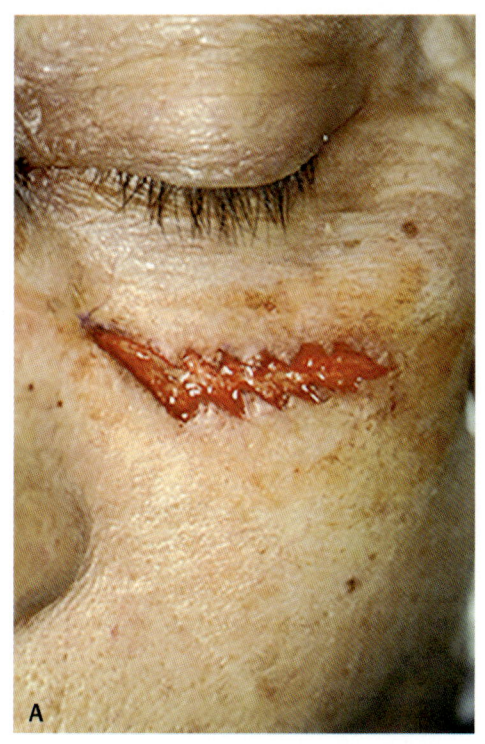

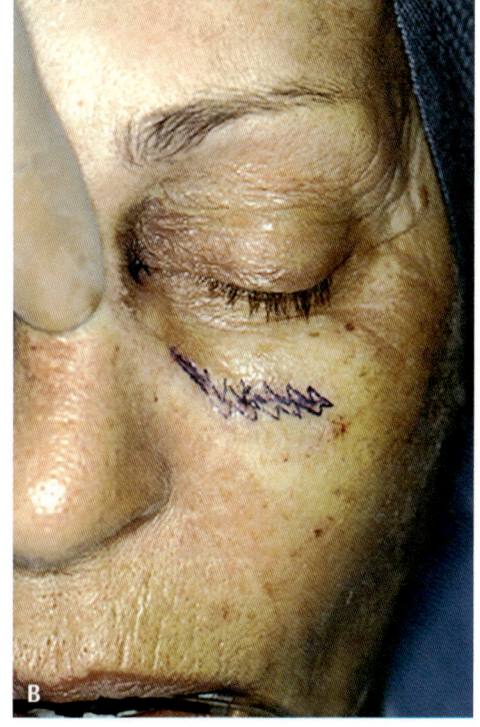

FIGURA 40.9 **A:** Excisão de cicatriz. **B:** Plano pré-operatório com W-plastia.

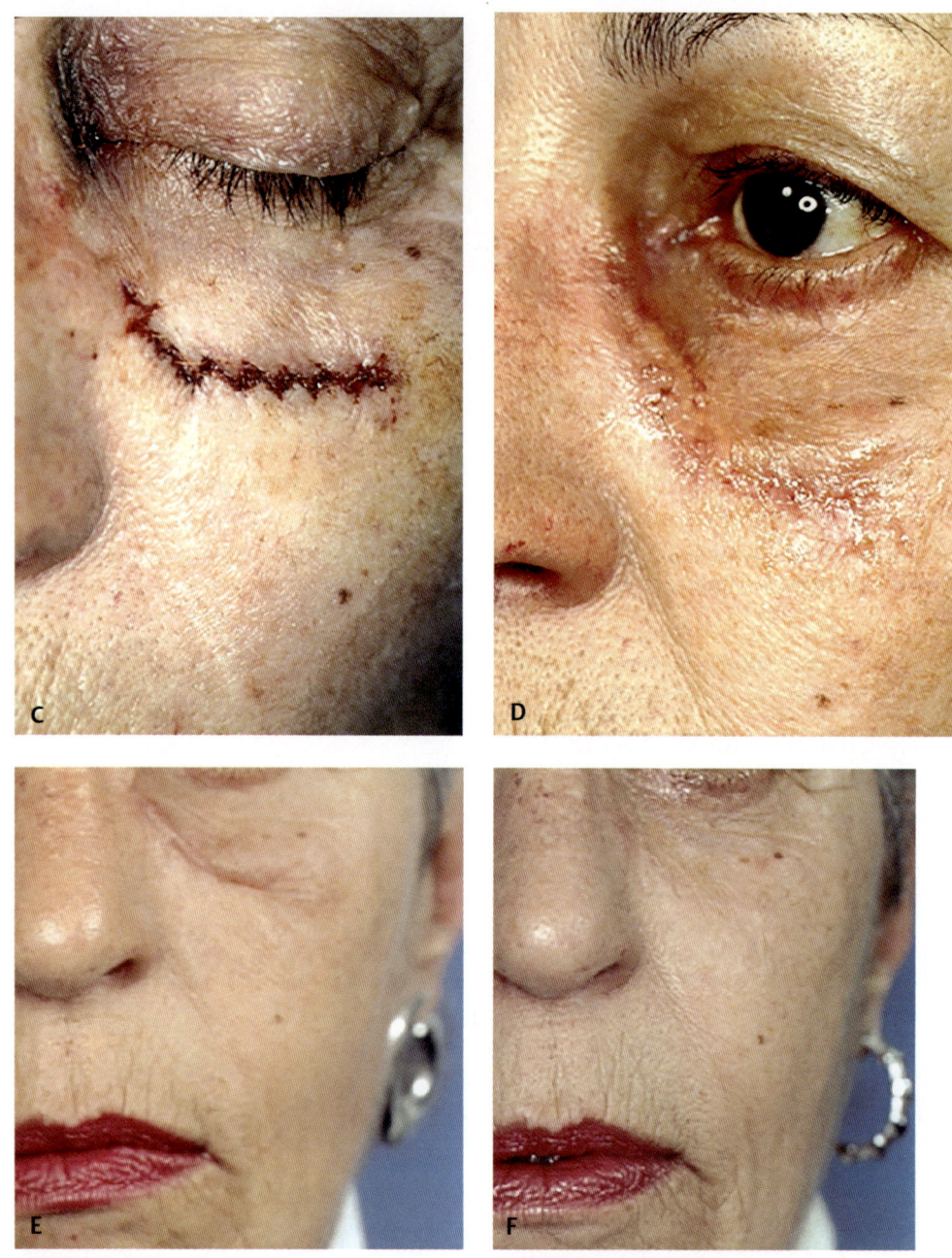

FIGURA 40.9 (*Continuação*) **C:** Interpolação e fechamento de W-plastia. **D:** Uma semana de pós-operatório e remoção da sutura. **E:** Aparência pré-operatória. **F:** 4 meses de pós-operatório.

Fechamento Geométrico em Linha Quebrada

O fechamento geométrico em linha quebrada (GBLC) é uma técnica que cria uma cicatriz irregularmente irregular empregando figuras geométricas aleatórias como retalhos interpostos em cada lado da excisão. Essas unidades geométricas consistem em uma série de quadrados, retângulos e triângulos de vários formatos colocados em padrão aleatório (Fig. 40.10). A geometria da cicatriz resultante é menos detectável ao olho do que a W-plastia mais previsível. Essa técnica é mais adequada para as cicatrizes mais longas que atravessam uma unidade estética ou as superfícies achatadas amplas, como a testa e a bochecha. Como a W-plastia, o GBLC é formado por retalhos interpostos sem afetar o comprimento, em oposição aos retalhos transpostos e o resultante aumento no comprimento observado na Z-plastia. O GBLC também é beneficiado por uma dermoabrasão secundária pré-planejada, tipicamente realizada em 6-8 semanas após a revisão inicial da cicatriz (Fig. 40.11A-C).

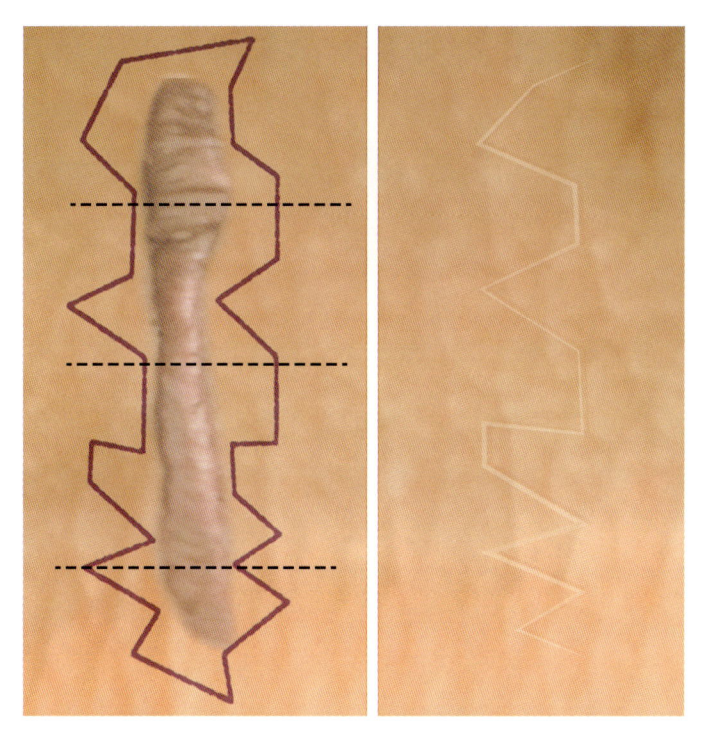

FIGURA 40.10
O fechamento geométrico em linha quebrada cria uma cicatriz irregularmente irregular com figuras geométricas aleatórias. Certas partes dos formatos geométricos estão em paralelo com as linhas de tensão cutâneas relaxadas.

Técnica Cirúrgica do Fechamento Geométrico em Linha Quebrada

A cicatriz é medida, e o delineamento dos formatos geométricos irregulares aleatórios é feito em um dos lados da cicatriz, usando-se uma caneta-marcador de ponta fina, com o comprimento das formas geométricas variando de 5 a 7 mm. A imagem espelhada desse padrão é repetida no lado oposto da cicatriz. O delineamento marcado e a cicatriz são submetidos à excisão com lâmina nº 11. A área circundante é dissecada com o auxílio de uma lâmina de bisturi. O fechamento em camada dupla é realizado com PDS 5-0 na camada dérmica e fio de categute de absorção rápida 6-0 na camada epidérmica. A ferida é coberta com Steri-Strips, que são mantidas por 1 semana.

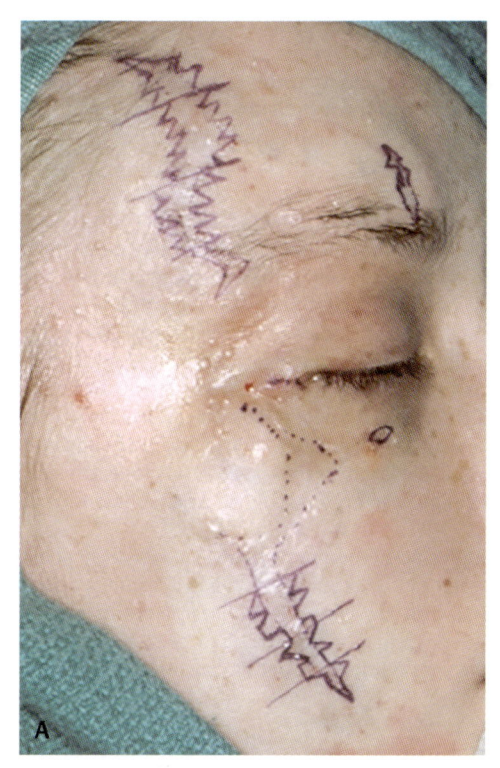

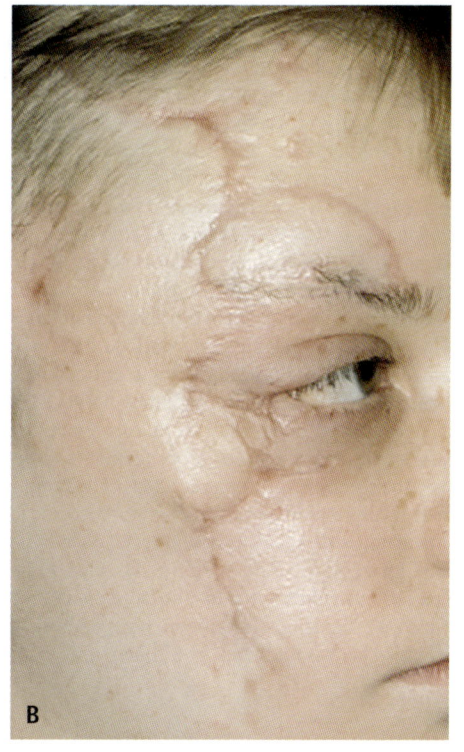

FIGURA 40.11 **A:** Planejamento pré-operatório incluindo FGLQ para cicatriz na bochecha. **B:** Aparência pré-operatória.

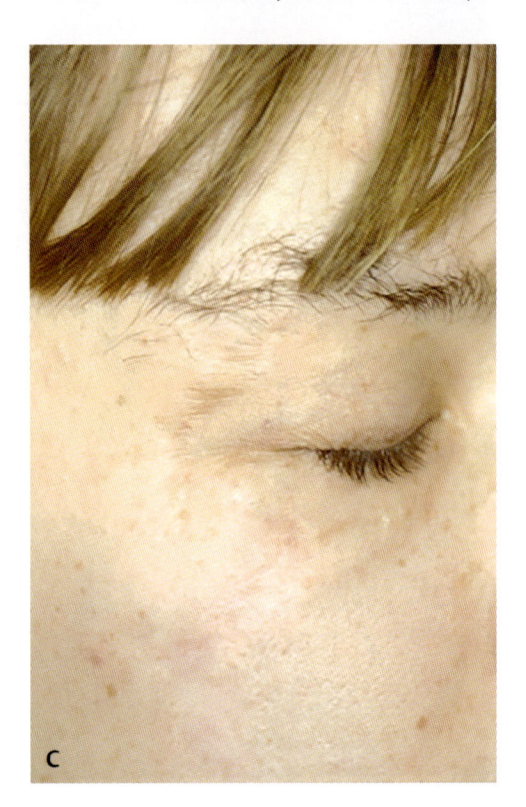

FIGURA 40.11 (*Continuação*)
C: aparência aos 4 meses de pós-operatório.

Dermoabrasão

A dermoabrasão é um método de ablação cutânea superficial controlada utilizado para suavizar cicatrizes elevadas e outras irregularidades de contorno cutâneo. Na rotina, a dermoabrasão é um estágio secundário pré-planejado subsequente às técnicas de excisão da cicatriz ou de interrupção da cicatriz. O conceito de dermoabrasão é a remoção das camadas cutâneas superficiais, da epiderme e de parte da derme papilar. Isso permite que a ferida seja reepitelizada pelos tecidos circundantes e estruturas anexiais subjacentes. O melhor momento para realizá-la é num intervalo de 6-8 semanas, uma vez que foi demonstrado que o reaparecimento da ferida durante a fibrilogênese estimula mais células epidérmicas a migrarem para a ferida, levando, assim, à melhora da aparência da cicatriz.

Os candidatos ideais para a dermoabrasão são os pacientes de pele clara, em razão do risco diminuído de despigmentação após o procedimento. A dermoabrasão deve ser evitada em pacientes com hepatite ou síndrome da imunodeficiência humana, uma vez que patógenos transmitidos pelo ar constituem um risco à equipe médica. Do mesmo modo, pacientes com história de infecção herpética devem receber profilaxia antiviral.

A preparação da área a ser submetida à dermoabrasão é feita com anestesia local. Isso propicia não só um bloqueio nervoso como também a infiltração da área com resultante distensão da pele, o que auxilia a dermoabrasão. A pele circundando a cicatriz durante o procedimento é estirada e apertada com uma tensão de 3 ou 4 pontos, para proporcionar uma superfície regular e firme para a dermoabrasão. Uma broca de diamante é usada, em vez de uma escova metálica, para se conseguir controlar melhor o instrumento e também para diminuir as chances de esmerilhar muito profundamente para dentro da derme reticular, criando uma cicatriz desnecessária.

A broca deve estar rodando em sentido horário e ser aplicada perpendicular e obliquamente ao eixo da cicatriz (Fig. 40.12). Um degradê é apropriado para evitar qualquer tipo de demarcação entre as regiões tratada e não tratada. Durante o procedimento, a entrada na derme papilar superficial revelará pequenas alças capilares facilmente identificadas por um sangramento localizado. Conforme a dermoabrasão avança ainda mais profundamente, pequenos cordões paralelos de colágeno brancos podem ser observados, indicando a profundidade apropriada. Como já mencionado, o aprofundamento na derme reticular levará ao dano às estruturas anexiais subjacentes, que são essenciais na proliferação das células epidérmicas não danificadas ao longo da superfície esmerilhada. Isso pode levar desnecessariamente a um processo cicatricial.

Imediatamente após o tratamento, é aplicado um curativo oclusivo, como o hidrogel de óxido de polietileno (Vigilon). Esse curativo é mantido por 48 horas, e, após a remoção, o paciente é instruído a manter a área úmida o tempo todo usando bacitracina, durante os próximos 7-10 dias. Em geral, a reepitelização ocorre em 5-7 dias. Entretanto, o eritema pós-tratamento pode persistir por 2-3 meses após a resolução. Isso, de modo geral, é menos problemático para as mulheres, que podem usar maquiagem para cobrir a área após a conclusão da reepitelização.

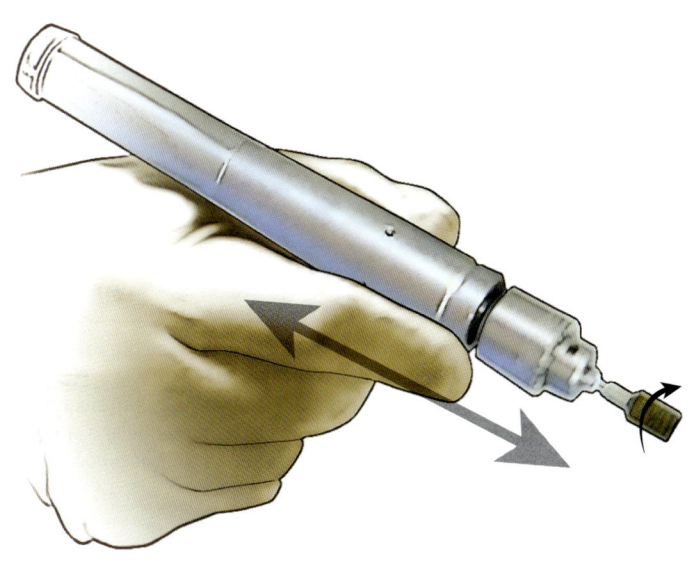

FIGURA 40.12
A peça manual é segura em um ângulo de 90 graus em relação à direção da rotação da polia e aplicada perpendicularmente ao eixo da cicatriz.

PROCEDIMENTOS ADJUNTOS

Esteroides

Os esteroides intralesionais são usados como adjuntos no tratamento de feridas em cicatrização, cicatrizes hipertróficas e queloides. As injeções podem ser particularmente úteis quando existem áreas de edema tecidual persistente. Seu mecanismo de ação envolve redução da proliferação de fibroblastos e da síntese de colágeno, além de mediadores supressores da inflamação. A triamcinolona (10 mg/mL) é injetada na porção dérmica da cicatriz ao longo das semanas subsequentes, no pós-operatório. Injeções repetidas costumam ser necessárias e tipicamente aplicadas em intervalos de 2-4 semanas. É preciso ter cautela ao aplicar as injeções no tecido circundante, porque isso pode acarretar atrofia e pregueamento. Além disso, pode haver hipopigmentação e telangiectasias quando são injetadas concentrações maiores na derme.

Lâminas de Silicone

O modo de ação da lâmina de silicone em gel ainda é desconhecido, mas acredita-se que seja mediado por um efeito intensificado de hidratação da cicatriz, especificamente sobre o estrato córneo, produzindo efeitos antiqueloidais. O'Shaughnessy *et al.* exploraram adicionalmente a teoria da oclusão reduzindo a cicatrização hipertrófica por meio de uma análise histomorfométrica da epiderme em cicatrizes ocluídas *versus* cicatrizes com tiras adesivas. Havia três grupos de oclusão, um dos quais era o de silicone em gel tópico. Foi demonstrado que cada um dos tratamentos oclusivos diminuía a perda de água transepidérmica, enquanto as tiras adesivas tiveram ação contrária. Além disso, as tiras adesivas aumentaram significativamente o índice de elevação da cicatriz, a espessura epitelial e a celularidade, enquanto o grupo de oclusão apresentou redução em todos esses fatores. Para serem efetivas, as coberturas tinham de ser aplicadas por, no mínimo, 12 horas diárias, durante 6-12 meses. A facilidade do uso da lâmina de silicone em gel e a ausência de morbidade nos pacientes tornavam esta uma alternativa atraente aos tratamentos invasivos. Os eventos adversos incluíam prurido, erupção cutânea e maceração, os quais podem ser controlados com a suspensão temporária do tratamento e a lavagem regular da cicatriz.

CONDUTAS PÓS-OPERATÓRIAS

As técnicas de W-plastia e FGLQ são cobertas com Steri-Strips durante a primeira semana de pós-operatório. Cuidados gerais da pele são realizados nas semanas subsequentes. Para outras excisões de cicatriz, durante o período pós-operatório imediato, uma pomada antibiótica tripla é aplicada ao longo da incisão, e um curativo semioclusivo com Telfa e fita adesiva é aplicado sobre a incisão. O paciente é orientado a remover o curativo no dia seguinte e a manter a lavagem meticulosa e suave com sabão, seguida da reaplicação de pomada antibiótica 2 vezes ao dia, até o seguimento de 1 semana agendado. Os pacientes também permanecem sob profilaxia antibiótica por 1 semana. Uma cefalosporina de primeira geração costuma ser suficiente ou, em caso de alergia a essa classe, o paciente pode ser submetido alternativamente a um curso de clindamicina. As suturas não absorvíveis são removidas após 7 dias. Nesse momento, o paciente é instruído a manter a incisão limpa e a evitar a exposição solar excessiva, para prevenir a descoloração e o eritema prolongado. Decorridas várias semanas, quando necessário, consideramos procedimentos adjuntos para alcançar o melhor desfecho estético.

COMPLICAÇÕES

- Sangramento.
- Infecção.
- Necessidade de procedimentos adicionais.
- Eritema prolongado.
- Recorrência de formação de cicatriz hipertrófica ou queloide.
- Deiscência de ferida.

RESULTADOS

Uma cicatriz na face pode ter impacto substancial sobre a autoimagem, e é importante ter isso em mente ao abordar esse tipo de paciente. Deve ser enfatizado que a cicatriz não pode ser removida, e sim obter sua aparência melhorada. Nesses casos, muitas vezes é útil aconselhar a família e também o paciente. A dermoabrasão pode ser extremamente útil para suavizar cicatrizes elevadas e irregularidades de contorno da pele, e isso pode ajudar a camuflar a cicatriz. Além disso, procedimentos adjuntos, como injeções de esteroide e cobertura com lâminas de silicone, podem ser úteis e, finalmente, auxiliar na melhora do resultado final (Figs. 40.13A, B e 40.14A, B).

DICAS

- A proteção UV é importante para se obter o melhor resultado nos primeiros 6 meses subsequentes ao tratamento.
- A meta definitiva é modificar a cicatriz a ponto de obter o máximo de camuflagem aliada às unidades estéticas faciais e aos contornos faciais naturais.
- Se as extremidades da excisão fusiforme se estendem para dentro de outra subunidade estética, é possível realizar uma M-plastia em uma ou em ambas as extremidades, para encurtar a extremidade da elipse.
- O uso eficaz da Z-plastia é a correção de cicatrizes em "alçapão" (cicatrizes em "almofada de alfinete").
- Os pacientes ideais para dermoabrasão são aqueles com pele clara e sem risco de despigmentação.

DIFICULDADES

- A falha em ter uma conversa pré-operatória abrangente acerca das expectativas sobre a revisão da cicatriz pode levar o paciente a responder com desapontamento e de forma irrealista.
- Pacientes com história de formação de cicatriz hipertrófica ou queloide apresentam risco aumentado de desfecho estético precário.
- Pacientes com pele mais escura apresentam risco aumentado de despigmentação quando submetidos à dermoabrasão.

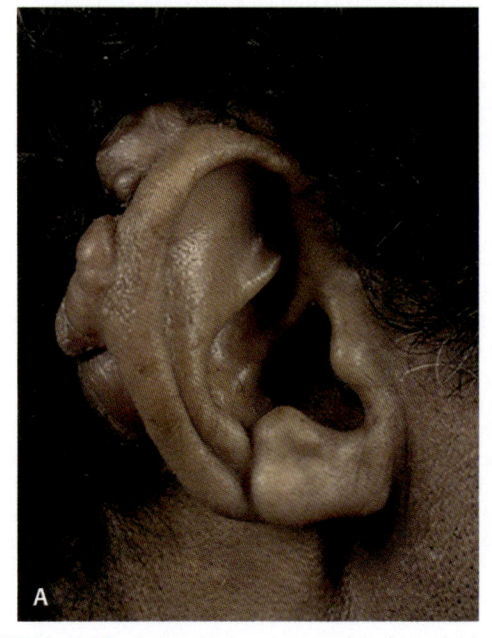

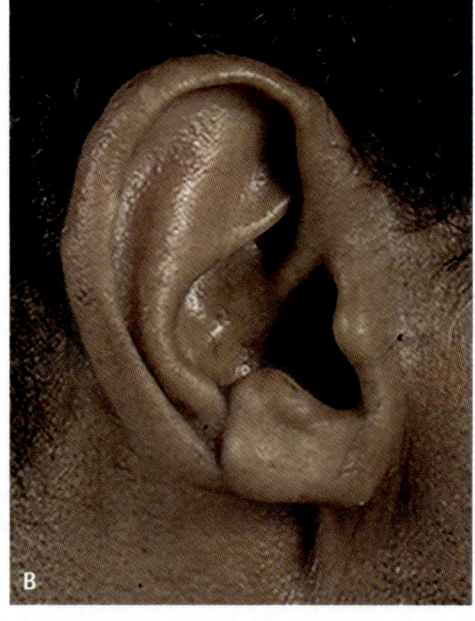

FIGURA 40.13 **A:** Aparência pré-operatória de queloide. **B:** Aparência em 3 meses de pós-operatório, em seguida à excisão e à injeção seriada de triamcinolona.

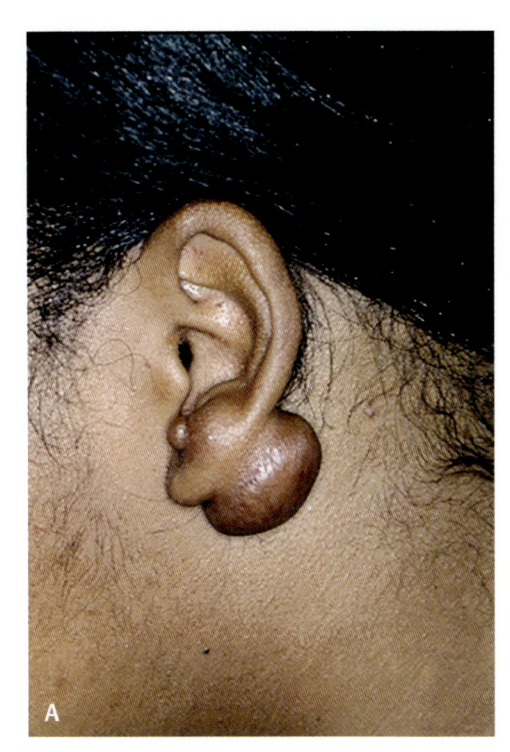

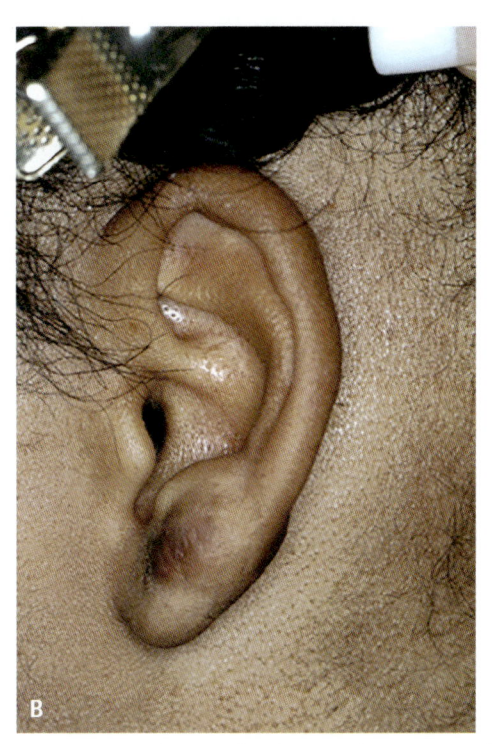

FIGURA 40.14 A: Aparência pré-operatória de queloide. **B:** Aparência em 3 meses de pós-operatório, em seguida à excisão e à injeção seriada de triamcinolona.

INSTRUMENTOS QUE DEVEM ESTAR DISPONÍVEIS

- *Kit* de cirurgia plástica padrão.

AGRADECIMENTOS

Estendo minha gratidão a Michael Somenek, MD, por suas contribuições. Seu trabalho de escrita, edição e criação de figuras para este capítulo foi excelente.

LEITURAS SUGERIDAS

Kokaska MS, Thomas JR. Scar revision. In: Papel ID, ed. *Facial plastic and reconstructive surgery*. Thieme Medical Publishers, Inc., 2002:55–60.

Thomas JR. Scar revision and camouflage surgery. In: *Advanced therapy in facial plastic and reconstructive surgery*. PMPH Publishers, 2010:687–693.

Thomas JR, Holt GR. *Facial scars: incision, revision and camouflage*. St. Louis, MO: CV Mosby, 1989.

Thomas JR, Mobley SR. Scar revision and camouflage. In: *Cummings otolaryngology head and neck surgery*, 5th ed. St. Louis, MO: Mosby, 2011.

41 RETALHOS BILOBADOS

John A. Zitelli

INTRODUÇÃO

O retalho bilobado é um padrão de retalho aleatório extremamente útil para reconstrução facial. É um retalho de transposição duplo em que ambos os retalhos partilham uma base comum, seu fechamento não causa distorção dos tecidos circundantes e sua mecânica permite o recrutamento de tecidos redundantes de locais distantes. O retalho primário é usado para reparar o defeito cirúrgico enquanto o secundário repara o local doador original do retalho. Originalmente descrito por Esser, em 1918, o retalho bilobado, após modificações, tornou-se a escolha para a reconstrução de defeitos de tamanho pequeno a médio ao longo do terço inferior do nariz. O *design* original exigia que o ângulo da transferência de tecido entre cada lobo do retalho fosse de 90 graus, para uma transposição total de 180 graus. Embora esse *design* maximize a distância em que a pele pode ser movida, os ângulos largos também resultaram em aumento da tensão de fechamento da ferida, em notável efeito de almofada de alfinete (*pincushioning*) ou "em alçapão" (*trapdoor*) do retalho e em protrusão tecidual proeminente (redundância de pele em "orelha de cão") nos pontos pivô de rotação. A excisão desse tecido redundante não seria viável, uma vez que estreitaria excessivamente a base do retalho e comprometeria a circulação e a sobrevivência do retalho.

Em 1989, publiquei significativas modificações do *design* original do retalho, as quais minimizaram os riscos de efeito de almofada de alfinete e formação de redundância de pele em "orelha de cão". Enfatizei o uso de ângulos mais estreitos de transferência de 45 graus entre cada lobo, de modo que a transposição total do retalho ocorra até 90 a 110 graus. Com a redução do ângulo de rotação, foram abordadas as limitações de restrição básicas, incluindo o encurtamento do retalho, aumentaram a tensão do fechamento, bem como a deformidade cutânea no ponto pivô de rotação (Fig. 41.1).

O retalho bilobado expande o uso do retalho de transposição único tradicional. Sendo um retalho de transposição duplo, ele transfere a tensão de fechamento de ferida sobre um arco de 90 graus, em vez dos 45 a 60 graus usuais de um retalho de transposição único. A adição do segundo lobo liberador de tensão permite o reparo de defeitos que, de outra forma, podem não ser fechados com um único retalho de transposição em decorrência da tensão da ferida e distorção das estruturas circundantes. Essa liberação mecânica da tensão oferecida pelo retalho bilobado é idêntica à de uma Z-plastia dupla, aumentando o movimento e a transposição sobre o ponto pivô de rotação (Fig. 41.2). Com um planejamento pré-operatório e uma execução cirúrgica adequados, o retalho bilobado não apenas é útil para a reconstrução de defeitos cirúrgicos no nariz, particularmente da ponta do nariz e asa nasal, mas pode também ser usado com sucesso para reparar defeitos envolvendo as pálpebras, sobrancelhas, bochechas, queixo e lábios.

HISTÓRIA

Assim como cada defeito cirúrgico é definido por suas características inerentes, da mesma forma ocorre a definição de cada paciente com essa condição. É necessário um exame médico abrangente de todos os pacientes que se submetem à cirurgia. Uma história médica detalhada, incluindo condições cardiopulmonares, endócrinas e autoimunes, deve ser avaliada, uma vez que cada circunstância pode comprometer a cicatrização da ferida. Os detalhes relativos a trauma local, cirurgia, exposição solar e radioterapia também são importantes. É necessária uma lista de medicações atuais e alergias. O uso de tabaco, álcool ou dependência de substância pode limitar a cicatrização da ferida

CAPÍTULO 41 Retalhos Bilobados

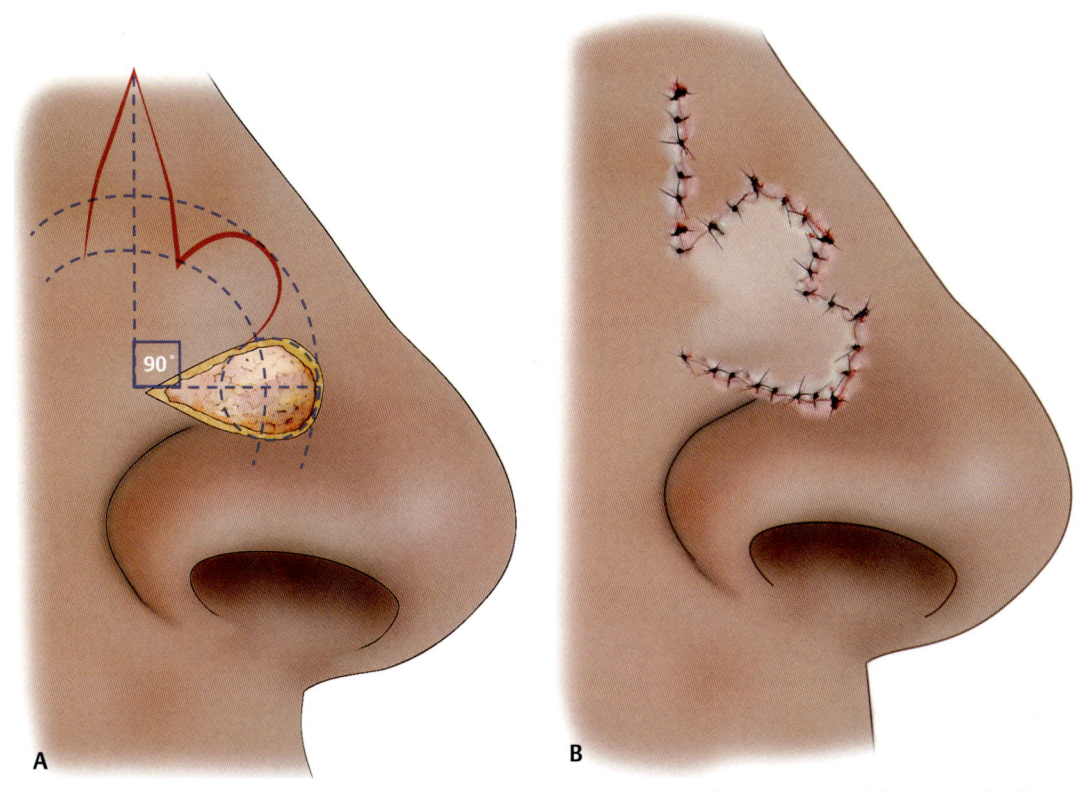

FIGURA 41.1 A, B: A aprimoração do desenho previne a distorção da margem livre e minimiza defeitos de redundância de pele em "orelha de cão" (*dog-ear*) e deformidade "em alçapão" (*trap-door*).

pós-operatória, assim como as terapias pós-operatórias. Finalmente, a liberação médica pode exigir o envolvimento de um ou mais especialistas para a otimização médica antes da cirurgia.

EXAME FÍSICO

Ao desenvolver um plano reconstrutivo, uma abordagem orientada ao defeito é útil na determinação de quais são os tecidos nativos e recursos existentes, estabelecendo, ao mesmo tempo, quais são os elementos ausentes e os que precisam ser restaurados. É importante considerar a qualidade, quantidade e história médica dos tecidos que circundam o defeito atual, assim como a dimensão das unidades estéticas faciais envolvidas. Especificamente, o reta-

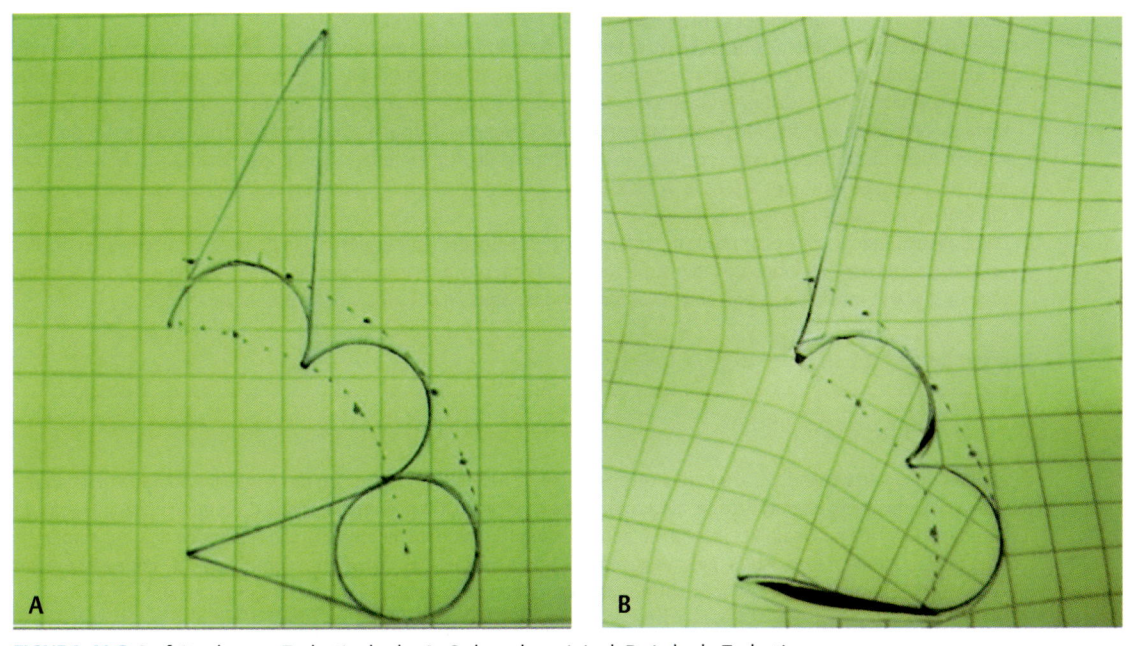

FIGURA 41.2 O efeito de uma Z-plastia dupla. **A:** O desenho original. **B:** A dupla Z-plastia.

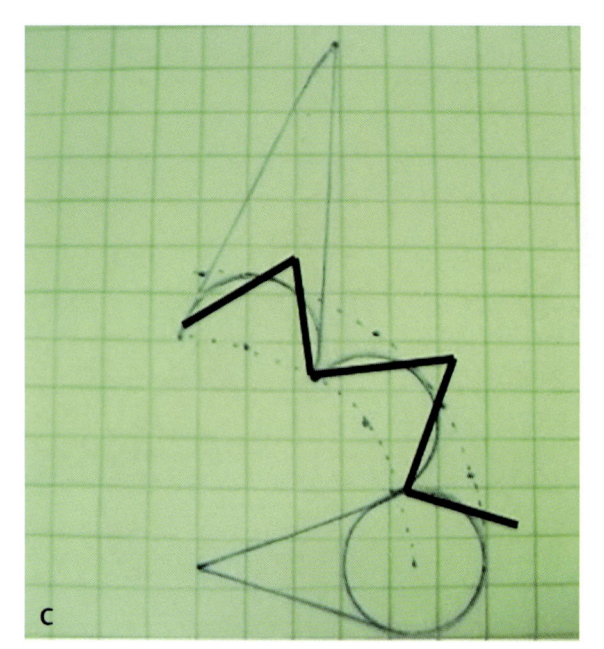

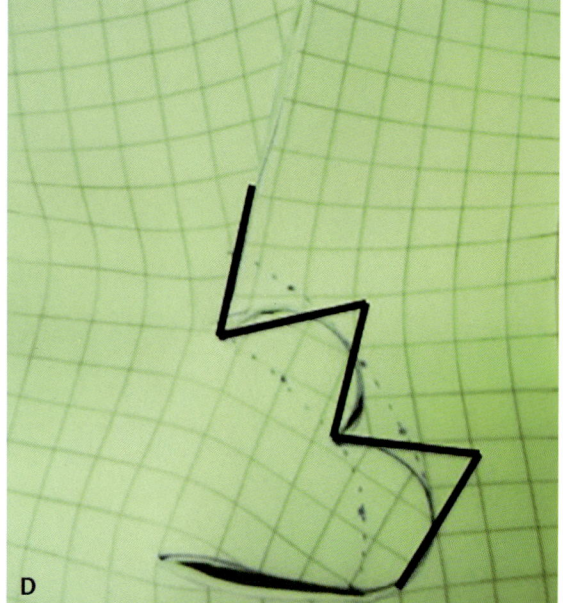

FIGURA 41.2 (*Continuação*) **C:** *Linhas* demonstram o encurtamento do plano horizontal. **D:** A Z-plastia realmente alonga o plano vertical para evitar tração ascendente das margens livres móveis.

lho bilobado é mais adequado para defeitos circulares e tem múltiplas variações que são úteis no fechamento de defeitos ao longo do nariz assim como as pálpebras, bochecha, lábio superior e queixo. O tecido é retirado de uma região para restaurar outra. Em essência, o defeito é transposto para uma região com menor prioridade funcional e estética e que possui melhores capacidades reconstrutivas. Por exemplo, a anatomia complexa e características únicas do nariz tornam o planejamento da reconstrução dos defeitos cirúrgicos um desafio. Sua topografia é composta de múltiplas superfícies convexas e côncavas adjacentes que não devem ser distorcidas. As bordas livres das margens alares são móveis e podem ser facilmente deslocadas. A pele sobre o terço inferior do nariz é espessa e inelástica tornando-a difícil de recrutar para o fechamento de defeitos cirúrgicos. Além disso, a cor e textura da pele são tão únicas que pode ser difícil combiná-las com a pele distante ou próxima. Considerações adicionais durante exame físico são como segue:

- A margem palpebral pode ser facilmente deslocada, e o fechamento da ferida primária ou os retalhos locais usados nessa área, muitas vezes, resultam em tração descendente da pálpebra. Embora os enxertos cutâneos em espessura total sejam uma boa opção de reconstrução para defeitos cirúrgicos infraorbitários, eles podem não proporcionar uma combinação adequada de cor e textura, e o potencial de contração do enxerto pode resultar em ectrópio. Testes Snap e de distração da pálpebra inferior são críticos, assim como a presença de um vetor negativo (relação da córnea com a margem orbital).
- Desafios na reconstrução da bochecha ou defeitos infraorbitais surgem quando os retalhos de rotação simples não proporcionarão suficiente movimento tecidual para o fechamento de defeitos de tamanhos moderado a grande. Isso é especialmente verdadeiro quando o defeito está localizado no centro da bochecha, onde a quantidade restante de pele pode não ser suficiente para preencher o defeito cirúrgico e ainda permitir o fechamento do local doador. Além disso, pode ocorrer acentuação considerável do esqueleto facial quando as feridas são fechadas com recursos teciduais limitados e tensão. A revisão do movimento e sensibilidade faciais (nervos cranianos – CN V e VII) é de considerável importância.
- Defeitos incluindo a boca e ao redor dela podem exigir soluções únicas por causa da perda superficial de tecido mole, especialmente ao longo do lábio superior. Nessas circunstâncias, é importante manter a competência e função orais. Mais uma vez, é importante avaliar a atividade muscular, enunciação e escape de ar.

INDICAÇÕES

Defeitos Nasais

O retalho bilobado é bem adequado para a reconstrução de defeitos cirúrgicos no terço inferior do nariz, particularmente os que envolvem a ponta lateral, acima da ponta nasal, ou a asa próxima à ponta. Com uma tensão mínima de fechamento de ferida no retalho primário, há pouca ou nenhuma distorção quando são reparados defeitos próximos à margem alar. Além disso, o uso de pele adjacente ao defeito proporciona excelente combinação de cor e textura em que os resultados estéticos excedem os obtidos com o uso de enxertos cutâneos em espessura total.

Defeitos Extranasais

Bochecha
Os retalhos bilobados podem ser usados em qualquer parte na bochecha ainda que as linhas de incisão possam não acompanhar as linhas naturais das rugas da face. A vantagem da ausência de tensão e distorção no fechamento de feridas das estruturas circundantes excede a desvantagem da cicatriz curvilínea final.

Queixo
O retalho bilobado pode ser usado para reparar grandes defeitos no queixo sem distorção do lábio inferior, produzindo excelentes resultados estéticos. Nessa localização, o retalho bilobado usa pele das regiões submentais e superior do pescoço. O primeiro lobo é colocado adjacente ao defeito cirúrgico na pele submental enquanto o segundo lobo é colocado na pele cervical anterior. Isto permite excelente combinação textural e de cor, especialmente em homens com pelos terminais escuros, escondendo, ao mesmo tempo, as cicatrizes em localizações que são menos notáveis cosmeticamente.

Lábio Superior
A unidade cosmética do lábio superior cutâneo possui uma área de superfície muito restrita, tornando o reparo dos defeitos cirúrgicos algumas vezes muito desafiadores. A maior parte dos retalhos locais usa a dobra melolabial (sulco nasolabial) adjacente como local doador, mas o movimento desses retalhos geralmente resulta na distorção do lábio superior quando o reparo é feito em grandes defeitos. O retalho bilobado pode ser usado com sucesso para defeitos no lábio cutâneo superior lateral utilizando o reservatório de pele da bochecha.

Pálpebras
O retalho bilobado pode ser usado para reparar grandes defeitos cirúrgicos em qualquer parte na região infraorbital incluindo a pálpebra inferior média e lateral, assim como o canto medial e lateral. Defeitos no canto lateral aproveitam a pele na bochecha pré-auricular e têmpora. Aqui, o retalho pode ser desenhado colocando-se o ponto pivô de rotação caudalmente onde o primeiro lobo está adjacente ao defeito, enquanto o lobo secundário é situado paralelamente aos "pés de galinha".

Outros
Além das áreas anteriormente mencionadas, o retalho bilobado pode ser usado para reparar grandes defeitos cirúrgicos na porção inferior da fronte, próximo à sobrancelha.

CONTRAINDICAÇÕES

O resultado bem-sucedido usando o retalho bilobado no nariz, assim como em qualquer outra localização, dependerá da seleção adequada do paciente (expectativas médicas, cirúrgicas, não complacentes e irrealistas), do *design* correto do retalho e de boa técnica operatória. Também é importante ser previdente em relação a quais fatores podem afetar o resultado geral em cada paciente atendido. No nariz, por exemplo, os resultados cosméticos são melhores quando o retalho bilobado é usado em pacientes com pele fina e flácida ao longo da parede lateral nasal e o *design* está colocado dá maneira ideal. Pacientes com pele espessa e sebácea apresentam maior incidência de necrose do retalho, infecção e cicatrizes deprimidas. Para defeitos maiores no nariz, deve-se recrutar pele para o lobo secundário mais próximo do canto medial, onde a pele é fina e menos móvel. Por essa razão, embora não seja uma contraindicação completa, um retalho bilobado inferiormente baseado não é a reconstrução mais adequada dos defeitos na metade superior do nariz.

TÉCNICA CIRÚRGICA (NARIZ)

A base do retalho bilobado pode ser colocada lateral ou medialmente, embora, com mais frequência, seja desenhado com uma base lateral. Em retalhos bilobados com base lateral, o músculo nasal está incluído no corpo do retalho, fornecendo um excelente suprimento sanguíneo com mínimo risco de necrose. Retalhos com base medial são mais úteis para o reparo de defeitos alares e também demonstraram boa adaptação, ainda que o suprimento vascular não seja tão rico sem um componente musculocutâneo.

Os retalhos bilobados são idealmente adequados para defeitos com menos de 1,5 cm, localizados na ponta nasal lateral ou na parede lateral. Esses retalhos no nariz devem ser desenhados com precisão, como a seguir (Quadro 41.1). Primeiramente, um triângulo de Burow é desenhado com seu ápice apontando lateralmente e um lado paralelo ou ao longo do sulco alar. O comprimento desse triângulo é aproximadamente igual ao diâmetro do defeito. O ápice do triângulo de Burow serve como um ponto focal para o resto do *design* do retalho.

Cada lobo doador é desenhado ao redor de dois arcos, um arco através do centro do defeito e outro através da extremidade distal do defeito (Fig. 41.2). As bases dos dois retalhos são desenhadas para repousar sobre o restante do primeiro arco. O raio central de cada retalho é posicionado em aproximadamente 45 graus um do outro, com o raio central do primeiro lobo a 45 graus do centro do defeito. Sempre que possível, o eixo desse retalho secundário deve ser orientado verticalmente à margem alar a fim de prevenir distorção da asa. O comprimento do primeiro lobo estende-se até o segundo arco enquanto o comprimento do segundo lobo, incluindo seu triângulo de Burow, é aproximadamente duas vezes o do primeiro lobo. A largura do primeiro lobo e do segundo lobo deve ser igual ao do defeito cirúrgico. Um retalho primário reduzido a menor repõe menos tecido que o do defeito e pode resultar em retração alar ascendente ipsolateral.

QUADRO 41.1 Conceitos Importantes e Consequências do Retalho Bilobado para Reconstrução Nasal

Conceito	Consequência
Torne o defeito cirúrgico tão profundo quanto a cartilagem	Minimiza o risco de deformidade "em alçapão" (*trap-door*)
Excise um triângulo de Burow lateral ao defeito	Minimiza a protrusão tecidual ou volume
Oriente o defeito secundário verticalmente à margem alar, especialmente em pacientes com grandes defeitos ou pele tensa	Minimiza o risco de distorção alar
O tamanho do retalho primário deve ser igual ao do defeito	Minimiza o risco de retração ascendente da asa ipsolateral
A ampla dissecção além da base do retalho e do local doador	Minimiza a contração "em alçapão" (*trap-door*) do retalho
Apare o lado inferior do retalho até a profundidade do defeito (é seguro afinar até 1-2 mm do tecido adiposo subcutâneo)	Minimiza a fibrose do tecido adiposo e a deformidade "em alçapão" (*trap-door*)
Apare o excesso de tecido adiposo/músculo sob o ponto de rotação	Minimiza a protrusão tecidual
Aproxime o componente dérmico profundo do retalho com suturas de colchoeiro verticais enterradas	Minimiza o risco de deformidade "em alçapão" (*trap-door*), eliminando o espaço morto

Após a incisão e elevação do retalho, é realizada uma ampla dissecção periférica além da base do retalho e ao longo do local receptor. A dissecção é realizada no nível do pericôndrio e periósteo. Isto é importante para maximizar o suprimento sanguíneo e minimizar a chance de deformidade "em alçapão" (*trap-door*).

Após a elevação do retalho e dissecção, a hemostasia é obtida. A hemostasia deve ser precisa de modo que um campo seco é obtido sem excesso de carbonização pelo eletrocautério. O fechamento com suturas de colchoeiro verticais enterradas começa no local doador do retalho secundário. O retalho primário é transposto para o local do defeito cirúrgico, e o retalho secundário é transposto para o local doador do retalho primário. Se a espessura do primeiro lobo for maior que a profundidade do defeito, a face inferior pode ser afinada até o nível do tecido subcutâneo; além disso, a borda do retalho pode ser afinada até a derme, se necessário, para equiparar a espessura da pele adjacente ao longo do defeito. Idealmente, o retalho doador deve ser apenas ligeiramente mais fino do que a profundidade do defeito. Em seguida, o retalho primário é suturado em posição, e, finalmente, o retalho secundário é aparado de seu excessivo comprimento para se encaixar no defeito doador do primeiro lobo antes de ser suturado.

A técnica de sutura usada para fechamento do retalho é crítica na determinação do resultado estético final. Após elevar o retalho, o tecido profundo, dérmico, elástico do retalho tende a se retrair mais do que suas bordas de pele superficial e inelástica. Portanto, o componente dérmico profundo do retalho e as bordas da ferida devem ser aproximados com suturas de colchoeiro verticais enterradas a fim de eliminar esse espaço morto. Se o retalho tiver apenas o suporte de suturas superficiais, ele cicatrizará com um centro elevado e uma cicatriz deprimida ao longo das linhas de incisão. Essas suturas de colchoeiro verticais, enterradas, também produzirão uma prolongada eversão da ferida até se completar a cicatrização. Finalmente, as bordas da pele de todo o retalho são ajustadas de modo que fiquem niveladas com a sutura corrida contínua. A dermobrasão pode ser realizada, se necessário, e é mais bem realizada 3 meses após a cirurgia. Com mais frequência, isto é necessário em pacientes com pele nasal espessa e sebácea.

TRATAMENTO PÓS-OPERATÓRIO

- Todos os curativos devem ser mantidos por 3 dias e depois removidos.
- O uso de compressa gelada é incentivado na área cirúrgica por 2 a 3 dias para ajudar a minimizar o edema e o hematoma.
- A limpeza das incisões é feita três vezes ao dia com sabão e água ou peróxido de hidrogênio a 3% diluído 50/50 com água. A reaplicação da pomada é realizada após a lavagem.
- A pomada Bacitracina é aplicada à incisão três vezes ao dia por 1 semana.
- A elevação da cabeça durante o sono é recomendada por 1 semana.
- O antibiótico Keflex é prescrito por 5 dias.
- Todas as suturas são removidas no sétimo dia de pós-operatório a não ser que haja uma razão para o atraso na cicatrização.
- Restrição das atividades: O paciente é aconselhado a evitar curvar-se, levantar pesos ou fazer exercícios aeróbicos por 7 a 10 dias.
- Evitar todos os anti-inflamatórios não esteroidais (NSAIDs; Aspirina, Ibuprofeno, Naproxeno) é aconselhado por 1 semana após a cirurgia.
- A maquilagem da área da incisão é proibida por 14 dias.
- A exposição ao sol é evitada por 1 mês. O uso de um protetor solar com SPF 30+ por 6 meses após a cirurgia é recomendado.

COMPLICAÇÕES

As taxas de complicação com retalhos bilobados com *design* e execução adequados são baixas. O risco de infecção é inferior a 1%. Pode ocorrer leve sofrimento epidérmico do retalho em até 10% dos casos, embora a necrose em espessura total seja muito menos comum. Se ocorrer, ela é tratada com curativos oclusivos até a cicatrização estar completa. O desenvolvimento da deformidade "em alçapão" (*trap-door*) é extremamente raro quando é feita uma aplicação cuidadosa de suturas de modo que se proceda ao reestiramento da superfície inferior do retalho de volta à borda da ferida e a execução de uma ampla dissecção periférica. A resposta ao tratamento é rápida com esteroides intralesionais, se necessário. A dermoabrasão é um procedimento complementar para qualquer modificação da cicatriz.

RESULTADOS

O nariz é uma estrutura excepcionalmente complexa com múltiplas *nuances* de tecidos mole e duro. O reparo de defeitos ao longo do terço distal do nariz usa a pele mais flácida do dorso nasal superior e parede lateral, que permite a fácil transposição dos lobos secundário e primário, bem como o fechamento lado a lado de seu local doador (Fig. 41.3). Ao usar o retalho bilobado para defeitos no nariz proximal, a mobilidade bem-sucedida do retalho pode ser conseguida pelo recrutamento de pele para o retalho secundário a partir da glabela, onde a pele está disponível mais prontamente (Fig. 41.4). Em outras regiões da face, esses mesmos princípios são aplicados. Em defeitos grandes da porção central da bochecha, o retalho bilobado recruta pele cervical e é desenhado com o primeiro lobo na bochecha pré-auricular lateral e o segundo lobo na pele infra-auricular (cervical) (Fig. 41.5). Similarmente, no queixo, o tecido mole da porção superior do pescoço é também recrutado (Fig. 41.6).

Ao longo da porção média da face, o retalho pode ser desenhado para um reparo do lábio superior com o primeiro lobo na bochecha medial superiormente ao defeito e o segundo lobo na bochecha zigomática. Excelentes resultados podem ser alcançados sem o deslocamento da borda do vermelhão labial ou resultando em eclábio (Fig. 41.7). Defeitos na porção média inferior ou lateral inferior da pálpebra também são reparados com sucesso com um retalho bilobado desenhado com o primeiro lobo e o segundo lobo nas porções média e inferior da bochecha, respectivamente (Fig. 41.8). Finalmente, quando fechamentos primários não podem ser realizados, o retalho bilobado pode ser usado nessa localização utilizando a pele das porções média e superior da fronte (testa) sem causar deslocamento superior da sobrancelha (Fig. 41.9).

DICAS

Um retalho bilobado não produz cicatrizes que se situem dentro dos limites das subunidades faciais estéticas. Entretanto, apesar dessa desvantagem, os resultados cirúrgicos são esteticamente agradáveis e muitas vezes imperceptíveis. Uma grande desvantagem desse retalho é o uso de múltiplas linhas curvas de incisão que não acompanham as linhas de tensão da pele relaxada. Uma desvantagem menor desse retalho é a imperdoável qualidade de se tratar de um retalho pequeno demais para a reconstrução de um defeito. Outros pontos notáveis, que consideramos valiosos, incluem, além do Quadro 41.1, o seguinte:

- O limite superior do tamanho do defeito no nariz a ser reparado com um retalho bilobado não deve ultrapassar aproximadamente 1,5 cm.
- O uso de técnica meticulosa de sutura e a dermoabrasão pós-operatória podem tornar quase imperceptíveis as cicatrizes resultantes desse retalho.
- Sempre que possível, o eixo desse retalho secundário deve ser orientado verticalmente à margem alar a fim de prevenir a distorção alar.

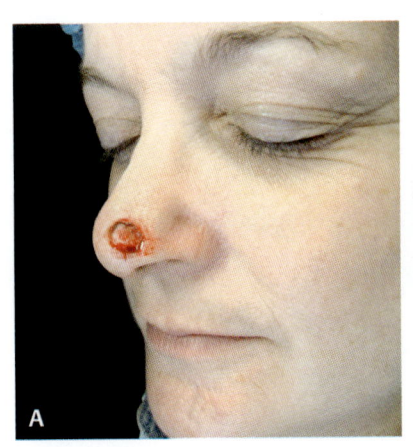

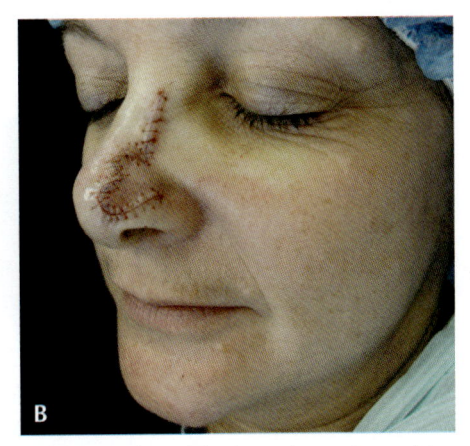

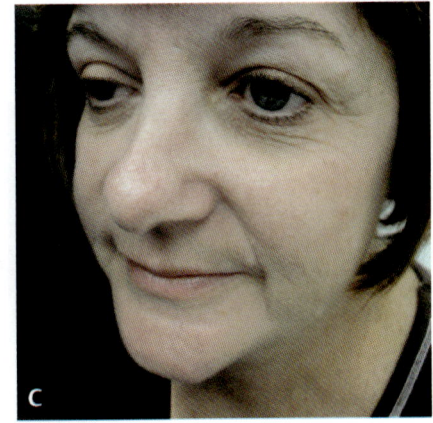

FIGURA 41.3 A: Defeito de ponta nasal lateral de 1,1 cm após excisão de carcinoma basocelular com cirurgia de Mohs. **B:** Retalho bilobado com base lateral transposto para dentro da posição. Deformidade cutânea vertical excisada ao longo do sulco alar. **C:** Aparência em 3 meses de pós-operatório.

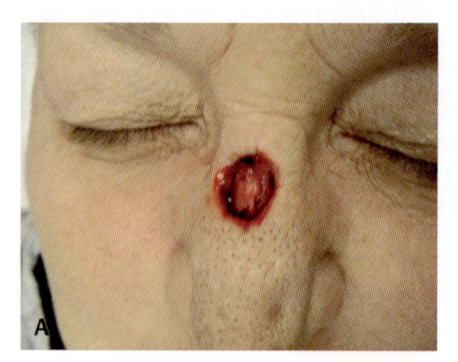

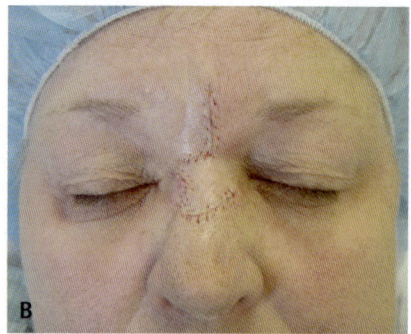

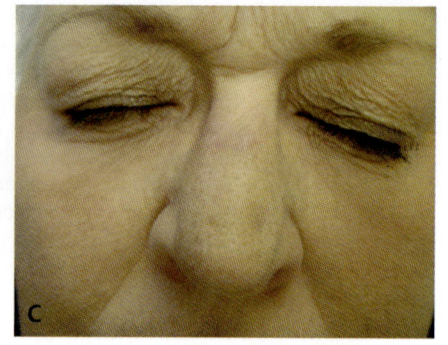

FIGURA 41.4 A: Defeito de 1,4 cm no dorso nasal proximal após a excisão de carcinoma basocelular em dois estágios com cirurgia de Mohs. **B:** Retalho bilobado transposto para a posição com seu local doador de lobo secundário na glabela. **C:** Aparência em 3 meses de pós-operatório.

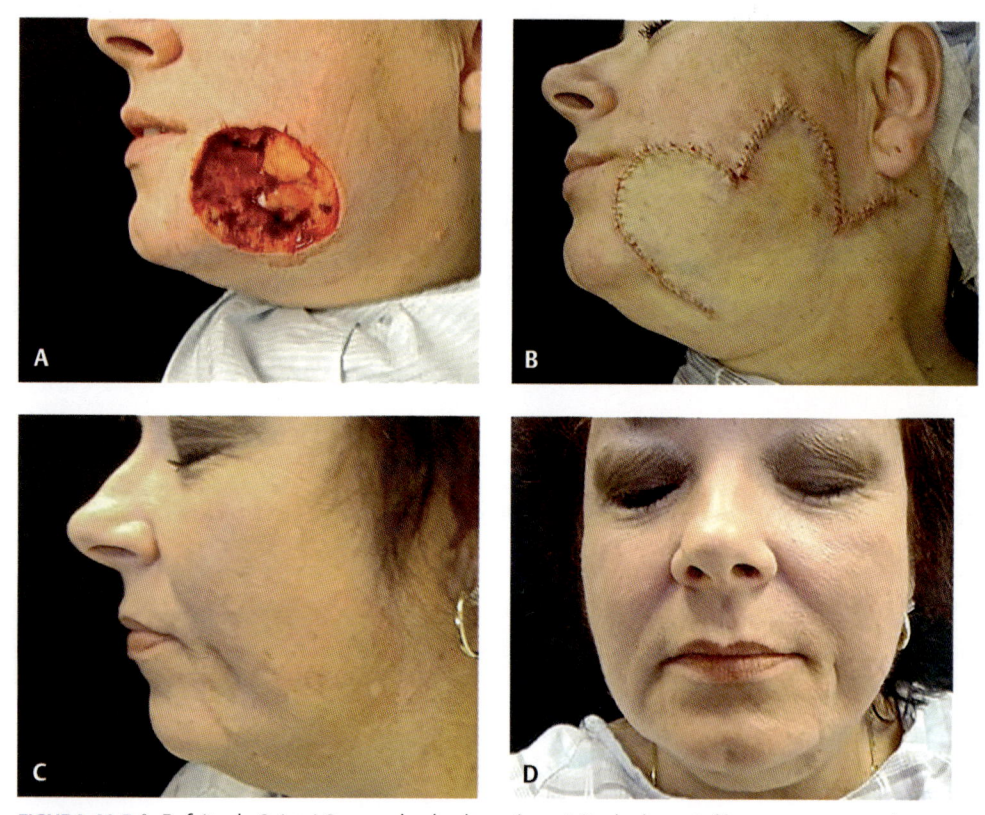

FIGURA 41.5 A: Defeito de 6,4 × 4,8 cm na bochecha após excisão de dermatofibrossarcoma protuberante através da musculatura profunda à mucosa oral. **B:** Retalho bilobado suturado em posição com seu lobo secundário recrutado da pele infra-auricular. **C, D:** Aparência em 6 meses de pós-operatório.

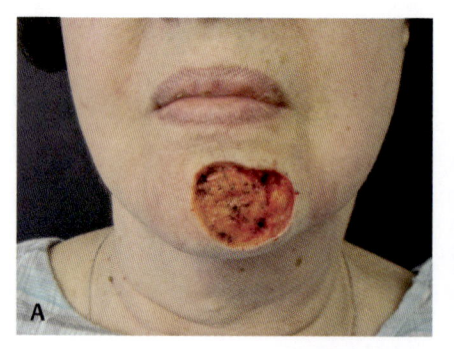

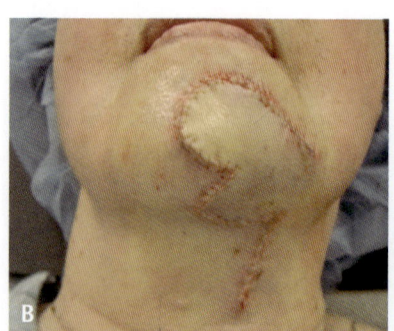

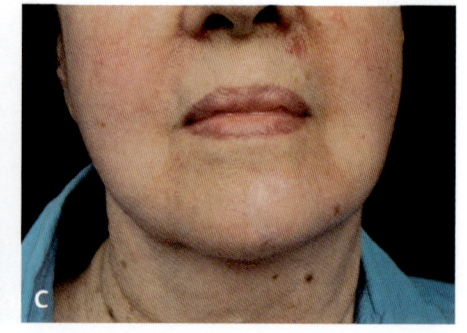

FIGURA 41.6 A: Defeito de 3 × 4 cm no queixo após excisão de melanoma *in situ* depois de três estágios da cirurgia de Mohs. **B:** Retalho bilobado transposto em posição com seu primeiro lobo recrutado da pele submental e o segundo lobo da pele cervical. **C:** Aparência em 3 anos de pós-operatório sem distorção do lábio inferior.

CAPÍTULO 41   Retalhos Bilobados

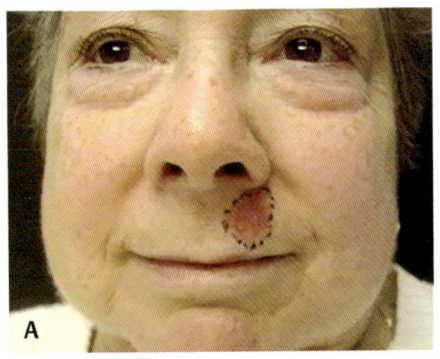

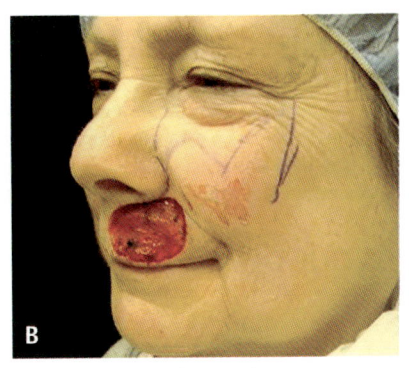

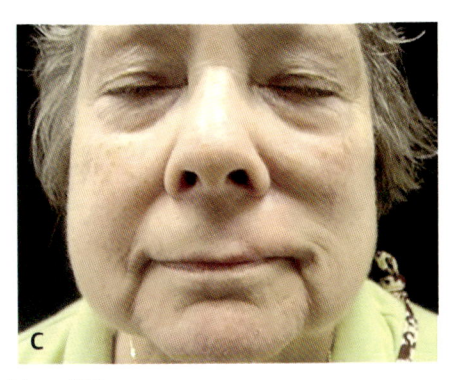

FIGURA 41.7 A: Carcinoma escamocelular CK-7 positivo *in situ versus* doença de Paget extramamária no lábio cutâneo superior lateral. **B:** Um defeito cirúrgico de 2,8 cm após excisão por cirurgia de Mohs com o retalho bilobado desenhado nas porções medial e zigomática da bochecha. **C:** Aparência em 1 ano de pós-operatório sem distorção da borda do vermelhão labial.

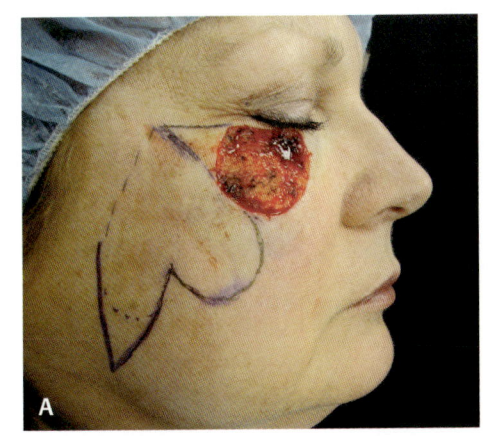

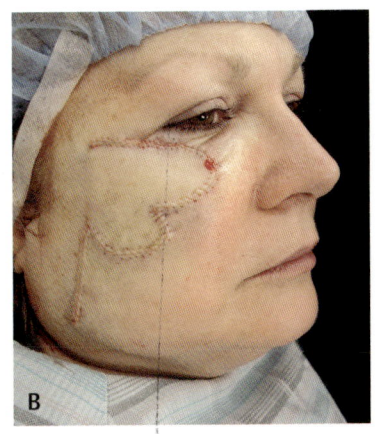

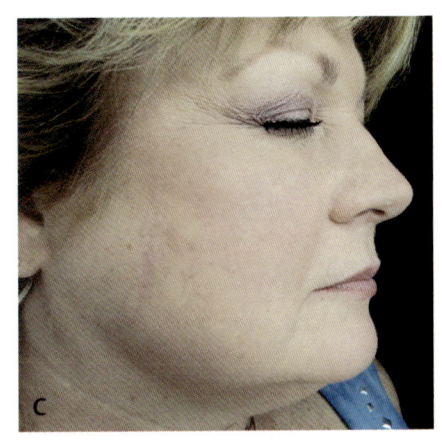

FIGURA 41.8 A: Defeito de 3,7 cm na pálpebra inferior lateral após excisão de Mohs de melanoma *in situ*. Retalho bilobado desenhado com seu primeiro e segundo lobo nas porções média e inferior da bochecha, respectivamente. **B:** Retalho bilobado transposto e suturado em posição. **C:** Aparência em 10 meses de pós-operatório sem deslocamento da margem palpebral.

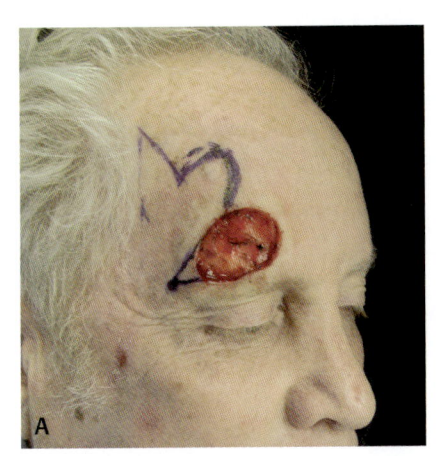

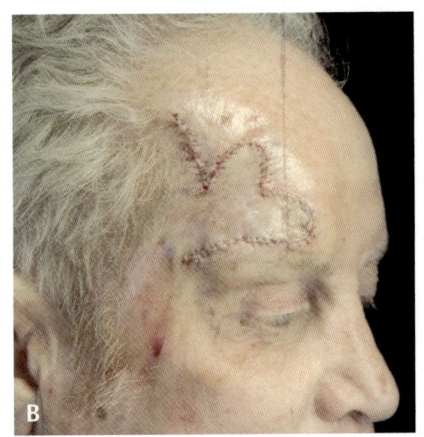

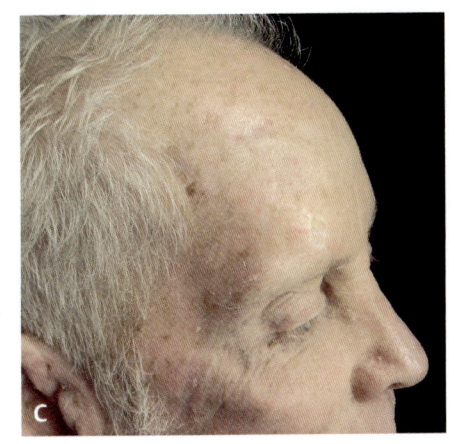

FIGURA 41.9 A: Defeito de 3,4 cm na porção lateral direita acima da sobrancelha após excisão de Mohs de carcinoma basocelular. O retalho bilobado desenhado com seu triângulo de Burow colocado lateralmente e o primeiro e segundo lobos nas porções média e superior da fronte. **B:** Retalho bilobado transposto e suturado em posição. **C:** Aparência em 20 meses de pós-operatório.

DESVANTAGENS

- A oxigenoterapia hiperbárica é uma terapia viável no caso de falha substancial do retalho.
- Um retalho bilobado não é uma **boa escolha para reconstrução de** defeitos da orelha.
- A ampla **dissecção** é importante para o estabelecimento de um fechamento livre de tensão e prevenção de deformidade "em alçapão" (*trap-door*).
- Pode ocorrer leve **sofrimento** epidérmico do retalho em até 10% dos pacientes.

INSTRUMENTOS QUE DEVEM ESTAR DISPONÍVEIS

- Conjunto padrão de plástica facial

AGRADECIMENTO

Minha sincera gratidão se estende a Sheila M. Valentín, MD, por suas contribuições na elaboração deste capítulo. Seu trabalho na redação, edição e criação de imagens é muito apreciado.

LEITURAS SUGERIDAS

Cook JL. A review of the bilobed flap's design with particular emphasis on the minimization of alar displacement. *Dermatol Surg* 2000;26:354–362.
Ricks M, Cook J. Extranasal applications of the bilobed flap. *Dermatol Surg* 2005;31(8 Pt 1):941–948.
Zitelli JA. Design aspect of the bilobed flap. *Arch Facial Plast Surg* 2008;10:186.
Zitelli JA. The bilobe flap for nasal reconstruction. *Arch Dermatol* 1989;125:957–959.
Zitelli JA, Baker SR. Bilobe flaps. In: Baker SR, Swanson NA, eds. *Local flaps in facial reconstruction*. St. Louis, MO: Mosby, 1995:165–180.

42
RETALHO FRONTAL

Frederick J. Menick

INTRODUÇÃO

Embora alguns pacientes possam estar satisfeitos com uma ferida cicatrizada, a maioria deseja ter uma aparência normal e a função restaurada. Tradicionalmente, a ênfase tem sido posta na mensuração do comprimento, largura e profundidade do defeito, porém a ferida pode não refletir a perda tecidual real. Uma ferida recente é aumentada por edema, anestesia local, gravidade e tensão. A ferida que cicatriza por segunda intenção contrai-se, à medida que o tecido do defeito cicatriza. Um defeito dentro de uma área de reconstrução anterior geralmente é distorcido por cicatriz, qualidade e dimensão mal combinadas dos enxertos e retalhos anteriores, assim como pela má posição dos pontos de referência anatômicos residuais adjacentes. A lesão a um ponto de referência tridimensional apresenta-se como um defeito bidimensional. Igualmente importante, a experiência e a habilidade clínica são limitadas, enquanto a variedade de defeitos é ilimitada. Felizmente, o que é normal nunca se altera e pode ser empregado como um guia visual para formular princípios e um plano. O normal é descrito por subunidades topográficas de qualidade de pele característica, contorno da margem e contorno tridimensional.

Embora o princípio de Gillies de tecido "igual" seja útil, uma fronte plana e espessa, as cartilagens septal, de orelha ou costela, e a maioria dos materiais de revestimento são muito diferentes dos tecidos nasais. Somente a qualidade da *pele da fronte* realmente é que se equipara à pele que está faltando. Assim, o plano cirúrgico deve reconhecer a necessidade de modificar tecidos doadores "quase iguais" para se adaptarem às necessidades de cada camada anatômica e aos requisitos gerais de forma e função. Os tecidos devem ser modificados em espessura, perfil e contorno para restaurar a qualidade, contorno da borda, assim como de contorno e função tridimensionais do nariz. A recriação do contorno tridimensional complexo da ponta e asas – as partes esteticamente mais importantes do nariz – é um desafio especial.

O sucesso requer a substituição da cobertura fina e, em conformidade, que se equipare à pele nasal em cor e textura; revestimento fino, vascular e flexível, que não oclua a via aérea; e uma estrutura de tecido duro tridimensional para dar apoio, forma e reforço aos tecidos moles contra a gravidade, tensão e contração da cicatriz. Idealmente, os materiais e métodos disponíveis para reparo são aplicáveis a defeitos variados; fornecem tecidos doadores disponíveis e bem vascularizados; são confiáveis, seguros e previsíveis; permitem a modificação intraoperatória dos tecidos doadores; e proporcionam uma oportunidade de retocar as inevitáveis imperfeições ou resolver uma complicação.

HISTÓRIA

Esse estudante colegial foi arremessado de sua *scooter* pela colisão com um automóvel (Fig. 42.1A-C). Ele sofreu uma fratura em sua espinha torácica, laceração de grau 1 no baço, uma lesão ao plexo braquial e uma fratura nasal com amputação da pele da ponta nasal, cartilagem alar direita e perda de espessura total da asa direita e parede lateral.

Laminectomia e reparo do plexo braquial foram realizados. O nariz amputado foi recuperado e suturado novamente em posição. O enxerto composto de 6 cm^2 falhou completamente (como na maioria das amputações traumáticas). Algumas semanas depois, foi tentada a reconstrução nasal com um retalho frontal em dois estágios. O enxerto de cartilagem foi recomendado para melhorar o resultado final.

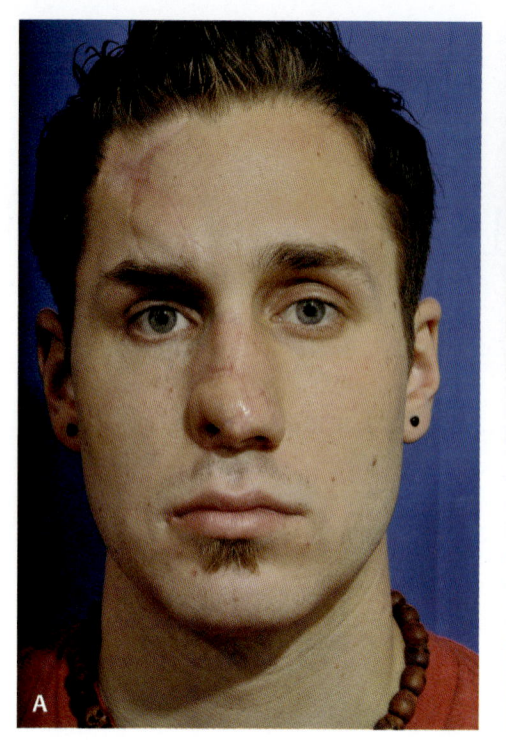

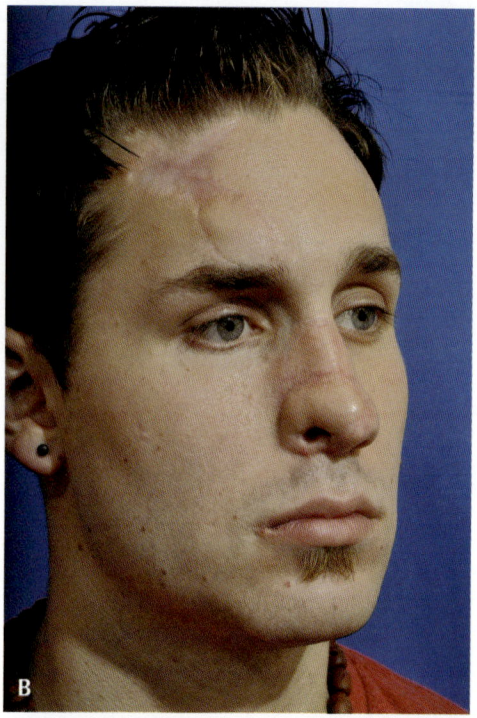

FIGURA 42.1
A pele da ponta nasal, a cartilagem alar direita subjacente, a pele do dorso inferior e a parede lateral, bem como a espessura total da asa direita, foram traumaticamente amputadas. Após reparo com retalho frontal em dois estágios, a fronte apresenta cicatrizes **(A, B)** e o nariz permanece distorcido **(C)**.

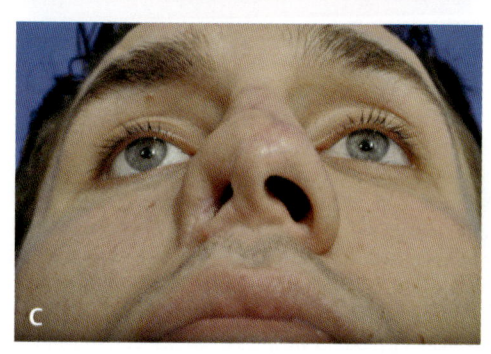

EXAME FÍSICO

Catorze meses após a lesão, o nariz é significativamente distorcido e obstruído. O retalho frontal, apesar de se equiparar à pele em qualidade, aparece como um remendo disforme, circundado por cicatrizes. A margem alar direita retraída e o vestíbulo nasal está estenótico. Uma cicatriz atrófica e brilhante está presente sob a linha direita do cabelo em uma área de cicatrização secundária. O pedículo do retalho frontal oblíquo direito, com pelo menos 2,5 cm de largura, foi substituído dentro da porção inferior da unidade frontal, criando cicatrizes adicionais. A sobrancelha direita está mal posicionada inferiormente.

INDICAÇÕES

Todas as reconstruções nasais complexas exigirão uma revisão após divisão do pedículo. O cirurgião deve avaliar o resultado inicial em dimensão, volume, posição, projeção, simetria, os pontos de referência anatômica e o tamanho da narina. Se a forma nasal básica estiver correta, anormalidades modestas – pontos de referência anatômica mal definidos, uma margem espessa, ou uma narina estenótica – podem ser melhoradas durante a revisão. O retalho pode ser novamente elevado, através de suas bordas periféricas, ou podem ser feitas incisões diretas em sua superfície (sem considerar cicatrizes antigas) para restabelecer os pontos de referência anatômica. O excesso de tecido mole é esculpido e enxertos adicionais de cartilagem secundária são colocados para abordar as limitações do reparo inicial. Entretanto, quando a cobertura e o revestimento são grosseiramente deficientes, o reparo deve ser totalmente refeito com um segundo retalho regional. Deve-se retornar o normal à sua posição normal, recriando o defeito e definindo e substituindo as deficiências do tecido. Ocasionalmente, o excesso de tecido, que de outra forma seria descartado, pode ser usado como retalhos de revestimento em dobradiça (*hingeover*), para reposição de volume de uma área de deficiência de tecido mole ou para outra finalidade.

Defeitos nasais grandes e profundos – aqueles com mais de 1,5 cm de diâmetro ou que necessitem de reposição de cartilagem, defeitos em espessura total, ou com localização adversa na ponta inferior ou columela, onde os retalhos locais não alcançam, devem ser reparados com retalhos regionais. Os retalhos locais serão inadequados.

Um retalho nasolabial em dois estágios é mais adequado para os defeitos superficiais das asas nasais, refazendo-se a superfície como uma subunidade completa. Um retalho nasolabial é evitado, nesse caso, pelo tamanho e profundidade do defeito, alcance inadequado, vascularidade limítrofe e risco de um grave efeito de almofada (*pincushioning*). Um retalho nasolabial também adicionaria cicatrização desnecessária e distorção à porção central da face desse homem jovem com um sulco nasolabial indistinto e pouco tecido excedente. Um segundo retalho frontal é a única escolha por sua confiabilidade, efetividade, eficiência e ampla aplicação.

CONTRAINDICAÇÕES

Embora múltiplos estágios sejam necessários, a reconstrução com um retalho frontal é um procedimento relativamente não invasivo e que é tolerado pelos pacientes de qualquer idade, com saúde relativamente estável e disposição mental apropriada.

PLANEJAMENTO PRÉ-OPERATÓRIO

É vital reservar tempo para avaliar a deformidade e desenvolver um plano reconstrutivo cuidadoso.

Embora a exposição das estruturas vitais possa motivar a cobertura inicial, uma cuidadosa avaliação da saúde geral do paciente e dos objetivos, bem como do estado da ferida, deve ser realizada no pré-operatório.

Uma operação preliminar para desbridar o tecido não saudável, controlar a infecção, recriar o defeito e retornar o retalho à sua posição normal, ou restaurar uma plataforma estável reparando inicialmente a bochecha e base labial-nasal, pode ser necessária; nesse caso, os tecidos cicatrizaram bem e a plataforma labionasal e da bochecha encontravam-se estáveis. O defeito pode ser recriado e o reparo nasal formal realizado simultaneamente.

TÉCNICA CIRÚRGICA

As decisões operatórias são guiadas por princípios de reconstrução da unidade estética regional:

Altere o tamanho, contorno, profundidade ou posição da ferida, se for útil, para melhorar o resultado final.

Isso pode incluir o descarte da pele residual adjacente dentro de uma subunidade (aumentando a ferida), o avanço da pele adjacente à margem de uma subunidade (diminuindo o tamanho ou contorno do defeito), ou uma combinação.

Os tecidos faltantes devem ser repostos na dimensão e contorno exatos. A reposição inadequada de tecido posiciona mal os pontos de referência anatômica normais, empurrando ou puxando os tecidos residuais externos ou internos.

Como a ferida não reflete a real perda de tecido, o normal contralateral ou o ideal são usados como um guia para determinar a dimensão correta e o contorno de todos os tecidos de reposição – retalhos de cobertura e revestimentos e enxertos de cartilagem. Moldes operatórios são usados para desenhar enxertos e retalhos exatos e determinar a posição ideal de importantes pontos de referência anatômica – como uma inserção da base alar e sulco alar.

Estágio 1: Transferência de Retalho

Um *retalho frontal em espessura total* em três estágios para refazer a superfície do nariz e enxertos da cartilagem septal e da orelha para suporte foi planejado. O déficit de revestimento seria reposto com uma extensão do retalho frontal ou dobrando o retalho frontal anterior para fazer o revestimento.

A linha do cabelo, linhas de expressão e subunidades do nariz e lábio foram marcadas com tinta para identificar o contorno das subunidades, cicatrizes antigas, o retalho antigo e importantes pontos de referência (Fig. 42.2A-C). Depois que a cirurgia está em andamento, será muito difícil identificá-los no intraoperatório. Nenhuma anestesia local é injetada nos tecidos transferidos ou no local receptor. Todos os estágios são executados sob anestesia geral para evitar a distorção do tecido e fluido associado à vasoconstrição e injeção de epinefrina, o que dificulta a avaliação intraoperatória do contorno e vascularidade.

Fitas de papel de 0,6 cm, consolidadas com colódio, foram colocadas sobre o nariz esquerdo intacto para criar moldes exatos do normal contralateral. Moldes em lâminas são feitos na hemiponta nasal esquerda e asa esquerda e unidade do lábio superior esquerdo (Fig. 42.3). O molde da hemiponta nasal esquerda foi virado e reposicionado no lábio direito para assegurar a posição correta da base alar direita.

O retalho frontal anterior foi elevado finamente e dobrado, baseado na margem alar retraída. Embora uma grande quantidade de tecido estivesse disponível para um retalho *turnover*, a narina estenótica não poderia ser aberta ao longo da margem da narina retraída sem destruir a base vascular do retalho em dobradiça (Fig. 42.4). O retalho anterior foi descartado. O vestíbulo nasal estenótico foi então incisado na base alar em ângulos retos com sua margem para abrir a via aérea (Fig. 42.5A-C).

O *princípio da subunidade* foi aplicado – se um defeito abranger mais de 50% de uma subunidade nasal *convexa* (a ponta ou as asas) e a *superfície será refeita com um retalho*, a pele residual dentro da subunidade será excisada para refazer a superfície do defeito como uma subunidade e não como um remendo incompleto.

Como toda a asa e a maior parte da pele da ponta estavam faltando ou estavam lesadas, a pele residual normal e a cicatriz foram excisadas de toda a ponta nasal, fazendo-se o planejamento para refazer a superfície da asa direita e ponta nasal como subunidades completas. Embora o defeito se estenda para o dorso inferior e parede lateral, as bordas destas subunidades relativamente planas são indistintas, portanto o princípio da subunidade não se aplica. O tecido normal adicional dentro das subunidades dorsal e da parede lateral nasal não é excisado.

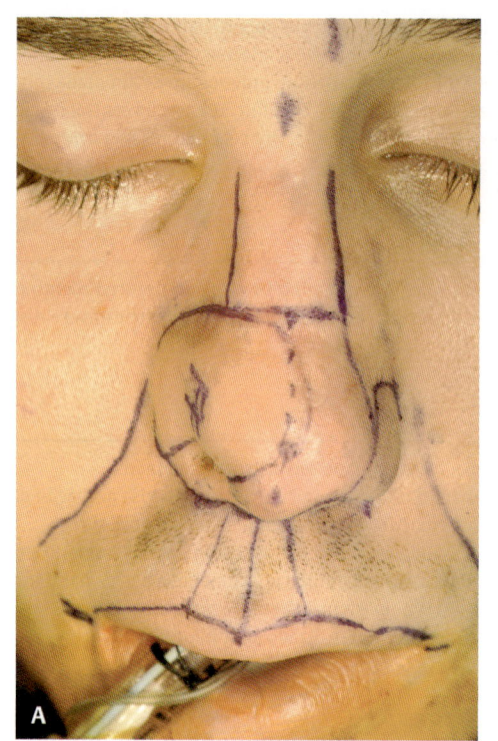

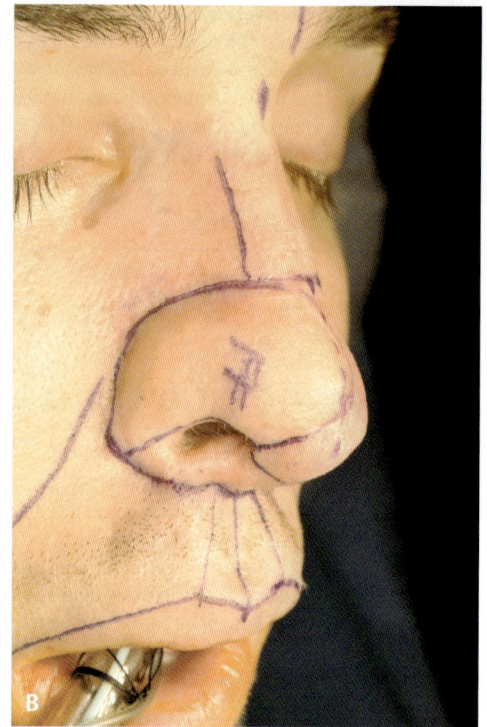

FIGURA 42.2
A-C: Um segundo reparo foi planejado com um retalho frontal em espessura total para cobertura e revestimento em três estágios. As unidades regionais do nariz foram marcadas. A borda do retalho frontal anterior foi delineada. A posição ideal da base alar direita foi confirmada com um molde da unidade do lábio superior esquerdo contralateral.

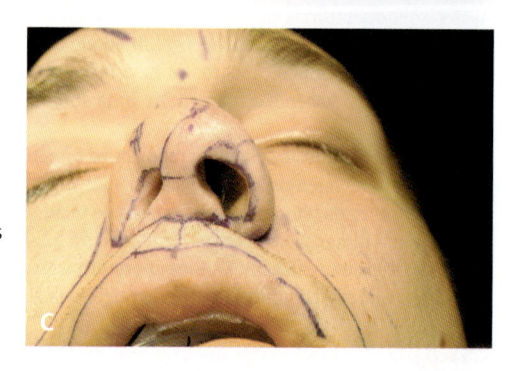

FIGURA 42.3
Fitas de papel de 0,6 cm foram aplicadas à superfície nasal para desenhar os moldes de hemiponta nasal e heminasal esquerdos, com base no nariz contralateral normal. A hemiponta nasal esquerda é virada e combinada com o molde heminasal para desenhar um molde em lâmina com a dimensão exata e o contorno das subunidades da ponta nasal e da asa. Um molde em lâmina da unidade do lábio superior normal esquerdo também foi criado.

CAPÍTULO 42 Retalho Frontal

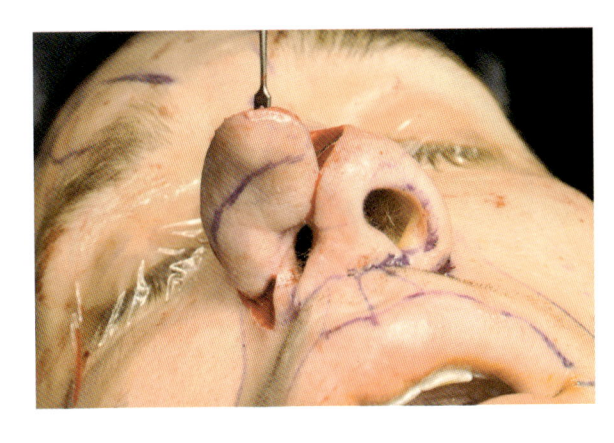

FIGURA 42.4
O retalho frontal anterior foi dobrado inferiormente ao longo da margem cicatrizada da narina. Embora vascularizada, a via aérea não pode ser aberta sem interferir nessa base.

Quando é refeita a superfície de uma subunidade convexa em sua totalidade, a qualidade uniforme da pele da subunidade é mantida e as cicatrizes da margem dos retalhos situam-se nas uniões entre as subunidades, onde sua luz refletida ou sombras lançadas são relativamente camufladas. Mais importante, a cicatriz entre a superfície cruenta do retalho e o leito receptor subjacente se contrai, desenhando a superfície do retalho acima da pele adjacente residual normal. Quando é refeita a superfície de uma subunidade convexa inteira, essa inevitável contração da ferida é aproveitada, em combinação com enxertos de cartilagem modelada adequadamente, para restaurar a convexidade uniforme esperada da ponta e da asa nasal, em vez de um remendo com efeito de almofada (*pincushion*).

A cartilagem alar esquerda estava intacta, embora com redução de sua projeção. Ela foi avançada e suturada em um suporte (*strut*) columelar septal para restaurar a projeção da ponta. Um enxerto de cartilagem da concha também foi fixado ao suporte columelar como uma substituição anatômica da hemiponta nasal para as *crura* medial e lateral direitas (Fig. 42.6A, B).

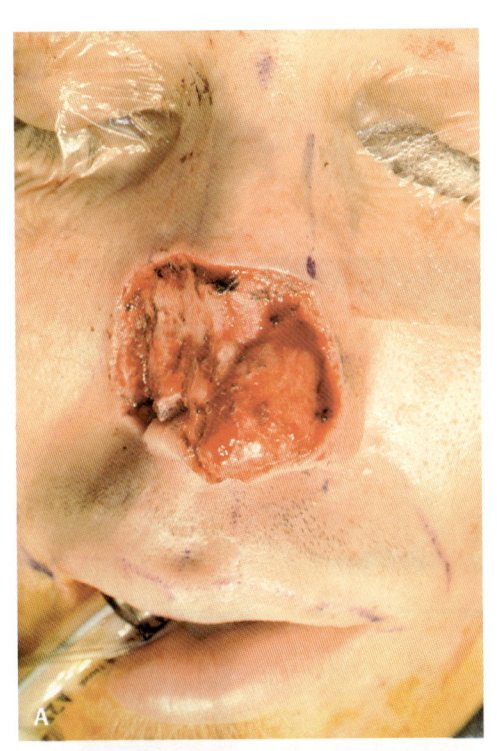

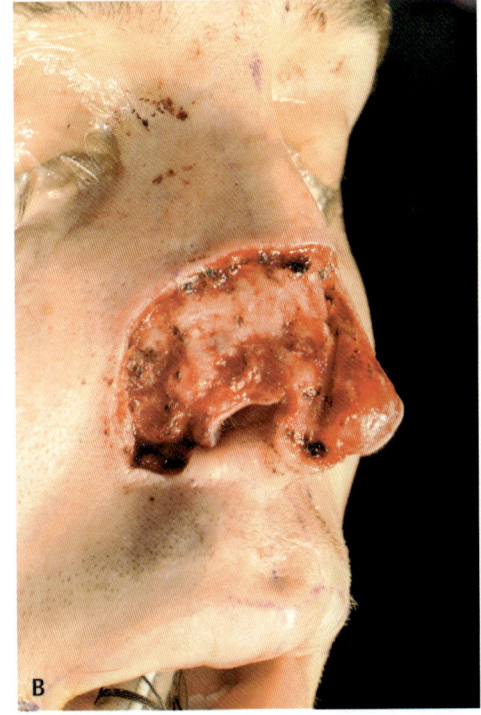

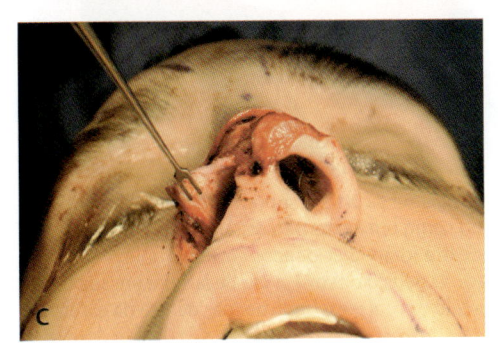

FIGURA 42.5
A-C: O retalho frontal anterior e cicatriz subjacente foram descartados. O defeito de pele foi aumentado descartando a pele residual normal dentro da subunidade da ponta nasal. A cartilagem da ponta nasal esquerda estava intata. A cartilagem alar direita estava faltando. A estenose foi incisada na base alar em ângulo reto com a margem da narina para abrir a via aérea.

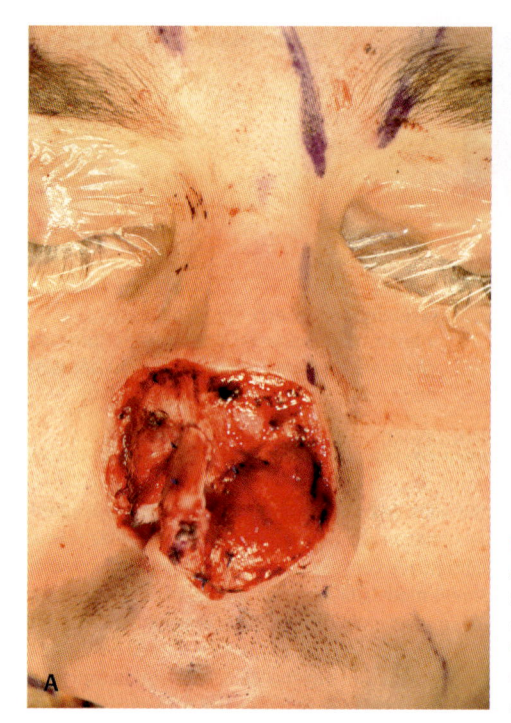

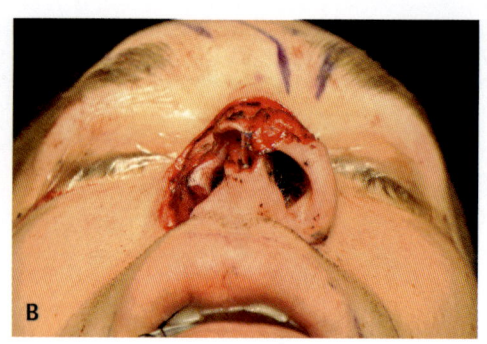

FIGURA 42.6
A, B: Um suporte (*strut*) columelar de cartilagem septal foi posicionado e suturado à cartilagem alar esquerda para dar suporte à ponta nasal. Uma faixa de cartilagem conchal foi fixada ao suporte columelar e, então, curvada à direita para reconstruir a cartilagem alar direita faltante.

Um retalho frontal paramediano direito *em espessura total* foi desenhado para refazer a superfície da ponta direita e asa nasal, com base no molde, criado pela combinação do molde alar contralateral esquerdo com o molde da hemiponta nasal esquerda (que é virada para desenhar a subunidade da ponta completa) (Fig. 42.7A-C). O retalho substituirá na dimensão *exata* a pele externa que falta nas subunidades da ponta e alar direita. O déficit no revestimento foi estimado pela medição do defeito na narina normal contralateral. Cerca de 1,2 a 1,5 cm de revestimento faltava ao longo de toda a margem da narina direita inferior com uma perda triangular adicional na base alar criada pela liberação da estenose. Esse segundo molde é desenhado como uma extensão distal do retalho frontal e será dobrado para o revestimento.

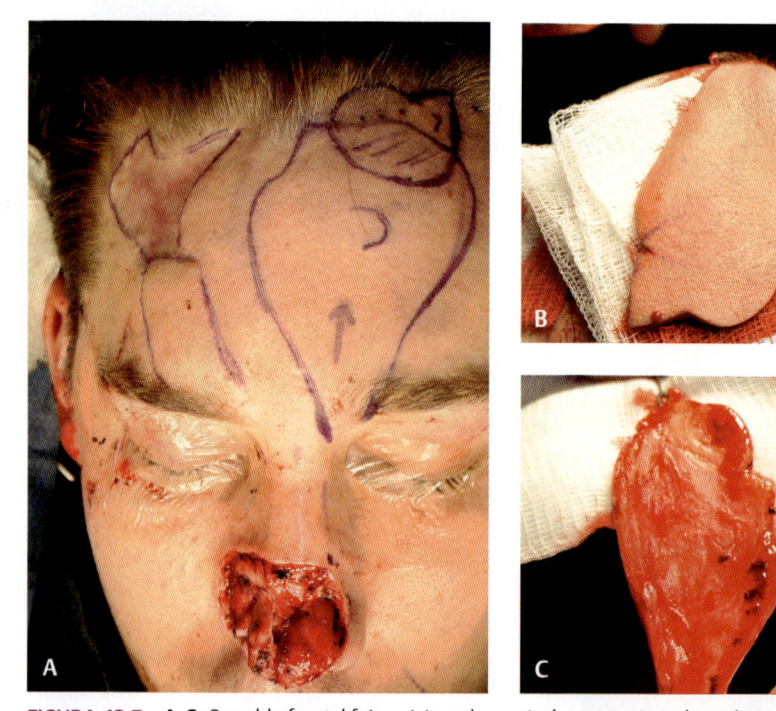

FIGURA 42.7 **A-C:** O molde frontal foi posicionado verticalmente acima da artéria supratroclear esquerda, que foi identificada por Doppler. O molde do revestimento foi desenhado como uma extensão distal para dobrar o retalho frontal para cobertura e revestimento. Vários milímetros da pele extra foram adicionados entre os moldes de cobertura e revestimento para permitir um dobramento mais fácil. O pedículo tem 1,2 cm de largura em sua base. O retalho é elevado como um retalho em espessura total. O músculo frontal é excisado apenas dentro da extensão do revestimento para permitir um dobramento mais fácil.

CAPÍTULO 42 Retalho Frontal

Em defeitos com espessura total, muitas vezes são desconhecidas a dimensão e a posição de um revestimento faltante até o defeito ser definido no intraoperatório. Depois de identificado, é relativamente fácil criar um padrão de revestimento e adicionar uma extensão ao retalho frontal para revestir defeitos unilaterais ou bilaterais com tamanhos de até 3 cm ou mais. Retalhos pré-laminados ou em dobradiça geralmente não estão disponíveis em decorrência do retardo necessário para se pré-laminar o retalho ou cicatrizar a cobertura do revestimento. Com base na margem cicatrizada do defeito, os retalhos em dobradiça não permitem a liberação da narina estenótica sem prejudicar seu suprimento sanguíneo. Os retalhos para revestimento intranasal são úteis, mas com frequência são evitados por causa de lesão vascular anterior, tamanho limitado e morbidade intranasal/paciente. Neste caso, o trauma nasal anterior tornou seu suprimento sanguíneo não confiável. Apesar de ser útil em situações de salvamento, os enxertos de pele para revestimento devem ser limitados aos pequenos defeitos em razão de sua "pega" imprevisível, risco de contração e por impedirem a colocação dos enxertos de cartilagem esculpidos para contorno e suporte. Segundos retalhos, como o retalho *turnover* nasolabial ou um retalho FAMM (musculomucoso de artéria facial), têm limitada aplicabilidade. Retalhos de revestimento microvascular são usados para defeitos muito grandes ou compostos, geralmente dentro de uma lesão de irradiação, quando todas as outras opções estão indisponíveis.

O molde da cobertura foi posicionado verticalmente acima da ruga glabelar esquerda, tipicamente 2 a 3 mm medialmente à artéria supratroclear, identificada por Doppler. Os vasos axiais da fronte são orientados verticalmente e capturados por um retalho vertical. Um desenho oblíquo faz a transecção dos vasos, criando uma extensão aleatória menos vascularizada.

Embora um retalho paramediano possa ser baseado na sobrancelha direita ou esquerda, é mais fácil refazer a superfície dos defeitos laterais com um pedículo ipsolateral. Esse pedículo contralateral estava distante do defeito e foi necessário desenhar um retalho mais longo. A superfície dos defeitos de linha média podem ser refeitas tanto no pedículo direito como no esquerdo.

O molde da cobertura foi posicionado abaixo da linha do cabelo. Seu pedículo estreita-se inferiormente até uma largura de 1,2 a 1,5 cm na sobrancelha. Ele se estende através da sobrancelha medial. Isto abaixa seu ponto pivô de rotação, trazendo o retalho para mais perto do local receptor, aumentando o seu alcance e reduzindo o comprimento necessário do retalho. O molde do revestimento foi posicionado como uma extensão distal do retalho de cobertura com alguns milímetros de pele extra entre os retalhos de cobertura e revestimento para permitir um dobramento mais fácil. Se necessário, a extensão do revestimento pode portar alguns folículos pilosos, que posteriormente podem ser visíveis como "vibrissas" dentro da narina. Como a extensão dobrada situa-se na área de excisão de rotina da redundância de pele em "orelha de cão" (*dog-ear*), ela acrescenta minimamente à carga geral do local doador.

A testa consiste em pele, tecido adiposo subcutâneo, músculo frontal e uma fina camada de tecido areolar, situado sobre o periósteo. Ela é perfundida por suprimentos sanguíneos aleatórios cutâneo, miocutâneo e axial. Um retalho frontal é mais espesso do que a pele nasal e deve ser afinado.

Tradicionalmente, um retalho frontal é transferido em dois estágios. No primeiro estágio, o tecido mole é excisado distalmente, eliminando o frontal e alguns dos vasos axiais dentro da gordura subcutânea. Isto normalmente não é significativo, porém quanto maior o defeito, maior a área de afinamento necessária, maior potencial para lesão vascular e menor capacidade do retalho em tolerar a tensão do fechamento da ferida.

Ele é transposto para refazer a superfície da face inferior do defeito. Semanas depois, após ter cicatrizado na inserção inferior, o pedículo é dividido, a face superior do local receptor é reelevada e afinada, e a inserção completada.

Infelizmente, as partes inferiores mais estéticas do nariz não podem ser alteradas sem prejudicar a vascularização do retalho. Um enxerto de cartilagem mal desenhada ou mal posicionada não pode ser raspado, aumentado ou reposicionado, e não é possível usar enxertos adicionais. O tecido mole excessivo não pode ser esculpido. Qualquer imperfeição deve esperar por uma revisão posterior. Porém, após a divisão do pedículo, a ampla reelevação do retalho pode prejudicar sua vascularização e necessitar de reoperações gradativas para melhorar as imperfeições.

O retalho frontal em dois estágios é mais adequado para refazer a superfície de pequenos defeitos. Defeitos modestos dentro da parede lateral ou no dorso, ou a reconstrução isolada da subunidade alar são exemplos. Esses defeitos são pequenos e requerem um retalho relativamente pequeno e afinamento distal limitado. Situam-se em áreas relativamente planas do nariz, que requerem apenas o enxerto de cartilagem limitado e modesta restauração do contorno.

Em contraste, defeitos grandes e profundos – que requerem grandes retalhos, enxertos de cartilagem primária extensa ou primária retardados e escultura de tecido mole e substituição de revestimento – têm sua superfície mais confiavelmente reconstruída com um retalho frontal de espessura total em três estágios. Ele contém todas as camadas da testa, possui um suprimento sanguíneo máximo durante sua transferência, e está mais apto a tolerar o fechamento da ferida.

Um mês depois, durante a *operação intermediária*, o retalho está, de fato, fisiologicamente autonomizado. Ele pode ser completamente reelevado de toda a inserção nasal com 2 a 3 mm de tecido adiposo subcutâneo, criando com segurança uma pele de cobertura uniforme, fina e flexível. Isso expõe o leito receptor subjacente em sua totalidade. Os enxertos de cartilagem primária, fixados previamente na transferência inicial do retalho com suturas sobre o revestimento intacto ou reconstruído, estão agora cicatrizados juntos formando uma unidade passível de ser esculpida. O excesso de tecido mole e os enxertos de cartilagem primária podem ser modificados por excisão direta. Enxertos retardados de cartilagem primária podem ser acrescentados. Isso permite que se faça a modificação e o contorno completo da parte distal, mais estética do nariz – a ponta e a asa – na transferência inicial do retalho e *durante a segunda operação intermediária*. O pedículo é dividido 1 mês depois (2 meses após a transferência do retalho), permitindo mais escultura da porção superior da inserção.

Essa abordagem em três estágios também permite a modificação do método tradicional de dobramento do retalho em dois estágios para revestir um defeito em espessura total. Tipicamente, após um retalho dobrado em dois estágios, a margem resultante da narina é espessa, assimétrica e sem suporte por ser impossível posicionar com pre-

FIGURA 42.8

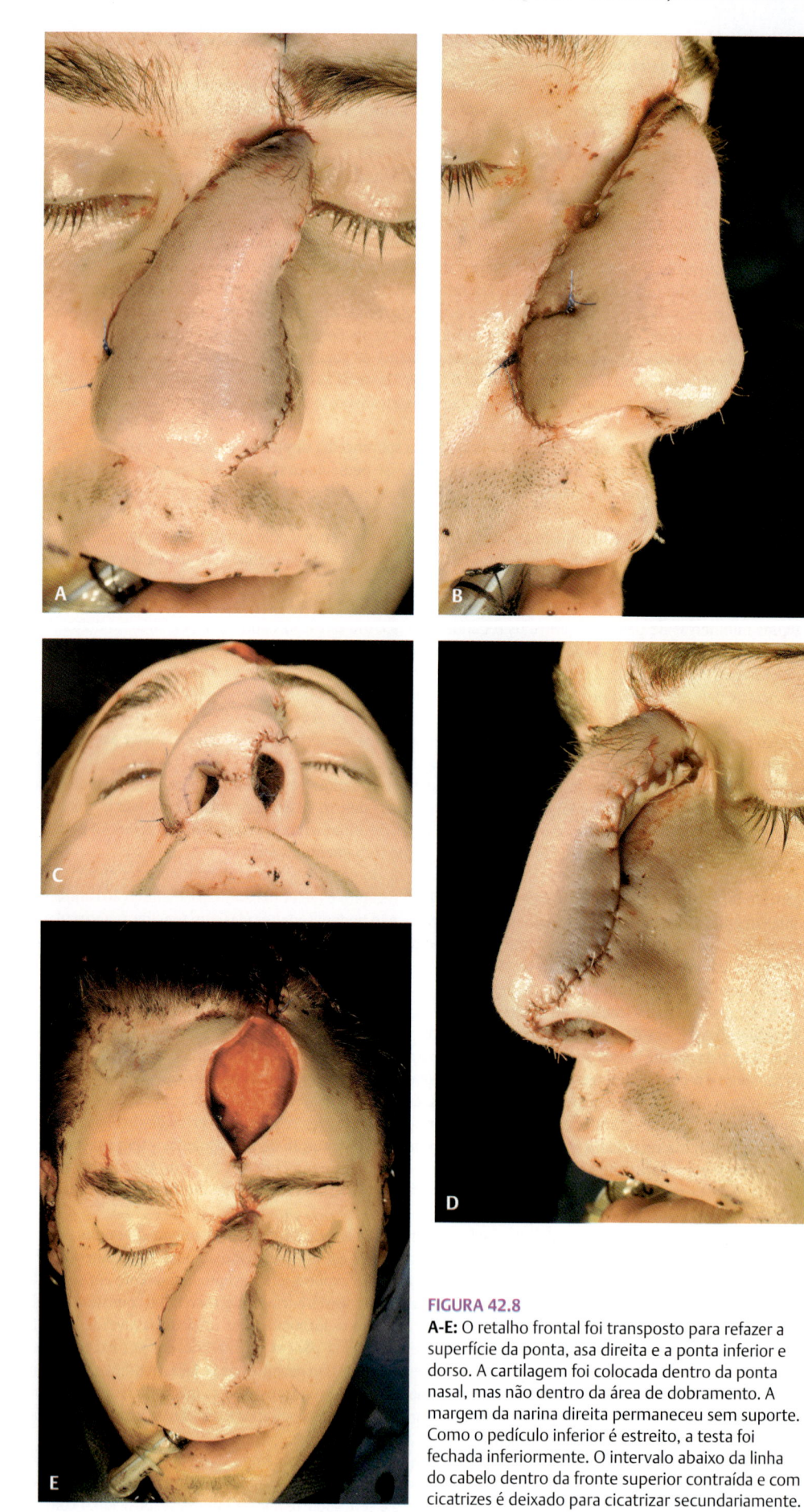

A-E: O retalho frontal foi transposto para refazer a superfície da ponta, asa direita e a ponta inferior e dorso. A cartilagem foi colocada dentro da ponta nasal, mas não dentro da área de dobramento. A margem da narina direita permaneceu sem suporte. Como o pedículo inferior é estreito, a testa foi fechada inferiormente. O intervalo abaixo da linha do cabelo dentro da fronte superior contraída e com cicatrizes é deixado para cicatrizar secundariamente.

cisão a margem da narina ou colocar um suporte de cartilagem dentro do retalho dobrado quando da transferência ou divisão do pedículo. O retalho em espessura total em três estágios elimina esses problemas. Embora o revestimento seja inicialmente muito espesso e o suporte primário seja evitado (como na abordagem dobrada tradicional em dois estágios), podem ser excisados o excesso de volume, posicionado o suporte de uma subunidade completa e restauradas as bordas simétricas das narinas durante a operação intermediária.

O retalho em espessura total foi transferido para refazer a superfície de toda a subunidade da ponta nasal e alar (Fig. 42.8A-E). A extensão distal foi dobrada para fazer o revestimento. Cada camada foi suturada com uma única camada de sutura fina (o autor usa *Nylon*, Prolene ou crômica 5-0) até as margens reavivadas do defeito, e os retalhos curtos virados para cima na inserção da base nasal. O músculo frontal foi excisado em tecido subcutâneo, apenas ao longo e sob a porção do revestimento nasal/extensão, para facilitar seu dobramento. A margem da narina direita foi deixada sem suporte. Um enxerto de reforço alar não foi colocado. Enxertos de cartilagem primária são colocados rotineiramente sobre o revestimento vascularizado residual normal para restaurar o contorno e suporte (neste caso, a ponta), mas não serão colocados dentro da extensão dobrada do revestimento de um retalho frontal.

Como o pedículo inferior tinha menos de 1,5 cm de largura, o defeito na fronte pode ser fechado acima da sobrancelha, deixando um intervalo de 1 cm sob a linha de cabelo para cicatrização secundária. A área aberta foi coberta com uma gaze impregnada com petrolato por 1 semana e em seguida lubrificada diariamente com pomada de petrolato até a cicatrização secundária estar completa em 3 a 6 semanas. A superfície do pedículo cruento do retalho foi refeita com um enxerto de pele em espessura total, coletada da dobra da virilha, para o fechamento temporário de sua superfície profunda e fácil limpeza.

Estágio 2: A Operação Intermediária

Um mês depois, a forma nasal e a via aérea estão volumosas (Fig. 42.9A, B). Enxertos de cartilagem primária da ponta recriaram um formato básico de ponta, mas a margem da narina direita permanece sem suporte. A fibrose não ocorre em um retalho em espessura total até que o frontal seja excisado ou a camada subcutânea (SQ) lesionada, então a pele externa está completamente solta e flexível. O revestimento dobrado cicatrizou ao revestimento adjacente residual normal e não é mais dependente do pedículo da fronte para vascularização (Fig. 42.10).

Primeiro, subunidades e pontos de referência anatômica são marcados com tinta (Fig. 42.11A-D). A margem dobrada da narina é incisada ao longo da margem proposta da narina, e a *pele de cobertura* da fronte é elevada com 2 a 3 mm de gordura subcutânea, e baseada no pedículo superior (Fig. 42.12A-D). A gordura subcutânea subjacente e o frontal (dobrado na área de dobramento) são excisados, expondo um envoltório de revestimento completo fino, vascular, cicatrizado (Fig. 42.13A-C). Enxertos de suporte alar primários retardados, desenhados com precisão, podem agora ser facilmente posicionados para estabelecer um suporte tridimensional (3D) completo.

Ainda que normalmente a asa não contenha cartilagem, quando pele alar significativa está faltando, deve ser colocado um enxerto de cartilagem ao longo da margem da narina para dar suporte, formar e reforçar a asa. Como a pele do retalho frontal permanece mole e flexível na reelevação intermediária, os enxertos de cartilagem serão eficazes tanto se tiverem sido colocados primariamente ou de maneira primária retardada. Com a exposição completa, os enxertos de cartilagem podem ser colocados ou modificados durante a operação intermediária.

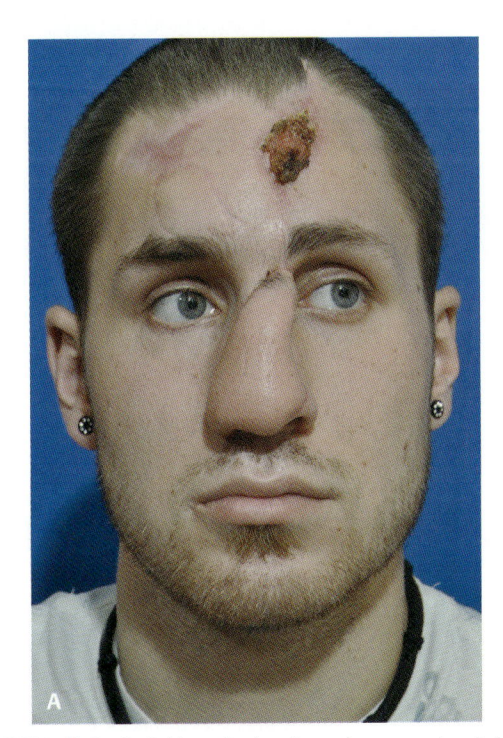

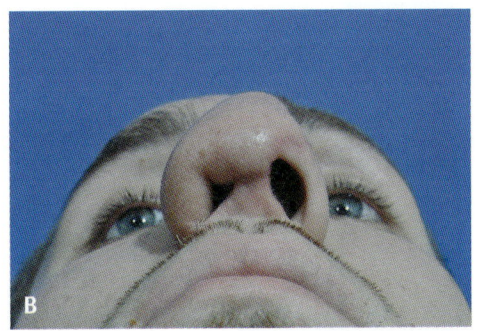

FIGURA 42.9 **A, B:** Um mês depois, embora o nariz esteja volumoso e sem forma, a forma nasal básica está restaurada.

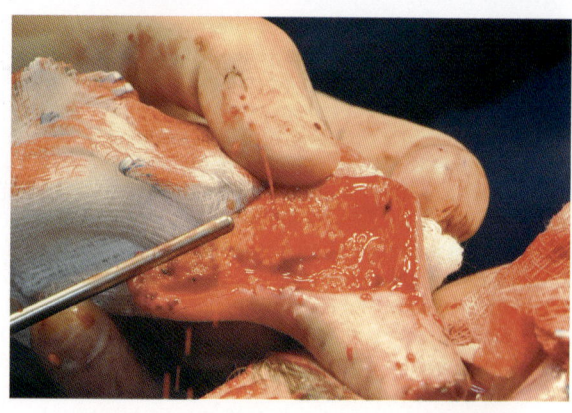

FIGURA 42.10
O retalho permanece bem vascularizado com fluxo sanguíneo pulsátil visível após a reelevação.

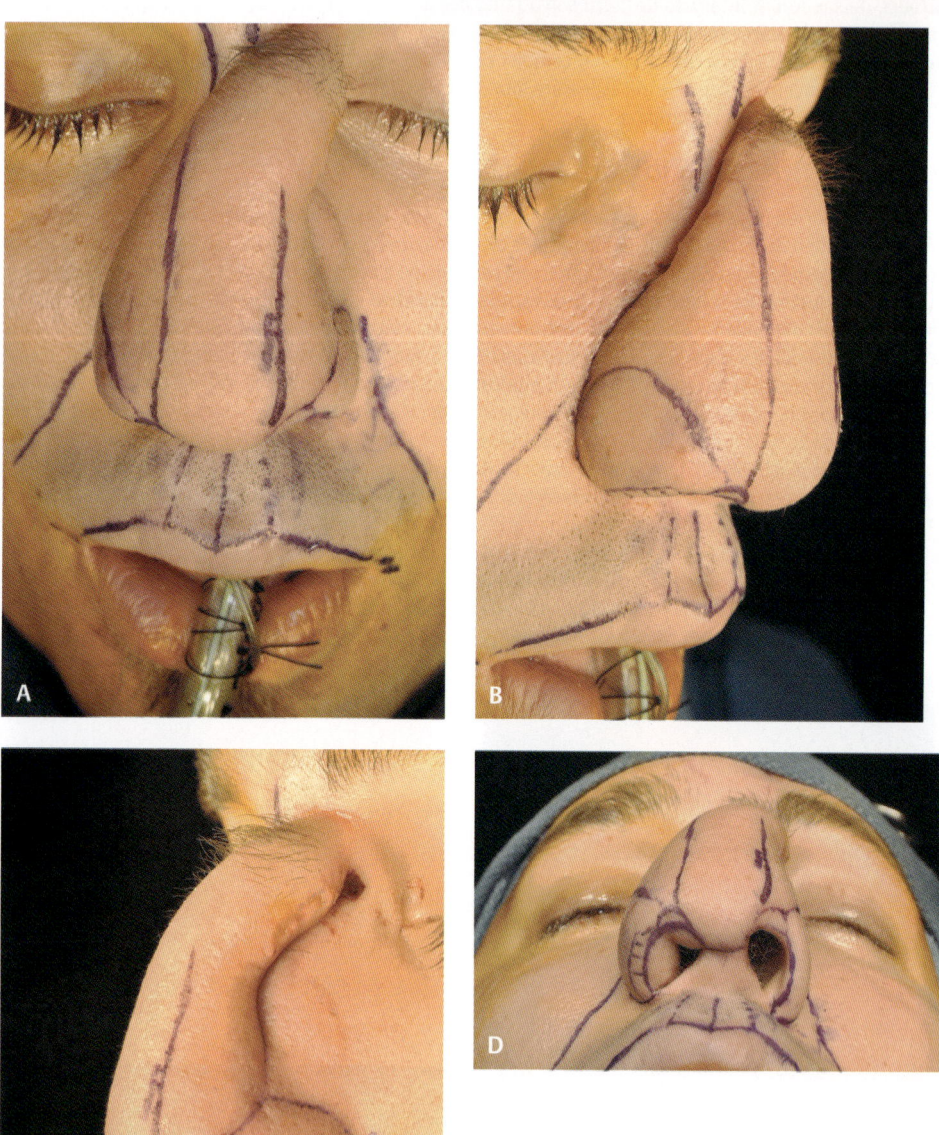

FIGURA 42.11
A-D: A operação intermediária – as unidades regionais do nariz e a margem ideal da narina são marcadas.

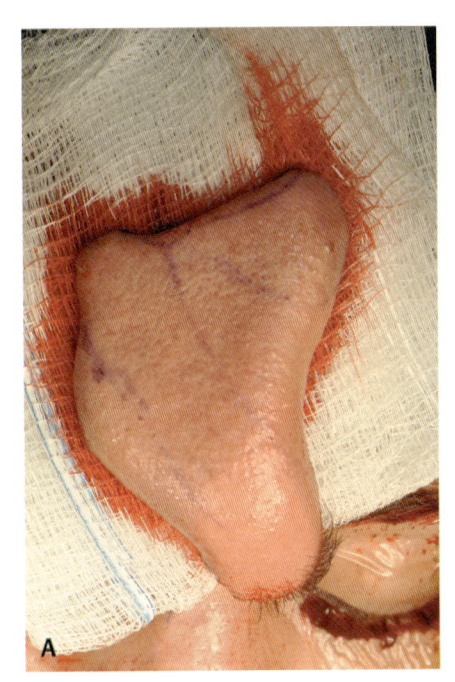

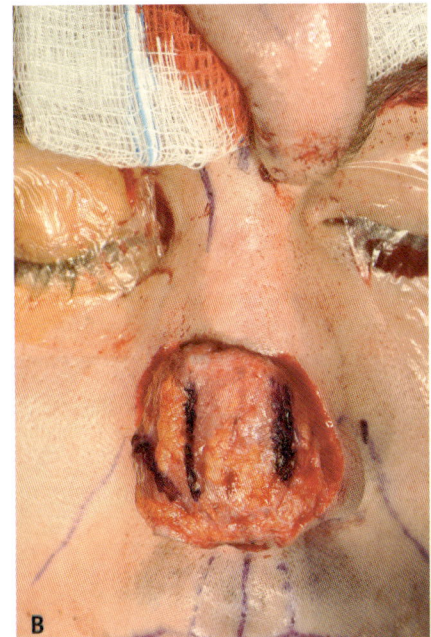

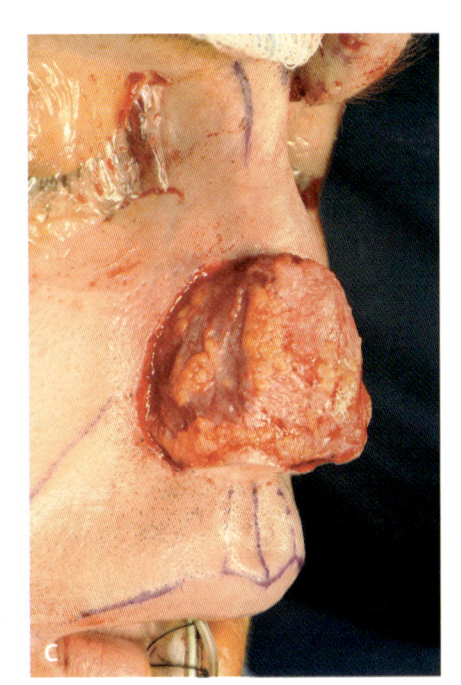

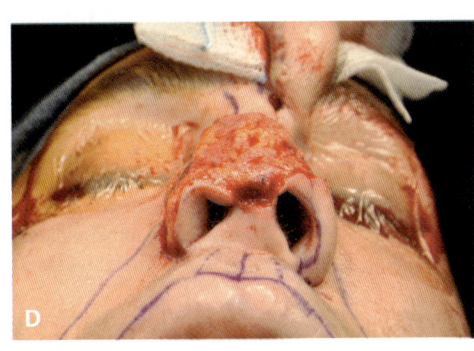

FIGURA 42.12
A-D: A margem da narina foi incisada, separando o retalho de cobertura de sua extensão distal. A pele frontal é elevada com 2 a 3 mm de gordura subcutânea e o retalho temporariamente colocado na fronte, baseado em seu pedículo proximal. O excesso de tecido adiposo dobrado subjacente, músculo frontal, gordura subcutânea e revestimento de pele frontal interna são expostos. As linhas dorsais e as pregas alares são marcadas no local receptor com tinta.

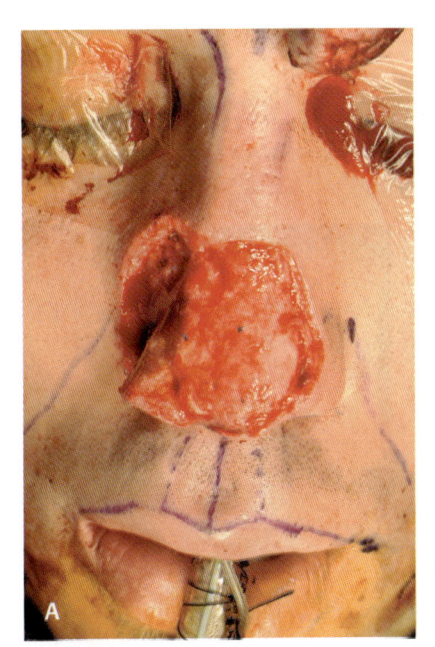

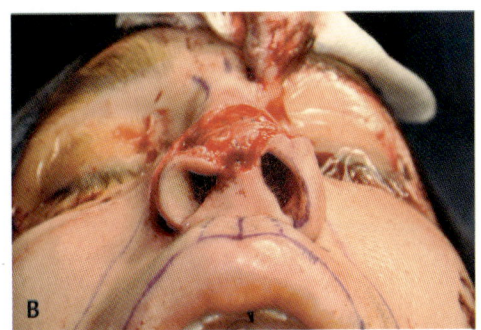

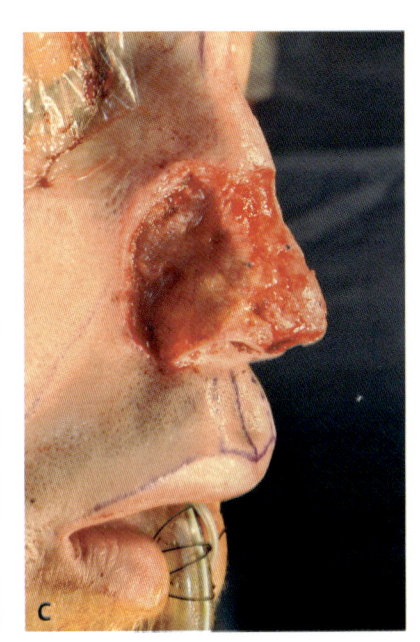

FIGURA 42.13 **A-C:** O excesso de tecido mole foi excisado, expondo os enxertos de ponta nasal com cartilagem primária subjacente e um envoltório completo de revestimento. A pele subjacente, dobrada para o revestimento, está integrada ao revestimento nasal residual e não é mais dependente do pedículo frontal para o suprimento sanguíneo.

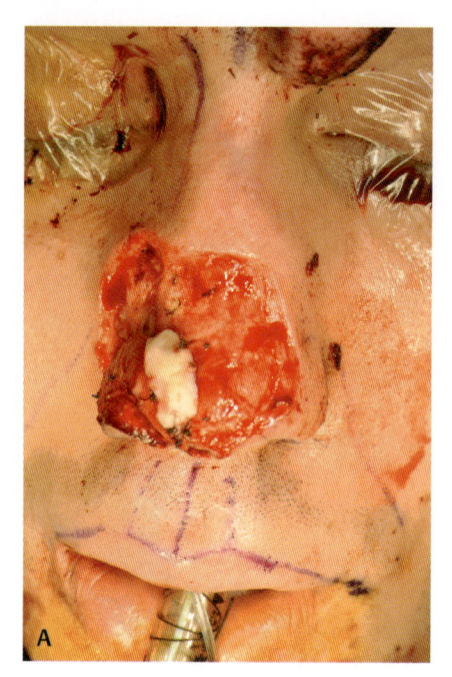

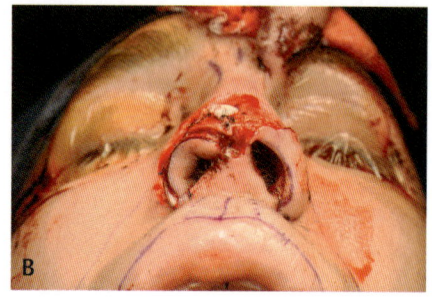

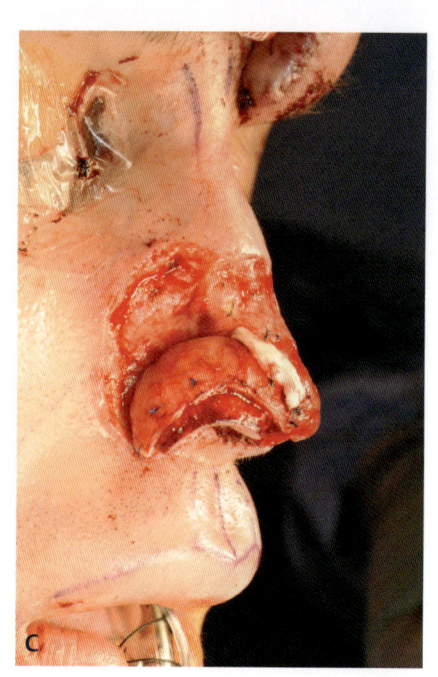

FIGURA 42.14 A-C: Enxertos de cartilagem conchal primários retardados foram posicionados para dar suporte à margem alar direita e aumentar mais a ponta nasal direita.

O molde em lâmina do retalho frontal, que foi preservado e reesterilizado, é usado como um guia para desenhar um enxerto de reforço alar (*alar batten graft*) primário retardado feito de cartilagem de orelha na dimensão correta e o contorno da margem da narina. O enxerto é suturado às estruturas da ponta medialmente e enterrado lateralmente, com uma sutura percutânea temporária, em uma bolsa subcutânea na base alar. Suturas 5-0 são passadas através do enxerto de reforço alar para apreender a superfície cruenta do retalho de revestimento, aproximando o revestimento do enxerto, à cartilagem (Fig. 42.14A-C). Foi acrescentado um enxerto crural lateral de sobreposição da ponta (*onlay graft*) para projeção e contorno adicionais.

O mesmo molde em lâmina é empregado como um guia para aparar o excesso de cobertura e revestimento ao longo da margem da narina e estabelecer simetria com a margem oposta normal da narina (Fig. 42.15).

Então, o retalho de pele de cobertura uniformemente fina é retornado ao local receptor. É suturado com uma única camada de suturas periféricas finas, combinadas com várias suturas de colchoeiro 5-0 percutâneas para eliminar espaço morto (Fig. 42.16A-C). As suturas de colchoeiro são removidas em 48 horas e as suturas da pele em 5 dias.

Estágio 3: Divisão do Pedículo

Um mês depois (dois meses após transferência), o pedículo é dividido (Fig. 42.17A-D). A porção proximal é aparada e a porção medial da sobrancelha é retornada para dentro da sobrancelha, como um pequeno "V" invertido, onde poderá ser confundida com uma linha de expressão da glabela. O pedículo residual é descartado e não é retornado para a

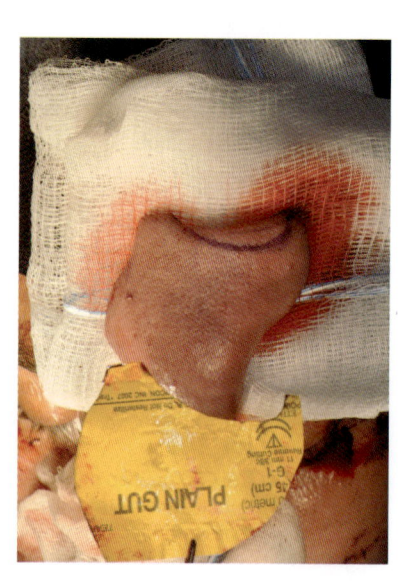

FIGURA 42.15
Usando o molde resterilizado do lado normal contralateral como guia, o excesso de pele frontal na área de dobramento foi excisado para criar uma margem exata da narina.

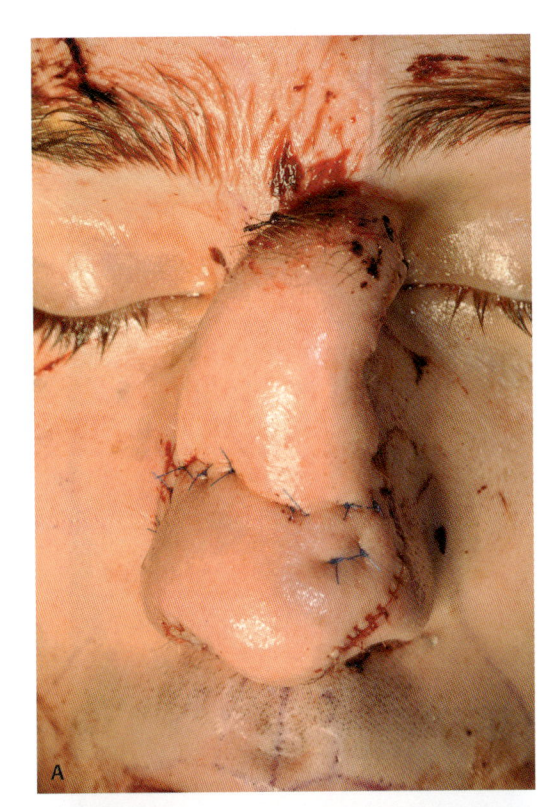

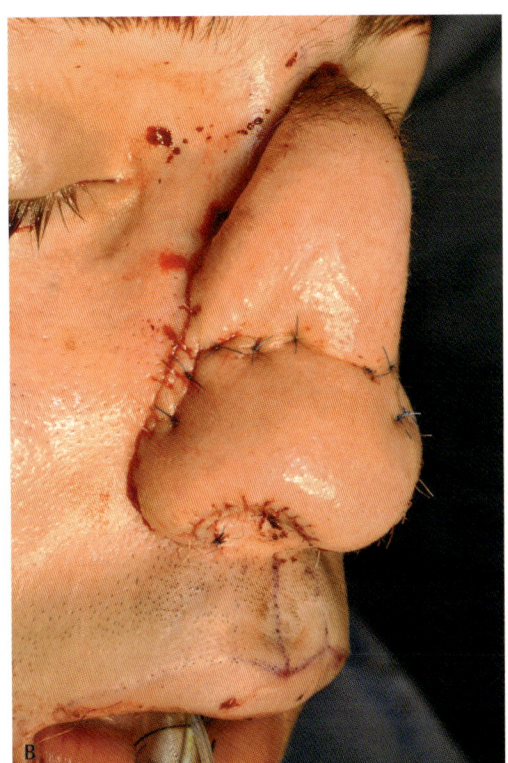

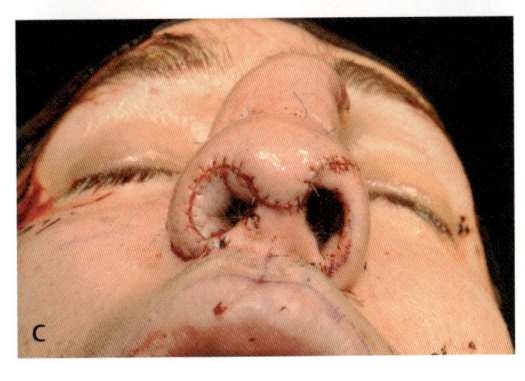

FIGURA 42.16
A-C: O retalho fino e flexível de pele da testa foi retornado para refazer a superfície de uma estrutura nasal esculpida e apoiada.

testa. Distalmente, a porção superior do local receptor é esculpida para definir uma parede lateral plana, o sulco alar e o contorno da asa superior convexa (Fig. 42.18A, B). A inserção nasal é completada. A cicatriz hipertrófica na testa na área de cicatrização secundária é excisada e a porção superior da fronte reavançada, permitindo o fechamento primário completo do local doador. A cicatriz linear vertical isolada é permanente, mas relativamente inócua (Fig. 42.19A-C).

Estágio 4: Revisão

Quase todas as reconstruções nasais significativas requerem uma revisão para refinar os delicados pontos nasais de referência anatômica e estabelecer a simetria ideal. Se presente, uma área de cicatrização secundária da testa pode ser revisada. Como todos os estágios cirúrgicos foram discutidos com o paciente inicialmente, a expectativa é de se fazer a revisão.

Quatro meses depois, os pontos de referência anatômica da ponta nasal e alares são imprecisos. A narina é pequena e sua margem volumosa (Fig. 42.20A-C). A margem do retalho e as subunidades nasais são marcadas, assim como o diâmetro ideal da narina, com base nos moldes da asa e narina contralateral. O sulco alar é recriado fazendo uma incisão direta em sua posição ideal na superfície do retalho frontal, desconsiderando as cicatrizes antigas. O retalho de pele da fronte é elevado com 2 mm do tecido adiposo subcutâneo superior e inferiormente. O excesso de volume é excisado para criar uma parede lateral plana, um sulco alar distinto e a esperada convexidade da asa superior (Fig. 42.21A-D).

A margem da narina foi incisada, na margem ideal da narina, elevando o revestimento dobrado finamente. O excesso de tecido adiposo subcutâneo e a cicatriz foram excisados entre o revestimento reconstruído e o enxerto de cartilagem primário retardado da margem da narina previamente colocado. Um pequeno *bolus* de esponja foi introduzido na narina por 48 horas para reaproximar o revestimento contra a face inferior do enxerto de cartilagem (Fig. 42.22A, B). As cicatrizes da testa foram revisadas na área de cicatrização secundária do retalho frontal direito anterior.

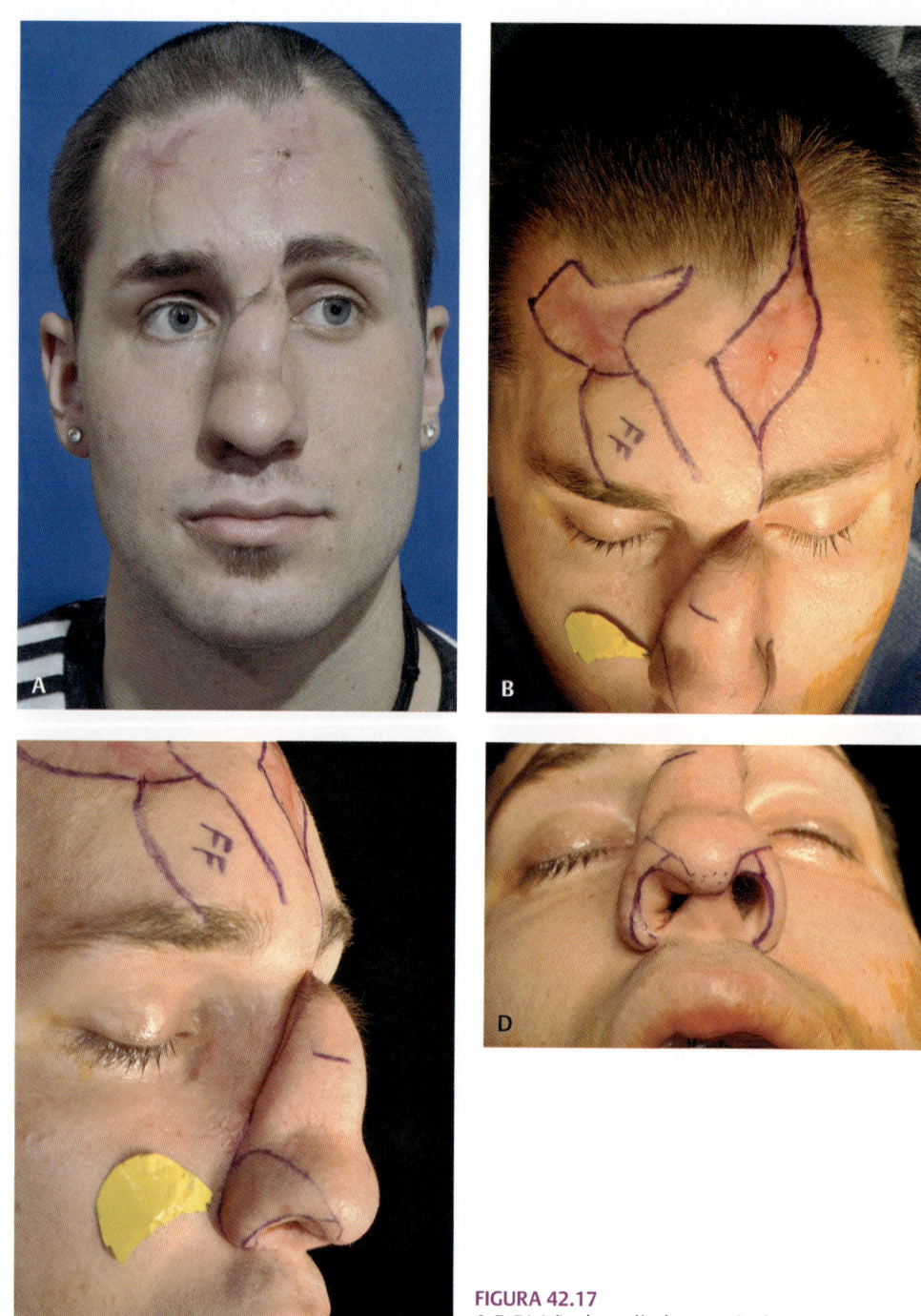

FIGURA 42.17
A-D Divisão do pedículo – 1 mês depois (2 meses após a transferência do retalho). As áreas de cicatrização secundárias da testa, a borda do retalho e os pontos de referência anatômica foram marcados com tinta.

CONDUTA PÓS-OPERATÓRIA

Todos os procedimentos foram realizados com anestesia geral sem injeção de anestésico local. O paciente é hospitalizado por uma noite no procedimento de transferência de retalho, mas todos os outros procedimentos são realizados em regime de paciente ambulatorial. Antibióticos profiláticos intraoperatórios são empregados. Gaze com petrolato é usada para cobrir qualquer área na **testa**, que não possa ser fechada na transferência de retalho. Ela é removida em 1 semana e permite-se que a área aberta cicatrize secundariamente. Suturas **colchoeiro** são removidas em 2 dias, suturas incisionais em 5 a 7 dias, enquanto as suturas dentro do fechamento do couro cabeludo são removidas em 10 dias. O paciente pode lavar o rosto e usar xampu no cabelo um dia depois de cada procedimento. Os curativos cobrem o nariz a critério do paciente.

CAPÍTULO 42 Retalho Frontal

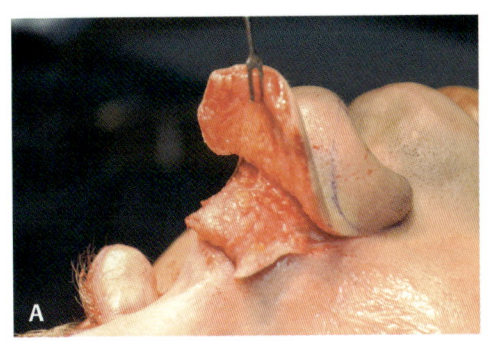

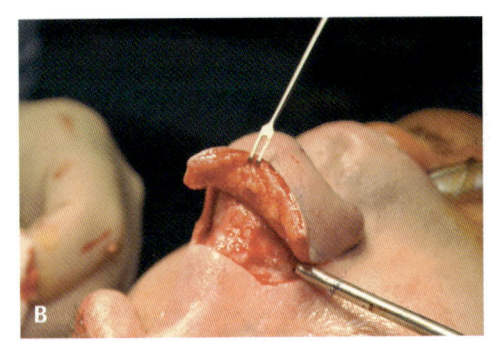

FIGURA 42.18 A, B: O pedículo foi dividido e pele frontal elevada com 2 ou 3 mm de gordura subcutânea sobre a região superior do local receptor. O excesso de tecido mole subjacente foi excisado e esculpido para recriar as linhas dorsais e o sulco alar.

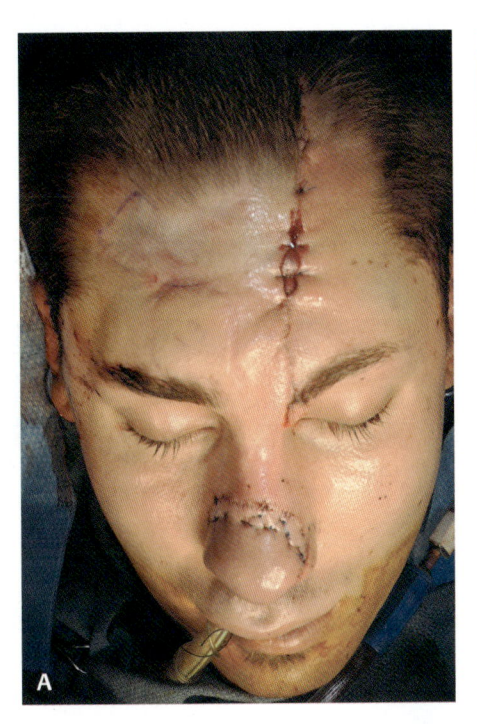

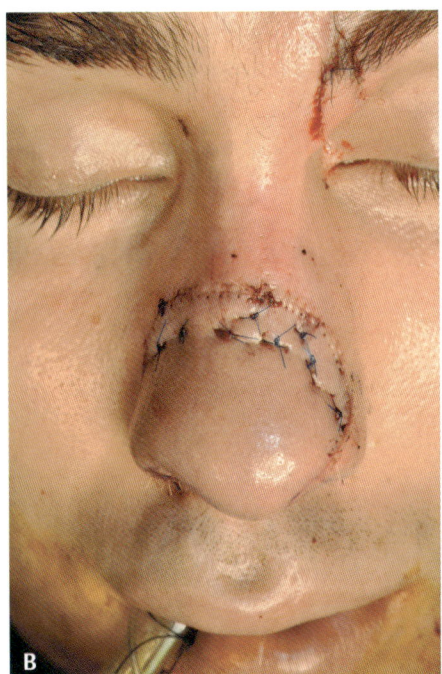

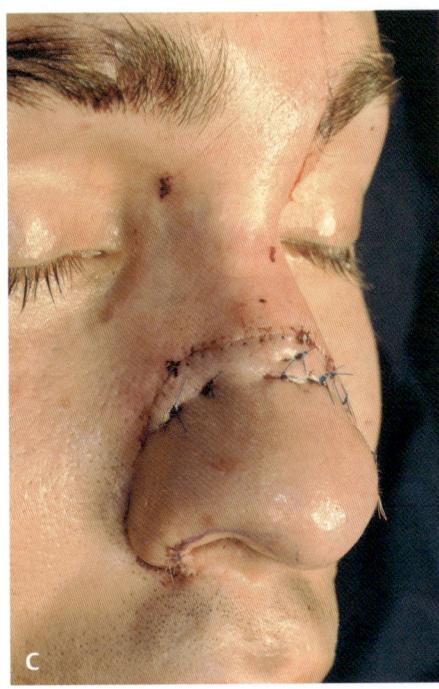

FIGURA 42.19
A-C: A cicatriz foi excisada dentro da área de cicatrização secundária à esquerda. A testa foi avançada, permitindo o fechamento quase completo como uma cicatriz vertical única. O pedículo proximal foi aparado, desbastado e reinserido como um pequeno V invertido dentro da face medial da sobrancelha esquerda. A inserção nasal foi completada.

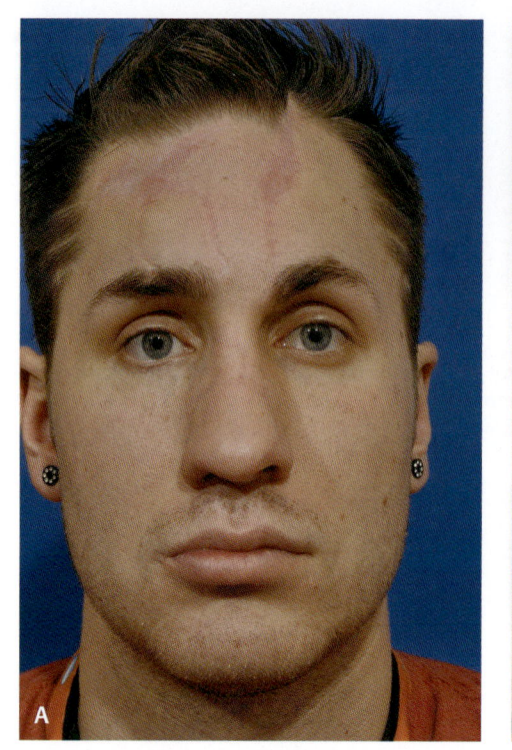

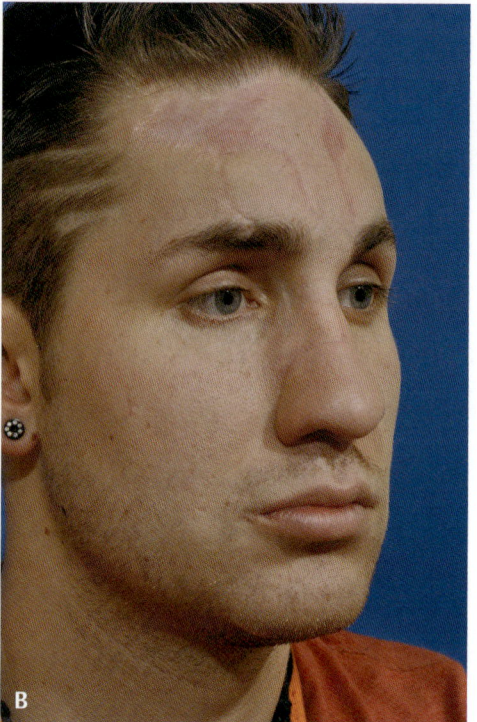

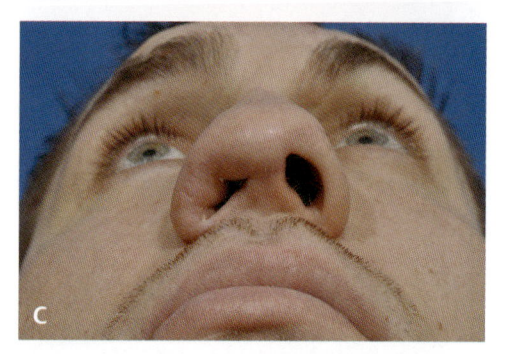

FIGURA 42.20
A-C: Quatro meses depois, a forma nasal geral foi restaurada. A narina é pequena e o sulco alar direito mal definido.

COMPLICAÇÕES

Este paciente não apresentou complicações no pós-operatório.

A isquemia do retalho é rara. Com mais frequência, ela é atribuível à tensão criada por um *design* muito pequeno ou um retalho muito pequeno, suturas excessivas da margem lateral do retalho ao local receptor, amplo afinamento de um retalho de dois estágios no momento da transferência, excessivo desbaste do retalho à derme durante a operação intermediária, ou uma base de pedículo que é larga (> 1,5 cm) e dobra-se quando o retalho é rodado para o nariz. Depois de demarcada a área isquêmica e antes do desenvolvimento de infecção ou retração por contração da cicatriz,

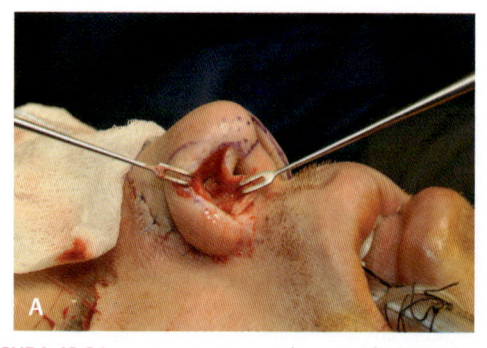

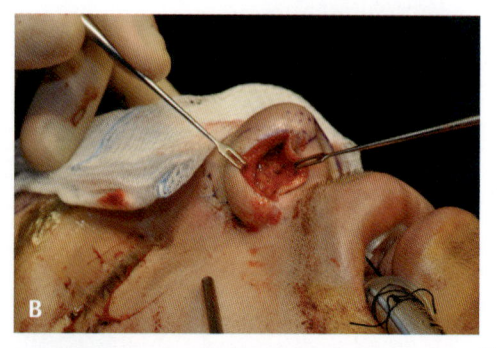

FIGURA 42.21 **A e B:** A margem da narina foi incisada e o revestimento reelevado finamente. O excesso de tecido mole e a cicatriz entre o revestimento e o enxerto de cartilagem primária retardado foram excisados, afinando a margem da narina e abrindo a via aérea.

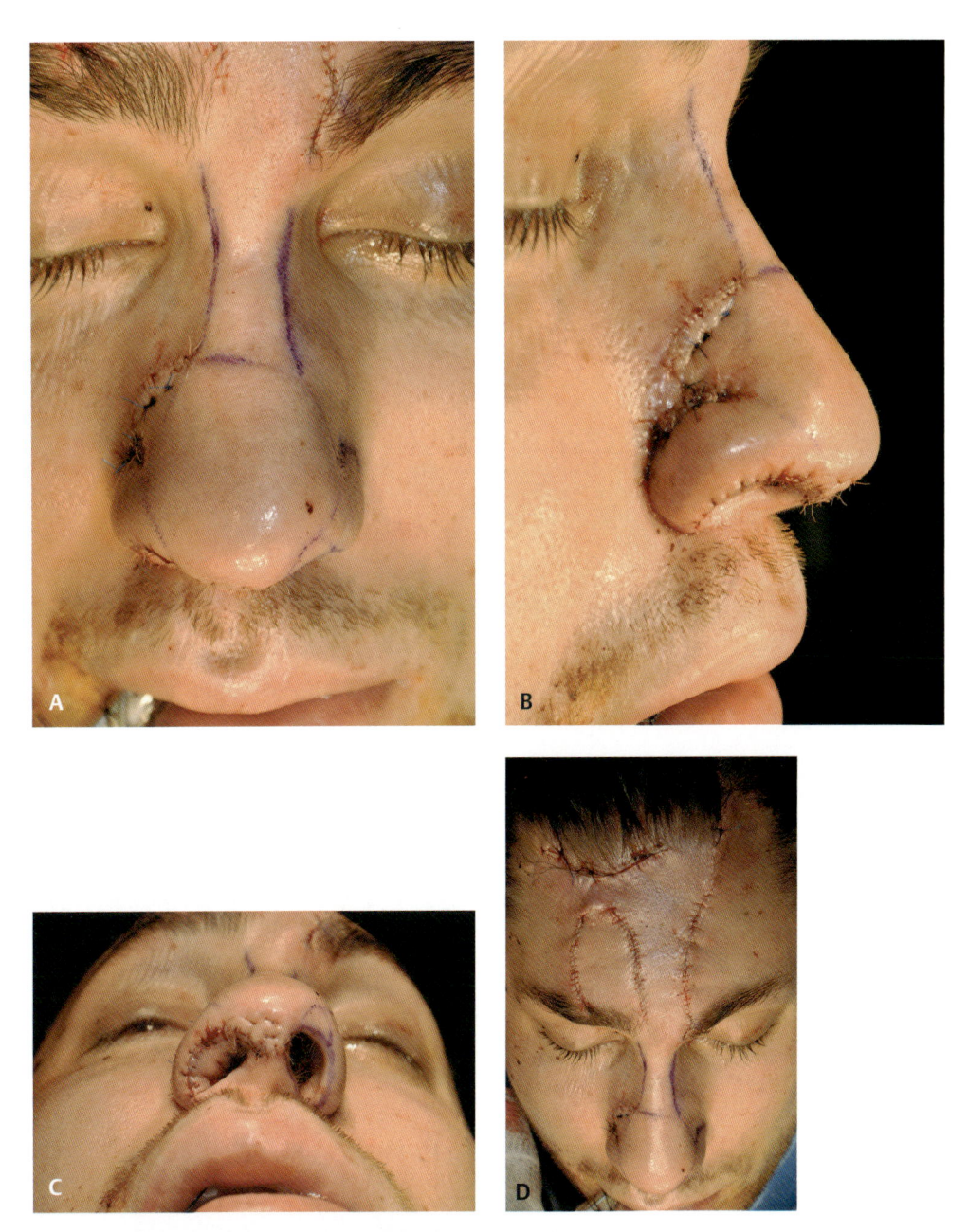

FIGURA 42.22 A-D: O sulco alar direito foi definido em sua posição ideal por meio de incisão direta. A excisão subcutânea de tecido mole criou uma parede lateral plana, um sulco alar profundo, e uma asa superior mais convexa. O excesso de tecido mole na ponta inferior direita também foi esculpido. As cicatrizes frontais foram revisadas ou parcialmente excisadas dentro da testa direita.

o tecido morto deve ser desbridado e refeita a superfície da área (com mais frequência como uma subunidade) com outro retalho vascularizado.

A infecção é incomum. Ela se apresenta como rubor e drenagem aquosa ao redor da margem do retalho em 5 a 7 dias após a inserção. A não ser que a infecção seja muito leve e rapidamente controlada por antibióticos, o retalho deve ser reelevado e quaisquer enxertos de cartilagem não incorporados à cobertura e ao revestimento adjacente devem ser excisados para prevenir a extensão da infecção para toda a reconstrução. O suporte de cartilagem pode ser substituído de maneira primária retardada após 6 a 8 semanas.

RESULTADOS

No pós-operatório, um nariz normal é restaurado. A simetria nasal, pontos de referência anatômica, proporção e dimensão são bons. A cicatriz na porção paramediana da fronte esquerda é aceitável. As cicatrizes nasais não são aparentes. A formação cicatricial associada ao primeiro retalho frontal será ainda revisada por excisão seriada para eliminar a área de cicatriz secundária (Fig. 42.23A-C). A abordagem por unidade regional forneceu princípios que direcionaram o momento oportuno, o estadiamento, a escolha dos materiais e o *design*.

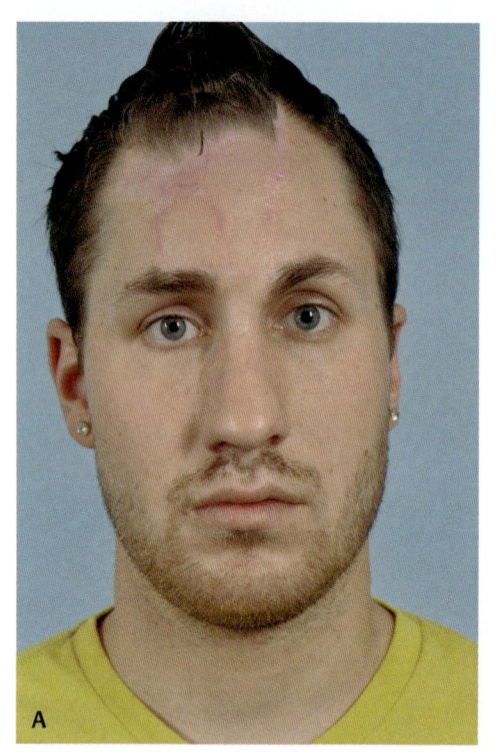

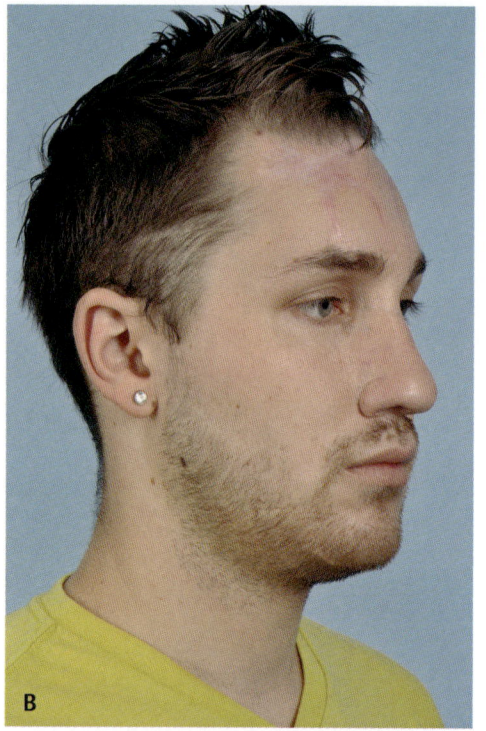

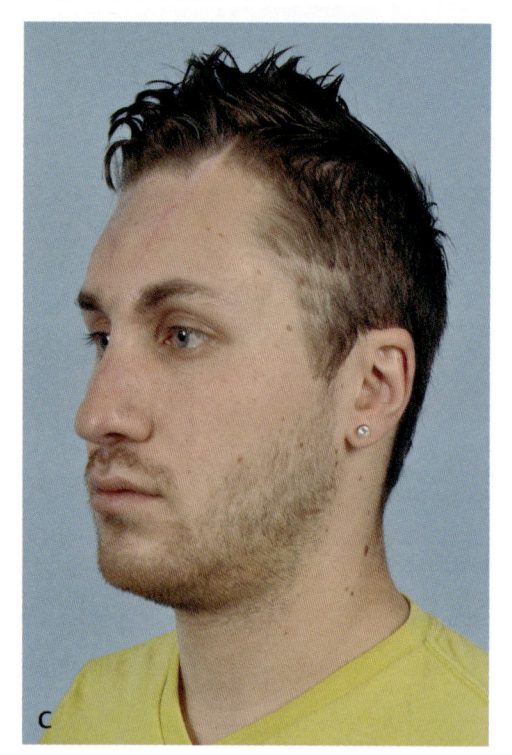

FIGURA 42.23
A-C: Após refazer a reconstrução inicial com um segundo retalho frontal em espessura total dobrado e suprindo cobertura adaptável fina, uma estrutura de suporte tridimensional, e revestimento flexível fino, um nariz foi restaurado. A cicatriz vertical esquerda é relativamente discreta. A cicatriz frontal oblíqua direita inicial é mais visível e distorcida.

O reparo de defeitos grandes e profundos com um retalho frontal de três estágios em espessura total tem essas vantagens:

- Suprimento sanguíneo máximo no momento da transferência inicial e durante reelevação completa do retalho no segundo estágio.
- Cobertura ideal harmoniosa e uma estrutura completa de suporte da subunidade.
- Uso de enxertos de cartilagem primários e primários retardados.
- Oportunidade de revisar imperfeições e maximizar o contorno das partes distais mais estéticas do nariz antes da divisão do pedículo durante a operação intermediária.
- Um método seguro e confiável de dobrar um retalho frontal para restaurar o revestimento vascular, fino e flexível e uma estrutura completa de suporte tridimensional.

DICAS

- Determine seu objetivo cirúrgico – uma ferida cicatrizada ou o normal.
- Desenvolva um plano operatório antes da cirurgia.
- Visualize cada estágio e realize a operação em sua mente antes de ir para a sala cirúrgica.
- As subunidades faciais, cicatrizes antigas e áreas de deficiência tecidual ou excesso de volume são marcadas no início do procedimento.
- Recrie o defeito e retorne o normal à sua posição normal.
- Identifique o que está faltando e defina a real deficiência de tecido.
- Altere o local, tamanho ou profundidade da ferida para melhorar o resultado, quando apropriado.
- Confeccione moldes de *design* exato baseados no lado contralateral normal ou ideal.
- Empregue um método que permita que se modifiquem os retalhos de cobertura e revestimento e os enxertos de cartilagem para estabelecer a dimensão, espessura e qualidade, para simular, da melhor forma, cada camada anatômica faltante.

DIFICULDADES

- Não presuma que um paciente de qualquer idade não deseja parecer normal.
- Substitua tecidos faltantes na dimensão e contorno exatos.
- Afinamento superagressivo do retalho durante a fase intermediária pode causar lesão vascular.
- Após a divisão do pedículo, a ampla reelevação do retalho pode prejudicar sua vascularidade.
- Desenho dimensional precário do retalho criará tensão, distorção, isquemia do retalho e comprometimento do resultado cirúrgico final.
- Uma base de pedículo maior que 1,5 cm dobra o retalho quando ele é rodado para o nariz. Isto pode resultar em congestão venosa e perda potencial do retalho.

INSTRUMENTOS QUE DEVEM ESTAR DISPONÍVEIS

- *Kit* padrão de cirurgia plástica
- Embalagens laminadas de suturas estéreis para moldes anatômicos
- Caneta cirúrgica

LEITURAS SUGERIDAS

Menick FJ. Nasal reconstruction: forehead flap. *Plast Reconst Surg* 2004;113:100e–111e.
Menick FJ. "The modified folded forehead flap for nasal lining—the Menick method" in Reconstructive Surgery in Oncology for Surgical Oncology Seminars. *J Surg Oncol* 2006;94:509–514.
Menick FJ. *Nasal reconstruction: art and practice*. Philadelphia, PA: Saunders-Elsevier, 2008.
Menick FJ. Nasal reconstruction CME. *Plast Reconst Surg* 2010;125:135e–150e.
Menick FJ. An approach to the late revision of a failed nasal reconstruction. *Plast Reconst Surg* 2012;129(1):92e–103e.

43 O RETALHO MELOLABIAL

Ritchie A.L. Younger

INTRODUÇÃO

Dieffenbach, em 1830, popularizou o retalho melolabial para reconstrução do nariz usando retalhos melolabiais superiormente baseados para reabilitar as asas nasais. Von Langenbeck, em 1864, usou variações de retalhos superior e inferiormente baseados, dependendo da orientação, da posição, da área e da espessura do retalho necessárias para a reconstrução do nariz. Esser, em 1921, empregou um retalho melolabial baseado inferiormente para fechar fístulas palatais.

O retalho melolabial é uma técnica versátil para reabilitação funcional e estética dos defeitos da porção central da face. Variações deste retalho podem ser usadas para reconstruir defeitos de tamanhos pequeno a médio, envolvendo o queixo, lábio superior e inferior, bochecha, nariz e pálpebra. Em decorrência da proximidade relativa desse local doador com essas áreas, não apenas a equiparação da cor da pele é excelente, mas a ocultação da incisão do local doador em uma linha de sulco natural (que frequentemente se aprofunda com a idade) alcança uma excelente camuflagem.

A área melolabial estende-se da inserção lateral inferior das asas nasais até a área lateral da boca, compreendida, de fato, pelo volume de tecido que circunda o sulco melolabial (também conhecido como sulco nasolabial ou sulco nasogeniano). A região inferior da área melolabial pode conter pelos em homens, e, geralmente, tem menos pelos em mulheres. Esta variação nos pelos pode ser usada para uma vantagem ocasional, dependendo de haver ou não necessidade de trazer pele com pelos ou sem pelos para dentro de um defeito específico.

A literatura cirúrgica frequentemente se refere a essa região como a área nasolabial, mas, em termos anatômicos, o descritor mais acurado seria melolabial, visto que a região está, de fato, ligada pelo *melum* lateralmente e pelo lábio medialmente. O sistema musculoaponeurótico superficial (SMAS) possui remanescentes de fibras do platisma, que se estendem superior e medialmente, interdigitando-se com as camadas musculares do orbicular da boca na área melolabial. O sulco melolabial que define a idade se forma à medida que o volume de tecido mole depleta-se nessa área que representa uma linha divisória onde as fibras do músculo orbicular e o SMAS se fundem. Realizamos 10 dissecções cadavéricas bilaterais no Departamento de Anatomia da University of British Columbia, que revelaram claramente que, para a elevação segura de um retalho melolabial, a profundidade da dissecção é limitada pelo músculo orbicular da boca medialmente e as fibras do SMAS lateralmente. A penetração nesses grupos musculares revela as artérias labiais superior e inferior na área perioral medialmente, indicando que a elevação atraumática segura deve preservar esses vasos e permanecer superficial à musculatura perioral. Lateralmente a esta, caso nos aprofundemos até o plano de dissecção do vaso labial, pode-se potencialmente lesar os ramos terminais do ramo bucal do nervo facial. O suprimento vascular para a área do retalho melolabial baseia-se na artéria facial e nos ramos superficiais terminais aleatórios, com drenagem venosa para a veia facial. O suprimento sanguíneo mais importante para o retalho melolabial não está realmente fundamentado em um vaso específico encontrado no retalho, mas sim no plexo subdérmico direcionalmente orientado que corre paralelo ao sulco melolabial, conferindo ao retalho um certo grau de axialidade. Essencialmente, é um retalho aleatório com uma orientação direcional ao fluxo sanguíneo. A inervação sensitiva se dá por meio dos ramos infraorbital e mental do nervo trigêmeo, com suprimento do nervo motor para a musculatura circundante via nervo facial.

HISTÓRIA

Os pacientes que podem se beneficiar com o uso de um retalho melolabial tipicamente se enquadram em uma de três categorias: pacientes que são encaminhados diretamente por um cirurgião que faz a cirurgia de Mohs (59,3%), uma lesão na porção central da face que eu pessoalmente excisei com o uso de secções de criocirurgia para verificação das margens (31,5%) ou aqueles com um problema funcional ou estético da porção central da face onde um retalho melolabial poderá ser usado para ajudar a resolver o problema (9,2%). A história relevante do paciente que pode impactar os aspectos técnicos da reconstrução planejada incluem quaisquer comorbidades microvasculares (tabagismo, diabetes ou radiação anterior no local doador ou receptor), cirurgia ou trauma anterior ao local doador ou receptor e, finalmente, problemas hematológicos sistêmicos (uso comum de anticoagulante em idosos para fibrilação atrial e colocação de *stent* em vaso cardíaco) afetando fluxo, sangramento ou coagulação na arena cirúrgica. Fotografias da cirurgia pré-Mohs podem fornecer informações úteis para o planejamento de volume, tamanho e projeção de enxertos infraestruturais para receptores nasais, e uma cuidadosa avaliação oftálmica pode ajudar a diminuir as complicações secundárias à reconstrução da pálpebra inferior.

EXAME FÍSICO

Um cuidadoso exame do paciente é realizado para determinar exatamente o que é necessário para fabricar um componente anatomicamente correto da face que não apenas é funcionalmente acurado, mas também esteticamente equilibrado e se combinará com as características faciais circundantes. Um dos padrões-ouro da reconstrução facial cutânea estética inclui equiparação de cor, textura, área de superfície e volume de um defeito. A localização dos sítios doadores do retalho melolabial obtém facilmente uma excelente combinação de cor com a maioria dos locais receptores faciais centrais. A textura, devida à relativa similaridade da superfície do retalho melolabial com os locais potencialmente reconstruídos, tipicamente não é um problema, exceto quando se considera a perspectiva de combinar regiões que contêm pelos com as regiões que não contêm. Idealmente, gosto de ver os locais doadores que não contêm pelos ao mover um retalho para dentro de uma área receptora sem pelos (nariz e pálpebra), e, algumas vezes, posso ter sucesso levando um retalho que contém pelos para dentro de uma área receptora que também os contém (lábio superior e inferior). A tecnologia atual com *lasers* para epilação permite-nos algumas vezes colocar um retalho com pelos dentro de uma área sem pelos, mas, idealmente, isto pode ser evitado com um planejamento criterioso. O tamanho e volume do defeito são estudados para que seja escolhida a melhor opção para reconstrução, não apenas para alcançar um resultado esplêndido no local receptor, mas também assegurar que o local doador possa ser fechado a fim de minimizar a deformidade. Visto que o desenho, volume e tamanho do retalho são limitados à redundância da anatomia disponível, retalhos baseados medial e superiormente são limitados não apenas em largura (1 a 5 cm, dependendo da flacidez da pele facial), mas também em comprimento (1 a 12 cm, dependendo da altura vertical da face). Por outro lado, retalhos baseados inferiormente são mais limitados em largura e comprimento, visto que o tecido disponível é restrito mais horizontalmente (substancialmente menos nos alcances superiores da área melolabial) e limitado verticalmente pelo nariz, canto medial e pálpebra inferior. A orientação do pedículo é escolhida com base na localização do defeito e influenciada pela necessidade de rotação ou de avanço principalmente para fechar um defeito resultante. A espessura do retalho na extremidade de trabalho de um retalho melolabial pediculado deve refletir a espessura dos tecidos circundantes do local receptor, enquanto a espessura do pedículo é um pouco mais ilimitada, embora limitada pela profundidade propiciada pela presença da bainha do SMAS-orbicular que protege o plexo neurovascular abaixo.

INDICAÇÕES

Qualquer escala reconstrutiva que lida com defeitos da face deve, em teoria, mencionar a possibilidade de se permitir ou o fechamento do defeito por segunda intenção com controle da granulação ou o emprego de alguma forma de reconstrução com enxerto de pele ou enxerto composto. Quando lidamos com estruturas anatômicas facilmente distorcidas, como a pálpebra inferior, parte inferior do nariz ou lábio inferior, a colocação de enxerto de pele ou a cicatrização por segunda intenção continua a ser uma má escolha por muitas razões. Enxertos de pele com espessura parcial, geralmente, não apenas são uma pobre combinação de cor e de volume, mas também podem distorcer, por contração, um pouco da frágil anatomia do lábio, pálpebra ou nariz. Enxertos em espessura total, com frequência, podem desapontar quanto à equiparação de volume do local receptor, e, novamente, a cor pode ser um problema. Enxertos compostos podem ser usados para pequenos defeitos em indivíduos jovens sem comorbidades microvasculares (tabagismo, diabetes ou radiação), mas a área de superfície e as limitações de volume podem restringir o uso comum desses enxertos elegantes.

A escolha de um retalho para reconstrução facial invariavelmente é determinada após ponderação das opções e deduzir o que lhe dará o melhor resultado possível no local receptor com mínima morbidade no local doador. A seleção do retalho melolabial segue-se à eliminação de outras escolhas de retalho e, geralmente, é uma escolha mais fácil se o paciente for talvez mais velho com um sulco melolabial já presente. Para defeitos de tamanho moderado e cuja espessura não é total do lábio superior ou inferior, com dimensões com orientação mais horizontal, o retalho melolabial é uma boa escolha. Defeitos superficiais ou em espessura total envolvendo os dois terços inferiores do nariz (incluindo a columela) que requerem suporte de pele, volume e/ou infraestrutural podem, em teoria, ser reabilitados de forma primária ou em estágios por retalhos frontais retirados da região acima da sobrancelha, da linha média ou paramedianos, ou ainda por um retalho melolabial (Fig. 43.1). Retalhos acima da sobrancelha são um tanto limitantes por causa da sua morbidade na área doadora e do limitado potencial na área de pele, enquanto os retalhos frontais fornecem uma área de pele possivelmente massiva com modestos problemas no local doador. Retalhos melolabiais situam-se em algum lugar entre esses dois, e, nos casos onde já existe um sulco melolabial profundo, com generosa flacidez tecidual, torna-se a fonte do retalho de escolha. O retalho melolabial possui, discutivelmente, menor morbidade em local doador (*versus* retalhos frontais) e normalmente não precisa ser retardado (pode ser necessário

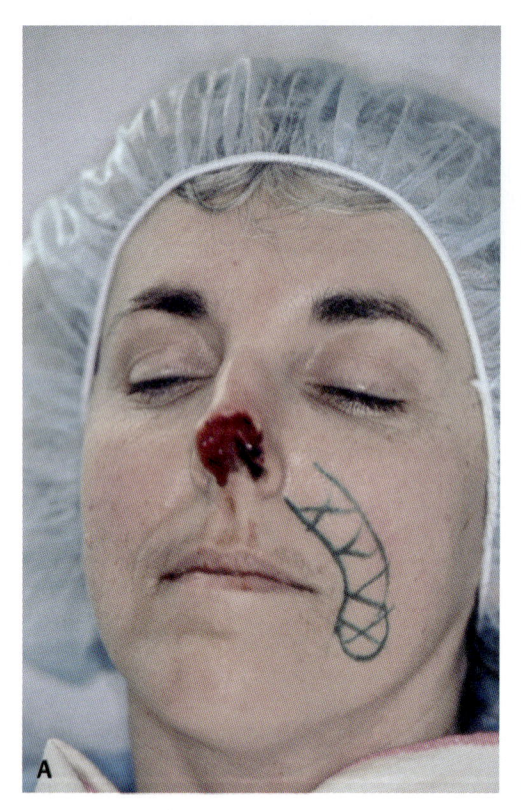

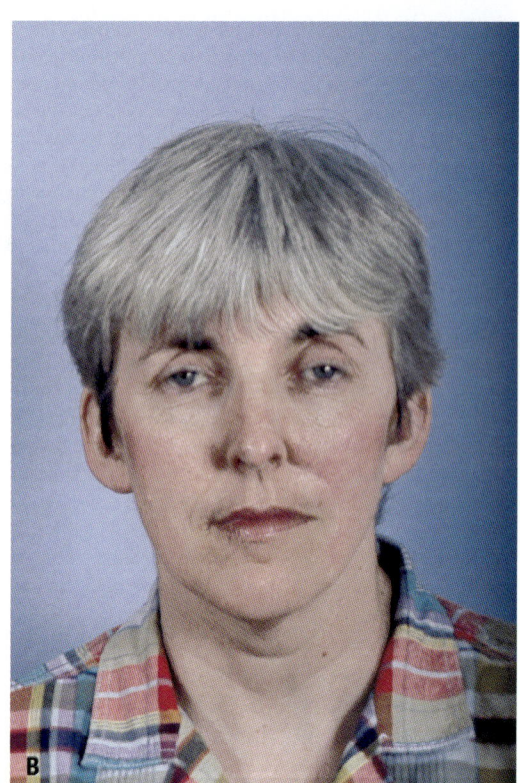

FIGURA 43.1
Retalho interpolado do sulco melolabial superiormente baseado para a reconstrução de ponta nasal, alar e columelar. **A:** Defeito da cirurgia de Mohs em pós-operatório imediato.
B: Imagem pós-operatória vinte e quatro meses após quatro estágios de cirurgia com reconstrução da ponta nasal, asas e columela superior.

quando utilizado o retalho acima da sobrancelha), mas o suprimento sanguíneo para o retalho melolabial não é tão robusto como os locais doadores frontais e deve ser elevado da maneira mais atraumática possível.

Para os defeitos menores (< 2 cm de diâmetro) da porção inferior do nariz, retalhos nasais locais como o de transposição ou o bilobado são notavelmente uma opção melhor e menos invasiva. Para os defeitos grandes, envolvendo a margem alar ou perda em espessura total, o retalho melolabial geralmente fornecerá uma área de superfície, volume adequado e um suprimento vascular, que suportarão um enxerto de cartilagem (Fig. 43.2). Defeitos da porção inferior do nariz ou dos lábios (superior ou inferior), em orientação horizontal, podem ser cobertos mais pronta-

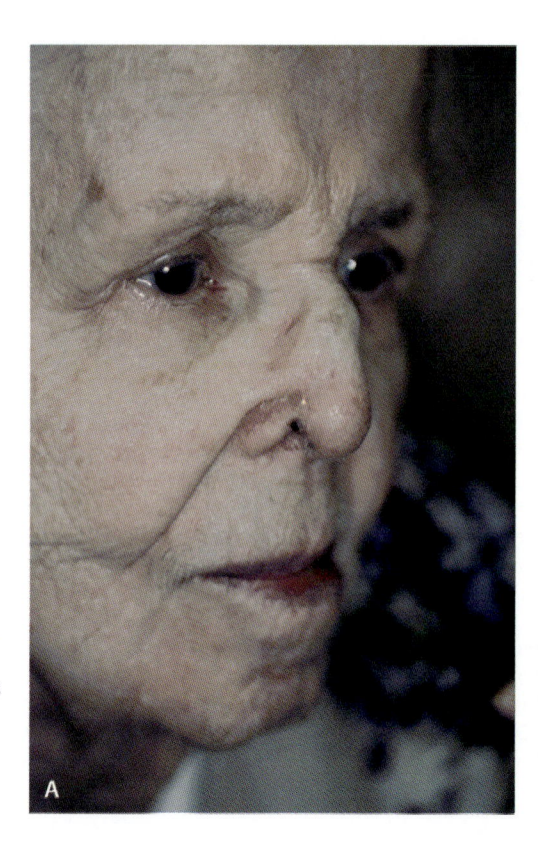

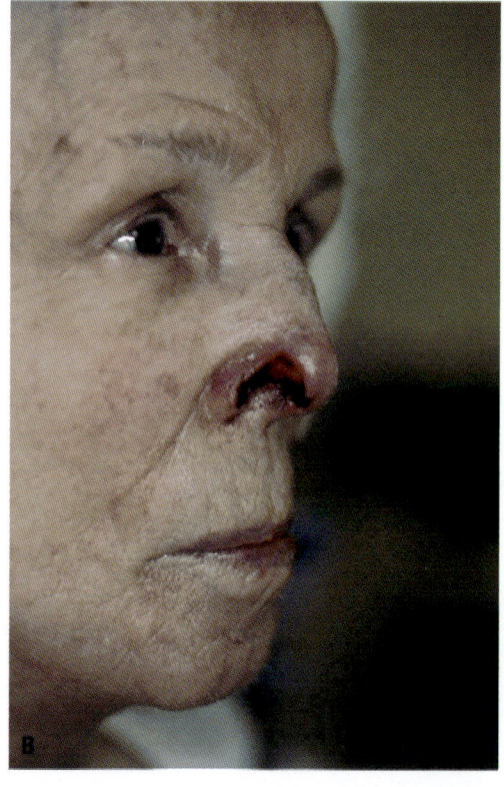

FIGURA 43.2
Retalho melolabial de transposição envolvente (*wraparound*) superiormente baseado. **A:** Câncer de pele notado na margem alar antes da cirurgia de Mohs.
B: Defeito da cirurgia de Mohs em pós-operatório imediato.

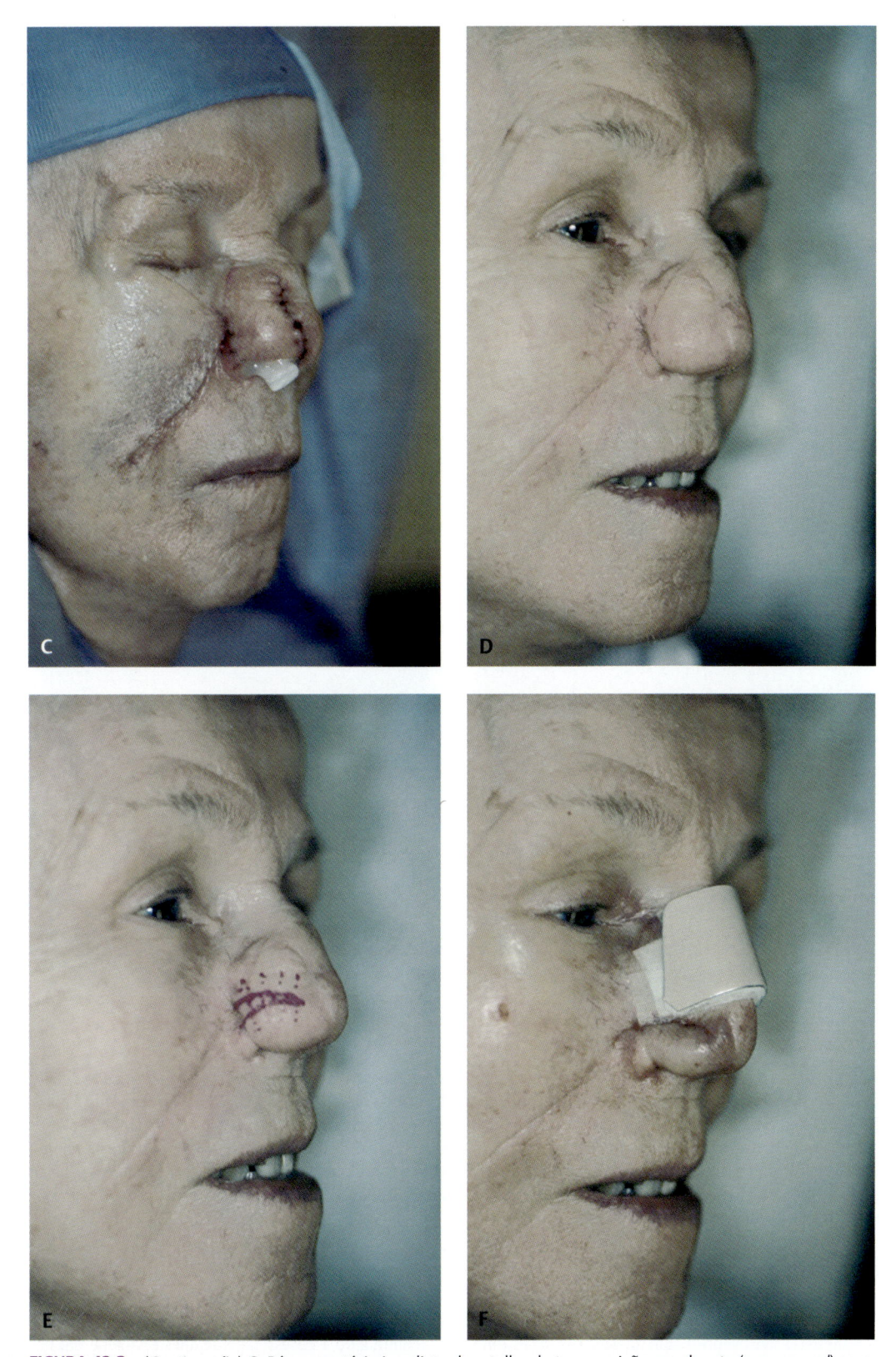

FIGURA 43.2 (*Continuação*) **C:** Pós-operatório imediato de retalho de transposição envolvente (*wraparound*) com enxerto de cartilagem da orelha para a infraestrutura alar. **D:** Vista pós-operatória de doze meses notável pela ausência de definição de um sulco supra-alar. **E:** Cirurgia de revisão para criar o sulco supra-alar. **F:** Vista de pós-operatório imediato após a criação do sulco supra-alar.

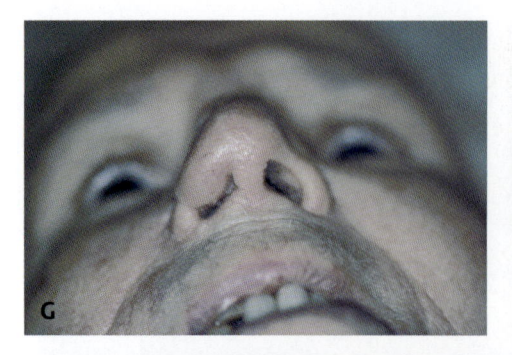

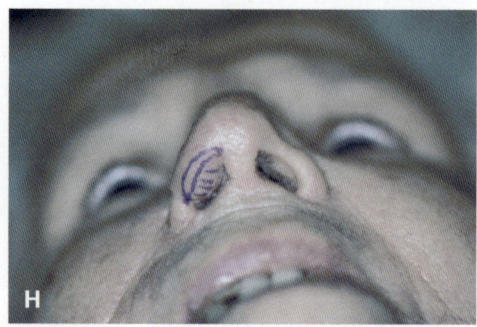

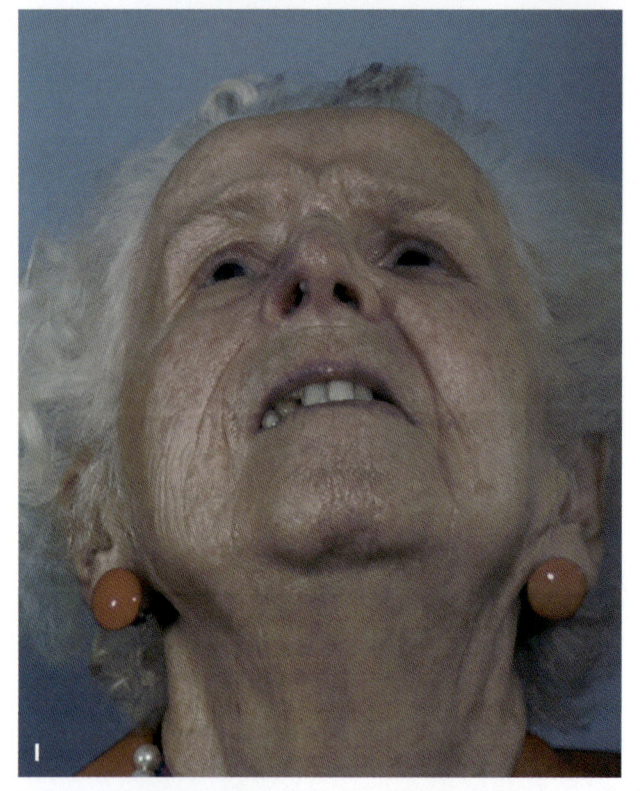

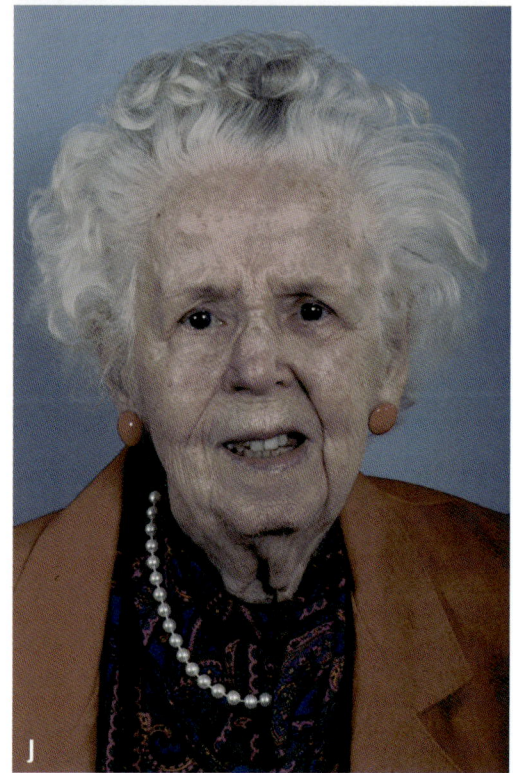

FIGURA 43.2 (*Continuação*)   **G:** Pós-operatório de dezoito meses da cirurgia de Mohs com margem alar espessa.
H: Planejamento de cirurgia de revisão para afinar a margem alar. **I:** Vista inferior de pós-operatório de vinte e quatro meses da cirurgia de Mohs mostrando margem alar afinada. **J:** Resultado pós-operatório em vinte e quatro meses.

mente com um retalho melolabial do que com um retalho frontal (Fig. 43.3), enquanto, em contrapartida, um defeito nasal em orientação vertical é fechado melhor com um retalho frontal ou retalho de avanço direto de um lado a outro do nariz (se o nariz for muito largo e necessitar de modificações da cartilagem). A bochecha medial, intraoral e os defeitos palpebrais podem ser reconstruídos com um retalho melolabial, se outros retalhos locais mais prontamente acessíveis não forem uma opção. Após ponderar todas as opções de retalho e enxerto, se o local doador melolabial proporcionar a melhor combinação de cor, contorno, volume e reabilitação funcional, com a menor morbidade de local doador, permanecerá como a melhor escolha.

CONTRAINDICAÇÕES

A maioria das reconstruções melolabiais primárias e interpoladas em dois estágios pode ser realizada prontamente por anestesia neuroléptica com anestésicos locais infiltrados, eliminando a necessidade de anestesia geral em um paciente com múltiplas comorbidades.

Grandes defeitos nasais inferiores podem representar um dilema ao se escolher entre um retalho frontal e um melolabial. A experiência com ambos indica que, quando um paciente é jovem e tem um sulco melolabial muito raso, pode ser difícil camuflar bem o local doador, e, assim, as opções alternativas podem ser exploradas. Uma revisão de qui-quadrado de Pearson de 70 pacientes submetidos à reconstrução melolabial da porção central da face revelou que houve significativamente mais complicações com o retalho melolabial quando o paciente recebia radiação na face no pré-operatório ou quando o paciente tinha uma história de tabagismo. O diabetes foi significativo em 10%, e parecia não haver predileção de gênero para as complicações. Com base nesse relatório, pode-se muito bem recomendar que se evite o retalho melolabial como método de reconstrução no caso de fumante irradiado e que seja diabético.

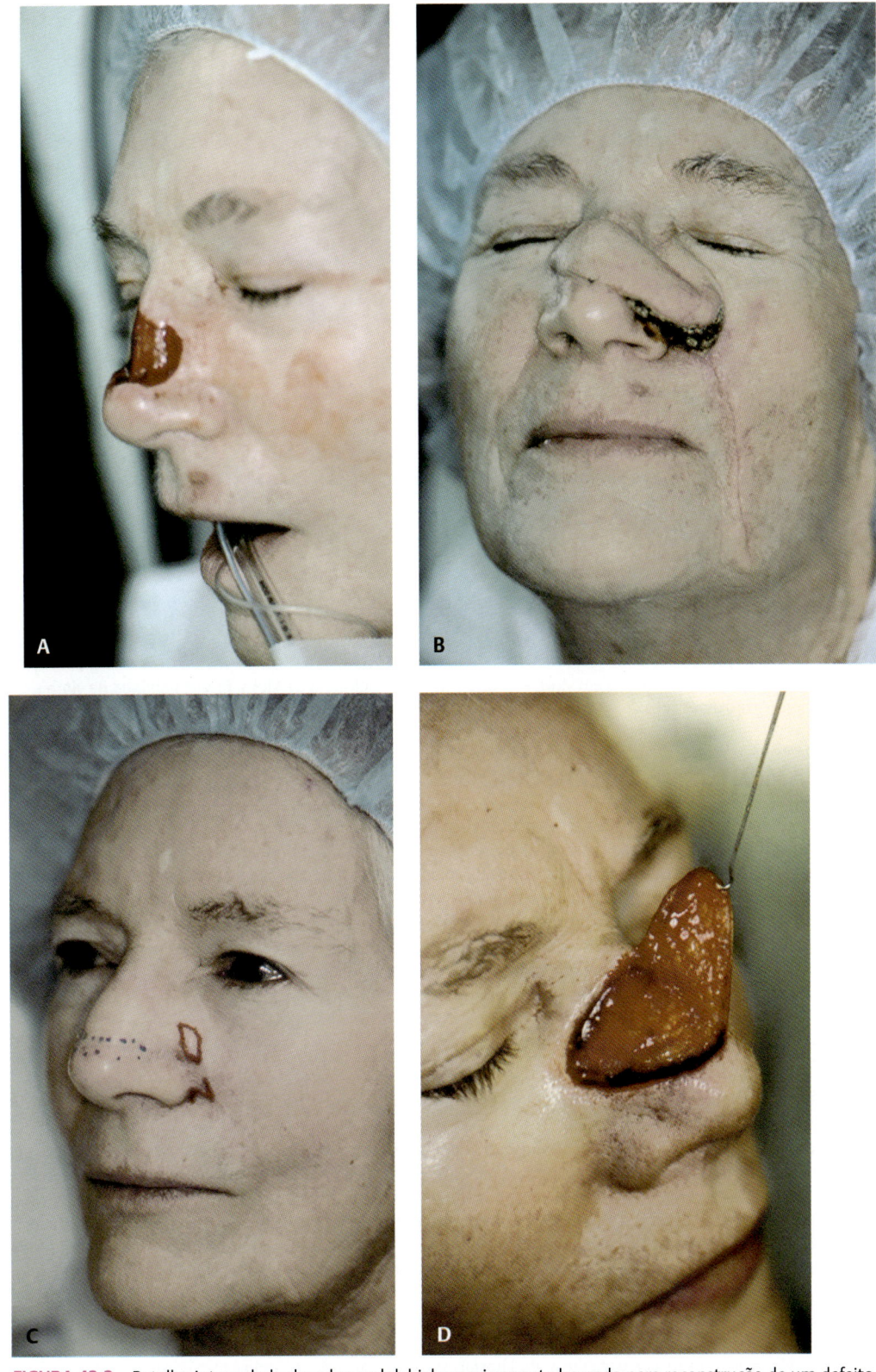

FIGURA 43.3 Retalho interpolado do sulco melolabial superiormente baseado para reconstrução de um defeito dorsal nasal horizontal. **A:** Pós-operatório imediato de defeito dorsal nasal de cirurgia de Mohs. **B:** Retalho interpolado de primeiro estágio após equilíbrio estético bissimétrico do defeito de Mohs. **C:** Doze meses após o segundo estágio com um plano pré-operatório para terceiro estágio, para melhorar o local operatório, revisando as linhas de incisão e redução do volume do retalho. **D:** Redução do volume do dorso nasal.

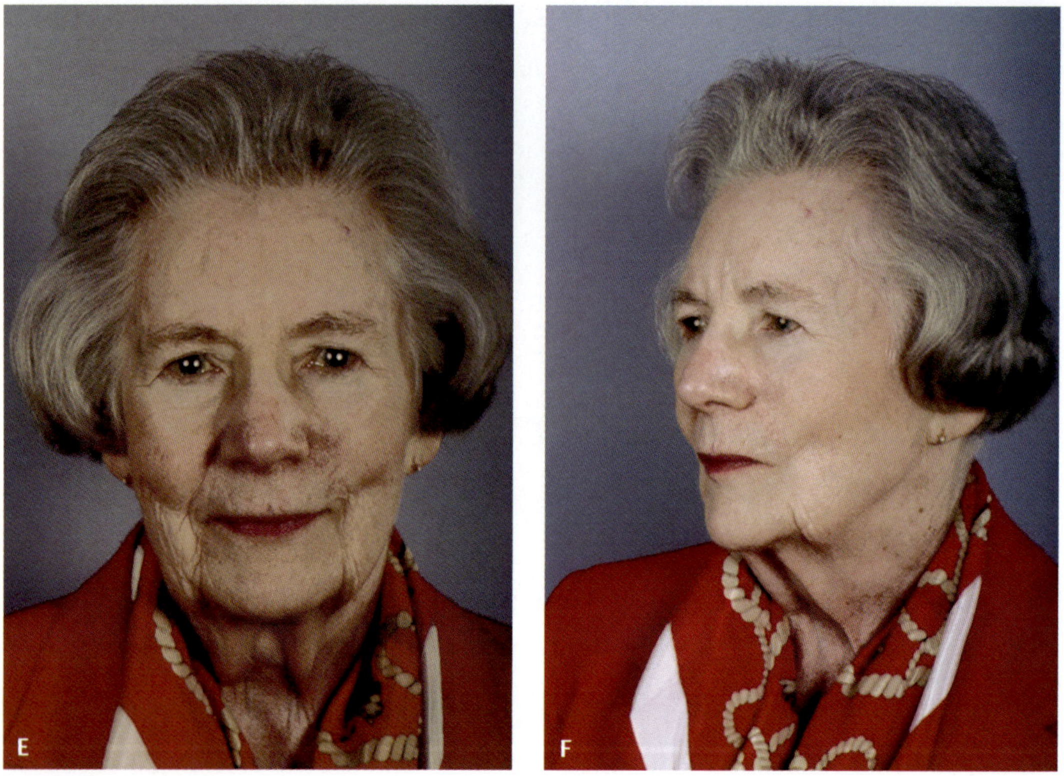

FIGURA 43.3 (*Continução*)   **E:** Resultado em vinte e quatro meses após cirurgia de Mohs. **F:** Vista oblíqua de vinte e quatro meses após cirurgia de Mohs.

PLANEJAMENTO PRÉ-OPERATÓRIO

Uma análise completa das opções para a reconstrução da porção média da face resultará em escolha óbvia na maioria das circunstâncias. A ponderação da capacidade reconstrutiva contra a morbidade do local doador geralmente ditará a melhor opção para cirurgia. História e exame físico do paciente proposto são realizados incluindo os exames radiológicos e endoscópicos apropriados, se considerados necessários. Fotografias detalhadas do paciente são obtidas (incidências anterior, inferior, *close-up*, oblíqua e lateral) para revisão no momento da cirurgia, para auxiliar na reconstrução infraestrutural (se necessário) e no planejamento da área de superfície cutânea e de volume. O procedimento é explicado para o paciente com os detalhes ajustados para revelar o número de estágios que serão necessários, morbidade do local doador e detalhes sobre o progresso esperado da área receptora.

TÉCNICA CIRÚRGICA

Na maioria das circunstâncias pré-operatórias, uma de três possibilidades estarão presentes caso se planeje o uso do retalho melolabial.

Situação 1: O cirurgião está recebendo um nariz com cicatriz (traumáticas, pós-cirúrgicas ou congênitas) e, como uma primeira etapa, ele liberaria a cicatriz e reestabeleceria o suporte infraestrutural faltante ou distorcido. Seria feito um molde da perda de pele (local real ou do lado contralateral para conseguir igualdade bissimétrica) e transcrito exatamente para o local doador melolabial para permitir precisão na substituição da área de superfície.

Situação 2: O cirurgião está recebendo um paciente pós-cirurgia de Mohs com um curativo sobre uma ferida recente. Idealmente, o paciente seria avaliado pré-cirurgia de Mohs, assim as fotos teriam sido feitas e, portanto, revisadas à remoção dos curativos. O comprometimento infraestrutural é abordado (se o nariz foi envolvido) geralmente com enxertos de cartilagem intranasal ou auricular, seguindo-se a obtenção de um molde de pele (lembre-se dos princípios de ressecção de subunidade estética) do defeito real ou do lado contralateral (Fig. 43.4).

Situação 3: Ocorre em área de paciente ambulatorial ou em sala cirúrgica quando é removida uma lesão cutânea do paciente (malignidade ou outra condição), ou como uma ressecção macroscópica (se as margens da lesão forem claramente visíveis) ou empregando biópsias de congelação. A lesão é ressecada completamente (pode necessitar de ressecção adicional para completar a remoção de subunidade estética no caso do nariz ou lábio), ou, após confirmação de patologia nas margens, o suporte infraestrutural (se necessário) é abordado sendo obtido um molde do defeito ou do local contralateral não operado. Este molde obtido do receptor é transcrito para o local melolabial doador, e inicia-se a elevação do retalho melolabial.

Para o planejamento intraoperatório de defeitos menores da pálpebra medial, do nariz lateral, da bochecha medial e do lábio lateral, um pequeno retalho de transposição ou de avanço da área melolabial geralmente será suficiente. Para defeitos grandes, a presença de um sulco melolabial profundo aliviará menos a deformidade do local doa-

CAPÍTULO 43 O Retalho Melolabial

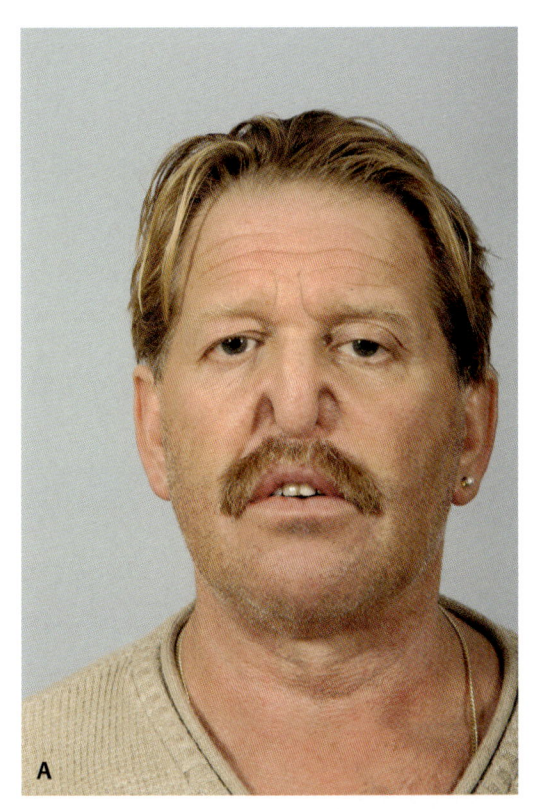

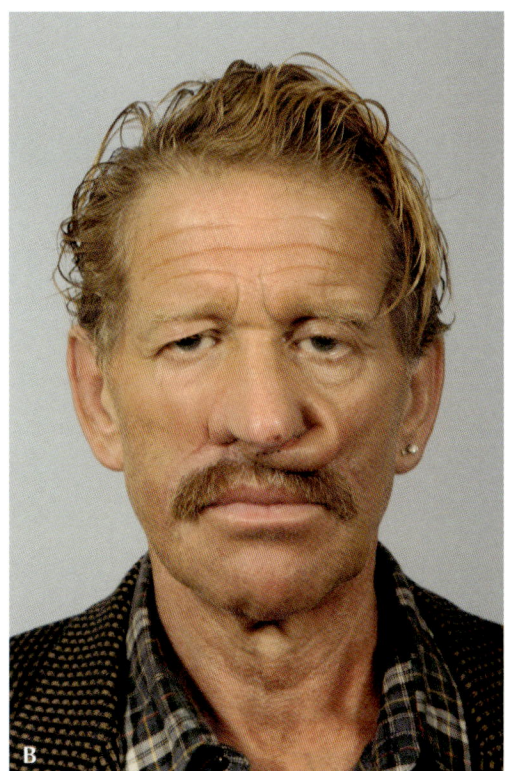

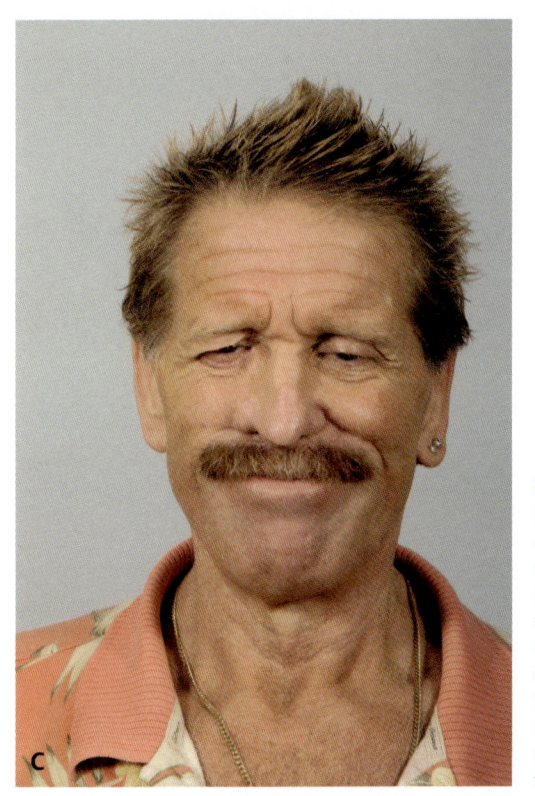

FIGURA 43.4
Retalho melolabial bilateral superiormente baseado para desintegração columelar e vestibular – um retalho usado como um retalho rodado para dentro para revestimento nasal e o outro como um retalho interpolado envolvente em torno do enxerto de cartilagem da orelha para reconstrução columelar. **A:** Vista pré-operatória anterior do nariz. **B:** Retalho melolabial direito para revestimento intranasal bilateral e retalho interpolado do sulco melolabial esquerdo para cobertura de enxerto da cartilagem columelar. **C:** Resultado pós-operatório de vinte e quatro meses.

dor do que os retalhos frontais ou outros importantes retalhos reconstrutivos. O tipo de retalho melolabial necessário na sala cirúrgica baseia-se na anatomia circundante, localização e profundidade do defeito, e nas observações do cirurgião sobre qual técnica forneceria o melhor resultado a longo prazo. Áreas grandes do nariz geralmente são auxiliadas por um retalho de transposição melolabial baseado superiormente (se em continuidade ou estreita continuidade com a área melolabial) ou por um retalho interpolado do sulco melolabial em dois estágios baseado superiormente (se o local receptor for distante da área doadora). Defeitos grandes laterais do lábio superior e inferior são tipicamente auxiliados por retalhos melolabiais de avanço diretos, ou ocasionalmente por retalhos de transposição (Fig. 43.5).

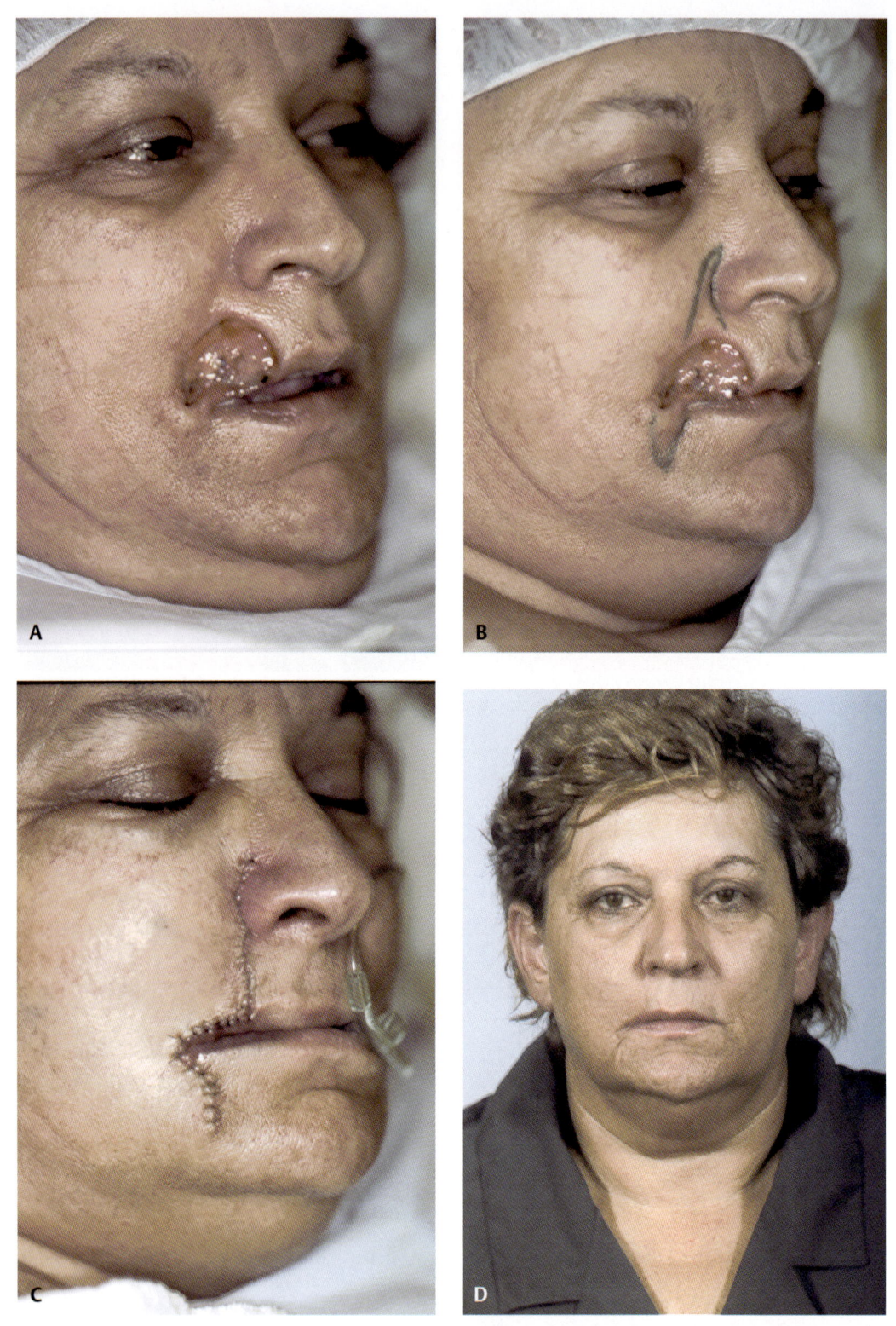

FIGURA 43.5 Retalho de avanço melolabial lateralmente baseado para reconstrução do lábio superior. **A:** Pós-operatório da cirurgia de Mohs de carcinoma basocelular morfeiforme do lábio superior. **B:** Plano reconstrutivo intraoperatório. **C:** Vista intraoperatória após a reconstrução estar completa. **D:** Imagem pós-operatória de doze meses.

O tipo exato de retalho melolabial é determinado, linhas são desenhadas na pele com marcadores e um molde do defeito do local receptor é transcrito para o retalho. Princípios de manuseio do tecido atraumático são primordiais ao se elevar o retalho melolabial, uma vez que a camada subcutânea de tecido adiposo possui menos tecido fibroso e uma axialidade mais frágil para o suprimento sanguíneo do que um retalho frontal mais robusto. Ganchos de pele são essenciais para apreender o retalho, e uma pinça compressiva de tecido é contraindicada durante a cirurgia. O retalho melolabial é delineado com um bisturi e elevado com uma dissecção por tesoura de *face-lift* afiada, usando-se o cautério com moderação apenas para controle preciso e pontual de hemostasia. O cautério nunca é empregado para elevação do retalho nesses casos melolabiais, uma vez que o retalho distal pode ser propenso ao comprometimento vascular. Para retalhos de transposição ou interpolados, a dissecção deve desenvolver um retalho proximal mais profundo, podendo chegar até à bainha de revestimento entre o SMAS e o músculo orbicular, para maximizar a axialidade do suprimento sanguíneo. (Dissecções em cadáver e no paciente revelam que a profundidade média mensurada por compasso da base do retalho é 12 mm.) Dissecando-se o retalho de proximal para distal, ele será afinado gradualmente com profundidade do retalho distal equivalente à profundidade do defeito do receptor (em comparação com o tecido circundante e geralmente variando de 4 a 8 mm de espessura distalmente). Para facilitar o fechamento do local doador, a dissecção lateral à área melolabial (para fora dessa área em direção à bochecha) é sempre feita superficialmente ao plano do SMAS, dissecando-se medialmente por apenas alguns milímetros para facilitar a aplicação de suturas subcuticulares profundas. Se ocorrer uma extensa dissecção medial, ela pode levar a uma desnecessária distorção do lábio, então, em geral, é melhor minimizar medialmente e maximizar a dissecção lateral para facilitar o fechamento. O fechamento com suturas profundas e de pele de maneira sutil em inversão, frequentemente, permite melhor camuflagem do sulco melolabial do local doador. O efeito de almofada (*pincushioning*) ocorre com mais frequência em reconstrução nos procedimentos com retalho melolabial do que com o retalho frontal, e, durante uma cirurgia primária, duas considerações técnicas irão minimizar isso. A ampla dissecção no local receptor e o emprego de algumas suturas subcutâneas profundas perifericamente minimizarão o efeito de almofada e são essenciais para assegurar uma estética excelente do local receptor consistentemente.

TRATAMENTO PÓS-OPERATÓRIO

Para completar a reconstrução com retalho melolabial, aplico uma pomada antibiótica na linha de incisão e, geralmente, não emprego antibióticos profiláticos, a não ser que haja uma comorbidade específica sugerindo outra coisa. Não aplico curativos às feridas do local operatório para poder observá-las por, pelo menos, 3 horas, para ajudar na observação da ponta do retalho a fim de assegurar adequados suprimento arterial e drenagem venosa. Quando o efeito da adrenalina do anestésico local desaparece, eu antecipo um retalho distal razoavelmente saudável, evidenciado pelo aquecimento e bom rubor vascular que retorna a uma leve compressão. No paciente idoso, que pode ser diabético ou fumante, meu prognóstico é que seu potencial para uma cicatrização adequada pode ser limitado e geralmente tento selecionar um retalho diferente que possa ter um suprimento vascular mais confiável. Se isto não for uma opção e eu tenha utilizado um retalho melolabial que pareça estar sofrendo algum grau de comprometimento vascular pós-operatório, minha primeira escolha é retornar o retalho ao leito vascular do respectivo local doador e o retardo por 1 a 2 semanas. Após o retardo (autonomização), retomo o plano cirúrgico original.

Os retalhos de transposição ou de avanço de um estágio são reavaliados em 7 a 10 dias para remoção da sutura no local doador e remoção parcial da sutura no local receptor. Nos dias 9 a 15, as poucas suturas individuais remanescentes no local receptor são removidas.

Os retalhos interpolados em dois estágios são reavaliados cuidadosamente no pós-operatório e podem ser retardados, se necessário. A enfermagem de *home care* avalia esses pacientes a cada dois dias para prestar os cuidados necessários à ferida, incluindo um leve debridamento com solução salina do pedículo de união, aplicação de pomada antibiótica e avaliação geral para descartar infecção e avaliar o progresso, ou sua ausência. A remoção das suturas do local doador e parcial do local receptor ocorre em 7 a 10 dias, e, então, a reavaliação em 9 a 15 dias facilitará a remoção das suturas remanescentes. Um teste de torniquete em 3 semanas avalia a viabilidade do retalho distal, e, se positivo, o segundo estágio é planejado para 3 a 5 semanas, dependendo dos resultados do teste. Alguns pacientes acham confortante o uso de uma máscara cirúrgica em público após o primeiro estágio e antes de realizar o segundo estágio, o que não surpreende visto que esses pacientes pediculados têm uma aparência um tanto quanto incomum e devem ser aconselhados sobre isto antecipadamente. No segundo estágio, o retalho é dividido, deixando-se a ponta do retalho melolabial distal fixada à área reconstruída, e o coto do retalho interpolado deve ser encurtado e inserido, tipicamente, como uma linha de incisão reta na região superior do sulco melolabial. A pomada antibiótica é aplicada à ferida diariamente, planejando-se uma nova visita aos 7 a 10 dias a fim de completar a remoção das suturas.

COMPLICAÇÕES

Uma apropriada avaliação pré-operatória com atenção exata aos detalhes e manuseio atraumático dos tecidos levará invariavelmente a um resultado estético aceitável que funcionará quase como os tecidos originais. As complicações potenciais secundárias à reconstrução com retalho melolabial estão listadas no Quadro 43.1. O precário desenho do retalho pode deixar o paciente com linhas de incisão esteticamente indesejáveis e com tensão através do local receptor, o que pode comprometer o resultado final. Caso haja comprometimento vascular no intraoperatório ou no pós-operatório imediato, o retardo do retalho (autonomização) pode ser adequado. Se a congestão venosa ameaçar a viabilidade do retalho no pós-operatório, sanguessugas podem ser úteis para ajudar a combater o comprometimento congestivo do fluxo arterial. Infecções são poucas, mas os antibióticos podem ser necessários, quando elas estão presentes. O acompanhamento a longo prazo de 110 pacientes submetidos à reconstrução de um só estágio com retalho de avanço, retalho de transposição, ou retalho melolabial com rotação revela que 65,5% acabarão passando para um segundo estágio. Este segundo estágio é oferecido para lidar com as complicações menores associadas a mínimos déficits de formato ou contorno, sendo os mais frequentes realizados para recriar a profundidade do sulco supra-alar. O acompanhamento em longo prazo de 52 pacientes submetidos à reconstrução com retalho interpolado do sulco melolabial de dois estágios revela que 28,8% serão submetidos a um terceiro estágio. Este terceiro estágio mais frequentemente parece necessário para lidar com contornos de ponta nasal ou posicionamento das asas para que se obtenha uma igualdade bissimétrica absoluta. No Quadro 43.2, uma revisão, apresentando os tópicos referentes às complicações com o retalho melolabial, em minha experiência com 162 retalhos, indica não apenas numerosos

QUADRO 43.1 Complicações Potenciais da Reconstrução com Retalho Melolabial

Pálpebra inferior
    Déficits de contorno ou de volume
    Ectrópio
Nariz lateral
    Má posição alar
    Atenuação do sulco alar-labial
    Assimetrias comparativas do sulco melolabial
    Déficits de contorno ou de volume
    Crescimento de pelos ectópicos
    Perda do sulco nasofacial
    Perda do sulco supra-alar
    Obstrução nasal
    Descoloração da pele (hipo- ou hiperpigmentação, ou eritema persistente)
    Divergência na textura da pele
Ponta nasal
    Assimetrias da altura alar
    Assimetrias comparativas do sulco melolabial
    Déficits de contorno ou de volume
    Crescimento de pelos ectópicos
    Desprendimento do retalho
    Necrose da ponta do retalho
    Assimetrias do lóbulo da infraponta
    Descoloração da pele
Revestimento nasal
    Pelos ectópicos
    Volume excessivo
    Necrose da ponta do retalho
Lábio superior ou inferior
    Déficits de contorno ou de volume
    Descoloração
    Problemas de pelos
    Distorção do lábio (superior, interior ou lateralmente)
    Distorção do vermelhão
Queixo
    Déficits de contorno ou de volume
    Visibilidade de cicatriz do receptor

QUADRO 43.2 Complicações da Reconstrução com Retalho Melolabial (162 Pacientes)

Perda de sulco(s) nasal(ais) necessitando de revisão	37
Assimetrias pós-operatórias notáveis do sulco melolabial	22
Cicatriz do local receptor necessitando de revisão	17
Problemas de contorno da ponta nasal necessitando de revisão	8
Necrose parcial do retalho	7
Crescimento de pelos ectópicos	6
Infecção do local receptor	4
Posição alterada do lábio necessitando de revisão	4
Efeito de almofada do local receptor	4
Cicatriz do local doador necessitando de revisão	3
Posição alar alterada necessitando de revisão	3
Obstrução nasal	3
Hipopigmentação do local receptor	2
Infecção do local doador	2
Hiperpigmentação do local doador	1
Desprendimento do retalho relacionado com problemas psiquiátricos	1

problemas benignos que não requerem qualquer atenção imediata, mas também problemas mais sérios que podem, finalmente, exigir um procedimento de revisão.

DICAS

- Considere o retalho melolabial em pacientes de meia-idade ou idosos que têm um sulco melolabial que proporcione camuflagem do local doador.
- Defeitos com orientação horizontal podem ser reconstruídos de maneira mais apropriada com o retalho melolabial.
- Ao elevar um retalho de transposição ou de interpolação do sulco melolabial, empregue manuseio não compressivo atraumático do retalho proximal mais espesso possível para assegurar a sobrevivência do retalho.
- Defeitos mais profundos da ponta ou asas nasais podem ser abordados prontamente com várias modificações de um retalho melolabial, para que se obtenham resultados extraordinários, muito superiores aos conseguidos com enxerto de pele isoladamente.
- Insuficiência arterial intraoperatória ou congestão venosa podem ser bem tratadas por uma ou mais técnicas de salvamento: com o uso de suturas muito profundas ao longo da área receptora para reduzir a tensão através do retalho doador, utilizando uma técnica de sutura retardada, aplicando as suturas marcadas no local e amarrando-as, 24 horas depois, retardando o retalho por 10 dias, ou pós-operatório, considerando o uso de sanguessugas.
- Encoraje procedimentos de revisão secundária ou terciária para maximizar o resultado.
- Minimize o efeito de almofada do local receptor dissecando lateralmente, se necessário, e aplicando algumas suturas profundas perifericamente.
- Nosso tempo padrão para divisão de um retalho interpolado é 3 semanas. Para fumantes ou outros pacientes não usuais com comorbidades, 4 ou 5 semanas é um tempo mais seguro para otimizar a sobrevivência do local receptor.

DIFICULDADES

- O retalho melolabial pode não ser a melhor escolha para reconstrução em pacientes que receberam radiação na porção central da face ou que sejam fumantes ou diabéticos.
- Ao elevar o retalho melolabial, evite penetrar mais profundamente do que o SMAS ou que a musculatura orbicular da boca para prevenir lesão neurovascular.
- Em alguns pacientes do sexo masculino com crescimento abundante da barba, um retalho diferente pode ser mais apropriado para evitar pelos ectópicos no local receptor.
- A aplicação de suturas profundas abaixo de um retalho melolabial estreito de transposição, para criar profundidade em áreas anatômicas divisórias ou sulcos (nasofacial, alar-facial ou sulco supra-alar) geralmente não é recomendado, sendo deixada para um procedimento de revisão, para evitar sobrecarregar o frágil suprimento sanguíneo do retalho distal.

RESULTADOS

Cento e sessenta e dois pacientes submeteram-se a reconstruções com retalho melolabial da área central facial, nos últimos 30 anos, realizadas por mim. A média etária dos pacientes foi de 58,9 anos, com um acompanhamento médio de 3,3 anos: 67,9% mulheres, 30,9% homens e 1,2% outros. As áreas reconstruídas estão delineadas no Quadro 43.3 e o tipo de retalho melolabial usado para a reconstrução é visto no Quadro 43.4. Em minha experiência, a reconstrução após cirurgia micrográfica foi a indicação para uso do retalho melolabial em 59,3%, a reconstrução após remoção

QUADRO 43.3 Locais Receptores Anatômicos de Pacientes Submetidos à Reconstrução com Retalho Melolabial (Total 162)	
Nariz	
Dorsal	7
Lateral	25
Ponta	16
Alar	44
Revestimento nasal	6
Columelar	15
Pálpebra inferior	3
Malar	7
Lábio superior	27
Lábio inferior	7
Queixo	5

QUADRO 43.4 Os Vários Tipos de Retalho Melolabial Usados	
Transposition	74
Interpolation	52
Advancement	31
Rotation	5

cirúrgica com biópsia de congelação em 31,5%, e, em 9,2%, foi necessária a reabilitação estética e/ou funcional de áreas variadas da porção central da face.

INSTRUMENTOS QUE DEVEM ESTAR DISPONÍVEIS

- Conjunto de cirurgia plástica de reconstrução facial padrão
- Ganchos de pele únicos e duplos
- Tesoura de *face-lift* afiada para elevação de retalho
- Cautério de ponta fina para hemostasia meticulosa

AGRADECIMENTO

Dedicado ao Mestre dos Retalhos Faciais Cutâneos: Prof. Dr. med. Claus Walter (10.3.1927 a 11.9.2016).

LEITURAS SUGERIDAS

Dieffenbach JF. Die nasenbehandlung. In: Brockhaus FA, ed. *Operative Chirurgie*. Leipzig, 1845.
Esser J. Oben gestielter Arteria-angularis-Lappen ohne Hautstiel. *Arch Klin Chir* 1921;117(3):477–491.
Schmidt BL, Dierks EJ. The nasolabial flap. *Oral Maxillofac Surg Clin North Am* 2003;15(4):487–495.
Younger RAL. The versatile melolabial flap. *Otolaryngol Head Neck Surg* 1992;107:721–726.

44 TÉCNICAS PARA ENXERTOS COMPOSTOS NA RECONSTRUÇÃO DE DEFEITOS FACIAIS

G. Richard Holt

Desde que este capítulo foi escrito, perdemos o Dr. Claus Walter, a quem este capítulo é agora dedicado. Dr. Walter foi um preeminente cirurgião plástico facial e reconstrutivo, globalmente reconhecido, cujas contribuições à especialidade se refletem em seus cuidados a milhares de pacientes com ampla gama de distúrbios faciais, assim como em seu magistério e publicações apreciadas em todo o mundo. Além disso, uma observação pessoal, o Dr. Walter não foi apenas um mentor e colega para mim, mas também um amigo e figura paterna, que deixará uma dolorosa saudade. Ele foi um grande e admirável homem, um excelente clínico e um inovador cirúrgico do mais alto nível cognitivo. Abschied (Adeus), Professor Dr. Walter.
Rich Holt

INTRODUÇÃO

Enxertos compostos têm sido usados na reconstrução de vários locais da face e pescoço há muitas décadas. Nos últimos anos, porém, seu uso tem sido limitado em decorrência da expansão da aplicação de retalhos pediculados compostos e retalhos de transferência de tecido livre compostos para os defeitos grandes. Ainda assim, continua a haver ampla oportunidade para que os enxertos compostos sejam considerados em certas necessidades reconstrutivas para estrutura de suporte e substituição de tecido.

Enxertos compostos, por definição, são úteis na substituição de pelo menos dois tipos de tecido em um defeito, incluindo o revestimento interno, o volume de tecido mole e o suporte de tecido duro. Alguns defeitos requerem substituição de múltiplos tipos de tecidos, e a opção de enxertos compostos pode ser uma ferramenta valiosa no armamentário da reconstrução. Por deixarem o pericôndrio ou a derme inseridos na cartilagem e no tecido adiposo, respectivamente, os enxertos têm maior estabilidade, fácil fixação, há manutenção de tamanho e formato, bem como maior crescimento vascular, sendo tudo isto importante para o sucesso da reconstrução.

HISTÓRIA

A maioria dos pacientes que necessita um enxerto composto tipicamente se submeteu a cirurgia extirpativa de câncer que resultou em um defeito de tecido mole; eles sofreram perda traumática de tecido; ou necessitam de substituição tecidual em cirurgia funcional. Enxertos compostos também podem ser usados na reconstrução da via aérea, tanto superior (nasal) como inferior (laringotraqueal), onde tipicamente há perda de estrutura de suporte (cartilagem) e/ou revestimento externo ou interno. Em alguns pacientes, uma deformidade congênita, como a microtia tipo I, pode ser melhorada com facilidade com um enxerto composto. Para condições de início tardio, como a atrofia hemifacial lateral de Romberg, há primariamente uma redução do volume de tecido mole da face, que é acessível à reexpansão com um enxerto composto, como o enxerto de derme/tecido adiposo.

Comorbidades de natureza médica, especialmente aquelas com componentes vasculares, como diabetes, tabagismo e vasculite, podem deixar o cirurgião relutante em usar um enxerto composto, primariamente por causa do reconhecimento de uma vascularidade questionável no local receptor. Os pacientes que estão sendo tratados com quimioterapia, aqueles submetidos à radioterapia anterior nos locais doador ou receptor e aqueles com distúrbio metabólico, incluindo anemia, geralmente não são bons candidatos para um enxerto composto.

EXAME FÍSICO

Em geral, o defeito será óbvio, seja devido à perda de algumas camadas teciduais ou por redução da capacidade funcional, levando a flacidez ou degeneração tecidual. Enxertos compostos são mais úteis nas áreas onde tecidos especializados fornecem suporte e função complexos para uma estrutura. Com mais frequência, defeitos teciduais da orelha, pálpebra, nariz, face e via aérea são receptivos ao uso de enxertos compostos em sua reconstrução. Defeitos faciais do tecido mole, seja por atrofia progressiva ou ressecção de tecido mole (parotidectomia), podem necessitar de acréscimo de tecido mole que é mais bem manejado com o uso de um enxerto composto de derme/tecido adiposo. Algumas condições laringotraqueais que estreitam a via aérea, como a formação cicatricial cricoide pós-intubação, podem ser reparadas com sucesso usando um enxerto composto de pericôndrio-cartilagem. Em todas as circunstâncias, é realizada uma revisão detalhada da dimensão do defeito, função regional comprometida e possibilidades de local doador disponível. Locais doadores em potencial devem ser inspecionados para se ter certeza de que cirurgia anterior, trauma ou radiação não eliminam o local doador de consideração. Certas condições podem reduzir o acesso, como, por exemplo, cirurgia anterior da parede torácica ou fraturas decorrentes de esforços de reanimação limitam o acesso a enxertos de costela.

INDICAÇÕES

Defeitos da orelha são identificados pela perda de continuidade da margem helicoidal ou constrição da orelha na microtia tipo I. Após perda tecidual traumática, a formação cicatricial pode ser suficiente para se tornar uma preocupação em relação a um suprimento vascular adequado para um enxerto composto para a orelha. Se for este o caso, pode ser indicado um retalho pediculado com suporte de cartilagem. Porém, se o tecido for bem vascularizado, como pode ser o caso após a excisão de um câncer da orelha, as condições podem conduzir à imediata aplicação de um enxerto composto para o defeito proveniente da hélice auricular oposta. Tipicamente, defeitos com menos de 2 cm têm boa chance de sobrevivência. Na microtia tipo I, um enxerto composto (pele e cartilagem) da hélice oposta pode ser inserido radialmente para expandir a própria hélice até um tamanho mais apropriado para a face e idade da criança. Se a região do meato auditivo externo foi comprometida por formação cicatricial, então, uma meatoplastia com um possível enxerto composto de pele/pericôndrio/cartilagem da cavidade conchal oposta deve produzir bons resultados.

O uso de um enxerto composto para reconstrução da pálpebra é apropriado após perda traumática ou cirúrgica da espessura total da pálpebra ou perda da lamela interna com seu suporte tarsal. Na primeira situação, a conjuntiva bulbar será exposta e é necessária a imediata reconstrução para proteger a córnea, usando um retalho de pele de avanço/rotação em conjunto com um enxerto composto de cartilagem/pericôndrio internamente. Em ambos os casos, o enxerto composto de cartilagem/pericôndrio fornecerá uma estrutura de suporte e antigravidade para a pálpebra, assim como o revestimento interno, na forma do pericôndrio, para renovar a conjuntiva. A pele adjacente lateral ao canto lateral deve ser examinada cuidadosamente para que se possa determinar se é viável que seja usada como retalho para reconstruir a lamela externa da pálpebra inferior quando está faltando tecido. É obrigatória a consulta a um oftalmologista ao se reconstruir a pálpebra, primariamente, para supervisão da proteção da visão e saúde do bulbo ocular.

Geralmente, o uso de um enxerto composto no nariz destina-se a fornecer um revestimento interno e estrutura de suporte na região da válvula nasal e parede lateral vestibular. Em pacientes submetidos à ressecção do vestíbulo nasal ou parede lateral nasal após cirurgia extirpativa de câncer (é menos comum por perda traumática), será necessário reconstruir duas ou três camadas (revestimento externo, revestimento interno e estrutura de suporte). O enxerto composto de cartilagem/pericôndrio pode fornecer duas das três camadas, uma vez que uma cobertura externa adequada e um suprimento vascular saudável possam ser fornecidos. Quando o diâmetro da via aérea foi comprometido em virtude da formação cicatricial da pele vestibular nasal e da região da válvula nasal, após a remoção da cicatriz, haverá necessidade de um revestimento interno e suporte de cartilagem. A rinoscopia anterior revelará a extensão da contratura da cicatriz – se for pequena, a Z-plastia pode ser útil, mas, para uma constrição maior, será necessário um enxerto composto ou pele da cavidade conchal/pericôndrio/cartilagem, ou ainda, se for a região da válvula nasal interna, um enxerto de mucosa/pericôndrio/cartilagem do septo nasal contralateral é indicado. Além disso, endoscopia nasal flexível ou rígida deve ser realizada para determinar a saúde geral da cavidade nasal e das estruturas associadas e descartar patologia concomitante.

Em pacientes com atrofia hemifacial lateral, que, em sua maioria, são mulheres jovens, tipicamente a função muscular facial é razoavelmente normal, assim, a não ser que a atrofia requeira a transferência livre e a reinervação dos músculos faciais, a reposição de volume com um enxerto composto de derme/tecido adiposo terá sucesso. Visto que a atrofia geralmente se inicia após a puberdade, é pequena a perda de projeção óssea mandibular e maxilar. As capacidades de mastigação e oclusão estarão normais. Nesses pacientes, haverá uma distinta perda de substância de tecido mole em um lado, tanto à inspeção quanto à palpação, sendo a perda de tecido primariamente de tecido adiposo e com espessamento dérmico. A vascularidade da pele sobrejacente deve ser determinada, mas normalmente será excelente, uma vez que estes são pacientes jovens e saudáveis. A quantidade de tecido adiposo potencialmente disponível no abdome deve ser identificada por uma inspeção completa dessa área, incluindo a identificação de cicatrizes anteriores e locais cirúrgicos. Tipicamente, o lado esquerdo do abdome é usado para a obtenção do enxerto composto de derme/tecido adiposo, visto que a cicatriz no lado direito pode ser confundida posteriormente com uma cicatriz de apendicectomia.

Alguns pacientes em pós-intubação ou com via aérea laringotraqueal pós-trauma estreitada podem se beneficiar de um enxerto composto de pericôndrio/cartilagem ou de septo nasal, ou, com mais frequência, da porção cartilaginosa de uma costela. Muitos dos pacientes terão uma traqueostomia posicionada, permitindo a inspeção da área de estreitamento usando um endoscópio flexível por cima e por baixo. Exames por imagem, conforme discutido adiante, serão úteis na determinação da extensão do estreitamento (circunferencial e axial) e sua receptividade à reconstrução com o enxerto composto via laringotraqueoplastia.

CONTRAINDICAÇÕES

As contraindicações ao enxerto composto referem-se mais à saúde do local receptor do que ao próprio local doador. A consideração mais importante para o enxerto composto é que o leito receptor seja adequadamente vascularizado e a pele sobrejacente de cobertura seja suficiente para diminuir o risco de extrusão do enxerto. Obviamente, a cartilagem doadora anormal na presença de um distúrbio autoimune não se prestaria ao enxerto de transferência. Anormalidades do tecido adiposo doador raramente são vistas nos pacientes, embora, em um indivíduo muito magro, o tecido adiposo pode ser insuficiente para implementar uma obtenção adequada; caso contrário, o defeito seria muito evidente. No caso de um enxerto composto de costela, o trauma anterior, especialmente esforços para reanimação, ou a cirurgia na parede torácica anterior podem ser contraindicações relativas.

A cirurgia nasal anterior, especialmente com a remoção de cartilagem nasal de suporte, ou uma história de abuso de cocaína pode ser a contraindicação ao uso desse tecido em razão da vascularidade insuficiente. Igualmente, a coleta prévia da cartilagem auricular deixando o local sem tecido disponível evidente seria uma contraindicação real. Porém, na maioria dos pacientes, há um "banco" suficiente de cartilagem auricular em que, pelo menos, um pequeno enxerto composto de pericôndrio/cartilagem pode ser obtido.

PLANEJAMENTO PRÉ-OPERATÓRIO

Na reconstrução de complexos defeitos faciais ou deformidades, além de um exame abrangente de cabeça e pescoço, pode ser útil obter uma série de imagens fotográficas, que podem ser usadas para planejar o (s) procedimento(s) cirúrgicos. Embora não sejam tridimensionais, essas imagens podem ser impressas em preto e branco em papel, permitindo o desenho de retalhos, local de obtenção do enxerto composto e de quaisquer retalhos adicionais que possam ser necessários. Essas impressões ou fotografias coloridas podem ser compartilhadas com colegas para fins de consulta e de lição educacional para estudantes de medicina e residentes sobre como seria a abordagem a uma reconstrução. Além disso, as imagens podem ser levadas para a sala cirúrgica e usadas como guias para conduzir a cirurgia.

Exames por imagem podem ser úteis em várias situações. Em pacientes com atrofia hemifacial lateral, imagens por ressonância magnética (MRI) podem auxiliar na determinação do volume geral do enxerto composto de derme/tecido adiposo que será usado na reposição de volume. Se houver qualquer preocupação sobre o desenvolvimento da estrutura óssea subjacente, então, uma imagem de tomografia computadorizada identificará uma discrepância óssea, assim como fornecerá, através de uma janela de tecido mole, a redução volumétrica do tecido mole. Igualmente, a tomografia computadorizada de corte fino do complexo laringotraqueal será útil na identificação da extensão do estreitamento da via aérea, tanto axial como circunferencial, e ajudará a determinar se a laringotraqueoplastia usando um enxerto composto de pericôndrio/cartilagem seria apropriada.

TÉCNICA CIRÚRGICA

A maioria dos pacientes que necessita de um enxerto composto auricular ou composto nasal septal para reconstruir a pálpebra, orelha ou nariz pode ser operada com anestesia local, suplementada por sedação intravenosa e cuidados monitorados de anestesia (MAC). Porém, para procedimentos mais extensos, em casos pediátricos, e quando o enxerto é removido da costela ou abdome, será necessária anestesia geral, suplementada por anestesia local de longa ação.

Todos os procedimentos cirúrgicos observados anteriormente podem ser realizados com o paciente em posição supina na mesa cirúrgica. Anestesia local mínima é usada em pacientes pediátricos, injetados após a anestesia geral ser realizada. O uso de lidocaína a 1% com epinefrina 1:200.000, volume ajustado por peso e idade, é recomendado. Para adultos que estão sob anestesia local com sedação, é útil injetar a anestesia local nos locais doador e receptor antes da paramentação cirúrgica do cirurgião, para permitir tempo suficiente para ocorrer anestesia e vasoconstrição. Uma combinação de igual volume de lidocaína a 1% (10 mL) e bupivacaína a 0,25% (10 mL) e epinefrina 1:1.000 (0,2 mL) produzirá anestesia local adequada de ação precoce junto com anestesia prolongada de 6 horas. Os volumes indicados aqui produzirão uma concentração de epinefrina de 1:100.000; esta pode ainda ser diluída, se indicado pela redução de volume para 0,1 mL para produzir uma concentração de 1:200.000. Além disso, para o enxerto septal nasal, solução tópica de HC1 oximetazolina a 0,05%, aplicada à mucosa via compressas cotonoides, irá melhorar a vasoconstrição da mucosa. É importante que o cirurgião compreenda completamente os riscos e os efeitos inesperados dos anestésicos locais.

O paciente encontra-se normalmente na posição supina, que dá acesso a toda a face e orelhas, tórax e abdome. Se um dos exames estiver correto, seja o exame físico pré-operatório ou os estudos por imagem (se realizados), haverá suficiente septo nasal ou tecido adiposo abdominal, então o local receptor pode ser preparado antes de se obter o enxerto composto. Por outro lado, tendo-se uma boa ideia do tamanho do enxerto necessário para o local receptor, então o enxerto poderá ser obtido primeiro. É melhor não deixar o enxerto *ex vivo* por muito tempo. A preparação e paramentação do paciente são realizadas, se necessário, para a exposição dos locais doador e receptor, assim como de acordo com a preferência do cirurgião.

Procedimento de Enxerto Composto Septal Nasal

O caso ilustrativo desse procedimento é um homem de 65 anos que apresenta uma ferida por projétil de arma de fogo na órbita direita, resultando na perda do bulbo ocular e pálpebra inferior. Após a enucleação completa do bulbo ocular, a tentativa de colocação de uma prótese ocular conformadora não teve sucesso, em deocrrência de uma estrutura de suporte incompetente da pálpebra inferior (Fig. 44.1). A lamela interna (conjuntiva e tarso) estava ausente, e não havia fundo de saco inferior para receber a conformadora. Um enxerto composto de mucosa/pericôndrio/cartilagem do septo nasal foi o escolhido para reconstruir a lamela interna da pálpebra.

Embora, na cirurgia septal funcional, o septo cartilaginoso seja exposto pela elevação de retalhos mucopericondriais através da narina esquerda, a seleção da cavidade nasal para conduzir a remoção de enxerto depende do formato do septo. Se o septo for reto, não se requer preferência. Porém, por causa da inclinação da pálpebra sobre o bulbo ocular, em um enxerto ideal, a mucosa será localizada no lado côncavo do enxerto de cartilagem. A meta cirúrgica para obtenção desse enxerto de cartilagem é excisar uma seção em espessura total do septo – mucosa, pericôndrio e cartilagem – deixando intacto o mucopericôndrio contralateral. O planejamento prévio pré-operatório terá determinado o tamanho ideal do enxerto, mas o tamanho real dependerá da anatomia da cartilagem quadrangular septal do paciente.

Depois que o tamanho e a orientação do enxerto obtido forem determinados, seu contorno é impresso na mucosa com um cautério bipolar protegido, seguindo-se a realização da incisão por cautério até a cartilagem com mínimo dano tecidual. Com o uso de um elevador de Cottle, o mucopericôndrio ao redor do contorno do enxerto é elevado do enxerto em 2 a 3 mm para facilitar a exposição da cartilagem. É importante não elevar o mucopericôndrio da futura cartilagem do enxerto. Um bisturi com lâmina D (*D-knife*) é usado, então, para incisar delicadamente

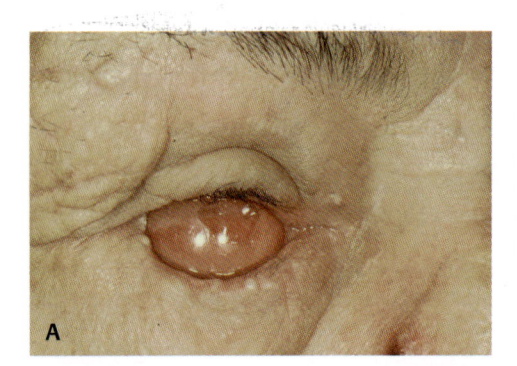

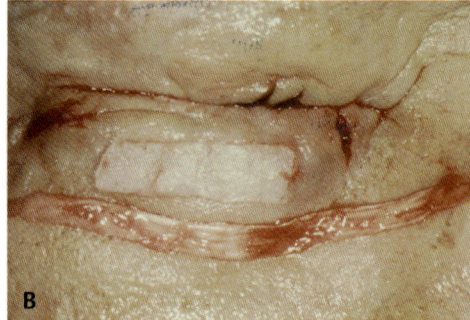

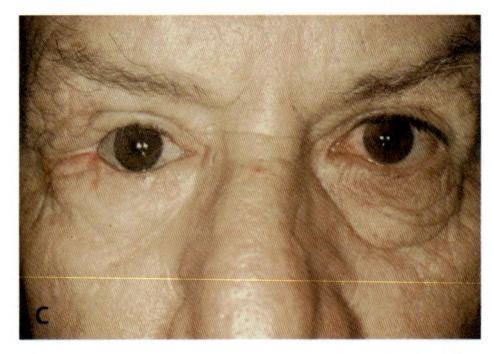

FIGURA 44.1 A: Pálpebra inferior direita incompetente com conformador ocular mal-adaptado em um homem adulto após ferida por projétil de arma de fogo na orbita. **B:** Enxerto composto septal nasal para reconstruir a lamela posterior da pálpebra inferior direita com suporte com *sling* de fáscia temporal. **C:** Paciente três meses após reconstrução da pálpebra inferior direita usando um retalho de avanço lateral de Mustardé e enxerto composto com prótese ocular em posição. (Reimpressa de Holt JE, Holt GR. *Ocular and adnexal trauma*. Alexandria, VA: American Academy of Otolaryngology-Head and Neck Surgery Foundation, 1983. Com permissão de American Academy of Otolaryngology-Head and Neck Surgery Foundation, Alexandria, Virginia.)

CAPÍTULO 44 Técnicas para Enxertos Compostos na Reconstrução de Defeitos Faciais

- Mucopericôndrio contralateral
- Cartilagem
- Pericôndrio
- Mucosa

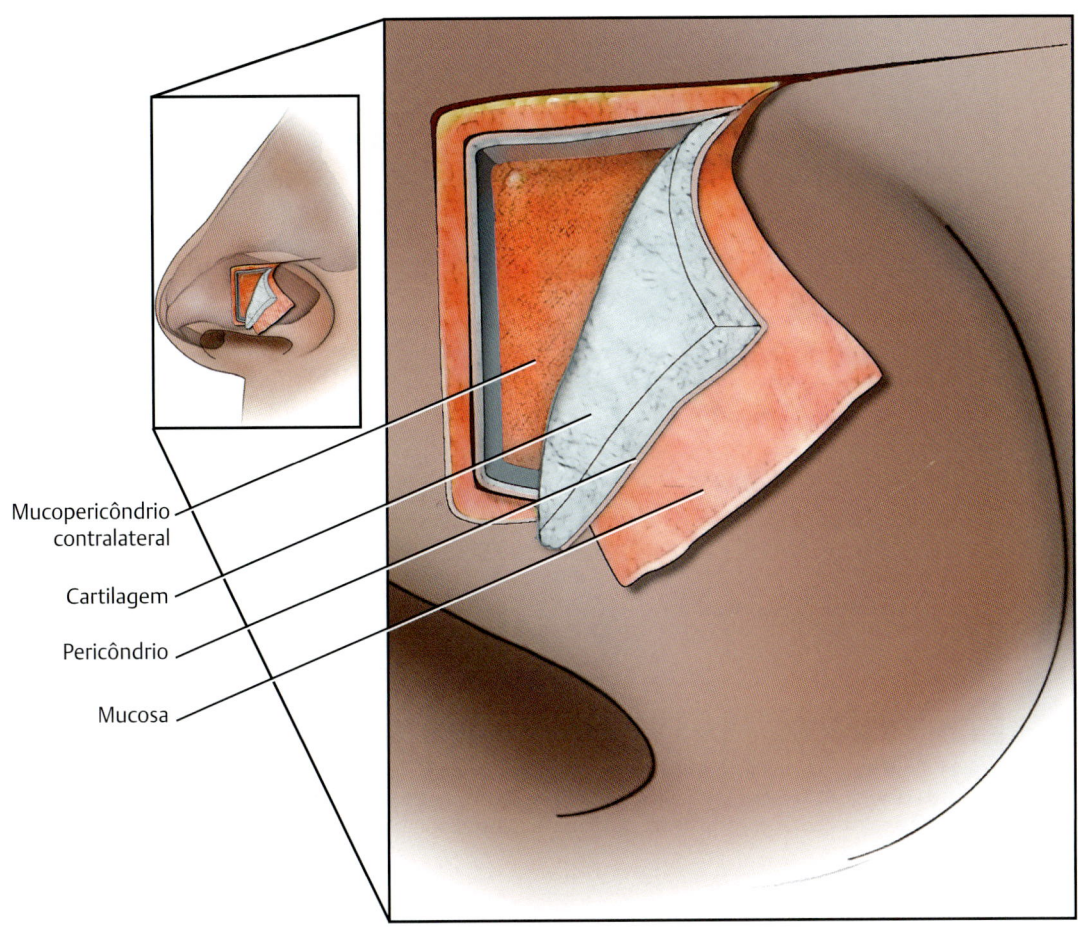

FIGURA 44.2 Desenho de ressecção do enxerto composto septal nasal incluindo mucosa, pericôndrio e cartilagem. Note que o mucopericôndrio contralateral é deixado intacto.

as margens da cartilagem do enxerto, que, em seguida, é elevada do mucopericôndrio na superfície inferior da cartilagem para separá-la do resto do septo (Fig. 44.2). O enxerto agora está livre e é colocado em soro fisiológico. A delicada hemostasia das superfícies da mucosa remanescente é realizada com o cautério bipolar. Uma esponja Gelfoam® (esponja de gelatina absorvível, Pfizer, New York, New York) revestida com pomada antibiótica Bactroban Nasal a 2% (mupirocina, GlaxoSmithKline, Research Park, NC) é dimensionada e colocada no defeito septal seguida de tampão nasal de baixa pressão em ambas as narinas, também, com mupirocina. O tampão previne o desenvolvimento de um pequeno hematoma no septo remanescente e será removido em 24 a 48 horas.

Se não estiver preparada antecipadamente para receber o enxerto, a pálpebra é preparada para liberar o tecido da cicatriz e expor o defeito lamelar posterior. Um protetor corneano é aplicado ao bulbo ocular antes de preparar o local receptor da pálpebra. A lamela anterior (pele e músculo orbicular do olho) é reconstruída primariamente, mobilizando-se a pele do maxilar inferior/bochecha ou realizando um retalho de avanço/rotação orbital lateral de Mustardé. O enxerto é colocado posterior à lamela anterior recém-criada com a superfície côncava da mucosa colocada contra o bulbo ocular. Geralmente é necessário fornecer suporte adicional antigravidade com um "sling" de fáscia temporal que é colocado anterior e suturado ao enxerto, sendo suspenso pelos cantos médio e lateral usando suturas Vicryl® 4-0 (poliglactina 910, Ethicon, Somerville, NJ). A lamela anterior também é suturada às inserções ósseas cantais para conferir uma segunda série de suspensões antigravidade. A pálpebra e o bulbo ocular são lubrificados com pomada antibiótica oftálmica (bacitracina ou eritromicina). Não esqueça de remover o protetor corneano.

Enxerto Composto de Derme/Tecido Adiposo do Abdome para o Procedimento Facial

O caso ilustrativo desse procedimento é uma mulher de 18 anos que começou a desenvolver uma atrofia hemifacial esquerda aos 14 anos (Fig. 44.3). Foi notada como uma leve assimetria da comissura oral esquerda, mas a função do nervo facial era normal. Não havia envolvimento dos ossos faciais ipsolaterais e a doença foi quiescente por um ano. A paciente desejava ter alguma melhora em sua aparência antes de ir para a faculdade. Devida à possibilidade de futura exacerbação da doença e de uso de enxertos musculares livres de transferência, foi selecionado pela paciente um procedimento simples de preenchimento para restaurar o volume do tecido mole da face esquerda. Um enxerto de derme/tecido adiposo do abdome foi selecionado como o enxerto de escolha.

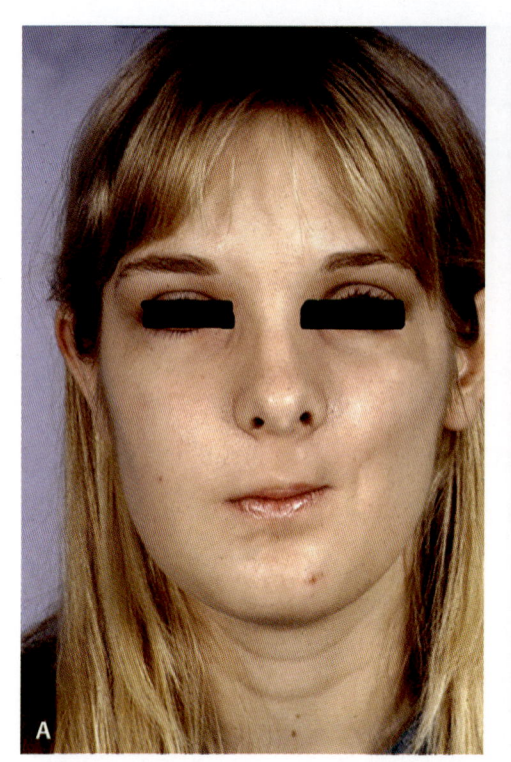

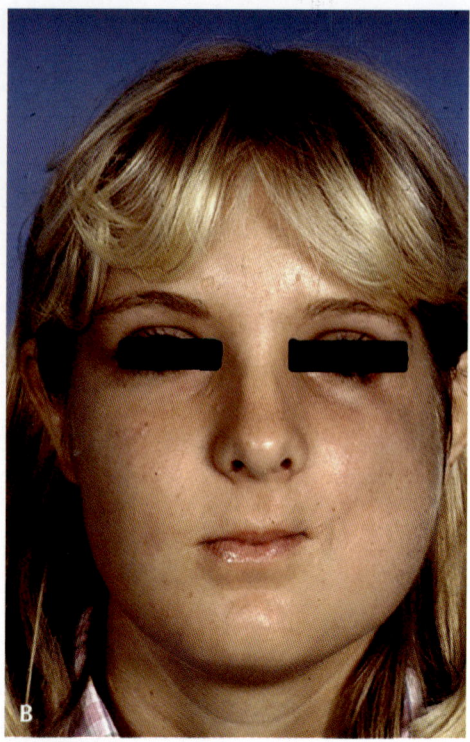

FIGURA 44.3 **A:** Atrofia hemifacial de Romberg do lado esquerdo em uma adolescente. Note também comissura oral esquerda elevada. **B:** Paciente seis meses após expansão volumétrica de defeito de tecido mole na face esquerda após a colocação de enxerto de tecido dermoadiposo abdominal via incisão de ritidectomia.

Normalmente, esse procedimento será realizado sob anestesia geral, suplementado por infiltração de anestésico local e/ou bloqueio do nervo infraorbital. Se esse enxerto composto estiver sendo usado como um preenchimento para reduzir a deformidade após uma parotidectomia ou transferência de músculo temporal, o enxerto pode ser inserido na conclusão do procedimento primário. Assim, a exposição já é obtida. Para a restauração de volume de outras áreas faciais, como no caso de atrofia hemifacial lateral, a deformidade é exposta por meio de uma incisão modificada de Blair, ou, mais favoravelmente, uma incisão de ritidectomia. Depois que a área de deficiência de tecido mole for exposta e alcançada a hemostasia, a determinação do volume e tamanho do enxerto composto pode ser confirmada usando um molde de Gelfoam® 3D.

A atenção é voltada então para o lado esquerdo do abdome, que é escolhido porque uma incisão nessa área não seria confundida com uma cicatriz de apendicectomia. O anestésico local anteriormente injetado com epinefrina terá conseguido a vasoconstrição do tecido. A área de superfície do molde facial é delineada com um marcador na região abdominal selecionada, levando em consideração fatores como posição de vestuário (traje de natação, linha do cinto) e camuflagem da cicatriz. É feita uma incisão horizontal do ponto médio das dimensões delineadas do enxerto, mas sua extensão precisa ter apenas dois terços do comprimento axial do enxerto proposto, uma vez que a exposição para a excisão completa do enxerto será possível com ganchos de pele ou pequenos retratores. Os retalhos são elevados em cada lado de uma incisão suficiente para expor tecido mole adequado para excisar um enxerto. A elevação do retalho deve ser em um nível que deixe de 40% a 50% da derme no retalho e o restante no enxerto composto. Usando o molde anterior como guia, o enxerto é delineado e excisado cuidadosamente, usando cautério bipolar para conseguir hemostasia. É importante que a continuidade do enxerto seja perturbada o mínimo possível. O enxerto deve ser de tamanho maior que o molde em 10% a 20%, pois a supercorreção do defeito do local receptor é um objetivo do procedimento. É útil diminuir ou "aparar" as margens do enxerto para reduzir o defeito do local doador após o fechamento. O enxerto é lavado e armazenado em soro fisiológico enquanto o local doador é fechado em camadas sobre um dreno de Penrose passivo de ¼" usando sutura de Vicryl® 4-0 para o fechamento profundo e Prolene® 5-0 (polipropileno, Ethicon, Somerville, NJ) para a pele. A pomada antibiótica de escolha do cirurgião é aplicada às suturas da pele seguida de curativo de pressão.

O local receptor é reexposto e o enxerto composto de derme/tecido adiposo é colocado no defeito e aparado conforme apropriado para se obter uma ligeira supercorreção do volume. O enxerto deve ser diminuído nas margens para criar uma suave transição entre o enxerto e os tecidos moles receptores. Suturas de Vicryl® 4-0 são usadas para fixar o enxerto em posição, tendo o cuidado de evitar os ramos finos do nervo facial e os músculos de expressão facial. Uma irrigação final precede o fechamento da ferida à maneira padrão do cirurgião. Um dreno de Penrose de ¼" pode ser útil para prevenir o acúmulo de seroma ou hematoma. Aplica-se pomada antibiótica às suturas da pele, e um curativo de leve pressão é considerado se a área de volume for grande.

Enxerto Composto de Pele Auricular/Cartilagem para Reparo de Estenose ou Colapso Nasal

O caso ilustrativo é o de um adulto com estenose vestibular nasal, colapso valvular interno unilateral, ou perda de suporte nasal no nível do vestíbulo. Isto ocorre com mais frequência após intubação nasal prolongada, cirurgia extirpativa de tumor ou trauma. As características importantes dessas condições nasais incluem a perda de revestimento interno e perda de suporte cartilaginoso. Assim, um enxerto composto de pele/cartilagem é bastante apropriado para o processo de reconstrução.

O local receptor pode ser preparado antes da obtenção do enxerto composto para que se possa conseguir um enxerto de tamanho adequado. Isto pode exigir uma alotomia lateral, na qual a asa nasal é incisada no sulco alar-bochecha e rotacionada superiormente para expor o vestíbulo nasal e o septo caudal. Alternativamente, se o tecido da asa nasal externa estiver intacto, mas a lamela interna (pele e cartilagem) necessitar de enxerto composto, não será necessário realizar a alotomia. Todo o tecido cicatricial deve ser ressecado, conforme necessário, para restabelecer a via aérea nasal, ou a pele vestibular ou o septo debridado até o tecido normal sangrante, para facilitar a sobrevivência do enxerto.

Depois de determinado o tamanho necessário do enxerto composto por meio de mensuração precisa, a orelha pode ser exposta para obtenção do enxerto. Tipicamente, para a reconstrução vestibular nasal interna, a região da cavidade conchal curvilínea é uma excelente localização para o enxerto composto de pele/cartilagem por se aproximar muito bem do requisito necessário de restauração e suporte do vestíbulo. Após injeção de anestésico local com epinefrina 1:100.000, o tamanho e formato predeterminados do enxerto composto são delineados na cavidade conchal. Usando incisão com bisturi afiado e um elevador de cartilagem para dissecar a superfície inferior do enxerto dos tecidos moles posteriores da orelha, o enxerto é cuidadosamente excisado. Deve-se ter o cuidado de manter a aderência da pele conchal anterior à cartilagem para perfusão e nutrição, e a cartilagem deve se manter intacta durante a dissecção e elevação (Fig. 44.4A). O enxerto composto pode ser colocado em um recipiente com solução salina estéril para permanecer umedecido até se iniciar a reconstrução. O reparo do defeito conchal anterior é efetuado por meio de elevação de um retalho de pele pós-auricular pediculado em forma de crescente, que é então rodado em posição por meio de uma incisão na base do defeito conchal (Fig. 44.4B). Em seguida, o retalho de pele é suturado frouxamente em posição usando suturas absorvíveis de Vicryl® 5-0 para a derme e suturas de categute crômico de absorção rápida 6-0 para a epiderme. Uma bola de algodão saturada com antibiótico é colocada no meato auditivo externo, para manter a abertura meatal e reduzir o risco de implantação de patógeno bacteriano do canal externo. O defeito de pele pós-auricular é fechado primariamente com suturas de Vicryl® 4-0 na derme e Prolene 5-0 para a epiderme. Um curativo mastoide compressivo macio é aplicado no final do procedimento.

O enxerto composto é então posicionado dentro do defeito vestibular nasal, sendo aparado até o tamanho e formato apropriados, se necessário. É suturado em posição com suturas frouxas de categute crômico 4-0 ou outras suturas absorvíveis, que não são apertadas e restritivas (Fig. 44.4C). Se necessário, várias suturas de "reforço" de Prolene

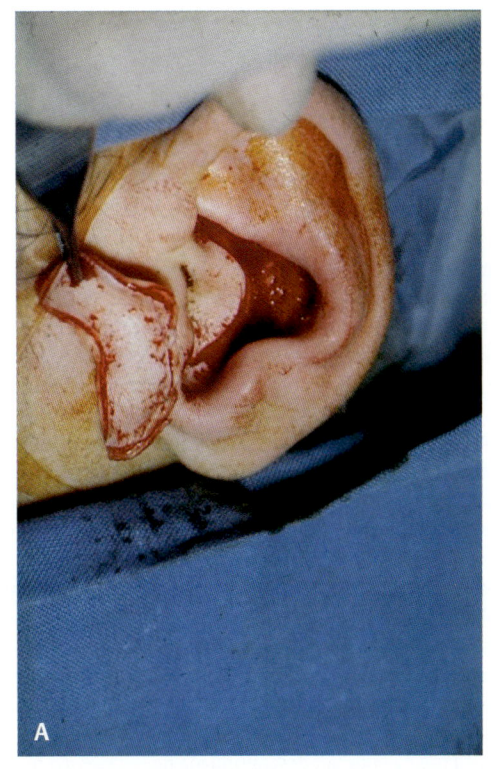

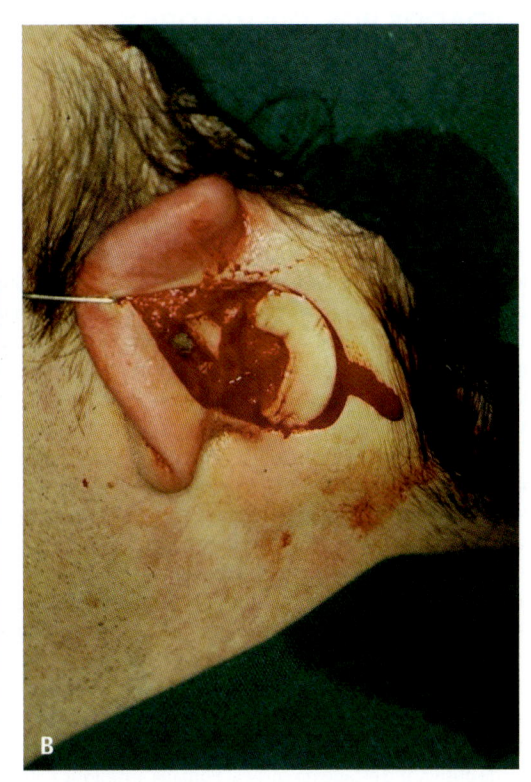

FIGURA 44.4 **A:** Enxerto composto de pele e cartilagem conchal dissecado da orelha esquerda. **B:** Reparo de defeito da cavidade conchal anterior usando um retalho pediculado de pele pós-auricular.

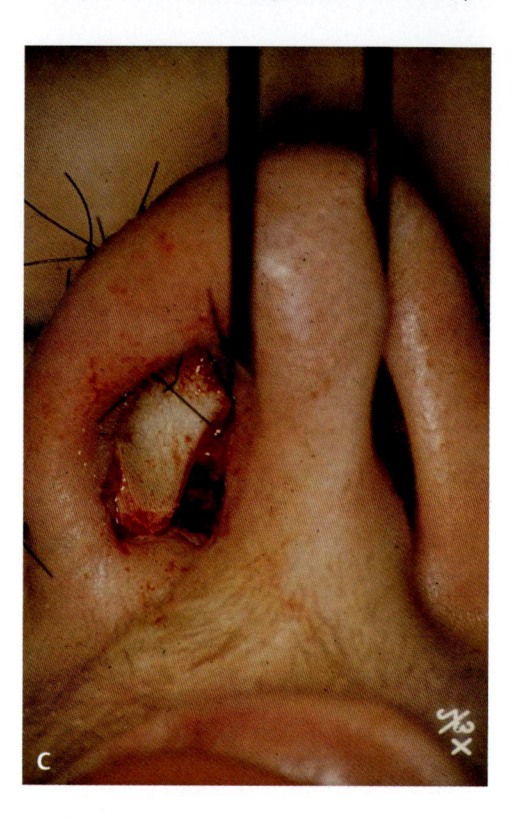

FIGURA 44.4 (*Continuação*)
C: Enxerto composto conchal auricular suturado frouxamente no defeito vestibular direito para suporte e revestimento interno.

4-0 podem ser usadas para comprimir delicadamente o enxerto composto contra o tecido mole receptor para fechar o "espaço morto" potencial e reduzir o risco de formação de hematoma. A sutura de reforço pode ser amarrada de maneira não restritiva sobre uma compressa pequena de algodão ou Gelfoam® sobre a pele da asa externa. Pomada antibiótica é aplicada tanto externa como internamente, mas normalmente nenhum *stent* interno é necessário. Não deve haver forças compressivas firmes internamente no enxerto composto para permitir a embebição plasmática e inosculação.

CUIDADOS PÓS-OPERATÓRIOS

Uma dose de antibiótico de amplo espectro é administrada por via intravenosa na sala pré-operatória e continuada na forma oral por 7 a 10 dias após o procedimento cirúrgico. Geralmente, os enxertos compostos requerem o uso mais prolongado de antibióticos perioperatórios do que outros procedimentos da face sem enxerto. O curativo de suave pressão é removido, se utilizado, e tanto o local doador como o receptor são inspecionados. O tampão nasal pode ser removido em 24 horas e o septo inspecionado para sangramento, mas o tampão de Gelfoam® no defeito do septo nasal doador deve permanecer posicionado por pelo menos 48 horas. Se necessário, pode-se reaplicar um delicado tampão nasal ou um curativo macio externo, se a inspeção da ferida o exigir. No caso de um local receptor de enxerto nasal composto, este deve ser limpo delicadamente com peróxido de hidrogênio e solução salina diariamente, com aplicação de pomada antibiótica tópica usando um aplicador com ponta de algodão. Quando utilizada, a sutura de reforço deve ser removida dentro de 72 horas para não comprometer a pele nasal sobrejacente. O curativo mastoide pode ser deixado em posição por 48 horas, mas deve ser removido em seguida para se inspecionar o local doador e ser recolocado se este estiver edematoso. No caso de enxertos auriculares, é prudente assegurar a cobertura com antibióticos por pelo menos 5 a 7 dias.

No caso de um enxerto abdominal composto de derme/tecido adiposo, os drenos devem permanecer posicionados até que nenhuma evidência significativa de drenagem exista nos curativos, o que ocorre geralmente em cerca de 48 horas. Os ácidos graxos liberados nos tecidos em virtude do dano às membranas celulares do tecido adiposo causam um transudato seroso irritativo, assim o dreno não deve ser removido prematuramente. No caso do enxerto septal nasal, o mucopericôndrio remanescente no defeito septal começará a se "mucosalizar" rapidamente, mas a área precisa ser mantida úmida por pelo menos um mês com delicados *sprays* de solução salina. As crostas devem ser removidas na clínica para prevenir infecção e secura do tecido local.

As suturas cutâneas são tipicamente removidas em 1 semana após a cirurgia, particularmente na região do abdome, onde o movimento e a irritação causada por roupas pode retardar a adesão da incisão. Se um enxerto composto septal nasal for usado para reconstruir a lamela interna da pálpebra, uma consulta com um colega da área de oftalmologia deve ocorrer pelo menos 1 semana após a cirurgia, ou mais cedo, se os sintomas e sinais indicarem, a fim de observar o estado da córnea. Pomada antibiótica oftálmica tópica pode ser descontinuada no terceiro dia pós-operatório, se as feridas parecerem limpas, para prevenir uma reação alérgica tópica ao antibiótico. Em vez disso, lágrimas artificiais e pomada lubrificante noturna podem ser aplicadas.

CAPÍTULO 44 Técnicas para Enxertos Compostos na Reconstrução de Defeitos Faciais

COMPLICAÇÕES

Felizmente, as complicações para o uso de enxertos compostos são de baixa frequência e grau baixo. Primariamente, elas envolvem o seguinte, e o paciente deve ser aconselhado em conformidade:

- Colapso da inclinação conchal, particularmente no meato auditivo externo.
- Abrasão corneana.
- Epífora.
- Epistaxe.
- Reabsorção excessiva ou perda de volume ou suporte.
- Hematoma no doador local.
- Formação cicatricial hipertrófica.
- Infecção.
- Morte parcial ou completa do enxerto.
- Perfuração septal.

RESULTADOS

Os enxertos compostos são um elemento sólido do armamentário reconstrutivo do Cirurgião de Cabeça e Pescoço e o Otolaringologista. Eles são um degrau na escada reconstrutiva, que também inclui fechamento primário, enxertos epiteliais ou de derme, retalhos locais ou regionais e transferência de retalho livre. É crescente o uso de enxertos de cartilagem da costela, os quais podem ser considerados uma forma de enxerto composto, se o pericôndrio for deixado na cartilagem. Podem ser usados na reconstrução nasal e de via aérea.

Em geral, na ausência de infecção ou hematoma, os enxertos compostos cicatrizam muito bem. Como haverá alguma lise das células de tecido adiposo no enxerto de derme/tecido adiposo, é prudente fazer uma supercorreção do defeito de 10% ou mais. Pode levar até 1 ano para ocorrer o processo de encolhimento. Se a reabsorção do excesso de tecido adiposo não ocorrer, pode-se reduzir o volume usando técnica de lipoaspiração.

A cicatrização do septo nasal, se a área for mantida limpa de crostas, é suficiente para fornecer uma boa epitelização do septo. Caso ocorra uma perfuração septal durante a cirurgia, seria prudente suturar um pequeno pedaço de derme acelular humana sobre a abertura como cobertura protetora e apoio para a cicatrização.

Os enxertos compostos auriculares para o vestíbulo nasal e o septo nasal têm uma excelente chance de sobrevivência e manutenção da via aérea estenosada ou colapsada. Como os enxertos têm tipicamente 2,0 a 2,5 cm de comprimento, e largura menor, a sobrevivência normalmente é superior a 90%. A reconstrução mais difícil é no caso de estenose vestibular nasal, que pode necessitar de múltiplos enxertos compostos, incluindo ambas as orelhas, e a aplicação de um *stent* macio interno, com molde customizado, durante vários meses. Geralmente, o local doador conchal assume uma aparência quase normal após a cicatrização do fechamento do defeito.

DICAS

- Enxertos compostos, na forma de derme/tecido adiposo, mucosa/pericôndrio/cartilagem, ou pericôndrio cartilagem de costela, podem ser importantes elementos da escada reconstrutiva para a face e região do pescoço.
- Enxertos compostos podem ser obtidos da orelha (cavidade conchal e hélice), septo nasal, parede torácica anterior e abdome, e eles podem ser utilizados como suporte estrutural e revestimento interno e como preenchimento de tecido mole. A seleção de um enxerto composto dependerá dos requisitos do tecido para o procedimento reconstrutivo.
- Se um enxerto composto septal nasal for usado, ele pode ser de mucosa/pericôndrio/cartilagem ou de pericôndrio/cartilagem (se não for necessário um revestimento interno). A profundidade do mucopericôndrio para o enxerto composto removido deve ser mantida intacta para prevenir uma perfuração e pode ser protegida com um curativo de gelatina/antibiótico à medida que ocorre a epitelização do pericôndrio.
- Na reconstrução da lamela posterior da pálpebra, o mucopericôndrio do enxerto composto é frontal ao bulbo ocular e encontra-se de maneira ideal no lado côncavo do enxerto. Um suporte antigravitacional adicional de um *sling* de fáscia temporal pode ser salutar. A colaboração com um oftalmologista é muito importante.
- Enxertos de derme/tecido adiposo são obtidos do lado esquerdo do abdome, para não serem confundidos com uma cicatriz de apendicectomia no lado direito, e devem exceder o tamanho do defeito em 10%, contando-se com a lise das células adiposas com o tempo. A derme é dividida entre o enxerto e os retalhos de pele, de forma a permitir que a ferida seja fechada com segurança.
- Enxertos compostos para o vestíbulo nasal, tipicamente de um local doador conchal auricular, têm cicatrização excelente contanto que não sejam suturados em posição com muita tensão ou comprimidos com um *stent* interno firme. Um *stent* interno macio, moldado com uma abertura de via aérea, pode ser necessário em casos preocupantes de estenose vestibular.
- Antibióticos perioperatórios devem ser usados por até 10 dias, especialmente no caso de enxertos compostos contendo cartilagem, para diminuir o risco de infecção e reabsorção do enxerto.
- Defeitos grandes, como é o caso de um local doador abdominal e um preenchimento facial, geralmente requerem drenos passivos para reduzir o risco de hematoma ou seroma, junto com um curativo compressivo.

DIFICULDADES

- A falha em fazer uma avaliação adequada do local doador septal nasal ou local doador abdominal antes de iniciar o procedimento e descobrir tarde demais que há tecido insuficiente para o enxerto composto.
- A falha em proteger a córnea antes da reconstrução da pálpebra provavelmente irá causar dano à córnea.
- Infecção ou hematoma no local receptor provavelmente irá comprometer a integridade do crescimento vascular.
- A escolha de um enxerto composto para um procedimento reconstrutivo quando outra opção no armamentário reconstrutivo teria sido melhor.

INSTRUMENTOS QUE DEVEM ESTAR DISPONÍVEIS

Obtenção do Enxerto

- Conjunto padrão de cirurgia nasal.

Colocação de Enxerto

- Pinça oftálmica de dente fino (0,3 ou 0,5 mm).
- Porta-agulha Castroviejo oftálmico com fecho (parar enxerto de pálpebra).

LEITURAS SUGERIDAS

Holt JE, Holt GR. *Ocular and adnexal trauma.* Alexandria, VA: American Academy of Otolaryngology-Head and Neck Surgery Foundation, 1983.
Walter C. *Plastisch-chirurgische Eingriffe im Kopf-Hals-Bereich.* New York, NY: Thieme, 1997.
Weerda H. *Reconstructive facial plastic surgery: a problem-solving manual.* New York, NY: Thieme, 2001.

45 ENXERTOS DE OSSO DA CALVÁRIA

John L. Frodel Jr

INTRODUÇÃO

O enxerto com osso da calvária (CBG), ou calota craniana, é uma técnica bem estabelecida na reconstrução dos defeitos da base do crânio, terço médio da face, orbital e nasal. O tratamento dos defeitos ósseos em uma população pediátrica, embora incomum, também apresentou resultados notáveis. Entretanto, com a contínua evolução de excelentes implantes aloplásticos, incluindo implantes sofisticados gerados por computador para o esqueleto craniomaxilofacial superior, a frequência da reconstrução autógena tem-se reduzido de maneira proporcional. Os modernos desenvolvimentos de implantes aloplásticos também ressaltaram os benefícios dos materiais autógenos na reconstrução do esqueleto facial. Entre as várias escolhas disponíveis aos cirurgiões, o CBG permanece um recurso importante e viável na cirurgia plástica facial e reconstrutiva.

Enxertos ósseos têm sido um componente importante da reconstrução craniomaxilofacial por muitas décadas com enxertos de vários locais doadores, incluindo a calvária, crista ilíaca e costela. Cada material doador tem sido popular em vários pontos no tempo. As vantagens do osso da calvária sobre outros locais doadores incluem proximidade direta do local doador com o local da reconstrução, mínima morbidade do local doador e a observação de que pode haver menos reabsorção de osso da calvária em comparação com osso ilíaco, crista ilíaca e da costela. Por outro lado, a desvantagem do osso da calvária é a falta relativa de osso esponjoso e a impossibilidade de curvar a calvária exceto na população pediátrica. Neste capítulo, o foco está na técnica de coleta dos enxertos de osso da calvária e, então, apresentar vários exemplos de como podem ser usados esses enxertos ósseos.

HISTÓRIA

Cada paciente deve-se submeter a um exame completo com base em sistemas, incluindo o cardíaco, o pulmonar e o neurológico. É necessária uma história completa de todas as condições médicas, cirurgias, medicações e alergias. Uma história com foco no local cirúrgico de interesse é obtida de maneira sistemática em relação à perda óssea, comprometimento de tecido ósseo e função prejudicada. É particularmente importante avaliar se o paciente tem histórico de cirurgia neurológica, cirurgia de couro cabeludo, queimaduras difusas no couro cabeludo ou radioterapia na cabeça. A história de trauma craniano também deve ser notada. Certifique-se de observar o lado dominante do paciente, uma vez que muitas vezes se recomenda a obtenção de um enxerto ósseo do crânio sobre o hemisfério não dominante. Todas as preocupações do paciente são abordadas, assim como suas expectativas sobre a cirurgia.

EXAME FÍSICO

Um exame completo de cabeça e pescoço é realizado uma vez que muitos pacientes sofreram lesões complexas. A avaliação e a documentação de VI a V3 e VII são necessárias para considerar quaisquer deficiências antes da cirurgia.

O foco no tamanho e caráter do defeito a ser reconstruído é documentado fotograficamente e por registro escrito. Um cuidadoso exame do couro cabeludo também é importante para avaliar quaisquer cicatrizes anteriores, intervenções cirúrgicas, queimaduras, efeitos da radiação, perda de cabelo ou comprometimento do tecido mole.

INDICAÇÕES

As indicações para enxertos com osso da calvária incluem os casos reconstrutivos em que o material de enxerto ósseo é essencial para refazer o contorno ou reparo. O trauma anterior na base craniana, o trauma nasal e os defeitos secundários a procedimentos oncológicos extirpativos são vários exemplos. O CBG é particularmente útil para a reconstrução nos casos graves de cominuição do osso e cartilagem nasais. O CBG também pode ser usado para reconstrução de defeitos da porção superior do terço médio facial em conjunto com o material aloplástico e tecido vascularizado em casos selecionados. O uso de CBG para reconstruir maxila e mandíbula atróficas para facilitar os implantes dentais também foi descrito.

CONTRAINDICAÇÕES

A coleta de um enxerto de osso da calvária geralmente é contraindicada no paciente pediátrico mais jovem por causa do adelgaçamento do crânio e não desenvolvimento do espaço diploico. A reconstrução modificada de tecido mole deve ser planejada em pacientes com grave lesão por queimadura ou efeitos difusos de campo dos tratamentos com radiação em decorrência das preocupações com retardo ou deiscência na cicatrização.

PLANEJAMENTO PRÉ-OPERATÓRIO

Dependendo da indicação para CBG, a consideração da quantidade de osso necessária pode ditar o tipo de enxerto ósseo a ser coletado. Em particular, se for necessário um fragmento grande e sólido de osso em oposição a pequenas tiras ósseas, pode ser vantajoso aproveitar um segmento ósseo de craniotomia e dividir esse osso para obter uma lâmina maior de material de enxerto de calvária. A situação mais comum em que isto pode ocorrer é no caso de reconstrução da base do crânio, seja na reconstrução de trauma ou da base craniana anterior após extirpação de tumor. Por outro lado, para reconstrução da maxila e regiões periorbitais, que são as indicações mais comuns em que há necessidade de material de enxerto, os enxertos ósseos da tábua externa geralmente são adequados.

A consideração da precisa localização no crânio onde os enxertos são coletados é importante. É necessário estar ciente das diferenças de espessura do crânio e presença das suturas de desenvolvimento, um ponto em que há fusão do córtex interno e externo. As duas principais suturas de desenvolvimento preocupantes são: a sutura coronal, entre os ossos frontal e parietal, e a sutura sagital na linha média. A última é particularmente importante por causa da presença do seio sagital profundo a essa área. Consequentemente, a linha média deve ser evitada. Outros problemas incluem a curvatura do osso, visto que, em alguns casos, a curvatura é desejada (p. ex., no zigoma, na órbita ou no osso frontal), enquanto em outras áreas, um enxerto de osso chato pode ser desejado (p. ex., o dorso nasal). O local mais comum para coleta do enxerto externo da calvária é o osso parietal lateral à sutura de desenvolvimento sagital, posterior à sutura de desenvolvimento coronal e posterior à linha temporal (ou inserção do músculo temporal).

TÉCNICA CIRÚRGICA

Coleta do Enxerto

Embora a exposição a essa região geralmente seja facilitada pela existência de uma abordagem coronal que já pode ter sido realizada, ocasionalmente, incisões diretas são necessárias sobre a região parietal para a única finalidade de coleta de um enxerto de osso da calvária. Eu favoreço uma incisão geométrica para melhor camuflagem dessas incisões, assim como favoreço desenhos geométricos para incisões coronais. O perióstoe sobre a área de coleta parietal desejada é exposto, sendo necessária uma adequada retração. Embora existam numerosas técnicas para coleta de enxerto da tábua externa, eu uso a combinação de perfuração da periferia do formato desejado do enxerto com uma broca cirúrgica de corte seguida do emprego de um osteótomo curvo afiado ou serra sagital de ângulo reto para adentrar o espaço diploico entre o córtex externo e interno, assim como separar o enxerto da tábua externa da tábua interna dentro desse espaço (Figs. 45.1 a 45.4). O segredo para a coleta bem-sucedida do enxerto inclui a identificação precisa do espaço diploico com a broca cirúrgica de corte. Isto é importante porque, em raras ocasiões, há um espaço diploico muito limitado, ou nenhum, e o cirurgião deve estar ciente de que, nesses casos, na tentativa de identificar esse espaço diploico sangrante, ele pode, na realidade, encontrar a dura. Consequentemente, é muito importante observar a aparência da dura durante esse processo. Um segredo similar é que, enquanto se corta horizontalmente através de um espaço diploico com osteótomo ou serra, novamente a dura poderá ser encontrada. Eu sempre levanto

CAPÍTULO 45   Enxertos de Osso da Calvária

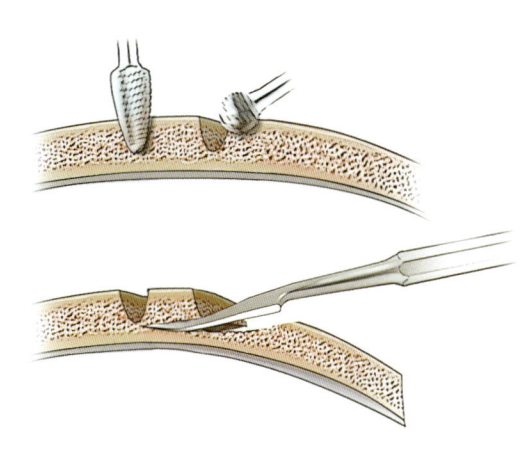

FIGURA 45.1
Em cima: Brocas cirúrgicas de corte são usadas para identificar o espaço diploico e para delinear o contorno dos enxertos de osso. **Embaixo:** Usando um osteótomo para desenvolver um enxerto entre os córtices interno e externo da calvária.

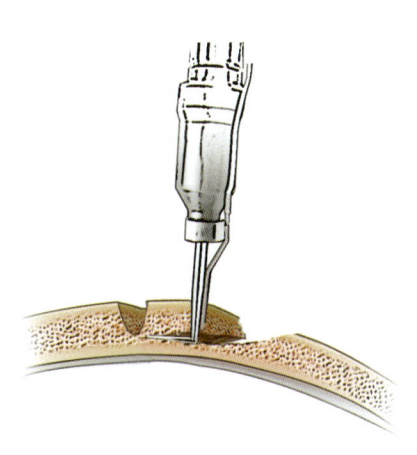

FIGURA 45.2
Usando uma serra sagital de ângulo reto para desenvolver um enxerto entre os córtices interno e externo da calvária.

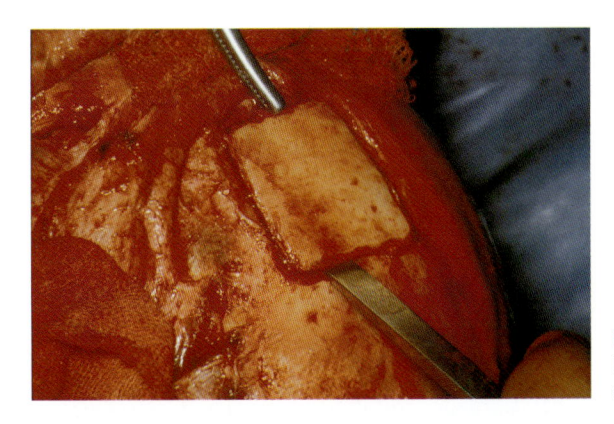

FIGURA 45.3
Um osteótomo é usado para iniciar a elevação do enxerto de osso.

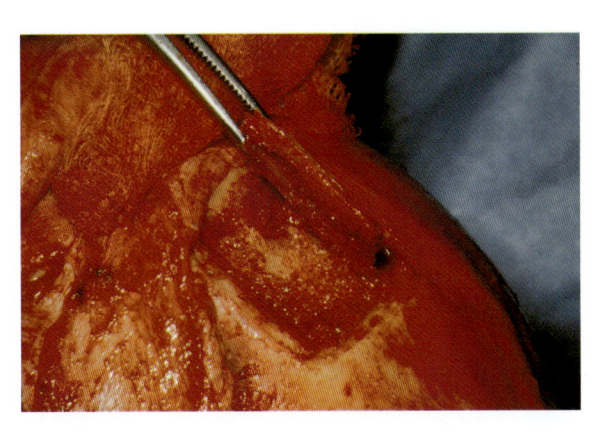

FIGURA 45.4
Enxerto ósseo elevado.

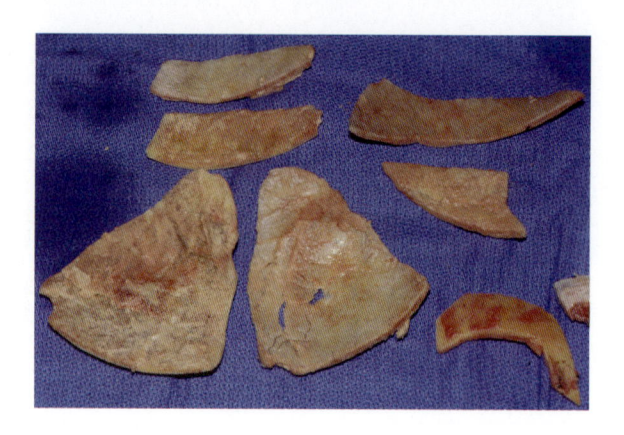

FIGURA 45.5
Múltiplos enxertos de córtex interno da calvária depois de serem divididos com uma serra recíproca e um osteótomo.

a hipótese de que, na dúvida, a dura poderá ser exposta e permaneço diligentemente na elevação com osteótomo ou serra, em um plano e direção que realmente é paralelo ao córtex interno e à dura subjacente. Isto é facilitado com o uso de osteótomos muito afiados e curvos e também com uma eficiente serra de ângulo reto. Deve-se notar que, durante a coleta de enxertos da tábua externa, as veias diploicas podem ser encontradas, podendo ocorrer um significativo sangramento. Isto pode ser alarmante às vezes, sendo necessário um curativo na ferida com materiais hemostáticos reabsorvíveis, mas descobri que isso nunca foi um grande problema.

Quando grandes quantidades de osso são necessárias, ou um único enxerto de significativas dimensões é necessário (p. ex., > 1,5 a 2 cm de largura e aproximadamente 4 a 5 cm de comprimento), devem ser feitas considerações sobre a coleta de um enxerto de tábua óssea interna. Felizmente, essa situação geralmente surge durante a reconstrução da base do crânio e, muitas vezes, quando uma craniotomia já foi realizada. Nesse caso, a tábua interna é meticulosamente separada da tábua externa do retalho ósseo de craniotomia. Isto pode ser completado com um osteótomo ou com o uso combinado de um osteótomo e uma serra recíproca (minha preferência). Grandes quantidades de material de enxerto podem ser coletadas dessa maneira (Fig. 45.5).

Finalmente, existe uma situação única em pacientes pediátricos. Embora as considerações filosóficas variem entre os cirurgiões, prefiro usar materiais autógenos para reconstrução esquelética craniomaxilofacial superior sempre que possível, particularmente em crianças pequenas, em vez do uso de materiais aloplásticos. Em crianças com cerca de 8 anos de idade, verificou-se que podem ser coletados enxertos externos corticais divididos e, realmente, eles oferecem muitas vantagens. Devido à natureza menos friável ou mais mole da calvária pediátrica relativamente subdesenvolvida, pode-se usar um osteótomo afiado para elevar sequencialmente a porção externa do córtex externo para enxerto. Este enxerto terá microfraturas em seu interior, tendo aparência similar a uma espessa "*batata chip*", mas, geralmente, pode ser coletado sem muita dificuldade (Figs. 45.6 e 45.7). Embora esses enxertos tendam a ser bastante curvos, as indicações nesses pacientes geralmente requerem um enxerto de osso curvo, como no caso de reconstrução orbital.

Deve-se notar que, embora a morbidade do local doador seja incomum (veja a seção "Complicações"), um defeito obrigatório é criado no local doador parietal. Este pode ser abordado, alisando-se a crista óssea circundante com uma grande broca cirúrgica de corte, ou o defeito pode realmente ser reconstruído. Eu sou a favor da limitação na reconstrução desses defeitos geralmente usando lâminas porosas de polietileno com fixação por um pequeno parafuso e verifiquei que este é um método muito útil para prevenir deformidades de contorno no local doador.

Colocação do Enxerto

Embora uma série de enxertos seja colocada dentro de posições do defeito que não requer fixação (p. ex., a cavidade orbital), a maioria dos enxertos requer fixação para que se obtenham resultados ótimos. Uma das controvérsias em torno do uso de enxerto de osso autógeno é a compreensível preocupação com a reabsorção óssea. Percebo que a

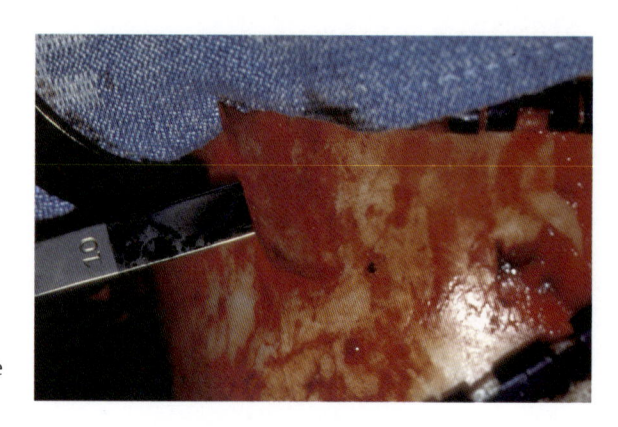

FIGURA 45.6
Usando um osteótomo afiado, um enxerto dividido de tábua externa é coletado no paciente pediátrico.

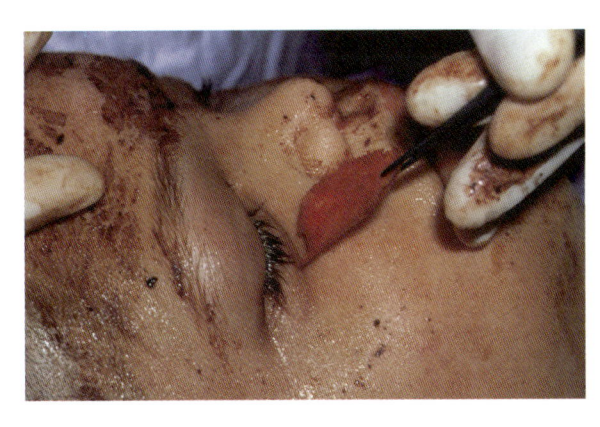

FIGURA 45.7
O enxerto de osso pediátrico curvo em "batata chip" sendo colocado dentro da órbita.

preparação do local receptor e uma fixação adequada são os segredos para a retenção dos enxertos ósseos. Sempre que possível, o ideal é sobrepor o osso receptor e o enxerto ósseo inserido. Os exemplos incluem as margens orbitais, assim como a região do osso frontal. Se houver uma adequada exposição, o osso receptor circundante poderá ser desgastado para permitir a sobreposição do enxerto ósseo modelado. Isto também facilita o uso de técnicas de fixação bicorticais (*lag screw*) usando pequenos parafusos craniomaxilofaciais superiores. Descobri que isto facilita uma excelente retenção do enxerto ósseo com o tempo. A Figura 45.8 demonstra o uso de um enxerto ósseo para reconstruir um arco zigomático direito. Note que as margens do enxerto foram desgastadas para se encaixar por baixo do zigoma receptor nativo e arco zigomático posterior. Por outro lado, a Figura 45.9 mostra a colocação de um enxerto de osso da calvária em um defeito da margem infraorbital, onde as áreas receptoras, medial e lateral, foram desgastadas à broca para permitir o encaixe preciso de sobreposição do enxerto ósseo também usando fixação com parafuso (*lag screw*). Talvez a indicação mais absoluta para a colocação de um enxerto ósseo seja na situação em que o osso foi cominuído e/ou perdido em fraturas de Le Fort. A Figura 45.10 demonstra uma vista intraoral da maxila esquerda, notando-se que foram colocadas placas através dos pilares medial e lateral, mas com significativos defeitos ósseos. As Figuras 45.11 e 45.12 mostram a colocação de enxertos ósseos modelados sob essas placas. Descobri que, após a colocação da placa, se os parafusos forem afrouxados, o enxerto poderá ser inserido sob a placa e depois preso fortemente, apertando-se os parafusos, observando-se que nenhum parafuso realmente passa através desses enxertos. Nesse paciente ocorreu exposição eventual da placa no pilar lateral esquerdo da maxila, o que exigiu sua remoção. A Figura 45.13 mostra o pilar lateral esquerdo cicatrizado, 1,5 ano após a colocação inicial, no momento da remoção da placa. Note o enxerto ósseo sólido, modelado, cicatrizado.

TRATAMENTO PÓS-OPERATÓRIO

Cada paciente recebe um antibiótico oral por 5 a 7 dias após cirurgia. Um tratamento padronizado de todas as feridas cirúrgicas é como se segue:

- Se um dreno for colocado, deverá ser removido depois que a saída do dreno for menor que 30 mL por 24 horas.
- Todas as incisões cirúrgicas devem ser mantidas secas por 48 a 72 horas de pós-operatório.
- A limpeza de cada incisão cirúrgica é feita com peróxido de oxigênio em concentração de ½ diariamente, duas a três vezes ao dia, para prevenir formação de crostas e acúmulo da pomada tópica.
- A pomada antibiótica deve ser aplicada à ferida quatro vezes ao dia por 7 dias.
- As feridas não devem ser imersas em água por 2 semanas após cirurgia.

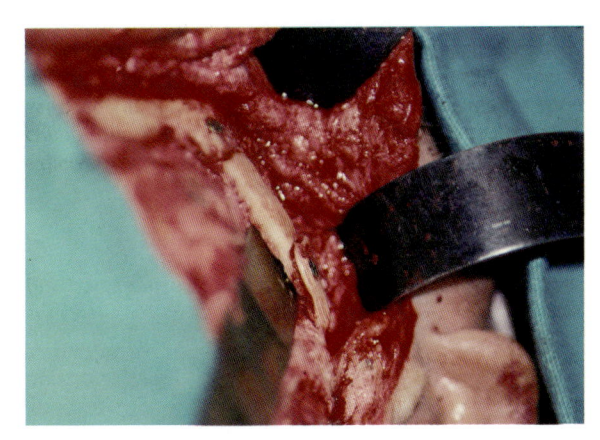

FIGURA 45.8
Um enxerto de osso modelado para encaixar por baixo (*underlay*) em um defeito do arco zigomático, fixado com parafusos bicorticais (*lag screw*).

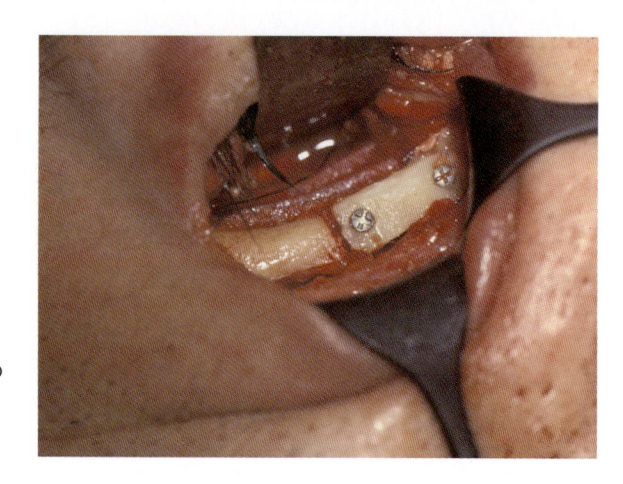

FIGURA 45.9
Um enxerto de osso encaixado por sobreposição (*overlay*) ao longo de um defeito da margem infraorbital, fixado com parafuso bicortical (*lag screw*).

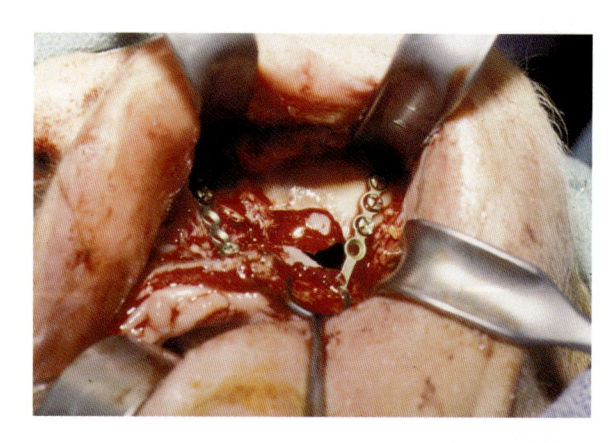

FIGURA 45.10
Após redução e fixação por placa de uma fratura em maxilar edêntulo, existem significativos defeitos estruturais.

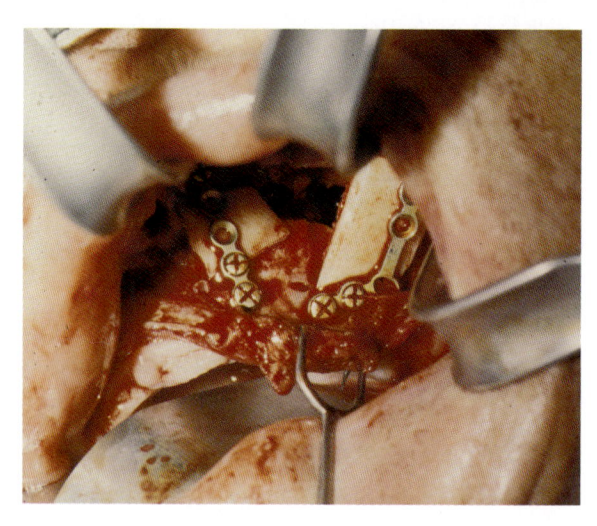

FIGURA 45.11
Colocação de enxertos de osso da calvária sob as placas dos pilares maxilares afrouxadas.

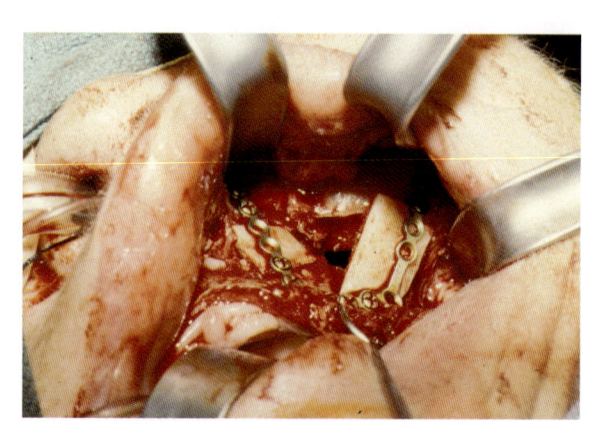

FIGURA 45.12
Fixação final das placas dos pilares maxilares.

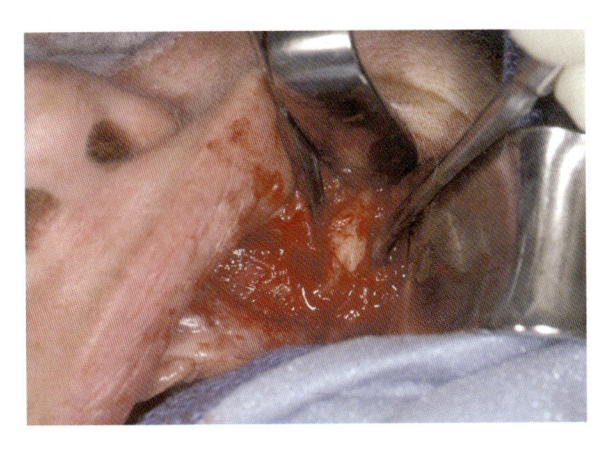

FIGURA 45.13
Enxertos ósseos dos pilares cicatrizados durante a remoção da placa 1,5 ano após a colocação.

COMPLICAÇÕES

Deformidade de Contorno

Felizmente, as complicações do enxerto ósseo são relativamente incomuns. As morbidades mais previsíveis na coleta do enxerto de osso da calvária são as deformidades de contorno que foram discutidas anteriormente. Desde que mudei do uso de passagem da broca nas margens ao redor do enxerto ósseo, o que geralmente deixa um leve achatamento na região parietal na área do mesmo, e passei a reconstruir o defeito com implantes porosos de polietileno fixados com parafuso, tais deformidades de contorno e queixas sobre o local doador são bastante raras.

Lesão Intracraniana/Extravasamento de CSF

Em minha experiência não houve sequelas intracranianas como extravasamentos de CSF ou infecção intracraniana, embora sejam relatadas na literatura. Em várias ocasiões, tive exposição dural e em uma delas ocorreu significativa laceração dural. Essa laceração foi fechada primariamente e nenhuma sequela foi observada. O segredo está em identificar essas exposições durais durante a coleta de enxertos ósseos, o que permite então a prevenção de mais lesão. Ao coletar múltiplos enxertos ósseos, o que não difere do que é mostrado no diagrama das Figuras 45.1 e 45.2, descobri que o uso de uma técnica meticulosa nos pacientes, durante a coleta do primeiro enxerto, irá identificar a anatomia específica dos córtices de tal forma que é possível determinar a espessura do espaço diploico, assim como a espessura do córtex externo. Depois que o primeiro enxerto é elevado, será muito mais fácil coletar esses enxertos subsequentes em função do conhecimento da anatomia craniana de cada paciente em particular.

Integridade da Calvária

Ao utilizar enxertos de osso do córtex interno, os riscos e complicações são mais relacionados com a elevação real do segmento ósseo de craniotomia. Pode-se questionar se a colocação resultante de um único enxerto de osso cortical poderia levar ao enfraquecimento, mas não temos conhecimento de problemas referidos com a recolocação de um córtex externo com um segmento ósseo de craniotomia somente.

Alopecia Incisional/de Tensão

A formação cicatricial e a perda de pelos ao longo de qualquer das incisões cirúrgicas são otimizadas com um fechamento de baixa tensão da incisão cirúrgica. Deve-se atentar para a meticulosa reaproximação da gálea enquanto é realizado, apenas com grampos, o fechamento de pele que contém pelos. As feridas com excessiva tensão, em virtude do limitado tecido ou da técnica de fechamento, estão em risco de perda de pelos e de formação de cicatriz facilmente visível.

RESULTADOS

Os resultados em longo prazo do CBG revelaram taxas relativamente baixas de reabsorção tanto em estudos em animais como em humanos. Em crianças, o CBG é uma opção reconstrutiva razoável, tendo em vista que já relatei resultados de CBG em pacientes pediátricos sem significativa morbidade de local doador, mas é recomendada para cirurgiões mais experientes no tratamento dessa população de pacientes.

DICAS

- Se forem necessários enxertos com mais de 2 cm de largura × 5 cm de comprimento, deve-se considerar a coleta de enxerto de osso da tábua craniana interna.
- Uma hemostasia precária pode comprometer a visualização e levar ao cruzamento do córtex interno e a possível lesão dural.
- A coleta de enxertos de osso do córtex externo é facilitada pela identificação do espaço diploico entre o córtex interno e o externo, e realizada com uma broca de corte amplo.
- Osteótomos afiados são necessários para a coleta de enxertos de osso da tábua externa. O uso alternativo de serra sagital de ângulo reto ou, em alguns casos, de uma serra recíproca pode ser muito útil.
- A sobrevivência em longo prazo do enxerto de osso é facilitada por uma adequada preparação da área receptora e uma fixação com a maior rigidez possível, dependendo dos requisitos do defeito.
- Uma indicação absoluta para CBG é a reconstrução aguda dos pilares maxilares.

DIFICULDADES

- Pacientes de idade avançada, com osteoporose, ou outras condições com depleção de cálcio podem não ter uma reserva de osso adequada ou forte.
- A má fixação do enxerto e/ou o comprometimento de tecidos circundantes viáveis podem prejudicar os resultados reconstrutivos.
- A coleta de enxerto requer tempo operatório adicional e anestesia geral prolongada.

LISTA DE INSTRUMENTOS QUE DEVEM ESTAR DISPONÍVEIS

- Conjunto de cirurgia plástica padrão.
- Osteótomos afiados (sendo ideais os menores).
- Osteótomo curvo de ângulo largo.
- Bisturi com lâmina 15.
- Serra sagital de ângulo reto.
- Brocas cirúrgicas de perfuração e corte.
- Miniplacas para reconstrução.

AGRADECIMENTO

O autor gostaria de agradecer a Prabhat Bhama, MD, por suas contribuições para este capítulo. Seu trabalho de redação, edição e criação de figuras foi muito apreciado, sem os quais este capítulo não teria sido possível.

LEITURAS SUGERIDAS

Baser B, Shahani R, Khanna S, et al. Calvarial bone grafts for augmentation rhinoplasty. *J Laryngol Otol* 1991;105(2):1018–1020.

Frodel JL. Outer table calvarial bone graft harvest in pediatric patients. *Otolaryngol Head Neck Surg* 1999;121:78–82.

Frodel J, Marentette LJ, Quatela VC, et al. Calvarial bone graft harvest. Techniques, considerations, and morbidity. *Arch Otolaryngol Head Neck Surg* 1993;119(1):17–23.

Lee S, Frodel, JL. The use of high density polyethylene implants in facial deformities. *Arch Otolaryngol Head Neck Surg* 1998;124:1219–1223.

Sahoo NK, Rangan M. Role of split calvarial graft in reconstruction of craniofacial defects. *J Craniofac Surg* 2012;23(4):e326–e331.

46 TRANSPOSIÇÃO DO TENDÃO DO MÚSCULO TEMPORAL PARA PARALISIA FACIAL

Kofi Boahene

INTRODUÇÃO

A paralisia facial pode ser uma lesão devastadora que resulta em comprometimento funcional das pálpebras, nariz e lábios. A expressão facial prejudicada durante a comunicação e a reatividade emocional embotada associada afetam significativamente o paciente e seu círculo interativo, podendo levar a depressão e relacionamentos tensos. A transferência cirúrgica das unidades musculares funcionais para a face é atualmente a única opção eficaz para restaurar o tônus e a animação dinâmica quando os músculos faciais estão irreversivelmente paralisados. A paralisia irreversível do músculo facial pode ser o resultado de atrofia prolongada da denervação crônica, doença muscular primária, formação cicatricial extensa, paralisia congênita e ressecção cirúrgica radical. É comum, nessas causas, a ausência de unidades motoras viáveis que possam responder à inserção neural. As unidades musculares funcionais podem ser transferidas para a face como unidades neuromusculares livres que requerem o restabelecimento da entrada neurovascular usando técnicas microcirúrgicas. As vantagens da transferência muscular funcional livre incluem a flexibilidade na seleção do músculo doador, do vetor desejado de excursão muscular, do comprimento e tensão muscular, bem como do nervo doador. O recrutamento do nervo facial contralateral para comandar o músculo funcional livre proporciona o potencial para se alcançar um sorriso voluntário. A transferência muscular funcional livre é, porém, uma técnica intensiva e não produz imediata reanimação. Uma alternativa aos retalhos musculares funcionais livres para a correção da paralisia facial irreversível é a transposição das unidades do tendão do músculo regional (MTU) que mantêm seu suprimento neurovascular original. Uma MTU intacta com uma determinada função pode ser alterada para realizar uma nova função mediante a liberação e reinserção do tendão a partir de seu local natural de inserção para um novo alvo. Entre os músculos candidatos à transferência muscular regional para a face paralisada estão: o músculo temporal, o masseter, o platisma e o digástrico. A principal vantagem para a transferência de MTU regional é o potencial para restauração imediata do movimento facial dinâmico em um procedimento de único estágio. A transferência de MTU temporal é o procedimento de MTU regional para paralisia facial descrito com mais frequência e é o foco deste capítulo. A transferência do músculo temporal, como uma MTU, é diferente da transferência do ventre muscular sobre o arco zigomático.

Em 1952, McLaughlin introduziu o conceito e a técnica de mobilizar e transpor o tendão temporal para suspensão facial. Essa técnica foi posteriormente substituída pelo retalho temporal *turndown* (girado para baixo) popularizado por Rubin, Baker e Conley. Esse método tradicional tinha várias desvantagens, incluindo depressão do local doador, alargamento da porção facial média e contração não anatômica do segmento muscular transposto. A transferência de MTU temporal posteriormente passou por vários refinamentos para melhorar a funcionalidade e a aparência estética. Vários autores ressaltaram as vantagens da transferência do temporal de maneira ortodrômica. Breidahl modificou essa técnica abordando o tendão externamente, e, subsequentemente, Croxson ainda modificou o procedimento acessando o complexo coronoide-tendão através do sulco nasolabial. Boahene, assim como os outros, adotou uma abordagem minimamente invasiva para transpor a MTU temporal por meio de incisões sublabiais do espaço bucal.

A aplicação bem-sucedida da MTU temporal para a reanimação facial depende de uma adoção refinada e aplicação dos princípios e biomecânica de transferência de MTU. Os princípios de transferência de MTU evoluíram durante um século pela extensa experiência na reconstrução da extremidade superior após lesões dos nervos mediano, ulnar

> **QUADRO 46.1 Princípios Fundamentais da Transferência de Unidade do Tendão Muscular**
>
> O músculo selecionado como doador de MTU deve ser dispensável e funcional
> Leito adequado de tecido mole para o tendão transferido
> Amplitude de movimento passivo total das articulações envolvidas (sem deformidade fixa)
> Excursão e comprimento do tendão doador adequados
> Linha direta de tração
> Técnica de inserção adequada e fixação firme
> Sinergia de transferência
> Função única para cada tendão transferido

e radial. Ainda que a complexidade dos movimentos coordenados dos músculos faciais represente vários desafios para se alcançar um resultado funcional ótimo, os princípios fundamentais da transferência de MTU e subsequente reabilitação são aplicáveis a todos os músculos, incluindo os músculos faciais. O Quadro 46.1 delineia os princípios fundamentais da transferência de MTU nas extremidades, cujos princípios básicos podem ser aplicáveis a todos os tipos de procedimentos de transferência muscular funcional, incluindo a transferência do tendão do músculo temporal.

Dentre os princípios fundamentais da transferência de MTU, a inserção do músculo temporal no comprimento e tensão ideais para uma excursão adequada é o princípio mais importante necessário para se alcançar um sorriso dinâmico em vez de uma mera suspensão estática.

HISTÓRIA

Ao selecionar pacientes para a transferência do tendão temporal, uma história completa é necessária para estabelecer a causa e duração da paralisia. As causas da paralisia facial que permitem recuperação espontânea potencial devem impulsionar um cuidadoso acompanhamento e medidas conservadoras para proteção do olho. A paralisia devida a doenças neurológicas progressivas que podem envolver múltiplos nervos cranianos, incluindo o nervo trigêmeo ou um grupo de músculos, como na distrofia muscular, deve promover cuidadosas considerações antes de se sugerir uma MTU temporal.

A obtenção da história também deve extrair informações sobre os tratamentos anteriores. Os pacientes submetidos ao clássico procedimento de transferência muscular temporal em que um segmento do ventre muscular era transferido sobre o arco zigomático ainda são candidatos a reversão e transferência do tendão como a transferência de MTU ortodrômica.

É importante notar uma história de radioterapia na face lateral, uma vez que a fibrose secundária pode modificar os planos de deslizamento tecidual e limitar a potencial excursão que pode ser conseguida com a transferência do tendão temporal. Embora não sejam uma contraindicação para a MTU temporal, os efeitos de radiação anterior sobre os resultados devem ser discutidos com o paciente antes do procedimento.

EXAME FÍSICO

O exame de um paciente que pode ser um candidato à transferência do tendão temporal deve ser customizado e guiado pelos princípios de transferência muscular que foram anteriormente descritos. Primeiramente, o músculo temporal é funcionalmente intacto e dispensável? Pedir ao paciente para cerrar os dentes enquanto palpa o ventre muscular permite testar a contração do músculo temporal. A comparação da contração do músculo em ambos os lados ajudará a determinar se há qualquer fraqueza no músculo doador visado. Como princípio, os músculos temporais fracos, mas funcionais, não devem ser transferidos como MTU. Os pacientes também devem ser checados em relação à abertura e fechamento da boca para que se tenha certeza de que não há comprometimentos funcionais pré-mórbidos que se agravem com a dissecção e transposição do tendão temporal. Os pacientes com trismo preexistente podem piorar após um procedimento de MTU temporal. Ao contrário, um sistema mastigatório totalmente funcional irá tolerar até mesmo um procedimento de MTU temporal bilateral sem afetar a excursão mandibular e a mastigação.

A bochecha e as regiões periorais devem ser palpadas para se estabelecer a elasticidade do leito de tecido mole no espaço bucal e o movimento passivo do lábio e comissura oral. Quando o lábio está cicatrizado e rígido, uma MTU temporal dinâmica não será eficaz em proporcionar adequada excursão da comissura para restauração do sorriso dinâmico.

O exame pré-operatório também deve ser realizado para estabelecer o comprimento da transposição do tendão necessária para alcançar o músculo orbicular da boca a partir do coronoide. Os pacientes com face larga e bochechas longas, com ampla separação entre o coronoide palpado e a comissura oral, provavelmente, irão necessitar de medidas para alongar o tendão temporal a fim de se atingir o alcance adequado. Os pacientes devem ser aconselhados sobre o potencial para a coleta de fáscia para alongamento do tendão ou sobre a necessidade de incisões no couro cabeludo externo para o procedimento de mioplastia de alongamento descrito adiante neste capítulo.

INDICAÇÕES

Indivíduos motivados a aprender ativamente o uso do músculo transferido para sorrir são os candidatos ideais para esse procedimento. Como um procedimento de substituição muscular, a MTU temporal pode ser considerada nas seguintes situações: (1) a transferência pode atuar como um substituto durante rebrotamento de um nervo, reduzindo, assim, o tempo de perda funcional, (2) a transferência pode agir como um auxiliar e adicionar força à função muscular reinervada normal, (3) a transferência pode agir como um substituto quando a recuperação após neurorrafia ou o reparo do nervo é precária, e (4) a transferência pode agir como única fonte de movimento muscular quando o músculo facial está ausente em termos de desenvolvimento ou é fisiologicamente não funcional por causa de atrofia, formação cicatricial, ressecção ou denervação prolongada.

Na prática clínica, o candidato típico à MTU temporal é o paciente que, após uma parotidectomia radical, está programado para se submeter à radioterapia pós-operatória. Embora o nervo facial seja enxertado, a MTU temporal pode ser realizada ao mesmo tempo para proporcionar suporte facial. O procedimento de transferência de MTU temporal também pode ser considerado uma opção para melhorar a recuperação parcial após uma paralisia facial. As indicações para o procedimento de MTU temporal se sobrepõem às de transferência muscular funcional livre tal como o retalho do músculo grácil. A escolha entre a MTU temporal e o retalho de músculo grácil depende das características de cada paciente, do desejo do paciente e da competência do cirurgião, bem como do sucesso com essas técnicas.

CONTRAINDICAÇÕES

Com base em cada caso, as condições que afetam adversamente a função do músculo temporal devem ser consideradas como contraindicações à seleção do procedimento de MTU temporal. Os pacientes com distrofia muscular com envolvimento progressivo do músculo mastigatório devem evitar o procedimento de MTU. Os processos neurológicos com envolvimento progressivo presente ou potencial do nervo trigêmeo devem moderar a seleção do procedimento de MTU temporal. Os pacientes com trismo preexistente podem piorar após o procedimento de MTU temporal. Outras contraindicações relativas incluem o paciente que possui um leito de tecido mole inadequado para a função muscular otimizada.

PLANEJAMENTO PRÉ-OPERATÓRIO

Uma série completa de fotografias pré-operatórias deve ser obtida. No período pré-operatório, os pacientes devem consultar um fisioterapeuta que planeje um programa específico de exercícios para fortalecer o músculo temporal e para identificar tentativas de movimentos isolados que serão essenciais para causar a contração do músculo temporal. Os pacientes devem ser motivados a participar de seu programa de reabilitação.

Na área de ação pré-operatória, o vetor desejado do sorriso é determinado com base no lado funcional e marcado no lado envolvido (Fig. 46.1). Os requisitos de anestesia devem ser discutidos. Embora a intubação nasolabial seja ideal, o procedimento pode ser realizado com intubação oral com o tubo suturado aos dentes para evitar qualquer distorção das fitas adesivas de fixação perioral.

Os agentes paralíticos de longa ação devem ser evitados para permitir a estimulação intraoperatória do músculo temporal a fim de estabelecer a ideia das relações de tensão-comprimento-excursão para a MTU transferida.

TÉCNICA CIRÚRGICA

Os principais passos cirúrgicos incluem a abordagem ao processo coronoide, mobilização do tendão e inserção do tendão. A face inteira deve ser preparada, incluindo o couro cabeludo temporal.

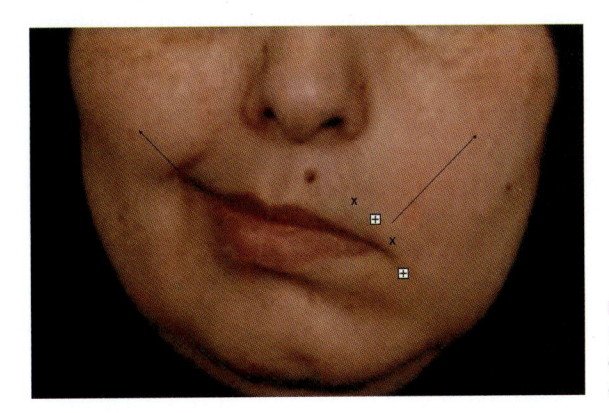

FIGURA 46.1
Marcação do local de inserção do tendão ao longo da margem labial com base no vetor do sorriso dominante no lado contralateral funcional.

| A Incisão melolabial externa | B Incisão sublabial intraoral | C Incisão da mucosa |

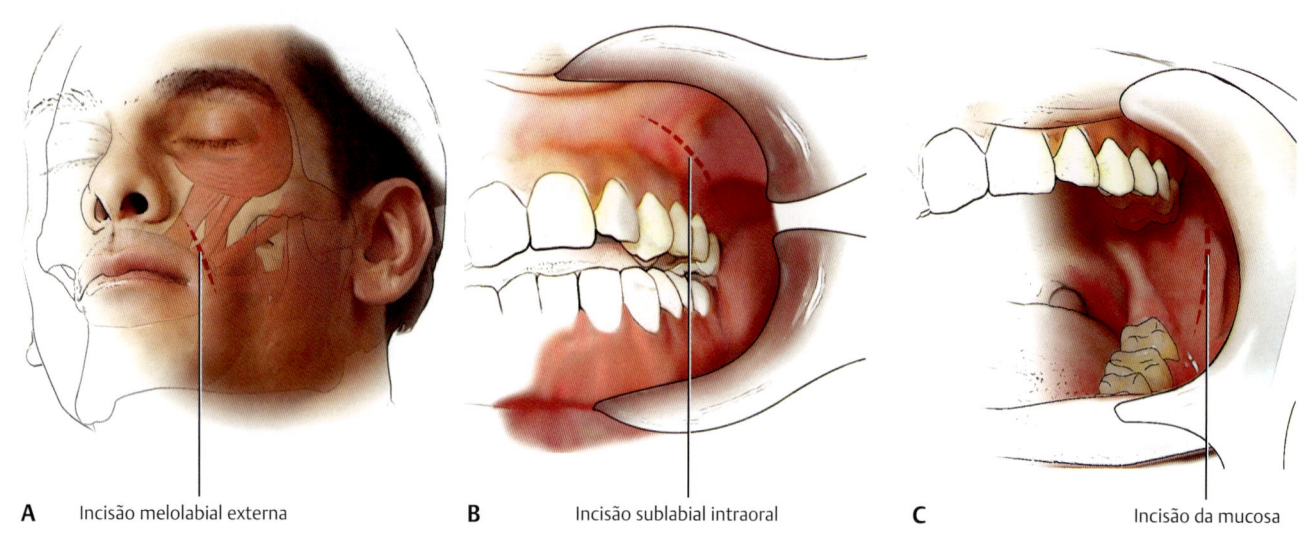

FIGURA 46.2 O processo coronoide pode ser inteiramente exposto por meio de **A:** uma incisão externa no sulco melolabial ou **B:** uma incisão sublabial somente ou em combinação com **C:** uma incisão retromolar.

Incisão de Acesso

A incisão para acesso ao espaço bucal e ao coronoide pode ser externa ou transoral. Em pacientes que possuem sulcos melolabiais profundos, uma incisão melolabial externa pode ser usada com a clara vantagem de evitar a contaminação oral. Em pacientes jovens e naqueles com sulcos melolabiais menos definidos, uma incisão sublabial intraoral proporciona uma ampla exposição do músculo orbicular para inserção do tendão, assim como um acesso direto ao espaço bucal e processo coronoide. A clara vantagem da abordagem sublabial é a prevenção de cicatrizes faciais. Entretanto, a abordagem transoral expõe o leito cirúrgico aos contaminantes orais aumentando o risco de infecção. A colocação de um dreno passivo por alguns dias pode ser útil. Para um acesso mais direto ao coronoide, uma segunda incisão da mucosa intraoral, realizada ao longo do ramo ascendente da mandíbula, pode ser combinada com a incisão sublabial (Fig. 46.2).

Dissecção do Espaço Bucal

O espaço bucal é injetado com anestésico local para assegurar hemostasia adequada. Por meio da incisão do acesso selecionado, a dissecção é realizada de maneira romba através do espaço bucal. Os retratores maleáveis facilitam a exposição do tecido adiposo bucal. O ducto parotídeo deve ser protegido. O tecido adiposo bucal deve ser preservado como um amortecedor contra a formação cicatricial do tendão. À medida que os retratores maleáveis são avançados profundamente, a margem anterior do ramo mandibular e o processo coronoide são expostos.

Mobilização do Tendão e Coronoidectomia

Para proteger o tendão temporal contra a fragmentação, a elevação subperiosteal do complexo tendíneo fáscia-periósteo é realizada na face medial do coronoide, iniciando na área retromolar e estendendo-se superiormente ao nível da incisura sigmóidea. Uma hemostática de ângulo reto é útil na identificação da incisura sigmóidea. Uma pinça de Kocher é então colocada no coronoide e uma hemostática de ângulo reto é passada entre o osso coronoide e o tendão elevado em direção à incisura sigmóidea. A hemostática de ângulo reto age como um retrator e como um guia para a coronoidectomia. É importante manter uma pinça de Kocher presa firmemente no coronoide antes de desprender o tendão para evitar a retração para dentro da fossa infratemporal. Realiza-se a osteotomia do coronoide usando uma pequena serra recíproca. A coronoidectomia também pode ser executada usando um osteótomo afiado. Ao realizar a osteotomia, é importante evitar lesões ao tecido mole circundante, incluindo o tendão temporal e os nervos motores para os músculos temporais e masseter, que correm através da face posterior da incisura sigmóidea próximo à articulação temporomandibular. O tendão na face medial do coronoide é separado de quaisquer inserções no músculo pterigoide medial e, na face lateral, das inserções do músculo masseter (Fig. 46.3). Para evitar interferência ou nova fusão, o coto coronoide remanescente pode ainda ser reduzido. O tendão então é cuidadosamente liberado lateralmente do músculo masseter e medialmente do músculo pterigoide medial. O tendão pode agora ser dividido o mais inferiormente possível para o comprimento e transposto através do espaço bucal na direção do modíolo. Se necessário, pode-se conseguir mobilização adicional para o comprimento por meio de liberação da inserção do músculo temporal da superfície inferior do arco zigomático. Isto é feito cuidadosamente permanecendo-se próximo à superfície inferior do osso zigomático a fim de preservar uma camada de tecido adiposo entre o arco e o músculo, preservando assim um plano de deslizamento adiposo.

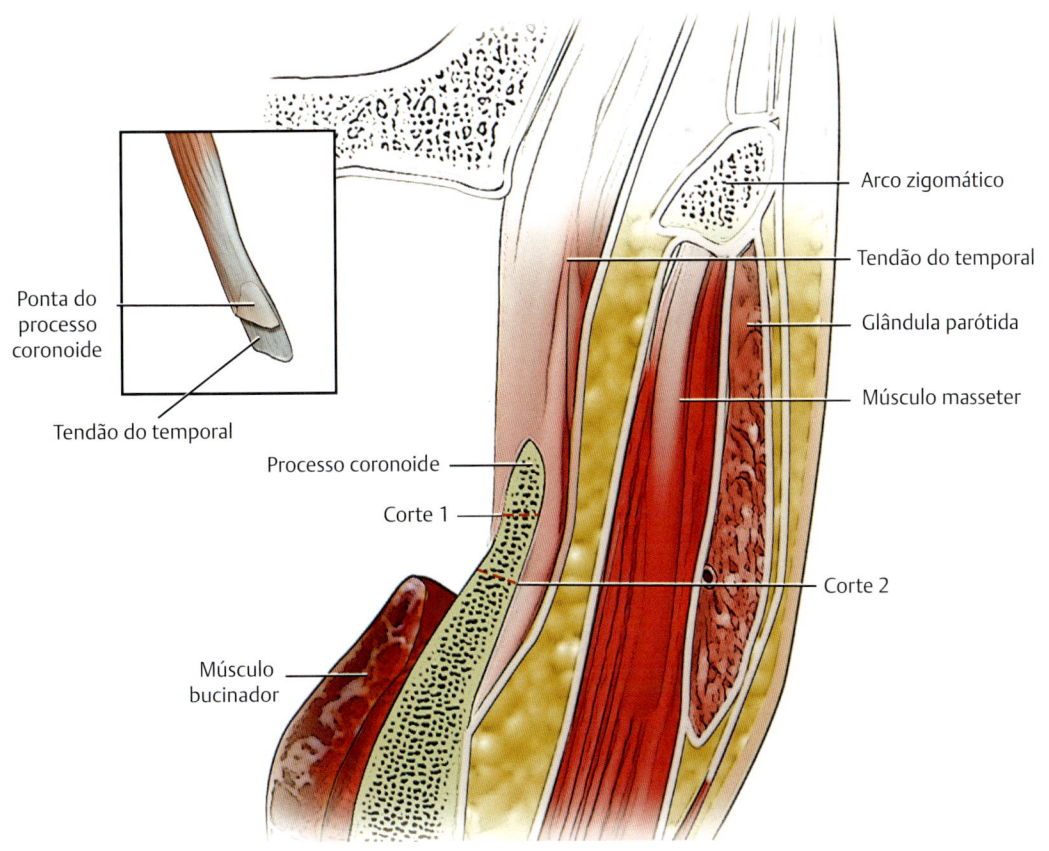

FIGURA 46.3 Passos da coronoidectomia segmentar. Com o coronoide e o tendão inserido expostos, uma hemostática de ângulo reto é colocada na incisura sigmóidea para guiar o ângulo da osteotomia desejada. Um segmento do coronoide é removido deixando uma lacuna. Com o coronoide pinçado, o tendão inserido é dividido o mais inferiormente possível para preservar o comprimento do tendão.

Ganhando Comprimento do Tendão

É fundamental, no procedimento de MTU temporal, a mobilização da unidade do tendão temporal do coronoide e sua transposição para o lábio superior e modíolo em tensão ótima. Isto requer a mobilização de uma MTU de comprimento adequado para alcançar o modíolo sem estiramento. Labbé descreveu originalmente o procedimento de mioplastia de alongamento do tendão temporal em que o músculo temporal é exposto por meio de uma incisão no couro cabeludo e elevado da fossa temporal permitindo que a MTU inteira deslize na direção do modíolo após a coronoidectomia. Com essa abordagem, a osteotomia do arco zigomático é realizada para ganhar acesso ao processo coronoide a fim de liberar o tendão. Ao liberar o músculo temporal, deve-se tomar cuidado para evitar lesionar o suprimento neurovascular profundo ao músculo. Além disso, o músculo liberado deve ser refixado na tensão apropriada. Uma recente modificação de Labbé evita a osteotomia do arco zigomático e aborda o coronoide através do espaço bucal de modo similar ao procedimento de transferência do tendão temporal minimamente invasivo. Em uma análise cadavérica recente do procedimento de mioplastia de alongamento do temporal, o grupo de Labbé catalogou sete etapas no procedimento e quantificou o ganho potencial de comprimento em cada etapa. A mediana do alongamento máximo total das sete etapas quando realizadas juntas foi de 43,5 mm. As etapas que mais contribuíram para esse alongamento foram a coronoidectomia e a dissecção do tendão temporal intraoral (mediana, 12,0 mm), incisão da inserção da fáscia temporal sobre a margem orbital (mediana, 6,5 mm) e osteotomia zigomática com a dissecção das fibras massetéricas (mediana, 11,5 mm). A extensão das incisões, dissecção e mobilização da MTU temporal descritas no procedimento clássico de alongamento é grande, rompe os múltiplos planos de deslizamento no nível do ventre muscular e a transição sob o arco zigomático, e introduz cicatrizes externas, mas produz 4 cm ou mais de tendão para transposição.

Usando uma abordagem minimamente invasiva, um adequado comprimento do tendão temporal pode ser obtido por meio de extensão com fáscia ou tendão doadores sem mobilização do ventre muscular. Brunner estudou o efeito da extensão do tendão na geração da força muscular. A principal desvantagem da extensão do tendão é a introdução de um elemento não contrátil passivo (tendão/fáscia extras) dentro de um sistema dinâmico de MTU temporal com potencial para reduzir a contração efetiva. Quanto maior a extensão do tendão, menor a contração alcançável. Portanto, não recomendamos o uso de mais de 2 cm de extensão do tendão com fáscia. Quando é necessário mais de 2 cm de extensão do tendão, deve ser considerado o procedimento de mioplastia de alongamento descrito por Labbé (Fig. 46.4).

Muito curto – liberação do músculo

Requer extensão fascial

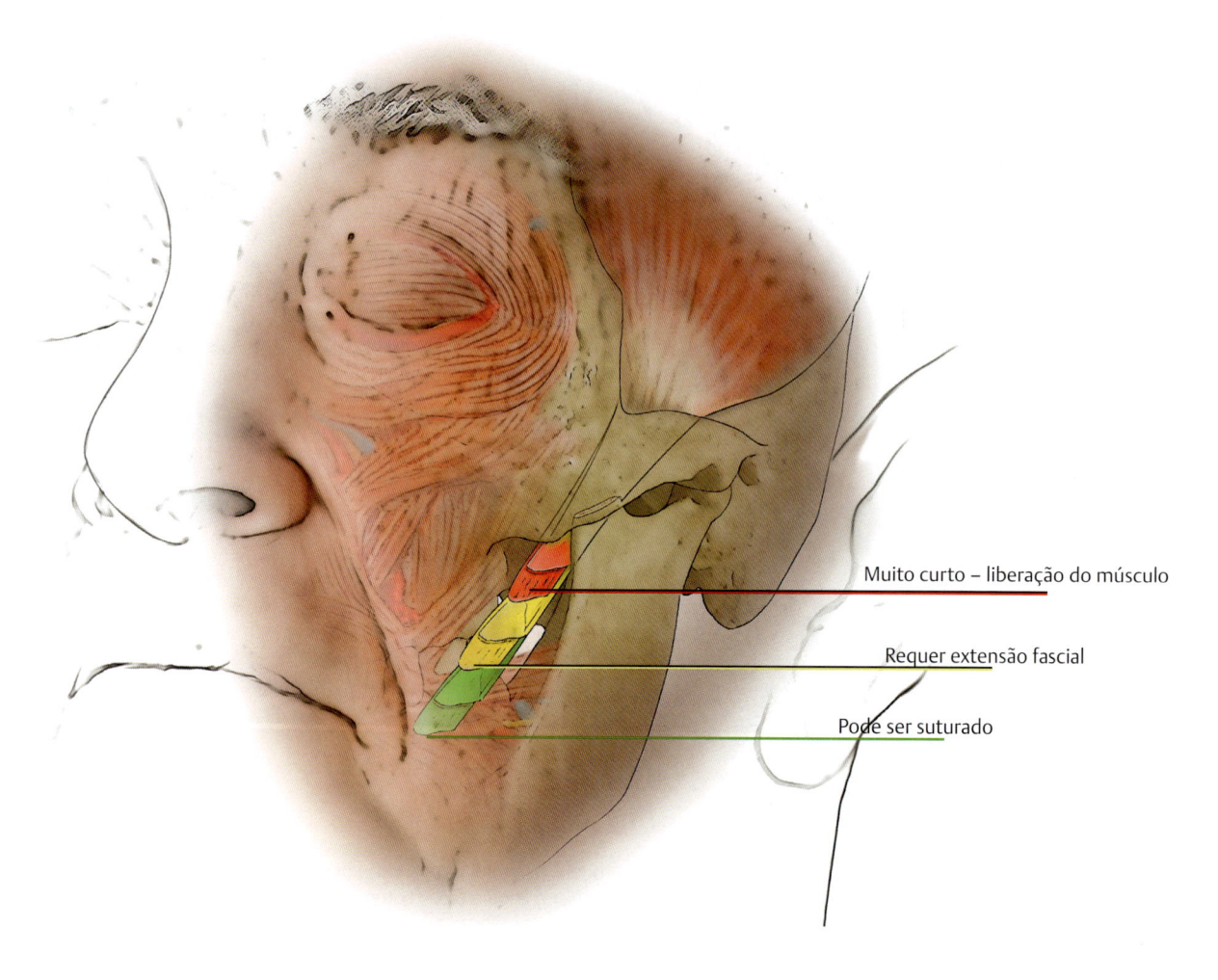

Pode ser suturado

FIGURA 46.4 Guia para o uso de extensão fascial *versus* mioplastia de alongamento no procedimento de MTU temporal.

Gerando uma Relação Tensão-Excursão para MTU Temporal

Após a transposição do tendão temporal através do espaço bucal na direção do modíolo, a relação de tensão-excursão pode ser gerada. O músculo temporal é eletricamente estimulado com eletrodos transcutâneos ou de agulha colocados nos músculos temporais. O DigiStim II acrescido de estimulador (Neurotecnologia), geralmente usado por anestesiologistas, pode ser empregado. Com a tração da pinça de Kocher, a tensão no tendão liberado é manualmente variada enquanto se estimula eletricamente o músculo. No ponto de contração da força máxima, um marcador é colocado na pinça de Kocher para representar a tensão ideal de tração e o comprimento do músculo para uma excursão máxima. A pinça de Kocher marcada será usada para guiar o grau ou a tração (tensão) necessário para posicionar idealmente o tendão temporal na inserção. O tendão é inserido então no comprimento ótimo determinado (tensão) com base nas mensurações da excursão intraoperatórias.

Local de Inserção

Os elevadores do lábio superior incluindo o músculo zigomático maior inserem-se e interdigitam-se com as fibras do músculo orbicular da boca ao redor do modíolo. O tendão temporal transposto deve ser inserido no músculo orbicular da boca, ultrapassando-se o sulco nasolabial para mimetizar a inserção dos músculos zigomáticos. Nessa posição, um sulco melolabial natural desenvolve-se e a contração do músculo temporal resulta em excursão da comissura oral e elevação da margem labial livre para a mostra dental e restauração do sorriso. A inserção do tendão no sulco melolabial resulta em uma prega profunda e em contrações musculares que não se traduzem bem na elevação labial e exposição dos dentes ao sorrir.

TRATAMENTO PÓS-OPERATÓRIO

O tratamento pós-operatório precoce deve assegurar a estabilidade do tendão inserido. Os pacientes são colocados sob uma dieta leve por pelo menos 2 semanas para permitir a cicatrização do tendão inserido sem o excessivo estresse da mastigação.

O músculo talvez seja o mais mutável dos tecidos biológicos, e, assim sendo, a fisioterapia pós-tratamento é essencial para retreinar o músculo temporal para sua nova função. Após a transferência do tendão temporal do coronoide para a comissura oral, suas propriedades mecânicas se alteram em decorrência das demandas colocadas sobre o músculo. No período pré-operatório, os pacientes trabalham com um fisioterapeuta que planeje um programa específico de exercícios de fortalecimento do músculo temporal e para identificar os movimentos isolados que serão essenciais na contração do músculo temporal. Após as duas primeiras semanas de pós-operatório, a mobilização ativa da MTU temporal transposta deve-se iniciar. Isto deve ser acompanhado de exercícios de fortalecimento muscular. O principal objetivo da terapia é sistematicamente reabilitar a função do sorriso por meio de transferência da função labial para o músculo temporal transferido. Lambert Prou descreve várias fases da terapia para se adquirir um sorriso temporal. A primeira fase, denominada sorriso mandibular, envolve a mobilização da mandíbula por contração do músculo temporal transferido e indução da elevação da comissura oral. A segunda fase, o sorriso temporal voluntário, é alcançada por meio de contração do músculo temporal sem movimento mandibular, que permanece sob controle voluntário. O sorriso produzido deve ser o mais simétrico possível. Finalmente, a última fase focaliza-se na obtenção de um sorriso espontâneo independente do movimento mandibular (o sorriso temporal espontâneo). Métodos de *biofeedback* são úteis nesse processo. O papel da estimulação elétrica não é claro. Conforme foi demonstrado por Coulson e colegas, exercícios repetidos e a prática com o auxílio de circuitos de *feedback* de vídeo do melhor sorriso simétrico podem ser poderosas ferramentas para se obter um sorriso espontâneo adaptado às situações sociais.

COMPLICAÇÕES

As complicações do procedimento de MTU temporal incluem infecção e hematoma. Estas ocorrem no período pós-operatório inicial e devem ser tratadas ativamente. As complicações retardadas incluem desinserção do tendão e supercorreção com excursão inadequada associada. A supercorreção e a inserção do tendão ao longo do sulco melolabial em vez do lábio móvel são razões comuns para a excursão inadequada. Quando os músculos foram inseridos com excessiva tensão, ocorrem alterações estruturais e adaptativas dentro da microestrutura nas fibras musculares. Essas alterações adaptativas incluem o rearranjo do sarcômero, resultando em alterações das forças contráteis e da relação comprimento-excursão. Nos casos de revisão, o tendão deve ser exposto e isolado. A identificação do tendão dentro do tecido de cicatrização pode ser um desafio, mas é facilitada pela estimulação elétrica do músculo temporal. Se o tendão foi inserido ao longo do sulco melolabial, ele deve ser mobilizado, a relação tensão-excursão deve ser determinada, e o tendão deve ser reinserido ao longo da margem labial, com ou sem alongamento, conforme descrito anteriormente.

RESULTADOS

O resultado do procedimento com tendão temporal para a paralisia facial flácida é imediato e geralmente satisfatório. A melhora do tônus facial, da simetria da comissura oral e a redefinição dos sulcos nasolabiais desaparecidos é consistentemente obtida. Porém, a restauração da comissura dinâmica e da excursão labial com o procedimento de transferência do tendão temporal é mista. Os pacientes devem ser aconselhados de maneira adequada e os resultados esperados devem ser discutidos completamente. A seguir, ilustramos um caso clínico com potencial para restauração de tônus e excursão com esse procedimento de transferência do tendão temporal.

Caso Clínico

Uma mulher de 40 anos com paralisia facial congênita do lado direito submeteu-se ao procedimento de transferência do tendão do músculo temporal por abordagem transbucal sublabial. Uma extensão adequada do tendão foi exposta e determinada a tensão ótima com estimulação muscular intraoperatória. Duas semanas após o procedimento, exercícios de retreinamento facial foram iniciados para adaptar o músculo transposto para obter um sorriso temporal. Os resultados mostram a correção da falta de elevação da comissura direita pré-operatória (Fig. 46.5A) com um sorriso simétrico (Fig. 46.5B) e excursão isolada da comissura oral direita (Fig. 46.5C).

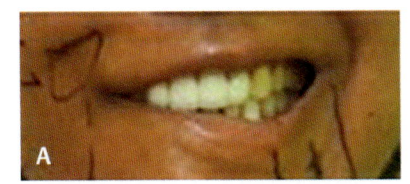

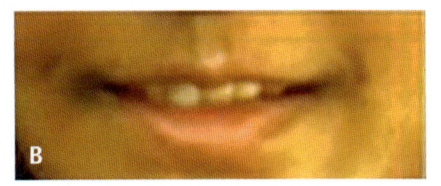

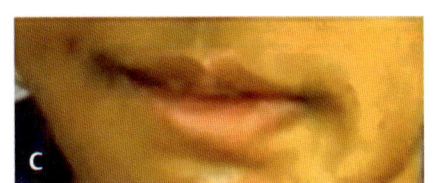

FIGURA 46.5 Exemplo de caso de MTU temporal em paciente com paralisia facial congênita do lado direito. **A:** Sorriso pré-operatório, **B:** sorriso pós-operatório e **C:** excursão isolada da comissura.

DICAS

- Uma história detalhada (incluindo cirurgia anterior, lesão facial, história de radiação), assim como exame físico (força muscular, simetria facial, teste funcional do temporal, se indicado), deve ser obtida.
- Consulta pré-operatória com um fisioterapeuta e discussão adequada das expectativas melhoram os resultados do paciente.
- O principal desafio técnico do procedimento de MTU temporal é a inserção do tendão em tensão ótima para excursão labial. O uso de estimulação muscular intraoperatória é o segredo para se estabelecer uma adequada relação comprimento-excursão.
- Quando o comprimento do tendão é inadequado em menos de 2 cm, a extensão do tendão com fáscia deve ser considerada. Quando for necessária uma extensão superior a 2 cm, deve-se considerar um procedimento de mioplastia de alongamento.
- Exercícios de retreinamento facial são os componentes-chave para se otimizar o procedimento de MTU temporal para restauração do sorriso.

DIFICULDADES

- Uso de um músculo temporal fraco.
- Estiramento excessivo da MTU temporal.
- Inserção do tendão no sulco melolabial e não no músculo orbicular da boca.

INSTRUMENTOS-CHAVE

- Retratores maleáveis.
- Hemostática de ângulo reto.
- Elevador periosteal.
- Serra recíproca e broca cirúrgica de perfuração.
- Estimulador muscular e osteótomo.

LEITURAS SUGERIDAS

Boahene KD. Principles and biomechanics of muscle tendon unit transfer: application in temporalis muscle tendon transposition for smile improvement in facial paralysis. *Laryngoscope* 2013;123(2):350-355.

Boahene KD, Farrag TY, Ishii L, et al. Minimally invasive temporalis tendon transposition. *Arch Facial Plast Surg* 2011;13(1):8-13.

Boahene KD, Ishii LE, Byrne PJ. In vivo excursion of the temporalis muscle-tendon unit using electrical stimulation: application in the design of smile restoration surgery following facial paralysis. *JAMA Facial Plast Surg* 2014;16(1):15-29.

Coulson SE, Adams RD, O'Dwyer NJ, et al. Physiotherapy rehabilitation of the smile after long-term facial nerve palsy using video self-modeling and implementation intentions. *Otolaryngol Head Neck Surg* 2006;134(1):48-55.

Labbé D, Huault M. Lengthening temporalis myoplasty and lip reanimation. *Plast Reconstr Surg* 2000;105(4):1289-1297.

47 TRANSFERÊNCIA DO TENDÃO TEMPORAL

Patrick Byrne

INTRODUÇÃO

As opções de tratamento para restaurar o sorriso nos casos de paralisia facial completa prolongada são limitadas. Nota-se que a paralisia facial completa prolongada geralmente é aquela que está presente há mais de 1 ano. Essa definição é clinicamente útil embora um tanto arbitrária.

Nesses casos, a fim de restaurar um sorriso dinâmico, pode-se realizar uma transferência de músculo regional ou a transferência de tecido livre. A transferência de tecido livre, como, por exemplo, um retalho livre do grácil, pode ser uma excelente opção para muitos pacientes. No entanto, requer múltiplos estágios, um período extenso de recuperação antes de obter movimento e possui alguma morbidade no local doador.

A transferência de músculo regional geralmente consiste na escolha entre os usos dos músculos temporal e masseter. O músculo temporal tende a ser preferido por causa do vetor ideal de tração. A maioria dos cirurgiões tem empregado uma técnica que transfere a origem do músculo da fossa temporal para a comissura oral. Isto requer a passagem do músculo sobre o arco zigomático. A morfologia facial, portanto, é afetada adversamente pela protrusão do tecido ao redor do arco e pela depressão criada na têmpora.

Uma técnica alternativa, em vez disso, usa a inserção do músculo – o tendão temporal. A transferência do tendão temporal permite a efetiva elevação da comissura oral sem alteração da morfologia facial. O tendão e o processo coronoide são liberados e transferidos para a comissura oral. Eu prefiro uma transferência do tendão temporal (MIT3) minimamente invasiva, na qual uma única incisão é realizada em um procedimento de 1 hora. Descobri que este é um método confiável e simples para restaurar a simetria oral e o movimento (Fig. 47.1).

As causas de paralisia facial são muitas e além do âmbito deste capítulo. É importante determiná-las por meio da história se o nervo facial estiver intacto. O nervo facial geralmente está intacto em casos de paralisia facial completa após ressecção de neuroma acústico. O cirurgião reconstrutivo deve comunicar-se com a equipe de ressecção, e também com o paciente, sobre as opções de quando realizar a reconstrução. Nos casos de um nervo anatomicamente intacto, geralmente, a principal distinção é a duração e a extensão da paralisia. A transferência do tendão temporal é tipicamente considerada uma opção no caso de paralisia completa de longa duração. Nesses casos, as alternativas, como as transferências de nervo, não são consideradas uma opção viável em decorrência de atrofia do músculo facial e fibrose.

Entre as vantagens do procedimento MIT3 está o fato de se tratar de um procedimento relativamente simples, de um só estágio, minimamente invasivo, que produz resultados rapidamente. Isto contrasta com a transferência de tecido livre, que é tipicamente uma operação em dois estágios, que requer um local doador significativo e um período de recuperação extenso antes de se alcançar qualquer movimento dinâmico. As desvantagens incluem a falta de movimento mimético espontâneo e a excursão da comissura oral relativamente reduzida em comparação com a transferência de tecido livre com músculo grácil bem-sucedida.

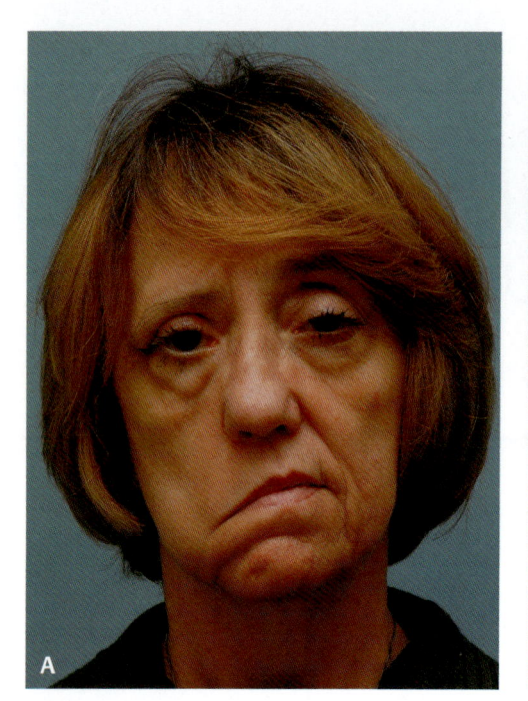

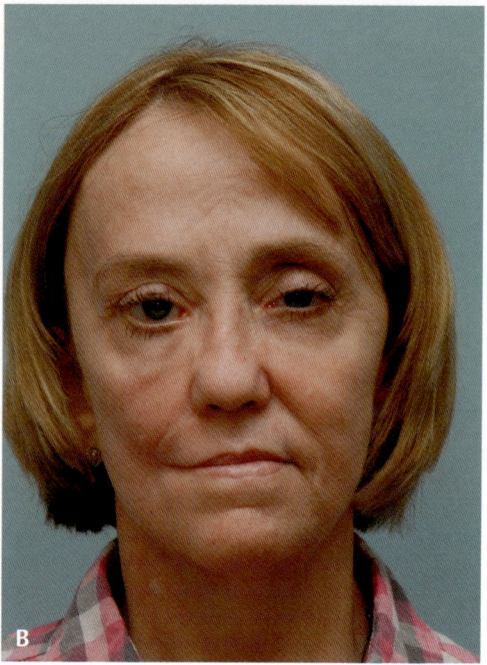

FIGURA 47.1 Exemplo **A:** pré- e **B:** pós-operatório de transferência do tendão temporal.

HISTÓRIA

A idade do paciente, o estado de saúde, a necessidade de tratamentos adjuvantes como a radiação de feixe externo e as preferências pessoais para a reconstrução, têm todos papel importante no processo de tomada de decisão. O paciente deve ser informado de maneira realista sobre as opções disponíveis, que, nesses casos, são limitadas à transferência de tecido livre, transferência de músculo regional (incluindo a transferência do tendão temporal, ou MIT3 minimamente invasiva) ou um *sling* estático. Cada um destes acarreta expectativas e tem curso pós-operatório acentuadamente diferente, devendo-se orientar completamente o paciente para ajudá-lo a tomar a melhor decisão.

EXAME FÍSICO

Um aspecto-chave específico do exame físico para a transferência do tendão temporal é uma avaliação da função do temporal. No passado, utilizei EMG para avaliar esse músculo. Contudo, a correlação da atividade eletrofisiológica não se correlaciona bem com os resultados funcionais após a transferência. Examino o músculo primariamente por palpação. O paciente é solicitado a cerrar os dentes enquanto o ventre do músculo temporal é palpado. Um abaulamento evidente do músculo indica atividade de músculo funcional.

O objetivo é minimizar a assimetria sempre que encontrada, tanto em repouso como por toda a variedade de expressões faciais. Portanto, é importante passar um tempo durante a consulta mantendo uma "conversa supérflua" com o paciente. Eu me sento e passo um bom tempo fazendo-lhes perguntas sobre suas vidas. Tento deixá-los à vontade e introduzir humor, pois isto permite que se observe o uso de suas expressões faciais particulares, incluindo ao sorrir. Essas observações são críticas para formar a base do meu plano de tratamento e recomendações.

INDICAÇÕES

A transferência do tendão temporal é indicada primariamente para pacientes com paralisia facial completa de longa duração. Ocasionalmente, pode ser apropriada para os casos de paralisia incompleta, mas isto é raro. A transferência de músculo grácil livre é uma alternativa à transferência do tendão temporal nos casos de paralisia completa de longa duração. Essas duas opções são discutidas detalhadamente com o paciente.

CONTRAINDICAÇÕES

A paralisia do músculo temporal é uma contraindicação. Também não é tipicamente realizada nos casos de paralisia completa em que há uma razoável expectativa de que o nervo facial possa readquirir a função. Fazer isto, em teoria, pode seccionar ramos distais do nervo facial.

CAPÍTULO 47 Transferência do Tendão Temporal

PLANEJAMENTO PRÉ-OPERATÓRIO

O ideal é que o paciente possa ser treinado a esboçar o sorriso temporal antes da cirurgia. A maioria dos pacientes dispõe de semanas a meses para trabalhar na coordenação da contração do músculo temporal com uma elevação contralateral da comissura oral.

Peço ao paciente para ficar em pé diante do espelho, com sua mão na têmpora do lado paralisado. Os dentes são cerrados o suficiente para criar um abaulamento palpável do músculo temporal, enquanto um sorriso zigomático é realizado no lado contralateral. A duração é variada, mas, em cada tentativa, o objetivo é manter o temporal em contração enquanto a comissura oral contralateral permanece elevada. Recomenda-se ao paciente realizar isso na frente do espelho múltiplas vezes ao dia, pelo máximo de semanas possível, até chegar ao procedimento cirúrgico.

A anatomia facial é analisada cuidadosamente para ajudar na decisão de se realizar o procedimento via transfacial *versus* transoral. Deve ser notado que realizei esse procedimento por mais de uma década e descobri que a incisão melolabial é bastante favorável se for dada atenção meticulosa ao manuseio e fechamento do tecido. Geralmente prefiro realizar o procedimento via incisão transfacial quando um sulco ou prega perceptível estiver presente no lado contralateral. Se não for este o caso, a abordagem transoral é usada.

TÉCNICA CIRÚRGICA

Na sala pré-operatória, o sulco melolabial é marcado bilateralmente. Nota-se o vetor do sorriso contralateral. Marcas são colocadas no local onde deve ocorrer a inserção ideal (Fig. 47.2).

Abordagem Transfacial

A anestesia geral é administrada e lidocaína com epinefrina é infiltrada na área. O paciente é preparado e o campo cirúrgico colocado, com toda a face visível e exposta dentro do campo operatório. Steri-Strips são usados para proteger os olhos.

A incisão é feita com uma lâmina nº 15 através da pele. A dissecção é realizada de maneira romba através do espaço bucal diretamente na direção do processo coronoide da mandíbula. Toma-se cuidado para evitar a dissecção profundamente a fim de prevenir dano ao músculo bucinador e ao ducto de Stensen (Fig. 47.3). A boca é aberta e fechada para facilitar a palpação do ramo ascendente. Depois que este é identificado, dois retratores maleáveis, cada qual com 15 a 20 mm largura, são inseridos em cada lado do ramo ascendente da mandíbula. Estes são usados para

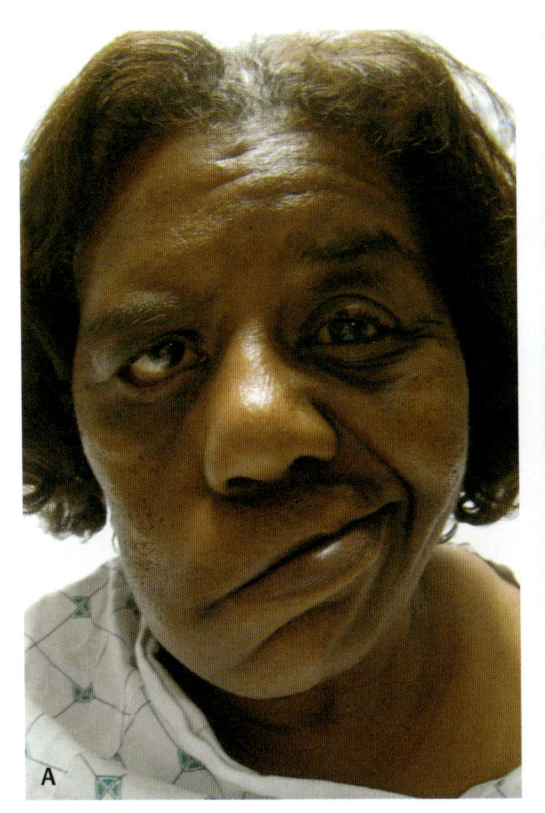

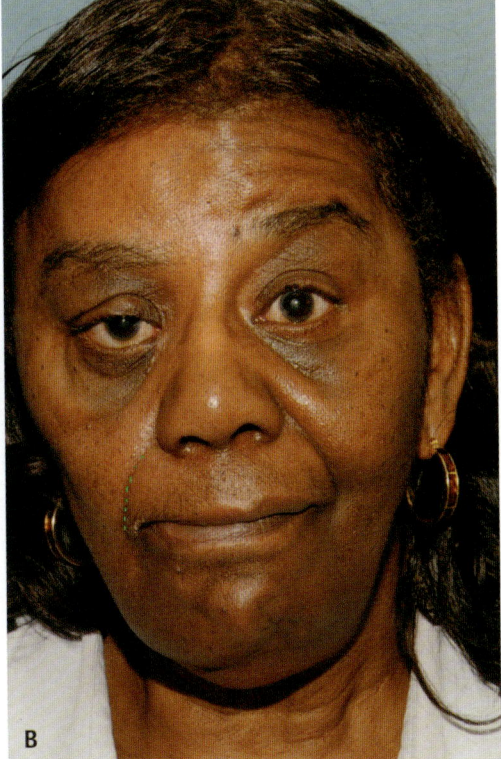

FIGURA 47.2 O vetor do sorriso contralateral é notado a fim de alcançar simetria facial. **A:** Pré- e **B:** pós-operatório.

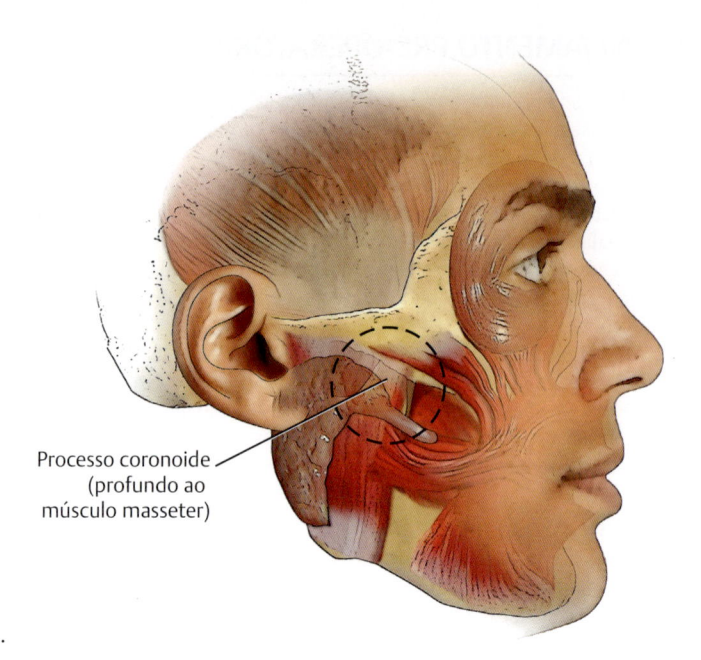

FIGURA 47.3
Localização anatômica do coronoide e estruturas circundantes de importância.

Processo coronoide (profundo ao músculo masseter)

retrair o músculo masseter e o tecido adiposo bucal da área de dissecção (Fig. 47.4). Geralmente são necessários retratores adicionais tanto interior quanto superiormente para evitar que o tecido adiposo obscureça a visualização. Os retratores Cummings ou retratores pequenos e maleáveis são úteis nesse momento.

Com o uso do eletrocautério, o periósteo é incisado, e este, junto com o tendão temporal, é elevado das faces medial e lateral do ramo ascendente. O tendão é mantido inserido no processo coronoide. Toma-se o cuidado de isolar o tendão temporal o mais medialmente possível e abaixo até o nível do bucinador para obter um adequado comprimento do tendão. Uma pinça angulada é inserida ao redor do colo do processo coronoide para elevar a mandíbula na direção do cirurgião. Uma serra recíproca é usada para dividir o processo coronoide obliquamente, deixando, assim, o máximo possível de tendão inserido no coronoide (Fig. 47.5). Antes de desprender o coronoide, uma pinça de Kocher é colocada para evitar a retração.

Bucinador
Tendão temporal
Masseter (retraído)

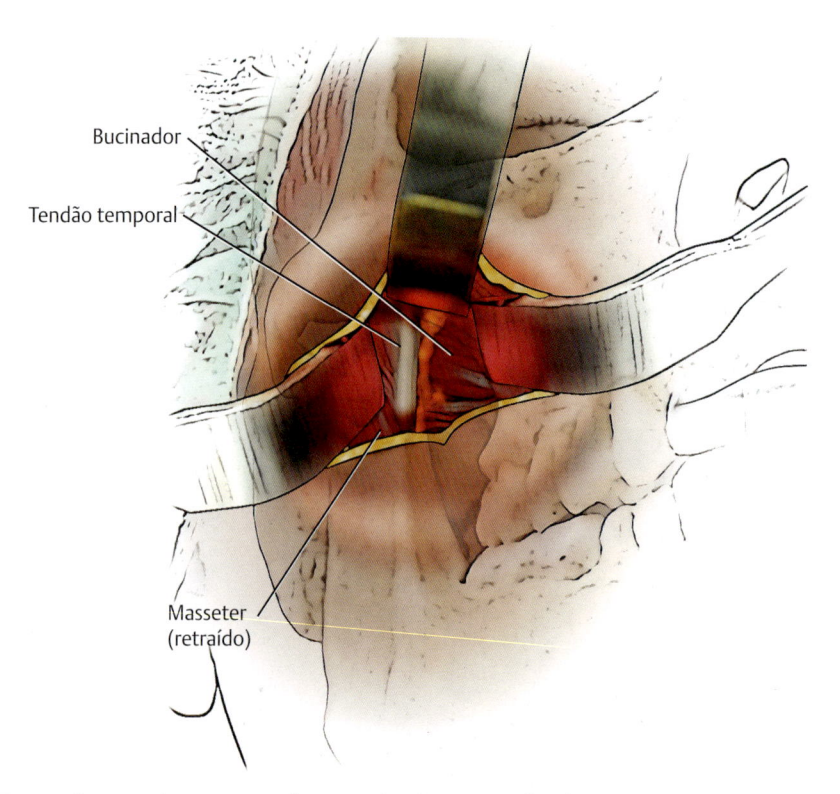

FIGURA 47.4 Isolamento do ramo ascendente via abordagem transfacial.

CAPÍTULO 47 Transferência do Tendão Temporal

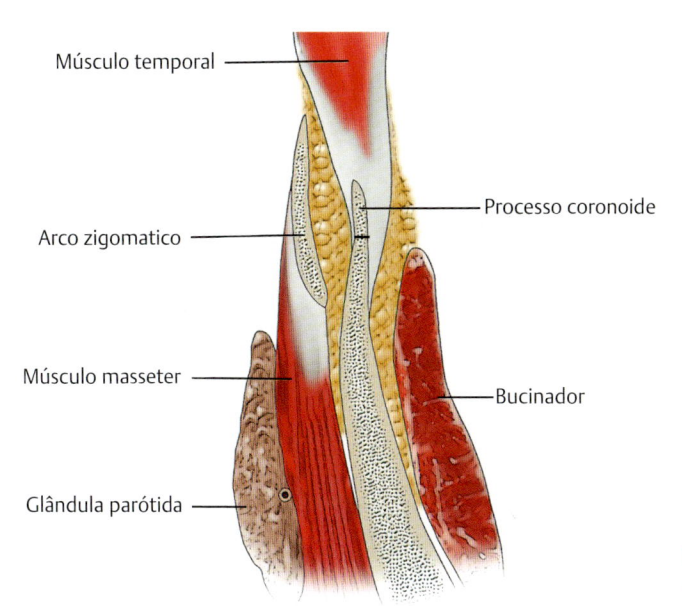

FIGURA 47.5
Ilustração do corte obliquo através do processo coronoide.

Uma sutura de Vicryl 2-0 é usada para "laçar" o processo coronoide e o tendão inserido. Geralmente isto é feito uma segunda vez para assegurar que o tendão não se retraia na direção da fossa temporal. Essas duas "suturas-chave" são fixadas à comissura oral para recriar a tração desejada e o contorno do lado contralateral (Fig. 47.6). Tipicamente, uma sutura é aplicada justamente medial ao modíolo, sendo uma dentro do lábio superior e a outra no lábio inferior. Suturas adicionais PDS 3-0 são colocadas onde é necessário para criar o contorno desejado. Isto geralmente requer suturas no modíolo, medialmente ao sulco melolabial e no lábio superior.

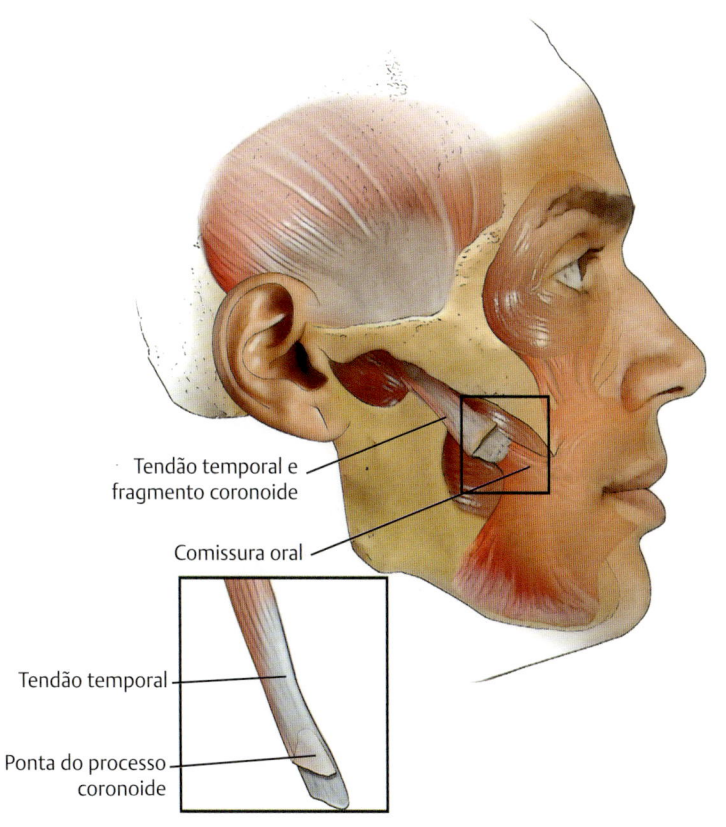

FIGURA 47.6 Ilustração representando a inserção do processo coronoide e tendão inserido na comissura oral.

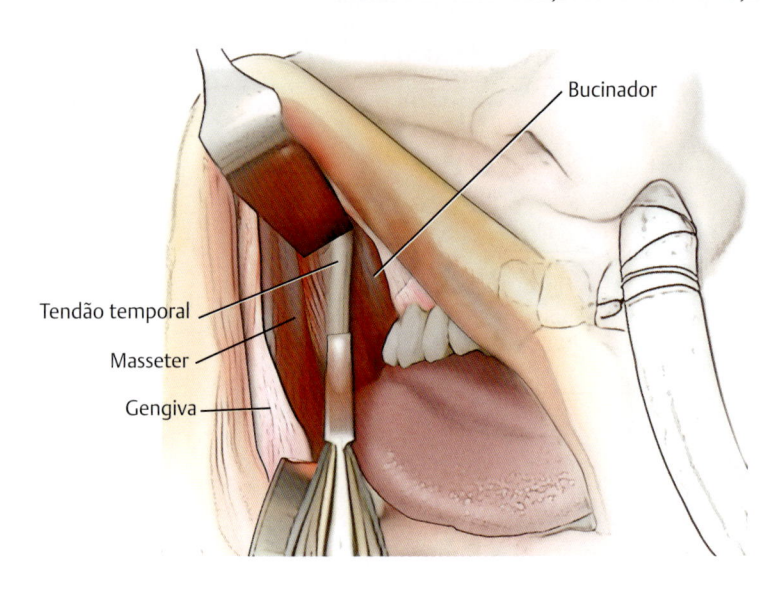

FIGURA 47.7
Abordagem transoral ao ramo.

A incisão facial é cuidadosamente inspecionada. Se a retração danificar a pele, então é realizada uma excisão das margens, biselando ligeiramente para fora, e executa-se o fechamento meticuloso por múltiplas camadas. Suturas simples são aplicadas à pele caso se deseje formar um sulco.

Abordagem Transoral

Duas incisões são executadas intraoralmente. A primeira é uma incisão ao longo do ramo ascendente da mandíbula. A exposição do ramo ascendente é, portanto, muito simples. É mais fácil do que a abordagem transfacial em razão da ausência de tecido adiposo bucal problemático. São realizadas elevação e liberação como na via transfacial (Fig. 47.7).

A inserção é mais desafiadora do que na via transfacial. Uma segunda incisão é realizada intraoralmente adjacente à comissura oral, no ponto de fixação (Fig. 47.8). A cuidadosa dissecção é realizada entre essa segunda incisão e a primeira. A mucosa bucal é elevada profundamente às glândulas submucosas e ao músculo bucinador. É importante notar a posição do ducto de Stensen e evitar lesão a essa estrutura. O tendão é passado através do plano do tecido dissecado para dentro da segunda incisão. A inserção prossegue, então, da mesma maneira que na abordagem transfacial, exceto por ser do lado de dentro da boca.

CONDUTA PÓS-OPERATÓRIA

Um curativo compressivo é aplicado. Uma dieta líquida é obrigatória por sete dias. Então, permite-se que o paciente mastigue e inicie um programa ativo de fisioterapia. O programa consiste em retomar os exercícios que foram demonstrados no pré-operatório. Além disso, muitos pacientes também necessitam de exercícios de alongamento para combater o trismo precoce.

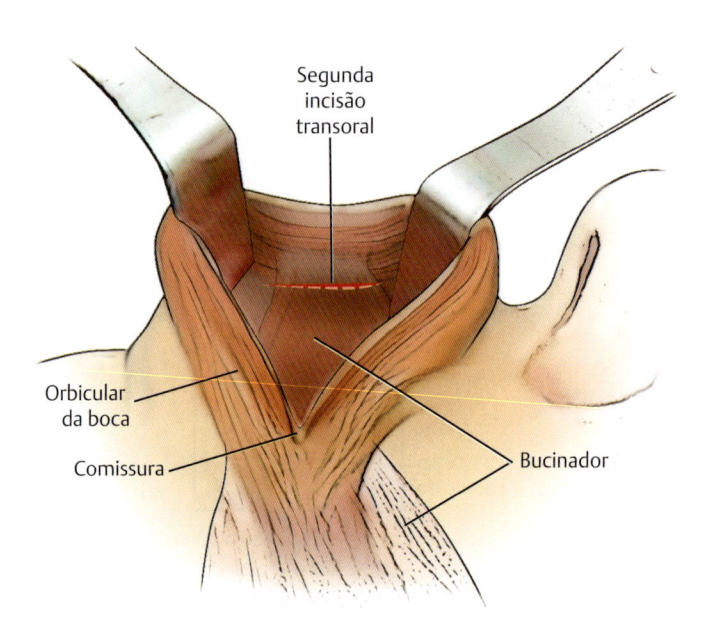

FIGURA 47.8
Segunda incisão transoral para inserção do tendão à comissura.

COMPLICAÇÕES

As complicações são raras. Vi dois casos de acúmulos de fluido, os quais provavelmente estavam relacionados com a lesão do ducto parotídeo. Cada um destes foi tratado com curativo da ferida e resolveu-se de maneira significativa. Os pacientes são avisados dos riscos cirúrgicos típicos, como as infecções e cicatrizes problemáticas, e a necessidade de cirurgia adicional. Ambas são incomuns.

RESULTADOS

A transferência do tendão temporal é um método bastante simples, rápido e confiável de reanimação facial. Eu constatei correção da comissura oral ptótica, com melhora da simetria, em todos os pacientes. Aproximadamente 85% dos pacientes alcançam o movimento da comissura oral. A maioria dos pacientes alcança de 5 a 7 mm de elevação, com uma variação de 2 a 15 mm.

DICAS

- A intubação nasotraqueal é usada para todos os casos de reanimação facial, para evitar distorção de boca e lábios.
- As suturas são aplicadas para supercorreção, pois algum relaxamento é típico. Entretanto, o relaxamento geralmente não é tão significativo como com os *slings* estáticos. Se necessário, utiliza-se um extensor da fáscia lata. Existem duas situações em que isto pode ser empregado.
  - A primeira situação é quando a tensão no fechamento é muito grande, com excessiva elevação da comissura oral necessária para conectar o tendão à comissura oral. A fáscia lata pode ser usada para estender o comprimento do tendão.
  - A outra situação é quando o ponto de inserção é feito através da linha média. Conforme descrito por Sherris, existem alguns pacientes com um desequilíbrio tão profundo devido à contração contralateral que o filtro é acentuadamente desviado para longe do lado da paralisia. Esses pacientes são mais bem atendidos fazendo-se o ponto de inserção através do lábio superior e inferior além da linha média. Quando isto é feito, é importante executar uma série de pequenas incisões ao longo do lábio superior e inferior para aplicar suturas de fixação da fáscia ao músculo orbicular da boca. Isto evita um efeito do tipo "sanfona" quando o lábio é tracionado.
- A sutura em "laço" de Vicryl 2-0 é útil para capturar o tendão (e processo coronoide fixado) e prevenir sua retração.
- Não acho necessário destacar o tendão do coronoide ou descartar o processo coronoide.

DIFICULDADES

- A principal dificuldade é certamente a má elevação vista em alguns pacientes, talvez em 15%. Isto não parece se correlacionar com a causa da paralisia ou a com idade do paciente. Pode ser mais comum em pacientes com uma história de radioterapia.

INSTRUMENTOS QUE DEVEM ESTAR DISPONÍVEIS

- Retratores maleáveis.
- Serra sagital.
- Osteótomos.
- Pinça de Kocher.

LEITURAS SUGERIDAS

Boahene KD, Farrag TY, Ishii L, et al. Minimally invasive temporalis tendon transposition. *Arch Facial Plast Surg* 2011;13(1):8–13.
Byrne PJ, Kim M, Boahene K, et al. Temporalis tendon transfer as part of a comprehensive approach to facial reanimation. *Arch Facial Plast Surg* 2007;9(4):234–241.
Chan JY, Byrne PJ. Management of facial paralysis in the 21st century. *Facial Plast Surg* 2011;27(4):346–357. Epub Jul 26, 2011;346–357.
Griffin GR, Abuzeid W, Vainshtein J, et al. Outcomes following temporalis tendon transfer in irradiated patients. *Arch Facial Plast Surg* 2012;18:1–8.

PARTE VIII: TRAUMA

48 A TÉCNICA DE CHAMPY PARA ORIF DAS FRATURAS DA MANDÍBULA

Andrew H. Murr

INTRODUÇÃO

Antes da descoberta da biocompatibilidade do titânio, liderada por Branemark no início dos anos 1980, técnicas abertas de colocação de placas para tratar fraturas da mandíbula acarretavam muitas complicações. As técnicas para fixação de fratura geralmente consistiam em fixação intermaxilar (IMF) por períodos prolongados, normalmente de 6 semanas. Os arcos barras de Erich e as amarrias de Ivy eram de uso comum assim como as talas orais e os fios de aço circum-mandibulares e os fios de aço de suspensão, quando as fraturas estavam presentes na porção média da face. As placas de liga metálica foram adaptadas da cirurgia ortopédica para fixação mandibular, porém a natureza composta das fraturas da mandíbula, que frequentemente se abrem para a cavidade oral com sua flora aeróbica e anaeróbica, cria um meio favorável à infecção. No entanto, foram desenvolvidos princípios de engenharia por muitos investigadores diferentes, geralmente em parceria com a indústria, para definir um método ótimo de reconstrução a fim de combater as forças massivas da mastigação sob as quais a mandíbula opera rotineiramente.

A Arbeitsgemeinschaft für Osteosynthesefragen/Association for the Study of Internal Fixation (AO/ASIF) estava na vanguarda na definição das características precisas de placas e parafusos que são necessários para redução aberta e fixação interna (ORIF) das fraturas. O benefício final de um reparo de engenharia adequado foi a oportunidade de obter função imediata logo após a cirurgia. Sem a função imediata, as mandíbulas dos pacientes eram fechadas com fio de aço, com subsequente interferência na nutrição e substancial perda de peso. A adesão à IMF era desanimadora, especialmente considerando que muitos pacientes com fraturas da mandíbula tinham histórico de abuso de substância. A higiene oral é um desafio quando os pacientes estão sob IMF, e a saúde dental e periodontal foi afetada pelo uso de técnicas fechadas. Finalmente, a fixação da articulação temporomandibular, especialmente na presença de fraturas do côndilo, era a principal, ainda que pouco relatada, complicação da IMF prolongada.

O titânio alterava o que se alcançava com técnicas abertas. Havia menor probabilidade de que placas e parafusos se tornassem infectados ou rejeitados. De fato, com o tempo, o osso encapsulava os parafusos e as placas. Então, os cirurgiões podiam colocar com segurança os implantes de titânio, e, se observassem adequadamente os princípios, a probabilidade de uma ORIF bem-sucedida das fraturas passou a ser uma expectativa, e não um evento incomum. Novas técnicas foram desenvolvidas, incluindo abordagens transoral e endoscópica à mandíbula. Foi desenvolvida a instrumentação para dar apoio a essas técnicas.

Os implantes de titânio, nesse momento, destinavam-se a comprimir os fragmentos ósseos, uma vez que se acreditava que a compressão promovesse a cicatrização primária benéfica do osso, o que evitava a necessidade de se desenvolver uma calosidade e progredir para uma cicatrização secundária do osso. As placas tinham orifícios embutidos e cabeças de parafusos chanfradas, para aproveitar o princípio do deslizamento esférico pelo qual a cabeça do parafuso elevava os fragmentos à compressão quando o parafuso era apertado. Essa compressão podia ser orientada em várias direções, dependendo do tipo e da orientação do orifício embutido na placa. Tendo em vista que a mandíbula possui um nervo que corre através do centro (o nervo alveolar inferior), as placas não podiam ser colocadas em uma posição ideal em termos de engenharia, que é exatamente embaixo do centro da mandíbula. Isso acontece em parte porque, para se ganhar a força de compressão gerada pelo parafuso, este deve atravessar tanto o córtex lingual como o bucal (parafuso bicortical). A necessidade de se colocar um parafuso bicortical significava que o parafuso não podia ser colocado em uma posição em que houvesse risco de se penetrar no canal neural e perfurar o nervo. Esse risco poderia acarretar dormência permanente do lábio devida à lesão ao nervo mentual. Portanto, a placa tinha de ser colocada na margem inferior da mandíbula. Porém, quando a placa é colocada nesse local, ela deve ser longa ou espessa, ou ambas, para superar as forças de tensão geradas no ato da mastigação. Caso contrário, a cada vez que ocorresse a mastigação, ocorreria um espaçamento pela tensão na superfície oclusal da fratura, e isso comprometeria a cicatrização do osso.

O conceito da banda de tensão foi desenvolvido levando em conta que algum tipo de fixação era necessário, na margem superior da fratura, para combater essa força tênsil. As bandas de tensão consistiam em fixação dos dentes com fios de aço, normalmente com um arco barra de Erich, ou em áreas edêntulas mediante a colocação de uma miniplaca monocortical com quatro furos, para combater as forças da função mandibular. Em geral, somente uma placa bicortical com seis furos na margem inferior supostamente teria força suficiente para atuar contra as forças tênseis da superfície oclusal. Uma abordagem alternativa aceitável seria usar uma placa bicortical com quatro furos na margem inferior com uma banda de tensão na superfície oclusal — seja um arco barra nas áreas mandibulares dentadas ou uma miniplaca monocortical com quatro furos. Essas técnicas, conforme delineadas, destinavam-se a ser absolutamente rígidas e a suportar toda a carga da mastigação. Portanto, elas são referidas como técnicas de fixação com carga suportada. Nos Estados Unidos e em grande parte da Europa, essa técnica de carga suportada era considerada a abordagem padrão à ORIF de fraturas da mandíbula, que possuía o benefício maior de permitir ao paciente a progressão para a função imediata logo após a cirurgia.

A técnica "AO padrão" descrita anteriormente funcionou bem nas mãos de muitos cirurgiões por muitos anos. Contudo, o projeto da técnica baseava-se no uso de parafusos bicorticais para se obter um ponto de apoio suficiente para comprimir a fratura, a fim de se alcançar uma cicatrização primária do osso. Até que ponto é de importância vital obter-se a cicatrização primária do osso? Se não for necessária a cicatrização primária do osso por meio de compressão, podem-se usar parafusos monocorticais em vez de bicorticais? Se forem usados parafusos monocorticais, a placa poderá ser colocada em localização melhor para atuar contra a força tênsil na superfície oclusal da mandíbula sem o risco de perfurar o nervo alveolar inferior? Além disso, há situações em que a compressão não é desejável? Por exemplo, em uma fratura do ângulo da mandíbula, a área de superfície do osso é estreita em corte transversal, e as fraturas, embora comuns, geralmente são oblíquas. A compressão de uma fratura oblíqua, na realidade, pode desviar a fratura, criando má oclusão. Michelet e Champy fizeram essas perguntas e descobriram uma resposta diferente daquela que estava sendo praticada por muitos cirurgiões de trauma maxilofacial.

Maxime Champy relatou os resultados de estudos sobre blindagem contra o estresse em modelos de Araldite, que permitiram examinar as características de estresse e tensão atuando nas fraturas da mandíbula. Ele descobriu que a força tênsil no ângulo da mandíbula equivalia a cerca de 60 decanewtons (daN) e que a força tênsil na mandíbula anterior ao forame mentual era de cerca de 100 daN. Uma miniplaca monocortical com seis furos, com parafusos de 6 mm que apenas penetrassem no córtex bucal, poderia superar a força de 60 daN, se colocada em uma posição ótima na margem superior da mandíbula. Para as localizações anteriores, em razão da maior quantidade de força atuante e da probabilidade maior de giro e torção, Champy recomendou a colocação de duas miniplacas monocorticais em uma localização ótima derivada de estudos sobre a força nos modelos de Araldite. Champy também usou placas via incisão transoral, visto que a colocação dessas pequenas placas não exigiria tanta exposição quanto a das grandes placas e parafusos bicorticais. Embora originalmente fosse usado um curto período de IMF (7 a 10 dias), porque a técnica de fixação não é absolutamente rígida, uma série subsequente de casos clínicos demonstrou que a IMF suplementar não é necessária quando se emprega a técnica de Champy. Como a técnica de Champy não é rígida o suficiente para evitar pequenas quantidades de movimento e por atuar contra as forças tênseis no local da fratura sem abordar as forças compressivas, ela é referida como técnica não rígida de carga compartilhada. Em síntese, Champy simplificou a técnica de ORIF das fraturas da mandíbula utilizando miniplacas, as quais não empregavam a compressão, que necessitava dos parafusos bicorticais. Isso permitia a colocação das placas em melhor posição de engenharia para atuar contra as forças de tensão que agem em uma fratura de mandíbula sem pôr em risco o nervo alveolar inferior. O conceito de engenharia de Champy resultou nas "linhas de osteossíntese de Champy", que de fato são um projeto para a colocação ótima de placa monocortical para abordar as fraturas da mandíbula (Fig. 48.1). Contudo, a cicatrização primária do osso se perdeu no processo, que favoreceu uma cicatrização óssea secundária pela formação de calo. Uma série subsequente de casos demonstrou que a técnica de Champy é a mais isenta de complicações na literatura. Entretanto, como uma técnica minimalista de engenharia de reparo, a técnica de Champy é implacável, caso não se mantenha a atenção aos detalhes.

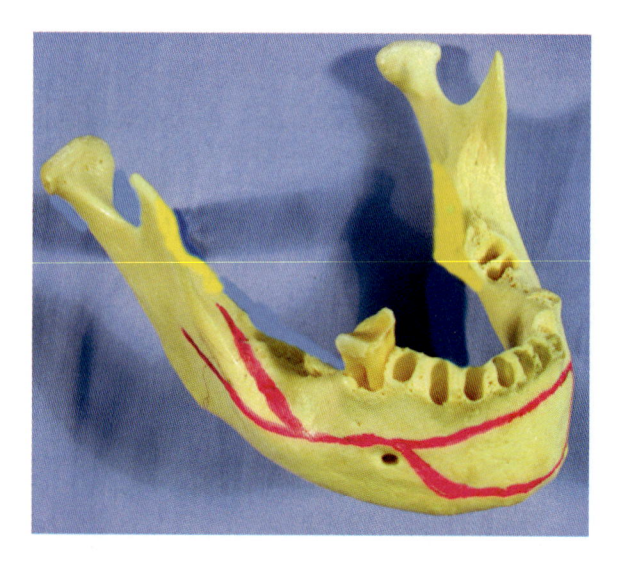

FIGURA 48.1
As linhas de Champy da osteossíntese representadas em uma mandíbula esquelética. São necessárias duas placas anteriores ao forame mentual para compensar as cargas de torção.

HISTÓRIA

Os pacientes com fraturas da mandíbula tipicamente se apresentam de forma aguda, mas, ocasionalmente, o abuso de substâncias ou uma condição psiquiátrica subjacente ou outros fatores retardam a apresentação. Pacientes com fraturas da mandíbula podem constituir parte de um evento traumático múltiplo e, como qualquer paciente com múltiplos traumas, devem ser tratados de acordo com uma boa prática de ATLS (suporte de vida avançado para trauma), incluindo a avaliação ABC (via aérea [airway], respiração [breathing], circulação) e verificação de possíveis lesões à coluna cervical. Algumas vezes, os pacientes relatam um acidente ligado a ciclismo ou a outro tipo de esporte. Em outras ocasiões, o paciente teve uma discussão que resultou em trauma interpessoal com consequente fratura. O abuso do cônjuge deve ser investigado como parte da história de uma fratura da mandíbula, visto que podem ser necessários serviços protetivos, como nos casos de agressão física. As informações relacionadas a histórico dental anterior são úteis, algumas vezes, como as que se referem a dentaduras parciais ou completas, ou um histórico de trabalhos odontológicos de coroa e ponte dentárias ou de implantes de titânio. Entretanto, as restaurações normalmente serão aparentes após a realização de exames por imagem. Uma história social completa concentrada no uso de substâncias é importante, uma vez que os pacientes alcoólicos podem estar em risco por causa de abstinência e *delirium tremens* enquanto se encontram sob tratamento, e essa circunstância pode ser potencialmente fatal. Igualmente, o uso de heroína, metanfetaminas e cocaína deve ser mencionado, para ajudar a prevenir problemas de abstinência ou outros problemas relacionados ao abuso de substâncias. Uma história de intervenção psiquiátrica é importante como continuidade do tratamento, e a adesão a regimes de medicação é importante no período pós-lesão. Deve-se perguntar ao paciente sobre perda de consciência ocorrida antes ou após o evento traumático, pois isso pode impactar no tipo de imagens solicitadas, além de ter importância para o encaminhamento a outros especialistas para consulta. Também é importante a inclusão de condições clínicas associadas, história passada de cirurgia e a presença ou ausência de alergias medicamentosas à avaliação inicial.

EXAME FÍSICO

Um exame completo da cabeça e do pescoço é realizado em todos os pacientes com fraturas da mandíbula. Uma avaliação geral deve ser feita em busca de lacerações ou lesões concomitantes. A fronte deve ser palpada à procura de lesão, uma vez que o edema pode mascarar lesões do seio frontal ou orbitais superiores. Um exame ocular completo para checar a motilidade extraocular é útil para ajudar na triagem de lesão orbital, como fraturas do assoalho orbital, como na avaliação por palpação da margem orbital inferior. Deve-se incluir um exame de triagem da visão. A porção medial da face deve ser avaliada para mobilidade, o que seria encontrado nas fraturas de Le Fort ou desvios ou dor que podem acompanhar as fraturas complexas zigomáticas. O nariz deve ser examinado e a ponte nasal palpada para se fazer a triagem de fratura nasal concomitante ou fratura complexa nasoetmoidal. A cavidade oral deve ser cuidadosamente examinada com atenção específica aos dentes perdidos ou faltantes ou lesionados e à avaliação da oclusão. A oclusão deve ser caracterizada como tipo 1 quando a cúspide mesiobucal do primeiro molar maxilar interdigitar-se no sulco mesiobucal do primeiro molar mandibular; como tipo 2, quando a mandíbula estiver relativamente retraída em relação à posição de tipo 1; ou tipo 3, quando a mandíbula for relativamente prognática em relação à posição de tipo 1. A avaliação de uma mordida cruzada em que a linha média da maxila e mandíbula não coincide é um importante detalhe a ser apreendido no exame. Além disso, em alguns tipos de fraturas, especialmente as fraturas do côndilo, o paciente pode não conseguir fechar a boca porque os molares posteriores contatam-se prematuramente. Isso é conhecido como deformidade de mordida aberta anterior, a qual deve ser notada. Lacerações intraorais devem ser observadas e abordadas. Uma avaliação neurológica da primeira, segunda e terceira divisões do nervo trigêmeo e uma avaliação da função do nervo facial devem ser registradas. O uso da escala de House-Brackmann é uma excelente maneira de registrar impressões da função do nervo facial. A palpação do pescoço e da laringe, a avaliação do caráter e da qualidade da voz e a avaliação da via aérea para estridor ou retrações completam o exame físico.

INDICAÇÕES

A técnica de Champy pode ser apropriada para fraturas do ângulo mandibular, do corpo, fraturas parassinfisiais e sinfisiais. Em minha prática, essa abordagem é usada mais frequentemente com as fraturas do ângulo mandibular. A razão para que essa técnica seja particularmente adequada às fraturas do ângulo mandibular é porque a área de superfície da mandíbula no ângulo é realmente menor que a do corpo, e a obliquidade das fraturas dessa área é comum, sendo uma contraindicação à compressão da fratura. O ângulo também é bem acessado através de uma incisão transoral em sua margem superior, enquanto a margem inferior é mais bem alcançada por via transoral. A técnica de Champy pode ser usada nos casos em que mais de uma fratura está presente. Porém, a técnica de Champy usada em uma localização pode ser combinada com outra técnica em uma segunda localização. Por exemplo, no caso de fratura em ângulo reto e fratura parassinfisial esquerda, podem-se usar uma miniplaca monocortical de Champy no ângulo reto e uma placa bicortical com seis furos na margem inferior da fratura parassinfisial esquerda. As placas de Champy certamente podem ser usadas no corpo, em fraturas parassinfisiais e sinfisiais. Contudo, em geral, é muito fácil colocar uma placa na margem inferior no corpo e na área parassinfisial e um *lag screw* ou placa de margem inferior na área sinfisial de modo que a elegância da engenharia e a rapidez da abordagem de Champy não são tão dramáticas quanto a região do ângulo com seu acesso mais difícil.

CONTRAINDICAÇÕES

- A cominuição de uma fratura é uma contraindicação absoluta à técnica de Champy.
- A perda óssea é uma contraindicação absoluta à técnica de Champy.
- A remoção recente de um molar na linha da fratura no ângulo mandibular é uma contraindicação relativa para a técnica de Champy. Isso porque o molar geralmente contribui para a área de superfície de contato no ângulo, e a perda dessa área de superfície tende a favorecer a técnica rígida de fixação, como aquelas delineadas pela AO/ASIF. O estudo de Lindqvist é um dos que apoiam essa prática.
- As mandíbulas edêntulas com perda de osso alveolar geralmente têm diminuição na área de contato da superfície e são uma contraindicação à técnica de Champy. Essa circunstância favorece uma abordagem rígida de carga suportada.
- A osteomielite requer um reparo de carga suportada e é uma contraindicação à técnica de Champy.
- A técnica de Champy é uma opção para a cirurgia primária, mas normalmente não é adequada para os casos de revisão cirúrgica por ser uma técnica de fixação não rígida.
- Para as fraturas gravemente deslocadas, que requerem abordagens transcervicais para se alcançar a redução, são mais adequados os reparos de carga suportada em vez da técnica de Champy.

PLANEJAMENTO PRÉ-OPERATÓRIO

Os pacientes que apresentam trauma múltiplo sustentado são admitidos no hospital, em geral, em um ambiente altamente monitorado, como a unidade de cuidados intensivos. No entanto, pacientes com fraturas isoladas da mandíbula nem sempre requerem hospitalização; assim, a decisão de internar ou tratar o paciente em regime ambulatorial depende de estabilidade da via aérea, controle da dor, comorbidades médicas e circunstâncias sociais. A aquisição de imagem é um fundamento na tomada de decisão pré-operatória. A radiografia simples pode ajudar a demonstrar fraturas. Especificamente, as vistas oblíquas lateral esquerda e direita da mandíbula e a vista P–A podem ser úteis. A incidência de Towne pode ser útil para a triagem do colo do côndilo. Uma vista oblíqua posterior-anterior ou a incidência de Waters pode ser útil para se visualizar a mandíbula anterior. Uma radiografia panorâmica é útil para a avaliação da fratura e por mostrar bem os côndilos. Em minha prática, imagens de CT incluindo vistas axial, coronal, sagital e de reconstrução 3-D são indispensáveis e são nossos exames padrões. A CT pode mostrar detalhes, como raízes dentais fraturadas, fraturas oblíquas que necessitariam da colocação de *lag screw* e a precisa localização da cabeça do côndilo nas fraturas do côndilo. Essa informação terá um alto grau de influência em uma cirurgia planejada. Além disso, o grau de cominuição da fratura também pode ser avaliado, sendo um fator-chave para que a técnica de Champy seja ou não usada. As imagens de CT também ajudam o cirurgião a planejar a abordagem (transoral ou transcervical) e a estimar a quantidade de tempo operatório necessário para o reparo da fratura. O momento do reparo da fratura é controverso, mas séries de casos publicadas não necessariamente provam que o reparo precoce diminua as taxas de infecção pós-operatória. Parece que o reparo precoce (definido como o reparo nas primeiras 72 horas após a lesão) diminui as complicações técnicas da própria cirurgia. Além disso, pacientes em abuso de substância e transtorno psiquiátrico, algumas vezes, só se apresentam para tratamento em mais de 72 horas após a lesão. Como parte do planejamento pré-operatório, o consentimento informado é obtido do paciente no que se refere às etapas necessárias para estabilizar a fratura e permitir a cicatrização. Riscos como lesão aos nervos ou dentes, má oclusão, infecção, não união, sangramento, formação cicatricial e possível necessidade de revisão são tipicamente discutidos com o paciente e as pessoas significativas. Além disso, os riscos e benefícios de reparo aberto são comparados e contrastados com os do reparo fechado com cerca de 4 semanas de IMF somente se isso for considerado uma opção razoável. Os pacientes assim informados geralmente podem alertar o cirurgião quanto às suas preferências de tratamento. Um plano para IMF deve ser feito. As opções tipicamente incluem arcos barras de Erich, amarrias de Ivy, ou parafusos de IMF de quatro pontos.

TÉCNICA CIRÚRGICA

O paciente é levado para a sala cirúrgica após o adequado consentimento informado. Imagens e filmes de CT são disponibilizados imediatamente na sala cirúrgica. Os filmes são checados para documentar o lado da fratura ou fraturas. O paciente é submetido à intubação nasotraqueal, e a mesa da sala cirúrgica é girada a 180 graus do ponto de intubação. A mesa é colocada em uma leve posição de cadeira de praia (semissentada). O paciente é preparado com betadina ou *green soap* e um campo cirúrgico para a cabeça, e campos cirúrgicos divididos são colocados. O enxágue com clorexidina e uma escova de dentes são usados para limpar os dentes, e um retrator *blue moon* é usado para retrair os lábios. A dentição e oclusão são verificadas com atenção sobre o uso de facetas nos dentes. O sulco bucal gengival é injetado na área da fratura com lidocaína a 1% com epinefrina 1:100.000 para melhorar a hemostasia. Se a fratura estiver minimamente deslocada, então a IMF é fixada. Frequentemente, os parafusos de IMF são usados quando a fratura é retro-oclusiva. Entre os exemplos de fraturas retro-oclusivas, estão as fraturas de côndilo, ramo e ângulo. A ideia é que a fratura esteja situada atrás da interdigitação normal dos dentes. Se a fratura ocorreu através do corpo, da sínfise ou parassínfise, então tipicamente os arcos barras de Erich são colocados. Entretanto, em fraturas severamente deslocadas, os arcos barras de Erich podem fechar inadvertidamente os segmentos da fratura em uma posição precariamente reduzida. Portanto, em fraturas severamente deslocadas, arcos barras são tipicamente colocados após a exposição e redução da fratura.

CAPÍTULO 48   A Técnica de Champy para ORIF das Fraturas da Mandíbula

Os parafusos de IMF são disponibilizados em comprimentos longos (aproximadamente 12 mm) e curtos (aproximadamente 8 mm). Os parafusos curtos de IMF, em geral, são colocados exatamente mesiais ou exatamente distais à raiz do dente canino maxilar. Deve-se ter meticulosa atenção à colocação do parafuso de forma perpendicular ao osso cortical, e não angulado em direção à raiz do dente. Além disso, o parafuso deve ser colocado de tal forma que não perfure a raiz dental. Os parafusos são autoperfurantes, porém uma incisão perfurante usando uma lâmina nº 11 pode ser executada para permitir uma colocação mais suave. Os parafusos de IMF são colocados no segmento mandibular de maneira similar, mas geralmente um parafuso de 12 mm é usado nesse caso exatamente mesial à raiz do dente canino. É importante visualizar a colocação futura da placa por não ser oportuno que o parafuso de IMF interfira na localização ótima da placa. Um fio de aço inoxidável de calibre 24 é usado para colocar a mandíbula em IMF classe 1 por meio de parafusos de IMF.

Uma incisão bucal gengival é delineada com um marcador. Aproximadamente 1 cm de gengiva livre é deixado no lado lingual da incisão para facilitar o fechamento. A incisão é feita com uma lâmina *beaver* nº 64 ou uma lâmina nº 15. Então, um sistema de coagulação de Bovie é usado para aprofundar a incisão e abordar o periósteo. Retratores Sewall e retratores V-notch são usados para se obter a exposição. Um elevador Freer é usado para dissecar o periósteo com o músculo masseter fora do ângulo mandibular. A fratura de ângulo mandibular é identificada. A gengiva aderida é elevada por trás para permitir a completa exposição da crista oblíqua externa e da área ao redor do segundo ou terceiro molar mandibular. A redução da fratura é fixada. A fratura é inspecionada para se ter certeza de que não é cominutiva, e os dentes molares expostos são verificados quanto à viabilidade e para assegurar que não estejam soltos ou fraturados, o que necessitaria de remoção e inclinaria a tomada de decisão de reparo em direção à técnica de carga suportada. Seleciona-se uma placa roscada 2.0 (ou similar) com quatro furos com trava. Se a placa for colocada na crista oblíqua externa, ela ficará torcida em seu ponto médio a cerca de 90 graus (Fig. 48.2). Se a placa for colocada no córtex bucal, geralmente não necessitará de muita curvatura. O guia de broca roscado é usado para atuar como um cabo, segurando a placa quando da verificação de como esta será colocada através da fratura (Fig. 48.3). Tipicamente, é usada uma placa de córtex bucal. Após assegurados ótimos encaixe e curvatura, uma lâmina nº 11 é usada para fazer uma incisão de 5 mm através da pele em localização central, permitindo que o trocarte transbucal aborde os quatro furos dos parafusos com mínima retração. Uma pinça de Schnit fina angulada longa é usada para se divulsionar através do tecido parotídeo e masseter na direção geral das fibras do nervo facial e levada através do periósteo mais forte até ser visualizada na ferida. O trocarte com o estilete é colocado na ferida da punção identificada no campo cirúrgico. O estilete é removido com a ponta do trocarte no campo cirúrgico, e o guia de broca roscado com trava é colocado na ferida através do trocarte. O guia de broca roscado com trava é levado para dentro da boca, onde ele pode ser alcançado, e a placa é rosqueada nele.

Uma broca apropriada é levada sobre o campo. Eu uso uma broca de 6 mm para assegurar que somente um córtex seja perfurado. O trocarte com guia de broca deve ser colocado em posição exata para fixar a fratura ao longo da margem superior da mandíbula adjacente ao córtex bucal (Figs. 48.4 e 48.5). A irrigação deve ser usada

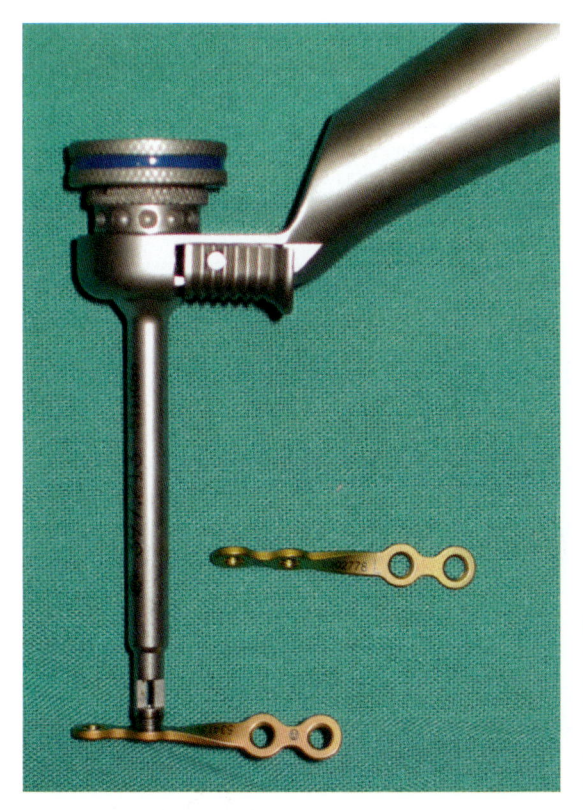

FIGURA 48.2
Um trocarte transbucal é mostrado com uma miniplaca roscada com trava. Essas placas são fabricadas em orientação curva a serem usadas ao longo da crista oblíqua externa. Pode-se usar o guia de broca como um cabo para controlar a colocação da placa.

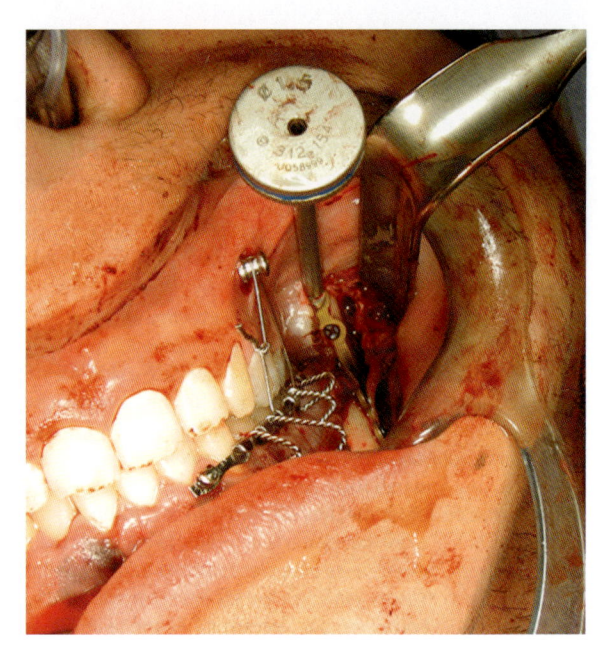

FIGURA 48.3
Uma miniplaca pré-curvada ao longo da crista oblíqua externa é colocada ao longo das linhas de Champy no ângulo da mandíbula. Os parafusos ao longo da parte mesial da fratura geralmente são colocados usando-se um trocarte transbucal. Os parafusos distais, em geral, podem ser colocados por abordagem transoral.

para esfriar a broca. A broca de 6 mm é usada para criar um furo no córtex bucal. A placa é desparafusada do guia de broca, e este é removido do trocarte. Um parafuso de 6 mm com ou sem rosca é carregado em uma chave de fenda, colocado cuidadosamente através do trocarte, com o mesmo cuidado colocado através da placa no local pretendido para o parafuso e, em seguida, dentro do furo perfurado no córtex bucal. O parafuso é impulsionado para o local com tensão torcional "de dois dedos" no cabo da chave de fenda. Esse parafuso é o mais crítico, porque determina a orientação da placa na fratura. Os três furos seguintes são realizados pelo guia de broca roscado com trava e são menos difíceis, porque a placa é fixada pelo primeiro parafuso. Algumas vezes, são necessárias duas feridas de punção do trocarte separadas. Uma placa com quatro furos pode ser colocada logo abaixo da primeira usando-se as mesmas etapas que acabamos de descrever. Utiliza-se abundante irrigação com bacitracina. A ferida é fechada com suturas corridas de categute crômico 0 ou Monocryl 2-0. O paciente pode ser removido da IMF no fim do caso. Alternativamente, um curto período de IMF contínua pode ser recomendado, especialmente se uma fratura do côndilo concomitante estiver presente.

CONDUTA PÓS-OPERATÓRIA

Se o paciente permanecer sob IMF, geralmente é indicada suplementação nutricional. Os parafusos de IMF são mais fáceis sobre a dentição, as gengivas e os lábios, visto que possuem menos projeções de fio de aço que podem incomodar muito o paciente. A cera dental disponível em farmácias e drogarias pode ser usada para atenuar quaisquer bordas agudas remanescentes. O enxágue com clorexidina pode ser usado para suplementar os cuidados orais. A cobertura com antibióticos pode ser continuada no período pós-operatório, mas essa decisão geralmente é tomada com

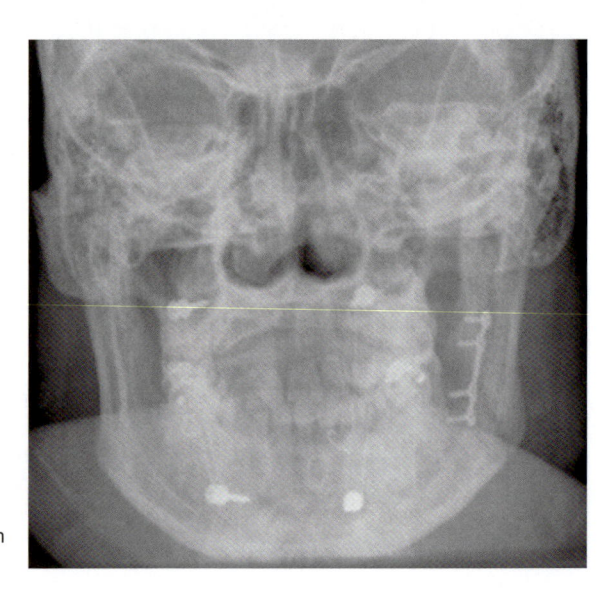

FIGURA 48.4
Nesta radiografia pós-operatória, uma única placa é colocada ao longo do córtex bucal ao longo da linha de Champy para reparar uma fratura de ângulo mandibular. Os parafusos foram colocados usando-se um trocarte transbucal.

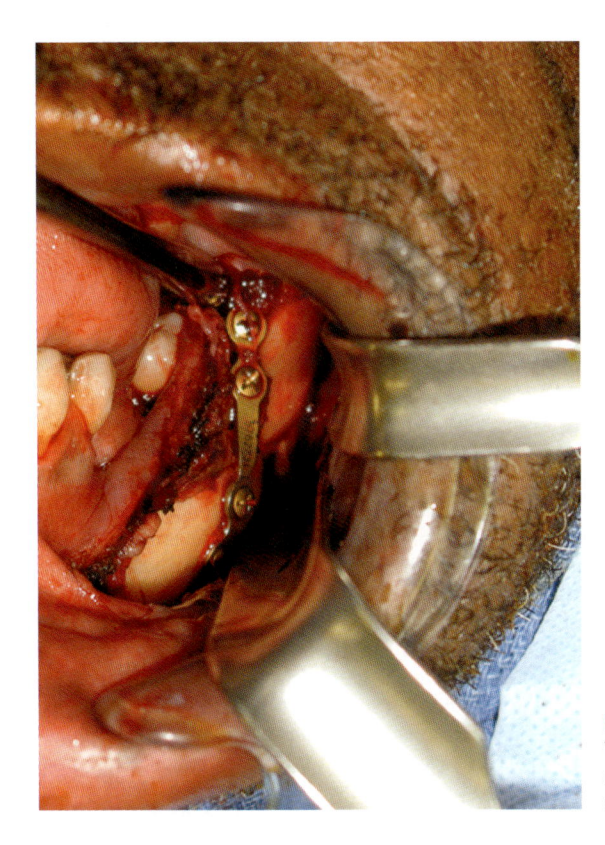

FIGURA 48.5
Vista transoral de uma única miniplaca monocortical curva para se adaptar à anatomia da crista oblíqua externa no ângulo da mandíbula.

base em cada caso. Se o paciente for retirado da IMF, são dadas instruções incentivando uma dieta de consistência mole. Às vezes, todas as ferragens de IMF também são removidas no fim do caso, se for notada uma baixa probabilidade de complicações. São obtidas imagens pós-operatórias logo que seja praticamente possível. Isso pode consistir em uma radiografia panorâmica; uma série de radiografias simples contendo uma incidência de Towne, uma vista P-A e vistas oblíquas laterais esquerda e direita; ou, em alguns casos, são repetidas as imagens de CT. Um aparelho de fisioterapia, como TheraBite, é recomendado, algumas vezes, a fim de melhorar a capacidade de o paciente abrir a boca. Isso é especialmente útil em pacientes com fraturas do côndilo; porém, muitas vezes, os pacientes precisam comprar aparelhos muito caros com seus próprios recursos. Lâminas de língua empilhadas até uma altura de aproximadamente 4,0 cm são uma ferramenta alternativa possível (mas inferior) de reabilitação, se existirem problemas financeiros críticos. O paciente pode tentar empilhar quantas lâminas de língua for possível entre os incisivos para melhorar a distância de abertura até a marca de abertura interincisivos, geralmente normal, de 4,0 cm. Geralmente, os pacientes são vistos em 1 semana. Se estiverem sob IMF, tipicamente serão incentivados a comparecer semanalmente, por cerca de 1 mês ou até a remoção da IMF. Esses pacientes também são instruídos a sempre ter consigo um alicate cortador de fio de aço, para o caso de náusea e subsequente êmese. A ferragem retida de IMF tipicamente é removida em cerca de 5 semanas de pós-operatório. Durante essas visitas pós-operatórias, a dentição é inspecionada, a oclusão é avaliada, a ferida é verificada quanto à deiscência, a mandíbula é verificada para mobilidade ou infecção do local da fratura, e a nutrição do paciente bem como o controle da dor são avaliados. O ideal é também verificar a condição do paciente em cerca de 6 meses, se possível. O encaminhamento a um protético ou ortodontista pode ser recomendado, algumas vezes, para cuidados de dentes lascados ou rachados ou para considerar ajustes ortodônticos da oclusão.

COMPLICAÇÕES

- Má oclusão: Quando os dentes não se interdigitarem corretamente, isso poderá ser incômodo para o paciente. É uma complicação potencial de qualquer fratura da mandíbula, sendo mais comum nas fraturas do côndilo e fraturas através dos segmentos dentados da mandíbula.
- Má união: A má união ocorre quando a mandíbula cicatriza em uma posição desfavorável à função e à oclusão.
- Trismo: Formação cicatricial e fixação da articulação temporomandibular que limita a abertura da boca e, portanto, a função.
- Dormência: A extensão da lesão para o nervo ou a perfuração dos nervos alveolar inferior e mentual podem levar à dormência temporária ou permanente do lábio e das bochechas.
- Desvitalização do dente: Placas e parafusos impulsionados para dentro das raízes podem tornar o dente desvitalizado, necessitando de tratamento adicional, como terapia de canal radicular ou reconstrução de coroa e ponte ou a extração do dente.

- Deiscência da ferida: Nas abordagens transorais, a preponderância de deiscência é relativamente alta. Talvez chegue a 25% a ruptura incisional das feridas transorais. Em geral, isto não demanda a remoção das ferragens, mas cuidados locais e antibióticos geralmente podem ser usados para promover uma boa cicatrização.
- Osteomielite: Esse termo é generalizável para o caso de o osso se tornar infectado. A cirurgia de revisão pode ser necessária nesses casos com conversão para um reparo de carga suportada. São recomendados os antibióticos orais ou intravenosos, e o retorno do paciente à IMF pode ser necessário para dominar os micromovimentos no local da fratura em virtude do reparo de carga compartilhada.

RESULTADOS

O estudo original em língua inglesa, publicado por Maxime Champy e seus coautores, foi apresentado em uma reunião em Londres, em setembro de 1976, mas publicado no The Journal of Maxillo-Facial Surgery em 1978. Champy descreveu uma serie de 183 pacientes tratados com "osteossíntese monocortical justa-alveolar e subapical, sem compressão e sem IMF, usando placas em miniatura maleáveis." Eles recomendaram o reparo o mais cedo possível, esperançosamente dentro de 6 horas do trauma, e a principal contraindicação à técnica era infecção preexistente. Uma placa com quatro furos foi descrita, e ressaltou-se dar atenção ao tamanho apropriado da broca, ao resfriamento de sua ponta e assegurar que não ocorra nenhuma excentricidade no furo do parafuso, visto que o parafuso era ancorado em apenas três roscas. A abordagem transoral ao ângulo foi descrita e, curiosamente, não foi usada a IMF formal; em vez disso, um assistente colocou o paciente em redução manualmente. A equipe também foi advertida contra o aperto exagerado do parafuso, que pode distorcer as roscas, compreendendo que essa técnica é muito sensível ao fato de que os furos dos parafusos sejam perfeitos, contando com uma fixação mínima. Em razão do aumento de torção anterior ao forame mental, a equipe reforçou a necessidade de haver duas placas monocorticais nessa área e recomendou um espaçamento de 4,5 mm entre as placas. No ângulo, foram descritas áreas de colocação de duas placas: uma placa torcida na crista oblíqua externa ou alternativamente na superfície bucal usando-se uma técnica de trocarte transbucal. Os resultados relatados por essa equipe foram impressionantes. Nos 183 pacientes que acompanharam durante 5 anos não houve relatos de casos de não união ou perda de ferragens. Todos os pacientes iniciaram uma dieta de consistência mole no primeiro dia de pós-operatório. A dieta normal foi alcançada no décimo dia de pós-operatório. Os "efeitos colaterais", incluindo infecção pós-operatória, foram referidos como de 3% de uma coorte de 100 pacientes. Nenhuma lesão iatrogênica ao nervo ou dental foi relatada. A taxa geral de infecção no grupo de 183 pacientes foi de 3,8%. Ocorreu má união em 0,5%, e o atraso na união, em 0,5%. Entretanto, 4,8% dos pacientes necessitaram de desgaste das superfícies dentais oclusivas a broca ou disco no pós-operatório para se obter uma oclusão adequada.

Esses resultados foram espetaculares para a era, especialmente considerando que as placas ainda não eram feitas de titânio quando esse estudo foi publicado. A questão era: os resultados seriam repetidos por outras equipes? Fox e Kellman, em 2003, publicaram um artigo clássico em Archives of Facial Plastic Surgery. Sessenta e oito pacientes com 70 fraturas de ângulo mandibular foram estudados com um acompanhamento de, no mínimo, 12 semanas. Uma técnica com duas miniplacas (placa sem compressão 2.0; 4, 5 ou 6 furos) foi utilizada, obtendo-se a exposição através de incisão transoral e com o uso de técnicas de trocarte transbucal (Fig. 48.6). A IMF foi usada no momento da cirurgia, mas liberada, a não ser que estivesse presente uma fratura subcondilar após a cirurgia. O período entre a lesão e a cirurgia variou de menos de 24 horas a 18 dias, com uma média de 7,2 dias. Nenhum paciente teve má união, não união ou osteomielite. Porém, cerca de 18% dos pacientes tiveram algum tipo de complicação. Isso incluiu 3% dos pacientes, que tiveram infecção da ferida, distúrbios de oclusão em 6% e deiscência da ferida em 6%. A lesão ao nervo ocorreu em cerca de 4,4% (3) dos pacientes em virtude de manipulação cirúrgica.

Em 2010, o Dr. Ed Ellis expandiu seu exame da técnica de ângulo mandibular com uma miniplaca, que foi relatada, classicamente, em 1996, no Journal of Oral and Maxillofacial Surgery, no qual ele e Walker referiram uma taxa de com-

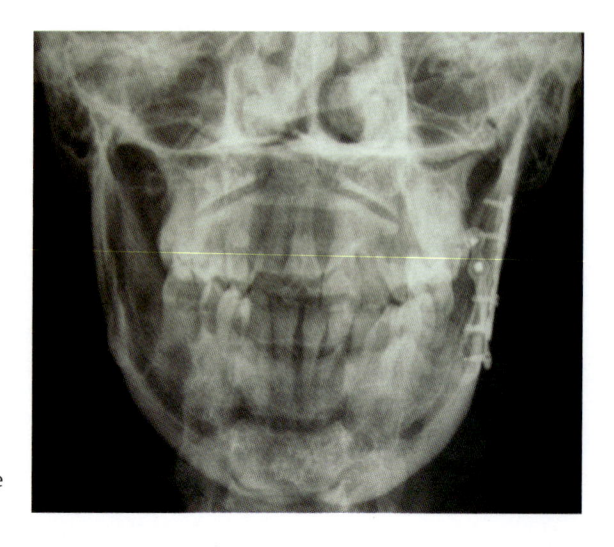

FIGURA 48.6
Algumas séries recomendam duas placas no ângulo ao longo das linhas de Champy, conforme representadas na radiografia pós-operatória.

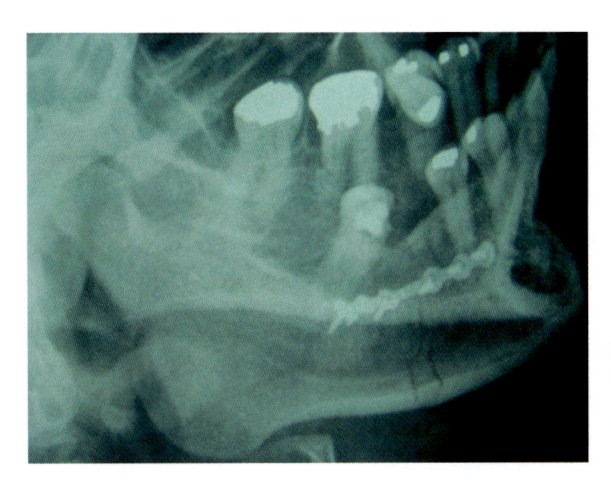

FIGURA 48.7
Fraturas de corpo também podem ser abordadas usando-se miniplaca monocortical colocada ao longo das linhas de Champy. Isto geralmente é realizado por abordagem transoral.

plicações de 16%, que consistiam em infecção maior ou menor, edema e dor. O Dr. Ellis reportou um estudo prospectivo (mas não randomizado) de 185 pacientes que atenderam aos critérios do estudo quanto a acompanhamento, tipo de fratura e comorbidades e foram divididos em três grupos iguais de cerca de 60 pacientes cada. O Grupo 1 foi reparado com fixação não rígida, usando-se fixação mandibulomaxilar (MMF) e um fio de aço para aproximar a fratura ao ângulo mandibular, o Grupo 2 foi tratado com uma única miniplaca 2.0 de titânio com quatro furos, sem compressão, no lado medial da crista oblíqua externa. O Grupo 3 foi tratado com duas miniplacas 2.0: uma no lado medial da crista oblíqua externa, como o Grupo 2, e uma segunda placa na porção inferior do córtex bucal. Alguns pacientes submeteram-se a IMF suplementar. Problemas na ferida foram relatados em 15% dos pacientes no Grupo 1, em 3,2% no Grupo 2 e em 22% no Grupo 3. Os autores concluíram que a fixação de uma única miniplaca no ângulo mandibular foi a técnica superior de fixação, embora compreendessem que não se tratava de um estudo randomizado.

É evidente que houve algum viés na seleção quanto à determinação de se poder usar uma miniplaca monocortical para fixar uma fratura de ângulo mandibular. Algumas questões importantes a considerar incluem ausência de cominuição, ausência de extração dental na linha da fratura e não uso de técnicas de compressão no ângulo. A cominuição ou extração dental inclinaria a tomada de decisão pela fixação de placa rígida de carga suportada para a reconstrução com perfuração neutra de parafusos. No entanto, é intuitivo que as fraturas com perda de dentes ou cominuição são mais propensas a apresentar complicações pós-operatórias associadas, como a não união ou a osteomielite. Por essa razão, pode não ser totalmente justo comparar relatos modernos de taxas de complicações de fixação rígida de carga suportada às séries de casos mencionadas anteriormente com o uso de miniplacas monocorticais. A publicação de Iizuka e Lindqvist, em fevereiro de 1993, na *Plastic and Reconstructive Surgery* (Cirurgia Plástica e Reconstrutiva), ressaltou o efeito deletério da remoção do dente molar sobre a cicatrização da mandíbula. A perda de área de superfície e a natureza composta por essas fraturas parecem inclinar o processo de decisão na direção da escolha de uma abordagem de reparo de carga suportada rígida.

O reparo Champy também pode ser usado em fraturas da sínfise e do corpo, mas os resultados de seu uso nas áreas dentadas da mandíbula podem não ser tão formidáveis quanto o uso da técnica de Champy no ângulo mandibular (Figs. 48.7 e 48.8). Um estudo de Ellis, publicado no Journal of Oral e Maxillofacial Surgery, comparou os resultados de 265 pacientes tratados com duas miniplacas monocorticais 2.0 e 417 tratados com uma placa 2.0 espessa usando parafusos bicorticais por meio de uma abordagem cirúrgica intraoral. Não foi usada IMF suplementar. A taxa geral de complicações (2,6%) não foi, em termos estatísticos, significativamente diferente entre os dois grupos, porém a deiscência da ferida, a exposição da placa, a necessidade de remover as placas não relacionadas à infecção e o dano à raiz do dente foram todos significativamente piores, em termos estatísticos, nos pacientes com um reparo com duas miniplacas em comparação com uma única placa 2.0 bicortical grande. A má oclusão e a não união não foram diferentes entre os dois grupos. Os dados sobre deiscência demonstraram que 6% dos casos de técnica com duas placas resultaram em deiscência da ferida e geralmente ocorriam com a exposição da placa baseada superiormente. A remoção da placa subsequentemente foi necessária em 65% das feridas que sofreram deiscência, porém a demanda de remoção de uma placa não significou necessariamente que não tenha ocorrido a união óssea. Entretanto, as técnicas Champy na porção dentada da mandíbula ainda produzem resultados razoavelmente bem-sucedidos no reparo de fratura.

DICAS

- Os parafusos de IMF poupam tempo e são intrinsecamente mais seguros para a equipe cirúrgica do que os arcos barras de Erich ou as amarrias de Ivy. A equipe deve estar vigilante sobre lesões por perfuração do fio de aço, que são a causa mais comum de lesões por perfuração em cirurgia de cabeça e pescoço.
- Os furos do fio de aço dos parafusos da IMF alinham-se com a risca cruzada na cabeça do parafuso.
- O uso da técnica de Champy conta com apenas algumas roscas no parafuso para manter o alinhamento da fratura. As brocas devem ser afiadas e retas. A irrigação deve ser usada para resfriar a ponta da broca. A pressão excessiva sobre a broca deve ser evitada porque pode resultar em um furo excêntrico, que não se encaixará perfeitamente

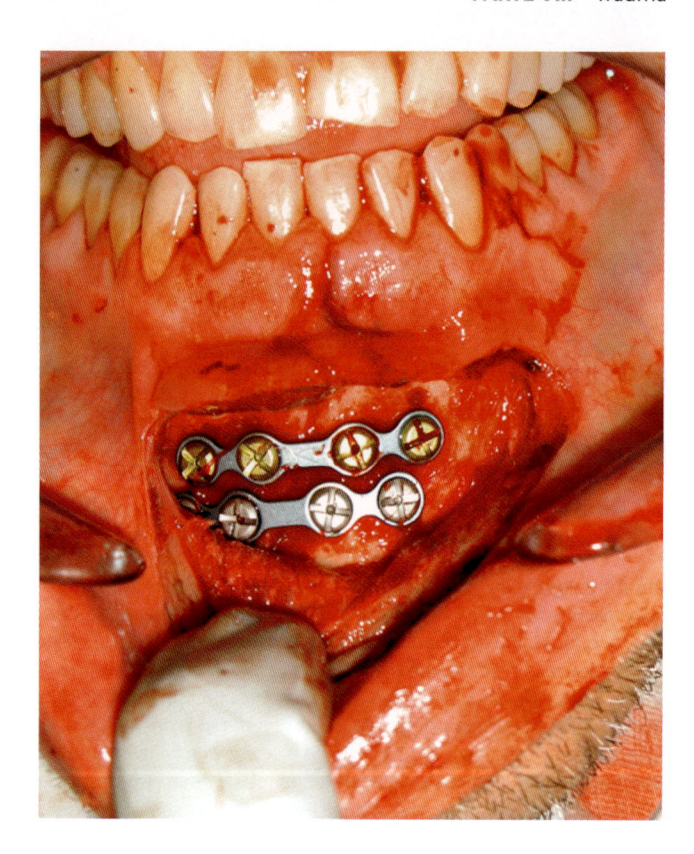

FIGURA 48.8
Anteriormente, duas miniplacas monocorticais são necessárias para combater as forças torcionais.

- com as roscas dos parafusos. Apertar excessivamente o parafuso pode rachar o osso cortical, enfraquecendo o reparo.
- Ao se colocar uma placa no ângulo na crista oblíqua externa, pode ser necessário remover o paciente da IMF para perfurar os furos à broca no segmento mesial da fratura. As placas colocadas na crista oblíqua externa geralmente são curvas próximas a um ângulo de 90 graus no plano sagital. Algumas empresas produzem placas pré-curvadas com essa finalidade.
- Nos casos de fraturas deslocadas, aprendemos a colocar as ferragens da IMF após a exposição da fratura, visto que os arcos barras podem fechar a fratura em uma posição abaixo da ideal, se forem colocados antes da redução da fratura.
- Pode-se usar um guia de broca para trocarte transbucal que aparafuse em uma placa 2.0 roscada com trava, como um cabo, para manter a placa em posição. Algumas empresas fabricam chaves de fenda e brocas de ângulo reto na tentativa de evitar a necessidade de se colocar um trocarte transbucal.
- Após a execução de uma incisão perfurante para uso do trocarte, realiza-se a dissecção romba de tecido mole com uma pinça de ponta fina, e a divulsão é realizada paralela ao curso do nervo facial.
- O enxágue com clorexidina pode ajudar o paciente a manter a higiene oral no período pós-operatório imediato.
- Incisões transorais são usadas quase exclusivamente quando se realizam as abordagens de Champy para as fraturas da mandíbula.
- Técnicas meticulosas de fechamento e incisões escalonadas são usadas para ajudar a diminuir os problemas com deiscência da ferida, que é a complicação mais comum da técnica de Champy. A deiscência da ferida não requer a remoção da placa.
- Em relação às fraturas do ângulo mandibular, a menor taxa de complicação relatada na literatura ocorre com a técnica de Champy.

DIFICULDADES

- A técnica de Champy no ângulo mandibular não é adequada para as fraturas cominutivas, nem é ideal se um dente tiver sido removido na linha da fratura. Esses fatores costumam pender em favor do reparo com fixação rígida de carga suportada.
- O córtex bucal da mandíbula anterior, na realidade, é bastante fino e estreitamente próximo das raízes dentais. Isto pode pôr em risco essas raízes dentais, quando se faz o reparo de fraturas anteriores da mandíbula usando a técnica de Champy. Forças atuantes torcionais anteriores ao forame mentual levam à necessidade de duas placas de Champy nessa região.
- Mandíbulas edêntulas geralmente têm perda de osso alveolar bem como diminuição da superfície de contato para suportar as forças mecânicas dessa técnica.
- Não é uma técnica rígida de fixação. Em circunstâncias de osteomielite ativa, cirurgia de revisão, fraturas gravemente deslocadas ou fraturas cominutivas, uma placa de carga suportada é superior.

INSTRUMENTOS QUE DEVEM ESTAR DISPONÍVEIS

- *Kit* de trauma maxilofacial básico.
- *Kit* de parafusos de IMF com parafusos autoperfurantes.
- Cautério monopolar com ponta protegida revestida de Teflon.
- Sistema de placas com miniplaca 2.0 (ou similar).

LEITURAS SUGERIDAS

Champy M, Loddé JP, Schmitt R, et al. Mandibular osteosynthesis by miniature screwed plates via a buccal approach. *J Maxillofac Surg* 1978;6(1):14–21. PubMed PMID: 274501.

Cornelius CP, Ehrenfeld M. The use of MMF screws: surgical technique, indications, contraindications, and common problems in review of the literature. *Craniomaxillofac Trauma Reconstr* 2010;3(2):55.

Ellis E III. A prospective study of 3 treatment methods for isolated fractures of the mandibular angle. *J Oral Maxillofac Surg* 2010;68(11):2743–2754. PubMed PMID: 20869149.

Ellis E III. A study of 2 bone plating methods for fractures of the mandibular symphysis/body. *J Oral Maxillofac Surg* 2011;69(7):1978–1987. Epub 2011 May 6. PubMed PMID: 21549485.

Fox AJ, Kellman RM. Mandibular angle fractures: two-miniplate fixation and complications. *Arch Facial Plast Surg* 2003;5(6):464–469. PubMed PMID: 14623682.

Murr AH. Mandibular angle fractures and noncompression plating techniques. *Arch Otolaryngol Head Neck Surg* 2005;131(2):166–168. PubMed PMID: 15723951.

49 ABORDAGEM PERCUTÂNEA ÀS FRATURAS DO ÂNGULO MANDIBULAR

Michael A. Carron

INTRODUÇÃO

O trauma facial é responsável por uma porção substancial de lesões vistas na sala de emergência. A causa mais comum da lesão é um ataque físico. Contudo, quedas, acidentes com bicicleta, acidentes industriais, acidentes com veículos motorizados e lesões esportivas também são elementos contribuintes. Não é raro que as vítimas de trauma facial tenham uma fratura da mandíbula, e cerca de 25% destas ocorrem no ângulo mandibular. Acredita-se que essa lesão ocorra em razão da virada da cabeça ao ataque, expondo assim o ângulo da mandíbula à força bruta. É mais suscetível à fratura porque os terceiros molares ocupam espaço ósseo, enfraquecendo, portanto, a reserva óssea. Além disso, forças únicas podem atuar no ângulo porque ele é uma zona de transição do corpo para o ramo ascendente da mandíbula.

A região do ângulo mandibular é muito importante, visto que este tem um papel central na integridade funcional da mandíbula assim como na estética facial. A falha na reconstrução adequada do ângulo mandibular pode resultar em má união ou não união com resultante má oclusão, dor crônica, assimetria facial e mastigação comprometida. O tratamento dessas lesões requer habilidade e se torna ainda mais difícil e complexo quando os pacientes têm má dentição, higiene oral precária e são propensos a perder as consultas de cuidados de acompanhamento.

O reparo de fraturas do ângulo mandibular pode ser realizado por meio de uma abordagem submandibular externa ou percutaneamente por incisão intraoral combinada com um trocarte transbucal e chave de fenda. A abordagem percutânea reduz o potencial de lesão do nervo facial e minimiza as incisões externas e formação cicatricial. Entretanto, ao se perfurar orifícios e colocar os parafusos, a técnica pode ser difícil em certas áreas de difícil alcance do ângulo mandibular.

HISTÓRIA

Os pacientes com uma fratura da mandíbula geralmente se apresentam na sala de emergência com uma história complexa de trauma. Os princípios padrão de avaliação do paciente de trauma (via aérea, respiração, circulação, Escala de Coma Glasgow, acesso IV) têm prioridade sobre a história geral do paciente. Visto que a mandíbula está localizada em continuidade com o assoalho da boca, edema ou hematoma franco pode deslocar a língua em direção posterior. Esse paciente pode se apresentar com dificuldade respiratória e detém um significativo potencial para obstrução da via aérea.

Depois que a avaliação do trauma estiver completa e o paciente estiver estabilizado, a atenção é direcionada aos eventos do trauma, aos sinais e sintomas relacionados a essas lesões e à história do paciente. Perguntas referentes ao evento atual, intervenções cirúrgicas passadas, trauma anterior, medicações atuais, alergias, história familiar e uso de substância são revisadas e registradas. A história de saúde geral do paciente também é obtida nesse momento e inclui os sistemas cardíaco, pulmonar, hepático e renal. Dependendo do nível de consciência do paciente, pode ser necessária a obtenção da história por parte da família ou outros cuidadores. Outros especialistas cirúrgicos e serviços sociais são consultados, se necessário.

EXAME FÍSICO

O exame físico é crítico para avaliar a mandíbula fraturada. O exame permite ao cirurgião determinar a localização e a gravidade das lesões. Além do exame "geral" padrão de cabeça e pescoço, particular atenção é dada ao terço inferior da face, aos dentes, lábios, língua e gengiva. O cirurgião deve notar a presença ou ausência de edema no local da fratura, sensibilidade e lacerações intraoral ou externa e possivelmente fragmentos ósseos expostos.

Os dentes podem estar soltos, lascados ou avulsionados. Todos os dentes e/ou dentaduras precisam ser considerados, uma vez que podem se alojar na via aérea do paciente. O paciente deve ser questionado se consegue detectar algum dano aos dentes ou se sua oclusão está anormal. Os dentes criam estabilidade adicional ao se reparar as fraturas de mandíbula, sendo necessária atenção técnica na avaliação. Os dentes que parecem estar cariados ou desvitalizados como consequência da lesão devem ser considerados para extração dental a fim de se prevenir complicações. Pode ser necessária a avaliação dos dentes do paciente por parte de um colega cirurgião-dentista ou cirurgião oral, se houver um problema em relação ao seu estado.

Queixas de perda de sensação da face, dos lábios ou das bochechas podem ser devidas à lesão do nervo alveolar inferior, que corre através do corpo da mandíbula, ou do nervo mentual, quando ele sai da mandíbula entre o primeiro e o segundo pré-molares. Balançar delicadamente a mandíbula permitirá ao cirurgião avaliar e documentar a localização de quaisquer segmentos móveis da mandíbula. Ocasionalmente, a fratura é "aberta" com uma laceração da gengiva no local da lesão com sangramento do espaço medular do osso. As fraturas de ângulo com frequência ocorrem com fraturas condilares ou parassinfisiais opostas. O médico examinador deve lembrar-se de que fraturas múltiplas, muitas vezes, são a regra, e não a exceção.

INDICAÇÕES

Os prontos cuidados a essa lesão são importantes, uma vez que as fraturas mandibulares não reparadas são dolorosas e podem resultar em má oclusão, deformidade de mordida aberta, assim como comprometimento da fala, mastigação ou deglutição. O objetivo da fixação interna é restabelecer a união óssea, prevenir a não união ou má união e iniciar a mobilização precoce do côndilo para evitar a ancilose. No caso de uma fratura linear simples favorável do ângulo mandibular, a abordagem percutânea que aplica uma miniplaca de Champy deve ser considerada. Já para as fraturas não favoráveis ou fraturas complicadas por dentes ausentes, as placas de compressão, não compressão ou uma placa sistema Lock (com trava) seriam indicadas. A placa e os parafusos específicos selecionados precisam assegurar a neutralização das forças funcionais no ângulo da mandíbula para permitir a cicatrização estável do osso (Fig. 49.1). A abordagem percutânea acarreta mínima morbidade e mínima dissecção de tecido mole e evita o dano potencial às

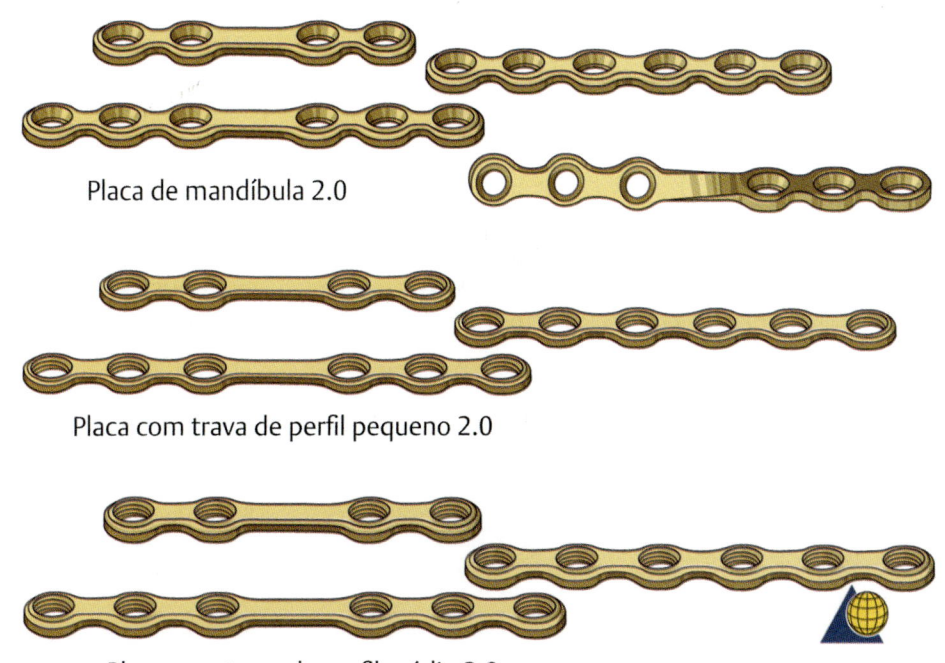

Placa de mandíbula 2.0

Placa com trava de perfil pequeno 2.0

Placa com trava de perfil médio 2.0

FIGURA 49.1 A seleção da placa depende da situação da fratura. Para fraturas do ângulo minimamente deslocadas, uma placa de Champy pode ser colocada através de uma linha ideal de osteossíntese (p. ex., placa de mandíbula 2.0 com torção de quase 90 graus). Para fraturas verticais ou minimamente oblíquas, uma placa de compressão pode ser usada. Para fraturas gravemente oblíquas, sugere-se uma placa de fratura de não compressão. Para uma topografia óssea muito irregular ou uma situação de alto risco de saída ou falha do parafuso, são recomendadas placas com trava. Para fraturas graves ou fraturas altamente cominuídas, sugerem-se placas de reconstrução.

estruturas neurovasculares e glandulares das bochechas. Além disso, a incisão intraoral usada com a abordagem percutânea pode ser vantajosa quando o cirurgião precisa remover um dente molar do local de fratura.

A abordagem extraoral é mais adequada para múltiplas fraturas complicadas e fraturas cominutivas. Essa abordagem envolve uma incisão através do pescoço com uma significativa dissecção para alcançar o ângulo da mandíbula. Existe potencial para lesão da glândula submandibular ou do ramo marginal do nervo facial que não deve ser subestimado.

CONTRAINDICAÇÕES

A técnica percutânea nem sempre é indicada e nem sempre é o ideal. Existem certas situações de traumas em que a abordagem externa ou um aparelho de fixação externa devem ser considerados e até usados de preferência. Às vezes, uma grande laceração traumática preexistente no pescoço e em tecidos da bochecha pode ser usada para o acesso ao local da fratura, eliminando assim a necessidade da abordagem percutânea. Fraturas negligenciadas com formação de abscesso e/ou sequestro requerem uma abordagem externa e drenagem do material infectado. Nos casos de cominuição grave, uma placa de reconstrução muito longa pode ser necessária para unir um defeito. Nos casos de cominuição grave com fraturas múltiplas no ângulo mandibular, um aparelho de fixação externa pode ser necessário. Essencialmente, grandes fragmentos de ossos podem receber pinos e ser mantidos de maneira estável enquanto os fragmentos com cominuição entre eles são estabilizados e fornecem uma reserva óssea para cicatrização da fratura.

PLANEJAMENTO PRÉ-OPERATÓRIO

Exame Radiográfico

A tomografia computadorizada (CT) maxilofacial é o atual padrão para avaliação das fraturas da mandíbula. A CT é muito sensível para demonstrar fraturas da mandíbula, podendo ser usada sozinha, mas têm sido encontradas limitações no detalhamento da anatomia dental. O estado dos dentes traz uma importante variável no tratamento dessas lesões. Embora apresentem algumas limitações na região sinfisial, Panorex e uma série completa da mandíbula fornecem uma excelente visão da mandíbula de côndilo a côndilo e produzem informações sobre o estado dos dentes. Isto é particularmente importante no caso de fraturas de ângulo mandibular para as quais o exame do terceiro molar é obrigatório.

- Identificar a localização e a gravidade de todas as fraturas faciais.
- Determinar com o exame físico e os exames por imagem o estado dos terceiros molares. Isto é importante porque dentes não vitais ou gravemente cariados podem aumentar a chance de infecção, com osteomielite potencial, má união, não união ou formação de abscesso.
- Se o paciente tiver dentes, será importante decidir se será ou não usada uma fixação intermaxilar com arcos barras ou parafusos de fixação intermaxilar.
- É importante determinar radiograficamente a configuração da fratura (favorável, desfavorável ou cominutiva). Isto determinará a escolha da placa, seja uma placa de compressão, miniplaca de Champy, de não compressão ou reconstrução.
- Se o contorno do ângulo mandibular for irregular, será muito difícil adaptar perfeitamente a placa à superfície óssea, e uma placa com trava pode ser apropriada. Essa placa é projetada de tal forma que as cabeças dos parafusos travem dentro da placa, agindo como um dispositivo de fixação interna e externa. As placas com travas são úteis nos casos com defeitos extensos, especialmente quando há probabilidade de que ocorra cicatrização prolongada. As placas com trava evitam o afrouxamento das cabeças dos parafusos da placa ou a saída do parafuso e podem minimizar a reabsorção do osso sob a placa, em virtude da pressão direta que os parafusos exercem quando impelem o osso para a placa.
- Para fraturas oblíquas, uma placa de compressão pode não ser ideal, visto que comprimir as duas extremidades diagonais da fratura pode fazer com que uma das extremidades deslize para cima e sobre a outra à compressão. Nesse caso, a placa de não compressão pode ser preferível. No caso de fraturas muito grandes ou de fraturas parcialmente cominutivas, uma placa de reconstrução de carga suportada geralmente é considerada apropriada.
- A gravidade e a extensão da fratura determinarão o tamanho da placa e a quantidade de exposição necessária para aplicação. Se a fratura for antiga, é importante determinar no pré-operatório se há ou não infecção, osteomielite ou sequestro que requeiram debridamento. É importante determinar a presença de um abscesso, pois este pode direcionar o cirurgião para a abordagem externa, quando a drenagem de infecção e a remoção de qualquer sequestro precisam ser realizadas.
- Se a placa for aplicada inferiormente, é importante prevenir o afastamento da margem superior da fratura. Neste caso, uma miniplaca com dois ou quatro furos com parafusos monocorticais pode ser usada como uma banda de tensão da margem superior. Um arco barra também pode ser usado, desde que haja uma boa dentição.

TÉCNICA CIRÚRGICA

O paciente é levado para a sala cirúrgica, e anestesia geral com intubação nasotraqueal é realizada, se o paciente estiver desperto ou uma sonda endotraqueal estiver posicionada. Se estiver planejado que o paciente permaneça intubado por período prolongado ou os riscos da extubação com subsequente intubação nasotraqueal forem muito grandes, deve ser realizada traqueostomia nesse momento. Após assegurar a via aérea do paciente, pode-se proceder à cirurgia.

A etapa inicial é estabelecer a oclusão normal pré-lesão para o paciente. Para realizar isso, são aplicados arcos barras aos arcos dentais superior e inferior. Entretanto, os parafusos de fixação intermaxilar ou amarrias IV podem ser usados para alcançar oclusão e fixação intermaxilar. É importante notar que o arco barra atuará como uma banda de tensão na margem mandibular superior, enquanto as duas outras modalidades não produzirão tensão. Depois de obtida a fixação intermaxilar, toda a face e o pescoço do paciente são preparados com solução de Betadina, a qual é deixada secar. O campo cirúrgico é aplicado normalmente no paciente. Isto é realizado para o caso de se tornar necessária uma abordagem externa. O alvéolo e a área do trígono retromolar são injetados com lidocaína a 1% com epinefrina (1:100.000), e permite-se que estes atuem por um período de 10 minutos para que a hemostasia faça efeito. Um bisturi com lâmina 15 é usado para fazer uma incisão ao longo da crista oblíqua da mandíbula, que se estende para dentro do sulco gengivobucal no segundo molar. Essa incisão pode ser estendida anteriormente, se necessário, para obter a exposição da fratura (Fig. 49.2). A incisão é realizada até o periósteo, e um elevador de Cottle então é usado para dissecar o periósteo do corpo posterior, o ângulo e ramo ascendente proximal para expor a fratura (Fig. 49.3). A fratura pode ser reduzida manualmente nesse ponto com o paciente em fixação intermaxilar.

Para a fratura reduzida não deslocada, uma miniplaca de Champy é aplicada à linha oblíqua. No caso de fraturas mais extensas, é necessário que sejam aplicadas placas inferiormente nessa técnica. É importante escolher o local na pele da bochecha para o trocarte que será usado no acesso à fratura. Um instrumento rombo pode ser colocado a partir da face medial do retalho em direção externa para projetar a pele lateral para que o cirurgião possa julgar onde executar a incisão penetrante (Fig. 49.4). Esse local provê acesso aos instrumentos percutâneos e ao local escolhido para permitir que os instrumentos tenham acesso a todos os aspectos da placa (Fig. 49.5). Deve-se tomar cuidado para não executar a incisão muito superiormente à localização, visto que os tecidos moles faciais não se movimentam tão facilmente em direção inferior, se for necessária essa posição. Depois de escolhido um local, um bisturi com lâmina 11 é usado para fazer uma pequena ferida penetrante na pele. Uma pinça-mosquito fina pode ser usada para dissecar delicadamente o tecido subcutâneo. Os dentes da pinça são afastados paralelamente à direção dos ramos do nervo facial.

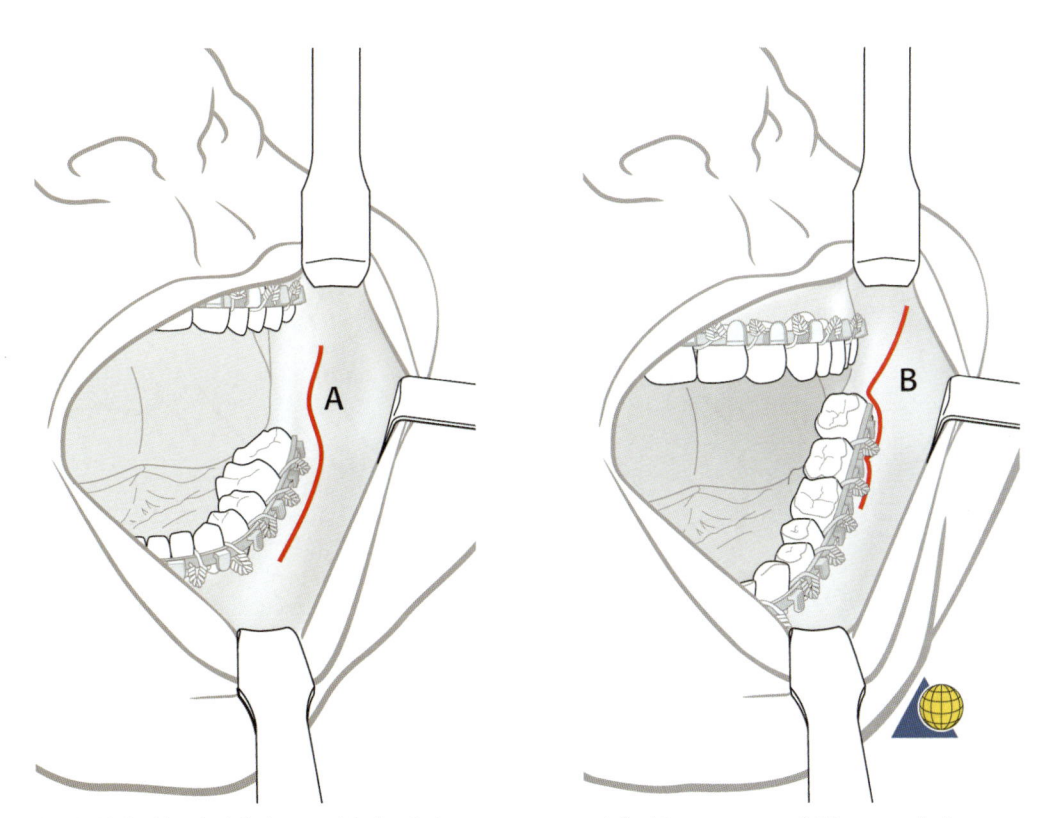

FIGURA 49.2 Uma incisão intraoral é planejada para que a exposição ótima possa ser obtida para reduzir e colocar a placa na fratura. A incisão é feita no sulco gengivobucal desde o primeiro molar até o ângulo posterior (proximal) do ramo ascendente. É crítico que uma bainha adequada de mucosa permaneça para permitir um fechamento livre de tensão *(A) versus* ao longo da linha dental *(B)*. A incisão pode ser estendida anteriormente, se necessário, para permitir exposição adicional.

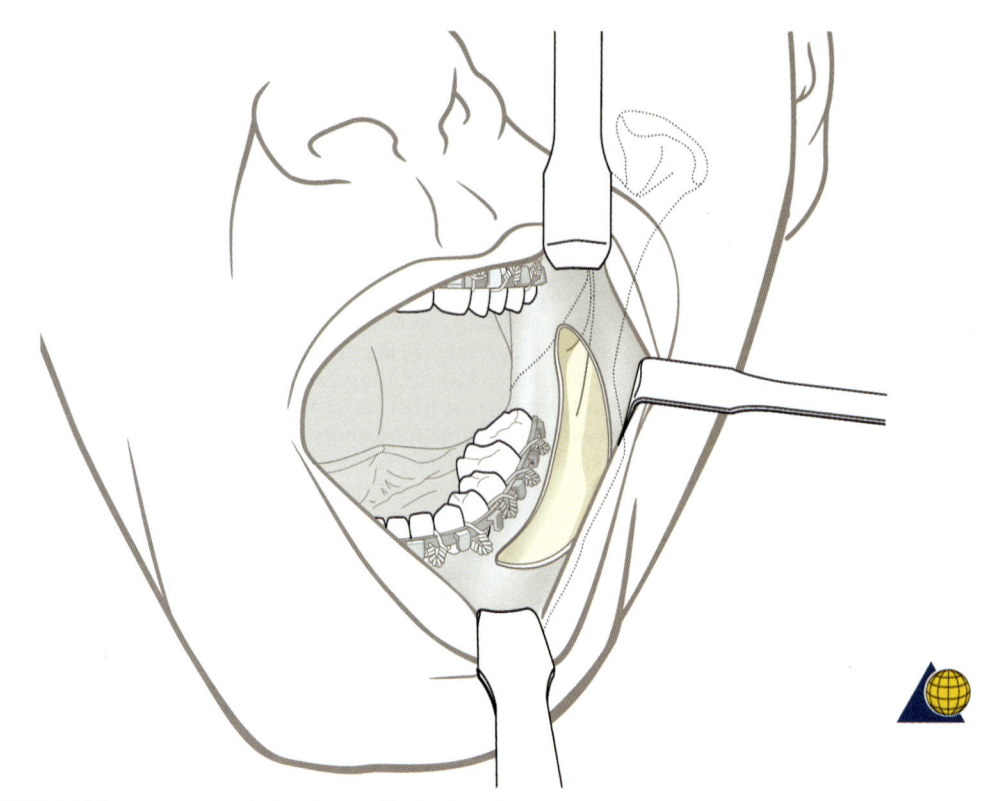

FIGURA 49.3 A exposição do ângulo mandibular além do corpo posterior e do ramo ascendente é possível com a incisão intraoral.

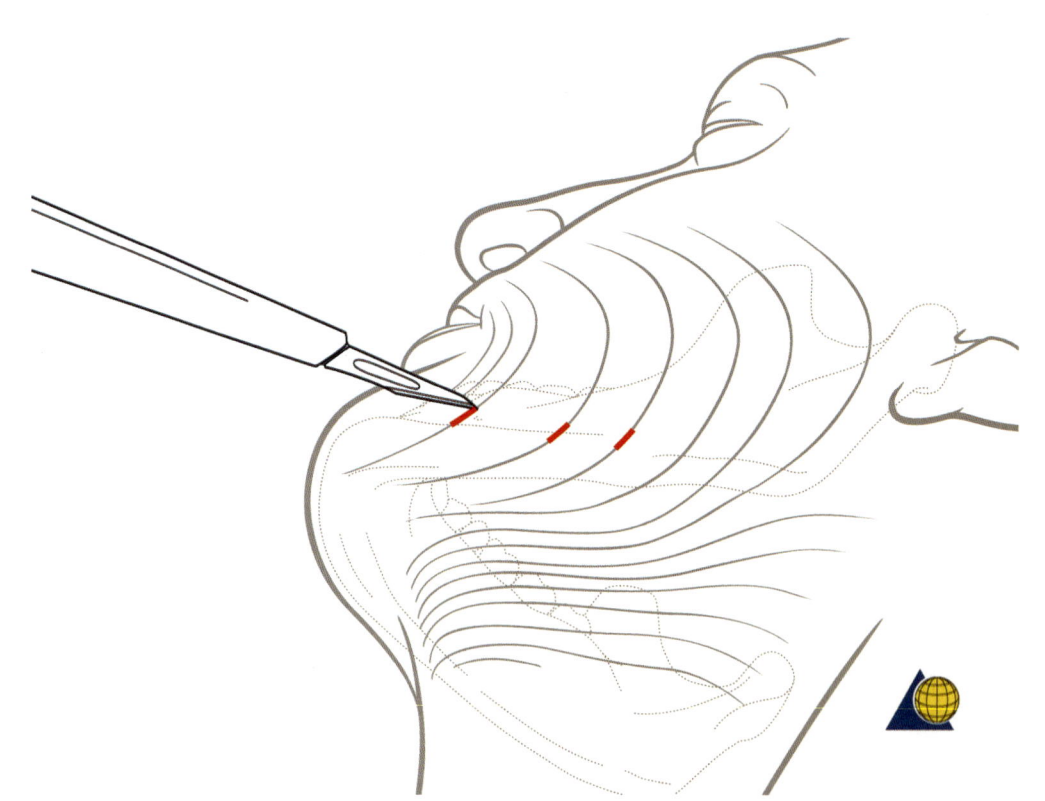

FIGURA 49.4 Incisões perfurantes para a introdução do trocarte para acesso à região do ângulo mandibular devem ser feitas nas dobras naturais da pele facial para fins estéticos. O local selecionado, finalmente, deve permitir o acesso do guia de broca a todos os furos da placa e o trabalho com o sistema percutâneo.

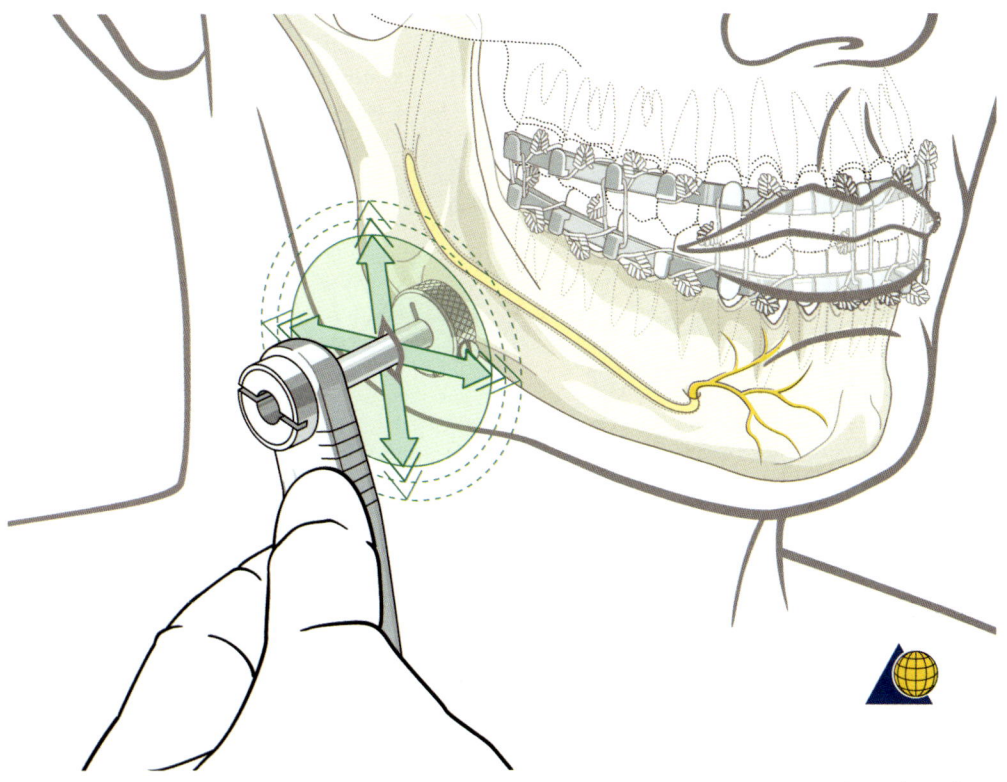

CAPÍTULO 49 Abordagem Percutânea às Fraturas do Ângulo Mandibular

FIGURA 49.5 O sistema percutâneo deve ser capaz de se mover livremente para o acesso a todos os furos da placa de fratura.

O guia da broca, que é fixado ao cabo do dispositivo percutâneo, e o trocarte são colocados dentro da ferida (Fig. 49.6). O polegar é usado para aplicar pressão uniforme, mas delicada, ao trocarte à medida que este é introduzido na ferida. Com a pressão delicada, ele irá perfurar o tecido mole na face medial do retalho da bochecha (Fig. 49.7). O trocarte é removido e substituído pelo guia de broca (Figs. 49.8 a 49.10). O retrator da bochecha é, então, fixado às ferragens para permitir a retração do retalho da bochecha (Fig. 49.11), que permite ao cirurgião manejar todo o dis-

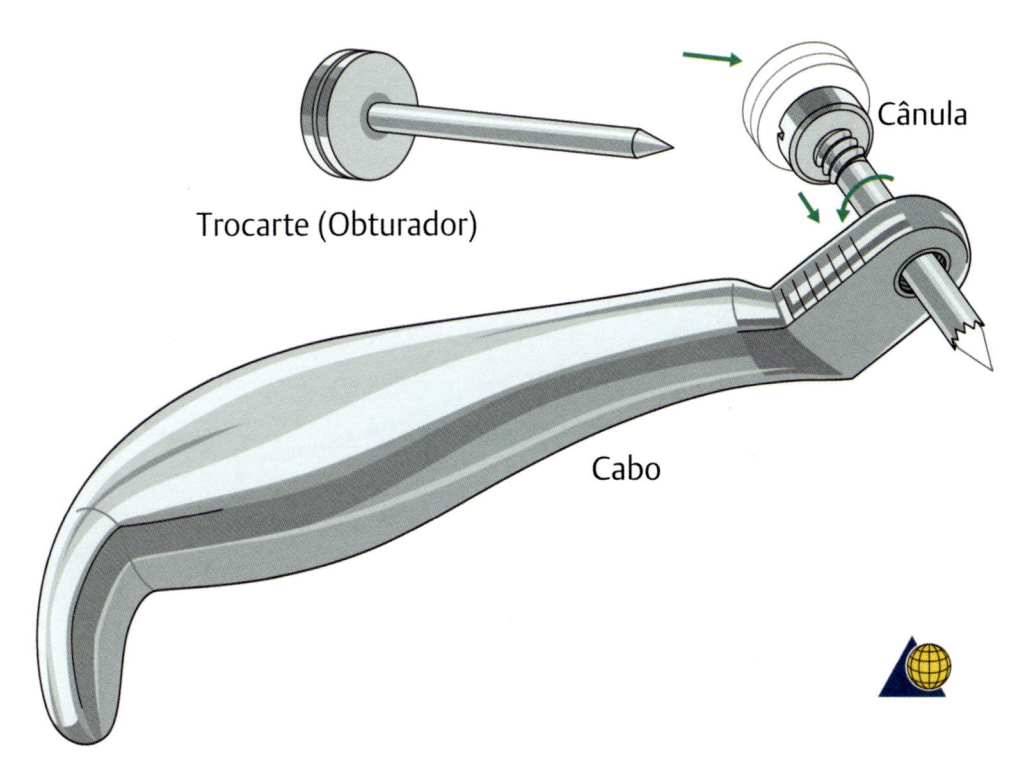

FIGURA 49.6 As ferragens percutâneas consistem em um cabo de aço cirúrgico com uma cânula na ponta, trocarte e guias de broca. O trocarte e os guias de broca são deslizados através da cânula.

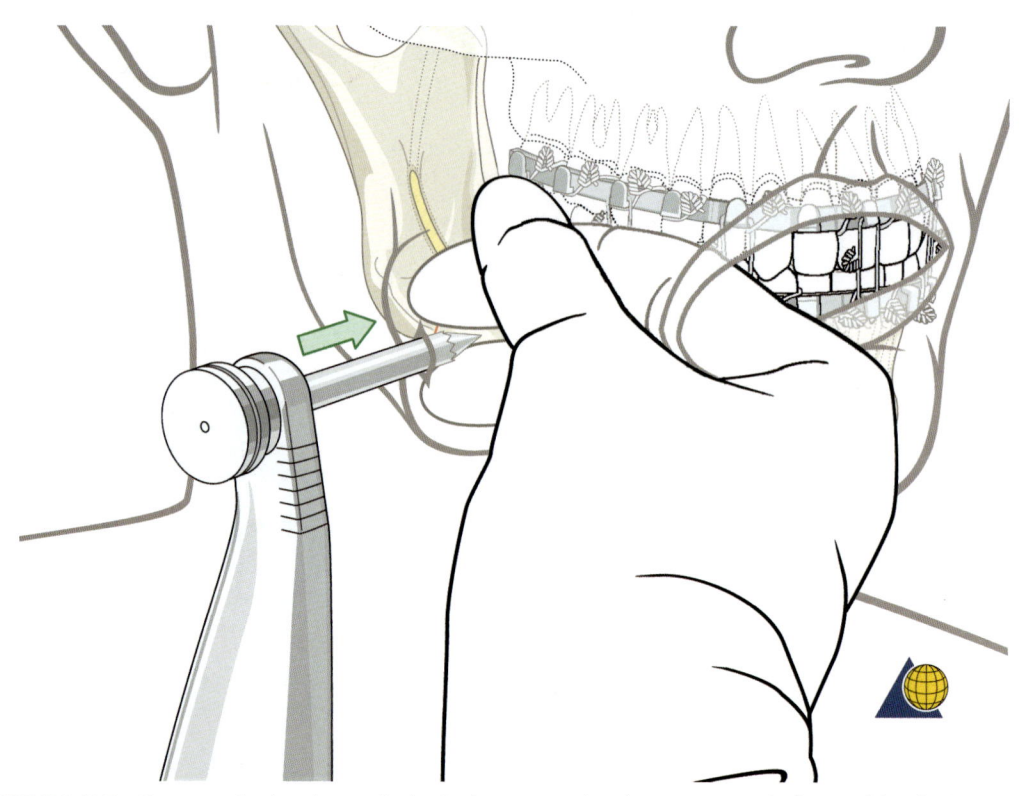

FIGURA 49.7 O trocarte é colocado através da cânula na ponta do cabo e, com pressão firme e delicada, é introduzido na ferida penetrante. O trocarte permite o acesso da cânula através do retalho da bochecha para que sua margem aberta não apreenda tecido mole circundante. O trocarte é inserido lentamente de modo que possa empurrar delicadamente os tecidos à medida que avança através do retalho.

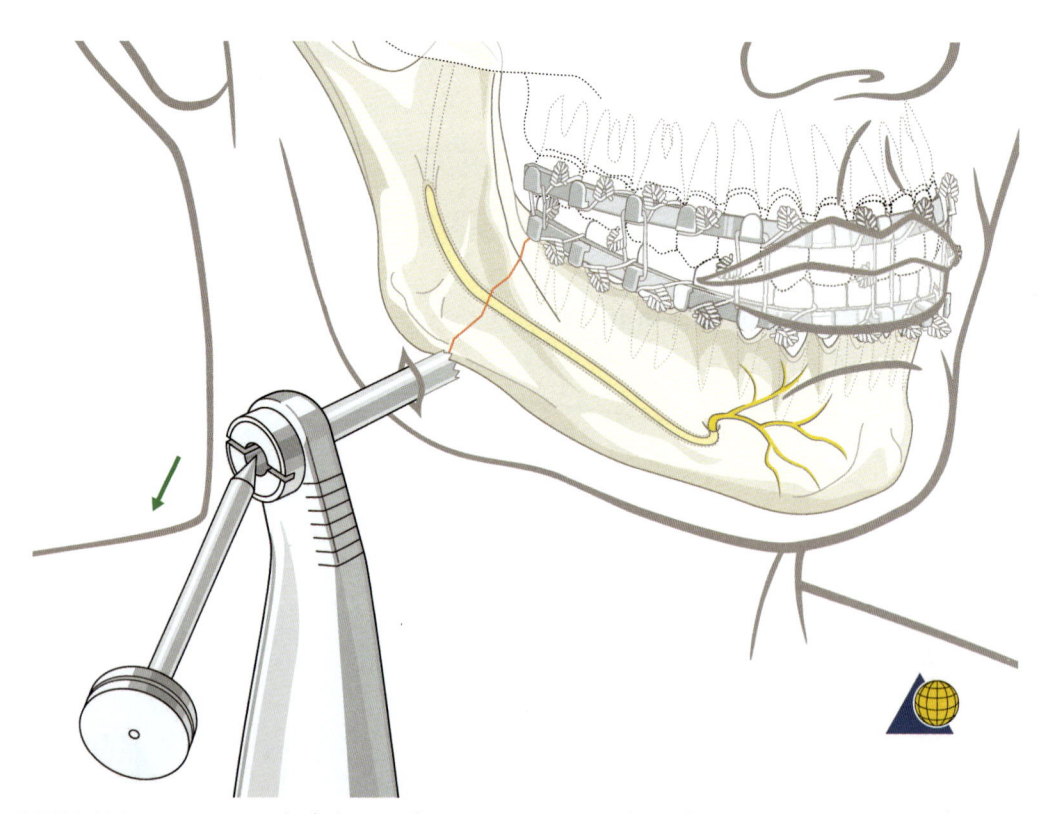

FIGURA 49.8 Depois que a cânula é avançada com sucesso através do retalho da bochecha, o trocarte é removido, permitindo a inserção do guia de broca.

CAPÍTULO 49 Abordagem Percutânea às Fraturas do Ângulo Mandibular

Manguito de broca neutro

Manguito de broca de compressão

Manguito de broca de inserção

Manguito de broca roscado

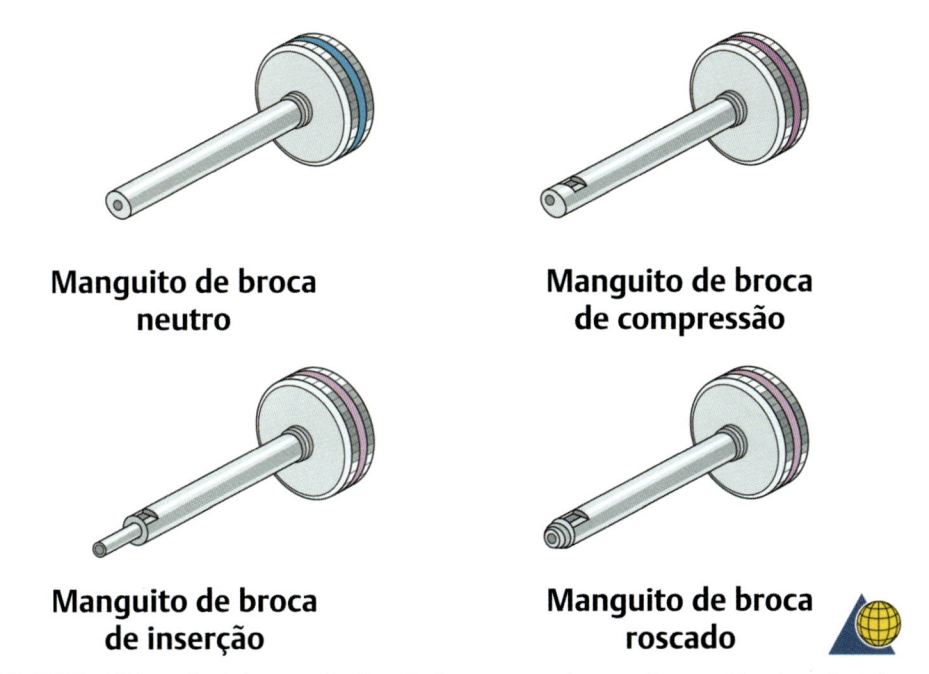

FIGURA 49.9 Vários guias de broca estão disponíveis para acomodar a escolha específica da ponta da broca. Alguns guias de broca se inserem ou são aparafusados nos furos, enquanto outros são neutros. Ao usar o guia de broca de compressão, certifique-se de que a seta no topo esteja voltada para a linha de fratura.

positivo anterior, superior e inferiormente, se necessário, para ter acesso aos orifícios necessários da placa, a fim de fazer o furo piloto e colocar o parafuso (Figs. 49.12 e 49.13).

Depois que a fratura é exposta, os instrumentos percutâneos são montados, e o guia de broca é colocado através do retalho da bochecha de tal forma que a fratura agora possa ser reduzida com pinças ósseas ou manualmente. É selecionada uma placa que unirá o defeito com um mínimo de dois furos em cada lado da linha de fratura. Como em qualquer planejamento convencional de colocação de placa, a fratura é reduzida, a placa é adaptada, e o primeiro furo em cada lado da linha de fratura é selecionado para ser perfurado. A ponta de broca adequada, correspondente ao parafuso que se prevê utilizar, é posicionada através do guia da broca e assentada a 90 graus em relação ao furo

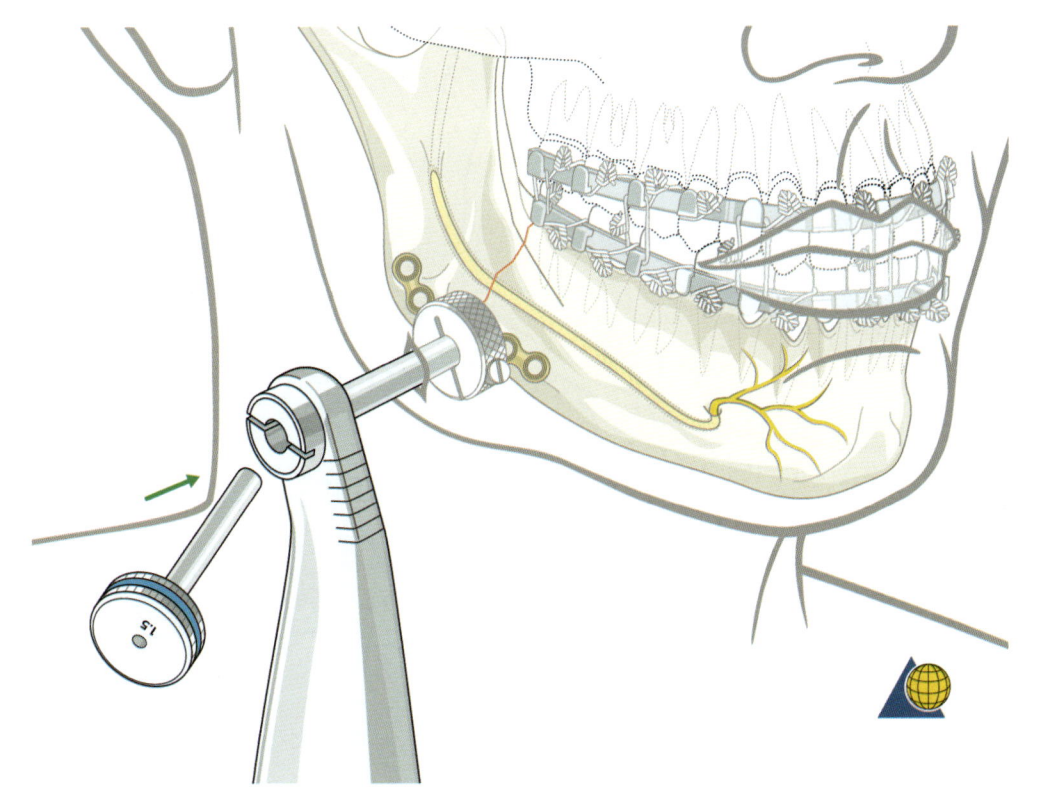

FIGURA 49.10 O manguito da broca é inserido.

Retrator (reto) em lâmina

Retrator em formato de "U"

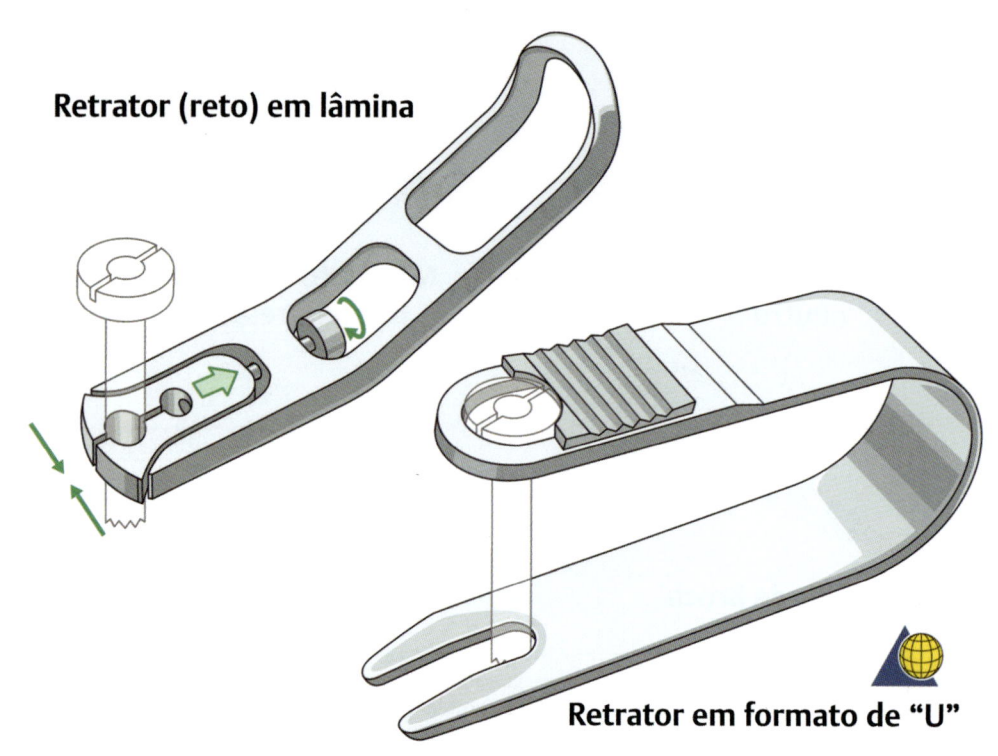

FIGURA 49.11 Dois estilos de retrator de bochecha. Em formatos de "lâmina" e de "U". Ambos se conectam à cânula na extremidade do cabo. Isto permite retração do retalho da bochecha ao se manobrar o sistema percutâneo durante os passos de perfuração e posicionamento dos parafusos da operação.

da placa. A perfuração deverá ocorrer com pressão uniforme, e o operador deverá primeiramente encaixar o córtex externo e, com pressão firme e delicada, continuará através do córtex interno até a mandíbula ao mesmo tempo que irriga abundantemente para prevenir a necrose do osso secundária ao calor (Fig. 49.14). É importante certificar-se de que o guia e a ponta da broca estejam a 90 graus do furo da placa, para prevenir qualquer tipo de oscilação que comprometa a colocação dos parafusos. Também é importante perceber que existem importantes estruturas neurovasculares medialmente ao córtex interno da mandíbula, assim, depois de perfurado o segundo córtex, a broca deve ser removida imediatamente com pressão retrógrada uniforme enquanto a ponta da broca ainda está girando. Um

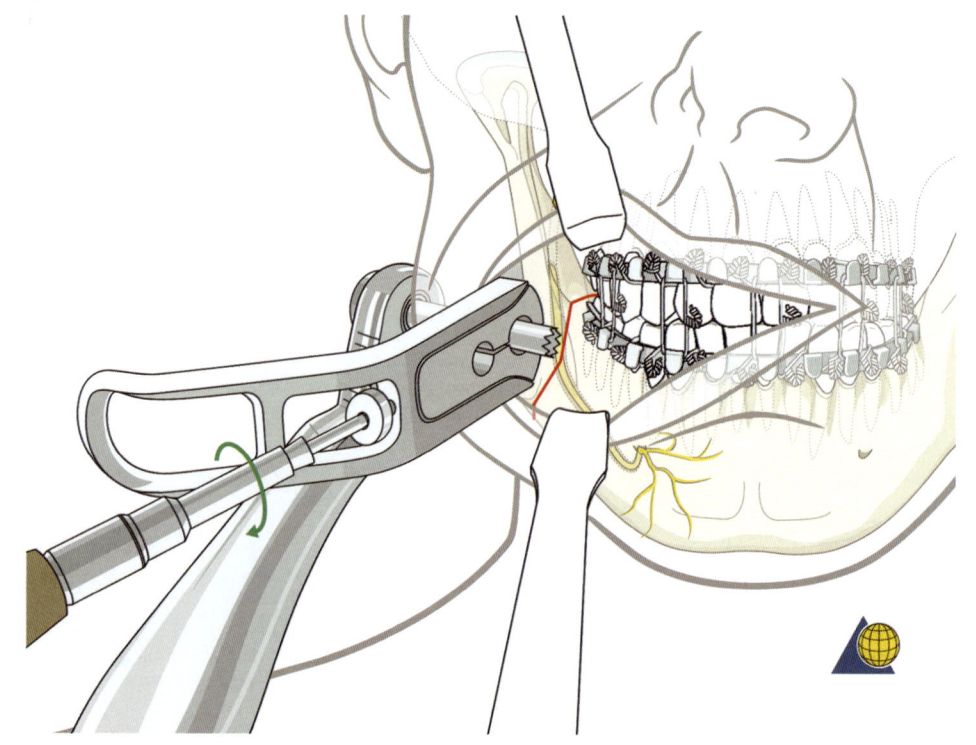

FIGURA 49.12 Demonstração do retrator de bochecha em formato de "lâmina".

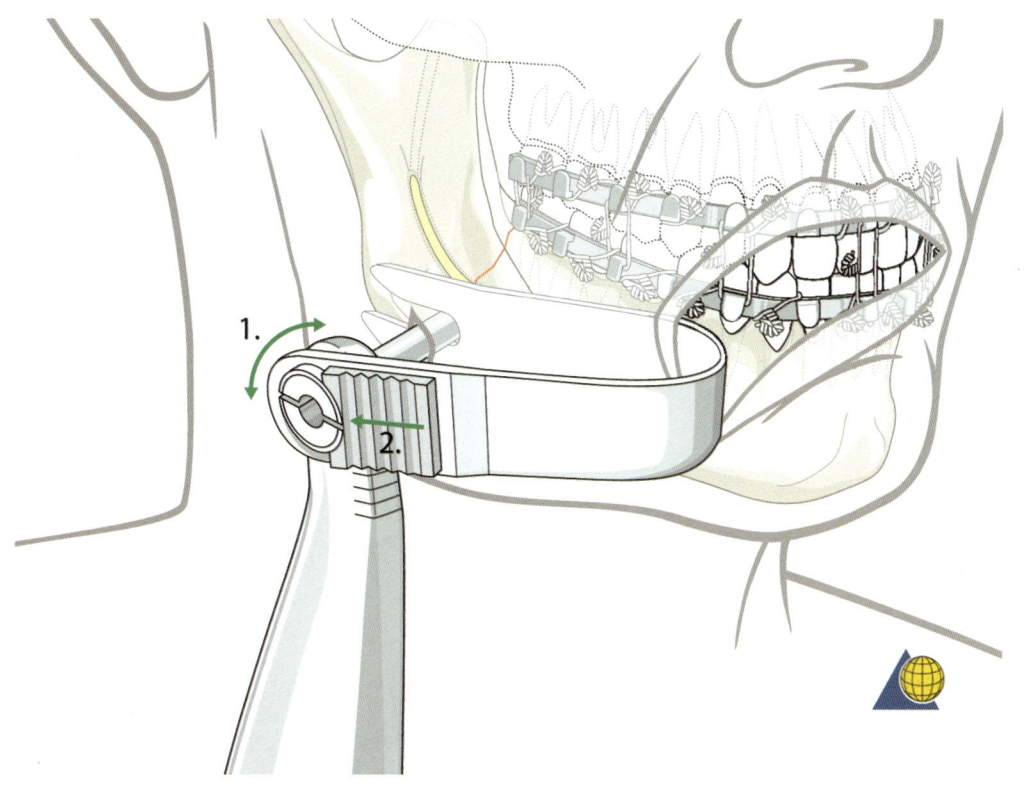

FIGURA 49.13 Demonstração do retrator de bochecha em formato de "U".

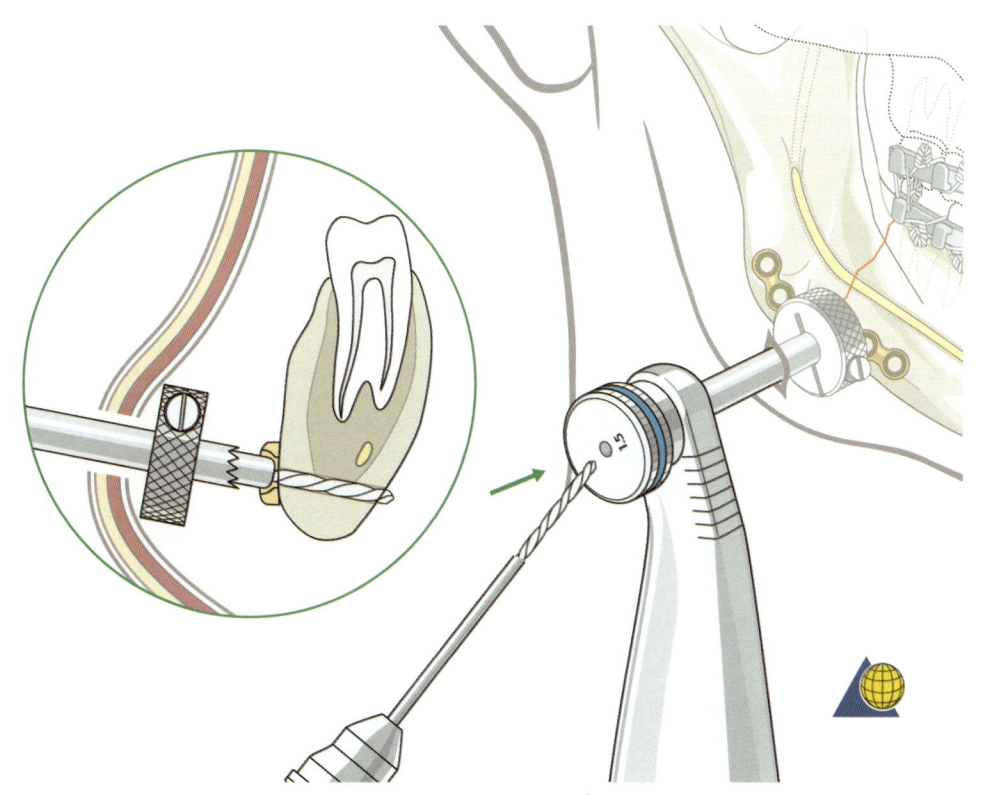

FIGURA 49.14 Inserção da ponta da broca através do guia de broca. É necessária uma irrigação abundante, para prevenir a necrose óssea à perfuração. As pontas de broca geralmente são codificadas por cor para o diâmetro do parafuso e a guia de broca, a fim de facilitar a seleção e manter adequadas relações entre os três. Ao fazer os furos pilotos na placa bicortical inferior, é importante permanecer abaixo das raízes dentais e do nervo alveolar inferior para prevenir lesão. Os furos piloto da placa da margem superior são manicorticais, especificamente para prevenir lesão a essas estruturas.

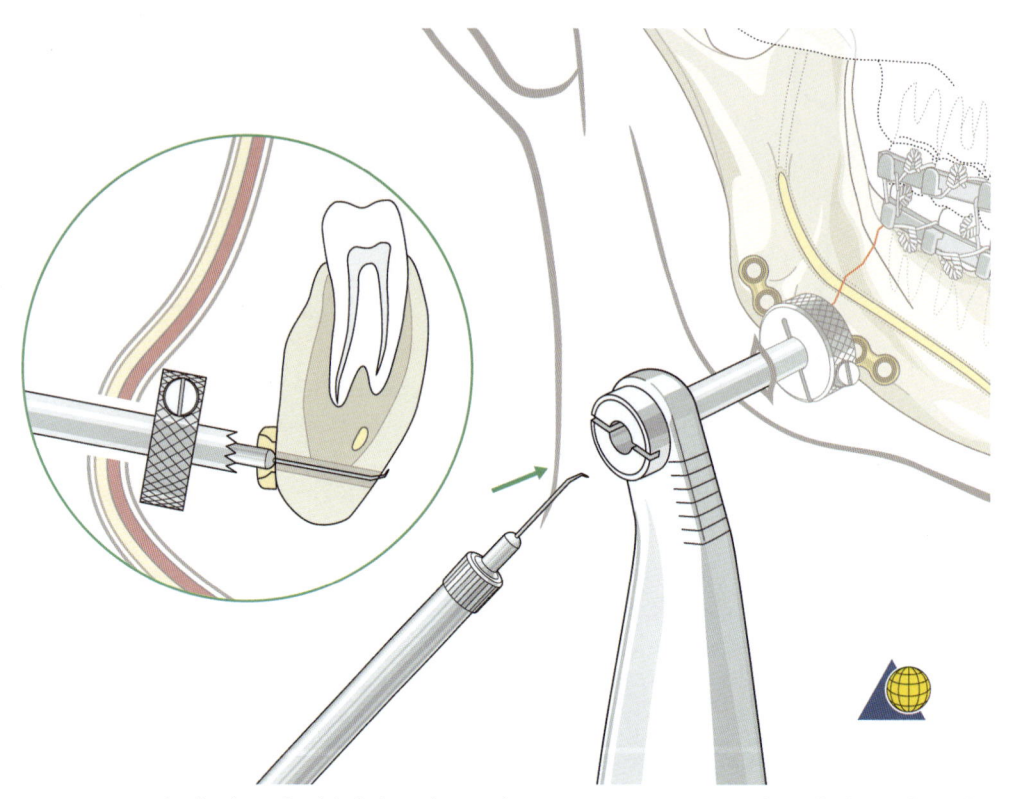

FIGURA 49.15 O aferidor de profundidade é usado para determinar o comprimento adequado do parafuso. Ele é inserido no furo piloto. Um pequeno lábio localiza-se na extremidade do aferidor de profundidade para apreender o córtex interno.

aferidor de profundidade é colocado então através do guia de broca, o córtex interno da mandíbula é apreendido delicadamente com o lábio do aferidor de profundidade, sendo obtida a medida adequada (Fig. 49.15). É selecionado um parafuso com comprimento apropriado, montado sobre a extremidade da chave de fenda e colocado através do guia de broca (Fig. 49.16). O primeiro parafuso é colocado em cerca de 90% da tensão máxima. O furo oposto mais próximo do local da fratura é feito de maneira similar. Entretanto, esse parafuso é colocado a 100% da tensão necessária para assentá-lo. Volta-se, então, a atenção ao primeiro parafuso, que é completamente apertado. O sistema percutâneo com o retrator de bochecha pode então ser manipulado, a fim de que os outros furos da placa possam ser acessados via guia de broca. Todo o processo ocorre exatamente da mesma maneira até que todos os parafusos necessários sejam colocados (Fig. 49.17).

É importante verificar periodicamente a fixação intermaxilar e oclusão para assegurar que ela seja mantida. É imperativo manter a fratura sempre em redução enquanto se procede à perfuração e à colocação de parafusos. Depois que a placa da margem inferior tiver sido colocada com êxito, a oclusão do paciente é checada novamente, para assegurar que seja mantida em uma posição normal. A fratura também é inspecionada, para assegurar que seja mantida em redução. Se um arco barra for colocado, este pode ser usado como banda de tensão, para prevenir afastamento da margem superior do ângulo após a redução da margem inferior. Alternativamente, pode-se usar uma miniplaca com dois ou quatro furos na margem superior como banda de tensão. Aqui, uma miniplaca de 2-0 é selecionada e adaptada à margem superior do ângulo usando-se a mesma técnica descrita anteriormente. Porém, é importante notar que todos os furos pilotos são somente monocorticais. Isto é para prevenir o dano às raízes dentais ou ao canal alveolar inferior. Parafusos de quatro ou cinco milímetros são então selecionados e colocados em cada lado da linha de fratura (Fig. 49.18).

A ferida é irrigada, e quaisquer áreas exsudativas são delicadamente cauterizadas com Bovie, com a ponta tipo agulha. Os tecidos moles são reaproximados com Vicryl 3-0 ou cromo 3-0 em uma agulha de urologia UR-6. Essa agulha possui uma curva específica, que torna muito fácil aplicar suturas intraoralmente nas áreas retromolar, do trígono e do sulco gengivobucal. A ferida é fechada com suturas interrompidas sepultadas a fim de cobrir completamente a placa (Fig. 49.19). Como podem ocorrer algum edema pós-operatório e acúmulo de fluido, escolho não fechar de maneira impermeável, mas deixo algum espaço entre as suturas para permitir a saída de quaisquer fluidos que possam se acumular. A pequena ferida penetrante na bochecha pode ser fechada com uma sutura de Prolene 6-0 interrompida.

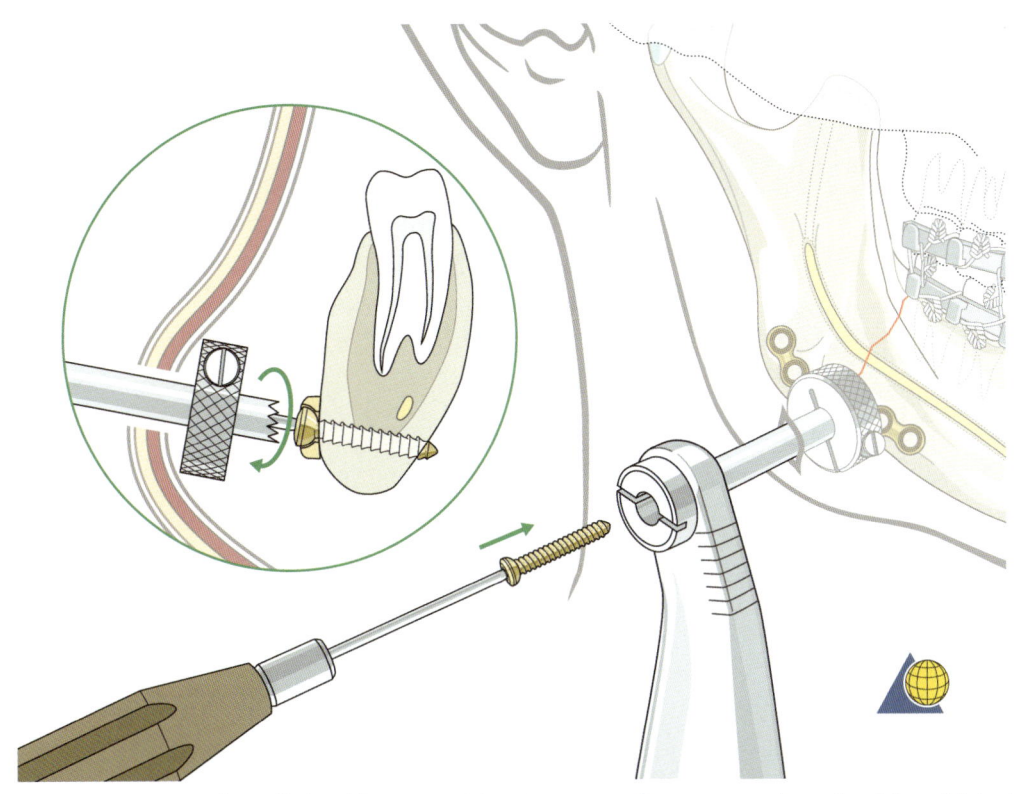

CAPÍTULO 49 Abordagem Percutânea às Fraturas do Ângulo Mandibular   **609**

FIGURA 49.16 Os parafusos são inseridos sequencialmente, começando-se com aqueles mais próximos à linha de fratura. O primeiro parafuso é apertado em aproximadamente 90%, enquanto o segundo parafuso, no local oposto à linha de fratura, é apertado completamente. O primeiro parafuso, então, é completamente apertado.

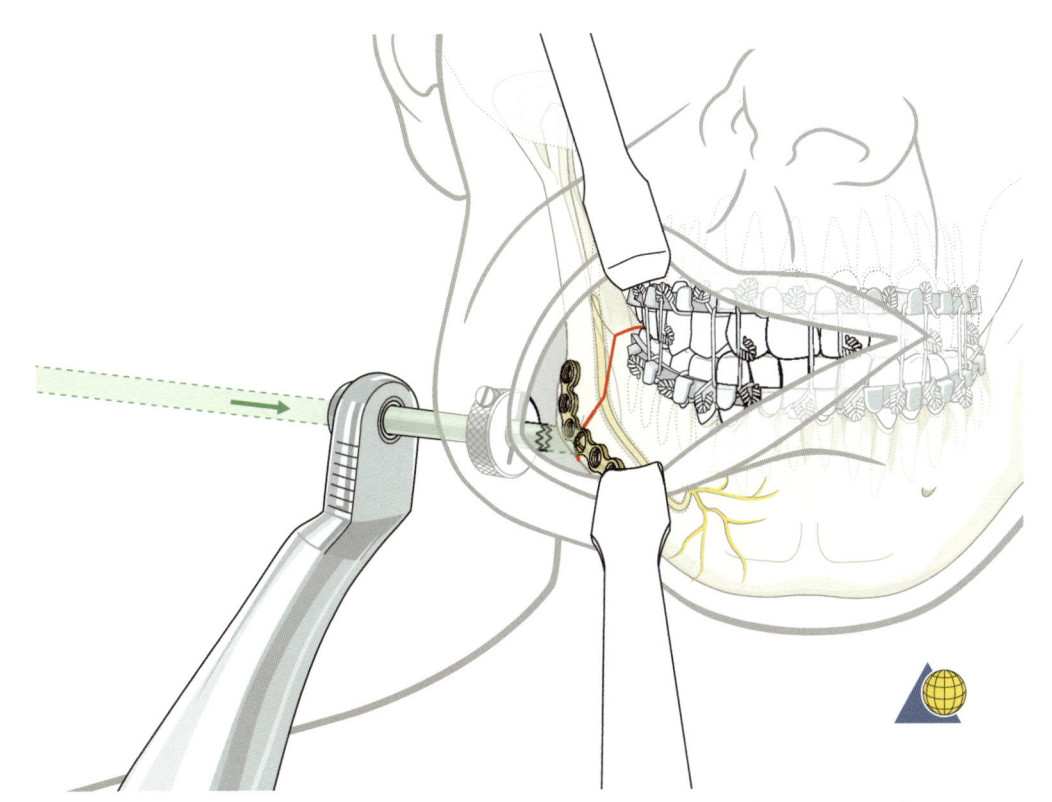

FIGURA 49.17 Depois que os dois primeiros parafusos mais próximos à linha de fratura são inseridos, os parafusos restantes são colocados com a mesma técnica e de maneira similar.

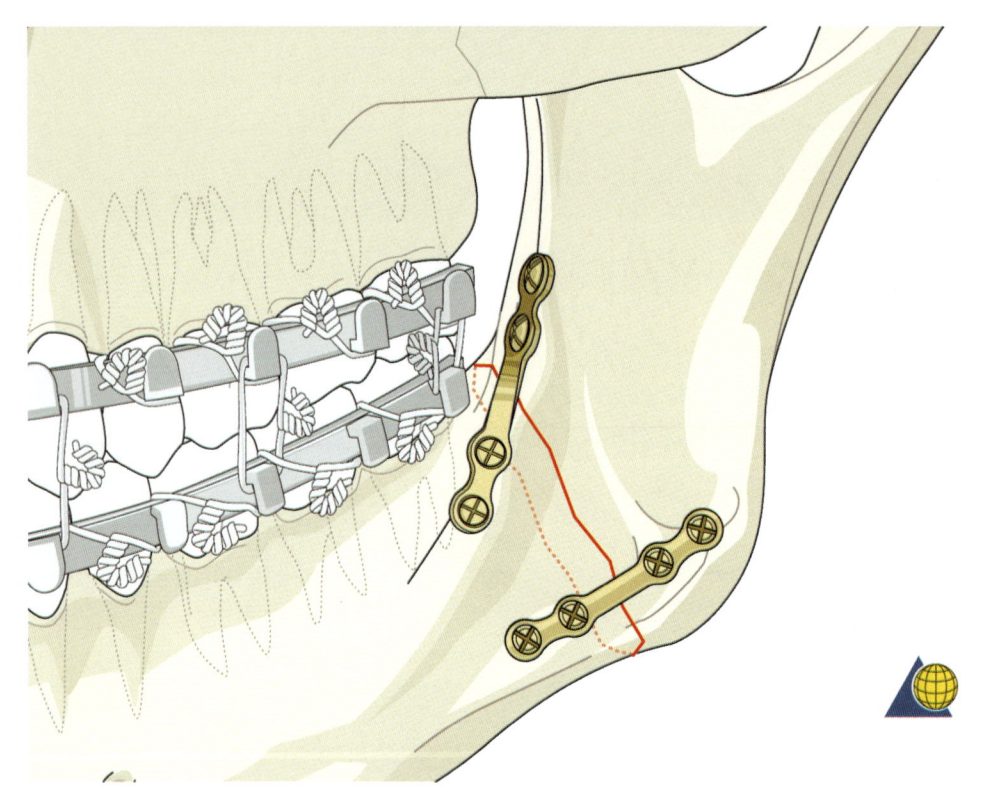

FIGURA 49.18 Se o paciente permanecer em IMF ou com um arco barra, isso atuará como banda de tensão, prevenindo o afastamento da margem superior quando a placa da margem inferior for fixada. Se os arcos barras forem removidos, então, em vez disso, poderá ser usada uma miniplaca de margem superior. Os furos-piloto desta última são monocorticais, para prevenir a lesão das raízes dos dentes e do nervo alveolar inferior.

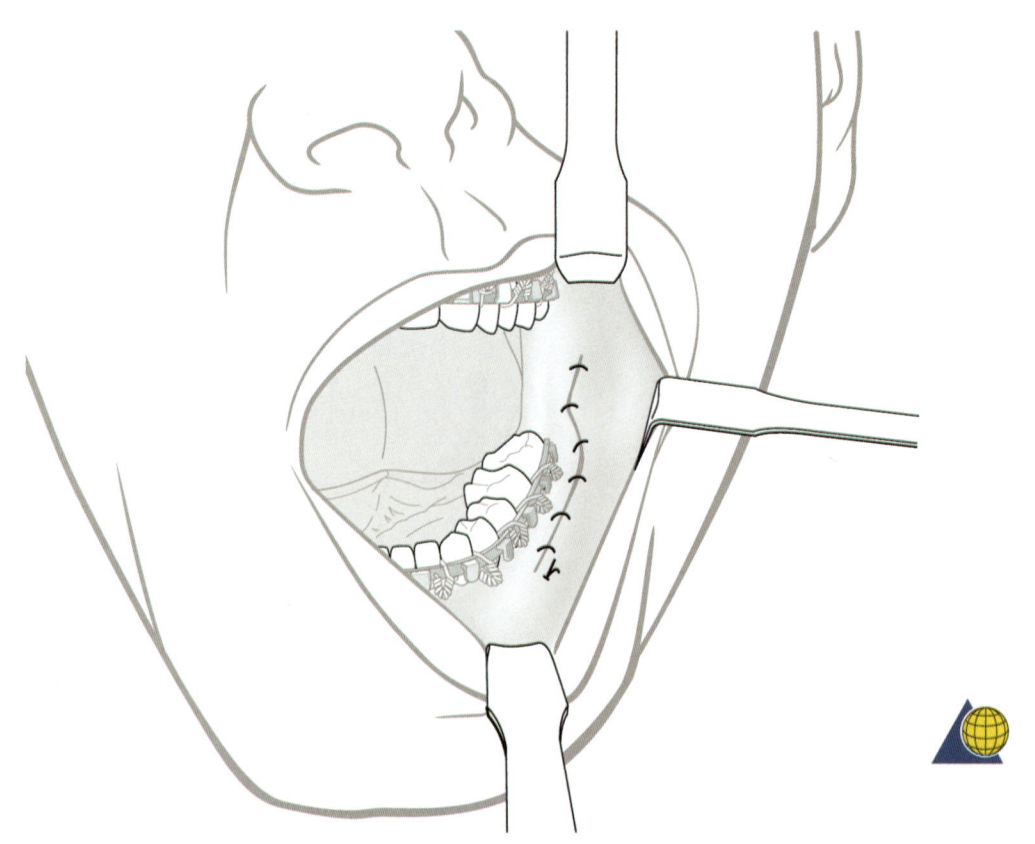

FIGURA 49.19 A ferida é fechada de maneira interrompida. Uma agulha de urologia UR-6 com fio 3-0 cromado ou de Vicryl é ideal. A curva da agulha facilita o fechamento em uma área relativamente compacta. Eu fecho a ferida de maneira não impermeável, para permitir a saída de quaisquer fluidos acumulados. A ferida penetrante na bochecha é fechada com uma sutura simples de Prolene 6-0.

CONDUTA PÓS-OPERATÓRIA

- Se o paciente foi colocado inicialmente sob arcos barras para fixação intermaxilar, o arco barra mandibular pode permanecer como uma banda de tensão, enquanto os fios de aço ou as bandas de IMF (fixação intermaxilar) podem ser removidos na conclusão da operação.
- Para os que podem estar em risco de má oclusão pós-operatória menor, podem ser empregadas bandas elásticas para guiar delicadamente o paciente de volta à oclusão normal durante a cicatrização. Os arcos barras maxilar e mandibular permanecem em posição, os fios de aço de IMF são removidos e, em vez destes, são colocados elásticos.
- Os pacientes em maior risco de má oclusão pós-operatória permanecerão em IMF formal por aproximadamente 6 semanas, enquanto ocorre a cicatrização. Alguns cirurgiões podem optar por retirar o paciente da estrita fixação intermaxilar em 3 a 4 semanas e usar guias elásticos e dieta de consistência mole nas 2 a 3 semanas remanescentes.
- Considerando o grau de contaminação da cavidade oral, a solução de clorexidina para gargarejo pode ser usada para diminuir a carga bacteriana e auxiliar na minimização da infecção. Se o paciente apresentar má higiene oral, ou atraso em seu tratamento, ou houver preocupação com infecção, então ele pode ser mantido sob antibióticos orais por 2 semanas.
- Se o paciente for mantido em fixação intermaxilar, será de crítica importância que leve sempre consigo os cortadores de fios, para o caso de ser necessário cortá-los ou às bandas, a fim de evitar aspiração de quaisquer conteúdos gástricos vomitados. É necessário instruir o paciente sobre quais fios precisam ser cortados em caso de emergência. Se o paciente for incapaz de cuidar-se, o cuidador, em casa ou em ambiente hospitalar, precisa ser instruído formalmente sobre quais fios cortar no caso de uma emergência.
- O paciente deve ser acompanhado no consultório semanalmente nas primeiras 3 semanas, para assegurar que esteja ocorrendo uma adequada cicatrização e para procurar sinais de infecção, ruptura de ferida ou outras complicações. O cirurgião deve obter radiografias pós-redução para avaliar a redução da fratura.

COMPLICAÇÕES

O ângulo mandibular é propenso a complicações na cicatrização pós-operatória. Isto é especialmente verdadeiro no caso de populações interioranas ou rurais, com precária higiene oral e cuidados dentais inadequados.

- *Má oclusão:* Esta é sempre uma complicação potencial no reparo de fraturas mandibulares. Se a má oclusão for relativamente menor, o paciente pode permanecer com as bandas elásticas de borracha para ajudar na volta à oclusão normal. Às vezes, será necessário um dentista ou ortodontista para tratar do ajuste dos dentes. Porém, no quadro de má oclusão grave, maior, pode ser necessário revisar a operação do paciente o mais cedo possível, com o restabelecimento da fixação intermaxilar, a manutenção de oclusão pré-mórbida estável e recolocando a placa da fratura. Má oclusão pode ocorrer por uma redução inadequada da fratura ou curvatura e má adaptação da placa à superfície mandibular. Nessa situação, a placa realmente impulsiona os fragmentos para fora da redução, quando a colocação dos parafusos resulta em má oclusão. No caso de infecção e osteomielites, pode ocorrer má oclusão devida à não união. Nessa situação, será necessário explorar o local da fratura, quaisquer sequestros debridados, a oclusão obtida e a placa recolocada. Arcos barras formais e fixação intermaxilar podem ajudar na estabilização.
- *Afrouxamento da Placa e Saída do Parafuso:* Algumas vezes, seja por uso de técnicas de perfuração inadequadas, seja pela seleção imprópria do parafuso, os parafusos não se assentam adequadamente no osso, podendo resultar em seu afrouxamento e saída. Essa complicação pode se revelar se o paciente não teve uma adequada cicatrização com retardo na união ou não união. Isso tende a ser descoberto em radiografias pós-redução que revelem afrouxamento dos parafusos. O local da fratura precisa ser reexplorado, e pode ser necessário ressituar a placa com furos pilotos e parafusos colocados de maneira mais estável. O cirurgião pode escolher o emprego de uma placa com trava, para minimizar a saída do parafuso. Técnicas meticulosas de perfuração e abundante irrigação com a seleção adequada do parafuso diminuem a chance dessa ocorrência.
- *Lesão ao Nervo Alveolar Inferior:* Os parafusos podem, às vezes, ser colocados através do canal alveolar inferior, o que resulta em dor e hipoestesia dos dentes ou lábio. Se isso ocorrer, será necessário reduzir e recolocar os parafusos e as placas.
- *Má união:* O osso pode não cicatrizar em sua configuração pré-lesão em virtude de erro do operador ao tentar reduzir a fratura. Se a fratura for reduzida inadequadamente e fixada em má redução, podem ocorrer má união e má oclusão. Isto será identificado por falha em se obter uma relação pré-mórbida dos dentes ou pela deformidade dos ângulos da mandíbula com comprometimento potencial da função mandibular. Nessa situação, será necessário reexplorar a fratura e observar a adequada redução e retenção, enquanto são reaplicados placas e parafusos.
- *Não União:* Esta é uma falha do osso em cicatrizar no local da fratura. Ela pode ocorrer secundariamente a uma série de problemas, incluindo uma precária redução anatômica dos segmentos da fratura ou infecção do construto placa-parafuso-osso. Dentes inviáveis ou cariados ou um local de fratura anteriormente contaminado tratado sem antibióticos pré e pós-operatórios podem resultar em uma infecção com não união. Nessa situação, drenagem, antibioticoterapia e remoção de quaisquer dentes desvitalizados devem incentivar a cicatrização. Se a infecção não responder a essas manobras iniciais, a reexploração do local de fratura, a remoção da placa, o debridamento de quaisquer sequestros e fixação externa ou uma reconstrução com placa podem ser necessários. É essencial a terapia antimicrobiana pós-operatória.

- *Aumento da Sensibilidade:* Algumas vezes, as placas podem estar associadas a maior sensibilidade ao calor ou ao frio. Depois que a cicatrização se instaurou e a fratura cicatrizou adequadamente, o paciente pode optar pela remoção das ferragens. A remoção também pode ser indicada para placas palpáveis.
- *Ruptura da Ferida e Exposição da Placa:* O tratamento conservador com antibióticos, com possível fechamento da ferida no consultório sob anestesia local, pode fornecer suficiente cobertura para prevenir infecção e má união ou não união. Porém, nessa situação, é importante que o paciente tenha um acompanhamento para monitoramento. Se a ferida continuar a se abrir e a placa se tornar infectada, serão necessárias sua remoção e a recolocação ou um dispositivo de fixação externa com fechamento da mucosa. Se a ferida continuar a se romper, mas ocorrer a cicatrização, podem-se remover as ferragens e, em seguida, proceder ao fechamento e tratamento com antibióticos orais e enxaguatórios bucais.
- *Formação Cicatricial:* Idealmente, uma única ferida penetrante em orientação vertical é feita com um bisturi com lâmina 11 na pele da bochecha, onde o trocarte é então colocado. Essa ferida geralmente cicatriza bem com o fechamento simples; contudo, podem surgir cicatrizes hipertróficas ou queloides. Devem-se adotar medidas de prevenção, incluindo injeções de Kenalog, para prevenir formação cicatricial de má aparência. Raramente, pode ocorrer lesão ao nervo facial. É importante avançar delicadamente o trocarte através dos tecidos a 90 graus do ângulo da mandíbula, visto que o trocarte é projetado para empurrar delicadamente os tecidos à frente. Às vezes, podem ocorrer fístulas salivares, mas estas geralmente se resolvem por si sós.

RESULTADOS

A abordagem percutânea em conjunto com uma incisão intraoral deve resultar em uma aparência esteticamente aceitável da face. Deve haver na pele da bochecha uma ferida penetrante muito pequena. Essa técnica possui excelente histórico em termos de preservação do nervo facial e da função da glândula salivar. A seleção dessa técnica é importante. Fraturas simples, fraturas parcialmente oblíquas, ou fraturas minimamente cominuídas são ideais. O uso dessa técnica em fraturas desses tipos deve permitir ao cirurgião o estabelecimento de oclusão pré-mórbida, com redução anatômica e fixação da fratura. Se o paciente não permanecer em fixação intermaxilar, deve-se seguir o precoce retorno da função oral e da mobilidade mandibular.

DICAS

Em cada cirurgia, ocorrem numerosas *nuances*, que têm consideráveis ramificações. A seguir, algumas nuances dignas de nota dessa cirurgia em especial:

- A abordagem intraoral, percutânea, à colocação de placa é ideal para o tratamento de uma fratura linear simples, favorável, do ângulo mandibular.
- A abordagem extraoral é bastante adequada para múltiplas fraturas complicadas e fraturas cominutivas.
- Antes de iniciar qualquer cirurgia mandibular, a via aérea deve ser assegurada perfeitamente.
- A oclusão pré-lesão precisa ser estabelecida antes da correção cirúrgica.
- É importante checar periodicamente a fixação intermaxilar e a oclusão para assegurar que sejam mantidas durante todo o procedimento cirúrgico. A descoberta precoce permite a correção precoce e melhores resultados.
- A irrigação abundante ajuda a prevenir necrose do osso secundária ao aquecimento durante a perfuração.
- A escolha, os ajustes e a perfuração precisos da placa estão ligados diretamente a resultados excepcionais e precários.
- O arco barra mandibular pode permanecer como uma banda de tensão, enquanto os fios de aço da IMF ou bandas podem ser removidos na conclusão da operação.
- As radiografias pós-redução são capazes de revelar uma série de complicações, incluindo as razões da má oclusão pós-operatória e do afrouxamento dos parafusos.
- É crítico que o paciente em fixação mandibulomaxilar (MMF) leve sempre consigo cortadores de fios e seja treinado para cortá-los, a fim de prevenir aspiração de quaisquer conteúdos gástricos vomitados.
- O acompanhamento semanal nas 3 primeiras semanas é essencial para manter os resultados e a adesão do paciente.

DIFICULDADES

- *Planejamento Pré-operatório Precário:* Como em qualquer operação, o planejamento pré-operatório é importante. A falha em detectar a localização e a gravidade de todas as fraturas comprometerá a reabilitação geral das lesões do paciente e, provavelmente, também prejudicará a redução adequada e a fixação interna do ângulo da fratura. É provável que a falha em reduzir adequadamente e em fixar rigidamente todas as fraturas resulte em má oclusão e má união. É importante usar todas as modalidades de imagem disponíveis, incluindo CT, Panorex e uma série completa da mandíbula, para avaliar a mandíbula e os dentes.
- *Falha em Estabelecer a Oclusão Intraoperatória Pré-mórbida:* A falha em estabelecer a oclusão intraoperatória pré-mórbida pode resultar em má oclusão. É importante levar em consideração a presença ou ausência bem como o estado dos dentes do paciente ao estabelecer a oclusão. Embora requeira um tempo um pouco mais extenso, pode ser vantajoso aplicar arcos barras formais para a fixação intermaxilar e ajudar a assegurar uma oclusão adequada. Essa decisão é coincidente com a experiência e o julgamento do cirurgião.

- *Infecção:* As infecções podem ter um efeito negativo sério na cicatrização. A redução aberta e a fixação com placa devem ser retardadas até que a infecção esteja sob controle. Às vezes, os pacientes podem necessitar de antibióticos intravenosos. Um abscesso deve ser drenado adequadamente e sequestros ósseos debridados antes da redução e fixação formais.
- *Seleção de Placa Inadequada:* As placas de Champy devem ser usadas em fraturas simples não deslocadas favoráveis. As placas de compressão podem não ser ideais em fraturas severamente oblíquas, visto que as duas extremidades diagonais da fratura são comprimidas e deslizam uma sobre a outra. Isto força a fratura para fora da redução. A placa de fratura de não compressão ou uma placa com trava devem ser consideradas nessa situação. Em fraturas gravemente cominuídas, a reconstrução com placa de carga suportada ou um dispositivo de fixação externa podem ser necessários. O uso de placas e parafusos de tamanho e força inadequados pode resultar em falha da placa ou parafuso, com perda de fixação rígida.
- *Falha em Remover Dentes Gravemente Cariados ou Desvitalizados:* Dentes cariados ou desvitalizados podem atuar como um ninho de infecção, arriscando potencialmente o construto de placa/parafuso/osso, que pode resultar em má união, retardo na união ou não união. Quando necessário, a consulta com um colega cirurgião-dentista ou cirurgião oral é importante, para auxiliar nas decisões quanto a se extrair ou não um dente. Na situação de fratura em que há grave cominuição do ângulo, uma abordagem externa por uma reconstrução com placa ou um fixador externo pode ser a melhor a opção. Fraturas dessa gravidade requerem placas mais longas, maiores, cuja colocação pode não ser fácil por meio de abordagem transoral, ou as fraturas podem ser tão cominuídas que uma placa não poderá ser usada, sendo necessário um fixador externo.
- *Má Técnica Cirúrgica:* A falha em perfurar furos piloto perpendiculares à placa, introduzir a ponta da broca oscilando, ou a falha em irrigar durante a perfuração, pode resultar em furos piloto excêntricos, nos quais os parafusos não se acomodam adequadamente. O uso excessivo de eletrocautério ou a falha em deixar uma bainha adequada de mucosa gengival podem contribuir para a dificuldade no fechamento da ferida. Esses erros aumentam a chance de necrose e ruptura da ferida, com exposição da placa levando à infecção do constructo. É importante manter uma técnica cirúrgica meticulosa, uma vez que as complicações da ferida podem afetar o resultado e a cicatrização da fratura.

INSTRUMENTAÇÃO ESPECIAL

- Vicryl 3-0 ou Cromo 3-0 em agulha UR-6 de urologia.
- Instrumento percutâneo montado para fratura de ângulo mandibular.

AGRADECIMENTO

O autor agradece ao Professor Robert H. Mathog, MD, cuja sabedoria, dedicação e discernimento guiaram o desenvolvimento deste capítulo, assim como muitos outros, para proporcionar um firme exemplo educacional com o qual o médico poderá servir a seus semelhantes homens e mulheres.

LEITURAS SUGERIDAS

Cole P, Rottgers SA, Cameron H, et al. Improving the minimally invasive approach to mandible angle repair. *J Craniofac Surg* 2008;19(2):525–527.
Ellis E III. Treatment methods for fractures of the mandibular angle. *Int J Oral Maxillofac Surg* 1999;28(4):243–252.
Greenberg A, Prein J, eds. *Craniomaxillofacial reconstructive and corrective bone surgery, principles of internal fixation using the AO/ASIF technique*. New York, NY: Springer, 2002.
Iida S, Hassfeld S, Reuther T, et al. Relationship between the risk of mandibular angle fractures and the status of incompletely erupted mandibular third molar. *J Craniomaxillofac Surg* 2005;33(3):158–163.
Mathog RH, Carron MA, Shibuya T. *Mathog's Atlas of Craniofacial Trauma*, 2nd ed. Philadelphia, PA: Wolters Kluwer/Lippincott Williams and Wilkins, 2012.

50 FRATURAS DO COMPLEXO ZIGOMATICOMAXILAR

Jason H. Kim

INTRODUÇÃO

As fraturas do complexo zigomaticomaxilar (ZMC) ocorrem com frequência, representando a primeira ou segunda fratura facial mais comum, dependendo da série reportada. São fraturas cujo tratamento é desafiador, porque podem afetar a aparência facial e comprometer a função orbital e/ou mastigatória. Dependendo da extensão do deslocamento, da cominuição e do envolvimento das estruturas adjacentes, as fraturas ZMC podem necessitar de: nenhuma intervenção invasiva, abordagens limitadas com ou sem fixação ou um extenso tratamento aberto e fixação interna (OTIF). Essas fraturas também podem ocorrer no quadro de outras lesões craniofaciais. O foco deste capítulo são os métodos para restaurar a forma e a função após uma fratura ZMC.

HISTÓRIA

A história de trauma craniofacial é indispensável no caso das fraturas ZMC. Agressões e acidentes automobilísticos são as etiologias mais comuns. O impacto traumático, geralmente, desloca o zigoma em uma direção inferomedial e posterior. O deslocamento do zigoma pode causar considerável ruptura anatômica nas paredes orbitais inferior e lateral. A resultante alteração de volume da órbita pode ter como consequências enoftalmia, diplopia, distopia orbital e assimetria malar.

É importante determinar se a lesão foi em alta ou baixa velocidade, uma vez que as lesões em alta velocidade com mais frequência requerem OTIF. Como em qualquer situação de trauma, terão precedência a via aérea, a respiração e a circulação (avaliadas no trauma primário). Se for possível obter a história, os pacientes podem se queixar de dor ao redor da órbita, diminuição da sensação na bochecha ou dentes, ou visão dupla. A dor associada às fraturas ZMC geralmente não é intensa. Qualquer dor orbital intensa deve alertar o examinador para a possibilidade de trauma ocular ou sangramento dentro da órbita, pois estas ocorrências são verdadeiras emergências, que exigem imediata intervenção com consulta oftalmológica. No caso de qualquer paciente sob consideração para cirurgia, deve ser obtida uma história de sangramento anormal, além de completa história médica passada.

De grande importância para a redução bem-sucedida das fraturas ZMC é a restauração da anatomia do complexo orbital e zigoma. O tratamento inadequado com precária redução tridimensional pode resultar na persistência de enoftalmia e hipoftalmia. Além disso, deformidades estéticas tardias podem ocorrer em virtude das forças rotacionais do músculo masseter deslocando o zigoma inferiormente, resultando em assimetria malar. A correção secundária após a ocorrência da cicatrização óssea é excepcionalmente difícil, e poucos casos podem ser tratados com correção cirúrgica adicional.

Anatomia

O ZMC é um componente significativo do esqueleto facial, com importantes papéis na estrutura, função e estética geral. O zigoma é unido por quatro pilares de suporte e insere-se no osso frontal (sutura frontozigomática), na maxila (sutura zigomaticomaxilar), na asa maior do esfenoide (sutura zigomática-asa maior do esfenoide) e no osso temporal (sutura zigomaticotemporal). Cada linha de sutura representa um pilar facial, com exceção da sutura zigomaticomaxilar, que possui dois pilares: um pilar horizontal, onde a margem orbital inferior/maxila se une ao zigoma, e um pilar vertical, onde a parede do seio maxilar lateral e zigoma se unem. A inserção do músculo masseter no arco zigomático proporciona capacidade mastigatória, enquanto a estrutura óssea contribui substancialmente para a margem orbital lateral e inferior, para a parede orbital lateral e para o assoalho orbital.

EXAME FÍSICO

A história e o exame físico acurados ajudarão a determinar se a fratura ZMC está presente, a gravidade da fratura e se existem indicações para o reparo. Lesões de tecido mole devem ser fechadas imediatamente; elas podem ser reabertas no momento do reparo da fratura para proporcionar exposição. O edema se estabelece dentro de horas do trauma facial. Os pontos de referência anatômicos ósseos, em geral, são obscurecidos, dificultando a avaliação do achatamento malar ou de deslocamento do arco zigomático. É imperativo palpar firmemente as superfícies ósseas em ambos os lados da face para desencadear sensibilidade, desníveis e crepitação. Na situação de uma fratura ZMC, pode haver sensibilidade e um desnível palpável sobre as margens orbitais lateral e inferior. O arco é fraturado com mais frequência internamente, criando descontinuidade quando os dedos são passados a partir da margem orbital lateral em direção ao trago. Para avaliar o achatamento malar, o examinador deve ficar em pé atrás do paciente semideitado e pressionar o dedo indicador de cada mão sobre as margens infraorbitais. Pela observação a partir de um ponto de vista de cima para baixo ou do vértice submentual, o examinador pode avaliar a depressão do lado fraturado. A sensibilidade facial muitas vezes está diminuída em uma distribuição V2, em razão do envolvimento do nervo infraorbital ao longo do assoalho orbital ou ao nível do forame no local da fratura.

O exame intraoral pode revelar equimose no sulco gengivobucal maxilar. Má oclusão não é um achado esperado nas fraturas ZMC isoladas. Porém, alguns pacientes podem associar a dormência dos dentes à má oclusão. Trismo, se presente, é indicativo de impactação (*impingement*) do músculo temporal ou processo coronoide no arco zigomático fraturado e é uma indicação para a redução da fratura.

Da mesma forma, é imperativo examinar os olhos para a presença de restrição do olhar, enoftalmia, diplopia, lesão do globo e perda de acuidade visual. No paciente desperto, podem ser desencadeados movimentos extraoculares de modo padrão. Se a restrição do olhar estiver presente, isso geralmente será decorrente de edema dos conteúdos orbitais, ou por compressão do músculo reto inferior ou medial. O teste de ducção (rotação) forçada é o método mais acurado para diagnosticar compressão e diferenciá-la de edema orbital. Esse não é um diagnóstico feito por imagens de CT. Enoftalmia está presente quando o volume da órbita óssea está expandido em relação a seus conteúdos. As fraturas ZMC podem resultar em deslocamento posterolateral da parede orbital lateral e ruptura do assoalho orbital. Essa expansão cria o aparecimento de um olho "afundado". A prega supratarsal da pálpebra superior pode se aprofundar, assumindo uma aparência côncava. Enoftalmia após trauma é uma indicação para o reparo. A diplopia deve ser avaliada em cada direção cardeal do olhar. Se presente, a diplopia deve ser classificada como monocular ou binocular, uma vez que a primeira pode ser indicativa de deslocamento do cristalino, laceração ou descolamento da retina, ou outra patologia ocular que requeira consulta oftalmológica. Lesão ao globo não é rara e, se suspeitada, deve ser tratada antes do reparo da fratura. Em qualquer lesão orbital óssea, é provável que estejam presentes hemorragia subconjuntival e quemose (Fig. 50.1). A acuidade visual deve ser avaliada e documentada com o uso de uma tabela de Snellen.

Indicações para Consulta Oftalmológica

- Suspeita de lesão ao globo.
- Diplopia monocular.
- Perda de acuidade visual.
- Intensa dor orbital.

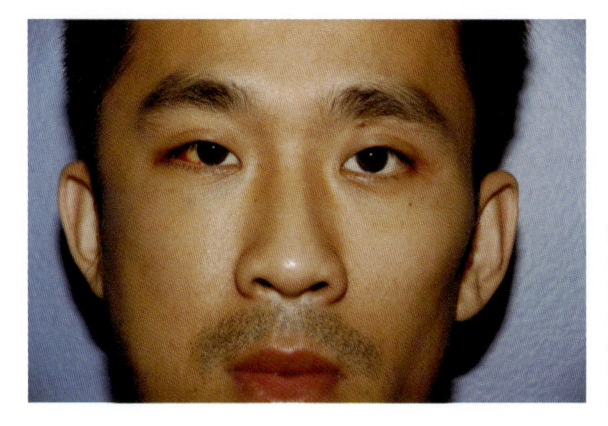

FIGURA 50.1
Olho direito com hemorragia subconjuntival indicativa de trauma orbital. O sangue subconjuntival permanecerá vermelho-brilhante muito tempo depois do trauma em razão da facilidade de difusão de oxigênio através da fina membrana conjuntival.

- Preocupação com proptose/hematoma retrobulbar.
- Grave edema palpebral.

INDICAÇÕES

- Deslocamento do zigoma com ruptura anatômica das paredes orbitais inferior e lateral, criando significativa alteração de volume da órbita.
- Fragmentos ósseos que impactam o nervo óptico ou musculatura.
- Hipoftalmia.
- Enoftalmia.
- Distopia orbital.
- Compressão muscular com resultante diplopia.
- Assimetria malar.
- Desnível da margem orbital.
- Trismo.

CONTRAINDICAÇÕES

Muitas vezes, os pacientes com essas lesões também podem se apresentar com muitas outras que requeiram atenção antes do tratamento das fraturas ZMC. Nessas circunstâncias, com mais frequência, o paciente deve ter sido submetido a uma avaliação médica geral, anestésica e neurológica (coluna cervical) antes de entrar na sala cirúrgica. Nos casos em que haja suspeita ou lesão confirmada do globo, deve-se fazer uma consulta com um oftalmologista antes do tratamento cirúrgico.

PLANEJAMENTO PRÉ-OPERATÓRIO

No caso de trauma multissistêmico, o reparo das fraturas faciais geralmente é retardado pelo tratamento de lesões potencialmente fatais. Muitas vezes, é vantajoso aguardar de 3 a 5 dias até o edema facial ceder. Então, é necessário o reexame, uma vez que os achados clínicos podem mudar. Em especial, a restrição do olhar pode se resolver à medida que o edema cede. Esteroides sistêmicos também podem ser administrados para reduzir o edema antes da cirurgia. Antibióticos profiláticos são administrados rotineiramente, quando há comunicação entre a órbita e as cavidades sinusais. Os pacientes são lembrados de que não devem assoar o nariz e devem espirrar com a boca aberta para prevenir enfisema orbital. A avaliação da coluna cervical antes da cirurgia é extremamente útil para evitar colares cervicais volumosos ou procedimentos de imobilização no momento da cirurgia.

O consentimento do paciente deve ser obtido para OTIF de fraturas faciais por meio de múltiplas abordagens, incluindo sublabial, transcutânea e transconjuntival com ou sem cantotomia lateral e cantólise. Os riscos incluem sangramento, infecção, complicações anestésicas, má união ou não união de fraturas, extrusão de ferragens, cicatriz, desenvolvimento de enoftalmia tardia, má posição palpebral, dano ao olho incluindo perda da visão, diplopia, restrição do olhar, complicações pós-operatórias de cicatrização, necessidade de procedimentos adicionais e mau resultado estético apesar de um tratamento ótimo.

Imagens

Imagens de CT de alta resolução dos ossos maxilofaciais com reconstrução triplanar são necessárias para o planejamento do tratamento operatório de fraturas ZMC. Não usamos radiografias simples rotineiramente. As imagens de CT são avaliadas para deslocamento das linhas de fratura, cominuição óssea e envolvimento do assoalho orbital. Essas três medidas ditarão as abordagens necessárias e a extensão da fixação rígida exigida.

Imagens de CT: (1) fratura ZMC não deslocada, não operatória (Fig. 50.2); (2) fratura de arco (Fig. 50.3A-C); e (3) fratura gravemente deslocada (Fig. 50.4A-C).

TÉCNICA CIRÚRGICA

A técnica cirúrgica preferida dependerá da extensão da fratura ZMC. Para fraturas isoladas do arco, farei a descrição da abordagem de Gilles. A técnica para OTIF de fraturas ZMC mais complexas também é detalhada.

Abordagem de Gilles

Com o paciente em posição prona, a anestesia geral endotraqueal é induzida. A mesa é girada em um ângulo de 180 graus, e escudos corneanos com pomada Lacri-Lube são colocados para proteger os olhos. Realiza-se o exame do arco zigomático sob anestesia, para avaliar a mobilidade dos segmentos da fratura. O tufo de cabelo temporal no lado

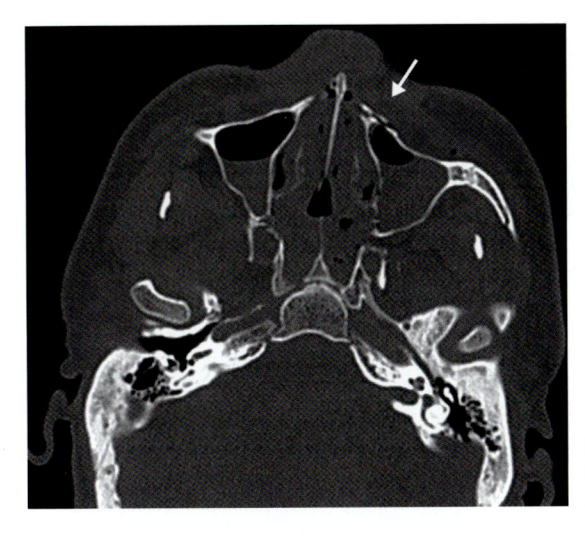

FIGURA 50.2
Fratura ZMC do lado esquerdo minimamente deslocada, que não requer OTIF (*seta*).

fraturado é depilado com cortadores cirúrgicos em um quadrado de 2 × 2 cm sobre um ponto 2 cm superiormente à raiz da hélice. A face é preparada, incluindo as orelhas e as duas regiões temporais. A cabeça é paramentada com um campo azul para cobrir o cabelo.

Após uma pausa cirúrgica para verificar o paciente, o local e o procedimento, a artéria temporal superficial é palpada. A bifurcação deve estar na área depilada, ou abaixo dela. É importante que a artéria e a veia acompanhante não sejam violadas durante o procedimento, uma vez que isso pode adicionar tempo e causar significativo sangramento. Lidocaína a 1% com epinefrina 1:100.000 é injetada na pele antes da incisão com bisturi com lâmina 15. A dissecção é conduzida através da pele e da fáscia temporoparietal até a fáscia temporal profunda, que deve ter a aparência branca e brilhante. Idealmente, a abordagem é exatamente superior à bifurcação dessa fáscia ao redor do coxim de tecido adiposo temporal. A lâmina de bisturi é usada para fazer uma incisão de 1 cm na fáscia temporal profunda, expondo as fibras do músculo temporal. Utiliza-se um elevador Freer para dissecção romba em direção anteroinferior ao zigoma, abrindo uma bolsa para a colocação do elevador de osso. Se a dissecção for realizada muito distante medialmente, o elevador poderá perfurar o músculo temporal e seguir medialmente ao

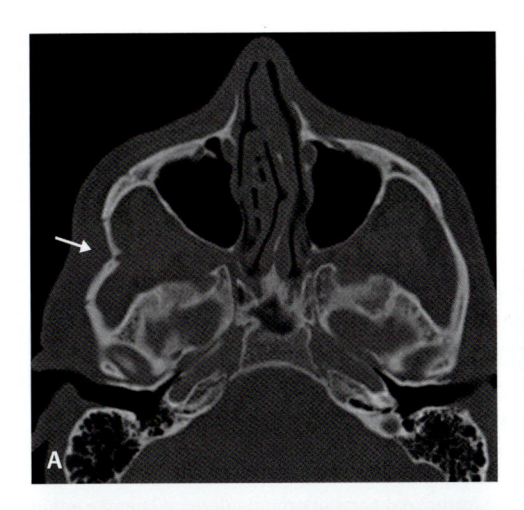

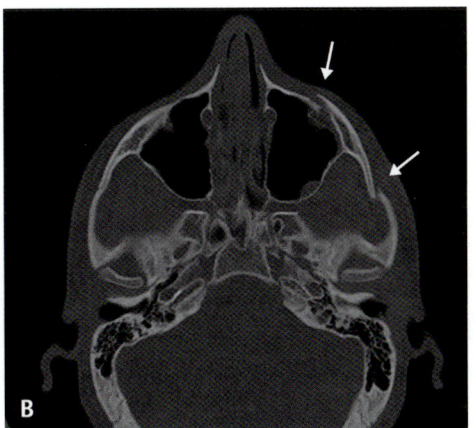

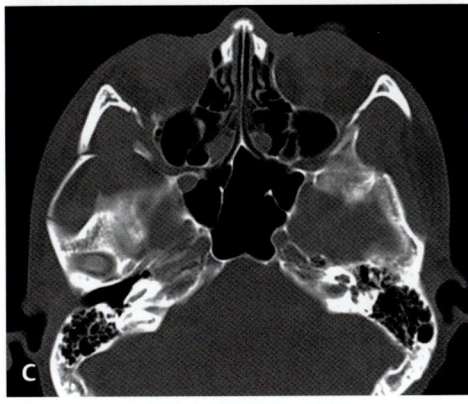

FIGURA 50.3
A: Fratura de arco isolada do lado direito. O arco geralmente quebra-se em três lugares, produzindo dois pedaços separados. Em minha experiência, idealmente essa fratura é reduzida usando-se a abordagem de Gillies (*seta*).
B: Fratura de arco e corpo zigomático do lado esquerdo (*setas*). **C:** Fratura de arco isolado do lado direito, acessível por abordagem de Gillies.

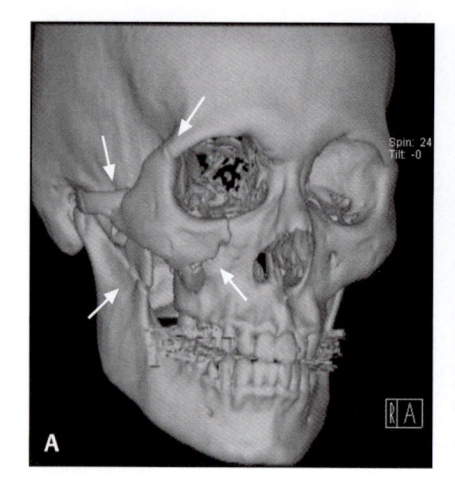

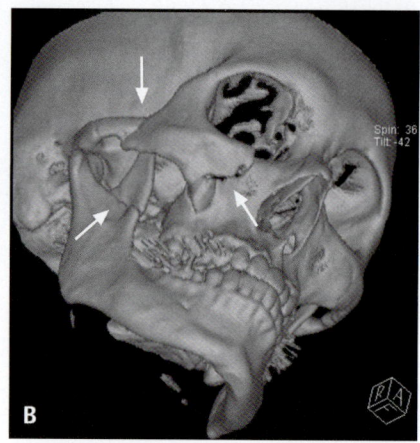

FIGURA 50.4
A: Reconstrução tridimensional da clássica fratura ZMC do lado direito com deslocamento dos pilares zigomaticomaxilar, frontal, esfenoide e temporal (*setas*).
B: Vista oblíqua da fratura em **(A)** mostrando fratura de processo coronoide associada. Essa combinação põe o paciente em alto risco de impactação do coronoide ou ancilose do arco zigomático, se não for tratada (*setas*).
C: Vista axial da fratura ZMC cominutiva direita mostrando perda de projeção malar (*setas*).

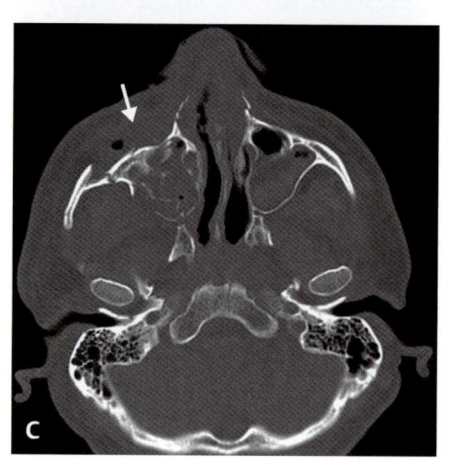

processo coronoide da mandíbula. A dissecção lateral pode colocar o elevador Freer sobre o arco zigomático, pondo em risco o ramo temporal do nervo facial. Depois de se ter desenvolvido um trato suficiente, pode ser inserido um elevador. Prefiro usar o elevador Dingman ou Cobb. Meça a extensão do elevador contra a bochecha e coloque o polegar da mão dominante na extensão distal do instrumento adjacente à incisão. Insira o elevador na bolsa e avance de maneira suave até a posição. Coloque os dedos da mão não dominante sobre o arco. Com um movimento simultâneo de torção e de alavanca, balance o arco de volta à posição. Um estalo pode ser ouvido quando a fratura é reduzida.

A ferida temporal é irrigada e fechada com suturas absorvíveis profundas 3-0 e sutura de rápida absorção 5-0 na pele. Uma tala de alumínio com espuma é cortada no tamanho adequado e fixada sobre o arco com fita adesiva para servir de tala. Os escudos corneanos são removidos, e os olhos são irrigados abundantemente com solução de BSS para remover o Lacri-Lube. Então, o paciente é extubado e transferido para a sala de recuperação.

Abordagem OTIF Combinada

O posicionamento é similar ao da abordagem de Gilles. A boca é preparada com 3% de peróxido de hidrogênio, e os dentes são meticulosamente escovados. Após sucção, despeja-se solução de Betadine preparada dentro da boca, que é deixada para umedecimento. Escudos corneanos transparentes são colocados novamente com pomada Lacri-Lube para proteger os olhos. Eu começo com a exposição das linhas de fratura da margem orbital inferior e lateral e então prossigo com a exposição intraoral da face da maxila e dos pilares zigomaticomaxilar e nasomaxilar. Em seguida, reduzo as fraturas, verificando os alinhamentos dos três locais. As fraturas são, então, fixadas com placas de titânio. Por fim, a órbita é explorada, e o assoalho é reparado, se necessário.

Começo com um teste de ducção forçada do globo para avaliar a compressão. Duas pinças 0,5 são usadas para apreender a conjuntiva vários milímetros inferomediais e inferolaterais para a íris, e o globo é rotacionado para cima. A pinça nunca é impulsionada em uma linha de intersecção da córnea, porque a súbita liberação pode resultar em laceração corneana. Então procedo à incisão transconjuntival com cantotomia lateral e cantólise. A conjuntiva da pálpebra inferior e o canto lateral são injetados com lidocaína a 1% com epinefrina 1:100.000. Uma sutura de retração de seda 6-0 é aplicada através da linha cinzenta da pálpebra inferior em duas passagens. Um bisturi com lâmina 15 é usado para fazer uma incisão de 1 a 1,5 cm de comprimento na cantotomia lateral, que é continuada até o osso. A pálpebra inferior é retraída anteriormente, e a tesoura Wescott é usada para cortar o tendão cantal inferior. A tesoura é inserida verticalmente, com um dente posterior ao tendão e um dente anterior. A característica de uma adequada cantólise é a liberação dramática da pálpebra inferior da margem orbital. Em seguida, a tesoura é inserida 2 mm inferior à placa tarsal, e um plano de dissecção é criado no plano pré-septal ao longo da extensão da pálpebra inferior até o plano do ponto lacrimal. A tesoura é usada para liberar a conjuntiva e os retratores da pálpebra inferior. O sangramento é controlado com cautério com ponta de agulha. Uma pequena quantidade do tecido adiposo orbital pode ser visível agora, em especial lateralmente. Um retrator transparente de Jaeger é usado para manter os conteúdos orbitais fora do campo. A dissecção é levada até o periósteo da margem orbital, que é incisado com um cautério com ponta de agulha. Se possível, a incisão do periósteo na superfície anterior da margem deixará uma pequena bainha de periósteo, que pode ser usada para cobrir quaisquer placas na região. Um elevador Cottle é usado para elevar o plano subperiosteal sobre a margem orbital para expor as linhas de fratura. Geralmente, há um pequeno fragmento ósseo livre flutuante ao longo do terço medial da margem. Se possível, mantenho as inserções periosteais para esse fragmento a fim de evitar sua desvitalização.

Em seguida, volto minha atenção para a margem lateral orbital, para expor a sutura zigomaticofrontal. Um retrator Senn é usado para elevar a incisão de cantotomia lateral superiormente. Quase sempre é possível ganhar exposição da margem orbital lateral por essa abordagem. É importante não retirar o tendão cantal superior do tubérculo de Whitnall durante a elevação. A dissecção é supraperiosteal até que a linha de fratura seja identificada. Então, o cautério é usado para dividir verticalmente o periósteo. Novamente, a incisão do periósteo na parte lateral da margem permitirá a cobertura da placa no final. O elevador de Cottle é usado para elevar o periósteo ao redor da linha de fratura, que quase sempre está na linha de sutura. É necessário apenas uma exposição suficiente para possibilitar dois furos na placa em cada lado da fratura.

Após a exposição das margens orbitais, procedo à exposição transoral do pilar zigomaticomaxilar. Um retrator plástico de bochecha é colocado. O sulco gengivobucal maxilar é infiltrado com solução de anestésico local ao longo de sua extensão. O cautério com ponta em agulha no ajuste de corte é usado para incisar a mucosa a cerca de 1,5 cm acima dos dentes, deixando uma ampla bainha de tecido mole para o fechamento. A incisão estende-se do frênulo do lábio superior lateralmente ao segundo ou terceiro molar. Então, a dissecção é conduzida diretamente até o osso ao longo da extensão da incisão. Um elevador dental n. 9 (elevador Molt) é usado para elevar o periósteo sobre a face da maxila e sobre a abertura piriforme. Essa dissecção deve ser relativamente fácil. O nervo infraorbital é identificado, e toma-se cuidado para não traumatizá-lo. A dissecção deve ser conduzida o mais lateralmente possível, seguindo o contorno do pilar na direção do arco zigomático. As fibras do músculo masseter são encontradas no zigoma e arco podem ser liberadas com cautério, se a exposição for necessária para a colocação de placa.

Prossigo com a redução das três linhas de fraturas expostas. Um método é usar um elevador curvo, como o Dingman. O elevador Dingman é inserido transbucalmente para se apoiar sob a junção zigoma-arco zigomático. Nesse ponto, fraturas cominutivas do arco podem ser reduzidas por meio de firme torção do elevador enquanto se palpa sobre a pele, para confirmar o movimento do arco. Com a colocação do elevador mais anteriormente sob o suporte zigomaticomaxilar, todo o zigoma pode ser facilmente elevado. As três linhas de fraturas são inspecionadas para redução. Também reviso a relação do zigoma com a asa maior do esfenoide, por esta ser considerada o ponto mais genuíno da qualidade da redução. Um parafuso de Carroll-Girard também pode ser empregado, para auxiliar na redução e estabilização do corpo do zigoma durante a fixação. As fraturas normalmente são fixadas na seguinte ordem: (1) zigomaticofrontal (ZF), (2) zigomaticomaxilar (ZM) e (3) margem infraorbital (Fig. 50.5). Para a sutura ZF, é importante colocar a placa pelo menos a 2 mm posteriores à margem, para reduzir a chance de que o paciente a perceba. A placa, geralmente de 1,5 mm, é colocada subperiostealmente com dois parafusos em cada lado da fratura e um furo vazio sobre ela. O periósteo pode ser usado para cobrir a placa. Eu coloco a placa L, 2,0 mm, sobre o pilar ZM, tomando o cuidado de proteger as raízes dos dentes inferiormente. Raramente, uma placa é colocada sobre a face da maxila para estabilizar os fragmentos ósseos. Isso tipicamente não é necessário, em razão da cobertura de tecido mole propiciada pela bochecha e da ausência de função de suporte de carga por esse osso fino.

Finalmente, abordo a margem infraorbital e o assoalho orbital. Com o cirurgião em pé à cabeceira do leito, a periórbita é elevada ao longo do assoalho, na direção do ápice orbital. Um retrator maleável é usado para manter os conteúdos orbitais fora do campo. As linhas de fratura são identificadas e expostas em todos os lados. É crítico elevar em torno da margem posterior da fratura de tal modo que a placa possa ser colocada mais posteriormente, para apoiar os conteúdos orbitais e prevenir enoftalmia. Os conteúdos herniados são reduzidos de volta para dentro da órbita, a partir do seio maxilar. Se um significativo defeito de assoalho estiver presente, coloco uma placa de titânio coberta com polietileno poroso ao longo do assoalho orbital. O implante é fácil de contornar, e não tive problemas de infecção ou extrusão. Geralmente, o implante não é preso à margem. A periórbita então é fechada na margem com sutura absorvível 4-0, para prevenir extrusão. O teste de ducção forçada é realizado novamente para verificar a ausência de compressão. Finalmente, uma placa de margem, geralmente de 1,0 mm, é colocada para abranger a fratura da margem infraorbital. Se um segmento ósseo flutuante estiver presente, tento fixá-lo à placa com um parafuso. Isto pode ser difícil e não é totalmente necessário.

Após fixar as linhas de fratura, observe a face de cima para baixo, colocando novamente um dedo indicador em cada margem infraorbital para avaliar a simetria, e, se aceitável, as incisões são fechadas. A incisão intraoral é irrigada e fechada em duas camadas. A camada mais profunda é aproximada com Vicryl 3-0, e a mucosa é fechada com chuleio ancorado de Vycril 3-0. Antes do fechamento da incisão transconjuntival, o tecido composto do terço médio da face deve ser novamente suspenso, para prevenir tração descendente na pálpebra inferior e surgimento de queda pós-operatória de tecido mole malar. Uma ou duas suturas de Vicryl 3-0 são aplicadas no periósteo sobre o zigoma e presas ao periósteo da margem orbital lateral. A bochecha deve parecer supercorrigida; com o tempo, ela se fixará na projeção apropriada. A incisão conjuntival pode ser fechada com sutura corrida de categute de absorção rápida 6-0 ou com uma a duas suturas interrompidas. O tendão cantal lateral é suturado à margem orbital lateral, acima do tubérculo de Whitnall, até o periósteo dentro da margem lateral, usando-se uma sutura

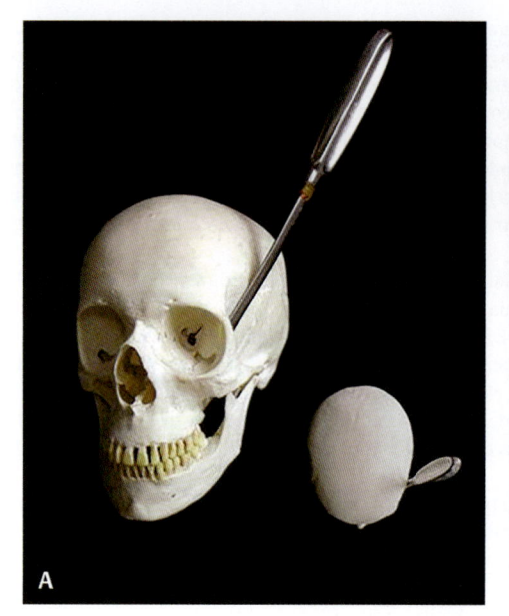

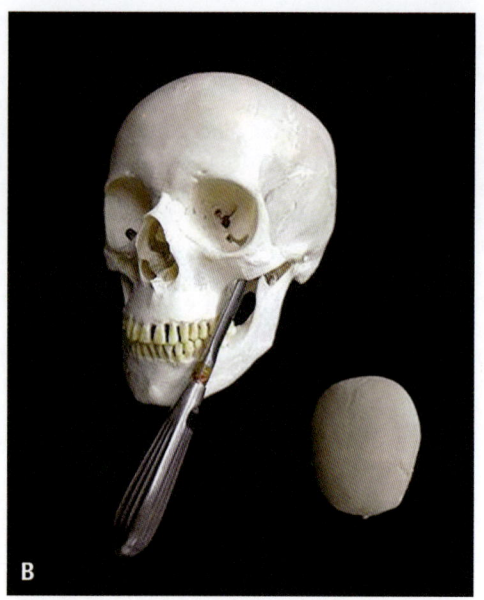

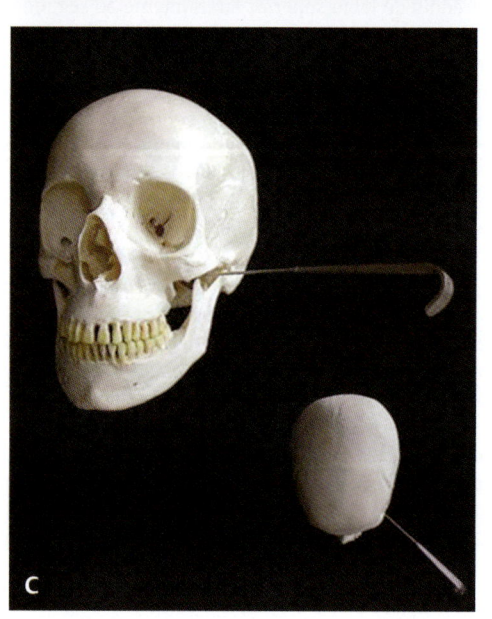

FIGURA 50.5
Fraturas são reduzidas na seguinte ordem: zigomaticofrontal **(A)**, zigomaticomaxilar **(B)** e margem infraorbital **(C)**.

absorvível, como Vicryl 3-0 ou 4-0. É utilizado um ponto de colchoeiro horizontal. A aproximação do tendão à superfície interna da margem lateral é crítica, ou a pálpebra não tocará a superfície do globo. Finalmente, a cantotomia lateral é fechada com categute 6-0 de absorção rápida após a reaproximação do músculo orbicular do olho. Então, a sutura de retração da pálpebra inferior pode ser fixada com fita adesiva à testa, para atuar como um ponto de Frost. Esta é deixada em posição por 7 dias. A fita adesiva pode ser retirada para checagem da visão ou aplicação de pomada de antibiótico (Figs. 50.6 a 50.15).

CONDUTA PÓS-OPERATÓRIA

Pacientes submetidos à abordagem de Gilles recebem alta no mesmo dia com medicação para dor, dieta de consistência mole e pomada de antibiótico para o local da incisão. A ferida temporal é avaliada no retorno em 1 semana, e a cicatrização é avaliada em 3 meses e 1 ano.

Os pacientes de OTIF são internados por uma noite, para checagem da visão e controle da dor. As enfermeiras devem ser instruídas a avaliar a acuidade visual por meio de "contagem de dedos" a cada 2 horas; percepção da luz não é suficiente. Os antibióticos orais são prescritos por 1 semana no pós-operatório. Compressas de gelo são aplicadas levemente à face. Maxitrol pomada é aplicado ao olho, e Bacitracina oftálmica é aplicada à cantotomia a cada 12 horas por 5 dias. Caso tenha sido aplicado um ponto de Frost, o retorno do paciente deverá ocorrer em 7 dias para remoção. A cicatrização é demorada, e podem se desenvolver complicações em semanas a meses. É importante programar o acompanhamento em 1 mês, 3 meses e 1 ano.

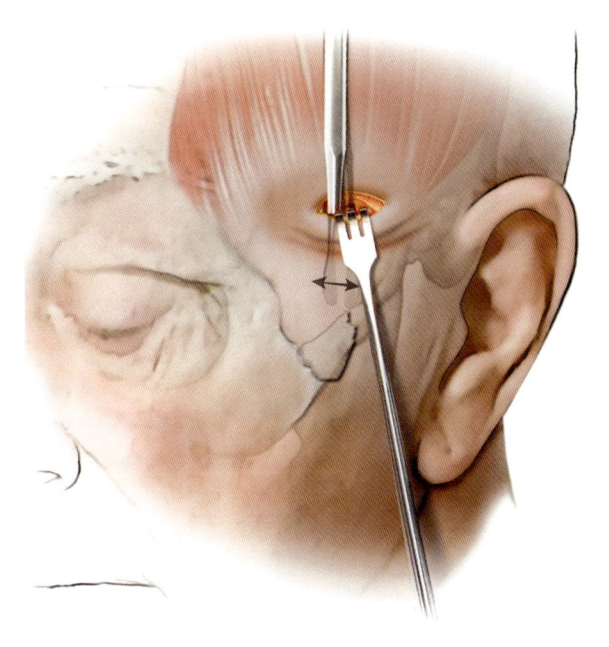

CAPÍTULO 50   Fraturas do Complexo Zigomaticomaxilar

FIGURA 50.6
Um elevador de Freer é usado para dissecção romba em direção anteroinferior em direção ao zigoma, superficial ao músculo temporal, mas profundo à fáscia, abrindo assim uma bolsa para a colocação do elevador ósseo.

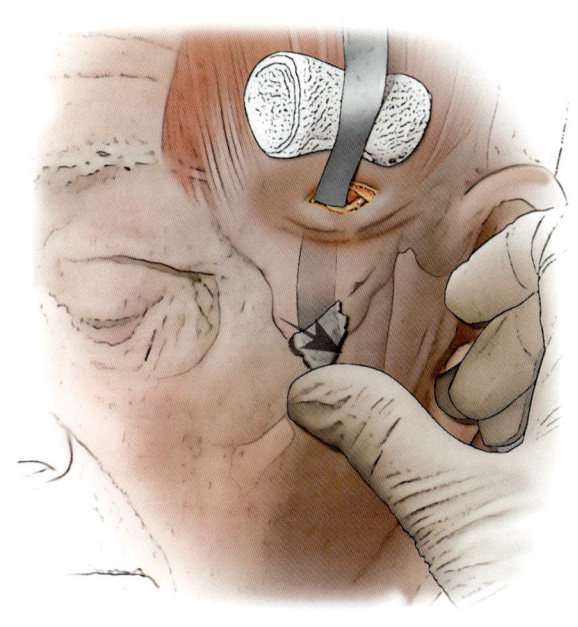

FIGURA 50.7
Inserção do elevador na bolsa. Deve-se proceder ao avanço de maneira suave. Coloque a mão não dominante sobre o arco com um movimento simultâneo de torção e de alavanca, balançando o arco de volta à posição. Deve-se tomar cuidado para não alavancar contra o osso temporal, criando uma fratura iatrogênica.

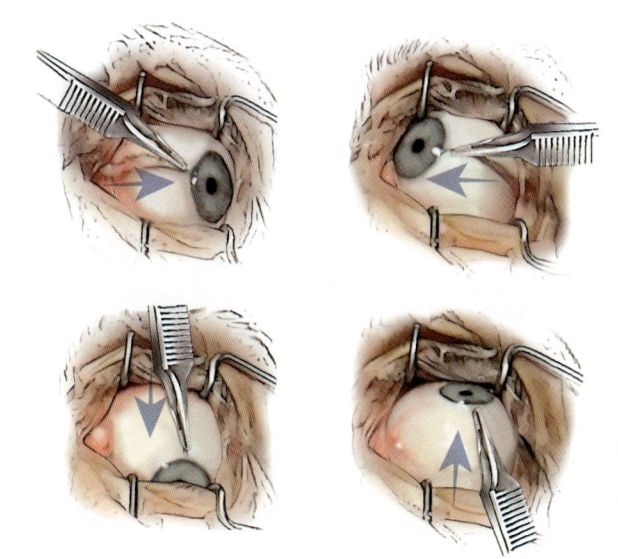

FIGURA 50.8
Ducção forçada realizada nas quatro direções. Deve-se ter o cuidado de evitar qualquer contato corneano além de preensão e movimentos delicados do olho.

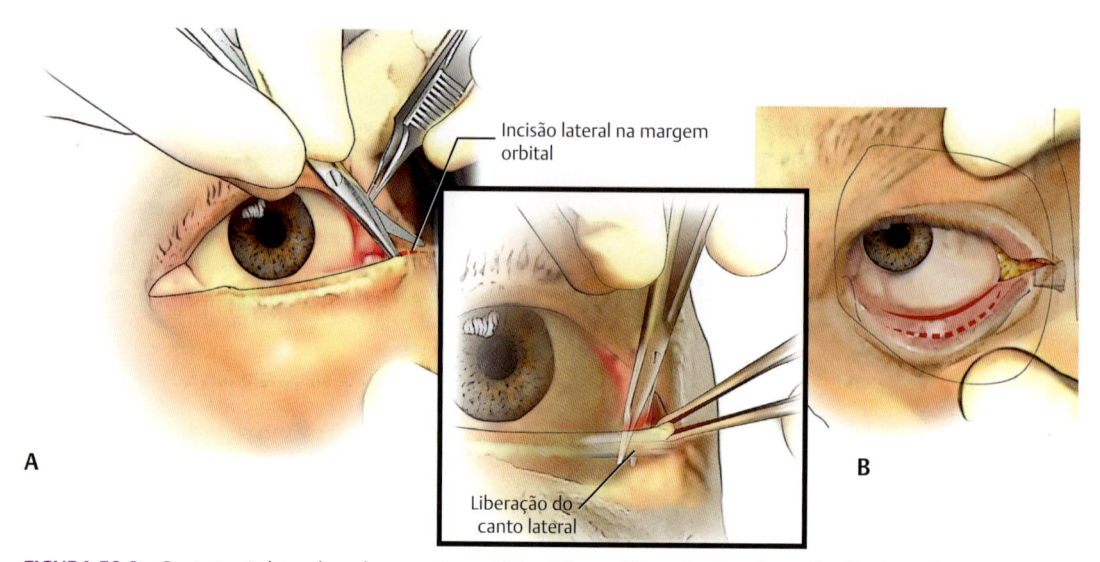

FIGURA 50.9 Cantotomia lateral e subsequente cantólise **(A)** com liberação dramática da pálpebra inferior da margem orbital **(B)**.

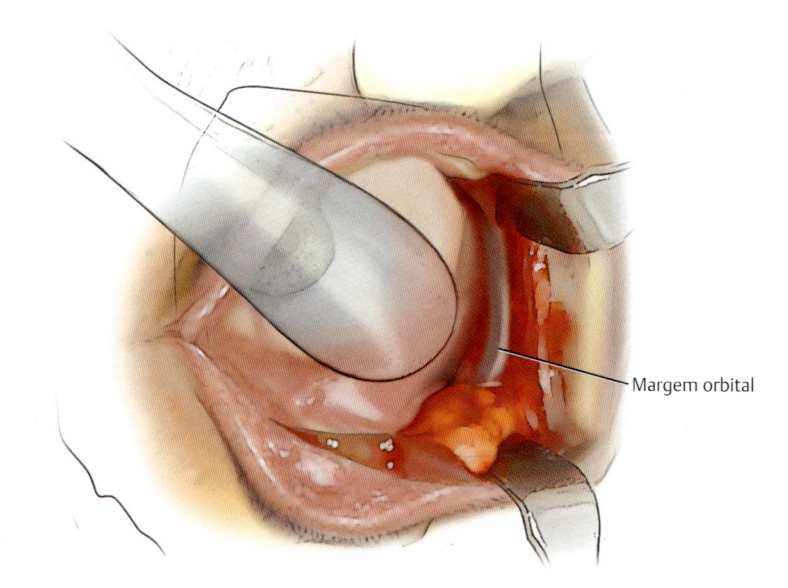

FIGURA 50.10
Um retrator transparente Jaeger é usado para manter os conteúdos orbitais fora do campo enquanto a dissecção é conduzida até o periósteo da margem orbital.

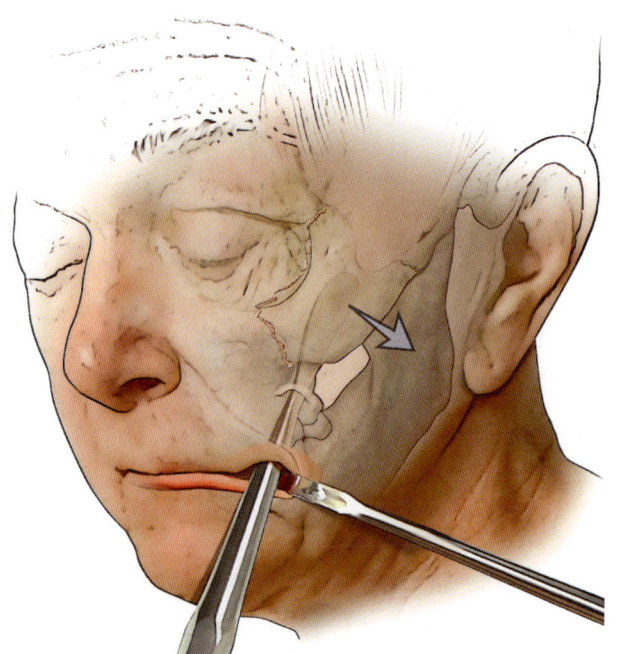

FIGURA 50.11
O elevador é inserido por via transbucal para apoiar-se sob a junção zigoma-arco zigomático. Colocando-se o elevador mais anteriormente sob o pilar zigomaticomaxilar, todo o zigoma poderá ser facilmente elevado.

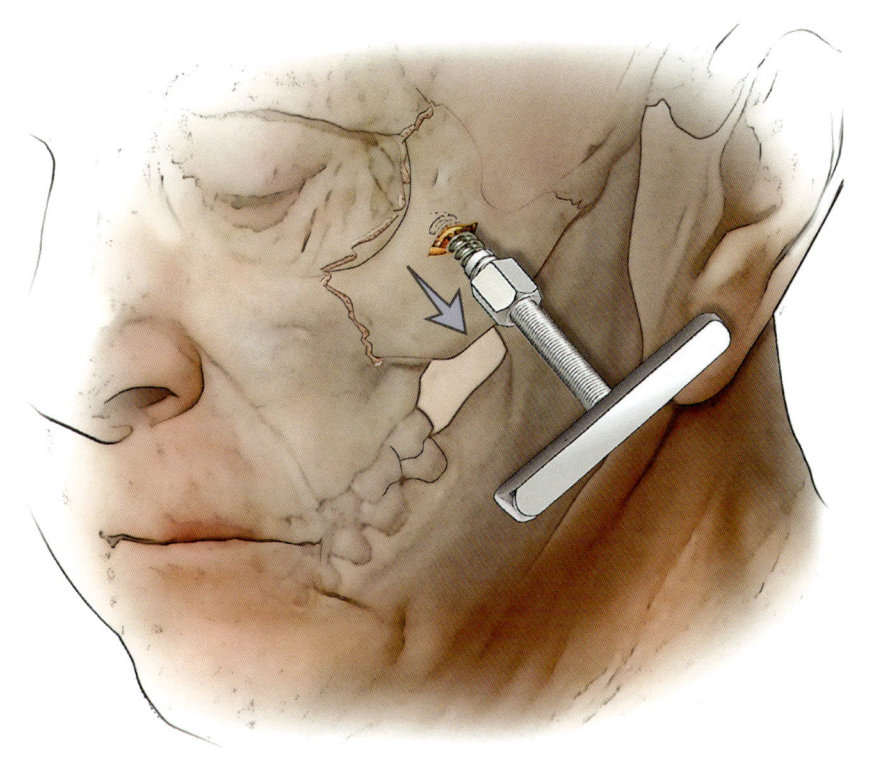

FIGURA 50.12 Um parafuso de Carroll-Girard também pode ser empregado para ajudar a reduzir e estabilizar o corpo do zigoma durante a fixação. Esta técnica permite que as forças sejam transmitidas em múltiplos vetores, obtendo-se desse modo mais facilidade na redução da fratura.

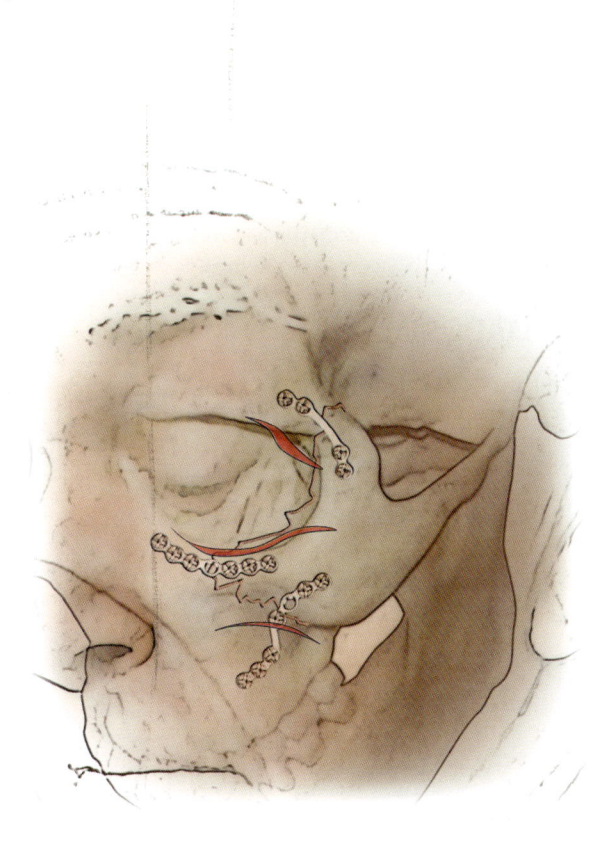

FIGURA 50.13
As fraturas normalmente são fixadas na seguinte ordem: (1) zigomaticofrontal (ZF), (2) zigomaticomaxilar (ZM) e (3) margem infraorbital.

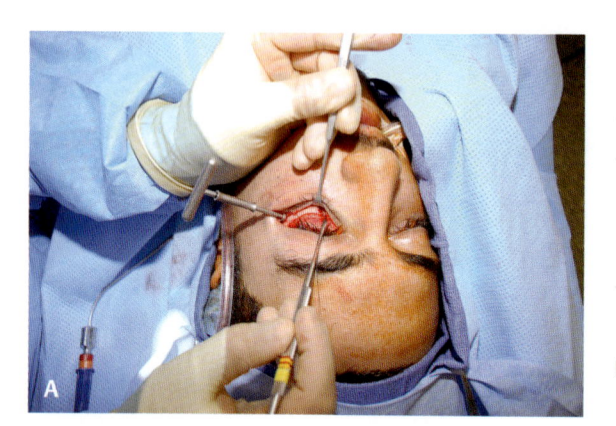

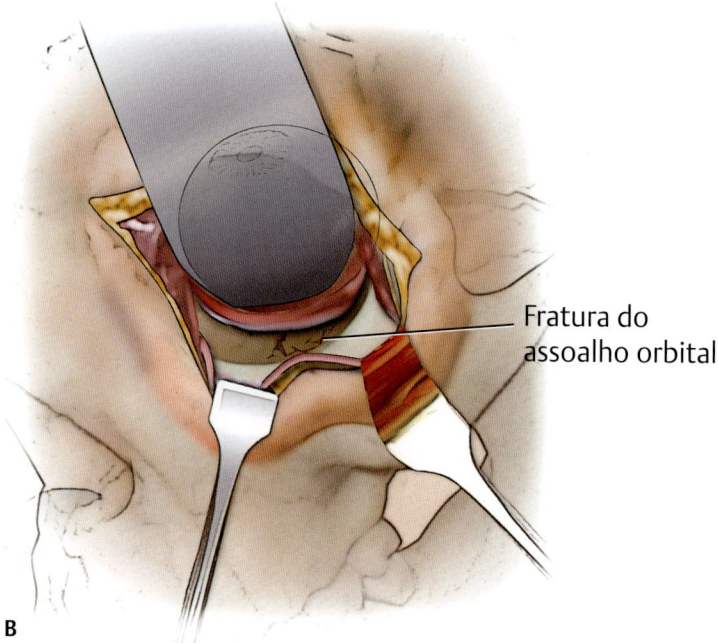

FIGURA 50.14 Com o cirurgião em pé à cabeceira do leito, realiza-se uma abordagem transconjuntival com cantotomia lateral e cantólise **(A)**. Um parafuso de Carroll-Girard é colocado no corpo do zigoma esquerdo para redução e estabilização da fratura. Também é mostrada exposição da margem orbital inferior. A periórbita é elevada ao longo do assoalho na direção do ápice orbital para reparo do assoalho orbital **(B)**.

COMPLICAÇÕES

As complicações são listadas na Tabela 50.1.

As complicações podem ser minimizadas por meio de excelente exposição, meticulosa dissecção e identificação de estruturas importantes. O aconselhamento pré-operatório é absolutamente necessário, para preparar os pacientes para possíveis complicações. Em muitos casos, o reparo da fratura ZMC é realizado primariamente para fins estéticos. Se ocorrer retração da pálpebra inferior ou outra complicação desfavorável, pode ser difícil justificar para o paciente a realização da cirurgia, a não ser que as expectativas sejam expostas de maneira adequada. O médico deve informar ao paciente que podem acontecer complicações apesar de cuidados ótimos, mas que a maioria delas pode ser tratada satisfatoriamente.

RESULTADOS

As fraturas ZMC são comuns no trauma craniofacial. O tratamento depende de um exame e uma história focados, assim como da alta qualidade pré-operatória das imagens de CT. O tratamento varia de uma espera sob observação, com dieta de consistência mole, até reduções minimamente invasivas, ou OTIF. Se realizada em etapas sequenciais, o tempo operatório pode ser minimizado, enquanto os resultados são otimizados.

FIGURA 50.15 Aparência do globo devida a hematoma retro-orbital após descompressão por meio de cantotomia lateral e cantólise. Note a proptose, o telecanto, a pupila dilatada irregular e a grave quemose com hemorragia subconjuntival.

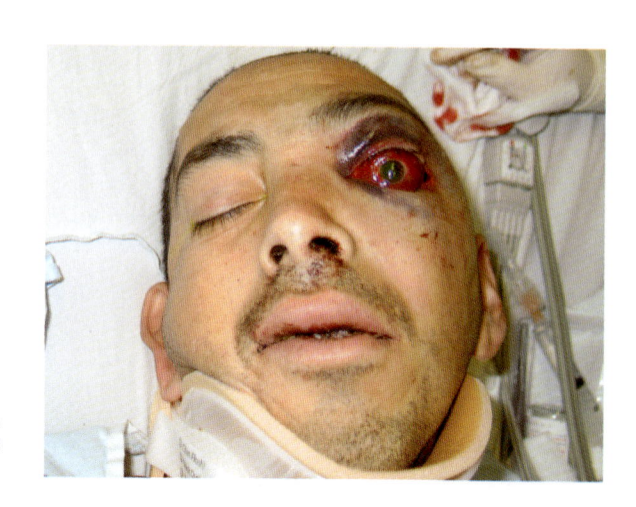

CAPÍTULO 50   Fraturas do Complexo Zigomaticomaxilar

QUADRO 50.1   Complicações, Causas e Tratamento

Complicação	Causas	Tratamento
Retração/ectrópio/mostra escleral da pálpebra inferior	Cicatrização da pálpebra inferior à margem orbital	Previna com meticulosa dissecção, cobertura de placas, ponto de Frost Massagem, injeções de esteroide, injeções 5-FU, reparo com enxerto
Hipestesia persistente de V2 ou dor facial	Impactação do nervo	Espera sob observação
Extrusão/infecção/irritação de ferragens	Infecção pós-operatória, má cicatrização de ferida, falha na reaproximação da periórbita na margem	Antibióticos Remoção de implante, se persistente
Diplopia persistente	Dano ao nervo, cicatriz, demora no tratamento quando a compressão está presente, manifesta-se no pré-operatório	Consulta oftalmológica
Enoftalmia	Atrofia do tecido adiposo orbital, má colocação de implante	Reoperação (note que a correção secundária é difícil)
Sangramento/hematoma retrobulbar	Má hemostasia, lesão da artéria etmoidal não identificada	Cantotomia lateral e cantólise (Fig. 50.6), consulta oftalmológica urgente
Cegueira	Lesão ao nervo óptico, hematoma retrobulbar	Cantotomia lateral e cantólise, consulta oftalmológica urgente

DICAS

- Nos casos envolvendo cominuição grave do arco zigomático, ou fraturas associadas na parte medial da face ou do seio frontal, uma abordagem coronal ao arco e à margem orbital lateral pode ser vantajosa. Para o tratamento padrão das fraturas ZMC, não considero que um tempo adicional e risco associado a essa abordagem sejam justificados.
- A instrução do paciente referente à aparência pós-operatória e possíveis complicações é crítica.
- No caso de não ser possível que os conteúdos orbitais sejam reduzidos do seio maxilar, alargue a fratura de assoalho com um elevador para ajudar na redução.
- Não fixe rigidamente um implante no assoalho orbital na margem; em vez disso, deve ser usada uma placa separada de margem. No caso em que a placa de margem seja palpável e que o paciente solicite explicação, será possível remover a placa de margem apenas se ela estiver separada do implante de assoalho.
- Rotineiramente, obtenho imagens pós-operatórias de CT para reparos de fratura ZMC a fim de avaliar a redução e a posição de implante.

DIFICULDADES

- Não identificação de perda visual progressiva. Os exames visuais seriados são críticos na prevenção dessas circunstâncias.
- Sangramento e hematoma pós-operatórios. Estes são abordados com exames em série do paciente e de sua acuidade visual após cirurgia e intervenção cirúrgica, quando necessário.
- A falha no restabelecimento do fluxo de saída sinusal apropriado pode levar a infecções pós-operatórias. Deve-se direcionar a atenção não apenas ao restabelecimento da estrutura anatômica, mas também à função anatômica.
- Planejamento operatório inadequado. A extensão completa da lesão facial será determinada antes do procedimento operatório e é mais bem estabelecida com imagens de CT axial e coronal ajustadas para janelas ósseas. A reconstrução 3D, se disponível, é outro adjuvante que pode complementar a formulação de um plano operatório.
- Correção incompleta do volume orbital. Esta pode ser vista com enoftalmia pós-operatória, diplopia ou hipoglobo e geralmente representa tamanho do implante ou correção de fratura inadequados, atrofia/perda tecidual, ou uma combinação dos anteriores. Recomenda-se a revisão cirúrgica.

INSTRUMENTOS QUE DEVEM ESTAR DISPONÍVEIS

- Escudos corneanos transparentes.
- Bisturi com lâmina 15.
- Elevador Freer.
- Elevador Dingman ou Cobb.

- Retratores Minnesota.
- Retratores de Exército-Marinha.
- Pinça 0,5.
- Pinça de Adson-Brown.
- Retrator Cottle.
- Retrator Senn.
- Retratores Desmarre médio e grande.
- Cautério bipolar com ponteira em baioneta protegida.
- Retratores maleáveis 1,0, 1,5 e 2,0 cm.
- Elevador dental n. 9.
- Cautério com ponta em agulha.
- Tesouras Wescott.
- Porta-agulha Webster.
- Porta-agulha Castroviejo.
- Retrator Clear Jaeger.
- Parafuso Carroll-Girard.
- Ponta de sucção Frazier 7 fr e l0 fr.

LEITURAS SUGERIDAS

Ellis E, Zide M. *Surgical approaches to the facial skeleton*, 2nd ed. Philadelphia, PA: Lippincott Williams & Wilkins, 2006.
Fonseca R, Walker R, Betts N, et al. *Oral and maxillofacial trauma*, 3rd ed. St. Louis, MO: Elsevier, 2005.

51 FRATURAS LE FORT I E LE FORT II

Jacob O. Boeckmann

INTRODUÇÃO

As fraturas do terço médio da face são responsáveis por até 20% das fraturas faciais que se apresentam no departamento de emergência. Quando ocorrem fraturas do terço médio da face, podem resultar problemas funcionais e deformidades estéticas significativas. Grande parte do conhecimento sobre trauma no terço médio da face é atribuída ao estudo de René Le Fort, publicado em 1901. Le Fort estudou o impacto da força contundente de baixa velocidade em esqueletos faciais de cadáveres e notou três padrões distintos de fratura com base nas linhas inerentes de fraqueza (Fig. 51.1). As descrições originais eram representadas como simétricas e de ocorrência isolada. Na sociedade de hoje, as fraturas Le Fort raramente são vistas em sua forma pura e podem se apresentar como fraturas unilaterais, padrões combinados de fraturas ou fraturas cominutivas. O diagnóstico e o tratamento dessas lesões no momento oportuno são importantes, a fim de otimizar os resultados do paciente e minimizar sequelas em longo prazo. Os objetivos do tratamento são direcionados ao restabelecimento da estrutura e da função pré-lesão. Avanços na tecnologia do implante conferiram ao cirurgião reconstrutivo a capacidade de realizar reparo de um só estágio com fixação interna rígida. Isto propicia ao paciente a cicatrização mais rápida do osso, a melhora estética, o aumento da nutrição e o retorno mais rápido à função pré-lesão.

HISTÓRIA

Nos Estados Unidos, as fraturas Le Fort tipicamente ocorrem em consequência de acidentes com veículos motorizados, ataque físico e lesões relacionadas a ocupação, esportes ou projétil de arma de fogo. A maioria dessas lesões ocorre em homens durante sua 3ª e 4ª décadas de vida. Entretanto, idosos permanecem em grupo de risco em razão de uma incidência mais alta de quedas nessa população. Raramente, as crianças sofrem essas lesões em virtude de sua anatomia craniofacial em desenvolvimento.

    O mecanismo de lesão, incluindo velocidade, direção e localização da força, pode ajudar o médico a prever o padrão de fratura. As fraturas Le Fort I tipicamente ocorrem após força contundente direcionada de anterior a posterior ao terço médio da face. As lesões Le Fort II podem resultar de uma força horizontal direcionada através do terço médio da face ou de uma força transmitida a partir da mandíbula seguindo as forças direcionadas para o queixo. Em virtude da quantidade de força necessária para fraturar o terço médio da face, não raro os pacientes apresentam fraturas complexas coexistentes em torno do esqueleto facial, da coluna cervical, do sistema nervoso central e/ou da órbita.

    O médico que faz o tratamento deve manter um alto índice de suspeita de lesões associadas. Os componentes críticos da história devem focar no estado da dentição, nos defeitos do nervo craniano, em alterações da visão e rinorreia. A má oclusão é comum após fraturas do esqueleto craniofacial e, em alguns casos, pode ser o único indício em um paciente sem sinais óbvios de lesão. Defeitos do nervo craniano podem acompanhar essas fraturas, particularmente o segundo ramo do nervo trigêmeo (V2). Qualquer alteração visual relatada pelo paciente cria a possibilidade de uma fratura orbital ou um trauma orbital. Finalmente, anosmia, rinorreia ou otorreia podem ser indicativas de lesão à base do crânio com extravasamento potencial de líquido cerebrospinal (CSF).

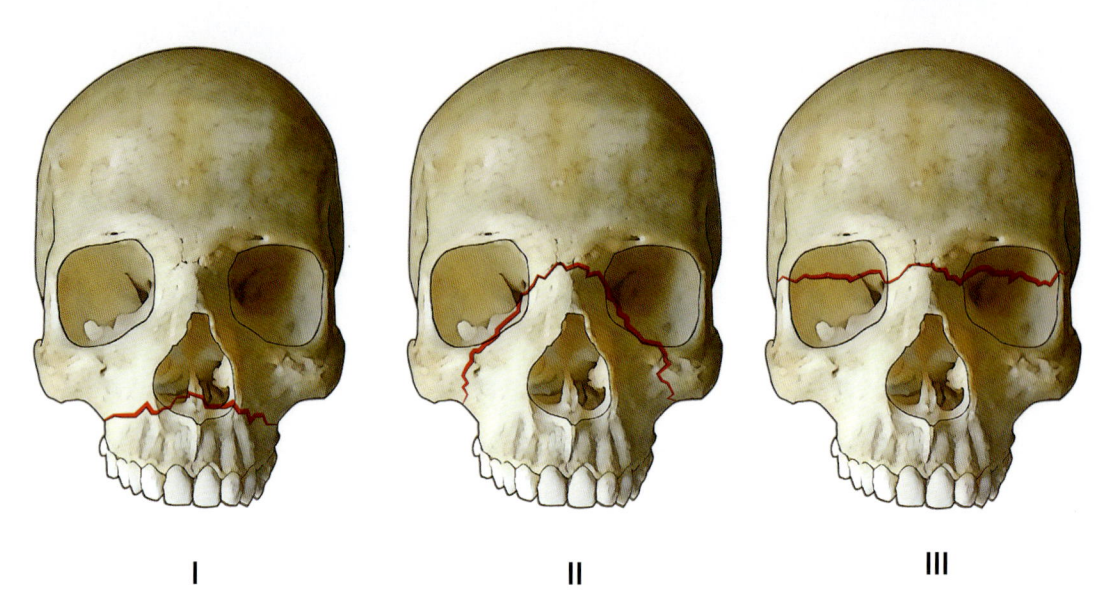

FIGURA 51.1 Padrões de fratura Le Fort.

EXAME FÍSICO

Frequentemente, a avaliação desses pacientes ocorre no ambiente de uma sala de emergência. Como em todas as situações de trauma, têm precedência a avaliação inicial e a reanimação com o uso de inspeção primária ABCDE e o imediato tratamento das lesões potencialmente fatais. A avaliação da via aérea é prioritária, uma vez que existe potencial para obstrução secundária a deslocamento posterior do segmento fraturado na via aérea. Um sangramento também pode resultar em obstrução, se o paciente for incapaz de controlar as secreções de sua via aérea.

Quando existe comprometimento da via aérea, o método preferido para o manejo da via aérea é a intubação orotraqueal por um profissional habilitado. Isso nem sempre é possível em virtude de visualização prejudicada pelo sangue e por secreções, trauma coexistente à coluna cervical, ou anatomia alterada. Portanto, deve-se sempre prever a necessidade de uma via aérea alternativa. Se houver suspeita de lesão coexistente à coluna cervical, ou se esta estiver presente, a via aérea pode ser obtida por intubação de fibra óptica ou nasotraqueal. Quando essas opções não têm sucesso, uma via aérea cirúrgica pode ser estabelecida em uma situação de emergência ou planejada por meio de cricotireoidotomia ou traqueostomia.

Não raro é encontrada epistaxe após trauma no terço médio da face devido à ruptura da delicada mucosa nasal e sinusal. O sangramento dessa natureza é tipicamente autolimitado, mas ocasionalmente é necessário o controle com tampão nasal, sonda de Foley com balão de 30 mL, ou redução temporária da fratura. A epistaxe também pode ser a origem de hemorragia potencialmente fatal decorrente de ruptura de ramos distantes da artéria carótida externa (p. ex., artéria maxilar interna) ou da base do crânio. Quando isso ocorre, a percepção do momento oportuno e a intervenção são justificadas para minimizar significativas morbidade e mortalidade devidas a choque hipovolêmico. Esse cenário requer técnicas avançadas para o controle, que pode incluir a ligadura da artéria carótida externa, ou o controle intravascular com espirais e/ou embolização.

Depois que o paciente é estabilizado, um exame físico detalhado é possível. O exame da simetria facial é uma primeira etapa importante na avaliação dos pacientes de trauma. Infelizmente, a identificação desta pode ser um desafio em um paciente com lesão aguda por causa de edema de tecido mole e equimose sobrejacente no esqueleto facial. Depois que o edema agudo cede, o cirurgião poderá notar facilmente a assimetria facial.

A avaliação da oclusão é essencial para todos os pacientes com fraturas faciais, porque a má oclusão, às vezes, pode ser a única evidência de uma fratura. Frequentemente, a ruptura da pré-maxila leva ao contato prematuro com os dentes molares e à resultante deformidade de mordida aberta anterior. Uma fratura de palato ou alveolar também pode complicar a relação oclusiva pelo alargamento do arco dentoalveolar, resultando em deformidade de mordida cruzada posterior. Quaisquer intervalos dentais e dentes avulsionados devem ser determinados para assegurar que a via aérea esteja desobstruída. Um paciente com dentes avulsionados deve obter uma radiografia de tórax para descartar aspiração dos fragmentos dentais.

A palpação do esqueleto ósseo, muitas vezes, revela deformidades em desníveis e sensibilidade sobrejacentes às linhas de fratura. Crepitação envolvendo o tecido mole ou o sulco gengivobucal pode estar presente se houver uma fratura associada do seio paranasal. A mobilidade deve ser avaliada por meio de palpação bimanual dos dedos polegar e indicador. Nas lesões Le Fort I, a mobilidade do palato estará presente enquanto em pacientes com lesões Le Fort II haverá movimento da maxila e complexo nasal. A ausência de mobilidade nem sempre exclui a lesão Le Fort, visto que a impactação pode comprometer a mobilidade do segmento fraturado. Quaisquer lacerações devem ser notadas, pois estas podem estar associadas a defeitos ósseos subjacentes, podendo ser usadas como vias potenciais de exposição para a redução.

Um exame ocular completo é importante, quando existe alguma preocupação referente a trauma periocular. Edema periorbital, equimose, quemose e hemorragia subconjuntival frequentemente estão presentes, quando há fratura orbital. A motilidade ocular deve ser avaliada, uma vez que a impactação dos fragmentos ósseos pode restringir a motilidade extraocular. Quando um distúrbio estiver presente, deve ser realizado teste de ducção forçada para distinguir entre impactação ou comprometimento neurológico. A epífora pode resultar de ruptura do sistema de drenagem do ducto nasolacrimal.

Finalmente, deve ser realizada uma avaliação neurológica completa de cabeça e de pescoço, com ênfase especial no nível de consciência, no exame dos nervos cranianos e no estado da coluna cervical. Frequentemente, os pacientes apresentam parestesia do terço médio da face, ao longo do segundo ramo do nervo trigêmeo, devida a lesão direta, impactação óssea ou edema neural. Se houver extravasamento de CSF, ele pode ser confirmado com acúmulo de uma amostra de fluido para teste com beta-2 transferrina ou outras imagens.

INDICAÇÕES

Essas lesões não são potencialmente fatais, mas, se não forem reparadas, podem resultar em significativas sequelas estética e funcional. O sistema de pilares vertical é composto por pilares zigomaticomaxilar (lateral), nasomaxilar (medial) e pterigomaxilar (posterior) pareados, atua na resistência às forças de mastigação e estabelece a altura do terço médio da face. O sistema de pilares horizontal é composto pelo osso frontal e pelas margens supraorbitais, margens infraorbitais e zigoma e pelo alvéolo e palato. O pilar horizontal estabelece largura e projeção faciais, além de apoiar o pilar vertical. As lesões Le Fort geralmente rompem um ou ambos os sistemas de pilares, resultando em encurtamento vertical da face e aparência achatada.

Para as lesões Le Fort, os objetivos do tratamento são triplos:

1. Restauração da oclusão pré-lesão
2. Restauração da altura e largura faciais
3. Restauração da integridade do tecido mole

Nem todos os pacientes requerem redução aberta e fixação interna. Se o paciente for adequado e tiver uma Le Fort I não deslocada com oclusão de fácil restauração, pode-se considerar a redução fechada com MMF por 4 a 6 semanas. Para todos os outros pacientes, é indicado o reparo com redução aberta e fixação interna.

O momento conveniente para o reparo continua a ser discutível, havendo poucos estudos disponíveis para fornecer evidências definitivas quanto ao reparo precoce *versus* tardio do suporte. Defensores do reparo precoce reportam melhora nos resultados na função, na estética, além de diminuição das taxas de infecção. Entretanto, nem todos os pacientes são candidatos ao reparo precoce, em virtude de lesões coexistentes e instabilidade médica de outras lesões potencialmente fatais. Qualquer paciente com trauma periorbital deve se submeter a exame pré-operatório com um oftalmologista para descartar lesão orbital ou outra condição que possa impossibilitar o reparo. A ruptura de globo, o hematoma retrobulbar ou a compressão do músculo extraocular podem exigir uma intervenção urgente, enquanto os achados de hifema ou neuropatia óptica traumática podem retardar ou alterar a estratégia de tratamento. Esses pacientes com significativas lesões cefálicas fechadas, fraturas frontais ou da base do crânio ou extravasamento de CSF devem ser avaliados por um neurocirurgião e liberados para a cirurgia antes da intervenção. Esses pacientes devem aguardar a estabilidade clínica antes da fixação.

Quando o retardo do reparo é indicado, a maioria dos cirurgiões concorda que é melhor abordar essas fraturas dentro de 2 semanas da lesão para evitar a necessidade potencial de enxerto de osso ou de osteotomias. Finalmente, o cirurgião reconstrutivo deve fazer o julgamento em relação ao momento ideal para o reparo de cada paciente individualmente.

CONTRAINDICAÇÕES

As contraindicações ao reparo cirúrgico de fraturas do terço médio da face geralmente são relacionadas a lesões potencialmente fatais coexistentes que não foram estabilizadas desde o trauma inicial, ou em pacientes de alto risco para anestesia geral em virtude de comorbidades médicas e instabilidade coexistentes.

PLANEJAMENTO PRÉ-OPERATÓRIO

A tomografia computadorizada (CT) de alta resolução do esqueleto facial com imagens em corte fino axial e coronal (1,5 mm) tornou-se a modalidade padrão de imagens na avaliação de um paciente de trauma facial. A CT fornece uma caracterização superior dos segmentos de fratura facial e de tecido mole subjacente em comparação com a radiografia simples tradicional. Oferece ainda ao cirurgião reconstrutivo a oportunidade de avaliar o grau de lesão e as estruturas adjacentes potencialmente envolvidas como o canal óptico, base do crânio, canal carótico, e a integridade do globo ocular.

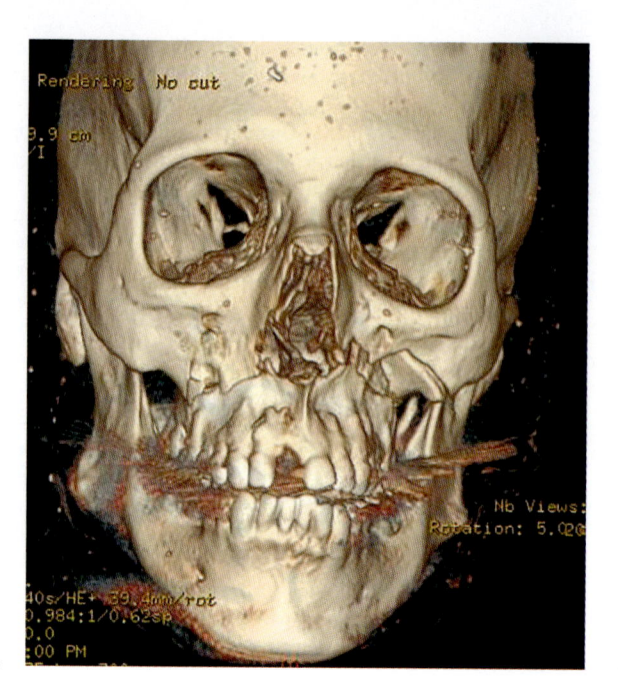

FIGURA 51.2
Reconstrução 3-D de Le Fort I.

É preciso desenvolver um método sistemático para avaliar as imagens para que nada seja negligenciado, especialmente no quadro de fraturas faciais múltiplas. Os padrões combinados de fratura, lesões unilaterais e padrões cominutivos estão tipicamente presentes, e deve-se avaliar a presença de lesões concomitantes, especialmente o estado da coluna cervical. Como regra geral, estruturas verticais são mais bem notadas em imagens coronais, enquanto as estruturas horizontais são mais bem vistas em imagens axiais. Todas as fraturas Le Fort envolvem fraturas das placas pterigóideas. Depois que a fratura das placas pterigóideas é identificada, o médico pode trabalhar na determinação dos padrões remanescentes de fraturas. As fraturas Le Fort I são fraturas transversas baixas cefálicas à dentição, abrangendo as paredes laterais inferiores do pilar zigomaticomaxilar, o pilar nasomaxilar medial na abertura piriforme, a parede maxilar posterior e o septo. Essas fraturas são mais bem visualizadas no plano coronal. As fraturas Le Fort II, por natureza, têm formato piramidal, com envolvimento dos pilares zigomaticomaxilar e nasomaxilar superiormente, da margem orbital inferior, do assoalho orbital e da junção nasofrontal. Esses padrões de fratura são mais bem vistos em incidências coronais.

Imagens tridimensionais reconstruídas devem ser obtidas, se possível, porque fornecem ao cirurgião reconstrutivo um conhecimento adicional sobre as relações espaciais, sendo úteis para determinar o plano geral de tratamento (Figs. 51.2 e 51.3).

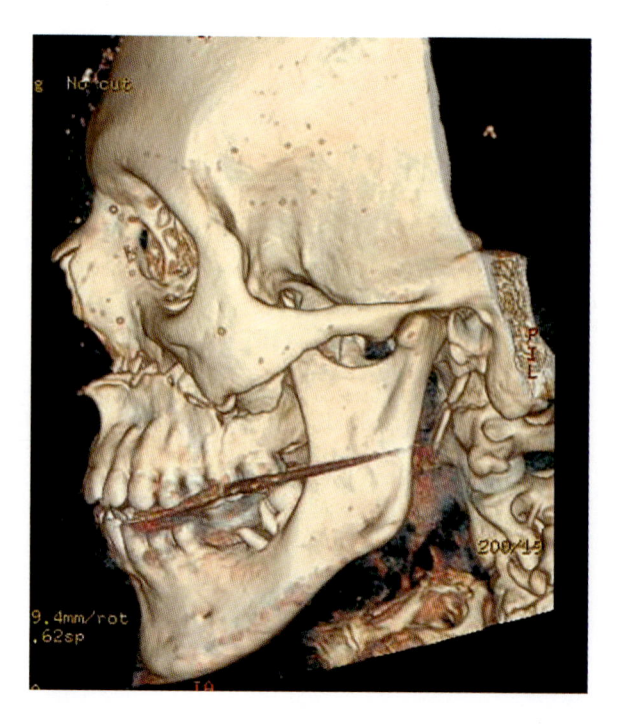

FIGURA 51.3
Reconstrução 3-D de Le Fort I.

TÉCNICA CIRÚRGICA

A correção cirúrgica das fraturas Le Fort é realizada sob anestesia geral. Em virtude da necessidade de fixação mandibulomaxilar (MMF), a intubação nasotraqueal é necessária, se não estiver presente uma traqueotomia. A fim de restaurar adequadamente o terço médio da face, o cirurgião reconstrutivo deve restabelecer a integridade do sistema de pilares. A abordagem ao paciente com fraturas Le Fort depende do padrão de lesão. A incisão sublabial dá acesso aos pilares inferiores lateral e medial e é a abordagem preferida para fixação do terço médio da face. A injeção de anestésico local com epinefrina (p. ex., lidocaína a 1% e epinefrina 1:100.000) no local da incisão ajuda a minimizar o sangramento e melhorar a visualização. O enxaguatório oral de gliconato de clorexidina é usado para reduzir a carga bacteriana da cavidade oral. Um retrator labial autorretentor ou um retrator de bochecha de tamanho apropriado é usado para visualizar melhor a cavidade oral.

A incisão sublabial é feita ao longo do sulco gengivobucal do primeiro molar ao primeiro molar com eletrocautério de Bovie, tomando-se cuidado para preservar uma bainha adequada de mucosa para fechamento. Os segmentos fraturados são amplamente expostos para permitir a colocação de uma placa de titânio com dois ou três furos em cada lado da linha de fratura. A elevação subperiosteal do tecido mole sobrejacente é realizada com elevador Cottle ou Freer, a fim de expor amplamente o pilar nasomaxilar, o pilar zigomaticomaxilar, a espinha nasal, a abertura piriforme e a maxila anterior. O nervo infraorbital, que sai do forame infraorbital de 6 a 7 mm abaixo da margem infraorbital, deve ser protegido durante a dissecção. Deve-se tomar cuidado ao dissecar ao longo do pilar medial e da abertura piriforme para evitar a entrada inadvertida na cavidade nasal.

Depois que todas as fraturas são expostas de maneira adequada, a integridade do osso é avaliada. Se o tecido fibroso em crescimento e o tecido de granulação estiverem presentes na linha de fratura, eles são debridados antes da redução. Quando estiverem presentes significativa cominuição do local da fratura ou intervalos ósseos com mais de 5 mm, deve-se considerar o enxerto ósseo. O enxerto ósseo proporciona estabilidade para o reparo e restaura a altura vertical da porção medial da face. Os enxertos podem ser coletados da calvária ou da estrutura costal, dependendo da preferência do cirurgião.

Depois que a linha de fratura estiver evidente, é realizada a redução dos fragmentos soltos usando-se gancho de osso, parafuso, elevador ou dispositivo de Carroll-Girard. Quando uma significativa impactação impedir o alinhamento adequado, poderá ser usado fórceps de Rowe, para aplicar maior força à redução. Isto deve ser feito com cuidado, para evitar lesão na órbita, no nervo infraorbital e no ducto nasolacrimal.

Após a redução do local da fratura, a oclusão é reavaliada, e o paciente é posto sob MMF. Pelo menos quatro miniplacas são necessárias para estabilizar adequadamente as fraturas Le Fort I. A colocação de placa no pilar lateral é realizada primeiramente usando-se uma miniplaca de titânio de 1,5 mm ou 2 mm com parafusos autoperfurantes de 4 mm ou 5 mm. É importante colocar a placa de tal forma que, pelo menos, 2 parafusos possam ser fixados em cada lado da linha de fratura ao longo do segmento de carga suportada da maxila. Uma placa em formato de "L" funciona bem ao longo do pilar lateral e evita a violação das raízes dentais, mas outros formatos de placa podem ser utilizados (Figs. 51.4 e 51.5). Após se fazer um contorno preciso da placa conforme a configuração da maxila, a placa é presa ao zigoma colocando-se um parafuso adjacente à linha de fratura. O segundo parafuso, então, é inserido no lado oposto da linha de fratura, ao longo do segmento alveolar. Se a redução for satisfatória, os parafusos remanescentes são colocados em seguida. O pilar medial é fixado de maneira similar com uma placa de desenho ótimo, dependendo do padrão de fratura. Ao se colocar a placa de pilar medial, é importante posicioná-la ao longo do segmento de carga suportada da maxila, adjacente à abertura piriforme, para se obter a máxima estabilidade na reconstrução (Fig. 51.6). Depois de colocada a placa, a oclusão deve ser checada novamente, para que seja assegurada uma posição satisfatória.

Depois que a redução estiver completa, a ressuspensão do tecido mole deve ser assegurada. Caso tenham sido realizadas extensa dissecção subperiosteal do tecido mole e esqueletização do terço médio da face, devem-se fazer tentativas para ressuspender o tecido até o zigoma, a fim de limitar a possibilidade de contratura cicatricial pós-operatória, deformidade e ectrópio. Isso é facilmente realizado passando-se uma forte sutura trançada através de um túnel ósseo ou do furo de uma miniplaca. Antes do fechamento, efetua-se abundante irrigação com solução salina normal estéril,

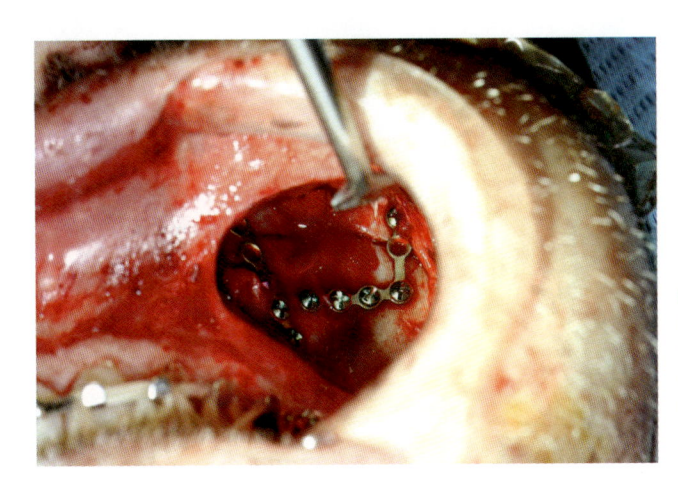

FIGURA 51.4
Foto intraoperatória demonstrando a abordagem sublabial com aplicação de placa em "L" para o restabelecimento do pilar lateral. Pode-se também observar uma placa linear para o restabelecimento do pilar medial.

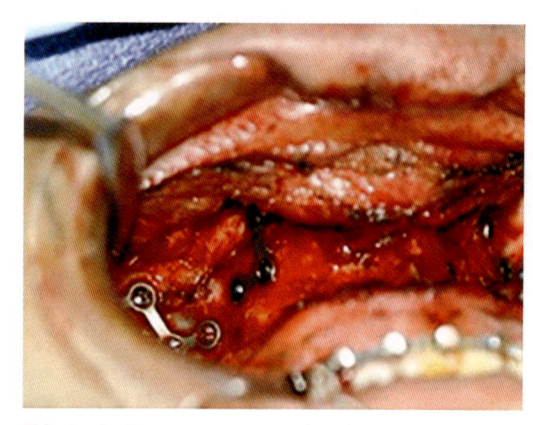

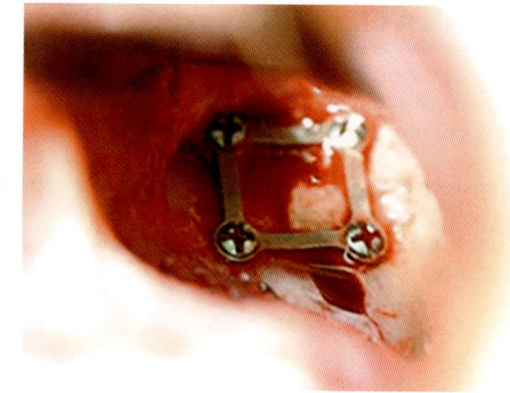

FIGURA 51.5 Foto intraoperatória demonstrando a abordagem sublabial e várias configurações de placa para estabilização do terço médio da face.

para minimizar ainda mais a contaminação bacteriana no local cirúrgico. O fechamento da incisão sublabial é executado com Vicryl® 3-0 ou 4-0 (poliglactina 10) ou sutura de categute de cromo corrida ou interrompida.

Se o cirurgião estiver confiante na redução anatômica e oclusão, o paciente pode ser retirado de MMF, e os arcos barras podem ser removidos. Entretanto, se houver algum problema de oclusão correta no intraoperatório, ou se a fratura estiver cominuída, mantêm-se os arcos barras fixados com fio de aço ou se mantém um guia de oclusão elástico por 4 a 6 semanas de pós-operatório até serem corrigidos os problemas de oclusão.

Pacientes com fraturas Le Fort II podem necessitar de fixação adicional ao longo das margens infraorbitais para que sejam corrigidas deformidades em desnível e estabilizado o segmento.

Existem numerosas maneiras de abordagem da órbita. As abordagens transconjuntival e subciliar são as técnicas usadas com mais frequência para o acesso à margem e ao assoalho infraorbitais. Prefiro a abordagem transconjuntival, porque se evita a incisão facial, e o risco de ectrópio é reduzido. Se necessário, essa abordagem poderá ser combinada com cantotomia lateral, para aumentar a exposição lateral. Alternativamente, pode-se usar uma laceração existente para o acesso à margem orbital, caso esteja em posição favorável.

Para a abordagem transconjuntival, coloca-se um escudo corneano, e uma pequena quantidade de anestésico local com epinefrina é aplicada ao longo do fórnice inferior e do canto lateral. Um retrator Desmarres é usado para a pálpebra inferior, e um retrator maleável Ribbon é usado para retrair delicadamente o globo. A incisão transconjuntival

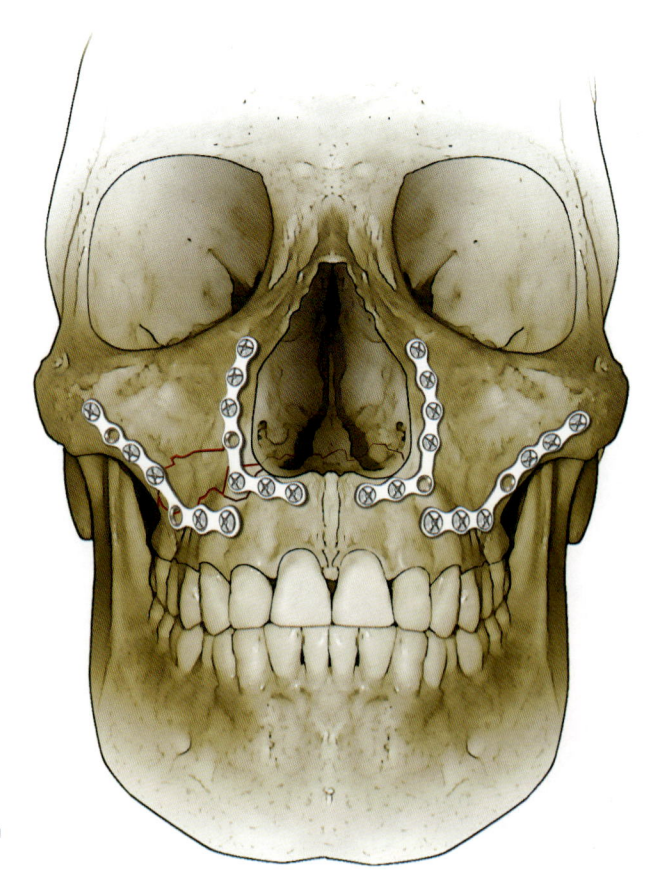

FIGURA 51.6
Representação ilustrada do estado da fratura Le Fort I após redução e fixação.

é realizada na base do fórnice, na direção medial a lateral, usando-se um eletrocautério Bovie. Uma sutura de tração pode ser aplicada ao longo da face inferior da incisão transconjuntival, para melhorar a retração tecidual e a exposição. O cirurgião pode acessar a margem orbital em um plano pré-septal ou pós-septal.

Depois de alcançada a margem orbital, podem-se usar o eletrocautério Bovie, para incisar através do periósteo, e um elevador Freer, para levantar o periósteo do osso. Com a margem orbital exposta, a fratura pode ser reduzida e a fixação pode ser realizada usando-se miniplacas de titânio de 1,0 mm ou 1,3 mm, com parafusos autoperfurantes de 4 mm. Ao estabilizar a placa em posição, é melhor colocar o parafuso primeiro no segmento estável. Placas maiores serão evitadas nessa área por seu potencial de causar retração de tecido mole, palpabilidade e proeminência no pós-operatório. Depois que a margem orbital estiver reduzida, a exploração do assoalho orbital pode ser efetuada, se indicado.

Depois de completar a redução periorbital, o cirurgião deve fazer uma tentativa para cobrir a placa com periósteo, a fim de minimizar a palpabilidade pós-operatória. É necessário tomar um meticuloso cuidado ao aproximar as camadas, para evitar a aproximação do músculo orbicular do olho com o periósteo da margem orbital. Após o fechamento periosteal, duas a três suturas conjuntivais podem ser aplicadas de maneira interrompida usando-se categute de cromo 6-0. Finalmente, uma sutura de Frost pode ser aplicada por vários dias, se houver significativa preocupação com ectrópio.

Raramente, a linha nasofrontal de fratura requer colocação de placa, mas, caso se considere apropriado, o acesso poderá ser obtido por abordagem bicoronal, e a fixação poderá ser realizada com o uso de miniplacas 1,0 ou 1,3.

Fraturas do Palato

Uma fratura palatina também pode complicar o estabelecimento da oclusão pré-lesão e deve ser tratada, para se estabelecer a largura da porção central inferior do terço médio da face.

No caso de uma grande fratura palatina sagital ou de uma fratura com significativa instabilidade, a fixação rígida do palato duro e piriforme anterior poderá proporcionar uma redução precisa do arco e corrigir um arco alargado, em razão do afastamento posterior. Isto pode ser realizado com placa de titânio de 2,0 mm com parafusos monocorticais de 4 mm colocados via palato longitudinal e incisão sublabial. Deve-se tomar cuidado para não desvascularizar a mucosa do palato duro com extensa dissecção lateral, a fim de minimizar o risco de colapso de um retalho e a resultante exposição da placa.

Quando existe uma fratura palatina cominutiva ou complexa, uma prótese palatina poderá ser usada como guia, para o estabelecimento da oclusão pré-lesão, e fixada com um arco barra, a fim de estabilizar o segmento palatino. Depois de restaurada a largura do palato, pode-se proceder ao reparo do terço médio da face.

Mandíbula Edêntula

O paciente edêntulo com uma lesão Le Fort traz desafios adicionais, quando se tenta recriar a relação entre a maxila e a mandíbula. Sem MMF, a inadequada redução dessas fraturas pode resultar em deslocamento inferior da maxila posterior secundariamente à força da gravidade e á tração da musculatura pterigóidea. Isto produz estreitamento entre os arcos superior e inferior, o que pode complicar o uso pós-operatório de uma dentadura. Esse deslocamento posteroinferior pode ser evitado com MMF. Pode-se proceder ao estabelecimento de MMF com próteses dentais ou dentaduras fixadas à maxila e à mandíbula por meio de parafuso ou fios de aço circum-mandibulares e circunzigomáticos. Pode-se, então, proceder ao reparo de maneira similar à do paciente com dentes. Se o paciente não for um candidato à MMF, os pilares lateral e medial são estabilizados após a redução clínica dos segmentos fraturados (Fig. 51.7).

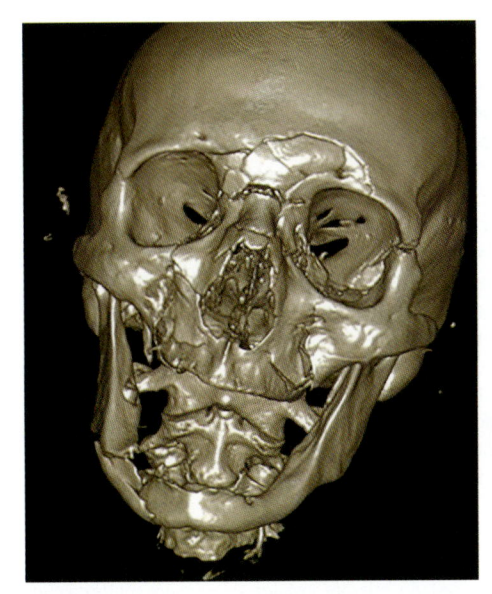

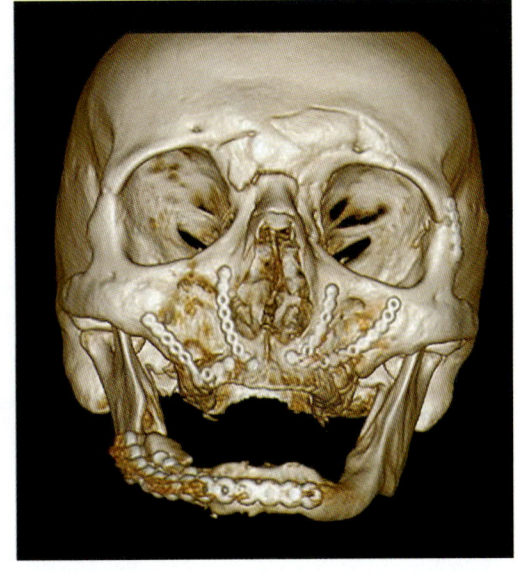

FIGURA 51.7 Imagens pré-operatórias e pós-operatórias de paciente edêntulo com fratura Le Fort II do lado direito e fratura Le Fort III do lado esquerdo. Redução aberta e fixação interna foram realizadas para estabilizar os pilares medial e lateral.

Sistemas de Placas Reabsorvíveis

A popularidade do uso de sistemas de placas reabsorvíveis compostos por ácido polilático se expandiu nas duas últimas décadas, especialmente na população pediátrica. Suas propriedades biodegradáveis são vantajosas nessa população, em virtude do limitado potencial para distúrbios de crescimento e da diminuição da necessidade de uma segunda operação para sua remoção. Estudos em cirurgia ortognática relatam resultados similares comparados aos dos indivíduos submetidos à fixação com sistemas de placas de titânio. Entretanto, permanece limitada a adoção disseminada dos sistemas de placas reabsorvíveis em razão do aumento da curva de aprendizagem em relação ao material, do tempo operatório mais longo e do custo.

CONDUTA PÓS-OPERATÓRIA

Os pacientes são observados após o reparo para quaisquer problemas de via aérea, sangramento, controle da dor e controle da náusea. Se o paciente for mantido em MMF, é preciso que cortadores de fio de aço ou tesoura estejam imediatamente disponíveis no caso de uma crise de via aérea ou vômito. À alta, o paciente deve saber como cortar e remover os fios ou as bandas de aço, se surgir qualquer dos problemas mencionados anteriormente.

Os antibióticos são administrados perioperatoriamente. Essas fraturas são consideradas contaminadas, pelo envolvimento das cavidades oral, nasal e sinusal. A duração ideal do uso de antibióticos continua indefinida e depende das características do paciente e da preferência do cirurgião. Tipicamente, um curso de 5 a 10 dias de uma penicilina ou uma cefalosporina é administrado para cobertura de organismos Gram-positivos e anaeróbios. Alternativamente, a clindamicina pode ser administrada para os pacientes alérgicos à penicilina. O enxaguatório bucal com gliconato de clorexidina (Peridex™) também é usado até que as suturas intraorais se dissolvam e a cavidade oral cicatrize.

Todos os pacientes são mantidos sob dieta de consistência mole por 6 a 8 semanas pós-cirurgia. O primeiro retorno é agendado 1 semana após a alta, para assegurar uma adequada cicatrização da ferida e higiene oral. Os pacientes são vistos, então, a cada 2 semanas, para assegurar a estabilidade do local da fratura, com atenção particular à oclusão. Os guias de elástico podem ser necessários para a má oclusão sutil, e ajustes podem ser necessários. A MMF pode ser liberada em 6 semanas, se o local da fratura estiver estável, mas os arcos barras permanecem posicionados por mais 2 semanas, para assegurar a estabilidade da oclusão. O paciente faz uma lenta transição para a dieta regular, e, se a oclusão permanecer estável, os arcos barras podem ser removidos.

COMPLICAÇÕES

A maioria das complicações está associada à redução inadequada dos fragmentos ósseos. Portanto, o cirurgião reconstrutivo deve fazer todas as tentativas a fim de minimizar essa complicação com o reparo precoce, quando possível, com meticulosa atenção à oclusão intraoperatória e ao uso apropriado de um enxerto ósseo.

Uma das consequências mais comuns da redução inadequada é a má oclusão. Isso frequentemente resulta da falha em se estabelecer a oclusão antes da fixação do osso ou da não identificação de uma fratura palatina e alveolar. Os guias de elástico podem ajudar quando há má oclusão sutil, mas não conseguem superar as situações nas quais a redução inadequada ou imprópria foi fixada rigidamente. Nessa situação, deve-se retornar à sala cirúrgica para remover e substituir as placas após uma adequada redução do fragmento ósseo. Quando isso é descoberto tardiamente, o tratamento avançado com aparelhos ortodônticos ou osteotomias e avanço podem ser necessários para corrigir a má oclusão.

A assimetria facial também pode resultar de uma redução inadequada. A falha em restaurar o pilar vertical pode resultar em encurtamento do terço médio da face, enquanto a falha em restaurar o pilar horizontal pode resultar em achatamento do terço médio da face, além de alteração da largura facial.

Má união, não união e união retardada podem ser o resultado de redução inadequada, infecção, falha na imobilização ou falha das ferragens e devem ser tratadas de maneira adequada.

A infecção das ferragens é uma ocorrência rara na reconstrução do terço médio da face em razão de excelente suprimento sanguíneo facial. Quando isso ocorre durante o processo de cicatrização, é preferível a manutenção das placas enquanto se trata a infecção com antibióticos direcionados por cultura e drenagem local. Depois de transcorridas de 6 a 8 semanas, para permitir a osteossíntese, as placas poderão ser removidas e substituídas, se necessário.

Pode ocorrer osteomielite no quadro de uma infecção prolongada e não tratada, associada às ferragens. Quando isso ocorre, são necessários incisão, drenagem e debridamento das ferragens retidas e do osso envolvido. Se houver instabilidade da linha de fratura, a estabilidade poderá ser obtida com a recolocação de placa, MMF, ou fixação externa.

A exposição da placa, embora rara, pode ocorrer no caso de fechamento inadequado sobre a linha de fratura. Isto pode ser evitado preservando-se bainhas mucosas adequadas, para o fechamento, e mantendo-se meticulosa atenção à técnica, além de higiene oral apropriada. Se ocorrer deiscência e exposição, recomenda-se a manutenção de higiene oral, evitando os irritantes, como o fumo. Se a exposição persistir apesar das medidas conservadoras, as ferragens deverão ser removidas.

Parestesia, temporária ou permanente, frequentemente está presente ao longo da segunda divisão do nervo trigêmeo. Isto pode ser consequência da lesão ou secundário a trauma ou lesão por tração no intraoperatório. É importante aconselhar o paciente no pré-operatório sobre esse achado esperado, em que a maioria das lesões melhora com o tempo.

Pode ocorrer extravasamento de CSF a partir da lesão inicial ou por manipulação intraoperatória dos segmentos ósseos fixados à base do crânio. O tratamento conservador com elevação da cabeceira do leito, amolecedores de fezes, acetazolamida e drenagem lombar é empregado como tratamento de primeira linha. Para extravasamentos com duração superior a 2 semanas, é indicado o fechamento, para reduzir o risco de meningite.

Complicações adicionais podem ocorrer, incluindo sinusite, formação de mucocele, enoftalmia, epífora, compressão do músculo extraocular, ectrópio, diplopia e obstrução nasal.

RESULTADOS

Infelizmente, em razão do perfil heterogêneo dos pacientes, poucos estudos sobre resultados em longo prazo estão disponíveis para essa população em tratamento. Em longo prazo, os pacientes com lesões Le Fort complexas mais provavelmente experimentarão incapacidade contínua. Os pacientes com lesões Le Fort apresentam mais queixas somáticas comparados à população de trauma geral, com constantes distúrbios visuais, distúrbio de olfato, dificuldades de mastigação, dispneia e epífora. Portanto, o cirurgião reconstrutivo deve estar ciente sobre o potencial das necessidades contínuas dessa população de pacientes.

DICAS

- Os objetivos do tratamento são a restauração da oclusão pré-lesão, da altura e largura faciais e integridade do tecido mole.
- As imagens axial e coronal de CT com corte fino são o padrão-ouro para a identificação pré-operatória do padrão de fratura.
- A restauração dos pilares horizontal e vertical é crítica para que sejam recuperadas a função e a forma pré-lesão do terço médio da face.
- A fixação interna rígida com ou sem MMF permite uma acurada aproximação dos fragmentos ósseos e é a melhor escolha para a estabilização do terço médio da face.

DIFICULDADES

- A maioria das complicações ocorre em consequência de inadequada redução da linha de fratura.
- Tenha sempre o cuidado de preservar uma bainha adequada de mucosa, para minimizar o risco de exposição pós-operatória das ferragens.
- Má higiene oral, tabagismo e diabetes podem contribuir para o retardo da cicatrização da ferida e devem ser manejados em conformidade.

INSTRUMENTOS QUE DEVEM ESTAR DISPONÍVEIS

- Conjunto padrão de cirurgia plástica (porta-agulha Mayo-Hegar, tesoura para cortar fio, pinça Adson para tecidos, pinça Debakey, elevador Cottle, elevador periosteal Freer).
- Sistema de fixação interna (porta-fios de aço, cortador de fios de aço, fios de aço de calibres 24 e 26, placa e parafusos de ossos, arcos barras de Erich).
- Broca.
- Serra.
- Fórceps Rowe para desimpactação do maxilar.
- Pinça Asch para redução de osso nasal.
- Osteótomos.
- Ganchos de osso.
- Retratores de Exército-Marinha.
- Retratores de bochecha autorretentores.
- Retrator Desmarres de pálpebra.
- Retratores Ribbon.

LEITURAS SUGERIDAS

Crawley WA, Azman P, Clark N, et al. The edentulous Le Fort fracture. *J Craniofac Surg* 1997;8(4):298–307.
Gruss JS, Mackinnon SE. Complex maxillary fractures: role of buttress reconstruction and immediate bone grafts. *Plast Reconstr Surg* 1986;78(1):9–22.
Janus SC, MacLeod PR, Odland R. Analysis of results in early versus late midface fracture repair. *Otolaryngol Head Neck Surg* 2008;138:464–474.
Le Fort R. Experimental study of fractures of the upper jaw Parts I and II. *Rev Chir Paris* 1901;23:208; translated by Tessier P, and reprinted in *Plast Reconstr Surg* 1972;50:497.
Manson PN, Clark N, Robertson B, et al. Subunit principles in midface fractures: the importance of sagittal buttresses, soft-tissue reductions, and sequencing treatment of segmental fractures. *Plast Reconstr Surg* 1999;103:1287–1306.

52 FRATURAS NASOETMOIDAIS E LE FORT III FACIAIS

Robert M. Kellman

INTRODUÇÃO

As fraturas discutidas nesta seção são tipicamente descritas como lesões de alta energia ou em alta velocidade ou de alto impacto no esqueleto facial. A fratura do complexo nasoetmoidal (NEC) também é conhecida como fratura etmoidal naso-orbital (NOE), sendo ambas as denominações tentativas para descrever os componentes clínicos e anatômicos das lesões ósseas envolvidas. Esses tipos de fraturas ocorrem quando uma força é direcionada primariamente à área da raiz do nariz. A raiz nasal sólida pode ou não fraturar, mas, frequentemente, os ossos finos da parede orbital medial atrás da raiz nasal serão comprometidos (Stranc descreveu essa fratura como uma "compressão etmoidal"), permitindo que a raiz nasal "encaixe" dentro da área dos seios etmoidais. A perda de suporte dos ossos lacrimais geralmente resulta em desarticulação dos ligamentos cantais mediais (com ou sem inserções ósseas), portanto resultando, muitas vezes, em deslocamento lateral dos ligamentos cantais mediais ou "telecanto." A lesão cria a aparência de hipertelorismo, geralmente chamado de "pseudo-hipertelorismo", visto que as próprias órbitas não estão realmente deslocadas lateralmente conforme o termo hipertelorismo implica. O termo fratura NEC ou fratura NOE refere-se às fraturas dos ossos envolvidos (Fig. 52.1).

A fratura Le Fort III refere-se ao nível mais sério da série de fraturas Le Fort, também conhecida como "separação craniofacial". As fraturas Le Fort I, II e III foram descritas por René Le Fort em 1901. Elas se referem a fraturas primariamente horizontais, que atravessam o esqueleto facial entre a dentição maxilar e a porção superior da face ou do crânio. A fratura Le Fort III rompe as paredes orbitais lateral e medial, cruza a raiz nasal e o septo nasal e se completa estendendo-se através do assoalho posterior das órbitas e dos arcos zigomáticos, assim como das lâminas pterigóideas posteriormente. Isso resulta na separação completa dos ossos do terço médio da face da parte craniana do esqueleto (Fig. 52.2).

As fraturas NEC podem ocorrer junto ou independentemente das fraturas Le Fort III.

HISTÓRIA

Na vida civil, a maioria das fraturas NEC e Le Fort III é resultado de lesões em alta velocidade. Elas tipicamente podem ser vistas em acidentes de veículos motorizados (particularmente quando os cintos de segurança não estavam sendo utilizados e/ou os *air bags* não estavam instalados), acidentes industriais e ataques diretos à porção central da face com instrumentos pesados, como um cano ou um bastão de beisebol. Lesões intracranianas podem estar associadas, e uma história completa, incluindo perda de consciência, deve ser obtida. Sintomas e/ou sinais de lesão neurológica são comuns, e alterações da visão podem estar presentes. Embora seja difícil determinar quando o nariz está cheio de sangue, a possibilidade de anosmia deve ser considerada.

É claro, outras comorbidades também devem ser consideradas. É importante determinar se fármacos e/ou álcool tiveram um papel na condição do paciente, uma vez que podem impactar o tratamento médico e o momento da cirurgia. Essas questões também podem afetar a capacidade do paciente de cooperar com os cuidados pós-operatórios.

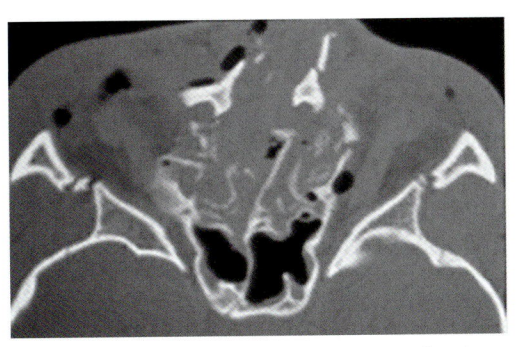

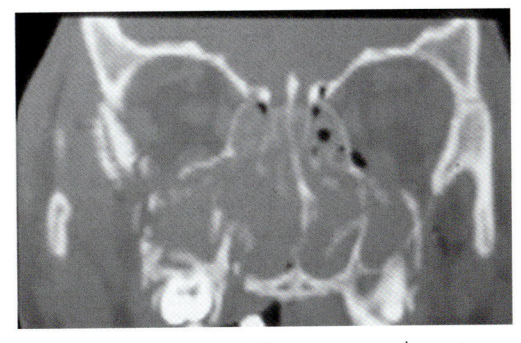

CAPÍTULO 52 Fraturas Nasoetmoidais e Le Fort III Faciais

FIGURA 52.1 CT axial e coronal demonstrando telescopagem dos ossos nasais posteriormente, com dano aos ossos lacrimais e às paredes orbitais mediais.

EXAME FÍSICO

Os ABCs do trauma devem ser abordados primeiramente. É importante, é claro, assegurar que o paciente esteja neurologicamente estável e que não haja perda de visão iminente devida à crescente pressão intraocular ou a outra causa de pressão no(s) nervo(s) óptico(s).

Os achados indicadores de uma fratura NEC (NOE) incluem telecanto (alargamento da distância intercantal) e depressão da raiz nasal que pode ou não estar associada à aparência do encurtamento nasal (Figs. 52.3 e 52.4). O telecanto pode não ser óbvio inicialmente em razão de edema, assim como pela possibilidade de lenta lateralização do ligamento cantal medial. Tipicamente, afirma-se que a distância entre os cantos mediais deve ser de cerca da metade da distância interpupilar ou igual ao comprimento da fissura palpebral horizontal (Fig. 52.5). Além disso, a linha média entre as sobrancelhas deve ser marcada, e a distância para cada canto medial deve ser equivalente. Note que a linha média do nariz geralmente é difícil para uso em virtude de alterações associadas ao trauma. Algumas vezes, uma prega epicantal também pode se desenvolver. A distração lateral do canto medial pode ser tentada para avaliar quanto ao descolamento. Além disso, alguns cirurgiões defendem a realização de palpação bimanual do osso subjacente da inserção cantal medial usando um instrumento inserido na cavidade nasal e um dedo do lado de fora. Note que o tendão desinserido tende a flutuar lateral, interior e anteriormente com o tempo, criando uma deformidade de má aparência.

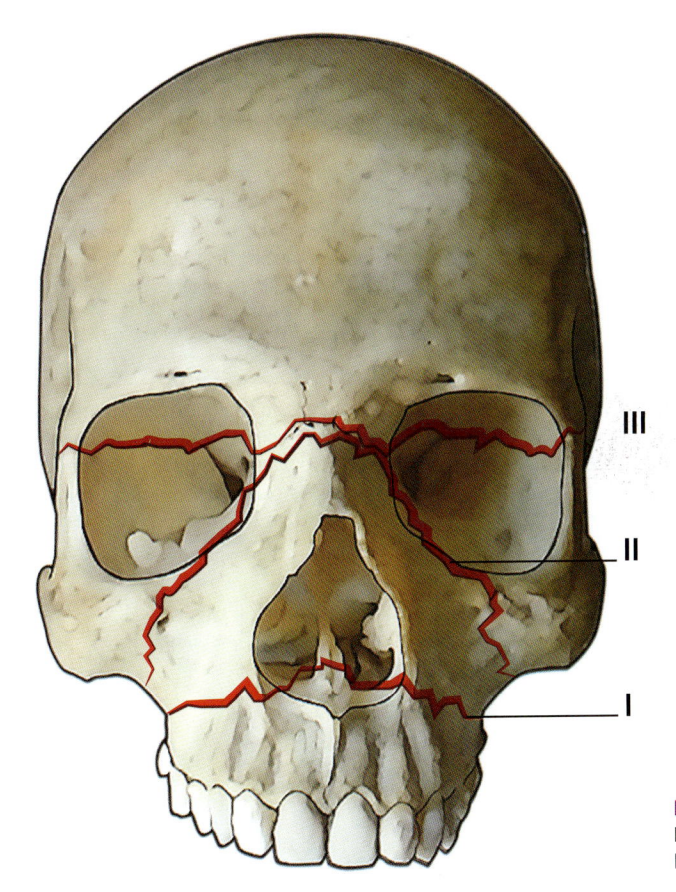

FIGURA 52.2
Desenho das linhas de fraturas Le Fort I, II e III, conforme representação clássica.

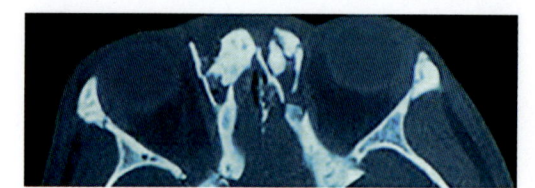

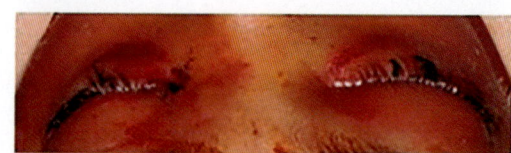

FIGURA 52.3 CT axial demonstrando telescopagem acentuada da raiz nasal posteriormente, causando realmente um deslocamento lateral dos ossos nos quais se inserem os ligamentos cantais mediais. Note o deslocamento anterior e lateral na foto clínica, conforme se observa a partir de cima.

Em uma fratura completa (bilateral) Le Fort III, o terço médio da face pode ser livremente móvel em relação ao crânio frontal. Se possível, o alvéolo maxilar anterior é apreendido firmemente em uma mão, enquanto a outra mão é colocada no osso frontal e é feita uma tentativa de balançar delicadamente o alvéolo maxilar. Se for detectado movimento em relação ao osso frontal, a fratura Le Fort está presente. Dependendo do nível em que o movimento ocorre, com frequência é possível determinar clinicamente o nível de uma fratura Le Fort. Em uma fratura Le Fort III, o movimento inclui todo o terço médio da face em relação ao crânio frontal.

É importante avaliar a acuidade visual e o movimento do globo. Um exame retiniano completo deve ser realizado por um oftalmologista. Uma laceração retiniana ou a ruptura do globo podem necessitar de retardo no reparo dos ossos periorbitais, e, é claro, uma significativa ruptura do globo pode necessitar de enucleação. A presença de um hifema pode impedir a adequada visualização da retina e deverá ser documentado, se presente. A posição do globo também deve ser avaliada, procurando-se tanto pela posição anteroposterior (enoftalmia, exoftalmia) quanto pela posição vertical (hipoftalmia, hiperoftalmia).

Se houver qualquer secreção nasal, a possibilidade de o líquido cerebrospinal (CSF) extravasar deverá ser considerada, adotando-se os passos adequados para sua avaliação e tratamento. Um exame completo dos nervos cranianos é essencial e deverá ser realizado em todos os pacientes de trauma.

Devem ser realizadas consultas apropriadas. Visto que essas fraturas envolvem os ossos da órbita, existe um significativo potencial para lesão ocular e periocular, assim é importante a avaliação por um oftalmologista. Similarmente, se existir a preocupação com lesão intracraniana, um neurocirurgião deverá ser consultado. É importante notar que a concussão tende a ser subdiagnosticada em trauma facial, assim essa possibilidade deverá ser considerada.

INDICAÇÕES

As fraturas envolvendo NEC (fraturas NOE), em geral, requerem reparo cirúrgico. Quando o ligamento cantal medial está destacado, ou se o osso ao qual está inserido estiver fraturado e liberado do osso circundante, a tendência natural é de lateralização do canto medial. Tende ainda a se mover anterior e inferiormente com o tempo. Isso cria uma aparência desagradável, e quanto antes for reparado, provavelmente melhor será o resultado. Portanto, contanto que não haja contraindicações, o reparo cirúrgico é indicado.

As fraturas Le Fort III geralmente criam instabilidade do complexo do terço médio da face. Se ficar sem reparo, tipicamente levará à má oclusão e à má posição do terço médio da face (geralmente alongamento ou encurtamento). O deslocamento posterior geralmente resulta em protrusão lateral da convexidade do arco zigomático com alargamento associado do terço médio da face. Portanto, o reparo adequado geralmente é indicado, incluindo estabilização da oclusão e fixação dos ossos. Similarmente, má posição do globo e/ou distopia orbital são indicações para reparo.

CONTRAINDICAÇÕES

As contraindicações podem estar relacionadas à lesão, ou decorrer de outros problemas do paciente. Primeiramente, o paciente precisa estar clínica e hemodinamicamente estável para a cirurgia. O reparo dessas fraturas tipicamente envolve um retalho coronal e uma exposição sublabial e também pode necessitar de exploração orbital, assim a estabilidade hemodinâmica é importante para a cirurgia de tal magnitude. Problemas de coagulação também podem representar um problema.

FIGURA 52.4
Foto de um paciente com uma lesão unilateral tratada sem cirurgia. Note o deslocamento lateral e inferior evidente, com deslocamento inferior menos aparente do canto medial.

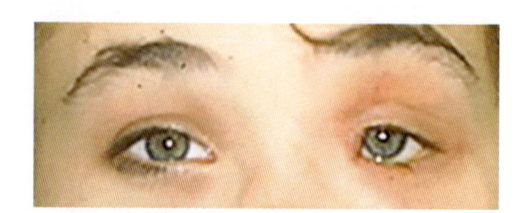

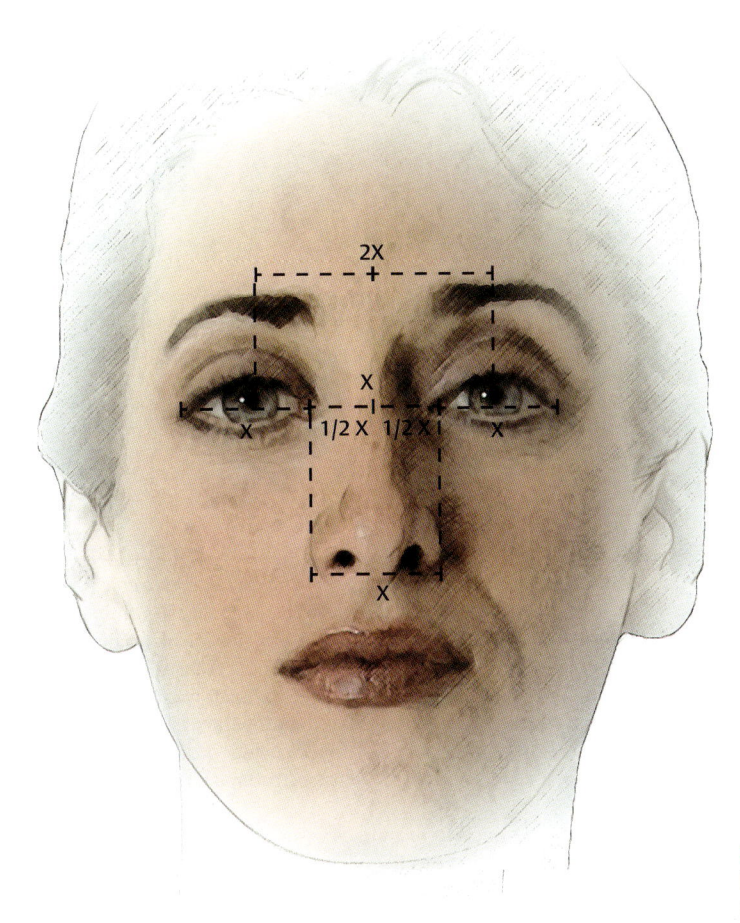

FIGURA 52.5
Ilustração representando as relações "típicas/esperadas".

A lesão ocular pode ser uma contraindicação à manipulação cirúrgica dos ossos orbitais, particularmente se houver uma ruptura do globo ou uma lesão retiniana reparada. Um hifema pode impedir a avaliação da retina e demandar o retardo no reparo cirúrgico.

Uma lesão encefálica também pode ser uma contraindicação, particularmente se houver edema significativo.

Em geral, a liberação da Oftalmologia e da Neurocirurgia é uma boa maneira de assegurar que o paciente está pronto para a cirurgia. A lesão à coluna cervical deve ser completamente avaliada e requer precauções no momento da cirurgia.

PLANEJAMENTO PRÉ-OPERATÓRIO

A fratura Le Fort III é realmente separada e distinta da fratura NOE. Quando essas fraturas ocorrem em conjunto, a fratura Le Fort tipicamente é reparada primeiro, de modo que é criada uma estrutura facial esquelética estável, permitindo o reposicionamento da estrutura central da raiz nasal e das paredes orbitais mediais. Entretanto, quando os seios frontais e/ou o assoalho da fossa anterior são envolvidos nessas fraturas, é prudente avaliar e reparar essas áreas em conjunto, para estabilizar completamente o terço médio da face e evitar a ruptura do reparo da base do crânio posteriormente. A necessidade de tratamento de uma parede posterior rota e/ou assoalho dos seios frontais também afetará o plano e a abordagem cirúrgicos. Assim, a cuidadosa avaliação das imagens de tomografia computadorizada (CT) e o planejamento cirúrgico são da maior importância no reparo dessas lesões.

Além disso, o estado da dentição e a oclusão são criticamente importantes no reparo de uma fratura Le Fort, assim isso também deve ser cuidadosamente planejado.

Aquisição de Imagens

A aquisição de imagens é o padrão para lesões desse tipo. Com imagens de CT helicoidais de alta resolução, tanto as imagens coronais como as axiais são criadas facilmente de um conjunto de dados obtidos rapidamente. Reconstruções tridimensionais podem ajudar o cirurgião a visualizar a relação tridimensional das lesões, mas é preciso lembrar que os algoritmos computadorizados que criam essas imagens também podem inserir incorreções (Fig. 52.6). A imagem deve, é claro, incluir tanto a abóbada craniana, para avaliar quanto a fraturas de crânio e lesões encefálicas, como todo o esqueleto facial. Imagens da coluna cervical também podem ser obtidas para assegurar que qualquer lesão não seja negligenciada. Estudos adicionais podem incluir imagem por ressonância magnética (MRI).

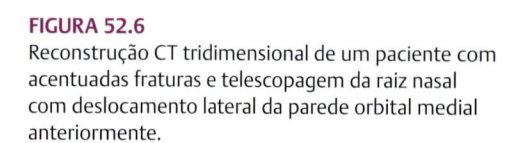

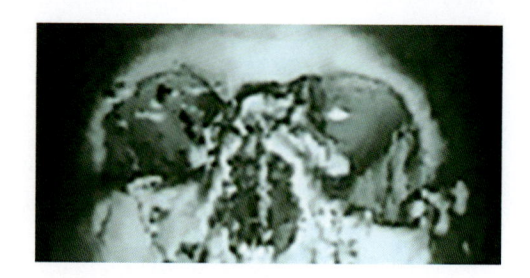

FIGURA 52.6
Reconstrução CT tridimensional de um paciente com acentuadas fraturas e telescopagem da raiz nasal com deslocamento lateral da parede orbital medial anteriormente.

A fratura NEC é mais bem vista nas imagens axiais, uma vez que estas mostram claramente a relação da raiz nasal até os seios etmoidais. As imagens axiais também irão demonstrar muito bem as estruturas verticais, como as paredes orbitais medial e lateral bem como as lâminas pterigóideas, assim como os arcos zigomáticos (Fig. 52.7). Os assoalhos e tetos orbitais, por outro lado, são mais bem vistos em imagens coronais, assim como a lâmina cribriforme e os tetos dos seios etmoidais (assoalho da fossa anterior). Essas estruturas devem ser avaliadas cuidadosamente, para se determinar a necessidade de reparo cirúrgico.

TÉCNICA CIRÚRGICA

Embora o padrão preciso de uma fratura Le Fort III do esqueleto craniofacial seja bem simples, raramente esse padrão preciso é visto clinicamente, uma vez que a maioria das fraturas é mais complexa, geralmente são cominutivas, podem variar em localização e envolvem órbita(s), maxila(s), ossos nasais, zigomas e alvéolos maxilares de outras maneiras além do padrão clássico. Entretanto, a abordagem geral é a mesma. O objetivo é reconstruir as formas esqueléticas originais tridimensionais, pré-lesão, como for possível. Além desse objetivo "anatômico", também há considerações funcionais acerca de se assegurar uma adequada relação oclusal dos dentes para mastigação, restaurando a função nasal de respiração e olfato, e garantir a restauração da melhor função ocular possível. Além disso, como notado anteriormente, é importante assegurar uma adequada separação das estruturas intracranianas e do espaço do CSF do nariz e dos seios da face.

Embora permaneça controverso se esse reparo deve ser iniciado fixando os ossos do terço médio da face ao crânio ou iniciado central ou perifericamente, esta realmente é uma escolha individual do cirurgião, contanto que este seja capaz de alcançar resultados satisfatórios. Minha preferência é iniciar tentando assegurar uma adequada relação oclusal entre a dentição mandibular e maxilar. Obviamente, nem sempre é possível, especialmente quando o paciente é completa ou parcialmente edêntulo, como no caso em que a lesão inclui graves fraturas mandibulares e, possivelmente, fraturas alveolares e palatais significativas. Entretanto, ainda é minha preferência, em geral, pelo menos tentar restabelecer a oclusão do paciente. Em geral, isso exigirá uma aproximação dos fragmentos ósseos.

Caso o estabelecimento da oclusão não seja bastante simples depois de aplicados os arcos barras, com frequência as fraturas serão expostas cirurgicamente antes de se fixar a oclusão do paciente. A porção inferior do terço médio da face tipicamente é exposta usando-se uma exposição sublabial de primeiro molar a primeiro molar. A porção superior da face, na maioria dos casos, é exposta usando-se a incisão coronal. Uma incisão irregular é preferida (em senoide ou "w" corrido) em pacientes com cabelos, pois a incisão será ocultada pelo cabelo depois que este crescer novamente (Fig. 52.8). Deve-se ter o cuidado de usar o método preferido do cirurgião para evitar lesão aos ramos temporais dos nervos faciais e aos ramos V1 dos nervos trigêmeos. Ocasionalmente, uma abordagem de desenluvamento do terço médio da face pode ser necessária para o acesso superior às maxilas mediais, mas ela põe em risco o desenvolvimento de estenose nasal posteriormente e é usada apenas quando absolutamente necessário. As abordagens de assoalho(s) orbital(ais) estão além do âmbito deste capítulo.

Depois que o exposto anteriormente é realizado, volto minha atenção à base do crânio. Se exigir reparo, a abordagem transglabelar subcraniana é utilizada com frequência, pois esta proporciona amplo acesso ao assoalho da fossa anterior sem necessidade de qualquer retração dos lobos frontais. Também permite o máximo acesso aos ligamentos cantais mediais e o reparo dessa região na fratura NEC/NOE (Fig. 52.9). Se a base do crânio estiver intacta, a inserção dos zigomas nos ossos frontais e temporais estabilizará uma fratura Le Fort III verdadeira e converterá as fraturas Le Fort mistas mais típicas de Le Fort III em Le Fort II.

FIGURA 52.7
CT axial de uma fratura NOE unilateral, com acentuado deslocamento lateral dos ossos nos quais se insere o canto medial.

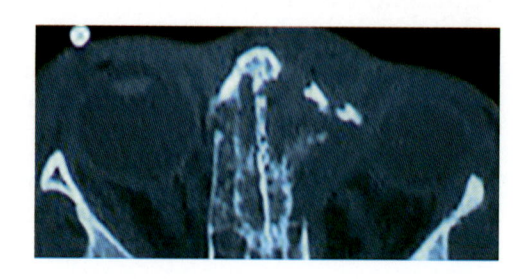

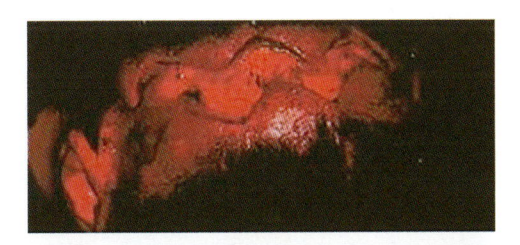

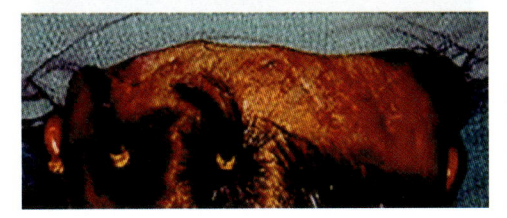

FIGURA 52.8
Foto clínica de uma incisão em "w corrido" no couro cabeludo. O paciente precisou retornar à sala cirúrgica, e a segunda foto representa a cicatrização desta antes da nova incisão.

Em lesões graves, em geral, há cominuição e compressão dos arcos zigomáticos. Essa lesão requer exposição direta e reparo para o restabelecimento da dimensão anteroposterior da face. Lembre-se que o arco zigomático não é um "arco" verdadeiro, mas, em vez disso, a porção anterior é tipicamente um pouco mais reta conforme se conecta à eminência malar. Isso é importante porque criar uma forma muito curva levará ao alargamento facial lateral e ao encurtamento na dimensão anteroposterior. Placas no arco zigomático, em geral, criarão uma proeminência lateral nessa área anatomicamente sensitiva com pele fina. Muitas vezes, mesmo um arco cominuído pode ser recriado em "elo de cadeia" usando-se fios de aço para fixar os fragmentos entre si. Em lesões graves, geralmente é necessário ligar com fios de aço todos os ossos entre si (i.e., incluindo as margens orbitais laterais e as margens orbitais inferiores) para se restabelecer a posição tridimensional no espaço desses ossos complexos antes de fixá-los rigidamente em posição com placas e parafusos (Fig. 52.10). Esse passo aparentemente extra pode poupar tempo posteriormente, se for possível evitar a remoção e a reaplicação das placas.

Nas fraturas Le Fort III, a raiz nasal geralmente é separada da base anterior do crânio. Nessa situação, pode haver significativa rotação do terço médio da face para cima, com a raiz nasal rotacionada posteriormente em relação ao osso frontal e a dentição superior elevada, criando uma mordida aberta anterior. Se isso não for cuidadosamente avaliado, poderá ser omitido, mesmo que o paciente esteja sob fixação mandibulomaxilar (MMF), uma vez que pode ocorrer uma adequada MMF devida à distração da mandíbula para a frente e para cima, com mau posicionamento das cabeças condilares em suas fossas. A falha em identificar essa ocorrência resultará em mordida aberta anterior quando a MMF é liberada. Às vezes, o terço médio da face é impactado e pode necessitar de desimpactação. Se ela for necessária, geralmente é realizada com o uso de fórceps de Rowe. Nesse caso, é importante ser cuidadoso e empurrar para baixo e para a frente, a fim de evitar a criação de uma lesão na base do crânio.

A conclusão do reparo Le Fort ocorre ao nível zigomaticomaxilar (pilares laterais), se necessário, assim como ao longo das aberturas piriformes (pilares mediais), para se completar a estabilização dos alvéolos maxilares e da dentição no crânio. Ellis sugere que, quando todas as tentativas para reposicionar os ossos do terço médio da face pare-

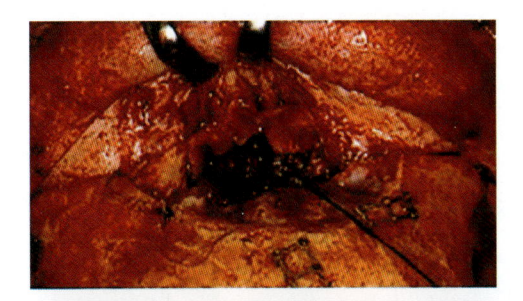

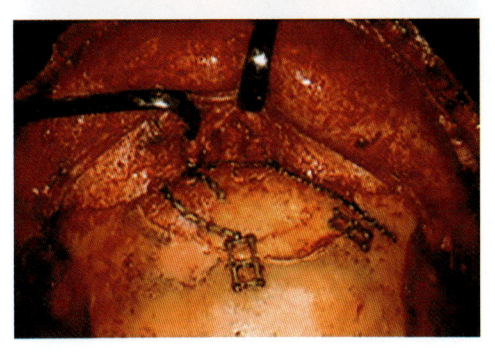

FIGURA 52.9
Os ossos nasais foram reposicionados, mas essas fotos de uma exposição "subcraniana" demonstram o amplo acesso que essa exposição proporciona para a aplicação das suturas cantais mediais.

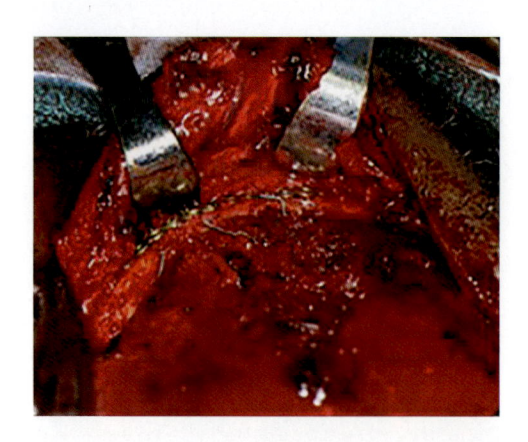

FIGURA 52.10
Exemplo de aproximação do arco zigomático com fios de aço antes da colocação de placas.

cerem incapazes de sucesso no restabelecimento da adequada oclusão, pode-se obter vantagem das fraturas no nível Le Fort I (que pode até ser realizado ou completado, se ainda não estiver presente e móvel), para permitir a criação de uma adequada oclusão antes de se fixarem os ossos nesse nível.

O reparo da fratura NEC/NOE é focado no reposicionamento e na fixação dos ligamentos/tendões cantais mediais. Embora existam tipicamente três níveis de gravidade usados para classificar essas fraturas, para fins de reparo, é mais importante distinguir entre as fraturas menores (tipo I) e as fraturas mais graves (tipos II e III). Nas fraturas tipo I, os tendões cantais mediais permanecem firmemente inseridos em grandes fragmentos de osso. A fixação estável com placa dos fragmentos fraturados, portanto, estabilizará adequadamente essas fraturas, assegurando que os tendões permanecerão em suas posições adequadas (Fig. 52.11). Nos casos de fraturas mais graves (tipos II e III), os tendões estão inseridos em pequenos fragmentos ósseos instáveis (tipo II) ou completamente desinseridos (tipo III). Nessas duas situações, o restabelecimento da estabilidade e da posição do tendão cantal medial requer fixação transnasal. Isso pode ser realizado ou por fixação dos tendões entre si por via transnasal, usando fio de aço cirúrgico, ou pela fixação de cada tendão através do nariz (usando fio de aço ou sutura permanente) a uma placa, parafuso ou furo no osso no lado contralateral (Fig. 52.12). É importante assegurar que o(s) tendão(ões) seja(m) posicionado(s) posterior, medial e superiormente para combate à tendência de flutuar(em) em direções anterior, lateral e inferiormente, o que ocorre naturalmente quando ele(s) se desinsere(m). A parte mais difícil de reparar essas lesões é a passagem adequada do fio de aço/sutura através do nariz na posição adequada.

Primeiro, o tendão deve ser capturado. Nas fraturas tipo II, se houver um pedaço significativo de osso inserido no tendão, um fio de aço pode ser passado através de dois furos perfurados nesse pedaço de osso, passando o fio

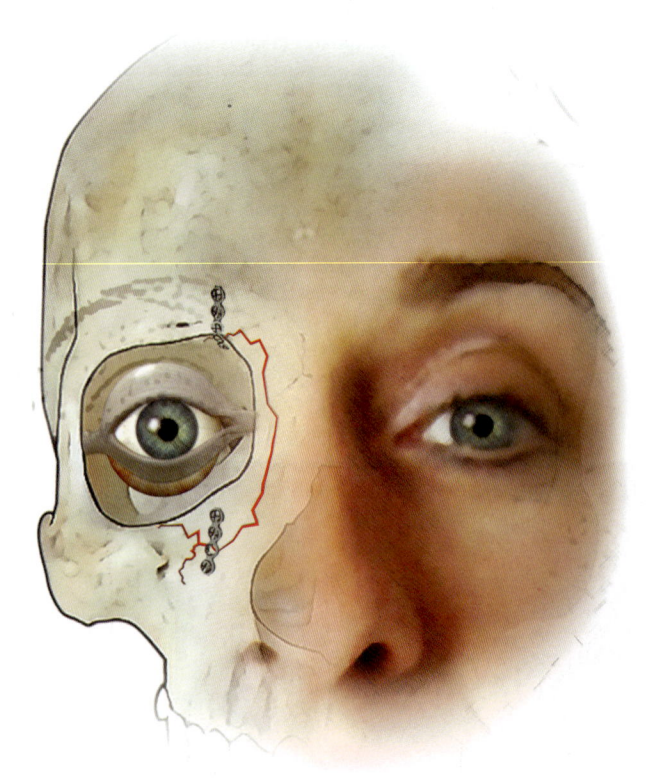

FIGURA 52.11
Desenho representando o reparo de uma fratura NOE tipo I, que requer somente o restabelecimento dos ossos aos quais os ligamentos estão fixados.

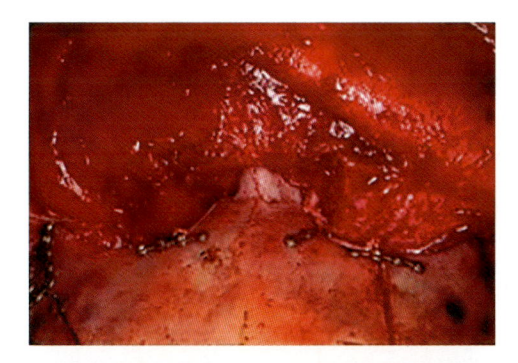

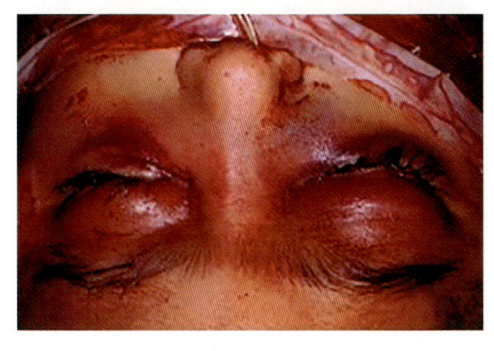

FIGURA 52.12
Exemplo clínico demonstrando o reparo bilateral, independente, dos ligamentos destacados (como é visto nas fraturas NOE tipo II ou III) usando-se sutura permanente fixada aos ossos frontais contralaterais.

de aço primeiro medialmente e depois lateralmente. No entanto, se o osso estilhaçar ou for muito pequeno (efetivamente, uma fratura tipo III), é melhor liberar o tendão e capturá-lo com o fio de aço ou uma sutura. Para passar primeiro o fio de aço ou a sutura por via transnasal, é necessária a redução da raiz nasal anteriormente, que é completamente removida na abordagem subcraniana, e isso torna essa técnica muito mais fácil. Então, um furo deve ser feito no septo nasal, que geralmente está presente e nessa área é ósseo. Isso é mais bem abordado com o uso de uma broca. O fio de aço/sutura então é passado através desse furo e sai do outro lado. Deve-se tomar o cuidado de proteger o globo contralateral durante essa manobra, e uma "colher de chá" esterilizada funciona bem para essa finalidade. Se for usado um fio de aço, geralmente ele é fixado ao tendão cantal medial contralateral, e o aperto do fio de aço aproximará os dois cantos. Uma sutura pode ser amarrada de maneira similar, embora geralmente seja fixada ao osso frontal contralateral.

Quando a parede orbital medial está significativamente deficiente, ela poderá ser reconstruída usando-se um osso da calvária. O tendão pode então ser fixado passando-se fio de aço ou sutura através dos furos perfurados em um enxerto de osso (Fig. 52.13). Alguns cirurgiões defendem a colocação de apoios percutâneos, que recebem fios de aço por via transnasal para serem fixados à pele, anteriores ao canto medial, firmemente em posição, embora isso permaneça controverso.

As feridas serão fechadas, se apropriado. No caso de incisão coronal, é importante reaproximar a gálea. Finalmente, é importante assegurar que a fáscia temporal seja ressuspensa superiormente antes do fechamento, para evitar queda do terço médio da face (um "levantamento reverso do terço médio da face").

CONDUTA PÓS-OPERATÓRIA

As feridas são tratadas com pomadas de antibiótico; os drenos, se usados, são manejados de acordo com a preferência do cirurgião. É importante monitorar a função visual e o estado neurológico do paciente durante o período pós-operatório. Uma CT pós-operatória permitirá que se avalie a adequação da redução. Alguns cirurgiões defendem o uso de imagem de CT intraoperatória para assegurar a redução antes de despertar o paciente.

COMPLICAÇÕES

A complicação mais comum é o reposicionamento inadequado ou impreciso das fraturas. O reparo dessas condições é difícil, e é importante avaliar a adequação do reparo, logo que possível, visto que a má redução pode exigir o retorno à sala cirúrgica. É claro, em alguns casos, pode ser determinado pelo cirurgião que o retorno à sala cirúrgica seria infrutífero, uma vez que pode ter sido obtido o melhor reparo possível. Este é um julgamento clínico que só pode ser feito pelo cirurgião que fez a cirurgia.

Os problemas visuais observados durante o período pós-operatório requerem a avaliação urgente de um oftalmologista. A crescente pressão intraocular é uma emergência cirúrgica que deve ser avaliada e abordada antes de se tornar uma lesão permanente. Problemas neurológicos também devem ser avaliados urgentemente.

É difícil avaliar o resultado clínico com o típico edema pós-operatório, assim pode levar várias semanas até que o resultado cirúrgico esteja aparente.

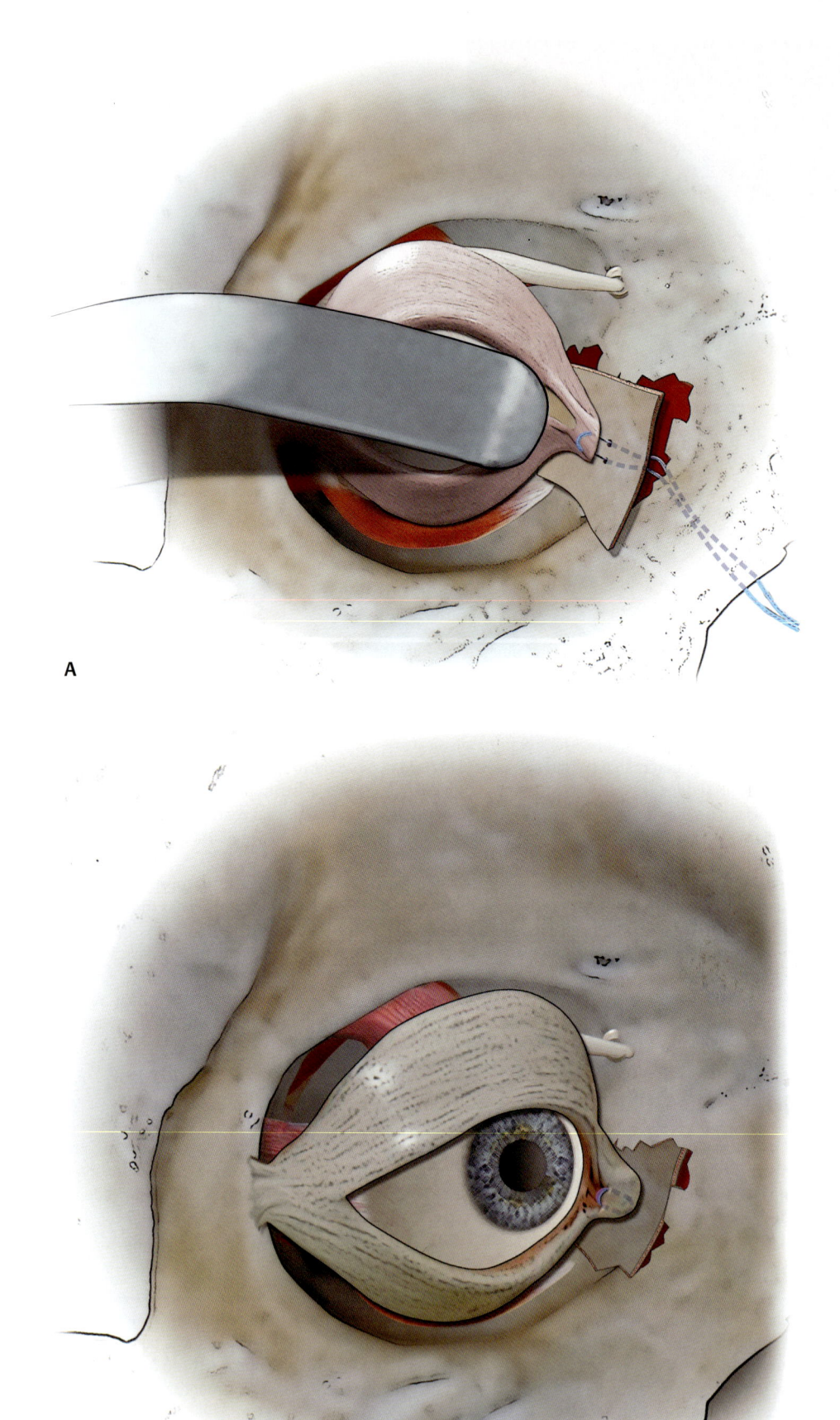

FIGURA 52.13 Esse diagrama representa o uso de osso da calvária para substituir uma parede orbital medial gravemente deficiente **(A)**. Esse osso é usado, então, para fixação do tendão cantal medial **(B)**.

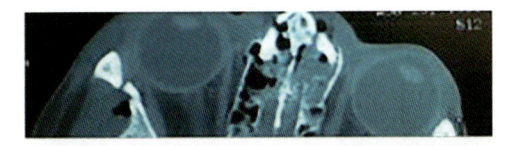

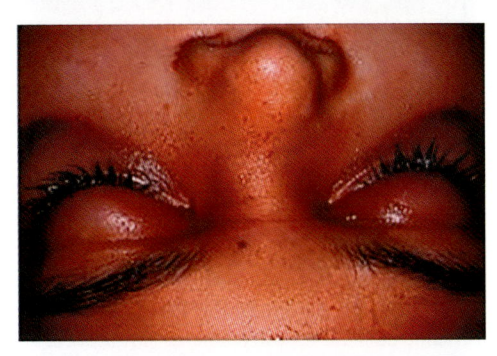

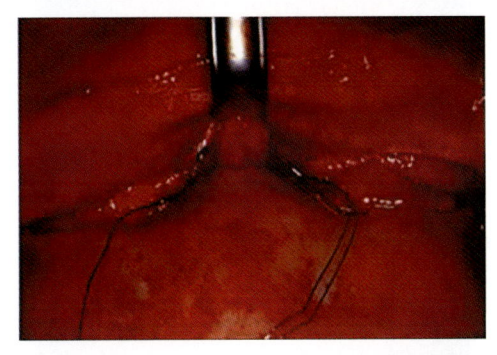

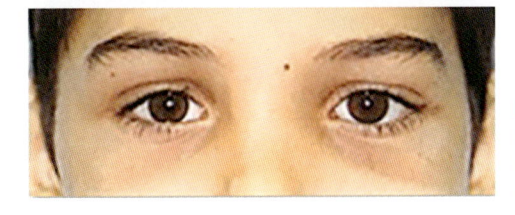

FIGURA 52.14
Este é um caso demonstrando o grau de tensão intraoperatória que pode ser aplicada usando-se a fixação contralateral independente, junto com o resultado clínico.

Deve-se indagar ao paciente sobre a correção do resultado oclusal. Entretanto, lembre-se que pode ser difícil para o paciente identificar variações sutis inicialmente, em virtude das alterações na sensibilidade e do *feedback* neuromuscular.

RESULTADOS

O reparo de fraturas NEC/NOE e Le Fort III representa uma realização cirúrgica significativa no extenso trauma facial. O reposicionamento e a refixação dedicados e sem comprometimento do esqueleto facial e das estruturas associadas são centrais ao resultado reconstrutivo (Figs. 52.14 e 52.15). Um conhecimento abrangente das opções anatômicas e cirúrgicas é essencial na restauração do esqueleto facial e do complexo orbital. Cirurgias adicionais podem ser necessárias e podem existir assimetrias – mas estas são observadas apenas nos cuidados pós-operatórios e de acompanhamento em longo prazo.

DICAS

- Lembre-se que, em qualquer fratura envolvendo a oclusão, é muito importante assegurar que uma adequada oclusão tenha sido restabelecida (contanto que isso seja possível).
- No caso de fraturas complexas e cominutivas, não hesite em passar fios de aço para unir os fragmentos inicialmente. Embora o reparo não seja estável nesse ponto, ele ajudará a restabelecer a posição tridimensional adequada dos ossos, após o que uma fixação rígida deverá ser mais fácil e, provavelmente, produzirá melhor resultado.
- Não aceite um resultado subótimo durante a cirurgia, caso você acredite que ele possa ser melhorado. Depois de fixado rigidamente, o resultado não mudará, e o mau resultado se tornará permanente. Considere uma CT intraoperatória, se necessário, mas é sempre mais prudente recolocar a placa em fraturas mal posicionadas durante o procedimento inicial, sempre que possível.

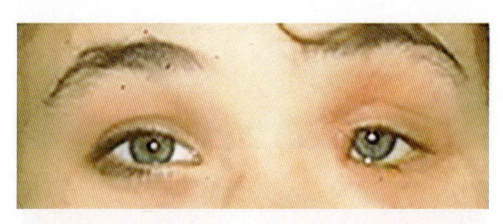

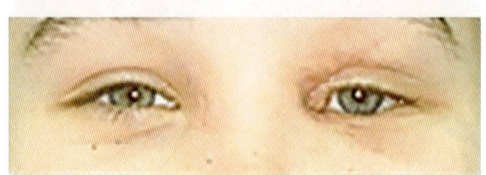

FIGURA 52.15
Este é o resultado obtido após reparo retardado do canto medial esquerdo lateralizado e com tecido cicatricial.

- Se houver dificuldade em obter a correta oclusão com reposicionamento das fraturas Le Fort III, lembre-se que a oclusão pode ser reparada no fim do caso, completando-se ou criando uma fratura/osteotomia Le Fort I para compensar.
- O terço médio da face deve ser ressuspendido antes de se fechar a incisão coronal.

DIFICULDADES

- A falha em desimpactar o terço médio da face rotacionado resultará em mordida aberta anterior posterior, mesmo que o paciente pareça estar em oclusão usando MMF durante o procedimento.
- A falha em identificar a gravidade das fraturas antes de observá-las intraoperatoriamente. Estudos detalhados com reconstrução de CT coronal, axial e tridimensional são ferramentas úteis.
- O aumento indetectado do volume orbital pode levar à enoftalmia após a resolução do edema. A perda pós-traumática de tecido adiposo pode ser a causa em fraturas bem reduzidas. O acompanhamento pós-operatório é essencial.
- Infecções pós-cirúrgicas podem ser uma consequência de contaminação a partir de seios comprometidos. Esforços para preservar e restabelecer o fluxo de saída normal dos seios são importantes.

INSTRUMENTOS QUE DEVEM ESTAR DISPONÍVEIS

- Conjunto padrão de cabeça e pescoço.
- "Anzol".
- Bandas de borracha.
- Clipes de Raney.
- Retratores maleáveis.
- Osteótomos pequenos.
- Arcos barras (padrão ou híbridos).
- Sistema de fixação rígida.
- Fórceps de Rowe para desimpactação do terço médio da face.

LEITURAS SUGERIDAS

Ellis E. Passive repositioning of maxillary fractures: an occasional impossibility without osteotomy. *J Oral Maxillofac Surg* 2004;62(12):1477–1485.

Kellman RM. Maxillofacial trauma. In: *Cummings Otolaryngology Head and Neck Surgery*, 5th ed. Philadelphia, PA: Mosby Elsevier. 2010:318–341.

Manson PN. Dimensional analysis of the facial skeleton: avoiding complications in the management of facial fractures by improved organization of treatment based on CT scans. *Plast Reconstr Surg* 1991;1(2):213–237.

Manson PN, Hoopes JE, Su CT. Structural pillars of the facial skeleton: an approach to the management of Le Fort fractures. *Plast Reconstr Surg* 1980;66(1):54–61.

Markowitz BL, Manson PN, Sargent L, et al. Management of the medial canthal tendon in nasoethmoid orbital fractures: the importance of the central fragment in classification and treatment. *Plast Reconstr Surg* 1991;87(5):843–853.

53 TRATAMENTO DE FRATURAS DO SEIO FRONTAL

Paul J. Donald

INTRODUÇÃO

Fraturas do seio frontal tornaram-se menos comuns pela introdução do cinto de segurança nos automóveis modernos. O seio frontal é contido dentro do osso frontal e é particularmente vulnerável a trauma violento em virtude de sua posição no crânio anteroinferior. Felizmente, existe uma série de características anatômicas que o tornam a estrutura mais forte no esqueleto facial. O osso espesso do crânio anterior aliado à sua configuração em arco também é reforçado por uma série de septações que agem como suportes, tornando-o altamente resistente à fratura. É necessário cerca de 800 a 1.600 ft-lb de pressão para fraturar a parede anterior do seio frontal comparada à pressão de 550 a 900 ft-lb para fraturar o mento mandibular e de 200 a 650 ft-lb para fraturar o corpo do zigoma. Em contrapartida, a parede posterior e o assoalho do seio são finos e frágeis. A parede posterior forma a parede anterior da fossa craniana anterior. O assoalho é conjunto com o teto da órbita.

Cada seio frontal possui um ducto em formato de funil, localizado na face anteromedial do assoalho do seio adjacente ao septo interseios, situado verticalmente na linha média do seio. A mucosa do seio apresenta uma resposta característica e única à lesão. O dano à mucosa tende a formar cistos que, à medida que se expandem, enchem a cavidade sinusal. Essas mucoceles do seio frontal fazem erosão óssea e podem-se tornar secundariamente infectadas, formando uma mucopiocele.

As fraturas do seio frontal podem ser classificadas de várias maneiras. Inicialmente, são classificadas de acordo com a parede ou as paredes envolvidas:

- Parede anterior.
- Parede posterior.
- Ducto nasofrontal.

Também são classificadas de acordo com o tipo:

- Linear.
- Deslocada.
- Cominutiva.
- Composta.
- "De canto".
- "De um lado a outro".

A utilidade desse sistema de classificação está em que cada tipo específico de fratura demanda um tratamento específico, e, em muitos casos, as fraturas terão múltiplas paredes e múltiplos tipos; portanto, será necessário que o plano de tratamento incorpore todas as modalidades apropriadas, específicas de cada local e tipo de fratura.

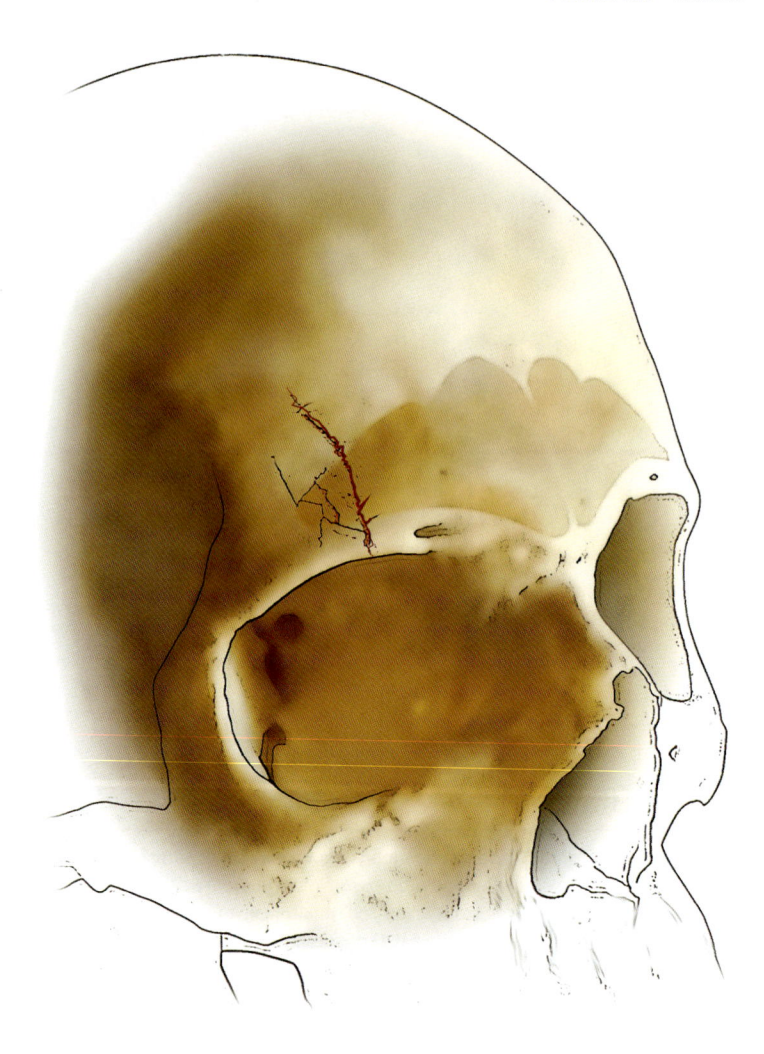

FIGURA 53.1
Fratura de canto.

Os dois tipos de classificação que requerem outra explicação são a "fratura de canto" e a fratura "de um lado a outro". A fratura de canto (Fig. 53.1) é basicamente uma fratura de crânio que atravessa a extremidade lateral do seio frontal, geralmente incluindo as paredes anterior e posterior e o assoalho. Não é deslocada e não requer tratamento operatório. A "fratura de um lado a outro" é a mais grave de todas as fraturas e geralmente acompanha um tipo mais grave de fratura de crânio, que é composta e cominutiva. A lesão inclui uma fratura composta, cominuída, das paredes anterior e posterior do seio frontal. A dura está rota, e o encéfalo subjacente lacerado e contuso (Fig. 53.2). A maioria dos pacientes com fraturas de um lado a outro é vítima de politrauma, e 50% morrem no cenário do trauma ou no hospital.

HISTÓRIA

A força necessária para a fratura do seio frontal é considerável, tanto que uma história de trauma violento seguido por um período variável de inconsciência geralmente é a regra. A mais catastrófica dessas lesões, um tipo de fratura de um lado a outro, em geral, é encontrada primeiro quando o otolaringologista entra na sala cirúrgica após o chamado de um neurocirurgião, que já colocou o campo cirúrgico no paciente, estancou o sangramento intracraniano, reparou um defeito dural e está intrigado sobre como lidar com o seio frontal amplamente aberto.

A maioria dos tipos de fratura é encontrada em pacientes que recuperaram a consciência e geralmente se queixam de intensa cefaleia frontal. Pode haver dormência sobre a testa, se ocorrer lesão aos ramos do nervo supraorbital, que supre o periósteo sinusal e a mucosa. O paciente com fraturas da parede anterior pode se queixar de depressão ou edema na testa. O edema pode ser um hematoma que mascara uma fratura deprimida subjacente.

Pode ocorrer epistaxe, e, em fraturas da parede posterior, se houver laceração dural, a drenagem do nariz pode ser uma mistura de CSF (líquido cerebrospinal) e sangue. Um sinal de halo, que ocorre quando uma gota de fluido do nariz é capturada em uma toalha e quando o halo que circunda o coágulo é mais amplo que a largura do coágulo, denotará extravasamento de CSF.

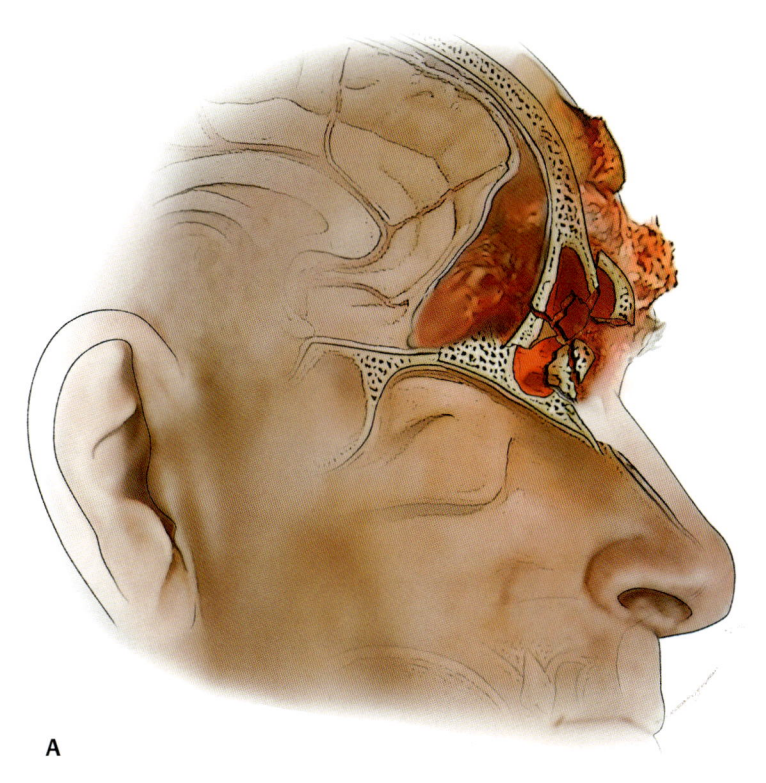

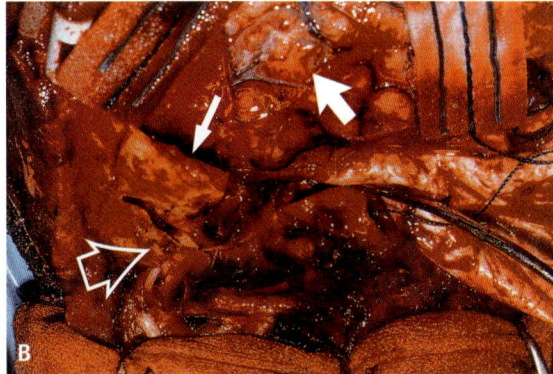

FIGURA 53.2 **A:** Ilustração de fratura de um lado a outro. **B:** Paciente com fratura de um lado a outro (*setas*). (De Donald PJ. Frontal sinus fractures. In: Donald PJ, Gluckman JL, Rice DH, eds. *The sinuses*. New York, NY: Raven Press, 1995:389.)

EXAME FÍSICO

O paciente com uma fratura não deslocada da parede anterior, provavelmente, não apresentará achados físicos anormais além de edema na testa sobre o local do trauma. Deve-se tomar cuidado para não confundir hematoma subgaleal com uma fratura deslocada. À palpação, o hematoma subgaleal pode assemelhar-se a uma fratura deslocada, mas a imagem de CT do crânio não revelará evidência de qualquer deslocamento ósseo.

Uma fratura isolada da parede posterior geralmente é acompanhada de uma fratura associada da parede anterior. A única situação em que uma fratura isolada da parede posterior é vista se dá quando esta faz parte de uma extensa fratura adjacente do crânio, especialmente quando é deslocada. Uma fratura não deslocada da parede posterior do seio não pode ser clinicamente diferenciada de uma fratura deslocada. Uma fratura não deslocada sem uma laceração dural não apenas é difícil de ser detectada clinicamente, mas até mesmo em uma imagem de CT, especialmente se for em corte grosso. Quando uma fratura desse tipo lacera a dura subjacente, em geral, é acompanhada por rinorreia do CSF ou, no caso de uma laceração sobrejacente, por extravasamento através da pele lacerada.

As fraturas do ducto nasofrontal são difíceis de diagnosticar clinicamente, mas podem ser suspeitadas por endoscopia nasal. O clínico deve apresentar um alto índice de suspeita nos casos de uma fratura Le Fort III associada ou uma fratura nasofrontorbital, especialmente quando é deslocada. A fratura de um lado a outro geralmente é muito evidente ao exame clínico. A parede anterior, em geral, está fragmentada. Sangue, CSF e até o encéfalo podem estar exsudando na testa. Existe uma associação comum com o politrauma, especialmente em um acidente com veículo motorizado ou em um combate ou situação terrorista.

INDICAÇÕES

Fraturas não deslocadas da parede anterior geralmente não requerem reparo. A maioria das fraturas deprimidas deve passar por redução aberta e fixação interna, para evitar depressão na testa, assim como tem possibilidade de apresentar captura da mucosa, formando uma mucocele posteriormente. O maior dilema gira em torno do tratamento de uma fratura não deslocada da parede posterior. O problema é certificar-se de que não haja captura da mucosa sinusal na linha de fratura, em que há sério potencial para desenvolvimento de uma mucocele que se expandirá na fossa craniana anterior. A moderna CT de corte fino reduziu a chance de interpretação errônea, mas esses pacientes necessitam de cuidadoso acompanhamento.

A fratura de seio frontal mais difícil de detectar é a do ducto nasofrontal. Com exceção das circunstâncias mencionadas anteriormente, certa espera vigilante é a abordagem mais conservadora. Se houver evidência radiográfica de secreções retidas dentro da cavidade sinusal, o seio deverá ser mais investigado.

CONTRAINDICAÇÕES

A única contraindicação à cirurgia em um paciente com uma fratura de um lado a outro do seio seria a fragilidade da condição do paciente. O otolaringologista deve persuadir fortemente o cirurgião neurológico a não tamponar a cavidade sinusal com metacrilato ou cera de osso.

PLANEJAMENTO PRÉ-OPERATÓRIO

Antes do tratamento operatório, o paciente deve ser estabilizado e liberado pela Cirurgia Neurológica e, quando relevante, pela Oftalmologia.

O tipo de fratura de um lado a outro é a única que requer cirurgia de emergência. Geralmente, há sangramento do encéfalo e extravasamento de CSF. Uma imagem de CT em corte fino irá delinear o tipo de fratura e a extensão do deslocamento dos fragmentos para um diagnóstico final.

A fratura mais difícil de delinear é a do ducto nasofrontal. Mesmo a CT em corte fino pode não revelar essa fratura. A visão sagital é a que melhor define essa lesão. Após um período de espera de 2 ou 3 semanas e de repetição da imagem, para ver se o seio ainda está opacificado por fluido, um teste funcional pode ser realizado para detectar uma possível fratura. Um trépano perfura a face medial do teto da órbita lateral à tróclea. Uma cânula é colocada através da abertura, e o fluido no seio é aspirado através da trepanação. Então, o seio é irrigado com uma mistura de solução salina e cocaína ou epinefrina. O azul de metileno é colocado na cavidade sinusal, o paciente é colocado em posição sentada, e um endoscópio nasal é inserido na cavidade nasal, para ver se o corante aparece no meato médio. Alternativamente, um corante radiopaco pode ser introduzido no seio, e uma radiografia simples é obtida para visualização do curso do ducto e de qualquer obstrução. Outra maneira de avaliar a permeabilidade é visualizar o ducto a partir da cavidade do seio frontal passando-se um telescópio angulado através da trepanação. Infelizmente, isso revela apenas o estado do meato interno do ducto. Mais informação pode ser reunida acrescentando-se um exame endoscópico do meato médio.

Um dos problemas encontrados, quando se faz necessário um procedimento de retalho osteoplástico, é predizer o tamanho e o formato do seio. Uma incidência de Caldwell *5-foot* (152,4 cm) dos seios obtida em projeção AP será de grande auxílio na predição do contorno do seio frontal. Muitos técnicos de radiologia não são treinados em radiografias simples dos seios, portanto esta pode não ser uma opção. Um método alternativo é tentar a transiluminação do seio e então mapeá-lo.

Caso seja planejado um retalho coronal do couro cabeludo, devem-se remover os cabelos do local de incisão, prendendo-os com uma fita para liberar o trajeto, e geralmente se faz uma depilação limitada da linha da incisão planejada. Um suporte de Mayfield para a cabeça ajuda na exposição e facilita o acesso ao campo operatório.

TÉCNICA CIRÚRGICA

Fraturas da Parede Anterior

Fraturas isoladas não deslocadas da parede anterior geralmente não necessitam de tratamento. A observação periódica com CT anual, durante vários anos, em geral, é um acompanhamento suficiente. Uma advertência referente ao exame físico de fraturas não deslocadas é que uma lesão recente na área frontal pode ser percebida através da pele como se houvesse uma linha de fratura subjacente aguda. Esta sensação pode ser criada por um hematoma subgaleal. A reavaliação da imagem de CT revelará a verdadeira natureza da fratura, que realmente não está deslocada. Por outro lado, o hematoma sobrejacente a uma fratura deprimida da parede anterior pode produzir a aparência de um contorno normal da testa.

As fraturas deslocadas devem ser reduzidas por causa da deformidade residual que evolui à medida que o hematoma sobrejacente da testa se resolve, porém de modo mais importante, em virtude da possibilidade de desenvolvimento de uma mucocele no futuro decorrente da captura da mucosa na linha de fratura.

Existem três tipos de incisões que podem ser usadas para o acesso à fratura: uma incisão coronal no couro cabeludo, a chamada incisão em "borboleta", e a extensão de uma laceração na testa, no caso de uma fratura composta de parede anterior (Fig. 53.3). A incisão coronal no couro cabeludo é a mais útil. Se o paciente for do sexo masculino e seu cabelo estiver completo, a incisão é feita a cerca de 2 ou 3 cm atrás da linha do cabelo e curva-se para a frente, em direção à projeção anterior na linha média da linha capilar. Xilocaína a 1% com 1:100.000 de epinefrina é injetada ao longo da linha de incisão proposta, e a incisão real é retardada por, pelo menos, 5 minutos, a fim de maximizar o efeito vasoconstritivo. Os clipes de Raney e o cautério bipolar são usados para assegurar a hemostasia.

A incisão em forma de "borboleta" é usada quando o paciente tem um seio frontal muito baixo e no paciente calvo. A incisão é feita através de ambas as sobrancelhas e conectada através da linha média na linha de uma ruga glabelar natural. Deve-se ter o cuidado de inclinar a lâmina do bisturi em um ângulo que não corte através dos folículos pilosos da sobrancelha, produzindo assim a aparência de "sobrancelha dividida". Na maioria dos casos, o resultado estético é muito bom, mas a exposição é limitada.

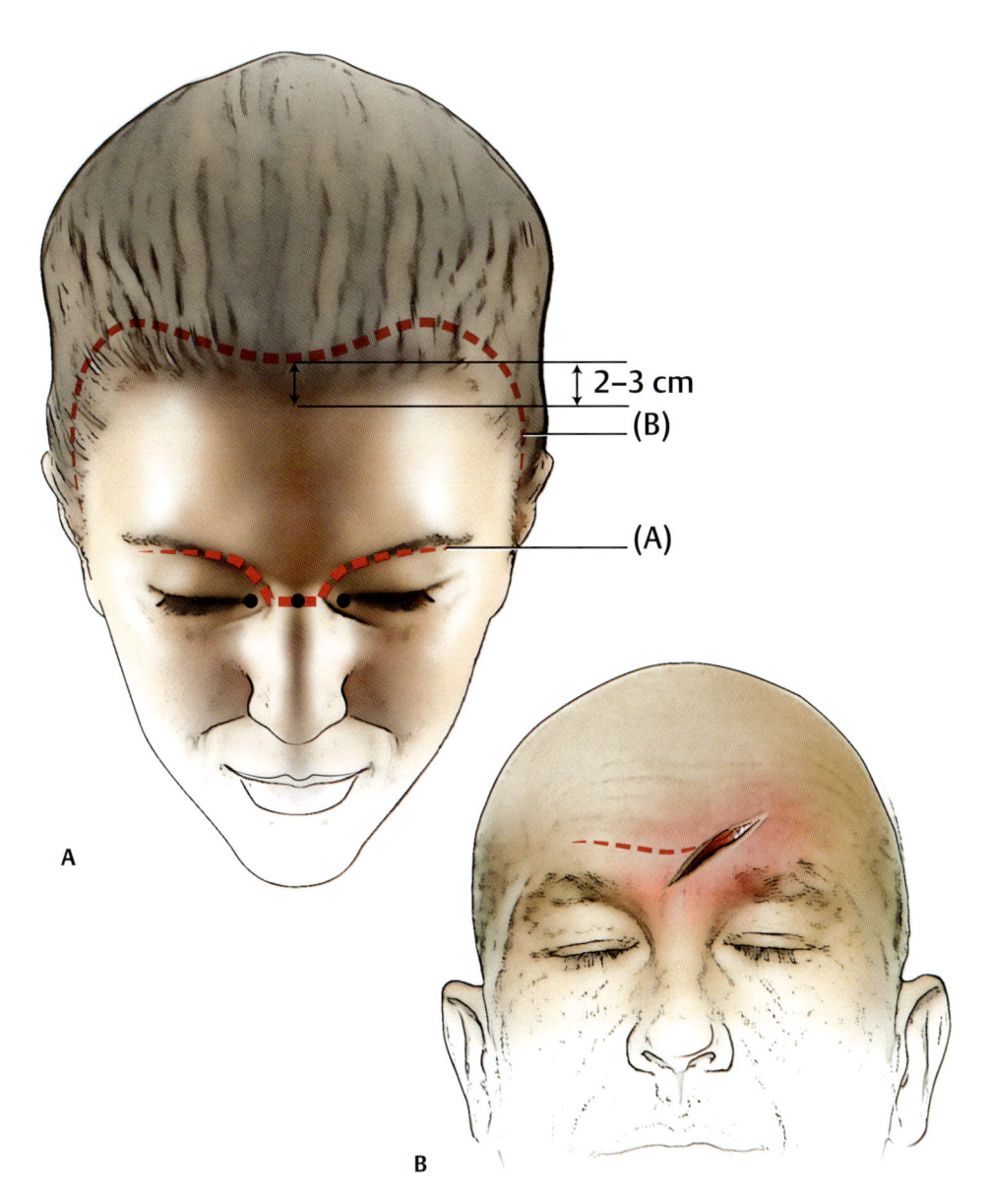

FIGURA 53.3 Incisões para cirurgia aberta do seio frontal. **A:** (B) Incisão coronal do couro cabeludo e (A) incisão "borboleta". **B:** Extensão de laceração existente em uma linha de prega natural na pele da testa.

As lacerações existentes podem ser uma abordagem útil às fraturas subjacentes e ser combinadas com técnicas endoscópicas, oferecendo uma exposição excelente para avaliação do seio. Entretanto, essa abordagem pode se provar mais restritiva do que as incisões anteriores e deve ser desconsiderada, se a exposição for inadequada através da laceração, ou se a expansão da laceração existente criar um resultado estético desfavorável.

A incisão para o retalho coronal é feita através da pele, do tecido adiposo subcutâneo e da gálea aponeurótica. O periósteo permanece inalterado. À medida que o retalho é elevado, deve-se ter o cuidado de incluir as camadas superficiais da fáscia temporal com o retalho de couro cabeludo, para evitar lesão ao ramo temporal do nervo facial. O retalho de couro cabeludo é elevado para identificar a fratura. Depois que a fratura é identificada (se houver alguma dúvida referente à integridade do ducto frontonasal ou à presença de uma fratura de parede posterior), então um endoscópio pode ser inserido entre os fragmentos deprimidos, e essas áreas são cuidadosamente examinadas.

O periósteo é suficientemente elevado ao redor dos fragmentos de fratura para acomodar uma miniplaca, a fim de proporcionar fixação para os fragmentos da fratura. Um gancho para osso é usado para reduzir os fragmentos e mantê-los em posição, enquanto são perfurados os furos para parafusos não perfurantes ou são colocados parafusos autoperfurantes para fixar a placa. Antes de colocar a placa posicionando os fragmentos, é prudente elevar e remover tiras de mucosa ao redor dos principais fragmentos, a fim de prevenir a captura da mucosa e uma possível formação futura de mucocele de seio frontal. Pelo menos dois parafusos devem ser colocados em cada fragmento maior e nos pontos de ancoragem, nas porções intactas do crânio (Fig. 53.4). Uma sutura absorvível é usada para fechamento do periósteo. O couro cabeludo é fechado em camadas sobre um dreno de Penrose, e um curativo de leve pressão é aplicado.

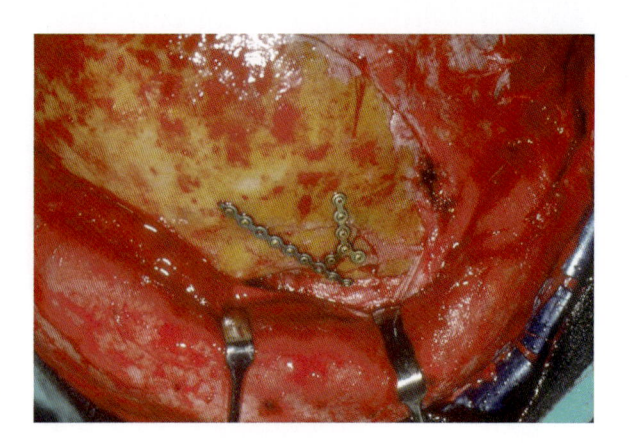

FIGURA 53.4
Miniplacas aplicadas para prover fixação de uma fratura deprimida da parede anterior.

Fraturas da Parede Posterior

O tratamento das fraturas da parede posterior lineares ou deslocadas é o maior desafio para o reparo. O dilema está em estabelecer se há deslocamento através da fratura. A CT de nova geração é muito precisa, mas a parede posterior é uma estrutura curvilínea e nem sempre o deslocamento pode ser estabelecido corretamente. A visualização direta através de um trépano no assoalho do seio frontal requer uma pequena incisão, exatamente inferior à sobrancelha, e a perfuração de um furo grande o suficiente para admitir um endoscópio no seio.

O paciente com uma fratura da parede posterior pode se apresentar com rinorreia de CSF. Em geral, ela será notada imediatamente após um incidente traumático. Pode estar misturada com sangue, e a maneira mais rápida de diferenciá-la de muco sanguinolento ou epistaxe simples é procurar pelo "sinal do halo". O "sinal do halo" é desencadeado deixando-se cair uma gota de sangue do nariz sobre uma compressa cirúrgica. Se a largura da área limpa ao redor da periferia do coágulo central for maior que o diâmetro do coágulo, então isso indicará um extravasamento de CSF. O "sinal do halo" não é específico, e outros fluidos claros (incluindo rinorreia) também podem produzir um resultado positivo. Pelo menos 30% do fluido deve ser CSF antes que o halo se torne visível, assim um "sinal do halo" negativo não deve desencorajar uma avaliação adicional, se a suspeita clínica de lesão à tábua posterior e à dura permanecer alta.

A maneira mais eficaz e certa de tratar uma fratura deslocada da parede posterior é com um retalho osteoplástico e obliteração com tecido adiposo retirado de uma área subcutânea da parede abdominal anterior. Outros materiais autólogos têm sido usados, como placa de osso, músculo e fáscia, porém materiais sintéticos, como hidroxiapatita, devem ser evitados em virtude de reabsorção e taxas de infecção mais altas. O retalho coronal de couro cabeludo é usado com mais frequência para esse reparo. Os passos da operação foram bem descritos por Montgomery.

O retalho coronal do couro cabeludo é feito da maneira descrita anteriormente. O retalho é elevado até as sobrancelhas e a glabela. Um molde do seio é cortado da radiografia em incidência de Caldwell 5 Foot, aplicado à calvária correspondente, e o seio é delineado com uma agulha mergulhada em azul de metileno. O periósteo é incisado em cerca de 2 cm de distância das marcações anteriormente efetuadas e, em seguida, cuidadosamente dissecado até os pontos onde as marcas de azul de metileno foram feitas no crânio.

Um estilete para corte de osso, como o Midas Rex B5, é usado para fazer uma série de aberturas em direção oblíqua direcionadas na cavidade sinusal. Essas pequenas aberturas, então, são conectadas e levadas até a sobrancelha. Um osteótomo é colocado consecutivamente nas sobrancelhas, em cada extremidade lateral do seio, e impulsionado através do osso duro nesse local. A osteotomia subsequente é feita na linha média, exatamente abaixo da glabela. Um osteótomo largo e chato é colocado, então, na margem superior do septo interseio da linha média. Ele é delicadamente introduzido em direção inferior usando-se um martelo cirúrgico, permanecendo próximo à parede posterior do retalho osteoplástico. Quando o assoalho do seio é alcançado, o osteótomo é delicadamente introduzido em direção anterior, para produzir uma fratura através do teto de ambas as órbitas. O retalho osteoplástico é criado, agora pediculado, no periósteo das sobrancelhas.

O interior do seio é inspecionado, com especial atenção à parede posterior. Todos os fragmentos deslocados do osso são removidos, e o seio inteiro é desnudado da mucosa, primeiro com um elevador, como o Woodsen, e então com uma broca de diamante. A chave para um procedimento bem-sucedido é a remoção completa de toda a mucosa e assegurar uma raspagem com broca de toda a camada superficial do osso na cavidade sinusal. A mucosa do ducto frontonasal é invertida sobre si mesma e deslocada no recesso frontal. Enquanto o osso está sendo raspado com broca, uma segunda equipe cirúrgica coleta tecido adiposo da área subcutânea da parede abdominal. Deve-se ter o cuidado de ser delicado no manejo do enxerto e de colocá-lo na cavidade sinusal logo que possível após a coleta. Todo o espaço vazio no seio é obliterado o máximo possível. As áreas difíceis de obliterar são as extremidades muito estreitas do seio. Será difícil colocar o tecido adiposo nos recessos laterais, mas felizmente isto será de pouca consequência, contanto que toda a mucosa tenha sido removida desses locais.

O problema que surge nesses casos é quando uma grande quantidade de osso da parede posterior deve ser removida. Isto é especialmente verdadeiro nos casos em que há extravasamento de CSF de uma laceração na dura. Geralmente, uma quantidade considerável de osso deve ser removida da parede posterior para se alcançar os limites da laceração dural a fim de que esta seja costurada. Além disso, pode ser necessário que o reparo tenha o suporte de um enxerto de fáscia, a fim de alcançar um fechamento impermeável seguro. Isto significa que o tecido adiposo será exposto a um tecido mal vascularizado, como a dura, ou a um tecido não vascularizado, no caso de um enxerto de fáscia. Isto acarreta um sério risco de absorção de enxerto de tecido adiposo e a subsequente migração de mucosa para cima, a partir do ducto frontonasal, e formação de uma mucopiocele.

Depois que o tecido adiposo é cuidadosamente aparado e colocado dentro do seio, então o retalho osteoplástico é retornado à sua posição anatômica e fixado à calvária adjacente com placas quadradas. O periósteo do retalho é suturado ao periósteo da calvária, e o retalho coronal, retornado à sua posição anatômica, e a ferida é fechada e drenada.

Se o seio não for adequado para um enxerto de tecido adiposo, então o seio frontal é cranializado, conforme descrito no tratamento das fraturas "de um lado a outro".

Fraturas do Ducto Frontonasal

As fraturas do ducto frontonasal são as mais difíceis de diagnosticar e podem não ser imediatamente aparentes nas imagens sinusais. Se um nível de fluido no seio frontal não se resolver em 2 semanas, então pode-se assumir que o ducto está fraturado. Geralmente, uma imagem de CT no plano sagital revelará a fratura. Se não, e se houver uma lesão, então um pequeno trépano poderá ser colocado na parte anterior do assoalho do seio frontal. O seio é irrigado, em seguida, com solução salina + xilocaína com epinefrina. O azul de metileno é instilado dentro da cavidade sinusal. A observação com um endoscópio sinusal no meato médio revelará a presença do corante, se o ducto estiver patente. Um plano alternativo é colocar, via trepanação, um corante radiopaco no seio e detectar radiograficamente se há permeabilidade ou não pela entrada do corante na cavidade nasal.

Fraturas do ducto nasofrontal podem ser tratadas de várias maneiras. Se um retalho osteoplástico for usado para outra fratura, como a de parede posterior, a obliteração do tecido adiposo do seio também irá obliterar o ducto nasofrontal.

Outro procedimento aberto que pode ser realizado é a remoção do assoalho do seio frontal usando-se o procedimento de Lothrop e, em seguida, virando para cima um retalho septal, como um retalho de Sewell Boyden, para revestir o trato dentro do seio.

Um procedimento de Draf III, que é simplesmente um procedimento de Lothrop endoscópico, pode alcançar o mesmo objetivo com uma abordagem endoscópica endonasal. Ele fornece a drenagem necessária, é conduzido de maneira menos traumática que o procedimento de Lothrop e, provavelmente, melhora as taxas de sucesso.

A obliteração com retalho osteoplástico e tecido adiposo terá um resultado mais confiável em um paciente que pode não retornar para acompanhamento.

A Fratura de Um Lado a Outro

A mais séria de todas as fraturas do seio frontal é a fratura de um lado a outro. O otolaringologista, muitas vezes, encontra primeiro o paciente na mesa cirúrgica convocado pelo cirurgião neurológico em atendimento. A fratura do seio frontal será apenas um componente de uma fratura aberta de crânio mais devastadora.

O retalho coronal do couro cabeludo ou equivalente já foi feito e o sangramento central interrompido, o encéfalo desvitalizado removido e a dura reparada. Existem duas opções no tratamento da fratura do seio frontal: a ressecção simples de todas as paredes do seio ou a cranialização.

O procedimento de cranialização é relativamente simples. O princípio básico é aumentar o volume da fossa craniana anterior pela remoção da parede posterior do seio frontal. A parede anterior, caso tenha sido removida, é substituída, e o ducto nasofrontal é obliterado. Isto expandirá o volume da fossa anterior de tal forma que o encéfalo edematoso tenha espaço para se expandir. O seio é essencialmente eliminado como uma fonte de infecção para o encéfalo exposto, e permite-se que a testa mantenha sua aparência estética normal.

O primeiro passo é localizar a parede anterior do seio frontal. Sujeira e resíduos são lavados de sua superfície, e o revestimento da mucosa da porção interna é elevado e descartado. O osso cortical da superfície interna é raspado com broca. Deixa-se o retalho de osso saturar em Betadina até o fim do caso. Uma rugina de dupla ação é usada em seguida para eliminar toda a parede posterior do seio frontal (Fig. 53.5). As margens são alisadas com uma broca de corte, para que as paredes laterais da fossa craniana anterior sejam niveladas com a do seio. Deve-se ter muito cuidado ao remover todo o osso da parede posterior, especialmente as extremidades franjadas ao longo do assoalho da fossa anterior, que pode se estender por quase todo o trajeto até a asa menor do esfenoide. A mucosa do assoalho sinusal que compõe o teto da órbita é delicadamente polida com uma broca de diamante.

A obliteração do ducto nasofrontal é realizada agora com o uso de broca, removendo-se parte da parede fina do ducto e, em seguida, tamponando o ducto com um pequeno bloco do músculo temporal (Fig. 53.6). O osso frontal que compõe a parede anterior do seio agora é reposicionado e fixado à calvária com miniplacas e parafusos ou placas quadradas (Fig. 53.7). Se o osso frontal foi descartado no momento da craniotomia, um enxerto dividido de osso da calvária pode ser prontamente obtido do retalho ósseo da craniotomia e usado para reconstruir a parede anterior do seio frontal.

O retalho de couro cabeludo volta à sua posição anatômica, e a ferida é fechada e drenada. Geralmente, o neurocirurgião não usa um dreno de sucção por temer uma possível sucção de CSF. Múltiplos drenos de Penrose devem ser colocados, conforme necessário, e um curativo leve de craniotomia é aplicado.

Geralmente, o espaço morto na face anterior da fossa anterior inicialmente se preencherá com sangue, e o encéfalo se expandirá para preencher o espaço. Ainda que não ocorra imediatamente e algum ar esteja presente na fossa anterior, isso não é preocupante, a não ser que esteja se expandindo, tornando-se assim um pneumocéfalo de tensão. Em minha experiência, raramente há absorção do retalho ósseo anterior com perda de contorno frontal.

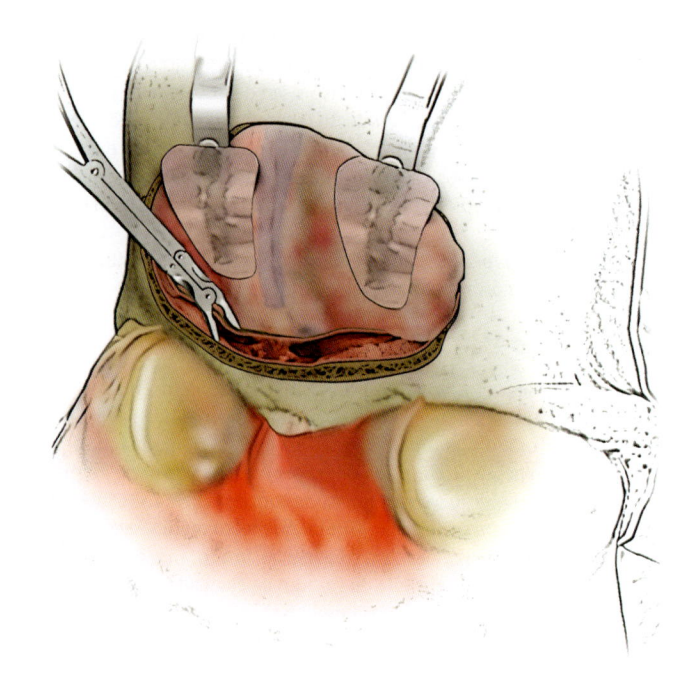

FIGURA 53.5
Remoção da parede posterior do seio frontal durante a cranialização.

CONDUTA PÓS-OPERATÓRIA

Drenos de sucção são colocados, especialmente se foi levantado um retalho de couro cabeludo. Quando os drenos são removidos, depois que a drenagem se torne mínima, a ferida deve ser coberta por um tipo de curativo leve de craniotomia. Se forem usados antibióticos profiláticos, devem ser interrompidos em 1 a 2 dias após o procedimento operatório. Os pacientes são instruídos a não assoar o nariz. Se não for limitado por lesões concomitantes, o paciente deve deambular já no dia da cirurgia. O curativo pode ser removido em 2 a 3 dias depois que os drenos forem removidos.

Os cuidados pós-operatórios em pacientes com fratura de um lado a outro serão administrados pelo serviço cirúrgico neurológico. Os extravasamentos pós-operatórios de CSF são raros. O tratamento inicial é feito com a posição de cabeça para cima, possivelmente com um dreno lombar, e cuidadosa observação. Se a drenagem não parar, a intervenção cirúrgica deverá ser empregada. O uso de antibióticos profiláticos é controverso.

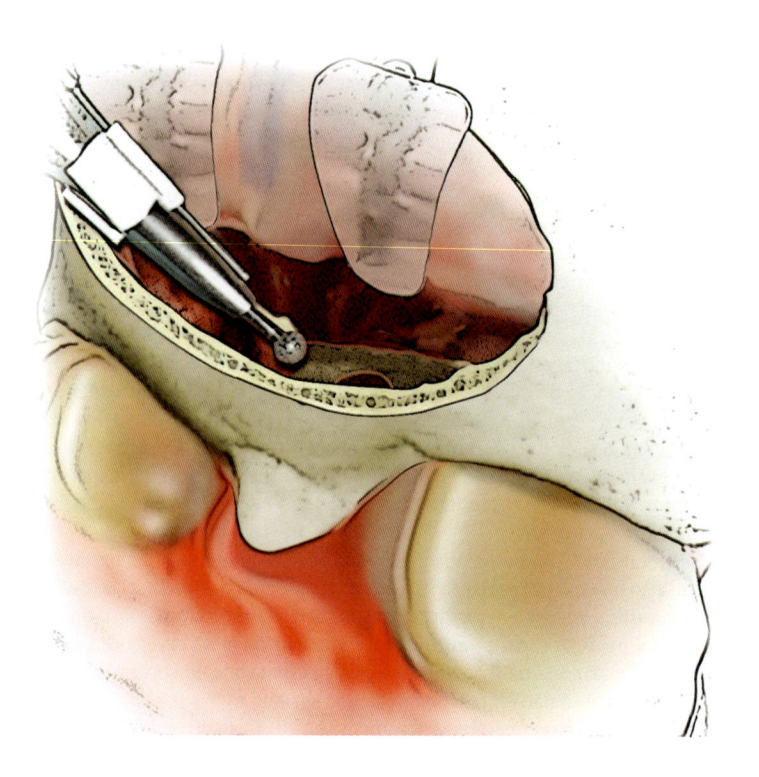

FIGURA 53.6
Remoção de todos os remanescentes de mucosa da cavidade sinusal.

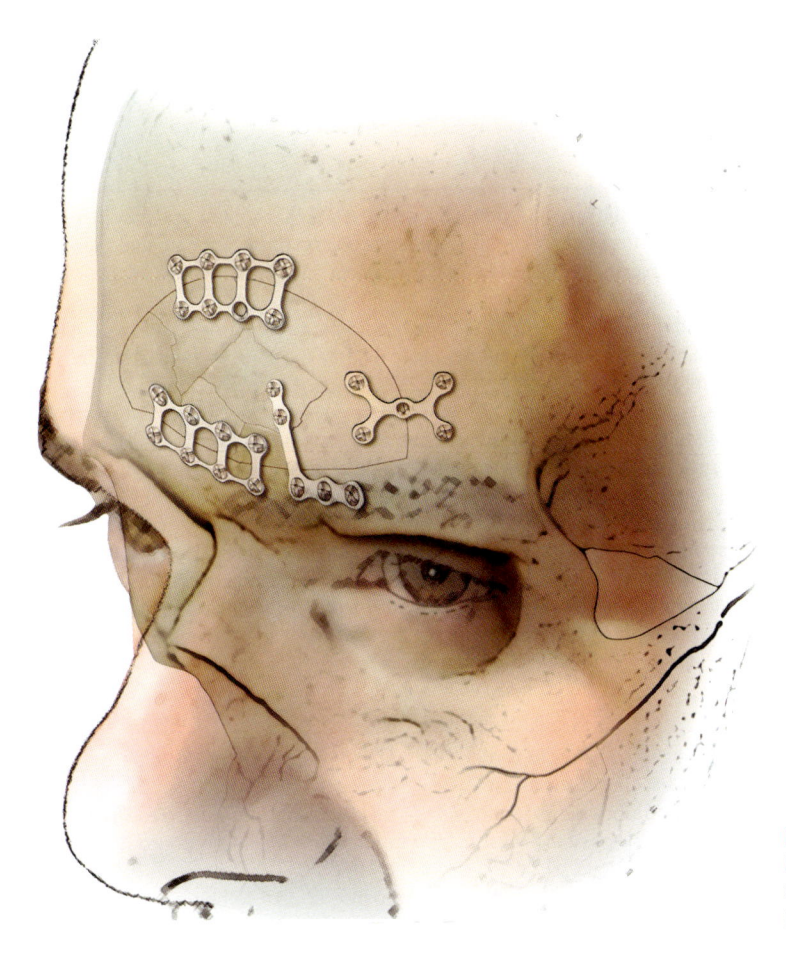

FIGURA 53.7
Fragmentos de osso frontal reduzidos e fixados com miniplacas.

Qualquer paciente que recuse a cirurgia ou apresente achados equívocos em imagem de CT, especialmente referentes à parede posterior ou ao ducto nasofrontal, deve ser cuidadosamente observado por, pelo menos, 3 anos.

COMPLICAÇÕES

Em fraturas da parede anterior, se um fio de aço intraósseo for usado para estabilizar os fragmentos, a testa precisa ser protegida, para evitar o prolapso dos fragmentos, com a resultante deformidade. Isto é visto raramente quando se emprega fixação rígida com placa.

Quando são usados um retalho osteoplástico e obliteração com tecido adiposo, pode haver complicações secundárias ao retalho coronal do couro cabeludo. Pode ocorrer perda de cabelos na linha de incisão. Parte do couro cabeludo pode necrosar, especialmente se for empregada abordagem subcutânea em vez de subgaleal. Outros fatores podem incluir pressão excessiva no retalho durante o procedimento ou uso precipitado de cautério.

A infecção da ferida é incomum, sendo tratada com cuidados locais e antibióticos. As complicações mais temíveis desses procedimentos são extravasamento de CSF, meningite e abscesso encefálico, que podem ocorrer em pacientes que sofreram fratura da parede posterior com uma laceração dural e fraturas de um lado a outro. Felizmente, essas complicações têm sido raras em minha experiência. Na fase avançada do acompanhamento, uma deformidade estética pode ser vista nesses pacientes que receberam um retalho osteoplástico. Em razão da obliquidade do corte do osso na parede anterior do seio, pode haver alguma absorção de osso fino próximo à incisão que deixa uma depressão linear ao longo desse trajeto.

Dessas complicações, a mais evitável é a formação tardia de uma mucocele ou mucopiocele no seio frontal. Geralmente, estas são a consequência de remoção inadequada da mucosa que reveste a cavidade sinusal ou de absorção rápida e excessiva do enxerto de tecido adiposo usado para obliterar a cavidade.

RESULTADOS

Desde o início do uso de miniplacas, os resultados do reparo de uma fratura deprimida da parede anterior têm sido excelentes. As fraturas da parede posterior e as do ducto nasofrontal são tratadas, principalmente, com retalho osteoplástico e obliteração com um enxerto de tecido adiposo abdominal. As únicas mucoceles vistas nesse grupo foram aquelas tratadas por esse método, mas apresentavam uma área significativa de osso faltante na parede posterior, e o enxerto de tecido adiposo apoiava o enxerto de fáscia usado para vedar o extravasamento de CSF. Nenhuma mucocele se desenvolveu quando esses pacientes eram tratados primariamente com a técnica de cranialização.

Em mais de 30 cranializações para fraturas de um lado a outro, não ocorreram mucoceles, extravasamentos tardios de CSF ou reabsorção óssea. Havia três deformidades de calvária e uma pequena área de osteomielite sobre o násio.

DICAS

- Na preparação para a pré-formação de um retalho osteoplástico, uma radiografia em incidência de Caldwell 5-Foot pode não estar disponível para mapear o contorno do seio. Uma estimativa do tamanho e formato pode ser feita por transiluminação dos seios frontais através do teto de cada órbita. É melhor subestimar do que superestimar o tamanho do seio.
- Deve-se tomar o cuidado de assegurar que a imagem seja obtida em direção posteroanterior em vez de anteroposterior, para evitar a magnificação da imagem sinusal. A sobreposição de uma moeda sobre a imagem de uma moeda no filme evitará qualquer confusão.
- Ao usar uma laceração existente para o acesso a uma fratura deprimida da parede anterior, é importante estender a incisão horizontalmente em cima de uma linha de expressão para minimizar a cicatriz.
- Iniciar os furos penetrantes com a broca em direção ligeiramente interna ao contorno sinusal, pois evitará a perfuração inadvertida da dura.
- As aberturas penetrantes efetuadas para delinear o seio frontal devem ser inclinadas por duas razões. A principal é que se o tamanho do seio for superestimado, então o furo de broca alinhado de maneira oblíqua entrará na cavidade sinusal, e não na fossa craniana anterior. A segunda razão é que o retalho, quando retornado à sua posição anterior, se apoiará contra a prateleira criada pelo corte e uma acurada reconstrução poderá ser assegurada.
- Placas quadradas fortes devem fixar o retalho com segurança quando ele é retornado ao seu lugar.

DIFICULDADES

- Se houver absorção de tecido adiposo quando o paciente perder peso, então o enxerto de tecido adiposo sofrerá prolapso dentro da cavidade ou, ao contrário, nos casos de ganho de peso o retalho de osso irá se protruir.
- Ao se eliminar a mucosa com raspagem por broca nas extremidades da cavidade sinusal frontal, o espaço se tornará muito estreito. É importante aumentar essas fendas estreitas retirando com broca um pouco de osso da parede posterior ou afinando o osso do teto orbital.
- É essencial ser extremamente delicado com o enxerto de tecido adiposo durante a coleta. Nenhum cautério deverá ser usado e apenas uma pinça fina é empregada para manusear o enxerto.
- Pode ser necessário inserir o enxerto em fragmentos, mas ele deve ter o maior tamanho possível.
- O enxerto obterá suprimento sanguíneo do osso raspado com a broca. A absorção do tecido adiposo será de apenas cerca de 15% a 25% em um enxerto manejado cuidadosamente.
- O enxerto não sobreviverá em um leito mal vascularizado, como tecido subcutâneo, enxerto dural e até na própria dura.
- Ao realizar o procedimento de cranialização, é essencial remover todos os elementos mucosos.
- O ducto nasofrontal é eliminado melhor por um tampão muscular e não um enxerto de fáscia.
- Se nenhuma parede frontal foi preservada, fragmentos grandes da parede posterior poderão ser usados em vez de um enxerto dividido de calvária.

INSTRUMENTOS QUE DEVEM ESTAR DISPONÍVEIS

- Conjunto de cirurgia sinusal.
- Suporte acolchoado de Mayfield em formato de ferradura sem pontas.
- Clipes de Rainey.
- Brocas Midas Rex com pontas perfurantes B1 e B5, ambas de corte e de diamante, com até 1 mm de diâmetro.
- Osteótomos de Houk.
- Elevadores Freer, Woodson e Penfield.
- Cautério bipolar.
- Conjunto padrão de tecido mole para coleta de enxerto de tecido adiposo da parede abdominal:
  - Tesoura.
  - Pinça.

LEITURAS SUGERIDAS

Donald PJ, Bernstein L. Compound frontal sinus injuries with intracranial penetration. *Laryngoscope* 1978;88:225–232.
Draf W. Endoscopic micro-endoscopic frontal sinus surgery: the Fulda concept. *Oper Tech Otolaryngol Head Neck Surg* 1991;2:234–240.
Dula DJ, Fales W. The 'ring sign': is it a reliable indicator for cerebral spinal fluid? *Ann Emerg Med* 1993;22(4):718–720.
Ettin M, Donald PJ. The safety of frontal sinus fat obliteration when sinus walls are missing. *Laryngoscope* 1986;96:190.
Montgomery WW. *Surgery of the upper respiratory system*. Philadelphia, PA: Lea & Febiger, 1971:141–160.

Índice Remissivo

Entradas acompanhadas por um *f* ou *q* em itálico indicam figuras e quadros, respectivamente.

A

Abscesso Nasal, 264
Alargamento Alar, 254
Anestesia
  e enxerto de tecido adiposo, 352, 353
    no local, 352, 353
      doador, 352
      receptor, 353
  na ressecção da conjuntiva, 13
Ângulo Mandibular
  abordagem percutânea às fraturas do, 598-613
    complicações, 611
    conduta pós-operatória, 611
    contraindicações, 600
    dicas, 612
    dificuldades, 612
    exame físico, 599
    história, 598
    indicações, 599
    instrumentos disponíveis, 613
    planejamento pré-operatório, 600
    resultados, 612
    técnica cirúrgica, 601
Assimetria(s) Facial(is), 406
ATLS (Suporte de Vida Avançado para Trauma), 589
Aumento
  do volume tridimensional aloplástico, 397-422
    do terço médio da face, 397-422
      complicações, 420
      conduta pós-operatória, 420
      contraindicações, 409
      dicas, 421
      dificuldades, 422
      exame físico, 403
      história, 402
      indicações, 407
      instrumentos disponíveis, 422
      planejamento pré-operatório, 410
      resultados, 421
      técnica cirúrgica, 416
  dorsal, 301, 308*f*

B

Base Alar
  anatomia da, 246
    componentes anatômicos, 248*q*
    ideais anatômicos, 248
  larga, 250, 254
    e narina excessiva, 254
  manejo da, 246-258
Blefaroplastia
  da pálpebra inferior, 23-32, 113*f*
    complicações, 31
    contraindicações, 24
    cuidado pós-operatório, 31
    dicas, 31
    dificuldades, 31
    exame físico, 23
    história, 23
    indicações, 23
    instrumentos, 32
    planejamento pré-operatório, 24
    resultados, 31
    técnica cirúrgica, 24
  em pacientes orientais, 54-60
    complicações, 59
    conduta pós-operatória, 58
    contraindicações, 55
    dicas, 59
    exame físico, 54
    história, 54
    indicações, 55
    instrumentos disponíveis, 60
    planejamento pré-operatório, 55
    resultados, 59
    técnica cirúrgica, 56
  superior, 1-9, 114*f*
    aponeurose do levantador, 6, 7*f*
    complicações, 8
    contraindicações, 3
    cuidado pós-operatórios, 8
    dicas, 8
    dificuldades, 9
    exame físico, 2
    história, 1
    indicações, 3
    instrumentos, 9
    planejamento pré-operatório, 3
    resultados, 8
    tecido adiposo, 4, 5*f*
    técnica cirúrgica, 3
  técnicas de, 33-45
    da pálpebra inferior, 33-45
      complicações, 42
      conduta pós-operatória, 41
      contraindicações, 37
      dicas, 43
      dificuldades, 43
      exame físico, 35
      história, 35
      indicações, 36
      instrumentos disponíveis, 44
      planejamento pré-operatório, 37
      procedimentos na cirurgia da, 37*q*
      resultados, 43
      técnica cirúrgica, 37
Botox
  anatomia relevante, 325
  complicações, 331
  conduta pós-operatória, 331
  contraindicações, 326
  dicas, 331
  dose, 328*q*
  elevação da sobrancelha, 325-332
  exame físico, 326
  história, 326
  indicações, 326
  neuromodulador, 327*q*
    métodos de reconstituição do, 327*q*
  resultados, 331
  rugas periorbitais, 325-332
  técnica cirúrgica, 327
  testa, 325-332

C

Cantoplastia com Faixa Tarsal, 46-53
  complicações, 51
  conduta pós-operatória, 51
  contraindicações, 47
  dicas, 52
  dificuldades, 52
  exame físico, 46
  história, 46
  indicações, 47
  instrumentos disponíveis, 53
  planejamento pré-operatório, 47
  técnica cirúrgica, 47
Cartilagem(ns)
  autóloga, 302
    aumento com, 302
  costal, 314f, 488
CBG (Enxerto com Osso da Calvária), 563-570
  coleta do, 564
  colocação do, 566
  complicações, 569
  contraindicações, 564
  dicas, 570
  dificuldades, 570
  exame físico, 563
  história, 563
  indicações, 564
  instrumentos disponíveis, 570
  planejamento pré-operatório, 564
  resultados, 569
  técnica cirúrgica, 564
  tratamento pós-operatório, 561

Champy
  técnica para ORIF de, 587-597
    das fraturas da mandíbula, 587-597
      complicações, 593
      conduta pós-operatória, 592
      contraindicações, 590
      dicas, 595
      dificuldades, 596
      exame físico, 589
      história, 589
      indicações, 589
      instrumentos disponíveis, 597
      planejamento pré-operatório, 590
      resultados, 594
      técnica cirúrgica, 590
Cicatriz
  interrupção da, 504
  revisão da, 499-511
    complicações, 510
    condutas pós-operatórias, 509
    contraindicações, 500
    dicas, 510
    dificuldades, 510
    exame físico, 499
    história, 499
    indicações, 500
    instrumentos disponíveis, 511
    planejamento pré-operatório, 500
    procedimentos adjuntos, 509
    resultados, 510
    técnica cirúrgica, 501
Cisto Dermoide, 262, 263f
CMA (Ângulo Cervicomental), 129
Cobertura Alar, 254, 256f
Complexo Periorbital, 348
Conjuntiva
  procedimento de ressecção da, 10-22
    complicações, 18
    conduta pós-operatória, 18
    contraindicações, 12
    dicas, 19
    dificuldades, 20
    exame físico, 11
    história, 11
    indicações, 11
    instrumentos disponíveis, 21
    músculo de Müller para ptose, 10-22
      combinado à blefaroplastia superior, 10-22
    planejamento pré-operatório, 12
    resultados, 19
    técnica cirúrgica, 13
  ressecção da, 18
  sutura da, 18
Coronoidectomia, 574, 575
Costela
  enxerto de, 311-324
CPEO (Oftalmoplegia Externa Progressiva Congênita), 1
Crescimento Nasal, 259

D

Defeito(s)
  extranasais, 515
    bochecha, 515
    lábio superior, 515
    outros, 515
    pálpebras, 515
    queixo, 515
  faciais, 553-562
    reconstrução de, 553-562
  nasais, 514
Deficiência da Válvula Nasal
  anatomia, 143
  complicações, 149
  conduta pós-operatória, 148
  contraindicações, 146
  dicas, 149
  dificuldades, 149
  exame físico, 145
  história, 145
  indicações, 146
  instrumentos disponíveis, 149, 150f
  nova proposta, 143-150
    aplicar reparo cirúrgico, 143-150
      baseado em quatro planos anatômicos, 143-150
    para classificar deformidade, 143-150
  planejamento pré-operatório, 146
  relevância clínica, 145
  resultados, 149
  técnicas cirúrgicas, 146
Deformidade Nasal
  de fenda labial, 466, 467f
Dermoabrasão
  revisão da, 499-511
    complicações, 510
    condutas pós-operatórias, 509
    contraindicações, 500
    dicas, 510
    dificuldades, 510
    exame físico, 499
    história, 499
    indicações, 500
    instrumentos disponíveis, 511
    planejamento pré-operatório, 500
    procedimentos adjuntos, 509
    resultados, 510
    técnica cirúrgica, 501
Design Capilar, 388
Desvio Nasal
  correção do, 304

E

Enxerto(s)
  autólogo, 345-363
    de tecido adiposo, 345-363
      complicações, 360
      conduta pós-operatória, 359
      contraindicações, 351
      dicas, 361
      dificuldades, 362
      exame físico, 346
      gauges de cânulas, 359q
      história, 346
      indicações, 348
      instrumentos disponíveis, 362
      planejamento pré-operatório, 351
      quantidade de cânulas, 359q
      resultados, 361
      técnica cirúrgica, 352
  CBG, 563-570
  composto, 553-562
    na reconstrução, 553-562
      de defeitos faciais, 553-562
    para procedimento facial, 557
    procedimento de septal nasal, 556
  de costela, 311-324
    complicações, 319
    conduta pós-operatória, 319
    contraindicações, 313
    dicas, 320
    dificuldades, 320
    exame físico, 312
    história, 311
    indicações, 313
    instrumentos disponíveis, 321
    planejamento pré-operatório, 313
    resultados, 320
    técnica cirúrgica, 314
  de extensão septal, 300
  de interposição, 289
  de pele, 492
  de ponta, 298, 299f, 300f, 308f
  de sobreposição da ponta, 299, 300f, 301f
  em escudo, 298
Espaço Bucal
  dissecção do, 574
Esqueleto Facial
  efeito da alteração do, 397
Excisão Fusiforme, 501

F

Face
  cirurgia da, 92-105
    complicações, 101
    conduta pós-operatória, 101
    contraindicações, 96
    dicas, 102
    dificuldades, 105
    exame físico, 92
    história, 92
    indicações, 93
    instrumentos disponíveis, 105
    planejamento pré-operatório, 97
    resultados, 102
    técnica cirúrgica, 97
  estruturas de sustentação da, 33, 34f
  porção inferior da, 349
  terço médio da, 119-128, 397-422
    anatomia do, 398
    aumento do volume tridimensional aloplástico do, 397-422
      complicações, 420
      conduta pós-operatória, 420
      contraindicações, 409
      dicas, 421
      dificuldades, 422
      exame físico, 403
      história, 402
      indicações, 407
      instrumentos disponíveis, 422
      planejamento pré-operatório, 410
      resultados, 421
      técnica cirúrgica, 416
    lifting do, 119-128
      complicações, 126
      conduta pós-operatória, 126

Índice Remissivo

    contraindicações, 121
    dicas, 126
    dificuldades, 126
    exame físico, 120
    história, 119
    indicações, 120
    instrumentos disponíveis, 128
    planejamento pré-operatório, 121
    resultados, 126
    técnica cirúrgica, 121
  volumização da, 33
Faixa Tarsal
  cantoplastia com, 46-53
    complicações, 51
    conduta pós-operatória, 51
    contraindicações, 47
    dicas, 52
    dificuldades, 52
    exame físico, 46
    história, 46
    indicações, 47
    instrumentos disponíveis, 53
    planejamento pré-operatório, 47
    técnica cirúrgica, 47
Fechamento da Perfuração Septal, 286-295
  complicações, 294
  contraindicações, 288
  cuidados no pós-operatório, 293
  dicas, 295
  dificuldades, 295
  exame físico, 287
  histórico, 286
  indicações, 288
  instrumentos disponíveis, 295
  planejamento pré-operatório, 288
  resultados, 294
  técnica cirúrgica, 289
Fenda(s)
  labial, 445-464, 465-477
    bilateral, 449f, 455, 464, 467f
      deformidade nasal de, 467f
    complicações, 461
    conduta pós-operatória, 459
    contraindicações, 449
    dicas, 462
    dificuldades, 464
    exame físico, 447
    história, 447
    indicações, 448
    instrumentos disponíveis, 464
    planejamento pré-operatório, 449
    reparo de, 450
    resultados, 461
    rinoplastia de, 465-477
    técnica cirúrgica, 452
    unilateral, 447f, 449f, 451f, 462, 464, 466
      completa, 452
      deformidade nasal de, 466f
  orofacial, 446f
    atípica, 446f
  palatina, 445-464
    bilateral, 449f
    complicações, 461
    conduta pós-operatória, 459
    contraindicações, 449

    dicas, 462
    dificuldades, 464
    exame físico, 447f
    história, 447
    incompleta, 446f
      espectro da, 446f
    indicações, 448
    instrumentos disponíveis, 464
    linha do tempo para manejo da, 450f
    planejamento pré-operatório, 449
    reparo de, 450
    resultados, 461
    técnica cirúrgica, 452
    unilateral, 449f, 451f
FGLC (Fechamento Geométrico em Linha Quebrada), 506, 507f
Fratura(s)
  da mandíbula, 587-597
    técnica de Champy para ORIF das, 587-597
      complicações, 593
      conduta pós-operatória, 592
      contraindicações, 590
      dicas, 595
      dificuldades, 596
      exame físico, 589
      história, 589
      indicações, 589
      instrumentos disponíveis, 597
      planejamento pré-operatório, 590
      resultados, 594
      técnica cirúrgica, 590
  do ângulo mandibular, 598-613
    abordagem percutânea às, 598-613
      complicações, 611
      conduta pós-operatória, 611
      contraindicações, 600
      dicas, 612
      dificuldades, 612
      exame físico, 599
      história, 598
      indicações, 599
      instrumentos disponíveis, 613
      planejamento pré-operatório, 600
      resultados, 612
      técnica cirúrgica, 601
  do ZMC, 614-626
    complicações, 624, 625q
    conduta pós-operatória, 620
    contraindicações, 616
    dicas, 625
    dificuldades, 625
    exame físico, 615
    história, 614
    indicações, 616
    instrumentos disponíveis, 625
    planejamento pré-operatório, 616
    resultados, 624
    técnica cirúrgica, 616
      de Gilles, 616
      OTIF combinada, 618
  do palato, 633
  Le Fort, 627-635, 636-646
    I, 627-635
      conduta pós-operatória, 634
      contraindicações, 629

      dicas, 635
      dificuldades, 635
      exame físico, 628
      história, 627
      indicações, 629
      instrumentos disponíveis, 635
      planejamento pré-operatório, 629
      reconstrução 3D de, 630f
      resultados, 635
      técnica cirúrgica, 631
    II, 627-635
      conduta pós-operatória, 634
      contraindicações, 629
      dicas, 635
      dificuldades, 635
      exame físico, 628
      história, 627
      indicações, 629
      instrumentos disponíveis, 635
      planejamento pré-operatório, 629
      resultados, 635
      técnica cirúrgica, 631
    III, 636-646
      complicações, 643
      conduta pós-operatória, 643
      contraindicações, 638
      dicas, 645
      dificuldades, 646
      exame físico, 637
      história, 636
      indicações, 638
      instrumentos disponíveis, 646
      planejamento pré-operatório, 639
      resultados, 645
      técnica cirúrgica, 640
    padrões de, 628f
  NOE, 636
  nasoetmoidal, 636-646
    complicações, 643
    conduta pós-operatória, 643
    contraindicações, 638
    dicas, 645
    dificuldades, 646
    exame físico, 637
    história, 636
    indicações, 638
    instrumentos disponíveis, 646
    planejamento pré-operatório, 639
    resultados, 645
    técnica cirúrgica, 640
  da parede posterior, 652
  do ducto frontonasal, 653
  de canto, 648f
  de um lado a outro, 649f, 653
  do seio frontal, 647-656
    tratamento de, 647-656
      complicações, 655
      conduta pós-operatória, 654
      contraindicações, 650
      dicas, 656
      dificuldades, 656
      exame físico, 649
      história, 648
      indicações, 649
      instrumentos disponíveis, 656

planejamento pré-operatório, 650
resultados, 655
técnica cirúrgica, 650
Frontoplastia(s)
abertas, 72q
sumário de complicações, 72q
coronal, 82
endoscópica, 61-74, 82
complicações, 71, 72q
conduta pós-operatória, 71
contraindicações, 64
dicas, 73
dificuldades, 73
exame físico, 62
história, 61
indicações, 64
instrumentos disponíveis, 74
planejamento pré-operatório, 64
resultados, 73
técnica cirúrgica, 66
tricofítica, 80-91
complicações, 87
conduta pós-operatória, 87
contraindicações, 81
dicas, 91
dificuldades, 91
exame físico, 80
história, 80
indicações, 81
instrumentos disponíveis, 91
planejamento pré-operatório, 82
resultados, 88
técnica cirúrgica, 84
FUE (Extração de Unidade Folicular), 386, 391
FUG (Enxerto de Unidade Folicular), 386, 388

G

Genioplastia Deslizante, 437-444
complicações, 442
conduta pós-operatória, 442
contraindicações, 439
dicas, 443
dificuldades, 444
exame físico, 438
história, 438
indicações, 439
instrumentos disponíveis, 444
planejamento pré-operatório, 439
resultados, 443
técnica cirúrgica, 441
Giba Dorsal, 306f
redução em pacientes asiáticos da, 304
Gilles
abordagem de, 616

H

Hematoma Nasal, 264

I

IMF (Fixação Intermaxilar), 587, 610f
Implante
facial, 414, 415q, 422f
na mentoplastia, 426
IPL (Luz Intensa Pulsada), 375

L

Laser
de alexandrita, 375
de KTP, 375
de Nd:YAG, 375
IPL, 375
PDL, 375
lesões vasculares tratadas com, 374-384
complicações, 382
conduta pós-operatória, 381
contraindicações, 376
dicas, 383
dificuldades, 383
exame físico, 375
história, 375
indicações, 375
instrumentos disponíveis, 383
planejamento pré-operatório, 377
resultados, 383
técnica cirúrgica, 380
Lavagem
do tecido adiposo, 353, 354f
LCO (Técnica de Sobreposição Crural Lateral), 237-245
complicações, 244
conduta pós-operatória, 243
contraindicações, 239
dicas, 244
dificuldades, 245
exame físico, 239
história, 238
ilustração esquemática, 238f
indicações, 239
instrumentos disponíveis, 245
planejamento pré-operatório, 239
técnica cirúrgica, 241
Lesão(ões) Vascular(es)
tratadas com terapia a *laser*, 374-384
complicações, 382
conduta pós-operatória, 381
contraindicações, 376
dicas, 383
dificuldades, 383
exame físico, 375
história, 375
indicações, 375
instrumentos disponíveis, 383
planejamento pré-operatório, 377
resultados, 383
técnica cirúrgica, 380
Lifting
do terço médio da face, 119-128
complicações, 126
conduta pós-operatória, 126
contraindicações, 121
dicas, 126
dificuldades, 126
exame físico, 120
história, 119
indicações, 120
instrumentos disponíveis, 128
planejamento pré-operatório, 121
resultados, 126
técnica cirúrgica, 121
em rede, 134, 138f
MACS, 133
Lipoplastia, 131

M

MAC (Cuidado Anestésico Monitorado), 76, 555
MACS (Mínimo Acesso Craniano), 133
Mandíbula
edêntula, 633
fraturas da, 587-597
técnica de Champy para ORIF das, 587-597
Manejo da Base Alar, 246-258
abordagem algorítmica, 252f
complicações, 255, 257q
conduta pós-operatória, 255
contraindicações, 250
dicas, 257
dificuldades, 258
exame físico, 246
histórico, 246
indicações, 249
instrumentos disponíveis, 258
planejamento pré-operatório, 250
resultados, 257
técnica cirúrgica, 250
MCD (Distância do Sulco à Margem), 11
MCO (Técnica de Sobreposição Crural Medial), 237-245
complicações, 244
conduta pós-operatória, 243
contraindicações, 239
dicas, 244
dificuldades, 245
exame físico, 239
história, 238
ilustração esquemática, 238f
indicações, 239
instrumentos disponíveis, 245
planejamento pré-operatório, 239
técnica cirúrgica, 241
Mentoplastia, 423-436
complicações, 431
conduta pós-operatória, 431
contraindicações, 425
dicas, 436
dificuldades, 436
exame físico, 423
história, 423
indicações, 425
instrumentos disponíveis, 436
planejamento pré-operatório, 425
resultados, 432
técnica cirúrgica, 428
Microtia
opções de tratamento, 486q
reconstrução de, 485-498
costocondral autóloga, 485-498
preparação do sítio de, 489
MMF (Fixação Mandíbulomaxilar), 595, 612, 631
MNAP (Moldagem Nasoalveolar Pré-Cirúrgica), 447, 451
MRD1 (Distância Margem-Reflexo), 2, 12f, 63
MRD2 (Distância Margem-Reflexo 2), 2, 46

Índice Remissivo

MTU (Unidade do Tendão Muscular), 571
  temporal, 576, 577f
  transferência de, 572q
Músculo(s)
  de Müller, 10-22
    para ptose, 10-22
      combinado à blefaroplastia superior, 10-22
      ressecção da conjuntiva e, 18
      separação da aponeurose do, 13
      sutura do, 18
  temporal, 68f, 571-578

N

Narina(s), 254
Nariz
  curto, 307, 308f
    correção do, 307
  de tensão, 162-193
    manejo do perfil na rinoplastia, 162-193
  em sela, 194-216
    rinoplastia do, 194-216
      com reconstrução da deformidade, 194-216
  torto, 151-160
    tratamento do, 151-160
    com extração de cartilagem costal, 194-216
NEC (Complexo Nasoetmoidal)
  fratura do, 636
Nervo(s)
  motores, 65
  sensoriais, 65, 77f
Neuromodulador
  métodos de reconstituição do, 327q
NKTCL (Linfoma Extranodal de Células T tipo Nasal), 286
NOE (Etmoidal Naso-Orbital)
  fratura, 636-646
    complicações, 643
    conduta pós-operatória, 643
    contraindicações, 638
    dicas, 645
    dificuldades, 646
    exame físico, 637
    história, 636
    indicações, 638
    instrumentos disponíveis, 646
    planejamento pré-operatório, 639
    resultados, 645
    técnica cirúrgica, 640

O

Orelha
  elevação da, 493
ORIF (Redução Aberta e Fixação Interna)
  das fraturas da mandíbula, 587-597
    técnica de Champy para, 587-597
      complicações, 593
      conduta pós-operatória, 592
      contraindicações, 590
      dicas, 595
      dificuldades, 596
      exame físico, 589
      história, 589
      indicações, 589
      instrumentos disponíveis, 597
      planejamento pré-operatório, 590
      resultados, 594
      técnica cirúrgica, 590
OTIF (Tratamento Aberto e Fixação Interna), 614
  combinada, 618
Otoplastia, 478-483
  complicações, 482
  conduta pós-operatória, 481
  contraindicações, 479
  dicas, 482
  dificuldades, 482
  exame físico, 479
  história, 478
  indicações, 479
  instrumentos disponíveis, 482
  planejamento pré-operatório, 479
  resultados, 482
  técnica cirúrgica, 479

P

Paciente(s) Oriental(is)
  blefaroplastia em, 54-60
    complicações, 59
    conduta pós-operatória, 58
    contraindicações, 55
    dicas, 59
    exame físico, 54
    história, 54
    indicações, 55
    instrumentos disponíveis, 60
    planejamento pré-operatório, 55
    resultados, 59
    técnica cirúrgica, 56
Palato
  fraturas do, 633
Palatoplastia, 458, 461, 464
Pálpebra
  blefaroplastia da, 23-32, 33-45
    inferior, 23-32, 43f
    superior, 5f, 33-45, 56f, 348
Paralisia Facial
  transposição do tendão para, 571-578
    do músculo temporal, 571-578
PDL (*Laser* de Corante Pulsado bombeado por *Flashlamp*), 375, 378f
Peeling(s) Químico(s), 364-373
  à base de fenol-óleo de cróton, 365
  avaliação, 364-373
  complicações, 371
  conduta pós-operatória, 370
  contraindicações, 367
  dicas, 372
  dificuldades, 373
  escala de classificação, 366q, 367q
  exame físico, 366
  fórmula, 365q
  história, 366
  indicações, 367
  instrumentos disponíveis, 373
  médio, 365
  planejamento pré-operatório, 368
  profundo, 365
  reação ao, 369q
  resultados, 372
  superficial, 364
  técnica cirúrgica, 368
  tratamento abrangente, 364-373
Pele
  enxerto de, 492
Perfuração Septal
  fechamento da, 286-295
    complicações, 294
    contraindicações, 288
    cuidados no pós-operatório, 293
    dicas, 295
    dificuldades, 295
    exame físico, 287
    histórico, 286
    indicações, 288
    instrumentos disponíveis, 295
    planejamento pré-operatório, 288
    resultados, 294
    técnica cirúrgica, 289
Pescoço, 107, 349
  rejuvenescimento do, 129-141
    complicações, 140
    conduta pós-operatória, 140
    contraindicações, 131
    dicas, 140
    dificuldades, 141
    exame físico, 129
    história, 129
    indicações, 130
    instrumentos disponíveis, 141
    planejamento pré-operatório, 131
    resultados, 140
    técnicas cirúrgicas, 131
PIH (Hiperpigmentação Pós-Inflamatória), 368
Platisma
  fixação lateral do, 133
  secção do, 133
  tração posterior do, 134
Platismoplastia
  de suspensão, 134
  em espartilho, 106-118, 133
    ritidoplastia do SMAS com, 106-118
  platisma, 133
    fixação lateral do, 133
    secção do, 133
  submentoplastia, 133
PMMA (Polimetilmetacrilato), 335
Ponta Nasal
  ptose da, 228-236
    caída, 228-236
Porção
  inferior da face, 349
Preenchimento(s)
  da têmpora, 339
  do sulco lacrimal, 338
  injetáveis, 333-344
    e restauração facial, 333-344
      aumento dos lábios com, 339f
      complicações, 340
      conduta pós-operatória, 339
      contraindicações, 335
      dicas, 342
      dificuldades, 343
      exame físico, 334
      história, 333
      indicações, 334

instrumentos disponíveis, 344
planejamento pré-operatório, 335
rejuvenescimento perioral com, 338f
resultados, 342
técnica cirúrgica, 337
Promontório(s) Facial(is)
inter-relações dos, 397
PTFE (Politetrafluoretileno), 311
Ptose
aponeurótica, 1-9
reparo da, 1-9
complicações, 8
contraindicações, 3
cuidado pós-operatórios, 8
dificuldades, 9
exame físico, 2
história, 1
indicações, 3
MRD1, 2f
MRD2, 2f
planejamento pré-operatório, 3
resultados, 8
técnica cirúrgica, 3
da ponta nasal, 228-236
complicações, 235
conduta pós-operatória, 235
contraindicações, 231
dicas, 235
dificuldades, 236
exame físico, 228
história, 228
indicações, 229
instrumentos disponíveis, 236
planejamento pré-operatório, 231
resultados, 235
técnica cirúrgica, 231

R

Reconstrução
com retalho melolabial, 550q-552q
costocondral autóloga de microtia, 485-498
complicações, 494, 495q
conduta pós-operatória, 490, 494
contraindicações, 486
dicas, 495
dificuldades, 495
exame físico, 486
história, 485
indicações, 486
instrumentos disponíveis, 498
planejamento pré-operatório, 487
resultados, 495
resumo, 498
técnica cirúrgica, 487
da deformidade do nariz em sela, 194-216
com extração de cartilagem costal, 194-216
na rinoplastia, 194-216
de defeitos faciais, 553-562
enxertos compostos na, 553-562
complicações, 561
contraindicações, 555
cuidados pós-operatórios, 560
dicas, 561
dificuldades, 562
exame físico, 554

história, 553
indicações, 554
instrumentos disponíveis, 562
planejamento pré-operatório, 555
resultados, 561
técnica cirúrgica, 555
Redução
da giba dorsal, 304
Região Malar
anatomia das zonas da, 398
Rejuvenescimento
do pescoço, 129-141
complicações, 140
conduta pós-operatória, 140
contraindicações, 131
dicas, 140
dificuldades, 141
exame físico, 129
história, 129
indicações, 130
instrumentos disponíveis, 141
planejamento pré-operatório, 131
resultados, 140
técnicas cirúrgicas, 131
Reparo de Fenda
labial, 459, 461
palatal, 460
Respiração Nasal
comprometida, 265
Ressecção da Conjuntiva
procedimento de, 10-22
complicações, 18
conduta pós-operatória, 18
contraindicações, 12
dicas, 19
dificuldades, 20
exame físico, 11
história, 11
indicações, 11
instrumentos disponíveis, 21
planejamento pré-operatório, 12
resultados, 19
técnica cirúrgica, 13
Restauração
capilar, 385-395
cirúrgica, 385-395
complicações, 392
conduta pós-operatória, 391
contraindicações, 387
dicas, 392
dificuldades, 395
exame físico, 387
história, 386
indicações, 387
instrumentos disponíveis, 395
planejamento pré-operatório, 388
resultados, 392
técnicas cirúrgicas, 388
tratamento da perda de cabelo, 385-395
facial, 333-344
preenchimentos injetáveis e, 333-344
complicações, 340
conduta pós-operatória, 339
contraindicações, 335
dicas, 342

dificuldades, 343
exame físico, 334
história, 333
indicações, 334
instrumentos disponíveis, 344
planejamento pré-operatório, 335
resultados, 342
técnica cirúrgica, 337
Retalho(s)
bilobado(s), 512-520
complicações, 517
consequências do, 516q
contraindicações, 515
desvantagens, 520
dicas, 517
exame físico, 513
história, 512
indicações, 514
instrumentos disponíveis, 520
resultados, 517
técnica cirúrgica, 515
tratamento pós-operatório, 516
frontal, 521-539
complicações, 536
conduta pós-operatória, 534
contraindicações, 523
dicas, 539
dificuldades, 539
exame físico, 522
história, 521
indicações, 522
instrumentos disponíveis, 539
planejamento pré-operatório, 523
resultados, 537
técnica cirúrgica, 523
melolabial, 540-552
complicações, 549, 550q
contraindicações, 544
dicas, 551
dificuldades, 551
exame físico, 541
história, 540
indicações, 541
instrumentos disponíveis, 552
planejamento pré-operatório, 546
resultados, 551
técnica cirúrgica, 546
tratamento pós-operatório, 549
Revisão da Cicatriz
e da dermoabrasão, 499-511
complicações, 510
condutas pós-operatórias, 509
contraindicações, 500
dicas, 510
dificuldades, 510
exame físico, 499
história, 499
indicações, 500
instrumentos disponíveis, 511
planejamento pré-operatório, 500
procedimentos adjuntos, 509
resultados, 510
técnica cirúrgica, 501
Rinoplastia
asiática, 296-310
complicações, 309

conduta pós-operatória, 307
contraindicações, 297
dicas, 309
dificuldades, 309
exame físico, 296
história, 296
indicações, 297
instrumentos disponíveis, 310
planejamento pré-operatório, 297
resultados, 309
técnica cirúrgica, 297
de fenda labial, 465-477
complicações, 476
conduta pós-operatória, 476
contraindicações, 468
dicas, 477
dificuldades, 477
exame físico, 465, 466q
história, 465
indicações, 467
instrumentos disponíveis, 477
planejamento pré-operatório, 468
resultados, 476
técnica cirúrgica, 470
estratégias endonasais, 269-285
complicações, 283
conduta pós-operatória, 283
contraindicações, 271
dicas, 284
dificuldades, 284
exame físico, 270
história, 269
indicações, 271
instrumentos disponíveis, 285
planejamento pré-operatório, 272
resultados, 284
técnica cirúrgica, 272
manejo do perfil na, 162-193
nariz de tensão, 162-193
complicações, 181
conduta pós-operatória, 179
contraindicações, 164
dicas, 190
dificuldades, 192
exame físico, 163
história, 162
indicações, 164
instrumentos disponíveis, 193
planejamento pré-operatório, 167
resultados, 181
técnica cirúrgica, 169
pediátrica, 259-267
complicações, 267
conduta pós-operatória, 267
contraindicações, 261
crescimento nasal, 259
dicas, 267
dificuldades, 267
exame físico, 260
história, 260
indicações, 260
instrumentos disponíveis, 267
planejamento pré-operatório, 261
resultados, 267
técnica cirúrgica, 261

reconstrução da deformidade do nariz em sela, 194-216
com extração de cartilagem costal, 194-216
complicações, 213
conduta pós-operatória, 213
contraindicações, 195
dicas, 216
dificuldades, 216
exame físico, 195
história, 194
indicações, 195
instrumentos disponíveis, 216
planejamento pré-operatório, 196
resultados, 215
técnica cirúrgica, 197
técnicas de sutura, 217-227
complicações, 222
conduta pós-operatória, 221
contraindicações, 218
dicas, 222
dificuldades, 227
exame físico, 217
história, 217
indicações, 218
instrumentos disponíveis, 227
planejamento pré-operatório, 219
resultados, 222
técnica cirúrgica, 219
tratamento do nariz torto, 151-160
complicações, 159
conduta pós-operatória, 156
contraindicações, 152
dicas, 160
dificuldades, 160
exame físico, 152
história, 151
indicações, 152
instrumentos disponíveis, 160
planejamento pré-operatório, 152
resultados, 160
técnicas cirúrgicas, 154
Ritidectomia, 420
Ritidoplastia do SMAS, 92-105
complicações, 101
conduta pós-operatória, 101
contraindicações, 96
dicas, 102
dificuldades, 105
estendida, 106-118
com platismoplastia em espartilho, 106-118
exame físico, 92
critérios, 93q
história, 92
indicações, 93
instrumentos disponíveis, 105
planejamento pré-operatório, 97
resultados, 102
técnica cirúrgica, 97

S

SCM (Músculo Esternocleidomastóideo), 133
Seio Frontal
tratamento de fraturas do, 647-656
complicações, 655

conduta pós-operatória, 654
contraindicações, 650
dicas, 656
dificuldades, 656
exame físico, 649
história, 648
indicações, 649
instrumentos disponíveis, 656
planejamento pré-operatório, 650
resultados, 655
técnica cirúrgica, 650
Sistema(s) de Placas Reabsorvível(is), 634
SMAS (Sistema Musculoaponeurótico Superficial), 65, 133, 540
ritidoplastia do, 92-105, 106-118
complicações, 101
conduta pós-operatória, 101
contraindicações, 96
dicas, 102
dificuldades, 105
estendida, 106-118
com platismoplastia em espartilho, 106-118
exame físico, 92
história, 92
indicações, 93
instrumentos disponíveis, 105
planejamento pré-operatório, 97
resultados, 102
técnica cirúrgica, 97
SMR (Ressecção Radical da Submucosa), 144
Sobrancelha, 348, 357f
SOOF (Tecido Adiposo Suborbicular do Olho), 33, 34f, 44f
SRP (Septorrinoplastia), 313
Sulco Lacrimal, 357f
preenchimento do, 338
Supercílio
elevação direta do, 75-79, 83
complicações, 77
conduta pós-operatória, 77
contraindicações, 76
dicas, 79
dificuldades, 79
exame físico, 76
história, 76
indicações, 76
instrumentos disponíveis, 79
planejamento pré-operatório, 76
resultados, 77
técnica cirúrgica, 76

T

Tala(s) Nasal(is), 290
Tecido(s) Adiposo, 5f, 44f, 57f
enxerto autólogo de, 345-363
complicações, 360
conduta pós-operatória, 359
contraindicações, 351
dicas, 361
dificuldades, 362
exame físico, 346
gauges de cânulas, 359q
história, 346
indicações, 348
instrumentos disponíveis, 362

planejamento pré-operatório, 351
quantidade de cânulas, 359q
resultados, 361
técnica cirúrgica, 352
filtração do, 353, 354f
lavagem do, 353, 354f
Técnica(s)
- de LCO, 237-245
  - e MCO, 237-245
    - complicações, 244
    - conduta pós-operatória, 243
    - contraindicações, 239
      - dicas, 244
      - dificuldades, 245
      - exame físico, 239
      - história, 238
      - indicações, 239
      - instrumentos disponíveis, 245
      - planejamento pré-operatório, 239
      - técnica cirúrgica, 241
Tendão
- comprimento do, 575
- mobilização do, 574
- temporal, 579-585
  - transferência do, 579-585
    - complicações, 585
    - conduta pós-operatória, 584
    - contraindicações, 580
    - dicas, 585
    - dificuldades, 585
    - exame físico, 580
    - história, 580
    - indicações, 580
    - instrumentos disponíveis, 585
    - planejamento pré-operatório, 581
    - resultados, 585
    - técnica cirúrgica, 581
Transferência
- do tendão temporal, 579-585
  - complicações, 585
  - conduta pós-operatória, 584
  - contraindicações, 580
  - dicas, 585
  - dificuldades, 585
  - exame físico, 580
  - história, 580
  - indicações, 580
  - instrumentos disponíveis, 585
  - planejamento pré-operatório, 581
  - resultados, 585
  - técnica cirúrgica, 581
Transposição
- do tendão do músculo temporal, 571-578
  - para paralisia facial, 571-578
    - complicações, 577
    - contraindicações, 573
    - dicas, 578
    - dificuldades, 578
    - exame físico, 572
    - história, 572
    - indicações, 573
    - instrumentos disponíveis, 578
    - planejamento pré-operatório, 573
    - resultados, 577
    - técnica cirúrgica, 573
    - tratamento pós-operatório, 576
Trauma Nasal, 264, 266f

W
Web Lift (*Lifting* em Rede), 134, 138f
W-plastia, 504, 506f

Z
ZMC (Complexo Zigomaticomaxilar)
- fraturas do, 614-626
  - complicações, 624, 625q
  - conduta pós-operatória, 620
  - contraindicações, 616
  - dicas, 625
  - dificuldades, 625
  - exame físico, 615
  - história, 614
  - indicações, 616
  - instrumentos disponíveis, 625
  - planejamento pré-operatório, 616
  - resultados, 624
  - técnica cirúrgica, 616
Zona(s) da Região Malar, 398
Z-plastia, 501
- múltiplas, 503